W0275268

HANDBUCH DER ALLGEMEINEN PATHOLOGIE

HERAUSGEGEBEN VON

H.-W. ALTMANN · F. BÜCHNER · H. COTTIER · E. GRUNDMANN
G. HOLLE · E. LETTERER · W. MASSHOFF · H. MEESSEN
F. ROULET · G. SEIFERT · G. SIEBERT · A. STUDER

SECHSTER BAND

ENTWICKLUNG · WACHSTUM GESCHWÜLSTE

ZWEITER TEIL

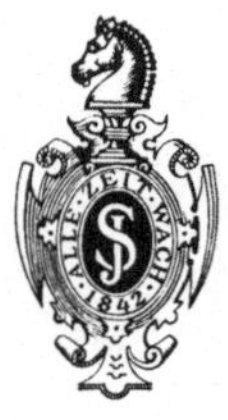

SPRINGER-VERLAG
BERLIN · HEIDELBERG · NEW YORK
1969

ENTWICKLUNG · WACHSTUM

II

REGENERATION · HYPERPLASIE CANCERISIERUNG

BEARBEITET VON

W. CALVO · H. COTTIER · T. M. FLIEDNER · P. A. GRÉTILLAT
E. GRUNDMANN · M. W. HESS · W. OEHLERT · B. ROOS
R. SCHINDLER · H. J. SEIDEL

REDIGIERT VON

F. BÜCHNER

MIT 314 ABBILDUNGEN

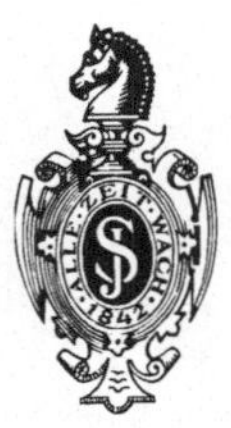

SPRINGER-VERLAG
BERLIN · HEIDELBERG · NEWYORK
1969

ISBN 978-3-642-51628-3 ISBN 978-3-642-51627-6 (eBook)

DOI 10.1007/978-3-642-51627-6

Softcover reprint of the hardcover 1st edition 1969

Library of Congress Catalog Card Number 56-2297

Titel-Nr. 5650

Vorwort

Die Orthologie und Pathologie des Wachstums und der Differenzierung waren schon Gegenstand des 1955 erschienenen Bandes VI/1 dieses Handbuches. Seine von Biologen und Pathologen verfaßten Kapitel stützten sich auf die Ergebnisse der klassischen Morphologie. Die morphologischen Probleme des Wachstums standen dabei ganz im Mittelpunkt.

Mit der systematischen Anwendung biochemischer Methoden, der Histoautoradiographie zur Markierung der Reduplikationsphase der DNS sowie der RNS- und Protein-Synthese, der Cytophotometrie zur quantitativen Messung der Nucleinsäuren und schließlich der elektronenmikroskopischen Cytologie standen in der Erforschung der Orthologie und Pathologie des Wachstums seit einem Jahrzehnt Methoden von vorher ungeahnter Aussagekraft zur Verfügung.

So wird jeder, der sich in den vorliegenden Band vertieft, feststellen, daß der Einsatz dieser Methoden zu einer stürmischen Entfaltung der Erforschung von Wachstum und Differenzierung geführt hat. In der Konfrontierung dieses Bandes mit dem 1955 erschienenen wird er zugleich voller Respekt erkennen, wievieles schon in der klassischen Biologie und Pathologie zu diesem Thema grundgelegt war und bis heute fortwirkt.

Im ersten Beitrag des vorliegenden Bandes vermittelt R. SCHINDLER-Bern einen Überblick über „die Biochemie der Regeneration". Er berichtet über Struktur und Synthese der DNS, deren Störungen durch chemische Faktoren und strahlende Energie, erörtert die RNS-Synthese sowie die Synthese der Proteine und ihre Störungen. Ausführlich stellt er dann die Regulation und den Ablauf der biochemischen Vorgänge während der Regenerationsprozesse am Beispiel der Oberflächenepithelien, der Zellkulturen und bei der Leberregeneration dar und behandelt schließlich die Frage nach den Proliferations-auslösenden biochemischen Faktoren.

Im zweiten Beitrag konzentrieren sich E. GRUNDMANN und H. J. SEIDEL, Wuppertal-Elberfeld, auf „die reparative Parenchymregeneration am Beispiel der Leber nach Teilhepatektomie". Anhand lichtmikroskopischer und vor allem elektronenmikroskopischer Untersuchungen behandeln sie die präproliferative Phase, die Initialproliferation und die Phase der Restitution. Anschließend erörtern sie die Beeinflussung der Regeneration durch exogene Faktoren und endokrine Einflüsse. Sie beschließen ihr Kapitel mit der Untersuchung des Problems der Auslösung und Regulation der Regeneration.

„Die Regeneration, Hyperplasie und Cancerisierung am Beispiel der epithelialen Wechselgewebe" ist Gegenstand des Beitrages von W. OEHLERT-Freiburg i. Br. Jeweils behandelt er, vor allem aufgrund autoradiographischer und z. T. elektronenmikroskopischer Untersuchungen, die Proliferationskinetik bei physiologischer und Defektregeneration, Hyperplasie und z. T. bei der Cancerisierung am mehrschichtigen Plattenepithel, am Tracheobronchialepithel, an der Drüsenschleimhaut des Magen-Darmtractus sowie am Urothel der Harnblase.

Nach diesen Kapiteln über die Wachstumsphänomene an den epithelialen Organen wenden sich die beiden letzten Beiträge den Problemen der Blut- und Lymphzellenregeneration zu. „Die Orthologie und Pathologie der Knochenmarkregeneration" wird von T. M. FLIEDNER und W. CALVO-Ulm abgehandelt. Nach Vorbemerkungen über die Phylogenese, Ontogenese und Orthologie des Knochenmarks stellen sie die physiologische Regeneration des Knochenmarks für die hämopoetischen Stammzellen, die Granulocyten, Erythrocyten, Megakaryocyten und Monocyten sowie das Knochenmarkstroma dar. Ausführlich behandeln sie die Knochenmarksregeneration nach Einwirkung strahlender Energie bei Ganz- und Teilkörperbestrahlung und nach Transfusion von Knochenmarkszellen. Sie erörtern sodann die Hyperplasie des Knochenmarks für die einzelnen Markkomponenten und zuletzt die Beziehungen zwischen Neoplasien des Knochenmarks und Regeneration.

Abgeschlossen wird der Band mit einem Beitrag von H. COTTIER, M. W. HESS, B. ROOS und P. A. GRÉTILLAT-Bern über „Regeneration, Hyperplasie und Onkogenese der lymphoretikulären Organe." Wiederum nach einleitenden Ausführungen über die Phylogenese, Ontogenese und Orthologie, vor allem auch die Cytologie des lymphoretikulären Systems, behandeln sie die physiologische Regeneration, besonders auch die Differenzierungsvorgänge am lymphoretikulären System, die pathologische Regeneration des Systems nach seiner mechanischen Entfernung, nach ionisierenden Strahlen, nach Antilymphocytenserum, nach Cytostatica und anderen Hemmstoffen, bei verschiedenen Krankheitszuständen, im Alter und bei Immuntoleranz. Es folgt die Auseinandersetzung mit der Hyperplasie des Systems, besonders während immunbiologischer Reizbeantwortung und bei Überempfindlichkeitsreaktionen. Der Beitrag schließt mit einer Erörterung der Onkogenese des lymphoretikulären Systems an den Beispielen der virusbedingten Leukämien und der Neoplasien durch strahlende Energie und chemische Faktoren. An einigen Krankheitsbildern werden die Wachstumseigentümlichkeiten und Wucherungsformen von Neoplasien des Systems veranschaulicht.

Die Beiträge dieses Bandes veranschaulichen umso eindrucksvoller die heute erkennbaren Gesetzmäßigkeiten des zellvermehrenden Wachstums bei Regeneration und Hyperplasie und die Beziehungen zwischen diesen Wachstumsvorgängen und der Cancerisierung, als die Mitarbeiter des Bandes ihre Darstellung untereinander abgestimmt haben, jeder Beitrag aber sein eigenes wissenschaftliches Antlitz erkennen läßt.

November 1969 FRANZ BÜCHNER

Inhaltsverzeichnis

Biochemie der Regeneration

Von

R. Schindler, Bern*

Mit 29 Abbildungen

I. Einleitung

Der Begriff der Regeneration umfaßt den Ersatz von verloren gegangenen, experimentell entfernten oder funktionsuntüchtig gewordenen Organen, Geweben, Zellen oder Zellbestandteilen. Im erwachsenen Organismus erlauben Regenerationsvorgänge eine Normalisierung von Funktionen, die durch physiologische oder pathologische Prozesse gestört oder gefährdet sind. Im allgemeinen wird dabei in funktioneller und morphologischer Hinsicht eine Rückkehr zum Status quo ante angestrebt. Bei der Analyse von Regenerationsvorgängen erhebt sich deshalb die Frage nach den Regulationsmechanismen, die die Zunahme lebender Masse auslösen und ihr Ausmaß bestimmen, so daß das funktionelle Gleichgewicht innerhalb des Gesamtorganismus wiederhergestellt wird (Bullough 1962, Teir und Rytömaa 1967, F. F. Becker 1969). Diese Regulationsmechanismen sind offensichtlich im molekularen Geschehen verankert, und zu ihrer Aufklärung werden wohl vor allem biochemische Untersuchungsmethoden herangezogen werden müssen. Biochemische Prozesse während Regenerationsvorgängen sind deshalb in erster Linie hinsichtlich der beteiligten Regulationsmechanismen von Interesse.

Der Zelle, als biologischer Einheit, kommt offenbar bei vielen regenerativen Vorgängen eine große Bedeutung zu. Wird beispielsweise ein Teil eines Organs entfernt, ist eine Regeneration theoretisch denkbar einerseits durch Vergrößerung, anderseits aber durch Vermehrung der cellulären Elemente im verbleibenden Organteil; der Mechanismus der Zellproliferation erlaubt regenerative Prozesse größeren Ausmaßes und ist damit leistungsfähiger als derjenige der Hypertrophie. Eine Zellproliferation ist daher auch an den meisten Regenerationsvorgängen maßgeblich beteiligt. Allerdings vermindert sich die Fähigkeit zur Hyperplasie bei gewissen Organen und Geweben während der Ontogenese mit zunehmendem Alter des Organismus[1].

Für den geordneten Ablauf regenerativer Vorgänge spielen neben der Zellproliferation auch morphogenetische Prozesse eine wichtige Rolle. Diese entziehen sich indessen einer biochemischen Analyse noch fast vollständig, während die Kenntnisse über die biochemischen Grundlagen der Zellproliferation schon wesentlich weiter fortgeschritten sind. In der vorliegenden Arbeit werden daher vor allem biochemische Vorgänge besprochen, die sich beim Eintritt und Ablauf der Zellproliferation sowie bei der Rückkehr in die Proliferationsruhe erkennen lassen. Dabei sollen die beteiligten Prozesse besonders hinsichtlich der für die Steuerung der Zellproliferation verantwortlichen Regulationsmechanismen betrachtet werden.

---

* Pathologisches Institut der Universität Bern.

[1] Goss 1966.

Die Erforschung der molekularen Grundlagen von Kontrollmechanismen für die Zellproliferation steht heute noch am Anfang. Für unsere spärlichen Kenntnisse ist es bezeichnend, daß eine kürzlich erschienene Übersicht über diese Fragen vom Autor selbst „spekulativ" genannt wurde[2]. In der vorliegenden Darstellung wird es deshalb oft nötig sein, die Verhältnisse an einigen dafür besonders geeigneten Modellsystemen darzustellen, da diese häufig viel übersichtlicher sind und die gewonnenen Ergebnisse leichter interpretiert werden können. So sollen auch die Resultate von Versuchen an Kulturen tierischer Zellen und gelegentlich auch an Mikroorganismen herangezogen werden. Auf Vollständigkeit in der Darstellung des heute Bekannten wurde verzichtet. Vielmehr wurde versucht aufzuzeigen, wo die Schwerpunkte der modernen Forschung liegen und in welcher Richtung die noch offenen Fragen vermutlich anzugehen sind.

Die Aufklärung der Regulationsmechanismen für die normale Zellproliferation ist nicht nur eine Voraussetzung für das vertiefte Verständnis von Regenerationsvorgängen, sondern auch für die Analyse der pathologischen Zellvermehrung, insbesondere der molekularen Grundlagen neoplastischer Prozesse. Das maligne Wachstum ist ja unter anderem dadurch charakterisiert, daß die neoplastische Zelle den Kontrollmechanismen, die die Proliferation normaler Zellen regulieren, nicht oder zum mindesten in ungenügendem Ausmaß unterworfen ist. Eine Darstellung der biochemischen Grundlagen des neoplastischen Wachstums würde jedoch den Rahmen der vorliegenden Übersicht sprengen. so daß die Probleme der biochemischen Läsionen in neoplastischen Zellen nur gelegentlich gestreift werden können.

II. Biochemische Grundlagen

Die Desoxyribonucleinsäure (DNS) als Träger der genetischen Information einer Zelle übt, wie in Abb. 1 schematisch dargestellt, zwei Funktionen aus: Einerseits durchläuft sie vor jeder Zellteilung eine vollständige Replikation ihrer selbst. Dieser Prozeß gewährleistet, daß jede der beiden Tochterzellen qualitativ und quantitativ mit derselben genetischen Information ausgestattet wird, die die Mutterzelle besessen hat. Damit stellt die DNS-Synthese das wichtigste biochemische Korrelat zur Zellproliferation dar. Anderseits wird mindestens ein Teil der genetischen Information in jeder Zelle von der DNS auf die Ribonucleinsäure (RNS) und von dieser auf die Proteine übertragen. Durch die Synthese spezifischer Proteine, wie z. B. der Enzyme, wird eine Zelle befähigt, bestimmte Funktionen auszuüben, die in ihrer Gesamtheit die „Differenzierung" der betreffenden Zelle widerspiegeln. RNS- und Proteinsynthese stellen somit eine wichtige biochemische Voraussetzung für die Übernahme einer Zellfunktion dar. Auch vor einer Zellproliferation ist indessen neben der Verdoppelung der DNS eine Synthese bestimmter Enzyme und vermutlich weiterer Proteine erforderlich. Bevor nämlich die DNS einer Zelle als Vorbereitung auf eine Zellteilung verdoppelt wird, muß ein Teil der genetischen Information

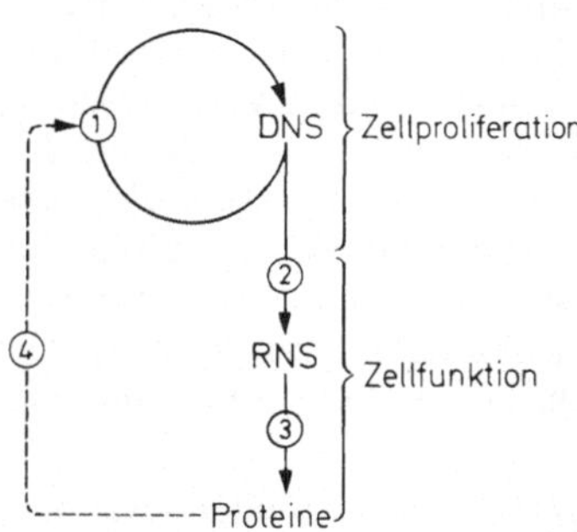

Abb. 1. *Die Übertragung der genetischen Information. 1* DNS-Replikation, *2* RNS-Synthese, *3* Protein-Synthese, *4* Mitwirkung von Proteinen bei der DNS-Replikation und Zellteilung

[2] BULLOUGH 1965.

der DNS zur Synthese von RNS und bestimmten Proteinen dienen, die erst die Replikation des genetischen Materials und die Zellteilung erlauben.

Im folgenden soll die Biochemie der DNS-Replikation sowie der Übertragung der genetischen Information von der DNS auf RNS und Proteine in ihren Grundzügen dargestellt werden. Neben den biochemischen Vorgängen an sich werden vor allem auch die Probleme ihrer Steuerung und schließlich, neben der „Orthologie" dieser Prozesse, auch ihre „Pathologie" berücksichtigt.

A. Struktur und Synthese der DNS, ihre Störungen und ihre Regulation

1. Struktur und Synthese der DNS

a) Struktur und metabolische Stabilität der DNS

Der Aufbau der DNS zeigt eine primäre, sekundäre und tertiäre Struktur. In ihrer primären Struktur stellt sich die DNS als langes Kettenmolekül dar. Sein Rückgrat bilden Moleküle von Desoxyribose, die durch Phosphorsäurediester-Brücken miteinander verbunden sind. Jede Phosphatgruppe verknüpft durch Esterbindungen das Kohlenstoffatom 5 des einen mit dem Kohlenstoffatom 3 des benachbarten Desoxyribosemoleküls. Dies bedeutet, daß jede DNS-Kette eine Richtung aufweist, die die Richtung für die „Lektüre" der genetischen Information weist. Jedes Desoxyribosemolekül trägt ferner eine Purin- oder Pyrimidinbase. An Purinen finden sich in der DNS Adenin und Guanin, an Pyrimidinen Cytosin und Thymin. Die Pyrimidinbase Thymin kommt ausschließlich in der DNS vor, wird also in RNS nicht gefunden. Dies hat die Möglichkeit eröffnet, Thyminderivate als spezifische Vorläufer der DNS zu verwenden.

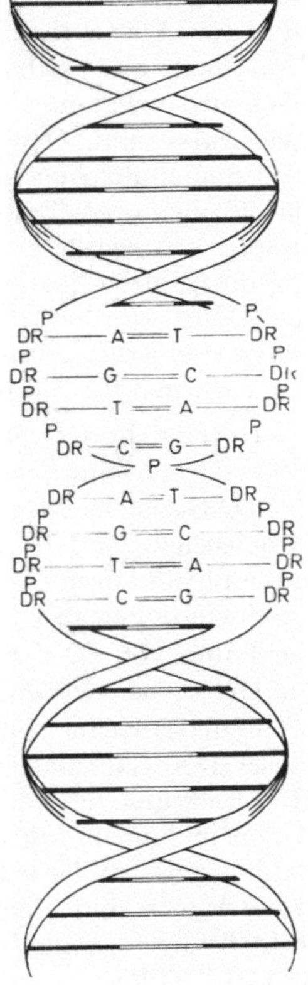

Abb. 2. *Doppelhelix der Desoxyribonucleinsäure.* (Nach Dellweg 1967.) DR = Desoxyribose, P = Phosphat, T = Thymin, C = Cytosin, A = Adenin, G = Guanin

Die prozentuale Basenzusammensetzung und die physikalisch-chemischen Eigenschaften der DNS (Kit 1960a, b, 1961) sind in allen Zellen eines Organismus, innerhalb der Fehlergrenze der verwendeten Methoden, gleich. Andererseits variieren sie von Species zu Species. Mit Hilfe der DNS-Hybridisierung (s. u.) konnte gezeigt werden, daß auch die Basensequenz der DNS — innerhalb der Genauigkeit der Methode — für alle Zellen eines Organismus und einer Species die gleiche, dagegen von Species zu Species verschieden ist (McCarthy und Hoyer 1964). Ferner ist die Gesamtmenge an DNS pro Zelle in allen nicht proliferierenden, diploiden Zellen einer Species in hohem Maß konstant (Swift 1950, Vendrely 1955). So läßt sich beispielsweise für diploide menschliche Zellen ein DNS-Gehalt von ca. 6×10^{-12} g berechnen (Mirsky und Ris 1951, Vogel 1964).

In ihrer Sekundärstruktur bildet die DNS eine Doppelhelix, die aus zwei einzelnen DNS-Ketten besteht (Watson und Crick 1953a—c). Die Purine und Pyrimidine befinden sich im Inneren der Doppelspirale; ein Thymin- und ein Adeninmolekül, bzw. ein Cytosin- und ein Guaninmolekül liegen einander immer gegenüber und sind durch Wasserstoffbindungen miteinander verknüpft (Abb. 2 u. 12) (Pauling und Corey 1956, Wilkins 1963, Printz und v. Hippel 1965). Die Bedeutung dieser Sekundärstruktur für die Rolle der DNS als genetisches Material ist ohne weiteres ersichtlich: jede der beiden DNS-Ketten kann als Matrize für die Synthese einer neuen DNS-Kette dienen.

Durch Hitzedenaturierung wird die Sekundärstruktur der DNS zerstört, das heißt die beiden DNS-Ketten mit komplementärer Basensequenz werden voneinander getrennt. Unter geeigneten Bedingungen kommt es aber auch zur Zusammenlagerung einzelner DNS-Ketten mit komplementärer Basensequenz zu Doppelketten[3]. Dieser Vorgang wird als Hybridisierung bezeichnet. Mit Hilfe der Hybridisierungsmethode läßt sich entscheiden, ob in zwei DNS-Proben komplementäre Basensequenzen vorkommen. Eine Hybridisierung erfolgt nicht nur zwischen zwei DNS-Ketten, sondern auch zwischen einer DNS- und einer RNS-Kette, falls die beiden Nucleinsäuren komplementäre Basensequenzen enthalten[4].

Über die tertiäre Struktur der DNS, d. h. die Anordnung der DNS-Doppelspiralen in den Chromosomen wie auch im Interphasenkern, ist heute noch wenig bekannt. Es darf angenommen werden, daß die tertiäre Struktur in hohem Maß von der Assoziation der DNS mit anderen hochmolekularen Substanzen, wie Proteinen und Ribonucleinsäuren, abhängt. Die Elektronenmikroskopie hat bis heute noch keine endgültigen Schlüsse über die Tertiärstruktur des genetischen Materials erlaubt. Die gegenwärtigen Erkenntnisse stammen vielmehr zum größten Teil aus Versuchen über den Einbau von markiertem Thymidin. Deshalb wird das Problem der Tertiärstruktur der DNS im Abschnitt über die DNS-Synthese besprochen werden. Die DNS vieler Viren und Bakterien hat eine zirkuläre Struktur, stellt also eine in sich geschlossene Doppelspirale dar. Die Replikation der DNS erfordert eine Rotation der vorbestehenden DNS-Doppelhelix in sich selbst. Bei jeder zirkulären DNS muß daher an mindestens einer Stelle eine Struktur vorliegen, die fähig ist, in sich selbst zu rotieren[5].

Untersuchungen über das Molekulargewicht der DNS bei höheren Tieren und Pflanzen sind mit beträchtlichen Schwierigkeiten verbunden, da bei der Isolierung der DNS sehr leicht eine Spaltung der außerordentlich langen Moleküle in kürzere Bruchstücke eintritt. Zur Bestimmung des Molekulargewichts stehen in erster Linie physikalisch-chemische Methoden, wie die Bestimmung der Sedimentationsgeschwindigkeit in Dichtegradienten, sowie die elektronenmikroskopische Analyse der Länge von DNS-Ketten zur Verfügung. Elektronenmikroskopische Messungen an DNS aus Schweinesperma ergaben eine Länge der DNS-Fäden, die einem Molekulargewicht von 2×10^8 entspricht[6]. Auch die Beobachtung, daß ein Teil dieser DNS zirkuläre Form aufwies, ist von Interesse. Untersuchungen über die Herabsetzung des Molekulargewichts der DNS nach Bestrahlung leukämischer Zellen in Kultur führten bei Extrapolation auf die Bestrahlungsdosis 0 zur Annahme eines außerordentlich hohen Molekulargewichts von 5×10^9 oder mehr[7]. Diese Werte sind nicht weit vom Gesamtgehalt eines Chromosoms an DNS entfernt. Würde beispielsweise die gesamte DNS einer menschlichen Zelle ein einziges Molekül bilden, so hätte sie ein Molekulargewicht von ca. 4×10^{12}.

Es darf nicht außer Acht gelassen werden, daß in Zellen höherer Tiere und Pflanzen *DNS* nicht nur im Zellkern, sondern auch *in cytoplasmatischen Organellen*, wie Mitochondrien und Chloroplasten, vorkommt. Da die cytoplasmatische DNS für das Problem der Zellproliferation und ihrer Kontrolle offenbar nicht von primärer Bedeutung ist, soll dieses Thema hier nur gestreift und im übrigen auf die Übersicht von GAHAN (1965) verwiesen werden. Mitochondrien-DNS wurde

---

[3] DOTY, MARMUR, EIGNER und SCHILDKRAUT 1960, MARMUR und LANE 1960.
[4] HALL und SPIEGELMAN 1961. [5] CAIRNS 1963a, b. [6] HOTTA und BASSEL 1965.
[7] LETT, CALDWELL, DEAN und ALEXANDER 1967.

unter anderem in Rattenleber nachgewiesen[8]. Sie hat zirkuläre Struktur[9]. Eine Synthese dieser DNS findet auch in Geweben ohne Zellproliferation statt und scheint demnach unabhängig von der Zellvermehrung zu erfolgen[10]. Die Ergebnisse von Versuchen mit Hilfe von markiertem Thymidin lassen annehmen, daß die DNS der Mitochondrien eine geringere metabolische Stabilität als diejenige des Zellkerns besitzt[11]. Aus neueren Untersuchungen mit $^{32}PO_4$ geht jedoch hervor, daß die metabolische Stabilität dieser beiden DNS-Typen nicht signifikant verschieden ist[12]. Die DNS vieler Species läßt sich durch Zentrifugierung in Dichtegradienten in zwei Banden auftrennen, wobei die mengenmäßig geringere Komponente als Satelliten-DNS bezeichnet wird. Beim Huhn wie bei der Hefe entspricht sie der Mitochondrien-DNS[13]. Die Satelliten-DNS von Säugern ist dagegen im Zellkern lokalisiert[14].

Die DNS des Zellkerns besitzt eine außerordentlich hohe metabolische Stabilität. Dieses biochemische Verhalten spiegelt die Funktion der DNS als Träger und Übermittler der genetischen Information wider (HUGHES 1959). Zum Nachweis der metabolischen Stabilität wurden vor allem Zellkulturen herangezogen, wobei die DNS mit $^{32}PO_4$ oder Formiat-^{14}C markiert wurde. Die Ergebnisse lassen auf eine hohe Stabilität schließen, indem die Abnahme der spezifischen Aktivität der DNS sich fast vollständig auf die mit der Zellvermehrung verbundene Neusynthese von DNS zurückführen läßt[15]. Die Stabilität der DNS scheint auch unter Bedingungen in vivo zu gelten, wie aus Untersuchungen mit Markierung von Mäusefeten durch Adenin-8-^{14}C hervorgeht[16]. Ebenso ließ sich im Gehirn erwachsener Mäuse ein Einbau von Thymidin-^{3}H nur an sehr wenigen Zellen feststellen[17]. Ferner wurde bei Amphibienkeimen eine ausgedehnte Markierung der Zellkerne der Neuralplatte, Neuralwülste und des Neuralrohres durch Thymidin-^{3}H nur in der Frühentwicklung beobachtet, während in späteren Stadien die Zahl der markierbaren Zellen der Hirn- und Rückenmarksanlage eine ausgeprägte Einschränkung erfuhr[18]. Im Gegensatz dazu weisen allerdings die Ergebnisse von Versuchen mit Primärkulturen menschlicher Amnionzellen auf eine beschränkte metabolische Stabiltät der DNS hin[19]. Es wurde denn auch in Betracht gezogen, daß neben metabolisch stabiler DNS noch andere DNS-Typen mit beschränkter Stabilität und besonderen Funktionen existieren[19a].

b) Synthese der DNS-Vorläufer

Die Reaktionsschritte, die zur Biosynthese der Purine und Pyrimidine sowie ihrer Nucleotide als Vorläufer der RNS und DNS führen (BUCHANAN 1960, CROSBIE 1960), sind in Abb. 3 und 4 zusammengestellt. Zur Nomenklatur sei bemerkt, daß die mit einer Pentose (Ribose oder Desoxyribose) verknüpften Purin- und Pyrimidinbasen als Nucleoside, die Verbindungen von Nucleosiden mit einem oder mehreren Phosphatresten dagegen als Nucleotide bezeichnet werden. Die Möglichkeiten der gegenseitigen Umwandlung der verschiedenen

[8] NASS, NASS und HENNIX 1965. [9] NASS 1966. [10] NEUBERT, HELGE und BASS 1965.
[11] NEUBERT, BASS und HELGE 1966. [12] NASS 1967.
[13] RABINOWITZ, SINCLAIR, DE SALLE, HASELKORN und SWIFT 1965, BORST und RUTTENBERG 1966, CORNEO, MOORE, SANADI, GROSSMAN und MARMUR 1966.
[14] BORST und RUTTENBERG 1966, CORNEO, MOORE, SANADI, GROSSMAN und MARMUR 1966, FLAMM, BOND, BURR und BOND 1966, BOND, FLAMM, BURR und BOND 1967.
[15] HEALY, SIMINOVITCH, PARKER und GRAHAM 1956, THOMSON, PAUL und DAVIDSON 1956, 1958, GRAHAM und SIMINOVITCH 1957.
[16] BENNETT, SIMPSON und SKIPPER 1960.
[17] MESSIER, LE BLOND und SMART 1958, WALKER und LE BLOND 1958.
[18] BÜCHNER und HARA 1966, HARA 1966.
[19] CHANG und VETROVS 1963. [19a] PELC 1968.

Nucleotide sind noch nicht bis in die letzten Einzelheiten bekannt: die Abb. 3b und 4b vermitteln eine vereinfachte Zusammenfassung der heute vorliegenden Ergebnisse. Zur Erleichterung der Übersicht wird durch die Pfeile jeweils nur die Richtung des anabolen Reaktionsweges angegeben, ohne die Reversibilität gewisser Reaktionen zu berücksichtigen. Durch die Reaktionsschemata wird im übrigen auch der Wirkungsmechanismus verschiedener Hemmstoffe für die DNS-Synthese (Abschnitt II, A, 2, b, α) veranschaulicht.

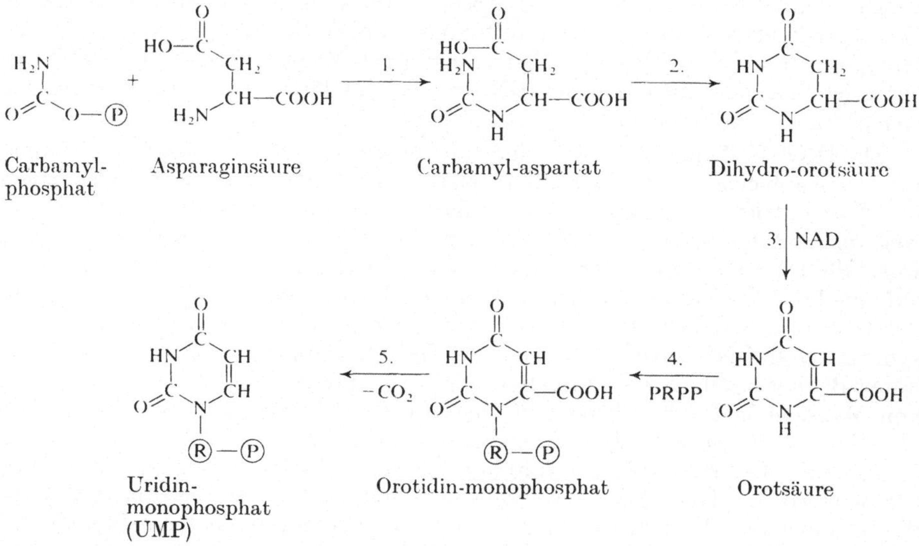

Carbamyl-phosphat + Asparaginsäure —1.→ Carbamyl-aspartat —2.→ Dihydro-orotsäure —3. NAD→ Orotsäure —4. PRPP→ Orotidin-monophosphat —5. $-CO_2$→ Uridin-monophosphat (UMP)

Abb. 3a. *Biosynthese der Pyrimidine (frühe Reaktionsschritte).* (R) = Ribose, (P) = Phosphat, NAD = Nicotinamid-Adenin-Dinucleotid, PRPP = 5-Phosphoribosyl-1-pyrophosphat

Zusammenfassend läßt sich aus den Abb. 3 und 4 folgendes hervorheben:

a) Bei der Biosynthese der Purine verlaufen die Synthesereaktionen von Anfang an auf der Stufe der Ribosylphosphate (d. h. Nucleotide). Die Biosynthese der Pyrimidine dagegen ist dadurch charakterisiert, daß die Ribosylphosphate erst nach der Synthese der Orotsäure entstehen. Nucleotide können im allgemeinen nicht durch die Zellmembran durchtreten[20], während freie Purine und Pyrimidine sowie vermutlich auch ihre Vorläufer die Zellmembran leicht passieren[21]. Dieser Unterschied in der Biosynthese der Purine und Pyrimidine hat möglicherweise eine Bedeutung für die Bildung intracellulärer „Pools". Wahrscheinlich führen nämlich bereits die ersten Reaktionsschritte der Purinbiosynthese zu Produkten, die einen intracellulären „Pool" bilden, während die ersten Vorläufer der Pyrimidine frei durch die Zellmembran passieren können.

b) Das Rückgrat der Purine entsteht aus Glycin, das der Pyrimidine dagegen aus Asparaginsäure.

c) Aus den Reaktionsschemata geht die wichtige Rolle von Folsäurecoenzymen bei der Biosynthese der Purine ebenso wie der Pyrimidine hervor. Folsäurecoenzyme sind nämlich am Reaktionsschritt 14 in Abb. 3b sowie an den Reaktionsschritten 3 und 8 in Abb. 4a beteiligt. Bei diesen Reaktionen handelt es sich um den Einbau von Einkohlenstoff-Fragmenten, die unter Mitwirkung von Tetrahydrofolsäure umgesetzt werden. Die Tetrahydrofolsäure wird im allgemeinen

[20] Heidelberger, Harbers, Leibmann, Takagi und Potter 1956.

[21] Jacquez und Ginsberg 1960, Jacquez 1962a, b.

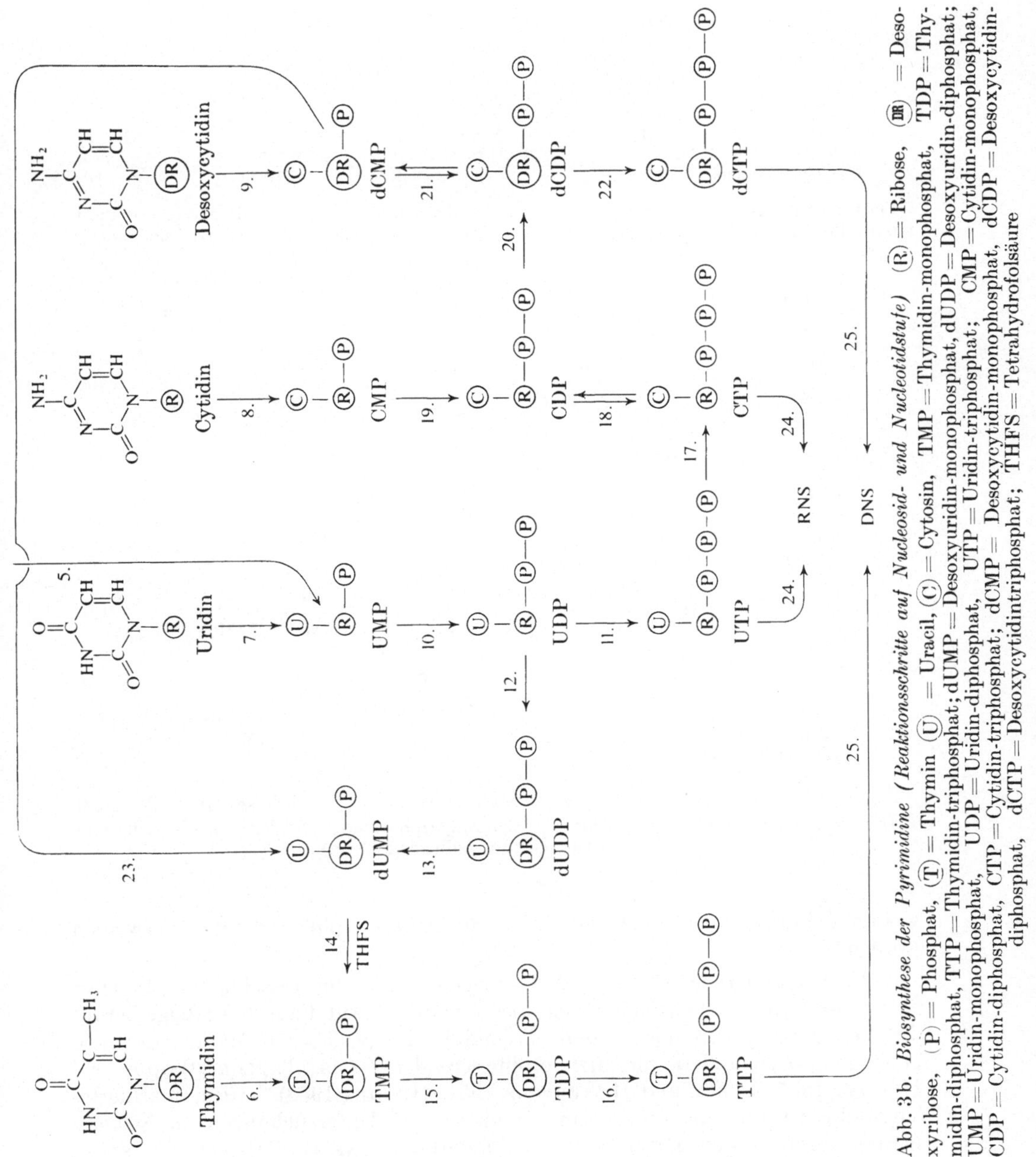

Abb. 3b. *Biosynthese der Pyrimidine (Reaktionsschritte auf Nucleosid- und Nucleotidstufe)* (R) = Ribose, (DR) = Desoxyribose, (P) = Phosphat, (T) = Thymin (U) = Uracil, (C) = Cytosin, TMP = Thymidin-monophosphat, TDP = Thymidin-diphosphat, TTP = Thymidin-triphosphat; dUMP = Desoxyuridin-monophosphat, dUDP = Desoxyuridin-diphosphat; UMP = Uridin-monophosphat, UDP = Uridin-diphosphat, UTP = Uridin-triphosphat; CMP = Cytidin-monophosphat, CDP = Cytidin-diphosphat, CTP = Cytidin-triphosphat; dCMP = Desoxycytidin-monophosphat, dCDP = Desoxycytidin-diphosphat, dCTP = Desoxycytidintriphosphat; THFS = Tetrahydrofolsäure

durch die Zelle aus Folsäure gebildet (Übersicht über die Biochemie der Folsäurecoenzyme und ihre Rolle in der Zellproliferation bei O'Brien (1962), Jaenicke und Wilmanns (1963).

d) Neben der Biosynthese aus einfachen Vorläufern können auch exogene Purine und Pyrimidine von der Zelle für die DNS-Synthese verwendet werden. Pyrimidine werden jedoch im allgemeinen nur als Nucleoside in guter Ausbeute in den aufbauenden Stoffwechsel einbezogen (Schindler und Welch 1958),

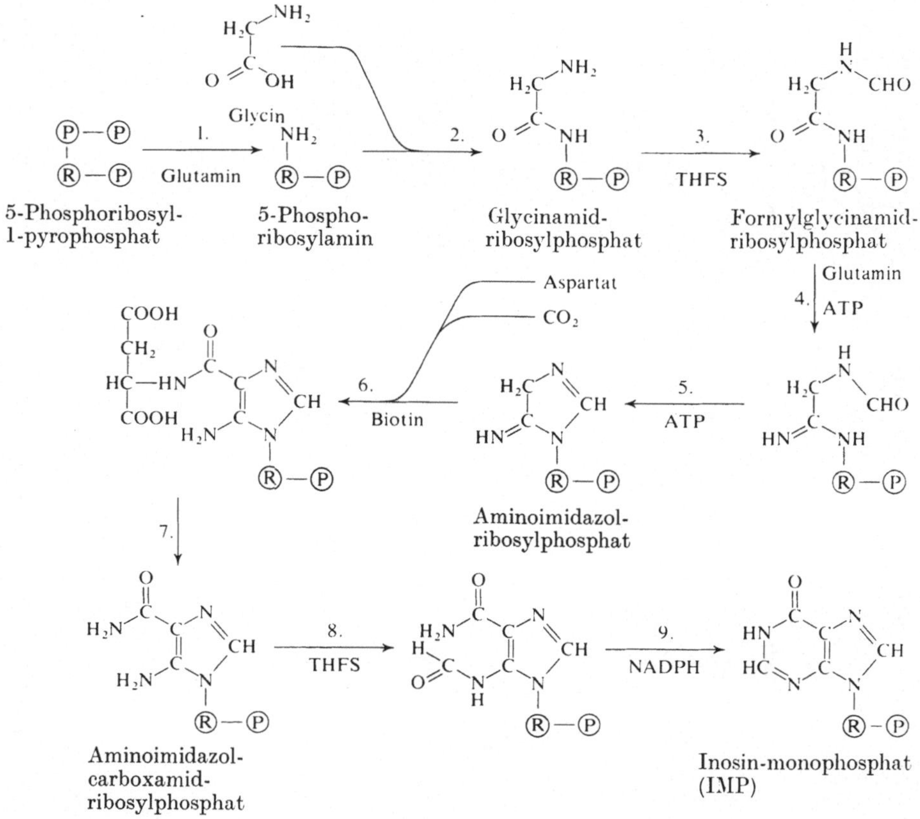

1. Glycin, Glutamin — 2. — 3. THFS — 4. Glutamin, ATP — 5. ATP — 6. Aspartat, CO_2, Biotin — 7. — 8. THFS — 9. NADPH

5-Phosphoribosyl-1-pyrophosphat

5-Phosphoribosylamin

Glycinamid-ribosylphosphat

Formylglycinamid-ribosylphosphat

Aminoimidazol-ribosylphosphat

Aminoimidazol-carboxamid-ribosylphosphat

Inosin-monophosphat (IMP)

Abb. 4a. *Biosynthese der Purine (frühe Reaktionsschritte).* Ⓡ = Ribose, Ⓟ = Phosphat, THFS = Tetrahydrofolsäure, ATP = Adenosin-triphosphat, NADPH = Nicotinamid-Adenin-Dinucleotid (reduzierte Form)

während Purine auch in Form freier Purin-Basen ohne weiteres verwendet werden.

Abb. 3 läßt ferner erkennen, daß exogenes Thymidin ausschließlich in DNS eingebaut wird, wie mehrfach nachgewiesen wurde[22]. Auf dieser Grundlage beruht die Verwendung von markiertem Thymidin zur spezifischen Markierung neugebildeter DNS und damit auch proliferierender Zellen (TAYLOR, WOODS und HUGHES 1957, VERLY und HUNEBELLE 1957, HUGHES 1958). Tritiummarkiertes Thymidin ist für eine große Zahl zellkinetischer Untersuchungen an Säugern herangezogen worden (HUGHES, BOND, BRECHER, CRONKITE, PAINTER, QUASTLER und SHERMAN 1958). Aufgrund der bereits besprochenen metabolischen Stabilität der DNS kommt eine stabile Zellmarkierung zustande. Für die Brauchbarkeit von markiertem Thymidin sind allerdings gewisse Einschränkungen anzuführen:

a) Der Einbau von Thymidin in die DNS ist an die Gegenwart von Thymidinkinase (Reaktion 6 in Abb. 3b) gebunden. Dieses sowie weitere für den Einbau von Thymidin in DNS erforderliche Enzyme sind offenbar in den meisten proliferierenden Zellen vorhanden, so auch in löslicher Form in Milz und Lymphknoten

[22] REICHARD und ESTBORN 1951, FRIEDKIN, TILSON und ROBERTS 1956.

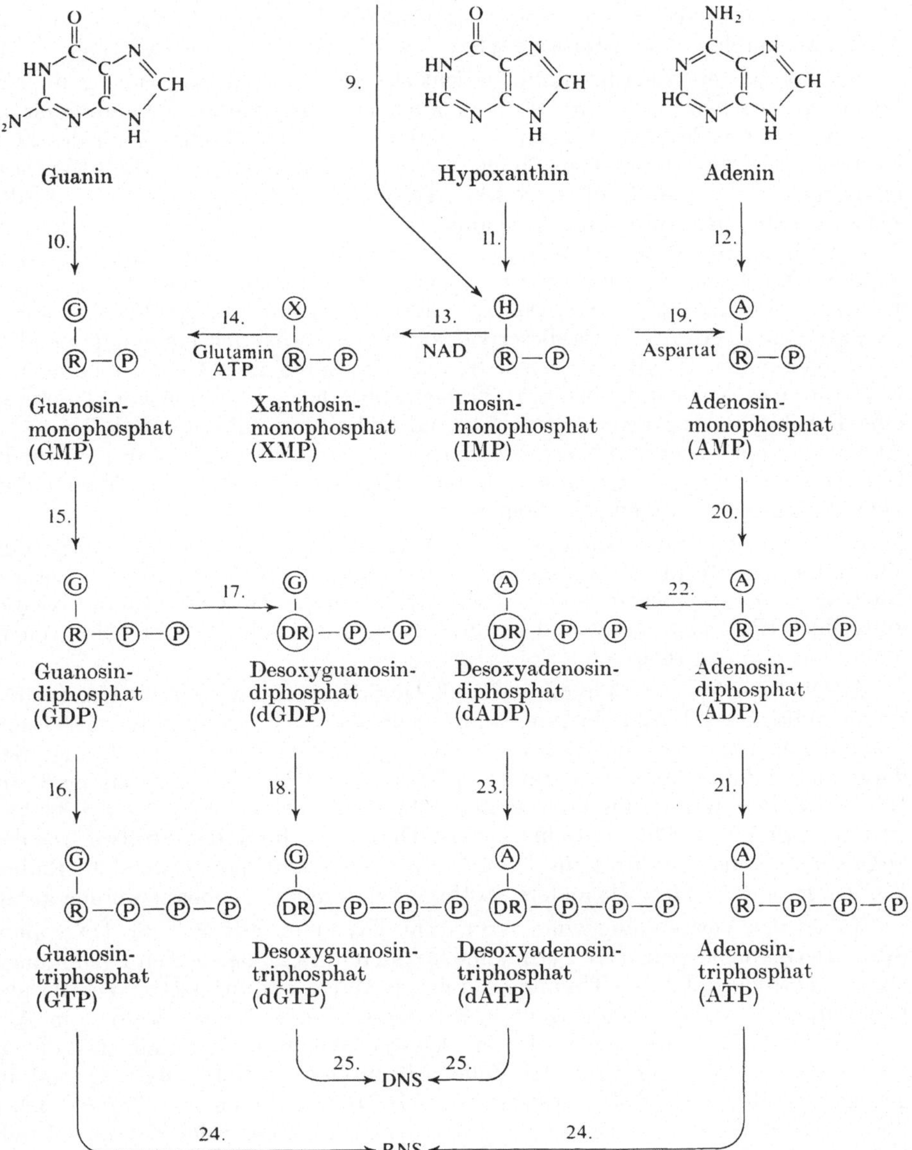

Abb. 4b. *Biosynthese der Purine (Reaktionsschritte auf der Stufe der Purine und der Nucleotide).* Ⓡ = Ribose, (DR) = Desoxyribose, Ⓟ = Phosphat, Ⓖ = Guanin, Ⓧ = Xanthin, Ⓗ = Hypoxanthin, Ⓐ = Adenin, NAD = Nicotinamid-Adenin-Dinucleotid

leukämischer Mäuse[23] und in regenerierender Rattenleber[24]. Untersuchungen von BIANCHI (1962) ergaben allerdings, daß Thymidinkinase tatsächlich limitierend für den Einbau von Thymidin-^{3}H sein kann. Es hat sich zudem gezeigt, daß Thymidin-^{3}H in verschiedenen Nagetierspecies in sehr unterschiedlichem Maß in

[23] BIANCHI, BUTLER, CRATHORN und SHOOTER 1961.
[24] BOLLUM und POTTER 1959.

DNS eingebaut wird[25], was auf entsprechende Unterschiede im Abbau von Thymidin durch den Zellstoffwechsel zurückgeführt werden dürfte[25a].

b) Eine weitere Einschränkung bezieht sich auf die Forderung einer genügend hohen spezifischen Aktivität. Wird nämlich eine bestimmte Thymidinkonzentration in der Zelle überschritten, so kommt es zu einer Modifikation des Zellstoffwechsels und unter Umständen zu einer Hemmung der DNS-Synthese (PAINTER, DREW und RASMUSSEN 1964, PAINTER und RASMUSSEN 1964). In der Zelle bestehen Rückkopplungsmechanismen, die eine Regulation der Synthese bzw. Weiterverwendung eines Nucleinsäurevorläufers durch die Konzentration anderer Nucleinsäurevorläufer ermöglichen. So hemmt Thymidin in hoher Konzentration die Bildung von Desoxycytidin-diphosphat aus Cytidin-diphosphat (Reaktion 20 in Abb. 3b). Da dieser Effekt an das Vorhandensein von Thymidinkinase gebunden ist, gilt als gesichert, daß Thymidin diese Hemmwirkung nur in Form eines Nucleotids ausübt[26]. Ferner wurde nach Injektion von Thymidin eine Erhöhung der Aktivität von Thymidin-phosphat-Kinase (Reaktion 15 in Abb. 3b) in der Leber und Niere von Ratten beschrieben[27]. Auch war nach Injektion von markiertem oder unmarkiertem Thymidin die Zahl der Mitosen im Duodenalepithel von Mäusen erhöht[28].

c) Eine weitere Einschränkung bei der Verwendung von radioaktiv markiertem Thymidin betrifft die Zellschädigung durch Zerfall des verwendeten Isotops. Nach Einbau entsprechend hoher Aktivitäten ist deshalb mit einer Radiotoxicität zu rechnen (PAINTER, DREW und HUGHES 1958, DREW und PAINTER 1962, WHITMORE und GULYAS 1966).

d) Die Spezifität von Thymidin-^{3}H als DNS-Vorläufer wird unter Umständen durch radioaktive Verunreinigungen in hohem Maß beeinträchtigt. Solche Verunreinigungen entstehen beispielsweise durch radiochemische Veränderung des Thymidins infolge der beim Zerfall von Tritium auftretenden β-Strahlung[29]. Sie führen zu einer Markierung anderer Zellbestandteile als der DNS[30]. Zu bedenken ist ferner, daß nach Abbau des markierten Thymidins durch den Stoffwechsel des Organismus[31] die Spezifität für DNS verloren geht und das verwendete Radioisotop (^{3}H oder ^{14}C) in viele andere Stoffwechselprodukte eingebaut werden kann.

Neben der Verwendung von markiertem Thymidin läßt sich die DNS auch durch Derivate halogenierter Pyrimidine markieren. In halogenierten Pyrimidinen ist die Methylgruppe des Thymins durch ein Halogenatom ersetzt. Die daraus resultierenden biologischen Eigenschaften dieser Verbindungen werden in Abschnitt II, A, 2, a besprochen. Unter den halogenierten Pyrimidinen können vom enzymatischen Apparat der Zelle 5-Brom-desoxyuridin (BUDR) und in geringerem Maß auch 5-Jod-desoxyuridin (IUDR) an Stelle von Thymidin für die Synthese der DNS verwendet werden. Wenn der Ersatz des Thymins durch halogeniertes Pyrimidin in der DNS nicht zu weit getrieben wird, bleibt die Funktionsfähigkeit der DNS und damit die Lebensfähigkeit der Zelle erhalten[32].

Aufgrund dieser Befunde wurde die Verwendung von radioaktiv markiertem IUDR als DNS-Vorläufer vorgeschlagen. Die Markierung sowohl mit Tritium als auch mit ^{125}I oder ^{131}I wurde herangezogen. IUDR-^{3}H und auch IUDR-^{125}I verhalten sich im wesentlichen wie Thymidin-^{3}H, und die Resultate nach

---

[25] ADELSTEIN, LYMAN und O'BRIEN 1964. [25a] ADELSTEIN und LYMAN 1968.
[26] MORRIS und FISCHER 1963. [27] HIATT und BOJARSKI 1960, 1961.
[28] GREULICH, CAMERON und THRASHER 1961.
[29] APELGOT und EKERT 1963.
[30] BRYANT 1966, CASTAGNA 1967, WAND, ZEUTHEN und EVANS 1967.
[31] RUBINI, CRONKITE, BOND und FLIEDNER 1960.
[32] EIDINOFF, CHEONG und RICH 1959, CHEONG, RICH und EIDINOFF 1960a, SZYBALSKI 1962.

autoradiographischer Analyse sind durchaus vergleichbar[33]. IUDR ist für zellkinetische Untersuchungen in vivo besonders geeignet, weil es rascher abgebaut und ausgeschieden[34] und deshalb nach Freisetzung aus zugrunde gehenden Zellen in geringerem Maß von proliferierenden Zellen erneut in DNS eingebaut wird[35]. Dank dieser geringen Reutilisation und der leicht meßbaren γ-Strahlung eignet sich IUDR-^{131}I gut für Untersuchungen des DNS-Stoffwechsels intakter Versuchstiere oder einzelner Organe, IUDR-^{125}I anderseits für die autoradiographische Analyse zellkinetischer Probleme (FEINENDEGEN, BOND und HUGHES 1966).

c) Enzymatische DNS-Synthese in zellfreien Systemen

Die Charakteristika der enzymatischen DNS-Synthese können hier nur gestreift werden; für eine ausführliche Übersicht sei auf die Arbeit von BESSMAN (1963) verwiesen. Ein die Synthese der DNS katalysierendes Enzym wurde zuerst

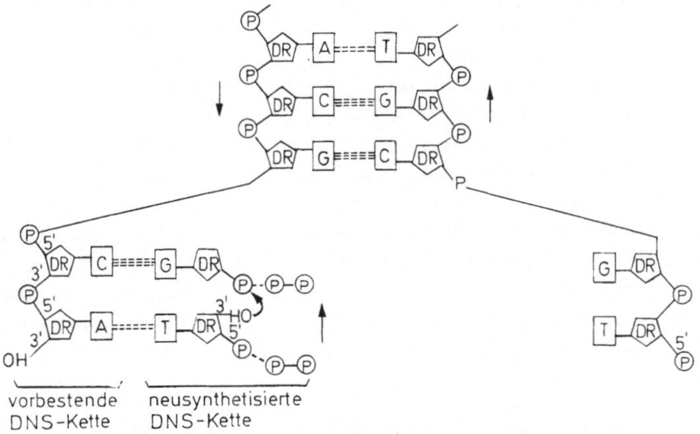

Abb. 5. *Die Wirkung der DNS-Polymerase in vitro.* (Nach KORNBERG 1967.) DR = Desoxyribose, Ⓟ = Phosphat, [A] = Adenin, [G] = Guanin, [T] = Thymin, [C] = Cytosin

in Mikroorganismen nachgewiesen und in angereicherter Form untersucht[36]. Neben dem Enzym war für die Synthese der DNS die Gegenwart von Magnesiumionen, der Triphosphate von Desoxyadenosin, Desoxyguanosin, Desoxycytidin und Thymidin sowie von vorbestehender DNS (sog. „Primer"-DNS) notwendig. Mit entsprechend gereinigten Enzympräparaten wurde eine Nettosynthese der DNS beobachtet, die die Menge der vorbestehenden „Primer"-DNS um ein Mehrfaches übertraf. Das verantwortliche Enzym wird als DNS-Polymerase bezeichnet. DNS-Polymerase mit durchaus ähnlichen Eigenschaften ließ sich jedoch nicht nur aus Mikroorganismen, sondern auch aus Organen von Säugern extrahieren. Eine entsprechende enzymatische Aktivität wurde z. B. in Thymus, Dünndarm, Niere, Leber, Gehirn, Lunge, Hoden, Herzmuskel, Pankreas und Skeletmuskel der Ratte[37] wie auch in Kalbsthymus[38] nachgewiesen. MANTSAVINOS (1964) zeigte, daß die DNS-Polymerase aus regenerierender Rattenleber auf die gleichen Zusätze zum Reaktionsgemisch wie das Enzym aus Mikroorganismen angewiesen ist.

33 MAK und TILL 1963b, SEEMAYER, HAAS und MAASS 1966.

34 FOX und PRUSOFF 1965.

35 HUGHES, COMMERFORD, GITLIN, KRUEGER, SCHULTZE, SHAH und REILLY 1964, COMMERFORD 1965.

36 BESSMAN, LEHMAN, SIMMS und KORNBERG 1958, LEHMAN 1959.

37 BOLLUM und POTTER 1958.

38 BOLLUM 1960.

Die durch DNS-Polymerase in zellfreien Systemen katalysierte Reaktion ist allerdings mit der DNS-Synthese in intakten Zellen nicht identisch. Das Produkt der enzymatischen DNS-Synthese ist — im Gegensatz zu natürlicher DNS mit Doppelspiralstruktur — nicht denaturierbar. Die DNS-Polymerase benützt nämlich nur diejenige DNS-Kette der Doppelhelix als Matrize, die mit einer OH-Gruppe am Kohlenstoffatom 3 der Desoxyribose endet (Abb. 5) (SCHILDKRAUT, RICHARDSON und KORNBERG 1964, KORNBERG 1967). Da auf diese Weise nur eine der beiden DNS-Ketten des „Primers" kopiert wird, kommt es zur Bildung verzweigter Strukturen, die sich elektronenmikroskopisch nachweisen lassen (INMAN, SCHILDKRAUT und KORNBERG 1965). Es handelt sich bei der enzymatischen DNS-Synthese in zellfreien Systemen somit nicht um eine echte Replikation der vorbestehenden DNS. Ob für eine vollständige Replikation der DNS ein zweites Enzym nötig ist, oder ob die DNS-Polymerase überhaupt nicht an der DNS-Replikation beteiligt ist, sondern z. B. ein Reparaturenzym darstellt, oder ob eventuell weitere theoretische Möglichkeiten in Betracht zu ziehen sind, ist heute noch nicht entschieden.

Neuere Untersuchungen an intakten Zellen weisen darauf hin, daß die DNS-Synthese diskontinuierlich erfolgt, wobei als erstes Produkt relativ kurze DNS-Ketten gebildet werden, die zudem teilweise als Einzelketten vorliegen. Die Ergebnisse sind mit der Vorstellung vereinbar, wonach zuerst kurze DNS-Einzelketten mit Hilfe einer der beiden vorbestehenden DNS-Matrizen unter Aufspaltung der Doppelhelix synthetisiert werden. Anschließend kommt es dann in der entgegengesetzten Richtung zur Synthese der komplementären DNS-Kette unter Verwendung der anderen vorbestehenden DNS-Kette als Matrize, und schließlich werden die kurzen neugebildeten DNS-Ketten mit den vorgängig synthetisierten Ketten-Stücken durch ein als Ligase bezeichnetes Enzym verknüpft[38a].

d) DNS-Synthese in Viren und Mikroorganismen

Bei der Vermehrung des genetischen Materials von Viren finden viele Replikationscyclen innerhalb eines Infektionscyclus statt. Doch scheint die Annahme berechtigt zu sein, daß die Replikation der Virusnucleinsäure den gleichen Gesetzmäßigkeiten folgt wie diejenige der DNS cellulärer Lebensformen. Für DNS-Viren, deren DNS Doppelspiralstruktur aufweist, wurde denn auch eine semikonservative Verdoppelung des genetischen Materials beschrieben (KAPLAN und BEN-PORAT 1964, HIRT 1966). Bei vielen Viren liegt andererseits in den intakten Viruspartikeln die Nucleinsäure als einzelne Kette vor. Verschiedene Befunde deuten darauf hin, daß im Anschluß an die Infektion der Wirtszelle aus der Einzelkette dieser Viren eine Doppelspirale als sog. replikative Form gebildet wird[39]. Bei den RNS-Viren verhält sich die RNS als genetisches Material, ist also im wesentlichen der DNS anderer Lebensformen vergleichbar. Vermutlich wird zuerst ebenfalls eine Doppelspirale als replikative Form gebildet. Der Enzymbestand der Wirtszelle erlaubt zwar keine RNS-Replikation, jedoch enthalten alle daraufhin untersuchten RNS-Viren in ihrem Genom die Information für die Synthese einer RNS-Polymerase, die RNS als Matrize für die Synthese neuer RNS verwendet[40].

An Bakterien konnte ebenfalls eine semikonservative Verdoppelung der DNS nachgewiesen werden: E. coli wurde während mehrerer Zellteilungscyclen in Gegenwart von $^{15}NH_4Cl$ gezüchtet und darauf in ein Medium mit $^{14}NH_4Cl$ zurück-

[38a] OKAZAKI, OKAZAKI, SAKABE, SUGIMOTO und SUGINO 1968.
[39] CHANDLER, HAYASHI, HAYASHI und SPIEGELMAN 1964.
[40] BALTIMORE, EGGERS, FRANKLIN und TAMM 1963; BALTIMORE und FRANKLIN 1963.

gebracht. Nach verschieden langer Vermehrung in diesem Medium wurde die bakterielle DNS isoliert und in Cäsiumchlorid-Dichtegradienten, entsprechend ihrem Gehalt an ^{15}N, aufgetrennt. Aus den Ergebnissen dieser Analyse ging hervor, daß die DNS-Synthese im Sinn einer semikonservativen Verdoppelung erfolgt[41].

Umfangreiche genetische Analysen an Bakterien führten zur Ermittlung sog. Genkarten, die auf eine zirkuläre Anordnung des genetischen Materials schließen lassen. Diese Zirkularität konnte durch autoradiographische Analyse bakterieller DNS nach ihrer Isolierung aus mit Thymidin-^{3}H inkubierten Bakterienkulturen

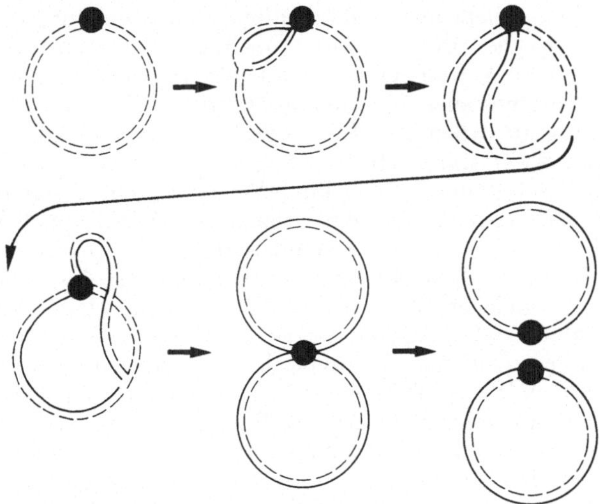

Abb. 6. *Die Replikation zirkulärer bakterieller DNS.* (Nach CAIRNS 1963 b.) Die vorbestehende DNS ist gestrichelt, die neusynthetisierte DNS als ausgezogene Linie, die Initiationsstelle als ausgefüllter Kreis dargestellt

bestätigt werden[42]. Die autoradiographischen Bilder zeigten außerdem eine Aufspaltung und Wiedervereinigung der DNS-Kette, die mit der Vorstellung einer semikonservativen Replikation in Übereinstimmung steht (Abb. 6). Da die DNS von E. coli und weiterer Bakterienspecies zirkuläre Struktur aufweist, besteht die Notwendigkeit einer in sich rotierenden Struktur an mindestens einer Stelle des aus einer DNS-Doppelspirale gebildeten Rings. Dieser in sich rotierenden Struktur kommt vermutlich eine weitere Funktion in der Initiation der DNS-Synthese zu, die im Zusammenhang mit der Regulation der DNS-Synthese eingehender besprochen werden soll. Auch an der in Replikation befindlichen DNS von Polyoma-Virus konnte kürzlich eine Aufspaltung und Wiedervereinigung der Ketten innerhalb der zirkulären Struktur nachgewiesen werden[42a]. Neuere Untersuchungen haben ferner ergeben, daß die neusynthetisierte DNS in normalen und in Phagen-infizierten Bakterien während kurzer Zeit als Produkt mit relativ kleinem Molekulargewicht und teilweise in Form von Einzelketten vorliegt[42b].

Mit Hilfe der Autoradiographie und weiterer Methoden wurde gezeigt, daß in exponentiell und optimal wachsenden Bakterienkulturen die DNS-Synthese praktisch während des ganzen Teilungscyclus vor sich geht[43]. Falls die bakterielle

[41] MESELSON und STAHL 1958. [42] CAIRNS 1963a, b. [42a] HIRT 1969.
[42b] OISHI 1968a, b, c, OKAZAKI, OKAZAKI, SAKABE, SUGIMOTO und SUGINO 1968.
[43] MCFALL und STENT 1959, SCHAECHTER, BENTZON und MAALØE 1959, YOUNG und FITZ-JAMES 1959, ABBO und PARDEE 1960.

Zellvermehrung infolge der Verwendung eines suboptimalen Nährmediums jedoch verlangsamt ist, findet die DNS-Synthese nur während eines Teils des Teilungscyclus statt. Durch Thymidin-^{3}H nicht markierbar sind unter diesen Bedingungen vor allem kleine Zellen, d. h. Zellen, die erst vor kurzem aus einer Teilung entstanden sind. Außerdem ist aber auch eine G_2-Phase ohne DNS-Synthese nachweisbar[44].

e) DNS-Synthese in Eukaryoten

Mit Hilfe des Einbaus von 5-Brom-desoxyuridin (BUDR) in die DNS von Zellkulturen und anschließender Dichtegradient-Zentrifugierung der DNS konnte gezeigt werden, daß die DNS-Synthese von Säugerzellen ebenfalls dem Gesetz der semikonservativen Verdoppelung gehorcht[45]. Daneben verteilt sich auch die DNS einzelner Chromosomen in semikonservativer Weise auf Tochterchromosomen. Dies wurde an Zellen von *Vicia faba*[46] und an Kulturen von Zellen des chinesischen Hamsters[47] durch Markierung mit Thymidin-^{3}H nachgewiesen. Die DNS verhält sich somit hinsichtlich ihrer Verteilung auf Tochterchromosomen, als würde ein Chromosom aus einer einzigen DNS-Doppelhelix bestehen. PEACOCK (1963) stellte anderseits an Wurzelspitzen von *Vicia faba* fest, daß sich in der zweiten Mitose nach Markierung mit Thymidin-^{3}H das radioaktive Isotop gelegentlich an der gleichen Stelle beider Chromatiden befand. Er deutete diese Beobachtung dahin, daß innerhalb eines Chromosoms mehrere gleichwertige DNS-Doppelspiralen parallel laufen und sich im allgemeinen, jedoch nicht immer, in semikonservativer Weise auf Tochterchromosomen verteilen. LARK, CONSIGLI und MINOCHA (1966) zeigten ferner an Primärkulturen embryonaler Mäusezellen, daß das gesamte Chromosomenkomplement einer Zelle die Tendenz hat, sich auf Tochterzellen derart zu verteilen, daß die neusynthetisierte DNS im Sinn einer semikonservativen Verdoppelung zusammen bleibt. Da diese Verteilung jedoch nicht streng semikonservativ erfolgt, sondern nur eine Tendenz in dieser Richtung zeigt, dürfte es verfrüht sein, endgültige Schlußfolgerungen aus diesen Beobachtungen ziehen zu wollen.

Die autoradiographische Analyse nach Markierung mit Thymidin-^{3}H hat ergeben, daß die DNS-Synthese an mehreren Stellen eines Chromosoms gleichzeitig stattfinden kann[48]. Diese multifokale DNS-Synthese ist nicht ohne weiteres mit der Vorstellung einer einzigen, durch das ganze Chromosom durchlaufenden DNS-Doppelhelix zu vereinbaren, wie sie sich aus den Resultaten einer semikonservativen Verdoppelung ergibt (ausführliche Diskussion dieser Frage mit Hypothese über die Organisation der DNS innerhalb eines Chromosoms bei J. H. TAYLOR 1963b). An HeLa-Zellkulturen wurde versucht, mit physikalisch-chemischen Methoden die Anzahl der Replikationseinheiten pro Zelle zu bestimmen[49]. Durch Pulsmarkierung mit Thymidin-^{3}H und anschließende Markierung mit BUDR-^{14}C entstand in den Zellen eine DNS, die sowohl Tritium als auch ^{14}C in der gleichen DNS-Kette enthielt und sich aufgrund ihrer Dichte von normaler DNS abtrennen ließ. Die Bestimmung des mittleren Molekulargewichts dieser doppelt markierten DNS erlaubte die Berechnung der Zahl der während der Versuchsdauer in Synthese befindlichen Replikationseinheiten. Aus den Resultaten ergab sich die relativ hohe Zahl von 7 bis 8×10^3 Replikationseinheiten pro Zelle. Aus den Ergebnissen ähnlich angelegter Versuche an Kulturen des Mäuse-Leukämiezellstammes

[44] KUBITSCHEK, BENDIGKEIT und LOKEN 1967.
[45] DJORDJEVIC und SZYBALSKI 1960, CHUN und LITTLEFIELD 1961, SIMON 1961.
[46] TAYLOR, WOODS und HUGHES 1957.
[47] PRESCOTT und BENDER 1963.
[48] J. H. TAYLOR 1960b, STUBBLEFIELD und MUELLER 1962, HSU 1964.
[49] PAINTER, JERMANY und RASMUSSEN 1966, PAINTER und SCHAEFER 1968.

L-5178Y wurde sogar auf über 10^5 Replikationseinheiten pro Zelle geschlossen[49a]. In der in Replikation befindlichen DNS-Fraktion aus Zellkulturen ließen sich mit Hilfe der Elektronenmikroskopie Gabelungsstellen erkennen[49b].

Mehrere Beobachtungen weisen darauf hin, daß sich die neusynthetisierte DNS während kurzer Zeit vom Hauptanteil der DNS in bestimmten Eigenschaften unterscheidet. Durch Pulsmarkierung ließ sich zeigen, daß die neusynthetisierte DNS vorerst ein relativ niedriges Molekulargewicht besitzt[49c]. Allerdings dürfen offenbar gewisse methodische Probleme bei der Interpretation derartiger Ergebnisse nicht außer Acht gelassen werden[49d]. Weitere physikalisch-chemische Eigenschaften, die die DNS unmittelbar vor oder nach der Replikation annimmt, werden im Zusammenhang mit der Regulation der DNS-Synthese besprochen werden.

Die DNS-Synthese findet nicht in allen Chromosomen und Chromosomenabschnitten einer Zelle gleichzeitig statt, sondern hat einen für den betreffenden Zelltyp typischen Verlauf (J. H. TAYLOR, 1960a, b, PAINTER 1961, GILBERT, MULDAL, LAJTHA und ROWLEY 1962, STUBBLEFIELD und MUELLER 1962, SCHMID 1963, J. H. TAYLOR 1963a, HSU 1964). In homologen Chromosomen, mit Ausnahme der Geschlechtschromosomen, zeigt die DNS-Synthese — soweit die autoradiographische Analyse dies erkennen läßt — indessen den gleichen zeitlichen Verlauf (GILBERT, LAJTHA, MULDAL und OCKEY 1966, TH. BÜCHNER, WILKENS und PFEIFFER 1968). In anderen Untersuchungen ergaben sich allerdings geringe Unterschiede in der Markierung einzelner Stellen homologer Chromosomen mit Thymidin-^{3}H[50]. Der zeitliche Verlauf der Einbaurate von Thymidin-^{3}H wurde an HeLa-Zellkulturen untersucht[51]: Zu Beginn der S-Phase war die Einbaurate niedrig, nahm dann allmählich zu, und im zweiten Teil der S-Phase kam es zum Einbau von Thymidin-^{3}H mit mehr oder weniger konstanter, maximaler Geschwindigkeit.

MUELLER und KAJIWARA (1966a) zeigten an synchronisierten Zellkulturen, daß Anteile der DNS, die sich in der frühen S-Phase verdoppeln, in einem späteren Cyclus wiederum eine Replikation in der frühen S-Phase erfahren: Nach Synchronisierung mit Amethopterin wurde die in der frühen S-Phase synthetisierte DNS mit Thymidin-^{3}H markiert; einige Zellgenerationen später erfolgte eine weitere Synchronisierung der Kulturen mit Amethopterin, worauf während der frühen S-Phase BUDR zugesetzt wurde. Bei der anschließenden Extraktion und Abtrennung der „schweren", BUDR enthaltenden DNS fand sich die Tritiummarkierung in der schweren DNS. Entsprechende Befunde wurden auch an *Physarum polycephalum*, einem Schleimpilz mit spontaner Synchronie der Kernteilungen innerhalb des vielkernigen Plasmodiums, erhoben[52].

An Kulturen embryonaler Zellen des chinesischen Hamsters beobachtete TAYLOR (1960b), daß bei weiblichen Zellen die DNS-Synthese eines Geschlechtschromosoms erst in der zweiten Hälfte der S-Phase stattfindet. Dies führte zur Vorstellung einer genetisch kontrollierten Sequenz der DNS-Synthese im gesamten Chromosomenkomplement. Eine späte DNS-Synthese des einen X-Chromosoms weiblicher Zellen sowie von Teilen weiterer Chromosomen ließ sich auch an Zellen des syrischen Hamsters[53] sowie an diploiden menschlichen Zellen[54]

49a OKADA 1968. 49b COLEMAN und OKADA 1968.

49c TSUKADA, MORIYAMA, LYNCH und LIEBERMAN 1968, PAINTER und SCHAEFER 1969, SCHANDL und TAYLOR 1969.

49d LEHMANN und ORMEROD 1969.

50 STUBBLEFIELD 1965, SANDBERG, TAKAGI, SCHMIDT und BROSS 1968.

51 KOZUKA und MOORE 1966. 52 BRAUN, MITTERMAYER und RUSCH 1965.

53 GALTON und HOLT 1964.

54 MOORHEAD und DEFENDI 1963, PRIEST, HEADY und PRIEST 1967.

nachweisen. In männlichen Zellen des chinesischen Hamsters wird ferner die DNS des Y-Chromosoms, des langen Arms des X-Chromosoms und bestimmter Abschnitte weiterer Chromosomen in der späten S-Phase synthetisiert[55]. Auch menschliche Zellen sind durch eine späte DNS-Synthese des Y-Chromosoms charakterisiert[56]. In diesem Zusammenhang ist zudem die Beobachtung von Interesse, daß bei menschlichen Zellen eine Ausziehung des Chromosoms A_1 mit einer Verzögerung der DNS-Synthese gegenüber derjenigen des normal gestalteten homologen Chromosoms verbunden war[57].

MORISHIMA, GRUMBACH und TAYLOR (1962) konnten an Kulturen menschlicher Leukocyten zeigen, daß von den beiden X-Chromosomen dasjenige eine späte DNS-Synthese aufweist, das während der Interphase als Geschlechtschromatin in Erscheinung tritt. Zudem beginnt die DNS-Synthese in euchromatischen und endet in heterochromatischen Strukturen des Interphasenkerns, während sie in der mittleren S-Phase in Eu- und Heterochromatin gleichzeitig stattfindet (TH. BÜCHNER und PFEIFFER 1967). Auch während der DNS-Synthese behält das Geschlechtschromatin seine Erscheinungsform als Heterochromatin bei. Nach Pulsmarkierung mit Thymidin-^{3}H und unmittelbar anschließender Fixation ließ sich nämlich eine Markierung des Geschlechtschromatins beobachten[58]. Auch war in Kulturen weiblicher menschlicher Zellen der Prozentsatz der hinsichtlich des Geschlechtschromatins positiven Zellen in den verschiedenen Phasen des Teilungscyclus hochgradig konstant[59]. Während somit eine DNS-Replikation mit der heterochromatischen Struktur des genetischen Materials vereinbar ist, findet — wie im Abschnitt über die RNS-Synthese ausgeführt — im Bereich des Heterochromatins keine Synthese von RNS statt. Es scheint eine allgemeine Regel zu sein, daß Heterochromatin einerseits hinsichtlich RNS-Synthese inaktiv ist, anderseits eine DNS-Synthese in der späten S-Phase aufweist[60].

2. Störungen der Struktur und der Synthese der DNS

Die „Pathologie" der DNS und ihrer Synthese stellt ein sehr weites und vielschichtiges Thema dar und umfaßt unter anderem einen großen Teil der Pharmakologie antineoplastischer Substanzen wie auch der Radiobiologie. Ferner haben sich Agentien, die die Struktur oder die Synthese der DNS pathologisch verändern, auch als teratogene Faktoren erwiesen. So sind Störungen der Embryonalentwicklung nach Einwirkung ionisierender Strahlen[61], antineoplastischer Arzneimittel[62], wie auch gewisser Viren[63] beschrieben worden. Auch durch andere Faktoren, wie z. B. eine temporäre Atmungshemmung, durch die es indirekt zu einer Beeinträchtigung des Nucleinsäurestoffwechsels kommt, wird unter Umständen die Keimentwicklung gestört[64]. Hier sollen indessen nur solche Aspekte eingehender besprochen werden, die im Zusammenhang mit dem Thema der Regeneration und der daran beteiligten Kontrollmechanismen für die DNS-Synthese von Bedeutung sind.

a) Einbau von unnatürlichen Pyrimidinen in die DNS

Die in Stellung 5 halogenierten Pyrimidine (Abb. 7) zeigen in ihrem biochemischen Verhalten eine große Ähnlichkeit mit natürlichen Pyrimidinen. Fluor

[55] HSU 1964. [56] SCHMID 1963, KIKUCHI und SANDBERG 1965.
[57] TH. BÜCHNER, WILKENS und PFEIFFER 1967.
[58] COMINGS 1967a, KLINGER, SCHWARZACHER und WEISS 1967. [59] COMINGS 1967b.
[60] LIMA-DE-FARIA und JAWORSKA 1968. [61] HICKS 1953, LEFEBVRE 1964.
[62] SOKAL und LESSMANN 1960, TUCHMANN-DUPLESSIS und MERCIER-PAROT 1964, KARNOFSKY 1965.
[63] TÖNDURY 1964.
[64] BÜCHNER 1966, BÜCHNER und HARA 1966, HARA 1966.

hat einen ähnlichen Atomradius wie Wasserstoff, während das Bromatom hinsichtlich seines Volumens einer Methylgruppe vergleichbar ist. In Übereinstimmung damit benimmt sich 5-Fluoruracil als eine dem Uracil analoge Verbindung und wird an Stelle von Uracil in die RNS eingebaut, während 5-Bromuracil und in geringerem Maß auch 5-Joduracil an Stelle von Thymin für die Synthese der DNS verwendet werden. Wie die natürlichen, werden auch halogenierte Pyrimidine von Säugerzellen nur in Form der Riboside und Desoxyriboside in nennenswertem Ausmaß in ihren Stoffwechsel einbezogen. So wird 5-Brom-desoxyuridin (BUDR) und 5-Jod-desoxyuridin (IUDR) von Zellkulturen in die DNS eingebaut (EIDINOFF, CHEONG und RICH 1959, CHEONG, RICH und EIDINOFF 1960a). Auch an Ehrlich-Ascitestumorzellen in vivo wurde ein solcher Einbau von IUDR beobachtet[65]. Falls der Einbau halogenierter Pyrimidine in die celluläre DNS ein bestimmtes Ausmaß nicht überschreitet, bleibt die Vermehrungsfähigkeit der Zellen erhalten. Ein vollständiger Ersatz des Thymins durch Bromuracil führt allerdings nach einiger Zeit, meist bereits nach einer Zellteilung, zu irreversibler

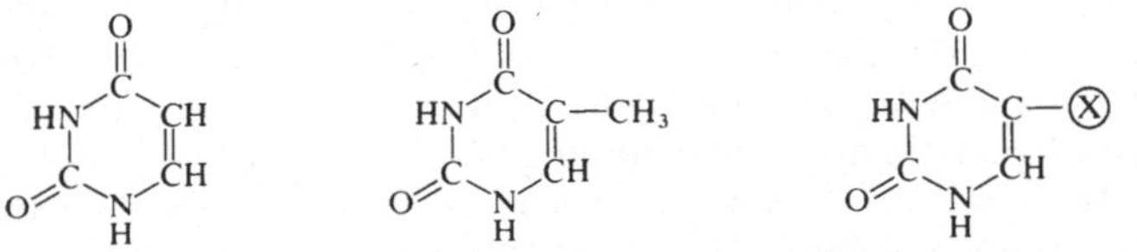

Uracil | Thymin | 5-Halogen-uracil

Abb. 7. *Struktur von Uracil, Thymin und 5-Halogenuracil.* (X) = Halogen-Atom (Fluor, Chlor, Brom oder Jod)

Schädigung der Zellen[66]. Ein Einbau von Bromuracil in die zu Beginn der S-Phase synthetisierte DNS scheint dabei besonders schädlich zu sein[67]. Die Toxicität von IUDR ist noch größer als diejenige von BUDR, so daß der Ersatz des Thymins in der DNS durch Joduracil weniger weit getrieben werden kann[68].

Der Ersatz von Thymin durch Brom- oder Joduracil in der DNS hat in zwei verschiedenen Richtungen zu bedeutungsvollen Anwendungen geführt: Erstens entsteht durch den Einbau dieser Thyminanalogen eine chemisch modifizierte DNS, die zwar noch funktionsfähig, in ihren Reaktionen und Eigenschaften jedoch verändert ist. Dadurch kommt es zu einer Reihe von Veränderungen im Verhalten und in der Beeinflußbarkeit der Zellen. Da BUDR und IUDR ebenso wie Thymidin ausschließlich in DNS eingebaut werden, lassen sich solche cellulären Veränderungen mit großer Sicherheit auf die DNS zurückführen. An Bakterien und Phagen bewirkte der Einbau halogenierter Pyrimidine in die DNS eine Erhöhung der Mutationsrate[69]. An Säugerzellen konnte allerdings diese mutagene Wirkung bis jetzt nicht mit Sicherheit nachgewiesen werden, doch hatte der Einbau von BUDR in tierischen Zellen eine erhöhte Frequenz von Chromosomenbrüchen zur Folge[70]. Auch war die Vermehrung von Zellen, deren DNS halogenierte Pyrimidine enthielt, gegenüber Zellen mit normaler DNS verlangsamt, wobei diese Verlangsamung auf eine Verlängerung der S-Phase zurückzuführen ist[71]. Schließlich führte der Ersatz des Thymins in der DNS durch Brom- oder Joduracil zu einer bemerkenswerten Erhöhung der Empfindlichkeit gegenüber ionisierenden

[65] PRUSOFF 1960.
[66] HAKALA 1959, 1962, LITTLEFIELD und GOULD 1960, SIMON 1963.
[67] KAJIWARA und MUELLER 1964.
[68] MATHIAS, FISCHER und PRUSOFF 1959, DJORDJEVIC und SZYBALSKI 1960.
[69] Übersicht bei SZYBALSKI 1962.
[70] HSU und SOMERS 1961. [71] TOLIVER und SIMON 1967.

Strahlen und alkylierenden Cytostatica. Da die Zellen einzig in ihrer DNS verändert sind, lassen sich aus solchen Befunden — wie weiter unten ausgeführt — wertvolle Schlüsse auf den Angriffspunkt der betreffenden zellschädigenden Agentien ziehen.

Eine zweite Gruppe von Anwendungen beruht auf der Möglichkeit einer Abtrennung der in Gegenwart halogenierter Pyrimidine synthetisierten DNS von der normalen, vorbestehenden DNS. Der Einbau von BUDR oder IUDR in die DNS verleiht dieser nämlich eine gegenüber normaler DNS erhöhte Dichte, so daß sie beispielsweise bei Zentrifugierung in Dichtegradienten ein unterschiedliches Verhalten zeigt. Enthält nur die eine der beiden DNS-Ketten der Doppelhelix halogenierte Pyrimidine, wie dies nach kurzfristigem Einbau dieser Pyrimidinanalogen der Fall ist, entsteht eine DNS intermediärer Dichte, die durch Hitzedenaturierung in „schwere" DNS-Ketten und solche normaler Dichte aufgespalten werden kann[72].

b) Hemmstoffe für die Synthese der DNS und ihrer Vorläufer

Grundsätzlich gibt es verschiedene Möglichkeiten für eine Hemmung der DNS-Synthese. So läßt sich die Synthese eines oder mehrerer DNS-Vorläufer blockieren; außerdem kann eine Hemmung der DNS-Synthese durch Veränderung der vorbestehenden DNS zustande kommen. Schließlich kann auch auf indirektem Wege eine Hemmung anderer Synthesevorgänge der Zelle (z. B. der RNS- oder Proteinsynthese) eine Unterbrechung der DNS-Synthese zur Folge haben. Da diese indirekte Hemmung vermutlich mit den Mechanismen der Initiation und damit der Regulation der DNS-Synthese in Beziehung steht, soll sie im Zusammenhang mit der Regulation der DNS-Synthese (Abschnitt II, A, 3) besprochen werden.

α) Hemmstoffe für die Synthese der DNS-Vorläufer

Zur Hemmung der Synthese von DNS-Vorläufern ist unter anderem ein großer Teil der als antineoplastische Arzneimittel verwendeten Antimetaboliten befähigt. Es wird deshalb nötig sein, eine Auswahl zu treffen unter Beschränkung auf Hemmstoffe, die experimentell zur Unterdrückung der DNS-Synthese Verwendung gefunden haben oder deren Wirkungsmechanismus besonderes Interesse verdient. Eine Übersicht der Hemmstoffe für die DNS-Synthese vermittelt die ausführliche Arbeit von HANDSCHUMACHER und WELCH (1960).

α.1. Hemmstoffe für die Synthese von Thymidinphosphat

Den Hemmstoffen für die Synthese von Thymidinphosphat kommt deshalb eine besondere Bedeutung zu, da — wie aus Abb. 3b ersichtlich — eine Blockierung der Reaktion 14 eine spezifische Hemmung der DNS-Synthese zur Folge hat, und da eine solche Hemmung durch Thymidin aufgehoben werden kann. Der erste der zu besprechenden Hemmstoffe für diese Reaktion ist 5-Fluor-desoxyuridin (FUDR). FUDR wird, wie Desoxyuridin oder Thymidin, durch den Stoffwechsel der Zelle phosphoryliert, und 5-Fluor-desoxyuridinphosphat ist die wirksame Form des Hemmstoffs[73]. In Zellkulturen läßt sich die Hemmung der Zellvermehrung durch FUDR mit Thymidin verhindern (Abb. 8)[74]. FUDR bewirkt somit eine spezifische Hemmung der DNS-Synthese. In Übereinstimmung mit dieser Vorstellung steht auch die Beobachtung, daß nach Zusatz von FUDR zu Zellkulturen die Synthese von RNS und Protein während einer gewissen Zeit

[72] MESELSON und STAHL 1958, CHUN und LITTLEFIELD 1961.
[73] REYES und HEIDELBERGER 1965. [74] RICH, BOLAFFI, KNOLL, CHEONG und EIDINOFF 1958.

unverändert fortgesetzt wird[75]. Wird anderseits Thymidin erst einige Zeit nach FUDR zu Zellkulturen zugegeben, kommt eine partielle Synchronisierung der Zellteilungen zustande[76]. Falls die Dauer der Hemmung durch FUDR jedoch eine gewisse Zeit überschreitet, läßt sich eine irreversible Schädigung der Vermehrungs fähigkeit der Zellen beobachten[77]. Nach Einwirkung von FUDR treten auch Chromosomenschäden auf, wobei offenbar vor allem solche Zellen betroffen werden, die sich beim Einsetzen der Hemmung in der S-Phase befinden[78].

Wie aus Abb. 3b hervorgeht, ist für die Synthese von Thymidinphosphat aus Desoxyuridinphosphat (Reaktion 14) Tetrahydrofolsäure als Coenzym notwendig. Dies eröffnet, neben der Verwendung von FUDR, eine zweite Möglichkeit,

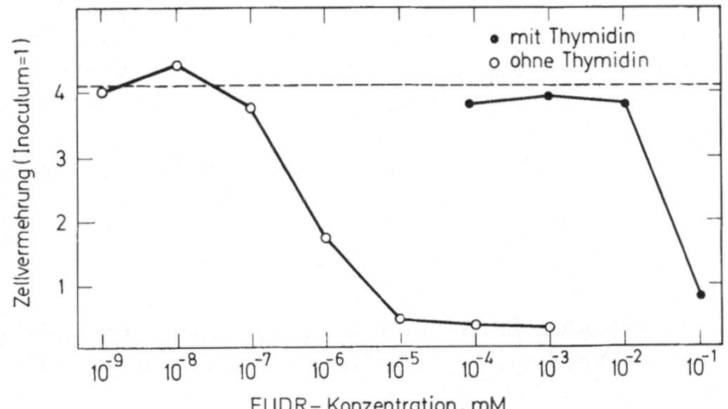

Abb. 8. *Hemmung der Zellvermehrung durch FUDR in An- und Abwesenheit von Thymidin.* (Nach SCHINDLER, ODARTCHENKO, RAMSEIER und GRIEDER 1967.) Kulturen eines Mäusemastocytoms wurden während 30 Std unter Zusatz von 5-Fluor-desoxyuridin (FUDR) in verschiedenen Konzentrationen inkubiert. Zu einem Teil der Kulturen wurde ferner Thymidin (0,03 mM) zugegeben. Nach Ablauf der Inkubationszeit wurde die Zellvermehrung durch Auszählen der Zellen bestimmt

die Synthese von Thymidinphosphat zu hemmen, nämlich durch Verwendung von Folsäureantagonisten, wie z. B. Amethopterin. Durch Amethopterin wird die enzymatische Hydrierung von Folsäure zu Tetrahydrofolsäure blockiert. Unter Bedingungen in vitro ist Tetrahydrofolsäure nur für eine beschränkte Zahl von Synthesereaktionen erforderlich: für die Synthese von Thymidinphosphat, für die Synthese der Purine (Reaktionsschritte 3 und 8 in Abb. 4a) sowie für die Bildung von Glycin aus L-Serin. Zusatz von Thymidin, einem Purin und Glycin hebt die Hemmwirkung von Amethopterin in Zellkulturen auf[79]. Die Kombination von Amethopterin mit einem Purin und Glycin führt ausschließlich zu einem Mangel an Thymidinphosphat, so daß auf diese Weise eine spezifische Hemmung der DNS-Synthese zustande kommt[80]. Wird den Kulturen einige Stunden später Thymidin zugesetzt, läßt sich eine partielle Synchronisierung der Zellteilungen beobachten, wobei das Ausmaß der irreversiblen Zellschädigung geringer ist als bei Verwendung von FUDR[81].

[75] CHEONG, RICH und EIDINOFF 1960b, RUECKERT und MUELLER 1960, PAUL und HAGIWARA 1962.
[76] EIDINOFF und RICH 1959, RUECKERT und MUELLER 1960.
[77] TILL, WHITMORE und GULYAS 1963, SCHINDLER, ODARTCHENKO, RAMSEIER und GRIEDER 1967.
[78] BELL und WOLFF 1964, HSU, HUMPHREY und SOMERS 1964.
[79] HAKALA und TAYLOR 1959.
[80] SCHINDLER, ODARTCHENKO, GRIEDER und RAMSEIER 1968.
[81] SCHINDLER, ODARTCHENKO, RAMSEIER und GRIEDER 1967.

α.2. Hemmung der Synthese von Desoxycytidin-diphosphat

Aus der Blockierung der Synthese von Desoxycytidin-diphosphat (Reaktionsschritt 20 in Abb. 3b) resultiert ebenfalls eine spezifische Hemmung der DNS-Synthese. Als Hemmstoff für diese Reaktion hat sich Cytosin-arabinosid (1-β-D-Arabinofuranosyl-cytosin) erwiesen. Die Annahme einer spezifischen Hemmung der Synthese von Desoxycytidin-diphosphat stützt sich vor allem auf die Beobachtung, daß Desoxycytidin in Zellkulturen die Hemmwirkung von Cytosin-arabinosid auf die Zellvermehrung aufhebt[82]. Die Blockierung dieses Reaktionsschrittes steht zudem in Übereinstimmung mit der beobachteten Hemmung der DNS-Synthese unter fortlaufender RNS- und Proteinsynthese[83], jedoch sind andere Wirkungsmechanismen von Cytosin-arabinosid zur Zeit noch nicht auszuschließen[84]. So wurde eine Hemmung des durch DNS-Polymerase katalysierten Reaktionsschrittes durch Cytosin-arabinosid bzw. dessen Triphosphat beschrieben[84a]. Außerdem ließ sich auch ein Einbau dieses unnatürlichen Vorläufers in DNS und RNS nachweisen[84b].

Neben Cytosin-arabinosid gilt auch Hydroxyharnstoff als spezifischer Hemmstoff für die DNS-Synthese[85]. Es bestehen gute Gründe für die Annahme, daß Hydroxyharnstoff die Bildung von Desoxyribosederivaten aus Ribosederivaten blockiert[86]; indessen lassen sich andere Beobachtungen nicht ohne weiteres mit dieser Vorstellung in Übereinstimmung bringen[87].

Schließlich hat sich auch Thymidin in hohen Konzentrationen als spezifischer Hemmstoff für die DNS-Synthese in Zellkulturen erwiesen. Die Hemmung der Zellvermehrung kommt jedoch nur zustande, wenn die Zellen befähigt sind, Thymidin zu phosphorylieren[88]. Dies weist darauf hin, daß nicht Thymidin selbst, sondern ein phosphoryliertes Derivat die Hemmwirkung ausübt. Die Hemmung der Zellvermehrung läßt sich ebenfalls auf eine Blockierung der Synthese von Desoxycytidin-diphosphat aus Cytidin-diphosphat zurückführen[89]. In Übereinstimmung mit dieser Vorstellung steht die Beobachtung, daß die Hemmung der Zellvermehrung durch Zusatz von Desoxycytidin zum Nährmedium verhindert wird[90], und daß Thymidin in hoher Konzentration den Einbau von exogenem Desoxycytidin in die celluläre DNS stimuliert, denjenigen von Cytidin dagegen hemmt[91]. Es handelt sich hier offenbar um ein Beispiel aus einer Gruppe von Regulationsmechanismen, die dazu dienen, das Ausmaß der Synthese von Nucleinsäurevorläufern zu steuern. Diese Mechanismen werden in Abschnitt II, D eingehender diskutiert.

Falls die Hemmung der DNS-Synthese durch hohe Konzentrationen von Thymidin nur während eines gewissen Zeitintervalls erfolgt und dann durch Zusatz von thymidinfreiem Medium oder von Desoxycytidin rückgängig gemacht

[82] Chu und Fischer 1962, Kim und Eidinoff 1965.
[83] Karon, Henry, Weissman und Meyer 1966.
[84] Silagi 1965, Doering, Keller und Cohen 1966, Kaplan, Brown und Ben-Porat 1968.
[84a] Kimball und Wilson 1968, Momparler 1969.
[84b] Chu und Fischer 1968.
[85] Schwartz, Garofalo, Sternberg und Philips 1965, Yarbro, Niehaus und Barnum 1965, Kim, Gelbard und Perez 1967, Pfeiffer und Tolmach 1967, Pollak und Rosenkranz 1967.
[86] Young und Hodas 1964, Yarbro, Kennedy und Barnum 1965, Adams und Lindsay 1967, Young, Schochetman und Karnofsky 1967, Elford 1968, Krakoff, Brown und Reichard 1968.
[87] Pollak und Rosenkranz 1967, Yarbro 1968.
[88] Morris und Fischer 1963.
[89] Morris, Reichard und Fischer 1963.
[90] Morris und Fischer 1960.
[91] Gentry, Morse und Potter 1965.

wird, kommt keine nennenswerte Schädigung der Zellen zustande, und eine partielle Synchronisierung der Zellteilungen ist zu beobachten[92]. Wird jedoch eine bestimmte Zeitdauer überschritten, nimmt unter Einwirkung hoher Konzentrationen von Thymidin die Zahl überlebender Zellen allmählich ab[93]; auch kommt es unter diesen Bedingungen zu Chromosomenaberrationen[94]. Eine längere Einwirkung hoher Konzentrationen von Thymidin ist somit für die Zellen keineswegs harmlos, sondern mit derjenigen anderer Hemmstoffe für die DNS-Synthese vergleichbar. Schon nach Zusatz von Thymidin in relativ kleinen Konzentrationen wurde zudem eine Verlängerung der Metaphase beobachtet[95].

α.3. Hemmstoffe für die Synthese des Puringerüsts

Die Synthese von Purinen, wie sie in Abb. 4 dargestellt ist, läßt sich in intakten Zellen durch Zusatz von Purinen hemmen. Für diese Hemmwirkung sind offenbar durch den Zellstoffwechsel aus den zugesetzten Purinen gebildete Purinnucleotide verantwortlich. Der Effekt beruht einerseits auf der Hemmung bereits synthetisierter Enzymmoleküle (sog. „Feedback"-Hemmung), andererseits auf einer Unterdrückung der Synthese eines oder mehrerer für die Purinbiosynthese verantwortlicher Enzyme[96]. Ähnlich wie natürliche Purinnucleotide, haben sich auch die Nucleotide von 6-Mercaptopurin und weiteren Purinanalogen als Hemmstoffe für die ersten Reaktionsschritte in der Purinbiosynthese erwiesen; so hemmt 6-Mercaptopurin-Ribonucleotid die enzymatische Synthese von 5-Phosphoribosylamin (Reaktion 1 in Abb. 4a)[97], wodurch naturgemäß auch die Synthese der weiteren Produkte in der Synthesereihe unterbleibt. An Bakterien[98], wie auch an Säugerzellen[99], ließ sich nach Zusatz von 6-Mercaptopurin die Hemmung eines Reaktionsschrittes vor der Reaktion 8 in Abb. 4a nachweisen. Ferner wurde an Zellkulturen die Hemmung einer vor Reaktionsschritt 4 gelegenen Synthesereaktion durch 6-Mercaptopurin, Adenin oder Hypoxanthin beobachtet[100]. Schließlich ließ sich an Zellkulturen zeigen, daß die Hemmung der Zellvermehrung durch 6-Mercaptopurin bei Zusatz von Aminoimidazol-carboxamid aufgehoben wird[101]. Falls jedoch das für die Umwandlung von 6-Mercaptopurin in das entsprechende Ribonucleotid verantwortliche Enzym fehlt, vermag 6-Mercaptopurin die Zellvermehrung nicht zu hemmen[102].

Alle diese Befunde haben zur Vorstellung geführt, daß 6-Mercaptopurin nach Umwandlung in die Nucleotidform einen der frühen Reaktionsschritte in der Purinbiosynthese — wahrscheinlich die Synthese von Phosphoribosylamin — blockiert, und zwar aufgrund eines Rückkoppelungsmechanismus, der normalerweise für die Regulation der Neusynthese von Purinen durch die Produkte dieser Synthesereihe verantwortlich ist. In höheren Konzentrationen hemmt 6-Mercaptopurin im übrigen auch die Synthese von Adenosinphosphat (Reaktion 19 in Abb. 4b)[103] sowie von Xanthosin-phosphat (Reaktion 13 in Abb. 4b)[104].

---

92 Xeros 1962, Bootsma, Budke und Vos 1964, Petersen und Anderson 1964, Galavazi und Bootsma 1966, Galavazi, Schenk und Bootsma 1966.

93 Kim, Kim und Eidinoff 1965.

94 Yang, Hahn und Bagshaw 1966.

95 Barr 1963.

96 McFall und Magasanik 1960, Nierlich und McFall 1963.

97 McCollister, Gilbert, Ashton und Wyngarden 1964.

98 Gots und Gollub 1959.

99 Bennett, Simpson, Golden und Barker 1963.

100 Brockman und Chumley 1965.

101 Tomizawa und Aronow 1960, Hakala und Nichol 1964.

102 Lieberman und Ove 1960, Tomizawa und Aronow 1960, Brockman, Kelley, Stutts und Copeland 1961.

103 Hakala und Nichol 1959.

104 Salser, Hutchison und Balis 1960.

β) Hemmstoffe für die DNS-Replikation: biologische Alkylierungsmittel

Die DNS-Synthese läßt sich nicht nur durch Blockierung der Synthese der DNS-Vorläufer hemmen; ihr Ablauf ist auch nach Veränderung der chemischen Struktur der DNS durch gewisse pharmakologische Agentien gestört. Diese Stoffe sind befähigt, an bestimmte chemische Gruppen der DNS und weiterer Moleküle einen Alkylrest zu binden. Sie werden deshalb biologische Alkylierungsmittel genannt. Da ihre biologische Wirkung große Ähnlichkeit mit derjenigen ionisierender Strahlen hat, werden sie auch als Radiomimetica bezeichnet. Beispiele für Vertreter dieser Verbindungsklasse sind die Stickstofflost-Verbindungen, die Methansulfonate (z. B. Busulfan) sowie Mitomycin. Ein Teil dieser Verbindungen besitzt die zu Alkylierungsreaktionen befähigten Gruppen als solche, in einem anderen Teil dagegen entstehen die reaktiven Gruppen entweder spontan nach Auflösung der Verbindung oder im Anschluß an enzymatische Aktivierungsreaktionen.

Die wirksame Form all dieser biologischen Alkylierungsmittel weist eine große chemische Reaktivität auf. Dies hat zur Folge, daß eine große Zahl verschiedenartiger Zellkomponenten durch Alkylierungsreaktionen verändert wird, und daß sich deshalb viele verschiedene biologische Wirkungen beobachten lassen (Übersicht bei Wheeler 1962, 1967). Eine der bedeutendsten biologischen Wirkungen äußert sich in der Hemmung der Zellproliferation. Viele Anhaltspunkte weisen darauf hin, daß diese cytostatische Wirkung auf einer Reaktion des Alkylierungsmittels mit der cellulären DNS beruht[105].

Für die Bedeutung einer chemischen Veränderung der DNS spricht z. B. die mutagene Wirksamkeit von Alkylierungsmitteln in Drosophila[106]. Außerdem führten Befunde über eine sehr hohe Empfindlichkeit transformierender DNS sowie von DNS-Viren auf biologische Alkylierungsmittel[107] zu der Vorstellung, daß die Inaktivierung der cellulären DNS für die Hemmung der Zellproliferation verantwortlich sei. Auch die Beobachtung, daß Zellkulturen nach Einbau von BUDR in ihre DNS eine erhöhte Empfindlichkeit gegen Alkylierungsmittel aufweisen, steht mit dieser Annahme in Übereinstimmung[108].

Für das Verständnis des Wirkungsmechanismus biologischer Alkylierungsmittel ist auch die Erfahrung von Bedeutung, daß Substanzen mit zwei und mehr reaktiven Gruppen im Vergleich zu einwertigen Alkylierungsmitteln im allgemeinen eine viel größere Wirksamkeit auf transplantierbare Tumoren[109], auf transformierende DNS[110], wie auch auf DNS- und RNS-Bakteriophagen[111] zeigen. Die Einwirkung solcher Alkylierungsmittel mit zwei oder mehr reaktiven Gruppen hat neben Chromosomenbrüchen auch die Entstehung von Chromosomenbrücken zur Folge[112]. Diese Beobachtungen lassen vermuten, daß eine Verknüpfung von DNS-Ketten durch das Alkylierungsmittel für die Hemmung der Zellvermehrung verantwortlich zu machen ist. Im Gegensatz dazu kann jedoch eine mutagene Wirkung auch nach Einwirkung von Alkylierungsmitteln mit nur einer reaktiven Gruppe zustande kommen[113].

Besonders eingehende Untersuchungen liegen über die Wirkung von Stickstofflost auf DNS in zellfreien Systemen vor. Es ergab sich dabei, daß die Ein-

---

[105] Lawley und Brookes 1963a.
[106] Auerbach 1958, Höhne, Bertram und Schubert 1960.
[107] Herriott 1948, Yamamoto und Naito 1965.
[108] Schindler, Ramseier und Grieder 1966.
[109] Haddow, Kon und Ross 1948, Montgomery 1959.
[110] Zamenhof, Leidy, Hahn und Alexander 1956.
[111] Yamamoto, Naito und Shimkin 1966.
[112] Goldacre, Loveless und Ross 1949, Koller 1958.
[113] Alexander und Lett 1960.

wirkung des Alkylierungsmittels zu einer Verknüpfung der beiden Ketten der DNS-Doppelhelix führt[114]. Die Reaktion von Stickstofflost erfolgt bevorzugt mit dem Stickstoffatom 7 des Guanins (Abb. 9)[115]. Eine solche Verknüpfung zweier DNS-Ketten wurde auch im Anschluß an die Einwirkung von Mitomycin C nach seiner Aktivierung beobachtet[116].

Die Brückenbildung zwischen DNS-Ketten nach Behandlung intakter Zellen ist für die verschiedenen Alkylierungsmittel unterschiedlich belegt. Sie wurde beispielsweise nach Einwirkung von Mitomycin C auf Bakterien nachgewiesen[117].

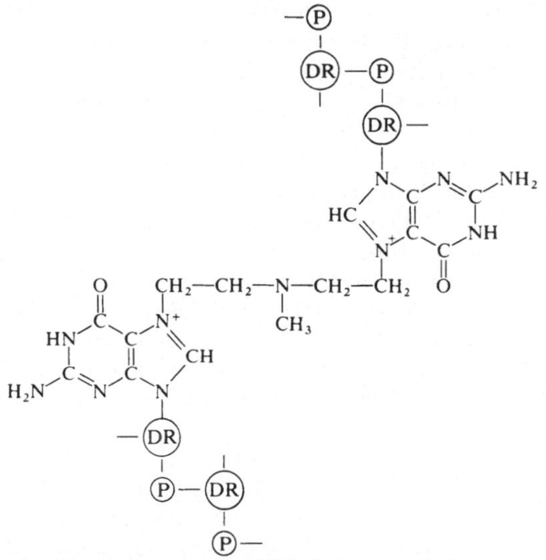

Abb. 9. *Verknüpfung der Guaninreste zweier DNS-Ketten durch Reaktion von Stickstofflost mit Stickstoff-Atom 7.* (DR) = Desoxyribose, (P) = Phosphat

Auch nach Behandlung von Fischsperma- und Säugerzellen mit bestimmten Alkylierungsmitteln ließen sich durch physikalisch-chemische Analyse Veränderungen der Eigenschaften der DNS erkennen, die auf eine Verknüpfung von DNS-Ketten schließen lassen[118]. Untersuchungen über die Wirkung verschiedener Stickstofflost-Derivate auf Tumorzellen ergaben allerdings, daß die Herabsetzung der Viabilität der Zellen nicht nur vom Ausmaß der Alkylierung der cellulären DNS, sondern auch vom verwendeten Stickstofflost-Derivat abhängt[119]. In diesen Versuchen wurde zwar nicht die Zahl der Brückenbindungen, sondern nur das Ausmaß der Alkylierung der DNS gemessen. Ferner zeigte die DNS der Leukocyten von Patienten mit chronischer myeloischer Leukämie nach Behandlung mit Busulfan Änderungen ihrer physikalisch-chemischen Eigenschaften, die mit der Vorstellung von Querverknüpfungen zwischen DNS-Ketten vereinbar sind[120]. Die Querverknüpfung von DNS-Ketten ist indessen nicht die einzige Reaktion, durch die bei der Einwirkung eines Alkylierungsmittels die DNS modifiziert wird. Es kann z. B. zur Alkylierung einer Purin- oder Pyrimidinbase in nur einer DNS-Kette kommen, worauf die Möglichkeit eines Bruches der DNS-Kette gegeben ist[121].

[114] Kohn, Spears und Doty 1966.
[115] Brookes und Lawley 1960, 1961, Lawley und Brookes 1963a, b.
[116] Iyer und Szybalski 1964, Szybalski und Iyer 1964.
[117] Iyer und Szybalski 1963.
[118] Alexander und Lett 1960, Alexander und Stacey 1960.
[119] Rutman, Steele und Price 1961.
[120] Polli, Rosoff, di Mayorca und Cavalieri 1959.
[121] Lawley und Brookes 1963b.

Die Unterschiede in der Wirkung der einzelnen Alkylierungsmittel beruhen vermutlich auf entsprechenden Unterschieden in der Beteiligung solcher Reaktionen mit der DNS.

Die biochemischen Veränderungen innerhalb einer Zelle nach Einwirkung von Alkylierungsmitteln wurden vor allem an Zellkulturen untersucht. Dabei ergab sich, daß die RNS- und Proteinsynthese während längerer Zeit unverändert weiterlaufen: die celluläre DNS erfährt im allgemeinen eine Verdoppelung, die Mitosetätigkeit jedoch wird weitgehend unterdrückt. Trotzdem wird nach Verdoppelung der DNS, wenn auch stark verlangsamt, weiterhin DNS synthetisiert[122]. Die fortlaufende RNS- und Proteinsynthese bei gehemmter DNS-Synthese führt zu einer Vergrößerung der Zellen, die zu Riesenzellen auswachsen, wenn sich die Schädigung als irreversibel erweist. Zellkinetische Untersuchungen[123] ergaben, daß die Zellen vor allem in der S-Phase blockiert werden, während Zellen, die sich bei Einwirkung des Alkylierungsmittels in anderen Phasen des Teilungscyclus befinden, diesen bis zum Eintritt in die nächste S-Phase durchlaufen können. Nach Blockierung in der S-Phase geht das Ausmaß der DNS-Synthese oft über eine Verdoppelung hinaus, so daß der DNS-Gehalt denjenigen normaler, in der G_2-Phase befindlicher Zellen übertrifft. Zellen, die nach Einwirkung des Alkylierungsmittels aus der S-Phase austreten, bleiben in der Metaphase endgültig stecken. Offenbar kann die DNS, trotz Querverbindungen, als Matrize für eine Neusynthese von DNS dienen; vermutlich ist jedoch der Mechanismus, der zur Aufteilung der DNS auf die Tochterzellen dient, bereits in der S-Phase und dann auch in der Metaphase der Mitose gestört.

Nach Einwirkung von Alkylierungsmitteln stellen sich in den Zellen auch Erholungsvorgänge ein. So führte nach Behandlung von Bakterien mit Senfgas eine Inkubation in Pufferlösung zu einer Wiederzunahme des Anteils vermehrungsfähiger Zellen[124]. LAWLEY und BROOKES (1965) zeigten, daß diese Erholung von einer Excision der durch das Alkylierungsmittel verknüpften Guaninreste begleitet ist, und daß ein Bakterienstamm, dem diese Fähigkeit zur Excision fehlt, eine wesentlich größere Empfindlichkeit gegenüber dem Alkylierungsmittel besitzt. Die Ergebnisse physikalisch-chemischer Analysen nach Einbau von Bromuracil lassen darauf schließen, daß während der Erholung eine nicht konservative DNS-Synthese stattfindet, und stehen damit in Übereinstimmung mit der Vorstellung einer Excision an beiden Ketten der DNS-Doppelhelix[125]. Auch an tierischen Zellen in Kultur wurde nach Einwirkung von radioaktiv markiertem Senfgas eine offenbar enzymatische Entfernung des radioaktiven Materials von der cellulären DNS beobachtet und im Sinn eines Erholungsvorgangs gedeutet[126]. Ferner konnte durch Fraktionierung der Dosis die Existenz von Erholungsvorgängen nach Behandlung von Zellkulturen mit Senfgas[126c] und mit Dimethylmyleran[126b], nicht jedoch nach Einwirkung von Stickstofflost[126c] nachgewiesen werden. In ähnlicher Weise wie an Bakterien ließ sich zudem eine nicht-konservative DNS-Synthese nach Behandlung von Zellkulturen mit Senfgas erkennen[126d]. Bei Annahme einer Erholung durch Excision an beiden Ketten einer DNS-Doppelhelix stellt sich allerdings die Frage, wie die genetische Information dabei erhalten bleibt. Falls die Brückenbildung über zwei Guaninreste erfolgt, liegen zwar die

[122] BREWER, COMSTOCK und ARONOW 1961, LEVIS, SPANIO und DE NADAI 1963, LEVIS und DE NADAI 1964, LEVIS, MARIN und DANIELI 1964.
[123] LEVIS, DANIELI und PICCINNI 1965a, b.
[124] LOVELESS, COOK und WHEATLEY 1965.
[125] HANAWALT und HAYNES 1965.
[126] CRATHORN und ROBERTS 1966.
[126a] MAURO und ELKIND 1968. [126b] GOLDENBERG 1968. [126c] GOLDENBERG 1968.
[126d] ROBERTS, CRATHORN und BRENT 1968.

beiden, in die Querverbindung einbezogenen Basen einander nicht direkt gegenüber. Immerhin muß — wenn ein solcher Excisionsmechanismus imstande sein soll, die durch Querverknüpfung entstandenen Schäden in der DNS rückgängig zu machen — eine außerordentlich hohe Präzision in der Beschränkung der Excision auf die durch die Brückenbildung betroffenen Basen angenommen werden. In diesem Zusammenhang ist die Beobachtung von Interesse, daß die Entfernung der durch Senfgas miteinander verknüpften Guaninreste in zwei Schritten erfolgt, indem der alkylierte Guaninrest vorerst nur aus der einen DNS-Kette excidiert wird[126e].

Wie schon aus der Bezeichnung „Radiomimetica" hervorgeht, besteht eine enge Verwandtschaft zwischen der Wirkung biologischer Alkylierungsmittel und ionisierender Strahlen, obschon die Effekte dieser Agentien in ihren Einzelheiten keineswegs identisch sind. Diese Verwandtschaft zeigt sich beispielsweise in der bevorzugten Hemmung der DNS-Synthese sowohl durch Alkylierungsmittel wie auch durch ionisierende Strahlen. Ferner wurde für E. coli eine Kreuzresistenz zwischen Stickstofflost und ultravioletter (UV) Bestrahlung beschrieben[127]. Andererseits konnte an Säugerzellen in Kultur keine solche Kreuzresistenz nachgewiesen werden[128]. Erholungsvorgänge finden sowohl nach Bestrahlung als auch nach Behandlung mit Alkylierungsmitteln statt. Nach Bestrahlung wie nach Einwirkung von Alkylierungsmitteln kann die DNS offenbar noch als Matrize für die RNS-Synthese funktionieren, anderseits jedoch nicht mehr eine normale Replikation durchlaufen. Unterschiede in der Wirkung existieren im übrigen nicht nur zwischen ionisierender Bestrahlung und Alkylierungsmitteln sondern auch zwischen verschiedenen Alkylierungsmitteln (ALEXANDER und MIKULSKI 1961, SCHINDLER, RAMSEIER und GRIEDER 1966).

Die biologischen Alkylierungsmittel sind vom theoretischen Gesichtspunkt aus deshalb von besonderem Interesse, weil sie — im Gegensatz zu ionisierenden Strahlen — nach ihrer Reaktion mit der DNS weiterhin chemisch faßbar sind und dadurch die Analyse der chemischen Natur der gesetzten Schäden wie auch der Erholungsvorgänge erleichtern. Es kann hier nur die Wirkung der biologischen Alkylierungsmittel auf die DNS-Replikation und damit auf die Zellproliferation zur Sprache kommen. Die Wirkung dieser Gruppe von Cytostatica beispielsweise auf die lymphatischen Gewebe, deren Zellen sich ja größtenteils in Proliferationsruhe befinden, ist somit durch die Hemmung der DNS-Synthese keineswegs erklärt.

c) Der Thyminmangel-Tod

Der Begriff des Thyminmangel-Todes stammt aus Untersuchungen an Bakterien mit einem absoluten Bedürfnis nach Thymin. Inkubation in einem thyminfreien Nährmedium führt bei solchen Bakterienstämmen zu einer raschen und irreversiblen Abnahme der Zahl vermehrungsfähiger Zellen[129]. Vermutlich kann eine Beeinträchtigung der Zellviabilität nicht nur durch einen Thyminmangel, sondern in ähnlicher Weise auch durch das Fehlen anderer Vorläufer für die DNS-Synthese zustande kommen. Der Thyminmangel-Tod ist bei Bakterienmutanten, die sowohl Thymin als auch Uracil und Arginin benötigen, besonders eingehend analysiert worden. Bei diesen Mutanten läßt sich durch Entzug eines dieser drei Wuchsstoffe eine spezifische Hemmung der Synthese von DNS, RNS oder Protein erzeugen. Bei gleichzeitiger Entfernung aller drei Wuchsstoffe erweist sich ein

---

126e REID und WALKER 1969.
127 BRYSON 1948.
128 LEVIS 1963, MARIN und LEVIS 1964.
129 BARNER und COHEN 1954.

geringer Prozentsatz der Bakterienzellpopulation als immun gegen den Thyminmangel-Tod (Maaloe und Hanawalt 1961). Wie im Abschnitt über die Regulation der DNS-Synthese beschrieben, hat die Analyse der Beziehungen zwischen Thyminmangel-Tod und Synthese von RNS und Protein zur Annahme geführt, daß die gegen den Thyminmangel-Tod immunen Zellen einen DNS-Replikationscyclus abgeschlossen und den nächsten noch nicht begonnen haben.

Der Mechanismus des Thyminmangel-Todes ist heute noch nicht definitiv geklärt. Als Folge der Entfernung des Thymins wurde eine Veränderung der normalen Sequenz der DNS-Synthese beobachtet, wobei DNS-Abschnitte, die erst kurz vor Einsetzen des Thyminmangels repliziert worden waren, bereits eine neue Replikation durchliefen[130]. Physikalisch-chemische Eigenschaften der DNS weisen darauf hin, daß der Thyminmangel-Tod von Schäden der DNS-Struktur begleitet wird: Es kommt offenbar zu Brüchen in den einzelnen DNS-Ketten innerhalb der Doppelhelix[131]. Von Interesse sind ferner Ergebnisse aus neuerer Zeit, wonach der Entzug von Thymin nur zum Verlust der Fähigkeit der Bakterien führt, sich auf Agar zu vermehren, während bei Züchtung in Suspensionskultur die Viabilität erhalten bleibt[132].

Die Vorgänge im Zusammenhang mit dem Thyminmangel-Tod haben sich vor allem für die Analyse des DNS-Replikationscyclus von Bakterien als wertvoll erwiesen. In Säugerzellen kann ein dem Thyminmangel in Bakterien entsprechender Zustand durch Zusatz von Hemmstoffen, wie Amethopterin oder FUDR, erzeugt werden. Es darf als wahrscheinlich angenommen werden, daß die meisten in der Therapie neoplastischer Erkrankungen verwendeten Antimetaboliten in den Zellen einen Mangelzustand und damit eine Unterbrechung der DNS-Synthese bewirken, die den Folgen eines Thyminmangels in Bakterien vergleichbar ist; in Säugerzellen hat sich jedoch keine Immunität gegen den Thyminmangel-Tod nachweisen lassen. Dies dürfte dahin interpretiert werden, daß die Regulationsmechanismen für die DNS-Synthese in tierischen Zellen wesentlich komplizierter sind als in bakteriellen Zellen.

d) Wirkungen ionisierender und ultravioletter Strahlen

Die Einwirkung von Strahlen auf lebende Materie hat eine große Zahl von Veränderungen in der chemischen Zusammensetzung und Struktur verschiedenster Zellkomponenten zur Folge. In diesem Zusammenhang sind indessen vorwiegend Effekte von Interesse, die die Struktur und Synthese des genetischen Materials sowie die Viabilität und Proliferationsfähigkeit der Zelle betreffen.

α) Verlust der Proliferationsfähigkeit und Zelltod

Zu Untersuchungen über den Verlust der Proliferationsfähigkeit nach Bestrahlung haben sich vor allem Zellkulturen als geeignet erwiesen. Als Kriterium für die unbeschränkte Proliferationsfähigkeit wird dabei das Auswachsen einzelner Zellen zu makroskopisch sichtbaren Kolonien herangezogen. Ist eine Zelle nicht mehr imstande, zu einer solchen Kolonie auszuwachsen, wird dies als irreversibler Verlust der Proliferationsfähigkeit oder als reproduktiver Zelltod bezeichnet.

Vom Moment der Bestrahlung bis zum eigentlichen Tod der Zelle können verschiedene Schäden erkennbar werden, wie die Verzögerung des Eintritts in die Mitose, Chromosomenabnormitäten, Bildung von Riesenzellen unter Zunahme des Gehalts an DNS, RNS und Protein usw.; doch finden nach der Bestrahlung

[130] Billen 1964, Lark und Bird 1965.
[131] Mennigmann und Szybalski 1962.
[132] Donachie und Hobbs 1967.

oft noch einige wenige Zellteilungen statt[133]. Der Zelltod kann im Anschluß an eine Bestrahlung entweder in der Mitose oder in der Interphase eintreten[134]; falls die Zelle nach Bestrahlung in der Mitose blockiert wird, besteht die Möglichkeit der Ausbildung vielkerniger Riesenzellen[135].

Bei Verwendung des reproduktiven Zelltodes als Kriterium für die Zellschädigung zeigte es sich, daß unter vergleichbaren Bedingungen die Empfindlichkeit verschiedener proliferierender Säugerzellen ungefähr gleich groß ist[136], wenn auch geringe Unterschiede gefunden wurden[137]. Tetraploide Zellen zeigten ebenfalls ungefähr die gleiche Empfindlichkeit wie diploide Zellen[138]. Dieser Befund steht im Gegensatz zu den Ergebnissen von Versuchen an pflanzlichen Zellen, für die eine Abhängigkeit der Strahlenempfindlichkeit von der Ploidie[139] sowie vom Verhältnis der Kerngröße zur Chromosomenzahl[140] beschrieben wurde.

Heute bestehen gute Gründe für die Annahme, daß der primäre Schaden, der zum reproduktiven Zelltod führt, im genetischen Material der Zelle zu suchen ist (Übersicht bei KAPLAN 1963). Eine Bestrahlung mit der mittleren wirksamen Dosis (bezogen auf den Verlust der Vermehrungsfähigkeit) von etwa 50 R hatte im Durchschnitt eine morphologisch erkennbare Chromosomenschädigung pro Zelle zur Folge[141]. Durch solche Chromosomenschäden wird offenbar eine normale Mitose in Frage gestellt und damit die fortgesetzte Vermehrung der Zellen verhindert. Nach Bestrahlung mit hohen Dosen treten darüberhinaus in den wenigen überlebenden Zellen auch relativ häufig Mutationen auf. Diese äußern sich als dauernde Veränderungen cellulärer Eigenschaften, wie der Morphologie, Chromosomenstruktur oder der Wuchsstoffbedürfnisse, als Verlängerung der Generationszeit oder als Erhöhung der Empfindlichkeit gegenüber ionisierenden Strahlen[142].

Die Vorstellung, daß der Verlust der Vermehrungsfähigkeit auf einer irreversiblen Schädigung des genetischen Materials der Zelle beruht, wird durch Ergebnisse von Versuchen über die Wirkung halogenierter Pyrimidine auf die Strahlenempfindlichkeit von Zellkulturen gestützt. Wie bereits dargelegt, hat der Zusatz von 5-Chlor-, 5-Brom- oder 5-Jod-desoxyuridin zum Nährmedium einen Einbau des entsprechenden halogenierten Uracils an Stelle von Thymin in die DNS der Zelle zur Folge. Zellen, in deren DNS ein Teil des Thymins durch halogeniertes Uracil ersetzt war, zeigten eine stark erhöhte Empfindlichkeit gegenüber ultravioletten (UV) und Röntgenstrahlen (Abb. 10)[143]. Bei Verwendung von Röntgenstrahlen war der durch Jodsubstitution erzeugte Effekt am größten, derjenige der Chlorsubstitution am geringsten[144]. Da diese mit Halogen substituierten Pyrimidine — möglicherweise mit Ausnahme von Chloruracil — als Thyminanaloge ausschließlich in DNS eingebaut werden, darf angenommen werden, daß die irreversible Zellschädigung nach Bestrahlung auf einer Veränderung der DNS beruht[145]. Die Resultate von Untersuchungen mit Hilfe des Einbaus von $^{32}PO_4$ in die celluläre DNS weisen darauf hin, daß die Halogensubstitution eine Spaltung

---

133 PUCK und MARCUS 1956, WHITMORE, TILL, GWATKIN, SIMINOVITCH und GRAHAM 1958, TOLMACH und MARCUS 1960, TOLMACH 1961, ELKIND, HAN und VOLZ 1963, WATANABE und OKADA 1966.

134 MARIN und BENDER 1966.

135 HARRINGTON 1961. 136 TILL 1961b, 1963. 137 PUCK 1960.

138 MAUERSBERGER, KRÜGER und CERNY 1965.

139 SPARROW und EVANS 1961.

140 SPARROW, SCHAIRER und SPARROW 1963.

141 PUCK 1958, YAMADA und PUCK 1961.

142 PUCK, MORKOVIN, MARCUS und CIECIURA 1957, SINCLAIR 1964.

143 DELIHAS, RICH und EIDINOFF 1962, ERIKSON und SZYBALSKI 1963a, c, MOHLER und ELKIND 1963.

144 DJORDJEVIC und SZYBALSKI 1960, ERIKSON und SZYBALSKI 1961, 1963c.

145 SZYBALSKI 1962, SZYBALSKI und LORKIEWICZ 1962.

der dem Halogenuracil benachbarten Phosphatesterbindung in der DNS-Kette begünstigt[146]. Aufgrund dieser Ergebnisse läßt sich der letale Effekt der ionisierenden Strahlen auf die Erzeugung von Brüchen in der Kettenstruktur der DNS zurückführen.

Die Annahme, daß der primäre Schaden, der zum reproduktiven Zelltod führt, in der DNS gesetzt wird, findet eine weitere Stütze in der Beobachtung, daß die Empfindlichkeit von Bakterien gegenüber ionisierenden Strahlen von der Basenzusammensetzung der bakteriellen DNS abhängt[147]. Da all diese Beweise indirekter Natur sind, wird allerdings von gewissen Autoren weiterhin in Betracht gezogen, daß der primäre Schaden nicht an der DNS, sondern an anderen Zellstrukturen

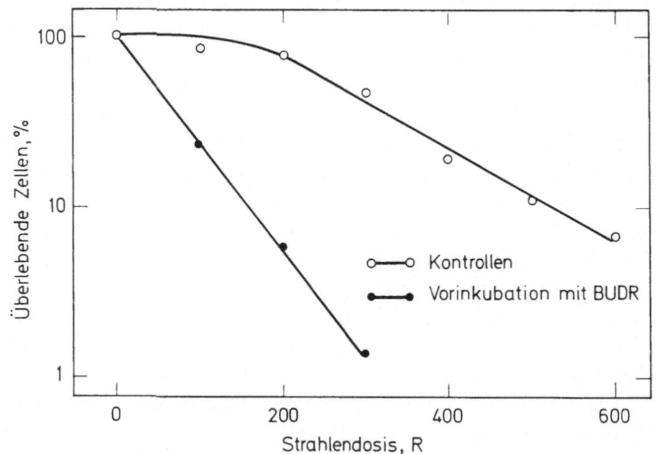

Abb. 10. *Erhöhte Empfindlichkeit auf Röntgenstrahlen nach Einbau von 5-Brom-desoxyuridin (BUDR) in die celluläre DNS.* (Nach SCHINDLER, RAMSEIER und GRIEDER 1966.) Kulturen eines Mäusemastocytoms wurden während 3 Tagen in An- oder Abwesenheit von BUDR (0,01 mM) inkubiert. Anschließend wurden die Zellen bestrahlt und der Anteil der Zellen mit erhaltener Fähigkeit zur fortgesetzten Zellvermehrung (Auswachsen zu makroskopisch sichtbaren Kolonien) bestimmt

zu suchen sei[148]. Schließlich muß auch die Frage offen bleiben, durch welche Mechanismen der strahlenbedingte Tod von Zellen, die sich in Proliferationsruhe befinden, herbeigeführt wird. Beispielsweise sind die molekularen Grundlagen der hohen Strahlenempfindlichkeit von Lymphocyten gegenwärtig noch nicht abgeklärt.

β) Veränderungen des Genoms und der Chromosomen

In diesem Zusammenhang sollen nur die durch ionisierende Strahlen induzierten genetischen Veränderungen in somatischen Zellen besprochen werden. Mutationen in Keimzellen, die sich in der Nachkommenschaft bestrahlter Individuen zeigen, gehören somit nicht in diese Übersicht. Die in Zellkulturen nach Einwirkung ionisierender Strahlen beobachteten Mutationen sind bereits erwähnt worden[149]. Neben solchen phänotypischen Veränderungen lassen sich nach Behandlung mit ionisierenden Strahlen in Zellkulturen auch regelmäßig Chromosomenaberrationen feststellen. Diese treten nach Einbau von BUDR in die

[146] RAGNI und SZYBALSKI 1962.
[147] KAPLAN und ZAVARINE 1962, KAPLAN, EARLE und HOWSDEN 1964.
[148] ALEXANDER, DEAN, HAMILTON, LETT und PARKINS 1965.
[149] PUCK, MORKOVIN, MARCUS und CIECIURA 1957, SINCLAIR 1964.

celluläre DNS in erhöhter Häufigkeit auf[150]. Wird an Kulturen von Zellen chinesischer Hamster durch Zugabe von BUDR in einem geeigneten Zeitpunkt des Teilungscyclus dafür gesorgt, daß diese Verbindung ausschließlich in die DNS des X-Chromosoms eingebaut wird, zeigt einzig dieses Chromosom eine erhöhte Empfindlichkeit gegen Schädigung durch ionisierende Strahlen[151]. Es handelt sich bei den beobachteten Chromosomenaberrationen somit mit großer Wahrscheinlichkeit um den Ausdruck einer primären Schädigung der DNS.

γ) Latenter Schaden in nicht proliferierenden Zellen

Der reproduktive Zelltod ist definitionsgemäß nur in proliferierenden Zellen zu beobachten. Dieser Art der Strahlenschädigung scheint auch unter Verhältnissen in vivo eine große Bedeutung zuzukommen. So ist die Schädigung des Knochenmarks und der gastrointestinalen Mucosa sehr wahrscheinlich vorwiegend auf diesen Mechanismus zurückzuführen. In nicht proliferierenden Zelltypen entsteht anderseits oft ein latenter Schaden, der erst bei einer nachträglichen Proliferation dieser Zellarten erkennbar wird. Eine solche Proliferation kann beispielsweise im Laufe eines Regenerationsvorgangs erfolgen. Werden Ratten nach Ganzbestrahlung[152] oder lokaler Bestrahlung der Leber[153] einer partiellen Hepatektomie unterzogen, ist der Beginn der DNS-Synthese wie auch der Mitosetätigkeit in der Leber im Vergleich zu nicht bestrahlten Kontrollen verzögert, wobei diese Effekte mit zunehmendem Zeitintervall zwischen Bestrahlung und partieller Hepatektomie geringer werden. Andererseits treten bei den bestrahlten Versuchstieren mit dem Einsetzen der Leberregeneration in den mitotischen Leberzellen Chromosomenaberrationen in erhöhter Häufigkeit auf[154]. Der Prozentsatz solcher abnormer Mitosen ist dabei weitgehend unabhängig von der Zeitspanne zwischen Bestrahlung und Leberregeneration. Selbst nach mehrfacher partieller Hepatektomie nimmt die Frequenz der Chromosomenaberrationen nicht ab[155].

Auch an Mäusen wurde beobachtet, daß längere Zeit nach Röntgen- oder Neutronenbestrahlung beim Einsetzen einer durch Tetrachlorkohlenstoff induzierten Leberregeneration in den sich teilenden Leberzellen Chromosomenaberrationen in erhöhter Zahl vorkommen. Die Häufigkeit verringerte sich mit verlängertem Zeitintervall zwischen Bestrahlung und Regeneration bei Verwendung von Röntgenstrahlen nur wenig[156] und nahm bei Verwendung von Neutronen sogar zu[157]. In der Leber vorbestrahlter Ratten wurde im Anschluß an die partielle Hepatektomie eine große Variabilität der Kernvolumina beobachtet und auf die Entstehung aneuploider Zellen zurückgeführt[158]. Der Regenerationsprozeß führte ferner zur Bildung von Zell-„Kolonien" mit normalen Kernvolumina. Daraus wurde auf eine größere Vermehrungsfähigkeit der Leberzellen mit normaler Chromosomenkonstitution gegenüber Zellen mit geschädigten Chromosomen geschlossen.

Die Ergebnisse der Untersuchungen an der regenerierenden Leber vorbestrahlter Versuchstiere zeigen, daß Zellen in Proliferationsruhe durch ionisierende Strahlen grundsätzlich gleich wie proliferierende Zellen geschädigt werden, daß jedoch der während Proliferationsruhe gesetzte Schaden bis zum Beginn einer Proliferationstätigkeit latent bleibt. Es ist deshalb nicht erstaunlich, daß auch in Zellkulturen Zellen in der proliferativen Phase hinsichtlich reproduktivem Zelltod die gleiche Empfindlichkeit auf ionisierende Strahlen zeigten wie Zellen, die sich in der stationären Phase befanden[159].

150 Dewey und Humphrey 1965. 151 Dewey, Sedita und Humphrey 1966.
152 Albert und Bucher 1958, Horst und Rudnicki 1962.
153 Weinbren, Fitchen und Cohen 1960. 154 Horst und Rudnicki 1962, Fabrikant 1967.
155 Leong, Pessotti und Krebs 1961. 156 Stevenson und Curtis 1961.
157 Curtis und Crowley 1963. 158 Webber und Stich 1965. 159 Glinos und North 1964.

δ) *Hemmung der DNS-Synthese*

An Zellkulturen wurde nach Röntgenbestrahlung eine Hemmung des Einbaus von Thymidin-^{3}H in die DNS beobachtet. Von dieser Hemmung wurden indessen nur Zellen in der S-Phase betroffen. Zellen, die in einer anderen Phase des Teilungscyclus bestrahlt wurden, zeigten dagegen nach dem Eintritt in die S-Phase eine normale DNS-Syntheserate[160]. Auch nach Bestrahlung intakter Versuchstiere konnte eine Abnahme der DNS-Syntheserate durch Messung des Einbaus von IUDR-^{131}I nachgewiesen werden[161]. Die durch ionisierende Strahlen verursachte Hemmung der DNS-Synthese scheint jedoch nicht für den strahlenbedingten Zelltod verantwortlich zu sein, da Zellen, die sich während der Bestrahlung in der S-Phase befanden, in gleicher Weise wie solche außerhalb der S-Phase geschädigt wurden[162]. Auch nach Bestrahlung mit UV-Licht zeigte sich an Zellkulturen eine Hemmung des Einbaus von Thymidin-^{3}H in DNS[163]. Dieser Effekt beruht offenbar weder auf einer Hemmung der Synthese von Thymidin-triphosphat noch auf einer Inaktivierung der DNS-Polymerase[164].

Anderseits konnte kürzlich gezeigt werden, daß die Wirkung ionisierender Strahlung auf den Einbau von markiertem Thymidin in DNS mit steigender Thymidinkonzentration abnimmt[165]. Eine kinetische Analyse der Ergebnisse führte zur Schlußfolgerung, daß die veränderte Einbaurate nach ionisierender Strahlung auf einer Änderung der „Pool"-Größen beruht. In Übereinstimmung mit dieser Vorstellung wurde der Einbau von $^{32}PO_4$ in DNS durch ionisierende Strahlung nicht gehemmt. Anderseits war jedoch auch die Nettosynthese der DNS nach Behandlung mit ionisierenden Strahlen[166] und UV-Strahlen[167] verringert. Ferner wurde eine Verlängerung der S-Phase nach Röntgenbestrahlung beschrieben[168]. Daraus darf unter der Voraussetzung einer konstanten Gesamtmenge synthetisierter DNS pro Zelle ebenfalls auf eine Herabsetzung der DNS-Syntheserate geschlossen werden. Diese Frage bedarf somit einer weiteren Abklärung. Es scheint jedoch erwiesen zu sein, daß die Hemmung der DNS-Synthese in keinem direkten kausalen Zusammenhang mit dem reproduktiven Zelltod steht.

ε) *Reversible Verzögerung der Mitose*

Nach Einwirkung ionisierender Strahlen auf Zellkulturen kommt es unter anderem zu einer reversiblen Verzögerung der Mitosen, die unter bestimmten Bedingungen bereits nach Anwendung sehr niedriger Bestrahlungsintensitäten im Bereich von 10—30 rad deutlich erkennbar ist[169]. Diese Verzögerung beruht in erster Linie auf einer ausgeprägten, in ihrem Ausmaß von der Strahlendosis abhängigen Verlängerung der G_2-Phase[170]. Bei Anwendung hoher Strahlendosen ließ sich außerdem eine Verlängerung der G_1- und S-Phase beobachten[171]. Eine Blockierung von Zellkulturen in der G_2-Phase wurde auch nach UV-Bestrahlung beschrieben[172]. Die durch ionisierende Strahlung hervorgerufene reversible Verzögerung der Mitosen war in Zellen, die BUDR in ihre DNS eingebaut hatten, wesentlich ausgeprägter als in Zellen mit normaler DNS[173]. Dieser

[160] PAINTER 1962, BRENT, BUTLER und CRATHORN 1966.
[161] GITLIN, COMMERFORD, AMSTERDAM und HUGHES 1961.
[162] PAINTER und HUGHES 1961.
[163] CLEAVER 1965. [164] POWELL 1962b. [165] SMETS 1966.
[166] MAK und TILL 1963a, GOLD, HELLEINER und PERCY 1964. [167] POWELL 1962a.
[168] TERASIMA und TOLMACH 1963a.
[169] YAMADA und PUCK 1961, PUCK und STEFFEN 1963.
[170] WHITFIELD und RIXON 1959, TILL 1961a, WHITMORE, STANNERS, TILL und GULYAS 1961, ELKIND, HAN und VOLZ 1963.
[171] MAK und TILL 1963a.
[172] WHITFIELD, RIXON und YOUDALE 1961. [173] SCHNEIDER und JOHNS 1966.

Befund deutet darauf hin, daß für die Verzögerung der Mitose ebenfalls eine Schädigung der DNS verantwortlich zu machen ist.

ζ) *Erholungs- und Reparationsvorgänge*

Erholungs- und Reparationsvorgänge nach Behandlung mit ionisierenden und UV-Strahlen sind von besonderem Interesse, da es sich um intracelluläre Regenerationsprozesse auf molekularer Ebene handelt. Versuche an Zellkulturen, in denen die Wirkung einer Einzeldosis mit derjenigen einer gleich großen, jedoch zeitlich fraktionierten Strahlendosis verglichen wurde, ergaben, daß die noch nicht irreversibel geschädigten Zellen imstande sind, Strahlenschäden zu beheben, so daß sie sich nach einiger Zeit wie nicht vorbestrahlte Zellen verhalten[174]. Für Einzelheiten über die Erholung von Säugerzellen nach Einwirkung ionisierender Strahlen sei auf die Übersicht von Elkind und Sinclair (1964) verwiesen. Auch unter in vivo-Bedingungen konnte durch Fraktionierung der Dosis die Existenz von Erholungsvorgängen nachgewiesen werden. Dies geschah an Knochenmarkszellen durch Messung der Fähigkeit zur Bildung von Kolonien in der Milz bestrahlter Empfängertiere[175], an Tumorzellen durch Bestimmung der Transplantabilität[176].

Die Erholungsvorgänge nach Einwirkung ionisierender Strahlen auf Zellkulturen sind beeinflußbar durch Variation der Versuchsbedingungen, z. B. der Inkubationstemperatur. Eine leicht herabgesetzte Temperatur während einiger Stunden nach Bestrahlung hatte eine Zunahme der Zahl überlebender Zellen zur Folge[177]. Andere Befunde ließen dagegen nur einen geringen Einfluß der Inkubationstemperatur auf Erholungsvorgänge zwischen zwei Bestrahlungsdosen erkennen[178]. Es wurde ferner beschrieben, daß durch Behandlung mit Actinomycin D die Erholungsvorgänge zwischen zwei Strahlendosen unterdrückt werden[179]. Da Actinomycin D eine Bindung an DNS eingeht (Abschnitt II, B, 2, a), ist eine Interpretation dieses Befundes im Sinn der Notwendigkeit einer RNS-Synthese für die Erholungsvorgänge nur bedingt möglich. Durch Puromycin in geeigneten Konzentrationen ließ sich beispielsweise die RNS-Synthese ebenso stark hemmen wie durch Actinomycin D, die Erholungsvorgänge zwischen zwei Strahlendosen dagegen wurden durch Puromycin nicht beeinflußt[180]. Andererseits ist die Wirkung von Hemmstoffen für die DNS-Synthese in der Analyse der biochemischen Natur solcher Erholungsvorgänge von beträchtlicher Bedeutung. Der Zusatz von FUDR oder Hydroxyharnstoff nach Einwirkung von Röntgenstrahlen bewirkte eine Herabsetzung der Zahl überlebender Zellen[181]. Auch weitere Hemmstoffe für die DNS-Synthese, wie Cytosin-arabinosid oder Thymidin in hohen Konzentrationen führten zu einer Verminderung der Zahl überlebender Zellen. Ein Vergleich der verschiedenen untersuchten Hemmstoffe ergab jedoch keine gute Korrelation zwischen Hemmung der DNS-Synthese und Herabsetzung der Zahl überlebender Zellen nach Bestrahlung[182]. Bei Anwendung einer fraktionierten Bestrahlung wurden außerdem die zwischen den beiden Strahlendosen ablaufenden Erholungsvorgänge durch Behandlung mit FUDR nur wenig beeinflußt[183]. Daraus läßt sich schließen, daß die Hemmung der DNS-Synthese durch FUDR zumindest auf

[174] Elkind und Sutton 1959, 1960.
[175] Till und McCulloch 1963.
[176] Hornsey und Silini 1962.
[177] Beer, Lett und Alexander 1963.
[178] Elkind, Sutton-Gilbert, Moses, Alescio und Swain 1965.
[179] Elkind, Whitmore und Alescio 1964.
[180] Elkind, Moses und Sutton-Gilbert 1967.
[181] Phillips und Tolmach 1966.
[182] Weiss und Tolmach 1967. [183] Kim, Eidinoff und Laughlin 1964.

Erholungsvorgänge, die sich mit Hilfe fraktionierter Bestrahlung erfassen lassen, keinen großen Einfluß hat. Anderseits wurde an Wurzelspitzen von *Vicia faba* beobachtet, daß die Heilung der nach Röntgenbestrahlung entstandenen Chromosomenbrüche durch FUDR gehemmt wird[184]. Die Frage der Unterdrückung von Erholungsvorgängen durch Hemmung der DNS-Synthese ist somit noch nicht entschieden. Auch die Mitteilungen verschiedener Untersucher über die Wirkung eines Einbaus von BUDR in die celluläre DNS sind schwer miteinander vereinbar. Durch Vergleich zweier Zellstämme mit unterschiedlicher Empfindlichkeit auf Röntgenstrahlen kamen Lett, Parkins, Alexander und Ormerod (1964) zum Schluß, daß die Gegenwart von Bromuracil in der DNS dieser nicht nur eine erhöhte Strahlenempfindlichkeit verleiht, sondern auch zu einer Beeinträchtigung der Erholungsvorgänge führt. Andererseits zeigen die Ergebnisse von Versuchen mit fraktionierter Bestrahlung, daß der Einbau von Bromuracil in die DNS keine wesentliche Einschränkung der Erholungsvorgänge zur Folge hat[185].

Die physikalisch-chemische Bestimmung des Molekulargewichts der DNS nach Röntgenbestrahlung von Kulturen leukämischer Zellen ließ eine von der Strahlendosis abhängige Abnahme des Molekulargewichts erkennen. Wurden die Zellen nach Bestrahlung weiter inkubiert, erfolgte wiederum eine Zunahme des Molekulargewichts der DNS[186]. Aufgrund dieser Resultate darf mit großer Wahrscheinlichkeit die Existenz von Reparationsprozessen, die an der DNS angreifen, angenommen werden. Eine solche reparative DNS-Synthese setzt indessen nur ein sehr geringes Ausmaß synthetischer Vorgänge voraus. Dies mag die widersprüchlichen Ergebnisse bei Anwendung von Hemmstoffen für die DNS-Synthese erklären. Die Frage, ob der erhöhte Einbau von $^{32}PO_4$ in DNS nach ionisierender Bestrahlung von Zellkulturen[187] eine reparative DNS-Synthese widerspiegelt, kann zur Zeit noch nicht mit Sicherheit beantwortet werden.

Auch nach Einwirkung ultravioletter Strahlen wurden Erholungsvorgänge beobachtet. Im Gegensatz zu ionisierenden Strahlen ist für die Wirkung ultravioletter Strahlen das Auftreten von Thymindimeren in der DNS charakteristisch[188]. Die Thymindimeren entstehen durch Verknüpfung von zwei Thyminresten, die einander in der DNS-Einzelkette benachbart sind (Abb. 11). In Bakterien findet eine Reparation der durch UV-Bestrahlung geschädigten DNS durch Excision der Thymindimeren und anschließende Neusynthese der excidierten DNS-Abschnitte statt[189]. Ein Vergleich UV-resistenter mit UV-empfindlichen Stämmen von E. coli zeigte, daß UV-resistente Bakterien zur Excision der unter UV-Bestrahlung gebildeten Thymindimeren imstande waren, während UV-empfindliche Bakterien diese Fähigkeit nicht besaßen[190]. Wurden Bakterien, die Bromuracil in ihre DNS eingebaut hatten, einer UV-Bestrahlung unterworfen, erfolgte zwar eine Excision der geschädigten DNS-Partien, jedoch keine Neusynthese der betreffenden Abschnitte[191].

Über die Möglichkeit einer Excision von Thymindimeren im Anschluß an eine UV-Bestrahlung von Säugerzellen liegen einander widersprechende Befunde vor. Offenbar besitzen gewisse Zellstämme die Fähigkeit einer solchen Excision[191a],

[184] Taylor, Haut und Tung 1962.
[185] Kim, Eidinoff, Delihas und Laughlin 1964.
[186] Lett, Caldwell, Dean und Alexander 1967.
[187] Smets und Dewaide 1966.
[188] Trosko, Chu und Carrier 1965.
[189] Setlow und Carrier 1964.
[190] Setlow, Swenson und Carrier 1963, Boyce und Howard-Flanders 1964.
[191] Aoki, Boyce und Howard-Flanders 1966.
[191a] Horikawa, Nikaido und Sugahara 1968, Regan, Trosko und Carrier 1968.

während diese bei anderen Zellstämmen nicht nachgewiesen werden konnte[192]. Auf die Existenz von Erholungsvorgängen wurde auch aus der Beobachtung geschlossen, daß unmittelbar nach UV-Bestrahlung verschiedener Zellstämme in Kultur ein Einbau von Thymidin-^{3}H ebenfalls in solchen Zellen stattfindet, die sich zur Zeit der Exposition in der G_1- und G_2-Phase befanden[193]. Die DNS-Synthese in diesen außerhalb der S-Phase befindlichen Zellen ist ferner durch einen nicht semikonservativen Verlauf charakterisiert[194]. Die nicht-konservative DNS-Synthese ebenso wie der Einbau von Thymidin-^{3}H in G_1- und G_2-Zellen nach UV-Bestrahlung von HeLa-Zellkulturen ließen sich durch Actinomycin D, nicht aber durch Hemmstoffe für die Synthese von DNS-Vorläufern hemmen[194a]. Auch

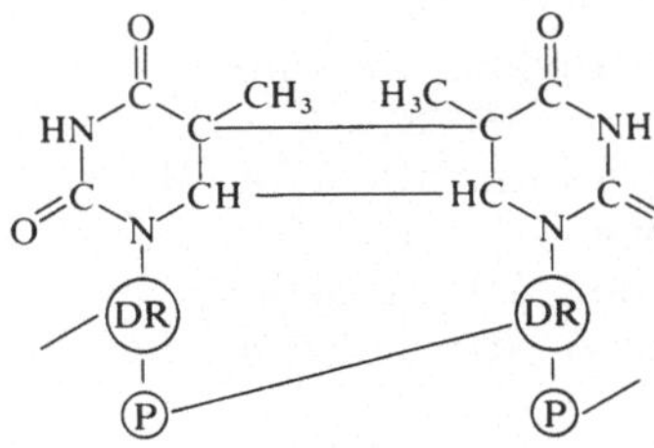

Abb. 11. *Bildung von Thymindimeren in der DNS durch UV-Strahlung.* (DR) = Desoxyribose, (P) = Phosphat

nach hoch dosierter Röntgenbestrahlung ließ sich eine nicht konservativ verlaufende DNS-Synthese[195] und ein Einbau von Thymidin-^{3}H in G_1- bzw. G_2-Zellen[196] nachweisen. In diesem Zusammenhang ist die Beobachtung von Interesse, daß in Fibroblasten aus der Haut von Patienten mit Xeroderma pigmentosum im Gegensatz zu normalen menschlichen Fibroblasten im Anschluß an eine UV-Bestrahlung keine derartigen Erholungsvorgänge stattfinden: weder ein Einbau von Thymidin-^{3}H in G_1- oder G_2-Zellen noch eine nicht-konservative DNS-Synthese ließen sich feststellen[196a]. Andererseits wurde gezeigt, daß Zellen solcher Patienten imstande sind, durch Röntgenstrahlen hervorgerufene Chromosomenbrüche zu beheben[196b].

Zusammenfassend kann gesagt werden, daß Erholungsvorgänge nach Bestrahlung mit UV- und ionisierenden Strahlen mit Sicherheit auch in Säugerzellen stattfinden. Da die DNS mit großer Wahrscheinlichkeit den Angriffspunkt der schädigenden Wirkung auf die Fähigkeit zu fortgesetzter Zellproliferation darstellt, müssen reparative Vorgänge an der DNS offensichtlich postuliert werden[196c]. Die Beobachtung einer Kreuzresistenz zwischen UV- und Röntgenstrahlung an Zellkulturen[197] läßt außerdem vermuten, daß die Erholungsvorgänge nach Einwirkung dieser Agentien einander ähnlich sind. Die Natur dieser reparativen Prozesse in Säugerzellen ist zur Zeit noch ungenügend geklärt.

η) Die Bedeutung der Phase im Teilungscyclus für das Ausmaß der Strahlenwirkung

Ionisierende und UV-Strahlen beeinflussen nicht nur das Fortschreiten der Zellen im Teilungscyclus; außerdem zeigen Zellen, die sich in verschiedenen

[192] KLIMEK 1965, HORIKAWA, NIKAIDO und SUGAHARA 1968.
[193] DJORDJEVIC und TOLMACH 1967.
[194] RASMUSSEN und PAINTER 1966, CLEAVER und PAINTER 1968.
[194a] CLEAVER 1969. [195] PAINTER und CLEAVER 1967. [196] HILL 1967.
[196a] CLEAVER 1968. [196b] WOLFF und SCOTT 1969.
[196c] DALRYMPLE, SANDERS und BAKER 1968.
[197] RIXON und WHITFIELD 1960.

Phasen des Teilungscyclus befinden, auch eine quantitativ abgestufte Empfindlichkeit in bezug auf die verschiedenen Strahleneffekte. Durch die gegenseitigen Beziehungen wird eine Analyse der Strahlenwirkungen außerordentlich kompliziert. Der Einfluß der Phase des Teilungscyclus, in der sich die Zelle während der Bestrahlung befindet, soll hier hinsichtlich der verschiedenen Strahlenwirkungen nur kurz erwähnt werden. Eine Abhängigkeit der Effekte von der Phase im Teilungscyclus wurde beschrieben:

a) für den reproduktiven Zelltod (Fähigkeit der Einzelzelle zur Bildung makroskopischer Kolonien) nach Röntgen- und UV-Bestrahlung[198],

b) für die Entstehung von Chromosomenaberrationen sowohl nach Röntgen- als auch nach UV-Bestrahlung[199],

c) für die Fähigkeit zur Heilung von Chromosomenbrüchen[200],

d) für die DNS-Syntheserate[201],

e) für die Verzögerung des Eintritts in die Mitose[202],

f) für die Entstehung von Thymindimeren nach UV-Bestrahlung[203].

Dagegen scheint die Häufigkeit der Bildung von Riesenzellen unabhängig von der Phase im Teilungscyclus zu sein, in der sich die Zelle während der Bestrahlung befindet[204].

e) Störungen durch Viren

α) Veränderungen der Chromosomenkonstitution

Veränderungen der Chromosomenkonstitution nach Infektion mit verschiedenen Viren wurden vor allem an Zellkulturen beschrieben. Einige Beispiele dafür

Tabelle 1. *Veränderungen der Chromosomenkonstitution von Zellen in Kultur durch Infektion mit Viren*

Virus	Species der Wirtszelle	Literatur
SV-40	Mensch	Koprowski, Ponten, Jensen, Ravdin, Moorhead und Saksela 1962, Shein und Enders 1962, Wolman, Hirschhorn und Todaro 1964, Moorhead und Saksela 1965
Adenovirus	chinesischer Hamster	Stich, van Hoosier und Trentin 1964
	syrischer Hamster, Mensch	MacKinnon, Kalnins, Stich und Yohn 1966, Stich und Yohn 1967
Herpes simplex	chinesischer Hamster	Hampar und Ellison 1961a, b, Rapp und Hsu 1965
	Mensch, chinesischer Hamster	Stich, Hsu und Rapp 1964
	Affe	Boiron, Tanzer, Thomas und Hampe 1966
Masern	Mensch	Nichols, Levan, Aula und Norrby 1965, Boué, Boué und Lazar 1967
Röteln	Mensch	Boué, Boué, Moorhead und Plotkin 1964, Boué, Boué und Lazar 1967
Sendai	Mensch	Saksela, Aula und Cantell 1965
Poliomyelitis	Mensch	Bartsch, Habermehl und Diefenthal 1967

[198] Terasima und Tolmach 1961, 1963a, c, Dewey und Humphrey 1963, Erikson und Szybalski 1963b, Sinclair und Morton 1965, Vos, Schenk und Bootsma 1966, Djordjevic und Tolmach 1967, Sinclair 1968.
[199] Dewey und Humphrey 1962, Hsu, Dewey und Humphrey 1962, Humphrey, Dewey und Cork 1963, Dewey, Humphrey und Sedita 1966, Yu und Sinclair 1967.
[200] Dewey und Humphrey 1964. [201] Terasima und Tolmach 1963a, Sinclair 1968.
[202] Till 1961a, Dewey und Humphrey 1962, Terasima und Tolmach 1963a, Bootsma 1965, Whitmore, Till und Gulyas 1967, Yu und Sinclair 1967, Sinclair 1968.
[203] Steward und Humphrey 1966. [204] Painter, McAlpine und Germanis 1961.

sind, ohne Anspruch auf Vollständigkeit, in Tabelle 1 zusammengefaßt. Es ist bemerkenswert, daß in vielen Fällen chromosomale Störungen schon kurz nach der Infektion auftreten und z. B. nach Infektion von Zellkulturen des chinesischen Hamsters mit Herpes-simplex-Virus bereits in der ersten Mitose nach der Infektion erkennbar sind (HAMPAR und ELLISON 1961a). Außerdem scheinen Prädilektionsstellen für das Auftreten von Chromosomenschäden zu bestehen, so daß sich nach der Infektion oft eine Verteilung der Schäden auf die Chromosomen ergibt, die von der aufgrund des Zufalls erwarteten deutlich abweicht[205]. Der Mechanismus dieser schädigenden Wirkung auf die Chromosomenstruktur ist ebensowenig geklärt wie die Beziehung zwischen Chromosomenschäden und virusbedingtem Zelltod sowie virusbedingter neoplastischer Transformation. In diesem Zusammenhang ist vielleicht von Bedeutung, daß eine Virusinfektion auch zum Abbau von DNS und RNS der Wirtszelle führen kann, wie am Beispiel des Pferdeabort-Virus nachgewiesen wurde[206].

β) Hemmung und Induktion der DNS-Synthese

Im Anschluß an viele Virusinfektionen läßt sich eine Hemmung der cellulären RNS- und Proteinsynthese beobachten. Daneben kommt es aber gelegentlich auch zu einer Hemmung der cellulären DNS-Synthese, so beim Poliomyelitisvirus[207], beim Pseudorabiesvirus[208], beim Meningopneumonitisvirus[209] und beim „Newcastle-disease"-Virus[210]. Nach Infektion durch gewisse Viren wird auch die Mitosetätigkeit der Wirtszelle gehemmt, unter anderem beim Adenovirus Typ 2[211], beim Herpesvirus[212] und beim Mengovirus[213].

Nach Infektion mit onkogenen DNS-Viren wurde, je nach Versuchsbedingungen, z. T. eine Hemmung, z. T. dagegen eine Stimulation der cellulären DNS-Synthese beobachtet. Die gründlichsten Untersuchungen wurden an Mäusezellkulturen, die mit Polyomavirus infiziert worden waren, durchgeführt. Dieses Modellsystem ist durch eine lytische Interaktion des Virus mit der überwiegenden Zahl der Zellen charakterisiert, d. h. die infizierten Zellen gehen zugrunde. Sobald in Kulturen von Mäusenierenzellen — als Folge der Zellvermehrung — die gesamte verfügbare Oberfläche im Inneren des Kulturgefäßes von Zellen bedeckt ist, hört die Zellvermehrung auf, und auch die DNS-Synthese sinkt auf sehr niedrige Werte ab. Werden solche stationäre Kulturen mit Polyomavirus infiziert, nimmt die Syntheserate zelleigener DNS stark zu[214]. Diese erhöhte DNS-Synthese findet in Zellen, die Virus produzieren, statt und stellt somit nicht einfach eine Reaktion nicht infizierter Zellen auf die veränderte Umgebung dar[215]. Eine Induktion der DNS-Synthese durch die Virusinfektion ist nicht auf Kulturen in der stationären Wachstumsphase beschränkt, sondern konnte auch in Mäuse- und Rattenzellkulturen beobachtet werden, deren DNS-Synthese durch vorgängige Röntgenbestrahlung mit hohen Dosen gehemmt worden war[216]. Andererseits führte jedoch in Mäusezellkulturen, die sich in der exponentiellen Wachstumsphase befanden, die Infektion mit Polyomavirus zu einer Hemmung der zelleigenen DNS-Synthese[217].

---

205 STICH, HSU und RAPP 1964. 206 RANDALL und WALKER 1963.

207 SALZMAN, LOCKART und SEBRING 1959, ACKERMANN, COX, KURTZ, POWERS und DAVIES 1966.

208 BEN-PORAT und KAPLAN 1965. 209 SCHECHTER, TRIBBY und MOULDER 1964.

210 WHEELOCK und TAMM 1961. 211 GREEN 1962. 212 STOKER und NEWTON 1959

213 TOBEY, PETERSEN und ANDERSON 1965.

214 DULBECCO, HARTWELL und VOGT 1965, WEIL, MICHEL und RUSCHMANN 1965, WINOCOUR, KAYE und STOLLAR 1965.

215 VOGT, DULBECCO und SMITH 1966.

216 GERSHON, HAUSEN, SACHS und WINOCOUR 1965.

217 SHEININ und QUINN 1965, SHEININ 1966b.

Wurde die Zahl der infizierenden Viruspartikeln indessen niedrig gehalten, kam es zu einer Steigerung dieses Synthesevorgangs[217a]. In Rattenzellkulturen, die praktisch kein Virus produzieren und nur in geringem Ausmaß transformiert werden, fand sich ebenfalls eine Stimulierung der DNS-Synthese nach Infektion mit Polyomavirus in der exponentiellen Wachstumsphase[218].

Ähnliche Resultate zeitigten auch Untersuchungen mit SV-40, indem es zu einer Hemmung der DNS-Synthese proliferierender Kulturen[219], dagegen zu einer Stimulierung der DNS-Synthese stationärer Kulturen[220] und röntgenbestrahlter Kulturen[221] kommt.

Eine zusammenfassende Interpretation dieser Veränderungen nach Infektion durch onkogene Viren fällt schwer. Offensichtlich ist eine Stimulation der zelleigenen DNS-Synthese auch ohne Virusproduktion oder neoplastische Transformation der Zelle möglich. Bedeutungsvoll könnte auch die Beobachtung sein, daß die neusynthetisierte DNS metabolisch nicht stabil ist, sondern rasch in relativ niedermolekulare Bruchstücke abgebaut wird[222]. Die unter Einwirkung des Virus neusynthetisierte DNS ist somit offenbar hochgradig abnorm.

Die Wirkung des onkogenen Virus beschränkt sich nicht auf die Synthese zelleigener DNS. Daneben wird auch die zelleigene Synthese verschiedener Enzyme, die eine Rolle in der Synthese der Nucleinsäurevorläufer spielen, stark beeinflußt. So wurde das Auftreten erhöhter Aktivitäten von Thymidinkinase (Reaktion 6 inAbb. 3b), Thymidin-phosphat-Kinase (Reaktion 15), Desoxycytidin-phosphat-Desaminase (Reaktion 23) und DNS-Polymerase nach Infektion von Mäusezellkulturen mit SV-40 beschrieben[223]. Die Thymidinkinase hat andere Eigenschaften als das von der Zelle vor der Infektion synthetisierte Enzym, wird also möglicherweise mit Hilfe der im Virusgenom enthaltenen Information gebildet[224]. Auch nach Infektion von Mäusezellkulturen mit Polyomavirus wurde eine Zunahme der Aktivitäten der erwähnten Enzyme beobachtet. Zudem konnte nachgewiesen werden, daß diese Zunahme auf einer Neusynthese der Enzyme beruht[225]. Die Stimulierung von Enzymaktivitäten umfaßt ferner die Cytidindiphosphat-Reduktase (Reaktion 20 in Abb. 3b), die Desoxycytidinkinase (Reaktion 9) und Desoxycytidin-phosphat-Kinase (Reaktion 21)[226]. Die nach Infektion mit Polyomavirus auftretende Thymidinkinase besitzt ebenfalls andere Eigenschaften als das entsprechende Enzym in nicht infizierten Zellen[227], dagegen zeigten sich keine Unterschiede zwischen der Desoxycytidin-phosphat-Desaminase normaler und infizierter Zellen[228]. Die Frage steht somit noch offen, ob bei einer größeren Zahl von Enzymen eine Neusynthese mit Hilfe der im Virusgenom enthaltenen Information erfolgt. Eine solche Stimulation von Enzymaktivitäten durch Synthese unter Mitwirkung des Virusgenoms findet nach Infektion von Zellkulturen durch gewisse nicht onkogene DNS-Viren statt. So enthält beispielsweise das Genom der Pockenviren die Information für die Synthese von Enzymen, die sich in ihren Eigenschaften von zelleigenen Enzymen unterscheiden[229]. Aller-

[217a] BRANTON und SHEININ 1968. [218] SHEININ 1966c.
[219] SAUER, FISCHER und MUNK 1966.
[220] HATANAKA und DULBECCO 1966, HENRY, BLACK, OXMAN und WEISSMAN 1966, WERCHAU, MAASS, WESTPHAL und HAAS 1967.
[221] GERSHON, SACHS und WINOCOUR 1966.
[222] BEN-PORAT, COTO und KAPLAN 1966, BEN-PORAT und KAPLAN 1967.
[223] KIT, DUBBS, PIEKARSKI, DE TORRES und MELNICK 1966.
[224] KIT, DUBBS, FREARSON und MELNICK 1966, HATANAKA und DULBECCO 1967.
[225] DULBECCO, HARTWELL und VOGT 1965, HARTWELL, VOGT und DULBECCO 1965, KIT, DUBBS und FREARSON 1966.
[226] KARA und WEIL 1967.
[227] SHEININ 1966a. [228] HARTWELL, VOGT und DULBECCO 1965.
[229] Siehe z. B. MCAUSLAN 1963, 1965, GREEN, PINA und CHAGOYA 1964, GREEN 1966.

dings ist zu erwähnen, daß die geringe Größe des Polyomagenoms nur einer sehr beschränkten Zahl von Genen Platz bietet. Ob die nach Infektion mit onkogenen Viren beobachteten Veränderungen der Enzym- und DNS-Synthese zu einer Analyse der zelleigenen Regulationsmechanismen für die DNS-Synthese dienen können, ist deshalb noch ungewiß.

f) Molekulare Grundlagen der Mutationen

Experimentelle Untersuchungen zu diesem Thema wurden vor allem an Viren durchgeführt und sollen hier nicht im einzelnen besprochen werden. Hierzu sei auf die Übersicht von FREESE (1963) hingewiesen. Eine Verdoppelung der Zahl

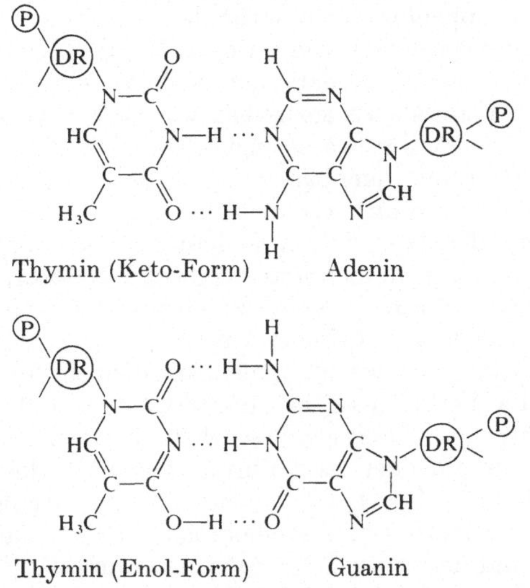

Thymin (Keto-Form) Adenin

Thymin (Enol-Form) Guanin

Abb. 12. *Fehlerhafte Basenpaarung durch tautomere Umwandlung von Thymin in die enolische Form.* (DR) = Desoxyribose, (P) = Phosphat

einzelner oder sämtlicher Chromosomen einer Zelle beruht auf Störungen im Ablauf der Mitose und fällt nicht in den Bereich von Störungen der Struktur und der Synthese der DNS. Bei größeren Änderungen in der Struktur des genetischen Materials, z. B. beim Austausch von Chromosomenstücken, spielen vermutlich die besprochenen Reparationsvorgänge eine Rolle, indem sie eine Vereinigung des genetischen Materials verschiedener Chromosomen ermöglichen.

Einer biochemischen Analyse sind wohl am besten die sog. Punktmutationen zugänglich, die sich auf den Austausch eines oder weniger Basenpaare in der DNS-Doppelhelix zurückführen lassen. Ein Mechanismus eines solchen Basenaustausches beruht auf der Fähigkeit der Purine und Pyrimidine zur tautomeren Transformation, wobei ein Wasserstoffatom seinen Platz wechselt und eine Doppelbindung verschoben wird (s. Abb. 12). Wenn beispielsweise Thymin im Zeitpunkt der DNS-Replikation die „falsche“ tautomere Form aufweist, kommt in der neugebildeten DNS-Kette statt Adenin ein Guaninmolekül dem Thymin gegenüber zu liegen, und im nächsten Replikationscyclus wird an Stelle von Thymin Cytosin eingebaut (WATSON und CRICK 1953b, PULLMAN und PULLMAN 1962). Ein solcher Austausch eines Pyrimidins gegen ein anderes wird als Transition bezeichnet. Bromuracil unterscheidet sich von Thymin dadurch, daß es häufiger in die tautomere Form übergeht. Somit sind in einer DNS, die Bromuracil an Stelle von Thymin enthält, Fehler bei der Replikation öfter zu erwarten. Experimentelle

Befunde über die mutagene Wirkung des Einbaus von Bromuracil in die DNS von Phagen stehen mit dieser Vorstellung in Übereinstimmung[230]. Es ist bemerkenswert, daß der genetische Code eine Organisation besitzt, durch die phänotypische Auswirkungen von Fehlern bei der DNS-Replikation auf ein Minimum reduziert werden[231].

3. Regulation der DNS-Synthese

Die mit der cellulären Kontrolle der DNS-Synthese zusammenhängenden Probleme wurden in jüngerer Zeit in einer wertvollen Übersicht von LARK (1963) zusammengestellt. Hier sollen deshalb nur die wichtigsten Fragen erörtert werden. Sobald die DNS-Synthese in einer Zelle in Gang gekommen ist, läuft sie im allgemeinen bis zur Verdoppelung der ursprünglich vorhandenen DNS ab und läßt sich nur durch schwerwiegende Eingriffe, z. B. die Verwendung bestimmter Hemmstoffe, unterbrechen. Innerhalb der S-Phase erfolgt die DNS-Synthese zudem in höchst geordneter Weise, sozusagen wie ein Uhrwerk. So verläuft — wie bereits erwähnt — die DNS-Synthese menschlicher Zellen in Kultur in beiden Chromosomen eines Chromosomenpaares weitgehend synchron, mit Ausnahme der heterochromatischen X-Chromosomen[232].

Für die Initiation der DNS-Synthese bestehen im wesentlichen drei theoretische Möglichkeiten, nämlich Bereitstellung von DNS-Vorläufern, Synthese der für die DNS-Synthese erforderlichen Enzyme und schließlich Modifikation des Zustandes der vorbestehenden „Primer"-DNS.

In einer Besprechung der Regulationsmechanismen für die DNS-Synthese empfiehlt es sich, die Verhältnisse bei Bakterien getrennt von denjenigen bei Säugerzellen zu besprechen, da einige wesentliche Unterschiede bestehen. Einmal besitzen Bakterien nur ein oder zwei Chromosomen[233], die zudem in gewissen Species Ringform haben. Die DNS-Synthese läuft entlang dem Chromosom immer in der gleichen Richtung und Reihenfolge ab[234]. Sodann ist bei Bakterien die Zellvermehrung und damit die DNS-Synthese durch Zusatz oder Entzug von Nährstoffen regulierbar. Dagegen wird bei Zellen mehrzelliger Organismen die Entscheidung zwischen Zellvermehrung und Proliferationsruhe durch endogene Faktoren des Gesamtorganismus gesteuert.

Die Analyse der mit der DNS-Synthese in Beziehung stehenden Regulationsmechanismen wirft drei grundsätzliche Probleme auf:

a) Wie erfolgt die Initiation der DNS-Synthese beim Übergang von der Proliferationsruhe zur Proliferationsaktivität? Diese Frage wird im Zusammenhang mit verschiedenen Regenerationsvorgängen erörtert.

b) Wie erfolgt die Initiation der DNS-Synthese in proliferierenden Zellen beim Durchlaufen des Teilungscyclus, d. h. beim Übergang von der G_1- in die S-Phase?

c) Wie kommt es zum geordneten Ablauf der DNS-Synthese innerhalb der S-Phase? Diese Frage entzieht sich zur Zeit einer experimentellen Analyse noch weitgehend.

Hier soll vor allem die Frage b und später, im III. Hauptkapitel, die Frage a diskutiert werden.

a) Regulation der DNS-Synthese in Bakterien

Eine ausführliche Übersicht über dieses bereits sehr komplexe Gebiet ist kürzlich erschienen[235]. Es sollen deshalb nur einzelne den Thyminmangel-Tod be-

[230] TERZAGHI, STREISINGER und STAHL 1962. [231] GOLDBERG und WITTES 1966.
[232] GILBERT, LAJTHA, MULDAL und OCKEY 1966, TH. BÜCHNER, WILKENS und PFEIFFER 1968. [233] LARK und LARK 1965.
[234] BONHOEFFER und GIERER 1963, NAGATA 1963, YOSHIKAWA und SUEOKA 1963.
[235] LARK 1966a.

treffende Versuchsergebnisse besprochen werden, die für die Analyse der Regulation der DNS-Synthese besonders aufschlußreich und außerdem relativ leicht interpretierbar sind[236]. Zusammenfassend deuten die Resultate über den Thyminmangel-Tod auf eine Initiationsstelle im bakteriellen Chromosom hin. Nach Beendigung eines DNS-Replikationscyclus ist die bakterielle Zelle immun gegen einen Thyminmangel, und vor Einsetzen eines neuen DNS-Synthesecyclus muß eine Synthese von RNS und Protein erfolgen. Ist anderseits ein DNS-Synthesecyclus noch nicht abgeschlossen, kommt es beim Eintreten eines Thyminmangels zum Thyminmangel-Tod. Bei Unterbrechung der RNS- und Proteinsynthese im Lauf eines DNS-Replikationscyclus wird die DNS-Synthese in Abwesenheit einer weiteren RNS- und Proteinsynthese zu Ende geführt. Parallel dazu nimmt der Anteil der gegen Thyminmangel immunen Zellen zu und erreicht zum Zeitpunkt, da sämtliche Zellen ihre DNS-Synthese abgeschlossen haben, 100%.

Es darf vermutet werden, daß die Gabelungsstelle in der zirkulären bakteriellen DNS, wie sie in autoradiographischen Untersuchungen erkennbar wird[237], identisch mit der Initiationsstelle im bakteriellen Chromosom ist (Abb. 6). Ist diese Stelle erreicht, besteht offenbar Immunität gegenüber Thyminmangel, und ein Durchlaufen des Synthesecyclus durch diesen Punkt erfordert eine Synthese von RNS und Protein. Die Initiationsstelle enthält vermutlich auch die aufgrund der zirkulären DNS-Doppelspirale zu postulierende, in sich rotierende Struktur. Neuere Untersuchungen weisen außerdem darauf hin, daß die DNS im Bereich der Initiationsstelle mit der Zelloberfläche verbunden ist[238].

b) DNS-Vorläufer und die Regulation der DNS-Synthese

Für Staubfäden von Lilien und anderen Pflanzenspecies fand sich eine Variation der Menge verschiedener Nucleoside während des Teilungscyclus der Vorläufer von Pollenzellen[239]. An synchronisierten Bakterienkulturen wurden ferner cyclische Veränderungen des intracellulären Gehalts an löslichen Nucleotiden beobachtet[240]. Im Knochenmark von Mäusen wird nach Injektion von Thymidin-^{3}H die Radioaktivität nur von Zellen, die zur Zellproliferation befähigt sind, konzentriert, z. B. von unreifen Zellen der Erythrocyten- und Granulocytenreihe[241]. Die Fähigkeit zur Konzentrierung von Thymidin-^{3}H innerhalb einer Zelle ist indessen in hohem Maße Ausdruck für die Aktivität der Thymidinkinase. Damit stellt sich bereits die Frage nach der Bedeutung von Enzymen für die Regulation der DNS-Synthese.

c) Enzyme und die Regulation der DNS-Synthese

In diesem Zusammenhang wurden die gründlichsten Untersuchungen über die Thymidinkinase durchgeführt. In der Entwicklung der Staubfäden von Lilien und anderen Pflanzenspecies findet die DNS-Synthese in den Vorläufern der Pollenzellen nur während einer bestimmten, genau umschriebenen Phase statt. Die Thymidinkinase tritt in solchen Staubfäden erst unmittelbar vor Abschluß der G_1-Phase auf, und ihr Erscheinen geht somit der DNS-Synthese kurz voraus[242]. Bei Inkubation von Staubfäden in vitro ließ sich durch Anwendung von Hemmstoffen der Nachweis erbringen, daß der Anstieg der Thymidinkinaseaktivität auf einer Neusynthese des Enzyms beruht[243].

[236] Hanawalt, Maaløe, Cummings und Schaechter 1961, Maaløe 1961, Maaløe und Hanawalt 1961.

[237] Cairns 1963a, b.

[238] Chai und Lark 1967.

[239] Stern 1960, Stern und Hotta 1963.

[240] Maruyama und Lark 1962.

[241] Feinendegen und Bond 1962.

[242] Hotta und Stern 1961.

[243] Hotta und Stern 1963.

Auch an einem anderen synchronen System liegen ähnliche Beobachtungen vor, nämlich an *Physarum polycephalum*, einem Schleimpilz, dessen vielkerniges Plasmodium eine spontane Synchronie der Kernteilungen aufweist, wobei die DNS-Synthese der mitotischen Kernteilung, ohne G_1-Phase, sofort folgt[244]. In solchen Plasmodien steigt die Thymidinkinaseaktivität am Ende der Interphase sprunghaft an und erreicht ein Maximum kurz nach der Mitose, d. h. bei Beginn der DNS-Synthese[245]. Auch hier führten Versuche mit Hemmstoffen zur Vorstellung, daß die Erhöhung der enzymatischen Aktivität auf einer Neusynthese des Enzyms und ebenso auf einer Neusynthese der entsprechenden „Messenger"-RNS beruht[246].

Im Vergleich zu diesen pflanzlichen Systemen sind die Ergebnisse an Säugerzellen in Kultur weniger übersichtlich. Der zeitliche Verlauf der Thymidinkinaseaktivität wurde an Zellkulturen bei partieller Synchronisierung mit Amethopterin verfolgt: Die Enzymaktivität nahm während der Hemmung der DNS-Synthese zu und stieg nach Zusatz von Thymidin weiter an, um nach Durchlaufen der Mitose wieder auf normale Werte abzufallen[247]. Dieser Befund wurde dahin gedeutet, daß die Zellen nach Erreichen der S-Phase das Enzym — unabhängig davon, ob eine DNS-Synthese tatsächlich stattfinden kann — synthetisieren. Ein ähnliches Verhalten ließ sich bei Synchronisierung von Zellkulturen mit FUDR erkennen[248]. Auch hier kam es zu einer periodischen Synthese des Enzyms, wobei sich der Anstieg der Enzymaktivität durch Zusatz von Puromycin oder Actinomycin D hemmen ließ. Es handelte sich also vermutlich um eine Neusynthese des Enzyms aufgrund einer periodischen Synthese entsprechender „Messenger"-RNS. In synchronen Zellkulturen, die durch Abtrennung der Mitosen von der Gesamtzellpopulation erhalten wurden, zeigte sich ebenfalls eine cyclische Veränderung der Aktivität von Thymidinkinase und Thymidinphosphat-Kinase, wobei die Enzymaktivitäten bei Beginn der S-Phase anstiegen, ihr Maximum aber erst kurz nach dem Maximum der DNS-Synthese erreichten[249]. Dieser Befund läßt daran zweifeln, daß die untersuchten Enzyme für die Regulation der DNS-Synthese verantwortlich sind.

Die Bestimmung der Thymidinkinaseaktivität von Zellkulturen in verschiedenen Wachstumsphasen ergab eine hohe Aktivität in der Phase exponentieller Zellvermehrung, dagegen eine niedrige in den stationären Phasen zu Beginn und am Ende der Kultur[250]. Es besteht also offenbar ein Zusammenhang zwischen Enzymaktivität und DNS-Synthese. Eine kausale Beziehung ist indessen fraglich, da es sich ja bei der Thymidinkinase um ein Enzym handelt, das für die endogene Synthese von Thymidinnucleotiden nicht benötigt wird.

Als weiteres Enzym wurde auch die DNS-Polymerase an Zellkulturen nach Synchronisierung mit FUDR untersucht. Beim Wiedereinsetzen der DNS-Synthese nach Zusatz von Thymidin kam es zu einer Abnahme der löslichen Enzymaktivität, gleichzeitig jedoch zu einer Zunahme des an partikuliertes Zellmaterial gebundenen Enzyms[251]. Diese Ergebnisse wurden von anderer Seite im wesentlichen bestätigt[252].

In diesem Zusammenhang interessieren auch Untersuchungen an Meerschweinchen, deren Leukopoese durch Injektion abgetöteter Staphylokokken stimuliert

---

[244] Nygaard, Guttes und Rusch 1960, Guttes, Guttes und Rusch 1961.
[245] Sachsenmeier und Ives 1965.
[246] Sachsenmeier, Fournier und Gürtler 1967.
[247] Stubblefield und Mueller 1965.
[248] Littlefield 1966.
[249] Brent, Butler und Crathorn 1965.
[250] Eker 1965.
[251] Littlefield, McGovern und Margeson 1963. [252] Gold und Helleiner 1964.

worden war[253]. Die Bestimmung des zeitlichen Verlaufs der Aktivität von Thymidin-phosphat-Synthetase (Reaktion 14 in Abb. 3b) im Knochenmark der Versuchstiere ergab eine schlechte Korrelation der Enzymaktivität mit der DNS-Syntheserate. Daß die Verfügbarkeit von Thymidinphosphat in diesem System eine Rolle als regulierender Faktor für die DNS-Synthese spielt, ist also wenig wahrscheinlich.

d) Weitere biochemische und celluläre Parameter und die Regulation der DNS-Synthese

An Zellen in Kultur wurde eine gute Korrelation zwischen der Zellmasse und dem Beginn der DNS-Synthese gefunden. Es wurde deshalb die Vermutung geäußert, daß die Initiation der DNS-Synthese in einem kausalen Zusammenhang mit dem Erreichen einer kritischen Zellmasse steht[254]. Allerdings fällt es schwer, sich einen konkreten Mechanismus für die Initiation der DNS-Synthese bei Erreichen einer kritischen Zellmasse vorzustellen. Gegen eine solche Funktion der Zellmasse sprechen auch die Ergebnisse vergleichender Untersuchungen an haploiden und diploiden Embryonen von *Xenopus laevis*. Dabei zeigte sich nämlich, daß haploide Zellen nur die halbe Zellmasse diploider Zellen besitzen, sich in ihrem Teilungscyclus jedoch ebenso wie Zellen diploider Embryonen verhalten[255].

Die Ergebnisse einer größeren Zahl von Versuchen mit Hemmstoffen heben dagegen die Bedeutung der RNS- und Proteinsynthese für das Einsetzen der DNS-Synthese hervor. Bei partieller Synchronisierung von Zellkulturen durch Inkubation mit Amethopterin und anschließende Zugabe von Thymidin zeigte sich, daß die Syntheserate der DNS nach Zusatz von Thymidin vorerst nur niedrig war und erst dann anstieg. Diese Zunahme der Syntheserate konnte durch Puromycin, einen Hemmstoff für die Proteinsynthese, verhindert werden[256]. Durch Puromycin wird unter anderem auch die Synthese von Histonen blockiert. Deshalb wurde die Hypothese aufgestellt, daß die DNS-Synthese unter den erwähnten Bedingungen nur bei gleichzeitiger Histonsynthese mit optimaler Geschwindigkeit ablaufen kann[257].

In asynchronen Zellkulturen bewirkten Puromycin oder Actinomycin D, Hemmstoffe für die Protein- bzw. RNS-Synthese (s. Abschnitte II,B,2,a und II, C, 2, a), nicht nur eine Blockierung der Synthese von Protein bzw. RNS, sondern auch eine progressive Abnahme der DNS-Synthese[257a]. Offenbar beendeten Zellen, die sich bei Zusatz des Hemmstoffs in der S-Phase befanden, ihre DNS-Synthese, während Zellen in der G_1-Phase durch Zusatz eines dieser Hemmstoffe verhindert wurden, in die S-Phase einzutreten. Wurden Kulturen durch Inkubation mit FUDR und nachfolgende Zugabe von Thymidin synchronisiert, erfolgte eine Hemmung der DNS-Synthese durch Puromycin und Actinomycin D nur, wenn die Hemmstoffe den Kulturen ungefähr gleichzeitig mit Thymidin beigegeben wurden. Die Aktivitäten von Thymidinkinase und DNS-Polymerase wurden durch die verwendeten Konzentrationen von Puromycin und Actinomycin D nicht beeinflußt. Es ist somit denkbar, daß für die Initiation der DNS-Synthese ein spezifisches Protein mit einer anders gearteten Funktion benötigt wird.

Auch durch autoradiographische Analyse des Einbaus von Thymidin-^{3}H ließ sich bestätigen, daß Puromycin den Eintritt in die S-Phase blockiert[258], während

[253] Ancill 1963.
[254] Killander und Zetterberg 1965a, b.
[255] Graham 1966.
[256] Mueller, Kajiwara, Stubblefield und Rueckert 1962.
[257] Littlefield und Jacobs 1965.
[257a] E. W. Taylor 1965. [258] Powell 1962a.

die Phosphorylierung von Thymidin sowie die DNS-Polymeraseaktivität durch diesen Hemmstoff praktisch nicht beeinträchtigt werden[259]. Versuche an L-Zellen in Kultur unter Kombination von cytophotometrischer DNS-Bestimmung und autoradiographischer Ermittlung der Einbaurate von Thymidin-^{3}H führten zur Vorstellung, daß durch Actinomycin D Zellen in der G_1-Phase verhindert werden, in die DNS-Synthese einzutreten, während Zellen in der S-Phase ihre DNS-Synthese verlangsamt fortsetzen[259a].

Die Wirkung von Puromycin auf den Eintritt in die S-Phase wurde auch an synchronen, durch Abtrennung der mitotischen Zellen von der Gesamtpopulation erhaltenen Kulturen untersucht[260]. Die Einwirkung von Puromycin während zwei-

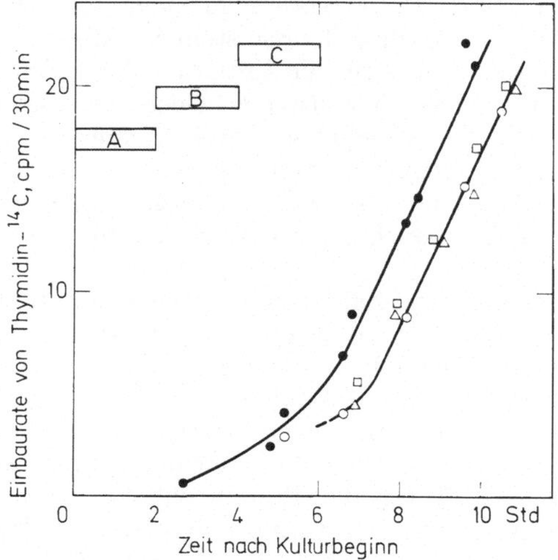

Abb. 13. *Verzögerung des Beginns der DNS-Synthese in synchronen Zellkulturen durch Einwirkung von Puromycin während der G_1-Phase.* (Nach TERASIMA und YASUKAWA 1966.) Synchrone Mäusefibroblasten-Kulturen (L-Stamm) wurden durch mechanische Abtrennung mitotischer Zellen erhalten. Zu den angegebenen Zeiten wurde den Kulturen Thymidin-^{14}C (0,005 μc/ml) zugesetzt und der Einbau des Isotops während der darauffolgenden 30 min gemessen. Während der mit A, B und C bezeichneten Zeitintervalle wurden die Kulturen mit Puromycin (10 μg/ml) behandelt. •—• Kontrolle ohne Puromycinbehandlung, ○—○ Puromycinbehandlung während des Zeitintervalls A, △—△ Puromycinbehandlung während des Zeitintervalls B, □—□ Puromycinbehandlung während des Zeitintervalls C

stündiger, über die G_1-Phase gestaffelter Zeitintervalle hatte immer die gleiche Verzögerung des Beginns der DNS-Synthese zur Folge (Abb. 13). Diese Ergebnisse stützen die Hypothese, daß die Synthese eines für den Eintritt in die S-Phase notwendigen „G_1-Proteins" während der ganzen Dauer der G_1-Phase stattfindet. Der Eintritt von G_1-Zellen in die S-Phase ließ sich durch Actinomycin D oder Cycloheximid leichter hemmen als die Fortführung der DNS-Synthese in Zellen, die sich bei Zusatz des Hemmstoffes bereits in der S-Phase befanden[260a]. Andererseits wurde beschrieben, daß nach Einsetzen der vollen Hemmwirkung von Cycloheximid oder Puromycin eine lineare Beziehung zwischen dem Ausmaß der Hemmung der Proteinsynthese und demjenigen der DNS-Synthese besteht[260b].

259 POWELL 1962b.
259a LEDERER, MITTERMAYER, KADEN und SANDRITTER 1969.
260 TERASIMA und YASUKAWA 1966.
260a KIM, GELBARD und PEREZ 1968.
260b WEISS 1969.

e) Physikalisch-chemische Eigenschaften der DNS und die Regulation der DNS-Synthese

Aufgrund der heutigen Kenntnisse kann die Vorstellung einer Regulation der DNS-Synthese durch Variation der Konzentration von DNS-Vorläufern oder der Aktivität von Enzymen nicht befriedigen. Deshalb wurde die Vermutung geäußert, daß der Zustand der vorbestehenden „Primer"-DNS für die Initiation der DNS-Synthese verantwortlich sei[261]. Einige experimentelle Befunde, die auf eine solche Zustandsänderung der DNS hinweisen, sollen im folgenden beschrieben werden. An Zellkulturen wurde nach Pulsmarkierung mit Thymidin-^{14}C durch physikalisch-chemische Auftrennung der DNS gezeigt, daß sich die markierte Fraktion neusynthetisierter DNS von der übrigen DNS dadurch unterscheidet, daß sie außerordentlich schwer von Proteinen abgetrennt werden kann: sie zeichnete sich nämlich durch unterschiedliche Eigenschaften bei Extraktion mit Phenol, Chloroform oder Chloroform-Isoamylalkohol aus[262]. Die neusynthetisierte DNS von Bakterien läßt ein gegenüber dem Hauptanteil der DNS verschiedenes Verhalten bei Dichtegradient-Zentrifugierung erkennen[263]. ROSENBERG und CAVALIERI (1964, 1965) konnten nach Extraktion der DNS aus Bakterien- oder Zellkulturen unter bestimmten Bedingungen bei 60° C eine kleine DNS-Fraktion nachweisen, die sich vom Hauptanteil der DNS durch ihre höhere Dichte unterscheidet. Eine Bestimmung des prozentualen Anteils dieser DNS-Fraktion nach Extraktion aus Bakterien unter verschiedenen Wachstumsbedingungen ergab eine Abhängigkeit von der Proliferations- und DNS-Syntheserate. Die Resultate stehen mit der Annahme in Übereinstimmung, daß diese DNS-Fraktion unmittelbar vor der DNS-Replikation gebildet wird und kurze Zeit später wieder die Eigenschaften des Hauptanteils der DNS annimmt. Die Ergebnisse einer Analyse an synchronisierten Bakterienkulturen decken sich allerdings nicht mit dieser Vorstellung[264].

Versuche anderer Autoren an Ascites-Tumorzellen von Mäusen unter Markierung mit Thymidin-^{3}H ergaben, daß die neusynthetisierte DNS unmittelbar nach Markierung eine erhöhte Empfindlichkeit gegen Alkalidenaturierung, eine verminderte Sedimentationsgeschwindigkeit in Saccharosegradienten sowie eine höhere Affinität gegenüber methyliertem Albumin und Ribonuclease aufweist. Wurde die markierte DNS jedoch kurze Zeit später extrahiert, war sie von der Hauptmenge der DNS aufgrund physikalisch-chemischer Eigenschaften nicht mehr unterscheidbar[265]. Derartige funktionelle Veränderungen der in Replikation befindlichen DNS haben sich offenbar bisher einer morphologischen Analyse entzogen, indem sich elektronenmikroskopisch keine Unterschiede zwischen der Ultrastruktur des Zellkerns während der G_1-Phase und derjenigen in der S-Phase erkennen ließen[266]. Allerdings scheint die DNS-Synthese bevorzugt im Bereich des diffusen Chromatins abzulaufen[266a]. Von Interesse ist auch der Befund an Zellkulturen, die mit Hilfe von Hemmstoffen synchronisiert wurden, wonach die Initiation der DNS-Synthese zu Beginn der S-Phase an der Kernmembran stattfindet[266b].

---

261 BILLEN 1962.

262 BEN-PORAT, STERE und KAPLAN 1962, LEVIS, KRSMANOVIC, MILLER-FAURÈS und ERRERA 1967, FRIEDMAN und MUELLER 1969.

263 ROLFE 1963.

264 LARK 1966b.

265 PAOLETTI, DUTHEILLET-LAMONTHÉZIE, OBRENOVITCH, AUBIN und JEANTEUR 1965, PAOLETTI, DUTHEILLET-LAMENTHÉZIE, JEANTEUR und OBRENOVITCH 1967.

266 BLONDEL und TOLMACH 1965.

266a BLONDEL 1968, MILNER 1969.

266b COMINGS und KAKEFUDA 1968.

Ob die beschriebenen Unterschiede zwischen der in Replikation befindlichen DNS-Fraktion und dem Hauptanteil der DNS spezifische, mit dem Auftreten von „Primer"-Eigenschaften verbundene Veränderungen der vorbestehenden DNS widerspiegeln, ist gegenwärtig kaum zu entscheiden: besteht doch die Möglichkeit, daß ausschließlich die neusynthetisierte DNS ein unterschiedliches Verhalten zeigt. Es darf dabei indessen nicht außer Acht gelassen werden, daß neusynthetisierte und unmittelbar vor der Replikation stehende DNS-Abschnitte direkt aneinander grenzen (s. Abb. 5 und 6) und sich ohne Denaturierung physikalisch-chemisch kaum voneinander völlig trennen lassen. Zudem erweist sich die Vorstellung, daß die „Primer"-Aktivität der vorbestehenden DNS für die Regulation der DNS-Synthese verantwortlich sei, zur Zeit wohl als die einzige befriedigende Hypothese.

Es stellt sich die Frage, wodurch solche Veränderungen der vorbestehenden DNS unmittelbar vor ihrer Replikation ausgelöst werden. Vermutlich besteht eine Beziehung zur besprochenen Notwendigkeit einer Proteinsynthese in der G_1- und frühen S-Phase. Eine Abhängigkeit der DNS-Synthese von cytoplasmatischen Faktoren läßt sich denn auch an verschiedenen Modellsystemen erkennen. So zeigte sich in Versuchen an *Amoeba proteus*, daß die Transplantation eines sich in der S-Phase befindenden Zellkerns in eine G_2-Zelle eine Hemmung der DNS-Synthese, die Verpflanzung eines G_2-Kerns in eine S-Zelle dagegen das Einsetzen einer DNS-Synthese zur Folge hat[267]. Diese Befunde konnten allerdings von anderer Seite nicht bestätigt werden[267a]. Auf die Bedeutung cytoplasmatischer Faktoren weisen auch Versuche an Zellkulturen, in denen es nach Infektion mit bestimmten Viren durch Zellfusion zur Bildung multinucleärer Zellen kommt. In solchen multinucleären Zellen fand sich eine spontane Synchronie der Mitosen[268]. Eine Synchronie der DNS-Synthese wurde ferner an binucleären Zellen in Zellkulturen aus Mäuseembryonen beobachtet[268a]. Außerdem wurde beschrieben, daß nach Fusion von Nervenzellen mit in vitro kultivierten Fibroblasten eine Reaktivierung der DNS-Synthese in den Kernen der Nervenzellen stattfindet[268b]. Auch in den vielkernigen Plasmodien von *Physarum polycephalum* ließ sich eine spontane Synchronie der Kernteilungen beobachten[269]. Wurden dagegen Zellkerne von Physarum isoliert, setzten nur Kerne, die sich vor ihrer Isolierung in der S-Phase befunden hatten, die DNS-Synthese in vitro fort[270]. Die DNS-Synthese wird also offenbar durch cytoplasmatische Faktoren induziert, läuft aber, wenn sie einmal inganggekommen ist, autonom weiter. In diesem Zusammenhang sei auch auf die kürzliche Übersicht von DE TERRA (1969) über die cytoplasmatische Kontrolle nucleärer, an der Zellproliferation beteiligter Prozesse verwiesen.

B. Die Synthese der RNS und ihre Störungen

1. Die Synthese der RNS

Es lassen sich drei Haupttypen von RNS unterscheiden: ribosomale RNS, „Messenger"-RNS (m-RNS) und Transfer- oder lösliche RNS. „Messenger"- und Transfer-RNS können durch Bestimmung ihrer Aktivität bei der Proteinsynthese in zellfreien Systemen, Transfer-RNS und ribosomale RNS andererseits aufgrund ihres Verhaltens in der Ultrazentrifuge nachgewiesen werden. Die Funktion der verschiedenen RNS-Typen wird im Abschnitt über die Proteinsynthese besprochen.

[267] PRESCOTT und GOLDSTEIN 1967. [267a] ORD 1969. [268] YAMANAKA und OKADA 1966.
[268a] CHURCH 1967. [268b] JACOBSON 1968.
[269] NYGAARD, GUTTES und RUSCH 1960, GUTTES, GUTTES und RUSCH 1961.
[270] BREWER und RUSCH 1965.

Im Gegensatz zu den Verhältnissen bei der DNS-Synthese existieren keine spezifischen Vorläufer für die RNS (s. Abb. 3 und 4). Daher sind morphologisch-autoradiographische Untersuchungen über die RNS-Synthese relativ schwer zu interpretieren. Eine Übersicht der gelösten und der noch ausstehenden Fragen im Zusammenhang mit der Synthese von RNS findet sich in der Arbeit von SPIEGELMAN und HAYASHI (1963).

a) Die enzymatische RNS-Synthese in zellfreien Systemen

Auch über dieses Thema existiert eine ausführliche Übersicht aus neuerer Zeit (SIBATANI 1966). Die meisten Untersuchungen über die zellfreie RNS-Synthese wurden an mikrobiellen Systemen vorgenommen und sollen deshalb nicht im einzelnen besprochen werden. Aus Mikroorganismen läßt sich eine RNS-Polymerase extrahieren, die in Gegenwart von DNS und Magnesiumionen die Bildung von RNS aus den Ribonucleosid-triphosphaten von Uracil, Cytosin, Guanin und Adenin katalysiert[271]. Auch bei höheren Tieren, beispielsweise in der Rattenleber, findet sich ein entsprechendes Enzym[272]. Es bestehen gute Gründe für die Annahme, daß die Basensequenz der synthetisierten RNS durch diejenige der DNS bestimmt wird. Diese Vorstellung, die offenbar für alle drei RNS-Typen gültig ist, beruht vor allem auf den Ergebnissen von Versuchen mit Hilfe der Hybridisierung von DNS und RNS[273].

b) Die „Asymmetrie“ der RNS-Synthese

In intakten Zellen überträgt nur eine der beiden Ketten der DNS-Doppelhelix die in ihrer Basensequenz enthaltene genetische Information auf die RNS. So ließ sich an Bakterien zeigen, daß nur ungefähr die Hälfte der DNS befähigt ist, sich mit der cellulären RNS zu hybridisieren[274]. Eingehendere Versuche wurden dadurch ermöglicht, daß in bestimmten Phagen die beiden DNS-Ketten der Doppelhelix eine verschiedene Basenzusammensetzung aufweisen und daher physikalisch-chemisch voneinander getrennt werden können. Aus dem Hybridisierungsverhalten von RNS aus phageninfizierten Bakterien gegenüber Phagen-DNS geht hervor, daß nur eine der beiden DNS-Ketten für die Transskription der genetischen Information benützt wird[275]. Bei Phagen, deren DNS aus einer einzelnen Kette besteht, nimmt während der Phagenvermehrung die Phagen-DNS Doppelhelixstruktur an. Nach Isolierung der als einzelne Kette vorliegenden DNS aus der infektiösen Form der Phagen ließ sich auch hier durch Hybridisierungsversuche zeigen, daß nur eine DNS-Kette für die RNS-Synthese verwendet wird[276]. Eine Analyse der Faktoren, die für diese Asymmetrie der RNS-Synthese verantwortlich sind, wird dadurch erschwert, daß in zellfreien Systemen ohne Anwendung besonderer Maßnahmen eine symmetrische RNS-Synthese stattfindet, d. h. daß beide DNS-Ketten der Doppelhelix als Matrize für die RNS-Synthese dienen. Für die Analyse der asymmetrischen RNS-Synthese in zellfreien Systemen wurden mehrere Versuchsanordnungen ausgearbeitet[277]. Diese führten jedoch zu unterschiedlichen Resultaten, so daß definitive Schlußfolgerungen wohl

[271] BURMA, KRÖGER, OCHOA, WARNER und WEILL 1961, OCHOA, BURMA, KRÖGER und WEILL 1961, WEISS und NAKAMOTO 1961, CHAMBERLIN und BERG 1962, WEISS 1962.

[272] WEISS 1960.

[273] YANKOFSKY und SPIEGELMAN 1962, PERRY, SRINIVASAN und KELLEY 1964, Übersicht bei SPIEGELMAN und HAYASHI 1963.

[274] HALL, GREEN, NYGAARD und BOEZI 1963, MCCARTHY und BOLTON 1964.

[275] MARMUR und GREENSPAN 1963, TOCCHINI-VALENTINI, STODOLSKY, AURISICCHIO, SARNAT, GRAZIOSI, WEISS und GEIDUSCHEK 1963.

[276] HAYASHI, HAYASHI und SPIEGELMAN 1963.

[277] GEIDUSCHEK, TOCCHINI-VALENTINI und SARNAT 1964, GREEN 1964, HAYASHI, HAYASHI und SPIEGELMAN 1964.

noch nicht gezogen werden können. Vermutlich besteht ein Zusammenhang zwischen der Asymmetrie der RNS-Synthese und den Mechanismen, die die Initiation der RNS-Synthese steuern, indem die Initiation der RNS-Synthese mit der Auswahl einer der beiden DNS-Ketten als Matrize verbunden sein dürfte.

c) Der Zellkern als Ort der RNS-Synthese

Mit Hilfe der Autoradiographie im Anschluß an die Markierung mit Cytidin-^{3}H, Uridin-^{3}H oder weiteren geeigneten Vorläufern wurde gezeigt, daß die RNS-Synthese vorwiegend oder ausschließlich im Zellkern stattfindet, und daß darauf nach kurzer Zeit ein Teil der Radioaktivität im Cytoplasma erscheint. Solche Beobachtungen wurden zuerst an Amöben[278] und später an Säugerzellen gemacht[279]. Ebenso weisen die Befunde eines Einbaus von Cytidin-^{3}H in die „Puffs" der Riesenchromosomen von Dipteren[280] darauf hin, daß die RNS-Synthese im Bereich des genetischen Materials im Zellkern stattfindet. Obwohl auch die entgegengesetzte Auffassung vertreten wurde[281], ist die Vorstellung eines Übertritts der im Zellkern gebildeten RNS ins Cytoplasma heute ziemlich allgemein anerkannt. Außerdem gilt als gesichert, daß nicht nur die ribosomale RNS, sondern auch die Transfer-RNS[282] sowie die m-RNS[283] im Zellkern synthetisiert werden. Versuche an isolierten Zellkernen aus Kalbsthymus ergaben ferner, daß der Einbau von markierter Orotsäure in die RNS durch Vorbehandlung der Kerne mit Desoxyribonuclease herabgesetzt wird und in einer linearen Beziehung zu der in den Kernen noch vorhandenen DNS-Menge steht[284]. Dieser Befund darf als Beweis für die obligatorische Rolle der DNS bei der RNS-Synthese gewertet werden.

Auf die Kinetik der Synthese und des Umsatzes der verschiedenen RNS-Typen in Säugerzellen soll hier nicht näher eingegangen werden (Übersicht bei GRAHAM und RAKE 1963). Nur zwei wichtige Gesichtspunkte seien herausgegriffen: a) Die m-RNS ist sowohl in Bakterien als auch in Säugerzellen durch eine relativ hohe Syntheserate charakterisiert und zeigt folglich nach Inkubation mit markierten Vorläufern eine starke initiale Markierung; b) im Gegensatz dazu sind die Ribosomen und damit die ribosomale RNS metabolisch weitgehend stabil[285]. Dies erklärt, warum eine hohe Syntheserate der ribosomalen RNS vor allem in proliferierenden Zellen beobachtet wird, muß doch vor einer Zellteilung der Ribosomenbestand der Zelle verdoppelt werden, wenn die Tochterzellen in ihrer Fähigkeit zur Proteinsynthese nicht beeinträchtigt sein sollen.

d) Die Rolle des Nucleolus in der Synthese der Ribosomen

Wohl der klarste Beweis für die unentbehrliche Rolle des Nucleolus in der Synthese der Ribosomen entstammt Versuchen an einer Mutante von *Xenopus laevis*, die in der homozygoten Form durch das Fehlen von Nucleolen charakterisiert ist. Ihre Embryonen überleben, vermutlich mit Hilfe von bereits in der Eizelle vorgebildeten Ribosomen, bis zum Kaulquappenstadium, sind jedoch nicht imstande, neue Ribosomen-RNS zu synthetisieren[286].

[278] GOLDSTEIN und PLAUT 1955, PRESCOTT 1957.

[279] GOLDSTEIN und MICOU 1959, FEINENDEGEN, BOND, SHREEVE und PAINTER 1960, J. H. TAYLOR 1960a, FEINENDEGEN, BOND und PAINTER 1961, PERRY, ERRERA, HELL und DÜRWALD 1961.

[280] RUDKIN und WOODS 1959.

[281] HARRIS, FISHER, RODGERS, SPENCER und WATTS 1963, HARRIS 1964.

[282] PERRY 1962, WOODS und ZUBAY 1965.

[283] HILL, MILLER-FAURÈS und ERRERA 1964, SOEIRO, BIRNBOIM und DARNELL 1966.

[284] ALLFREY und MIRSKY 1962.

[285] RAKE und GRAHAM 1962, LOEB, HOWELL und TOMKINS 1965.

[286] BROWN und GURDON 1964.

Eine eindeutige Abklärung der Frage, ob die ribosomale RNS im Nucleolus synthetisiert oder in dieser Zellorganelle nur in Ribosomen eingebaut wird, ist bisher an methodischen Schwierigkeiten gescheitert. Die autoradiographische Analyse führt nur unter Zuhilfenahme z. B. der differentiellen Effekte von Hemmstoffen zu brauchbaren Ergebnissen. Andererseits sind nach physikalisch-chemischer Isolierung von Nucleolen deren Integrität und Reinheit zweifelhaft. Untersuchungen über die Synthese ribosomaler RNS werden ferner dadurch kompliziert, daß diese über verschiedene Vorstufen mit unterschiedlichen Sedimentationseigenschaften verläuft[287]. So ist es nicht verwunderlich, daß die Anwendung verschiedener Methoden gelegentlich zu gegensätzlichen Schlußfolgerungen führte. Die autoradiographische Analyse des Einbaus von Cytidin-^{3}H in HeLa-Zellkulturen ergab, daß der zeitliche Verlauf der Radioaktivität im Nucleolus demjenigen in den übrigen Gebieten des Zellkerns sehr ähnlich ist, daß also vermutlich im Nucleolus eine unabhängige RNS-Synthese stattfindet[288]. Andere autoradiographische Versuche mit Cytidin-^{3}H an HeLa-Zellen zeigten jedoch, daß in Prophasezellen die initiale Markierung von Nucleolen sehr gering ist[289]: auch blieb nach kurzfristiger Inkubation mit Cytidin-^{3}H die Markierung des Nucleolus länger erhalten als diejenige des übrigen Kernmaterials[290].

In niedrigen Konzentrationen hemmt Actinomycin D nur den Einbau von RNS-Vorläufern in den Nucleolus, nicht aber in den restlichen Zellkern. Bei Anwesenheit dieses Hemmstoffes in denselben Konzentrationen wird auch die Neusynthese ribosomaler, cytoplasmatischer RNS blockiert[291]. Ein entsprechend selektiver Effekt von Actinomycin D in niedrigen Konzentrationen ließ sich auch durch Isolierung von Nucleolen nachweisen[292].

Untersuchungen mit Hilfe der Hybridisierung ribosomaler RNS mit DNS aus Nucleolen und extranucleolärem Chromatin führten zu widersprechenden Ergebnissen. Einerseits wurde beschrieben, daß sich ribosomale RNS von HeLa-Zellen bevorzugt mit DNS aus Nucleolen hybridisiert[293]. Auch die Resultate vergleichender Hybridisierungsversuche mit RNS aus normalen und unter Zusatz von Actinomycin D inkubierten Zellkulturen stützen die Annahme, daß die Synthese der Vorstufen ribosomaler RNS im Bereich des Nucleolus erfolgt[294]. Andererseits wurde an pflanzlichem Material eine Hybridisierung ribosomaler RNS vorwiegend mit DNS aus extranucleolärem Chromatin beobachtet[295].

2. Störungen der RNS-Synthese

a) Die Wirkung von Actinomycin D

Actinomycin D gilt zur Zeit als der Hemmstoff für die RNS-Synthese mit der höchsten Spezifität und wird deshalb häufig bei Untersuchungen verwendet, in denen die Bedeutung der RNS-Synthese für andere Prozesse, wie z. B. Regenerationsvorgänge, analysiert werden soll. Für eine Übersicht über die Wirkung von Actinomycin D als Hemmstoff der RNS-Synthese sei auf die Arbeiten von Goldberg und Reich (1964) sowie Reich und Goldberg (1964) verwiesen.

---

[287] Girard, Latham, Penman und Darnell 1965, Penman 1966, Warner 1966, Übersicht bei Perry 1966, Maden 1968.

[288] Perry, Errera, Hell und Dürwald 1961, Srinivasan, Miller-Faurès, Brunfaut und Errera 1963.

[289] Feinendegen und Bond 1963.

[290] Feinendegen, Bond, Shreeve und Painter 1960.

[291] Perry 1962, 1963, 1964.

[292] Muramatsu, Hodnett und Busch 1964, Muramatsu, Hodnett, Steele und Busch 1966.

[293] McConkey und Hopkins 1964.

[294] Perry, Srinivasan und Kelley 1964.

[295] Chipchase und Birnstiel 1963.

Durch Bestimmung des Einbaues markierter Vorläufer in Zellkulturen gelang der Nachweis, daß Actinomycin D die RNS-Synthese hemmt, während die DNS- und Proteinsynthese für längere Zeit weiterlaufen (Abb. 14). Auch die Vermehrung DNS-haltiger Viren wird durch diesen Hemmstoff blockiert, nicht aber die Vermehrung von RNS-Viren, deren RNS-Synthese bekanntlich von DNS unabhängig ist[296].

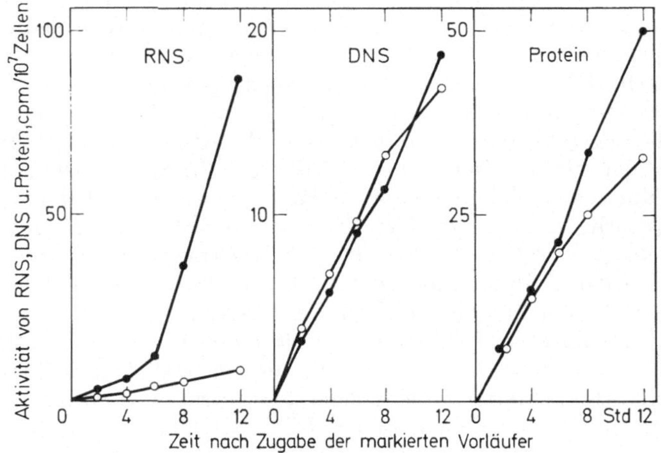

Abb. 14. *Spezifität der Wirkung von Actinomycin D.* (Nach REICH, FRANKLIN, SHATKIN und TATUM 1962.) Kulturen von Mäusefibroblasten (L-Stamm) wurden in An- oder Abwesenheit von Actinomycin D (0,1 µg/ml) inkubiert. 30 min nach Beginn der Inkubation erfolgte die Zugabe eines radioaktiv markierten Vorläufers (Thymidin-^{3}H, Uridin-^{3}H oder Leucin-^{3}H). Zu den angegebenen Zeiten wurde die Inkubation abgebrochen und der Einbau in DNS, RNS oder Protein gemessen. •—• Kontrollen ohne Actinomycin D, ○—○ mit Actinomycin D behandelte Kulturen

Durch Actinomycin D wird die Synthese aller drei RNS-Typen beeinträchtigt; dabei bleibt jedoch der im Cytoplasma stattfindende Anbau terminaler Nucleotide an die Transfer-RNS vom Hemmstoff unbeeinflußt[297]. Die DNS-abhängige Synthese von RNS aus Nucleosid-triphosphaten in zellfreien Systemen wird durch Actinomycin D ebenfalls gehemmt[298]. Der Hemmstoff hat dagegen keine Wirkung auf die Synthese von Nucleotiden[299]. Die Unterdrückung der RNS-Synthese vollzieht sich offenbar durch Interaktion des Actinomycin D mit Guaninresten der DNS, so daß die DNS ihre Funktion als Matrize für die RNS-Synthese nicht mehr ausüben kann. Die RNS-Polymerase als solche wird dagegen durch Actinomycin D in ihrer Aktivität nicht verändert[300]. In niedrigen Konzentrationen blockiert Actinomycin D fast ausschließlich die nucleoläre RNS-Synthese, so daß es bevorzugt zu einer Hemmung der Synthese ribosomaler RNS kommt[301]. Aufgrund dieser Spezifität hat sich Actinomycin D bei Untersuchungen über die Synthese der Vorläufer ribosomaler RNS, der ribosomalen RNS selber sowie der kompletten Ribosomen als nützlich erwiesen[302]. Unter der Wirkung von Actinomycin D wurde auch ein Abbau cellulärer RNS und dadurch eine Abnahme der gesamten

[296] REICH, FRANKLIN, SHATKIN und TATUM 1961, 1962.
[297] TAMAOKI und MUELLER 1962, FRANKLIN 1963.
[298] GOLDBERG und RABINOWITZ 1962.
[299] HARBERS und MÜLLER 1962.
[300] GOLDBERG, RABINOWITZ und REICH 1962.
[301] PERRY 1963.
[302] GIRARD, PENMAN und DARNELL 1964, TAMAOKI und MUELLER 1965.

RNS innerhalb der Zelle beobachtet. Es ist jedoch noch nicht entschieden, ob dieser Abbau Ausdruck des normalen RNS-Umsatzes ist oder eine direkte Wirkung von Actinomycin D darstellt[303].

Die bis hierher angeführten Ergebnisse belegen die hohe Spezifität von Actinomycin D. Indessen liegen auch Befunde über andersartige Wirkungen dieses Hemmstoffs vor. So wurde eine Hemmung des Übertritts von RNS aus dem Zellkern in das Cytoplasma unter Einwirkung von Actinomycin D beschrieben[304]. Ferner zeigten HeLa-Zellen nach Behandlung mit diesem Hemmstoff eine Zunahme des Cytoplasmavolumens und eine starke Vermehrung der Zahl der Mitochondrien[305], und in Fibroblastenkulturen aus Hühnerembryonen wurde eine verminderte Synthese von Phospholipiden beobachtet[305a]. Desgleichen ließ sich eine Hemmung der Proteinsynthese erkennen, die offenbar nicht oder nicht ausschließlich auf die Hemmung der RNS-Synthese durch Actinomycin D zurückzuführen war[306]. Schließlich fanden sich auch Veränderungen der physikalisch-chemischen Eigenschaften der DNS nach Interaktion mit Actinomycin D[307]. Vor allem bei Anwendung von Actinomycin D in Versuchen längerer Dauer, beispielsweise zur Messung der Halbwertszeit von m-RNS, sollten deshalb Schlußfolgerungen nur mit Vorsicht gezogen werden[308].

b) Hemmung der RNS-Synthese durch Viren und weitere Agentien

Nach Infektion durch gewisse Viren kommt es häufig zu einer Unterdrückung der Synthese zelleigener RNS[309]. Diese Blockierung der Synthese zelleigener RNS ist offenbar auf die Wirkung eines Proteins zurückzuführen, das unter Beteiligung des Virusgenoms synthetisiert wird[310].

Eine Hemmung der RNS-Synthese wird auch unter Einwirkung von Hemmstoffen für die Proteinsynthese beobachtet[311]. Vor allem die Synthese ribosomaler RNS und der Ribosomen wird dabei betroffen[312]. Aus den Ergebnissen autoradiographischer Untersuchungen geht ferner hervor, daß auch Thymidin in hohen Konzentrationen die nucleäre RNS-Synthese zu hemmen vermag[313]. Die RNS-Synthese wird auch durch Röntgenstrahlen beeinflußt. So wurde eine Hemmung des Einbaues von Cytidin-^{3}H sowie eine Hemmung des Übertritts neusynthetisierter RNS vom Zellkern in das Cytoplasma nach Bestrahlung von Zellkulturen beschrieben[314].

C. Die Proteinsynthese und ihre Störungen

1. Die Proteinsynthese

Die Mechanismen der Proteinsynthese sind für die Zellproliferation und ihre Regulation nicht von primärer Bedeutung, obschon die Proteinsynthese als solche bei Regenerationsvorgängen eine beträchtliche Rolle spielt. Deshalb sollen die Mechanismen der Proteinsynthese hier nur stichwortartig erwähnt werden. Im

---

303 Wiesner, Acs, Reich und Shafiq 1965. 304 Levy 1963.

305 Deitch und Godman 1967. 305a Pastan und Friedman 1968.

306 Honig und Rabinovitz 1965. 307 Helgeland und Reistad 1967.

308 Soeiro und Amos 1966.

309 Salzman und Lockart 1959, Salzman, Lockart und Sebring 1959, Baltimore und Franklin 1962, Holland 1962, Fenwick 1963, Holland 1963a, Zimmerman, Heeter und Darnell 1963.

310 Darnell 1962, Franklin und Baltimore 1962, Baltimore, Franklin und Callender 1963, Balandin und Franklin 1964.

311 Summers, Noteboom und Mueller 1966.

312 Holland 1963b, Latham und Darnell 1965, Ennis 1966.

313 Kasten, Strasser und Turner 1965.

314 Boudnitskaya, Brunfaut und Errera 1964.

übrigen sei auf die Übersicht von Watson (1963) verwiesen. Die Synthese von Proteinen erfolgt unter Zusammenwirken der drei Typen von RNS. Das Ribosom stellt die strukturelle Grundlage für den Ablauf der Reaktion dar und gewährleistet die für die Synthese von Peptiden erforderliche räumliche Anordnung der verschiedenen Reaktionspartner. Die m-RNS liefert die genetische Information für die richtige Reihenfolge der Aminosäuren in der Peptidkette. Sie bewegt sich durch die Ribosomen hindurch, ermöglicht dadurch die „Ablesung" der genetischen Information und verknüpft bei aktiver Proteinsynthese meist mehrere Ribosomen zu sog. Polyribosomen. Die Gegenwart von Polyribosomen stellt somit einen ultrastrukturellen Nachweis einer aktiven Proteinsynthese dar (Übersicht bei Rich, Warner und Goodman 1963). Die Transfer-RNS wird zur Übersetzung der genetischen Information aus der Form einer Nucleotidsequenz in die Form einer Aminosäuresequenz benötigt. Für jede Aminosäure existiert mindestens eine spezifische Transfer-RNS. Hinsichtlich des Code für die Übersetzung der Nucleotidsequenz in eine Aminosäuresequenz gilt heute als gesichert, daß ein Triplet von drei Nucleotiden eine Aminosäure bestimmt[315]. Die Lektüre der m-RNS kann nur in einer Richtung erfolgen und beginnt an dem Ende, das eine freie OH-Gruppe am Kohlenstoffatom 3 der Ribose trägt, wobei die Peptidsynthese mit der N-terminalen Aminosäure beginnt[316]. Die aufgrund dieses Mechanismus zu erwartende Kolinearität zwischen der Struktur eines Gens und derjenigen des entsprechenden Proteins konnte beispielsweise an einer größeren Zahl von Mutanten von E. coli bestätigt werden[317]. Die Initiation der ribosomalen Peptidsynthese ist zur Zeit noch nicht in allen Einzelheiten geklärt[318]. Es darf indessen als wahrscheinlich angenommen werden, daß der Angriffspunkt von Regulationsmechanismen für die Proteinsynthese am ehesten im Zusammenhang mit der Initiation zu suchen ist.

2. Störungen der Proteinsynthese

a) Hemmstoffe für die Proteinsynthese

Unter den heute bekannten Antibiotica ist ein großer Teil befähigt, den Proteinsyntheseapparat zu blockieren; bei den meisten dieser Antibiotica wird jedoch diese Wirkung nur an Mikroorganismen beobachtet, wobei die Grundlage dieser Spezifität zur Zeit weitgehend ungeklärt ist[319]. In Säugerzellen kommt eine recht spezifische Hemmung der Proteinsynthese durch die Antibiotica Puromycin und Cycloheximid sowie durch den Antimetaboliten p-Fluorphenylalanin zustande. Puromycin zeigt eine strukturelle Verwandtschaft mit Aminoacyl-Transfer-RNS (Kombination von Aminosäure mit Transfer-RNS; s. Abb. 15). Aufgrund dieser strukturellen Ähnlichkeit wird Puromycin in den Protein-Synthesemechanismus des Ribosoms einbezogen und in die wachsende Peptidkette eingebaut[320]. Mit dem Einbau von Puromycin sind jedoch ein Abbruch der Peptidsynthese und eine Freisetzung unvollständiger Peptidketten verbunden[321], wobei Puromycin das Ende der unvollständigen Peptidketten bildet[322]. Die Hemmung der

[315] Staehelin, Wettstein, Oura und Noll 1964, Übersichten bei Ochoa 1964, Khorana 1965, Speyer 1967.

[316] Eikenberry und Rich 1965, Williamson und Schweet 1965.

[317] Yanofsky, Carlton, Guest, Helinski und Henning 1964.

[318] Stanley, Salas, Wahba und Ochoa 1966, Lengyel 1967, Revel, Lelong, Brawerman und Gros 1968.

[319] Newton 1965, Burger 1966, Zillig 1966, Übersicht bei Gottlieb und Shaw 1967.

[320] Nathans 1964.

[321] Morris und Schweet 1961, Morris, Arlinghaus, Favelukes und Schweet 1963, Nathans und Neidle 1963.

[322] Allen und Zamecnik 1962, Smith, Traut, Blackburn und Monro 1965.

Proteinsynthese durch Puromycin zeigt eine hohe Spezifität, und die Hemmung der DNS-Synthese in Zellkulturen nach Zugabe von Puromycin stellt einen sekundären Effekt dar[323]. Daneben wurde allerdings auch eine Störung der Bildung von Ribosomen durch Puromycin beschrieben[324]. Für weitere Einzelheiten über den Wirkungsmechanismus von Puromycin sei auf die Übersicht von DARKEN (1964) verwiesen.

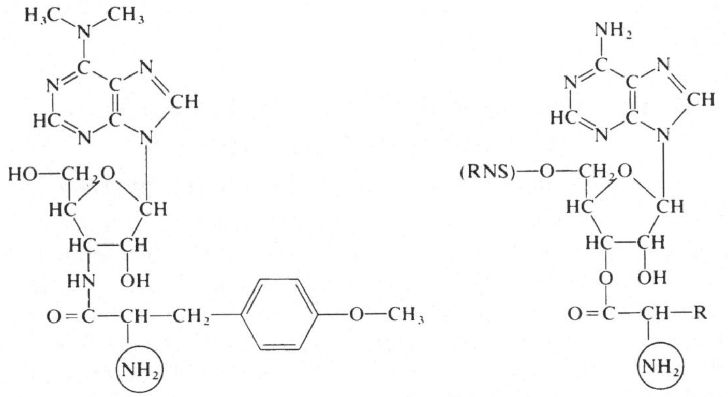

Puromycin Aminoacyl-transfer-RNS

Abb. 15. *Struktur von Puromycin und Aminoacyl-Transfer-RNS.* Die zur Verknüpfung mit der wachsenden Peptidkette dienende NH_2-Gruppe ist umrahmt. R: Rest der betreffenden Aminosäure

Neben Puromycin zeichnet sich auch die Gruppe der Cycloheximide durch die Fähigkeit einer spezifischen Hemmung der Proteinsynthese aus. Am häufigsten werden Cycloheximid und Acetoxy-cycloheximid verwendet. In Zellkulturen führen diese Antibiotica zu einer spezifischen Hemmung der Proteinsynthese, und in Extrakten aus Rattenleber wird der Einbau von Aminosäuren aus Aminoacyl-Transfer-RNS in Peptide blockiert[325]. Nach Einwirkung von Cycloheximid ließen sich eine Zunahme der Polysomen und eine parallele Abnahme der freien Ribosomen beobachten. Offenbar kommt es bei Anwesenheit von Cycloheximid zu einer Verlangsamung des Fortschreitens der m-RNS durch die Ribosomen[326]. Diese Vorstellung wird durch den Befund gestützt, daß in Gegenwart von Cycloheximid der Zerfall von Polysomen der Mäuseleber in einzelne Ribosomen, wie er unter der Einwirkung von Actinomycin oder Aethionin beobachtet wird, verlangsamt ist, und daß auch die Neubildung von Polysomen eine Verzögerung erfährt[327].

p-Fluorphenylalanin, eine dem Phenylalanin analoge Verbindung, hemmt ebenfalls die Synthese von Proteinen. So wurde an *Saccharomyces cerevisiae* eine Unterdrückung der adaptiven Enzymsynthese und des Einbaues von Aminosäuren in Proteine durch p-Fluorphenylalanin nachgewiesen[328]. An *E. coli* konnte gezeigt werden, daß p-Fluorphenylalanin das für die Aktivierung von L-Phenylalanin verantwortliche Enzym hemmt[329]. Daneben wird aber Fluorphenylalanin unter Umständen auch in Proteine eingebaut, wobei offenbar die biologische Aktivität solcher Proteine in gewissen Fällen erhalten bleibt, in anderen aber verloren geht[330].

[323] YOUNG 1966. [324] SOEIRO, VAUGHAN und DARNELL 1968.
[325] ENNIS und LUBIN 1964. [326] STANNERS 1966.
[327] TRAKATELLIS, MONTJAR und AXELROD 1965. [328] HALVORSON und SPIEGELMAN 1952.
[329] CONWAY, LANSFORD und SHIVE 1964. [330] MUNIER und COHEN 1956.

b) Hemmung der Proteinsynthese durch Viren

Neben der Hemmung der Proteinsynthese durch Blockierung der cellulären RNS-Synthese kommt es im Anschluß an Virusinfektionen in bestimmten Fällen auch zu einer direkten Hemmung der Proteinsynthese, so z. B. nach Infektion von Zellkulturen mit Poliovirus[331]. Es hat sich gezeigt, daß die Hemmung der Protein-Synthese nach Infektion von Zellkulturen mit dem „Newcastle-Disease"-Virus auf die Wirkung eines unter Beteiligung des Virusgenoms synthetisierten Proteins zurückzuführen ist[332].

D. Die Regulation der RNS- und Proteinsynthese und der Aktivität von Enzymen

1. Reversible und irreversible Regulationsprozesse

In Mikroorganismen wird die Synthese spezifischer Proteine, wie z. B. gewisser Enzyme, unter anderem durch die An- oder Abwesenheit bestimmter Nutrienten im umgebenden Milieu gesteuert. Eine ausführliche genetische Analyse der bei solchen Regulationsvorgängen beteiligten Faktoren hat zu genauen Vorstellungen über die zugrunde liegenden Mechanismen geführt (Jacob und Monod 1961a, b). Ein wichtiger Angriffspunkt solcher Regulationsmechanismen ist offenbar die DNS-abhängige Synthese der m-RNS, die die Information für den Aufbau eines bestimmten Proteins trägt[333]. Für diese Art der Steuerung ist typisch, daß sie einen reversiblen Vorgang darstellt, wie es ihrem Zweck — nämlich der Anpassung der bakteriellen Zelle an wechselnde Umweltbedingungen — entspricht. Auch in Säugerzellen sind Regulationsmechanismen für die Synthese bestimmter Proteine vorhanden, wobei die Steuerung nicht nur durch Nutrienten und Metaboliten, sondern auch durch Hormone erfolgen kann. Obschon die Regulationsvorgänge in Säugerzellen eine weniger gründliche Analyse als diejenigen in Bakterien erfahren haben, sind sie ihnen aufgrund ihrer Merkmale doch durchaus vergleichbar und auch durch ihre Reversibilität charakterisiert.

Neben solchen reversiblen Prozessen kommt es bei Differenzierungsvorgängen in mehrzelligen Organismen zur Ausbildung verschiedenartiger Zelltypen, wobei offenbar irreversible Prozesse beteiligt sind: denn im allgemeinen ist keine beliebige Umwandlung verschiedener differenzierter Zelltypen ineinander oder gar eine Rückwandlung in undifferenzierte embryonale Zelltypen möglich. Somit stellt sich die Frage nach den biochemischen Grundlagen von Differenzierungsvorgängen. Mit Hilfe von Hybridisierungsversuchen konnte gezeigt werden, daß die DNS in verschiedenen Geweben eines Organismus qualitativ identisch ist, d. h. die gleichen Basensequenzen enthält, während die RNS der einzelnen Gewebe und Organe qualitativ durchaus unterschiedliche Eigenschaften aufweist[334]. Selbstverständlich sind auch Proteine, wie Enzyme und Strukturproteine, von Zellart zu Zellart verschieden. Durch Hemmung der RNS-Synthese mit Actinomycin D wird beispielsweise in Kulturen von Bindegewebszellen innerhalb kurzer Zeit die Synthese von Mucopolysacchariden, die Ausdruck der Funktion und damit des Differenzierungszustandes dieser Zellen ist, gehemmt[335]. Eine differenzierte Zelle ist somit durch ein bestimmtes Muster von aktiven und inaktiven Genen charakterisiert. Die Ergebnisse von Untersuchungen an Modellsystemen,

331 Zimmerman, Heeter und Darnell 1963, Holland und Peterson 1964, Penman und Summers 1965.
332 Bolognesi und Wilson 1966.
333 Übersicht bei Riley und Pardee 1962.
334 McCarthy und Hoyer 1964, Paul und Gilmour 1966b.
335 Davidson, Allfrey und Mirsky 1963.

wie Riesenchromosomen bestimmter Insekten und anderen, stehen mit dieser Vorstellung in Übereinstimmung[336].

Der Mechanismus der irreversiblen Inaktivierung von Genen bei Differenzierungsvorgängen ist heute noch unbekannt. Die Besprechung der Grundlagen der Zelldifferenzierung muß sich deshalb auf eine deskriptive Darstellung aus biochemischer, ultrastruktureller und mikroskopischer Sicht beschränken.

2. Eigenschaften von aktivem und inaktivem genetischem Material

a) Chemische Eigenschaften

Während die Basenzusammensetzung der DNS in allen Zellen eines Organismus die gleiche ist, zeigen die Desoxyribonucleoproteine charakteristische Unterschiede. Offenbar kommt also den Proteinen des Zellkerns eine wichtige Rolle in der Steuerung der RNS-Synthese zu[337]. In Chromatin aus Erbsenembryonen sind beispielsweise ca. 80% der DNS an Histon gebunden. Die an Histon gebundene DNS ist schwerer denaturierbar als freie DNS und kann von RNS-Polymerase in einem zellfreien System nicht als Matrize zur RNS-Synthese verwendet werden[338]. Aktives und inaktives Chromatin aus Kalbsthymus-Lymphocyten läßt sich getrennt isolieren. Die beiden Chromatintypen zeigen eine unterschiedliche Struktur im Elektronenmikroskop, und auch nach Isolierung besitzt das inaktive Chromatin, gemessen am Einbau von Orotsäure oder Uridin, eine geringere Fähigkeit zur RNS-Synthese als aktives Chromatin[339]. Mit der Hybridisierungsmethode wurde nachgewiesen, daß in Chromatin aus Kalbsthymus nur 5—10% der DNS als Matrize für die RNS-Synthese aktiv sind[340]. Der Zusatz von Histonen zu isolierten Thymuszellkernen hemmt ihre RNS-Synthese; argininreiche Histone haben eine starke, lysinreiche Histone dagegen eine schwache Hemmwirkung. Andererseits läßt sich durch Trypsinbehandlung Histon aus den Zellkernen entfernen, wodurch ihre Befähigung zur RNS-Synthese zunimmt[341]. Auch die RNS-Syntheserate in Chromatin aus Erbsenembryonen ist nach physikalisch-chemischer Abtrennung von Histon stark erhöht, während eine Entfernung anderer Proteine die RNS-Syntheserate nicht beeinflußt. Wiederzugabe von Histon führt zu einer Hemmung der RNS-Synthese[342].

Für die Beantwortung der Frage, welche Rolle die Histone bei der Regulation der RNS-Synthese spielen, sind folgende experimentelle Beobachtungen von Bedeutung: Menschliche Lymphocyten in vitro zeigen nach Zusatz von Phytohämagglutinin eine rasche Zunahme der RNS-Syntheserate; gleichzeitig mit dem Anstieg der RNS-Syntheserate oder sogar kurz vorher kommt es zu einer intensiven Zunahme der Acetylierung von Histonen[343]. Außerdem läßt sich eine Zunahme der Phosphorylierung und Dephosphorylierung von Proteinen des Zellkerns beobachten[344]. Acetylierte und methylierte Histone üben eine viel geringere Hemmwirkung auf die RNS-Synthese von Kalbsthymuszellkernen aus als freie Histone[345]. Ebenfalls an der Leber wurde eine erhöhte Acetylierung argininreicher Histone im Anschluß an eine partielle Hepatektomie nachgewiesen[345a]. Eine gesteigerte Methylierung von Histonen erfolgt dagegen erst als relativ später Prozeß im Laufe der Leberregeneration[345b]. Trotz des großen Interesses, das diese

336 Übersichten bei BECKER 1964, SONNEBORN 1964, BELL 1965, BONNER 1965.
337 Übersicht bei BONNER, DAHMUS, FAMBROUGH, HUANG, MARUSHIGE und TUAN 1968.
338 BONNER und HUANG 1963.
339 FRENSTER, ALLFREY und MIRSKY 1963.
340 PAUL und GILMOUR 1966a, 1968.
341 ALLFREY, LITTAU und MIRSKY 1963.
342 HUANG und BONNER 1962.
343 B. G. T. POGO, ALLFREY und MIRSKY 1966.
344 KLEINSMITH, ALLFREY und MIRSKY 1966.
345 ALLFREY, FAULKNER und MIRSKY 1964.
345a B. G. T. POGO, POGO, ALLFREY und MIRSKY 1968.
345b TIDWELL, ALLFREY und MIRSKY 1968.

Beobachtungen verdienen, muß betont werden, daß damit die Spezifität der Wirkung auf bestimmte Partien des Genoms nicht erklärt wird. So konnten auch keine wesentlichen Unterschiede im elektrophoretischen Verhalten der Histone aus aktivem und inaktivem Chromatin gefunden werden[346]. Das Problem der Spezifität fällt somit zur Zeit noch in den Bereich von Hypothesen. Es wurde die Vermutung geäußert, daß für die RNS-Synthese eine Auftrennung der beiden Ketten der DNS-Doppelhelix erforderlich sei[347], und daß Polyanionen, möglicherweise bestimmte RNS-Typen, im Zellkern als Derepressoren wirken[348]. Bei Verwendung von Chromatin aus Kalbsthymus und anderen Organen als Matrize für die RNS-Synthese in einem zellfreien System zeigte sich, daß dasselbe Muster von RNS-Species synthetisiert wird wie im entsprechenden intakten Organ. Nach Abtrennung der Proteine von Chromatin war dagegen ein wesentlich größerer Anteil der DNS als Matrize aktiv als im nativen Chromatin. Wurde der DNS nur die Histonfraktion aus Chromatin zugesetzt, sank die Aktivität der DNS als Matrize für die RNS-Synthese auf sehr niedrige Werte ab. Bei Vereinigung der gesamten Proteine aus Chromatin mit der DNS jedoch entstand ein Produkt mit denselben spezifischen Matrizeneigenschaften, wie sie im ursprünglichen Chromatin vorhanden waren[348a]. Diese Befunde stützen die Vorstellung, daß Proteine, die nicht der Histonfraktion angehören, als spezifische Derepressoren für die RNS-Synthese wirksam sind.

Die Ergebnisse von Versuchen über die Matrizeneigenschaften von Chromatin aus Hühnerembryonen lassen vermuten, daß die an Proteine des Chromatins gebundene RNS an der Aktivierung spezifischer Gene beteiligt ist[348b]. Auf eine Beteiligung von RNS bei der Regulation von Genaktivitäten weist zudem die Beobachtung hin, daß die Histone aus Chromatin von Erbsenembryonen eine RNS enthalten, die durch ihren hohen Gehalt an Dihydrouridin-phosphat charakterisiert ist[349]. Diese RNS ist hinsichtlich ihrer Basensequenz sehr heterogen, hybridisiert mit ca. 5% der DNS, und ihre Zusammensetzung ist von Organ zu Organ verschieden[350]. Eine entsprechende chromosomale RNS aus Novikoff-Tumorzellen war im Gegensatz zu m-RNS befähigt, nicht nur mit denaturierter, sondern auch mit nativer homologer DNS zu hybridisieren[350a]. Auch von anderer Seite wurde die Vermutung geäußert, daß eine relativ niedermolekulare, in Chromatin vorhandene RNS-Fraktion, die durch einen hohen Gehalt an Uracil charakterisiert ist, eine Funktion in der spezifischen Aktivierung von Genloci erfüllt[350b]. Diese Uracil-reiche RNS ist indessen mit der durch einen hohen Gehalt an Dihydropyrimidinen gekennzeichneten, in Chromatin enthaltenen RNS offenbar nicht identisch. Bei der Aufstellung von Hypothesen über molekulare Mechanismen der Aktivierung spezifischer Genloci muß schließlich auch berücksichtigt werden, daß jeweils nur eine der beiden DNS-Ketten als Matrize für die RNS-Synthese dient.

b) Ultrastruktur

Wie bereits erwähnt, läßt sich aus Kalbsthymuslymphocyten aktives und inaktives Chromatin getrennt voneinander isolieren, wobei das inaktive Chromatin ca. 80% der gesamten DNS enthält. Inaktives Chromatin zeigt im Elektronenmikroskop eine kondensierte, aktives dagegen eine feinfibrilläre Struktur[351]. Die einzelnen Fibrillen haben einen Durchmesser von etwa 100 Å und lassen in isolierten Zellkernen eine Kontinuität erkennen, die an der Grenze zwischen konden-

[346] COMINGS 1967c. [347] FRENSTER 1965c. [348] FRENSTER 1965b.
[348a] PAUL und GILMOUR 1968, GILMOUR und PAUL 1969. [348b] HUANG und HUANG 1969.
[349] HUANG und BONNER 1965. [350] BONNER und WIDHOLM 1967.
[350a] BEKHOR, BONNER und DAHMUS 1969. [350b] PRESTAYKO und BUSCH 1968.
[351] FRENSTER, ALLFREY und MIRSKY 1963.

siertem und aktivem Chromatin nicht unterbrochen ist[352]. Aus den Ergebnissen der elektronenmikroskopischen Autoradiographie intakter Zellkerne geht hervor, daß die RNS-Synthese zur Hauptsache in den feinfibrillären Partien des Chromatins stattfindet[353] (s. Abb. 16).

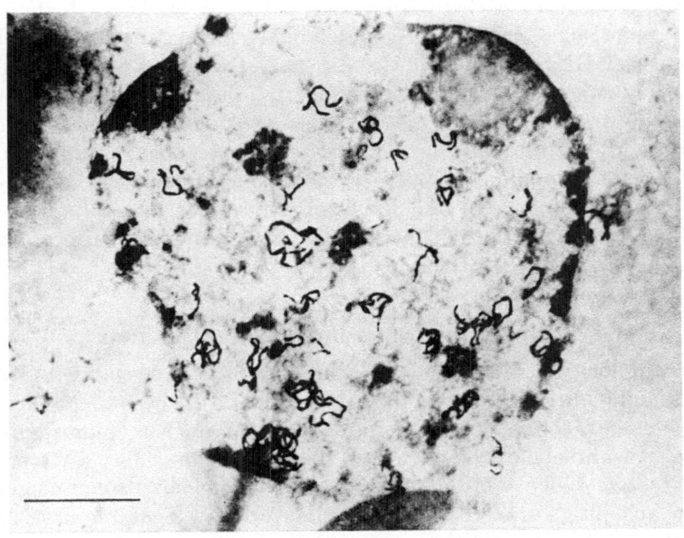

Abb. 16. *Elektronenmikroskopisch-autoradiographischer Nachweis des Einbaus von Uridin-^{3}H in Thymuszellkerne.* (Nach LITTAU, ALLFREY, FRENSTER und MIRSKY 1964.) Die Radioaktivität ist vorwiegend in den feinfibrillären Partien des Chromatins lokalisiert. Länge des Größenmaßstabs: 1 μ

c) Lichtoptische Eigenschaften und Verhalten im Teilungscyclus

In vielen Untersuchungen hat sich gezeigt, daß größere Anteile von inaktivem genetischem Material lichtoptisch als sog. Heterochromatin erkennbar sind[354]. So ergaben autoradiographische Versuche an Mäusezellkulturen, daß der Einbau von Uridin-^{3}H in Heterochromatin gegenüber demjenigen in Euchromatin stark vermindert ist[355]. Ein an Säugerzellen besonders eindrucksvolles Beispiel für Heterochromatin stellt das Geschlechtschromatin dar, das im Interphasenkern weiblicher Zellen als Struktur mit heterochromatischen Eigenschaften in Erscheinung tritt, hinsichtlich der RNS-Synthese inaktiv ist und das genetische Material eines der beiden X-Chromosomen enthält[356]. Die Inaktivität eines X-Chromosoms weiblicher Zellen wurde bereits aufgrund genetischer Befunde vermutet[357]. Nach Inkubation weiblicher menschlicher Zellen in Kultur mit Uridin-^{3}H blieb denn auch ein X-Chromosom unmarkiert[358]. In Zellen des chinesischen Hamsters ist außerdem das Y-Chromosom inaktiv: der Einbau von Uridin-^{3}H in entsprechend hoher Aktivität führte nämlich zu Chromosomenbrüchen, wobei jedoch das Y-Chromosom dieser Wirkung nur in sehr geringem Ausmaß unterworfen war[359]. Ebenfalls durch Bestimmung der Glucose-6-phosphat-Dehydrogenase konnte die Inaktivität des genetischen Materials in einem der beiden X-Chromosomen menschlicher Zellen belegt werden. Das für die Bildung dieses Enzyms verantwortliche Gen ist im X-Chromosom lokalisiert. In Zellkulturen aus heterozygoten Personen war das Enzym nur in einem Teil der Zellen vorhanden, und bei Züchtung solcher

[352] FRENSTER 1965a. [353] LITTAU, ALLFREY, FRENSTER und MIRSKY 1964.
[354] Übersicht bei BROWN 1966. [355] HSU 1962. [356] MITTWOCH 1964. [357] LYON 1961.
[358] FUJITA, TAKEOKA, KAKU und NAKAJIMA 1966. [359] KLEVECS und HSU 1964.

Zellen verhielten sich alle Nachkommen einer einzelnen Zelle hinsichtlich ihrer Enzymaktivität gleich[360]. Entsprechende Befunde wurden hinsichtlich der Hypoxanthin-Guanin-Phosphoribosyltransferase erhoben[360a]. Die genetische Information für die Synthese dieses Enzyms ist ebenfalls im X-Chromosom lokalisiert, und die Mutante äußert sich bei männlichen Personen im Lesch-Nyhan-Syndrom.

Für das genetische Material des Geschlechtschromatins ist typisch, daß die Verdoppelung der DNS erst spät in der S-Phase stattfindet (J. H. TAYLOR 1960b, MORISHIMA, GRUMBACH und TAYLOR 1962). In diesem Zusammenhang ist vielleicht von Bedeutung, daß auch die Chromosomen des Menschen, für die lebensfähige Trisomien bekannt sind, ihre DNS — mindestens zum größten Teil — spät in der S-Phase verdoppeln, daß also die in ihnen enthaltenen Gene vermutlich weitgehend inaktiv sind[361]. In den Riesenchromosomen von Dipteren schließlich läßt sich das aktive genetische Material als sog. „Puffs" erkennen (BEERMANN, 1952; CLEVER 1961, BECKER 1962).

3. Die Regulation von Enzymaktivitäten

Enzyme stellen bei der Analyse von Regulationsvorgängen Modelle von Proteinen dar, die aufgrund ihrer Aktivität quantitativ besonders leicht erfaßbar sind. Die gleichen Mechanismen, die die Aktivität von Enzymen regulieren, sind indessen sehr wahrscheinlich auch an der Steuerung der Aktivität anderer Proteine beteiligt. Über metabolische Regulationsmechanismen liegen mehrere Übersichten aus jüngster Zeit vor[362]. An bakteriellen Systemen ist die Analyse der Regulation von Enzymaktivitäten im allgemeinen weiter fortgeschritten als an tierischen Zellen; doch sind auch für Säugersysteme ähnliche, durch Reversibilität charakterisierte Regulationsprozesse bekannt geworden. Diese werden indessen nicht nur durch Substrate und Produkte von Enzymen, sondern auch durch weitere Substanzen, wie Hormone, gesteuert und ermöglichen damit eine Informationsübertragung innerhalb des mehrzelligen Organismus. Zur Frage der Regulationsprozesse in Zellen höherer Tiere sei auch auf die Diskussionen von QUASTLER (1963), PARDEE (1964) und UMBARGER (1964) hingewiesen. Die Zelle verfügt im allgemeinen über verschiedene Mechanismen der Regulation von Enzymaktivitäten, die im folgenden an typischen Beispielen erläutert werden sollen.

a) Die Regulation der Synthese spezifischer m-RNS

Dieser Mechanismus ist am gründlichsten durch Analyse von Mutanten in Mikroorganismen untersucht worden[362a]. Die Vorstellungen, wie sie von JACOB und MONOD (1961a, b) aufgrund solcher Analysen entwickelt wurden, sind in Abb. 17 schematisch dargestellt. Die Strukturgene enthalten die genetische Information für die Aminosäuresequenz der betreffenden Proteine. Im Operator, der ebenfalls aus DNS besteht[363], findet andererseits der Beginn der Synthese einer RNS-Kette statt, und vermutlich verfügt der Operator außerdem über einen Mechanismus für die Auswahl einer der beiden DNS-Ketten als Matrize für die RNS-Synthese. Regulator-Gene schließlich liefern die genetische Information zur Synthese von Repressoren. Zwei solche Repressoren sind kürzlich aus mikrobiellen Systemen isoliert und als Proteine identifiziert worden[364]. Ein Repressor kann als solcher,

[360] DAVIDSON, NITOWSKY und CHILDS 1963.
[360a] MIGEON, DER KALOUSTIAN, NYHAN, YOUNG und CHILDS 1968.
[361] YUNIS 1965.
[362] MAAS und McFALL 1964, ATKINSON 1966, PITOT 1967, VOGEL und VOGEL 1967.
[362a] Übersicht bei EPSTEIN und BECKWITH 1968. [363] GILBERT und MÜLLER-HILL 1967.
[364] GILBERT und MÜLLER-HILL 1966, PTASHNE 1967a, b.

in freier Form, einen Operator und damit auch die zugehörigen Struktur-Gene inaktivieren, ist dazu jedoch nicht mehr befähigt, wenn er sich mit einer bestimmten niedermolekularen Substanz, z. B. einem regulatorischen Metaboliten, verbunden hat. Andere Repressoren dagegen sind erst nach Verbindung mit einer spezifischen, niedermolekularen Substanz zur Inaktivierung des Operators befähigt. Im ersten Fall wird es sich bei der niedermolekularen Substanz meist um das Substrat, im zweiten Fall dagegen um das Produkt der zu steuernden enzymatischen Reaktion handeln. Das Ausmaß der Reaktion wird somit durch die Syntheserate des beteiligten Enzymproteins, die Intensität der Enzymsynthese ihrerseits durch Regulation der Aktivität des entsprechenden Strukturgens bestimmt.

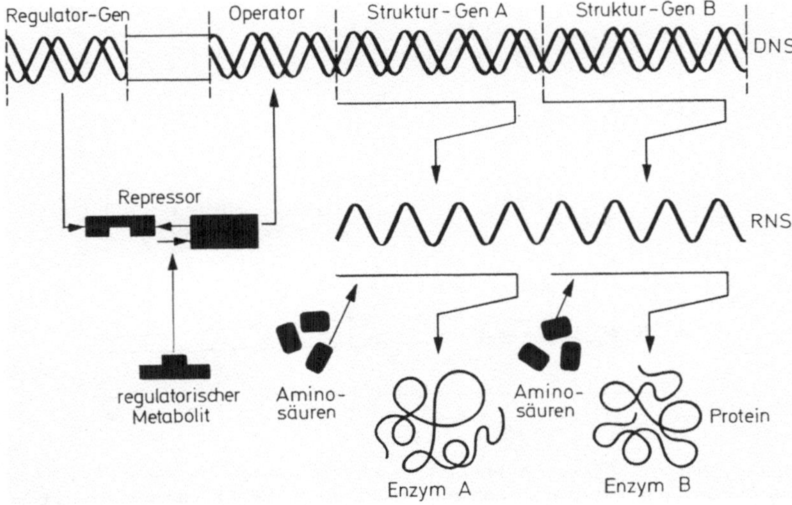

Abb. 17. *Das Regulationsmodell von* Jacob und Monod (1961a, b). (Nach Dellweg 1967)

An tierischen Zellen ist zur Zeit die Prüfung der Frage, ob die Regulation einer Enzymaktivität über die Steuerung der RNS-Synthese erfolgt, nur mit Hilfe von Hemmstoffen möglich. In Zellkulturen bewirkt beispielsweise der Zusatz von Glutamin eine Repression der Glutamintransferase. Die nach Entzug von Glutamin stattfindende Neusynthese des Enzyms wurde nicht nur durch p-Fluorphenylalanin, sondern auch durch 8-Azaguanin, einen Hemmstoff der RNS-Synthese, blockiert[365]. Allerdings ließ das kinetische Verhalten der neusynthetisierten RNS darauf schließen, daß die Verhältnisse nicht völlig denjenigen in Mikroorganismen zu vergleichen sind[366].

Der Mechanismus der Enzyminduktion durch Substanzen mit Substratcharakter ist besonders gründlich am Beispiel bestimmter Enzyme der Leber, wie Threonindehydrase und Ornithintransaminase, untersucht worden. Nach Fütterung von Ratten mit Caseinhydrolysat wurde eine starke Zunahme der Aktivität dieser Enzyme beobachtet, die sich jedoch durch Behandlung mit Actinomycin D unterdrücken ließ[367]. Auch die Erhöhung der Aktivität von Tyrosintransaminase in der Rattenleber nach Corticosteroidbehandlung der Versuchstiere beruht auf einem Anstieg der Syntheserate des Enzyms[368]. Die

[365] Paul und Fottrell 1963.
[366] Paul, Fottrell, Freshney, Jondorf und Struthers 1964.
[367] Pitot und Peraino 1964. [368] Kenney 1962a, b, c.

durch Cortison bewirkte Zunahme der Aktivität dieses Enzyms wie auch der Tryptophanpyrrolase wurde bei Verabreichung von Actinomycin D ebenfalls verhindert[369]. Daneben kam es bereits 30 min nach Injektion von Hydrocortison zu einer gesteigerten RNS-Synthese in den Zellkernen der Leber, während die Zunahme der Tyrosintransaminase erst nach weiteren 30 min erkennbar wurde[370]. In Kulturen von Hepatomzellen bewirkte andererseits Dexamethason eine Zunahme der Aktivität des Enzyms ohne nachweisbare Steigerung der RNS-Synthese[371]. Die Zunahme der Enzymaktivität ließ sich jedoch auch hier durch Actinomycin D blockieren (Abb. 18)[372]. Ebenso wurde der durch Corticosteroide induzierte Anstieg alkalischer Phosphatase in bestimmten Zellkulturen, beispielsweise in HeLa-Zellen, durch Zugabe von Actinomycin D verhindert[373].

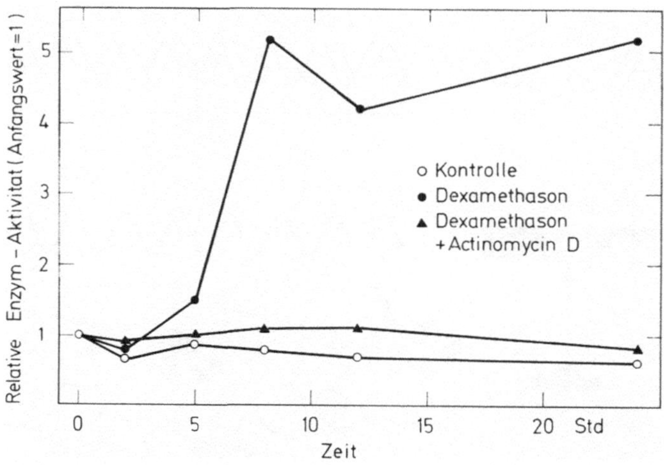

Abb. 18. *Induktion von Tyrosintransaminase durch Corticosteroid und ihre Blockierung durch Actinomycin D.* (Nach THOMPSON, TOMKINS und CURRAN 1966.) Kulturen von Zellen eines Rattenhepatoms wurden in An- oder Abwesenheit von Dexamethason-phosphat (0,01 mM) bzw. Actinomycin D (5 µg/ml) inkubiert. Zu den angegebenen Zeiten wurde die Aktivität der Tyrosin-α-ketoglutarat-Transaminase in den Zellen bestimmt

Die Beeinflußbarkeit durch Actinomycin D beschränkt sich nicht auf die Wirkung der Corticosteroide; die Effekte verschiedener weiterer Hormone werden ebenfalls durch diesen Hemmstoff unterdrückt. Auch andere Beobachtungen weisen auf die Rolle der RNS-Synthese bei Hormonwirkungen hin[374]. So verändert eine Behandlung mit verschiedenen Hormonen, wie Hydrocortison, Insulin, Thyroxin, Testosteron und Stilboestrol, die Zusammensetzung der sich rasch markierenden RNS in der Leber von Ratten[375]. Ferner kommt es in den Riesenchromosomen von Dipteren in den verschiedenen Entwicklungsstadien unter der Einwirkung von Hormonen zur Ausbildung von „Puffs" im Bereich spezifischer Genloci (CLEVER 1961, BECKER 1962).

Besonders interessant sind in diesem Zusammenhang neuere Untersuchungen über die Bindung von Oestrogenen im Rattenuterus. In diesem Organ wurde ein löslicher Faktor mit Proteincharakter als spezifischer Receptor für Oestrogene nachgewiesen[376]. Eine Zellfraktion, in der dieser Faktor offenbar enthalten ist,

[369] GREENGARD und ACS 1962, GREENGARD, SMITH und ACS 1963.
[370] KENNEY und KULL 1963. [371] GELEHRTER und TOMKINS 1967.
[372] THOMPSON, TOMKINS und CURRAN 1966. [373] GRIFFIN und COX 1966.
[374] Siehe KARLSON 1965. [375] KIDSON und KIRBY 1964.
[376] TOFT und GORSKI 1966, BAULIEU 1967, TOFT, SHYAMALA und GORSKI 1967, PUCA und BRESCIANI 1968, TALWAR, SOPORI, BISWAS und SEGAL 1968.

besitzt die Fähigkeit, in einem zellfreien System die RNS-Synthese zu hemmen. Durch Behandlung der Versuchstiere mit Oestrogen geht diese Fähigkeit jedoch verloren[377]. Es handelt sich somit um einen Faktor, der die gleichen Eigenschaften besitzt wie der für bakterielle Systeme postulierte Repressor. Nach Injektion von radioaktiv markiertem 17-β-Oestradiol in kastrierte weibliche Ratten kam es innerhalb weniger Minuten zu einer Bindung des Hormons an das Chromatin des Uterus[377a]. Das Chromatin des Uterus hormonbehandelter Versuchstiere zeigte im Vergleich zu Chromatin aus Kontrolltieren eine erhöhte Aktivität als Matrize für die Synthese von RNS[377b].

Eine Induktion oder Repression durch Metaboliten findet sich bei verschiedenen Enzymen, die an der Synthese von Nucleinsäure-Vorläufern beteiligt sind. In den meisten Fällen wurde allerdings die Beeinflussung durch Actinomycin D nicht untersucht. In E. coli wird die Synthese der für die Reaktionsschritte 1, 2 und 3 in Abb. 3a verantwortlichen Enzyme bei Anwesenheit von Uracil im Nährmedium gehemmt[378]. Eine Erhöhung der Aktivität von Aspartat-Transcarbamylase (Reaktion 1 in Abb. 3a) wurde auch in Zellkulturen nach Hemmung der Pyrimidinbiosynthese durch 6-Azauridin beobachtet[379]. In Zellkulturen führte die Senkung der intracellulären Konzentration von Thymidinphosphaten durch FUDR oder Amethopterin außerdem zu einer gesteigerten Synthese von Thymidinkinase[380]. Andererseits hatte auch der Zusatz von Thymidin zum Nährmedium eine Erhöhung der Thymidinkinaseaktivität zur Folge[381]. Zusatz von Adenin bewirkte eine Verminderung des für die Reaktion 2 in Abb. 4a verantwortlichen Enzyms[382].

b) Die Regulation von Enzymaktivitäten durch die Abbaugeschwindigkeit von m-RNS

Wie heute angenommen wird, ist die Halbwertzeit der m-RNS nicht für alle m-RNS-Typen gleich[383]. Allerdings beruhen Versuche zur Bestimmung solcher Halbwertzeiten auf der Verwendung von Actinomycin D. Da die Wirkung dieses Hemmstoffes dabei über mehrere Stunden verfolgt werden muß, sind die Resultate mit entsprechender Vorsicht zu deuten[384].

c) Die Regulation der ribosomalen Peptidsynthese

Neuere Untersuchungen haben ergeben, daß die Hemmung der Virusproduktion durch Interferon mit großer Wahrscheinlichkeit auf einer gestörten Wechselwirkung zwischen Ribosomen und viraler m-RNS beruht. Es besteht dabei eine Spezifität der Hemmung auf Virus-RNS, so daß nur noch die celluläre m-RNS für die Proteinsynthese verwendet wird[385]. Der Mechanismus dieser Spezifität ist allerdings zur Zeit noch nicht geklärt und aufgrund der heutigen Erkenntnisse auch schwer zu verstehen. Die Funktion der Ribosomen in der Peptidsynthese wird außerdem während der Mitose gehemmt[386], obschon funktionsfähige m-RNS erhalten bleibt[386a]. Schließlich ist auch die Hypothese zu erwähnen, wonach die Induktion und Repression von Enzymen nicht gemäß den Vorstellungen von Jacob und Monod (1961a, b) durch Regulation der RNS-Synthese, sondern

377 Talwar, Segal, Evans und Davidson 1964. 377a Teng und Hamilton 1968.
377b Teng und Hamilton 1968, Hamilton 1968. 378 Yates und Pardee 1957.
379 Ennis und Lubin 1963. 380 Eker 1966. 381 Weissmann, Smellie und Paul 1960.
382 Nierlich und McFall 1963. 383 Übersicht bei Pitot, Peraino und Lamar 1965.
384 Soeiro und Amos 1966.
385 Marcus und Salb 1966a, b, Carter und Levy 1967, Levy und Carter 1968.
386 Salb und Marcus 1965, Steward, Shaeffer und Humphrey 1968.
386a Hodge, Robbins und Scharff 1969.

durch eine Steuerung bei der Informationsübertragung von m-RNS auf Peptidketten erfolgen soll[387].

d) Die Regulation von Enzymaktivitäten durch die Abbaugeschwindigkeit der Enzymproteine

Ein instruktives Beispiel für diesen Regulationsmechanismus stellt die Tryptophanpyrrolase in der Rattenleber dar. Während nämlich — wie bereits besprochen — Corticosteroide die Geschwindigkeit der Enzymsynthese durch Stimulierung der Produktion entsprechender m-RNS erhöhen, bewirkt eine Verabreichung von Tryptophan an die Versuchstiere einen verminderten Abbau und damit eine verlängerte Halbwertzeit des Enzymproteins[388].

e) Die Regulation von Enzymaktivitäten durch „Feedback"-Hemmung

Der Regulationsmechanismus der „Feedback"-Hemmung beruht darauf, daß das Produkt einer enzymatischen Reaktionskette das Enzym hemmt, das den ersten oder zumindest einen frühen Schritt in dieser Reaktionskette katalysiert. Gelegentlich wird jedoch neben einer Hemmung auch eine Aktivierung durch bestimmte Metaboliten beobachtet. Im folgenden sollen einige Beispiele von „Feedback"-Mechanismen in der Purin- und Pyrimidinbiosynthese besprochen werden[388a].

Einer oder mehrere frühe Reaktionsschritte in der Purin-Biosynthese stehen offenbar unter „Feedback"-Kontrolle durch bestimmte Purinnucleotide. So führte ein Zusatz von Adenin, Hypoxanthin oder Guanin zu Suspensionen von Ehrlich-Ascites-Tumorzellen zur Hemmung eines der frühen, vor der Synthese von Formylglycinamid-ribosylphosphat liegenden Reaktionsschritte[389]. An Zellkulturen wurde gezeigt, daß diese „Feedback"-Hemmung nur möglich ist, falls die Zellen über die Enzyme für die Bildung von Purinnucleotiden aus freien Purinen verfügen[390]. In Übereinstimmung damit ließ sich in einem zellfreien System die enzymatische Synthese von Phosphoribosylamin durch ADP, ATP und weitere Purinnucleotide hemmen[391]. Die enzymatische Reduktion von Purin-ribosid- und Pyrimidin-ribosid-diphosphaten zu den entsprechenden Desoxyribosid-diphosphaten wird ferner durch eine ganze Reihe verschiedener Nucleotide zum Teil stimuliert, zum Teil gehemmt[392].

Auch in der Synthesereihe der Pyrimidine greifen „Feedback"-Mechanismen am Enzym an, das den ersten Reaktionsschritt katalysiert. So hemmen UMP und andere Pyrimidinverbindungen in Extrakten aus Ehrlich-Asciteszellen das an Reaktion 1 in Abb. 3a beteiligte Enzym[393], während das Enzym aus E. coli vor allem durch CTP gehemmt wird[394]. An diesem Beispiel ist die Kinetik der „Feedback"-Hemmung besonders gründlich untersucht worden. Aus den Ergebnissen geht hervor, daß das Enzymmolekül aus 2 „katalytischen" und 4 „regulatorischen" Untereinheiten zusammengesetzt ist, und daß CTP die Enzymaktivität durch Bindung an die regulatorischen Untereinheiten beeinflußt[395]. „Feedback"-Mechanismen beruhen offenbar darauf, daß der regulatorische Metabolit eine spezifische Bindung mit dem Enzymprotein eingeht. Diese Bindung hat eine Veränderung der Tertiärstruktur und einen Verlust der katalytischen Aktivität des Enzyms zur Folge. Enzyme, die einer „Feedback"-Kontrolle unterworfen sind,

[387] CLINE und BOCK 1966. [388] SCHIMKE, SWEENEY und BERLIN 1965.
[388a] Siehe auch Übersicht bei BLAKLEY und VITOLS 1968. [389] HENDERSON 1962.
[390] BROCKMAN und CHUMLEY 1965. [391] WYNGAARDEN und ASHTON 1959.
[392] REICHARD, CANELLAKIS und CANELLAKIS 1961, MORRIS, REICHARD und FISCHER 1963, MOORE und HURLBERT 1966, MURPHREE, MOORE und BEALL 1968.
[393] BRESNICK und HITCHINGS 1961. [394] GERHART und PARDEE 1962.
[395] GERHART und PARDEE 1964, GERHART und SCHACHMANN 1965.

verfügen also über die Fähigkeit zur allosterischen Umwandlung[396]. Auch durch Thymidinphosphate werden verschiedene Enzyme im Sinn einer „Feedback"-Hemmung in ihrer Aktivität beeinträchtigt. So ließ sich eine Hemmung der Desoxycytidin-phosphat-Desaminase (Reaktion 23 in Abb. 3b)[397], wie auch der Thymidinkinase[398] durch Thymidinphosphate erkennen.

Die „Feedback"-Hemmung stellt zwar einen sehr rasch arbeitenden Regulationsmechanismus dar, ist jedoch für die Zelle nicht sehr ökonomisch, weil ein Enzym synthetisiert und anschließend nur beschränkt verwendet wird. Der Mechanismus der Induktion und Repression von Enzymen durch Regulation der Synthese von m-RNS erlaubt andererseits nur eine langsame Anpassung an veränderte Verhältnisse, da ja ein einmal gebildetes Enzym seine Aktivität meist für längere Zeit beibehält. Dieser Mechanismus ist jedoch ökonomischer, werden doch m-RNS und Enzyme nur bei Bedarf synthetisiert. Die übrigen Regulationsmechanismen, mit Ausnahme des in Abschnitt II, D, 3, d, S. 60 besprochenen, liegen zwischen den beiden Extremen.

E. Beziehung zwischen Zellfunktion und Zellproliferation

Bei der Untersuchung von Regenerationsvorgängen und anderen Prozessen, an denen eine Zellvermehrung beteiligt ist, stellt sich immer die Frage, ob die Zellproliferation mit der Fortführung einer spezialisierten Zellfunktion vereinbar ist, oder aber eine „Entdifferenzierung" der beteiligten Zellen erfordert. Vielfach wird nämlich angenommen, daß Zellproliferation und spezifische Aktivität differenzierter Zellen gewissermaßen antagonistische Prozesse darstellen, die in einer Zelle nicht gleichzeitig ablaufen können. Die Theorie, wonach bei Regenerationsvorgängen eine Entdifferenzierung von Zellen notwendig sei, stammt vor allem aus Untersuchungen über die Regeneration ausgedehnter Körperteile an niederen Tieren. Beispielsweise bildet sich bei gewissen Amphibien nach Abtrennung einer Extremität zuerst ein Regenerationsblastem, dessen Zellen in morphologischer Hinsicht keine Differenzierung erkennen lassen. Trotz Abwesenheit faßbarer Differenzierungsmerkmale dürfen jedoch solche Zellen offenbar nicht frühembryonalen Zellen gleichgesetzt werden. So hatte eine Transplantation der Zellkerne aus Regenerationsblastemen von *Xenopus laevis* in Eizellen derselben Species eine Embryonalentwicklung zur Folge, die weit hinter derjenigen zurückstand, die sich nach Übertragung von Zellkernen aus Entoderm des Gastrulastadiums beobachten läßt[399].

Für Untersuchungen über die Beziehung zwischen Zellproliferation und -funktion stellen Zellkulturen ein nützliches Modellsystem dar. Im folgenden sollen einige ausgewählte Beispiele diskutiert werden, in denen eine spezifische Zellfunktion bei Züchtung der Zellen in vitro beibehalten wird. Als Zellfunktion dient in solchen Modellsystemen meist die Synthese eines spezifischen Produkts, das für die Erhaltung und Vermehrung der betreffenden Zelle nicht nötig ist. Unter den Bedingungen der Zellkultur kommt es im allgemeinen zu einer Begünstigung der Zellproliferation. In den meisten Fällen vermehren sich nämlich die differenzierten Zellen nicht und werden deshalb von anderen Zellen überwuchert. Außerdem hören aber Zellen in vitro unter Umständen auch auf, ihre spezifischen Funktionen auszuüben (Übersichten bei SCHINDLER 1965, GREEN und TODARO 1967).

396 MONOD, CHANGEUX und JACOB 1963.
397 F. MALEY und G. F. MALEY 1964, G. F. MALEY und F. MALEY 1964.
398 BREITMAN 1963, IVES, MORSE und POTTER 1963, BRESNICK, THOMPSON, MORRIS und LIEBELT 1964.
399 BURGESS 1967.

1. Pigmentproduktion durch proliferierende Zellen

Neben verschiedenen Befunden über einen Verlust der Pigmentproduktion in Zellkultur sind auch langfristige Kulturen von Melanomen der Maus[400, 401] sowie des Goldhamsters[402] beschrieben worden, in denen eine fortgesetzte Melaninsynthese stattfindet. In solchen Kulturen besteht im allgemeinen eine inverse Beziehung zwischen Melaninproduktion und Zellproliferation. In der Phase der auf eine Subkultur folgenden raschen Zellvermehrung enthalten die Zellen nur wenig Pigment, und erst nach Erreichen der stationären Phase steigt die Pigmentproduktion und die Zahl pigmentierter Zellen an[403]. Wird in solchen Kulturen durch Wahl entsprechender Kulturbedingungen die Zellproliferation verlangsamt, nimmt die Häufigkeit pigmentierter Zellen zu[404]. Eine inverse Beziehung zwischen Wachstumsrate in vivo und Pigmentierung wurde auch an 6 transplantierbaren Melanomzellinien des Goldhamsters gefunden, die durch Züchtung von Einzelzellen aus demselben ursprünglichen Melanom hervorgegangen waren[405].

Eine Verminderung des Pigmentgehalts bei rascher Zellvermehrung wurde ferner an Kulturen von Retinapigmentzellen und Irisepithel aus Hühnerembryonen beobachtet[406]. Retinapigmentzellen lassen sich indessen durch Variation der Kulturbedingungen, beispielsweise durch geeignete Zusätze zum Kulturmedium, so beeinflussen, daß eine Pigmentsynthese auch bei rascher Zellvermehrung stattfindet[407].

2. Synthese von Mucopolysacchariden und Kollagen durch proliferierende Bindegewebszellen

Sehr viele Zelltypen in Zellkultur produzieren Kollagen, wobei allerdings das Ausmaß dieser Syntheseleistung je nach untersuchter Zellinie sehr verschieden sein kann[408]. Relativ große Mengen von Kollagen finden sich vor allem in Kulturen von Zellen des Binde- und Stützgewebes[409]. Zugleich synthetisieren diese Zellen auch beträchtliche Mengen von Mucopolysacchariden[410]. In Kulturen bestimmter menschlicher Zelltypen ist Ascorbinsäure für die Synthese von Kollagen notwendig oder stimuliert diese zum mindesten. Hyaluronsäure dagegen wird auch in Abwesenheit von Ascorbinsäure produziert[411]. An einer genetisch einheitlichen, aus einer einzelnen Zelle hervorgegangenen Zellinie ließ sich eine Synthese sowohl von Hyaluronsäure als auch von Kollagen nachweisen[412]. Offenbar kann also ein und dieselbe Zelle beide Syntheseleistungen vollbringen.

Kulturen von Rattenfibroblasten zeigten bei schneller Zellvermehrung eine intensive Synthese saurer Mucopolysaccharide, bei langsamer Zellvermehrung dagegen war diese Syntheseleistung nur gering[413]. Mit zunehmender Zelldichte nahm nicht nur die Proliferationsrate, sondern auch die Produktion saurer Mucopolysaccharide ab (Tabelle 2)[414]. Andererseits wurde in Kulturen menschlicher embryonaler Fibroblasten durch 17-β-Oestradiol die Zellproliferation gehemmt, die Produktion saurer Mucopolysaccharide dagegen gefördert[415].

[400] Hu und Lesney 1964. [401] Yasumura, Tashjian und Sato 1966.
[402] Moore, Lehner, Kikuchi und Less 1962. [403] Moore 1964, Hu 1965.
[404] Moore, Mount, Tara und Schwartz 1963, Ponomaryova und Balashova 1964.
[405] Gray und Pierce 1964. [406] Doljansky 1930, Whittaker 1963, 1967.
[407] Cahn und Cahn 1966, Coon und Cahn 1966.
[408] Green und Goldberg 1965, Green, Goldberg und Todaro 1966.
[409] Goldberg, Green und Todaro 1963, Castor und Muirden 1964.
[410] Grossfeld, Meyer und Godman 1955, Castor 1957, 1959.
[411] Green und Goldberg 1964b, Shimizu, McCann und Keech 1965.
[412] Green und Hamerman 1964. [413] Morris 1960.
[414] Davidson 1963. [415] Ozzello 1964.

Tabelle 2. *Syntheserate saurer Mucopolysaccharide (SMPS) und Proliferationsrate von Bindegewebszellen in Kultur* (DAVIDSON 1963)

Zeitintervall	Zellzahl $\times 10^{-6}$		Verdoppelungszeit der Zellzahl	Syntheserate der SMPS
Tage	Beginn	Ende	Std	mg/10^{10} Zellen $\times$ Std
0—1	0,92	1,97	22,6	7,62
1—2	1,97	3,04	29,5	0,58
2—3	3,04	3,77	38,5	0,24

Die Produktion metachromatischer Knorpelsubstanz durch Chondroblasten bzw. Chondrocyten von Hühnerembryonen in Zellkultur ist ebenfalls stark von den Kulturbedingungen abhängig. Selbst nachdem eine Zellvermehrung während längerer Zeit unter Fehlen dieser Syntheseleistung stattgefunden hat, läßt sich durch Rückkehr zu geeigneten Bedingungen eine Synthese erneut induzieren[416]. Die hochgradige Abhängigkeit der Knorpelproduktion von den Kulturbedingungen ist vermutlich für die widersprüchlichen Ergebnisse über die Beziehung zwischen Zellfunktion und -vermehrung in diesem System verantwortlich. Dem Befund, daß sich eine Markierbarkeit der Zellen durch Thymidin-^{3}H und eine solche durch Sulfat-^{35}S gegenseitig ausschließen[417], steht die Beobachtung gegenüber, wonach sich unter geeigneten Bedingungen ungefähr ein Viertel der Zellen in Knorpelzellkolonien durch Thymidin-^{3}H und Sulfat-^{35}S markieren läßt[418].

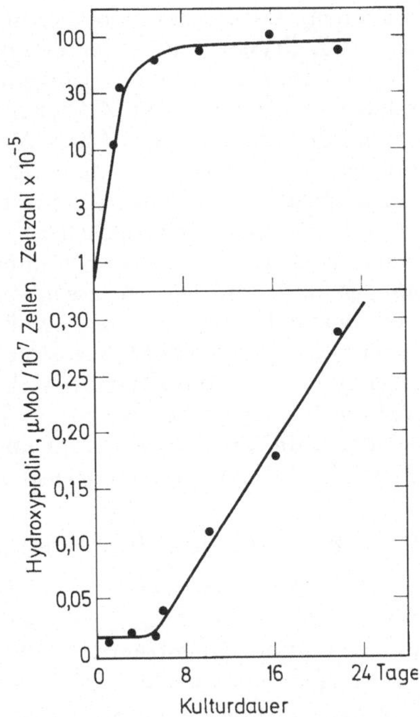

Abb. 19. *Zellproliferation und Kollagensynthese in Kulturen von Bindegewebszellen.* (Nach GREEN und GOLDBERG 1963.) In Kulturen von Mäusefibroblasten wurden zu den angegebenen Zeiten die Zellzahl sowie der Gehalt an Hydroxyprolin (als Maß für den Kollagengehalt) bestimmt

In Fibroblastenkulturen menschlichen und murinen Ursprungs setzt die Synthese von Kollagen im wesentlichen erst nach Erreichen der stationären Phase ein (Abb. 19)[419]. Dieser Befund erklärt sich teilweise aus der Beobachtung, daß ein Zusatz von Lactat die Produktion von Kollagen stimuliert[420]. Allerdings konnte an synchronen Kulturen verschiedener Species gezeigt werden, daß im Laufe des Teilungscyclus die Kollagensynthese während der S-Phase nicht herabgesetzt ist[421]. Das Ausmaß der Kollagensynthese äußert sich auch in der Ultrastruktur der kultivierten Fibroblasten. Während der Periode rascher Zellproliferation, in der praktisch keine Kollagensynthese stattfindet, fehlen den Zellen ein gut entwickeltes Ergastoplasma und Golgi-System, und erst nach Erreichen der stationären Phase läßt sich ein ausgeprägtes granuläres und glattes Ergastoplasma erkennen[422].

416 COON 1966. 417 ABBOTT und HOLTZER 1966. 418 CAHN und LASHER 1967.
419 GREEN und GOLDBERG 1963, 1964a. 420 GREEN und GOLDBERG 1964a.
421 DAVIES, PRIEST und PRIEST 1968. 422 GOLDBERG und GREEN 1964.

3. Rhythmische Kontraktion von Herzmuskelzellen in Kultur

In Primärkulturen aus Herzmuskel von Ratten[423] und Hühnerembryonen[424] treten kurze Zeit nach der Explantation rhythmische Kontraktionen der Zellen auf. die sich während mehrerer Wochen verfolgen lassen. Gleichzeitig findet auch eine Zellvermehrung statt. Die Vorstellung, daß in diesem System Zellproliferation und -funktion miteinander vereinbar sind, konnte durch die Beobachtung bestätigt werden, daß sich Herzmuskelzellen von neugeborenen Ratten mitotisch teilen, ohne ihre rhythmischen Kontraktionen zu unterbrechen[425].

Zusammenfassend lassen die Ergebnisse der Untersuchungen an Zellkulturen erkennen, daß Zellproliferation und spezialisierte Zellfunktion zumindest bei gewissen Zelltypen und unter geeigneten Bedingungen durchaus miteinander vereinbar sind. Im intakten Organismus findet sich allerdings häufig eine Proliferation relativ undifferenzierter Zelltypen, und die Zellen nehmen dabei erst gegen Abschluß der proliferativen Phase Merkmale einer ausgeprägten Differenzierung an. Solche Verhältnisse herrschen offenbar vor allem dann vor, wenn die Ausübung einer spezifischen Funktion durch die proliferierenden Zellen für den Gesamtorganismus nicht erforderlich ist, z. B. während der Embryonalentwicklung der Nervenzellen[426] oder bei bestimmten cyclisch verlaufenden Regenerationsvorgängen, z. B. an der Uterusschleimhaut[427]. Während sich der Funktionszustand von Zellen in vitro oft biochemisch durch Messung der Produktionsrate eines spezifischen Zellprodukts erfassen läßt, werden für die Beurteilung des Differenzierungsgrades von Zellen innerhalb des intakten Organismus meist morphologische Kriterien herangezogen. Dabei darf indessen das Auftreten von Eigenschaften, die für Zellwachstum und Zellteilung typisch sind, nicht ohne weiteres einem Verlust von Differenzierungsmerkmalen gleichgesetzt werden.

F. Biochemische Vorgänge während des Zellteilungscyclus

Die DNS-Synthese ist in tierischen Zellen auf einen bestimmten Abschnitt der Interphase beschränkt und von der Mitose durch eine prä- und postmitotische Phase (G_2 und G_1) getrennt[428]. Obwohl außerordentlich große Unterschiede in der Generationszeit verschiedener Zelltypen bestehen, variiert die Dauer der DNS-Synthese (S-Phase) nur in relativ engen Grenzen, darf indessen auch nicht als konstant betrachtet werden[429]. Die mit der Regulation der DNS-Synthese während des Teilungscyclus zusammenhängenden Probleme sind bereits diskutiert worden (Abschnitt II, A, 3). Im folgenden sollen einige weitere biochemische Aspekte des Zellteilungscyclus besprochen werden[430].

Die Zunahme cellulärer und cytoplasmatischer RNS erstreckt sich über die gesamte Interphase. Der Gehalt der Zellen an nucleärer RNS bleibt dagegen während des Teilungscyclus mehr oder weniger konstant[431]. Vergleichende Bestimmungen an Kulturen normaler und neoplastischer Zellen ließen andererseits in normalen Zellen eine gute Korrelation zwischen nucleärer RNS und DNS erkennen[432], während diese Korrelation für neoplastische Zellen wesentlich weniger ausgeprägt war[433]. In synchronen HeLa-Zellkulturen ließ sich ein ausgeprägter

[423] HARARY und FARLEY 1963. [424] HALLE 1963.
[425] MARK und STRASSER 1966. [426] SASAKI und BÜCHNER 1966.
[427] KRONE und RICKERS 1967, RICKERS und KRONE 1967.
[428] HOWARD und PELC 1953, LAJTHA, OLIVER und ELLIS 1954, PAINTER und DREW 1959, STANNERS und TILL 1960.
[429] CAMERON und GREULICH 1963, CAMERON 1964, PILGRIM und MAURER 1965.
[430] Siehe auch BASERGA 1965. [431] ZETTERBERG 1966b.
[432] SEED 1966a, b. [433] SEED 1966c, d.

Anstieg der RNS-Syntheserate vor allem im Laufe der ersten Hälfte der S-Phase erkennen[433a]. Diese Zunahme der Syntheserate erstreckt sich auf verschiedene RNS-Typen sowohl des Zellkerns wie des Cytoplasmas[433b].

An Zellkulturen wurde nach Synchronisierung durch FUDR der Einbau von Hypoxanthin-^{14}C in RNS gemessen. Es ergab sich ein Minimum der RNS-Syntheserate während der S-Phase[434]. Untersuchungen an synchronen Zellpopulationen, die durch Abtrennung der mitotischen Zellen von der Gesamtpopulation erhalten wurden, zeigten andererseits eine progressive Zunahme der Einbaurate von markiertem Uridin in die RNS im Laufe der Interphase[435]. Während der Mitose ist die RNS-Synthese sehr stark herabgesetzt[436]. Durch Einwirkung antimitotischer Substanzen, wie Colchicin oder Vinblastin, auf Zellkulturen kommt es infolge der Metaphasen-Blockierung zu einer weitgehenden Unterdrückung der RNS-Synthese[437].

Die Rate des Einbaus markierter Aminosäuren in Protein nimmt im Lauf der Interphase von Zellen in Kultur um den Faktor von ungefähr 2 zu[438]. Für die cytoplasmatischen Proteine wurde eine Zunahme vor allem während der G_1-Phase, für die Kernproteine dagegen während der S- und G_2-Phase gefunden. Bilanzstudien führten zu der Annahme, daß während der S-Phase Proteine im Cytoplasma synthetisiert und in den Kern transportiert werden[439]. Durch Verwendung von markiertem Lysin ließ sich nachweisen, daß die Histon-Synthese im Cytoplasma stattfindet und gleichzeitig mit der DNS-Synthese einsetzt. Durch Hemmstoffe für die DNS-Synthese wurde auch die Synthese von Histonen beeinträchtigt[440].

Mit Hilfe von Hemmstoffen für die RNS- und Proteinsynthese wurde gezeigt, daß gegen Ende der Interphase ein oder mehrere Proteine synthetisiert werden, die für den Ablauf der Mitose notwendig sind. Die Synthese dieser Proteine ist von einer RNS-Synthese abhängig. So bewirkte Puromycin in Kulturen menschlicher Zellen eine Verlängerung der G_2-Phase, und ca. 1 Std nach Zusatz des Hemmstoffes kam es zu einem Abfall der Mitosetätigkeit[441]. In Kulturen von Nierenrindenzellen des Kaninchens verhinderte Actinomycin D in relativ hohen Konzentrationen den Eintritt in die Mitose, falls es in der späten S-Phase oder früher zugesetzt wurde. Puromycin dagegen vermochte noch bei Zusatz in der späten G_2-Phase die Zellteilung zu unterdrücken[442]. Zu ähnlichen Ergebnissen führten Versuche an Kulturen aus Ovarien des chinesischen Hamsters[443]. In HeLa-Zellen scheint andererseits ein gegenüber Actinomycin D empfindlicher Prozeß ungefähr 7 Std vor der Mitose stattzufinden[444]. Puromycin hemmt den Eintritt in die Mitose menschlicher Amnionzellen in Kultur, falls es 30—60 min vor der Mitose zugesetzt wird. Für die Wirkung von Actinomycin D in hohen Konzentrationen fand sich beinahe die gleiche Abhängigkeit vom Zeitpunkt der Zugabe[445].

Bei der Interpretation dieser Ergebnisse muß berücksichtigt werden, daß die beobachteten Effekte auf der Verwendung von Hemmstoffen beruhen, und daß Actinomycin D den Kulturen zum Teil in recht hohen Konzentrationen zugesetzt

[433a] Pfeiffer und Tolmach 1968. [433b] Pfeiffer 1968.
[434] Reiter und Littlefield 1964.
[435] Terasima und Tolmach 1963b, Scharff und Robbins 1965.
[436] Feinendegen, Bond, Shreeve und Painter 1960, J. H. Taylor 1960a, Feinendegen und Bond 1963, Konrad 1963, Errera und Brunfaut 1964, Newsome 1966, Doida und Okada 1967.
[437] Prescott und Bender 1962, Johnson und Holland 1965.
[438] Zetterberg und Killander 1965. [439] Zetterberg 1966a.
[440] Robbins undBorun 1967. [441] E. W. Taylor 1963.
[442] Kishimoto und Lieberman 1964. [443] Tobey, Petersen, Anderson und Puck 1966.
[444] Mueller und Kajiwara 1966b. [445] Donnelly und Sisken 1967.

wurde. Außerdem bleibt die Frage offen, ob die für die Mitose erforderlichen Proteine während des ganzen Teilungscyclus synthetisiert werden, jedoch eine kurze Halbwertzeit aufweisen, oder ob eine Synthese dieser Proteine und vermutlich der entsprechenden m-RNS nur in bestimmten Abschnitten des Teilungscyclus erfolgt. Schließlich ist auch nicht auszuschließen, daß durch die Hemmstoffe die Bildung eines in der späten G_2-Phase benötigten Proteins verhindert wird.

III. Regulation und Ablauf biochemischer und cellulärer Vorgänge während Regenerationsprozessen

Regenerative Vorgänge finden sich in der gesamten Tierwelt (s. Übersicht bei LÜSCHER 1955). Im allgemeinen ist die Fähigkeit einer Species, Schäden durch Regenerationsprozesse zu beheben, um so größer, je niedriger die Stellung der betreffenden Species in der phylogenetischen Reihe ist. Bei Säugetieren sind die Möglichkeiten einer Regeneration schon recht beschränkt, und die Regeneration beispielsweise eines ganzen Kopfes ist undenkbar. Bei niederen Tieren sind die oft ausgedehnten regenerativen Aktivitäten dadurch charakterisiert, daß neben einer Zellproliferation auch sehr ausgeprägte morphogenetische Vorgänge und Differenzierungsprozesse ablaufen. Dies ist vom morphologischen Gesichtspunkt aus zwar sehr faszinierend, erschwert aber wegen der Vielzahl der an der Regeneration beteiligten Gewebe und Organe eine biochemische Analyse. Für biochemische Untersuchungen wäre vielmehr eine Regeneration wünschenswert, die durch synchrone Proliferation einer einzigen Zellart zustande kommt. Die Zellproliferation sollte zudem nach Möglichkeit in einem Gewebe stattfinden, das aus einer einzigen Zellart besteht, und das sich vor Einsetzen des Regenerationsstimulus in Proliferationsruhe befindet. Offensichtlich ist diese Forderung bei niederen Tieren ausgesprochen schlecht erfüllt.

Selbst unter den für niedere Tiere typischen komplexen Verhältnissen ist indessen oft eine Hemmung der Regeneration durch Substanzen zu beobachten, die sich aus dem entfernten, zu regenerierenden Körperteil extrahieren lassen und vermutlich in diesem gebildet werden. So hemmen Extrakte der Pharynxregion die Regeneration des Pharynx von Planarien[446]. Extrakte der Kopfregion unterdrücken die Regeneration des Gehirns[447], wobei jedoch die Regeneration der Augen weiter stattfinden kann[448]. In *Tubularia* hemmen Extrakte des distalen Teils die Regeneration des distalen Teils, Extrakte aus proximalen Körperabschnitten die Regeneration proximaler Anteile[449]. Trypsinbehandlung hebt die Wirkung dieser Extrakte auf[450]. Extrakte aus *Tubularia*-Hydranten hemmen die Regeneration von Hydranten[451]. Die Funktion solcher Hemmfaktoren besteht offenbar darin, die Bildung eines Organs zu verhindern, das im Tier bereits vorhanden ist.

Im folgenden sollen einige besonders gut untersuchte Beispiele von Regenerationsprozessen besprochen werden. Für experimentell-biochemische Untersuchungen sind vor allem reparative oder kompensatorische Regenerationsvorgänge geeignet. Dabei ist es von Vorteil, wenn der die Regeneration auslösende Schaden rasch gesetzt werden kann. Physiologische Regenerationsvorgänge, die dauernd ablaufen, wie die Erythropoiese, sowie cyclische Regenerationsvorgänge, die im allgemeinen hormonal gesteuert werden, haben sich für solche Untersuchungen als weniger brauchbar erwiesen. Auch einige Modellsysteme in vitro

[446] WOLFF, LENDER und ZILLER-SENGEL 1964, ZILLER-SENGEL 1967.
[447] LENDER 1960, WOLFF, LENDER und ZILLER-SENGEL 1964.
[448] LENDER 1956. [449] ROSE und POWERS 1966.
[450] ROSE 1966. [451] TARDENT und EYMANN 1959.

werden diskutiert, die einer Regeneration in vivo in mancher Hinsicht vergleichbar sind und sich durch besonders übersichtliche Verhältnisse auszeichnen.

Die erste Gruppe von Beispielen umfaßt Regenerationsvorgänge, die offenbar durch lokale Faktoren gesteuert werden, wie die Regeneration von Epithelien. So kommt es nach Setzen einer Wunde nur in der näheren Umgebung zu einer vermehrten Proliferationstätigkeit des Epithels, während Epithelien, die von der Wunde weiter entfernt sind, vom Regenerationsstimulus nicht betroffen werden. Ein ähnliches Verhalten zeigen Zellkulturen in vitro, die der Kontaktinhibition der Zellvermehrung unterworfen sind. Die zweite Gruppe von Beispielen ist dadurch gekennzeichnet, daß durch die Regeneration eine Wiederherstellung der Gesamtmasse des betreffenden Organs innerhalb des Organismus angestrebt wird. Hierzu gehört die Regeneration der Leber und vermutlich auch der Niere. Diesen Prozessen läßt sich als Modellsystem in vitro die Zellproliferation in Primärkulturen von Nierenzellen zuordnen.

A. Die Regeneration von Oberflächenepithelien

Epithelien sind durch eine dauernde physiologische Regeneration gekennzeichnet[452]. In der Epidermis verläuft sie im allgemeinen in einer Dimension. Nach Setzen einer Wunde kommt es jedoch zu einer reparativen Regeneration in zwei weiteren Dimensionen. In der Epidermis können offenbar Zellen nicht nur in der G_1-, sondern auch in der G_2-Phase längere Zeit in Proliferationsruhe verbringen[453]. Ob es sich hierbei um eine auf die Epidermis beschränkte Ausnahme handelt, ist noch nicht zu übersehen.

Über die biochemischen Prozesse bei der Regeneration der Epidermis ist wenig bekannt. An Ratten wurde der Stoffwechsel im Bereich von Wunden nach Excision von Hautstücken bis zur Fascie untersucht[454]. Die Ergebnisse sind jedoch wegen der größeren Zahl beteiligter Gewebe schwer zu interpretieren. Andererseits hat sich die Epidermis als nützliches Modellsystem für die Untersuchung der stofflichen Faktoren, die für die Steuerung der Proliferationstätigkeit verantwortlich sind, erwiesen. Bei Mäusen wurde an der Epidermis der Ohren durch Bestimmung der Akkumulation von Metaphasen nach Verabreichung von Colcemid festgestellt, daß sowohl die Mitoseaktivität als auch die Mitosedauer einem Tagesrhythmus unterliegen. Eine hohe Mitoserate, verbunden mit raschem Durchlaufen der Mitose, ist für die Tageszeit typisch, während der die Tiere schlafen[455]. Der Tagesrhythmus wurde auf Tagesschwankungen im Adrenalinspiegel der Tiere zurückgeführt. Er ließ sich durch Adrenalektomie aufheben, und es kam zu einer erhöhten Mitoserate und verminderten Mitosedauer[456]. Injektion von Adrenalin in schlafende Mäuse hatte dagegen den umgekehrten Effekt.

Experimente an Stücken von Mäuseohr in vitro[457] ergaben, daß die Proliferationshemmung durch das Zusammenwirken von Adrenalin mit einem weiteren Faktor zustande kommt, der sich aus Epidermis extrahieren läßt und wahrscheinlich auch in dieser synthetisiert wird. Dieser Faktor wird als Chalon (eine hormonähnliche Substanz mit Hemmwirkung) bezeichnet und besitzt offenbar Proteincharakter[458]. Adrenalin als niedermolekulare Substanz wirkt sozusagen als Cofaktor. Chalon allein oder Adrenalin allein waren unter geeigneten Versuchsbedingungen unwirksam, und erst das Zusammenwirken beider Faktoren führte

452 Oehlert und Th. Büchner 1961. 453 Gelfant 1962, 1963.
454 Williamson und Fromm 1955, Williamson und Guschlbauer 1961a, b, Guschlbauer und Williamson 1963, Williamson und Guschlbauer 1963.
455 Bullough und Laurence 1966. 456 Bullough und Laurence 1961.
457 Bullough und Laurence 1964a, b.
458 Bullough, Hewett und Laurence 1964, Boldingh und Laurence 1968.

zur Hemmung der Mitosetätigkeit in der Epidermis (Tabelle 3). Extrakte aus anderen Organen zeigten diese Wirkung nicht oder in wesentlich geringerem Ausmaß. Dagegen beeinflußte der Epidermisextrakt auch die Epithelien von Cornea und Oesophagus. Der Hemmeffekt auf die epidermale Mitosetätigkeit ließ sich ebenfalls nach Injektion eines Extrakts in lebende Versuchstiere nachweisen[459]. In anderen Untersuchungen dagegen[460] wurde durch Injektion eines epidermalen Extrakts in Mäuse nur die Mitoserate, nicht aber die Mitosedauer beeinflußt. Die DNS-Synthese in der Ratten-Epidermis in vitro blieb unter der Einwirkung von Chalon in Kombination mit Adrenalin während mindestens 2 Std unverändert[460a].

Tabelle 3. *Akkumulation von Mitosen durch Colcemid in der Epidermis von Mäuseohren in vitro. Wirkung einer Behandlung mit Adrenalin (2,5 μg/ml) und Epidermisextrakt (EA)* (BULLOUGH und LAURENCE 1964a)

Zusätze zum Kulturmedium				Mitosen (Zahl/cm × 7 μ) 10 h
0—1 h	1—5 h	5—6 h	6—10 h	
—	EA	—	Colcemid	7,9 ± 0,85
—	EA	Adrenalin	Colcemid	6,7 ± 0,24
—	EA	—	Colcemid + EA	6,7 ± 0,41
—	EA	Adrenalin	Colcemid + EA	3,1 ± 0,43

Es wurde die Vermutung geäußert, daß der lokale Abfall in der Konzentration von Chalon im Anschluß an eine Verletzung der Epidermis als Signal für die Steigerung der Mitosetätigkeit dient[461]. Adrenalin beeinflußt offenbar in diesem System die Proliferationstätigkeit im Sinn einer Modulation. Da die Wirkung eines Faktors, der die Proliferation von Epithelien reguliert, örtlich beschränkt bleiben sollte, ist es eigentlich erstaunlich, daß sich eine Hemmung der Mitosetätigkeit auch nach Injektion epidermaler Extrakte beobachten ließ. Die Frage nach der physiologischen Funktion des in den Extrakten enthaltenen Faktors bei Regenerationsprozessen der Epidermis kann deshalb wohl noch nicht endgültig beantwortet werden. Eine lokal beschränkte stoffliche Wirkung an der Epidermis konnte andererseits nachgewiesen werden: Nach Excision eines Hautstücks auf einer Seite des Ohres von Mäusen kam es zu einer Zellproliferation in der Epidermis auf der der Wunde gegenüberliegenden Seite[462]. Diese Proliferationstätigkeit ließ sich durch Überdecken der Wunde mit einem Transplantat hemmen[463]. Auch der zeitliche Verlauf des Einbaus von Thymidin-^{3}H und der Mitosetätigkeit im Linsenepithel von Kaninchen nach einer kleinen mechanischen Verletzung weist auf eine lokal diffundierende Substanz als Informationsträger hin: Ausgehend vom Ort der Schädigung ließen sich konzentrische Wellen von DNS-Synthese und nachfolgender Mitose erkennen[464].

Von Interesse ist der kürzliche Befund, wonach sich in einem Plattenepithel-Carcinom des Kaninchens einerseits Chalon nachwiesen ließ, andererseits Chalon auch dessen Mitosetätigkeit herabsetzte[464a]. Falls das epidermale Chalon trotz fehlender Wirkung auf die DNS-Synthese[464b] eine wesentliche Rolle bei der Regulation der Zellproliferation in der Epidermis spielt, müßten demnach die Unterschiede zwischen normalen und neoplastischen Zellen zumindest beim untersuchten Carcinom ausschließlich quantitativer Natur sein.

[459] BULLOUGH und LAURENCE 1966. [460] IVERSEN, AANDAHL und ELGJO 1965.
[460a] BADEN und SVIOKLA 1968. [461] BULLOUGH und LAURENCE 1960.
[462] BULLOUGH und LAURENCE 1960. [463] FINEGOLD 1965.
[464] HARDING und SRINIVASAN 1961. [464a] BULLOUGH und LAURENCE 1968.
[464b] BADEN und SVIOKLA 1968.

B. Die proliferative und stationäre Phase von Zellkulturen

1. Kontaktinhibition der Zellvermehrung und Kontaktinhibition der Zellbewegung

Der Begriff der Kontaktinhibition wurde ursprünglich für eine Hemmung der Zellbewegung auf der Glasoberfläche eines Kulturgefäßes geprägt: Bei gegenseitiger Berührung von Zellen wird die Beweglichkeit in der Richtung zur anderen Zelle gehemmt und damit das Übereinanderkriechen von Zellen und die Bildung mehrzelliger Schichten verhindert[465]. Durch Mikrokinematographie konnte gezeigt werden, daß der Kontakt zwischen den Zellen für die Hemmung der Zellbewegung verantwortlich ist[466]. Die Kontaktinhibition der Zellbewegung äußert sich in der Tendenz zur gleichmäßigen Belegung einer Oberfläche durch Zellkulturen sowie im Auseinanderstreben von Zellen, die sich in Kultur nahe beieinander befinden[467]. Neben der Kontaktinhibition der Zellbewegung läßt sich auch eine Kontaktinhibition der Zellvermehrung beobachten: Nach Bildung einer einzelligen Schicht findet, trotz häufigem Wechsel des Nährmediums, keine Zellvermehrung mehr statt. Die Kontaktinhibition der Zellbewegung ist allerdings derjenigen der Zellvermehrung nicht gleichzusetzen[468].

Die Kontaktinhibition der Zellvermehrung hat besonderes Interesse im Zusammenhang mit der neoplastischen Transformation von Zellkulturen gefunden, wie sie z. B. durch onkogene Viren hervorgerufen wird. Transformierte Zellen zeichnen sich nämlich meist durch einen Verlust der Kontaktinhibition aus, so daß nicht mehr eine einfache Zellschicht ("Monolayer"), sondern Zellhaufen gebildet werden. Der Verlust der Kontaktinhibition in diesen Zellen ist von einer Zunahme der Mucopolysaccharide auf der Zelloberfläche begleitet[469]. Es muß jedoch betont werden, daß das Fehlen der Kontaktinhibition kein allgemein gültiges Merkmal für neoplastische Zellen darstellt. Die Kontaktinhibition der Zellvermehrung ist auch mit einer Hemmung der DNS-Synthese verbunden. So lassen sich in Kolonien von Zellen in Kultur nur die am Rand der Kolonie liegenden Zellen mit Thymidin-^{3}H markieren[470].

Im folgenden soll ausschließlich die Kontaktinhibition der Zellvermehrung besprochen werden. Dabei werden jedoch auch Suspensionskulturen berücksichtigt, in denen nach Erreichen der sog. Plateauphase, trotz häufigem Wechsel des Nährmediums, keine Zellvermehrung mehr stattfindet[471]. Ebenfalls in „Monolayer"-Kulturen tritt die Kontaktinhibition der Zellvermehrung bei großem Überschuß der Nährlösung meist erst nach Erreichen einer höheren Zelldichte ein[472]. Ferner wurde beschrieben, daß in Zellkulturen von Mäusefibroblasten, deren Zellvermehrung infolge der Kontaktinhibition aufgehört hat, ein Wechsel des Nährmediums einem kleinen Teil der Zellpopulation erlaubt, einen weiteren Teilungscyclus zu durchlaufen[473]. Bei einem anderen Zellstamm murinen Ursprungs kam es im Anschluß an einen Wechsel der Nährlösung sogar zu einer Verdoppelung der Zellzahl innert etwa 48 Std[473a]. Diese Befunde lassen vermuten, daß die Kontaktinhibition auf der Wirkung eines Faktors beruht, der auf kurze Distanz diffundieren kann. Ein solcher, offenbar von den Zellen ins Medium abgegebener Faktor konnte denn auch nachgewiesen werden[473b]. Andererseits wurde der Befund, daß die Zellzahl bei Erreichung der stationären Phase von der

[465] ABERCROMBIE und HEAYSMAN 1954.
[466] ABERCROMBIE und AMBROSE 1958. [467] ABERCROMBIE und GITLIN 1965.
[468] MACIEIRA-COELHO 1967b, Diskussion bei STOKER und RUBIN 1967.
[469] DEFENDI und GASIC 1963. [470] FISHER und YEH 1967.
[471] GLINOS, WERRLEIN und PAPADOPOULOS 1965.
[472] STOKER, SHEARER und O'NEILL 1966. [473] TODARO, LAZAR und GREEN 1965.
[473a] YOSHIKURA, HIROKAWA und YAMADA 1967. [473b] YEH und FISHER 1969.

Serumkonzentration abhängt, dahin interpretiert, daß im Serum ein stimulierender Faktor enthalten sei[473c]. Dieser wurde angereichert, und seine physikalisch-chemischen Eigenschaften gestatten die Annahme, daß es sich um ein Protein handelt. Bei Inkubation serumhaltigen Mediums mit entsprechenden Zellkulturen war der Faktor nach einiger Zeit nicht mehr nachweisbar[473d].

2. Wechselwirkung zwischen verschiedenen Zelltypen

Für die Analyse der Mechanismen der Kontaktinhibition sind Versuche an gemischten Kulturen aus normalen, der Kontaktinhibition unterworfenen Zellen und durch Polyomavirus transformierten Zellen aufschlußreich. Die transformierten Zellen, die in reiner Kultur keine Kontaktinhibition der Zellvermehrung zeigten, wurden in gemischten Kulturen in ihrer Proliferation gehemmt[474]. Diese Ergebnisse lassen vermuten, daß in den transformierten Zellen nicht der „Receptor" für das die Kontaktinhibition auslösende Signal fehlt, sondern daß offenbar die Fähigkeit der Zellen zur Abgabe der postulierten, auf kurze Distanz diffundierbaren und für die Hemmwirkung verantwortlichen Substanz verlorengegangen ist. Autoradiographische Versuche ergaben, daß sich die Hemmung der DNS-Synthese auf die in direktem Kontakt mit normalen Zellen stehenden transformierten Zellen beschränkte[474a]. In vielen Fällen allerdings ließen sich neoplastische Zellen, die in reiner Kultur keine Kontaktinhibition aufweisen, bei Züchtung in Gegenwart normaler, der Kontaktinhibition unterworfener Zellen nicht hemmen[474b]. Auch Kulturen diploider menschlicher Fibroblasten und diploider menschlicher Amnionzellen zeigen eine Kontaktinhibition der Zellvermehrung. In Mischkulturen aus diesen beiden Zelltypen dagegen wurde eine höhere Zelldichte als in den entsprechenden einheitlichen Kulturen erreicht[475]. Offenbar wurde also bei Kontakt zwischen diesen Zellen verschiedenen Ursprungs die Zellvermehrung nicht gehemmt. In der Frage der Kontaktinhibition zwischen verschiedenartigen Zelltypen können deshalb wohl zur Zeit keine endgültigen Schlußfolgerungen gezogen werden.

3. Biochemische Vorgänge in Zellkulturen beim Ein- und Austritt aus der stationären Phase

In Kulturen von Mäusefibroblasten befinden sich während der durch die Kontaktinhibition bedingten stationären Phase praktisch alle Zellen in der G_1-Phase des Teilungscyclus. Beim Austritt aus der stationären Phase muß eine DNS-Synthese erfolgen, bevor die Zellen die Mitose durchlaufen können[476]. Untersuchungen an Kulturen menschlicher Fibroblasten weisen andererseits darauf hin, daß eine große Zahl von Zellen durch die Kontaktinhibition in der G_2-Phase angehalten wird[477]. Die biochemischen Vorgänge beim Austritt aus der durch Kontaktinhibition bedingten stationären Phase wurden besonders eingehend am Mäusefibroblasten-Zellstamm 3T3 untersucht. Bei diesem wird durch Zugabe von frischem, serumhaltigem Nährmedium ein kleiner Anteil der Zellen veranlaßt, von der G_1-Phase ausgehend einen weiteren Teilungscyclus zu durchlaufen[478]. Inner-

[473c] HOLLEY und KIERNAN 1968.
[473d] TODARO, MATSUYA, BLOOM, ROBBINS und GREEN 1967, HOLLEY und KIERNAN 1968.
[474] STOKER 1964, BOREK und SACHS 1966, STOKER, SHEARER und O'NEILL 1966.
[474a] STOKER 1967.
[474b] MACINTYRE und PONTEN 1967, EAGLE, LEVINE und KOPROWSKI 1968.
[475] EAGLE und LEVINE 1967.
[476] NILAUSEN und GREEN 1965, TODARO, LAZAR und GREEN 1965.
[477] MACIEIRA-COELHO, PONTÉN und PHILIPSON 1966, MACIEIRA-COELHO 1967a.
[478] TODARO, LAZAR und GREEN 1965.

halb der ersten 30 min nach Zugabe von frischem Medium erfolgt eine etwa zehnfache Zunahme der RNS-Syntheserate der Kulturen. Etwas später kommt es zu einer ausgeprägten Steigerung der Protein-Synthese. Eine erhöhte DNS-Syntheserate wurde im Zeitraum von 12 bis ca. 30 Std und ein Maximum der Mitosetätigkeit ca. 30 Std nach Zugabe des frischen Mediums beobachtet (Abb. 20). Ein Verweilen der Zellen in frischem Nährmedium während 5—6 Std genügte zur Auslösung der die Zellproliferation vorbereitenden cellulären Prozesse. Wurde dagegen das frische Nährmedium nach kürzeren Zeitintervallen durch gebrauchtes ersetzt, fand die DNS-Synthese in den Kulturen nur in vermindertem Ausmaß statt. Somit stellt die in den ersten Stunden erhöhte RNS-Synthese zwar eine frühe, wenn nicht die erste Stoffwechselveränderung nach Zusatz frischen Nähr-

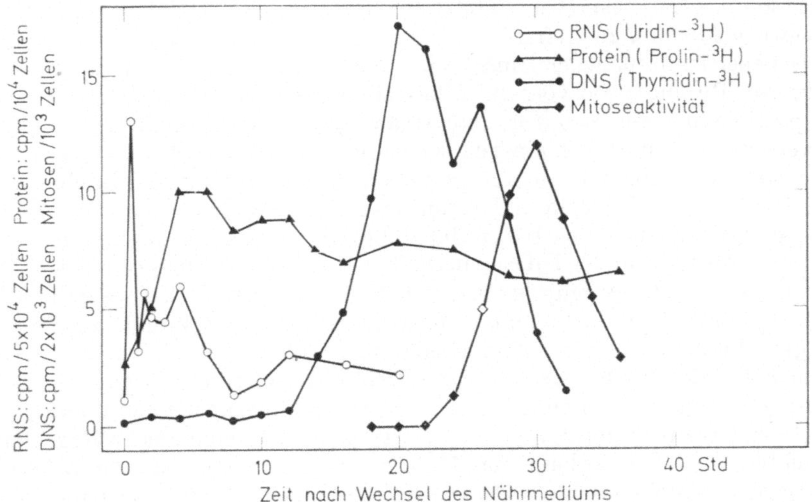

Abb. 20. *Die Syntheserate von RNS, Protein, DNS und die Mitoseaktivität in Kulturen des Zellstamms 3T3 nach Wechsel des Nährmediums.* (Nach TODARO, LAZAR und GREEN 1965.) Die RNS-Syntheserate wurde durch Inkubation mit Uridin-^{3}H (0,1 μC) während 20 min, die Proteinsyntheserate durch Inkubation mit Prolin-^{3}H (5 μC) während 60 min, die DNS-Syntheserate durch Inkubation mit Thymidin-^{3}H während 20 min bestimmt

mediums dar, ist jedoch für die Auslösung der weiteren Prozesse noch nicht ausreichend. Dieser frühe Anstieg der RNS-Syntheserate betrifft alle RNS-Klassen[479]. Es wird also in der frühen Phase nicht oder nicht ausschließlich eine spezifische m-RNS gebildet.

Beim Eintritt von Zellkulturen in die durch Kontaktinhibition bedingte stationäre Phase erfolgt eine Abnahme der Syntheserate von DNS, RNS und in geringerem Ausmaß von Protein. Außerdem kommt es zu einer Auflösung der Polyribosomen in einzelne ribosomale Partikeln[480]. Aus Untersuchungen an Fibroblastenkulturen von Hühnerembryonen geht hervor, daß unter der Einwirkung der Kontaktinhibition vor allem die Synthese von „Messenger"- und Transfer-RNS vermindert ist[481]. An menschlichen Zellen des KB-Stammes in Kultur wurde beobachtet, daß in der stationären Phase die ribosomale RNS verschwindet, wobei die RNS beider ribosomalen Untereinheiten betroffen ist. Dafür tritt neben der Transfer-RNS eine neue RNS mit niedriger Sedimentationskonstante auf, die

479 BLOOM, TODARO und GREEN 1966.
480 LEVINE, BECKER, BOONE und EAGLE 1965.
481 BECKER 1967.

jedoch die gleiche Basenzusammensetzung wie die ribosomale RNS aufweist[482]. Diese Befunde deuten auf eine Depolymerisation der ribosomalen RNS während der stationären Phase von Zellkulturen hin. An diploiden menschlichen Zellen in Kultur fand sich während der durch Kontaktinhibition ausgelösten stationären Phase eine stark verminderte Synthese der Transfer- sowie der ribosomalen RNS[482a].

C. Die Regeneration der Leber

Die Regeneration der Leber hat seit vielen Jahren großes Interesse beansprucht. Diesem Thema ist denn auch eine größere Zahl älterer und neuerer Übersichtsarbeiten gewidmet[483]. Es erscheint deshalb gerechtfertigt, hier nur bestimmte Gesichtspunkte zu besprechen und auch hinsichtlich biochemischer Vorgänge eine gewisse Auswahl zu treffen.

Die Leber ist in mancher Hinsicht für biochemische Untersuchungen über den Ablauf von Regenerationsvorgängen besonders geeignet. Sie besitzt eine einheitliche parenchymatöse Struktur und ist aus relativ wenig Zelltypen aufgebaut. Andererseits enthält jedoch ein Teil der parenchymatösen Zellen zwei oder mehr Kerne oder aber einen Kern mit polyploidem DNS-Gehalt. Dadurch wird die kinetische Analyse der Zellproliferation erschwert. An Mäusen wurde beispielsweise gezeigt, daß nach partieller Hepatektomie das Lebergewicht und die Gesamtmenge an DNS in der Leber innerhalb von 8 Tagen die ursprünglichen Werte erreichen, während die Zahl der Kerne parenchymatöser Zellen wesentlich langsamer zunimmt[484]. Auch kommt es nach partieller Hepatektomie zu einer ausgeprägten Verminderung der Zahl zweikerniger Zellen[485].

Die Leber der Ratte zeichnet sich durch eine Aufteilung in gut abgegrenzte Lappen aus. Durch einen einfachen chirurgischen Eingriff können ungefähr zwei Drittel des Organs entfernt werden. Anschließend wird eine rasche Regeneration beobachtet, so daß innerhalb von 1—3 Wochen die ursprüngliche Lebermasse wieder erreicht ist[486]. Auch die Gesamtzahl der Zellen in der Leber nähert sich in dieser Zeit dem ursprünglichen Wert[487]. Für eine experimentelle Analyse der Regenerationsvorgänge in der Leber ist eine partielle Hepatektomie geeigneter als die Anwendung von Lebergiften, wie Thioacetamid oder Tetrachlorkohlenstoff. Diese toxischen Substanzen wirken nämlich auf alle Leberzellen ein, so daß die Regenerationsphänomene nicht mehr an ungeschädigten Zellen untersucht werden können. Im allgemeinen wird bereits 24 Std nach partieller Hepatektomie eine ausgeprägte Mitosewelle beobachtet[488]. Dabei setzen DNS-Synthese und Mitosetätigkeit in den parenchymatösen Zellen früher ein als in den Gallengangsepithelien und den Gefäßendothelien (Abb. 21)[489]. Dieser Befund legt die Vermutung nahe, daß der Proliferationsstimulus zunächst auf die Parenchymzellen einwirkt. Die Proliferation der übrigen Zellen dürfte demnach ein sekundäres Phänomen sein, das die Wiederherstellung der ursprünglichen Gewebsarchitektur zum Ziel hat. Allerdings läßt sich die Möglichkeit nicht ausschließen, daß die vorbereitenden Prozesse zwischen Einsetzen des Proliferationsstimulus und Beginn der DNS-

[482] COLOBERT und LOUISOT 1964, COLOBERT, LOUISOT, BONNOT und BOCQUET 1966.
[482a] RHODE und ELLEM 1968.
[483] HARKNESS 1957, GLINOS 1958, WEINBREN 1959, HARKNESS 1961, BUCHER 1963, MAC DONALD, ROGERS und PECHET 1963, BUCHER 1967.
[484] YOKOYAMA, WILSON, TSUBOI und STOWELL 1953.
[485] WILSON, STOWELL, YOKOYAMA und TSUBOI 1953.
[486] HIGGINS und ANDERSON 1931. [487] BRUES, DRURY und BRUES 1936.
[488] BRUES und MARBLE 1937, s. auch Übersicht bei STEINER, PERZ und TAICHMAN 1966.
[489] ABERCROMBIE und HARKNESS 1951, GRISHAM 1962, OEHLERT, HÄMMERLING und BÜCHNER 1962, EDWARDS und KOCH 1964, FABRIKANT 1968.

Synthese in den Gallengangsepithelien und Gefäßendothelien länger dauern als in den parenchymatösen Zellen.

Die Parenchymzellen zeigen bereits früh nach partieller Hepatektomie ultrastrukturelle Veränderungen, die im Sinn einer Entdifferenzierung gedeutet wurden[490]. Es scheint jedoch, daß diese Veränderungen vor dem Eintritt in die Mitose wieder rückgängig gemacht werden[491]. Die Zellproliferation ist also offenbar mit einer für die differenzierte Leberzelle charakteristischen Ultrastruktur ver-

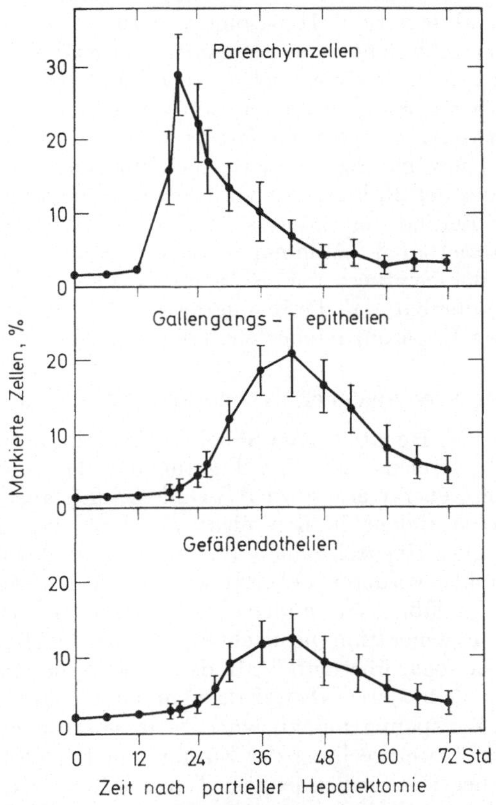

Abb. 21. *DNS-Synthese in Parenchymzellen, Gallengangsepithelien und Sinusendothelien der Rattenleber nach partieller Hepatektomie.* (Nach GRISHAM 1962.) Die Versuchstiere wurden zu den angebenen Zeiten mit Thymidin-^{3}H injiziert und 2 Std später getötet

einbar. Während der DNS-Synthese lassen sich indessen sowohl lichtoptisch[492] als auch elektronenmikroskopisch[493] kurzdauernde Veränderungen der Cytoplasmastruktur erkennen.

1. Vergleich der Regeneration mit der Carcinogenese

Nach Verabreichung bestimmter chemischer Carcinogene läßt sich an Versuchstieren eine rasche Entwicklung von Hepatomen beobachten. Die Verhältnisse bei der experimentellen Carcinogenese sind jedoch von denjenigen nach partieller Hepatektomie in mancher Hinsicht verschieden. Ein Carcinogen wirkt nämlich

[490] BECKER und LANE 1965, LANE und BECKER 1966. [491] LANE und BECKER 1967.
[492] OEHLERT, HÄMMERLING und BÜCHERN 1962. [493] LANE und BECKER 1967.

auf alle Leberzellen ein und führt in diesen zu bestimmten morphologischen[494] und biochemischen[495] Veränderungen. Jedoch erfährt nur ein verschwindend kleiner Teil der Leberzellpopulation eine neoplastische Umwandlung. Die biochemischen Veränderungen in der gesamten Leber spiegeln somit kaum die Vorgänge wider, die bei der Entstehung neoplastischer Zellen ablaufen.

Sobald das Hepatom makroskopisch erkennbare Ausmaße angenommen hat, wird ein biochemischer Vergleich von Hepatomgewebe mit normalem Lebergewebe möglich. Für vergleichende Untersuchungen sind vor allem die transplantierbaren „Minimal deviation"-Hepatome von Interesse, die sich durch sehr geringe biochemische Abweichungen gegenüber normalem Lebergewebe auszeichnen. Die biochemische Analyse solcher Hepatome eröffnet die Möglichkeit, auf die für den neoplastischen Charakter verantwortliche biochemische Veränderung zu stoßen[496]. Diese Arbeitsrichtung betrifft jedoch nicht mehr die Biochemie der neoplastischen Umwandlung, sondern die Biochemie der neoplastischen Zelle — ein Thema, das den Rahmen der vorliegenden Übersicht sprengen würde. Hierbei ist wohl der Befund von Interesse, daß eine partielle Hepatektomie an Tieren mit transplantierbaren „Minimal deviation"-Hepatomen eine vorübergehende Steigerung der Synthese von RNS und DNS im Hepatom zur Folge hat[497]. Dies bedeutet offenbar, daß die Regulationsmechanismen für die Steuerung der DNS-Synthese im Hepatom mindestens teilweise noch wirksam sind.

2. Die Wirkung verschiedener Regenerationsstimuli auf die Leber

Wird statt der bei $^2/_3$-Hepatektomie üblichen Entfernung des medianen und linken vorderen Leberlappens nur eine Ligatur der die beiden Lappen versorgenden Portalvene, Leberarterie sowie des Gallenganges ausgeführt, kommt es zu einer Proliferationstätigkeit in den nicht abgebundenen Leberlappen, die derjenigen nach partieller Hepatektomie kaum nachsteht. Wird andererseits der den medianen und linken vorderen Leberlappen versorgende Ast der Portalvene allein unterbunden, so läßt sich in den Leberlappen mit erhaltener Portalblutversorgung eine Regeneration beobachten, die der nach $^2/_3$-Hepatektomie gleichwertig ist oder sie sogar übertrifft[498]. In den Leberlappen mit unterbundener Portalblutversorgung bleibt der DNS-Gehalt während 3 Tagen unverändert, und es kommt in dieser Zeitspanne nur zu einer Nekrose geringen Ausmaßes. Die Beobachtung, daß die Unterbrechung der Zufuhr von Portalblut zu einem Teil der Leber eine Regeneration in demjenigen Teil der Leber auszulösen vermag, dessen Portalblutversorgung erhalten ist, bestätigt frühere Befunde an Ratten[499] und an Kaninchen[500]. Die Unterbindung der Portalblutzufuhr zum medianen und vorderen linken Leberlappen der Ratte während nur 10 min hat eine DNS-Synthese annähernd gleichen Ausmaßes im übrigen Lebergewebe zur Folge wie eine dauernde Unterbindung[501]. Versuche, in denen die Dauer einer solchen Unterbindung variiert wurde, haben — wie weiter unten ausgeführt — eine eingehendere Analyse der Zusammenhänge zwischen Regenerationsstimulus und biochemischen Prozessen während der Leberregeneration ermöglicht.

Auch nach wiederholter partieller Hepatektomie ließen sich eine Regeneration der Leber und eine Wiederherstellung beinahe der gesamten ursprünglichen Lebermasse beobachten[502]. Ein deutlich gesteigerter Einbau von markiertem Thymidin kam indessen nur dann zustande, wenn mindestens ca. 10% der Leber

[494] BÜCHNER 1961, MÖLBERT, HILL und BÜCHNER 1962.
[495] Siehe Übersicht bei REID 1962. [496] Siehe z. B. MORRIS 1963, PITOT 1964, POTTER 1964.
[497] WHEELER, ALEXANDER, HILL und MORRIS 1966. [498] WEINBREN und TARSH 1964.
[499] STEINER und MARTINEZ 1961. [500] ROUS und LARIMORE 1920.
[501] LIEBERMAN und SHORT 1965. [502] SIMPSON und FINCKH 1963.

entfernt wurden[503]. Der Prozentsatz DNS-synthetisierender Zellen ebenso wie die Einbaurate von markiertem Thymidin zeigten eine Abhängigkeit vom Anteil der entfernten Lebermasse. Andererseits war nach subtotaler Hepatektomie der Einbau von $^{32}PO_4$ in die DNS wie auch die Mitoseaktivität gegenüber den Verhältnissen nach $^2/_3$-Hepatektomie verzögert[504].

Die Wirkung einer vermehrten Portaldurchblutung ohne partielle Hepatektomie wurde ebenfalls untersucht. Am Huhn besteht eine Anastomose zwischen Vena cava posterior und Vena portae. Eine Unterbindung der Vena cava posterior oberhalb der Anastomose führte nur zu einer sehr geringen Erhöhung der Mitosetätigkeit in der Leber. Ähnliche Verhältnisse wurden am Hund durch Einführung der Vena cava posterior in die Portalvene künstlich hergestellt (umgekehrte Eck-Fistel). Die dadurch erzeugte erhöhte Leberdurchblutung bewirkte jedoch keine erhöhte Mitosetätigkeit in diesem Organ[505]. Auch die Hypothese, daß eine ausschließlich im Portalblut enthaltene Substanz für die Regeneration der Leber notwendig sei, ist mit Hilfe experimentell-chirurgischer Methoden geprüft worden. An Hunden wurde gleichzeitig eine partielle Hepatektomie, eine Einführung der Portalvene in die Vena cava (portocavaler Shunt) sowie ein Anschluß des Portalkreislaufs der Leber an eine arterielle Blutversorgung aus der Aorta durchgeführt. Unter diesen Verhältnissen kam eine normale Regeneration der Leber zustande. Wurde jedoch die partielle Hepatektomie nur mit einem portocavalen Shunt verbunden und so die portale Blutversorgung der Leber unterbrochen, blieb die Regeneration der Leber aus[506]. Andererseits hatte eine Unterbrechung der Portalblutzufuhr zum rechten hinteren Leberlappen von Ratten mit anschließender Entfernung des medianen und des linken vorderen Lappens eine Gewichtszunahme auch des rechten hinteren Lappens zur Folge[507]. Nach portocavaler Transposition am Hund fand im Anschluß an eine partielle Hepatektomie ebenfalls eine nahezu normale Regeneration statt[508]. Diese Ergebnisse erlauben den Schluß, daß die Versorgung mit Portalblut an sich für die Regeneration der Leber nicht notwendig ist. Eine erhöhte Portaldurchblutung allein löst offenbar keine oder nur eine geringe Zellproliferation aus; anderseits scheint ohne ausreichende Portaldurchblutung eine Leberregeneration im allgemeinen nicht möglich zu sein.

Im Gegensatz zur Unterbindung der Portalvene hatte eine Ligatur des Gallengangs eine Proliferation vor allem von Bindegewebszellen im Bereich der Gallenwege zur Folge[509]. Wurde eine Ligatur nur des linken Gallengangs vorgenommen, ließ sich in den Leberlappen mit ungehemmtem Galleabfluß nur eine geringe Zellproliferation feststellen[510]. Auch wurde die Regeneration der Leber nach partieller Hepatektomie durch die Ligatur der Gallenwege nicht verhindert[511].

3. Humorale Faktoren als auslösende Agentien für die Leberregeneration

In vielen Arbeiten wurde die Mitosetätigkeit der Leber nach Übertragung von Serum sowohl normaler als auch hepatektomierter Versuchstiere in normale oder hepatektomierte Versuchstiere untersucht. Für alle 4 Versuchsanordnungen wurden von verschiedenen Autoren einander widersprechende Resultate mitgeteilt (s. Übersicht bei Goss 1964, Kapitel 8). Die Ergebnisse lassen also keine endgültigen Schlußfolgerungen zu. Aus neuerer Zeit liegen dagegen Beobachtungen über die Wirkung einer Kreuztransfusion[512] sowie einer Austauschtransfusion

[503] MacDonald, Rogers und Pechet 1962, Bucher und Swaffield 1964.
[504] Weinbren und Woodward 1964, Weinbren und Taghizadeh 1965.
[505] Thomson und Clarke 1965. [506] Fisher, Russ, Updegraff und Fisher 1954.
[507] Weinbren 1955. [508] Child, Barr, Holswade und Harrison 1953.
[509] MacDonald und Pechet 1961. [510] Fakan, Kropackova, Sirlová und Magrot 1966.
[511] Binet und Molimard 1966. [512] Moolten und Bucher 1967.

vor[513], aus denen mit Sicherheit auf die Existenz humoraler Faktoren geschlossen werden kann, und die weiter unten ausführlich besprochen werden sollen. Die Wirkung humoraler Faktoren wurde auch in vitro an Explantaten von Gewebsstücken regenerierender, fetaler oder normaler Rattenleber geprüft. Dabei ergab sich, daß Serum partiell hepatektomierter Ratten, nicht aber Serum normaler Ratten, den Einbau von $^{32}PO_4$ in das Gewebe stimuliert[514]. Allerdings ist der Einbau von anorganischem Phosphat als ein relativ unspezifisches Kriterium anzusehen und eine Beziehung zu proliferativen Prozessen nicht erwiesen.

Auch die Ergebnisse von Parabioseversuchen an Ratten, wobei einer der Parabiosepartner einer partiellen Hepatektomie unterzogen wurde, sind nicht einheitlich. Ein Teil der Befunde weist auf eine Stimulierung der Mitosetätigkeit[515] und auf eine Zunahme der Zellzahl und des Feuchtgewichts der Leber im nicht hepatektomierten Parabiosepartner[516] hin. Die Ergebnisse anderer Untersuchungen lassen indessen keine signifikanten Effekte erkennen[517].

In einer weiteren Versuchsanordnung wurden die löslichen Serumkomponenten von Ratten durch wiederholte Blutentnahme, Waschen der Erythrocyten in isotonischer NaCl-Lösung und Reinjektion der gewaschenen Erythrocyten entfernt. Diese Behandlung löste eine gewisse Mitosetätigkeit[518] wie auch eine Zunahme der Zahl DNS-synthetisierender Zellen[519] in der Leber aus. Ferner wurde eine Hemmung der Mitosetätigkeit in der Leber partiell hepatektomierter Versuchstiere nach intraperitonealer Injektion von Leberhomogenaten[520] und von Lebermaceraten[521] sowie eine Hemmung der DNS-Synthese in der Leber durch histonhaltige Fraktionen aus verschiedenen Organen[522] beschrieben. In anderen Untersuchungen dagegen konnte keine solche Hemmung beobachtet werden[523]. Auch wurde über eine Stimulierung der Mitosetätigkeit in regenerierender Leber[524] sowie normaler Leber[525] durch Injektion von Leberhomogenaten berichtet. Diese widersprüchlichen Ergebnisse lassen sich möglicherweise dadurch erklären, daß die tageszeitlichen Schwankungen der Mitoseaktivität in den verschiedenen Untersuchungen nicht in gleicher Weise berücksichtigt wurden[526].

Besonders aufschlußreich sind die Ergebnisse von Versuchen an Ratten, in denen ein Teil der Leber bei Unterbrechung der ursprünglichen Blutzufuhr, aber unter Erhaltung des Galleabflusses autotransplantiert wurde[527]. Im Anschluß an eine partielle Hepatektomie der nicht transplantierten Leber fanden sich auch im Autotransplantat ein Einbau von Thymidin-^{3}H und eine Mitosetätigkeit in einem Ausmaß von ungefähr $^2/_3$ derjenigen im nicht transplantierten Anteil der Leber (Abb. 22)[528]. Aus diesen Befunden geht hervor, daß Portalblut oder eine gesteigerte Durchblutung der Leber für die Regeneration nicht notwendig sind. Ähnliche Resultate wurden mittels Autotransplantation von Lebergewebe an das Mesorchium erhoben[529], einer Versuchsanordnung, die auch eine zuverlässige Unterbrechung der nervösen Versorgung der Leber gewährleistet.

Die Existenz eines oder mehrerer für die Leberregeneration verantwortlicher humoraler Faktoren ist somit heute gut gesichert. Solche Faktoren lassen sich aber

[513] GRISHAM, LEONG, ALBRIGHT und EMERSON 1966.
[514] WRBA, RABES, RIPOLL-GOMEZ und RANZ 1962, WRBA und RABES 1963, RABES 1967.
[515] CHRISTENSEN und JACOBSEN 1949, BUCHER, SCOTT und AUB 1951.
[516] WENNEKER und SUSSMANN 1951.
[517] ROGERS, SHAKA, PECHET und MACDONALD 1961, ALSTON und THOMSON 1963, FISHER, FISHER und SAFFER 1963.
[518] GLINOS und GEY 1952, GLINOS 1960. [519] SUDWEEKS und HILL 1967.
[520] STICH und FLORIAN 1958, STICH 1960, BADE und LLANOS 1962. [521] SAETREN 1956.
[522] SLUYSER, THUNG und EMMELOT 1965. [523] CHRISTENSEN und JACOBSEN 1949.
[524] BADE, BORDIN und LLANOS 1963. [525] BLOMQVIST 1957. [526] LLANOS 1963.
[527] GRISHAM, LEONG und HOLE 1964. [528] LEONG, GRISHAM, HOLE und ALBRIGHT 1964.
[529] VIROLAINEN 1964.

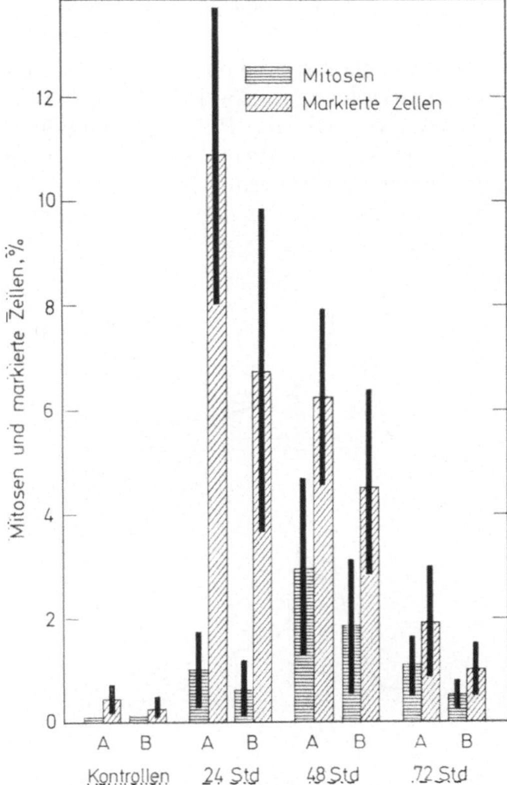

Abb. 22. *Mitoseaktivität und DNS-Synthese in ortsständiger Leber und Leber-Autotransplantaten von Ratten nach partieller Hepatektomie.* (Nach LEONG, GRISHAM, HOLE und ALBRIGHT 1964.) Zur Bestimmung des Anteils DNS-synthetisierender Zellen wurde den Versuchstieren zu den angegebenen Zeiten nach partieller Hepatektomie Thymidin-^{3}H injiziert. A: Ortsständige Leber, B: Leber-Autotransplantat

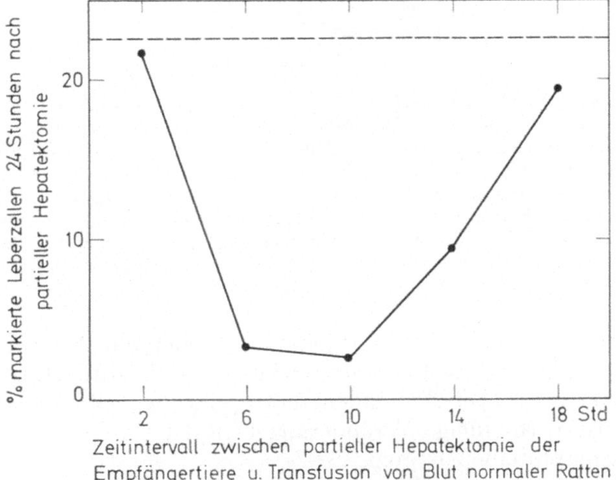

Abb. 23. *Wirkung der Transfusion von Blut normaler Ratten auf die Thymidin-^{3}H-Markierung der Leber partiell hepatektomierter Empfängertiere: Einfluß des Zeitintervalls zwischen partieller Hepatektomie und Transfusion.* (Nach GRISHAM, LEONG, ALBRIGHT und EMERSON 1966.) Die Markierung mit Thymidin-^{3}H erfolgte 24 Std nach der Operation. Gestrichelte Linie: Kontrollen (keine Transfusion)

offenbar nur durch Autotransplantation von Lebergewebe oder durch Kreuz- bzw. Austauschtransfusion zuverlässig nachweisen. Die früher aufgestellte Hypothese von GLINOS (1958), wonach die Plasmaproteinkonzentration für die Steuerung der Leberregeneration verantwortlich sei, ist in dieser allgemeinen Form sicher nicht gültig, indem die Änderung in der Konzentration der Plasmaproteine nach einer Hepatektomie viel zu langsam erfolgt[530] und ohnehin nur

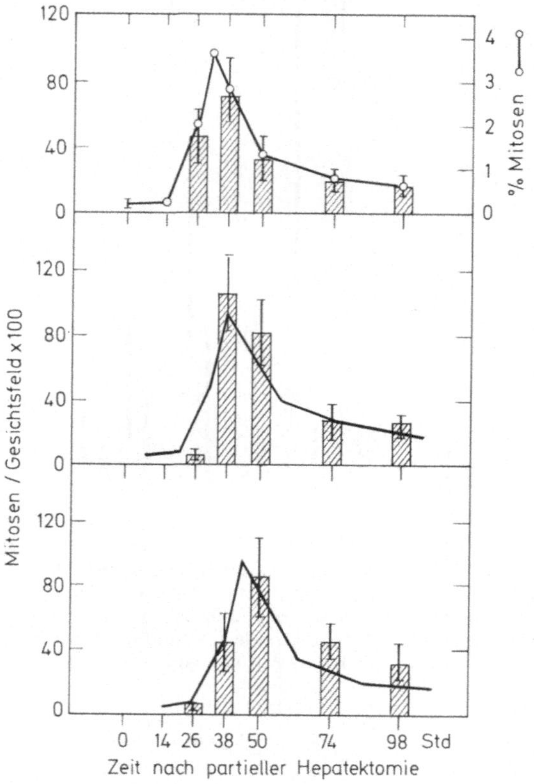

Abb. 24. *Beeinflussung der Mitosetätigkeit in der Leber partiell hepatektomierter Ratten durch Austauschtransfusion mit Blut normaler Ratten.* (Nach GRISHAM, LEONG, ALBRIGHT und EMERSON 1966.) Oben: Ohne Transfusion. Mitte: Eine Austauschtransfusion 6 Std nach partieller Hepatektomie. Unten: Je eine Austauschtransfusion 6 und 12 Std nach partieller Hepatektomie. — Die gemessenen Werte sind durch Säulen dargestellt. Die im oberen Diagramm durch offene Kreise dargestellten Werte stammen aus entsprechenden, umfangreicheren Versuchen; die sich daraus ergebende Kurve ist im mittleren und unteren Diagramm um 6 bzw. 12 Std verschoben: Es läßt sich eine gute Übereinstimmung mit den gemessenen Werten erkennen

relativ gering ist[531]. So war auch die Injektion von menschlichem Serumalbumin in partiell hepatektomierte Ratten ohne Wirkung auf die Mitoseaktivität und die Gewichtszunahme der Leber[531a]. Zudem hatte eine partielle Hepatektomie an Ratten nur relativ geringfügige Veränderungen in der prozentualen Zusammensetzung der Plasmaproteine zur Folge[531b].

Die Ergebnisse der Versuche mit Hilfe der Austauschtransfusion[532] lassen — obwohl bisher nicht bestätigt[533] — gewisse weitere Schlüsse hinsichtlich der humo-

[530] Siehe bei BRAUER 1963. [531] ROBERTS und WHITE 1949, BLECH 1967.
[531a] SIMMONS und BOYLE 1969. [531b] DE LAMIRANDE und CANTERO 1952.
[532] GRISHAM, LEONG, ALBRIGHT und EMERSON 1966. [533] MOOLTEN und BUCHER 1967.

ralen Faktoren zu. Das Blut normaler oder hepatektomierter Ratten hatte keinen Einfluß auf die Mitosetätigkeit der Leber normaler Ratten, während Blut normaler Ratten die DNS-Synthese und Mitosetätigkeit in der Leber partiell hepatektomierter Ratten verzögerte. Der Effekt der Austauschtransfusion kam nicht zustande, wenn sie 2 Std nach partieller Hepatektomie vorgenommen wurde, war dagegen annähernd maximal bei Durchführung 6 Std nach partieller Hepatektomie (Abb. 23). Eine zweite Austauschtransfusion 12 Std nach Hepatektomie führte zu einer weiteren Verzögerung der Mitosetätigkeit der Leber (Abb. 24). Die Ergebnisse der Transfusion von Blut hepatektomierter Ratten in andere hepatektomierte Ratten sind ebenfalls aufschlußreich (Abb. 25). Wurde Blut in der Zeit von 2 bis ca. 12 Std nach partieller Hepatektomie den Spendertieren entnommen und den Empfängertieren 6 Std nach partieller Hepatektomie injiziert, kam es zu keiner wesentlichen Hemmung der Zellproliferation in der Leber der Empfängertiere. Wurde dagegen das Blut im Zeitpunkt der Operation oder 24 und mehr Stunden nach der Operation entnommen, ließ sich eine Verzögerung der DNS-Synthese in der Leber der partiell hepatektomierten Empfängertiere beobachten.

Ob im Anschluß an die partielle Hepatektomie die Konzentration eines proliferationshemmenden Faktors vermindert oder aber diejenige eines stimulierenden Faktors erhöht wird, geht aus diesen Ergebnissen nicht hervor. Wird als Arbeitshypothese eine nach partieller Hepatektomie verminderte Konzentration eines Hemmfaktors angenommen, läßt sich aus den in Abb. 25 dargestellten Resultaten auf einen raschen Umsatz des Faktors schließen: Seine Konzentration fällt offenbar in hepatektomierten Ratten innerhalb von 2 Std nach der Operation soweit ab, daß nach Übertragung des Blutes eine Verzögerung der DNS-Synthese in den partiell hepatektomierten Empfängertieren nicht mehr nachweisbar ist. In der Zeitspanne zwischen 0 und 2 Std nach partieller Hepatektomie der Empfängertiere hat jedoch die Zuführung dieses Faktors durch Austauschtransfusion von Blut normaler Ratten noch keine Wirkung (Abb. 23). Nur wenn die Austauschtransfusion in der Zeit zwischen 6 und 10 Std nach partieller Hepatektomie der Empfängertiere vorgenommen wird, kommt annähernd die volle Wirkung, gemessen an der Markierung der Leberzellen mit Thymidin-^{3}H 24 Std nach der Operation, zustande. Bei Transfusion 14 und mehr Stunden nach partieller Hepatektomie der Empfängertiere wird der Hemmeffekt auf die celluläre DNS-Synthese wiederum zunehmend geringer. Daraus läßt sich schließen, daß die vorbereitenden Prozesse für die Zellproliferation erst in der Zeit zwischen 10 und 18 Std nach partieller Hepatektomie soweit fortgeschritten sind, daß der Austritt aus der Proliferationsruhe durch Zuführen des Hemmfaktors nicht zu verzögern ist.

Bereits 2 Std nach der Operation findet sich indessen ein Abfall der Konzentration des Faktors. Dies bedeutet, daß die Konzentration des Faktors mindestens in der Zeitspanne zwischen 2 und 10 Std nach der Operation, also 8 Std lang, niedrige Werte aufweisen muß, damit eine irreversible Stimulierung der Zellproliferation in der Leber stattfindet. Die Beobachtung, daß die Dauer einer Kreuzzirkulation zwischen einer normalen und einer partiell hepatektomierten Ratte 7 Std überschreiten muß, damit in der Leber des nicht hepatektomierten Versuchstieres eine DNS-Synthese ausgelöst wird[534], steht mit dieser Vorstellung in Übereinstimmung.

Eine Transfusion von normalem Blut 6 Std nach partieller Hepatektomie hat eine Verzögerung der DNS-Synthese und Mitosetätigkeit um ca. 6 Std zur Folge

[534] Moolten und Bucher 1967.

(Abb. 24). Nach der Transfusion verhält sich demnach die Leber, als hätte die partielle Hepatektomie erst im Zeitpunkt der Transfusion stattgefunden. Da die Konzentration des Hemmfaktors bereits 2 Std nach Hepatektomie geringe Werte aufweist, ist offenbar eine niedrige Konzentration des Faktors während mehr als 4 Std erforderlich, um die vor der DNS-Synthese notwendigen vorbereitenden Prozesse in Gang zu bringen. Diese zeitlichen Parameter werden noch im Zusammenhang mit den biochemischen Vorgängen zu diskutieren sein, die im Anschluß an die partielle Hepatektomie ablaufen.

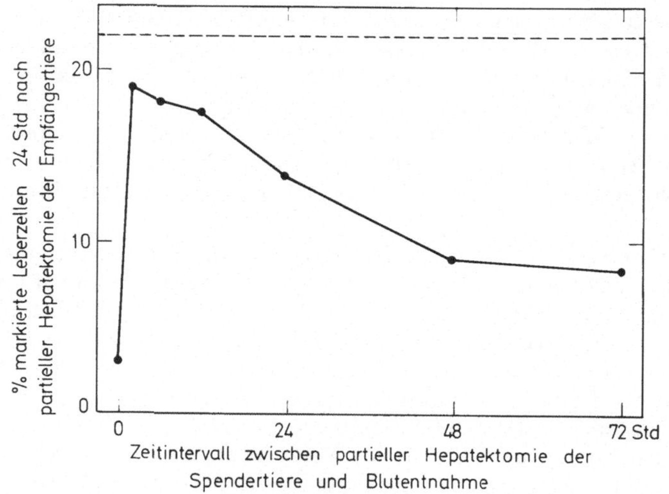

Abb. 25. *Wirkung der Transfusion von Blut partiell hepatektomierter Ratten auf die Thymidin-^{3}H-Markierung der Leber partiell hepatektomierter Empfängertiere: Einfluß des Zeitintervalls zwischen partieller Hepatektomie der Spendertiere und Blutentnahme.* (Nach GRISHAM, LEONG, ALBRIGHT und EMERSON 1966.) Die Austauschtransfusion erfolgte 6 Std, die Markierung mit Thymidin-^{3}H 24 Std nach partieller Hepatektomie der Empfängertiere. Gestrichelte Linie: Kontrollen (keine Transfusion)

4. Der Tagesrhythmus der Mitosetätigkeit in der Leber

Auch in der Leber normaler Ratten findet sich ein Tagesrhythmus der Mitosetätigkeit: Hohe Mitoseindices werden am Morgen und während des Tages, niedrige Werte am Abend und in der Nacht beobachtet[535]. Tageszeitliche Schwankungen äußern sich zudem in bestimmten Enzymaktivitäten der Leber[536]. Besonders deutlich wird der Tagesrhythmus der Proliferationstätigkeit unter Umständen in der regenerierenden Rattenleber[537]. Ebenfalls der Wassergehalt und das Trockengewicht der regenerierenden Mäuseleber zeigen einen solchen Rhythmus[538]. Wegen des Tagesrhythmus hängt der zeitliche Verlauf der Mitosetätigkeit in der Leber davon ab, ob die partielle Hepatektomie morgens oder abends vorgenommen wird. Die tageszeitlichen Schwankungen erschweren den Vergleich der Resultate verschiedener Autoren, da die partielle Hepatektomie in den einzelnen Arbeiten oft nicht zur gleichen Tageszeit stattfand oder die Zeit in den Veröffentlichungen nicht angegeben wurde[539]. Die Injektion von Leberhomogenat in partiell hepatektomierte Mäuse bewirkte beispielsweise eine Hemmung der Mitosetätigkeit, falls das Homogenat abends injiziert wurde. Injektion am Morgen führte jedoch zu einer Stimulierung der Mitosetätigkeit[540].

[535] JACKSON 1959, PETERS 1962a. [536] CIVEN, ULRICH, TRIMMER und BROWN 1967.
[537] JAFFE 1954, GÜNTHER, HÜBNER und PAUL 1968, KLINGE und MATHYL 1969.
[538] RUSSO und LLANOS 1964. [539] LLANOS 1963. [540] LLANOS und BORDIN 1963.

5. Die Beeinflussung der Leberregeneration durch Hormone und weitere Faktoren

Hypophysektomierte Ratten zeigten im Vergleich zu normalen Versuchstieren nach partieller Hepatektomie eine Verzögerung der Mitosetätigkeit[542] sowie des Einbaus von Thymidin-^{3}H in die celluläre DNS[543]. Als Ausdruck dieser Verzögerung wurde im Anschluß an die partielle Hepatektomie die höchste Zahl DNS-synthetisierender Leberparenchymzellen in hypophysektomierten Tieren etwa 15 Std später als in Kontrolltieren erreicht. Jedoch war die Gesamtzahl der durch Thymidin-^{3}H markierbaren Parenchymzellen trotz der zeitlichen Verschiebung in beiden Tiergruppen annähernd gleich[544]. Eine Injektion von Hypophysenhomogenaten hatte andererseits keinen großen Einfluß auf das Ausmaß der Leberregeneration nach partieller Hepatektomie[545]. Von Interesse sind die Befunde über die Wirkung eines transplantierbaren, durch Sekretion von Prolactin, Somatotropin und ACTH charakterisierten Hypophysentumors in Ratten. In tumortragenden Tieren kam es neben einer Vergrößerung anderer Organe zu einer Zunahme des Lebergewichts bis auf das Dreifache der Kontrollwerte. Diese Wirkung auf die Leber ließ sich durch Adrenalektomie verhindern[546]. Ferner wurde nach Injektion von Somatotropin in Mäuse eine Zunahme der Zahl DNS-synthetisierender Zellen in der Leber und anderen Organen beobachtet[547].

In partiell hepatektomierten Mäusen wurden die Mitoseaktivität[548] und die DNS-Synthese[549] der Leber durch Verabreichung von Corticosteroiden oder ACTH gehemmt. Auch an partiell hepatektomierten Ratten ließ sich ein Hemmeffekt von Cortison auf die Zellproliferation[550], die DNS-Synthese sowie die Zunahme der Aktivität von Thymidinkinase und Thymidin-phosphat-Kinase[551] in der Leber erkennen. Eine partielle Hepatektomie an adrenalektomierten Mäusen hatte andererseits eine sehr hohe Mortalität der Tiere zur Folge[552]. Dies dürfte der Grund dafür sein, daß über die Leberregeneration nach Adrenalektomie nur wenig Angaben vorliegen. Wurde in adrenalektomierten Mäusen eine Leberregeneration durch Verabreichung von Tetrachlorkohlenstoff induziert, war die Mitosetätigkeit der Leber etwas geringer als in nicht adrenalektomierten Versuchstieren[553]. Bei gleichzeitig durchgeführter partieller Hepatektomie und Adrenalektomie an Ratten fand sich 24 Std nach der Operation eine geringere Mitosetätigkeit sowie ein niedrigeres Gewicht der Leber als in partiell hepatektomierten Versuchstieren mit intakten Nebennieren[553a]. Die Adrenalektomie hat indessen offenbar nur eine Verzögerung der Gewichtszunahme der Leber zur Folge[553b]. An Ratten, denen 24 Std vor partieller Hepatektomie die Nebennieren entfernt und das Trinkwasser entzogen wurden, ließ sich dagegen eine gesteigerte Mitosetätigkeit der Leber feststellen[554]. Wurde jedoch nur das Nebennierenmark entfernt, unterschied sich die Mitosetätigkeit der Leber nach partieller Hepatektomie von der in Versuchstieren mit intakten Nebennieren nicht wesentlich[555]. Da die Plasma-Corticosteroid-Spiegel in Versuchstieren wie auch beim Menschen einen Tagesrhythmus aufweisen[556], wurde die Vermutung geäußert, daß die Nebennierenrinde und nicht das Nebennierenmark für den Tagesrhythmus der Mitose-

---

542 Weinbren 1959. 543 Wrba, Rabes und Brändle 1964.
544 Rabes, Wrba und Brändle 1965, Rabes 1967. 545 Llanos und Russo 1964.
546 Milkovic, Garrison und Bates 1964, Epstein, Moses, Epstein und Garrison 1967.
547 Nettesheim und Oehlert 1962. 548 Davis und Hyde 1966.
549 Lahtiharju und Teir 1964. 550 Horvath und Kovacs 1956.
551 Sakuma und Terayama 1967. 552 Davis und Hyde 1966.
553 Davis undHyde 1966.
553a Berman, Sylvester, Hay und Selye 1947, Ferrari und Harkness 1954.
553b Roberts 1953. 554 Hemingway 1961. 555 Hemingway 1965.
556 Guillemin, Dear und Liebelt 1959, Halberg, Peterson und Silber 1959.

tätigkeit in der Leber verantwortlich sei[557]. Allerdings wurde auch nach Injektion von Adrenalin in partiell hepatektomierte Ratten eine Hemmung der DNS-Synthese in der Leber beobachtet[558].

In thyreoidektomierten Ratten ist die Leberregeneration im Anschluß an die partielle Hepatektomie gegenüber Versuchstieren mit intakter Schilddrüse nicht wesentlich verändert[559]. Andererseits ist die Mitoseaktivität nach partieller Hepatektomie stark von der Temperatur abhängig, in der die Versuchstiere gehalten werden. Bei einer Umgebungstemperatur von 4° C fanden sich hohe, bei Temperaturen von 35—38° dagegen sehr niedrige Mitoseaktivitäten. Wurden die Versuchstiere im Anschluß an die partielle Hepatektomie bei hohen und mittleren Umgebungstemperaturen gehalten, führte die Verabreichung von Thyroxin zu einer ausgeprägten Steigerung der Mitoseaktivität[560].

Auch die Bedeutung des autonomen Nervensystems für die Leberregeneration ist untersucht worden. An Ratten wurde gleichzeitig mit einer partiellen Hepatektomie eine sympathische Denervation der Leber durch Ausschaltung der cöliakalen und oberen mesenterialen Ganglien mit Alkohol vorgenommen. Eine solche Elimination der sympathischen Innervierung hatte keinen Einfluß auf die Gewichtszunahme der Leber[561]. Ebenfalls nach Vagotomie der Versuchstiere führte eine partielle Hepatektomie zur Regeneration der Leber im üblichen Ausmaß[562].

Schließlich hat das Alter der Versuchstiere einen Einfluß auf den zeitlichen Verlauf der Leberregeneration[563]. Ein Vergleich von Ratten im Alter von ca. 3 Wochen, 4 Monaten und 12—15 Monaten ergab, daß die Latenzzeit zwischen partieller Hepatektomie und Beginn der DNS-Synthese in der Leber mit zunehmendem Alter länger wird, und daß auch die Rate des Einbaus von Thymidin-^{3}H in die DNS in jungen Tieren höher als in älteren Tieren ist. In ähnlicher Weise ist das Zeitintervall zwischen partieller Hepatektomie und der ersten Mitosewelle in alten Ratten gegenüber jüngeren Tieren vergrößert[563a]. Ferner ergab sich bei Dauerinfusion von Thymidin-^{3}H nach partieller Hepatektomie, daß in alten Ratten ein geringerer Prozentsatz der Leberparenchymzellen DNS synthetisiert als in jungen Versuchstieren, während sich in beiden Tiergruppen annähernd 100% der Sternzellen im Laufe der Dauerinfusion markierten[563b].

6. Die RNS-Synthese während der Regeneration der Leber

Die Ergebnisse von Untersuchungen über den Einbau bestimmter Vorläufer in die RNS gestatten nur unter gewissen Vorbehalten Rückschlüsse auf die RNS-Syntheserate. Nach partieller Hepatektomie ist nämlich sowohl die Größe der Nucleotid-„Pools“ als auch die Geschwindigkeit des Einbaus von Vorläufern, wie Orotsäure oder Carbamyl-aspartat, in die Nucleotide verändert. Unter Umständen ist zudem die Dauer der Verfügbarkeit des Vorläufers nach Entfernung von $^2/_3$ des Lebergewebes verlängert. Ferner kann bereits eine Scheinoperation Veränderungen dieser Parameter nach sich ziehen[564]. Der Einbau von Orotsäure in Uridinmonophosphat in der Leber partiell hepatektomierter Ratten hängt schließlich davon ab, ob die Versuchstiere vor der Operation gefüttert wurden oder nicht[565].

---

557 LLANOS 1967. 558 SAKUMA und TERAYAMA 1967.
559 CHRISTENSEN und JACOBSEN 1949. 560 PETERS 1962b.
561 CLERICI, MOCARELLI und PROVINI 1964. 562 MOCARELLI, PROVINI und CLERICI 1966.
563 BUCHER, SWAFFIELD und DITROIA 1964. 563a KLINGE 1968.
563b HEINE und STÖCKER 1968.
564 BRESNICK 1965, BUCHER und SWAFFIELD 1965, 1966a, b.
565 OVE, ADAMS, ABRAMS und LIEBERMAN 1966.

Die Geschwindigkeit der RNS-Synthese, gemessen an der Einbaurate von Orotsäure-^{14}C, nimmt beinahe unmittelbar nach partieller Hepatektomie zu, verdoppelt sich innerhalb von etwa 6 Std und bleibt anschließend längere Zeit auf diesem erhöhten Niveau (Abb. 28)[566]. Ebenfalls bei Berücksichtigung der Veränderungen in der Größe der Nucleotid-„Pools" fand sich eine Zunahme der Rate des Einbaus von Orotsäure in die Leber-RNS in den ersten 3—6 Std nach der Operation[566a]. Die Ergebnisse von Versuchen unter Isolierung der Zellkerne der Leber nach Injektion von Orotsäure-^{14}C in vivo lassen dagegen auf einen Anstieg der Einbaurate des Vorläufers nur während der ersten 2 Std[567] bzw. in der Zeit von 0—6 und 12—24 Std[568] nach partieller Hepatektomie schließen. Die Geschwindigkeit des Einbaus von Carbamyl-aspartat in die RNS nimmt vor allem in der Zeit zwischen 4 und 12 Std nach partieller Hepatektomie zu[569]. Bei Injektion von $^{32}PO_4$ im Zeitpunkt der Operation zeigen verschiedene RNS-Klassen ein unterschiedliches Verhalten hinsichtlich des Einbaus dieses Isotops[570]. Auch aus den Ergebnissen von Hybridisierungsversuchen geht hervor, daß bereits 1 Std nach partieller Hepatektomie von Mäusen in der Leber neue RNS-Species synthetisiert werden, die in normaler Leber nicht vorkommen[571]. 12 Std nach der Operation ließen sich RNS-Species nachweisen, die 6 oder 48 Std nach partieller Hepatektomie nicht vorgefunden wurden. Mit Hilfe der autoradiographischen Methodik konnte im übrigen festgestellt werden, daß 22 Std nach partieller Hepatektomie von Ratten die RNS-Syntheserate, gemessen am Einbau von Cytidin-^{3}H, auch in Zellen erhöht ist, die keine DNS synthetisieren[572].

Neben anabolen sind auch katabole Reaktionen nach partieller Hepatektomie in ihrem Ausmaß verändert. So fand sich ein verminderter Abbau von Uracil und Thymin in der Leber partiell hepatektomierter Ratten[573]. Die Aktivität von drei am Abbau von Uracil beteiligten Enzymen, nämlich Dihydrouracil-Dehydrogenase, Dihydrouracil-Hydrolase und β-Ureido-propionsäure-Decarbamylase, war 24 und 48 Std nach der Operation vermindert[574].

Auf eine gesteigerte RNS-Synthese nach partieller Hepatektomie weist außerdem die Beobachtung einer erhöhten RNS-Polymerase-Aktivität der Leber hin. Innerhalb von 12 Std nach der Operation steigt die Aktivität dieses Enzyms auf mehr als das Doppelte der Kontrollwerte an[575]. Ein Anstieg der Enzymaktivität läßt sich sowohl im gesamten Zellkern als auch in isolierten Nucleolen erkennen[576]. Actinomycin D und p-Fluorphenylalanin hemmen die Zunahme der RNS-Polymerase-Aktivität, so daß vermutet werden darf, daß die Zunahme auf einer Neusynthese des Enzyms sowie entsprechender m-RNS beruht. Aus den Ergebnissen von Versuchen mit isolierten Zellkernen[577] und isoliertem Chromatin[578] geht jedoch hervor, daß nach partieller Hepatektomie nicht nur die RNS-Polymerase-Aktivität erhöht ist, sondern daß auch die DNS eine gesteigerte Aktivität als Matrize für die RNS-Synthese besitzt.

Unmittelbar nach partieller Hepatektomie beginnt der Gehalt der Nucleolen an RNS anzusteigen. Eine erhöhte Syntheserate nucleolärer RNS ließ sich sowohl durch Einbau von Orotsäure-^{14}C und nachfolgende Isolierung der Nucleolen[579] als

---

[566] Fujioka, Koga und Lieberman 1963, Lieberman und Short 1965.
[566a] Bucher und Swaffield 1969. [567] Bucher und Swaffield 1965.
[568] Uchiyama, Fausto und van Lancker 1966. [569] Bresnick 1965.
[570] McArdle und Creaser 1963. [571] Church und McCarthy 1967.
[572] Stöcker, Liebscher und Altmann 1967.
[573] Canellakis, Jaffe, Mantsavinos und Krakow 1959.
[574] Fritzson 1962, 1964. [575] Busch, Chambon, Mandel und Weill 1962.
[576] Tsukada und Lieberman 1964b. [577] A. O. Pogo, Allfrey und Mirsky 1966.
[578] Thaler und Villee 1967. [579] Tsukada und Lieberman 1964a.

auch durch autoradiographische Bestimmung des Einbaus von Cytidin-^{3}H[580] nachweisen. Die im Anschluß an die partielle Hepatektomie neu synthetisierte RNS ist durch einen relativ hohen Gehalt an Guanin und Cytosin charakterisiert. Ferner geht eine Zunahme von RNS-Species mit Sedimentationskonstanten von 45S und 35S dem Anstieg der nucleolären RNS parallel[581]. Es findet also eine erhöhte Synthese von Vorläufern ribosomaler RNS statt. Die Geschwindigkeit des Einbaus von Orotsäure-^{14}C in ribosomale RNS der Sedimentationskonstante 28S beginnt denn auch bereits 2 Std nach partieller Hepatektomie schwach anzusteigen und erreicht 12 Std nach der Operation das Zehnfache der Kontrollwerte[582]. Auch durch Markierung mit $^{32}PO_4$ konnte gezeigt werden, daß in regenerierender

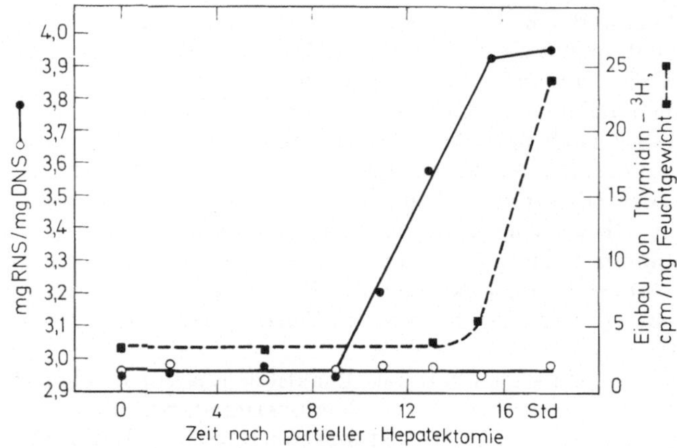

Abb. 26. *Nettozunahme der RNS und Einbaurate von Thymidin-^{3}H in der Leber partiell hepatektomierter Ratten.* (Nach Lieberman und Kane 1965.) Der Gehalt an RNS ist auf die Gewichtseinheit DNS der Leber bezogen. Thymidin-^{3}H wurde zu den angegebenen Zeiten den Versuchstieren injiziert; eine Stunde später erfolgte die Bestimmung der eingebauten Radioaktivität. Ausgefüllte Symbole: Partiell hepatektomierte Versuchstiere, Offene Symbole: Kontrolltiere (keine Hepatektomie)

Rattenleber die Syntheserate ribosomaler RNS erhöht ist[583]. Im Anschluß an eine partielle Hepatektomie zeigten ferner die Nucleolen eine Größenzunahme und Veränderungen ihrer chemischen Zusammensetzung[583a].

Eine Nettozunahme der mikrosomalen wie auch der gesamten cellulären RNS erfolgt indessen erst in der Zeitspanne zwischen 9 und 15 Std nach partieller Hepatektomie (Abb. 26). Diese Nettozunahme ließ sich ebenfalls durch Actinomycin D wie auch p-Fluorphenylalanin unterdrücken[584]. Daneben wurde in der Leber partiell hepatektomierter Ratten ein Anstieg einer RNS-Fraktion mit Eigenschaften von m-RNS beobachtet[585].

7. Die Protein- und Enzymsynthese während der Regeneration der Leber

Nach partieller Hepatektomie findet sich ein erhöhter Einbau von Leucin-^{14}C in Albumin und Fibrinogen. Die Syntheserate dieser Proteine zeigt in den ersten 8 Std nach der Operation einen mehr oder weniger linearen Anstieg auf das Zwei- bis Dreifache der Kontrollwerte, worauf die erhöhte Syntheserate während mindestens 12 Std beibehalten wird[586]. In biochemischer Hinsicht darf somit nicht

[580] Stöcker, Liebscher und Altmann 1967. [581] Muramatsu und Busch 1965.
[582] Chaudhuri, Doi und Lieberman 1967. [583] Drews und Brawerman 1967.
[583a] Kaufmann, Traub und Teitz 1968. [584] Lieberman und Kane 1965.
[585] Hoagland und Askonas 1963. [586] Majumdar, Tsukada und Lieberman 1967.

generell von einer Entdifferenzierung der Leberzellen im Anschluß an die partielle Hepatektomie gesprochen werden. 16—40 Std nach der Operation kommt es ferner zu einem gesteigerten Einbau von markiertem Leucin in die Mitochondrien- und Mikrosomenfraktion der Leber[587]. Durch Messung des Einbaus von markiertem Lysin in verschiedene Zellproteine ließ sich außerdem eine besonders intensive Synthese von Histonen 24 Std nach partieller Hepatektomie erkennen[588]. In nicht operierten Versuchstieren dagegen zeigen die Histone der Leber eine sehr niedrige Umsatzrate[589].

Nach partieller Hepatektomie nimmt auch die Aktivität verschiedener Enzyme zu, die an der Synthese von DNS-Vorläufern beteiligt sind. Dies wurde für folgende Enzyme beschrieben: Uridin-Kinase (Reaktion 7 in Abb. 3b)[590], Thymidin-Kinase (Reaktion 6)[591], Thymidinphosphat-Kinase (Reaktion 15)[592], Thymidindiphosphat-Kinase (Reaktion 16)[593], Thymidinphosphat-Synthetase (Reaktion 14)[594], Desoxycytidinphosphat-Desaminase (Reaktion 23)[595], Cytidindiphosphat-Reduktase (Reaktion 20)[595a], Aspartat-Transcarbamylase (Reaktion 1 in Abb. 3a)[596], sowie weitere, an der Synthese der Pyrimidine (Reaktionen 2 bis 5) beteiligte Enzyme[597]. Die Zunahme der Aktivität von Thymidinkinase ließ sich durch Verabreichung von Cycloheximid oder Actinomycin D verhindern, wobei Actinomycin D seine Wirkung noch entfaltete, wenn es erst 6 Std nach partieller Hepatektomie injiziert wurde[598]. Aus ähnlichen Untersuchungen geht hervor, daß die Zunahme der Aktivität sowohl von Thymidinkinase als auch von Desoxycytidinphosphat-Desaminase durch Actinomycin D oder Puromycin verhindert wird, während der Anstieg der Aktivität von Thymidinphosphat-Synthetase zwar durch p-Fluorphenylalanin, nicht aber durch Actinomycin D oder Puromycin hemmbar ist[599]. Die Diskrepanz zwischen der Wirkung von p-Fluorphenylalanin und Puromycin ist zur Zeit noch nicht geklärt, mahnt aber zur Vorsicht bei der Interpretation von Hemmstoffwirkungen. Auch die Zunahme der Aktivität von Thymidinphosphat-Kinase[600], Thymidindiphosphat-Kinase und Desoxycytidinphosphat-Desaminase[601] wird durch Actinomycin D gehemmt.

Für die DNS-Polymerase findet sich in normaler Leber eine sehr niedrige Aktivität. 18—23 Std nach partieller Hepatektomie nimmt sie stark zu und bleibt während mehrerer Tage erhöht[602]. Die Zunahme der Enzymaktivität wird durch Injektion von Actinomycin D verhindert, wobei die Wirkung des Hemmstoffs noch zustande kommt, wenn er bis 8 Std nach partieller Hepatektomie verabreicht wird[603]. Puromycin blockiert die Zunahme der Enzymaktivität sogar noch, wenn es bis 23 Std nach partieller Hepatektomie injiziert wird[604]. Von Interesse ist die Beobachtung, daß sich die DNS-Polymerase der Leber in zwei Fraktionen auftrennen läßt, wobei native DNS von der einen dieser beiden Polymerase-Typen als „Primer“ gegenüber denaturierter DNS stark bevorzugt

[587] Clerici, Cammarano und Mocarelli 1965. [588] Muramatsu und Busch 1962.
[589] Piha, Cuénod und Waelsch 1966. [590] Bresnick 1965.
[591] Bollum und Potter 1959, Beltz 1962, Bianchi, Crathorn und Shooter 1962, Bresnick, Williams und Mossé 1967.
[592] Hiatt und Bojarski 1960, Bianchi, Crathorn und Shooter 1962, Fausto und van Lancker 1965.
[593] Oda, Holtzer und Chiga 1966. [594] F. Maley und Maley 1960, 1961a, Beltz 1962.
[595] F. Maley und Maley 1960, 1961a, b. [595a] King und van Lancker 1969.
[596] Bresnick 1965, Bresnick, Williams und Mossé 1967.
[597] Bresnick 1965, Fausto 1969. [598] Bresnick, Williams und Mossé 1967.
[599] Maley, Lorenson und Maley 1965. [600] Fausto und van Lancker 1965.
[601] Oda, Holtzer und Chiga 1966. [602] Bollum und Potter 1959.
[603] Giudice und Novelli 1963.
[604] Giudice, Kenney und Novelli 1964.

wird[604a]. In der regenerierenden Leber fand sich eine Zunahme der Aktivität der DNS-Polymerase, die denaturierte DNS als „Primer" bevorzugt, während die Aktivität der zweiten Polymerase-Fraktion in der regenerierenden Leber im Vergleich zu normaler Leber unverändert war[604b].

Auf eine gesteigerte Aktivität des Proteinsyntheseapparats nach partieller Hepatektomie weisen auch die Beobachtungen hin, daß die Zahl der Polyribosomen vergrößert[605] und die Assoziation der Ribosomen mit dem endoplasmatischen Reticulum verändert ist[606]. Ferner scheint die Mikrosomenfraktion der Leber einen Faktor zu enthalten, der den Einbau von Aminosäuren in Ribosomen hemmt, und dessen Aktivität in regenerierender Rattenleber gegenüber Kontrolltieren vermindert ist[607].

8. Die DNS-Synthese während der Regeneration der Leber

Die DNS-Synthese setzt nach partieller Hepatektomie in den Leberparenchymzellen früher ein als in Sternzellen und Capillarendothelien. Sie beginnt, ähnlich wie die Mitosetätigkeit[608], in den peripheren Läppchenabschnitten vor derjenigen in zentralen Läppchenabschnitten[609]. Auch die Gallengangsepithelien und Sinusendothelien synthetisieren die DNS, im Vergleich zu parenchymatösen Zellen, mit einer Verzögerung von etwa 20 Std. Bemerkenswert ist zudem, daß bei der Ratte in der ersten Proliferationswelle der Markierungsindex der Parenchymzellen nach einmaliger Verabreichung von Thymidin-^{3}H 30% im allgemeinen nicht überschreitet[610]. In der Maus werden dagegen nach partieller Hepatektomie bis 75% der Leberzellen mit Thymidin-^{3}H markiert[611]. Durch kontinuierliche Infusion von Thymidin-^{3}H ließen sich andererseits bei der Ratte innert 48 Std etwa 93% der Parenchymzellen markieren[611a]. Die Dauer der S-Phase in der regenerierenden Rattenleber ist gegenüber der in der normalen Leber auf ungefähr die Hälfte verkürzt, was auf eine Verdoppelung der DNS-Syntheserate schließen läßt[612]. Auch in der Leber neugeborener Ratten ist die S-Phase etwa halb so lang wie in der Leber von Ratten im Alter von 8 Wochen[613].

In der Leber von Ratten beginnt die DNS-Syntheserate etwa 12—15 Std nach partieller Hepatektomie anzusteigen[614], in Mäusen dagegen erst ca. 24 Std nach der Operation[615]. Die Zunahme der Syntheserate in der Leber der Ratte ist sowohl auf eine ansteigende Syntheserate in den einzelnen Zellen als auch auf eine Zunahme der Zahl der DNS-synthetisierenden Zellen zurückzuführen[616]. Somit besteht keine vollständige Synchronie der DNS-Synthese in der Leberzellpopulation.

Die Zunahme der Leber-DNS ließ sich durch Injektion von Actinomycin D (13 µg/100 g Körpergewicht) 3 Std nach partieller Hepatektomie um etwa 24 Std verzögern[617]. Je eine Injektion von Actinomycin D (2,5 µg/100 g Körpergewicht) oder p-Fluorphenylalanin 0, 2 und 4 Std nach partieller Hepatektomie hatte andererseits eine Verzögerung der DNS-Synthese um nur 3—4 Std zur Folge[618].

Von besonderem Interesse sind Veränderungen des Zustandes der vorgebildeten Leber-DNS im Anschluß an eine partielle Hepatektomie. Es hat sich gezeigt, daß die DNS-Polymerase aus regenerierender Rattenleber oder aus Kalbsthymus unter bestimmten Versuchsbedingungen eine DNS-Synthese nur

604a BELLAIR 1968. 604b IWAMURA, ONO und MORRIS 1968.
605 TSUKADA und LIEBERMAN 1965a. 606 CAMMARANO, GIUDICE und LUKES 1965.
607 HOAGLAND, SCORNIK und PFEFFERKORN 1964. 608 HARKNESS 1952a.
609 OEHLERT, HÄMMERLING und BÜCHNER 1962, FABRIKANT 1968. 610 GRISHAM 1962.
611 BADE, SADNIK, PILGRIM und MAURER 1966. 611a STÖCKER 1968.
612 STÖCKER und HEINE 1965, STÖCKER und PFEIFER 1967. 613 POST und HOFFMAN 1964.
614 NYGAARD und RUSCH 1955, HECHT und POTTER 1956, SCHNEIDER und POTTER 1957.
615 BARNUM, JARDETZKY und HALBERG 1957. 616 LOONEY, CHANG und BANGHART 1967.
617 CHIGA, KUME und MILLAR 1966. 618 FUJIOKA, KOGA und LIEBERMAN 1963.

in Gegenwart denaturierter „Primer“-DNS katalysieren kann. Native DNS dagegen ist als „Primer“ unwirksam. Sie gewinnt jedoch nach Inkubation mit dem Überstand aus Homogenaten regenerierender Rattenleber „Primer“-Aktivität, während der Überstand von Homogenaten normaler Leber unwirksam ist (Abb. 27)[619]. Mit chemischen Methoden ließ sich zudem nachweisen, daß in regenerierender Leber ein größerer Anteil der DNS Eigenschaften des denaturierten Zustandes erkennen läßt als in normaler Leber[620]. Allerdings geht aus anderen Untersuchungen hervor, daß offenbar bei der DNS-Synthese in der regenerierenden Leber eine DNS-Polymerase beteiligt ist, die native DNS als „Primer“ bevorzugt[620a]

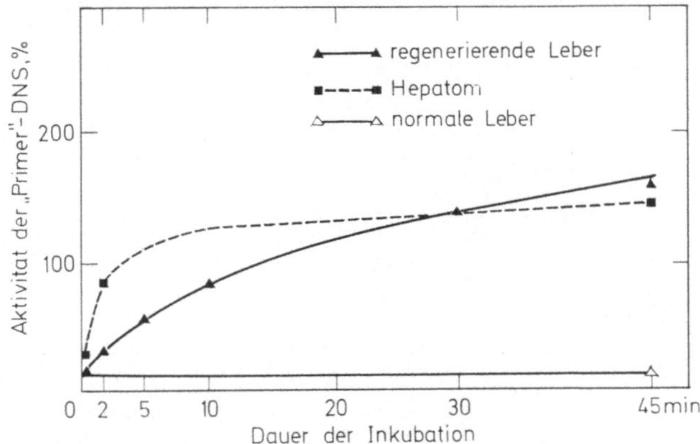

Abb. 27. *Veränderung der „Primer“-Aktivität nativer DNS bei Inkubation mit Extrakten aus normaler und regenerierender Leber und aus Hepatomen.* (Nach DE RECONDO 1966.) Native DNS wurde mit dem Überstand der Homogenate normaler und regenerierender Leber sowie von Hepatomen inkubiert. Zu den angegebenen Zeiten wurde die Inkubation abgebrochen. In einer zweiten Inkubation wurde die Aktivität der auf diese Weise vorbehandelten DNS als „Primer“ für die enzymatische DNS-Synthese in einem zellfreien System bestimmt. Die „Primer“-Aktivität ist auf diejenige denaturierter DNS (= 100%) bezogen

9. Weitere biochemische und celluläre Veränderungen während der Regeneration der Leber

Unter den vielen Veränderungen, die in der regenerierenden Rattenleber beschrieben wurden, seien die Zunahme des Cytoplasma- und Kernvolumens sowie die besonders intensive Zunahme der Masse des Nucleolus hervorgehoben[621]. Es ist auch bemerkenswert, daß das Feuchtgewicht der Leber bereits wesentlich vor der RNS oder DNS anzusteigen beginnt[622]. Ferner kommt es zu einem starken Abfall des Glykogengehalts und einer intensiven Zunahme der Lipide in den ersten 10 Std nach partieller Hepatektomie[623]. Durch Infusion von Glucose ließen sich die Veränderungen im Gehalt der Leber an Glycogen und Lipiden verhindern, ohne daß das Ausmaß der DNS-Synthese beeinträchtigt wurde[623a].

10. Die Bedeutung der Portaldurchblutung für die Auslösung früher biochemischer Veränderungen nach partieller Hepatektomie

Die operative Entfernung von $^2/_3$ der Leber führt zu einer stark erhöhten portalen Durchblutung des verbleibenden Lebergewebes[624] und zu einem Anstieg

[619] DE RECONDO 1966, 1967. [620] SALGANIK, DASHKEVICH und DYMSHITS 1967.
[620a] MANTSAVINOS 1964, MANTSAVINOS und MUNSON 1966, BELLAIR 1968, OVE, JENKINS und LANSZLO 1969.
[621] STOWELL 1948. [622] BRODY und BALIS 1959.
[623] HARKNESS 1952b. [623a] SIMEK, RUBIN und LIEBERMAN 1968.
[624] BENACERRAF, BILBEY, BIOZZI, HALPERN und STIFFEL 1957, MENYHÁRT und SIMON 1966a, b.

des portalen Blutdrucks, der jedoch innerhalb von 24 Std zur Norm zurückkehrt[625]. Die verstärkte Durchblutung ist vermutlich für viele, wenn nicht alle der früh auftretenden biochemischen Veränderungen verantwortlich. Diese Annahme stützt sich auf die Ergebnisse von Versuchen an Ratten, deren Portalblutzufuhr zu einem Teil der Leber während einer beschränkten Zeit unterbrochen wurde. Abbinden der Portalblutversorgung zu $^2/_3$ der Leber während 2 min hatte in den Anteilen der Leber mit intakter Portalzirkulation keine vermehrte DNS-Synthese zur Folge. Es kam jedoch in den ersten 6—8 Std nach diesem Eingriff in den Leberlappen mit nicht unterbrochener Portalblutzufuhr zu einer vorübergehenden Zunahme der RNS-Syntheserate (Abb. 28) sowie zu einer

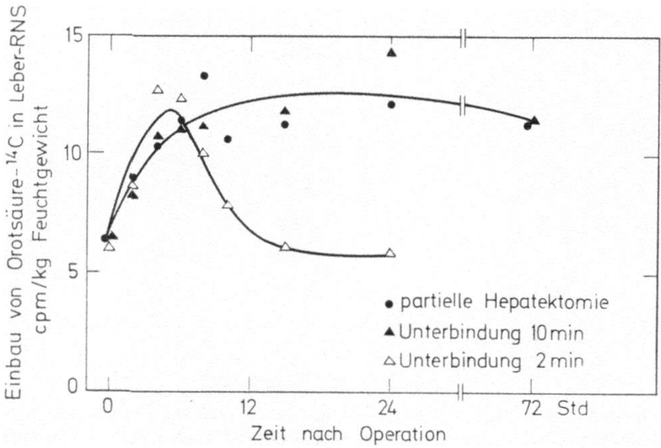

Abb. 28. *Wirkung einer Unterbindung der Portalblutzufuhr zu $^2/_3$ der Leber während verschiedener Zeitintervalle auf den RNS-Stoffwechsel in den Anteilen der Leber mit nicht unterbundener Portalblutzufuhr.* (Nach LIEBERMAN und SHORT 1965.) Die Versuchstiere wurden 7 min nach Injektion von Orotsäure-^{14}C (0,5 μc) getötet

Veränderung des elektrophoretischen Verhaltens der Leberzellkerne. Diese Veränderungen waren von denjenigen nach partieller Hepatektomie kaum zu unterscheiden. Im Zeitintervall von 6—15 Std nach der Operation fiel die RNS-Syntheserate wieder auf Kontrollwerte ab[626]. Die Unterbrechung der Portalblutzufuhr während 2 min bewirkte im nicht unterbundenen Lebergewebe außerdem einen vorübergehenden Anstieg der RNS-Polymerase-Aktivität[627]. Diese Veränderungen ließen sich auch durch eine rasche intraportale Injektion physiologischer NaCl-Lösung induzieren, blieben jedoch aus, wenn die Lösung Ribose, Uridin oder Cytidin enthielt[628]. Wahrscheinlich kommt auch die Zunahme des Gehalts der Leber an Natrium und Phosphat, die bereits 5 min nach partieller Hepatektomie erkennbar ist[629], aufgrund der vermehrten Portaldurchblutung zustande.

Eine Unterbrechung der Portalblutzufuhr zu $^2/_3$ der Leber während 10 min hatte dagegen nicht nur eine vorübergehende, sondern eine länger anhaltende Erhöhung der RNS-Syntheserate im intakten Teil der Leber zur Folge (Abb. 28)[630]. 14 Std nach der Unterbindung ließ sich außerdem eine Nettozunahme der cellulären RNS in der Leber erkennen[631]. Wie bereits besprochen, löst dieser Eingriff zudem eine DNS-Synthese und Mitosetätigkeit in den nicht unterbundenen Leberlappen aus, wobei das Ausmaß dieser Prozesse dem nach $^2/_3$-Hepatektomie ähnlich ist.

[625] ALSTON und THOMSON 1963. [626] LIEBERMAN und SHORT 1965.
[627] TSUKADA und LIEBERMAN 1965b. [628] LIEBERMAN, KANE und SHORT 1965.
[629] LIEBERMAN, GINGOLD, KANE und SHORT 1965.
[630] LIEBERMAN und SHORT 1965. [631] LIEBERMAN und KANE 1965.

11. Zusammenfassung der Biochemie der Leberregeneration

Im Anschluß an eine partielle Hepatektomie überlappen sich offenbar zwei Phänomene: a) die Effekte der erhöhten Pfortaderdurchblutung und b) die Wirkung der veränderten Konzentration humoraler Faktoren. Die Versuche an Autotransplantaten zeigen, daß eine erhöhte Pfortaderdurchblutung für eine Regeneration des Lebergewebes nicht erforderlich ist. Ob die frühen, durch erhöhte Pfortaderdurchblutung ausgelösten Veränderungen als notwendige, aber nicht hinreichende Prozesse für die anschließende DNS-Synthese und Zellproliferation zu betrachten sind, oder ob sie mit den eigentlichen, die DNS-Synthese vorbereitenden Prozessen in keiner kausalen Beziehung stehen, ist allerdings noch nicht zu entscheiden. Die Versuche mit Hilfe der Austauschtransfusion lassen vermuten, daß die Wirkung der humoralen Faktoren erst einige Stunden nach der partiellen Hepatektomie einsetzt. Die durch Austauschtransfusion erzeugte Verzögerung der DNS-Synthese und Mitoseaktivität erfolgt also trotz erhöhter Pfortaderdurchblutung. Es ist auch daran zu erinnern, daß sich in der Ratte nach partieller Hepatektomie nicht mehr als 30% der Parenchymzellen gleichzeitig in DNS-Synthese befinden, während die RNS- und Proteinsynthese mit großer Wahrscheinlichkeit in allen Leberparenchymzellen zunehmen[632].

Die Wirkung einer 2 min dauernden erhöhten Pfortaderdurchblutung spiegelt offenbar die frühen Effekte der dauernden erhöhten Durchblutung wider, wie sie im Anschluß an eine partielle Hepatektomie beobachtet wird, ohne daß dabei eine Auslösung der DNS-Synthese und Zellproliferation durch humorale Faktoren erfolgen würde. Nach einer 10 min dauernden Unterbindung der portalen Blutzufuhr zu $^2/_3$ der Leber wird andererseits das von der Unterbindung nicht betroffene Lebergewebe durch die humoralen Faktoren so beeinflußt, wie wenn der vorübergehend unterbundene Anteil der Leber nicht existent, bzw. entfernt wäre. Die kurze Dauer von 10 min liegt nur wenig über der Zeit, die bei einer Anämie des Gehirns einen irreversiblen Schaden setzt.

Ein Vergleich des zeitlichen Verlaufs einzelner Veränderungen im Anschluß an eine partielle Hepatektomie wird durch die tageszeitlichen Schwankungen verschiedenartiger Aktivitäten der Leber erschwert. Die Tagesschwankungen beruhen mit großer Wahrscheinlichkeit auf der Wirkung bekannter Hormone, wobei in erster Linie an Hormone der Nebenniere zu denken ist. Diese Hormone sind allerdings nur imstande, die mit der Zellproliferation zusammenhängenden Aktivitäten zu modulieren. Dagegen erfolgt die Regulation der Zellproliferation im Sinn eines Alles- oder Nichts-Phänomens offenbar durch die in ihren Eigenschaften noch nicht näher bekannten humoralen Faktoren.

D. Die Regeneration der Niere

1. Die Wirkung verschiedener Proliferationsstimuli auf die Niere

Die unilaterale Nephrektomie führt zu einer kompensatorischen Hyperplasie der verbleibenden Niere und ist damit der partiellen Hepatektomie vergleichbar. Die Unterbindung eines Ureters bewirkt andererseits eine Hydronephrose der betroffenen Niere. Nach Erzeugung einer Hydronephrose ist die Zahl der Zellen in DNS-Synthese und Mitose in der Nierenrinde größer als bei der kompensatorischen Hyperplasie. Die Hydronephrose ist ferner dadurch charakterisiert, daß gleichzeitig mit den Epithelien auch die interstitiellen Zellen proliferieren. Bei der kompensatorischen Hyperplasie dagegen wird eine Proliferation der interstitiellen Zellen nur in geringem Maß und erst 48 Std nach derjenigen der Epithelien be-

[632] Seed 1966e.

obachtet[633]. Nach Unterbindung oder Durchtrennung eines Ureters kommt die kompensatorische Hyperplasie der kontralateralen Niere viel langsamer in Gang als nach unilateraler Nephrektomie[634]. Schließlich bewirkt auch eine Injektion von Folsäure (250 mg/kg Körpergewicht) in Ratten eine intensive Zellproliferation in der Niere unter Zunahme des Gehalts dieses Organs an DNS und RNS sowie des Feucht- und Trockengewichts[635]. Im Gegensatz zur kompensatorischen Hyperplasie findet nach Injektion von Folsäure eine Zellproliferation nicht nur in der Nierenrinde, sondern auch im äußeren und inneren Nierenmark statt[636]. Vor dem Einsetzen der DNS-Synthese läßt sich eine Erhöhung der RNS-Syntheserate beobachten[637]. Neuere Befunde stützen die Vermutung, daß die durch Folsäure ausgelösten Nierenveränderungen eine Folge der Blockierung der Tubuli durch diese relativ schwerlösliche Substanz sind[637a]. Im folgenden soll ausschließlich die kompensatorische Hyperplasie nach unilateraler Nephrektomie diskutiert werden, da es sich nur hier um eine Regeneration im oben besprochenen Sinn handelt.

Nach unilateraler Nephrektomie kommt es in der kontralateralen Niere, neben der Zellproliferation, zu einer beträchtlichen Hypertrophie, d. h. zu einer Vergrößerung der Zellen[638]. Eine hohe Mitoseaktivität wird vor allem am 2. Tag nach unilateraler Nephrektomie beobachtet[639]. Es konnte auch gezeigt werden, daß das Ausmaß der Mitoseaktivität mit zunehmendem Anteil des entfernten Nierengewebes größer wird[640]. Mitosen treten sowohl in proximalen wie distalen Tubuli, aufsteigenden Ästen und Sammelrohren auf, wobei die größte Mitosehäufigkeit in den proximalen Tubuli gefunden wird[641].

2. Humorale Faktoren als auslösende Agentien für die kompensatorische Hyperplasie der Niere

Die Annahme der Beteiligung eines humoralen Faktors ist naheliegend, da die beiden Nieren eines Organismus, abgesehen von der nervösen Versorgung, nur über die Blutzirkulation miteinander verbunden sind. So ließ sich auch an parabiotischen Mäusen nach unilateraler Nephrektomie am einen Partner eine Gewichtszunahme der Nieren des intakten Partners erkennen[641a]. Die funktionelle Belastung der Niere ist für die kompensatorische Hyperplasie offenbar nicht verantwortlich. Eine Durchtrennung (mit oder ohne Ligatur) des kontralateralen Ureters hat ja eine viel geringere Wirkung als die unilaterale Nephrektomie. So führt auch die Durchtrennung eines Ureters und seine Einführung in die Peritonealhöhle zu keiner Steigerung der Aufnahme von $^{32}PO_4$ in der kontralateralen Niere[642].

Im Serum unilateral nephrektomierter Ratten ließ sich 2 Tage nach der Operation ein Faktor nachweisen, der bei Zusatz zu Gewebsstücken in vitro die Mitosetätigkeit der Niere, nicht aber anderer Organe, wie der Harnblase, des Hypophysenvorderlappens und des Pankreas, stimuliert[643]. Injektion in intakte Versuchstiere bewirkte einen erhöhten Einbau von Thymidin-^{3}H in der Niere, nicht aber in der Leber[644]. Dieser spezifische Effekt von Serum unilateral nephrektomierter Ratten konnte indessen von anderer Seite nicht bestätigt werden[645].

---

633 Benitez und Shaka 1964. 634 Mason und Ewald 1965.
635 Threlfall, Taylor und Buck 1966, Taylor, Threlfall und Buck 1966.
636 Threlfall, Taylor und Buck 1967.
637 Threlfall, Taylor, Mandel und Ramuz 1967.
637a Taylor, Threlfall und Buck 1968. 638 Johnson und Roman 1966.
639 Rollason 1949. 640 McCreight und Sulkin 1962.
641 Williams 1961. 641a Kurnick und Lindsay 1968a
642 Simpson 1961. 643 Ogawa und Nowinski 1958.
644 Lowenstein und Stern 1963. 645 Williams 1962, Kurnick und Lindsay 1967.

Die Resultate sind offenbar in hohem Maß von den Versuchsbedingungen abhängig. Es wurde beispielsweise mitgeteilt, daß die Hemmwirkung von Nierenmacerat auf die Hyperplasie nach unilateraler Nephrektomie darauf zurückzuführen sei, daß die Versuchstiere nach Injektion des Macerats vermindert Nahrung aufnehmen[646]. Die Wirkung von Nierenhomogenaten auf die kompensatorische Hyperplasie der Niere scheint zudem unspezifisch zu sein, hatte doch eine Injektion von Homogenaten anderer Organe den gleichen Effekt[647].

3. Die Beeinflussung der kompensatorischen Hyperplasie der Niere durch Hormone und weitere Faktoren

Über die Wirkung einer beiderseitigen Adrenalektomie auf die kompensatorische Hyperplasie der Niere liegen keine einheitlichen Ergebnisse vor. Einerseits wurde beschrieben, daß eine Adrenalektomie keinen Einfluß auf die kompensatorische Hyperplasie der Niere von Ratten nach unilateraler Nephrektomie habe[648], andererseits wurde jedoch eine weitgehende Unterdrückung der kompensatorischen Nierenhyperplasie an adrenalektomierten Versuchstieren beobachtet[649]. Eine kompensatorische Nierenhyperplasie entwickelte sich dagegen auch in adrenalektomierten Ratten, falls die Versuchstiere eine Kochsalzlösung an Stelle von Wasser zu trinken erhielten oder mit Desoxycorticosteron behandelt wurden[650].

Hypophysektomierte Ratten zeigten nach unilateraler Nephrektomie eine stark verminderte renale Hyperplasie[651]. Ferner ließ sich die kompensatorische Nierenhyperplasie durch Entzug von Futter oder Wasser oder beidem hemmen[652].

4. Die Synthese von Nucleinsäuren während der kompensatorischen Hyperplasie der Niere

Nach unilateraler Nephrektomie nimmt der Gehalt an RNS der im Organismus verbleibenden Niere wesentlich rascher zu als der Gehalt an DNS[653]. Ebenfalls die Einbaurate von $^{32}PO_4$ in RNS steigt rascher an als diejenige in DNS, wobei bereits eine Scheinoperation erhebliche Effekte zur Folge hat[653a]. Es kommt auch rasch zu einer Zunahme des Gehalts der Niere an Protein[654]. Ferner ist die Zahl der Polyribosomen bereits 24 Std nach unilateraler Nephrektomie erhöht und erreicht ein Maximum 4 Tage nach der Operation[655]. Nach unilateraler Nephrektomie von Mäusen wurde beobachtet, daß in der verbleibenden Niere die Produktion ribosomaler RNS im Zellkern, ebenso wie die Mitoseaktivität der proximalen Tubuluszellen, 2 Tage nach der Operation ein Maximum erreicht. Die Synthese von m-RNS zeigte dagegen in ihrem zeitlichen Verlauf ein mehr oder weniger inverses Verhalten[656]. 2—4 Tage nach der Operation war der Einbau von markiertem Uridin in die ribosomale RNS der Niere gegenüber dem in Kontrolltieren um das 4—5fache gesteigert[657]. Von Interesse ist die Beobachtung einer ausgeprägten Zunahme der Mitochondrien in den proximalen Tubulusepithelien im Anschluß an eine kontralaterale Nephrektomie[657a].

Über den genauen zeitlichen Verlauf der DNS-Syntheserate während der kompensatorischen renalen Hyperplasie fehlen unseres Wissens ausführlichere Angaben. Die Zahl DNS-synthetisierender Zellen in der Niere von Ratten ist 2—3 Tage nach unilateraler Nephrektomie am größten. Bei kontinuierlicher In-

[646] Williams 1962. [647] Goss 1963. [648] Astarabadi 1963.
[649] Goss und Rankin 1960. [650] Goss 1965b, Reiter und McCreight 1965.
[651] Goss und Rankin 1960, Astarabadi 1963.
[652] Williams 1962, Royce 1963, Reiter 1965.
[653] Halliburton und Thomson 1965. [653a] Kurnick und Lindsay 1968b.
[654] Mandel, Mandel und Jacob 1950. [655] Malt 1966. [656] Malt und Miller 1967.
[657] Malt und Stoddard 1966. [657a] Johnson und Amendola 1969.

fusion von Thymidin-^{3}H war die Zahl markierter Zellen in der Niere unilateral nephrektomierter Ratten ungefähr 6mal höher als in Kontrolltieren[657 b]. 2 Tage nach der Operation ließen sich außerdem eine deutlich erhöhte Aktivität von Thymidinkinase sowie eine leicht erhöhte Aktivität von Thymidinphosphat-Kinase und Desoxycytidinphosphat-Desaminase erkennen[658].

E. Die Zellproliferation in Primärkulturen von Nierenzellen

Nierenzellen lassen sich relativ leicht während einer gewissen Zeit in vitro züchten. Werden Kulturen aus Rattennierenrinde unter Vermeidung einer zu weitgehenden Dissoziierung der Zellen hergestellt, kommt es in etwa 50% der

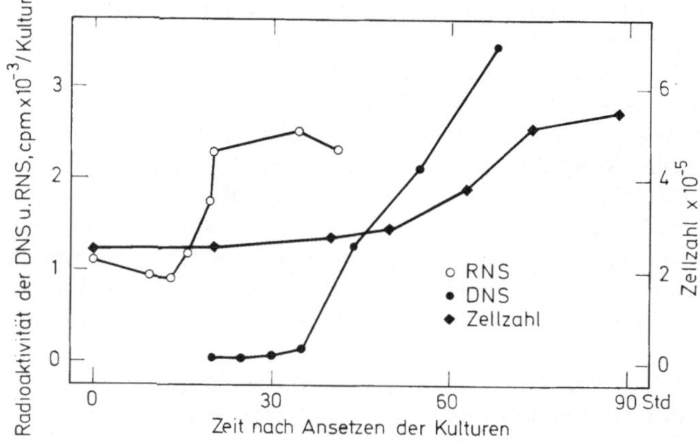

Abb. 29. *RNS-Syntheserate, DNS-Synthese und Zellvermehrung in Primärkulturen von Nierenzellen.* (Nach LIEBERMAN und OVE 1962 und LIEBERMAN, ABRAMS und OVE 1963.) Die RNS-Syntheserate wurde durch Inkubation mit Cytidin-^{3}H (0,25 μc) während 1 Std, die Synthese von DNS durch Zusatz von Thymidin-^{3}H (6×10^4 cpm) bei Ansetzen der Kulturen bestimmt

Zellen zur DNS-Synthese mit anschließender Zellteilung. Die DNS-Synthese, gemessen am Einbau von Thymidin-^{14}C, beginnt etwa 30 Std nach Ansetzen der Primärkulturen[659]. Nierenzellkulturen stellen somit ein Modellsystem dar, das für eine Analyse der Vorgänge, die sich beim Übergang von Zellen aus der Proliferationsruhe in die Proliferationsaktivität abspielen, gut geeignet ist.

Sehr rasch nach Ansetzen der Kulturen zeigen die isolierten Zellkerne eine Zunahme der elektrophoretischen Wanderungsgeschwindigkeit. Diese Zunahme erstreckt sich über etwa 2 Std, und anschließend wird der erhöhte Wert beibehalten[660]. Die Veränderung der elektrischen Ladung der isolierten Zellkerne findet in Gegenwart von Actinomycin D oder p-Fluorphenylalanin nicht statt. In den ersten 12 Std nach Ansetzen der Kulturen nimmt die Synthese ribosomaler RNS zu. Während der folgenden 10 Std erhöht sich die Syntheserate der gesamten cellulären RNS um das Zwei- bis Dreifache (Abb. 29). Dieser Anstieg der Syntheserate wird durch Actinomycin D wie auch p-Fluorphenylalanin in Konzentrationen gehemmt, die die normale Syntheserate nicht beeinflussen. Die zusätzlich synthetisierte RNS besitzt Eigenschaften von m-RNS, wie rasche Markierung und raschen Wiederabbau[661]. Während dieser Periode finden offenbar Prozesse

657 b STÖCKER, NEUMANN-REDLIN und HEINE 1968.
658 MAYFIELD, LIEBELT und BRESNICK 1967.
659 LIEBERMAN und OVE 1962. 660 KISHIMOTO und LIEBERMAN 1955.
661 LIEBERMAN, ABRAMS und OVE 1963.

statt, die für die Vorbereitung der DNS-Synthese notwendig sind. So hat ein Zusatz von p-Fluorphenylalanin oder Actinomycin D bis 20 Std nach Ansetzen der Kulturen eine nahezu vollständige Unterdrückung der DNS-Synthese zur Folge[662]. Diese Wirkungen zeigen annähernd die gleiche Abhängigkeit von der Hemmstoffkonzentration wie die Hemmung des Anstiegs der RNS-Syntheserate.

Von den untersuchten Enzymen ist eine Gruppe, bestehend aus Lactat- sowie Gucose-6-phosphat-Dehydrogenase, Adenosindesaminase und Hexokinase, dadurch charakterisiert, daß ihre Aktivitäten sofort nach Kulturbeginn ansteigen. Die Aktivitäten von DNS-Polymerase und Thymidinkinase dagegen zeigen erst später als 20 Std nach Kulturbeginn eine Zunahme[663]. Diese findet ungefähr zur gleichen Zeit wie der Beginn der DNS-Synthese statt. Der Anstieg der Aktivität beider Enzyme läßt sich durch Actinomycin D, p-Fluorphenylalanin sowie Röntgenstrahlen hemmen. Gleichzeitig mit der DNS-Synthese wird auch ein gesteigerter Einbau von Cytidin-^{3}H in Desoxycytidinphosphat beobachtet. Diese Synthesereaktion wird durch Hydroxyharnstoff gehemmt, ohne daß der Eintritt in die DNS-Synthese beeinträchtigt würde[664]. Der Anstieg der Konzentration von Desoxycytidinnucleotiden kann demnach nicht für die Auslösung der DNS-Synthese verantwortlich sein.

Zusammenfassend geht aus den Arbeiten der Gruppe von LIEBERMAN hervor, daß sich die Vorgänge in Primärkulturen von Nierenzellen in drei Phasen einteilen lassen. Die erste Phase dauert bis 12 Std nach Ansetzen der Kulturen. In dieser Zeit findet sich noch keine Erhöhung des Gesamtumsatzes nucleärer RNS. Es kommt jedoch zu einer allmählichen Zunahme der Syntheserate ribosomaler RNS sowie des Einbaus von Aminosäuren in Protein, außerdem zu einem Anstieg der Aktivität gewisser, nicht mit der DNS-Synthese in Beziehung stehender Enzyme. Ferner ändert sich die elektrische Ladung der Kernmembran. Die zweite Phase umfaßt die Zeit zwischen 12 und 20 Std nach Ansetzen der Kulturen. Während dieser Periode wird eine Zunahme der Gesamt-RNS-Syntheserate beobachtet, die sich durch Actinomycin D und p-Fluorphenylalanin hemmen läßt. Diese Hemmstoffe verhindern außerdem die später einsetzende DNS-Synthese. Dies ist bemerkenswert, weil in der Zeit zwischen 12 und 20 Std nach Kulturbeginn noch keine Synthese von DNS-Polymerase oder Thymidinkinase stattfindet. Die dritte Phase beginnt 20 Std nach Kulturbeginn und ist dadurch charakterisiert, daß weder Actinomycin D noch p-Fluorphenylalanin die DNS-Synthese zu verhindern vermögen. Im Lauf der dritten Phase kommt es auch zum Einsetzen der DNS-Synthese und später zur mitotischen Zellteilung.

IV. Schlußfolgerungen und Ausblick

A. Das proliferationsauslösende „Signal“ und sein Receptor

Die Frage, wodurch eine Zelle innerhalb des vielzelligen Organismus veranlaßt wird, entweder in Proliferationsruhe zu verharren oder aber sich zu teilen, stellt sich bei der Analyse aller Regenerationsprozesse, die mit einer Vermehrung der cellulären Elemente verbunden sind. Aus Untersuchungen an verschiedenen Modellsystemen, wie z. B. der Leber, geht hervor, daß die Information, die eine Zellproliferation auslöst oder sie verhindert, den Zellen durch humorale, lösliche Faktoren übermittelt wird. Die Ergebnisse lassen jedoch in den meisten Fällen nicht erkennen, ob solche Faktoren eine proliferationshemmende oder -stimulierende Wirkung haben. Es ist also denkbar, daß die Regeneration bestimmter

[662] LIEBERMAN und OVE 1962, LIEBERMAN, ABRAMS und OVE 1963.
[663] LIEBERMAN, ABRAMS, HUNT und OVE 1963.
[664] ADAMS, ABRAMS und LIEBERMAN 1966.

Organe durch Herabsetzung der Konzentration eines Hemmfaktors, diejenige anderer Organe dagegen durch mengenmäßige Zunahme eines stimulierenden Faktors ausgelöst wird.

Organe, deren Wachstum durch ein zweites Organ gesteuert wird, wie z. B. die Schilddrüse, sind erfahrungsgemäß meist der Wirkung eines Hormons mit proliferationsfördernden Eigenschaften unterworfen. Die Zellvermehrung in anderen Organen, wie der Leber und Niere, scheint dagegen ohne Mitwirkung eines zweiten Organs gesteuert zu werden. Es darf als wahrscheinlich gelten, daß hier Faktoren mit proliferationshemmender Wirkung, die als Chalone bezeichnet werden,[665] für die Regulation der Regenerationsvorgänge verantwortlich sind. Diese Faktoren werden vermutlich vom Organ, dessen Wachstum sie hemmen, selbst produziert. Die sich aus dieser Vorstellung ergebenden Konsequenzen hinsichtlich der Kinetik von Regenerationsprozessen stimmen mit den Ergebnissen experimenteller Untersuchungen weitgehend überein (WEISS und KAVANAU 1957, GOSS 1965a). Durch derartige Kontrollmechanismen wird offenbar die Gesamtmasse des betreffenden Organs innerhalb des Organismus konstant gehalten.

Die Hemmwirkung eines zwischenzelligen Kontakts auf Proliferationsvorgänge, wie sie sich an der Epidermis und bei der Kontaktinhibition von Zellkulturen beobachten läßt, kommt vermutlich ebenfalls unter Beteiligung diffundierbarer Substanzen zustande. Diese Annahme wird durch verschiedene Ergebnisse gestützt: So vermögen epidermale Extrakte die Zellproliferation der Epidermis sowohl in vitro als auch in vivo zu hemmen. Ferner wird die Kontaktinhibition der Zellvermehrung in Zellkulturen durch Zusatz frischen Nährmediums teilweise aufgehoben.

Proliferationssteuernde Faktoren müssen sich offensichtlich durch eine hohe Spezifität in bezug auf das in seinem Wachstum zu regulierende Organ auszeichnen. An verschiedenen Modellsystemen konnten denn auch Anhaltspunkte für eine Spezifität der Wirkung gefunden werden. Dagegen ist diese bei den als proliferationshemmende Substanzen postulierten Ketoaldehyden[666] wohl nicht ohne weiteres gegeben.

Über die Wirkungsweise proliferationssteuernder Faktoren ist zur Zeit nichts Sicheres bekannt, und es müssen die an Modellsystemen gewonnenen Resultate herangezogen werden. Die Ergebnisse über die Wechselwirkung zwischen Oestrogenen und Uterus gestatten die Annahme, daß der proliferationsregulierende Faktor innerhalb der Zelle eine reversible Bindung mit einem spezifischen Receptorprotein eingeht. Hinsichtlich der weiteren Vorgänge sind die gegenwärtigen Kenntnisse noch sehr lückenhaft. Die Wirkungen vieler Hormone werden durch Actinomycin D unterdrückt. Die Synthese einer spezifischen RNS dürfte somit vielleicht den ersten Schritt in der Beantwortung des hormonalen Reizes darstellen. Auch in Analogie zu den von JACOB und MONOD (1961a, b) entwickelten Vorstellungen über Regulationsmechanismen in Bakterien lassen sich entsprechende Hypothesen aufstellen. Demnach erscheint die Vermutung zulässig, daß ein celluläres Receptorprotein nach Verbindung mit dem Hormon, bzw. dem proliferationssteuernden Faktor, zum spezifischen Repressor oder Induktor wird. Auf diese Weise werden wohl zunächst nur wenige Gene aktiviert und damit die vorbereitenden biochemischen Vorgänge eingeleitet.

Aus verschiedenen Untersuchungen geht hervor, daß der Proliferationsstimulus während eines gewissen minimalen Zeitintervalls, meist mehrerer Stunden, einwirken muß, damit die Zellproliferation ausgelöst wird. So ist für Zellkulturen, die der Kontaktinhibition unterworfen sind, ein Aufenthalt in frischer Nährlösung

[665] BULLOUGH 1965.
[666] EGYÜD und SZENT-GYÖRGYI 1966, SZENT-GYÖRGYI, EGYÜD und MCLAUGHLIN 1967.

während mindestens 2—4 Std erforderlich, um einen Teil der Zellpopulation zum Durchlaufen eines weiteren Teilungscyclus zu veranlassen. Auch aus der Beeinflussung der Leberregeneration in Ratten durch Austauschtransfusion lassen sich ähnliche Schlüsse ziehen. Der Mechanismus dieser Latenz in der Beantwortung des Proliferationsstimulus ist indessen noch völlig ungeklärt. Es ist z. B. denkbar, daß eine minimale Menge eines bestimmten Genprodukts für die Auslösung der Zellproliferation notwendig ist.

B. Vorbereitende biochemische Prozesse

Es ist heute nicht mit Sicherheit erwiesen, wann die ersten biochemischen Vorgänge einsetzen, die für die Vorbereitung der DNS-Replikation und damit der Zellteilung erforderlich sind. Dementsprechend ist auch die Natur dieser frühen Prozesse noch nicht geklärt. Bei den meisten Modellsystemen führt nämlich der Eingriff, der die Regeneration auslöst, zu Veränderungen des Zellstoffwechsels, die offenbar eine Reaktion der Zellen auf den Eingriff und nicht eine spezifische Beantwortung des Proliferationsstimulus darstellen. Nach partieller Hepatektomie beispielsweise kommt es durch die erhöhte Portalzirkulation zur Stimulierung biochemischer Vorgänge in der Leber, die für die Auslösung der Zellproliferation sicher nicht hinreichend und möglicherweise gar nicht notwendig sind. Es scheint, daß bis jetzt kein geeignetes Versuchsobjekt zur Verfügung steht, bei dem solche durch die Versuchsbedingungen hervorgerufenen Veränderungen fehlen. Eine Analyse der für die Vorbereitung der Zellproliferation notwendigen frühen Vorgänge unter Ausschluß von Begleitphänomenen begegnet deshalb zur Zeit großen Schwierigkeiten.

Ergebnisse über die Wirkung von Hemmstoffen weisen darauf hin, daß die Vorbereitung der DNS-Synthese sowohl in der G_1-Phase proliferierender Zellen als auch beim Übergang von der Proliferationsruhe zur Proliferationsaktivität eine Synthese von RNS und Protein erfordert. Es darf somit vermutet werden, daß eine Aktivierung von Genen stattfindet. Dadurch werden offenbar die biochemischen Voraussetzungen für die DNS-Synthese und Mitose, wie z. B. die Bereitstellung der erforderlichen Enzyme und Substrate geschaffen.

Unter den frühen biochemischen Veränderungen findet sich meist auch eine gesteigerte Synthese ribosomaler RNS. Die Zunahme der Zahl der Ribosomen gewährleistet, daß bei der nachfolgenden Zellteilung beide Tochterzellen einen ausreichenden Ribosomenbestand aufweisen. Eine vermehrte Synthese verschiedener RNS-Typen läßt sich indessen häufig auch in Zellen beobachten, die gar nicht aus der Proliferationsruhe austreten, oder in denen die vorbereitenden Prozesse für die DNS-Synthese noch nicht in Gang gekommen sind, bzw. noch nicht irreversiblen Charakter angenommen haben. Offenbar vermögen Zellen relativ unspezifische Reize mit einer erhöhten RNS-Synthese zu beantworten, ohne daß diese von einer Zellproliferation gefolgt sein müßte.

C. DNS-Synthese und Mitose

Die Verfügbarkeit sämtlicher für die Synthese der DNS und ihrer Vorläufer erforderlichen Enzyme und Substrate scheint eine notwendige, jedoch nicht hinreichende Voraussetzung für die Replikation der cellulären DNS zu sein. Die Regulation der DNS-Synthese geschieht offenbar nicht durch Bereitstellung oder Entzug von Substraten, kommt es doch bei Fehlen von DNS-Vorläufern, z. B. nach Einwirken spezifischer Hemmstoffe, nach kurzer Zeit zu einer irreversiblen Schädigung proliferierender Zellen. Auch die an der Synthese der DNS-Vorläufer beteiligten Enzyme sind wahrscheinlich nicht für die Regulation der DNS-Synthese verantwortlich. Dagegen scheint für das Einsetzen der DNS-Replikation eine Veränderung der Struktur der vorbestehenden DNS notwendig zu sein, so daß diese befähigt wird, als „Primer" bei der Synthese neuer DNS zu wirken. Aus verschiedenen Befunden, beispielsweise am Modell der Leber, geht hervor, daß die Umwandlung replikativ inaktiver DNS in „Primer"-DNS unter Mitwirkung eines Proteins, möglicherweise eines Enzyms, erfolgt, das während der vorbereitenden Phase synthetisiert wird.

Die Analyse der Mechanismen, die der Regulation der DNS-Synthese zugrunde liegen, wird dadurch erschwert, daß die von der DNS-Polymerase in zellfreien Systemen katalysierte Reaktion keine echte DNS-Replikation darstellt. Eine Beteiligung der DNS-Polymerase an der DNS-Synthese intakter Zellen ist jedoch wahrscheinlich, da im allgemeinen die Aktivität dieses Enzyms im Laufe von Regenerationsprozessen eine ausgeprägte Zunahme zeigt.

Die celluläre DNS-Synthese wird nicht nur unter der Einwirkung eigentlicher Proliferationsstimuli, sondern auch durch bestimmte zellschädigende Agentien in Gang gebracht. So kommt es nach Infektion durch bestimmte Viren zu einer Synthese cellulärer DNS. Ferner läßt sich nach Behandlung mit ionisierenden und ultravioletten Strahlen sowie mit alkylierenden Cytostatica eine reparative DNS-Synthese beobachten, die offenbar nicht konservativ verläuft. Ob eine solche „pathologische" DNS-Synthese zur Aufklärung der Kontrollmechanismen für die normale Zellproliferation beitragen kann, ist zur Zeit ungewiß.

Die DNS-Verdoppelung stellt einen hochgradig geordneten Prozeß dar; erfährt doch innerhalb einer S-Phase die gesamte celluläre DNS eine einzige Replikation. Wie dabei zwischen vorbestehender und bereits verdoppelter DNS unterschieden wird, ist noch ungeklärt. Ebenso sind die Mechanismen, die dem geregelten zeitlichen Ablauf der DNS-Synthese innerhalb einer Zelle zugrunde liegen, unbekannt. Im allgemeinen bleibt eine Zelle, wenn sie einmal ihre DNS-Synthese begonnen hat, nicht in der S-Phase oder G_2-Phase stehen, sondern durchläuft den Teilungscyclus bis zum Erreichen der nächsten G_1-Phase. Die Entscheidung zwischen Proliferationsruhe und Zellvermehrung findet somit in den meisten Fällen in der G_1-Phase statt. Eine bessere Kenntnis der in dieser Phase ablaufenden Vorgänge ist deshalb in hohem Maße erstrebenswert.

D. Modulierende Faktoren

Regenerationsprozesse werden durch viele endogene und exogene Faktoren beeinflußt. So besitzen unter anderem bestimmte Hormone eine modulierende Wirkung auf die Zellvermehrung regenerierender Organe. Hormone sind vermutlich für den Tagesrhythmus der Zellproliferation verantwortlich, der sich — wie besprochen — in der Epidermis und der regenerierenden Leber, daneben aber auch im Knochenmark[667] und in mehreren anderen Geweben[668] erkennen läßt. Die tageszeitlichen Schwankungen der Proliferationstätigkeit erschweren die Analyse der einer Regeneration zugrunde liegenden biochemischen Vorgänge. Doch stehen sie vermutlich in keiner kausalen Beziehung zu den die Zellvermehrung steuernden Mechanismen. Die Auslösung von Regenerationsprozessen und der mit einer Regeneration verbundene Gesamtzuwachs lebender Materie erfolgt demnach mit großer Wahrscheinlichkeit ausschließlich aufgrund der Wirkung organspezifischer stofflicher Faktoren mit Signalfunktion. Die Intensität und der zeitliche Verlauf regenerativer Prozesse dagegen sind offenbar der Beeinflussung durch eine große Zahl von Faktoren unterworfen.

[667] MAUER 1965. [668] PILGRIM, ERB und MAURER 1963.

E. Biochemische Regulationsmechanismen bei Regenerationsprozessen

Die Regulation biochemischer Vorgänge auf der Stufe der Übertragung der genetischen Information vom Gen auf die RNS ist — wie bereits diskutiert — für die Zelle relativ ökonomisch. Dieser Mechanismus bedingt nämlich keine unnötige Synthese von RNS und Protein. Eine Aktivierung von Genen ist wahrscheinlich bei jeder Auslösung von proliferativen Prozessen beteiligt. Dadurch erklärt sich auch die regelmäßig beobachtete Latenz zwischen Einwirkung des Regenerationsstimulus und Beginn der DNS-Synthese. In diese Periode fällt vermutlich die Synthese spezifischer „Messenger"-RNS für die Bildung der Enzyme und vielleicht weiterer Proteine, die bei der Synthese der DNS und ihrer Vorläufer benötigt werden. Im übrigen scheinen aber auch andere Regulationsprozesse beteiligt zu sein. „Feedback"-Mechanismen beispielsweise gewährleisten, daß die verschiedenen DNS-Vorläufer in zweckmäßigen Mengen bereitgestellt werden.

Aus biochemischen Untersuchungen geht hervor, daß der Übergang einer Zelle von der Proliferationsruhe zur aktiven Zellvermehrung im allgemeinen nicht von einer Entdifferenzierung begleitet ist. Es bestehen nämlich keine Anhaltspunkte dafür, daß die für die Zelldifferenzierung verantwortlichen Gene bei Regenerationsprozessen inaktiviert werden, und spezifische Zellfunktionen, wie beispielsweise die Synthese von Albumin und Fibrinogen durch Leberzellen, lassen sich meist auch in der Phase aktiver Zellproliferation nachweisen. Ebenso üben proliferierende Zellen in Kultur unter geeigneten Bedingungen neben der Zellvermehrung spezifische Zellfunktionen aus.

Bei der Auslösung einer Zellproliferation wird vermutlich nur eine relativ geringe Zahl von Genen aktiviert. Diese Aktivierung ist durch Reversibilität gekennzeichnet, treten doch mit dem Abschluß des Regenerationsprozesses die Zellen wiederum in die Proliferationsruhe ein. In höheren Tieren entspricht die Differenzierung der aufgrund von Regenerationsvorgängen neu entstandenen Zellen fast immer derjenigen der Mutterzellen. Biochemisch läßt sich somit die während regenerativer Prozesse stattfindende Zellproliferation in Analogie zu der durch Hormone induzierten Synthese eines oder weniger Zellprodukte unter Erhaltung der Zelldifferenzierung setzen.

Im Gegensatz zu den bei Regenerationsvorgängen ablaufenden proliferativen Prozessen steht die unkontrollierte Zellvermehrung bei Neoplasien. Es stellt sich die Frage, ob eine Neoplasie durch Verlust des „Receptors" bzw. eines für die Kontrolle der Zellvermehrung benötigten Gens, oder aber durch Verlust der Fähigkeit zur Synthese der Substanz mit Signalfunktion charakterisiert sei. Durch die letzterwähnte Hypothese würden sich z. B. die Befunde erklären lassen, wonach die Proliferation neoplastischer Zellen häufig nur bei Überschreiten einer kritischen Größe des neoplastischen Herdes in Gang kommt. Doch wird das Problem spezifischer biochemischer Läsionen in neoplastischen Zellen wohl erst dann einer experimentellen Analyse zugänglich sein, wenn es gelingt, die stofflichen Faktoren, die für die Steuerung der normalen Zellproliferation verantwortlich sind, zu isolieren und ihren Wirkungsmechanismus aufzuklären.

Literatur

ABBO, F. E., and A. B. PARDEE: Synthesis of macromolecules in synchronously dividing bacteria. Biochim. biophys. Acta (Amst.) **39**, 478—485 (1960). — ABBOTT, J., and H. HOLTZER: The loss of phenotypic traits by differentiated cells. III. The reversible behavior of chondrocytes in primary cultures. J. Cell Biol. **28**, 473—487 (1966). — ABERCROMBIE, M., and E. J. AMBROSE: Interference microscope studies of cell contacts in tissue culture. Exp. Cell Res. **15**, 332—345 (1958). — ABERCROMBIE, M., and G. GITLIN: The locomotory behaviour of small groups of fibroblasts. Proc. roy. Soc. B **162**, 289—302 (1965). — Abercrombie, M., and R. D. Harkness: The growth of cell populations and the properties in tissue culture of regenerating liver of the rat. Proc. roy. Soc. B **138**, 544—561 (1951). — Abercrombie, M., and J. E. M. Heaysman: Observations on the social behaviour of cells in tissue culture. II. „Monolayering" of fibroblasts. Exp. Cell Res. **6**, 293—306 (1954). — Ackermann, W. W., D. C. Cox, H. Kurtz, C. D. Powers, and S. J. Davies: Effect of poliovirus on deoxyribonucleic acid synthesis in HeLa cells. J. Bact. **91**, 1943—1952 (1966). — Adams, R. L. P., R. Abrams, and I. Lieberman: Deoxycytidylate synthesis and entry into the period of deoxyribonucleic acid replication in rabbit kidney cells. J. biol. Chem. **241**, 903—905 (1966). — Adams, R. L. P., and J. G. Lindsay: Hydroxyurea. Reversal of inhibition and use as a cell-synchronizing agent. J. biol. Chem. **242**, 1314—1317 (1967). — Adelstein, S. J., C. P. Lyman, and R. C. O'Brien: Variations in the incorporation of thymidine into the DNA of some rodent species. Comp. Biochem. Physiol. **12**, 223—231 (1964). — Albert, M. D., and N. L. R. Bucher: Latent injury and repair in rat liver induced to regenerate at intervals after X-radiation. Cancer Res. **20**, 1514—1522 (1958). — Alexander, P., C. J. Dean, L. D. G. Hamilton, J. T. Lett, and G. Parkins: Critical structures other than DNA as sites for primary lesions of cell death induced by ionizing radiations. In: Cellular radiation biology. 18th Ann. Symp. on fundamental Cancer Res., p. 241—263. Baltimore: Williams & Wilkins Co. 1965. — Alexander, P., and J. T. Lett: The biological significance of the changes produced in the deoxyribonucleic acid of cells treated with radiomimetic alkylating agents. Biochem. Pharmacol. **4**, 34—48 (1960). — Alexander, P., and Z. B. Mikulski: Differences in the response of leukaemia cells in tissue culture to nitrogen mustard and to dimethyl myleran. Biochem. Pharmacol. **5**, 275—282 (1961). — Alexander, P., and K. A. Stacey: Effect of nitrogen mustards and related compounds on the nucleoproteins of the cell nucleus. Acta Un. int. Cancr. **16**, 533—539 (1960). — Allen, D. W., and P. C. Zamecnik: The effect of puromycin on rabbit reticulocyte ribosomes. Biochim. biophys. Acta (Amst.) **55**, 865—874 (1962). — Allfrey, V. G., R. Faulkner, and A. E. Mirsky: Acetylation and methylation of histones and their possible role in the regulation of RNA synthesis. Proc. nat. Acad. Sci. (Wash.) **51**, 786—794 (1964). — Allfrey, V. G., V. C. Littau, and A. E. Mirsky: On the role of histones in regulating ribonucleic acid synthesis in the cell nucleus. Proc. nat. Acad. Sci. (Wash.) **49**, 414—421 (1963). — Allfrey, V. G., and A. E. Mirsky: Evidence for the complete DNA-dependence of RNA synthesis in isolated thymus nuclei. Proc. nat. Acad. Sci. (Wash.) **48**, 1590—1596 (1962). — Alston, W. C., and R. Y. Thomson: Humoral and local factors in liver regeneration. Cancer Res. **23**, 901—905 (1963). — Ancill, R. J.: Thymidylic acid synthesis and the regulation of cellular proliferation in the bone marrow. Biochim. biophys. Acta (Amst.) **76**, 135—137 (1963). — Aoki, S., R. P. Boyce, and P. Howard-Flanders: Sensitization of Escherichia coli to radiation by bromouracil: excessive post-irradiation breakdown of deoxyribonucleic acid without concomitant synthesis. Nature (Lond.) **209**, 686—688 (1966). — Apelgot, S., et B. Ekert: Autodécomposition de thymidine tritiée en solution aqueuse. J. Chim. phys. **60**, 505—509 (1963). — Astarabadi, T.: The effect of hypophysectomy, adrenalectomy and ACTH administration on compensatory renal hypertrophy in rats. Quart. J. exp. Physiol. **48**, 80—92 (1963). — Atkinson, D. E.: Regulation of enzyme activity. Ann. Rev. Biochem. **35**, 85—124 (1966). — Auerbach, C.: Mutagenic effects of alkylating agents. Ann. N.Y. Acad. Sci. **68**, 731—736 (1958).

Bade, E. G., C. Bordin e J. M. E. Llanos: Effetto stimolante di omogenati di fegato normale adulto sulla crescita del fegato in rigenerazione. Sperimentale **113**, 198—203 (1963). — Bade, E. G., u. J. M. E. Llanos: Lebermitosehemmung durch Homogenate regenerierender Leber. Naturwissenschaften **49**, 351—352 (1962). — Bade, E. G., I. L. Sadnik, C. Pilgrim, and W. Maurer: Autoradiographic study of DNA-synthesis in the regenerating liver of the mouse. Exp. Cell Res. **44**, 676—678 (1966). — Balandin, I. G., and R. M. Franklin: The effect of Mengovirus infection on the activity of the DNA-dependent RNA polymerase of L-cells. II. Preliminary data on the inhibitory factor. Biochem. biophys. Res. Commun. **15**, 27—32 (1964). — Baltimore, D., H. J. Eggers, R. M. Franklin, and I. Tamm: Poliovirus-induced RNA polymerase and the effects of virus-specific inhibitors on its production. Proc. nat. Acad. Sci. (Wash.) **49**, 843—849 (1963). — Baltimore, D., and R. M. Franklin: The effect of mengovirus infection on the activity of the DNA-dependent RNA polymerase of L-cells. Proc. nat. Acad. Sci. (Wash.) **48**, 1383—1390 (1962). ~ A new ribonucleic acid polymerase appearing after mengovirus infection of L-cells. J. biol. Chem. **238**, 3395—3400 (1963). Baltimore, D., R. M. Franklin, and J. Callender: Mengovirus-induced inhibition of host ribonucleic acid and protein synthesis. Biochim. biophys. Acta (Amst.) **76**, 425—430 (1963). — Barner, H. E., and S. S. Cohen: The induction of thymine synthesis by T2 infection of a thymine requiring mutant of Escherichia coli. J. Bact. **68**, 80—88 (1954). — Barnum, C. P., C. D. Jardetzky, and F. Halberg: Nucleic acid synthesis in regenerating liver. Tex. Rep. Biol. Med. **15**, 134—147 (1957). — Barr, H. J.: An effect of exogenous thymidine on the mitotic cycle. J. cell. comp. Physiol. **61**, 119—128 (1963). — Bartsch, H. D., K. O. Haber-

MEHL, and W. DIEFENTHAL: Chromosomal damage after infection with poliomyelitis virus. Exp. Cell Res. **48**, 671—675 (1967). — BASERGA, R.: The relationship of the cell cycle to tumor growth and control of cell division: a review. Cancer Res. **25**, 581—595 (1965). — BAULIEU, E.-E.: Les "récepteurs hormonaux". Mise en évidence de la liaison spécifique de l'oestradiol à des protéines utérines. Nouv. Rev. franç. Hémat. **7**, 589—600 (1967). — BECKER, F. F., and B. P. LANE: Regeneration of the mammalian liver. I. Auto-phagocytosis during dedifferentiation of the liver cell in preparation for cell division. Amer. J. Path. **47**, 783—801 (1965). — BECKER, H. J.: Die Puffs der Speicheldrüsenchromosomen von Drosophila melanogaster. II. Mitt. Die Auslösung der Puffbildung, ihre Spezifität und ihre Beziehung zur Funktion der Ringdrüse. Chromosoma (Berl.) **13**, 341—384 (1962). ~ Die genetischen Grundlagen der Zelldifferenzierung. Naturwissenschaften **51**, 205—211, 230—235 (1964). — BECKER, Y.: RNA synthesis in cultured chick embryo fibroblasts. Exp. Cell Res. **47**, 554—563 (1967). — BEER, J. Z., J. T. LETT, and P. ALEXANDER: Influence of temperature and medium on the X-ray sensitivities of leukaemia cells in vitro. Nature (Lond.) **199**, 193—194 (1963). — BEERMANN, W.: Chromomerenkonstanz und spezifische Modifikationen der Chromosomenstruktur in der Entwicklung und Organdifferenzierung von Chironomus tentans. Chromosoma (Berl.) **5**, 139—198 (1952). — BELL, E. (Ed.): Molecular and cellular aspects of development. New York: Harper & Row 1965. — BELL, S., and S. WOLFF: Studies on the mechanism of the effect of fluorodeoxyuridine on chromosomes. Proc. nat. Acad. Sci. (Wash.) **51**, 195—202 (1964). — BELTZ, R. E.: Comparison of the content of thymidylate synthetase, deoxycytidylate deaminase and deoxyribonucleoside kinases in normal and regenerating rat liver. Arch. Biochem. **99**, 304—312 (1962). — BENACERRAF, B., D. BILBEY, G. BIOZZI, B. N. HALPERN, and C. STIFFEL: The measurement of liver blood flow in partially hepatectomized rats. J. Physiol. (Lond.) **136**, 287—293 (1957). — BENITEZ, L., and J. A. SHAKA: Cell proliferation in experimental hydronephrosis and compensatory renal hyperplasia. Amer. J. Path. **44**, 961—972 (1964). — BENNETT, L. L., L. SIMPSON, J. GOLDEN, and T. L. BARKER: The primary site of inhibition by 6-mercaptopurine on the purine biosynthetic pathway in some tumors in vivo. Cancer Res. **23**, 1574—1580 (1963). — BENNETT, L. L., L. SIMPSON, and H. E. SKIPPER: On the metabolic stability of nucleic acids in mitotically inactive adult tissues labeled during embryonic development. Biochim. biophys. Acta (Amst.) **42**, 237—243 (1960). — BEN-PORAT, T., C. COTO, and A. S. KAPLAN: Unstable DNA synthesized by polyoma virus-infected cells. Virology **30**, 74—81 (1966). — BEN-PORAT, T., and A. S. KAPLAN: Mechanism of inhibition of cellular DNA synthesis by pseudorabies virus. Virology **25**, 22—29 (1965). ~ Correlation between replication and degradation of cellular DNA in polyoma virus-infected cells. Virology **32**, 457—464 (1967). — BEN-PORAT, T., A. STERE, and A. S. KAPLAN: The separation of nascent deoxyribonucleic acid from the remainder of the cellular deoxyribonucleic acid. Biochim. biophys. Acta (Amst.) **61**, 150—152 (1962). — BESSMAN, M. J.: The replication of DNA in cell-free systems. In: Molecular genetics (J. H. TAYLOR, ed.) part. I, p. 1—60. New York: Academic Press 1963. — BESSMAN, M. J., I. R. LEHMAN, E. S. SIMMS, and A. KORNBERG: Enzymatic synthesis of deoxyribonucleic acid. II. General properties of the reaction. J. biol. Chem. **233**, 171—177 (1958). — BIANCHI, P. A.: Thymidine phosphorylation and deoxyribonucleic acid synthesis in human leukaemic cells. Biochim. biophys. Acta (Amst.) **55**, 547—549 (1962). — BIANCHI, P. A., J. A. V. BUTLER, A. R. CRATHORN, and K. V. SHOOTER: The thymidine phosphorylating kinases. Biochim. biophys. Acta (Amst.) **53**, 123—131 (1961). — BIANCHI, P. A., A. R. CRATHORN, and K. V. SHOOTER: Thymidine kinases and deoxyribonucleic acid synthesis in normal and regenerating rat liver. Biochim. biophys. Acta (Amst.) **61**, 728—735 (1962). — BILLEN, D.: Alteration in deoxyribonucleic acid synthesizing capacity in bacteria: an in vivo—in vitro study. Biochim. biophys. Acta (Amst.) **55**, 960—968 (1962). ~ Alteration in the sequence of deoxyribonucleic acid synthesis by thymine deprivation. Exp. Cell Res. **34**, 396—399 (1964). — BINET, L., et R. MOLIMARD: Effets de la ligature du canal cholédoque sur l'hypertrophie hépatique compensatrice du rat en parabiose. C. R. Acad. Sci. (Paris) **262**, 139—142 (1966). — BLECH, W.: Ultrazentrifugenanalytische und papierelektrophoretische Untersuchungen der Bluteiweiße nach partieller Hepatektomie an der Ratte. Acta biol. med. germ. **18**, 321—327 (1967). — BLOMQVIST, K.: Growth stimulation in the liver and tumour development following intraperitoneal injections of liver homogenates in the rat. Acta path. microbiol. scand., Suppl. **121**, 1—65 (1957). — BLONDEL, B., and L. J. TOLMACH: Studies on nuclear fine structure. Three phases of the HeLa cell cycle. Exp. Cell Res. **37**, 497—501 (1965). — BLOOM, S., G. J. TODARO, and H. GREEN: RNA synthesis during preparation for growth in a resting population of mammalian cells. Biochem. biophys. Res. Commun. **24**, 412—417 (1966). — BOIRON, M., J. TANZER, M. THOMAS, and A. HAMPE: Early diffuse chromosome alterations in monkey kidney cells infected in vitro with herpes simplex virus. Nature (Lond.) **209**, 737—738 (1966). — BOLLUM, F. J.: Calf thymus polymerase. J. biol. Chem. **235**, 2399—2403 (1960). — BOLLUM, F. J., and V. R. POTTER: Incorporation of thymidine into deoxyribonucleic acid by enzymes from rat tissues. J. biol. Chem. **233**, 478—482 (1958). ~ Nucleic acid metabolism in regenerating rat liver. VI.

Soluble enzymes which convert thymidine to thymidine phosphates and DNA. Cancer Res. **19**, 561—565 (1959). — Bolognesi, D. P., and D. E. Wilson: Inhibitory proteins in the Newcastle disease virus-induced suppression of cell protein synthesis. J. Bact. **91**, 1896—1901 (1966). — Bond, H. E., W. G. Flamm, H. E. Burr, and S. B. Bond: Mouse satellite DNA. Further studies on its biological and physical characteristics and its intracellular localization. J. molec. Biol. **27**, 289—302 (1967). — Bonhoeffer, F., and A. Gierer: On the growth mechanism of the bacterial chromosome. J. molec. Biol. **7**, 534—540 (1963). — Bonner, J.: The molecular biology of development. Oxford: Clarendon Press 1965. — Bonner, J., M. E. Dahmus, D. Fambrough, R. C. Huang, K. Marushige, and D. Y. H. Tuan: The biology of isolated chromatin. Science **159**, 47—96 (1968). — Bonner, J., and R. C. Huang: Properties of chromosomal nucleohistone. J. molec. Biol. **6**, 169—174 (1963). — Bonner, J., and J. Widholm: Molecular complementarity between nuclear DNA and organ-specific chromosomal RNA. Proc. nat. Acad. Sci. (Wash.) **57**, 1379—1385 (1967). — Bootsma, D.: Changes induced in the first post-irradiation generation cycle of human cells studied by double labeling. Exp. Cell Res. **38**, 429—431 (1965). — Bootsma, D., L. Budke, and O. Vos: Studies on synchronous division of tissue culture cells initiated by excess thymidine. Exp. Cell Res. **33**, 301—309 (1964). — Borek, C., and L. Sachs: The difference in contact inhibition of cell replication between normal cells and cells transformed by different carcinogens. Proc. nat. Acad. Sci. (Wash.) **56**, 1705—1711 (1966). — Borst, P., and G. J. C. M. Ruttenberg: Renaturation of mitochondrial DNA. Biochim. biophys. Acta (Amst.) **114**, 645—647 (1966). — Boudnitskaya, E. V., M. Brunfaut, and M. Errera: Effects of X-rays on RNA and RNA metabolism in HeLa cells. Biochim. biophys. Acta (Amst.) **80**, 567—573 (1964). — Boué, J.-G., A. Boué et P. Lazar: Altérations chromosomiques induites par le virus de la rubéole et par le virus de la rougeole dans les cellules diploides humaines cultivées «in vitro». Path. et Biol. **15**, 997—1007 (1967). — Boué, J. G., A. Boué, P. S. Moorhead et S. A. Plotkin: Altérations chromosomiques induites par le virus de la rubéole dans les cellules embryonnaires diploides humaines cultivées in vitro. C.R. Acad. Sci. (Paris) **259**, 687—690 (1964). — Boyce, R. P., and P. Howard-Flanders: Release of ultraviolet light-induced thymine dimers from DNA in E. coli K-12. Proc. nat. Acad. Sci. (Wash.) **51**, 293—300 (1964). — Brauer, R. W.: Liver circulation and function. Physiol. Rev. **43**, 115—213 (1963). — Braun, R., C. Mittermayer, and H. P. Rusch: Sequential temporal replication of DNA in Physarum polycephalum. Proc. nat. Acad. Sci. (Wash.) **53**, 924—931 (1965). — Breitman, T. R.: The feedback inhibition of thymidine kinase. Biochim. biophys. Acta (Amst.) **67**, 153—155 (1963). — Brent, T. P., J. A. V. Butler, and A. R. Crathorn: Variations in phosphokinase activities during the cell cycle in synchronous populations of HeLa cells. Nature (Lond.) **207**, 176—177 (1965). ~ Effects of irradiation on synthesis of deoxyribonucleic acid and mitosis in synchronous cultures of HeLa cells. Nature (Lond.) **210**, 393—395 (1966). — Bresnick, E.: Early changes in pyrimidine biosynthesis after partial hepatectomy. J. biol. Chem. **240**, 2550—2556 (1965). — Bresnick, E., and G. H. Hitchings: Feedback control in Ehrlich ascites cells. Cancer Res. **21**, 105—109 (1961). — Bresnick, E., U. B. Thompson, H. P. Morris, and A. G. Liebelt: Inhibition of thymidine kinase activity in liver and hepatomas by TTP and d-CTP. Biochem. biophys. Res. Commun. **16**, 278—284 (1964). — Bresnick, E., S. S. Williams, and H. Mossé: Rates of turnover of deoxythymidine kinase and of its template RNA in regenerating and control liver. Cancer Res. **27**, 469—475 (1967). — Brewer, E. N., and H. P. Rusch: DNA synthesis by isolated nuclei of Physarum polycephalum. Biochem. biophys. Res. Commun. **21**, 235—241 (1965). — Brewer, H. B., J. P. Comstock, and L. Aronow: Effects of nitrogen mustard on protein and nucleic acid synthesis in mouse fibroblasts growing in vitro. Biochem. Pharmacol. **8**, 281—287 (1961). — Brockman, R. W., and S. Chumley: Inhibition of formylglycinamide ribonucleotide synthesis in neoplastic cells by purines and analogs. Biochim. biophys. Acta (Amst.) **95**, 365—379 (1965). — Brockman, R. W., G. G. Kelley, P. Stutts, and V. Copeland: Biochemical aspects of resistance to 6-mercaptopurine in human epidermoid carcinoma cells in culture. Nature (Lond.) **191**, 469—471 (1961). — Brody, S., and M. E. Balis: Mechanism of growth. I. Interrelation between deoxyribonuclease and deoxyribonucleic acid synthesis in nonmalignant growth. Cancer Res. **19**, 538—543 (1959). — Brookes, P., and P. D. Lawley: The reaction of mustard gas with nucleic acids in vitro and in vivo. Biochem. J. **77**, 478—484 (1960). ~ The reaction of mono- and difunctional alkylating agents with nucleic acids. Biochem. J. **80**, 496—503 (1961). — Brown, D. D., and J. B. Gurdon: Absence of ribosomal RNA synthesis in the anucleolate mutant of Xenopus laevis. Proc. nat. Acad. Sci. (Wash.) **51**, 139—146 (1964). — Brown, S. W.: Heterochromatin. Science **151**, 417—425 (1966). — Brues, A. M., D. R. Drury, and M. C. Brues: A quantitative study of cell growth in regenerating liver. Arch. Path. **22**, 658—673 (1936). — Brues, A. M., and B. B. Marble: An analysis of mitosis in liver restoration. J. exp. Med. **65**, 15—27 (1937). — Bryant, B. J.: The incorporation of tritium from thymidine into proteins of the mouse. J. Cell Biol. **29**, 29—36 (1966). — Bryson, V.: The effects of nitrogen mustard on Escherichia coli. J. Bact. **56**, 423—433 (1948). — Buchanan, J. M.: Biosynthesis of purine nucleotides. In: The nucleic acids (E. CHARGAFF, J. N. DAVIDSON, eds.), vol. III, p. 303—322. New York: Academic Press 1960. — BUCHER, N. L. R.: Regeneration of mammalian liver. Int. Rev. Cytol. **15**, 245—300 (1963). ~ Experimental aspects of hepatic regeneration. New Engl. J. Med. **277**, 686—696, 738—746 (1967). — BUCHER, N. L. R., J. F. SCOTT, and J. C. AUB: Regeneration of the liver in parabiotic rats. Cancer Res. **11**, 457—465 (1951). — BUCHER, N. L. R., and M. N. SWAFFIELD: The rate of incorporation of labeled thymidine into the deoxyribonucleic acid of regenerating rat liver in relation to the amount of liver excised. Cancer Res. **24**, 1611—1625 (1964). ~ Rate of incorporation of (6-^{14}C)orotic acid into uridine 5′-triphosphate and cytidine 5′-triphosphate and nuclear ribonucleic acid in regenerating rat liver. Biochim. biophys. Acta (Amst.) **108**, 551—567 (1965). ~ Nucleotide pools and (6-^{14}C)orotic acid incorporation in early regenerating rat liver. Biochim. biophys. Acta (Amst.) **129**, 445—459 (1966a). ~ Uridine phosphate labeling in relation to ribonucleic acid synthesis in early regenerating rat liver. Exp. molec. Path. **5**, 443—454 (1966b). — BUCHER, N. L. R., M. N. SWAFFIELD, and J. F. DITROIA: The influence of age upon the incorporation of thymidine-2-C^{14} into the DNA of regenerating rat liver. Cancer Res. **24**, 509—512 (1964). — BÜCHNER, F.: Die experimentelle Kanzerisierung der Parenchymzelle in der Synopsis klassischer und moderner morphologischer Methoden. Verh. dtsch. Ges. Path. **45**, 37—59 (1961). ~ DNS-, RNS- und Protein-Stoffwechsel im normalen und im atmungsgestörten Wirbeltierkeim (nach histoautoradiographischen und elektronenmikroskopischen Untersuchungen). Bull. schweiz. Akad. med. Wiss. **22**, 56—79 (1966). — BÜCHNER, F., u. H. HARA: Der DNS-Stoffwechsel von Triturus helveticus-Keimen in der Frühentwicklung und seine Störung durch temporäre Atmungshemmung (nach histoautoradiographischen Untersuchungen). Beitr. path. Anat. **134**, 166—215 (1966). — BÜCHNER, T., u. R. A. PFEIFFER: Die Zeitfolge der DNS-Verdoppelung der Chromatinstrukturen in Interphasekernen kultivierter Leukozyten. Acta haemat. (Basel) **38**, 361—371 (1967). — BÜCHNER, T., A. WILKENS u. R. A. PFEIFFER: Asynchrone Reduplikation bei Längenunterschied zwischen den homologen Chromosomen Nr. 1 beim Menschen. Exp. Cell Res. **46**, 58—64 (1967). ~ Autoradiographisches Markierungsmuster der Chromosomen Nr. 1, 2, 3, 4, 5, 13—15, 16 und Grad der Übereinstimmung der Homologen nach Einbau von H3-Thymidin während der späten S-Phase. Quantitative Untersuchungen an Zellen der Blutkultur. Klin. Wschr. **46**, 187—194 (1968). — BULLOUGH, W. S.: The control of mitotic activity in adult mammalian tissues. Biol. Rev. **37**, 307—342 (1962). ~ Mitotic and functional homeostasis: a speculative review. Cancer Res. **25**, 1683—1727 (1965). — BULLOUGH, W. S., C. L. HEWETT, and E. B. LAURENCE: The epidermal chalone: a preliminary attempt at isolation. Exp. Cell Res. **36**, 192—200 (1964). — BULLOUGH, W. S., and E. B. LAURENCE: The control of epidermal mitotic activity in the mouse. Proc. roy. Soc. B **151**, 517—536 (1960). ~ Stress and adrenaline in relation to the diurnal cycle of epidermal mitotic activity in adult male mice. Proc. roy. Soc. B **154**, 540—556 (1961). ~ Mitotic control by internal secretion: the role of the chalone-adrenalin complex. Exp. Cell Res. **33**, 176—194 (1964a). ~ Duration of epidermal mitosis in vitro. Effect of the chalone-adrenalin complex and of energy production. Exp. Cell Res. **35**, 629—641 (1964b). ~ The diurnal cycle in epidermal mitotic duration and its relation to chalone and adrenalin. Exp. Cell Res. **43**, 343—350 (1966). — BURGER, M.: Über den Wirkungsmechanismus der Antibiotica. Schweiz. med. Wschr. **96**, 1—10 (1966). — BURGESS, A. M. C.: The developmental potentialities of regeneration blastema cell nuclei as determined by nuclear transplantation. J. Embryol. exp. Morph. **18**, 27—41 (1967). — BURMA, D. P., H. KRÖGER, S. OCHOA, R. C. WARNER, and J. D. WEILL: Further studies on deoxyribonucleic acid-dependent enzymatic synthesis of ribonucleic acid. Proc. nat. Acad. Sci. (Wash.) **47**, 749—752 (1961). — BUSCH, S., P. CHAMBON, P. MANDEL, and J. N. WEILL: The effect of partial hepatectomy on the ribonucleic acid polymerase of rat liver. Biochem. biophys. Res. Commun. **7**, 255—258 (1962).

CAHN, R. D., and M. B. CAHN: Heritability of cellular differentiation: clonal growth and expression of differentiation in retinal pigment cells in vitro. Proc. nat. Acad. Sci. (Wash.) **55**, 106—114 (1966). — CAHN, R. D., and R. LASHER: Simultaneous synthesis of DNA and specialized cellular products by differentiating cartilage cells in vitro. Proc. nat. Acad. Sci. (Wash.) **58**, 1131—1138 (1967). — CAIRNS, J.: The bacterial chromosome and its manner of replication as seen by autoradiography. J. molec. Biol. **6**, 208—213 (1963a). ~ The chromosome of Escherichia coli. Cold Spr. Harb. Symp. quant. Biol. **28**, 43—46 (1963b). — CAMERON, I. L.: Is the duration of DNA synthesis in somatic cells of mammals and birds a constant? J. Cell Biol. **20**, 185—188 (1964). — CAMERON, I. L., and R. C. GREULICH: Evidence for an essentially constant duration of DNA synthesis in renewing epithelia of the adult mouse. J. Cell Biol. **18**, 31—40 (1963). — CAMMARANO, P., G. GIUDICE, and B. LUKES: Polyribosomes in regenerating liver. Biochem. biophys. Res. Commun. **19**, 487—493 (1965). — CANELLAKIS, E. S., J. J. JAFFE, R. MANTSAVINOS, and J. S. KRAKOW: Pyrimidine metabolism. IV. A comparison of normal and regenerating rat liver. J. biol. Chem. **234**, 2096—2099 (1959). — CARTER, W. A., and H. B. LEVY: Ribosomes: effect of interferon on their interaction with rapidly labeled cellular and viral RNA's. Science **155**, 1254—1257 (1967). — CASTAGNA, M.: Incorporation apparente de thymidine dans des préparations de foie de rat in vitro. Biochim. biophys. Acta (Amst.) **138**, 598—601 (1967). — CASTOR, C. W.: Production of mucopolysaccharides by synovial cells in a simplified tissue culture medium. Proc. Soc. exp. Biol. (N.Y.) **94**, 51—56 (1957). ~ The rate of hyaluronic acid production by human synovial cells studied in tissue culture. Arthr. and Rheum. **2**, 259—265 (1959). — CASTOR, C. W., and K. D. MUIRDEN: Collagen formation in monolayer cultures of human fibroblasts. The effects of hydrocortisone. Lab. Invest. **13**, 560—574 (1964). — CHAI, N. C., and K. G. LARK: Segregation of deoxyribonucleic acid in bacteria: association of the segregating unit with the cell envelope. J. Bact. **94**, 415—421 (1967). — CHAMBERLIN, M., and P. BERG: Deoxyribonucleic acid-directed synthesis of ribonucleic acid by an enzyme from Escherichia coli. Proc. nat. Acad. Sci. (Wash.) **48**, 81—94 (1962). — CHANDLER, B., M. HAYASHI, M. N. HAYASHI, and S. SPIEGELMAN: Circularity of the replicating form of a single-stranded DNA virus. Science **143**, 47—49 (1964). — CHANG, R. S., and H. VETROVS: Loss of radioactivity from labeled DNA of primary human amnion cells. Science **139**, 1211—1212 (1963). — CHAUDHURI, S., O. DOI, and I. LIEBERMAN: The increased rate of liver ribosome synthesis after partial hepatectomy. Biochim. biophys. Acta (Amst.) **134**, 479—480 (1967). — CHEONG, L., M. A. RICH, and M. L. EIDINOFF: Introduction of the 5-halogenated uracil moiety into deoxyribonucleic acid of mammalian cells in culture. J. biol. Chem. **235**, 1441—1447 (1960a). ~ Mechanism of growth inhibition of H.Ep. No 1 cells by 5-fluorodeoxycytidine and 5-fluorodeoxyuridine. Cancer Res. **20**, 1602—1607 (1960b). — CHIGA, M., F. KUME, and R. C. MILLAR: Nucleolar alteration produced by actinomycin D and the delayed onset of hepatic regeneration in rats. Lab. Invest. **15**, 1403—1408 (1966). — CHILD, C. G., D. BARR, G. R. HOLSWADE, and C. S. HARRISON: Liver regeneration following portacaval transposition in dogs. Ann. Surg. **138**, 600—608 (1953). — CHIPCHASE, M. I. H., and M. L. BIRNSTIEL: On the nature of nucleolar RNA. Proc. nat. Acad. Sci. (Wash.) **50**, 1101—1107 (1963). — CHRISTENSEN, B. G., and E. JACOBSEN: Studies on liver regeneration. Acta med. scand., Suppl. **234**, 103—108 (1949). — CHU, M. Y., and G. A. FISCHER: A proposed mechanism of action of 1-β-D-arabinofuranosyl-cytosine as an inhibitor of the growth of leukemic cells. Biochem. Pharmacol. **11**, 423—430 (1962). — CHUN, E. H. L., and J. W. LITTLEFIELD: The separation of the light and heavy strands of bromouracil-substituted mammalian DNA. J. molec. Biol. **3**, 668—673 (1961). — CHURCH, R. B., and B. J. MCCARTHY: Ribonucleic acid synthesis in regenerating and embryonic liver. I. The synthesis of new species of RNA during regeneration of mouse liver after partial hepatectomy. J. molec. Biol. **23**, 459—475 (1967). — CIVEN, M., R. ULRICH, B. M. TRIMMER, and C. B. BROWN: Circadian rhythms of liver enzymes and their relationship to enzyme induction. Science **157**, 1563—1564 (1967). — CLEAVER, J. E.: Investigations into the effects of ultraviolet light on the rate of deoxyribonucleic acid synthesis in mammalian cells. Biochim. biophys. Acta (Amst.) **108**, 42—52 (1965). — CLERICI, E., P. CAMMARANO, and P. MOCARELLI: Protein synthesis in the early stages of liver regeneration. Experientia (Basel) **21**, 143—144 (1965). — CLERICI, E., P. MOCARELLI, and L. PROVINI: Rat liver regeneration after partial hepatectomy and sympathetic denervation. Exp. molec. Path. **3**, 569—582 (1964). — CLEVER, U.: Genaktivitäten in den Riesenchromosomen von Chironomus tentans und ihre Beziehungen zur Entwicklung. I. Genaktivierung durch Ecdyson. Chromosoma (Berl.) **12**, 607—675 (1961). — CLINE, A. L., and R. M. BOCK: Translational control of gene expression. Cold Spr. Harb. Symp. quant. Biol. **31**, 321—333 (1966). — COLOBERT, L., et P. LOUISOT: Mise en évidence d'un acide ribonucléique de faible poids moléculaire dans les cellules de culture KB en phase stationnaire de croissance. Biochim. biophys. Acta (Amst.) **91**, 675—677 (1964). — COLOBERT, L., P. LOUISOT, G. BONNOT et J. BOCQUET: Dépolymérisation des acides ribonucléiques ribosomiques dans les cellules KB en phase stationnaire de croissance. Bull. Soc. Chim. biol. (Paris). **48**, 613—630 (1966). — COMINGS, D. E.: The duration of replication of the inactive X chromosome in humans based on the persistence of the heterochromatic sex chromatin body during DNA synthesis. Cytogenetics **6**, 20—37 (1967a). ~ Sex chromatin, nuclear size and the cell cycle. Cytogenetics **6**, 120—144 (1967b). ~ Histones of genetically active and inactive chromatin. J. Cell Biol. **35**, 699—708 (1967c). — COMMERFORD, S. L.: Biological stability of 5-iodo-2'-deoxyuridine labelled with iodine-125 after its incorporation into the deoxyribonucleic acid of the mouse. Nature (Lond.) **206**, 949—950 (1965). — CONWAY, T. W., E. M. LANSFORD, and W. SHIVE: Inhibition of bacterial phenylalanine utilization and activation. Arch. Biochem. **107**, 120—125 (1964). — COON, H. G.: Clonal stability and phenotypic expression of chick cartilage cells in vitro. Proc. nat. Acad. Sci. (Wash.) **55**, 66—73 (1966). — COON, H. G., and R. D. CAHN: Differentiation in vitro: Effects of sephadex fractions of chick embryo extract. Science **153**, 1116—1119 (1966). — CORNEO, G., C. MOORE, D. R. SANADI, L. I. GROSSMAN, and J. MARMUR: Mitochondrial DNA in yeast and some mammalian species. Science **151**, 687—689 (1966). — CRATHORN, A. R., and J. J. ROBERTS: Mechanism of the cytotoxic action of alkylating agents in mammalian cells and evidence for the removal of alkylated groups from deoxyribonucleic acid. Nature (Lond.) **211**, 150—153 (1966). — CROSBIE, G. W.: Biosynthesis of pyrimidine nucleotides. In: The nucleic acids (E. CHARGAFF, J. N. DAVIDSON, eds.), vol. III, p. 323—348. NewYork: Academic Press 1960. — CURTIS, H. J., and C. CROWLEY: Chromosome aberrations in liver cells in relation to ageing. In: Cellular basis and aetiology of late somatic effects of ionizing radiation (R. J. C. HARRIS, ed.), p. 251—258. London: Academic Press 1963.

DARKEN, M. A.: Puromycin inhibition of protein synthesis. Pharmacol. Rev. **16**, 223—243 (1964). — DARNELL, J. E.: Early events in poliovirus infection. Cold Spr. Harb. Symp. quant. Biol. **27**, 149—158 (1962). — DAVIDSON, E. H.: Heritability and control of differentiated function in cultured cells. J. gen. Physiol. **46**, 983—998 (1963). — DAVIDSON, E. H., V. G. ALLFREY, and A. E. MIRSKY: Gene expression in differentiated cells. Proc. nat. Acad. Sci. (Wash.) **49**, 53—60 (1963). — DAVIDSON, R. G., H. M. NITOWSKY, and B. CHILDS: Demonstration of two populations of cells in the human female heterozygous for glucose-6-phosphate dehydrogenase variants. Proc. nat. Acad. Sci. (Wash.) **50**, 481—485 (1963). — DAVIES, L. M., J. H. PRIEST, and R. E. PRIEST: Collagen synthesis by cells synchronously replicating DNA. Science **159**, 91—93 (1968). — DAVIS, J. C., and T. A. HYDE: The effect of corticosteroids and altered adrenal function on liver regeneration following chemical necrosis and partial hepatectomy. Cancer Res. **26**, 217—220 (1966). — DEFENDI, V., and G. GASIC: Surface mucopolysaccharides of polyoma virus transformed cells. J. cell. comp. Physiol. **62**, 23—31 (1963). — DEITCH, A. D., and G. C. GODMAN: Cytology of cultured cells surviving actinomycin D. Proc. nat. Acad. Sci. (Wash.) **57**, 1607—1610 (1967). — DELIHAS, N., M. A. RICH, and M. L. EIDINOFF: Radiosensitization of a mammalian cell line with 5-bromodeoxyuridine. Radiat. Res. **17**, 479—491 (1962). — DELLWEG, H.: Molekularbiologische Betrachtungen zur Hämoglobinsynthese. Dtsch. med. Wschr. **92**, 1826—1831 (1967). — DEWEY, W. C., and R. M. HUMPHREY: Relative radiosensitivity of different phases in the life cycle of L-P59 mouse fibroblasts and ascites tumor cells. Radiat. Res. **16**, 503—530 (1962). ~ Survival of mammalian cells irradiated in different phases of the life-cycle as examined by autoradiography. Nature (Lond.) **198**, 1063—1066 (1963). ~ Restitution of radiation-induced chromosomal damage in Chinese hamster cells related to the cell's life cycle. Exp. Cell Res. **35**, 262—276 (1964). ~ Increase in radiosensitivity to ionizing radiation related to replacement of thymidine in mammalian cells with 5-bromodeoxyuridine. Radiat. Res. **26**, 538—553 (1965). — DEWEY, W. C., R. M. HUMPHREY, and B. A. SEDITA: Cell cycle kinetics and radiation-induced chromosomal aberrations studied with C^{14} and H^3 labels. Biophys. J. **6**, 247—260 (1966). — DEWEY, W. C., B. A. SEDITA, and R. M. HUMPHREY: Radiosensitization of X chromosome of Chinese hamster cells related to incorporation of 5-bromodeoxyuridine. Science **152**, 519—521 (1966). — DJORDJEVIC, B., and W. SZYBALSKI: Genetics of human cell lines. III. Incorporation of 5-bromo-and 5-iododeoxyuridine into the deoxyribonucleic acid of human cells and its effect on radiation sensitivity. J. exp. Med. **112**, 509—531 (1960). — DJORDJEVIC, B., and L. J. TOLMACH: Responses of synchronous populations of HeLa cells to ultraviolet irradiation at selected stages of the generation cycle. Radiat. Res. **32**, 327—346 (1967). — DOERING, A., J. KELLER, and S. S. COHEN: Some effects of D-arabinosyl nucleosides on polymer syntheses in mouse fibroblasts. Cancer Res. **26**, 2444—2450 (1966). — DOIDA, Y., and S. OKADA: Determination of switching-off and switching-on time of overall nuclear RNA synthesis. Nature (Lond.) **216**, 272—273 (1967). — DOLJANSKY, L.: Sur le rapport entre la prolifération et l'activité pigmentogène dans les cultures d'épithélium de l'iris. C.R. Soc. Biol. (Paris) **105**, 343—345 (1930). — DONACHIE, W. D., and D. G. HOBBS: Recovery from "thymineless death" in Escherichia coli $15T^-$. Biochem. biophys. Res. Commun. **29**, 172—177 (1967). — DONNELLY, G. M., and J. E. SISKEN: RNA and protein synthesis required for entry of cells into mitosis and during the mitotic cycle. Exp. Cell Res. **46**, 93—105 (1967). — DOTY, P., J. MARMUR, J. EIGNER, and C. SCHILDKRAUT: Strand separation and specific recombination in deoxyribonucleic acids: Physical chemical studies. Proc. nat. Acad. Sci. (Wash.) **46**, 461—476 (1960). — DREW, R. M., and R. B. PAINTER: Further studies on the clonal growth of HeLa S3 cells treated with tritiated thymidine. Radiat. Res. **16**, 303—311 (1962). — DREWS, J., and G. BRAWERMAN: Alterations in the nature of ribonucleic acid synthesized in rat liver during regeneration and after cortisol administration. J. biol. Chem. **242**, 801—808 (1967). — DULBECCO, R., L. H. HARTWELL, and M. VOGT: Induction of cellular DNA synthesis by polyoma virus. Proc. nat. Acad. Sci. (Wash.) **53**, 403—410 (1965).

EAGLE, H., and E. M. LEVINE: Growth regulatory effects of cellular interaction. Nature (Lond.) **213**, 1102—1106 (1967). — EDWARDS, J. L., and A. KOCH: Parenchymal and littoral cell proliferation during liver regeneration. Lab. Invest. **13**, 32—43 (1964). — EGYÜD, L. G., and A. SZENT-GYÖRGYI: Cell division, SH, ketoaldehydes, and cancer. Proc. nat. Acad. Sci. (Wash.) **55**, 388—393 (1966). — EIDINOFF, M. L., L. CHEONG, and M. A. RICH: Incorporation of unnatural pyrimidine bases into deoxyribonucleic acid of mammalian cells. Science **129**, 1550—1551 (1959). — EIDINOFF, M. L., and M. A. RICH: Growth inhibition of a human tumor cell strain by 5-fluoro-2'-deoxyuridine: time parameters for subsequent reversal by thymidine. Cancer Res. **19**, 521—524 (1959). — Eikenberry, E. F., and A. Rich: The direction of reading messenger RNA during protein synthesis. Proc. nat. Acad. Sci. (Wash.) **53**, 668—676 (1965). — Eker, P.: Activities of thymidine kinase and thymine deoxyribonucleotide phosphatase during growth of cells in tissue culture. J. biol. Chem. **240**, 2607—2611 (1965). ~ Studies on thymidine kinase of human liver cells in culture. J. biol. Chem. **241**, 659—662 (1966). — Elkind, M. M., A. Han, and K. W. Volz: Radiation response of mammalian cells grown in culture. IV. Dose dependence of division delay and postirradiation growth of surviving and nonsurviving Chinese hamster cells. J. nat. Cancer Inst. **30**, 705—721 (1963). — Elkind, M. M., W. B. Moses, and H. Sutton-Gilbert: Radiation response of mammalian cells grown in culture. VI. Protein, DNA, and RNA inhibition during the repair of X-ray damage. Radiat. Res. **31**, 156—173 (1967). — Elkind, M. M., and W. K. Sinclair: Recovery in X-irradiated mammalian cells. In: Current topics in radiation research (M. Ebert, A. Howard, eds.), vol. 1, p. 165—220. Amsterdam: North Holland Publ. Co. 1964. — Elkind, M. M., and H. Sutton: X-ray damage and recovery in mammalian cells in culture. Nature (Lond.) **184**, 1293—1295 (1959). ~ Radiation response of mammalian cells grown in culture. I. Repair of X-ray damage in surviving Chinese hamster cells. Radiat. Res. **13**, 556—593 (1960). — Elkind, M. M., H. Sutton-Gilbert, W. B. Moses, T. Alescio, and R. W. Swain: Radiation response of mammalian cells grown in culture. V. Temperature dependence of the repair of X-ray damage in surviving cells (aerobic and hypoxic). Radiat. Res. **25**, 359—376 (1965). — Elkind, M. M., G. F. Whitmore, and T. Alescio: Actinomycin D: suppression of recovery in X-irradiated mammalian cells. Science **143**, 1454—1457 (1964). — Ennis, H. L.: Synthesis of ribonucleic acid in L cells during inhibition of protein synthesis by cycloheximide. Molec. Pharmacol. **2**, 543—557 (1966). — Ennis, H. L., and M. Lubin: Capacity for synthesis of a pyrimidine biosynthetic enzyme in mammalian cells. Biochim. biophys. Acta (Amst.) **68**, 78—83 (1963). ~ Cycloheximide: aspects of inhibition of protein synthesis in mammalian cells. Science **146**, 1474—1476 (1964). — Epstein, C. J., H. L. Moses, L. B. Epstein, and M. M. Garrison: A structural analysis of hepatomegaly induced by a hormone-secreting tumor. Exp. molec. Path. **7**, 304—326 (1967). — Erikson, R. L., and W. Szybalski: Molecular radiobiology of human cell lines. I. Comparative sensitivity to X-rays and ultraviolet light of cells containing halogen-substituted DNA. Biochem. biophys. Res. Commun. **4**, 258—261 (1961). ~ Molecular radiobiology of human cell lines. III. Radiation-sensitizing properties of 5-iododeoxyuridine. Cancer Res. **23**, 122—130 (1963a). ~ Molecular radiobiology of human cell lines. IV. Variation in ultraviolet light and X-ray sensitivity during the division cycle. Radiat. Res. **18**, 200—212 (1963b). ~ Molecular radiobiology of human cell lines. V. Comparative radiosensitizing properties of 5-halodeoxycytidines and 5-halodeoxyuridines. Radiat. Res. **20**, 252—262 (1963c). — Errera, M., and M. Brunfaut: Observations of mitotic figures in pulse labeled HeLa cells. Exp. Cell Res. **33**, 105—111 (1964).

Fabrikant, J. I.: Cell proliferation in the regenerating liver and the effect of prior continuous irradiation. Radiat. Res. **32**, 804—826 (1967). — Fakan, F., L. Kropáčková, A. Širlová, and T. Magrot: Liver cell proliferation due to obstruction of the left hepatic duct in rats. Naturwissenschaften **53**, 555—556 (1966). — Fausto, N., and J. L. van Lancker: Molecular mechanisms of liver regeneration. IV. Thymidylic kinase and deoxyribonucleic acid polymerase activities in normal and regenerating liver. J. biol. Chem. **240**, 1247—1255 (1965). Feinendegen, L. E., and V. P. Bond: Differential uptake of ^{3}H-thymidine into the soluble fraction of single bone marrow cells, determined by autoradiography. Exp. Cell Res. **27**, 474—484 (1962). ~ Observations on nuclear RNA during mitosis in human cancer cells in culture (HeLa-S_3), studied with tritiated cytidine. Exp. Cell Res. **30**, 393—404 (1963). — Feinendegen, L. E., V. P. Bond, and W. L. Hughes: ^{125}I-DU (5-iodo-2'-deoxyuridine) in autoradiographic studies of cell proliferation. Exp. Cell Res. **43**, 107—119 (1966). — Feinendegen, L. E., V. P. Bond, and R. B. Painter: Studies on the interrelationship of RNA synthesis, DNA synthesis and precursor pool in human tissue culture cells studied with tritiated pyrimidine nucleosides. Exp. Cell Res. **22**, 381—405 (1961). — Feinendegen, L. E., V. P. Bond, W. W. Shreeve, and R. B. Painter: RNA and DNA metabolism in human tissue culture cells studied with tritiated cytidine. Exp. Cell Res. **19**, 443—459 (1960). — Fenwick, M. L.: The influence of poliovirus infection on RNA synthesis in mammalian cells. Virology **19**, 241—249 (1963). — Finegold, M. J.: Control of cell multiplication in epidermis. Proc. Soc. exp. Biol. (N.Y.) **119**, 96—100 (1965). — Fisher, B., E. R. Fisher, and E. Saffer: Investigations concerning the role of a humoral factor in liver regeneration. Cancer Res. **23**, 914—920 (1963). — Fisher, B., C. Russ, H. Updegraff, and E. R. Fisher: Effect of increased hepatic blood flow upon liver regeneration. Arch. Surg. **69**, 263—272 (1954). — Fisher, H. W., and J. Yeh: Contact inhibition in colony formation. Science **155**, 581—582 (1967). — Flamm, W. G., H. E. Bond, H. E. Burr, and S. B. Bond: Satellite DNA isolated from mouse liver; some physical and metabolic properties. Biochim. biophys. Acta (Amst.) **123**, 652—654 (1966). — Fox, B. W., and W. H. Prusoff: The comparative uptake of

I^{125}-labeled 5-iodo-2′-deoxyuridine and thymidine-H^3 into tissues of mice bearing hepatoma-129. Cancer Res. **25**, 234—240 (1965). — FRANKLIN, R. M.: The inhibition of ribonucleic acid synthesis in mammalian cells by actinomycin D. Biochim. biophys. Acta (Amst.) **72**, 555—565 (1963). — FRANKLIN, R. M., and D. BALTIMORE: Patterns of macromolecular synthesis in normal and virus-infected mammalian cells. Cold Spr. Harb. Symp. quant. Biol. **27**, 175—198 (1962). — FREESE, E.: Molecular mechanism of mutations. In: Molecular genetics (J. H. TAYLOR, ed.), part I, p. 207—264. New York: Academic Press 1963. — FRENSTER, J. H.: Ultrastructural continuity between active and repressed chromatin. Nature (Lond.) **205**, 1341—1342 (1965a). ~ Nuclear polyanions as de-repressors of synthesis of ribonucleic acid. Nature (Lond.) **206**, 680—683 (1965b). ~ Localized strand separations within deoxyribonucleic acid during selective transcription. Nature (Lond.) **208**, 894—896 (1965c). — FRENSTER, J. H., V. G. ALLFREY, and A. E. MIRSKY: Repressed and active chromatin isolated from interphase lymphocytes. Proc. nat. Acad. Sci. (Wash.) **50**, 1026—1032 (1963). — FRIEDKIN, M., D. TILSON, and D. ROBERTS: Studies of deoxyribonucleic acid biosynthesis in embryonic tissues with thymidine-C^{14}. J. biol. Chem. **220**, 627—637 (1956). — FRITZSON, P.: The relation between uracil-catabolizing enzymes and rate of rat liver regeneration. J. biol. Chem. **237**, 150—156 (1962). ~ Delayed synthesis of uracil-degrading enzymes in regenerating rat liver. Biochim. biophys. Acta (Amst.) **91**, 374—379 (1964). — FUJIOKA, M., M. KOGA, and I. LIEBERMAN: Metabolism of ribonucleic acid after partial hepatectomy. J. biol. Chem. **238**, 3401—3406 (1963). — FUJITA, S., O. TAKEOKA, H. KAKU, and Y. NAKAJIMA: Synthesis of ribonucleic acid by human chromosomes and a possible mechanism of its repression. Nature (Lond.) **210**, 446 (1966).

GAHAN, P. B.: Cytoplasmic deoxyribonucleic acid. Int. Rev. Cytol. **18**, 223—247 (1965). — GALAVAZI, G., and D. BOOTSMA: Synchronization of mammalian cells in vitro by inhibition of the DNA synthesis. II. Population dynamics. Exp. Cell Res. **41**, 438—451 (1966). — GALAVAZI, G., H. SCHENK, and D. BOOTSMA: Synchronization of mammalian cells in vitro by inhibition of the DNA synthesis. I. Optimal conditions. Exp. Cell Res. **41**, 428—437 (1966). — GALTON, M., and S. F. HOLT: DNA replication patterns of the sex chromosomes in somatic cells of the Syrian hamster. Cytogenetics **3**, 97—111 (1964). — GEIDUSCHEK, E. P., G. P. TOCCHINI-VALENTINI, and M. T. SARNAT: Asymmetric synthesis of RNA in vitro: dependence on DNA continuity and conformation. Proc. nat. Acad. Sci. (Wash.) **52**, 486—493 (1964). — GELEHRTER, T. D., and G. M. TOMKINS: The role of RNA in the hormonal induction of tyrosine aminotransferase in mammalian cells in tissue culture. J. molec. Biol. **29**, 59—76 (1967). — Gelfant, S.: Initiation of mitosis in relation to the cell division cycle. Exp. Cell Res. **26**, 395—403 (1962). ~ Patterns of epidermal cell division. I. Genetic behavior of the G_1-cell population. Exp. Cell Res. **32**, 521—528 (1963). — GENTRY, G. A., P. A. MORSE, and V. R. POTTER: Pyrimidine metabolism in tissue culture cells derived from rat hepatomas. III. Relationship of thymidine to the metabolism of other pyrimidine nucleosides in suspension cultures derived from the Novikoff hepatoma. Cancer Res. **25**, 517—526 (1965). — GERHART, J. C., and A. B. PARDEE: The enzymology of control by feedback inhibition. J. biol. Chem. **237**, 891—896 (1962). ~ Aspartate transcarbamylase, an enzyme designed for feedback inhibition. Fed. Proc. **23**, 727—735 (1964). — GERHART, J. C., and H. K. SCHACHMAN: Distinct subunits for the regulation and catalytic activity of aspartate transcarbamylase. Biochemistry **4**, 1054—1062 (1965). — GERSHON, D., P. HAUSEN, L. SACHS, and E. WINOCOUR: On the mechanism of polyoma virus-induced synthesis of cellular DNA. Proc. nat. Acad. Sci. (Wash.) **54**, 1584—1592 (1965). — GERSHON, D., L. SACHS, and E. WINOCOUR: The induction of cellular DNA synthesis by simian virus 40 in contact-inhibited and in X-irradiated cells. Proc. nat. Acad. Sci. (Wash.) **56**, 918—925 (1966). — GILBERT, C. W., L. G. LAJTHA, S. MULDAL, and C. H. OCKEY: Synchrony of chromosome duplication. Nature (Lond.) **209**, 537—538 (1966). — GILBERT, C. W., S. MULDAL, L. G. LAJTHA, and J. ROWLEY: Time-sequence of human chromosome duplication. Nature (Lond.) **195**, 869—873 (1962). — GILBERT, W., and B. MÜLLER-HILL: Isolation of the lac repressor. Proc. nat. Acad. Sci. (Wash.) **56**, 1891—1898 (1966). ~ The lac operator is DNA. Proc. nat. Acad. Sci. (Wash.) **58**, 2415—2421 (1967). — GIRARD, M., H. LATHAM, S. PENMAN, and J. E. DARNELL: Entrance of newly formed messenger RNA and ribosomes into HeLa cell cytoplasm. J. molec. Biol. **11**, 187—201 (1965). — GIRARD, M., S. PENMAN, and J. E. DARNELL: The effect of actinomycin on ribosome formation in HeLa cells. Proc. nat. Acad. Sci. (Wash.) **51**, 205—211 (1964). — GITLIN, D., S. L. COMMERFORD, E. AMSTERDAM, and W. L. HUGHES: X-rays affect the incorporation of 5-iododeoxyuridine into deoxyribonucleic acid. Science **133**. 1074—1075 (1961). — GIUDICE, G., F. T. KENNEY, and G. D. NOVELLI: Effect of puromycin on deoxyribonucleic acid synthesis by regenerating rat liver. Biochim. biophys. Acta (Amst.) **87**, 171—173 (1964). — GIUDICE, G., and G. D. NOVELLI: Effect of actinomycin D on the synthesis of DNA polymerase in hepatectomized rats. Biochem. biophys. Res. Commun. **12**, 383—387 (1963). — GLINOS, A. D.: The mechanism of liver growth and regeneration. In: The chemical basis of development (W. D. MCELROY, B. GLASS, eds.), p. 813—837. Baltimore:

John Hopkins Press 1958. ~ Environmental feedback control of cell division. Ann. N.Y. Acad. Sci. **90**, 592—602 (1960). — GLINOS, A. D., and G. O. GEY: Humoral factors involved in the induction of liver regeneration in the rat. Proc. Soc. exp. Biol. (N.Y.) **80**, 421—425 (1952). — GLINOS, A. D., and H. H. NORTH: Cellular growth and tissue radiosensitivity: cell studies in vitro and general concepts. Trans. N.Y. Acad. Sci. **26**, 145—158 (1964). — GLINOS, A. D., R. J. WERRLEIN, and N. M. PAPADOPOULOS: Constitution, viability, and lactate dehydrogenase in stationary-phase L-cell suspension cultures. Science **150**, 350—353 (1965). — GOLD, M., and C. W. HELLEINER: Deoxyribonucleic acid polymerase in L cells. I. Properties of the enzyme and its activity in synchronized cell cultures. Biochim. biophys. Acta (Amst.) **80**, 193—203 (1964). — GOLD, M., C. W. HELLEINER, and M. PERCY: Deoxyribonucleic acid polymerase in L-cells. II. Deoxyribonucleic acid polymerase activity in extracts of cells treated with X-rays. Biochim. biophys. Acta (Amst.) **80**, 204—212 (1964). — GOLDACRE, R. J., A. LOVELESS, and W. C. J. ROSS: Mode of production of chromosome abnormalities by the nitrogen mustards. The possible role of cross-linking. Nature (Lond.) **163**, 667—669 (1949). GOLDBERG, A. L., and R. E. WITTES: Genetic code: aspects of organization. Science **153**, 420—424 (1966). — GOLDBERG, B., and H. GREEN: An analysis of collagen secretion by established mouse fibroblast lines. J. Cell Biol. **22**, 227—258 (1964). — GOLDBERG, B., H. GREEN, and G. J. TODARO: Collagen formation in vitro by established mammalian cell lines. Exp. Cell Res. **31**, 444—447 (1963). — GOLDBERG, I. H., and M. RABINOWITZ: Actinomycin D inhibition of deoxyribonucleic acid-dependent synthesis of ribonucleic acid. Science **136**, 315—316 (1962). — GOLDBERG, I. H., M. RABINOWITZ, and E. REICH: Basis of actinomycin action. I. DNA binding and inhibition of RNA-polymerase synthetic reactions by actinomycin. Proc. nat. Acad. Sci. (Wash.) **48**, 2094—2101 (1962). — GOLDBERG, I. H., and E. REICH: Actinomycin inhibition of RNA synthesis directed by DNA. Fed. Proc. **23**, 958—964 (1964). — GOLDSTEIN, L., and J. MICOU: Nuclear-cytoplasmic relationships in human cells in tissue culture. III. Autoradiographic study of interrelation of nuclear and cytoplasmic ribonucleic acid. J. biophys. biochem. Cytol. **6**, 1—5 (1959). — GOLDSTEIN, L., and W. PLAUT: Direct evidence for nuclear synthesis of cytoplasmic ribose nucleic acid. Proc. nat. Acad. Sci. (Wash.) **41**, 874—880 (1955). — GOSS, R. J.: Mitotic responses of the compensating rat kidney to injections of tissue homogenates. Cancer Res. **23**, 1031—1035 (1963). ~ Adaptive growth. London: Academic Press 1964. ~ Kinetics of compensatory growth. Quart. Rev. Biol. **40**, 123—146 (1965a). ~ Renal and adrenal relationships in compensatory hyperplasia. Proc. Soc. exp. Biol. (N.Y.) **118**, 342—346 (1965b). ~ Hypertrophy versus hyperplasia. Science **153**, 1615—1620 (1966). — GOSS, R. J., and M. RANKIN: Physiological factors affecting compensatory renal hyperplasia in the rat. J. exp. Zool. **145**, 209—216 (1960). — GOTS, J. S., and E. G. GOLLUB: Purine analogs as feedback inhibitors. Proc. Soc. exp. Biol. (N.Y.) **101**, 641—643 (1959). — GOTTLIEB, D., and P. D. SHAW (eds.): Antibiotics, vol. I. Mechanism of action. Berlin: Springer 1967. — GRAHAM, A. F., and A. V. RAKE: RNA synthesis and turnover in mammalian cells propagated in vitro. Ann. Rev. Microbiol. **17**, 139—166 (1963). — GRAHAM, A. F., and L. SIMINOVITCH: Conservation of RNA and DNA phosphorus in strain L (Earle) mouse cells. Biochim. biophys. Acta (Amst.) **26**, 427—428 (1957). — GRAHAM, C. F.: The effect of cell size and DNA content on the cellular regulation of DNA synthesis in haploid and diploid embryos. Exp. Cell Res. **43**, 13—19 (1966). — GRAY, J. M., and G. B. PIERCE: Relationship between growth rate and differentiation of melanoma in vivo. J. nat. Cancer Inst. **32**, 1201—1211 (1964). — GREEN, H., and B. GOLDBERG: Kinetics of collagen synthesis by established mammalian cell lines. Nature (Lond.) **200**, 1097—1098 (1963). ~ Collagen and cell protein synthesis by an established mammalian fibroblast line. Nature (Lond.) **204**, 347—349 (1964a). ~ Collagen synthesis by human fibroblast strains. Proc. Soc. exp. Biol. (N.Y.) **117**, 258—261 (1964b). ~ Synthesis of collagen by mammalian cell lines of fibroblastic and nonfibroblastic origin. Proc. nat. Acad. Sci. (Wash.) **53**, 1360—1365 (1965). — GREEN, H., B. GOLDBERG, and G. J. TODARO: Differentiated cell types and the regulation of collagen synthesis. Nature (Lond.) **212**, 631—633 (1966). — GREEN, H., and D. HAMERMAN: Production of hyaluronate and collagen by fibroblast clones in culture. Nature (Lond.) **201**, 710 (1964). — GREEN, M.: Studies on the biosynthesis of viral DNA. Cold Spr. Harb. Symp. quant. Biol. **27**, 219—235 (1962). ~ Biosynthetic modifications induced by DNA animal viruses. Ann. Rev. Microbiol. **20**, 189—222 (1966). — GREEN, M., M. PINA, and V. CHAGOYA: Biochemical studies on adenovirus multiplication. V. Enzymes of deoxyribonucleic acid synthesis in cells infected by adenovirus and vaccinia virus. J. biol. Chem. **239**, 1188—1197 (1964). — GREEN, M. H.: Strand selective transcription of T4 DNA in vitro. Proc. nat. Acad. Sci. (Wash.) **52**, 1388—1395 (1964). — GREENGARD, O., and G. ACS: The effect of actinomycin on the substrate and hormonal induction of liver enzymes. Biochim. biophys. Acta (Amst.) **61**, 652—653 (1962). — GREENGARD, O., M. A. SMITH, and G. ACS: Relation of cortisone and synthesis of ribonucleic acid to induced and developmental enzyme formation. J. biol. Chem. **238**, 1548—1551 (1963). — GREULICH, R. C., I. L. CAMERON, and J. D. THRASHER: Stimulation of mitosis in adult mice by administration of thymidine. Proc. nat. Acad. Sci. (Wash.)

47, 743—748 (1961). — GRIFFIN, M. J., and R. P. COX: Studies on the mechanism of hormonal induction of alkaline phosphatase in human cell cultures. I. Effects of puromycin and actinomycin D. J. Cell Biol. **29**, 1—9 (1966). — GRISHAM, J. W.: A morphologic study of deoxyribonucleic acid synthesis and cell proliferation in regenerating rat liver; autoradiography with thymidine-H^3. Cancer Res. **22**, 842—849 (1962). — GRISHAM, J. W., G. F. LEONG, M. L. ALBRIGHT, and J. D. EMERSON: Effect of exchange transfusion on labeling of nuclei with thymidine-^3H and on mitosis in hepatocytes of normal and regenerating rat liver. Cancer Res. **26**, 1476—1485 (1966). — GRISHAM, J. W., G. F. LEONG, and B. V. HOLE: Heterotopic partial autotransplantation of rat liver: technic and demonstration of structure and function of the graft. Cancer Res. **24**, 1474—1495 (1964). — GROSSFELD, H., K. MEYER, and G. GODMAN: Differentiation of fibroblasts in tissue culture, as determined by mucopolysaccharide production. Proc. Soc. exp. Biol. (N.Y.) **88**, 31—35 (1955). — GUILLEMIN, R., W. E. DEAR, and R. A. LIEBELT: Nychthemeral variations in plasma free corticosteroid levels of the rat. Proc. Soc. exp. Biol. (N.Y.) **101**, 394—395 (1959). — GUSCHLBAUER, W., and M. B. WILLIAMSON: Metabolism of nucleic acids during regeneration of wound tissue. III. The rate of formation of DNA. Arch. Biochem. **100**, 251—254 (1963). — GUTTES, E., S. GUTTES, and H. P. RUSCH: Morphological observations on growth and differentiation of Physarum polycephalum grown in pure culture. Develop. Biol. **3**, 588—614 (1961).

HADDOW, A., G. A. R. KON, and W. C. J. ROSS: Effects upon tumours of various haloalkylarylamines. Nature (Lond.) **162**, 824—825 (1948). — HAKALA, M. T.: Mode of action of 5-bromodeoxyuridine on mammalian cells in culture. J. biol. Chem. **234**, 3072—3076 (1959). ~ Effect of 5-bromodeoxyuridine incorporation on survival of cultured mammalian cells. Biochim. biophys. Acta (Amst.) **61**, 815—823 (1962). — HAKALA, M. T., and C. A. NICHOL: Studies on the mode of action of 6-mercaptopurine and its ribonucleoside on mammalian cells in culture. J. biol. Chem. **234**, 3224—3228 (1959). ~ Prevention of the growth-inhibitory effect of 6-mercaptopurine by 4-aminoimidazole-5-carboxamide. Biochim. biophys. Acta (Amst.) **80**, 665—668 (1964). — HAKALA, M. T., and E. TAYLOR: The ability of purine and thymine derivatives and of glycine to support the growth of mammalian cells in culture. J. biol. Chem. **234**, 126—128 (1959). — HALBERG, F., R. E. PETERSON, and R. H. SILBER: Phase relations of 24-hour periodicities in blood corticosterone, mitoses in cortical adrenal parenchyma, and total body activity. Endocrinology **64**, 222—230 (1959). — HALL, B. D., M. GREEN, A. P. NYGAARD, and J. BOEZI: The copying of DNA in T2-infected E. coli. Cold Spr. Harb. Symp. quant. Biol. **28**, 201—204 (1963). — HALL, B. D., and S. SPIEGELMAN: Sequence complementarity of T2-DNA and T2-specific RNA. Proc. nat. Acad. Sci. (Wash.) **47**, 137—146 (1961). — HALLE, W.: Über die Kultivierung und das Verhalten spontan pulsierender Herzventrikelzellen in semisynthetischen Nährmedien unter in vitro-Bedingungen. Acta biol. med. germ. **10**, 387—413 (1963). — HALLIBURTON, I. W., and R. Y. THOMSON: Chemical aspects of compensatory renal hypertrophy. Cancer Res. **25**, 1882—1887 (1965). — HALVORSON, H. O., and S. SPIEGELMAN: The inhibition of enzyme formation by amino acid analogues. J. Bact. **64**, 207—221 (1952). — HAMPAR, B., and S. A. ELLISON: Chromosomal aberrations induced by an animal virus. Nature (Lond.) **192**, 145—147 (1961a). ~ Cellular alterations in the MCH line of Chinese hamster cells following infection with herpes simplex virus. Proc. nat. Acad. Sci. (Wash.) **49**, 474—480 (1961b). — HANAWALT, P. C., and R. H. HAYNES: Repair replication of DNA in bacteria: irrelevance of chemical nature of base defect. Biochem. biophys. Res. Commun. **19**, 462—467 (1965). — HANAWALT, P. C., O. MAALØE, D. J. CUMMINGS, and M. SCHAECHTER: The normal DNA replication cycle. II. J. molec. Biol. **3**, 156—165 (1961). — HANDSCHUMACHER, R. E., and A. D. WELCH: Agents which influence nucleic acid metabolism. In: The nucleic acids (E. CHARGAFF, J. N. DAVIDSON, eds.), vol. 3, p. 453—526. NewYork: Academic Press 1960. — HARA, H.: Der DNS-Stoffwechsel von Triturus helveticus-Keimen in der Spätentwicklung und seine Störung durch temporäre Atmungshemmung (nach histoautoradiographischen Serienuntersuchungen). Beitr. path. Anat. **134**, 418—448 (1966). — HARARY, I., and B. FARLEY: In vitro studies on single beating rat heart cells. I. Growth and organization. Exp. Cell Res. **29**, 451—465 (1963). HARBERS, E., and W. MÜLLER: On the inhibition of RNA synthesis by actinomycin. Biochem. biophys. Res. Commun. **7**, 107—110 (1962). — HARDING, C. V., and B. D. SRINIVASAN: A propagated stimulation of DNA synthesis and cell division. Exp. Cell Res. **25**, 326—340 (1961). — HARKNESS, R. D.: The spatial distribution of dividing cells in the liver of the rat after partial hepatectomy. J. Physiol. (Lond.) **116**, 373—379 (1952a). ~ Changes in the liver of the rat after partial hepatectomy. J. Physiol. (Lond.) **117**, 267—277 (1952b). ~ Regeneration of liver. Brit. med. Bull. **13**, 87—93 (1957). ~ Liver regeneration. In: The scientific basis of medicine, annual reviews, p. 236—261. University of London. London: Athlone Press 1961. — HARRINGTON, H.: The effect of X irradiation on the progress of strain U-12 fibroblasts through the mitotic cycle. Ann. N.Y. Acad. Sci. **95**, 901—910 (1961). — HARRIS, H.: Transfer of radioactivity from nuclear to cytoplasmic ribonucleic acid. Nature (Lond.) **202**, 249—250 (1964). — HARRIS, H., H. W. FISHER, A. RODGERS, T. SPENCER, and J. W.

WATTS: An examination of the ribonucleic acids in the HeLa cell with special reference to current theory about the transfer of information from nucleus to cytoplasm. Proc. roy. Soc. B **157**, 177—198 (1963). — HARTWELL, L. H., M. VOGT, and R. DULBECCO: Induction of cellular DNA synthesis by polyoma virus. II. Increase in the rate of enzyme synthesis after infection with polyoma virus in mouse kidney cells. Virology **27**, 262—272 (1965). — HATANAKA, M., and R. DULBECCO: Induction of DNA synthesis by SV40. Proc. nat. Acad. Sci. (Wash.) **56**, 736—740 (1966). ~ SV40-specific thymidine kinase. Proc. nat. Acad. Sci. (Wash.) **58**, 1888—1894 (1967). — HAYASHI, M., M. N. HAYASHI, and S. SPIEGELMAN: Restriction of in vivo genetic transcription to one of the complementary strands of DNA. Proc. nat. Acad. Sci. (Wash.) **50**, 664—672 (1963). ~ DNA circularity and the mechanism of strand selection in the generation of genetic messages. Proc. nat. Acad. Sci. (Wash.) **51**, 351—359 (1964). — HEALY, G. M., L. SIMINOVITCH, R. C. PARKER, and A. F. GRAHAM: Conservation of desoxyribonucleic acid phosphorus in animal cells propagated in vitro. Biochim. biophys. Acta (Amst.) **20**, 425—426 (1956). — HECHT, L. I., and V. R. POTTER: Nucleic acid metabolism in regenerating rat liver. I. The rate of deoxyribonucleic acid synthesis in vivo. Cancer Res. **16**, 988—993 (1956). — HEIDELBERGER, C., E. HARBERS, K. C. LEIBMANN, Y. TAKAGI, and V. R. POTTER: Specific incorporation of adenosine-5′-phosphate-^{32}P into ribonucleic acid in rat liver homogenates. Biochim. biophys. Acta (Amst.) **20**, 445—446 (1956). — HELGELAND, K., and R. REISTAD: Effect of actinomycin D in tissue culture cells: an altered DNA distribution after extraction with phenol or chloroform-butanol. Biochim. biophys. Acta (Amst.) **145**, 214—217 (1967). — HEMINGWAY, J. T.: Influence of plasma proteins in the control of mitosis-rates in generating liver. Nature (Lond.) **191**, 706—707 (1961). ~ Comparison of influence of adrenal cortex with adrenal medulla on inhibition of mitosis in rat regenerating liver. J. Physiol. (Lond.) **176**, 30P (1965). — HENDERSON, J. F.: Feedback inhibition of purine biosynthesis in ascites tumor cells. J. biol. Chem. **237**, 2631—2635 (1962). — HENRY, P., P. H. BLACK, M. N. OXMAN, and S. M. WEISSMAN: Stimulation of DNA synthesis in mouse cell line 3T3 by simian virus 40. Proc. nat. Acad. Sci. (Wash.) **56**, 1170—1176 (1966). — HERRIOTT, R. M.: Inactivation of viruses and cells by mustard gas. J. gen. Physiol. **32**, 221—239 (1948). — HIATT, H. H., and T. B. BOJARSKI: Stimulation of thymidylate kinase activity in rat tissues by thymidine administration. Biochem. biophys. Res. Commun. **2**, 35—39 (1960). ~ The effects of thymidine administration on thymidylate kinase activity and on DNA synthesis in mammalian tissues. Cold Spr. Harb. Symp. quant. Biol. **26**, 367—369 (1961). — HICKS, S. P.: Developmental malformations produced by radiation. A timetable of their development. Amer. J. Roentgenol. **69**, 272—293 (1953). — HIGGINS, G. M., and R. M. ANDERSON: Experimental pathology of the liver. I. Restoration of the liver of the white rat following partial surgical removal. Arch. Path. **12**, 186—202 (1931). — HILL, M.: Non-S-phase incorporation of ^{3}H-thymidine into DNA of X-irradiated mammalian cells. Int. J. Radiat. Biol. **13**, 199—203 (1967). — HILL, M., A. MILLER-FAURÈS, and M. ERRERA: Studies on rapidly labelled ribonucleic acid in HeLa cells. Biochim. biophys. Acta (Amst.) **80**, 39—51 (1964). — HIRT, B.: Evidence for semiconservative replication of circular polyoma DNA. Proc. nat. Acad. Sci. (Wash.) **55**, 997—1004 (1966). — HOAGLAND, M. B., and B. A. ASKONAS: Aspects of control of protein synthesis in normal and regenerating rat liver, I. A cytoplasmic RNA-containing fraction that stimulates amino acid incorporation. Proc. nat. Acad. Sci. (Wash.) **49**, 130—137 (1963). — HOAGLAND, M. B., O. A. Scornik, and L. C. PFEFFERKORN: Aspects of control of protein synthesis in normal and regenerating rat liver, II. A microsomal inhibitor of amino acid incorporation whose action is antagonized by guanosine triphosphate. Proc. nat. Acad. Sci. (Wash.) **51**, 1184—1191 (1964). — HÖHNE, G., C. BERTRAM u. G. SCHUBERT: Genetische Schäden nach Einwirkung cytostatischer Substanzen. Acta Un. int. Cancr. **16**, 658—661 (1960). — HOLLAND, J. J.: Inhibition of DNA-primed RNA synthesis during poliovirus infection of human cells. Biochem. biophys. Res. Commun. **9**, 556—562 (1962). ~ Depression of host-controlled RNA synthesis in human cells during poliovirus infection. Proc. nat. Acad. Sci. (Wash.) **49**, 23—28 (1963a). ~ Effects of puromycin on RNA synthesis in mammalian cells. Proc. nat. Acad. Sci. (Wash.) **50**, 436—443 (1963b). — HOLLAND, J. J., and J. A. Peterson: Nucleic acid and protein synthesis during poliovirus infection of human cells. J. molec. Biol. 8, 556—573 (1964). — HONIG, G. R., and M. RABINOWITZ: Actinomycin D: inhibition of protein synthesis unrelated to effect on template RNA synthesis. Science **149**, 1504—1506 (1965). — HORNSEY, S., and G. SILINI: Recovery of tumor cells cultured in vivo after X-ray and neutron irradiations. Radiat. Res. **16**, 712—722 (1962). — HORST, A., and T. RUDNICKI: The effect of a medium dose (430 roentgens) of X-ray irradiation on resting cells of the liver. J. Cell Biol. **13**, 261—268 (1962). — HORVATH, E., u. K. KOVACS: Beiträge zur Rolle der Nebenniere in der Regeneration der Leber. Z. ges. exp. Med. **127**, 236—240 (1956). — HOTTA, Y., and A. BASSEL: Molecular size and circularity of DNA in cells of mammals and higher plants. Proc. nat. Acad. Sci. (Wash.) **53**, 356—362 (1965). — HOTTA, Y., and H. STERN: Transient phophorylation of deoxyribosides and regulation of deoxyribonucleic acid synthesis. J. biophys. biochem. Cytol. **11**, 311—319 (1961). ~ Molecular facets of mitotic regulation. I. Synthesis of thymidine kinase. Proc. nat. Acad. Sci. (Wash.) **49**, 648—654 (1963). — Howard, A., and S. R. Pelc: Synthesis of deoxyribonucleic acid in normal and irradiated cells and its relation to chromosome breakage. Heredity, Suppl. **6**, 261—273 (1953). — Hsu, T. C.: Differential rate in RNA synthesis between euchromatin and heterochromatin. Exp. Cell Res. **27**, 332—334 (1962). ~ Mammalian chromosomes in vitro. XVIII. DNA replication sequence in the Chinese hamster. J. Cell Biol. **23**, 53—62 (1964). — Hsu, T. C., W. C. Dewey, and R. M. Humphrey: Radiosensitivity of cells of Chinese hamster in vitro in relation to the cell cycle. Exp. Cell Res. **27**, 441—452 (1962). — Hsu, T. C., R. M. Humphrey, and C. E. Somers: Responses of Chinese hamster and L cells to 2′-deoxy-5-fluoro-uridine and thymidine. J. nat. Cancer Inst. **32**, 839—855 (1964). — Hsu, T. C., and C. E. Somers: Effect of 5-bromodeoxyuridine on mammalian chromosomes. Proc. nat. Acad. Sci. (Wash.) **47**, 396—403 (1961). — Hu, F.: The developmental cycle of B16 melanoma cell in culture. Tex. Rep. Biol. Med. **23**, Suppl. 1, 308—320 (1965). — Hu, F., and P. F. Lesney: The isolation and cytology of two pigment cell strains from B16 mouse melanomas. Cancer Res. **24**, 1634—1643 (1964). — Huang, R. C., and J. Bonner: Histone, a suppressor of chromosomal RNA synthesis. Proc. nat. Acad. Sci. (Wash.) **48**, 1216—1222 (1962). ~ Histone-bound RNA, a component of native nucleohistone. Proc. nat. Acad. Sci. (Wash.) **54**, 960—967 (1965). — Hughes, W. L.: Chromosomal replication and the dynamics of cellular proliferation — some autoradiographic observations with tritiated thymidine. In: The chemical basis of development (W. D. McElroy, B. Glass, eds.), p. 136—152. Baltimore: Johns Hopkins Press 1958. ~ The metabolic stability of deoxyribonucleic acid. In: The kinetics of cellular proliferation (F. Stohlman, ed.), p. 83—96. New York: Grune & Stratton 1959. — Hughes, W. L., V. P. Bond, G. Brecher, E. P. Cronkite, R. B. Painter, H. Quastler, and F. G. Sherman: Cellular proliferation in the mouse as revealed by autoradiography with tritiated thymidine. Proc. nat. Acad. Sci. (Wash.) **44**, 476—483 (1958). — Hughes, W. L., S. L. Commerford, D. Gitlin, R. C. Krueger, B. Schultze, V. Shah, and P. Reilly: Deoxyribonucleic acid metabolism in vivo. I. Cell proliferation and death as measured by incorporation and elimination of iododeoxyuridine. Fed. Proc. **23**, 640—648 (1964). — Humphrey, R. M., W. C. Dewey, and A. Cork: Relative ultraviolet sensitivity of different phases in the cell cycle of Chinese hamster cells grown in vitro. Radiat. Res. **19**, 247—260 (1963).

Inman, R. B., C. L. Schildkraut, and A. Kornberg: Enzymic synthesis of deoxyribonucleic acid. XX. Electron microscopy of products primed by native templates. J. molec. Biol. **11**, 285—292 (1965). — Iversen, O. H., E. Aandahl, and K. Elgjo: The effect of an epidermis-specific mitotic inhibitor (chalone) extracted from epidermal cells. Acta path. microbiol. scand. **64**, 506—510 (1965). — Ives, D. H., P. A. Morse, and V. R. Potter: Feedback inhibition of thymidine kinase by thymidine triphosphate. J. biol. Chem. **238**, 1467—1474 (1963). — Iyer, V. N., and W. Szybalski: A molecular mechanism of mitomycin action: linking of complementary DNA strands. Proc. nat. Acad. Sci. (Wash.) **50**, 355—362 (1963). ~ Mitomycins and porfiromycin: chemical mechanism of activation and cross-linking of DNA. Science **145**, 55—58 (1964).

Jackson, B.: Time-associated variations of mitotic activity in livers of young rats. Anat. Rec. **134**, 365—377 (1959). — Jacob, F., and J. Monod: Genetic regulatory mechanisms in the synthesis of proteins. J. molec. Biol. **3**, 318—356 (1961a). ~ On the regulation of gene activity. Cold Spr. Harb. Symp. quant. Biol. **26**, 193—209 (1961b). — Jacquez, J. A.: Permeability of Ehrlich cells to uracil, thymine and fluorouracil. Proc. Soc. exp. Biol. (N.Y.) **109**, 132—135 (1962a). ~ Transport and enzymic splitting of pyrimidine nucleosides in Ehrlich cells. Biochim. biophys. Acta (Amst.) **61**, 265—277 (1962b). — Jacquez, J. A., and F. Ginsberg: Permeability of Ehrlich ascites cells to adenine. Proc. Soc. exp. Biol. (N.Y.) **105**, 478—480 (1960). — Jaenicke, L., u. W. Wilmanns: Der Stoffwechsel der Folsäure und der Einkohlenstoffeinheiten. Klin. Wschr. **41**, 1029—1038 (1963). — Jaffe, J. J.: Diurnal mitotic periodicity in regenerating rat liver. Anat. Rec. **120**, 935—954 (1954). — Johnson, H. A., and J. M. V. Roman: Compensatory renal enlargement. Hypertrophy versus hyperplasia. Amer. J. Path. **49**, 1—13 (1966). — Johnson, T. C., and J. J. Holland: Ribonucleic acid and protein synthesis in mitotic HeLa cells. J. Cell Biol. **27**, 565—574 (1965).

Kajiwara, K., and G. C. Mueller: Molecular events in the reproduction of animal cells. III. Fractional synthesis of deoxyribonucleic acid with 5-bromodeoxyuridine and its effect on cloning efficiency. Biochim. biophys. Acta (Amst.) **91**, 486—493 (1964). — Kaplan, A. S., and T. Ben-Porat: Mode of replication of pseudorabies virus DNA. Virology **23**, 90—95 (1964). — Kaplan, H. S.: Biochemical basis of reproductive death in irradiated cells. Amer. J. Roentgenol. **90**, 907—916 (1963). — Kaplan, H. S., J. D. Earle, and F. L. Howsden: The role of purine and pyrimidine bases and their analogues in radiation sensitivity. J. cell. comp. Physiol. **64**, Suppl. 1, 69—90 (1964). — Kaplan, H. S., and R. Zavarine: Correlation of bacterial radiosensitivity and DNA base composition. Biochem. biophys. Res. Commun. **8**, 432—436 (1962). — Kara, J., and R. Weil: Specific activation of the DNA-synthesizing apparatus in contact-inhibited mouse kidney cells by polyoma virus. Proc. nat. Acad. Sci. (Wash.) **57**, 63—70 (1967). — KARLSON, P., Ed.: Mechanisms of hormone action. Stuttgart: Georg Thieme u. New York: Academic Press 1965. — KARNOFSKY, D. A.: The chick embryo in drug screening: survey of teratological effects observed in the 4-day chick embryo. In: Teratology. Principles and techniques (J. G. WILSON and J. WARKANY, eds.), p. 194—213. Chicago: Chicago University Press 1965. — KARON, M., P. HENRY, S. WEISSMAN, and C. MEYER: The effect of 1-β-D-arabinofuranosylcytosine on macromolecular synthesis in KB spinner cultures. Cancer Res. **26**, 166—171 (1966). — KASTEN, F. H., F. F. STRASSER, and M. TURNER: Nucleolar and cytoplasmic ribonucleic acid inhibition by excess thymidine. Nature (Lond.) **207**, 161—164 (1965). — KENNEY, F. T.: Induction of tyrosine-α-ketoglutarate transaminase in rat liver. II. Enzyme purification and preparation of antitransaminase. J. biol. Chem. **237**, 1605—1609 (1962a). ~ Induction of tyrosine-α-ketoglutarate transaminase in rat liver. III. Immunochemical analysis. J. biol. Chem. **237**, 1610—1614 (1962b). ~ Induction of tyrosine-α-ketoglutarate transaminase in rat liver. IV. Evidence for an increase in the rate of enzyme synthesis. J. biol. Chem. **237**, 3495—3498 (1962c). — KENNEY, F. T., and F. J. KULL: Hydrocortisone-stimulated synthesis of nuclear RNA in enzyme induction. Proc. nat. Acad. Sci. (Wash.) **50**, 493—499 (1963). — KHORANA, H. G.: Polynucleotide synthesis and the genetic code. Fed. Proc. **24**, 1473—1487 (1965). — KIDSON, C., and K. S. KIRBY: Selective alteration of mammalian messenger-RNA synthesis: evidence for differential action of hormones on gene transcription. Nature (Lond.) **203**, 599—603 (1964). — KIKUCHI, Y., and A. A. SANDBERG: Chronology and pattern of human chromosome replication. II. Autoradiographic behavior of various Y and X chromosomes. J. nat. Cancer Inst. **34**, 795—813 (1965). — KILLANDER, D., and A. ZETTERBERG: Quantitative cytochemical studies on interphase growth. I. Determination of DNA, RNA and mass content of age determined mouse fibroblasts in vitro and of intercellular variation in generation time. Exp. Cell Res. **38**, 272—284 (1965a). ~ A quantitative cytochemical investigation of the relationship between cell mass and initiation of DNA synthesis in mouse fibroblasts in vitro. Exp. Cell Res. **40**, 12—20 (1965b). — KIM, J. H., and M. L. EIDINOFF: Action of 1-β-D-arabinofuranosylcytosine on the nucleic acid metabolism and viability of HeLa cells. Cancer Res. **25**, 698—702 (1965). — KIM, J. H., M. L. EIDINOFF, N. DELIHAS, and J. S. LAUGHLIN: The effect of 5-bromodeoxyuridine on the recovery phenomenon in sub-lethally irradiated cells. Exp. Cell Res. **36**, 411—415 (1964). — KIM, J. H., M. L. EIDINOFF, and J. S. LAUGHLIN: Recovery from sublethal X-ray damage of mammalian cells during inhibition of synthesis of deoxyribonucleic acid. Nature (Lond.) **204**, 598—599 (1964). — KIM, J.H., A. S. GELBARD, and A. G. PEREZ: Action of hydroxyurea on the nucleic acid metabolism and viability of HeLa cells. Cancer Res. **27**, 1301—1305 (1967). — KIM, J. H., S. H. KIM, and M. L. EIDINOFF: Cell viability and nucleic acid metabolism after exposure of HeLa cells to excess thymidine and deoxyadenosine. Biochem. Pharmacol. **14**, 1821—1829 (1965). — KISHIMOTO, S., and I. LIEBERMAN: Synthesis of RNA and protein required for the mitosis of mammalian cells. Exp. Cell Res. **36**, 92—101 (1964). ~ Nuclear membranes of cultured mammalian cells in the period preceding DNA synthesis. J. Cell Biol. **25**, 103—107 (1965). — KIT, S.: Compositional heterogeneity of normal and malignant tissue deoxyribonucleic acids (DNA). Biochem. biophys. Res. Commun. **3**, 361—367 (1960a). ~ Chromatographic profiles of deoxyribonucleic acid preparations from rat and mouse tissues. J. biol. Chem. **235**, 1756—1760 (1960b). ~ Equilibrium sedimentation in density gradients of DNA preparations from animal tissues. J. molec. Biol. **3**, 711—716 (1961). — KIT, S., D. R. DUBBS, and P. M. FREARSON: Enzymes of nucleic acid metabolism in cells infected with polyoma virus. Cancer Res. **26**, 638—646 (1966). — KIT, S., D. R. DUBBS, P. M. FREARSON, and J. L. MELNICK: Enzyme induction in SV40-infected green monkey kidney cultures. Virology **29**, 69—83 (1966). — KIT, S., D. R. DUBBS, L. J. PIEKARSKI, R. A. DE TORRES, and J. L. MELNICK: Acquisition of enzyme function by mouse kidney cells abortively infected with papovavirus SV40. Proc. nat. Acad. Sci. (Wash.) **56**, 463—470 (1966). — KLEINSMITH, L. J., V. G. ALLFREY, and A. E. MIRSKY: Phosphorylation of nuclear protein early in the course of gene activation in lymphocytes. Science **154**, 780—781 (1966). — KLEVECS, R. R., and T. C. HSU: The differential capacity for RNA synthesis among chromosomes: a cytological approach. Proc. nat. Acad. Sci. (Wash.) **52**, 811—817 (1964). — KLIMEK, M.: Formation but no excision of thymine dimers in mammalian cells after UV-irradiation. Neoplasma (Bratisl.) **12**, 559—560 (1965). — KLINGER, H. P., H. G. SCHWARZACHER, and J. WEISS: DNA content and size of sex chromatin positive female nuclei during the cell cycle. Cytogenetics **6**, 1—19 (1967). — KOHN, K. W., C. L. SPEARS, and P. DOTY: Inter-strand crosslinking of DNA by nitrogen mustard. J. molec. Biol. **19**, 266—288 (1966). — KOLLER, P. C.: Comparative effects of alkylating agents on cellular morphology. Ann. N.Y. Acad. Sci. **68**, 783—801 (1958). — KONRAD, C. G.: Protein synthesis and RNA synthesis during mitosis in animal cells. J. Cell Biol. **19**, 267—277 (1963). — KOPROWSKI, H., J. A. PONTEN, F. JENSEN, R. G. RAVDIN, P. MOORHEAD, and E. SAKSELA: Transformation of cultures of human tissue infected with simian virus SV_{40}. J. cell. comp. Physiol. **59**, 281—292

(1962). — Kornberg, A.: Biosynthesis of DNA. In: Regulation of nucleic acid and protein biosynthesis (V. V. Koningsberger, L. Bosch, eds.), BBA library, vol. 10, p. 22—38. Amsterdam: Elsevier Publ. Co. 1967. — Kozuka, S., and G. E. Moore: Microcinematographic and autoradiographic study on the pattern of ^{3}H-thymidine uptake in the life cycle of the individual cell of the HeLa strain in vitro. J. nat. Cancer Inst. **36**, 623—630 (1966). — Krone, H. A., u. K. Rickers: Der physiologische Cyclus der Uterusschleimhaut im elektronenmikroskopischen Bild. Beitr. path. Anat. **135**, 390—410 (1967). — Kubitschek, H.E., H. E. Bendigkeit, and M. R. Loken: Onset of DNA synthesis during the cell cycle in chemostat cultures. Proc. nat. Acad. Sci. (Wash.) **57**, 1611—1617 (1967). — Kurnick, N. B., and P. A. Lindsay: Mechamism of compensatory renal hypertrophy. Possible role of serum factor. Lab. Invest. **17**, 211—216 (1967).

Lahtiharju, A., and H. Teir: Inhibition of DNA synthesis in regenerating liver and of mitosis in liver cell culture following a single corticosteroid administration. Ann. Med. exp. Fenn. **42**, 136—138 (1964). — Lajtha, L. G., R. Oliver, and F. Ellis: Incorporation of ^{32}P and adenine ^{14}C into DNA by human bone marrow cells in vitro. Brit. J. Cancer **8**, 367—379 (1954). — Lane, B. P., and F. F. Becker: Regeneration of the mammalian liver. II. Surface alterations during dedifferentiation of the liver cell in preparation for cell division. Amer. J. Path. **48**, 183—196 (1966). ~ Regeneration of the mammalian liver. V. Mitotic division in cytologically differentiated liver cells. Amer. J. Path. **50**, 435—445 (1967). — Lark, K. G.: Cellular control of DNA biosynthesis. In: Molecular genetics (J. H. Taylor, ed.), part I, p. 153—200. NewYork: Academic Press 1963. ~ Regulation of chromosome replication and segregation in bacteria. Bact. Rev. **30**, 3—32 (1966a). ~ Chromosome replication in Escherichia coli. In: Cell synchrony. Studies in biosynthetic regulation (I. L. Cameron, G. M. Padilla, eds.), p. 54—80. NewYork: Academic Press 1966b). — Lark, K. G., and R. Bird: Premature chromosome replication induced by thymine starvation: restriction of replication to one of the two partially completed replicas. J. molec. Biol. **13**, 607—610 (1965). — Lark, K. G., R. A. Consigli, and H. C. Minocha: Segregation of sister chromatids in mammalian cells. Science **154**, 1202—1205 (1966). — Lark, K. G., and C. Lark: Regulation of chromosome replication in Escherichia coli: alternate replication of two chromosomes at slow growth rates. J. molec. Biol. **13**, 105—126 (1965). — Latham, H., and J. E. Darnell: Entrance of mRNA into HeLa cell cytoplasm in puromycin-treated cells. J. molec. Biol. **14**, 13—22 (1965). — Lawley, P. D., and P. Brookes: The action of alkylating agents on deoxyribonucleic acid in relation to biological effects of the alkylating agents. Exp. Cell Res., Suppl. **9** 512—520 (1963a). ~ Further studies on the alkylation of nucleic acids and their constituent nucleotides. Biochem. J. **89**, 127—138 (1963b). ~ Molecular mechanism of the cytotoxic action of difunctional alkylating agents and of resistance to this action. Nature (Lond.) **206**, 480—483 (1965). — Lefebvre, J.: Action des radiations ionisantes sur l'embryon et le foetus. Bull. schweiz. Akad. med. Wiss. **20**, 370—378 (1964). — Lehman, I. R.: Enzymatic synthesis of deoxyribonucleic acid. Ann. N.Y. Acad. Sci. **81**, 745—756 (1959). — Lender, T.: Recherches expérimentales sur la nature et les propriétés de l'inducteur de la régénération des yeux de la planaire Polycelis nigra. J. Embryol. exp. Morph. **4**, 197—216 (1956). ~ L'inhibition spécifique de la différenciation du cerveau des Planaires d'eau douce en régénération. J. Embryol. exp. Morph. 8, 291—301 (1960). — Lengyel, P.: On peptide chain initiation. In: Molecular genetics (J. H. Taylor, ed.), part II, p. 193—212. NewYork: Academic Press 1967. — Leong, G. F., J. W. Grisham, B. V. Hole, and M. L. Albright: Effect of partial hepatectomy on DNA synthesis and mitosis in heterotopic partial autografts of rat liver. Cancer Res. **24**, 1496—1501 (1964). — Leong, G. F., R. L. Pessotti, and J. S. Krebs: Liver cell proliferation in X-irradiated rats after single and repetitive partial hepatectomy. J. nat. Cancer Inst. **27**, 131—143 (1961). — Lett, J. T., I. Caldwell, C. J. Dean, and P. Alexander: Rejoining of X-ray induced breaks in the DNA of leukaemia cells. Nature (Lond.) **214**, 790—792 (1967). — Lett, J. T., G. Parkins, P. Alexander, and M. G. Ormerod: Mechanisms of sensitization to X-rays of mammalian cells by 5-bromodeoxyuridine. Nature (Lond.) **203**, 593—596 (1964). — Levine, E. M., Y. Becker, C. W. Boone, and H. Eagle: Contact inhibition, macromolecular synthesis, and polyribosomes in cultured human diploid fibroblasts. Proc. nat. Acad. Sci. (Wash.) **53**, 350—356 (1965). — Levis, A. G.: X-irradiation sensitivity of nitrogen mustard-resistant mammalian cells in vitro. Nature (Lond.) **198**, 498—499 (1963). — Levis, A. G., G. A. Danieli, and E. Piccinni: Nucleic acid synthesis and the mitotic cycle in mammalian cells treated with nitrogen mustard in culture. Nature (Lond.) **207**, 608—610 (1965a). ~ Ciclo di duplicazione del DNA e sensibilità all'azotoiprite in cellule di mammifero coltivate in vitro. Caryologia **18**, 499—536 (1965b). — Levis, A. G., G. Marin, and G. A. Danieli: Differential inhibition of RNA and DNA synthesis by nitrogen mustard in cultured mammalian cells. Caryologia **17**, 427—431 (1964). — Levis, A. G., and A. de Nadai: Nucleic acid and protein synthesis in nitrogen mustard induced giant cells in vitro. Exp. Cell Res. **33**, 207—215 (1964). — Levis, A. G., L. Spanio, and A. de Nadai: Radiomimetic effects of a nitrogen mustard on survival, growth, protein and nucleic acid synthesis of mammalian cells in vitro. Exp. Cell Res. **31**, 19—30 (1963). — LEVY, H. B.: Effect of actinomycin D on HeLa cell nuclear RNA metabolism. Proc. Soc. exp. Biol. (N.Y.) **113**, 886—889 (1963). — LIEBERMAN, I., R. ABRAMS, N. HUNT, and P. OVE: Levels of enzyme activity and deoxyribonucleic acid synthesis in mammalian cells cultured from the animal. J. biol. Chem. **238**, 3955—3962 (1963). — LIEBERMAN, I., R. ABRAMS, and P. OVE: Changes in the metabolism of ribonucleic acid preceding the synthesis of deoxyribonucleic acid in mammalian cells cultured from the animal. J. biol. Chem. **238**, 2141—2149 (1963). — LIEBERMAN, I., J. L. GINGOLD, P. KANE, and J. SHORT: Inorganic phosphate and Na^+ increases in liver after partial hepatectomy. Amer. J. Physiol. **208**, 903—907 (1965). — LIEBERMAN, I., and P. KANE: Synthesis of ribosomes in the liver after partial hepatectomy. J. biol. Chem. **240**, 1737—1741 (1965). — LIEBERMAN, I., P. KANE, and J. SHORT: The portal vein and the control of liver ribonucleic acid metabolism. J. biol. Chem. **240**, 3140—3144 (1965). — LIEBERMAN, I., and P. OVE: Enzyme studies with mutant mammalian cells. J. biol. Chem. **235**, 1765—1768 (1960). ~ Deoxyribonucleic acid synthesis and its inhibition in mammalian cells cultured from the animal. J. biol. Chem. **237**, 1634—1642 (1962). — LIEBERMAN, I., and J. SHORT: Hepatic blood supply and control of deoxyribonucleic acid synthesis in liver. Amer. J. Physiol. **208**, 896—902 (1965). — LIMA-DE-FARIA, A., and H. JAWORSKA: Late DNA synthesis in heterochromatin. Nature (Lond.) **217**, 138—142 (1968). — LITTAU, V. C., V. G. ALLFREY, J. H. FRENSTER, and A. E. MIRSKY: Active and inactive regions of nuclear chromatin as revealed by electron microscope autoradiography. Proc. nat. Acad. Sci. (Wash.) **52**, 93—100 (1964). — LITTLEFIELD, J. W.: The periodic synthesis of thymidine kinase in mouse fibroblasts. Biochim. biophys. Acta (Amst.) **114**, 398—403 (1966). — LITTLEFIELD, J. W., and E. A. GOULD: The toxic effect of 5-bromodeoxyuridine on cultured epithelial cells. J. biol. Chem. **235**, 1129—1133 (1960). — LITTLEFIELD, J. W., and P. S. JACOBS: The relation between DNA and protein synthesis in mouse fibroblasts. Biochim. biophys. Acta (Amst.) **108**, 652—658 (1965). — LITTLEFIELD, J. W., A. P. MCGOVERN, and K. B. MARGESON: Changes in the distribution of polymerase activity during DNA synthesis in mouse fibroblasts. Proc. nat. Acad. Sci. (Wash.) **49**, 102—107 (1963). — LLANOS, J. M. E.: Importancia del ritmo circadiano en el estudio de los factores tisulares del crecimiento durante la regeneracion hepatica. Rev. Soc. argent. Biol. **39**, 256—279 (1963). ~ Liver tissue growth factors and circadian rhythms in liver regeneration. In: Control of cellular growth in adult organisms (H. TEIR, T. RYTÖMAA, eds.), p. 209—220. London: Academic Press 1967. — LLANOS, J. M. E., and C. BORDIN: The growth effect of a regenerating liver homogenate as a function of the responsiveness of the receptor. Naturwissenschaften **50**, 501 (1963). — LLANOS, J. M. E., and J. RUSSO: Action of an homogenate of rat pituitary gland on mouse regenerating liver. Naturwissenschaften **13**, 312—313 (1964). — LOEB, J. N., R. R. HOWELL, and G. M. TOMKINS: Turnover of ribosomal RNA in rat liver. Science **149**, 1093—1095 (1965). LOONEY, W. B., L. O. CHANG, and F. W. BANGHART: The rate of DNA replication at the molecular, chromosomal, cellular, and intercellular levels in regenerating rat liver. Proc. nat. Acad. Sci. (Wash.) **57**, 972—978 (1967). — LOVELESS, A., J. COOK, and P. WHEATLEY: Recovery from the "lethal" effects of cross-linking alkylation. Nature (Lond.) **205**, 980—983 (1965). — LOWENSTEIN, L. M., and A. STERN: Serum factor in renal compensatory hyperplasia. Science **142**, 1479—1480 (1963). — LÜSCHER, M.: Die Regeneration in der Zoologie. In: Handbuch der allgemeinen Pathologie (F. BÜCHNER, E. LETTERER, E. ROULET, Hrsg.), Bd. VI/1, S. 405—440. Berlin-Göttingen-Heidelberg: Springer 1955. — LYON, M. F.: Gene action in the X-chromosome of the mouse (Mus musculus L.). Nature (Lond.) **190**, 372—373 (1961).

MAALØE, O.: The control of normal DNA replication in bacteria. Cold Spr. Harb. Symp. quant. Biol. **26**, 45—52 (1961). — MAALØE, O., and P. C. HANAWALT: Thymine deficiency and the normal DNA replication cycle. I. J. molec. Biol. **3**, 144—155 (1961). — MAAS, W. K., and E. MCFALL: Genetic aspects of metabolic control. Ann. Rev. Microbiol. **18**, 95—110 (1964). — MACDONALD, R. A., and G. PECHET: Liver cell regeneration due to biliary obstruction. Autoradiographic, bacteriologic, and histologic studies. Arch. Path. **72**, 133—141 (1961). MACDONALD, R. A., A. E. ROGERS, and G. PECHET: Regeneration of the liver. Relation of regenerative response to size of partial hepatectomy. Lab. Invest. **11**, 544—548 (1962). ~ Growth and regeneration of the liver. Ann. N.Y. Acad. Sci. **111**, 70—84 (1963). — MACIEIRA-COELHO, A.: Influence of cell density on growth inhibition of human fibroblasts in vitro. Proc. Soc. exp. Biol. (N.Y.) **125**, 548—552 (1967a). — MACIEIRA-COELHO, A., J. PONTÉN, and L. PHILIPSON: Inhibition of the division cycle in confluent cultures of human fibroblasts in vitro. Exp. Cell Res. **43**, 20—29 (1966). — MACKINNON, E., V. I. KALNINS, H. F. STICH, and D. S. YOHN: Viruses and mammalian chromosomes. VI. Comparative karyologic and immunofluorescent studies on Syrian hamster and human amnion cells infected with human adenovirus type 12. Cancer Res. **26**, 612—618 (1966). — MAJUMDAR, C., K. TSUKADA, and I. LIEBERMAN: Liver protein synthesis after partial hepatectomy and acute stress. J. biol. Chem. **242**, 700—704 (1967). — MAK, S., and J. E. TILL: The effects of X-rays on the progress of L-cells through the cell cycle. Radiat. Res. **20**, 600—618 (1963a). ~ Use of I^{125}-labeled 5-iodo-2'-deoxyuridine for the measurement of DNA synthesis in mammalian cells in vitro. Canad. J. Biochem. **41**, 2343—2351 (1963b). — MALEY, F., and G. F. MALEY: Nucleotide interconversions. II. Elevation of deoxycytidylate deaminase and thymidylate synthetase in regenerating rat liver. J. biol. Chem. **235**, 2968—2970 (1960). ~ The regulation of deoxyribonucleic acid synthesis in embryonic tissue. Nat. Cancer Inst. Monogr. **13**, 117—129 (1964). — MALEY, G. F., M. G. LORENSON, and F. MALEY: Inhibitors of protein synthesis: effect on the levels of deoxycytidylate deaminase, thymidylate synthetase, and thymidine kinase in regenerating rat liver. Biochem. biophys. Res. Commun. **18**, 364—370 (1965). — MALEY, G. F., and F. MALEY: The purification and properties of deoxycytidylate deaminase from chick embryo extracts. J. biol. Chem. **239**, 1168—1176 (1964). — MALT, R. A.: Polyribosomes during compensatory hypertrophy of the kidney. J. surg. Res. **6**, 152—157 (1966).— MALT, R. A., and W. L. MILLER: Sequential changes in classes of RNA during compensatory growth of the kidney. J. exp. Med. **126**, 1—13 (1967). — MALT, R. A., and S. K. STODDARD: Synthesis of ribosomal RNA and of microsomal membranes in the renoprival kidney. Biochim. biophys. Acta (Amst.) **119**, 207—210 (1966). — MANDEL, P., L. MANDEL et M. JACOB: Evolution des acides nucléiques au cours de l'hypertrophie rénale compensatrice. C.R. Acad. Sci. (Paris) **230**, 786—788 (1950). — MANTSAVINOS, R.: Studies on the synthesis of deoxyribonucleic acid by mammalian enzymes. I. Incorporation of deoxyribonucleoside 5'-triphosphates into deoxyribonucleic acid by a partially purified enzyme from regenerating rat liver. J. biol. Chem. **239**, 3431—3435 (1964). — MARCUS, P. I., and J. M. SALB: Control of viral RNA translation as the mechanism of interferon action. Cold Spr. Harb. Symp. quant. Biol. **31**, 335—344 (1966a). ~ Molecular basis of interferon action: inhibition of viral RNA translation. Virology **30**, 502—516 (1966b). — MARIN, G., and M. A. BENDER: Radiation-induced mammalian cell death: lapse-time cinemicrographic observations. Exp. Cell Res. **43**, 413—423 (1966). — MARIN, G., and A. G. LEVIS: X-radiation and nitrogen mustard interaction in mammalian cells grown in vitro. Radiat. Res. **23**, 192—202 (1964). — MARK, G. E., and F. F. STRASSER: Pacemaker activity and mitosis in cultures of newborn rat heart ventricle cells. Exp. Cell Res. **44**, 217—233 (1966). — MARMUR, J., and C. M. GREENSPAN: Transcription in vivo of DNA from bacteriophage SP8. Science **142**, 387—389 (1963). — MARMUR, J., and D. LANE: Strand separation and specific recombination in deoxyribonucleic acids: Biological studies. Proc. nat. Acad. Sci. (Wash.) **46**, 453—461 (1960). — MARUYAMA, Y., and K. G. LARK: Periodic nucleotide synthesis in synchronous cultures of bacteria. Exp. Cell Res. **26**, 382—394 (1962). — MASON, R. C., and B. H. EWALD: Studies on compensatory renal hypertrophy. I. Effect of unilateral ureteral ligation and transection. Proc. Soc. exp. Biol. (N.Y.) **120**, 210—214 (1965). — MATHIAS, A. P., G. A. FISCHER, and W. H. PRUSOFF: Inhibition of the growth of mouse leukemia cells in culture by 5-iododeoxyuridine. Biochim. biophys. Acta (Amst.) **36**, 560—561 (1959). — MAUER, A. M.: Diurnal variation of proliferative activity in the human bone marrow. Blood **26**, 1—7 (1965).— MAUERSBERGER, B., K. KRÜGER u. M. ČERNY: Beziehungen zwischen Karyotyp und Strahlenempfindlichkeit bei Zellen in vitro. Acta biol. med. germ. **15**, 164—172 (1965). — MAYFIELD, E. D., R. A. LIEBELT, and E. BRESNICK: Activities of enzymes of deoxyribonucleic acid synthesis after unilateral nephrectomy. Cancer Res. **27**, 1652—1657 (1967). — MCARDLE, A. H., and E. H. CREASER: Nucleoproteins in regenerating rat liver. I. Incorporation of $^{32}P_i$ into the ribonucleic acid of liver during the early stages of regeneration. Biochim. biophys. Acta (Amst.) **68**, 561—568 (1963). — MCAUSLAN, B. R.: The induction and repression of thymidine kinase in the poxvirus-infected HeLa cell. Virology **21**, 383—389 (1963). ~ Deoxyribonuclease activity of normal and poxvirus-infected HeLa cells. Biochem. biophys. Res. Commun. **19**, 15—20 (1965). — MCCARTHY, B. J., and E. T. BOLTON: Interaction of complementary RNA and DNA. J. molec. Biol. **8**, 184—200 (1964). — MCCARTHY, B. J., and B. H. HOYER: Identity of DNA and diversity of messenger RNA molecules in normal mouse tissues. Proc. nat. Acad. Sci. (Wash.) **52**, 915—922 (1964). — MCCOLLISTER, R. J., W. R. GILBERT, D. M. ASHTON, and J. B. WYNGAARDEN: Pseudofeedback inhibition of purine synthesis by 6-mercaptopurine ribonucleotide and other purine analogues. J. biol. Chem. **239**, 1560—1563 (1964). — MCCONKEY, E. H., and J. W. HOPKINS: The relationship of the nucleolus to the synthesis of ribosomal RNA in HeLa cells. Proc. nat. Acad. Sci. (Wash.) **51**, 1197—1204 (1964). — MCCREIGHT, C. E., and N. M. SULKIN: Compensatory renal hyperplasia following experimental surgical deletions of the kidney complement. Amer. J. Anat. **110**, 199—202 (1962). — MCFALL, E., and B. MAGASANIK: The control of purine biosynthesis in cultured mammalian cells. J. biol. Chem. **235**, 2103—2108 (1960). — MCFALL, E., and G. S. STENT: Continuous synthesis of deoxyribonucleic acid in Escherichia coli. Biochim. biophys. Acta (Amst.) **34**, 580—582 (1959). — MENNIGMANN, H.-D., and W. SZYBALSKI: Molecular mechanism of thymine-less death. Biochim. biophys. Res. Commun. **9**, 398—404 (1962). — MENYHÁRT, J., and L. SIMON: Acute circulatory consequences of partial hepatectomy. Acta physiol. Acad. Sci. hung. **30**, 161—168 (1966a). ~ Circulatory events accompanying liver regeneration following partial hepatectomy. Acta physiol. Acad. Sci. hung. **30**, 169—174 (1966b). — MESELSON, M., and F. W. STAHL: The replication of DNA in Escherichia coli. Proc. nat. Acad. Sci. (Wash.) **44**, 671—682 (1958). — MESSIER, B., C. P. LEBLOND, and I. SMART: Presence of DNA synthesis and mitosis in the brain of young adult mice. Exp. Cell Res. **14**, 224—226 (1958). — MILKOVIC, S., M. M. GARRISON, and R. W. BATES: Study of the hormonal control of body and organ size in rats with mammotropic tumors. Endocrinology **75**, 670—691 (1964). — MIRSKY, A. E., and H. RIS: The deoxyribonucleic acid content of animal cells and its evolutionary significance. J. gen. Physiol. **34**, 451—462 (1951). — MITTWOCH, U.: Sex chromosomes and sex chromatin. Nature (Lond.) **204**, 1032—1034 (1964). — MOCARELLI, P., L. PROVINI e E. CLERICI: La rigenerazione del fegato nel ratto sottoposto a vagotomia bilaterale. Sperimentale **116**, 149—157 (1966). — MÖLBERT, E., K. HILL u. F. BÜCHNER: Die Kanzerisierung der Leberparenchymzelle durch Diäthylnitrosamin im elektronenmikroskopischen Bild. Beitr. path. Anat. **126**, 218—242 (1962). — MOHLER, W. C., and M. M. ELKIND: Radiation response of mammalian cells grown in culture. III. Modification of X-ray survival of Chinese hamster cells by 5-bromodeoxyuridine. Exp. Cell Res. **30**, 481—491 (1963). — MONOD, J., J. CHANGEUX, and J. JACOB: Allosteric proteins and cellular control systems. J. molec. Biol. **6**, 303—329 (1963). — MONTGOMERY, J. A.: The relation of anticancer activity to chemical structure. A review. Cancer Res. **19**, 447—463 (1959). — MOOLTEN, F. L., and N. L. R. BUCHER: Regeneration of rat liver: transfer of humoral agent by cross circulation. Science **158**, 272—274 (1967). — MOORE, E. C., and R. B. HURLBERT: Regulation of mammalian deoxyribonucleotide biosynthesis by nucleotides as activators and inhibitors. J. biol. Chem. **241**, 4802—4809 (1966). — MOORE, G. E.: In vitro cultures of a pigmented hamster melanoma cell line. Exp. Cell Res. **36**, 422—423 (1964). — MOORE, G. E., D. F. LEHNER, Y. KIKUCHI, and L. A. LESS: Continuous culture of a melanotic cell line from the golden hamster. Science **137**, 986—987 (1962). — MOORE, G. E., D. MOUNT, G. TARA, and N. SCHWARTZ: Culture of malignant tumors of the Syrian hamster. J. nat. Cancer Inst. **31**, 1217—1237 (1963). — MOORHEAD, P. S., and V. DEFENDI: Asynchrony of DNA synthesis in chromosomes of human diploid cells. J. Cell Biol. **16**, 202—209 (1963). — MOORHEAD, P. S., and E. SAKSELA: The sequence of chromosome aberrations during SV40 transformation of a human diploid cell strain. Hereditas (Lund) **52**, 271—284 (1965). — MORISHIMA, A., M. M. GRUMBACH, and J. H. TAYLOR: Asynchronous duplication of human chromosomes and the origin of sex chromatin. Proc. nat. Acad. Sci. (Wash.) **48**, 756—763 (1962). — MORRIS, A., R. ARLINGHAUS, S. FAVELUKES, and R. SCHWEET: Inhibition of hemoglobin synthesis by puromycin. Biochemistry **2**, 1084—1090 (1963). — MORRIS, A. J., and R. S. SCHWEET: Release of soluble protein from reticulocyte ribosomes. Biochim. biophys. Acta (Amst.) **47**, 415—416 (1961). — MORRIS, C. C.: Quantitative studies on the production of acid mucopolysaccharides by replicate cell cultures of rat fibroblasts. Ann. N.Y. Acad. Sci. **86**, 878—915 (1960). — MORRIS, H. P.: Some growth, morphological and biochemical characteristics of hepatoma 5123 and other new transplantable hepatomas. Progr. exp. Tumor Res. (Basel) **3**, 370—411 (1963). — MORRIS, N. R., and G. A. FISCHER: Studies concerning inhibition of the synthesis of deoxycytidine by phosphorylated derivatives of thymidine. Biochim. biophys. Acta (Amst.) **42**, 183—184 (1960). ~ Studies concerning the inhibition of cellular reproduction by deoxyribonucleosides. I. Inhibition of the synthesis of deoxycytidine by a phosphorylated derivative of thymidine. Biochim. biophys. Acta (Amst.) **68**, 84—92 (1963). — MORRIS, N. R., P. REICHARD, and G. A. FISCHER: Studies concerning the inhibition of cellular reproduction by deoxyribonucleosides. II. Inhibition of the synthesis of deoxycytidine by thymidine, deoxyadenosine and deoxyguanosine. Biochim. biophys. Acta (Amst.) **68**, 93—99 (1963). — MUELLER, G. C., and K. KAJIWARA: Early- and late-replicating deoxyribonucleic acid complexes in HeLa nuclei. Biochim. biophys. Acta (Amst.) **114**, 108—115 (1966a). ~ Actinomycin D and p-fluorophenylalanine, inhibitors of nuclear replication in HeLa cells. Biochim. biophys. Acta (Amst.) **119**, 557—565 (1966b). — MUELLER, G. C., K. KAJIWARA, E. STUBBLEFIELD, and R. R. RUECKERT: Molecular events in the reproduction of animal cells. I. The effect of puromycin on the duplication of DNA. Cancer Res. **22**, 1084—1090 (1962). — MUNIER, R., et G. N. COHEN: Incorporation d'analogies structuraux d'aminoacides dans les protéines bactériennes. Biochim. biophys. Acta (Amst.) **21**, 592—593 (1956). — MURAMATSU, M., and H. BUSCH: Effects of thioacetamide on metabolism of proteins of normal and regenerating liver. Cancer Res. **22**, 1100—1104 (1962). ~ Studies on the nuclear and nucleolar ribonucleic acid of regenerating rat liver. J. biol. Chem. **240**, 3960—3966 (1965). — MURAMATSU, M., J. L. HODNETT, and H. BUSCH: Studies on the "independence" of nucleolar ribonucleic acid synthesis. Biochim. biophys. Acta (Amst.) **91**, 592—597 (1964). — MURAMATSU, M., J. L. HODNETT, W. J. STEELE, and H. BUSCH: Synthesis of 28-S RNA in the nucleolus. Biochim. biophys. Acta (Amst.) **123**, 116—125 (1966).

NAGATA, T.: The molecular synchrony and sequential replication of DNA in Escherichia coli. Proc. nat. Acad. Sci. (Wash.) **49**, 551—559 (1963). — NASS, M. M. K.: The circularity of mitochondrial DNA. Proc. nat. Acad. Sci. (Wash.) **56**, 1215—1222 (1966). — NASS, S.:

Incorporation of $^{32}P_i$ into mitochondrial and nuclear DNA in regenerating liver. Biochim. biophys. Acta (Amst.) **145**, 60—67 (1967). — NASS, S., M. M. K. NASS, and U. HENNIX: Deoxyribonucleic acid in isolated rat-liver mitochondria. Biochim. biophys. Acta (Amst.) **95**, 426—435 (1965). — NATHANS, D.: Puromycin inhibition of protein synthesis: incorporation of puromycin into peptide chains. Proc. nat. Acad. Sci. (Wash.) **51**, 585—592 (1964). — NATHANS, D., and A. NEIDLE: Structural requirements for puromycin inhibition of protein synthesis. Nature (Lond.) **197**, 1076—1077 (1963). — NETTESHEIM, P., u. W. OEHLERT: Die Wirkung des Wachstumshormons auf die parenchymatösen Organe der ausgewachsenen weißen Maus unter besonderer Berücksichtung der Leber. Beitr. path. Anat. **127**, 193—212 (1962). — NEUBERT, D., R. BASS u. H. HELGE: Umsatzgeschwindigkeit der DNS in Mitochondrien von Warmblüterzellen. Naturwissenschaften **53**, 23—24 (1966). — NEUBERT, D., H. HELGE u. R. BASS: Einbau von Thymidin in die Deoxyribonucleinsäure von Mitochondrien. Naunyn-Schmiedebergs Arch. exp. Path. Pharmak. **252**, 258—268 (1965). — NEWSOME, J.: The synthesis of ribonucleic acid in animal cells during mitosis. Biochim. biophys. Acta (Amst.) **114**, 36—43 (1966). — NEWTON, B. A.: Mechanisms of antibiotic action. Ann. Rev. Microbiol. **19**, 209—240 (1965). — NICHOLS, W. W., A. LEVAN, P. AULA, and E. NORRBY: Chromosome damage associated with the measles virus in vitro. Hereditas (Lund) **54**, 101—118 (1965).— NIERLICH, D. P., and E. MCFALL: Repression of an enzyme of purine biosynthesis in L cells. Biochim. biophys. Acta (Amst.) **76**, 469—470 (1963). — NILAUSEN, K., and H. GREEN: Reversible arrest of growth in Gl of an established fibroblast line (3T3). Exp. Cell Res. **40**, 166—168 (1965). — NYGAARD, O., and H. P. RUSCH: Incorporation of radioactive phosphate into nucleic acids of regenerating rat liver. Cancer Res. **15**, 240—245 (1955). — NYGAARD, O. F., S. GUTTES, and H. P. RUSCH: Nucleic acid metabolism in a slime mold with synchronous mitosis. Biochim. biophys. Acta (Amst.) **38**, 298—306 (1960).

O'BRIEN, J. S.: The role of the folate coenzymes in cellular division. A review. Cancer Res. **22**, 267—281 (1962). — OCHOA, S.: Chemical basis of heredity, the genetic code. Experientia (Basel) **20**, 57—68 (1964). — OCHOA, S., D. P. BURMA, H. KRÖGER, and J. D. WEILL: Deoxyribonucleic acid-dependent incorporation of nucleotides from nucleoside triphosphates into ribonucleic acid. Proc. nat. Acad. Sci. (Wash.) **47**, 670—679 (1961). — ODA, A., R. L. HOLTZER, and M. CHIGA: Thymidine diphosphokinase and deoxycytidylate deaminase activities in rat liver after partial hepatectomy. Jap. J. exp. Med. **36**, 269—276 (1966). — OEHLERT, W., u. T. BÜCHNER: Mechanismus und zeitlicher Ablauf der physiologischen Regeneration im mehrschichtigen Plattenepithel und in der Schleimhaut des Magen-Darmtraktes der weißen Maus (Autoradiographische Untersuchungen mit H^3-Thymidin). Beitr. path. Anat. **125**, 374—402 (1961). — OEHLERT, W., W. HÄMMERLING u. F. BÜCHNER: Der zeitliche Ablauf und das Ausmaß der Desoxyribonukleinsäure-Synthese in der regenerierenden Leber der Ratte nach Teilhepatektomie. Beitr. path. Anat. **126**, 91—112 (1962). — OGAWA, K., and W. W. NOWINSKI: Mitosis stimulating factor in serum of unilaterally nephrectomized rats. Proc. Soc. exp. Biol. (N.Y.) **99**, 350—354 (1958). — OVE, P., R. L. P. ADAMS, R. ABRAMS, and I. LIEBERMAN: Liver uridine triphosphate after partial hepatectomy. Biochim. biophys. Acta (Amst.) **123**, 419—421 (1966). — OZZELLO, L.: Effects of 17-β-estradiol and of growth hormone on the production of acid mucopolysaccharides by human embryonal fibroblasts in vitro. J. Cell Biol. **21**, 283—286 (1964).

PAINTER, R. B.: Asynchronous replication of HeLa S3 chromosomal deoxyribonucleic acid. J. biophys. biochem. Cytol. **11**, 485—488 (1961). ~ The direct effect of X-irradiation on HeLa S3 deoxyribonucleic acid synthesis. Radiat. Res. **16**, 846—859 (1962). — PAINTER, R. B., and J. E. CLEAVER: Repair replication in HeLa cells after large doses of X-irradiation. Nature (Lond.) **216**, 369—370 (1967). — PAINTER, R. B., and R. M. DREW: Studies on deoxyribonucleic acid metabolism in human cancer cell cultures (HeLa). I. The temporal relationships of deoxyribonucleic acid synthesis to mitosis and turnover time. Lab. Invest. **8**, 278—285 (1959). — PAINTER, R. B., R. M. DREW, and W. L. HUGHES: Inhibition of HeLa growth by intranuclear tritium. Science **127**, 1244—1245 (1958). — PAINTER, R. B., R. M. DREW, and R. E. RASMUSSEN: Limitations in the use of carbon-labeled and tritium-labeled thymidine in cell culture studies. Radiat. Res. **21**, 355—366 (1964). — PAINTER, R. B., and W. L. HUGHES: Nucleic acid metabolism and the lethal effect of radiation on cultured human cells (HeLa). Ann. N.Y. Acad. Sci. **95**, 960—968 (1961). — PAINTER, R. B., D. A. JERMANY, and R. E. RASMUSSEN: A method to determine the number of DNA replicating units in cultured mammalian cells. J. molec. Biol. **17**, 47—56 (1966). — PAINTER, R. B., V. W. R. MCALPINE, and M. GERMANIS: The relationship of the metabolic state of deoxyribonucleic acid during X-irradiation to HeLa S3 giant cell formation. Radiat. Res. **14**, 653—661 (1961). — PAINTER, R. B., and R. E. RASMUSSEN: A pitfall of low specific activity radioactive thymidine. Nature (Lond.) **201**, 409—410 (1964). — PAINTER, R. B., and A. W. SCHAEFER: An improved method to determine the rate of synthesis along the mammalian replicon and to estimate the number of replicons operating at one time. J. molec. Biol. (in press). — PAOLETTI, C., N. DUTHEILLET-LAMONTHÉZIE, P. JEANTEUR et A. OBRENOVITCH: Mise en évidence et étude cinétique des formes replicatives du DNA dans les cellules animales. Biochim. biophys. Acta (Amst.) **149**, 435—450 (1967). — PAOLETTI, C., N. DUTHEILLET-LAMONTHÉZIE, A. OBRENOVITCH, D. AUBIN et P. JEANTEUR: Existence de formes duplicatives du DNA dans les cellules animales. C.R. Acad. Sci. (Paris) **261**, 1775—1777 (1965). — PARDEE, A. B.: Cell division and a hypothesis of cancer. Nat. Cancer Inst. Monogr. **14**, 7—20 (1964). — PAUL, J., and P. F. FOTTRELL: Mechanism of D-glutamyltransferase repression in mammalian cells. Biochim. biophys. Acta (Amst.) **67**, 334—336 (1963). — PAUL, J., P. F. FOTTRELL, I. FRESHNEY, W. R. JONDORF, and M. G. STRUTHERS: Regulation of enzyme synthesis in cultured cells. Nat. Cancer Inst. Monogr. **13**, 219—228 (1964). — PAUL, J., and R. S. GILMOUR: Template activity is restricted in chromatin. J. molec. Biol. **16**, 242—244 (1966a). ~ Restriction of deoxyribonucleic acid template activity in chromatin is organ-specific. Nature (Lond.) **210**, 992—993 (1966b). — PAUL, J., and A. HAGIWARA: A kinetic study of the action of 5-fluoro-2′-deoxyuridine on synthetic processes in mammalian cells. Biochim. biophys. Acta (Amst.) **61**, 243—249 (1962). — PAULING, L., and R. B. COREY: Specific hydrogen-bond formation between pyrimidines and purines in deoxyribonucleic acids. Arch. Biochem. **65**, 164—181 (1956). — PEACOCK, W. J.: Chromosome duplication and structure as determined by autoradiography. Proc. nat. Acad. Sci. (Wash.) **49**, 793—801 (1963). — PENMAN, S.: RNA metabolism in the HeLa cell nucleus. J. molec. Biol. **17**, 117—130 (1966). — PENMAN, S., and D. SUMMERS: Effects on host cell metabolism following synchronous infection with poliovirus. Virology **27**, 614—620 (1965). — PERRY, R. P.: The cellular sites of synthesis of ribosomal and 4S RNA. Proc. nat. Acad. Sci. (Wash.) **48**, 2179—2186 (1962). ~ Selective effects of actinomycin D on the intracellular distribution of RNA synthesis in tissue culture cells. Exp. Cell Res. **29**, 400—406 (1963). ~ Role of the nucleolus in ribonucleic acid metabolism and other cellular processes. Nat. Cancer Inst. Monogr. **14**, 73—89 (1964). ~ On ribosome biogenesis. Nat. Cancer Inst. Monogr. **23**, 527—545 (1966). — PERRY, R. P., M. ERRERA, A. HELL, and H. DÜRWALD: Kinetics of nucleoside incorporation into nuclear and cytoplasmic RNA. J. biophys. biochem. Cytol. **11**, 1—13 (1961). — PERRY, R. P., P. R. SRINIVASAN, and D. E. KELLEY: Hybridization of rapidly labeled nuclear ribonucleic acids. Science **145**, 504—507 (1964). — PETERS, R.: Die Mitosehäufigkeit in der Rattenleber in Abhängigkeit von der Tageszeit, dem Gewicht der Tiere und der Ernährung. Z. Naturforsch. **17b**, 164—168 (1962a). ~ Die Mitoseaktivität in der regenerierenden Leber von Ratten in Abhängigkeit von der Außentemperatur. Z. Naturforsch. **17b**, 169—172 (1962b). — PETERSEN, D. F., and E. C. ANDERSON: Quantity production of synchronized mammalian cells in suspension culture. Nature (Lond.) **203**, 642—643 (1964). — PFEIFFER, S. E., and L. J. TOLMACH: Inhibition of DNA synthesis in HeLa cells by hydroxyurea. Cancer Res. **27**, 124—129 (1967). — PHILLIPS, R. A., and L. J. TOLMACH: Repair of potentially lethal damage in X-irradiated HeLa cells. Radiat. Res. **29**, 413—432 (1966). — PIHA, R. S., M. CUÉNOD, and H. WAELSCH: Metabolism of histones of brain and liver. J. biol. Chem. **241**, 2397—2404 (1966). — PILGRIM, C., W. ERB, and W. MAURER: Diurnal fluctuations in the numbers of DNA synthesizing nuclei in various mouse tissues. Nature (Lond.) **199**, 863 (1963). — PILGRIM, C., u. W. MAURER: Autoradiographische Untersuchung über die Konstanz der DNS-Verdopplungs-Dauer bei Zellarten von Maus und Ratte durch Doppelmarkierung mit ^{3}H- und ^{14}C-Thymidin. Exp. Cell Res. **37**, 183—199 (1965). — PITOT, H. C.: Biochemical lesions in minimal deviation hepatomas. Acta Un. int. Cancr. **20**, 919—925 (1964). ~ Metabolic regulation in metazoan systems. In: Molecular genetics (J. H. TAYLOR, ed.), part II, p. 383—423. New York: Academic Press 1967. — PITOT, H. C., and C. PERAINO: Studies on the induction and repression of enzymes in rat liver. I. Induction of threonine dehydrase and ornithine-δ-transaminase by oral intubation of casein hydrolysate. J. biol. Chem. **239**, 1783—1788 (1964). — PITOT, H. C., C. PERAINO, and C. LAMAR: Altered template stability in rat hepatomas. In: Developmental and metabolic control mechanisms and neoplasia. 19th annual Symp. on fundamental Cancer Research, p. 413—426. Baltimore: Williams & Wilkins Co. 1965. — POGO, A. O., V. G. ALLFREY, and A. E. MIRSKY: Evidence for increased DNA template activity in regenerating liver nuclei. Proc. nat. Acad. Sci. (Wash.) **56**, 550—557 (1966). — POGO, B. G. T., V. G. ALLFREY, and A. E. MIRSKY: RNA synthesis and histone acetylation during the course of gene activation in lymphocytes. Proc. nat. Acad. Sci. (Wash.) **55**, 805—812 (1966). — POLLAK, R. D., and H. S. ROSENKRANZ: Metabolic effects of hydroxyurea on BHK-21 cells transformed with polyoma virus. Cancer Res. **27**, 1214—1224 (1967). — POLLI, E. E., M. ROSOFF, G. DI MAYORCA, and L. F. CAVALIERI: Physicochemical characterization of deoxyribonucleic acids from human leukemic leukocytes. Cancer Res. **19**, 159—164 (1959). — Ponomaryova, V. N., and A. S. BALASHOVA: In vitro culture of human melanoma strains MhI and MhII and secondary differentiation and melanogenes of their cells. Acta Un. int. Cancr. **20**, 1296—1298 (1964). — POST, J., and J. HOFFMAN: Changes in the replication times and patterns of the liver cell during the life of the rat. Exp. Cell Res. **36**, 111—123 (1964). — POTTER, V. R.: Biochemical studies on minimal deviation hepatomas. In: Cellular control mechanisms and cancer (P. EMMELOT, O. MÜHLBOCK, eds.), p. 190—210. Amsterdam:

Elsevier 1964. — POWELL, W. F.: The effects of ultraviolet irradiation and inhibitors of protein synthesis on the initiation of deoxyribonucleic acid synthesis in mammalian cells in culture. I. The overall process of deoxyribonucleic acid synthesis. Biochim. biophys. Acta (Amst.) **55**, 969—978 (1962a). ~ The effects of ultraviolet irradiation and inhibitors of protein synthesis on the initiation of deoxyribonucleic acid synthesis in mammalian cells in culture. II. Effects on the phosphorylation of thymidine. Biochim. biophys. Acta (Amst.) **55**, 979—986 (1962b). — PRESCOTT, D. M.: The nucleus and ribonucleic acid synthesis in amoeba. Exp. Cell Res. **12**, 196—198 (1957). — PRESCOTT, D. M., and M. A. BENDER: Synthesis of RNA and protein during mitosis in mammalian tissue culture cells. Exp. Cell Res. **26**, 260—268 (1962). ~ Autoradiographic study of chromatid distribution of labeled DNA in two types of mammalian cells in vitro. Exp. Cell Res. **29**, 430—442 (1963). — PRESCOTT, D. M., and L. GOLDSTEIN: Nuclear-cytoplasmic interaction in DNA synthesis. Science **155**, 469—470 (1967). — PRIEST, J. H., J. E. HEADY, and R. E. PRIEST: Delayed onset of replication of human X chromosomes. J. Cell Biol. **35**, 483—487 (1967). — PRINTZ, M. P., and P. H. VON HIPPEL: Hydrogen exchange studies of DNA structure. Proc. nat. Acad. Sci. (Wash.) **53**, 363—370 (1965). — PRUSOFF, W. H.: Incorporation of iododeoxyuridine into the deoxyribonucleic acid of mouse Ehrlich-ascites-tumor cells in vivo. Biochim. biophys. Acta (Amst.) **39**, 327—331 (1960). — PTASHNE, M.: Specific binding of the λ phage repressor to λ DNA. Nature (Lond.) **214**, 232—234 (1967a). ~ Isolation of the λ phage repressor. Proc. nat. Acad. Sci. (Wash.) **57**, 306—313 (1967b). — PUCK, T. T.: Action of radiation on mammalian cells. III. Relationship between reproductive death and induction of chromosome anomalies by X-irradiation of euploid human cells in vitro. Proc. nat. Acad. Sci. (Wash.) **44**, 772—780 (1958). ~ The action of radiation on mammalian cells. Amer. Naturalist **94**, 95—109 (1960). — PUCK, T. T., and P. I. MARCUS: Action of X-rays on mammalian cells. J. exp. Med. **103**, 653—666 (1956). — PUCK, T. T., D. MORKOVIN, P. I. MARCUS, and S. J. CIECIURA: Action of X-rays on mammalian cells. II. Survival curves of cells from normal human tissues. J. exp. Med. **106**, 485—500 (1957). — PUCK, T. T., and J. STEFFEN: Life cycle analysis of mammalian cells. I. A method for localizing metabolic events within the life cycle, and its application to the action of colcemide and sublethal doses of X-irradiation. Biophys. J. **3**, 379—397 (1963). — PULLMAN, B., et A. PULLMAN: La tautomérie des bases puriques et pyrimidiques et la théorie des mutations. Biochim. biophys. Acta (Amst.) **64**, 403—405 (1962).

QUASTLER, H.: Chemical communication systems in the cell. Trans. N.Y. Acad. Sci. **25**, 382—395 (1963).

RABES, H.: Untersuchungen zur humoralen Regulation bei regenerativem und malignem Wachstum. Veröffentlichungen aus der morphologischen Pathologie, H. 73. Stuttgart: Gustav Fischer 1967. — RABINOWITZ, M., J. SINCLAIR, L. DESALLE, R. HASELKORN, and H. H. SWIFT: Isolation of deoxyribonucleic acid from mitochondria of chick embryo heart and liver. Proc. nat. Acad. Sci. (Wash.) **53**, 1126—1133 (1965). — RAGNI, G., and W. SZYBALSKI: Molecular radiobiology of human cell lines. II. Effects of thymidine replacement by halogenated analogues on cell inactivation by decay of incorporated radiophosphorus. J. molec. Biol. **4**, 338—346 (1962). — RAKE, A. V., and A. F. GRAHAM: Biosynthesis of ribonucleic acid in mammalian cells. J. cell. comp. Physiol. **60**, 139—147 (1962). — RANDALL, C. C., and B. M. WALKER: Degradation of deoxyribonucleic acid and alteration of nucleic acid metabolism in suspension cultures of L-M cells infected with equine abortion virus. J. Bact. **86**, 138—146 (1963). — RAPP, F., and T. C. HSU: Viruses and mammalian chromosomes. IV. Replication of herpes simplex virus in diploid Chinese hamster cells. Virology **25**, 401—411 (1965). — RASMUSSEN, R. E., and R. B. PAINTER: Radiation-stimulated DNA synthesis in cultured mammalian cells. J. Cell Biol. **29**, 11—19 (1966). — RECONDO, A. M. DE: Le système des DNA-polymérases de foie de rat et la transformation biologique du DNA natif en DNA «primer». Biochim. biophys. Acta (Amst.) **114**, 338—348 (1966). ~ Transformation biologique du DNA natif en DNA «primer» dans le tissu hépatique en voie de croissance: localisation intracellulaire et modalités d'action du facteur enzymatique responsable de cette activation. Biochim. biophys. Acta (Amst.) **145**, 708—719 (1967). — REICH, E., R. M. FRANKLIN, A. J. SHATKIN, and E. L. TATUM: Effect of actinomycin D on cellular nucleic acid synthesis and virus production. Science **134**, 556—557 (1961). ~ Action of actinomycin D on animal cells and viruses. Proc. nat. Acad. Sci. (Wash.) **48**, 1238—1245 (1962). — REICH, E., and I. H. GOLDBERG: Actinomycin and nucleic acid function. Progr. nucleic Acid Res. **3**, 183—234 (1964). — REICHARD, P., Z. N. CANELLAKIS, and E. S. CANELLAKIS: Studies on a possible regulatory mechanism for the biosynthesis of deoxyribonucleic acid. J. biol. Chem. **236**, 2514—2519 (1961). — REICHARD, P., and B. ESTBORN: Utilization of deoxyribosides in the synthesis of polynucleotides. J. biol. Chem. **188**, 839—846 (1951). — REID, E.: Significant biochemical effects of hepatocarcinogens in the rat: a review. Cancer Res. **22**, 398—430 (1962). REITER, J. M., and J. W. LITTLEFIELD: Nuclear RNA synthesis in partially synchronized mouse fibroblasts. Biochim. biophys. Acta (Amst.) **80**, 562—566 (1964). — REITER, R. J.: Cellular proliferation and deoxyribonucleic acid synthesis in compensating kidneys of mice and the effect of food and water restriction. Lab. Invest. **14**, 1636—1643 (1965). — REITER, R. J., and C. E. MCCREIGHT: Influence of the adrenal glands on DNA synthesis in normal and compensating kidneys. J. exp. Zool. **160**, 117—122 (1965). — REYES, P., and C. HEIDELBERGER: Fluorinated pyrimidines. XXVI. Mammalian thymidylate synthetase: its mechanism of action and inhibition by fluorinated nucleotides. Molec. Pharmacol. **1**, 14—30 (1965). — RICH, A., J. R. WARNER, and H. M. GOODMAN: The structure and function of polyribosomes. Cold Spr. Harb. Symp. quant. Biol. **28**, 269—285 (1963). — RICH, M. A., J. L. BOLAFFI, J. E. KNOLL, L. CHEONG, and M. L. EIDINOFF: Growth inhibition of a human cell strain by 5-fluorouracil, 5-fluorouridine, and 5-fluoro-2′-deoxyuridine — reversal studies. Cancer Res. **18**, 730—735 (1958). — RICKERS, K., u. H. A. KRONE: Das elektronenmikroskopische Bild der Epithelzelle der Uterusschleimhaut beim experimentellen Zyklus an der kastrierten weiblichen Ratte. Beitr. path. Anat. **136**, 180—208 (1967). — RILEY, M., and A. B. PARDEE: Gene expression: its specificity and regulation. Ann. Rev. Microbiol. **16**, 1—34 (1962). — RIXON, R. H., and J. F. WHITFIELD: Comparison of the effects of ultraviolet light on multiplication of normal and X-ray resistant mouse cells. Exp. Cell Res. **20**, 220—222 (1960). — ROBBINS, E., and T. W. BORUN: The cytoplasmic synthesis of histones in HeLa cells and its temporal relationship to DNA replication. Proc. nat. Acad. Sci. (Wash.) **57**, 409—416 (1967). ROBERTS, S., and A. WHITE: Studies on the origin of the serum proteins. J. biol. Chem. **180**, 505—516 (1949). — ROGERS, A. E., J. A. SHAKA, G. PECHET, and R. A. MACDONALD: Regeneration of the liver. Absence of a "humoral factor" affecting hepatic regeneration in parabiotic rats. Amer. J. Path. **39**, 561—578 (1961). — ROLFE, R.: Changes in the physical state of DNA during the replication cycle. Proc. nat. Acad. Sci. (Wash.) **49**, 386—392 (1963). — ROLLASON, H. D.: Compensatory hypertrophy of the kidney of the young rat with special emphasis on the role of cellular hyperplasia. Anat. Rec. **104**, 263—285 (1949). — ROSE, S. M.: Polarized inhibitory control of regional differentiation during regeneration in tubularia: II. Separation of active materials by electrophoresis. Growth **30**, 429—447 (1966). — ROSE, S. M., and J. A. POWERS: Polarized inhibitory control of regional differentiation during regeneration in tubularia: I. The effect of extracts from distal and proximal regions. Growth **30**, 419—427 (1966). — ROSENBERG, B. H., and L. F. CAVALIERI: On the transient template for in vivo DNA synthesis. Proc. nat. Acad. Sci. (Wash.) **51**, 826—834 (1964). ~ Template deoxyribonucleic acid and the control of replication. Nature (Lond.) **206**, 999—1000 (1965). — ROUS, P., and L. D. LARIMORE: Relation of the portal blood to liver maintenance. A demonstration of liver atrophy conditional on compensation. J. exp. Med. **31**, 609—632 (1920). — ROYCE, P. C.: Inhibition of renal growth following unilateral nephrectomy in the rat. Proc. Soc. exp. Biol. (N.Y.) **113**, 1046—1049 (1963). — RUBINI, J. R., E. P. CRONKITE, V. P. BOND, and T. M. FLIEDNER: The metabolism and fate of tritiated thymidine in man. J. clin. Invest. **39**, 909—918 (1960). — RUDKIN, G. T., and P. S. WOODS: Incorporation of H^3 cytidine and H^3 thymidine into giant chromosomes of Drosophila during puff formation. Proc. nat. Acad. Sci. (Wash.) **45**, 997—1003 (1959). — RUECKERT, R. R., and G. C. MUELLER: Studies on unbalanced growth in tissue culture. I. Induction and consequences of thymidine deficiency. Cancer Res. **20**, 1584—1591 (1960). — RUSSO, J., and J. M. E. LLANOS: Twenty-four-hour rhythm in the mitotic activity and in the water and dry matter content of regenerating liver. Z. Zellforsch. **61**, 824—828 (1964). — RUTMAN, R. J., W. J. STEELE, and C. C. PRICE: Observations on the in vivo alkylating of Ehrlich tumor cell DNA by nitrogen mustards. Biochem. biophys. Res. Commun. **4**, 278—282 (1961).

SACHSENMAIER, W., D. v. FOURNIER, and K. F. GÜRTLER: Periodic thymidine kinase production in synchronous plasmodia of Physarum polycephalum: Inhibition by actinomycin and actidion. Biochem. biophys. Res. Commun. **27**, 655—660 (1967). — SACHSENMAIER, W., u. D. H. IVES: Periodische Änderungen der Thymidinkinase-Aktivität im synchronen Mitosecyclus von Physarum polycephalum. Biochem. Z. **343**, 399—406 (1965). — SAETREN, H.: A principle of auto-regulation of growth. Production of organ specific mitose-inhibitors in kidney and liver. Exp. Cell Res. **11**, 229—232 (1956). — SAKSELA, E., P. AULA, and K. CANTELL: Chromosomal damage of human cells induced by Sendai virus. Ann. Med. exp. Fenn. **43**, 132—136 (1965). — SAKUMA, K., and H. TERAYAMA: Effects of adrenal hormones upon DNA synthesis in regenerating rat liver and tumors. J. Biochem. **61**, 504—511 (1967). — SALB, J. M., and P. I. MARCUS: Translational inhibition in mitotic HeLa cells. Proc. nat. Acad. Sci. (Wash.) **54**, 1353—1358 (1965). — SALGANIK, R. I., V. S. DASHKEVICH, and G. M. DYMSHITS: Studies of replicating DNA of regenerating rat liver using chemical modifications with water-soluble carbodiimide. Biochim. biophys. Acta (Amst.) **149**, 603—606 (1967). — SALSER, J. S., D. J. HUTCHISON, and M. E. BALIS: Studies on the mechanism of action of mercaptopurine in cell-free preparations. J. biol. Chem. **235**, 429—432 (1960). — SALZMAN, N. P., and R. Z. LOCKART: Alteration in ribonucleic acid metabolism resulting from poliomyelitis virus infection of HeLa cells. Biochim. biophys. Acta (Amst.) **32**, 572—573 (1959). — SALZMAN, N. P., R. Z. LOCKART, and E. D. SEBRING: Alterations in HeLa cell metabolism resulting from poliovirus infection. Virology **9**, 244—259 (1959). — SASAKI, M., u. F. BÜCHNER:

Die Differenzierung der Feinstruktur von Triturus helveticus von der Eizelle bis zur funktionierenden Neuralzelle in der Norm und ihre Störungen unter temporärem Sauerstoffmangel. Beitr. path. Anat. **134**, 216—265 (1966). — SAUER, G., H. FISCHER, and K. MUNK: The effect of SV40 infection on DNA synthesis in Cercopithecus kidney cells. Virology **28**, 765—767 (1966). — SCHAECHTER, M., M. W. BENTZON, and O. MAALØE: Synthesis of deoxyribonucleic acid during the division cycle of bacteria. Nature (Lond.) **183**, 1207—1208 (1959). — SCHARFF, M. D., and E. ROBBINS: Synthesis of ribosomal RNA in synchronized HeLa cells. Nature (Lond.) **208**, 464—466 (1965). — SCHECHTER, E. M., I. I. E. TRIBBY, and J. W. MOULDER: Nucleic acid metabolism in L cells infected with a member of the psittacosis group. Science **145**, 819—821 (1964). — SCHILDKRAUT, C. L., C. C. RICHARDSON, and A. KORNBERG: Enzymatic synthesis of deoxyribonucleic acid. XVII. Some unusual physical properties of the product primed by native DNA templates. J. molec. Biol. **9**, 24—45 (1964). — SCHIMKE, R. T., E. W. SWEENEY, and C. M. BERLIN: The roles of synthesis and degradation in the control of rat liver tryptophan pyrrolase. J. biol. Chem. **240**, 322—331 (1965). — SCHINDLER, R.: Die tierische Zelle in Zellkultur. Recent Results in Cancer Research I. Berlin-Heidelberg-NewYork: Springer 1965. — SCHINDLER, R., N. ODARTCHENKO, A. GRIEDER, and L. RAMSEIER: Studies on the division cycle of mammalian cells. II. Causal relationship between completion of DNA synthesis and onset of the G_2 period. Exp. Cell Res. **51**, 1—11 (1968). — SCHINDLER, R., N. ODARTCHENKO, L. RAMSEIER, and A. GRIEDER: Causal relationship between completion of DNA synthesis and onset of the G_2 period in the division cycle. Europ. J. Cancer **3**, 349—354 (1967). — SCHINDLER, R., L. RAMSEIER, and A. GRIEDER: Increased sensitivity of mammalian cell cultures to radiomimetic alkylating agents following incorporation of 5-bromodeoxyuridine into cellular DNA. Biochem. Pharmacol. **15**, 2013—2023 (1966). — SCHINDLER, R., and A. D. WELCH: Comparative utilization by sarcoma-180 cells in culture of ^{14}C-labelled uracil, 6-azauracil, and their ribosides. Biochem. Pharmacol. **1**, 132—136 (1958). — SCHMID, W.: DNA replication patterns of human chromosomes. Cytogenetics **2**, 175—193 (1963). — SCHNEIDER, D. O., and R. M. JOHNS: Enhancement of radiation-induced mitotic inhibition by BUdR incorporation in L-cells. Radiat. Res. **28**, 657—667 (1966). — SCHNEIDER, J. H., and V. R. POTTER: Alternative pathways of glucose metabolism. III. The incorporation of radioactivity from glucose-1-C^{14} into the nucleic acids of regenerating rat liver. Cancer Res. **17**, 701—706 (1957). — SCHWARTZ, H. S., M. GAROFALO, S. S. STERNBERG, and F. S. PHILIPS: Hydroxyurea: inhibition of deoxyribonucleic acid synthesis in regenerating liver of rats. Cancer Res. **25**. 1867—1879 (1965). — SEED, J.: The synthesis of DNA, RNA, and nuclear protein in normal and tumor strain cells. I. Fresh embryo human cells. J. Cell Biol. **28**, 233—248 (1966a). ~ The synthesis of DNA, RNA, and nuclear protein in normal and tumor strain cells. II. Fresh embryo mouse cells. J. Cell Biol. **28**, 249—256 (1966b). ~ The synthesis of DNA, RNA, and nuclear protein in normal and tumor strain cells. III. Mouse ascites tumor cells. J. Cell Biol. **28**, 257—261 (1966c). ~ The synthesis of DNA, RNA, and nuclear protein in normal and tumor strain cells. IV. HeLa tumor strain cells. J. Cell Biol. **28**, 263—275 (1966d). ~ Synthesis of nucleic acids and nuclear protein in replicating animal cells. Nature (Lond.) **210**, 993—995 (1966e). — SEEMAYER, N., R. HAAS u. G. MAASS: Vergleichende autoradiographische Untersuchungen der Generationszeit, DNS-Synthesezeit und des Einbaues in die Chromosomen nach Markierung mit ^{3}H-5-Jod-2′-desoxyuridin und ^{3}H-Thymidin an Gewebekulturzellen. Arch. ges. Virusforsch. **18**, 155—162 (1966). — SETLOW, R. B., and W. L. CARRIER: The disappearance of thymine dimers from DNA: an error-correcting mechanism. Proc. nat. Acad. Sci. (Wash.) **51**, 226—231 (1964). — SETLOW, R. B., P. A. SWENSON, and W. L. CARRIER: Thymine dimers and inhibition of DNA synthesis by ultraviolet irradiation of cells. Science **142**, 1464—1466 (1963). — SHEIN, H. M., and J. F. ENDERS: Transformation induced by simian virus 40 in human renal cell cultures. I. Morphology and growth characteristics. Proc. nat. Acad. Sci. (Wash.) **48**, 1164—1172 (1962). — SHEININ, R.: Studies on the thymidine kinase activity of mouse embryo cells infected with polyoma virus. Virology **28**, 47—55 (1966a). ~ Deoxyribonucleic acid synthesis in cells replicating polyoma virus. Virology **28**, 621—632 (1966b). ~ DNA synthesis in rat embryo cells infected with polyoma virus. Virology **29**, 167—170 (1966c). — SHEININ, R., and P. A. QUINN: Effect of polyoma virus on the replicative mechanism of mouse embryo cells. Virology **26**, 73—84 (1965). — SHIMIZU, Y., D. S. MCCANN, and M. K. KEECH: The effect of ascorbic acid on human dermal fibroblasts in monolayer tissue culture. J. Lab. clin. Med. **65**, 286—306 (1965). — SIBATANI, A.: Genetic transcription or DNA-dependent RNA synthesis. Progr. Biophys. molec. Biol. **16**, 15—88 (1966). — SILAGI, S.: Metabolism of 1-β-D-arabinofuranosylcytosine in L cells. Cancer Res. **25**, 1446—1453 (1965). — SIMON, E. H.: Transfer of DNA from parent to progeny in a tissue culture line of human carcinoma of the cervix (strain HeLa). J. molec. Biol. **3**, 101—109 (1961). ~ SIMON, E. H.: Effects of 5-bromodeoxyuridine on cell division and DNA replication in HeLa cells. Exp. Cell Res., Suppl. **9**, 263—269 (1963). — SIMPSON, D. P.: Hyperplasia after unilateral nephrectomy and role of excretory load in its production. Amer. J. Physiol. **201**, 517—522 (1961). — SIMPSON, G. E. C., and E. S. FINCKH: The pattern of regeneration of rat liver after repeated partial hepatectomies. J. Path. Bact. **86**, 361—370 (1963). — Sinclair, W. K.: X-ray-induced heritable damage (small-colony formation) in cultured mammalian cells. Radiat. Res. **21**, 584—611 (1964). — SINCLAIR, W. K., and R. A. MORTON: X-ray and ultraviolet sensitivity of synchronized Chinese hamster cells at various stages of the cell cycle. Biophys. J. **5**, 1—25 (1965). — SLUYSER, M., P. J. THUNG, and P. EMMELOT: Inhibition of deoxyribonucleic acid synthesis in regenerating rat liver by the administration of histones in vivo. Biochim. biophys. Acta (Amst.) **108**, 249—258 (1965). — SMETS, L. A.: Radiation-induced inhibition of thymidine incorporation by mammalian cells in vitro. Nature (Lond.) **211**, 527—528 (1966). — SMETS, L. A., and H. DEWAIDE: A reparative synthesis of DNA after X-irradiation. Naturwissenschaften **15**, 382 (1966). — SMITH, J. D., R. R. TRAUT, G. M. BLACKBURN, and R. E. MONRO: Action of puromycin in polyadenylic acid-directed polylysine synthesis. J. molec. Biol. **13**, 617—628 (1965). — SOEIRO, R., and H. AMOS: mRNA half-life measured by use of actinomycin D in animal cells — a caution. Biochim. biophys. Acta (Amst.) **129**, 406—409 (1966). — SOEIRO, R., H. C. BIRNBOIM, and J. E. DARNELL: Rapidly labelled HeLa cell nuclear RNA. II. Base composition and cellular localization of a heterogeneous RNA fraction. J. molec. Biol. **19**, 362—372 (1966). — SOEIRO, R., M. H. VAUGHAN, and J. E. DARNELL: The effect of puromycin on intranuclear steps in ribosome biosynthesis. J. Cell Biol. **36**, 91—101 (1968). — SOKAL, J. E., and E. M. LESSMANN: Effects of cancer chemotherapeutic agents on the human fetus. J. Amer. med. Ass. **172**, 1765—1771 (1960). — SONNEBORN, T. M.: The differentiation of cells. Proc. nat. Acad. Sci. (Wash.) **51**, 915—929 (1964). — SPARROW, A. H., and H. J. EVANS: Nuclear factors affecting radiosensitivity. I. The influence of nuclear size and structure, chromosome complement, and DNA content. Brookhaven Symp. Biol. **14**: Fundamental aspects of radiosensitivity, 76—100 (1961). — SPARROW, A. H., L. A. SCHAIRER, and R. C. SPARROW: Relationship between nuclear volumes, chromosome numbers, and relative radiosensitivities. Science **141**, 163—166 (1963). — SPEYER, J. F.: The genetic code. In: Molecular genetics (J. H. TAYLOR, ed.), part II, p. 137—191. New York: Academic Press 1967. — SPIEGELMAN, S., and M. HAYASHI: The present status of the transfer of genetic information and its control. Cold Spr. Harb. Symp. quant. Biol. **28**, 161—181 (1963). — SRINIVASAN, P. R., A. MILLER-FAURÈS, M. BRUNFAUT, and M. ERRERA: Kinetics of pulse-labeling of ribonucleic acid in HeLa cells. Biochim. biophys. Acta (Amst.) **72**, 209—216 (1963). — STAEHELIN, T., F. O. WETTSTEIN, H. OURA, and H. NOLL: Determination of the coding ratio based on molecular weight of messenger ribonucleic acid associated with ergosomes of different aggregate size. Nature (Lond.) **201**, 264—270 (1964). — STANLEY, W. M., M. SALAS, A. J. WAHBA, and S. OCHOA: Translation of the genetic message: factors involved in the initiation of protein synthesis. Proc. nat. Acad. Sci. (Wash.) **56**, 290—295 (1966). — STANNERS, C. P.: The effect of cycloheximide on polyribosomes from hamster cells. Biochem. biophys. Res. Commun. **24**, 758—764 (1966). — STANNERS, C. P., and J. E. TILL: DNA synthesis in individual L-strain mouse cells. Biochim. biophys. Acta (Amst.) **37**, 406—419 (1960). — STEINER, J. W., Z. M. PERZ, and L. B. TAICHMAN: Cell population dynamics in the liver. A review of quantitative morphological techniques applied to the study of physiological and pathological growth. Exp. molec. Path. **5**, 146—181 (1966). — STEINER, P. E., and J. B. MARTINEZ: Effects on the rat liver of bile duct, portal vein and hepatic artery ligations. Amer. J. Path. **39**, 257—289 (1961). — STERN, H.: Aspects of deoxyriboside metabolism in relation to the mitotic cycle. Ann. N.Y. Acad. Sci. **90**, 440—454 (1960). — STERN, H., and Y. HOTTA: Facets of intracellular regulation of meiosis and mitosis. In: Cell growth and cell division (R. J. C. HARRIS, ed.). Symp. int. Soc. Cell Biol., vol. 2, p. 57—76. New York: Academic Press 1963. — STEVENSON, K. G., and H. J. CURTIS: Chromosomal aberrations in irradiated and nitrogen mustard-treated mice. Radiat. Res. **15**, 774—784 (1961). — STEWARD, D. L., and R. M. HUMPHREY: Induction of thymine dimers in synchronized populations of Chinese hamster cells. Nature (Lond.) **212**, 298—300 (1966). — STICH, H. F.: Regulation of mitotic rate in mammalian organisms. Ann. N.Y. Acad. Sci. **90**, 603—609 (1960). — STICH, H. F., and M. L. FLORIAN: The presence of a mitosis inhibitor in the serum and liver of adult rats. Canad. J. Biochem. **36**, 855—859 (1958). — STICH, H. F., T. C. HSU, and F. RAPP: Viruses and mammalian chromosomes. I. Localization of chromosome aberrations after infection with herpes simplex virus. Virology **22**, 439—445 (1964). — STICH, H. F., G. L. VAN HOOSIER, and J. J. TRENTIN: Viruses and mammalian chromosomes. Chromosome aberrations by human adenovirus type 12. Exp. Cell Res. **34**, 400—403 (1964). — STICH, H. F., and D. S. YOHN: Mutagenic capacity of adenovirus for mammalian cells. Nature (Lond.) **216**, 1292—1296 (1967). — STÖCKER, E., u. W. D. HEINE: Über die Proliferation von Nieren- und Leberepithel unter normalen und pathologischen Bedingungen. Autoradiographische Untersuchungen mit H^3-Thymidin an der Ratte. Beitr. path. Anat. **131**, 409—434 (1965). — STÖCKER, E., W. LIEBSCHER u. H.-W. ALTMANN: Zum Proliferations-Stoffwechsel der Rattenleber nach Teilhepatektomie. Autoradiographische Untersuchungen mit ^{3}H-Cytidin, -Phenylalanin und -Thymidin. Experientia (Basel) **23**, 718—719 (1967). — STÖCKER, E., u. U. PFEIFER: Autoradiographische Untersuchungen mit

^{3}H-Thymidin an der regenerierenden Rattenleber. Z. Zellforsch. **79**, 374—388 (1967). — Stoker, M.: Regulation of growth and orientation in hamster cells transformed by polyoma virus. Virology **24**, 165—174 (1964). — Stoker, M. G. P., and A. Newton: The effect of herpes virus on HeLa cells dividing parasynchronously. Virology **7**, 438—448 (1959). — Stoker, M. G. P., and H. Rubin: Density dependent inhibition of cell growth in culture. Nature (Lond.) **215**, 171—172 (1967). — Stoker, M. G. P., M. Shearer, and C. O'Neill: Growth inhibition of polyoma-transformed cells by contact with static normal fibroblasts. J. Cell Sci. **1**, 297—310 (1966). — Stowell, R. E.: Nucleic acids and cytologic changes in regenerating rat liver. Arch. Path. **46**, 164—178 (1948). — Stubblefield, E.: Quantitative tritium autoradiography of mammalian chromosomes. I. The basic method. J. Cell Biol. **25**, 137—147 (1965). — Stubblefield, E., and G. C. Mueller: Molecular events in the reproduction of animal cells. II. The focalized synthesis of DNA in the chromosomes of HeLa cells. Cancer Res. **22**, 1091—1099 (1962). ~ Thymidine kinase activity in synchronized HeLa cell cultures. Biochem. biophys. Res. Commun. **20**, 535—538 (1965). — Sudweeks, A. D., and R. B. Hill: Control of liver cell replication by albumin need. J. Cell Biol. **34**, 404—406 (1967). — Summers, W. P., W. D. Noteboom, and G. C. Mueller: A regulatory role of protein synthesis on the activity of RNA polymerase of HeLa nuclei. Biochem. biophys. Res. Commun. **22**, 399—405 (1966). — Swift, H. H.: The desoxyribose nucleic acid content of animal nuclei. Physiol. Zool. **23**, 169—198 (1950). — Szent-Györgyi, A., L. G. Együd, and J. A. McLaughlin: Keto-aldehydes and cell division. Science **155**, 539—541 (1967). — Szybalski, W.: Properties and applications of halogenated deoxyribonucleic acids. In: The molecular basis of neoplasia, 15th annual Symposium of fundamental Cancer Research, p. 147—171. Austin: Texas University Press 1962. — Szybalski, W., and V. N. Iyer: Crosslinking of DNA by enzymatically or chemically activated mitomycins and porfiromycins, bifunctionally "alkylating" antibiotics. Fed. Proc. **23**, 946—957 (1964). — Szybalski, W., and Z. Lorkiewicz: On the nature of the principal target of lethal and mutagenic radiation effects. In: Strahleninduzierte Mutagenese (H. Stubbe, H. Böhme, Hrsg.). Erwin-Baur-Gedächtnisvorlesungen II, 1961. Abh. der Dtsch. Akademie der Wissenschaften zu Berlin, Kl. für Medizin. Nr. 1, S. 61—71. Berlin: 1962.

Talwar, G. P., S. J. Segal, A. Evans, and O. W. Davidson: The binding of estradiol in the uterus: a mechanism for derepression of RNA synthesis. Proc. nat. Acad. Sci. (Wash.) **52**, 1059—1066 (1964). — Tamaoki, T., and G. C. Mueller: Synthesis of nuclear and cytoplasmic RNA of HeLa cells and the effect of actinomycin D. Biochem. biophys. Res. Commun. **9**, 451—454 (1962). ~ The effects of actinomycin D and puromycin on the formation of ribosomes in HeLa cells. Biochim. biophys. Acta (Amst.) **108**, 73—80 (1965). — Tardent, P., u. H. Eymann: Experimentelle Untersuchungen über den regenerationshemmenden Faktor von Tubularia. Wilhelm Roux' Arch. Entwickl.-Mech. Org. **151**, 1—37 (1959). — Taylor, D. M., G. Threlfall, and A. T. Buck: Stimulation of renal growth in the rat by folic acid. Nature (Lond.) **212**, 472—474 (1966). — Taylor, E. W.: Relation of protein synthesis to the division cycle in mammalian cell cultures. J. Cell Biol. **19**, 1—18 (1963). ~ Control of DNA synthesis in mammalian cells in culture. Exp. Cell Res. **40**, 316—332 (1965). — Taylor, J. H.: Nucleic acid synthesis in relation to the cell division cycle. Ann. N.Y. Acad. Sci. **90**, 409—421 (1960a). ~ Asynchronous duplication of chromosomes in cultured cells of Chinese hamster. J. biophys. biochem. Cytol. **7**, 455—464 (1960b). ~ DNA synthesis in relation to chromosome reproduction and the reunion of breaks. J. cell. comp. Physiol. **62**, Suppl. 1, 73—86 (1963a). ~ The replication and organization of DNA in chromosomes. In: Molecular genetics (J. H. Taylor, ed.), part I, p. 65—108. New York: Academic Press 1963b. — Taylor, J. H., W. F. Haut, and J. Tung: Effects of fluorodeoxyuridine on DNA replication, chromosome breakage, and reunion. Proc. nat. Acad. Sci. (Wash.) **48**, 190—198 (1962). — Taylor, J. H., P. S. Woods, and W. L. Hughes: The organization and duplication of chromosomes as revealed by autoradiographic studies using tritium-labeled thymidine. Proc. nat. Acad. Sci. (Wash.) **43**, 122—128 (1957). — Teir, H., and T. Rytömaa (Eds.): Control of cellular growth in adult organisms. London: Academic Press 1967. — Terasima, T., and L. J. Tolmach: Changes in X-ray sensitivity of HeLa cells during the division cycle. Nature (Lond.) **190**, 1210—1211 (1961). ~ Variations in several responses of HeLa cells to X-irradiation during the division cycle. Biophys. J. **3**, 11—33 (1963a). ~ Growth and nucleic acid synthesis in synchronously dividing populations of HeLa cells. Exp. Cell Res. **30**, 344—362 (1963b). ~ X-ray sensitivity and DNA synthesis in synchronous populations of HeLa cells. Science **140**, 490—492 (1963c). — Terasima, T., and M. Yasukawa: Synthesis of Gl protein preceding DNA synthesis in cultured mammalian cells. Exp. Cell Res. **44**, 669—672 (1966). — Terzaghi, B. E., G. Streisinger, and F. W. Stahl: The mechanism of 5-bromouracil mutagenesis in the bacteriophage T4. Proc. nat. Acad. Sci. (Wash.) **48**, 1519—1524 (1962). — Thaler, M. M., and C. A. Villee: Template activities in normal, regenerating, and developing rat liver chromatin. Proc. nat. Acad. Sci. (Wash.) **58**, 2055—2062 (1967). — Thompson, E. B., G. M. Tomkins, and J. F. Curran: Induction of tyrosine α-ketoglutarate transaminase by steroid hormones in a newly established tissue culture cell line. Proc. nat. Acad. Sci. (Wash.) **56**, 296—303 (1966). — THOMSON, R. Y., and A. M. CLARKE: Role of portal blood supply in liver regeneration. Nature (Lond.) **208**, 392—393 (1965). — THOMSON, R. Y., J. PAUL, and J. N. DAVIDSON: Metabolic stability of DNA in fibroblast cultures. Biochim. biophys. Acta (Amst.) **22**, 581—583 (1956). ~ The metabolic stability of the nucleic acids in cultures of a pure strain of mammalian cells. Biochem. J. **69**, 553—561 (1958). — THRELFALL, G., D. M. TAYLOR, and A. T. BUCK: The effect of folic acid on growth and deoxyribonucleic acid synthesis in the rat kidney. Lab. Invest. **15**, 1477—1485 (1966). ~ Studies of the changes in growth and DNA synthesis in the rat kidney during experimentally induced renal hypertrophy. Amer. J. Path. **50**, 1—14 (1967). — THRELFALL, G., D. M. TAYLOR, P. MANDEL, and M. RAMUZ: Metabolism of nuclear RNA in the rat kidney after injection of folic acid. Nature (Lond.) **215**, 755—756 (1967). — TILL, J. E.: Radiation effects on the division cycle of mammalian cells in vitro. Ann. N.Y. Acad. Sci. **95**, 911—919 (1961a). ~ Radiosensitivity and chromosome numbers in strain L mouse cells in tissue culture. Radiat. Res. **15**, 400—409 (1961b). ~ Quantitative aspects of radiation lethality at the cellular level. Amer J. Roentgenol. **90**, 917—927 (1963). — TILL, J. E., and E. A. MCCULLOCH: Early repair processes in marrow cells irradiated and proliferating in vivo. Radiat. Res. **18**, 96—105 (1963). — TILL, J. E., G. F. WHITMORE, and S. GULYAS: Deoxyribonucleic acid synthesis in individual L-strain mouse cells. II. Effects of thymidine starvation. Biochim. biophys. Acta (Amst.) **72**, 277—289 (1963). — TOBEY, R. A., D. F. PETERSEN and E. C. ANDERSON: Mengovirus replication. IV. Inhibition of Chinese hamster ovary cell division as a result of infection with mengovirus. Virology **27**, 17—22 (1965). — TOBEY, R. A., D. F. PETERSEN, E. C. ANDERSON, and T. T. PUCK: Life cycle analysis of mammalian cells. III. The inhibition of division in Chinese hamster cells by puromycin and actinomycin. Biophys. J. **6**, 567—581 (1966). — TOCCHINI-VALENTINI, G. P., M. STODOLSKY, A. AURISICCHIO, M. SARNAT, F. GRAZIOSI, S. B. WEISS, and E. P. GEIDUSCHEK: On the asymmetry of RNA synthesis in vivo. Proc. nat. Acad. Sci. (Wash.) **50**, 935—942 (1963). — TODARO, G. J., G. K. LAZAR, and H. GREEN: The initiation of cell division in a contact-inhibited mammalian cell line. J. cell. comp. Physiol. **66**, 325—334 (1965). — TÖNDURY, G.: Über den Infektionsweg und die Pathogenese von Virusschädigungen beim menschlichen Keimling. Bull. schweiz. Akad. med. Wiss. **20**, 379—397 (1964). — TOFT, D., and J. GORSKI: A receptor molecule for estrogens: isolation from the rat uterus and preliminary characterization. Proc. nat. Acad. Sci. (Wash.) **55**, 1574—1581 (1966). — TOFT, D., G. SHYAMALA, and J. GORSKI: A receptor molecule for estrogens: studies using a cell-free system. Proc. nat. Acad. Sci. (Wash.) **57**, 1740—1743 (1967). — TOLIVER, A., and E. H. SIMON: DNA synthesis in 5-bromouracil tolerant HeLa cells. An autoradiographic study. Exp. Cell Res. **45**, 603—617 (1967). — TOLMACH, L. J.: Growth patterns in X-irradiated HeLa cells. Ann. N.Y. Acad. Sci. **95**, 743—757 (1961). — TOLMACH, L. J., and P. I. MARCUS: Development of X-ray induced giant HeLa cells. Exp. Cell Res. **20**, 350—360 (1960). — TOMIZAWA, S., and L. ARONOW: Studies on drug resistance in mammalian cells. II. 6-Mercaptopurine resistance in mouse fibroblasts. J. Pharmacol. exp. Ther. **128**, 107—114 (1960). — TRAKATELLIS, A. C., M. MONTJAR, and A. E. AXELROD: Effect of cycloheximide on polysomes and protein synthesis in the mouse liver. Biochemistry **4**, 2065—2071 (1965). — TROSKO, J. E., E. H. Y. CHU, and W. L. CARRIER: The induction of thymine dimers in ultraviolet-irradiated mammalian cells. Radiat. Res. **24**, 667—672 (1965). — TSUKADA, K., and I. LIEBERMAN: Metabolism of nucleolar ribonucleic acid after partial hepatectomy. J. biol. Chem. **239**, 1564—1568 (1964a). ~ Synthesis of ribonucleic acid by liver nuclear and nucleolar preparations after partial hepatectomy. J. biol. Chem. **239**, 2952—2956 (1964b). ~ Protein synthesis by liver polyribosomes after partial hepatectomy. Biochem. biophys. Res. Commun. **19**, 702—707 (1965a). ~ Liver nuclear ribonucleic acid polymerase formed after partial hepatectomy. J. biol. Chem. **240**, 1731—1736 (1965b). — TUCHMANN-DUPLESSIS, H., et L. MERCIER-PAROT: Répercussions des neuroleptiques et des antitumoraux sur le développement prénatal. Bull. schweiz. Akad. med. Wiss. **20**, 490—526 (1964).

UCHIYAMA, T., N. FAUSTO, and J. L. VAN LANCKER: Molecular mechanisms of liver regeneration. V. The effect of X-radiation on the incorporation of ^{14}C-orotic acid into rapidly labeled nuclear ribonucleic acid. J. biol. Chem. **241**, 991—996 (1966). — UMBARGER, H. E.: Intracellular regulatory mechanisms. Science **145**, 674—679 (1964).

VENDRELY, R.: The deoxyribonucleic acid content of the nucleus. In: The nucleic acids (E. CHARGAFF, J. N. DAVIDSON, eds.), vol. II, p. 155—180. New York: Academic Press 1955. — VERLY, W. G., et G. HUNEBELLE: Préparation de thymidine marquée avec du tritium. Bull. Soc. chim. belg. **66**, 640—649 (1957). — VIROLAINEN, M.: Mitotic response in liver autograft after partial hepatectomy in the rat. Exp. Cell Res. **33**, 588—591 (1964). — VOGEL, F.: A preliminary estimate of the number of human genes. Nature (Lond.) **201**, 847 (1964). — VOGEL, H. J., and R. H. VOGEL: Regulation of protein synthesis. Ann. Rev. Biochem. **36**, 519—538 (1967). — VOGT, M., R. DULBECCO, and B. SMITH: Induction of cellular DNA synthesis by polyoma virus, III. Induction in productively infected cells. Proc. nat. Acad. Sci. (Wash.) **55**, 956—960 (1966). — Vos, O., H. A. E. M. SCHENK, and D. BOOTSMA: Survival of excess thymidine synchronized cell populations in vitro after X-irradiation in various phases of the cell cycle. Int. J. Radiat. Biol. **11**, 495—503 (1966).

WALKER, B. E., and C. P. LE BLOND: Sites of nucleic acid synthesis in the mouse visualized by radioautography after administration of C^{14}-labelled adenine and thymidine. Exp. Cell Res. **14**, 510—531 (1958). — WAND, M., E. ZEUTHEN, and E. A. EVANS: Tritiated thymidine: effect of decomposition by self-radiolysis on specificity as a tracer for DNA synthesis. Science **157**, 436—438 (1967). — WARNER, J. R.: The assembly of ribosomes in HeLa cells. J. molec. Biol. **19**, 383—398 (1966). — WATANABE, I., and S. OKADA: Study of mechanisms of radiation-induced reproductive death of mammalian cells in culture: estimation of stage at cell death and biological description of processes leading to cell death. Radiat. Res. **27**, 290—306 (1966). — WATSON, J. D.: Involvement of RNA in the synthesis of proteins. Science **140**, 17—26 (1963). — WATSON, J. D., and F. H. C. CRICK: A structure for deoxyribose nucleic acid. Nature (Lond.) **171**, 737—738 (1953a). ~ Genetical implications of the structure of deoxyribonucleic acid. Nature (Lond.) **171**, 964—967 (1953b). ~ The structure of DNA. Cold Spr. Harb. Symp. quant. Biol. **18**, 123—131 (1953c). — WEBBER, M. M., and H. F. STICH: Formation of cell colonies in X-irradiated regenerating livers of rats. Canad. J. Biochem. **43**, 817—828 (1965). — WEIL, R., M. R. MICHEL, and G. K. RUSCHMANN: Induction of cellular DNA synthesis by polyoma virus. Proc. nat. Acad. Sci. (Wash.) **53**, 1468—1475 (1965). — WEINBREN, K.: The portal blood supply and regeneration of the rat liver. Brit. J. exp. Path. **36**, 583—591 (1955). ~ Regeneration of the liver. Gastroenterology **37**, 657—668 (1959). — WEINBREN, K., W. FITCHEN, and M. COHEN: The unmasking by regeneration of latent irradiation effects in the rat liver. Brit. J. Radiol. **33**, 419—425 (1960). — WEINBREN, K., and A. TAGHIZADEH: The mitotic response after subtotal hepatectomy in the rat. Brit. J. exp. Path. **46**, 413—417 (1965). — WEINBREN, K., and E. TARSH: The mitotic response in the rat liver after different regenerative stimuli. Brit. J. exp. Path. **45**, 475—480 (1964). — WEINBREN, K., and E. WOODWARD: Delayed incorporation of ^{32}P from orthophosphate into deoxyribonucleic acid of rat liver after subtotal hepatectomy. Brit. J. exp. Path. **45**, 442—449 (1964). — WEISS, B. G., and L. J. TOLMACH: Modification of X-ray-induced killing of HeLa S3 cells by inhibitors of DNA synthesis. Biophys. J. **7**, 779—795 (1967). — WEISS, P., and J. L. KAVANAU: A model of growth and growth control in mathematical terms. J. gen. Physiol. **41**, 1—47 (1957). — WEISS, S. B.: Enzymatic incorporation of ribonucleoside triphosphates into the interpolynucleotide linkages of ribonucleic acid. Proc. nat. Acad. Sci. (Wash.) **46**, 1020—1030 (1960). ~ Biosynthesis of ribopolynucleotides. Fed. Proc. **21**, 120—126 (1962). — WEISS, S. B., and T. NAKAMOTO: On the participation of DNA in RNA biosynthesis. Proc. nat. Acad. Sci. (Wash.) **47**, 694—697 (1961). — WEISSMANN, S., R. M. S. SMELLIE, and J. PAUL: Studies on the biosynthesis of deoxyribonucleic acid by extracts of mammalian cells. IV. The phosphorylation of thymidine. Biochim. biophys. Acta (Amst.) **45**, 101—110 (1960). — WENNEKER, A. S., and N. SUSSMANN: Regeneration of liver tissue following partial hepatectomy in parabiotic rats. Proc. Soc. exp. Biol. (N.Y.) **76**, 683—686 (1951). — WERCHAU, H., G. MAASS, H. WESTPHAL u. R. HAAS: Untersuchungen über den Nucleinsäurestoffwechsel von Affennierengewebe-Kulturzellen nach Infektion mit SV-40. III. Untersuchungen zum Mechanismus der virusbedingten DNS-Synthesesteigerung. Arch. ges. Virusforsch. **21**, 265—275 (1967). — WHEELER, G. P.: Studies related to the mechanisms of action of cytotoxic alkylating agents: A review. Cancer Res. **22**, 651—688 (1962). ~ Some biochemical effects of alkylating agents. Fed. Proc. **26**, 885—892 (1967). — WHEELER, G. P., J. A. ALEXANDER, D. D. HILL, and H. P. MORRIS: Effects of partial hepatectomy of rats on the metabolism of formate-C^{14} in vivo by host liver and Morris hepatoma 5123-C. J. nat. Cancer Inst. **36**, 709—715 (1966). — WHEELOCK, E. F., and I. TAMM: Biochemical basis for alterations in structure and function of HeLa cells infected with Newcastle disease virus. J. exp. Med. **114**, 617—632 (1961). — WHITFIELD, J. F., and R. H. RIXON: Effects of X-radiation on multiplication and nucleic acid synthesis in cultures of L-strain mouse cells. Exp. Cell Res. **18**, 126—137 (1959). — WHITFIELD, J. F., R. H. RIXON, and T. YOUDALE: Effects of ultraviolet light on multiplication and deoxyribonucleic acid synthesis in cultures of L strain mouse cells. Exp. Cell Res. **22**, 450—454 (1961). — WHITMORE, G. F., and S. GULYAS: Synchronization of mammalian cells with tritiated thymidine. Science **151**, 691—694 (1966). — WHITMORE, G. F., C. P. STANNERS, J. E. TILL, and S. GULYAS: Nucleic acid synthesis and the division cycle in X-irradiated L-strain mouse cells. Biochim. biophys. Acta (Amst.) **47**, 66—77 (1961). — WHITMORE, G. F., J. E. TILL, and S. GULYAS: Radiation-induced mitotic delay in L cells. Radiat. Res. **30**, 155—171 (1967). — WHITMORE, G. F., J. E. TILL, R. B. L. GWATKIN, L. SIMINOVITCH, and A. F. GRAHAM: Increase in cellular constituents in X-irradiated mammalian cells. Biochim. biophys. Acta (Amst.) **30**, 583—590 (1958). — WHITTAKER, J. R.: Changes in melanogenesis during the dedifferentiation of chick retinal pigment cells in cell culture. Develop. Biol. **8**, 99—127 (1963). ~ Loss of melanotic phenotype in vitro by differentiated retinal pigment cells: demonstration of mechanisms involved. Develop. Biol. **15**, 553—574 (1967). — WIESNER, R., G. ACS, E. REICH, and A. SHAFIQ: Degradation of ribonucleic acid in mouse fibroblasts treated with actinomycin. J. Cell Biol. **27**, 47—52 (1965). — WILKINS, M. H. F.: Molecular configuration of nucleic acids. Science **140**, 941—950 (1963). — WILLIAMS, G. E. G.: Some aspects of compensatory hyperplasia of the kidney. Brit. J. exp. Path. **42**, 386—396 (1961). ~ Studies on the control of compensatory hyperplasia of the kidney in the rat. Lab. Invest. **11**, 1295—1302 (1962). — WILLIAMSON, A. R., and R. SCHWEET: Polarity of the genetic message. Nature (Lond.) **206**, 29—31 (1965). — WILLIAMSON, M. B., and H. J. FROMM: The incorporation of sulfur amino acids into the proteins of regenerating wound tissue. J. biol. Chem. **212**, 705—712 (1955). — WILLIAMSON, M. B., and W. GUSCHLBAUER: Metabolism of nucleic acids during regeneration of wound tissue. J. biol. Chem. **236**, 1463—1465 (1961a). ~ Changes in the concentration of ribonucleic acid during wound tissue regeneration. Nature (Lond.) **192**, 454—455 (1961b). ~ Metabolism of nucleic acids during regeneration of wound tissue. II. The rate of formation of RNA. Arch. Biochem. **100**, 245—250 (1963). — WILSON, M. E., R. E. STOWELL, H. O. YOKOYAMA, and K. K. TSUBOI: Cytological changes in regenerating mouse liver. Cancer Res. **13**, 86—92 (1953). — WINOCOUR, E., A. M. KAYE, and V. STOLLAR: Synthesis and transmethylation of DNA in polyoma-infected cultures. Virology **27**, 156—169 (1965). — WOLFF, E., T. LENDER et C. ZILLER-SENGEL: Le rôle de facteurs auto-inhibiteurs dans la régénération des Planaires. Rev. suisse Zool. **71**, 75—98 (1964). — WOLMAN, S. R., K. HIRSCHHORN, and G. J. TODARO: Early chromosomal changes in SV_{40}-infected human fibroblast cultures. Cytogenetics **3**, 45—61 (1964). — WOODS, P. S., and G. ZUBAY: Biochemical and autoradiographic studies of different RNA's: Evidence that transfer RNA is chromosomal in origin. Proc. nat. Acad. Sci. (Wash.) **54**, 1705—1712 (1965). — WRBA, H., and H. RABES: The action of serum from partially hepatectomized rats on explants of liver and tumors. Cancer Res. **23**, 1116—1120 (1963). — WRBA, H., H. RABES u. H. BRÄNDLE: Leberregeneration nach Hypophysektomie. Naturwissenschaften **51**, 439—440 (1964). — WRBA, H., H. RABES, M. RIPOLL-GOMEZ u. H. RANZ: Die stoffwechselsteigernde Wirkung von Serum teilhepatektomierter Tiere auf Leberkulturen. Exp. Cell Res. **26**, 70—77 (1962). — WYNGAARDEN, J. B., and D. M. ASHTON: The regulation of activity of phosphoribosylpyrophosphate amidotransferase by purine ribonucleotides: a potential feedback control of purine biosynthesis. J. biol. Chem. **234**, 1492—1496 (1959).

XEROS, N.: Deoxyriboside control and synchronization of mitosis. Nature (Lond.) **194**, 682—683 (1962).

YAMADA, M.-A., and T. T. PUCK: Action of radiation on mammalian cells, IV. Reversible mitotic lag in the S3 HeLa cell produced by low doses of X-rays. Proc. nat. Acad. Sci. (Wash.) **47**, 1181—1191 (1961). — YAMAMOTO, N., and T. NAITO: Inactivation by nitrogen mustard of single- and double-stranded DNA and RNA bacteriophages. Science **150**, 1603—1604 (1965). — YAMAMOTO, N., T. NAITO, and M. B. SHIMKIN: Mechanism of inactivation of DNA and RNA bacteriophages by alkylating agents in vitro. Cancer Res. **26**, 2301—2306 (1966). — YAMANAKA, T., and Y. OKADA: Cultivation of fused cells resulting from treatment of cells with HVJ. I. Synchronization of the stages of DNA synthesis of nuclei involved in fused multinucleated cells. Biken's J. **9**, 159—175 (1966). — YANG, S.-J., G. M. Hahn, and M. A. BAGSHAW: Chromosome aberrations induced by thymidine. Exp. Cell Res. **42**, 130—135 (1966). — YANKOFSKY, S. A., and S. SPIEGELMAN: The identification of the ribosomal RNA cistron by sequence complementarity, I. Specificity of complex formation. Proc. nat. Acad. Sci. (Wash.) **48**, 1069—1078 (1962). — YANOFSKY, C., B. C. CARLTON, J. R. GUEST, D. R. HELINSKI, and U. HENNING: On the colinearity of gene structure and protein structure. Proc. nat. Acad. Sci. (Wash.) **51**, 266—272 (1964). — YARBRO, J. W., B. J. KENNEDY, and C. P. BARNUM: Hydroxyurea inhibition of DNA synthesis in ascites tumor. Proc. nat. Acad. Sci. (Wash.) **53**, 1033—1035 (1965). — YARBRO, J. W., W. G. NIEHAUS, and C. P. BARNUM: Effect of hydroxyurea on regenerating rat liver. Biochem. biophys. Res. Commun. **19**, 592—597 (1965). — YASUMURA, Y., A. H. TASHJIAN, and G. H. SATO: Establishment of four functional, clonal strains of animal cells in culture. Science **154**, 1186—1189 (1966). — YATES, R. A., and A. B. PARDEE: Control by uracil of formation of enzymes required for orotate synthesis. J. biol. Chem. **227**, 677—692 (1957). — YOKOYAMA, H. O., M. E. WILSON, K. K. TSUBOI, and R. E. STOWELL: Regeneration of mouse liver after partial hepatectomy. Cancer Res. **13**, 80—85 (1953). — YOSHIKAWA, H., and N. SUEOKA: Sequential replication of Bacillus subtilis chromosome, I. Comparison of marker frequencies in exponential and stationary growth phases. Proc. nat. Acad. Sci. (Wash.) **49**, 559—566 (1963). — YOUNG, C. W.: Inhibitory effects of acetoxycycloheximide, puromycin, and pactamycin upon synthesis of protein and DNA in asynchronous populations of HeLa cells. Molec. Pharmacol. **2**, 50—55 (1966). — YOUNG, C. W., and S. HODAS: Hydroxyurea: inhibitory effect on DNA metabolism. Science **146**, 1172—1174 (1964). — YOUNG, C. W., G. SCHOCHETMAN, and D. A. KARNOFSKY: Hydroxyurea-induced inhibition of deoxyribonucleotide synthesis: studies in intact cells.

Cancer Res. **27**, 526—534 (1967). — YOUNG, I. E., and P. C. FITZ-JAMES: Pattern of synthesis of deoxyribonucleic acid in Bacillus cereus growing synchronously out of spores. Nature (Lond.) **183**, 372—373 (1959). — YU, C. K., and W. K. SINCLAIR: Mitotic delay and chromosomal aberrations induced by X rays in synchronized Chinese hamster cells in vitro. J. nat. Cancer Inst. **39**, 619—632 (1967). — YUNIS, J. J.: Interphase deoxyribonucleic acid condensation, late deoxyribonucleic acid replication, and gene inactivation. Nature (Lond.) **205**, 311—312 (1965).

ZAMENHOF, S., G. LEIDY, E. HAHN, and H. E. ALEXANDER: Inactivation and unstabilization of the transforming principle by mutagenic agents. J. Bact. **72**, 1—11 (1956). — ZETTERBERG, A.: Synthesis and accumulation of nuclear and cytoplasmic proteins during interphase in mouse fibroblasts in vitro. Exp. Cell Res. **42**, 500—511 (1966a). ~ Nuclear and cytoplasmic nucleic acid content and cytoplasmic protein synthesis during interphase in mouse fibroblasts in vitro. Exp. Cell Res. **43**, 517—525 (1966b). — ZETTERBERG, A., and D. KILLANDER: Quantitative cytophotometric and autoradiographic studies on the rate of protein synthesis during interphase in mouse fibroblasts in vitro. Exp. Cell Res. **40**, 1—11 (1965). — ZILLER-SENGEL, C.: Recherches sur l'inhibition de la régénération du pharynx chez les planaires. I. Mise en évidence d'un facteur auto-inhibiteur de la régénération du pharynx. J. Embryol. exp. Morph. **18**, 91—105 (1967). — ZILLIG, W.: Die Wirkung von Antibioticis auf Komponenten und Teilreaktionen des Proteinbiosynthese-Apparates. Naunyn-Schmiedebergs Arch. exp. Path. Pharmak. **253**, 131—141 (1966). — ZIMMERMAN, E. F., M. HEETER, and J. E. DARNELL: RNA synthesis in poliovirus-infected cells. Virology **19**, 400—408 (1963).

Nachtrag zur Literatur

ADELSTEIN, S. J., and C. P. LYMAN: Pyrimidine nucleoside metabolism in mammalian cells: an in vitro comparison of two rodent species. Exp. Cell Res. **50**, 104—116 (1968).

BADEN, H. P., and S. SVIOKLA: The effect of chalone on epidermal DNA synthesis. Exp. Cell Res. **50**, 644—646 (1968). — BECKER, F. F.: Cell division in normal mammalian tissues. Ann. Rev. Med. **20**, 243—258 (1969). — BEKHOR, I., J. BONNER, and G. K. DAHMUS: Hybridization of chromosomal RNA to native DNA. Proc. nat. Acad. Sci. (Wash.) **62**, 271—277 (1969). — BELLAIR, J. T.: The rapid isolation of a regenerating rat liver DNA nucleotidyltransferase fraction which shows a preference for native DNA as primer. Biochim. biophys. Acta (Amst.) **161**, 119—124 (1968). — BERMAN, D., M. SYLVESTER, E. C. HAY, and H. SELYE: The adrenal and early hepatic regeneration. Endocrinology **41**, 258—264 (1947). — BLAKLEY, R. L., and E. VITOLS: The control of nucleotide biosynthesis. Ann. Rev. Biochem. **37**, 201—224 (1968). — BLONDEL, B.: Relation between nuclear fine structure and ^{3}H-thymidine incorporation in a synchronous cell culture. Exp. Cell Res. **53**, 348—356 (1968). — BOLDINGH, W. H., and E. B. LAURENCE: Extraction, purification and preliminary characterisation of the epidermal chalone: a tissue specific mitotic inhibitor obtained from vertebrate skin. Europ. J. Biochem. **5**, 191—198 (1968). — BRANTON, P. E., and R. SHEININ: Control of DNA synthesis in cells infected with polyoma virus. Virology **36**, 652—661 (1968). — BUCHER, N. L. R., and M. N. SWAFFIELD: RNA synthesis in relation to precursor pools in regenerating rat liver. Biochim. biophys. Acta (Amst.) **174**, 491—502 (1969). — BULLOUGH, W. S., and E. B. LAURENCE: Control of mitosis in rabbit Vx2 epidermal tumours by means of the epidermal chalone. Europ. J. Cancer **4**, 587—594 (1968).

CHU, M. Y., and G. A. FISCHER: The incorporation of ^{3}H-cytosine arabinoside and its effect on murine leukemic cells (L5178Y). Biochem. Pharmacol. **17**, 753—767 (1968). — CHURCH, K.: Pattern of DNA replication in binucleate cells occurring in mouse embryo cell cultures. Exp. Cell Res. **46**, 639—641 (1967). — CLEAVER, J. E.: Defective repair replication of DNA in Xeroderma pigmentosum. Nature (Lond.) **218**, 652—656 (1968). ~ Repair replication of mammalian cell DNA: effects of compounds that inhibit DNA synthesis or dark repair. Radiat. Res. **37**, 334—348 (1969). — CLEAVER, J. E., and R. B. PAINTER: Evidence for repair replication of HeLa cell DNA damaged by ultraviolet light. Biochim. biophys. Acta (Amst.) **161**, 552—554 (1968). — COLEMAN, J. R., and S. OKADA: Growing points of DNA in cultured mammalian cells. Biophys. J. **8**, 1098—1103 (1968). — COMINGS, D. E., and T. KAKEFUDA: Initiation of deoxyribonucleic acid replication at the nuclear membrane in human cells. J. molec. Biol. **33**, 225—229 (1968).

DALRYMPLE, G. V., J. L. SANDERS, and M. L. BAKER: Do cultured mammalian cells repair radiation injury by the "cut-and-patch" mechanism? J. theor. Biol. **21**, 368—386 (1968).

EAGLE, H., E. M. LEVINE, and H. KOPROWSKI: Species specificity in growth regulatory effects of cellular interaction. Nature (Lond.) **220**, 266—269 (1968). — ELFORD, H. L.: Effect of hydroxyurea on ribonucleotide reductase. Biochem. biophys. Res. Commun. **33**, 129—135 (1968). — EPSTEIN, W., and J. R. BECKWITH: Regulation of gene expression. Ann. Rev. Biochem. **37**, 411—436 (1968).

Fabrikant, J. I.: The kinetics of cellular proliferation in regenerating liver. J. Cell Biol. **36**, 551—565 (1968). — Fausto, N.: The control of RNA synthesis during liver regeneration. OMP pyrophosphorylase and decarboxylase activities in normal and regenerating liver. Biochim. biophys. Acta (Amst.) **182**, 66—75 (1969). — Ferrari, V., and R. D. Harkness: Free amino-acids in liver and blood after partial hepatectomy in normal and adrenalectomized rats. J. Physiol. (Lond.) **124**, 443—463 (1954). — Friedman, D. L., and G. C. Mueller: Studies on the nature of replicating DNA of HeLa cells. Biochim. biophys. Acta (Amst.) **174**, 253—263 (1969).

Gilmour, R. S., and J. Paul: RNA transcribed from reconstituted nucleoprotein is similar to natural RNA. J. molec. Biol. **40**, 137—139 (1969). — Goldenberg, G. J.: Repair of sub-lethal damage of L5178Y lymphoblasts in vitro treated with dimethyl myleran and nitrogen mustard. Biochem. Pharmacol. **17**, 820—824 (1968). — Green, H., and G. J. Todaro: The mammalian cell as differentiated microorganism. Ann. Rev. Microbiol. **21**, 573—600 (1967). — Günther, G., K. Hübner u. A. Paul: Mitose-Rhythmen der Leber nach Teilhepatektomie. Virchows Arch. Abt. B Zellpath. **1**, 69—79 (1968).

Hamilton, T. H.: Control by estrogen of genetic transcription and translation. Science **161**, 649—661 (1968). — Heine, W.-D., u. E. Stöcker: Autoradiographische Untersuchungen zum Proliferationsmodus der Leber alter Ratten. Acta histochem. (Jena), Suppl. **8**, 305—314 (1968). — Hirt, B.: Replicating molecules of polyoma virus DNA. J. molec. Biol. **40**, 141—144 (1969). — Hodge, L. D., E. Robbins, and M. D. Scharff: Persistence of messenger RNA through mitosis in HeLa cells. J. Cell Biol. **40**, 497—507 (1969). — Holley, R. W., and J. A. Kiernan: "Contact inhibition" of cell division in 3T3 cells. Proc. nat. Acad. Sci. (Wash.) **60**, 300—304 (1968). — Horikawa, M., O. Nikaido, and T. Sugahara: Dark reaktivation of damage induced by ultraviolet light in mammalian cells in vitro. Nature (Lond.) **218**, 489—491 (1968). — Huang, R. C., and P. C. Huang: Effect of protein-bound RNA associated with chick embryo chromatin on template specificity of the chromatin. J. molec. Biol. **39**, 365—378 (1969).

Iwamura, Y., T. Ono, and H. P. Morris: The heterogeneity of DNA polymerases in rat liver and hepatomas. Cancer Res. **28**, 2466—2476 (1968).

Jacobson, C.-O.: Reactivation of DNA synthesis in mammalian neuron nuclei after fusion with cells of an undifferentiated fibroblast line. Exp. Cell Res. **53**, 316—318 (1968). — Johnson, H. A., and F. Amendola: Mitochondrial proliferation in compensatory growth of the kidney. Amer. J. Path. **54**, 35—45 (1969).

Kaplan, A. S., M. Brown, and T. Ben-Porat: Effect of l-β-D-arabinofuranosylcytosine on DNA synthesis. I. In normal rabbit kidney cell cultures. Molec. Pharmacol. **4**, 131—138 (1968). — Kaufmann, E., A. Traub, and Y. Teitz: Isolation of different-sized nucleoli from normal and regenerating rat liver. Exp. Cell Res. **49**, 215—218 (1968). — Kim, J. H., A. S. Gelbard, and A. G. Perez: Inhibition of DNA synthesis by actinomycin D and cycloheximide in synchronized HeLa cells. Exp. Cell Res. **53**, 478—487 (1968). — Kimball, A. P., and M. J. Wilson: Inhibition of DNA polymerase by β-D-arabinosylcytosine and reversal of inhibition by deoxycytidine-5′-triphosphate. Proc. Soc. exp. Biol. (N.Y.) **127**, 429—432 (1968). — King, C. D., and J. L. van Lancker: Molecular mechanisms of liver regeneration. VII. Conversion of cytidine to deoxycytidine in rat regenerating livers. Arch. Biochem. **129**, 603—608 (1969). — Klinge, O.: Altersabhängige Beeinträchtigung der Zellvermehrung in der regenerierenden Rattenleber. Virchows Arch. Abt. B Zellpath. **1**, 342—345 (1968). — Klinge, O., u. J. Mathyl: Tageszeitliche Mitose-Rhythmen in der teilektomierten Rattenleber. Virchows Arch. Abt. B Zellpath. **2**, 154—162 (1969). — Krakoff, I. H., N. C. Brown, and P. Reichard: Inhibition of ribonucleoside diphosphate reductase by hydroxyurea. Cancer Res. **28**, 1559—1565 (1968). — Kurnick, N. B., and P. A. Lindsay: Compensatory renal hypertrophy in parabiotic mice. Lab. Invest. **19**, 45—48 (1968a). ~ Nucleic acids in compensatory renal hypertrophy. Lab. Invest. **18**, 700—708 (1968b).

Lamirande, G., de, and A. Cantero: Electrophoretic analysis of plasma protein constituents in rats bearing regenerating and pre-neoplastic livers. Cancer Res. **12**, 330—333 (1952). — Lederer, B., C. Mittermayer, P. Kaden u. W. Sandritter: Der Einfluß DNS-abhängiger RNS-Synthese auf Beginn und Verlauf der DNS-Reduplikation bei L-Zellen in der Gewebekultur. Virchows Arch. Abt. B Zellpath. **2**, 18—23 (1969). — Lehmann, A. R., and M. G. Ormerod: Artefact in the measurement of the molecular weight of pulse labelled DNA. Nature (Lond.) **221**, 1053—1056 (1969). — Levis, A. G., V. Krsmanovic, A. Miller-Faures, and M. Errera: A fraction of newly synthesized DNA of HeLa cells. Europ. J. Biochem. **3**, 57—69 (1967). — Levy, H. B., and W. A. Carter: Molecular basis of the action of interferon. J. molec. Biol. **31**, 561—577 (1968).

Macieira-Coelho, A.: Dissociation between inhibition of movement and inhibition of division in RSV transformed human fibroblasts. Exp. Cell Res. **47**, 193—200 (1967b). — Macintyre, E., and J. Pontén: Interaction between normal and transformed bovine fibroblasts in culture. I. Cells transformed by Rous sarcoma virus. J. Cell Sci. **2**, 309—322 (1967). —

MADEN, E. H.: Ribosome formation in animal cells. Nature (Lond.) **219**, 685—689 (1968). — MALEY, F., and G. F. MALEY: Nucleotide interconversions. IV. Activities of deoxycytidylate deaminase and thymidylate synthetase in normal rat liver and hepatomas. Cancer Res. **21**, 1421—1426 (1961a). ~ The presence of deoxycytidylate deaminase in normal adult rat liver. Biochim. biophys. Acta (Amst.) **47**, 181—183 (1961b). — MANTSAVINOS, R., and B. MUNSON: Studies on the synthesis of deoxyribonucleic acid by mammalian enzymes. II. An investigation of primer requirements of partially purified regenerating rat liver deoxyribonucleic acid nucleotidyltransferase. J. biol. Chem. **241**, 2840—2844 (1966). — MAURO, F., and M. M. ELKIND: Comparison of repair of sublethal damage in cultured Chinese hamster cells exposed to sulfur mustard and X-rays. Cancer Res. **28**, 1156—1161 (1968). — MIGEON, B. R., V. M. DER KALOUSTIAN, W. L. NYHAN, W. J. YOUNG, and B. CHILDS: X-linked hypoxanthine-guanine phosphoribosyl transferase deficiency: heterozygote has two clonal populations. Science **160**, 425—427 (1968). — MILNER, G. R.: Nuclear morphology and the ultrastructural localization of deoxyribonucleic acid synthesis during interphase. J. Cell Sci. **4**, 569—582 (1969). — MOMPARLER, R. L.: Effect of cytosine arabinoside 5'-triphosphate on mammalian DNA polymerase. Biochem. biophys. Res. Commun. **34**, 465—471 (1969). — MURPHREE, S., E. C. MOORE, and P. T. BEALL: Regulation by nucleotides of the activity of partially purified ribonucleotide reductase from rat embryos. Cancer Res. **28**, 860—863 (1968).

OISHI, M.: Studies of DNA replication in vivo, I. Isolation of the first intermediate of DNA replication in bacteria as single-stranded DNA. Proc. nat. Acad. Sci. (Wash.) **60**, 329—336 (1968). ~ Studies of DNA replication in vivo, II. Evidence for the second intermediate. Proc. nat. Acad. Sci. (Wash.) **60**, 691—698 (1968). ~ Studies of DNA replication in vivo, III. Accumulation of a single-stranded isolation product of DNA replication by conditional mutant strains of T4. Proc. nat. Acad. Sci. (Wash.) **60**, 1000—1006 (1968). — OKADA, S.: Replicating units (replicons) of DNA in cultured mammalian cells. Biophys. J. **8**, 650—664 (1968). — OKAZAKI, R., T. OKAZAKI, K. SAKABE, K. SUGIMOTO, and A. SUGINO: Mechanism of DNA chain growth, I. Possible discontinuity and unusual secondary structure of newly synthesized chains. Proc. nat. Acad. Sci. (Wash.) **59**, 598—605 (1968). — ORD, M. J.: Control of DNA synthesis in Amoeba proteus. Nature (Lond.) **221**, 964—966 (1969). — OVE, P., M. D. JENKINS, and J. LASZLO: DNA replication and degradation in mammalian tissue. I. Changes in DNA polymerase and nuclease during rat liver regeneration. Biochim. biophys. Acta (Amst.) **174**, 629—635 (1969).

PAINTER, R. B., and A. SCHAEFER: State of newly synthesized DNA. Nature (Lond.) **221**, 1215—1217 (1969). — PASTAN, I., and R. M. FRIEDMAN: Actinomycin D: inhibition of phospholipid synthesis in chick embryo cells. Science **160**, 316—317 (1968). — PAUL, J., and R. S. GILMOUR: Organ-specific restriction of transcription in mammalian chromatin. J. molec. Biol. **34**, 305—316 (1968). — PELC, S. R.: DNA — turnover and function. Nature (Lond.) **219**, 162—163 (1968). — PFEIFFER, S.E.: RNA synthesis in synchronously growing populations of HeLa S3 cells. II. Rate of synthesis of individual RNA fractions. J. cell. Physiol. **71**, 95—104 (1968). — PFEIFFER, S. E., and L. J. TOLMACH: RNA synthesis in synchronously growing populations of HeLa S3 cells. I. Rate of total RNA synthesis and its relationship to DNA synthesis. J. cell. Physiol. **71**, 77—94 (1968). — POGO, B. G. T., A. O. POGO, V. G. ALLFREY, and A. E. MIRSKY: Changing patterns of histone acetylation and RNA synthesis in regeneration of the liver. Proc. nat. Acad. Sci. (Wash.) **59**, 1337—1344 (1968). — PRESTAYKO, A. W., and H. BUSCH: Low molecular weight RNA of the chromatin fraction from Novikoff hepatoma and rat liver nuclei. Biochim. biophys. Acta (Amst.) **169**, 327—337 (1968). — PUCA, G. A., and F. BRESCIANI: Receptor molecule for oestrogens from rat uterus. Nature (Lond.) **218**, 967—969 (1968).

RABES, H., H. WRBA, and H. BRÄNDLE: Synthesis of deoxyribonucleic acid in the liver of hypophysectomized rats after partial hepatectomy. Proc. Soc. exp. Biol. (N.Y.) **120**, 244—246 (1965). — REGAN, J. D., J. E. TROSKO, and W. L. CARRIER: Evidence for excision of ultraviolet-induced pyrimidine dimers from the DNA of human cells in vitro. Biophys. J. **8**, 319—325 (1968). — REID, B. D., and I. G. WALKER: The response of mammalian cells to alkylating agents. II. On the mechanism of the removal of sulfur-mustard-induced cross-links. Biochim. biophys. Acta (Amst.) **179**, 179—188 (1969). — REVEL, M., J. C. LELONG, G. BRAWERMAN, and F. GROS: Function of three protein factors and ribosomal subunits in the initiation of protein synthesis in E. coli. Nature (Lond.) **219**, 1016—1021 (1968). — RHODE, S. L., and K. A. O. ELLEM: Control of nucleic acid synthesis in human diploid cells undergoing contact inhibition. Exp. Cell Res. **53**, 184—204 (1968). — ROBERTS, J. J., A. R. CRATHORN, and T. P. BRENT: Repair of alkylated DNA in mammalian cells. Nature (Lond.) **218**, 970—972 (1968). — ROBERTS, S.: The influence of the adrenal cortex on the mobilization of tissue protein. J. biol. Chem. **200**, 77—88 (1953).

SANDBERG, A. A., N. TAKAGI, M. L. SCHMIDT, and I. D. J. BROSS: Chronology and pattern of human chromosome replication. IX. Metasynchronous DNA replication in homologs. Cytogenetics **7**, 298—332 (1968). — SCHANDL, E. K., and J. H. TAYLOR: Early events in the replication and integration of DNA into mammalian chromosomes. Biochem. biophys. Res. Commun. **34**, 291—300 (1969). — Simek, J. F., F. Rubin, and I. Lieberman: Synthesis of DNA after partial hepatectomy without changes in the lipid and glycogen contents of the liver. Biochem. biophys. Res. Commun. **30**, 571—575 (1968). — Simmons, F., and J. D. Boyle: Effect of heterologous serum albumin on liver regeneration after partial hepatectomy. Arch. Surg. **98**, 369—371 (1969). — Sinclair, W. K.: Cyclic X-ray responses in mammalian cells in vitro. Radiat. Res. **33**, 620—643 (1968). — Steward, D. L., J. R. Shaeffer, and R. M. Humphrey: Breakdown and assembly of polyribosomes in synchronized Chinese hamster cells. Science **161**, 791—793 (1968). — Stöcker, E.: Autoradiographische Untersuchungen zum zellulären Proliferationsstoffwechsel im Parenchym von Leber und Niere der Ratte. Acta histochem. (Jena), Suppl. 8, 205—229 (1968). — Stöcker, E., E. Neumann-Redlin u. W.-D. Heine: Zur kompensatorischen Nierenregeneration. Autoradiographische Untersuchungen nach ^{3}H-Thymidin-Dauerinfusion. Experientia (Basel) **24**, 463—464 (1968). — Stoker, M. G. P.: Transfer of growth inhibition between normal and virus-transformed cells: autoradiographic studies using marked cells. J. Cell Sci. **2**, 293—304 (1967).

Talwar, G. P., M. L. Sopori, D. K. Biswas, and S. J. Segal: Nature and characteristics of the binding of oestradiol-17 β to a uterine macromolecular fraction. Biochem. J. **107**, 765—774 (1968). — Taylor, D. M., G. Threlfall, and A. T. Buck: Chemically-induced renal hypertrophy in the rat. Biochem. Pharmacol. **17**, 1567—1574 (1968). — Teng, C.-S., and T. H. Hamilton: The role of chromatin in estrogen action in the uterus, I. The control of template capacity and chemical composition and the binding of H^3-estradiol-17 β. Proc. nat. Acad. Sci. (Wash.) **60**, 1410—1417 (1968). — Terra, N. de: Cytoplasmic control over the nuclear events of cell reproduction. Int. Rev. Cytol. **25**, 1—29 (1969). — Tidwell, T., V. G. Allfrey, and A. E. Mirsky: The methylation of histones during regeneration of the liver. J. biol. Chem. **243**, 707—715 (1968). — Todaro, G., Y. Matsuya, S. Bloom, A. Robbins, and H. Green: Stimulation of RNA synthesis and cell division in resting cells by a factor present in serum. In: Growth regulating substances for animal cells in culture (V. Defendi, M. Stoker eds.). Wistar Symp. Monogr. No 7, p. 87—101. Philadelphia: Wistar Institute Press 1967. — Tsukada, K., T. Moriyama, W. E. Lynch, and I. Lieberman: Polydeoxynucleotide intermediates in DNA replication in regenerating liver. Nature (Lond.) **220**, 162—164 (1968).

Weiss, B. G.: The dependence of DNA synthesis on protein synthesis in HeLa S3 cells. J. cell. Physiol. **73**, 85—90 (1969). — Wolff, S., and D. Scott: Repair of radiation-induced damage to chromosomes. Exp. Cell Res. **55**, 9—16 (1969).

Yarbro, J. W.: Further studies on the mechanism of action of hydroxyurea. Cancer Res. **28**, 1082—1087 (1968). — Yeh, J., and H. W. Fisher: A diffusible factor which sustains contact inhibition of replication. J. Cell Biol. **40**, 382—388 (1969). — Yoshikura, H., Y. Hirokawa, and M. Yamada: Synchronized cell division induced by medium change. Exp. Cell Res. **48**, 226—228 (1967).

Die reparative Parenchymregeneration am Beispiel der Leber nach Teilhepatektomie

Von

E. Grundmann und H. J. Seidel, Wuppertal-Elberfeld

Mit 58 Abbildungen

I. Einführung

Die Fähigkeit der Organismen, zerstörte oder verlorengegangene Teile ihrer Masse zu ersetzen, ist Voraussetzung ihrer Existenz. Sie kommt grundsätzlich jedem Organismus zu (siehe z.B. Lüscher 1955) und gehört als ein spezielles Phänomen des Wachstums zu den möglichen Definitionen des Lebendigen. Sie beginnt mit der Entstehung eines biologischen Individuums und endet mit, genauer: nach seinem Tod. Bereits der Terminus „Regeneration" ist a priori ein Begriff der Biologie; wenn er im anorganischen Bereich verwendet wird, ist er stets dem organischen entlehnt. In der Biologie ist die Bezeichnung „Regeneration" in allen Dimensionen anwendbar. Sie gilt für subcelluläre Organellen in gleicher Weise wie für ganze Populationen. Mitochondrien können ebenso regenerieren wie einzelne Zellen, Gewebe, Individuen und Völker. Allerdings sind dem Regenerationsvermögen durch zwei Stufen in dieser Kette Grenzen gesetzt: subcelluläre Elemente können nur in einer lebenden Zelle regenerieren (das gleiche gilt für einzelne Viren oder für Viruspopulationen), und alle Zellen, Gewebe und Organe nur in einem lebendigen Organismus. Zelle und Organismus sind die beiden entscheidenden Individualstufen aller biologischen Systeme; in der Protistenkunde sind beide miteinander identisch.

1. Die celluläre Regeneration

Bei den Protozoen läßt sich die Autonomie der Regenerationsstufe „Zelle" am besten belegen: Zerschneidet man eine Amöbe in zwei Teile, von denen eine den Zellkern enthält, dann stirbt das kernlose Fragment ab, während das kernhaltige zur normalen Größe regeneriert[1]. Die Regenerationsfähigkeit ist von der Anwesenheit des Kernes abhängig, kernlose Cytoplasmateile oder kernlos gewordene Zellen (z.B. Säugererythrocyten) haben stets eine nur eng begrenzte Lebenszeit und keine Möglichkeit zur Regeneration. Innerhalb der lebenden Zelle können alle Bestandteile vervielfacht werden: die Gene, die Ribosomen, die cytoplasmatischen Lamellen und Vacuolen, die Mitochondrien, Plastiden, Lysosomen, die Centriolen usw. Freilich bestehen gewisse Abhängigkeiten und Zuordnungen. Die Gene und die Centriolen reduplizieren sich selbst, und zwar in der Regel nur unter den Bedingungen der Zellvermehrung. Die Mitochondrien und die Plastiden entstehen wahrscheinlich auch autonom, d.h. nur aus ihresgleichen[2], während die Ribosomen und die cytoplasmatischen Lamellen und Vacuolensysteme heteronom regenerieren. Da die cytoplasmatischen Zellorganellen — von den Centriolen ab-

[1] Zum Beispiel Hofer 1890.
[2] Wohlfarth-Bottermann 1966, Wehrmeyer 1966, Diers 1966 u.a.

gesehen — Kollektive sind oder zumindest aus solchen bestehen (Golgi-Apparat), ist ihre regenerative Potenz wesentlich größer als die des Zellkernes, dessen Gene in der subcellulären Ebene wiederum analog den Zellen und Organismen Individualcharakter tragen. In ihnen wird die kleinste heute definierbare Regenerationsstufe deutlich: die molekularbiologische. Die Erforschung der dort herrschenden Gesetze auch im Zusammenhang mit den Problemen der Regeneration ist zur Zeit in vollem Gange[3].

In der cellulären Ebene sind fast alle Regenerationsvorgänge des Zellkerns mit dem Mitosecyclus verknüpft. Dieser besteht aus den interphasischen Synthese- und den mitotischen Teilungs- und Verteilungsprozessen, an deren Ende im Regelfall die identische Reduplikation der Chromosomen und deren gleichmäßige Verteilung auf zwei ebenfalls identische Tochterkerne stehen[4]. Die cytoplasmatischen Regenerationen sind dagegen vielfältiger, aber zum großen Teil kernabhängig.

Im Metazoenorganismus ist die regeneratorische Potenz von Zelltyp zu Zelltyp und von Gewebe zu Gewebe sehr verschieden. Nach Abschluß des embryonalen und fetalen Wachstums haben z. B. die Ganglienzellen ihre Teilungsfähigkeit so gut wie völlig verloren. Defekte im Zentralnervensystem können nicht durch eine Regeneration der Ganglienzellen gedeckt werden. Andere Zellsysteme, wie die der Hämocytopoese oder die Darmepithelien, behalten zeitlebens eine enorme Proliferationskraft. Wir sprechen in grober Unterscheidung vielfach von „Dauergeweben" auf der einen und von „Wechselgeweben" auf der anderen Seite[5].

Damit haben wir fast unversehens die celluläre Ebene verlassen und sind in die Dimension der Gewebe eingetreten. In der Gliederung der regenerativen Möglichkeiten überschneiden sich beide Ebenen. Haben wir doch in beiden zwei prinzipiell gleich brauchbare Klassifizierungssysteme, die im wesentlichen das gleiche aussagen. Die cytologische Gliederung stammt von Cowdry (1942, 1953), die ältere, histologische von Bizzozero (1894).

Cowdry nahm als Basis die Stellung der Zellen zum Mitosecyclus und unterschied *intermitotische* und *postmitotische* Zellen. Die ersteren stehen zwischen zwei Mitosecyclen, die letzteren haben in der Norm ihren letzten Mitosecyclus hinter sich. Jeder der beiden Zelltypen wurde nochmals in zwei Formen unterteilt, so daß von Cowdry 4 Klassen postuliert wurden: 1. *Vegetativ intermitotische Zellen*, d.h. Zellen in lebhafter, fast ununterbrochener Proliferation. Dazu rechnen die Stammzellen der Hämocytopoese, die Spermatogonien, die Zellen der Darmkrypten und des Stratum basale der Epidermis. Sie bilden entweder durch homoplastische Mitosen ihresgleichen oder durch heteroplastische den zweiten Zelltyp. 2. Diese *differenzierten intermitotischen Zellen*, d.h. Zellen der gleichen Gewebe, sind gewebseigen differenziert, treten aber trotzdem rasch in die nächste Mitose ein, z.B. die reiferen Blutzellen und die Zwischenstufen der Spermatogenese. 3. *Reversibel postmitotische Zellen*, d.h. Zellen, die nur unter bestimmten Bedingungen wieder in einen Mitosecyclus eintreten, sind nach Cowdry z.B. die Parenchymzellen der Leber und der Nieren, aber auch die Endothelien der Blutgefäße und die Zellen des lockeren Bindegewebes, während 4. *fixierte, postmitotische Zellen* sich unter keinen Umständen noch einmal teilen, etwa die Ganglienzellen oder die reifen Granulocyten.

Bei aller scheinbaren Klarheit dieser Klassifizierung bleibt sie unbefriedigend. So ist durchaus offen, ob es „vegetativ intermitotische Zellen" im strengen Sinne beim postembryonalen Säuger überhaupt gibt. Sind doch die hämocytopoetischen Stammzellen wie die Spermatogonien und erst recht die Basalzellen der Epidermis

[3] Vgl. Beitrag Schindler in diesem Band.
[4] Lit. z.B. bei Schrader 1954, Mazia 1961, Grundmann 1964, 1969, Wada 1966.
[5] Vgl. Levi 1925.

durchaus different; sie gehören somit eigentlich zur zweiten Klasse. Andererseits werden wir noch genauer erörtern, daß die Leberepithelien in steter, wenn auch sehr langsamer „Mauserung" sind, also ebenfalls zur zweiten Klasse COWDRYs gehören. So bestehen vielfältige Übergänge, und die gegebene Einteilung krankt in besonderem Maße an den Grenzen jeden Versuches, die biologische Vielfalt zu gliedern. Ihr Vorteil ist der Bezug auf den Mitosecyclus und damit auf ein klar definiertes biologisches Phänomen, das zu allen Regenerationsvorgängen gehört.

2. Die Geweberegeneration

Dies fehlt der älteren Gliederung von BIZZOZERO (1894), die in der histologischen Ebene 3 Klassen unterscheidet: 1. *Labile Gewebe*, in denen sich die Zellen während der ganzen Lebenszeit des Organismus in relativ rascher Folge teilen und auf diese Weise einen steten Zellverlust ausgleichen, z.B. die blutbildenden Gewebe, die Epithelien der Epidermis und der Schleimhäute sowie die generativen Gewebe der Fortpflanzungsorgane. 2. *Stabile Gewebe* mit nur sehr langsamer „Mauserung". Dazu gehören die meisten Parenchyme, so die der Leber, Nieren, Nebennieren, exkretorischen Drüsen, die meisten Formen des Bindegewebes und der glatten Muskulatur. 3. *Dauergewebe*, die ihre Teilungspotenz postfetal verloren haben, also z.B. die Ganglienzellen, aber auch die quergestreifte Muskulatur des Bewegungs- und des Atemsystems sowie in gewissen Grenzen des Herzens. Auch diese Gliederung befriedigt nur zum Teil. Das Leberparenchym als „stabiles" Gewebe hat in der Norm auf 10000—40000 Zellen eine Mitose[6]. Dem entspricht in der Thymidin-^{3}H-Autoradiographie ein Markierungsindex von 0,01—0,09%[7]. Jede 1000.—10000. Zelle der normalen (Ratten-)Leber befindet sich in der DNS-Synthesephase und damit in Vorbereitung auf eine Mitose. Durch die Untersuchungen von SIESS und STEGMANN (1950) wissen wir, daß diese stete Neubildung die Zellkonstanz des Organs nicht beeinträchtigt: Da ebenso viele Zellen zugrunde gehen, bleibt ein Gleichgewicht zwischen Zellneubildung und Zelluntergang. Diese Mauserung des normalen Lebergewebes ist aber prinzipiell durchaus mit dem steten Zellersatz der „labilen" Gewebe zu vergleichen, und die Einordnung des Lebergewebes in die „stabilen" Gewebe im Gegensatz etwa zur Hämocytopoese oder zu den Basalzellen der Epidermis ist nur mit einem quantitativen und nicht mit einem qualitativen Unterschied zu begründen.

Auch in „Dauergeweben" nach der obengenannten Einteilung, also z.B. im normalen Myokard von Mäusen und Ratten und auch in der quergestreiften Skeletmuskulatur, kann man mit der Thymidin-^{3}H-Autoradiographie vereinzelte markierte Kerne finden, d.h. Kerne in der DNS-Synthesephase des Mitosecyclus[8]. Das bedeutet: auch diese „Dauergewebe" haben eine wenn auch sehr langsame „Mauserung", und sie gehören eigentlich zu den „stabilen" oder gar zu den „labilen" Geweben. Das wird noch deutlicher nach Zerstörung von Herzmuskelzellen. Waren die ersten Mitteilungen über einzelne mitotische Kernteilungen nach Herznekrosen durch Diphtherie[9] oder durch andere Noxen[10], wie z.B. experimentellen Sauerstoffmangel[11], in ihrer allgemeinen Bedeutung noch zweifelhaft[12], so ist durch die Thymidin-^{3}H-Autoradiographie heute gesichert, daß z.B. in der Umgebung von experimentellen Herzinfarkten bei der Ratte nach 3 Tagen eine deutliche DNS-Synthese in einzelnen Kernen nachweisbar ist[13], womit die relative

[6] Zum Beispiel BRUES u. MARBLE 1937, JAFFÉ 1954.

[7] Zum Beispiel OEHLERT, HÄMMERLING u. BÜCHNER 1962.

[8] LEBLOND und WALKER 1956, MACDONALD und MALLORY 1959, MESSIER und LEBLOND 1960, PELC 1964.

[9] MACMAHON 1937. [10] KING 1940. [11] GRUNDMANN 1950.

[12] LINZBACH 1955. [13] KLINGE 1967.

Häufung von Doppelkernen in der Nachbarschaft hypoxischer Nekrosen[14] eine neue Erklärung findet. Auch die vielen Großkerne im hypertrophierten menschlichen Myokard[15] mit sicher verdoppeltem DNS-Gehalt[16] sind letztlich Zeichen einer gewissen regeneratorischen Potenz. Daß diese allerdings nicht ausreicht, einen mehrere Muskelfaserbreiten umfassenden Schaden zu decken, ist eine bekannte Erfahrung der Pathologie.

Wenn somit alle Versuche zur Klassifizierung der Zellen oder Gewebe nach ihren regenerativen Möglichkeiten unbefriedigend sind, so überwiegen doch die Vorteile für unser Verständnis, und wir können nicht darauf verzichten, solche Gliederungen immer wieder zu versuchen, sofern wir uns ihrer Grenzen bewußt bleiben.

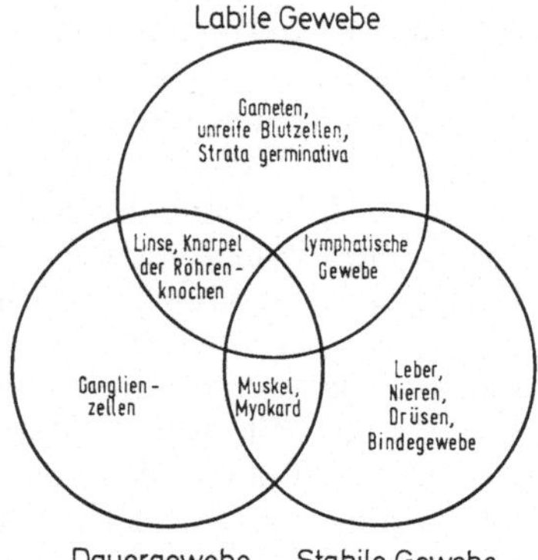

Abb. 1. Schema zur Einteilung der Gewebe nach ihren regenerativen Möglichkeiten

Vielleicht kann das in Abb. 1 dargestellte Schema, das in seinem Ansatz GOSS (1967) entnommen ist, weiterhelfen. Es basiert auf der alten, von den meisten Autoren am günstigsten bewerteten[17] Einteilung BIZZOZEROS (1894), versucht aber, die neueren Erkenntnisse einzubeziehen. Die „labilen Gewebe" sind danach alle diejenigen mit meristematischem Charakter, also mit nur kurzen Intermitosezeiten, wobei diese angenähert gleich Null werden können, d.h. ein Mitosecyclus folgt dem anderen. Das Prinzip der Differenzierung bleibt außer acht, da es vollkommen undifferenzierte Zellen im Säugerorganismus außer in den Generationsorganen wahrscheinlich gar nicht gibt. So finden sich in dieser Gruppe die Gameten zusammen mit den unreifen Blutzellen und den Strata germinativa der Haut und der Schleimhäute. Als „stabile Elemente" werden — mehr paradigmatisch — die Parenchyme von Leber, Nieren, der meisten exokrinen Drüsen und das lockere Bindegewebe aufgeführt, letzteres in Anbetracht der Erfahrung, daß jede Entzündung oder Verletzung eines Parenchyms dieses zur regeneratorischen Proliferation anzuregen vermag. Hierher gehören sicher auch das reticuloendotheliale oder reticulohistiocytäre System (RES oder RHS) und die nervale Glia. Als „Dauergewebe" bleiben nach den heutigen Kenntnissen nur die Ganglienzellen, womit wir wieder — ob wir wollen oder nicht — die histologische und die cytologische Dimension mischen.

Das Schema gewinnt dadurch an „Handlichkeit", daß es Überschneidungen darzustellen gestattet. Das Myokard ist sowohl „Dauergewebe" als auch „stabiles Gewebe", die quergestreifte Skeletmuskulatur ebenfalls. Die glatte Muskulatur etwa

[14] GRUNDMANN 1950. [15] Zum Beispiel NIETH 1949, LINZBACH 1955.
[16] SANDRITTER und SCOMAZZONI 1964.
[17] Zum Beispiel MASSHOFF 1955, GOSS 1964, ALTMANN 1966.

des Uterus oder auch des Magen-Darm-Kanals ist „Dauergewebe“, kann aber unter bestimmten Bedingungen — im Uterus z.B. während der Gravidität — proliferieren, gehört also ebenfalls beiden Gruppen an. Andererseits sind die lymphatischen Gewebe mit ihrer starken funktionellen Plastizität[18] sowohl „stabile“ als auch „labile“ Gewebe. Analoges gilt für das Rindenepithel der Nebennieren[19]. — Das Linsengewebe des Auges nimmt eine andere Stellung ein. Seine Fasern sind „Dauergewebe“, deren Lebensdauer der des Organismus entspricht. In der Äquatorialzone aber können sich regenerativ neue Zellen bilden, womit diese Zone dann den „labilen Geweben“ zuzuordnen wäre[20]. Hier sind freilich die Grenzen auch dieses Schemas erreicht oder bereits überschritten, denn mit gleichem Recht muß dann beispielsweise auch die Knorpelzone der Röhrenknochen hier angeführt werden. Goss (1967) hat sich deshalb bemüht, alle diejenigen Gewebe, die eine noch nicht vollständig differenzierte Wachstumszone haben, als „renewing tissues“ denen gegenüberzustellen, die keine solche Zone haben und von ihm als „expanding tissues“ bezeichnet worden sind. Die ersteren sind weitgehend identisch mit den „labilen“, die letzteren mit den „stabilen“ Geweben der Bizzozeroschen Gliederung. Sicher sind diese Wachstumszonen, die *Indifferenzzonen*[21], bei allen Deckepithelien und in den Schleimhäuten die einzigen generativen Abschnitte, wie sich vor allem durch die Thymidin-^{3}H-Autoradiographie neu belegen ließ[22]. Es handelt sich aber hier um eine für die betreffenden Gewebe spezifische histologische Ordnung, deren Verallgemeinerung enge Grenzen gesetzt sind.

3. Die Organregeneration

Der Säugerorganismus kann im Rahmen der oben gegebenen Gliederung Teile seiner Gewebe ersetzen, wenn genügend Restgewebe zurückgeblieben ist, das als Basis der Regeneration dient. Die Neubildung zerstörter oder verlorengegangener ganzer Organe ist ihm versagt. Niedere Organismen sind in unterschiedlichem Ausmaß zur Organ- bzw. Organellenregeneration befähigt, z.B. das Trompetentierchen Stentor, das in variablem Ausmaß[23] auch aus kleinen Teilen des Cytoplasmas Schlund und Mundfeld ergänzen kann, wenn ein vollwertiger Teil des Makronucleus vorhanden ist. Das gilt auch für einfache Metazoen, wie z.B. die Süßwasserplanarien, bei denen fast jedes Körpersegment in der Lage ist, ein ganzes Tier zu regenerieren[24]. Die Regeneration bei den Anneliden ist dagegen begrenzt: Amputiert man im Bereich der Kopfregion, so werden alle Körpersegmente regeneriert. Auch die Kopfregion wächst wieder neu. Je weiter hinten aber die Abtragungsebene des Kopfes liegt, um so mehr nimmt die Fähigkeit zur Kopfregeneration ab bis zu einem kritischen Bereich, von dem aus kein Kopf mehr wächst. Entscheidend ist offenbar die Menge des verbliebenen Nervengewebes[25].

Insekten können noch ganze Gliedmaßen ersetzen. Unter den Wirbeltieren stehen die Amphibien oben an: sie sind in der Lage, die Beine, den Schwanz und Teile der Kiefer zu regenerieren. Dabei verläuft die Regeneration über drei recht gut trennbare Phasen: zuerst bildet sich ein undifferenziertes „Regenerationsblastem“[26], das in eine zweite, die Wachstumsphase, eintritt, an die sich als dritte Phase die Differenzierung anschließt[27]. Einen ähnlichen Vorgang gibt es bei den Säugern nicht. Die eingeschränkte Potenz zur Blastembildung ist wahrscheinlich die Ursache, daß bei ihnen eine Organregeneration unmöglich ist.

[18] Zum Beispiel Masshoff und Rieckert 1954, Grundmann 1958.
[19] Tonutti 1941, 1952, Liebegott 1944. [20] Goss 1964, 1967.
[21] Schaper 1902, Schaper und Cohen 1905.
[22] Lit. z.B. bei Eder 1966, Oehlert 1966, Schultze 1968.
[23] Weiss 1951. [24] Lit. bei Lüscher 1955. [25] Avel 1947.
[26] Korschelt 1927. [27] Lüscher 1955.

4. Regeneration als Wachstum und als Heilung

Gebunden an die mitotische Proliferation, ist die Regeneration in erster Linie ein Wachstumsvorgang als „Zunahme durch Ansatz von strukturell und funktionell vollwertiger lebendiger Masse“[28]. Unabhängig von der gegebenen Gliederung der Gewebe in „stabile“ oder „labile“ und „perennierende“ (= dauernde) Elemente befinden sich die lebendigen Strukturen nur scheinbar in einem der genannten Zustände. Da die Organismen dauernd von gelösten Materieteilchen durchströmt werden, die ohne Unterlaß in die Gewebe eingebaut und wieder abgegeben werden[29], befindet sich jeder Organismus in einem steten Fließgleichgewicht mit seiner Umgebung[30]. Eine auch heute noch nicht molekularbiologisch erklärbare Steuerung sorgt dafür, daß dabei ein bestimmtes Gleichgewicht von Anbau und Abbau in jeder einzelnen Zelle, in jedem Organ und in jedem Organismus aufrechterhalten bleibt. In einem gesunden Organismus wird der physiologische Zellverschleiß an allen inneren und äußeren Oberflächen durch eine gleichmäßige Regeneration kompensiert. Wir sprechen von „adaptivem Wachstum“[31] im weiteren, von „physiologischer Regeneration“ im engeren Sinne. Diese kann „als ein en miniature ablaufender, ständiger, der Erhaltung dienender Wachstumsprozeß angesehen werden“[32]. Sie ist wie jeder andere Wachstumsvorgang von exogenen und endogenen Faktoren abhängig, unterliegt der Steuerung durch Hormone und durch neurale Faktoren, ist abhängig von den funktionellen Beanspruchungen der Gewebe und Organe und kann sich im Alter erschöpfen.

Wenn das Gleichgewicht durch pathologische Vorgänge gestört wird, die zum Untergang von Zellen oder Geweben führen, tritt die Regeneration als Reparation in Erscheinung, als ein Heilungsvorgang. An jede destruktive Entzündung, an jede Verletzung, erst recht an Nekrosen infolge von unmittelbaren Gewebszerstörungen oder auch durch Hypoxie und Anoxie schließt sich eine „reparative Regeneration“ an. Sie ist in jedem Falle durch eine pathologische Reaktion ausgelöst, in sich selbst aber ein physiologischer Vorgang. Ihr Ziel ist die Wiederherstellung des Ausgangszustandes, die Reparation. Diesen reparativen Regenerationen ist dieser Beitrag bevorzugt gewidmet.

Erst wenn diese Regeneration das normale Maß überschreitet und sich durch besondere Umstände den gegebenen Steuerungen entzieht, wird sie selbst pathologisch. Sie führt zur Hypertrophie des Organs, was wiederum ein sinnvoller Anpassungsvorgang, etwa bei gesteigerter funktioneller Beanspruchung, sein kann. In der histologischen Dimension handelt es sich dabei zumeist um eine Hyperplasie, d.h. um eine „Vermehrung der spezifischen Strukturelemente“[33]. Ob es nach dieser gültigen Definition eine isolierte Hypertrophie, d.h. eine bloße Vergrößerung der Strukturelemente in der menschlichen Pathologie überhaupt gibt, muß bezweifelt werden. Ist doch z.B. jede „Hypertrophie“ des Herzmuskels nicht nur mit einer Vermehrung der contractilen Fibrillen, sondern bei stärkerem Ausmaß auch mit einer Vergrößerung der Zahl der Muskelfasern bis auf das Doppelte verbunden[34], ja, bereits die primäre Verdickung der Myofibrillen[35] ist Ausdruck einer Vermehrung der contractilen Elemente in jeder einzelnen Fibrille[36], also der spezifischen Strukturelemente. Die Bezeichnungen Hypertrophie und Hyperplasie sind strenggenommen nicht ohne Angabe der Bezugsdimension, z.B. der Zelle, anwendbar, und der Hypertrophie liegt stets eine Hyperplasie der spezifischen Strukturelemente zugrunde. Daß wir trotzdem an beiden Begriffen, schon aus praktischen Erwägungen, festhalten müssen, bedarf keiner Betonung.

---

[28] Rössle 1923. [29] Schoenheimer 1942. [30] v. Bertalanffy 1951.
[31] Goss 1964. [32] Masshoff 1955. [33] Büchner 1966.
[34] Linzbach 1955, 1960. [35] Nieth 1949, Büchner 1950. [36] Novi 1968.

5. Die Leberregeneration als Sonderfall und als Beispiel

Bereits die oben versuchten Gliederungen in der cytologischen und der histologischen Dimension haben ergeben, daß es schwer fällt, allgemeine Prinzipien der Parenchymregeneration im Säugerorganismus aufzustellen. Je nach den regenerativen Potenzen der in den einzelnen Organellen vorhandenen Zellen und Gewebe kann die Wiederherstellung zugrunde gegangener Teile rasch oder langsam, vollständig oder lückenhaft vonstatten gehen. In allen „labilen" Geweben (s. o.), in den sogenannten „Wechselgeweben", ist die Regeneration ein physiologischer Vorgang als Ersatz von dauernd abwandernden oder zugrunde gehenden Zellen. Wir nannten als Beispiel dafür die hämocytopoetischen Blasteme und die Oberflächengewebe von Haut und Schleimhäuten. Es ergab sich weiterhin, daß auch die Parenchyme der inneren Organe eine — wenn auch langsame — Mauserung haben, d.h. eine, wenn auch nur auf einzelne Zellen beschränkte, regenerative Neubildung im physiologischen Bereich. Darunter fällt selbst das gern als „stabil" bezeichnete Gewebe des Herzmuskels und — in besonders deutlicher Form — das Parenchym der Leber. Dieses Organ hat in dreifacher Hinsicht eine Sonderstellung.

1. Phylogenetisch (und ontogenetisch) ist die Leber eine Ausstülpung der Darmwand, die primär resorptive und exkretorische Aufgaben hat und z.B. schon bei den Mollusken als „Mitteldarmdrüse" ein einigermaßen isoliertes Organ mit einem mehrfach verzweigten Gangsystem darstellt[37]. Die exkretorische Funktion ist auch beim Säuger vorhanden, wenn auch über das Gallengangsystem in besonderer Weise modifiziert. Die resorptiven Leistungen werden jetzt über das Pfortaderblut vermittelt, das die durch die Darmwand permeierenden Nahrungsbestandteile aufnimmt und in die Leber transportiert. Bei manchen niederen Fischen besteht gar keine unmittelbare Verbindung zwischen Darmwand und Leber. Der Anschluß an die Blutgefäße dominiert, die Leber ist eine endokrine Drüse. Diese drei Funktionen: Exkretion, Resorption und endokrine Funktion sind auch in der Säugerleber erhalten, die letztere allerdings nicht durch Abgabe eines spezifischen Inkretes an das Blut, sondern durch die Stellung der Leber als zentrales Organ im gesamten intermediären Stoffwechsel, insbesondere als Hauptbildungsort mehrerer Bluteiweißkörper. Das verleiht der Leber eine singuläre Stellung im Organismus.

2. Strukturell ist die Leber entsprechend diesen Funktionen äußerst eng mit dem Blutstrom verbunden. Sie erhält venöses, nährstoffreiches Blut aus der Pfortader und arterielles Blut mit hohem Sauerstoffgehalt aus der A. hepatica. Beide Blutarten mischen sich in wechselndem Verhältnis[38] vor Eintritt in die einzelnen Leberläppchen und kommen dabei in engen Kontakt mit den Leberepithelzellen. Bei diesem Kontakt finden — wenn auch indirekt — Resorption und Inkretion statt. Für die exkretorische Leistung, genauer für den Transport des Exkretes, ist mit den Gallecapillaren ein gesondertes Spaltensystem entwickelt. Es mündet über die interlobulären Gallekanälchen in die Gallengänge und damit in das Darmlumen. Diese beiden „konstruktiven Probleme[39] sind in dieser Form nur für die zu- und abführenden Wege als getrennte Gefäßsysteme gelöst. Die eigentliche Arbeitsstruktur, die Leberzelle, ist dagegen von einer geradezu verblüffenden Uniformität. Resorption, Inkretion und Exkretion werden von ein und demselben Zelltyp geleistet. Ein ähnliches Prinzip ist in keinem anderen Organ realisiert.

3. Mit dieser Uniformität gekoppelt ist eine besonders starke regenerative Potenz. Während z.B. das Myokard selbst kleinere Defekte nur durch eine undifferenzierte Bindegewebsnarbe decken kann, folgt jeder Zerstörung von Leber-

[37] Patzelt 1936. [38] Zum Beispiel Soskin, Essex, Herrick und Mann 1938.
[39] Bolck 1960.

gewebe eine rasche und intensive mitotische Regeneration, die je nach dem Ausmaß der vorangegangenen Zerstörung zur restitutio ad integrum oder zur Defektheilung führt. Voraussetzung ist allerdings, daß in der Umgebung des Defektes funktionstüchtiges Lebergewebe erhalten geblieben ist. Dabei ist es ohne Belang, ob die Leberzellen durch ein entzündliches Agens, durch Gifte oder durch Sauerstoff- bzw. Blutmangel zugrunde gegangen waren. Voraussetzung einer Regeneration ist auch, daß das übriggebliebene Leberparenchym für eine minimale Leberfunktion ausreicht. Dies ist beim Hund schon mit $^1/_{12}$ des Parenchyms möglich, bei der Ratte wahrscheinlich mit noch weniger. Verallgemeinernd können wir annehmen, daß $^1/_{10}$ des Leberparenchyms ausreicht, um den normal anfallenden funktionellen Belastungen gerecht zu werden[40].

Wenn diese Voraussetzungen erfüllt sind, und wenn nicht, wie bei den Lebercirrhosen, zusätzliche und dauernde Störungen der Durchblutung oder des Galleabflusses hinzukommen[41], kann die Regeneration das normale Ausmaß des Gesamtparenchyms wieder herstellen oder sogar überschreiten. Dabei wird die strukturelle Gliederung in Läppchen ebenfalls — wenn irgend möglich — restituiert, und zwar unter formativem Einfluß des intrahepatischen Kreislaufs: Der Sog des Blutes vom rechten Herzen, gefördert durch die Lungenatmung, bedingt sowohl während der Umstellung vom intrauterinen in das postnatale Leben[42] als auch nach regeneratorischer Neubildung die Entstehung der Läppchenarchitektur. Diese ist also in keiner Weise funktionell, sondern allein vasculär-hämodynamisch bedingt, wie ja auch das Leberläppchen keine funktionelle Einheit, sondern nur ein Strukturprinzip darstellt[43]. Kann durch Änderungen der Hämodynamik oder des Galleabflusses etwa bei der Cirrhose dieses Strukturprinzip nicht befriedigend wiederhergestellt werden, so treten lokal überschießende Reaktionen auf mit oft auf das Mehrfache der Norm vergrößerten Pseudolobuli, die wiederum durch eine ungünstige Hämodynamik zu einem der Circuli vitiosi führen, die das Schicksal der Kranken bei Lebercirrhose bestimmen[44].

CAMERON (1964) hat die Eigenarten der Leberregeneration in 3 Sätzen zusammengefaßt: 1. Die Regeneration geht — gleichgültig wo und wie oft Gewebe zerstört oder entfernt wurde — stets vom verbliebenen Gewebe aus, vorausgesetzt, daß dieses die minimale Leberfunktion aufrechterhalten kann. 2. Die Einheit der Leberregeneration ist kleiner als das anatomische Leberläppchen, vorausgesetzt, daß die Blutversorgung und das exkretorische System ausreichend gewährleistet sind. 3. Die Leberregeneration ist unabhängig vom Nervensystem.

Bei allen Besonderheiten, die das Leberparenchym bei seiner Regeneration erkennen läßt, sind einfachere Bedingungen für ein Säugerparenchym kaum vorstellbar. Die Regeneration ist weder an eine besondere Zone, etwa analog den obengenannten Indifferenzzonen, gebunden — ältere Vorstellung von der Blastemeigenschaft etwa der periportalen Leberepithelien oder gar der ebenfalls periportal gelegenen Zwischenstücke der abführenden Gallenwege sind überholt —, noch bieten innergewebliche Differenzierungen, wie etwa bei den Nieren, oder nervale Zuordnungen spezielle Bedingungen. Jede Leberparenchymzelle hat prinzipiell die gleiche Regenerationskraft, die denen der beiden begleitenden Systeme der Blutcapillarendothelien (bzw. der Kupfferschen Sternzellen) und der Gallengänge nur unwesentlich unterlegen ist. Das Leberparenchym stellt also gewissermaßen ein besonders einfaches und übersichtliches Modell dar, an dem die Regenerationsvorgänge eines hochdifferenzierten Parenchyms wesentlich leichter zu studieren sind als an allen anderen Geweben.

[40] BOLLMAN 1956. [41] Zum Beispiel RÖSSLE 1930. [42] ELIAS 1948, 1949, ZEIGER 1952.
[43] ALTMANN 1957. [44] Zum Beispiel BOLCK 1960.

Hinzu kommt noch ein experimenteller Vorzug: Durch eine Laparotomie leicht zugänglich, kann man ohne Schwierigkeiten besonders von der grobgelappten Rattenleber in standardisierbarem Ausmaß Lebergewebe entfernen und im verbliebenen Gewebe den Regenerationsvorgang untersuchen. Da von diesem Modellexperiment die meisten Kenntnisse über die Leberregeneration stammen, müssen wir uns ihm bevorzugt widmen.

6. Regeneration nach experimenteller Teilhepatektomie

Das Standardverfahren für die experimentelle Teilhepatektomie[45] bei der Ratte wurde von HIGGINS und ANDERSON (1931) angegeben: Danach werden der mittlere und der linke Leberlappen als die weitaus größten entfernt, die gesamte Lebermasse damit auf $^1/_3$ reduziert[46]. Die allgemeine Resistenz der Ratte gegen abdominelle Infektionen macht eine Asepsis unnötig. Da das zurückgebliebene Lebergewebe die Stoffwechselleistungen des Gesamtorgans übernimmt, überleben die Tiere. Nach einem Tag sind die zurückgebliebenen Leberlappen bereits etwas vergrößert und meist blaßgelb gefärbt. Die Vergrößerung der Leberlappen nimmt in den nachfolgenden Tagen und Wochen weiter zu. Bereits nach 10 Tagen ist das ursprüngliche Lebergewicht meist wieder erreicht (Abb. 2). Die Regeneration erfolgt über eine kompensatorische Hypertrophie der verbliebenen Lappen (Abb. 3).

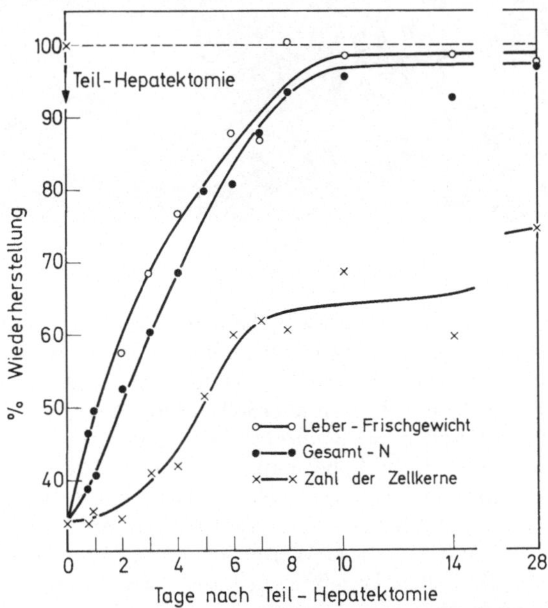

Abb. 2. Wiederanstieg des Leber-Frischgewichtes, des Gesamtstickstoffs der Leber und der Zahl der Zellkerne zu verschiedenen Zeiten nach Teilhepatektomie bei der Ratte. (Aus TSUBOI, YOKOYAMA, STOWELL und WILSON 1954)

Seit HIGGINS und ANDERSON (1931) ist eine kaum übersehbare Zahl von Untersuchungen über den Ablauf, die inneren und äußeren Bedingungen, die Beeinflußbarkeit durch Ernährungsfaktoren, durch verschiedene Substanzen, Gifte, ionisierende Strahlen usw. vorgenommen worden[47]. So stammen denn unsere meisten Kenntnisse von Untersuchungen nach diesem Verfahren.

[45] PONFICK 1889. [46] Dorsale Schnittmethode vgl. RALLI und DUMM 1951.
[47] Lit. z.B. bei HARKNESS 1957, BUCHER 1963, ALTMANN 1966, STÖCKER 1966a u.a.

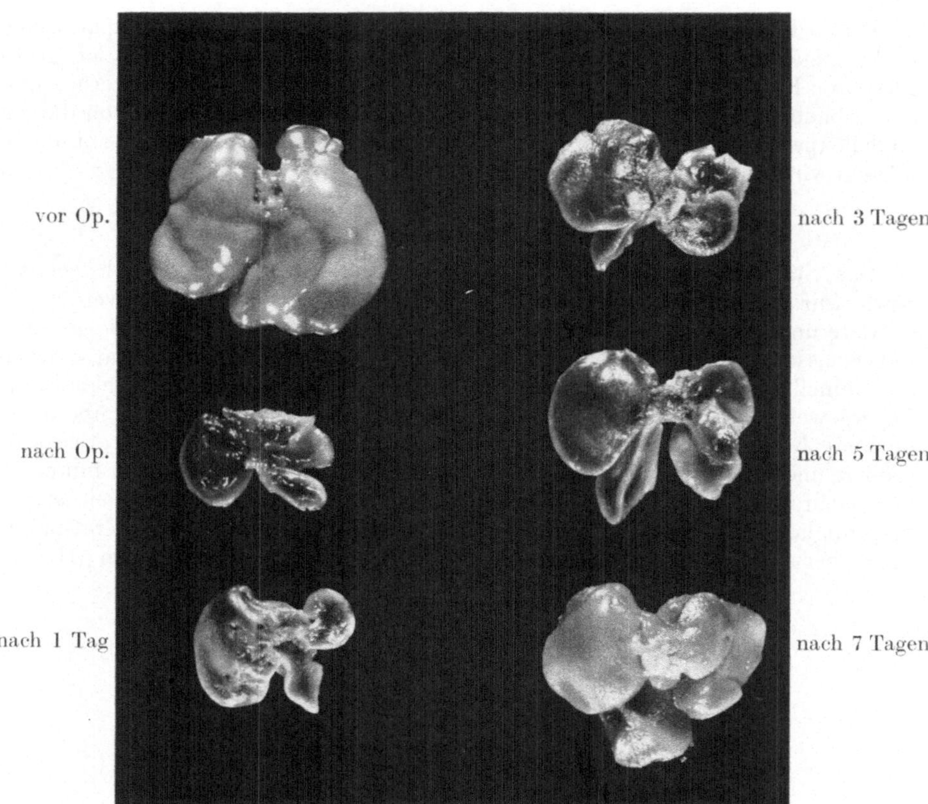

Abb. 3. Hypertrophie der verbliebenen Leberlappen in verschiedenen Abständen nach $^{2}/_{3}$-Teilhepatektomie bei der Ratte

Schon 1885 hatte VON PODWYSSOZKI beobachtet, daß Leberdefekte nach keilförmigen Excisionen oder nach Stichverletzungen durch mitotische Regeneration der Nachbarzellen gedeckt werden[48, 49]. Damals begannen bereits detaillierte Untersuchungen. So entfernte PONFICK (1889, 1890, 1895) bei Kaninchen verschieden große Teile der Leber, beobachtete die Regeneration 2—15 Monate lang und stellte dann fest, daß sich die Lebern auch noch nach Resektion von fast 90% bis nahezu zum Ausgangsgewicht regenerieren. Histologisch beobachtete er, daß mitotische Kern- und Zellteilungen an nahezu allen Stellen der verbliebenen Lappen auftraten, und daß auf diese Weise normales, funktionstüchtiges Lebergewebe entstand. Zu ähnlichen Ergebnissen kam später FISHBACK (1929) durch Experimente am kleinen Nager.

So wissen wir heute sicher, daß die Leber ein relativ starkes Regenerationsvermögen hat. Das gilt nicht nur für die am besten untersuchte Nagerleber, sondern auch für niedere Wirbeltiere, wie Molche, Frösche, sogar für den Axolotl. Die Regeneration verläuft beim Säuger und bei den Vögeln allerdings besonders rasch, bei Amphibien und Reptilien weniger intensiv und bei den Knochenfischen offenbar am langsamsten[50].

Auf Grund der neueren und neuesten Beobachtungen kann man den Regenerationsvorgang in 3 Hauptphasen einteilen. Bezugspunkt ist die erste Mitosewelle,

[48] Weitere ältere Literatur bei PONFICK 1889, 1890, 1895, MEISTER 1891, 1894.
[49] HERXHEIMER und THÖLLDTE 1930, PFUHL 1932. [50] GRIGORJEW 1962, 1965.

die nach $^2/_3$-Resektion bei der Ratte im Abstand von etwa 28 Std nach der Operation auftritt und durch eine intensive DNS-Synthese von der 16. Std an eingeleitet wird (Abb. 4). Später bleiben Mitoseindex und DNS-Syntheserate erhöht, erreichen auch noch einzelne Gipfel, bleiben aber bei normalen Bedingungen unter den ersten Maximalwerten. Wir sprechen deshalb von einer *präproliferativen Phase* (0—16 Std), von einer Phase der *Initialproliferation* (16—32 Std) und von einer Phase der *Restitution* (ab 32 Std). Die letztgenannte Phase dauert bei strenger Beurteilung etwa 4 Wochen; aber noch nach mehreren Monaten sind Folgen der Teilhepatektomie nachweisbar.

Auch diese Einteilung ist eine grob-schematische und dient vor allem der Übersicht. Schon in der präproliferativen Phase laufen Vorgänge ab, die mit einer DNS-Synthese in einzelnen Zellkernen gekoppelt sind, also proliferativen Charakter tragen. Im Vordergrund stehen jedoch solche Veränderungen im Cytoplasma und in den Zellkernen, die als reaktive Folgen der Hepatektomie anzusehen sind, in bestimmtem Umfang aber bereits Vorbereitungen der Initialproliferation darstellen. Andererseits ist die Phase der Restitution ebenfalls noch durch eine erhöhte Proliferation gekennzeichnet. Ihr Charakteristikum ist aber die Wiederherstellung der histologischen Normalstruktur. Die Beschreibung der Vorgänge

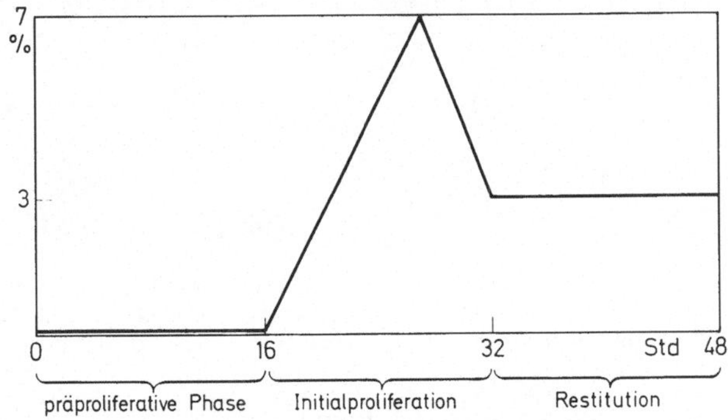

Abb. 4. Die 3 Regenerationsphasen der Leber nach Teilhepatektomie. (In der Abszisse die Stunden nach der Operation, in der Ordinate der Mitoseindex)

erfolgt deshalb im folgenden nach diesen 3 gestaltlichen Gesichtspunkten, indem wir zunächst die reaktiven Veränderungen im Cytoplasma und im Kern in den Mittelpunkt stellen, dann die gesamte mitotische Regeneration, einschließlich der vorbereitenden DNS-Synthese, betrachten, um schließlich die histologische Neuordnung zu untersuchen, freilich jeweils unter Bezug auf die in Abb. 4 dargestellte zeitliche Gliederung des Regenerationsablaufes.

II. Die präproliferative Phase

Die erste und nachhaltigste, morphologisch faßbare Reaktion der Nagerleber auf eine $^2/_3$-Hepatektomie ist eine Vergrößerung der Leberepithelzellen (Abb. 5). Sie geht mit einer Einwässerung[51] und mit einem Anstieg von freiem Na^+ und freiem Phosphat einher[52]. Wie noch im einzelnen zu belegen sein wird, betrifft diese Volumenzunahme nahezu alle Bestandteile der Zelle, wenn auch in unterschiedlichem Ausmaß und zu verschiedenen Zeiten. Die cytoplasmatischen Teilchen sind im Prinzip eher verändert als die des Zellkernes. Wertigkeit und Bedeutung der Schwellung der einzelnen Zellorganellen sind sehr verschieden[53]. Parallel läuft ein vorübergehender Verlust der spezifischen Strukturen, ja, ein

[51] Zaki 1954. [52] Lieberman, Gingold, Kane und Short 1965.
[53] Siehe z. B. Harkness 1957, Bucher 1963, Altmann 1966.

Strukturabbau, an dem sich bereits sehr früh, meist noch in der „präproliferativen Phase", eine Restitution oder gar eine Strukturvermehrung anschließt. Alle diese Vorgänge sind kausal und strukturell vielfältig miteinander verfugt.

Im folgenden wird versucht, von den morphologisch faßbaren Veränderungen ausgehend, deren wechselseitige funktionelle Beziehungen abzuleiten, kausal einzuordnen und schließlich ihre Stellung im cellulären Regenerationsprozeß festzulegen. Dabei stehen notwendig die Leberparenchymzellen ganz im Vordergrund, da ihnen einmal 90—95% der gesamten Zellmasse der Leber zugehören —allerdings nur 60—65% der Leberzellpopulation[54] —, und zum anderen, weil an ihnen die für das Verständnis der Regenerationsvorgänge entscheidenden Prozesse ablaufen.

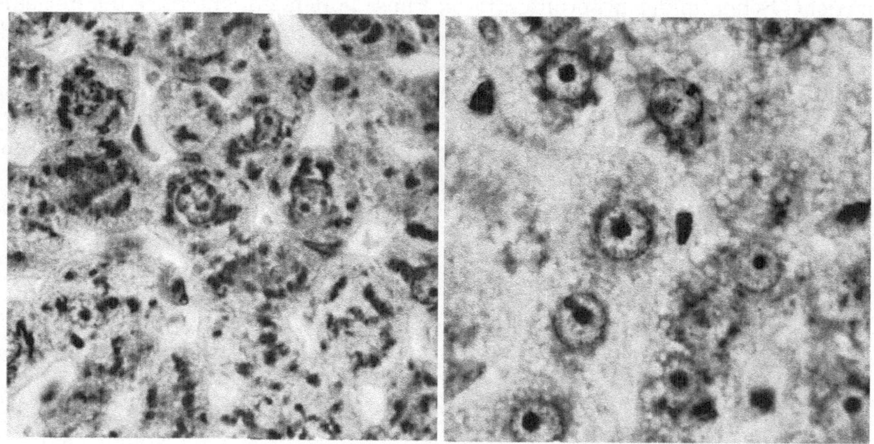

Abb. 5. Vergrößerung der Leberzellen nach $^2/_3$-Teilhepatektomie bei der Ratte. Weitgehender Abbau der in den normalen Leberzellen (links) nachweisbaren RNS-Schollen und beginnende Verfettung (rechts). (Färbung: Kresylviolett, Vergr. 480fach)

1. Glykogen

Die Leber ist das glykogenreichste Organ des Säugetierorganismus, die Leberepithelzelle ist die Zelle mit dem größten relativen Glykogengehalt: 92—93,5% des Trockengewichtes bestehen normalerweise aus Glykogen. Den mit der Carminfärbung nach BEST oder mit der Perjodsäure-Schiff-Reaktion (PAS-Reaktion) anfärbbaren Schollen liegen Agglomerate von wesentlich kleineren Glykogenpartikelchen zugrunde, die sich elektronenmikroskopisch durch Kontrastierungsverfahren in mindestens 2 Gruppen einteilen lassen[55]. Die größeren Partikeln der normalen Leber haben einen Durchmesser von 600—2000 Å und weisen oft eine rosettenförmige Anordnung auf. Nach ihrer Isolierung aus der Zelle ließ sich durch Negativfärbung elektronenmikroskopisch nachweisen, daß diese α-Partikeln aus kleineren, 200—300 Å messenden Teilchen, den β-Partikeln, bestehen, die nach Anwendung verschiedener Kontrastierungsverfahren im Dünnschnitt gut sichtbar sind, im Grundcytoplasma normalerweise als kleine Agglomerate liegen (Abb. 6) und dann einen Durchmesser von 150—400 Å haben. Sie bestehen nach den Ergebnissen der Negativfärbung isolierter Glykogenpartikeln wiederum aus kleineren Unterteileu, den γ-Partikeln[56], d. h. mehr oder weniger senkrecht aufeinanderstehenden Fäden oder Stäbchen mit einem Durchmesser von 30 Å und einer Länge von etwa 200 Å.

Der Glykogengehalt der Leber ist gegen jede Änderung der normalen Bedingungen besonders empfindlich, sei es durch Nährstoffmangel bei Hunger oder

[54] KOSTERLITZ 1958, DAOUST 1958.
[55] DROCHMANS 1960, 1962, THEMANN 1963, REVEL 1964. [56] DROCHMANS 1962.

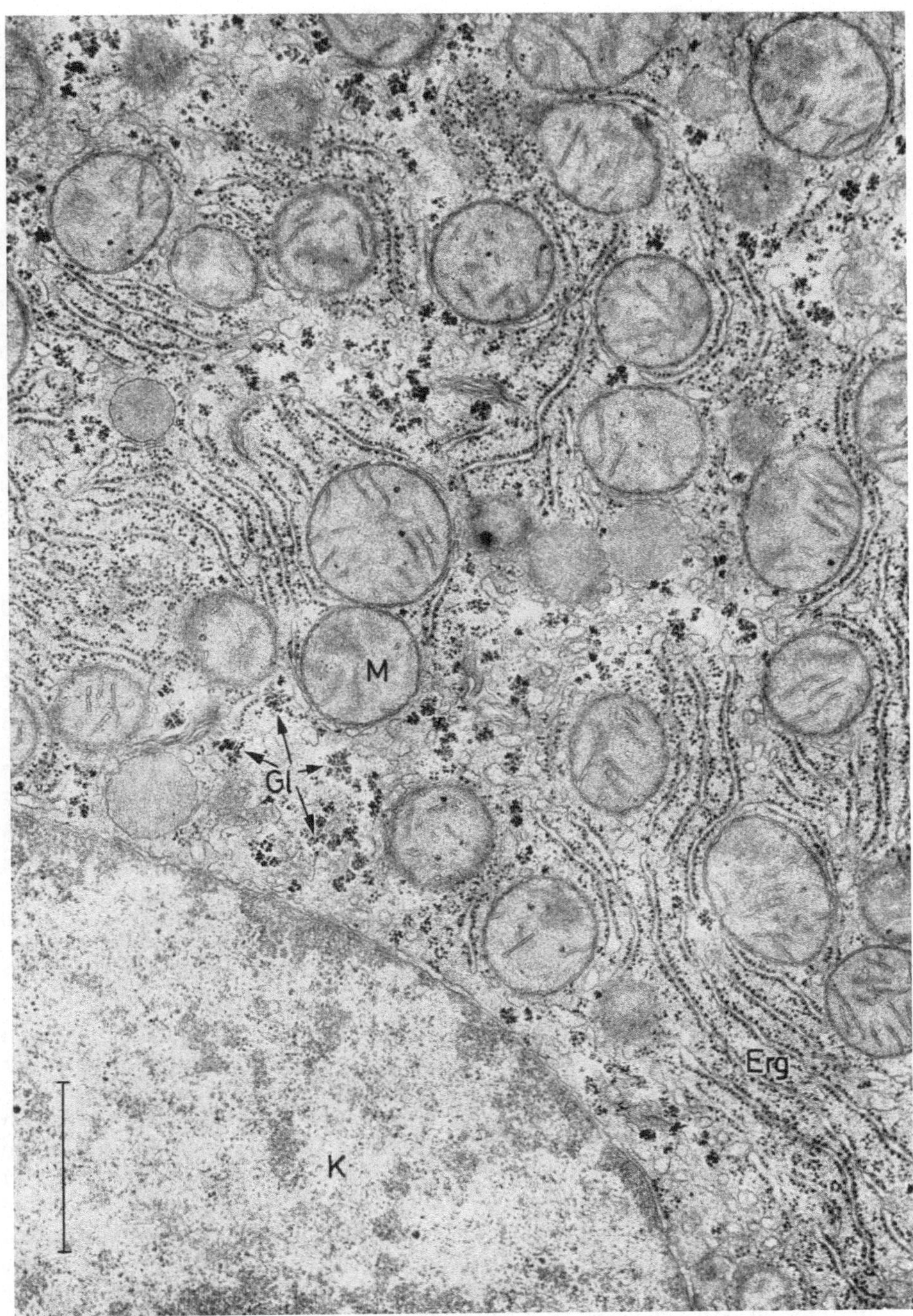

Abb. 6. Ausschnitt aus normaler Leberparenchymzelle der Ratte. Der Kern (*K*) von Ergastoplasma mit ribosomenbesetzten Membranen (*Erg.*) und von Mitochondrien (*M*) umgeben. Zwischen dem Ergastoplasma feinkörnig freie Ribosomen. Fleckförmig in kleinen Haufen β-Glykogengranula (*Gl.*). Elektronenmikr. Vergr. 22400fach. Glutaraldehyd/OsO_4. Bleicitrat-Nachkontrastierung. (Aufnahme: W.-H. Voigt) $\mapsto = 1\mu$

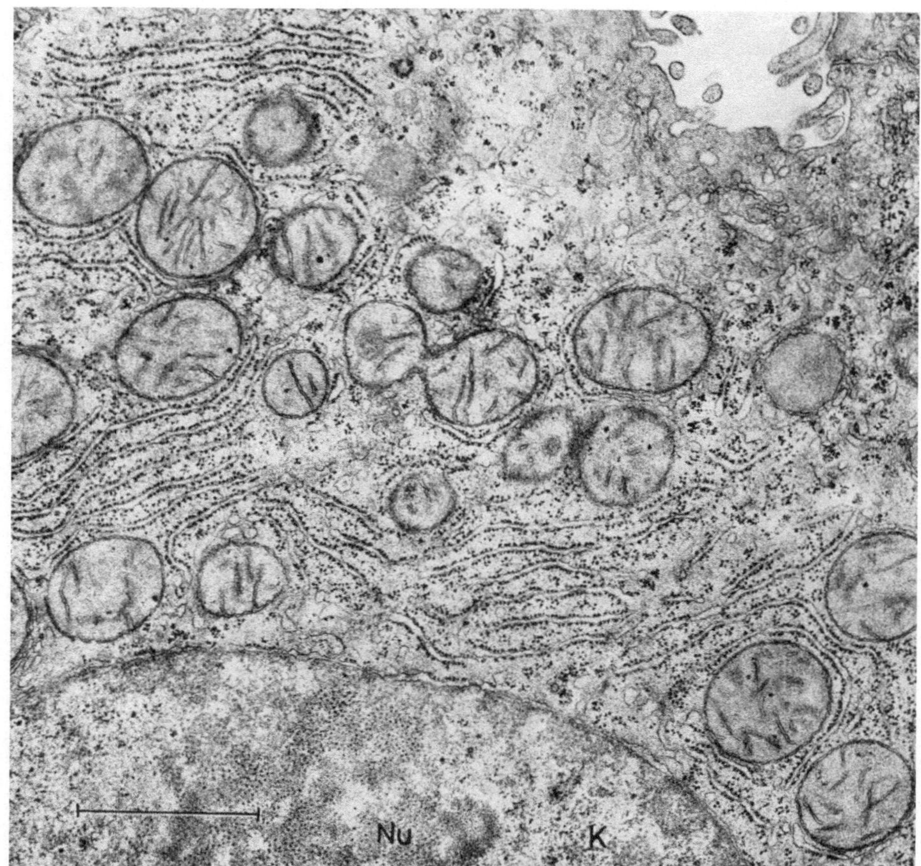

Abb. 7. Ausschnitt aus einer Leberparenchymzelle der Ratte 2 Std nach Teilhepatektomie. Ergastoplasma mit ribosomenbesetzten Membranen, freie Ribosomen und Mitochondrien noch weitgehend unverändert, dagegen starker Schwund des Glykogens. Elektronenmikrosk. Vergr. 24000fach. Glutaraldehyd/OsO_4. Bleicitrat-Nachkontrastierung. (Aufnahme: W.-H. VOIGT) ⊢⊣ = 1μ

bei Durchblutungsstörungen, sei es durch Vergiftungen[57]. So beginnt auch nach partieller Hepatektomie die Abnahme des Leberglykogens unmittelbar nach der Operation, und schon nach 2 Std ist histologisch meist kein Glykogen mehr nachweisbar[58]. Dieser Glykogenschwund ist sowohl nach biochemischen[59] als auch nach histologischen Beobachtungen[60] die früheste Cytoplasmareaktion auf die partielle Hepatektomie (Abb. 7). Nach PAS-Färbung treten *bei der Maus* 10 Std nach der Operation in der mittleren Zone der Leberläppchen wieder kleine Glykogenpartikeln auf, nach 14—18 Std in fast allen Leberzellen des Läppchens. Nach BADE (1964b) erreicht der histochemisch nachweisbare Glykogengehalt 26 Std nach Hepatektomie einen vorläufigen Höhepunkt, um dann zwischen der 30. und der 40. Std wieder stark abzunehmen. Dem folgt eine erneute Zunahme 42—50 Std nach der Hepatektomie. Es besteht also bei der Maus während der ersten 3 Tage ein Rhythmus, der unabhängig vom physiologischen Tagesrhythmus verlaufen soll[61].

---

[57] Lit. z. B. bei KETTLER 1954, ALTMANN 1955, THEMANN 1963, WACHSTEIN 1963, DAVID 1964.
[58] BADE 1964b. [59] NOVIKOFF und POTTER 1948.
[60] ATERMAN 1952a, HARKNESS 1952c, FERRARI 1954. [61] BADE 1964b.

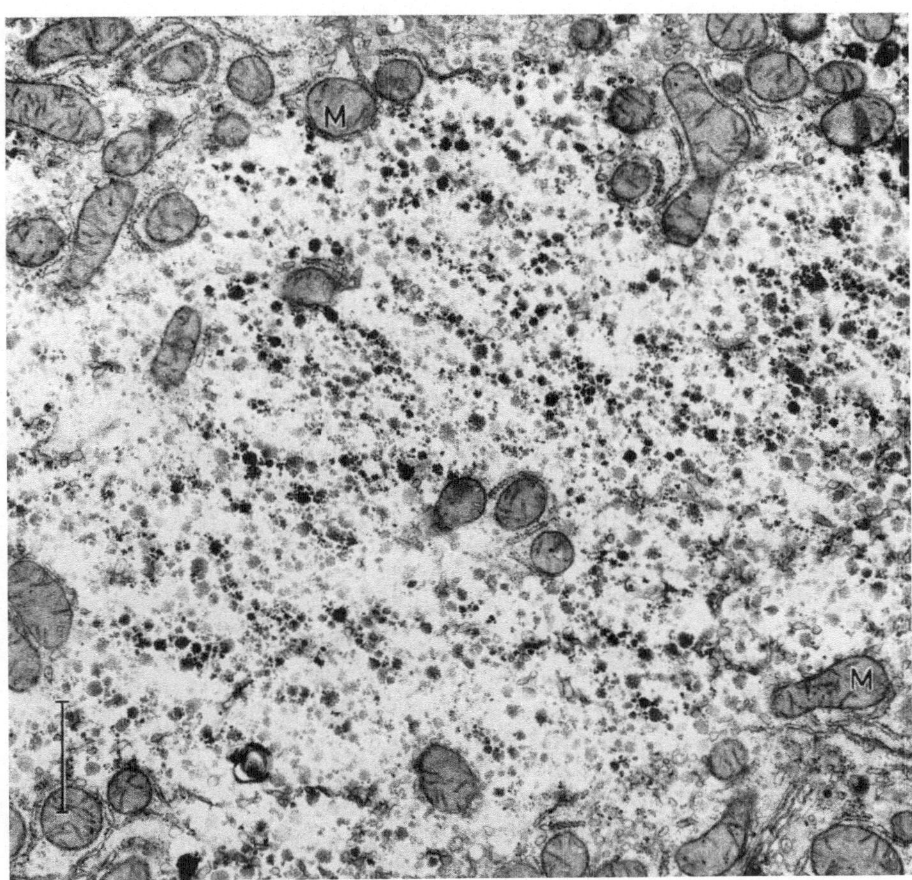

Abb. 8. Ausschnitt aus einer Leberparenchymzelle der Ratte 72 Std nach $^2/_3$-Teilhepatektomie. Sog. „freies Glykogenfeld" mit zahlreichen Mitochondrien (*M*) am Rande. Elektronenmikr. Vergr. 13800fach. Glutaraldehyd/OsO_4-Fixation. Bleicitrat-Nachkontrastierung. (Aufnahme: W.-H. VOIGT) ⊢⊣ = 1 μ

Biochemisch fanden FUJIOKA, KOGA und LIEBERMAN (1963) *bei der Ratte* 6 Std nach Hepatektomie eine Abnahme des Leberglykogens von 30 auf 1,4 mg/g Frischgewicht. Elektronenmikroskopisch sind nach DAVIS (1962) zum gleichen Zeitpunkt noch Glykogengranula nachweisbar. Erst 12 Std nach der Operation sind sie weitgehend verschwunden. Interessanterweise ist zur gleichen Zeit die Glykolyse im Cytoplasma auf die Hälfte des Ausgangswertes abgesunken[62]. In der Phase 16—28 Std nach der Hepatektomie erscheinen neue Glykogengranula in der Nachbarschaft der endoplasmatischen Lamellen; mit dem Einsetzen der ersten Mitosewelle verschwinden sie zum größten Teil wieder. Nach 48 Std treten nach BARTOK und VIRAGH (1965) zwischen den neu entstehenden Elementen des glatten endoplasmatischen Reticulums zunächst einzelne, dann mehrere Glykogengranula auf. Das Glykogen breitet sich allmählich auch über das Membrannetz hinaus aus, so daß „freie Glykogenfelder" entstehen, in denen keine Bestandteile des endoplasmatischen Reticulums nachweisbar sind (Abb. 8). Lichtmikroskopisch entsprechen diese Glykogenfelder z. B. im HE-Schnitt leeren Blasen. Am 3. post-

[62] SIEBERT, BÄSSLER, HANNOVER, ADLOFF und BEYER 1961.

operativen Tag steht die Vermehrung des Glykogens stark im Vordergrund. Nach Bleikontrastierung enthalten die Glykogengranula bis 450 Å große Glykogeneinheiten, also β-Partikeln (s.o.), die verzweigte Ketten und auch kompakte Aggregate bilden können. Vom Rande her dringen in den folgenden Tagen Mitochondrien in die Glykogenfelder ein, meist umgeben von Tubuli und Vesikeln des glatten endoplasmatischen Reticulums. Bald bildet sich — ebenfalls vom Rande her — rauhes endoplasmatisches Reticulum und 20 Tage nach der Operation erscheint die Feinstruktur der Leberzelle normal. Eine gewisse Glykogenarmut soll in den Leberzellen der Ratten aber noch mehrere Monate nach partieller Hepatektomie nachweisbar sein[63].

Diese morphologischen Phänomene sind Ausdruck eines tiefen Eingriffes in den Kohlenhydratstoffwechsel: Zuerst erfolgt eine massive Glykogenolyse, dann ebenfalls relativ rasch eine Glykogensynthese. Der Glykogenabbau ist leicht erklärbar: Mit der Entfernung von $^2/_3$ des Gesamtglykogens der Leber durch die partielle Hepatektomie besteht eine erhebliche Gleichgewichtsstörung des Leberparenchymstoffwechsels. Das Operationstrauma und die nachfolgende Freßunlust der Tiere führen zu einer transitorischen Unterbrechung des Zustroms von Kohlenhydraten aus dem Pfortaderblut. Zur Aufrechterhaltung seines Energiestoffwechsels greift der Organismus auf das vorhandene Reservekohlenhydrat der Leber zurück und phosphoryliert das Glykogen des Leberrestes. Wird doch das Leberglykogen bevorzugt zur Aufrechterhaltung des Glucosespiegels im Blut verwendet[64].

In einem zweiten Schritt wird aus dem Glykogen anderer Gewebe, wohl vorwiegend der Muskulatur, durch Steigerung der Glykolyse Milchsäure bzw. Lactat gebildet, das dann vorwiegend über den Embden-Meyerhof-Weg über Pyruvat-fructose 1,6-Phosphat $\rightarrow$ Glucose-6-Phosphat zu Glykogen aufgebaut wird. Die dazu notwendigen Enzyme sind durchweg in der Leber vorhanden, und ihr Reaktionsgleichgewicht ist zugunsten der Glucose- bzw. Glykogensynthese eingestellt.

2. Mitochondrien

Dieser Glykogensynthese muß eine Aktivierung des oxydativen Stoffwechsels zugeordnet sein, um die notwendige Energie bereitzustellen. Die Enzymsysteme für die oxydativen Phosphorylierungen, die Atmungskette und den gesamten Citronensäurecyclus sind in den Mitochondrien lokalisiert.

Nach elektronenmikroskopischen Untersuchungen[65] sind schon wenige Stunden nach partieller Hepatektomie die Mitochondrien geschwollen (Abb. 9, 15 und 19). Die Dichte ihrer Matrix ist vermindert, und die Cristae erscheinen verkürzt. Die Wertigkeit der früheren Beobachtung von ALLARD, DE LAMIRANDE und CANTERO (1952), die Zahl der Mitochondrien pro Zelle sei 8 Std nach partieller Hepatektomie von 2500 auf 1800 abgesunken, erscheint heute zweifelhaft[66]. Auch ist die genannte Schwellung mit Sicherheit nur von kurzer Dauer. Nach 24 Std ist sie zumindest in den sogenannten dunklen Leberzellen, d.h. in den Zellen mit relativ geringer Glykogeneinlagerung, nicht mehr nachweisbar[67]. Die Mitochondrienschwellung ist hier in gleicher Weise wie nach Hypoxie oder nach Vergiftung mit verschiedenen Substanzen in erster Linie Ausdruck einer allgemeinen Zellschädigung[68].

Über die Funktionstüchtigkeit des Chondrioms, d.h. der Gesamtheit der Mitochondrien, sagt sie allein noch wenig aus. Frühere biochemische Daten sprachen

---

63 RYABINIA 1962. 64 PESCH und TOPPER 1963.

65 JORDAN 1964, BARTOK und VIRAGH 1965.

66 Vgl. ALLARD, DE LAMIRANDE und CANTERO 1957.

67 BARTOK und VIRAGH 1965. 68 ALTMANN 1966.

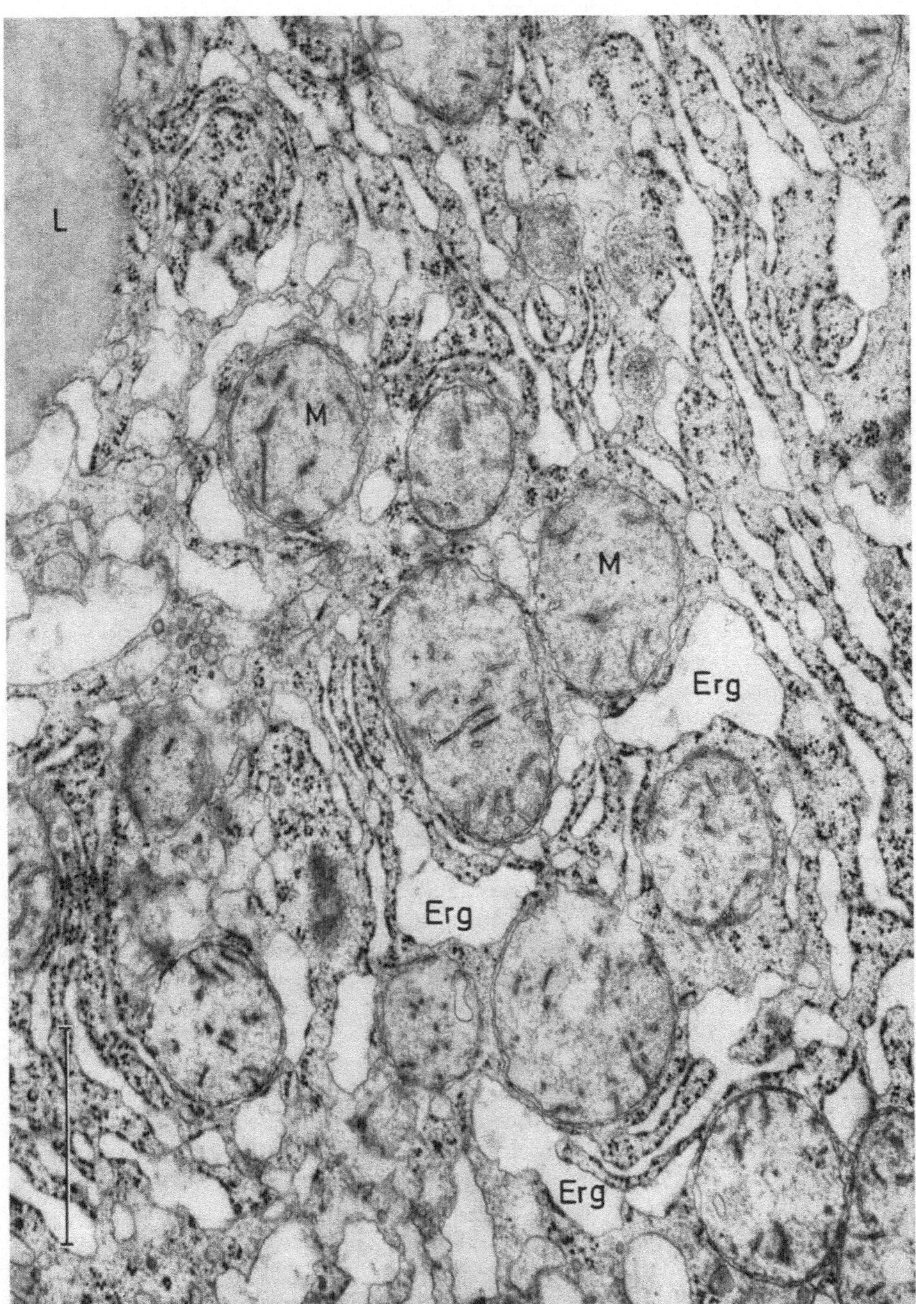

Abb. 9. Ausschnitt aus einer sog. hellen Leberparenchymzelle der Ratte 24 Std nach $^2/_3$-Teilhepatektomie. Ergastoplasma (Erg) mit starker Erweiterung der Zisternen. Ribosomen teils frei, teils den Ergastoplasma-Lamellen anliegend. Mitochondrien (*M*) vergrößert, Matrix aufgehellt, Cristae verkürzt. Links oben Lipidtropfen (*L*). Elektronenmikr. Vergr. 28000fach. Glutaraldehyd/OsO_4. Bleicitrat-Nachkontrastierung. (Aufnahme: W.-H. VOIGT) ⊢⊣ = 1μ

für eine Funktionsminderung des Atmungsstoffwechsels: NOVIKOFF und POTTER (1948) fanden eine starke Verminderung der Konzentration der Succinat-Oxydase-Aktivität bis 48 Std nach Hepatektomie, zugleich auch eine Reduktion der Cytochromreductase und des Oxalessigsäure-Oxydase-Systems. Während früher am Leberhomogenat während der ersten 48 Std nach partieller Hepatektomie entweder eine Konstanz[69] oder aber ein Aktivitätsabfall der Succinatdehydrogenase-Aktivität festgestellt worden war[70], hat eine neuere Untersuchung der Aktivität einiger enzymatischer Glieder der Atmungskette in isolierten Mitochondrien[71] zu dem interessanten Befund geführt, daß schon 2 Std nach partieller Hepatektomie sowohl in der Mitochondrienfraktion als auch im „fluffy layer", d.h. in Bruchstücken von Mitochondrien, die Succinatdehydrogenase und auch die NADP-Isocitratdehydrogenase signifikant angestiegen sind. Für die Succinatdehydrogenase ist das mindestens bis 22 Std nach partieller Hepatektomie nachweisbar[72]; die NAD-Isocitratdehydrogenase-Aktivität erscheint dann dagegen vermindert. Die alte Auffassung, wonach die mitochondrialen Enzyme nach Teilhepatektomie generell langsamer regenerieren als die des Grundcytoplasmas[73], ist durch diese neueren Befunde[74] widerlegt.

44 und 48 Std nach partieller Hepatektomie wird die Succinat-Oxydase-Aktivität in isolierten Rattenleber-Mitochondrien signifikant reduziert gefunden[75]. Der Unterschied im Verhalten der Succinat-Dehydrogenase-Aktivität wird entweder auf die Anwesenheit unterschiedlicher Hemmfaktoren oder auf eine Veränderung in der räumlichen Entfernung innerhalb des Enzymsystems bezogen. Der Abfall der Succinat-Oxydase-Aktivität ist nicht auf eine Erniedrigung der Mitochondrienzahl zu beziehen[76]. Der Sauerstoffverbrauch ist 48 Std nach Hepatektomie um etwa 50% erhöht[77]. Cytochrom-c, das allerdings auch außerhalb der Mitochondrien liegt, wird vor allem in den ersten 4 Tagen nach Hepatektomie neu gebildet, und zwar in der Größenordnung von 4% pro Tag[78]. In den darauffolgenden Tagen nimmt die Intensität der Neubildung ab, bleibt aber mindestens bis zum 14. Tag nachweisbar.

Dieses Phänomen ist nicht mehr den reaktiven cytoplasmatischen Veränderungen, sondern den proliferativen Vorgängen zuzuordnen. Hierher gehört auch die Frage, auf welche Weise sich die Mitochondrien bei der mitotischen Proliferation vermehren. Die allgemeine Problematik soll hier nicht erörtert werden; sie kann nur im Vergleich mit anderen Objekten beantwortet werden. Verwiesen sei auf den fraglichen Befund, daß im Zusammenhang mit der Leberregeneration Abschnürungen aus Vesikeln des endoplasmatischen Reticulums als Entstehungsorte für neue Mitochondrien angesehen worden sind[79]. Die allgemeine Erfahrung, daß sich Mitochondrien in zwei mehr oder weniger verschieden große „Hälften" teilen können[80], ist dagegen prinzipiell auch auf die Leberzellen zu übertragen[81] und steht mit der Tatsache, daß Mitochondrien DNS enthalten, die unter Umständen als Träger genetischer Informationen angesehen werden müssen[82], in guter Übereinstimmung.

3. Microbodies

Von ROUILLER und BERNHARD (1956) wurde aus elektronenmikroskopischen Aufnahmen abgeleitet, daß sich die Mitochondrien nach CCl_4-Vergiftung, aber

[69] NELSON und DE BURGH 1958.
[70] PERKINSON und IRVING 1956, HOPSU und HÄRKÖNEN 1959.
[71] GEAR 1965. [72] PEARSON, GROSE und GREEN 1959.
[73] Siehe z.B. GREENBAUM, GREENWOOD und HARKNESS 1954. [74] GEAR 1965.
[75] ŠIMEK, SEDLÁČEK, LEJSEK und HAIS 1966. [76] ŠIMEK, SEDLÁČEK, LEJSEK u. HAIS 1966.
[77] ŠIMEK und SEDLÁČEK 1961. [78] CRANDALL und DRABKIN 1946, DRABKIN 1947a.
[79] BADE 1964a. [80] WOHLFARTH-BOTTERMAN 1966.
[81] Siehe z.B. LAFONTAINE und ALLARD 1964. [82] Siehe z.B. TUPPY und WINTERSBERGER 1966.

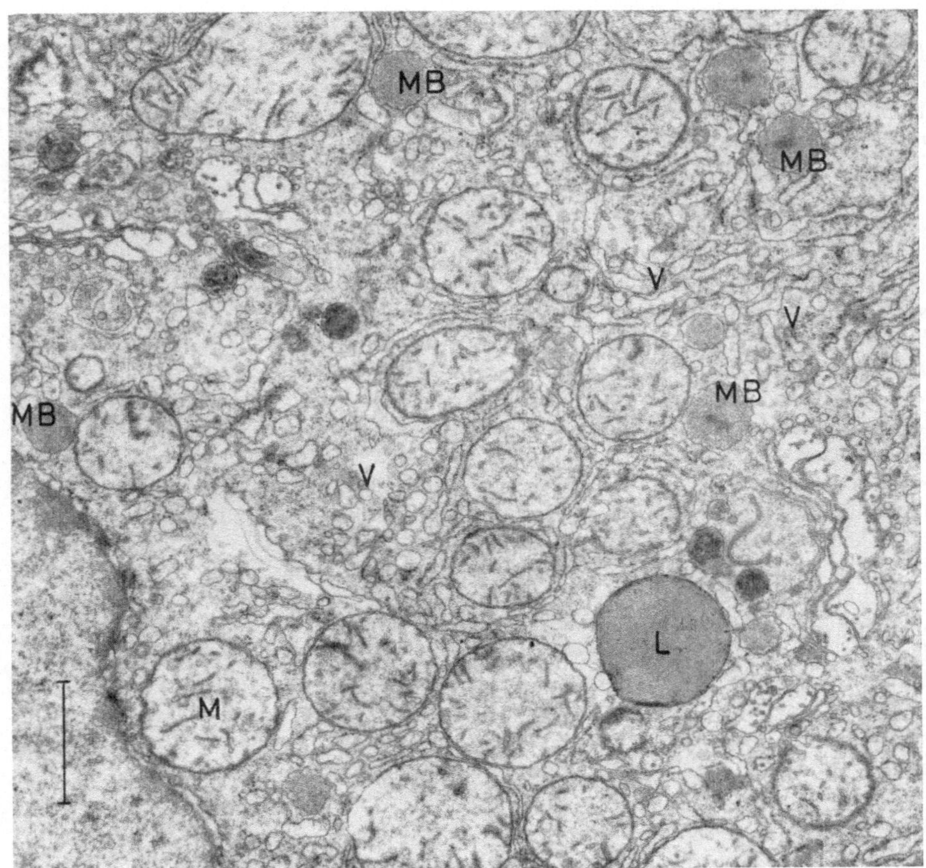

Abb. 10. Ausschnitt aus einer Leberparenchymzelle der Ratte 10 Std nach $^2/_3$-Teilhepatektomie. Neben den Mitochondrien (*M*) einzelne Lipidtropfen (*L*) und zahlreiche „Microbodies" (*MB*). Vesikeln des glatten endoplasmatischen Reticulums (*V*). Elektronenmikr. Vergr. 16800fach. Glutaraldehyd/OsO_4. Bleicitrat-Nachkontrastierung. (Aufnahme: W.-H. VOIGT) ⊢⊣ = 1 μ

auch nach partieller Hepatektomie, aus 0,2—0,5 μ großen Partikeln bilden, die ein dichtes granuläres Material enthalten und von nur einer Membran umgeben sind. Diese „Microbodies" sind nach Teilhepatektomie in den Leberparenchymzellen vermehrt (Abb. 10), und zwar sowohl in den frühen Stadien vor der ersten Mitosewelle[83] als auch später[84]. Ihre Unterscheidung von Ausfällungen des endoplasmatischen Reticulums[85] ist oft nicht leicht. Wenn solche Strukturen keine Außenmembran haben[86], sollten sie nicht als „Microbodies" bezeichnet werden.

Nach heutiger Kenntnis haben sie mit der Mitochondrienregeneration nichts zu tun. Die von ROUILLER und BERNHARD (1956) beschriebenen Übergangsbilder wurden nach partieller Hepatektomie nicht wieder gesehen[87]. Die „Microbodies" müssen auch von den Lysosomen unterschieden werden, da sie keine saure Phosphatase enthalten. Dagegen sind die Enzyme Uratoxydase, D-Aminooxydase und Katalase in ihnen nachgewiesen worden[88]. Ihre Stellung im Zellstoffwechsel und

[83] JORDAN 1964, BARTÓK, TOTOVIĆ und GEDIGK 1967. [84] STENGER und CONFER 1966.

[85] BADE 1964a. [86] DAVIS 1962.

[87] BADE 1964a, JORDAN 1964, STENGER und CONFER 1966, BARTOK, TOTOVIĆ und GEDIGK 1967.

[88] BAUDHUIN, BEAUFAY und DE DUVE 1965.

damit die Bedeutung ihrer Vermehrung nach partieller Hepatektomie ist unklar. Da sie oft in Nachbarschaft von Membranen des glatten endoplasmatischen Reticulums zu finden sind, ist ihre Entstehung aus diesen angenommen worden[89]. — Eine Steigerung der Uratoxydaseaktivität nach partieller Hepatektomie konnte mit biochemischer Methodik nicht nachgewiesen werden[90].

4. Lysosomen

Seit den Zentrifugenstudien von DE DUVE verstehen wir unter „Lysosomen" subcelluläre Partikeln, die reich an Hydrolasen sind. Charakteristische Fermente sind die saure Phosphatase, saure Ribonuclease und saure Desoxyribonuclease, β-Glucuronidase, Kathepsin[91]. Elektronenmikroskopisch findet man in Leberzellen, die reich an diesen Fermenten sind, sehr verschieden große Körperchen, die sich von den Mitochondrien gut unterscheiden lassen, da sie nur eine Membran und keine membranösen Innenstrukturen besitzen. Aufgrund ihres dichten granulären Materials wurden sie als „dichte Körperchen" bezeichnet (= dense bodies)[92]. Histochemisch finden sich Körnchen mit saurer Phosphataseaktivität in der Leber bevorzugt entlang den Gallecapillaren. Diese Körperchen sind in der Dimension der Elektronenmikroskopie identisch mit den Lysosomen[93].

Diese „peribiliären dichten Körper" sind bereits innerhalb der ersten 24 Std nach partieller Hepatektomie deutlich vermehrt[94]. Soweit sich aus der Seriierung von Bildern folgern läßt, gibt es 3 morphogenetische Wege für ihre Vermehrung[95]: 1. Durch Pinocytose aufgenommenes, im Schnittpräparat sehr elektronendichtes Material gelangt in den Golgi-Apparat. Dort scheiden sich am Endteil der Golgi-Säckchen an der „reifen" Fläche Vacuolen ab, welche wahrscheinlich proteinhaltige Lipidpartikel enthalten. 2. Schon vorher abgetrennte Golgi-Säckchen nehmen dichte Massen auf. Zumindest finden sich 16—24 Std nach partieller Hepatektomie längliche oder auch hantel- oder sichelförmige Membranprofile, die alle Übergänge zu Lysosomen erkennen lassen. 3. In den ersten Stunden nach partieller Hepatektomie fallen viele umschriebene Degenerationsareale im Cytoplasma auf (Abb. 11), die im Paraffinschnitt PAS-negativ sind und elektronenmikroskopisch Reste von Mitochondrien, von endoplasmatischem Reticulum usw. enthalten[96]. Auch in diesen Arealen ist oft saure Phosphatase nachweisbar. Sie werden bald von einer Membran umgeben, runden sich ab und bilden dann sogenannte „autophagische Vacuolen" oder „fokale Cytoplasmanekrosen"[97], die dann auch den „Cytolysosomen"[98] zugeordnet werden. Die Membran dieser Körperchen entsteht entweder de novo aus dem Grundcytoplasma[99], kann aber auch aus Teilen des endoplasmatischen Reticulums stammen[100].

Handelt es sich bei den „Cytolysosomen" um Teile zelleigenen Materials, so finden sich in anderen, meist wesentlich größeren Einschlüssen Proteine, die mit Sicherheit aus dem Blutplasma stammen und stets eine positive PAS-Reaktion geben. Da sich oft auch in oder an ihnen saure Phosphatase nachweisen läßt[101], gehören sie ebenfalls zu den Lysosomen, und zwar zur Gruppe der „Phagolysosomen". Sie sind elektronenmikroskopisch nicht immer von den „Cytolysosomen"

[89] NOVIKOFF und SHIN 1964, BARTOK, TOTOVIĆ und GEDIGK 1967.
[90] NELSON und DE BURGH 1958.
[91] Siehe z.B. DE DUVE 1963. [92] NOVIKOFF 1961. [93] ESSNER und NOVIKOFF 1961.
[94] JORDAN 1964, BARTÓK, TOTOVIĆ und GEDIGK 1967.
[95] BARTOK, TOTOVIĆ u. GEDIGK 1967.
[96] HRUBAN, SPARGO, SWIFT, WISSLER und KLEINFELD 1963, BECKER und LANE 1965, 1966.
[97] PFEIFER und BANNASCH 1968. [98] NOVIKOFF und ESSNER 1962.
[99] PFEIFER und BANNASCH 1968. [100] BARTOK, TOTOVIĆ und GEDIGK 1967.
[101] BECKER und LANE 1965, PFEIFER und BANNASCH 1968.

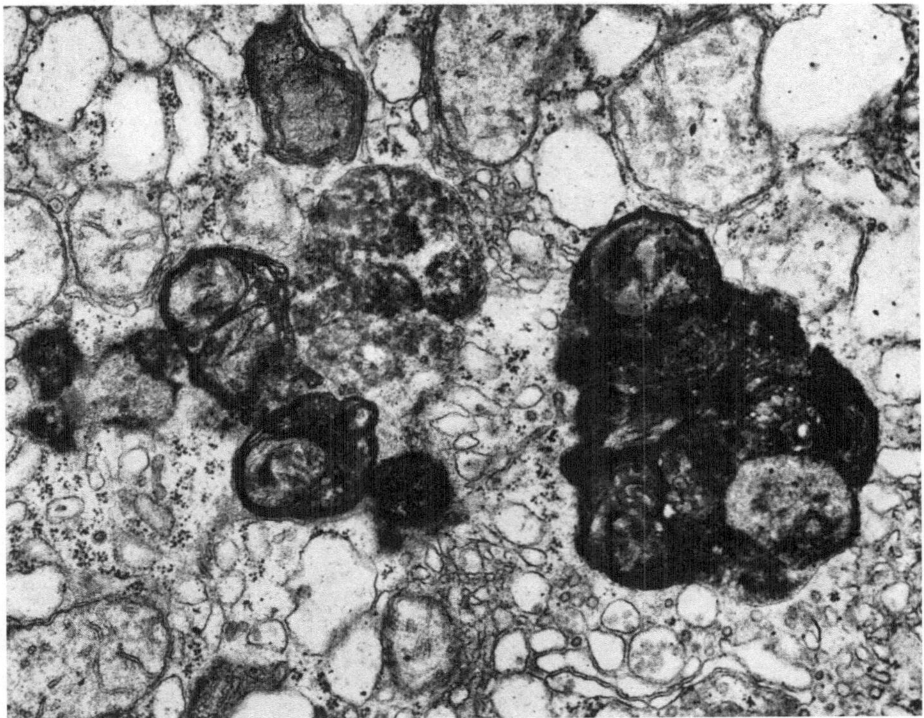

Abb. 11. Ausschnitt aus einer Leberparenchymzelle der Ratte 6 Std nach $^3/_4$-Teilhepatektomie. „Fokale Cytoplasmanekrosen". Vacuolär erweitertes glattes endoplasmatisches Reticulum, wenig Ribosomen. Elektronenmikr. Vergr. 27500fach. Glutaraldehyd in Cacodylatpuffer, saure Phosphatasereaktion. (Aufnahme: U. PFEIFER und B. BANNASCH)

zu unterscheiden, zumal sie ebenfalls Zellteile, ja ganze Leukocyten enthalten können.

Nach ihrer formalen Genese müssen beide Formen jedoch streng voneinander getrennt werden. Darauf haben in jüngster Zeit vor allem PFEIFER und BANNASCH (1968) hingewiesen. Konnten sie doch wahrscheinlich machen, daß diese Blutplasmaeinschlüsse über mechanisch bedingte Defekte der Zellmembran verursacht sind, die zu einem passiven Einstrom von Blutflüssigkeit (einschließlich Fibrin) führen. Solche Flüssigkeiten stehen anfänglich mit dem Disséschen Raum in offener Verbindung und werden nur allmählich membranös abgegrenzt (Abb. 12). Auch enthalten sie primär keine saure Phosphatase, sondern werden erst sekundär durch Auftreten dieses Fermentes zu Lysosomen vom Typ der „Heterolysosomen" umgewandelt. Sie können freilich Teile der „fokalen Cytoplasmanekrosen" enthalten[102].

Die „Heterolysosomen" entsprechen in der Lichtmikroskopie den meist PAS-positiven Eiweißtropfen, die bereits in den ersten Stunden nach partieller Hepatektomie nachweisbar sind[103], und deren PAS-Reaktion von der Menge der eingeschlossenen Blutalbumine abhängt[104]. Daß ihr Inhalt bevorzugt aus Blutproteinen und nicht aus Zellmaterial besteht, ließ sich elektronenmikroskopisch[105],

[102] PFEIFER und BANNASCH 1968.
[103] GURD und VARS 1949, PRICE und LAIRD 1950, ATERMAN 1952a.
[104] ATERMAN 1952a, ALTMANN 1955, 1966.
[105] PFEIFER und BANNASCH 1968.

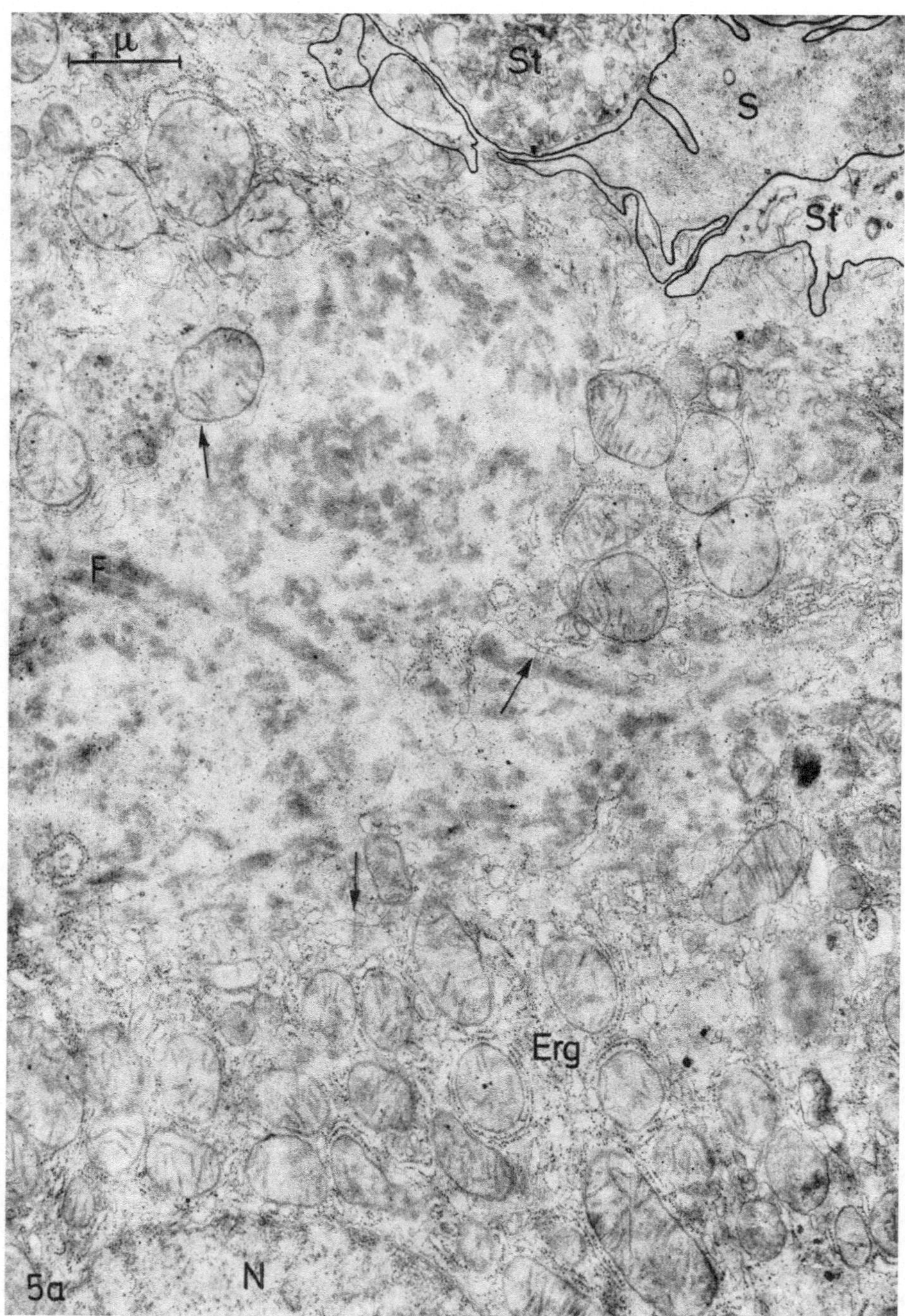

Abb. 12. Ausschnitt aus einer Leberepithelzelle der Ratte 2 Std nach $^3/_4$-Teilhepatektomie. Flüssigkeitssee im Cytoplasma mit Fibrinausfällungen (*F*). Bei den Pfeilen beginnende Membranbildung. Elektronenmikr. Vergr. 14500fach. OsO_4. Bleihydroxyd-Nachkontrastierung. (Aus U. Pfeifer und P. Bannasch 1968)

vorher aber auch schon durch Markierung der Blutalbumine mit Evans-Blau[106] und der Globuline mit Lissamin-Rhodamin[107] eindeutig belegen.

Unter dem Namen „Lysosomen" und ihren Untergruppen[108] werden also sehr verschiedenartige, weder in Größe und Form, noch in der formalen Genese übereinstimmende Cytoplasmakörperchen zusammengefaßt. Ihr gemeinsames Merkmal ist die Nachweisbarkeit saurer Phosphataseaktivität. Alle Formen sind nach partieller Hepatektomie vermehrt. Die Cytolysosomenvermehrung ist als Folge einer partiellen Störung des Zellstoffwechsels mit Untergang von Zellbestandteilen zu werten. Die Phago- und Heterolysosomen sind Ausdruck einer pathologischen Aufnahme von Bluteiweiß (oder Blutzellen), sind also wie etwa bei Hypoxie[109] nächstliegend Ausdruck einer Permeabilitätssteigerung von Capillar- und Zellwand. Beide Phänomene gehören somit zu den Zeichen einer Zellschädigung, wobei

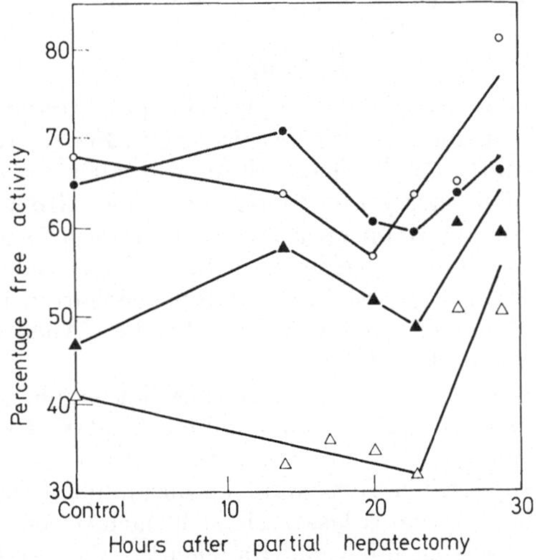

Abb. 13. Prozentuale Veränderungen von 4 lysosomalen Enzymen in der regenerierenden Rattenleber nach $^2/_3$-Teilhepatektomie. ○ = saure Desoxyribonuclease, △ = saure Phosphatase, ● = Arylsulfatase, ▲ = β-Glucuronidase. (Aus R. L. P. ADAMS 1963)

die veränderten Durchströmungsbedingungen (s. u.) eine erhebliche Rolle spielen. Beiden gemeinsam ist aber auch das Charakteristikum eines hydrolytischen Abbaues von Zellstrukturen bzw. Proteinen.

Die mit biochemischer Methodik erhobenen Befunde über das Verhalten der sauren Phosphatase sind dagegen nicht einheitlich. Angaben über eine weitgehende Konstanz der Aktivität sowohl während des ersten Tages[110] als auch in der ersten Woche[111] steht die Beobachtung einer periodischen Aktivierung der lysosomalen Enzyme nach partieller Hepatektomie entgegen. Nach ADAMS (1963) steigen die freien Aktivitäten der sauren Phosphatase und anderer lysosomaler Enzyme mit dem Mitosebeginn an (Abb. 13). Das erste Maximum der sauren Desoxyribonuclease ist schon nach 20 Std erreicht, das der β-Glucuronidase nach 14 Std. Die Freisetzung von saurer Desoxyribonuclease und saurer Phosphatase wurde sogar als Initialreaktion für die DNS-Synthese betrachtet[112]. Da die Gesamtaktivitäten stets früher abfallen als die freien Aktivitäten, wird ange-

[106] DONIACH und WEINBREN 1952. [107] GHOSE und TSO 1964.
[108] DE DUVE und WATTIAUX 1966. [109] ALTMANN 1955.
[110] YANG und TERAYAMA 1966. [111] ALLARD, DE LAMIRANDE und CANTERO 1957.
[112] Vgl. BRODY 1958, KEIR und AIRD 1962, KEIR 1962.

nommen, daß zur Zeit der Maxima, also 26 und 51 Std nach partieller Hepatektomie[113], keine neuen Lysosomen entstehen, sondern die alten, permeablen überwiegen[114].

Freilich muß offen bleiben, ob die mit biochemischer Methodik erfaßten Enzymaktivitäten allen oben beschriebenen morphologischen Lysosomenformen entsprechen. Während bei den letztgenannten der intracelluläre Abbau von zelleigenen oder von aufgenommenen Bestandteilen im Vordergrund steht, beziehen sich die biochemischen Befunde bevorzugt auf anabole Prozesse, nämlich auf die Vorbereitung der nächsten mitotischen Zellteilung. Ob das gleiche z. B. für die Autophagocytose gelten kann, die als Zeichen einer passageren Entdifferenzierung gewertet wurde[115], ist noch zu erörtern. Läßt man Ratten 24 Std vor der Teilhepatektomie hungern, so entstehen lysosomale Aggregate und keine vermehrte Phagocytose[116] bei unveränderter initialer Mitosewelle.

5. Lipide

Als frühe Reaktion der Leberzellen auf die Teilhepatektomie ist die Ablagerung von sudanophilen Substanzen seit langem bekannt[117]. Bei Ratte und Maus lassen sich histochemisch 18 Std nach Teilhepatektomie in allen Leberepithelien schon relativ große Fetttropfen nachweisen, deren Zahl und Größe bis 24 Std noch zunehmen (vgl. Abb. 5), sich dann aber wieder reduzieren. Nach 4 Tagen ist bei der Maus das Normalbild in etwa wieder erreicht[118]. Dabei verschwinden auch bei der Ratte die Einlagerungen zuerst in den Läppchenzentren und bleiben in den Intermediärzonen am längsten nachweisbar (Abb. 14). Auch mitotische Zellen enthalten oft große sudanophile Tropfen.

Das genauere Studium der Lipideinlagerung hat ergeben, daß elektronenmikroskopisch schon 10 min nach Teilhepatektomie 300—1000 Å große, opake Körperchen nachgewiesen werden können. Diese liegen in kleinen Bläschen, die oft mit dem endoplasmatischen Reticulum in Zusammenhang stehen. Auch in den Bläschen des Golgi-Apparates lassen sie sich nachweisen. Nach Dichte und Beschaffenheit handelt es sich um Lipidtröpfchen[119]. Man findet diese während der ersten 2 Tage nach Teilhepatektomie, aber auch in den ersten Stunden nach Scheinoperation. Mit der Zunahme der großen Fetttropfen im Grundcytoplasma vermindert sich die Zahl der kleinen Tröpfchen[120]. Man kann annehmen, daß die letzteren ihr Material in die großen Fetttropfen abgeben. — Bei Ratten ist ebenfalls licht- (Abb. 14) und elektronenmikroskopisch (Abb. 15 und 19) in den ersten 3 Tagen nach Teilhepatektomie eine Verfettung nachweisbar[121], die ihr Maximum bereits nach 12—24 Std erreicht[122], aber noch nach 2 und 3 Tagen nachweisbar ist[123]. Dabei erscheinen die opaken Fetttropfen im elektronenmikroskopischen Bild oft wie „ausgefranst" oder „verzerrt"[124] oder auch in Kontakt mit einem Mitochondrium[125], was gern mit einem intracellulären Abbau in Zusammenhang gebracht wird. Sicheres Zeichen eines Abbaues ist dagegen die bläschenartige Aufhellung der Innenstruktur[126].

Bei den primären Vesikeln, in denen sich die ersten elektronenmikroskopisch nachweisbaren Fetttropfen befinden, handelt es sich um typische Pinocytose-

[113] Vgl. Brody 1958. [114] Adams 1963.
[115] Becker und Lane 1965. [116] Becker und Lane 1966.
[117] Zum Beispiel Fishback 1929, Collip, Kutz, Long, Thomson, Tholey und Selye 1935, Szego und Roberts 1949, Harkness 1952c, Grundmann und Bach 1960.
[118] Yokoyama, Tsuboi, Wilson und Stowell 1953.
[119] Trotter 1965, 1966. [120] Trotter 1964. [121] Harkness 1952a, 1957.
[122] Davis 1962, Fisher und Fisher 1963, Bartók und Virágh 1965.
[123] Stenger und Confer 1966. [124] Bade 1965.
[125] Zum Beispiel Trotter 1965. [126] Bartók und Virágh 1965.

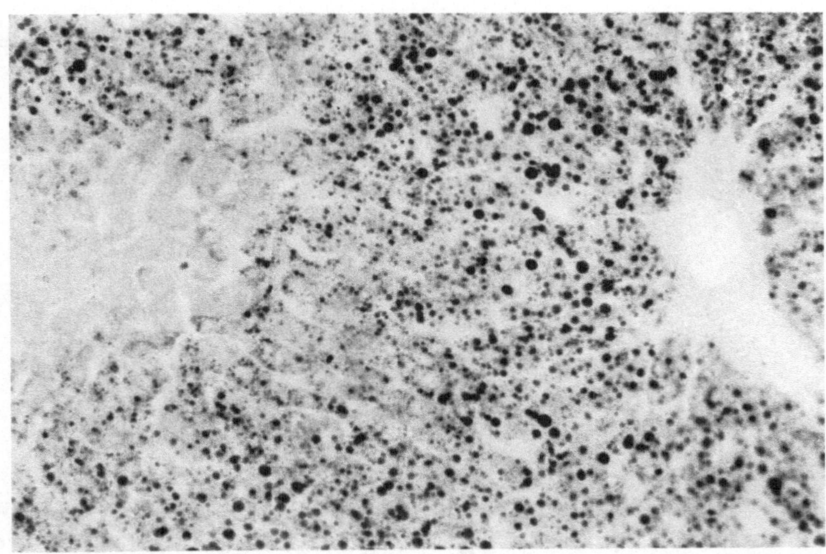

Abb. 14. Leberverfettung bei der Ratte 2 Tage nach $^2/_3$-Teilhepatektomie. Verfettung am stärksten in den Intermediärpartien und in Umgebung der periportalen Felder (rechts), in den läppchenzentralen Abschnitten (links) keine Verfettung. (Färbung: Sudan ohne Gegenfärbung, Vergr. 150fach)

bläschen[127], in die die Tröpfchen aus dem Disséschen Raum aufgenommen werden. Lassen sich solche Tröpfchen doch auch im Disséschen Raum selbst nachweisen[128] und ebenfalls auch in den angrenzenden Sinusoiden, in diesen sogar lichtmikroskopisch[129]. Es liegt nach diesen Befunden nahe, die Leberverfettung als Folge von vermehrt angebotenem Lipid zu deuten, das entweder aus der Nahrung stammt oder von anderen Körperregionen mobilisiert wurde.

Biochemische Analysen bestätigten zunächst die Zunahme der Lipide während der ersten Tage nach Teilhepatektomie[130]. Auch der nur passagere Charakter dieser Einlagerungen konnte belegt werden. Darüber hinaus wurde festgestellt, daß am ersten Tage vorwiegend neutrale Fette eingelagert werden[131]. Ihre Menge ist bereits 4 Std nach Teilhepatektomie meßbar erhöht und erreicht nach 18—24 Std ihr Maximum (Abb. 16). Bei der Ratte sind nach 24 Std die Lipide von $24 \pm 2{,}6$ auf $96 \pm 3{,}9$ mg/g Leber-Feuchtgewicht angestiegen[132].

Zugleich werden die freien Fettsäuren im Serum um den Faktor 1,5 vermehrt, so daß auch eine gesteigerte Aufnahme freier Fettsäuren angenommen werden kann.

Die Fettsäuren-Zusammensetzung der Leber-Neutralfette und der Phospholipide ändert sich nach Teilhepatektomie: Oleinsäure und Linolsäure nehmen zu, Stearinsäure und Arachidonsäure nehmen ab[133]. Die gleichen Relationen finden sich im Serum, nicht aber in anderen Fettdepots. Wahrscheinlich werden die Triglyceride in den Fettdepots nach Teilhepatektomie hydrolytisch gespalten und großenteils in unveresterter Form in die Leber transportiert, soweit sie nicht als morphologisch nachweisbare Fetttröpfchen aufgenommen werden (s. o.).

[127] Jordan 1964.
[128] Bade 1965, Trotter 1965, 1966, Bartók, Totović und Gedigk 1967. [129] Bade 1964b.
[130] Ludewig, Minor und Hortenstine 1939, Gurd, Vars und Raudin 1948, Chanutin und Gjessing 1949, Tsuboi, Yokoyama, Stowell und Wilson 1954 u.a.
[131] Ludewig, Minor und Hortenstine 1939, Glende und Morgan 1968.
[132] Camargo, Cornicelli und Cardoso 1966. [133] Glende und Morgan 1968.

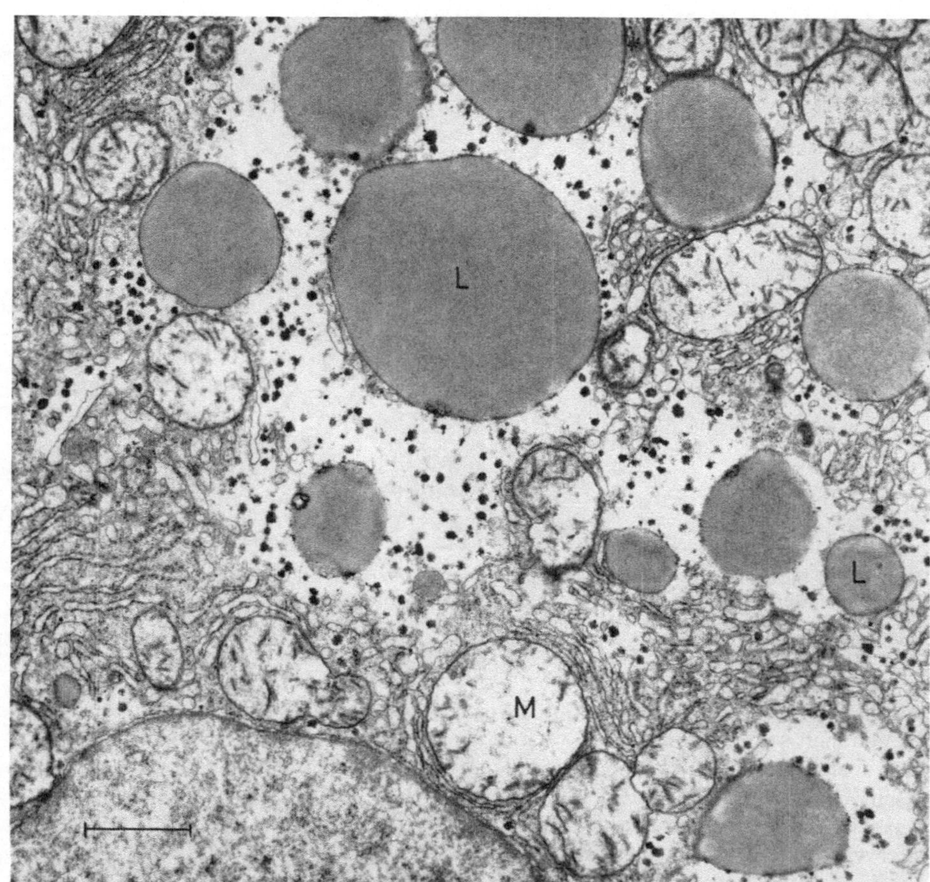

Abb. 15. Ausschnitt aus einer Leberparenchymzelle der Ratte 24 Std nach $^2/_3$-Teilhepatektomie. Mitochondrien (*M*) geschwollen mit stark aufgehellter Matrix und Reduktion der Cristae. Zahlreiche Lipidtropfen (*L*) im Cytoplasma, umgeben von Flüssigkeitsseen mit β-Glykogengranula. Elektronenmikr. Vergr. 13800fach. Glutaraldehyd/OsO_4. Bleicitrat-Nachkontrastierung. (Aufnahme: W.-H. Voigt) ⊢⊣ = 1μ

Die Phospholipide der Leber bleiben am ersten Tag nach Teilhepatektomie offenbar weitgehend konstant. Zusammen mit dem Beginn der ersten Mitosewelle läßt sich in ihnen aber am zweiten Tag ein verstärkter Einbau von ^{32}P[134] in Parallele zur DNS-Synthese nachweisen[135]. Der Einbau erfolgt am schnellsten in Lecithin, etwas langsamer — aber noch immer schneller als in normalen Rattenlebern — in Cephalin und Sphingomyelin[136]. ^{14}C-Acetat wird 18 Std nach Teilhepatektomie, also noch in der präproliferativen Phase, bevorzugt in die N-Basen der Phospholipide, besonders in die Inositol-Phosphatide und in die Sphingomyeline sowie in Cholesterin eingebaut, während der Mitosen am 3. Tag nach Teilhepatektomie dagegen in die Fettsäuren der Phospholipide[137], besonders in Cephalin und Lecithin[138]. Hier scheinen echte Unterschiede zwischen der präproliferativen und den regeneratorischen Phasen zu bestehen, nächstliegend in

[134] Johnson, Levin und Albert 1954.
[135] Jardetzky, Barnum und Vermund 1956, Levin, Albert und Johnson 1956.
[136] Levin, Johnson und Albert 1958.
[137] Johnson und Albert 1959. [138] Johnson und Albert 1960.

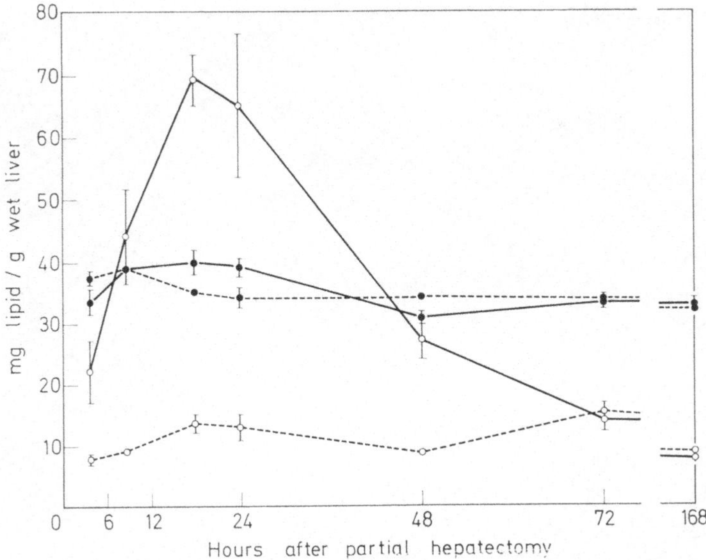

Abb. 16. Neutralfette (○) und Phospholipide (●) in der Rattenleber zu verschiedenen Zeiten nach $^2/_3$-Teilhepatektomie. (Aus GLENDE und MORGAN 1968)

Zusammenhang mit der Strukturneubildung vor und während der mitotischen Zellteilung. Dies betrifft aber allein die Phospholipide und nicht die Neutralfette; die Einlagerung der letzteren ist als rein reaktive Veränderung aufzufassen, wohl in ursächlichem Zusammenhang mit dem Operationstrauma und mit der postoperativen Reduktion der Nahrungsaufnahme. Läßt man die Tiere nach der Teilhepatektomie 24 Std hungern, so tritt die Einlagerung der Neutralfette in gleicher Weise und in gleicher Intensität auf[139].

In unmittelbarem Zusammenhang mit der Verfettung steht auch die Lipoperoxydation, deren Aktivitätsmaximum 12 Std nach der Teilhepatektomie liegt[140]. Hierbei handelt es sich um einen katabolen Prozeß, der sich im Abbau von Polyenfettsäuren äußert.

6. Golgi-Apparat

Sowohl die kleinen primären Fetttröpfchen als auch das Material der Lysosomen (s. o.) findet sich primär oft in den Vesikeln des Golgi-Apparates, der in den Leberepithelzellen bevorzugt zwischen Zellkern und Gallecapillare liegt, oft der letzteren näher als dem ersteren. Der Golgi-Apparat ist in den ersten Tagen nach Teilhepatektomie regelmäßig hypertrophiert[141], und seine Zisternen und Bläschen sind erweitert[142] (Abb. 17). Dies beginnt schon 1 Std nach Teilhepatektomie, wobei die Golgi-Komplexe die auch unter vielen anderen Bedingungen typische „Polarisierung" aufweisen[143]. Der eine Pol, die „forming face", läßt zahlreiche perlschnurartig angeordnete kleine Vesikeln erkennen, die in die Bläschen des glatten endoplasmatischen Reticulums überzugehen scheinen, ohne allerdings unmittelbar mit diesen in Verbindung zu treten[144]. Am entgegengesetzten Pol, der „mature face" finden sich vermehrt Golgi-Vacuolen, offenbar durch Abschnürung aus den erweiterten Enden der Golgi-Säckchen entstanden. In den Vacuolen und Vesikeln liegen die bereits genannten primären Fetttröpfchen in unterschied-

[139] CAMARGO, CORNICELLI und CARDOSO 1966. [140] PLACER und KUŽELA 1968.
[141] STENGER und CONFER 1966. [142] FISHER und FISHER 1963, BARTÓK und VIRÁGH 1965.
[143] Vgl. NOVIKOFF und SHIN 1964. [144] BARTÓK, TOTOVIĆ und GEDIGK 1967.

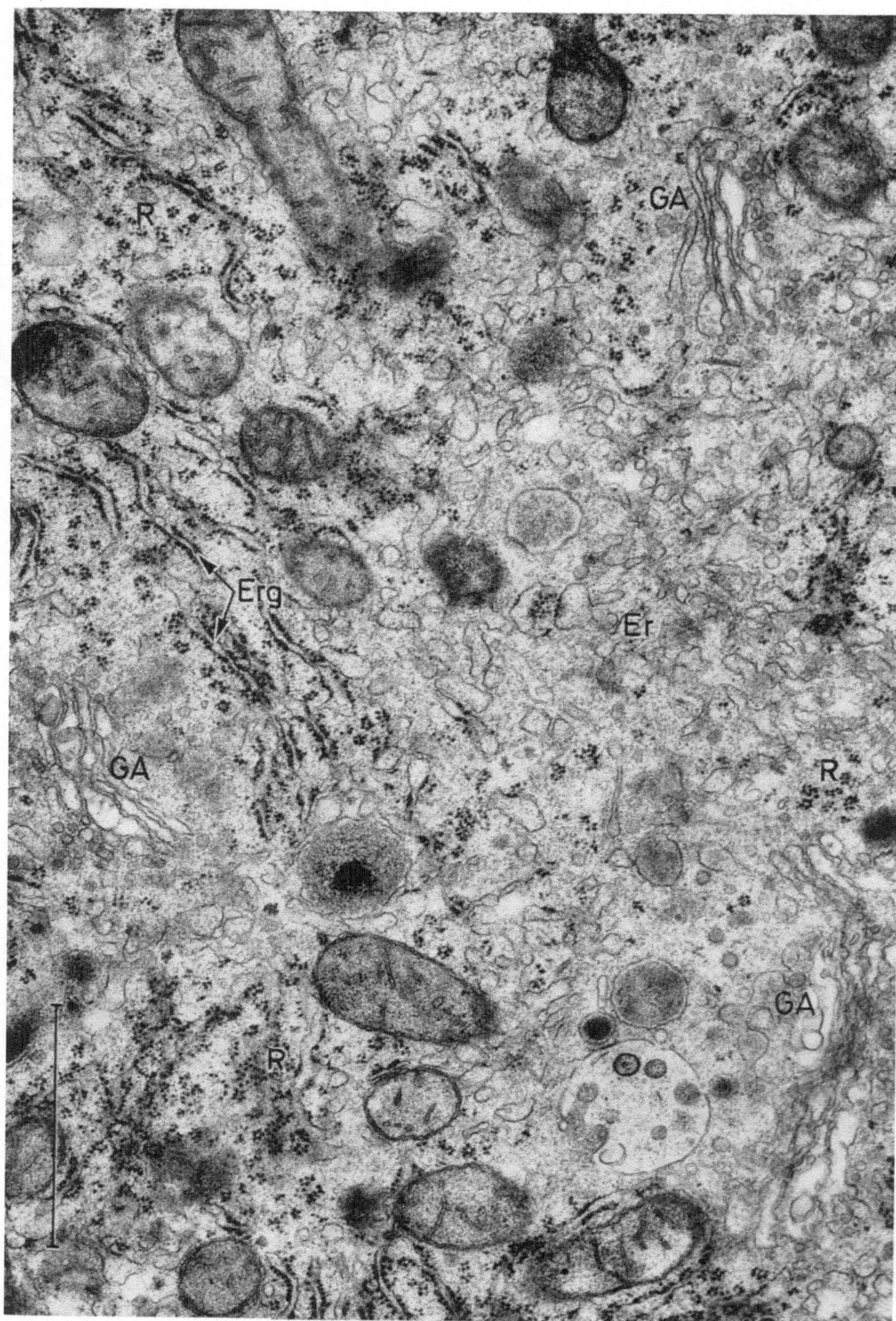

Abb. 17. Ausschnitt aus einer Leberparenchymzelle der Ratte 48 Std nach $^2/_3$-Teilhepatektomie. Vermehrung der Lamellen des glatten endoplasmatischen Reticulums (*Er*) in vesiculärer Form. Vermehrung und Vergrößerung der Golgi-Apparate (*GA*). Bei *R* Areale von Polyribosomen im Grundcytoplasma, an einigen Stellen ein kontrastreiches Ergastoplasma (*Erg*). Elektronenmikr. Vergr. 32000fach. Glutaraldehyd/OsO_4-Fixierung. Bleicitrat-Nachkontrastierung. (Aufnahme: W.-H. VOIGT). ⊢⊣ = 1μ

licher Größe[145], aber auch ein zunächst wolkiges Material, das dann zu einer homogenen, strahlendichten Masse zusammenfließt. Auf diese Weise können offenbar aus den abgeschnürten Vesikeln und Vacuolen des Golgi-Apparates typische Lysosomen hervorgehen (s. o.).

7. Glattes endoplasmatisches Reticulum

Wie die Bläschen des Golgi-Apparates erweitern sich nach Teilhepatektomie auch die Spalten und Bläschen des glatten endoplasmatischen Reticulums. Dabei können unter Umständen recht große Hohlräume entstehen[146], die meist optisch leer sind oder auch aufgelockerte, mehr oder weniger homogene Massen enthalten. Man findet sie 6—48 Std nach Teilhepatektomie. Ihre Membranen sind meist frei von Ribosomen, was aber nicht ausschließt, daß sie durch Verlust der Ribosomen aus rauhem endoplasmatischen Reticulum entstanden sind[147]. Ob sie freilich mit den vereinzelt mitgeteilten optisch leeren Vacuolen identisch sind, die hypoxischen Vacuolen[148] vergleichbar sein sollen[149], ist zumindest fraglich. Finden sich in ihnen doch oftmals Mitochondrien oder deren abgebaute Reste[150], weswegen sie wohl eher den Hetero- bzw. Phagolysosomen zuzuordnen sind (s. o.).

Mit dieser Vacuolen- und Blasenbildung geht auch eine Desorientierung und Desintegration der Lamellen des glatten endoplasmatischen Reticulums einher[151], so daß in den ersten 3 Tagen nach Teilhepatektomie oft nur ein relativ spärliches glattes endoplasmatisches Reticulum gefunden wird[152]. Bei Untersuchung von Zellfraktionen findet man denn auch 48 Std nach Teilhepatektomie eine Abnahme der Membranteile in der sog. Mikrosomenfraktion[153].

Nach elektronenmikroskopischen Befunden hat zu dieser Zeit allerdings bereits auch eine meist lokalisierte Regeneration des glatten endoplasmatischen Reticulums begonnen (Abb. 17). Bartók und Virágh (1965) beschrieben vor allem in den sog. „hellen Leberzellen", die wahrscheinlich durch ein generalisiertes Zellödem zustande kommen (s. o.), neugebildete Tubuli und Vesiculi, in deren unmittelbarer Umgebung auch neue Glykogengranula auftraten. Besonders am Rande der sog. „Glykogenfelder" (s. o.) fanden sich solche Bläschengruppen gehäuft (Abb. 18); sie können regelrechte Netzstrukturen bilden. Auf die enge topographische und wahrscheinlich auch kausale Beziehung zwischen Glykogenolyse bzw. Glykogensynthese und glattem endoplasmatischen Reticulum hatten wir oben bereits hingewiesen.

Der Desintegration des glatten endoplasmatischen Reticulums scheint nach Beobachtungen von Bartók, Totović und Gedigk (1967) eine vielleicht nur kurz dauernde Hypertrophie voranzugehen, die 1—8 Std nach Teilhepatektomie der Ratte gefunden wurde. Es handelt sich um perlschnurartig angeordnete Tubuli und Vesiculi, daneben aber auch um kompakte, aus glattwandigen Lamellen bestehende Knäuel ähnlich den allerdings meist größeren „endoplasmatischen Nebenkernen". Hierbei handelt es sich um Körperchen, die aus konzentrisch angeordneten Membranen des endoplasmatischen Reticulums bestehen und oftmals auch andere Zellbestandteile enthalten können, nach Teilhepatektomie z. B. Fetttropfen[154]. Wenn dies der Fall ist, handelt es sich sicher um intracelluläre Degenerationsprozesse[155].

Hier sei noch angefügt, daß sich auch das Grundcytoplasma, also die „hyaline" Substanz zwischen den cytoplasmatischen Lamellen, aufgelockert hat und eine

[145] Vgl. Jordan 1964. [146] Davis 1962, Bade 1964a. [147] Fisher und Fisher 1963.
[148] Vgl. Büchner 1957, Mölbert 1968. [149] Aterman 1952b. [150] Aterman 1961.
[151] Bartók und Virágh 1965. [152] Stenger und Confer 1966.
[153] Delhumeau, de Ongay, Moulé und Frayssinel 1965.
[154] Jordan 1964. [155] David 1964.

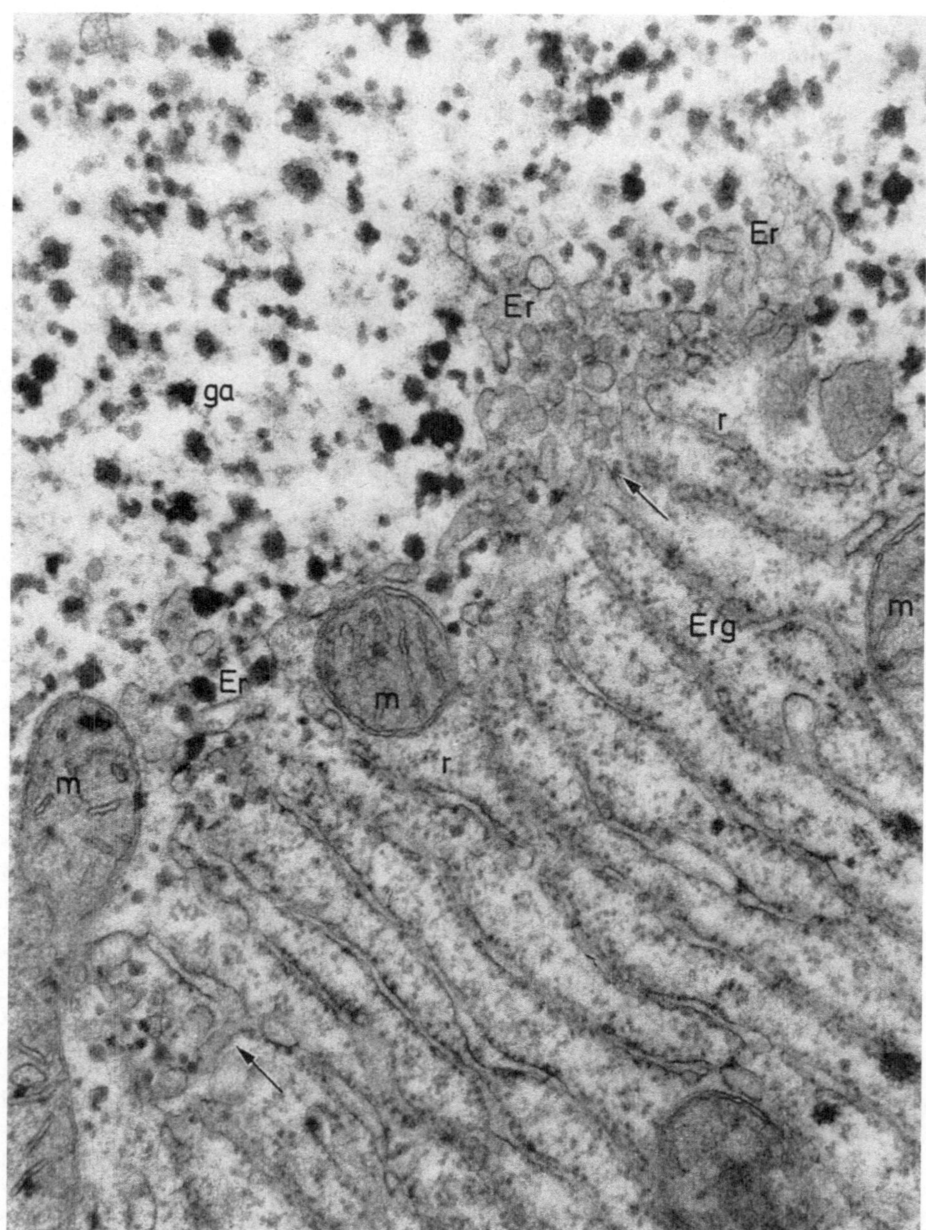

Abb. 18. Neubildung vesiculären glatten endoplasmatischen Reticulums (*Er*) am Rande eines Glykogenfeldes (*ga*). Die Membranen des glatten endoplasmatischen Reticulums gehen in das Ergastoplasma (*Erg*) über (Pfeile), dort liegen auch freie Ribosomen (*r*) und Mitochondrien (*m*). Elektronenmikr. Vergr. 34700fach. (Aus BARTÓK und VIRÁGH 1965)

feinfilamentöse Struktur im Elektronenmikroskop erkennen lassen kann[156]. Die Mikrozotten an der Zellmembran sowohl an den Gallekanälchen als auch am Disséschen Raum schwellen ödematös an. Oft stülpen sich Cytoplasmateile in die

[156] BARTÓK und VIRÁGH 1965.

erweiterten Gallekanälchen ein. Generell verschwindet ein großer Teil der Mikrovilli an den Sinusoiden, wodurch sich die Zellmembran — nur am Blutpol, nicht am Gallepol der Leberzellen — glättet[157]. Durch Verlust intercellulären Materials verlieren die Zellen stellenweise den unmittelbaren Kontakt miteinander, so daß zwischen benachbarten Leberepithelzellen Spalträume entstehen können, die unter Umständen mit den Sinuslichtungen in Verbindung stehen[158]. Diese Oberflächenveränderungen werden mit einer Art prämitotischer Entdifferenzierung in Verbindung gebracht, scheinen zumindest mit den Vorbereitungen der Zelle zur Mitose in Zusammenhang zu stehen[159].

Auf solche Veränderungen der Zelloberflächen geht wahrscheinlich auch die Zunahme der elektrophoretischen Beweglichkeit der Leberzellen zurück[160]. Vielleicht ist an dieser Stelle die vorübergehende Steigerung der alkalischen Phosphatase der Zellmembranen nach Teilhepatektomie einzuordnen[161], soweit diese wirklich die Zellmembran und nicht nur die angrenzenden Gallecapillaren betrifft.

8. Rauhes endoplasmatisches Reticulum (Ergastoplasma) und Ribosomen

Ganz ähnliche Veränderungen wie das glatte erleidet auch das „rauhe" endoplasmatische Reticulum nach partieller Hepatektomie. Auch hier weiten sich schon in den ersten Stunden die interlamellären Räume zunächst zu deutlichen Spalten (Abb. 19), dann aber sehr rasch zu unterschiedlich großen Bläschen oder Vacuolen aus (Abb. 9), oft verbunden mit Fragmentationen und mit einem Abbau der Membranen und Lamellen[162]. Zugleich lösen sich die Risosomen von den endoplasmatischen Membranen, liegen frei im Grundcytoplasma und scheinen an Zahl zunächst reduziert zu sein. Lichtmikroskopisch entspricht das einem Schwund der basophilen Schollen im Cytoplasma (vgl. Abb. 5), der bereits 30 min nach Teilhepatektomie beginnt und bis zu 8 Std sichtbar bleibt[163]. Danach erscheinen einzelne, zunächst kleine basophile Komplexe im Cytoplasma, die 16 Std nach Teilhepatektomie zu größeren Schollen konfluieren und das Bild bald wieder normalisieren. Die Bindungskapazität der Ribonucleoproteide an Toluidinblau nimmt in den ersten 3 Std stark ab, steigt aber dann auf übernormale Werte an[164]. Der Verlust und der Wiederaufbau der ergastoplasmatischen basophilen Substanzen beginnen stets in der Läppchenperipherie und schreiten von da aus schrittweise zum Zentrum fort, so daß der Abbau dieser Ergastoplasma-Schollen anfänglich ganz auf die läppchenperipheren Areale beschränkt erscheint. Die Verteilung im Läppchen ist also die gleiche wie die der später folgenden DNS-Verdoppelungen und Mitosen, weswegen auch ein kausaler Zusammenhang zwischen beiden Phänomenen oft angenommen worden ist: der cyclische Gestaltwandel des Ergastoplasmas, insbesondere die Auflösung der ergastoplasmatischen Elemente, soll der Vorbereitung der regenerativen Mitosewelle dienen[165]. Es können aber auch beide Phänomene nur unter den gleichen topologischen Bedingungen stehen. Mit biochemischer Methodik ist nach Teilhepatektomie eine erhebliche Reduktion

157 Lane und Becker 1966. 158 Stenger und Confer 1966.
159 Becker und Lane 1966, Lane und Becker 1966, 1967.
160 Ben-Or, Eisenberg und Doljanski 1960, Eisenberg, Ben-Or und Doljanski 1962, Zaret 1966.
161 Norberg 1952, Yokoyama, Tsuboi, Wilson und Stowell 1953a, Novikoff und Noe 1955.
162 Davis 1962, Bade 1964a, Bartók und Virágh 1965, Bartók, Totović und Gedigk 1967.
163 Glinos und Moore 1956, Glinos 1958a, Grundmann und Bach 1960, Oehlert, Hämmerling und Büchner 1962, Tsanev und Markov 1964, Bade 1964b u. a.
164 Tsanev und Markov 1964.
165 Oehlert, Hämmerling und Büchner 1962, Büchner, Oehlert und Noltenius 1963, Bade 1964b, Glinos und Moore 1956, Glinos 1958a.

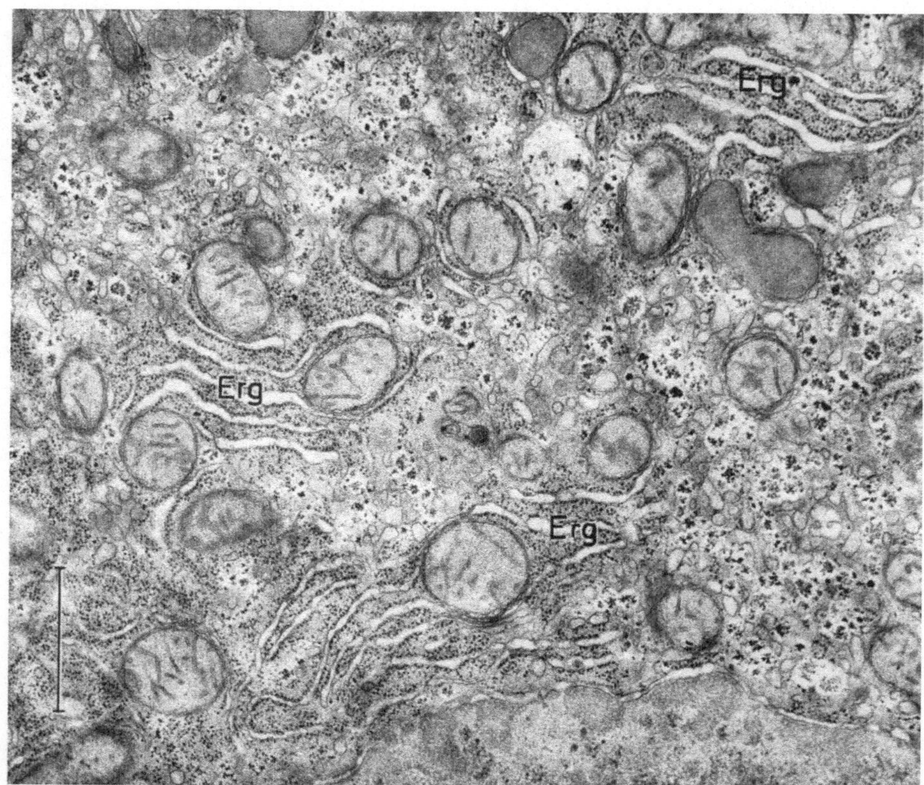

Abb. 19. Ausschnitt aus einer Leberparenchymzelle der Ratte 24 Std nach $^2/_3$-Teilhepatektomie. Spaltenbildung im Ergastoplasma (Erg.). Mitochondrien geschwollen mit stark aufgehellter Matrix und Reduktion der Cristae. Zahlreiche Lipidtropfen im Cytoplasma. Elektronenmikr. Vergr. 13800fach. Glutaraldehyd/OsO_4. Bleicitrat-Nachkontrastierung. (Aufnahme: W.-H. VOIGT) ⊢⊣ = 1 μ

von Membran-Enzymen in der sog. Mikrosomenfraktion festgestellt worden[166]. Die Spezifität dieser Veränderung ist jedoch ebenfalls durchaus offen. Ist doch ein solcher Abbau des Ergastoplasmas in der Leberzelle unter fast allen toxischen Einwirkungen festzustellen, darüber hinaus auch bei Nahrungsentzug. So hängt er sicher weniger mit der Regeneration als vielmehr mit der operationsbedingten Hungerphase zusammen[167]. Das gilt auch für die nachfolgende Restitution der cytoplasmatischen Lamellen[168].

Das Verhalten der Ribosomen verdient gesonderte Beachtung. Entgegen dem optischen Eindruck, der durch die starke Wassereinlagerung in die Zelle während der ersten Stunden nach Teilhepatektomie[169] gefälscht ist, nimmt nach Untersuchungen von Zellfraktionen[170] die Menge der ribosomalen RNS im Cytoplasma schon 6 Std nach Teilhepatektomie signifikant zu (Abb. 20). Elektronenmikroskopisch finden sich unter den freien Ribosomen oft solche, die in Gruppen rosetten- oder spiralförmig angeordnet sind[171] bzw. echte Polysomen bilden[172] (vg.l Abb. 17). Die relative Zahl der monomeren Ribosomen erscheint stark

[166] VAN DER DECKEN und HULTIN 1960. [167] FISHER und FISHER 1963.
[168] BERNHARD und ROUILLER 1956. [169] ZAKI 1954.
[170] DELHUMEAU DE ONGAY, MOULÉ und FRAYSSINET 1965. [171] BARTÓK und VIRÁGH 1965.
[172] CAMMARANO, GURIDICE und LUKES 1965, GRISHAM und SCHWARTZ 1966.

vermindert; die Gesamtzahl der Ribosomen ist zumindest 24—36 Std nach Teilhepatektomie erhöht[173].

Zellen mit typischem Ergastoplasma, d. h. mit vorwiegend membranständigen Ribosomen, gelten allgemein als „Protein-Export-Zellen", solche mit vorwiegend freien Ribosomen als Zellen mit einer bevorzugt dem eigenen Bedarf dienenden Proteinsynthese[174]. Legt man dies den Veränderungen nach Teilhepatektomie zugrunde, dann findet ein Strukturwandel statt zugunsten des endogenen Eiweißbedarfes, der dann nächstliegend als Vorbereitung auf die mitotischen Regenerationen verstanden werden kann. Das gilt möglicherweise besonders für „dunkle", d.h. ribosomenreiche Leberzellen[175].

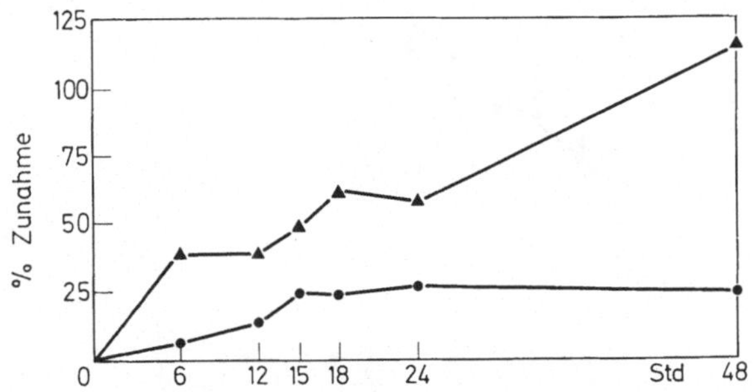

Abb. 20. Anstieg der ribosomalen RNS pro Zelle (▲) im Vergleich zum mittleren Gewicht einer Leberzelle (●) bis 48 Std nach $^2/_3$-Teilhepatektomie bei der Ratte. (Aus Delhumeau de Ongay, Moule und Frayssinel 1965)

9. RNS- und Proteinsynthese

Die mit morphologischer Methodik faßbaren Befunde werden in ihrer funktionellen Bedeutung erst nach Einbeziehung der wichtigsten biochemischen Stoffwechselveränderungen verständlich. Zu den frühesten Reaktionen gehören nämlich solche, die mit großer Wahrscheinlichkeit mit einer RNS-Neubildung in Zusammenhang stehen. Es handelt sich um einen Anstieg des Pools von Uridintriphosphat[176] und um eine Neubildung von Uridinmonophosphat[177] bereits in den ersten 60 min nach Teilhepatektomie. Nach neueren Befunden beginnt zur gleichen Zeit auch bereits die Bildung einer RNS-Polymerase. Die Steigerung einer solchen Enzymaktivität ist im Kern, und hier besonders im Nucleolus, sofort nach Teilhepatektomie nachweisbar[178] und erreicht ihr Maximum nach etwa 12 Std (Abb. 21), nach anderen Untersuchungen nach 14 bis 18 Std[179]. Diese Aktivierung kann ihrerseits sowohl durch Actinomycin D als auch durch p-Fluorophenylalanin gehemmt werden[180]. Es handelt sich also um eine echte Neubildung dieses Enzyms über eine eigene Messenger-RNS unter Beteiligung eines intermediären Proteins[181]. Die Intensität dieses Vorganges ist abhängig von der Menge des resezierten Lebergewebes[182] und wird offenbar von der Geschwindigkeit des portalen Blutstromes gesteuert, die ja in der Restleber nach Teilhepatektomie stark erhöht ist. Zumindest verursacht bereits eine schnelle Injektion von 0,9%iger NaCl-Lösung in die Pfortader der Ratte eine durchaus vergleichbare Steigerung der RNS-Polymerase-Aktivität, die ihrerseits

[173] Stenger und Confer 1966. [174] Zum Beispiel Birbeck und Mercer 1961.
[175] Franke und Goetze 1966. [176] Bucher und Swaffield 1965.
[177] Bresnick 1965. [178] Tsukada und Lieberman 1964b.
[179] Busch, Chambon, Mandel und Weill 1962, vgl. auch Kaufmann, Traub und Teitz 1968.
[180] Lieberman und Kane 1965, Tsukada und Lieberman 1965.
[181] Tsukada und Lieberman 1965. [182] Tsukada und Lieberman 1964b.

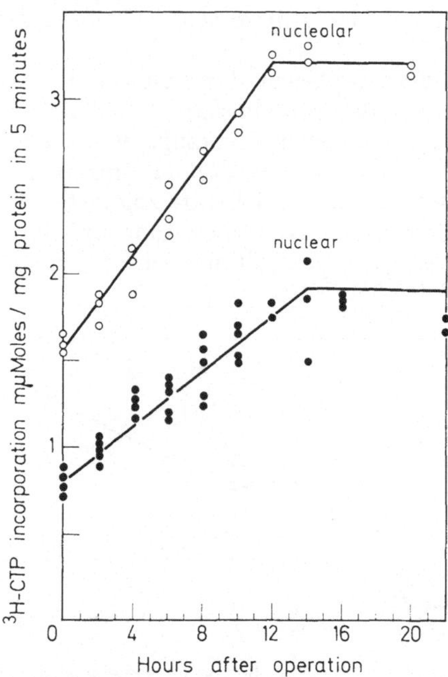

Abb. 21. Anstieg der RNS-Polymeraseaktivitäten im Nucleolus und im übrigen Kernraum in der Rattenleber nach $^2/_3$-Teilhepatektomie. (Aus TSUKADA und LIEBERMAN 1964b)

durch Actinomycin D gehemmt werden kann[183]. Nach Durchströmungsversuchen mit Pentosen und mit Nucleosiden ist anzunehmen, daß eine Substanz, die Ribose enthält oder von Ribose abgeleitet ist, die RNS-Polymerase-Aktivierung steuert. Eine Regulatorrolle unmittelbar durch eine Genfunktion scheint danach weniger wahrscheinlich zu sein[184].

Möglicherweise ist in dieser Regulation der initialen RNS-Polymerase-Aktivität der Beginn der gesamten Leberregeneration nach Teilhepatektomie zu sehen. Sicher ist, daß die die DNS-Synthese einleitende Bildung von DNS-Polymerase frühestens 3 Std nach Teilhepatektomie einsetzt, eine deutliche Aktivitätssteigerung dieses Enzyms sogar erst nach der 18. Std nach Teilhepatektomie gefunden wird (s. S. 173), also zeitlich mit Sicherheit nach der RNS-Synthese-Steigerung. Wenn man durch Actinomycin D oder durch p-Fluorophenylalanin die initiale RNS-Synthese nach Teilhepatektomie um einige Stunden verzögert, beginnt auch die DNS-Synthese später, und zwar um den gleichen Zeitfaktor verzögert[185].

Die Rolle anderer Enzymsysteme — genannt sei z. B. die Carbamyl-Phosphat-Aspartat-Transcarbamylase, die ebenfalls nach Teilhepatektomie signifikant erhöht gefunden wurde[186] — ist noch weniger gesichert. Solche Enzymsysteme nehmen meist erst relativ spät an Aktivität zu und stehen sicher nicht am Beginn der Regeneration. Uracilabbauende Enzyme wie die Dihydrouracildehydrogenase und die β-Ureidopropionsäuredecarbamylase haben erst mehrere Tage nach Teilhepatektomie eine verstärkte Aktivität, sollen aber Teil eines autoregulatorischen Mechanismus für die RNS-Synthese sein können[187].

[183] LIEBERMAN, KANE und SHORT 1965. [184] LIEBERMAN, KANE und SHORT 1965.
[185] FUJIOKA, KOGA und LIEBERMAN 1963. [186] CALVA und COHEN 1959.
[187] FRITZSON 1962.

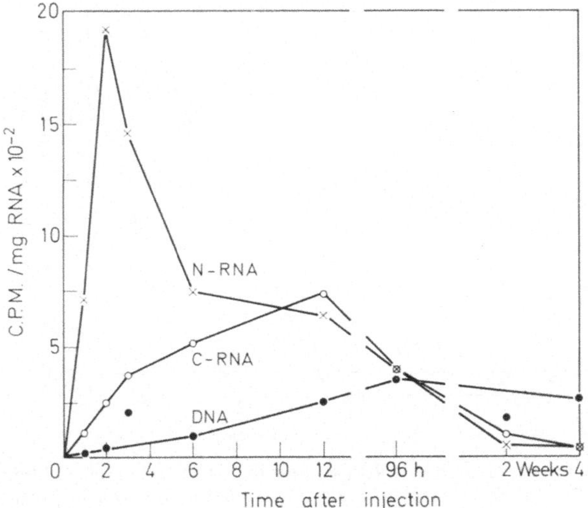

Abb. 22. Die spezifische Aktivität von Kern-RNS (= N-RNA), cytoplasmatischer RNS (= C-RNA) und DNS (= DNA) zu verschiedenen Zeiten nach Injektion von 10 μCi Glucose 1-^{14}C in Ratten 24 Std nach $^2/_3$-Teilhepatektomie. (Aus SCHNEIDER und POTTER 1957)

Auch die Bedeutung der Ribonucleasen ist noch nicht ausreichend geklärt. Während nach älteren Befunden[188] im Leberhomogenat weder die saure noch die alkalische Ribonuclease eine Aktivitätsänderung gegenüber der Norm erkennen lassen sollten, kann zumindest die Aktivität der sauren Ribonuclease dem RNS-Gehalt parallel gehen[189]. Nach BELTCHEV und TSANEV (1966) ist die RNS-abbauende Aktivität von Rattenleber-Mikrosomen 3 Std nach Teilhepatektomie um ein Mehrfaches gesteigert. Wahrscheinlich spielt hier der Zeitpunkt der Untersuchung eine große Rolle, denn 3 Std nach Teilhepatektomie finden sich noch erhebliche Abbauerscheinungen des Ergastoplasmas (s. o.), das später reorganisiert wird.

Bereits in der 2. Std nach Teilhepatektomie, also kurz nach der Aktivitätssteigerung der RNS-Polymerase, finden sich Zeichen einer lebhaften RNS-Synthese, und zwar nach autoradiographischen Befunden[190] in allen Teilen der Leberläppchen zugleich. Glucose-1-^{14}C zeigt ein erstes Maximum des Einbaues in die RNS des Rattenleber-Zellkernes 2 Std nach Teilhepatektomie[191]. Der ^{14}C-Orotsäure-Einbau in die RNS erreicht den doppelten Ausgangswert im gleichen Objekt 5 Std nach Teilhepatektomie und bleibt dann bis 12 Std konstant; der Anstieg ist wiederum abhängig von der Menge des exstirpierten Lebergewebes[192]. Kern-Ribosomen-RNS wird generell früher mit ^{14}C-Orotsäure markiert (Abb. 22) als cytoplasmatische Mikrosomen-RNS[193], wie überhaupt die Steigerung der ribosomalen RNS-Synthese im Zellkern stets früh erhöht ist[194]. Fast die Hälfte der eingebauten ^{14}C-Orotsäure findet sich nach Teilhepatektomie primär im Kern[195]. Nach detaillierten Studien des ^{32}P-Einbaus in die RNS beginnt dieser Einbau im Kern der Rattenleberzellen sofort nach Teilhepatektomie und erreicht sein Maximum nach 2—4 Std. Dabei werden 4 verschiedene Peaks gefunden[196],

188 DE LAMIRANDE und ALLARD 1959. 189 PILERI, LEDOUX, LIU und VANDERHAEGE 1959.
190 RABES und BRÄNDLE 1968. 191 SCHNEIDER und POTTER 1957.
192 FUJIOKA, KOGA und LIEBERMAN 1963, TSUKADA und LIEBERMAN 1964a.
193 HIATT 1962. 194 DREWS und BRAWERMAN 1967.
195 TSUKADA und LIEBERMAN 1964a. 196 MCARDLE und CREASER 1963.

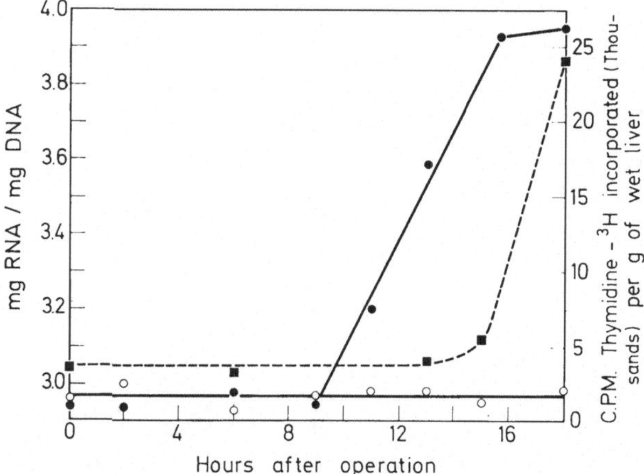

Abb. 23. Anstieg der gesamten Leber-RNS (●) und der DNS (▪) nach Teilhepatektomie bei der Ratte, gemessen in Präparationen von Leberhomogenaten, der DNS-Syntheseanstieg nach Inkorporation mit Thymidin-^{3}H (○ = Gesamt-RNS-Gehalt der Leber nach Scheinhepatektomie). (Aus LIEBERMANN und KANE 1965)

deren Bedeutung noch unklar ist[197]. Ein ^{32}P-Einbau ist auch schon früh in der RNS des Cytoplasmas festzustellen. Er erreicht sein erstes Maximum nach 3 Std, gefolgt von einer vorübergehenden Phase der Einbauverlangsamung (bis 8 Std), die auf Umbauvorgänge zur Vorbereitung des Zellwachstums bezogen wird[198]. Am schnellsten wird ^{32}P offenbar in eine cytoplasmatische Fraktion der Rattenleber eingebaut, welche die Aminosäuresynthese zu stimulieren vermag, also wie Messenger-RNS reagiert[199]. Andererseits ist nach Teilhepatektomie auch eine lösliche RNS gefunden worden, die in den Lebermikrosomen einen stärkeren ^{14}C-Glycin-Einbau verursacht als die gleiche Fraktion aus normaler Leber[200]. — Auch Cytidin-^{3}H wird relativ rasch in die RNS der Nucleolen und des Cytoplasmas eingebaut. 15—16 min Inkubation markiert 18 Std nach Teilhepatektomie im Cytoplasma die lösliche RNS und eine „intermediäre" RNS; erst 1—2 Std Inkubation markiert auch Ribosomen-RNS im Cytoplasma[201].

Dieser Mehrsynthese entspricht eine Steigerung des RNS-Gehaltes der Leberzellen. Sie geht mit z. T. deutlichen Verschiebungen der quantitativen Relationen der freien Nucleotide einher[202]. Nach früheren Befunden[203] erreicht die RNS-Konzentration der regenerierenden Leber ihr Maximum 2—3 Tage nach der Operation. Nach neueren Befunden beginnt der Anstieg bereits nach 9 Std[204] (Abb. 23). Die ribosomale RNS steigt noch mindestens bis 48 Std nach Teilhepatektomie an[205] (Abb. 20). Die nucleoläre RNS nimmt — relativ zum Normalzustand — besonders stark zu[206]. — Andere Organe zeigen nach Teilhepatektomie keine RNS-Steigerung[207].

Nach in-vitro-Hybridisationsstudien von CHURCH und MCCARTHY (1967a) ist diese Neuproduktion von RNS nach Teilhepatektomie bei der Maus mit einer

---

197 SIEBERT 1966. 198 MCARDLE und CREASER 1963. 199 HOAGLAND und ASCONAS 1963.
200 RENDI 1959. 201 WELLING, BOOTSMA, VAN MUISWINKEL und BERGHEGEN 1965.
202 WRBA, SCHÖNENBERGER, BAMANN und LANG 1961, 1962.
203 NOVIKOFF und POTTER 1948. 204 LIEBERMAN und KANE 1965.
205 DELHUMEAU, DE ONGAY, MOULE und FRAYSSINEL 1965.
206 SWIFT, REBHUN, RASCH und WOODARD 1956, MURAMATSU und BUSCH 1965, KLEINFELD 1966, KAUFMANN, TRAUB und TEITZ 1968.
207 LOMBARDO, CERECEDO und REDDY 1953.

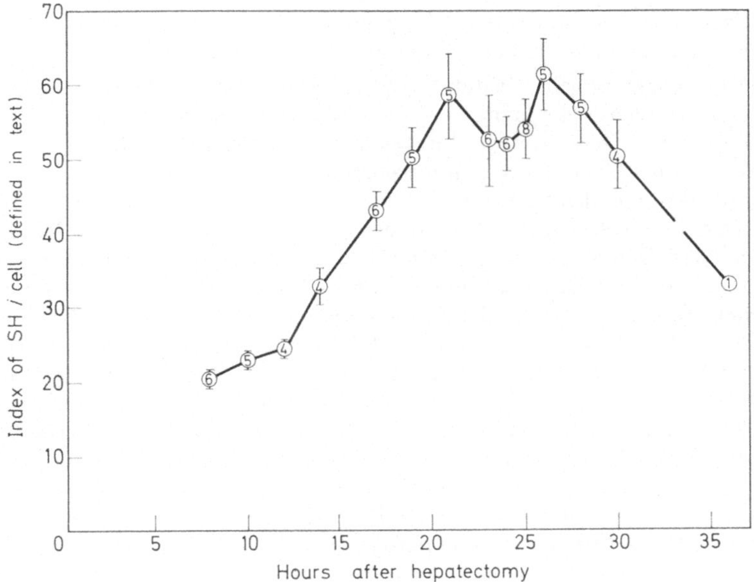

Abb. 24. Veränderung der säurelöslichen SH-Gruppen pro Leberzelle nach Teilhepatektomie. In der Ordinate ein Index der SH-Gruppen pro Zelle, errechnet aus dem prozentualen Gehalt der Leber an SH-Gruppen unter Bezug auf die in den einzelnen Zeiten nachweisbare Zellzahl. (Aus FRASER und CATER 1967)

starken und relativ plötzlich beginnenden Zunahme der Zahl aktiver Gen-Orte gekoppelt. Während die Synthese normaler Leber-RNS weitergeht, werden schon in den ersten Stunden nach Teilhepatektomie neue RNS-Moleküle gebildet, und zwar kontinuierlich. Manche RNS-Formen, die nach einer Stunde mit Uridin-^{3}H markiert werden, lassen sich 6 Std und später nicht mehr nachweisen. Mehr als ein Drittel der eine Stunde nach Teilhepatektomie synthetisierten RNS-Moleküle gibt es weder in der normalen noch in der scheinhepatektomierten Leber, dagegen in der embryonalen Mäuseleber[208]. Es werden nach Teilhepatektomie also Gene reaktiviert, die während der Embryonalzeit aktiv waren. Diese Gene bilden offenbar relativ kurzlebige RNS-Formen, die schon nach einigen Stunden wieder verschwunden sind und z. T. gar nicht in das Cytoplasma gelangen[209].

Die Proteinsynthese beginnt erst mehrere Stunden nach der RNS-Zunahme sich meßbar zu verändern. Nach früheren Untersuchungen[210] steigt der Protein-Stickstoff-Gehalt der Rattenleber im Laufe des ersten Tages auf 117% an, fällt dann aber nach 4 Tagen auf 68% ab, bezogen jeweils auf die einzelne Leberzelle. Während der Gesamt-RNS-Gehalt der Leber schon nach 4 Tagen normalisiert ist, beträgt der Gesamt-Proteingehalt um diese Zeit erst etwa 75% und steigt noch bis zum 14. Tag kontinuierlich an[211]. Dementsprechend findet sich in den ersten Tagen nach Teilhepatektomie eine signifikante Steigerung des Einbaues markierter Aminosäuren in vivo[212]. Diese Einbausteigerung ist nicht nur Zeichen einer verstärkten Aufnahme exogener Aminosäuren, sondern auch einer Aktivierung der intracellulären Proteinsynthese[213]. So kann man mit Polyuridylsäure

208 CHURCH und MCCARTHY 1967b. 209 CHURCH und MCCARTHY 1967a.
210 PRICE und LAIRD 1950. 211 TSUBOI, YOKOYAMA, STOWELL und WILSON 1954.
212 ELIASSON, HAMMARSTEN, REICHARD, ÅQUIST, THORELL und EHRENSVÄRD 1951, HAMMARSTEN, ÅQUIST, ANDERSON, ELIASSON und THORELL 1956.
213 Vgl. auch BURKE 1962, EVANS, HOCBROOK und IRVIN 1962.

in Leber-Mikrosomenfraktionen den ^{14}C-Phenylalanin-Einbau stimulieren[214], und zwar in der regenerierenden Leber stärker als in der Normalleber[215].

Zellfreie cytoplasmatische Systeme regenerierender Rattenlebern haben eine signifikant höhere Einbaukapazität von Aminosäuren als die gleichen Systeme normaler Lebern[216]. Diese Cytoplasmasysteme enthalten sowohl lösliche Zellbestandteile als auch Teile der sog. Mikrosomenfraktion. Beide Bestandteile sind nach Teilhepatektomie aktiviert, die Teile der sog. Mikrosomenfraktion ab 12. bis 14. Std[217]. Dabei ändert sich die Zusammensetzung des mikrosomalen Materials: der relative RNS-Gehalt nimmt zu, der Gehalt an Glucose-6-Phosphat nimmt dagegen ab, was als funktioneller Hinweis auf die oben bereits erwähnte Dissoziation zwischen Ribosomen und Membranen des endoplasmatischen Reticulums gedeutet werden kann. Spätere Messungen des Einbaues verschiedener markierter Aminosäuren haben mit einigen Variationen die Erhöhung der Proteinsynthese nach Teilhepatektomie belegt[218]; Sie ist nach CLERICI, CAMMARAND und MOCCARELL (1965) sogar schon von der 7. Std ab nachweisbar, mit Sicherheit aber den primären RNS-Synthesevorgängen nachgeordnet. Die säurelöslichen Sulfhydrylgruppen — möglicherweise zum erheblichen Teil für den mitotischen Spindelapparat nötig — nehmen von der 10. Std an zu (Abb. 24) und erreichen ihr Maximum 22—27 Std nach Teilhepatektomie[219].

10. Kern und Kernkörperchen

Allen diesen Syntheseänderungen gehen Veränderungen im Kern voraus. Entsprechend der zentralen Stellung des Kernkörperchens im RNS-Stoffwechsel ist die Einbausteigerung von ^{14}C-Orotsäure[220] wie von Cytidin-^{3}H[221] zuerst und primär am stärksten im Nucleolus nachweisbar. Sie beginnt sofort nach der Operation. Fast die Hälfte des gesamten ^{14}C-Orotsäure-Einbaues geht in die Nucleolen, und es wurde deshalb diskutiert, daß der Stimulationsfaktor für die Regeneration primär auf den Nucleolus und auf seine RNS einwirkt[222]. Beginnt doch sofort nach Teilhepatektomie auch die Steigerung der RNS-Polymerase-Aktivität im Nucleolus (Abb. 21), und zwar in Abhängigkeit von der Menge des resezierten Lebergewebes[223]. Nach ausführlichen Untersuchungen des Cytidin-^{3}H-Einbaues in die Rattenleber[224] nimmt die Inkorporations-Intensität bis 20 Std nach Teilhepatektomie steil zu. Die Relation zwischen einer sich rasch und einer sich langsam umsetzenden Fraktion[225] steigt von normal 3:1 auf 20:1 an. Es wird also im Nucleolus bevorzugt eine kurzdauernde RNS gebildet (s. o.).

Autoradiographisch[226] unterscheidet sich die in den ersten Stunden nach Teilhepatektomie ablaufende RNS-Synthese von derjenigen unmittelbar vor dem Beginn der DNS-Synthesewelle durch ihre Lokalisation im Läppchen: erstere findet sich in allen Läppchenabschnitten, letztere nur in der Läppchenperipherie, in der anschließend die DNS-Synthesewelle beginnt[227].

214 CAMPBELL und COOPER 1963.
215 CAMMARANO, MELLI und NOVELLI 1965b.
216 HULTIN und VAN DER DECKEN 1957.
217 VAN DER DECKEN und HULTIN 1958.
218 CAMPBELL und GREENGARD 1957, LOGAN, FICQ und ERRERA 1959, McCORQUODALE, VEACH und MUELLER 1960, BUSANNY-CASPARI und DEIMEL 1963 u.a.
219 FRASER und CATER 1967. 220 TSUKADA und LIEBERMAN 1964a.
221 WELLING, BOOTSMA, MUISWINKEL und BERGHEGEN 1965.
222 TSUKADA und LIEBERMAN 1964a. 223 TSUKADA und LIEBERMAN 1964b.
224 KLEINFELD 1966. 225 KLEINFELD und VON HAAM 1962.
226 RABES und BRÄNDLE 1968.
227 OEHLERT, HÄMMERLING und BÜCHNER 1962, GRISHAM 1962, STÖCKER 1966a u. b.

Morphologisch äußert sich dies in einer Vergrößerung der Nucleolen[228] (vgl. Abb. 5), die nach 24 Std den 4fachen Ausgangswert erreicht haben. Eigenartigerweise sinkt die Zahl der Nucleolen pro Kern dabei ab, wahrscheinlich durch Konfluieren der vergrößerten Kernkörperchen[229]. Zugleich werden die Nucleolen unregelmäßig, oft zipflig oder fädig ausgezogen; sie stehen dabei vielfach in Zusammenhang mit der Kernmembran. Nach autoradiographischen Studien ist zumindest während der Phase der Initialproliferation (s. u.) die Abgabe von RNS in das Cytoplasma gesteigert[230]. Im Innern der Nucleolen werden manchmal kleine Verdichtungen, sog. Nucleolini, gefunden; mit der Zink-Dithiazon-Reaktion auf lysinreiche Proteine stellen sich jetzt mehr Granula als in normalen Kontrollebern dar[231].

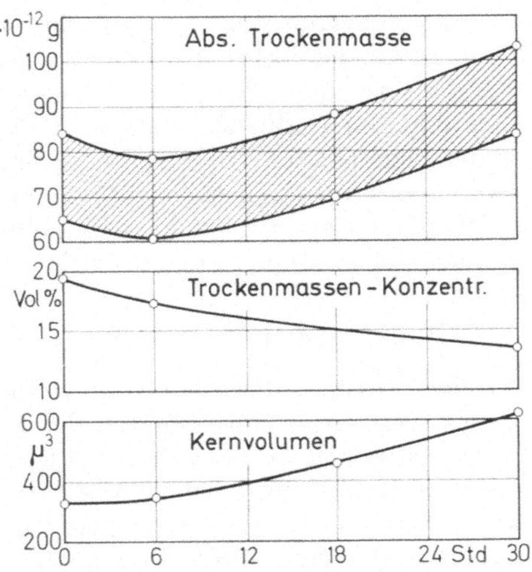

Abb. 25. Verhalten der absoluten Trockenmasse, der Trockenmassenkonzentration und des Volumens der Zellkerne in der Rattenleber nach $^2/_3$-Teilhepatektomie. (Aus GRUNDMANN und HOFMEIER 1962)

Elektronenmikroskopisch fällt 4 Std nach Teilhepatektomie eine Zunahme der kleinen, dichten Granula auf, die — kleiner als die cytoplasmatischen Ribosomen — im Nucleolus und oft auch im übrigen Kernraum gefunden werden und bis 72 Std nach Teilhepatektomie vermehrt nachweisbar sind[232]. Da diese Granula RNS enthalten[233], liegt es nahe, in ihrer Vermehrung einen morphologischen Ausdruck der gesteigerten RNS-Synthese zu sehen, sind in den vergrößerten Nucleolen doch parallel zum Volumen auch die Trockenmasse[234] und der RNS-Gehalt[235] angestiegen. Die RNS-Konzentration bleibt dabei konstant[236]; das Nucleolarvolumen der Leberzellkerne ist also auch hier wie unter anderen Bedingungen[237] ein gewisses Maß für den RNS-Gehalt.

---

228 STOWELL 1948, 1949, GRUNDMANN und BACH 1960, CASTRO und FORAKER 1961, JORDAN 1964, STENGER und CONFER 1966, KLEINFELD 1966, MIRONESCU und DRAGOMIR 1966, 1967, KAUFMANN, TRAUB und TEITZ 1968 u.a.

229 MIRONESCU und DRAGOMIR 1966, 1967.

230 STÖCKER, LIEBSCHER und ALTMANN 1967.

231 MIRONESCU und DRAGOMIR 1967.

232 FISHER und FISHER 1963, JORDAN 1964, STENGER und CONFER 1966.

233 Zum Beispiel BERNHARD und GRANBOULAN 1963.

234 CASTRO und FORAKER 1961.

235 SWIFT, REBHUN, RASCH und WOODARD 1956, KLEINFELD 1966, KAUFMANN, TRAUB und TEITZ 1968.

236 KLEINFELD 1966. 237 GRUNDMANN und FECHLER 1965.

Nicht nur die Kernkörperchen, sondern auch die Zellkerne nehmen nach Teilhepatektomie an Volumen stark zu[238], und zwar noch in der präregeneratorischen Phase, also vor Beginn der prämitotischen Synthesen. Eine Kernvolumenzunahme, dann allerdings z. T. durch Ploidiesteigerungen bedingt (s. S. 187), findet sich auch noch nach 2 und 5 Monaten[239]. In den ersten 30 Std nach Teilhepatektomie sinkt die Konzentration der Kerntrockenmasse nach interferenzmikroskopischen Untersuchungen nahezu linear ab (Abb. 25), die absolute Trockenmasse pro Kern steigt aber bereits von der 6. Std nach Teilhepatektomie an, kontinuierlich bis zur 30. Std[240], als Ausdruck der dann einsetzenden prämitotischen Synthesen.

Elektronenmikroskopisch ist die Kernmembran oft ungleichmäßig geformt, zipfelig ausgezogen oder auch eingebuchtet, so daß hin und wieder Pseudoinklusionen entstehen[241]. Ob es daneben echte intranucleäre Einschlußkörperchen nach Teilhepatektomie gibt[242], ist noch ungeklärt. Außerdem finden sich im elektronenmikroskopischen Bild innerhalb des Kernes oft Klumpen chromosomalen Materials, die mit der beginnenden DNS-Synthese in Zusammenhang gebracht worden sind[243]. Nach lichtmikroskopischen Untersuchungen ist es aber viel wahrscheinlicher, daß die DNS-Synthese mit lokalen Aufquellungen einhergeht[244], worauf im folgenden Teil noch genauer eingegangen werden muß.

III. Die Phase der Initialproliferation

Die Reparation des durch die Teilhepatektomie verursachten Gewebsverlustes beruht wie andere biologische Wachstumsvorgänge auf der Fähigkeit der Zellen, sich über den Vorgang der Mitose zu verdoppeln. In diesem Kapitel sind im wesentlichen die Besonderheiten des mitotischen Wachstums unter den Bedingungen der Reparation nach Teilhepatektomie darzustellen. Dabei beschränken wir uns zunächst auf die Phase der Initialproliferation, die bei der Ratte etwa zwischen der 16. und der 32. Std nach Teilhepatektomie liegt (vgl. Abb. 4). Alle allgemeinen Daten über die Mitose, wie sie in mehreren zusammenfassenden Darstellungen vorliegen[245], gelten prinzipiell auch für die Organzellen der Säuger und damit auch für die Leber. Auf eine ausführliche Abhandlung kann hier verzichtet werden. Dagegen ist auf einige Faktoren aufmerksam zu machen, die vice versa in allen Geweben der Säuger eine Rolle spielen, bei der Leber aber zum Verständnis der reparativen Regeneration unumgänglich sind. Es handelt sich um die Abläufe während des physiologischen Organwachstums in der postnatalen Entwicklungsphase und — nach deren Beendigung — im Stadium des Wachstumsgleichgewichtes, des „steady state", d. h. des reinen Ersatzwachstums im ausgewachsenen Tier.

1. Bemerkungen zum physiologischen Wachstum der Leber

In der Säugerleber überlagern sich zwei Phänomene[246]: Das ist einmal die proliferative Aktivität, die während der postnatalen Entwicklung dem Organwachstum dient und zur Erhöhung der Zellzahl führt. Sie stellt später als Ersatzwachstum nach Untergang von Zellen die normale Zellpopulation wieder her. Eine

238 Sulkin 1943, Stowell 1948, Harkness 1952a, Wilson, Stowell, Yokoyama und Tsuboi 1953, Grundmann und Bach 1960 u.a.
239 Ryabinia 1962.
240 Grundmann und Hofmeier 1962, Hofmeier und Grundmann 1962.
241 Stenger und Confer 1966. 242 Jordan 1964.
243 Stenger und Confer 1966. 244 Altmann 1966.
245 Zum Beispiel Schrader 1954, Mazia 1961, Grundmann 1964, 1969, Wada 1966 u.a.
246 Vgl. z.B. Doljanski 1960.

wesentliche Rolle spielt aber ferner die Polyploidisierung, d. h. die Vermehrung der in einem Kern zusammengefaßten Chromosomensätze über den Ausgangswert, die Diploidie. Dabei entsteht ein für jedes Lebensalter charakteristisches „Ploidiemuster", das durch die relative Häufigkeit der im Gewebe vorkommenden polyploiden Kerne definiert ist.

a) Postnatales Organwachstum

Durch Mitosezählungen und mit autoradiographischer Methodik nach Injektion von Thymidin-^{3}H hat sich für die Rattenleber ergeben[247], daß der Thymidin-^{3}H-Markierungsindex am 1. postembryonalen Tag niedriger ist als am Ende der Fetalperiode, dann aber bis zum 12. Lebenstag der Ratte ansteigt. Dann fallen sowohl der Thymidin-^{3}H-Index als auch die Mitoserate exponentiell ab und erreichen etwa mit dem 120. Lebenstag ein konstantes Niveau (Abb. 26). Der Thymidin-^{3}H-Markierungsindex liegt jetzt um 1%, der Mitoseindex bei 0,025 bis 0,1%[248]. Zu diesem Zeitpunkt sind die Tiere mit einem Gewicht von etwa 200 g als ausgewachsen zu bezeichnen. Das anfängliche Vermehrungswachstum ist in das physiologische Ersatzwachstum übergegangen.

Zwischen den Mitosecyclen während des postnatalen Organwachstums und denen des physiologischen Ersatzwachstums bestehen bemerkenswerte Zeitunterschiede: Die Phasenlängen des Zellteilungscyclus sind während des postnatalen Organwachstums wesentlich kürzer als im „steady state". In ersterem[249] beträgt die S-Phase 9 Std, die G_2-Phase 0,5 Std und die mitotische Kernteilung etwa 3 Std. Das entspricht den Zeiten in rasch proliferierenden Gewebeabschnitten des ausgewachsenen Organismus[250]. In der Leber der ausgewachsenen Ratte sind diese Phasenlängen ungefähr verdoppelt[251]: Die S-Phase beträgt 18 Std, die G_2-Phase 2,5 Std, die mitotische Kernteilung bis 5,5 Std. Die DNS-Syntheserate sinkt gleichzeitig etwa auf die Hälfte ab. Diese „Umschaltung" des Proliferationsmodus der Leberzellen beginnt spätestens am 24. Lebenstag. Mit der postnatalen Ausbildung der Läppchenarchitektur zeigt sich außerdem eine topographische Beziehung der proliferationsaktiven Zellen: vom 7. Lebenstag an proliferieren bei der Ratte überwiegend Zellen in der Läppchenperipherie[252].

b) Polyploidisierung

Die Leberparenchymzellen neugeborener Ratten und Mäuse sind überwiegend einkernig, und die Kerne besitzen einen diploiden Chromosomensatz. Dies ist schon durch frühere Kerngrößenmessungen wahrscheinlich gemacht worden[253], und Chromosomenzählungen[254] sowie cytophotometrische DNS-Bestimmungen haben das bestätigt[255]. Mit zunehmendem Alter der Tiere treten neben den diploiden auch tetraploide und octoploide Kerne auf[256], und in immer größerer Zahl auch Zellen mit zwei diploiden oder auch zwei tetraploiden Kernen. Nadal und Zajdela (1966a) haben in Zellverteilungskurven von Leberzellausstrichen die Entstehung des organspezifischen Ploidiemusters und der Relation zwischen ein- und zweikernigen Zellen dargestellt (Abb. 27).

---

[247] Stöcker, Teubner und Rosenbusch 1964, Stöcker 1968.

[248] Brues und Marble 1937, Gössner u. Mitarb. 1951, Stöcker, Teubner und Rosenbusch 1964 u.a.

[249] Vgl. Post, Huang und Hoffman 1963. [250] Lit. bei Schultze 1968.

[251] Post und Hoffman 1964, Stöcker und Heine 1965. [252] Stöcker 1968.

[253] Münzer 1923, Jacobj 1925, 1931, Clara 1930 u.a.

[254] Biesele, Poyner u. Painter 1942, Biesele 1944.

[255] McKellar 1949, Siess und Stegmann 1950, Helweg-Larsen 1952, Naora 1957, Inamdar 1958, Alfert und Geschwind 1958 u.a.

[256] Voss 1928, Jacobj 1935, Müller 1937.

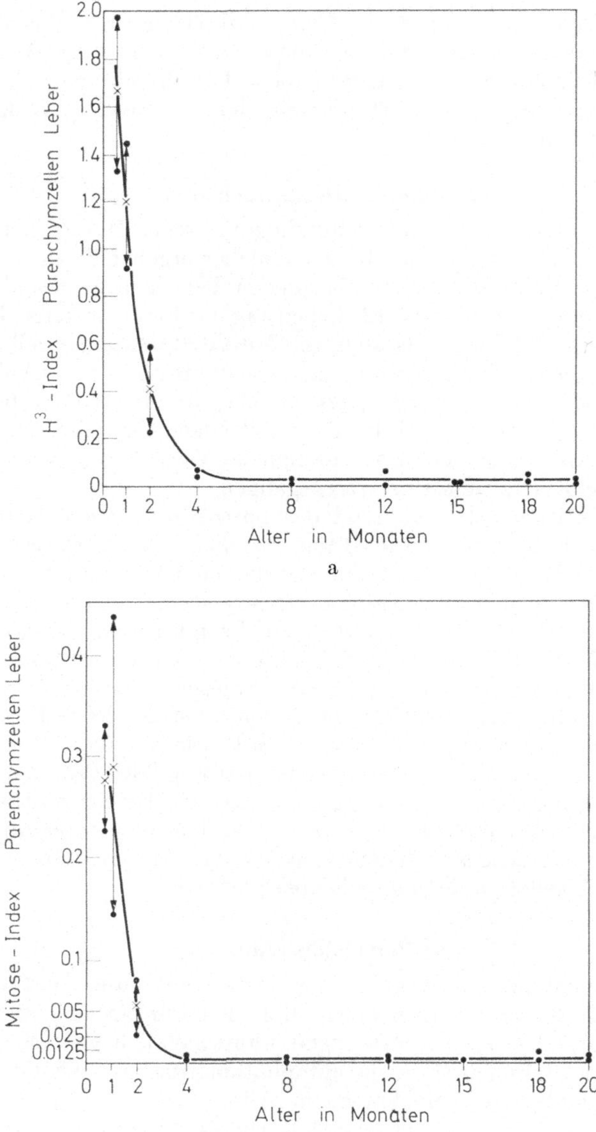

Abb. 26a u. b. Abfall des Thymidin-^{3}H-Index (a) und des Mitoseindex (b) in Leberparenchymzellen der Ratten in den ersten 20 Lebensmonaten. (Aus Stöcker, Teubner und Rosenbusch 1964)

Bei der erwachsenen Ratte findet man etwa 25% diploide, bis zu 70% tetraploide und zum restlichen Teil noch höherploide Kerne. Dabei sind etwa 50% der Zellen mit diploiden Kernen und 10% der tetraploiden Zellen zweikernig[257]. Die von Nadal und Zajdela (1966a) ausgewerteten Leberzellausstriche ermöglichen eine verläßlichere Feststellung des Karyogramms als Schnittpräparate, da im letzteren viele Kerne angeschnitten sind und mehrkernige Zellen nicht immer als solche

[257] Harrison 1953.

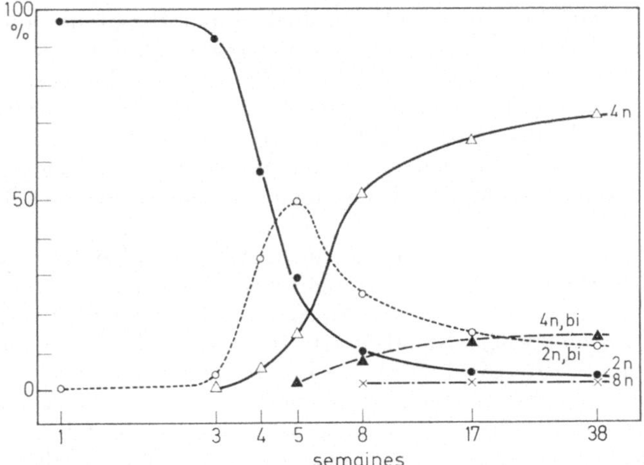

Abb. 27. Entstehung des organspezifischen Ploidiemusters in der Rattenleber. *2n, 4n* und *8n* = diploide, tetraploide und octoploide einkernige Zelle, *2n, bi* und *4n, bi* = diploide bzw. tetraploide Kerne in zweikernigen Leberzellen. (Aus NADAL und ZAJDELA 1966a)

erkannt werden können. Eine zum Ausgleich dieses Fehlers angegebene Formel[258] erlaubt allerdings in gewissen Grenzen einen Rückschluß auf die tatsächlichen Werte[259].

Aus den oben gegebenen Daten ist zu folgern, daß bei Ratte und Maus Leberzellen mit tetraploidem Chromosomensatz überwiegen. Nach Kernvolumenmessungen[260] bezeichnet man diese Kernklasse als die „Regelklasse". Octoploide oder noch höherploide Großkerne werden besonders in den inneren Läppchenabschnitten angetroffen, die diploiden Zellen dagegen mehr in Umgebung der periportalen Felder[261]. In der menschlichen Leber bleibt die diploide Zellgröße die Regelklasse. Tetraploide Zellen treten während der Pubertät auf und sind vom 40. Lebensjahr an konstant nachweisbar. Im Senium ist ihre relative Zahl vermehrt, und man findet dann auch octoploide Großkerne. Eine besondere Häufung von polyploiden Großkernen darf als Indiz für eine vorangegangene Leberschädigung bzw. für die auf eine solche folgende Regeneration gewertet werden[262].

Der allmähliche Übergang von der neonatal einheitlich diploiden Leberzellpopulation zu dem spezifischen Ploidiemuster in der Leber des erwachsenen Tieres ist ein Problem von allgemein-cytologischer Bedeutung. Eine Schlüsselstellung nimmt dabei das frühzeitige Auftreten von zweikernigen diploiden Zellen ein. Dies kann prinzipiell auf zwei Wegen vor sich gehen: Nach der Teilung eines diploiden Kernes kann die Teilung des Cytoplasmas unterbleiben, nächstliegend als Folge einer Funktionsbeeinträchtigung des Spindelapparates. Zweikernige diploide Leberzellen wären demnach die Folge einer unvollständigen Mitose. Andere Autoren[263] nahmen amitotische Kerndurchschnürungen tetraploider Zellen an. Danach wäre der Entstehung zweikerniger Leberzellen eine Polyploidisierung vorangegangen, der eine Aufteilung auf zwei Tochterkerne durch eine unmittelbare Kerndurchschnürung folgte. Eine (endomitotische) Polyploidisierung wurde vielfach auch als die häufigste Ursache für die Entstehung von Großkernen an-

258 PFUHL 1931. 259 Vgl. BÖHM 1931, MÜLLER 1937, GRUNDMANN und BACH 1960.
260 JACOBJ 1925, 1931. 261 ANDREW, BROWN und JOHNSON 1943, SULKIN 1943.
262 SWARTZ 1956, ALTMANN, LOESCHKE und SCHENK 1966.
263 Zum Beispiel JACOBJ 1925, CLARA 1930, BIESELE u. Mitarb. 1942, SWARTZ 1956, NAORA 1957, GRUNDMANN und BACH 1960.

gesehen. Andererseits können Großkerne auch durch Verschmelzung von zwei oder mehr kleinen Kernen entstehen, wobei die Verschmelzung unmittelbar[264] oder über eine Mitose erfolgen kann[265]. Dabei können die Chromosomengruppen der einzelnen Kerne zu einer gemeinsamen Metaphaseplatte angeordnet werden, und in der anschließenden Ana- und Telophase entstehen dann zwei polyploide Tochterkerne. Es ist aber auch möglich[266], daß die bereits auseinandergewichenen Chromosomensätze sich sekundär wieder zu einem einheitlichen Restitutionskern zusammenschließen.

Nach ALTMANN (1966) ist es wahrscheinlich, daß es sich bei den verschiedenen Varianten der Kernteilung bis zur endomitotischen Polyploidisierung nur um verschiedene Grade von Mitoseablaufstörungen unter besonderer Beteiligung von Störungen des achromatischen Spindelapparates handelt. In Leberzellausstrichen haben NADAL und ZAJDELA (1966a) die Entstehung zweikerniger tetraploider Leberzellen aus zweikernigen diploiden Zellen durch Bildung einer gemeinsamen Metaphaseplatte mit 8 Chromosomensätzen dargestellt. Durch solche Untersuchungen rückt heute die Möglichkeit amitotischer Vorgänge bei der Entstehung zweikerniger Leberzellen mehr und mehr in den Hintergrund zugunsten mitotischer Abläufe, die allerdings gerade unter dem Einfluß der Teilhepatektomie erheblich gestört sein und dann zu Mitoseanomalien bis zum Funktionsverlust des Spindelapparates und der Entstehung polyploider Großkerne führen können[267].

Im höheren Lebensalter werden außerdem zunehmend aneuploide Zellen und vermehrt abnorme Karyokinesen beobachtet. Die letzteren führen zu aneuploiden Zellkernen, deren Rate bei Ratten um 13% liegen soll[268]. Der Prozentsatz von Mitosen mit Chromosomenaberrationen steigt von etwa 10% bei 4—6 Monate alten Mäusen auf über 20% bei 12 Monate alten an[269].

Wie in anderen Geweben weisen die Mitosen auch in der Leber eine Tagesrhythmik auf[270], ein Phänomen, das bei vielen Studien über die Leberregeneration nicht beachtet worden ist. Bei Ratten ist die Mitosefrequenz in den frühen Morgenstunden am höchsten und sinkt dann bis 6 Uhr abends auf ein Minimum ab. Bei jungen Tieren sind diese Schwankungen größer als bei älteren; sie sind aber mindestens bis zu einem Körpergewicht von 150 g nachweisbar[271]. Die gleiche Rhythmik gilt auch für Mäuse[272]. Eine ähnliche Rhythmik soll nach Ansicht einiger Autoren auch die quantitative Verteilung der polyploiden Kerne aufweisen. Dabei wird angegeben[273], daß der Anteil der zweikernigen Zellen sich im Verlaufe des Tages vermehrt und während der Nacht bis zum frühen Morgen wieder absinkt. BUCHER (1966) fand gerade nachts eine Zunahme kleinkerniger, doppelkerniger Zellen und leitete daraus ab, daß während des Tages ein Teil der Doppelkerne zu Großkernen verschmilzt und während der Nacht sich amitotisch zu zweikernigen Zellen aufteilt.

Wenn auch über die Entstehungsweise der polyploiden Großkerne und der mehrkernigen Leberzellen noch nicht das letzte Wort gesprochen ist, so ist nach heutigem Stand der Kenntnisse doch anzunehmen, daß den mitotischen Kernteilungen und ihren Störungen eine größere Bedeutung zukommt als einer unmittelbaren Endomitose oder Amitose. Für die bisher im Mittelpunkt stehenden Betrachtungen ist festzuhalten, daß das physiologische Wachstum der Leber nach der Geburt vorwiegend mitotisch erfolgt, und daß sich zugleich ein species-

---

264 PFUHL 1938.
265 BEAMS und KING 1942, SULKIN 1943, HIMES, HOFFMAN, POLLISTER und POST 1957, INAMDAR 1958 u.a.
266 WILSON und LEDUC 1948, 1950. 267 Vgl. ALTMANN 1966.
268 MARQUARDT und GLÄSS 1957. 269 CURTIS 1964. 270 WILSON 1948.
271 JACKSON 1959, PETERS 1962. 272 LIOZNER und SIDOROVA 1959. 273 JACKSON 1959.

und altersabhängiges Ploidiemuster einstellt, das durch exogene Faktoren, z. B. auch durch eine Regeneration nach Teilhepatektomie, quantitativ beeinflußt werden kann.

2. Die regeneratorische DNS-Synthese

Bei den Erörterungen der Vorgänge der präproliferativen Phase war es nicht immer leicht, Synthesesteigerungen der Proteine und der RNS den funktionellen Leistungen der Zellen oder der Vorbereitung der prämitotischen DNS-Synthese zuzuordnen. Sicher ist, daß die postoperative Netto-Zunahme der RNS[274] zum überwiegenden Teil als prämitotisch aufzufassen ist, zumindest die ausschließlich läppchenperiphere der letzten Stunden vor der DNS-Synthese[275]. Das gleiche gilt für den Teil der Proteinsynthese, der einer Bereitstellung der für die DNS-Synthese benötigten Fermente dient[276]. Etwa 12 Std nach der Teilhepatektomie steigt die Aktivität dieser Enzyme an[277]. Es handelt sich[278] vor allem um folgende Enzyme:

Aspartat-Transcarbamylase	Thymidinkinase
Uridinkinase	Thymidylatkinase
Desoxyuridinkinase	Thymidylatsynthetase
Uridinphosphorylase	Desoxycytidylat-Desaminase
Desoxyuridinphosphorylase	

Eine manifeste Erhöhung der DNS-Polymeraseaktivität wird erst 18—24 Std nach der Operation gefunden[279], also zu einem relativ späten Zeitpunkt, wenn die DNS-Synthese schon in Gang gekommen ist.

Ein erster und nur sehr geringer Anstieg des Thymidin-^{3}H-Markierungsindex findet sich in der Rattenleber schon 4—10 Std nach Teilhepatektomie, also noch in der „präproliferativen" Phase (Abb. 28, links oben). Dies läßt sich auch durch ^{3}H-Aktivitätsmessungen des ganzen verbleibenden Leberrestes nach Gewebsveraschung im Flüssigkeits-Szintillations-Spektrometer belegen (Abb. 29). Da ein entsprechender Mitoseanstieg nicht festgestellt wird[280], bleibt die Bedeutung dieses Phänomens zunächst unklar. Es kann Ausdruck einer endomitotischen Polyploidisierung sein[281], kann aber auch dadurch erklärt werden, daß als unmittelbare Folge des operativen Eingriffs die gerade ablaufenden DNS-Synthesen, die dem physiologischen Ersatzwachstum zugehören, verzögert werden oder sich gar Kerne temporär in der G_2-Phase ansammeln[282]. Sicher ist, daß die DNS-Synthese noch nach dem „langsamen" Modus der normalen, ruhenden Leberzelle abläuft (s. o.). Die Umschaltung auf die „schnelle" DNS-Syntheserate mit einer S-Phasendauer von etwa 9 Std erfolgt nach Stöcker (1966a) erst mit Beginn der reparativen DNS-Synthesen bei einem „Schwellenwert" von 7% Thymidin-^{3}H-markierter Leberepithelien (Abb. 28).

Diese reparative DNS-Synthese beginnt 16—18 Std nach Teilhepatektomie[283]. Der Thymidin-^{3}H-Index steigt sehr steil an bis zu einem recht scharfen

[274] Lieberman und Kane 1965. [275] Rabes und Brändle 1968.
[276] Bollum und Potter 1959, Calva und Cohen 1959, Maley und Maley 1960, Hiatt und Bojarski 1960, Kishimoto und Lieberman 1964, Eker 1965 u.a.
[277] Zum Beispiel Sköld 1960, Fritzson 1962, Bresnick 1965, Yamada 1965, Maley, Lorenson und Maley 1965 u.a.
[278] Vgl. Siebert 1966.
[279] Fritzson 1962, Giudice und Novelli 1963, Fausto und van Lancker 1965.
[280] Stöcker 1966a.
[281] Grundmann und Bach 1960, Oehlert, Hämmerling und Büchner 1962.
[282] Stöcker 1966a.
[283] Oehlert, Hämmerling und Büchner 1962, Grisham 1962, Gerber und Remy-Defraigne 1963, Edwards und Koch 1964, Stöcker 1966a, Fabrikant 1968b.

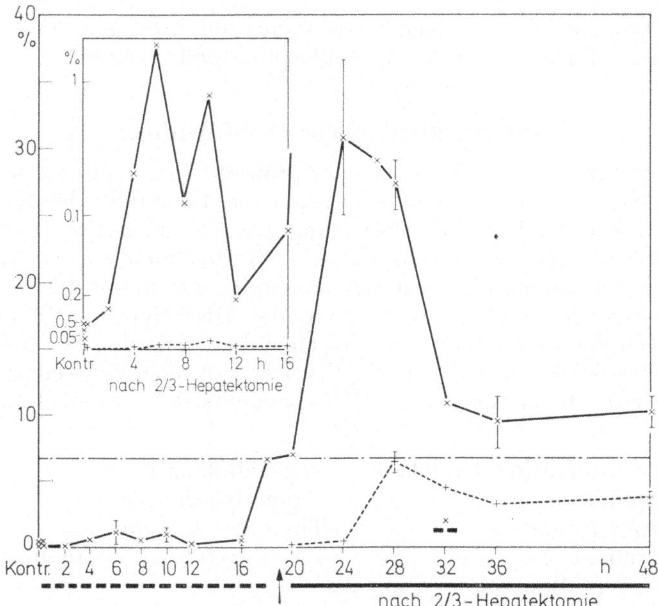

Abb. 28. Thymidin-^{3}H-Index (——) und Mitoseindex (---) in Prozent bei jeweils einstündiger radioaktiver Versuchszeit in Abhängigkeit von der Zeit nach $^2/_3$-Teilhepatektomie eben ausgewachsener Ratten. Im linken oberen Quadranten der Figur Darstellung beider Indices in vergrößertem Maßstab. ↑ = Zeitraum der Umschaltung vom langsamen auf den schnellen Proliferationsmodus. (Aus STÖCKER 1966a)

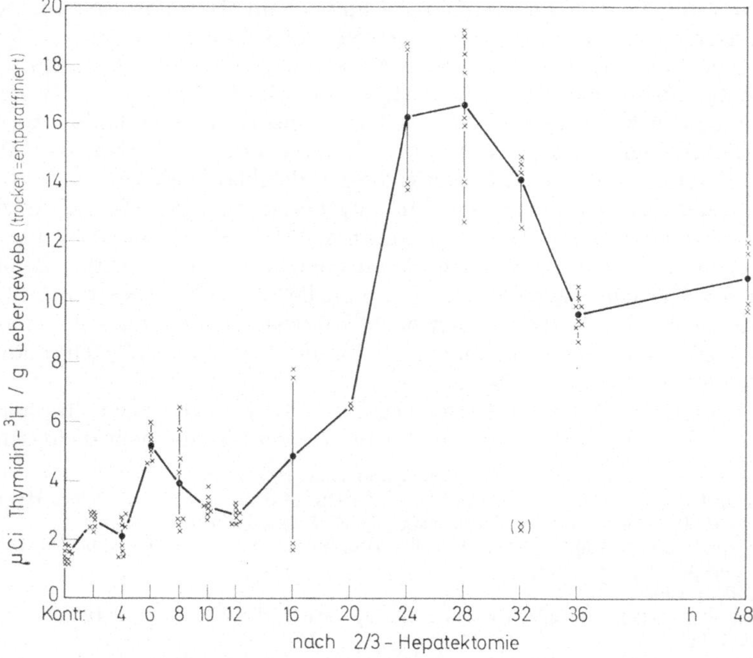

Abb. 29. Thymidin-^{3}H-Aktivitätsmessungen pro g Lebergewebe bei jeweils einstündiger radioaktiver Versuchszeit in Abhängigkeit von der Zeit nach $^2/_3$-Teilhepatektomie an eben ausgewachsenen Ratten. (Aus STÖCKER 1966a)

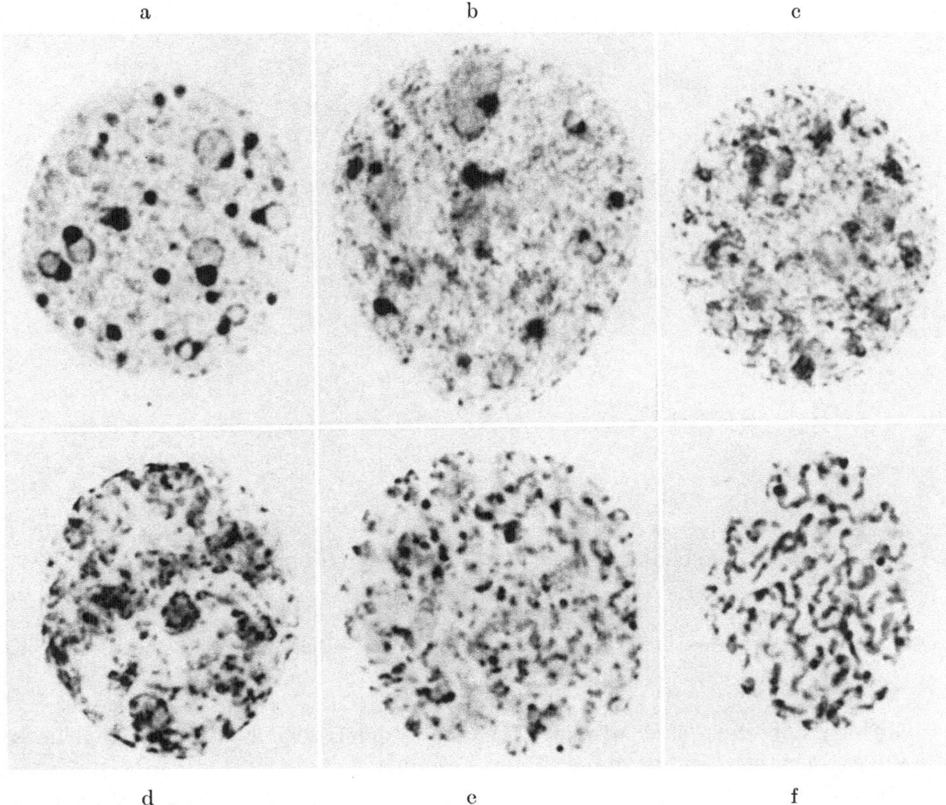

Abb. 30a—f. Der nucleare Strukturwandel im Mitosecyclus der Mäuseleberzelle. a G_1-Stadium mit dem organspezifischen Kernbild, bestehend aus euchromatischen und heterochromatischen Anteilen, die letzteren als relativ große Punkte erkennbar; b S-Phase mit feinkörniger Struktur des Euchromatins; c späte S-Phase mit zusätzlicher granulärer Auflockerung des Heterochromatins; d und e G_2-Phase mit grobgranulärer Anordnung des gesamten Chromatins; f Prophase. Orcein-Quetschpräparate. (Aufnahme: H. A. MÜLLER.) (Aus ALTMANN 1966)

Gipfel zwischen 24 und 28 Std nach der Operation (Abb. 28). Zu dieser Zeit werden Maximalwerte zwischen 30 und 40% gefunden, d. h. jede dritte Leberparenchymzelle befindet sich in der prämitotischen DNS-Synthesephase. 32 Std nach Teilhepatektomie stellt sich bei der Ratte ein Plateau des Markierungs-^{3}H-index mit 5—12% ein, das bis 72 Std nach der Operation erhalten bleibt[284].

Die Gültigkeit der Histo-Autoradiographie mit Thymidin-^{3}H zur Beurteilung dieser Regenerationsvorgänge darf heute bei kurzen Versuchszeiten als gesichert angesehen werden[285]; die Thymidin-^{3}H-Injektion hat ihrerseits wohl keinen Einfluß auf Ablauf und Häufigkeit der Mitosen[286], obwohl auch über eine Mitoseverschiebung als Strahleneffekt des Tritiums berichtet wurde[287]. Durch ^{3}H-Aktivitätsmessungen nach Gewebsveraschung läßt sich ein sehr ähnlicher Gipfel des Thymidin-^{3}H-Einbaus (Abb. 29) gewinnen, und der Einbau von ^{14}C-Orotsäure in die DNS verläuft in gleicher Weise[288]. Biochemische Analysen haben ergeben, daß nach 20—28 Std auch der Netto-DNS-Gehalt des nach Teilhepatektomie ver-

[284] Vgl. auch SHEA 1964.
[285] Siehe BIANCHI, BUTLER, CRATHORN und SHOOTER 1961, CHANG und LOONEY 1965.
[286] MACDONALD 1961. [287] GRISHAM 1960. [288] BOLLUM und POTTER 1959.

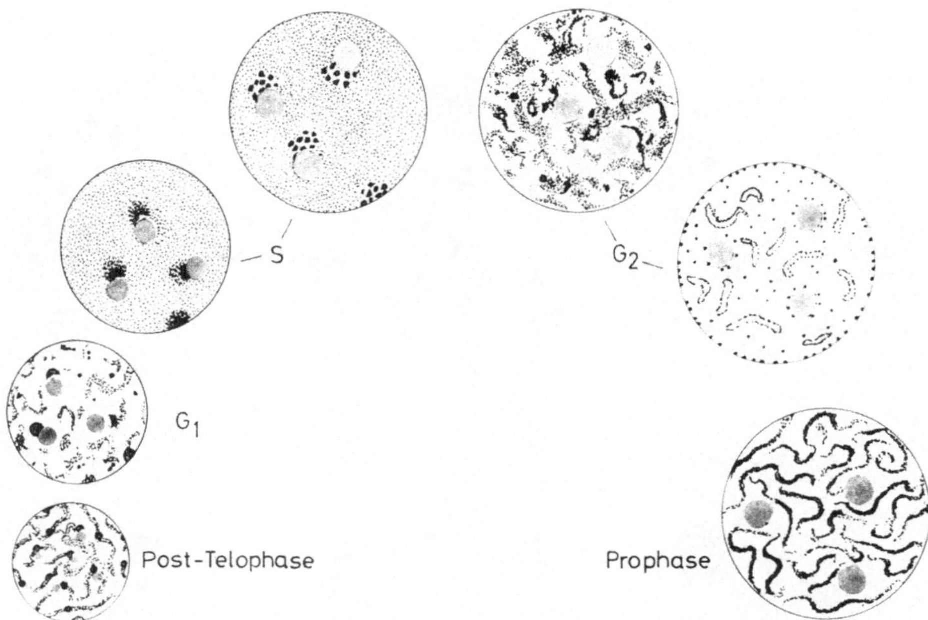

Abb. 31. Der Strukturwandel des Intermitosekerns im Mitosecyclus der Mäuseleberzelle. (Aus Altmann 1966)

bliebenen Leberteils steil ansteigt[289]. Cytophotometrische Untersuchungen nach Feulgen-Färbung führten zum gleichen Ergebnis[290].

Durch subtile, zellkernmorphologische Untersuchungen ist es neuerdings sogar möglich geworden, die DNS-Synthesephase gerade in der regenerierenden Nagerleber lichtmikroskopisch erkennbar zu machen[291]. Es gelingt dies am besten im Quetschpräparat nach Färbung mit Essigcarmin oder mit Orcein. Dadurch quellen die Zellkerne auf, wobei die auf verschiedenen Hydratationsgraden beruhenden morphologischen Differenzen zwischen Eu- und Heterochromatin erheblich verdeutlicht werden. Prinzipiell kann man dann die Zellkerne der einzelnen Gewebe an ihrer spezifischen Anordnung der heterochromatischen Chromozentren gut unterscheiden[292], in der Mäuseleber mit ihren vielen Chromozentren sogar die einzelnen Ploidiestufen[293].

Die Kerne der DNS-Synthesephase (= S-Phase) sind an einer feingranulären Beschaffenheit des Euchromatins kenntlich (Abb. 30b), während die Chromozentren zunächst kompakt bleiben. Am Ende der S-Phase, wenn auch die heterochromatische DNS redupliziert wird, lockern sich auch die Chromozentren auf (Abb. 30c). Damit sind in der regenerierenden Mäuseleber die S-Phasenkerne von den Kernen der G_1-Phase deutlich zu unterscheiden. In der G_2-Phase ist dann das gesamte Chromatin grobgranulär (Abb. 30d und e), enthält oft doppelt konturierte Strukturen und geht schließlich in den Fadenknäuel der Prophase über (Abb. 30f). In Abb. 31 ist dieser Strukturwandel des Mäuseleber-Zellkerns halbschematisch dargestellt. Er läßt sich nach Kenntnis des Bildes im Quetschpräparat auch im Paraffinschnitt belegen[294].

[289] Nygaard und Rusch 1955, Hecht und Potter 1956, 1958, Daoust, Leblond, Nadler und Enesco 1956.
[290] Grundmann und Bach 1960. [291] Altmann 1966. [292] Grundmann und Stein 1961.
[293] Müller 1964, 1966. [294] Altmann 1966.

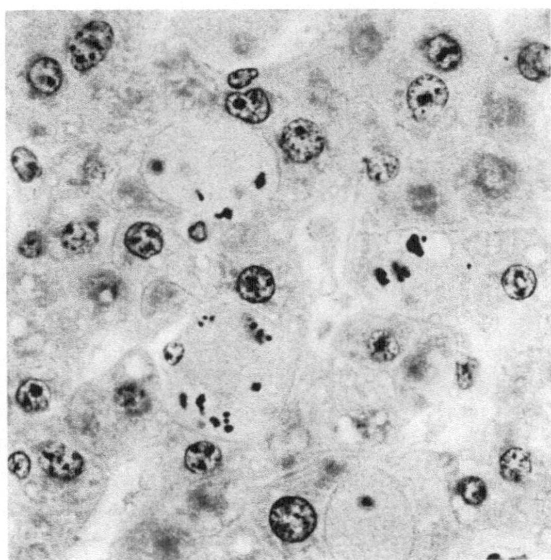

Abb. 32. Mitosehäufung in den periportalen Abschnitten der Rattenleber 28 Std nach $^2/_3$-Teilhepatektomie. Arretierung der Mitosen mit Colchicin. Dargestellt sind abnorme Mitosen mit Chromosomenversprengungen

3. Die erste Mitosewelle

Etwa 8 Std nach Beginn der regeneratorischen DNS-Synthesen treten die zugehörigen Mitosen auf (Abb. 28), was durch Blockierung der Metaphasen mit Colchicin noch verdeutlicht werden kann (Abb. 32). Dieser plötzliche Mitoseanstieg[295] ist in seinem Zeitpunkt und in seinem Ausmaß von mehreren Faktoren abhängig, die wenigstens z. T. bekannt sind und anschließend noch erörtert werden müssen. Sie sind wohl dafür verantwortlich zu machen, daß dieser regeneratorische Mitosegipfel vielfach erst zu einem späteren Zeitpunkt gefunden wurde, von manchen früheren Untersuchern erst 48 Std nach der Teilhepatektomie[296]. Sicher spielt die Tagesperiodik[297] eine gewisse, wenn auch begrenzte Rolle. Auf die Bedeutung der verwendeten Fixationstechnik und der exakten Definition von Mitosebeginn und -ende wurde ebenfalls hingewiesen[298]. Auch besteht eine deutliche Species-Abhängigkeit: Bei der Maus beginnt der Anstieg des Thymidin-^{3}H-Index erst 29 Std nach der Teilhepatektomie mit einem (ersten) Maximum nach 33 Std[299]. Abgesehen von dieser zeitlichen Verschiebung verläuft die Leberregeneration bei der Maus wie die der Ratte[300].

Von Interesse ist, daß man in der regenerierenden Nagerleber neben morphologisch normalen auch sehr viele pathologische Kernteilungsfiguren findet[301]: monopolare oder multipolare Spindeln — letztere z. T. als Ausdruck der organspezifischen Polyploidie — aber auch Absprengungen von Chromosomen bis zur

[295] Brues und Marble 1937, Landing, Sneed und van Banfield 1949, Hammarsten, Åquist, Anderson, Eliasson und Thorell 1956, Abercrombie und Harkness 1951, Johnson und Albert 1952, Makino und Tanaka 1953, Grundmann und Bach 1960, Oehlert, Hämmerling und Büchner 1962, Grisham 1962, Stöcker 1966a u.a.

[296] Zum Beispiel Brues und Marble 1937, Makino und Tanaka 1953.

[297] Jaffé 1954. [298] Echave Llanos und Sadnik 1964.

[299] Bade und Echave-Llanos 1963, Bade, Sadnik, Pilgrim und Maurer 1966.

[300] Yokoyama, Tsuboi, Wilson und Stowell 1953, Yokoyama, Wilson, Tsuboi und Stowell 1953.

[301] Vgl. auch Altmann 1966.

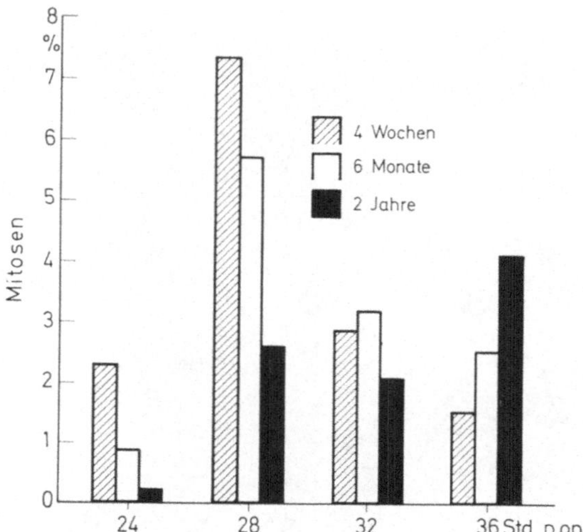

Abb. 33. Abhängigkeit der Mitoserate 24—36 Std nach $^2/_3$-Teilhepatektomie bei der Ratte vom Lebensalter der Tiere. (Aus KLINGE 1968)

völligen Unordnung der Metaphasen (Abb. 32). Wenn die Zellen überleben, entstehen Zellen mit mehreren Kleinkernen, aber auch aneuploide Riesenkerne mit Lappungen und tiefen Einkerbungen.

4. Altersabhängigkeit

Einer der bestimmenden Faktoren für solche Mitoseanomalien, aber auch für die allgemeine Intensität der Regeneration, ist das Alter der Versuchstiere[302]: Lebern junger Tiere regenerieren rascher und intensiver als die alter. So ist bei 2, 6 und 8 Monate alten Mäusen nach Entfernung von 1, 2 oder 3 Lappen das Ausgangsgewicht der Leber nach 7 Tagen wieder erreicht. Werden dagegen bei 10 Monate alten Mäusen 3 Lappen entfernt, so verzögert sich diese Reparationszeit auf 10 Tage, und bei 18 Monate alten Tieren ist eine noch stärkere Verlangsamung eingetreten[303]. Ein erstes Maximum des Thymidin-^{3}H-Einbaues in die Leberparenchymzellen läßt sich bei jungen Ratten schon 22 Std nach der Operation feststellen. Auch findet sich als Ausdruck einer weitgehend synchronisierten zweiten Teilungswelle ein zweiter Gipfel 36 Std nach der Operation[304]. Ein solcher zweiter Gipfel ist bei erwachsenen Ratten nur selten und dann nur schwach angedeutet zu finden, bei Mäusen dagegen regelmäßig[305]. Thymidin-^{3}H-Dauerinfusion bei 40—50 g schweren, also sehr jungen Ratten, führt zu einer Markierung von 99% aller Leberparenchymzellen[306]; bei jungen Tieren nehmen also praktisch alle Zellen an der Proliferation teil. Sehr alte Ratten sind noch zu einer Regeneration nach $^2/_3$-Hepatektomie in der Lage. Die Kernteilungen treten jedoch wesentlich später auf[307]. Die ersten mit Thymidin-^{3}H-markierten Zellen werden auch bei sehr alten Tieren 18 Std nach der Operation gefunden; die Höhe des Mitoseindex bleibt aber bei alten Tieren wesentlich niedriger (Abb. 33). Das Maximum des Thymidin-^{3}H-Einbaues wird erst nach 30—36 Std gefunden[308]. Der Thymi-

[302] NORRIS, BLANCHARD und POVOLNY 1942, BUCHER und GLINOS 1950, BOURLIÈRE und MALINARD 1957.
[303] STRAUBE und PATT 1961. [304] BUCHER 1963.
[305] BADE, SADNIK, PILGRIM und MAURER 1966. [306] STÖCKER 1968.
[307] MARSHAK und BYRON 1945, KLINGE 1968.
[308] BUCHER, SWAFFIELD und DITROIA 1963, 1964.

din-^{3}H-Index liegt dann zwischen 10 und 20%[309]. Auch die Rate der zur Proliferation überhaupt fähigen Zellen ist bei den alten Tieren wesentlich niedriger als bei jungen oder erwachsenen Tieren: nach Thymidin-^{3}H-Dauerinfusion sind bei alten Tieren nicht mehr als 76% aller Parenchymzellen markiert[310]. Zugleich treten bei ihnen die oben beschriebenen Mitosestörungen wesentlich häufiger auf (Tabelle 1) als bei jungen Tieren[311]. Sie sind wohl als Ausdruck einer Alteration des achromatischen Spindelapparates zu werten[312]

GLINOS und BARTLETT (1951) prüften die Fähigkeit der Leberzellen, in vitro auszuwachsen. Bei den Lebern alter Tiere war dies — im Gegensatz zu jungen — nur nach einer Teilhepatektomie möglich. Bemerkenswerterweise blieb diese Wachstumspotenz in vitro auch bei alten Tieren bis zu 45 Tagen nach der Teilhepatektomie erhalten. Durch den Proliferationsimpuls hatte die Leber also eine verlorengegangene Fähigkeit zurückgewonnen.

Tabelle 1. *Häufung von Mitosestörungen nach $^2/_3$-Hepatektomie bei Ratten unterschiedlichen Alters.* (Aus KLINGE, 1968)

Tieralter	% Mitosestörungen		
	total	in Prophasen	in späten Phasen
4 Wochen	27,0	12,2	14,8
6 Monate	38,0	18,8	19,2
24 Monate	65,6	35,2	30,4

5. Bedeutung der Menge des resezierten Lebergewebes

Das Ausmaß der Regeneration, d. h. die Zahl der Zellen, die an der ersten Mitosewelle teilnehmen, ist ferner von der Menge des entnommenen Lebergewebes abhängig. Entfernung von $^1/_3$ des Lebergewebes bedeutet einen nur geringen Regenerationsimpuls, nach 14 Tagen sind ca. 60% des entfernten Gewebes wiederhergestellt, während nach $^2/_3$-Hepatektomie zu diesem Zeitpunkt bereits ca. 75% regeneriert worden sind[313]. Werden mehr als $^2/_3$ entfernt, so treten die Zellen verzögert in die Teilung ein[314].

Entgegen älteren Angaben[315] ist bei Resektion von weniger als $^2/_3$ des Lebergewebes der zeitliche Beginn der Zellproliferation weitgehend unabhängig von der Menge des entnommenen Lebergewebes[316]. Entfernt man 10—30% des Lebergewebes, so erfolgt ein nur geringer Anstieg des Thymidin-^{3}H-Index, der noch keine klare zeitliche Zuordnung erlaubt. Eine 40%ige Hepatektomie scheint ein Schwellenwert zu sein (Tabelle 2): es resultiert eine Thymidin-^{3}H-Einbaukurve mit einem deutlichen Maximum zwischen 24 und 48 Std nach der Operation, also zum gleichen Zeitpunkt wie nach $^2/_3$-Hepatektomie. Dieser Schwellenwert liegt wiederum bei jungen Ratten deutlich niedriger als bei älteren[317]. Auch die oben erörterte „Umschaltung" des Proliferationsmodus mit Verkürzung der S-Phase, der G_2-Phase und der Mitosedauer[318] ist abhängig von der Menge des entnommenen Lebergewebes. Die Entnahme von $^1/_3$ der Leber scheint auch für diese „Um-

309 HEINE und STÖCKER 1969. 310 STÖCKER 1968.
311 CURTIS 1964. 312 KLINGE 1968. 313 DRABKIN 1947a.
314 PACK und ISLAMI 1956, GLINOS 1958a, WEINBREN und WOODWARD 1964, WEINBREN und TAGHIZADEH 1965.
315 MCJUNKIN und BREUHAUS 1931. 316 MACDONALD, ROGERS und PECHET 1962.
317 MACDONALD, ROGERS und PECHET 1962, BUCHER und SWAFFIELD 1964.
318 Vgl. STÖCKER 1966a.

schaltung" ein Grenzwert zu sein, d.h. erst oberhalb der Resektion von $^1/_3$ des Lebergewebes stellt sich 24 Std postoperativ der schnelle Proliferationsmodus mit Verkürzung der obengenannten Phasen ein[319].

Tabelle 2. *Leberzellmitosen und Thymidin-³H-Einbau nach Resektion verschieden großer Leberteile.* (Aus MACDONALD, ROGERS und PECHET, 1962)

Alter der Tiere	Zahl der Tiere	Durchschnitts-gewicht	% der Teilhepat-ektomie	Mitose-zahl	³H-Index	*P*
164 Tage	7	448 ± 11	8,2 ± 0,3	20 ± 9	458 ± 245	> 0,05
164 Tage	7	450 ± 13	28,0 ± 0,9	57 ± 25	5723 ± 1684	< 0,01
164 Tage	5	495 ± 18	55,3 ± 1,7	1683 ± 633	45913 ± 14766	< 0,01
164 Tage	6	432 ± 12	Scheinoperation	9 ± 9	45 ± 9	
104 Tage	5	377 ± 11	4,2 ± 0,2	0	98 ± 39	> 0,05
104 Tage	5	349 ± 13	12,3 ± 0,7	0	391 ± 144	< 0,10
104 Tage	5	362 ± 14	66,5 ± 1,7	1409 ± 363	37102 ± 3604	< 0,01
104 Tage	5	330 ± 8	Scheinoperation	12 ± 6	145 ± 100	
137 Tage	4	413 ± 14	2,9 ± 0,4	5 ± 3	38 ± 20	> 0,05
137 Tage	4	409 ± 3	9,4 ± 1,2	6 ± 5	267 ± 110	< 0,05
137 Tage	5	412 ± 12	30,1 ± 1,5	31 ± 11	1521 ± 455	~ < 0,01
137 Tage	5	403 ± 12	60,7 ± 3,6	1236 ± 413	14109 ± 3028	< 0,01
137 Tage	5	438 ± 15	Scheinoperation	8 ± 7	10 ± 3	

6. Topographie innerhalb der Leberläppchen

In der ersten Phase der Regeneration finden sich die Mitosen und dementsprechend auch die Thymidin-³H-markierten Zellen ausschließlich in der Läppchenperipherie[320] (Abb. 34a). Genauere Zählungen haben gezeigt, daß 18 Std nach der Operation im Autoradiogramm mehr als 80% der markierten Zellen im äußeren Läppchendrittel und etwa 15% intermediär zu finden sind[321]. Dabei haben die in unmittelbarer Nähe des periportalen Feldes gelegenen Zellen eine gewisse Sonderstellung: sie werden erst rückläufig in die Proliferation einbezogen[322]. Im weiteren Verlauf der Regeneration treten dann auch zunehmend Zellen der inneren Läppchenabschnitte in die DNS-Synthesephase (Abb. 34b) und damit in die Mitose ein. Von 42 Std nach der Hepatektomie an ist im Autoradiogramm 1 Std nach Gabe von Thymidin-³H keine bevorzugte Markierung innerhalb der Leberläppchen zu erkennen (Abb. 34c). Die inneren Abschnitte der Läppchen werden bei normaler Durchströmung der Leber nie bevorzugt markiert; dementsprechend ist eine Bevorzugung der Mitosen in den Läppchenzentren ebenfalls nicht nachweisbar. Selbst nach Dauerinfusion von Thymidin-³H bis 61 Std nach Teilhepatektomie[323] bleiben die läppchenzentralen Epithelzellen unmarkiert (Abb. 35); sie proliferieren also wesentlich weniger intensiv als die des übrigen Läppchens[324]. Tötet man die Tiere allerdings erst 6 oder mehr Std nach der Injektion von Thymidin-³H, so

[319] HEINE und STÖCKER 1968.
[320] HARKNESS 1952a, ZAKI 1954, OEHLERT, HÄMMERLING und BÜCHNER 1962, GRISHAM 1962, EDWARDS und KOCH 1964, RABES, WRBA, EDER und BRÄNDLE 1965, FABRIKANT 1968b.
[321] GRISHAM 1962, FABRIKANT 1968b. [322] RABES und TUCZEK 1967. [323] STÖCKER 1966a.
[324] LEONG, GRISHAM, HOLE und ALBRIGHT 1964, EDER, JOSTEN und WRBA 1965 u.a.

Abb. 34a—c. Verteilung der mit Thymidin-³H beladenen Kerne zu verschiedenen Zeiten nach $^2/_3$-Teilhepatektomie der Ratte. a 24 Std nach Teilhepatektomie Markierung vorwiegend periportal, b 32 Std nach Teilhepatektomie Markierung auch der intermediären Abschnitte, c 36 Std nach Teilhepatektomie nahezu gleichmäßige Markierung aller Läppchenareale, die läppchenzentralen Partien jedoch noch immer weniger markiert als die übrigen. (Vergr. 200fach. Aufnahmen: W. OEHLERT)

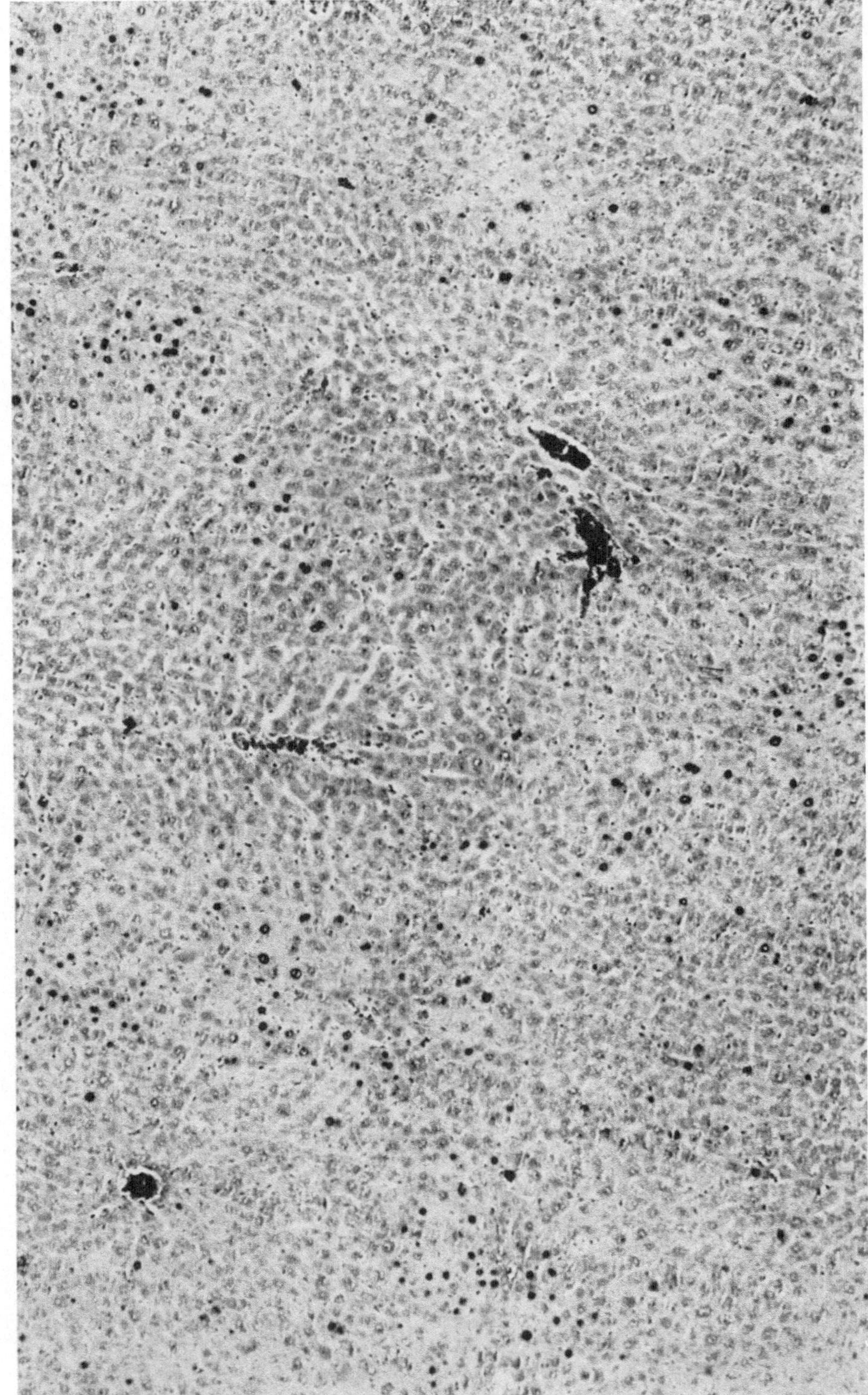

Abb. 34 a

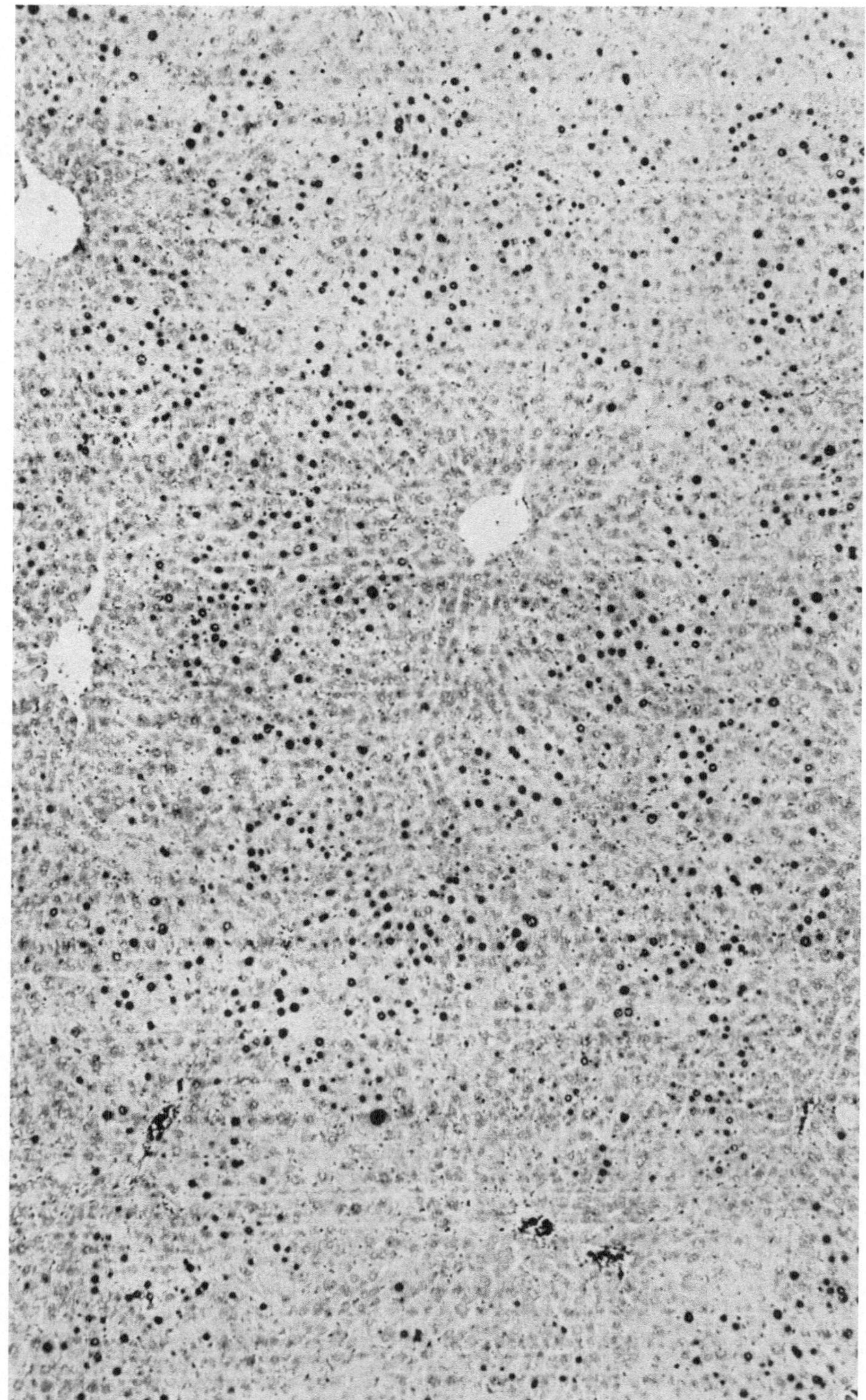

Abb. 34 b

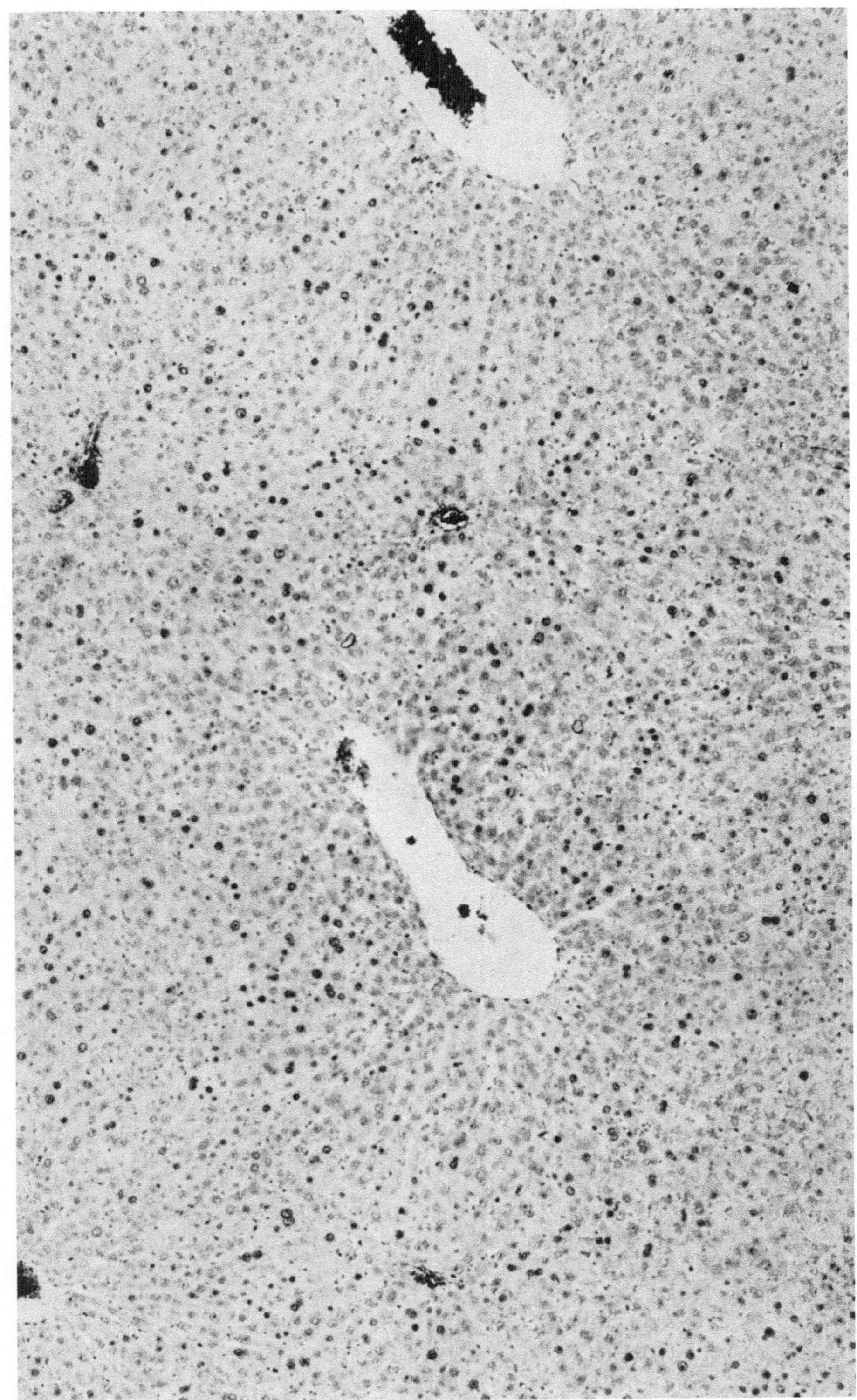

Abb. 34 c

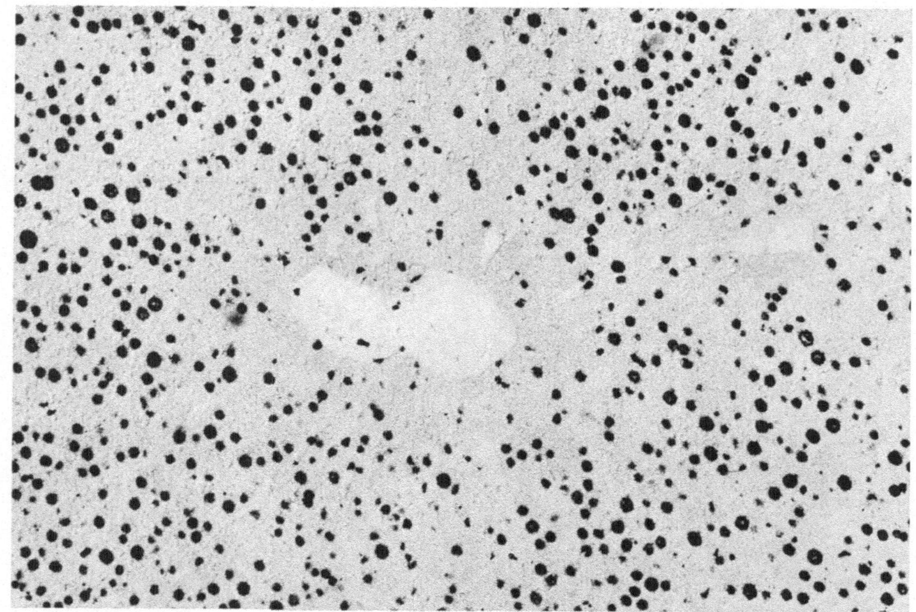

Abb. 35. Ungefärbtes Autoradiogramm der Rattenleber 61 Std nach $^2/_3$-Teilhepatektomie und gleichlanger kontinuierlicher Thymidin-^{3}H-Dauerinfusion. Schmaler, kaum geschwärzter Hof in Umgebung der Zentralvene. Dort jedoch auch die Endothel- und die Kupfferschen Sternzellen markiert. (Vergr. etwa 150fach. Aus STÖCKER 1966)

findet man in zunehmender Zahl markierte Zellen in den inneren Läppchenarealen[325]. Es handelt sich um Tochterzellen, deren Markierung der postmitotischen Verteilung der Radioaktivität entstammen muß, und diese Zellen sind offenbar innerhalb der Läppchen von außen nach innen gewandert. Entsprechend der postmitotischen Markierung ist der Prozentsatz der markierten Zellen jetzt etwa verdoppelt, und die mittlere Silberkornzahl pro Zellkern ist etwa auf die Hälfte reduziert.

7. Ploidieänderungen

Änderungen im Ploidiemuster sind besonders mit der Cytophotometrie nach Feulgen-Färbung, bei der der stationäre DNS-Gehalt im einzelnen Kern gemessen wird, festgestellt worden. Die ruhende Rattenleber enthält 3 gut voneinander trennbare Zellklassen: diploide, tetraploide und höherploide (Abb. 36a). Mit Beginn der DNS-Synthesen nach 16—20 Std ist diese Klasseneinteilung aufgehoben. Zahlreiche DNS-Werte liegen zwischen den Regelklassen[326]. Auch nach 30 Std finden sich DNS-Werte zwischen allen Ploidieklassen (Abb. 36b). Das bedeutet, daß während der ersten Regenerationswelle diploide und tetraploide Zellen proliferieren[327].

Chromosomenzählungen an Rattenleberzellen nach Teilhepatektomie gaben Hinweise auf eine große Zahl von diploiden Zellen: die gefundene Rate lag meist zwischen 50 und 66%[328]. GLÄSS (1957, 1958) beobachtete in allen Phasen der Regeneration dreimal soviel diploide wie tetraploide Karyokinesen. Bei diesen

325 GRISHAM 1962.

326 LOONEY 1960, GRUNDMANN und BACH 1960, HALE, COOPER und MILTON 1965.

327 Siehe auch LOONEY 1960, BUSANNY-CASPARI 1962, HALE, COOPER und MILTON 1965.

328 BIESELE 1944, MAKINO und TANAKA 1953, MARQUARDT und GLÄSS 1957.

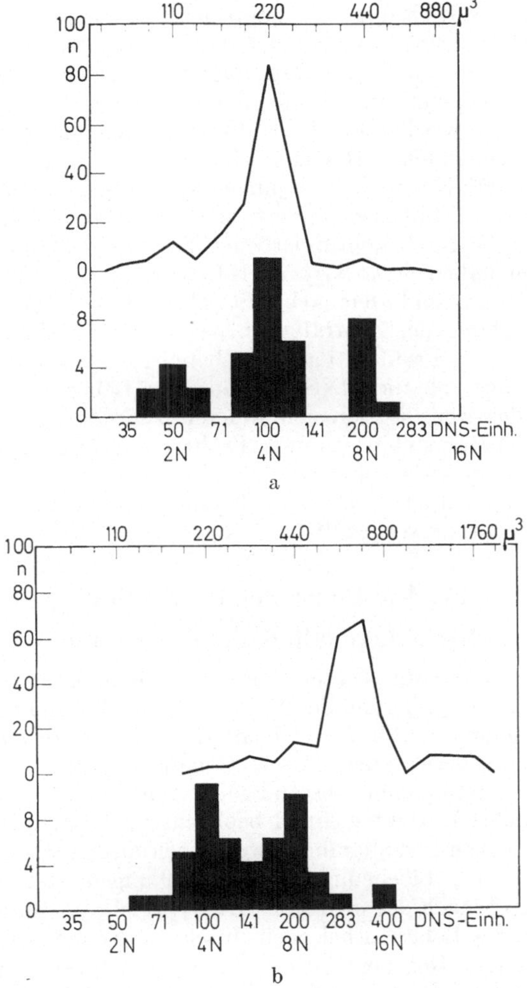

Abb. 36a u. b. DNS-Klassen (schwarze Säulen) und Kernvolumen-Verteilungskurven von normalen Kontrollratten (a) und 30 Std nach $^2/_3$-Teilhepatektomie (b). (Aus GRUNDMANN und BACH 1960)

Studien war es allerdings nicht sicher möglich, Mitosen von Parenchymzellen und von Mesenchymzellen zu unterscheiden.

In den ersten Stunden nach Teilhepatektomie ist nach mehreren Angaben[329] die Rate der zweikernigen Zellen bzw. die Zellzahl pro Volumeneinheit Lebergewebe deutlich erhöht. Dies wurde als Folge einer primären Amitosewelle gedeutet. In den späteren Stadien, d. h. nach Ablauf der Mitosen, nimmt die Rate der zweikernigen Zellen signifikant ab[330]. Cynara-Scolymis-Extrakte erhöhen die Rate der zweikernigen Zellen in der regenerierenden Rattenleber[331].

Die mitotische Regeneration nach Teilhepatektomie verläuft also nach recht klaren Gesetzmäßigkeiten: beginnend in der Läppchenperipherie breitet sich eine

329 GRUNDMANN und BACH 1960, BUSANNY-CASPARI 1961.

330 MAKINO und TANAKA 1953, WILSON, STOWELL, YOKOYAMA und TSUBOL 1953, GRUNDMANN und BACH 1960, AUBIN und BUCHER 1952.

331 MARIOS, RACS, KATONEI und KOVACS 1966.

DNS-Synthesewelle in Richtung der Läppchenzentren aus, gefolgt von einer Mitosewelle. Der DNS-Syntheseindex und der Mitoseindex bleiben erhöht. Zugleich verschiebt sich die Ploidieverteilung zugunsten der hochploiden Zellen. Die Teilphasen des Mitosecyclus, insbesondere die S-Phase, die G_2-Phase und die Dauer der Kernteilung werden auf die Hälfte verkürzt und gleichen sich damit den Mitosecyclen jugendlicher Rattenlebern und der meisten schnell proliferierenden Gewebe an[332]. Nur in Lebern junger Ratten mit hohem Zellumsatz und entsprechend kurzen Teilphasen ändert sich der Proliferationsmodus nach Hepatektomie nicht[333]. Nach kontinuierlicher Thymidin-^{3}H-Infusion bis 61 Std nach der Operation haben etwa 93% aller Leberzellkerne eine DNS-Synthesephase durchlaufen und sind demnach mit Thymidin-^{3}H markiert[334]. Nur in unmittelbarer Umgebung der Zentralvenen liegen einige Zellen, die sich bis zu diesem Zeitpunkt an der Proliferation nicht beteiligt haben (Abb. 35).

Offen ist die Frage, ob die DNS während der Leberregeneration teilweise nach dem Prinzip der Reutilisation von anderen, zugrunde gegangenen lymphatischen Zellen, sog. Trephocyten, stammt. Frühere autoradiographische Befunde sprachen dafür, daß dies für mindestens 5—10% der in die Leberzellen eingebauten DNS anzunehmen ist[335]. DNS aus Thymuslymphocyten scheint dagegen nicht wieder verwendet zu werden[336].

IV. Die Phase der Restitution

1. Die weitere mitotische Regeneration

Nach Ablauf der ersten Mitosewelle geht der Mitoseindex noch lange nicht auf die Norm zurück. Auch der Thymidin-^{3}H-Index (Abb. 28) und die Thymidin-^{3}H-Aktivität im Lebergewebe (Abb. 29) bleiben erhöht als Ausdruck weiterer DNS-Synthesen in der regenerierenden Leber. Genauere Studien zeigten, daß die Mitosen nun in etwa 24stündigem Abstand gehäuft auftreten. Dabei kann man bei Ratte und Maus mehrere weitere Gipfel beobachten, die allerdings dann, wenn keine zusätzlichen Noxen hinzukommen, wesentlich niedriger sind als die initiale Mitosewelle[337]. Da auch biochemische Untersuchungen einen wellenförmigen Verlauf der Synthesen nach der primären DNS-Vermehrung aufgezeigt haben[338], ist zu folgern, daß die Leberepithelzellen durch die Teilhepatektomie, genauer durch den nachfolgenden Regenerations-Stimulus, zumindest in eine partielle und transitorische Teilungssynchronie gelangen. Diese wird sowohl bei der Maus[339] als auch bei der Ratte[340] von der Tageszeit bestimmt, womit sich die Leberzellpopulation der Tagesrhythmik anderer rasch proliferierender Organe angleicht.

Dieser Einfluß der endogenen Tagesrhythmik läßt auch nach 4—5 Tagen, wenn die Mitoseraten wesentlich niedriger sind als am Anfang, keineswegs nach. In einer neueren Studie[341], bei der die Mitose-Indices bis zum 16. Tag nach Teilhepatektomie lückenlos bestimmt wurden, blieben deutliche Tagesmaxima nachweisbar (Abb. 37). Sie waren gegenüber den Maxima am 2.—5. postoperativen Tag — morgens 8 Uhr — um etwa 6 Std auf 14 Uhr verschoben. Unter Bezug auf den Tagesrhythmus des Gewichtes und des Glykogengehaltes der Leber[342] folgerten GÜNTHER, HÜBNER und PAUL (1968), daß die Mitosen dann einsetzen,

[332] STÖCKER und BACH 1965, STÖCKER und PFEIFER 1965, 1967, FABRIKANT 1968b.
[333] JOSHUA und KOCH 1964. [334] STÖCKER 1966a. [335] BRYANT 1962, 1963.
[336] LINNA 1967. [337] BADE, SADNIK, PILGRIM und MAURER 1966, ALTMANN 1966.
[338] BARNUM, JARDETZKY und HALBERG 1957, 1958.
[339] BARNUM, JARDETZKY und HALBERG 1958, ECHAVE-LLANOS 1963, BADE und ECHAVE-LLANOS 1963, RUSSO und ECHAVE-LLANOS 1964.
[340] JAFFÉ 1954, KLINGE und MATHYL, zit. nach ALTMANN 1966.
[341] GÜNTHER, HÜBNER und PAUL 1968. [342] VON MAYERSBACH 1967.

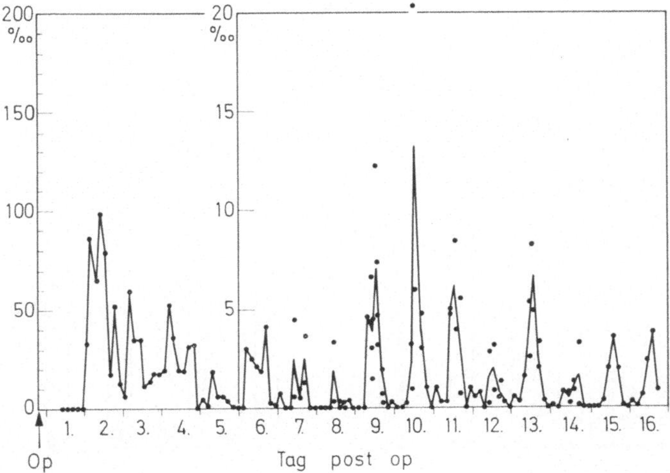

Abb. 37. Mitosehäufigkeit in ‰ zu verschiedenen Zeiten nach Teilhepatektomie. Jeder Punkt entspricht dem Mitoseindex eines Tieres. Die Kurve verbindet die alle 3 Std ermittelten Werte (bzw. ihre ariythmetischen Mittel). Für den 2.—5. Tag wurde der Maßstab der Ordinate (Mitose-Index) 10fach verkleinert. (Aus GÜNTHER, HÜBNER und PAUL 1968)

wenn die Verarbeitung der Nahrungsstoffe und die Glykogensynthese beendet sind, also in der Ruhephase der Leber. Das entspricht einem allgemeinen Prinzip der negativen Korrelation zwischen Zellarbeit und Mitosebereitschaft[343]. Unter dem Einfluß noch unbekannter Faktoren treten bei der Ratte am 9.—11. Tag nach Teilhepatektomie mehr Mitosen auf als an den vorangegangenen Tagen (Abb. 37); die Gipfel erreichen aber bei weitem nicht die Höhe der ersten 3—4 Mitosewellen. Der genaue Zeitpunkt, an dem die Mitosehäufigkeit im Regenerat den Normalwert von 0,025 bis 0,1 ‰ wieder erreicht hat, ist bisher nicht zuverlässig bestimmt worden.

2. Die Polyploidisierung

Unmittelbar nach der initialen Mitosewelle ist die Zahl der zweikernigen Epithelzellen von knapp 30% auf 8—10% abgesunken[344]. Zugleich ist die Zahl der einkernigen diploiden Zellen noch halb so groß wie vor der Teilhepatektomie. Diese Verminderung der zweikernigen, diploidkernigen Zellen zugunsten höherploider einkerniger Zellen ist immer wieder beobachtet worden[345]. 3 Tage nach Teilhepatektomie ist nach Untersuchung an Suspensionsausstrichen[346] die Zahl der mononucleären diploiden Zellen auf $^1/_3$, die der binuclearen diploiden Zellen gar auf $^1/_{11}$ abgesunken, während die tetraploiden und octoploiden Zellen entsprechend zugenommen haben. Wenngleich in den nachfolgenden Wochen eine Tendenz zur Normalisierung unverkennbar ist, enthalten Rattenlebern noch 56 Tage nach $^2/_3$-Resektion wesentlich mehr tetra- und octoploide Kerne als normale oder scheinoperierte Ratten (Abb. 38). Bei Mäusen, bei denen sich ebenfalls eine Verschiebung der Ploidie zu den höheren Gruppen einstellt, beginnt die Rückbildung zur Normalverteilung 30 Tage nach der Operation[347].

[343] Lit. bei GRUNDMANN 1964, 1969. [344] AUBIN und BUCHER 1952.

[345] BEAMS und KING 1942, SULKIN 1943, BUCHER und GLINOS 1950, AUBIN und BUCHER 1952, LAQUERRIÈRE 1957, 1958, LESHER, STROUD und BRUES 1960, GRUNDMANN und BACH 1960, LAUMONIER und LAQUERRIÈRE 1962, GRUNDMANN 1967.

[346] JAMES, SCHOPMAN und DELFGAAUW 1966. [347] SWARTZ 1967.

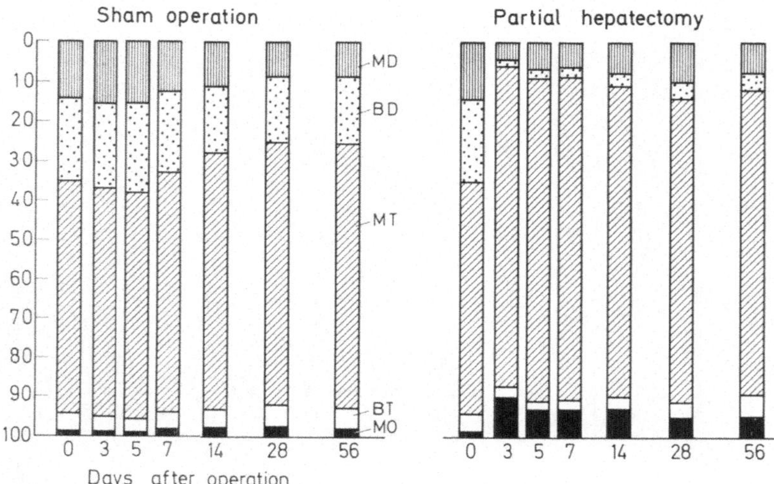

Abb. 38. Ploidieverteilung in der Rattenleber bis 56 Std nach Scheinoperation (links) und nach $^2/_3$-Teilhepatektomie (rechts). (Aus JAMES, SCHOPMAN und DELFGAAUW 1966)

Obwohl das Lebergewicht nach 4 Wochen bereits wiederhergestellt ist (Abb. 2), bleiben Zell- und Kernzahl noch lange erniedrigt[348], ja, wahrscheinlich bleibt eine völlige Normalisierung überhaupt aus. Auch in der menschlichen Leber gelten polyploide Großkerne als langdauernde Residuen von Regenerationsvorgängen nach Parenchymschädigungen[349].

3. Die Proliferation der nicht-parenchymatösen Leberzellen

Obschon nicht unmittelbar zum Thema gehörig, sei doch noch kurz auf das Verhalten der nicht-parenchymatösen Leberzellen, d. h. vor allem der Gallengangsepithelien und der Sinusuferzellen, eingegangen. Sie bilden zusammen 35—40% aller Leberzellen, aber nur etwa 5—10% des gesamten Zellvolumens[350]. Sie sind meist diploid, und Polyploidisierungen spielen auch nach Teilhepatektomie nach heutiger Kenntnis keine Rolle.

In den Gallengangsepithelien werden am ersten postoperativen Tag nach Teilhepatektomie noch keine Mitosen beobachtet[351]. Der Anstieg des Thymidin-^{3}H-Index beginnt nach mehr als 24 Std[352] bzw. 38 Std[353]. Das Maximum zwischen 15 und 20% der Zellen ist erst nach 42—48 Std erreicht, und noch 72 Std nach der Operation ist der Thymidin-^{3}H-Index mit Werten um 4% (normal um 0,02%)[353] erhöht. Die Regeneration der Gallengangsepithelien hinkt also deutlich der der Leberparenchymzellen nach (Abb. 39).

Das gleiche gilt für die Sinusendothelien und die Kupfferschen Sternzellen[354]. Bereits 3—6 Std nach der Operation beobachtet man zwar eine Schwellung der Sinusendothelien, die 3—4 Tage lang anhält[355]. Mitosen werden jedoch am ersten postoperativen Tag nicht gefunden[356]. Erst 24—32 Std nach der Teilhepatektomie treten vermehrt Kupffersche Sternzellen in die DNS-Synthesephase ein, wie sich

[348] BIESELE 1944, ABERCROMBIE und HARKNESS 1951, YOKOYAMA, WILSON, TSUBOI und STOWELL 1953.
[349] ALTMANN, LOESCHKE und SCHENCK 1966.
[350] HARKNESS 1957, KOSTERLITZ 1958, DAOUST 1958.
[351] ABERCROMBIE und HARKNESS 1951. [352] OEHLERT, HÄMMERLING und BÜCHNER 1962.
[353] FABRIKANT 1968b. [354] VON PODWISSOZKI 1885. [355] ATERMAN 1952a.
[356] ABERCROMBITE und HARKNESS 1951.

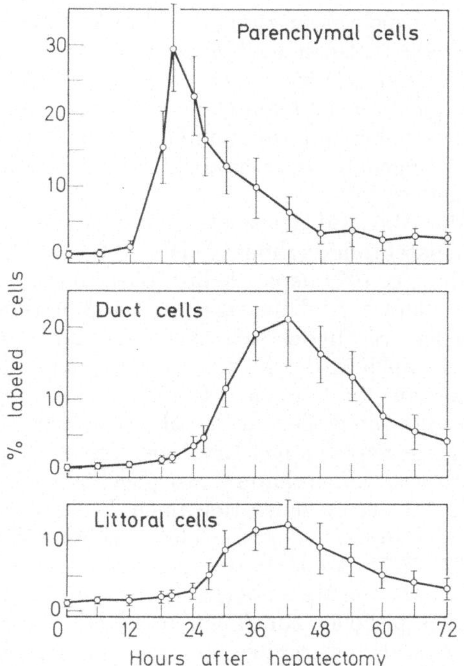

Abb. 39. Zeitliche Folge der Thymidin-^{3}H-Markierungsindices in den Parenchymzellen, in den Gallengangsepithelzellen und in den Kupfferschen Sternzellen der Rattenleber zu verschiedenen Zeiten nach $^2/_3$-Teilhepatektomie. (Aus GRISHAM 1962)

aus autoradiographischen Befunden ergab[357]. Das Maximum des Thymidin-^{3}H-Index mit Werten zwischen 10 und 30% ist nach 42—50 Std erreicht. Zu diesem Zeitpunkt hat die Proliferation der Leberepithelzellen ihr Maximum längst überschritten. 3—4 Tage nach Teilhepatektomie ist der Thymidin-^{3}H-Index der Sinusuferzellen mit 1% wieder normal. Während der Regenerationsphase ist eine bestimmte räumliche Anordnung von Sinus-Uferzellen innerhalb der Läppchen nicht festzustellen; die Regeneration erfolgt vielmehr in allen Läppchenabschnitten etwa gleichförmig[358] (vgl. Abb. 35).

4. Die Histologie des Regenerates

Wie bereits einleitend betont, stellt die normale Säugerleber in der histologischen Dimension den Ausdruck ihrer Funktion dar: der Durchfluß des nährstoffreichen Pfortaderblutes erfolgt gemeinsam mit dem des sauerstoffreichen Blutes aus den Ästen der A. hepatica. In den Sinusoiden zwischen den Leberzellplatten fließt also Mischblut, dessen Nährstoff- und O_2-Gehalt von der Peripherie der Läppchen zum Zentrum abnimmt. Das Blut wird über die Zentralvenen und über die Äste der V. hepatica abgeleitet. Die inkretorischen Leistungen erfolgen durch Abgabe in diese Sinusoide, die Galleexkretion über die abführenden Gallenwege.

Wie sich dieses recht komplizierte System nach partieller Hepatektomie verhält, ist noch nicht in allen Einzelheiten geklärt. Sicher ist, daß die Regeneration der Sinusendothelien und der Sternzellen zeitlich nach der der Leberepithelien

[357] GRISHAM 1962, OEHLERT, HÄMMERLING und BÜCHNER 1962, EDWARDS und KOCH 1964, FABRIKANT 1968b.

[358] OEHLERT, HÄMMERLING und BÜCHNER 1962.

einsetzt und dementsprechend später zum Abschluß kommt (s. o.). Die normale Zellzahl der Sinus-Uferzellen ist erst nach einer Woche erreicht, die der Gallengangsepithelien und der Blutgefäßzellen erst nach 3 Wochen. Wahrscheinlich wandern auch Makrophagen aus anderen Organen in die Leber ein[359]. Eine Vermehrung des Leberkollagens beginnt am 2. und 3. Tag nach partieller Hepatektomie: der Gesamt-Kollagengehalt ist aber noch nach 6 Wochen gegenüber den Kontrolltieren vermindert[360].

Histochemisch ist die Aktivität der sauren Phosphatase in den Kupfferschen Sternzellen nach Teilhepatektomie erhöht[361]. Die Aktivität der Sinus-Uferzellen wurde durch die Aufnahme von Kohlepartikeln[362] oder von radioaktiven Kolloiden gemessen[363]. Eine signifikante Einbausteigerung ist 3 und 8 Tage nach Teilhepatektomie festzustellen. Sie findet sich aber auch nach Scheinhepatektomie und darüber hinaus z. B. auch in der Milz[364], ist also nicht unmittelbar mit der Regeneration gleichzusetzen. Führt doch z. B. eine Endotoxingabe gleichfalls zu einer Proliferation der Sinusuferzellen in der Mäuseleber[365]. Wie die verstärkte Immunreaktion — z. B. gegen Hammel-Erythrocyten — in partiell hepatektomierten Ratten interpretiert werden kann[366], ist gleichfalls offen.

Die Frage, ob während der Regeneration nach Teilhepatektomie die Leberläppchen an Volumen oder an Zahl oder an beiden zunehmen, ist sehr unterschiedlich beantwortet worden[367]. In Analogie zur regeneratorischen Hypertrophie der verbleibenden Lappen wurde von Meister (1894) festgestellt, daß beim Kaninchen Größe und Zahl der Leberepithelien zunehmen, nicht aber die Zahl der Läppchen, daß es sich also um eine Hypertrophie nur der vorhandenen Leberläppchen handelt. Mall (1906) betonte dagegen, die scheinbar hypertrophierten Läppchen seien in Wirklichkeit neugebildete Leberläppchen, die analog zu den embryonalen Läppchen durch Sprossung aus den vorhandenen entstünden. Ähnliche Vorstellungen wurden für die regenerierende Hundeleber geäußert[368].

Entsprechend seiner These, das Leberläppchen in funktionelle Untereinheiten, sog. Acini, zu gliedern[369], wurde von Rappaport, Borowy, Lougheed und Lotto (1954) die regeneratorische Neubildung zusätzlicher Läppchenacini angenommen, indem sich mitotisch alle Zellen der Pfortaderäste und der zugehörigen Leberepithelien vermehren, was ebenfalls einer solchen „Sprossung" gleichkäme. Im Gegensatz dazu kamen Harkness (1957) und Sidorova (1959) zu dem Schluß, daß im wesentlichen die Größe der Läppchen zunähme, die Zahl der Gallengänge und der Zentralvenen sich dagegen nur wenig vermehre.

Mehrfach wurde angegeben, das Alter der Tiere spiele eine erhebliche Rolle[370], da die jugendliche Leber, die sich noch in intensiverem physiologischen Wachstum befinde, eher zur Bildung neuer Läppchen in der Lage sei als die ausgewachsene, zumal in ersterer zusammengesetzte Läppchen überwiegen, während die Leber der erwachsenen Ratte fast nur einfache Läppchen hat[371]. Auch wurde mitgeteilt, daß nicht in den verbliebenen, sondern nur an den Stümpfen der entfernten Lappen neue Läppchen entstehen[372], was aber wohl an dem Problem vorbeigeht: die Regeneration der Nagerleber zumindest geht mit Sicherheit über eine Hypertrophie der verbliebenen Lappen ohne Lappenneubildung. Das haben besonders

---

[359] Easton 1952, Harkness 1957.
[360] Harkness 1952b, Harkness und Harkness 1954.
[361] Thorbecke, Old, Benacerraf und Clarke 1961.
[362] Benacerraf, Biozzi, Cuendet und Halpern 1955.
[363] Stern und Duwelius 1959, Leong, Pessotti und Brauer 1959.
[364] Stern und Duwelius 1959. [365] Kelly Dobson, Finney, und Hirsch 1960.
[366] Vgl. Havens, Schlosser und Klatchko 1956. [367] Vgl. Milne 1909.
[368] Fishback 1929. [369] Rappaport 1958. [370] Zum Beispiel Leduc 1964.
[371] McKellar 1949. [372] Fortak 1961.

überzeugend die Experimente mit wiederholter Teilhepatektomie belegt. Bei der von INGLE (1954) an Ratten ausgearbeiteten Technik wurden im ersten Schritt alle Lappen außer dem Mittellappen, im zweiten Schritt ein Teil des Mittellappens durch Excision und bei den nachfolgenden Operationen jeweils Teile des erhalten gebliebenen bzw. inzwischen regenerierten Mittellappens durch Absaugen entfernt. Die Operation wurde in monatlichen Abständen vorgenommen. Von 18 Ratten überlebten 6[373]. Bei diesen war das Körpergewicht nicht beeinträchtigt, und die Leberreste waren jeweils weitgehend regeneriert. Am Ende des einjährigen Versuches, währenddessen pro Ratte mehr als 70 g Lebergewebe entfernt worden waren, betrug das Lebergewicht der Ratten im Mittel 13,8 g gegenüber 17,5 g der scheinoperierten Kontrollen. Die Regeneration beschränkte sich auf den verbliebenen Mittellappen. Die histologische Untersuchung der Regenerate zeigte normale Lagebeziehungen zwischen Epithelzellen und Sinusoiden, jedoch eine unregelmäßige Anordnung der Leberzellbalken, kleine und größere Narbenherde, fibröse Narben, entzündliche Infiltrate und proliferierende Gallengänge. Zum Verständnis dieser Veränderungen ist wichtig, daß nahezu alle Tiere im Laufe der Versuche eine Peritonitis durchgemacht hatten, und daß 12 Tiere an Wundinfektionen, postoperativen Hämorrhagien oder an parahepatischen Abscessen verstorben, die histologischen Leberbefunde der überlebenden Tiere also durch massive Infektionsfolgen zumindest überlagert waren. Eine definitive Antwort auf die Frage nach dem histologischen Regenerationsmodus war damit nicht gegeben.

Die bislang besten Ergebnisse erzielten SIMPSON und FINCKH (1963). Sie führten ebenfalls wiederholte Teilhepatektomien durch, entfernten dabei aber in 5—7wöchigen Abständen zuerst nach der üblichen Standardmethode den großen Mittellappen und den linken Seitenlappen, in der 2.—5. Operation jeweils andere Lappen bzw. Lappenteile. Da sie stets Lappenstümpfe stehen ließen, konnte von diesen die Regeneration ausgehen. Durch genaue Wägungen stellten sie fest, daß nach der 1. Teilhepatektomie 34% des Lebergewebes verblieben war, das sich bis zur 2. Operation auf 97% regeneriert hatte. Nach der 2. Teilhepatektomie waren noch 20% des ursprünglichen Lebergewebes vorhanden, das sich wiederum auf 97% regenerierte. Nach der 3. Teilhepatektomie verblieben noch 14% des ursprünglichen Lebergewebes, nach der 4. noch 8%, nach der 5. noch 4%; der Rest war auf 72% des normalen Lebergewichtes regeneriert, als die Tiere getötet wurden. Die histologische Untersuchung der hypertrophierten Lappen zeigte nach der 1. und 2. Teilhepatektomie lediglich eine Erweiterung der Sinusoide in der Umgebung der Zentralvenen und hin und wieder geringe entzündliche Infiltrate in periportalen Feldern. Nach der 3. Teilhepatektomie war die Sinusoiderweiterung geringer. Neu zeigte sich eine Vermehrung der hepatischen und portalen Venen, wobei vor allem relativ oft mehrere Zentralvenen nebeneinander gefunden wurden (Abb. 40). Diese waren offenbar zumindest z. T. aus den vorher erweiterten Sinusoiden hervorgegangen. Auch nach der 4. und 5. Teilhepatektomie war die Zahl der Venen vermehrt, ohne daß ein Umbau des Lebergewebes vorlag. Im Gegenteil: die meisten Teile der Leber waren von normalem Gewebe nicht sicher zu unterscheiden (Abb. 41). — Eine genauere quantitative Studie ergab, daß nach der 1. Teilhepatektomie die relative Zahl der hepatischen und der portalen Venen pro cm^2 signifikant reduziert war, nach der 2.—4. Operation besonders die relative Zahl der hepatischen (Zentral-) Venen, während nach der 5. Teilhepatektomie kein signifikanter Unterschied bestand. — Plastikausgüsse der Lebervenen nach 2- oder 3maliger Teilhepatektomie zeigten zwar größere Abstände

[373] INGLE und BAKER 1957.

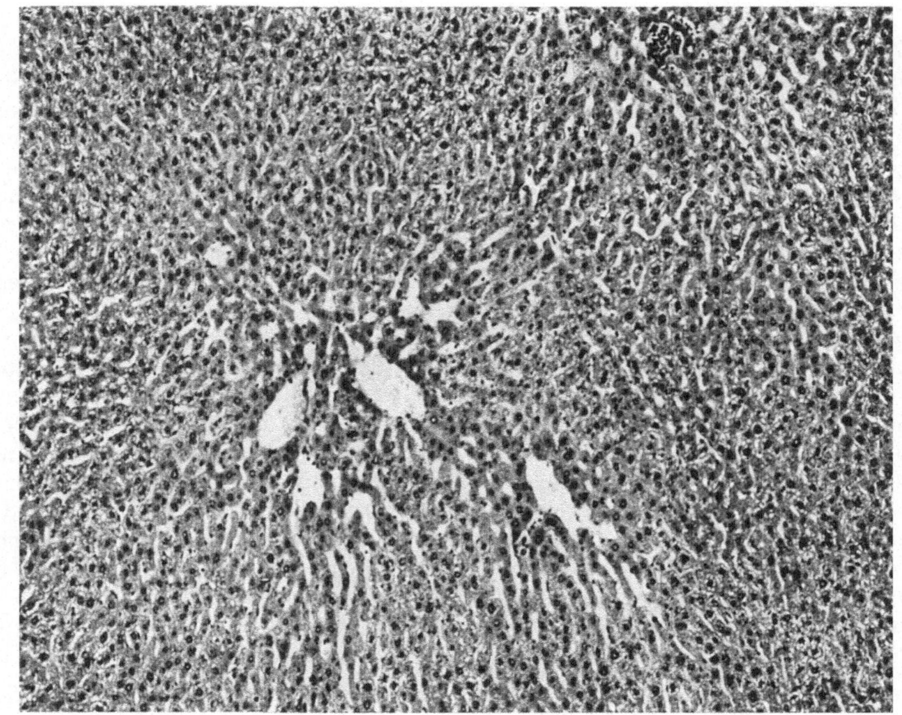

Abb. 40. Rattenleber nach 3 aufeinanderfolgenden Teilhepatektomien. Mehrere nebeneinanderliegende Zentralvenen. Färbung: HE, Vergr. 38fach. (Aus SIMPSON und FINCKH 1963)

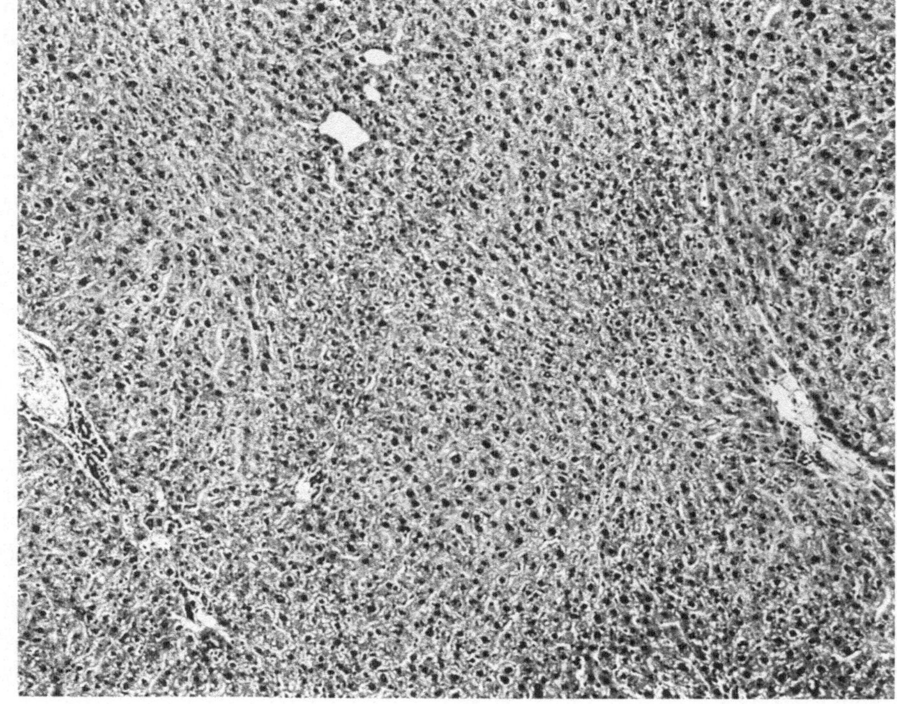

Abb. 41. Rattenleber nach 5 Teilhepatektomien. Im wesentlichen normale Läppchenstruktur, oben mehrere kleine Zentralvenen. Färbung: HE, Vergr. 50fach. (Aus SIMPSON und FINCKH 1963)

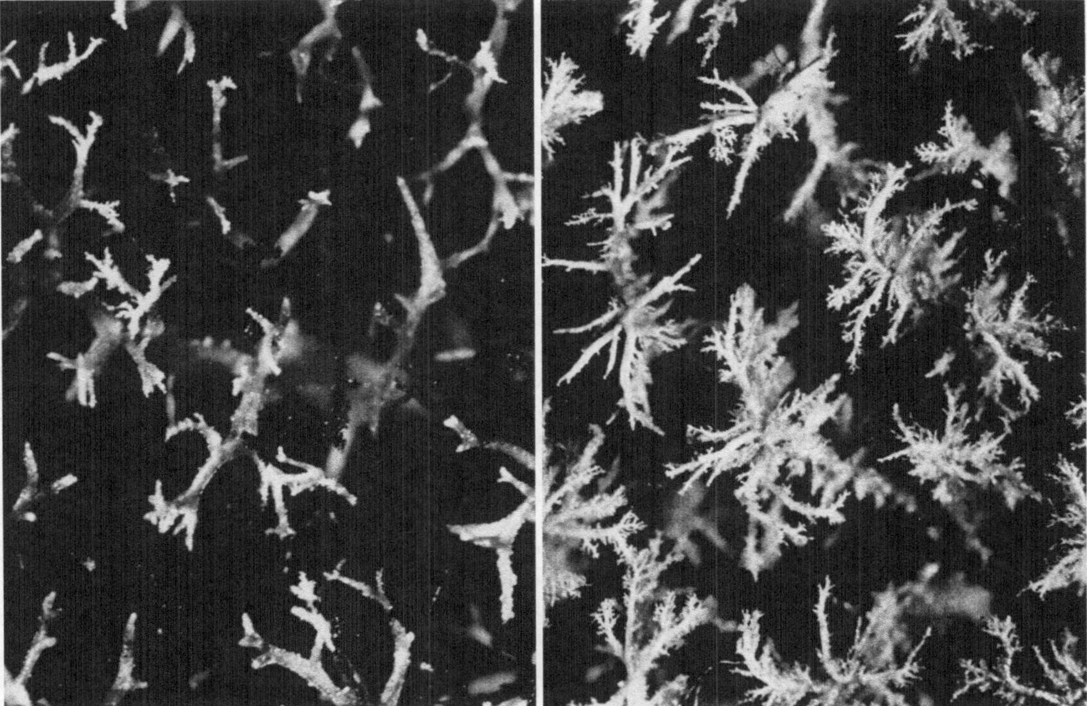

Abb. 42. Ausgüsse der Portalvenen von Ratten mit Venylplastik. Links normale Ratte, rechts regenerierende Rattenleber nach 2 Teilhepatektomien. Stärkere Verzweigungen der hepatischen Venen, die zugleich weiter voneinander entfernt sind. (Vergr. 7,5fach.) (Aus SIMPSON und FINCKH 1963)

zwischen den größeren Lebervenen, das dazwischenliegende Gewebe erwies sich aber als stärker vascularisiert als bei den Kontrolltieren, da sowohl die Länge als auch die Zahl der kleinen Venen stark zugenommen hatte (Abb. 42). Nach den Berechnungen von SIMPSON und FINCKH (1963) hatte sich nach der 5. Teilhepatektomie jeder Leberteil um den Faktor 18 vermehrt. Die Fläche jedes Leberläppchens hätte dann um den Faktor 6,9, der Läppchendurchmesser um das 2,6fache vergrößert sein müssen. Das war aber nicht der Fall. Also muß sich die Zahl der Läppchen entsprechend vermehrt haben.

Aus allen diesen Beobachtungen ergibt sich in etwa der folgende Ablauf: Mit der regeneratorischen Vermehrung der Parenchymzellen verlängern und verbreitern sich die Zellplatten der Leberläppchen. Zugleich verlängern sich die Sinusoide, und die Veränderung der Durchströmungsverhältnisse führt auch zu einer Erweiterung der Sinusoide, wobei dies mehr und mehr in eine Neubildung der Äste der Zentralvenen übergeht. Da zugleich — sicher ebenfalls in kausalem Zusammenhang mit den veränderten Durchströmungsverhältnissen — die periportalen Venenäste sich vermehren, entstehen neue Läppchenteile, die sich mit der zunehmenden Regeneration des Parenchyms zu eigenen Läppchen verselbständigen. Die normale Läppchengröße als Ausdruck optimaler Vascularisation bleibt offenbar konstant oder wird zumindest baldmöglichst wiederhergestellt.

Während der Regeneration ist die Funktion des Leberparenchyms nur teilweise beeinträchtigt. Das wurde schon früh aus Veränderungen in der Zusammensetzung der Bluteiweiße[374] oder aus dem Anstieg der alkalischen Phosphatasen in Plasma und Leber gefolgert[375] und neuerdings durch Untersuchungen der Transaminase-Aktivitäten in Leber und Blutserum erhärtet[376]. Teilhepatektomie reduziert dementsprechend die Fähigkeit der Leber, Pharmaka zu metabolisieren[377]. Diese Stoffwechselvorgänge laufen bei der Ratte spätestens 10 Tage nach $^2/_3$-Hepatektomie wieder normal ab.

V. Beeinflussung der Regeneration durch exogene Faktoren

1. Allgemeine Umweltfaktoren

Da nahezu alle Stoffwechselvorgänge der Leber von der Tagesrhythmik der allgemeinen Aktivität (Schlaf-Wach-Zustand usw.) und der Nahrungsaufnahme abhängig sind, müssen auch die Regeneration und die diese einleitende Stoffwechselvorgänge einer solchen Tagesperiodik unterliegen. Wir hatten im einzelnen bei den wichtigsten Phänomenen der initialen DNS-Synthese und Mitose darauf hingewiesen (s. S. 172), wobei sich eine gewisse Beziehung zu dem Glykogengehalt der Leber — wohl in Zusammenhang mit der Nahrungsaufnahme — herstellen ließ. Die Mitoseraten können schon im Normaltier bis um den Faktor 10 periodisch differieren, meist mit Maximalwerten am Vormittag oder Mittag bis 14 Uhr[378]. Diese Tagesrhythmik bedingt nach Ablauf der Initialproliferation in den ersten Tagen bis Wochen der „Phase der Restitution" (vgl. Abb. 4) eine konstante Tagesrhythmik der Mitosen[379], die dann allmählich in die normale Tagesrhythmik übergeht (vgl. Abb. 37). Sie ist nicht eigentlich endogen, sondern von der Hell-Dunkel-Periodik abhängig. Da die kleinen Nager nachts ihre Aktivitätsphase haben, ist ihre Periodik gegenüber der anderer Säuger und des Menschen um etwa 12 Std verschoben.

Die Art der Tierhaltung beeinflußt ebenfalls die Regeneration. Werden die kleinen Nager in zu engen Käfigen oder in zu großer Zahl pro Käfig gehalten, so sind ihre allgemeine Aktivität, ihre endokrinen Funktionen und auch das Wachstum gestört[380]. Die Initialvorgänge der Regeneration nach Teilhepatektomie, besonders die primäre DNS-Synthese, scheinen allerdings davon nicht betroffen zu sein[381].

2. Ernährung

Das gleiche gilt im Prinzip auch für den Einfluß der Ernährung der Tiere vor und nach der Teilhepatektomie. 24stündiges Hungern vor der Teilhepatektomie verändert bei ausgewachsenen Ratten weder den Zeitpunkt noch die Höhe des initialen Mitosegipfels[382]. Da die Ratten in den ersten 24 Std nach der Operation ohnehin nur wenig fressen, hat Nahrungsentzug in dieser Zeit ebenfalls keinen eindeutigen Einfluß auf die Zellzahl nach der Initialproliferation[383]. Läßt man aber sehr junge Ratten 22 Std nach der Teilhepatektomie hungern, so ist die DNS-Syntheserate um 25—30% vermindert[384]. Auch bei Mäusen führt absoluter Hunger nach Teilhepatektomie zu einer signifikanten Reduktion der DNS-Synthese und der Mitoserate[385]. Die Polyploidie[386] und das Lebergewicht auch aus-

[374] ROBERTS und WHITE 1949, MORGAN und BRACKENRIDGE 1962, MUTSCHLER und GORDON 1966.
[375] OPPENHEIMER und FLOCK 1947.
[376] BENGMARK und OLSON 1963, BENGMARK, EKHOLM und OLSSON 1967.
[377] FOUTS, DIXON und SHULTICE 1961.
[378] Zum Beispiel HALBERG 1957, JACKSON 1959, HALBERG und BARNUM 1961 u.a.
[379] GÜNTHER, HÜBNER und PAUL 1968.
[380] Zum Beispiel RUEGAMER, BERNSTEIN und BENJAMIN 1954.
[381] BUCHER 1963. [382] BECKER und LANE 1966.
[383] BRUES, DRURY und BRUES 1936, PEREZ-TAMAYO, MURPHY und IHNEN 1953, DOLJANSKI, ROSENTHAL und EISENBERG 1966.
[384] BUCHER 1963. [385] VILCHEZ, SADNIK und BADE 1958. [386] CONRAD und BASS 1957.

gewachsener Ratten bleiben bereits in sehr frühen Phasen der Regeneration unter dem Einfluß von Nahrungsentzug deutlich zurück[387], und besonders der Protein- und der Lipidgehalt der Leberzellen sind vermindert[388].

In diesen Untersuchungen sind vielfach Studien an proteinarm ernährten Tieren eingeschlossen. MATUR und RAMALINGASWAMI (1967) fanden bei 120—150 g schweren Ratten nach caseinarmer (1%iger) Diät Hinweise auf eine Verlängerung der S-Phase und der Mitosedauer sowie einen fehlenden Mitoseanstieg zwischen 24 und 48 Std nach der Teilhepatektomie. Ernährt man Ratten 14 Tage lang caseinfrei, führt dann eine $^2/_3$-Hepatektomie durch und schließt wiederum eine 14tägige caseinfreie Diät an, so wird trotzdem neues Leberprotein gebildet[389], wenn auch wesentlich weniger als bei normal ernährten Tieren. Gibt man nach der

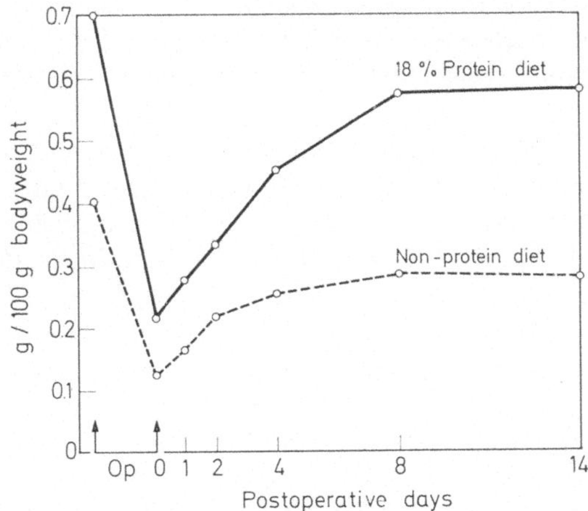

Abb. 43. Regeneration des Leberproteins in den ersten 14 Tagen nach $^2/_3$-Teilhepatektomie. Vergleich zwischen (normalem) 18%igem Caseingehalt in der Nahrung und caseinfreier Nahrung. (Aus GURD, VARS und RAUDIN 1948)

Teilhepatektomie eiweißreiche Diät, so nehmen die Leberproteine in Korrelation zur gesamten Stickstoffbilanz zu[390]. Bei postoperativen Gaben von 18%iger Caseindiät haben die Leberproteine 14 Tage nach der Teilhepatektomie 82% des Ausgangswertes erreicht, bei Fütterung von 50%iger Caseindiät 69%[391]. Wichtig ist, daß eine absolut caseinfreie Diät die Regeneration des Lebergewebes nicht vollständig verhindern kann, sondern nur bremst: das Leberprotein erreicht nach etwa 8 Tagen ein Plateau (Abb. 43) als Ausdruck eines in der Eiweißmangeldiät erreichten Gleichgewichtes[391]. Fütterung von pulverisiertem Lebergewebe soll die Regeneration mehr fördern als anderes tierisches Eiweiß[392].

Generell sind die cytoplasmatischen Stoffwechselprozesse gegen Umweltänderungen im allgemeinen und Nahrungs- oder Proteinmangel im besonderen wesentlich empfindlicher als die DNS-Synthesen und Mitosen. Die letzteren werden offenbar erst sekundär beeinträchtigt, während z. B. die postoperative Tendenz zu Leberzellnekrosen durch Proteinmangel zunimmt[393]. In gewissen

[387] DOYLE, WILSON und HARTROFT 1968.
[388] HARKNESS 1957, KENNEDY und PEARLE 1958, WEINBREN 1959, SÁNCHEZ-Q, SOBERÓN, PALACIOS, LEE und KURI 1961, SOBERÓN und SÁNCHEZ-Q 1961 u.a.
[389] VARS und GURD 1947b. [390] VARS und GURD 1947a.
[391] GURD, VARS und RAUDIN 1948.
[392] DENTON und IVY 1948, NEWMAN, GROSSMAN und IVY 1949.
[393] GURD und VARS 1949.

Grenzen ist durch Nahrungsentzug sogar eine Unterscheidung zwischen den ausschließlich metabolischen und den speziell regeneratorischen Phänomenen möglich. Zu ersteren gehören mit Sicherheit die Lipideinlagerungen (s. S. 152) und die cytoplasmatischen Einschlüsse, die primär oder sekundär lysosomalen Charakter annehmen (s. S. 148) und bei Hungertieren weitgehend fehlen[394] oder erst nach Zunahme des resezierten Organanteils auf $^3/_4$ des Lebergewebes zu finden sind[395].

3. Cytostatica

Die Verhältnisse liegen ganz anders, wenn diejenigen Substanzen auf den Gesamtorganismus und damit auch auf die Leber einwirken, die als Cytostatica vorwiegend in der Tumortherapie eingesetzt werden und gezielt als proliferationshemmende Gifte entwickelt worden sind. Ziel der hier zu nennenden Arbeiten war es meist, den Wirkungsmechanismus der betreffenden Substanzen zu ergründen, wobei die regenerierende Leber meist als Modell eines rasch proliferierenden Gewebes diente.

a) Antimetaboliten

Methotrexat hemmt die Folsäurereductase und soll sowohl die RNS- wie auch die DNS-Synthese während der Regeneration hemmen, während die RNS-Synthese der „ruhenden" Leber unbeeinflußt bleibt[396]. Nach anderen Autoren

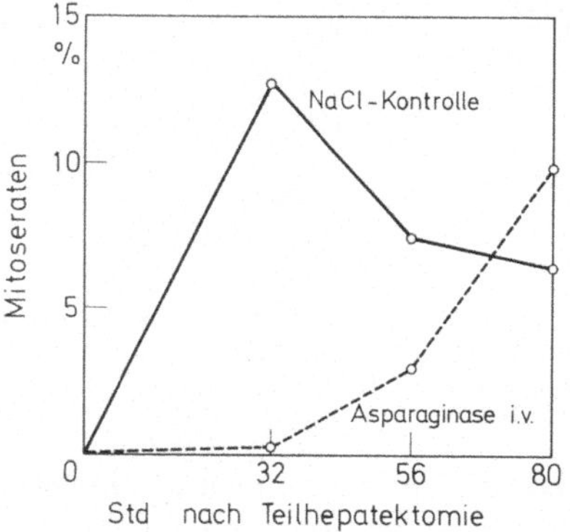

Abb. 44. Mitoseraten in der Rattenleber nach $^2/_3$-Teilhepatektomie. Mitosearretierung durch Colcemid. Ausgezogene Linie: i.v. Injektion von 0,9%iger NaCl-Lösung, gestrichelte Linie: 3 i.v. Injektionen von 1000 IE L-Asparaginase

hat Methotrexat keinen Einfluß auf die Zellvermehrung, und es ist sogar ungewiß, ob in der Leber eine Hemmung der Folsäurereductase wirklich vorliegt[397]. Wird die Methotrexatinjektion zum Zeitpunkt der höchsten Aktivität der Thymidylatsynthetase vorgenommen, resultiert nach neuesten Untersuchungen eine Hemmung der DNS-Synthese[398].

5-Fluorouracil beeinflußt die DNS-Synthese über eine Hemmung der Thymidilatsynthese. Daraus resultiert auch in der regenerierenden Leber eine Proliferationshemmung, die sich in einer erniedrigten Mitoserate und einer verzögerten Wiederherstellung der Gewebsmasse auswirkt. Dabei konnte die bei Gabe von 5-Fluorouracil verringerte Nahrungsaufnahme als Ursache dieser Verzögerung ausgeschlossen werden[399].

[394] BECKER und LANE 1966. [395] DONIACH und WEINBREN 1952.
[396] BARTON und LAIRD 1957. [397] NGU u. Mitarb. 1964, BROWN, NEAL und WILLIAMS 1965.
[398] COWARD, MORSE und GENTRY 1968.
[399] PASCHKIS, BARTUSKA, ZAGERMANN, GODDARD und CANTAROW 1959.

Zahlreiche Aminosäuren und Aminosäureantagonisten wurden von GERSHBEIN (1965, 1966)[400] untersucht. Die meisten wirken hemmend auf die Regeneration, bei einigen wurde aber eine Zunahme der Gewebsmasse 10—12 Tage nach der Teilhepatektomie festgestellt. Äthionin und p-Fluorphenylalanin führen zu einer besonders ausgeprägten Hemmung der DNS-Synthese[401]. L-Asparaginase, unmittelbar nach der Operation gegeben, verschiebt den Beginn der ersten Mitosewelle[402] und kann bei wiederholter Gabe den Anstieg des primären Mitosegipfels verlangsamen (Abb. 44).

b) Antibiotica

Puromycin blockiert bevorzugt die Proteinsynthese[403]. Bis 17 Std nach Teilhepatektomie verhindert seine Injektion den Anstieg der DNS-Polymerase und damit die DNS-Synthese[404]. Drei Injektionen in 8stündigem Abstand hemmen den Einbau von Thymidin-^{3}H 24 und 48 Std postoperativ[405]. Elektronenmikroskopisch wird durch Puromycin die reaktive Vermehrung des rauhen endoplasmatischen Reticulums 17—24 Std nach der Teilhepatektomie hintangehalten[406].

Actinomycin D hemmt den Anstieg der RNS-Synthese nach Teilhepatektomie in Dosen, die den RNS-Stoffwechsel der normalen Leber noch nicht beeinflussen. Bei einer Gabe bis zu 12 Std postoperativ bleibt der Anstieg der DNS-Polymerase 24 Std postoperativ aus, während nach 20 Std keine unmittelbare Wirkung auf den weiteren Anstieg dieses Enzyms mehr eintritt. Damit ist nachgewiesen, daß vor dem Beginn der DNS-Synthese eine vorbereitende Steigerung der RNS-Synthese erforderlich ist[407]. Diese Störung der RNS-Synthese zeigt sich auch morphologisch an den Nucleolen in Form einer „nucleolar partition“, die 1 Std nach der Injektion alle Parenchymkerne aufweisen, 20 Std danach immer noch bei etwa 30% der Kerne. Das glatte endoplasmatische Reticulum nimmt ab, und auch 45 Std nach 25 γ Actinomycin D, wenn die Nucleolen wieder normal erscheinen, ist es noch vermindert[408].

c) Andere Cytostatica

Äthyleniminobenzochinon hemmt den Einbau von ^{32}Phosphat in die DNS regenerierender Rattenleber, wenn es 16 Std postoperativ gegeben wird[409]. N-Lost vermindert die Zahl der Mitosen; nach niedrigeren Dosen ist die Synthese von DNS und RNS nur wenig gestört, so daß es zu einem Block der Zellen in der G_2-Phase kommt[410]. Chlorambucil führt in niedrigen Dosen, 5 Tage lang gegeben, zur Bildung von zahlreichen Großkernen. In höheren Dosen ist die Mitosezahl stark reduziert, kleine Zellkerne überwiegen, und die Regeneration ist verlangsamt[411]. Das Cytostaticum TS 160 hemmt ebenfalls die Leberregeneration, und zwar sowohl bei intraperitonealer als auch bei intraportaler Gabe[412], vor allem bei Zugabe von Procain.

---

[400] Siehe auch GERSHBEIN und PEDROSO 1968.
[401] SCHNEIDER, CASSIR und CHORDIKIAN 1960a und b, FUJIOKA u. Mitarb. 1963.
[402] BECKER und BROOME 1967. [403] Lit. z.B. bei HARBERS 1964.
[404] GIUDICE, KENNEY und NOVELLI 1964.
[405] GOTTLIEB, FAUSTO und VAN LANCKER 1964. [406] STENRAM und WILLÉN 1967.
[407] GIUDICE und NOVELLI 1963, FUJIOKA, KOGA und LIEBERMAN 1963, SCHWARTZ, SONDERGREN, GAROFALO und STERNBERG 1965.
[408] ODA und CHIGA 1965, CHIGA, KUME und MILLAR 1966, STENRAM und WILLÉN 1966.
[409] MAASS, ARMBORST, HÖLZEL und KÜNKEL 1964.
[410] LANDING, SNEED und VAN BANFIELD 1949, ULTMANN, HIRSCHBERG und GELLHORN 1953.
[411] FRIBORSKY, LOCHOWSKI und JELINEK 1961.
[412] GODAL, JUDIN, KNOTZ und KRATOCHVIL 1961, GODAL, MEDZIHRADSKY und STOJKOVIC 1966.

Nach Gabe des Metaphasegiftes Vinblastin 1 und 9 Std postoperativ ist die DNS-Synthese 24 Std postoperativ stark gesenkt, während der Einbau von ^{14}C Orotsäure in cytoplasmatische RNS normal bleibt und die nichtnucleäre RNS eine nicht signifikante Senkung erfährt. Als Ursache wird die Wirkung auf ein Protein, das nicht die Thymidinkinase oder die DNS-Polymerase sein soll, diskutiert[413]. Hydroxyharnstoff hemmt schon in nicht cytotoxischen Dosen die DNS-Synthesen der regenerierenden Leber, während die RNS vollkommen unbeeinflußt bleiben soll[414]. Ähnliches gilt für Hydroxyharnstoff-Analoge[415].

4. Spezifische Lebergifte usw.

Ein typisches Lebergift ist Tetrachlorkohlenstoff (CCl_4), das über charakteristische Leberzellschäden zur Lebercirrhose führen kann[416]. Beatmet man Ratten mit CCl_4-Dämpfen nach Teilhepatektomie, so wird die Regeneration, gemessen an der Zunahme des Lebergewichtes, anfänglich scheinbar beschleunigt, was wohl auf eine Lipidzunahme zu beziehen ist, vom 6. Tag an jedoch signifikant verzögert[417]. Histochemisch nachweisbare Enzyme wie die Succinodehydrogenase sind anfänglich erhöht[418].

Fehlen hier noch verläßliche Studien über die Art der Regenerationsbeeinflussung, so wissen wir vom Beryllium, das eine bevorzugte Affinität für die Leberzellkerne zumindest der Ratte hat[419], daß es bei der regenerierenden Rattenleber nicht die RNS- und Proteinsynthese beeinflußt, dagegen den Thymidin-2-^{14}C-Einbau in die DNS in Abhängigkeit von der Berylliumkonzentration reduziert[420].

Thioacetamid (TAA) hat keinen unmittelbaren Einfluß auf DNS-Synthese und Zellvermehrung während der ersten Phasen der Regeneration[421]. Auch eine Vorbehandlung über 7 Tage führt zu keiner Änderung. Obwohl Thioacetamid in der normalen Leber eine Abnahme der cytoplasmatischen Basophilie bewirkt, verhält sich diese nach Teilhepatektomie unter TAA weitgehend normal, wobei den Proliferationen eine Restitution der Basophilie vorausgeht[422]. 10 Tage nach der Operation ist die Zahl der diploiden Leberzellen bei behandelten Tieren höher als bei Kontrollen, aber erst eine Vor- und Nachbehandlung mit TAA verlangsamt die Regeneration. Morphologisch fallen während der Mitose vermehrt RNS-Granula an der Spindel und an den Chromosomen auf; später sind die Nucleolen wesentlich größer als in der Norm[423]. Nach RNS-Markierung mit Cytidin-^{3}H kommt es im Vergleich zur einfachen Hepatektomie bis zur 25fachen Silberkornanhäufung in diesen Nucleolen, während die Belegung des Cytoplasmas unverändert bleibt[424]. Der Einbau von ^{14}C-Leucin 1 und 9 Tage nach Teilhepatektomie und TAA in die verschiedenen Proteinfraktionen wird unterschiedlich beeinflußt, ist insgesamt jedoch durch eine starke Reduktion in der Mitochondrienfraktion erniedrigt[425].

Allylformiat erzeugt läppchenperiphere Lebernekrosen[426]. In diesen Bezirken beginnt normalerweise die Zellproliferation. Wird Allylformiat 3 Std vor der Teilhepatektomie injiziert, so ist das Maximum der Thymidin-^{3}H-Markierung nach einer verlängerten Latenzzeit in die zentralen und intermediären Läppchenabschnitte verschoben[427].

---

413 Luyckx und van Lancker 1966.
414 Schwartz, Garofalo, Sternberg und Philips 1965. 415 Hill und Gordon 1968.
416 Cameron und Karunaratne 1936, Cameron 1964 u.a. 417 Issekutz 1967.
418 Bartok, Horvath, Domjan u. Korpassy 1962. 419 Witschi und Aldringe 1968.
420 Witschi 1968. 421 Laird 1953. 422 Kleinfeld und V. Haam 1959a.
423 Kleinfeld und V. Haam 1959b. 424 Kleinfeld 1966.
425 Muramatsu und Busch 1962. 426 Popper 1937.
427 Rabes und Tuczek 1967, 1968, Rabes, Tuczek und Brändle 1968.

Aflatoxin B beeinflußt direkt die DNS-Synthese. Bei einer Prüfung in vitro bleiben die Enzyme der DNS-Synthese, z. B. die DNS-Polymerase, weiter aktiv. In vivo ist 1—12 Std nach Aflatoxin am 2. Tag nach Teilhepatektomie die DNS-Synthese um 65—95% herabgesetzt. Autoradiographisch bleibt dabei der Thymidin-^{3}H-Markierungsindex gleich, die Silberkornzahl pro markierte Zelle ist herabgesetzt[428].

Lasiocarpin-N-oxyd[429] blockiert die proliferierenden Leberzellen in der G_2-Phase, die DNS-Synthese bleibt zumindest bis 72 Std nach der Operation normal. Dementsprechend nimmt die Größe der Leberparenchymzellen und ihrer Kerne zu. Das Wachstum der Leber beruht also bis zu dieser Zeit nicht auf einer Zunahme der Zellzahl, sondern auf einer cellulären Hypertrophie.

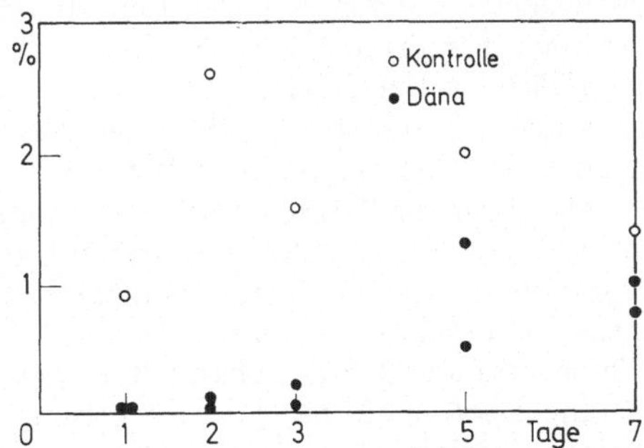

Abb. 45. Mitoseindices in den ersten 7 Tagen nach $^2/_3$-Teilhepatektomie nach einmaliger Fütterung von 100 mg/kg Diäthylnitrosamin. Verzögerung der Regeneration unter Einwirkung des cancerogenen Giftes

Fluoroacetat[430] senkt die Zahl der Mitosen, wenn es wenige Stunden nach der Teilhepatektomie gegeben wird. Durch mehrmalige Gaben kann das Mitosemaximum um Tage verschoben werden.

Cancerogene Kohlenwasserstoffe, während 10 Tagen nach der Teilhepatektomie gegeben, sollen das Gewicht der regenerierenden Lebern erhöhen, typische aromatische Lebercancerogene wie das Dimethylaminoazobenzol sollen es erniedrigen[431]. Genauere Untersuchungen über die Zellkinetik fehlen. — Dagegen führt schon eine einmalige Gabe von Diäthylnitrosamin 3 Std praeoperativ zu einer Verschiebung des maximalen Thymidin-^{3}H-Einbaus und des Mitosebeginns vom 1. auf den 5. Tag (Abb. 45). Dabei beginnt der Thymidin-^{3}H-Einbau zum üblichen Zeitpunkt in der Läppchenperipherie, aber erst nach 4 Tagen treten auch Zellen intermediärer Abschnitte in die DNS-Synthesephase ein. Über einen ebenfalls verminderten Thymidin-^{3}H-Einbau in der regenerierenden Leber berichteten JUHN und PRODI (1965) nach postoperativer Gabe von Dimethylbenzanthracen. Das Umgekehrte, nämlich eine stärkere Steigerung der Mitoserate, wurde unter dem Einfluß von Phenolbarbital beobachtet[432], ein schwer interpretierbarer Befund. Enzym-Injektionen (Desoxyribonuclease, Xanthinoxydase) sollen die Prophasedauer verkürzen und Metaphase- und Anaphase-Anomalien hervorrufen[433].

---

[428] DE RECONDO, FRAYSSINET, LAFARGE und LE BRETON 1966.
[429] PETERSON 1965.
[430] WEINBREN und FITSCHEN 1959.
[431] GERSHBEIN 1958b.
[432] JAPUNDŽIĆ, KNEŽEVIC, DJORDJEVIĆ-CAMBA und JAPUNDŽIĆ 1967.
[433] DE LAMIRANDE 1961.

5. Regeneration der vorgeschädigten Leber

Hier interessiert am meisten die Frage, ob eine cirrhotische Leber überhaupt zur Regeneration nach Teilhepatektomie fähig ist, und ob ein Proliferationsreiz eine bestehende Cirrhose gegebenenfalls bessern kann. Von den meisten Untersuchern wurde die chronische Gabe von Tetrachlorkohlenstoff (CCl_4) zur Induktion von Lebercirrhosen benutzt. An Hunden mit manifester Cirrhose trat nur eine geringe Restauration des Lebergewebes ein[434]. Auch Ratten zeigten eine verzögerte Regeneration[435]. Dabei spielt offenbar der Grad der Cirrhose eine entscheidende Rolle. In einer ausführlichen Studie fanden ISLAMI, PACK und HUBBARD (1958) keine Verzögerung der Regeneration, wenn sie Ratten 30 Tage lang CCl_4 gegeben hatten. Nach 90 Tagen CCl_4 hatte sich bei den Kontrollen eine schwere fortschreitende Cirrhose entwickelt; danach hepatektomierte Ratten hatten nach weiteren 3 Monaten histologisch nahezu normale Lebern, während sich der Zustand der nicht operierten Tiere weiter verschlechtert hatte. Die Autoren messen dem Zeitpunkt der Untersuchung und der verabfolgten Diät größte Bedeutung bei und erklären damit auch die Diskrepanz ihrer Befunde.

Daß die cirrhotische Leber prinzipiell durch Teilhepatektomie zur Regeneration angeregt wird, ist gesichert[436]. In akut mit CCl_4 vergifteten Ratten soll die Regeneration eigentümlicherweise dann am wenigsten verzögert ablaufen, wenn der vorangegangene Leberschaden besonders groß war[437].

In chronisch mit Thioacetamid (TAA) behandelten Lebern entwickelt sich nach Teilhepatektomie eine knötchenförmige Proliferation, die insgesamt verzögert abläuft[438]. Nach nur 3maliger Gabe von TAA vor der Operation besteht keine signifikante Herabsetzung der Mitosezahl, wohl aber werden charakteristische Veränderungen an den Nucleolen und Chromosomenanomalien gefunden[439].

Nur durch fettreiche Diät hervorgerufene Leberzellverfettung hat offenbar keinen dauerhaften Hemmeffekt auf die Regeneration[440].

Nach nur 3 Behandlungen mit dem Carcinogen Orthoaminoazotoluol fanden sich bis zu 72 Std nach Teilhepatektomie nur ganz vereinzelt Mitosen; das nicht cancerogene Diäthylaminoazobenzol hatte dagegen eine wesentlich geringere Hemmwirkung[441]. Die Mitosehemmung durch Orthoaminoazotoluol wurde bestätigt[442]. Eine ähnliche Depression der mitotischen Aktivität besteht nach 3 Wochen Fütterung von Dimethylaminoazobenzol[443] und nach 3 Wochen 3-Methyl-Dimethylaminoazobenzol[444]. Dimethylaminoazobenzol verzögert die Regeneration[445] und führt zu Nucleolenveränderungen und Chromosomenanomalien[446]. Vorbehandlung mit Acetaminofluoren[447] und Langzeitfütterung mit cancerogenen Dosen von Diäthylnitrosamin[448] vermindern die Intensität der Regeneration. Nach Untersuchungen mit Thymidin-^{3}H ist das Maximum der DNS-synthetisierenden Zellen in einer durch Diäthylnitrosamin cirrhotischen Leber verfrüht, aber stark erniedrigt[449].

Bei einer Analyse der Mitosen nach Teilhepatektomie von Ratten, die mit verschiedenen Cancerogenen vorbehandelt waren, besteht eine ungefähre Korrelation zwischen der Häufigkeit der Anomalien und der cancerogenen Potenz der verabreichten Substanz[450].

---

434 MANN, FISHBACK, GAY und GREEN 1931. 435 HUROWITZ und STUDER 1960.
436 RABINOVICI und WIENER 1958. 437 RABINOVICI und WIENER 1961.
438 STÖCKER 1966b, STÖCKER, HÖLPER, PLATO und HEINE 1966.
439 MIRONESCU, ENCUT, MIRONESCU und LICIU 1968. 440 SUTHERLAND 1956.
441 HSÜ 1962. 442 GUELSTEIN 1963. 443 STICH 1960. 444 MAINI und STICH 1962.
445 LACASSAGNE und HURST 1961. 446 ENCUT, MIRONESCU und LICIU 1968.
447 LAWS 1959. 448 MOHR und SPEETZEN 1967.
449 MOHR, SPEETZEN und WRBA 1967. 450 MAINI und STICH 1961.

6. Teilresektion der präcancerösen Leber

Um eventuelle Zusammenhänge zwischen Zellproliferation und Carcinogenese aufzuklären, wurde die Teilhepatektomie als proliferativer Stimulus während der Lebercarcinogenese benutzt. Es ergab sich bald, daß dabei der Zeitpunkt in der Carcinomentstehung von Bedeutung ist: Nur bei der Operation ganz am Ende der Fütterungsperiode mit Dimethylaminoazobenzol war eine geringe Beschleunigung der Carcinogenese nachweisbar[451]. Wird eine Teilhepatektomie ganz zu Anfang der Fütterung mit Acetaminofluoren durchgeführt, so soll die Latenzzeit bis zum Tumortod der Tiere verkürzt sein; dauert die Fütterung vor der Operation bereits 3 Monate und mehr, so tritt der Tumortod erst später ein[452]. Nach mehr als 3 Monaten Fütterung mit Acetaminofluoren besteht kein Unterschied zwischen teilhepatektomierten Tieren und der Kontrollgruppe[453]. Nach 3 Monaten Acetaminofluorengabe sind in der Rattenleber noch keine Mikrocarcinome zu finden. In einem Stopversuch nach 82 Tagen Fütterung mit Diäthylnitrosamin sahen Rajewsky, Dauber und Frankenberg (1966) keine Beeinflussung der Tumorausbeute durch Teilhepatektomie. Nach einem Monat Fütterung mit Dimethylaminoazobenzol wurde dieser Befund ebenfalls erhoben[454]; die partielle Hepatektomie hatte keinen Einfluß auf die pathologische Proliferation der präcancerösen Zellen. Welche Bedeutung der Arretierung der Zellen in der G_2-Phase nach 4 bzw. 10 Wochen Fütterung mit Dimethylaminoazobenzol und anschließender Teilhepatektomie zukommt[455], ist noch offen.

Die bei einem Mäuse-Inzuchtstamn C3H/HeA spontan auftretenden Hepatome treten nach Teilhepatektomie schneller auf als bei Kontrolltieren[456]. Urethan steigert bei nichthepatektomierten Mäusen die Rate der Hepatome von 4% auf 30%. Gibt man Urethan 4 Tage nach der $^2/_3$-Hepatektomie, dann treten in über 80% der Mäuse Hepatome auf[457].

Generell ist jedoch festzuhalten: diese Studien belegen noch nicht ausreichend, daß die regeneratorische Proliferation nach Teilhepatektomie eine chemisch induzierte Carcinogenese in der Leber entscheidend begünstigt. Wahrscheinlich sind zumindest in der Leber die für die Krebsentstehung verantwortlichen Umstellungen ganz anderer Natur, und die ungezügelte Proliferation der Tumorzellen ist erst eine Folge der Umwandlung der Leberzellen in Tumorzellen.

7. Röntgenstrahlen

Als normalerweise wenig proliferierendes Organ ist die Leber relativ strahlenresistent. Histologisch werden nach Röntgenbestrahlung nur nach hohen Strahlendosen Veränderungen gefunden. Karyologische und cytologische Untersuchungen lassen jedoch sehr oft Veränderungen der Chromatinverteilung, des Nucleolus und auch der cytoplasmatischen Organellen erkennen[458]. Bei allen Untersuchungen über die Strahlenwirkung auf die Leber in Zusammenhang mit einem Proliferationsreiz wie der $^2/_3$-Hepatektomie spielt die zeitliche Zuordnung von Bestrahlung und Hepatektomie eine besondere Rolle.

a) Bestrahlung in größerem Abstand vor der Teilhepatektomie

Wenn das Versuchstier mehrere Wochen vor der Teilhepatektomie bestrahlt worden war, verläuft die Regeneration angeblich normal[459]. Andere Untersucher[460] sahen dagegen eine erniedrigte und länger andauernde Mitosewelle und

[451] Glinos, Bucher und Aub 1951. [452] Laws 1959. [453] Skoryna und Webster 1951.
[454] Lacassagne und Hurst 1961. [455] Banerjee 1965. [456] Hollander 1967.
[457] Hollander und Bentvelzen 1968.
[458] Scherer 1956, Lit. bei Fasske und Themann 1963, Peters 1963 und Braun 1963.
[459] Gershbein 1956, Albert und Bucher 1960. [460] Fitschen und Cohen 1960.

zahlreiche Mitoseanomalien. Sie sprachen treffend von einer „Demaskierung“ der vorausgegangenen Strahlenschädigung durch die Teilhepatektomie. Auch 7 und 14 Wochen nach der letzten von zwei im Abstand von 3 Wochen durchgeführten Bestrahlungen mit je 400 r sind 32 und 36 Std nach der Teilhepatektomie die Mitoseindices auf etwa die Hälfte herabgesetzt[461]. Mehrfache, in 3wöchentlichem Abstand durchgeführte Operationen ergaben zwar im Vergleich zu Kontrollen eine geringere Depression der Mitosen, der Prozentsatz pathologischer Mitosefiguren war jedoch bei allen Versuchen mit 70—80% unverändert hoch. Als Mitoseanomalien wurden wie in anderen Geweben Chromosomenfragmentationen, verzögerte Metaphasetrennungen, Chromosomenbrücken und in der Telophase eine asymmetrische Verteilung des Chromosomenmaterials auf die Tochterzellen mit inkompletter Trennung der Chromosomen und Bildung von Mikronuclei beschrieben. In den Tagen danach waren die Parenchymzellen meist größer als bei Kontrollen. Die Regeneration der Gewebsmasse entsprach jedoch der der Kontrollen. Webber und Stich (1965b) unterschieden in der regenerierenden Leber, die 21 bzw. 48 Tage vor der Teilhepatektomie mit 950 r bestrahlt worden war, zwei verschiedene Zellpopulationen: Die eine besteht aus polyploiden und aneuploiden Zellen und ist offenbar nur wenig proliferationsintensiv. Die andere zeigt eine starke Zellvermehrung, besteht aus normal erscheinenden Zellen und führt zur Bildung von Zellkolonien. Diese besitzen einen Wachstumsvorteil gegenüber den poly- und aneuploiden Zellen und werden die Träger der cellulären Regeneration. Wird jedoch 4 Tage vor der Operation und 6—21 Tage danach das Cancerogen 3-Methyl-4-Dimethylaminoazobenzol ins Futter gegeben, so nehmen die polyploiden und aneuploiden Zellen, die zu 80—90% Mitoseanomalien zeigen, ständig zu. Das Cancerogen scheint ihr Wachstum zu begünstigen[462].

Nach einer kontinuierlichen Bestrahlung mit Dosen zwischen 16 und 70 r über 15 Tage kommt es bei Mäusen in Abhängigkeit von der Strahlendosis zu einer Abnahme der Parenchymzellenzahl, die nach Teilhepatektomie in die DNS-Synthesephase und die Mitose eintreten, zu einer Abnahme der gesamten Zellpopulation, die an der Regeneration teilhat und zu einer Zunahme der Regenerationsdauer[463]. Nach 15 Tagen mit 47 r täglich verbessert eine 10tätige Pause vor der Operation die regenerative Kapazität etwas, der Thymidin-^{3}H-Index ist 48 und 72 Std postoperativ höher, als wenn unmittelbar nach dem Ende der Bestrahlung die Teilhepatektomie vorgenommen wird[464].

Die Regeneration der vorbestrahlten Leber ist also keineswegs normal. Auch nach langen Intervallen zwischen Bestrahlung und Teilhepatektomie werden während der Regenerationswelle typische Strahlenschäden, insbesondere solche der Mitosefiguren, gesehen. Die Zunahme der Gewebsmasse ist anscheinend weniger betroffen.

b) Bestrahlung unmittelbar vor der Teilhepatektomie

Bei unmittelbar vor der Teilhepatektomie bestrahlten Ratten ist der hemmende Einfluß auf die Regeneration am stärksten[465]. Nimmt man die DNS-Synthese als Maß, dann ist der Unterschied zur Kontrolle 27 Std nach der Operation am deutlichsten ausgeprägt. Mitosen treten erst nach mehr als 36 Std auf[466]. Nach einer zweiten Teilhepatektomie nach 4 oder 5 Tagen läuft die Regeneration dann etwas beschleunigt ab, so daß geschlossen wurde, eine neuerliche Proliferationswelle begünstige die Erholungsprozesse nach einer Bestrahlung. Mitoseanomalien bleiben allerdings längere Zeit bestehen[466]. Nach einer anderen Untersuchung[467]

[461] Leong, Pessotti und Krebs 1961. [462] Webber und Stich 1965a.
[463] Fabrikant 1967. [464] Fabrikant 1968a.
[465] Holmes und Mee 1953, 1954. [466] Albert und Bucher 1960.

sinkt die Mitosefrequenz bei bestrahlten Tieren 30 Std postoperativ von 40% auf 14% ab. Nach einer zusätzlichen Adrenalektomie scheint die morphologisch faßbare Kernschädigung zwar stärker zu sein, die Mitosezahl ist jedoch der Kontrolle angenähert[467]. Deswegen wird dem Cortison eine zusätzliche Wirkung auf die Ausprägung des Strahlenschadens zugeschrieben. Morphologisch fällt vor allem eine starke Volumenzunahme der Nucleolen während der ersten 24 Std nach Bestrahlung und Operation auf[468].

c) Bestrahlung während der präproliferativen Phase

In die präproliferative Phase haben wir alle diejenigen Vorgänge eingeordnet, die vor der initialen Verdoppelung der DNS ablaufen. Dies ist in der Rattenleber der Zeitraum bis 16 Std nach der Teilhepatektomie (Abb. 4). Da in dieser Zeit alle diejenigen Stoffwechselumstellungen stattfinden, die den Übergang von dem proliferationsträgen Ruhezustand in die proliferationsintensive Regenerationsphase ausmachen, erlaubt eine Röntgenbestrahlung während dieser ersten Stunden nach Teilhepatektomie, Folgen der Bestrahlung in Zellen zu studieren, die sich weitgehend synchronisiert auf eine Proliferation vorbereiten.

Eine Bestrahlung mit 700—1000 r bis zu 12 Std nach der Operation setzt postoperativ hydrolytische Enzyme frei[469] und hemmt die Enzyme Thymidinkinase und DNS-Polymerase[470]. Der Einbau von radioaktiv markiertem Phosphat in die RNS[471] und der von markiertem Leucin in die Proteine wird postoperativ durch Bestrahlung ebenfalls vermindert[472]. 12 Std nach der Teilhepatektomie werden durch die Röntgenstrahlen im wesentlichen nur die Enzyme der DNS-Synthese und als Folge die Synthese selbst gehemmt, wenn 24—25 Std nach der Bestrahlung untersucht wird[473]. Der Hemmung der Thymidinkinase soll hierfür eine größere Bedeutung zukommen als der Polymerase. Die RNS-Synthese läuft dann zumindest quantitativ normal ab[474]. Die 16—18 Std nach der Operation schon aktive Thymidinkinase und DNS-Polymerase werden nicht inaktiviert, ihr weiteres Ansteigen unterbleibt jedoch[475]. Hohe Dosen von 1500 und 3000 r unterdrücken die dann bereits angelaufene DNS-Synthese vollständig, niedrigere Dosen vermindern lediglich die DNS-Syntheserate[476]. Dadurch kommt es zu einer Verlängerung der S-Phasendauer von 9 auf etwa 13 Std. Der Anteil der Zellen in der S-Phase, gemessen am Thymidin-^{3}H-Markierungsindex, bleibt jedoch gleich[477]. Andere Autoren sahen in vivo nach 1500 r 15—17 Std postoperativ eine nahezu völlige Hemmung der DNS-Synthese bei Untersuchung 30 Std nach der Operation[478]. Die Senkung der DNS-Synthese ist jedenfalls zwischen der 24. und 30. Std von der Höhe der verwandten Strahlendosis abhängig[479]. Die Proteinsynthese wird in diesem Regenerationsstadium durch Röntgenstrahlen nicht nennenswert beeinflußt[480].

Die weitere Kinetik der Leberzellproliferation ist relativ wenig untersucht. Bekannt ist, daß auch schon relativ niedrige Strahlendosen während der DNS-Synthesephase zu einer zeitlichen Verschiebung der Mitosen führen, also die Zellen in der G_2-Phase arretieren können[481].

---

467 Hemingway 1959. 468 Mironescu und Dragomir 1967.
469 Gontier-Pirotte und Goutier 1962.
470 Bollum, Anderegg, McElya und Potter 1960, Lehnert und Okada 1966.
471 Welling und Cohen 1960.
472 Sarkar, Devi und Hempelmann 1961, Clerici, Cammarano und Mocarelli 1966.
473 Beltz, van Lancker und Potter 1957, Beltz und Applegate 1959.
474 Beltz, van Lancker und Potter 1957, Welling und Cohen 1960.
475 Bollum, Anderegg, McElya und Potter 1960.
476 Beltz, van Lancker und Potter 1957. 477 Looney, Campbell und Holmes 1960.
478 Bollum, Anderegg, McElya und Potter 1960. 479 van Lancker 1960.
480 Sarkar, Devi und Hempelmann 1961. 481 Holmes 1956.

Alle diese Untersuchungen wurden nach Ganzkörperbestrahlung durchgeführt. Aber schon die alleinige Bestrahlung des Kopfes mit 750 r 2 Std nach der Teilhepatektomie soll die DNS-Synthese 22 Std postoperativ vollständig unterdrücken[482].

VI. Steuerung durch endokrine Organe

Es gehört zum Wesen der kompensatorischen Parenchymregeneration, daß alle Regulationen, denen die Organe und ihre Gewebe unter normalen Bedingungen unterliegen, weiter wirksam bleiben, sei es, daß sie den Regenerationsprozeß fördern, hemmen oder in spezifischer Weise modifizieren, sei es, daß sie ihn gar veranlassen, sei es, daß sie das Ausmaß der Regeneration, die ja mit der Wiederherstellung der ursprünglichen Gewebsmasse beendet ist, begrenzen. Dabei ist in erster Linie an die endokrine Regulation zu denken. Kennen wir doch im Wachstumshormon des Hypophysen-Vorderlappens ein für derartige Regulationen spezifisch erscheinendes Hormon, dem andere Hormone, wie etwa die der Schilddrüse und der Nebennieren, zu- oder untergeordnet sind. Im folgenden sollen wenigstens übersichtsweise die wichtigsten Befunde über die Beeinflussung der Leberregeneration durch die Drüsen mit innerer Sekretion dargestellt werden.

1. Hypophyse

Eine Hypophysektomie beeinflußt bereits das normale Organwachstum der Leber[483]. So bleibt bei jungen Ratten die Entwicklung des altersspezifischen Ploidiemusters (s. S. 169) nach Hypophysektomie aus: Im Vergleich zu gleich alten Kontrolltieren sind die relativen Zahlen der diploiden und der zweikernigen Zellen vermehrt[484]. Die zum Zeitpunkt der Hypophysektomie bestehende Ploidieverteilung wird nicht weiter verändert[485]. Nach Injektion des somatotropen Hormons wird die altersspezifische Ploidieverteilung wieder erreicht[486]. Die Leberzellen verarmen nach Hypophysektomie an RNS und an Proteinen, nicht jedoch an DNS; das Lebergesamtgewicht ist stark vermindert[487]. Nach Injektion von Wachstumshormon tritt auch hier eine Normalisierung ein[488]. In gewissem Ausmaß vermag allerdings auch Thyroxin den Effekt der Hypophysektomie auf die Polyploidisierung aufzuheben[489].

Über eine leichte Verzögerung der Leberregeneration durch Hypophysektomie ist schon früh berichtet worden[490]. Beim Hund fand sich allerdings mehrere Wochen nach der Operation kein Unterschied[491], wobei als Kriterium das Lebergesamtgewicht benutzt wurde. Prinzipiell stand also fest, daß auch in Abwesenheit des Hypophysenvorderlappens eine Leberregeneration ablaufen kann. Als Begründung für die leichte Verzögerung wurde der geringeren Futteraufnahme der hypophysektomierten Tiere Bedeutung beigemessen.

Mitosezählungen ergaben eine deutliche Verschiebung des initialen Mitosemaximums durch Hypophysektomie[492]. Während in diesen Untersuchungen bei

---

[482] Gould, Floyd, Whitehead und Sanders 1961.
[483] Zum Beispiel Nettesheim und Oehlert 1962. [484] Bass und Dunn 1957.
[485] Geschwind, Alfert und Schooley 1958, Nadal und Zajdela 1966b.
[486] Helweg-Larsen 1949, Leuchtenberger, Helweg-Larsen und Murmanis 1954, di Stefano und Diermeier 1956.
[487] Di Stefano, Diermeier und Teppermann 1952, 1955, Post, Himes, Klein und Hoffman 1957.
[488] O'Neals, Stevens und Burnop 1956, di Stefano und Diermeier 1959.
[489] Carrière 1962.
[490] Franseen, Brues und Richards 1938, Higgins und Ingle 1939.
[491] Astarabadi, Essex und Grindlay 1953.
[492] Hemingway und Cater 1958, Weinbren 1959.

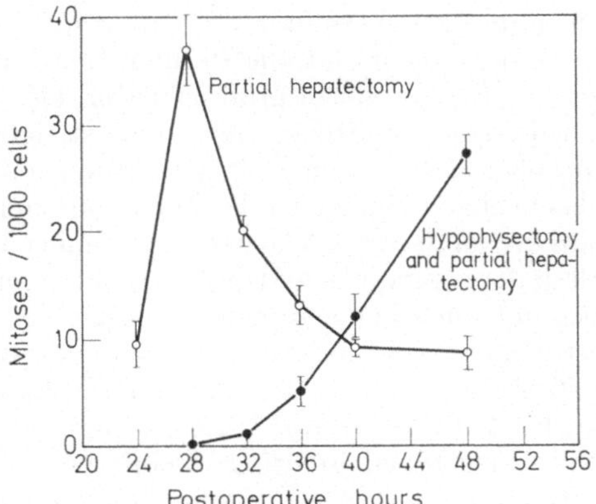

Abb. 46. Mitoseindices nach $^2/_3$-Teilhepatektomie (○) und nach zusätzlicher Hypophysektomie (●). (Aus WEINBREN 1959)

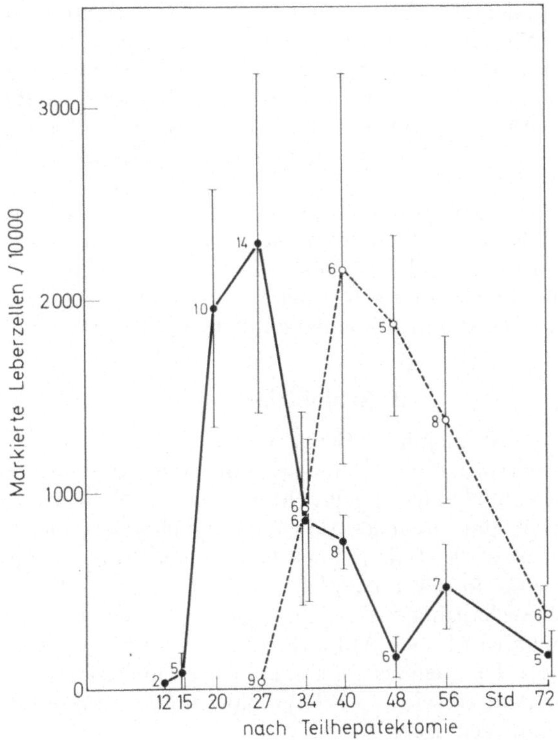

Abb. 47. Autoradiographischer Vergleich der DNS-Syntheseaktivität regenerierender Leber normaler (●) und hypophysektomierter (○) Ratten in verschiedenen zeitlichen Abständen nach $^2/_3$-Teilhepatektomie. (Aus RABES 1967)

normalen Ratten 28,5 Std nach der Teilhepatektomie ein Mitoseindex von 40% gefunden wurde, war bei den hypophysektomierten Tieren erst nach 38—45 Std ein Maximum mit Werten zwischen 20 und 30% erreicht (Abb. 46). Biochemische und autoradiographische Nachweise der DNS-Synthese bestätigen diese zeitliche Verschiebung[493]. Während früher jedoch angenommen worden war, daß die

[493] BILGE und MESCHAN 1963, RABES, WRBA und BRÄNDLE 1965, RABES 1967.

DNS-Neubildung auch mit einer verminderten Intensität ablaufen würde[494], zeigte sich in diesen Untersuchungen, daß die Proliferationsintensität nach einem um 13—15 Std verzögerten Beginn gleich groß ist (Abb. 47). Das Maximum des Thymidin-^{3}H-Einbaus wird nach 40 Std erreicht und ist dann gleich hoch wie bei der regenerierenden Leber 27 Std nach Teilhepatektomie ohne Hypophysektomie. Soweit diese Beobachtungen eine generelle Folgerung zulassen, sprechen sie für eine Beteiligung des hypophysären Wachstumshormons bei der Induktion, aber nicht bei dem Verlauf der regenerativen DNS-Neubildung in der Leber.

Die Proliferation beginnt auch beim hypophysenlosen Tier in der Läppchenperipherie: 34 Std postoperativ sind bevorzugt Zellen der Läppchenperipherie markiert, nach 48 und 56 Std liegen die Zellen im gesamten Läppchen verteilt und treten auch in der Nähe der Zentralvene auf[495]. Die bei der normalen Leberregeneration beobachtete Cytoplasmavacuolisierung bleibt nach Hypophysektomie aus[496].

Wesentliche Bedeutung für die Verzögerung der Regeneration nach Hypophysektomie scheint dem verminderten RNS-Gehalt der Leber zuzukommen. Während bei der normalen Leber nach Teilhepatektomie die Steigerung des RNS-Umsatzes bis zur 13. Std nach dem Eingriff anhält und dann bereits die Voraussetzung für die kurz darauf in Gang kommende DNS-Synthese gegeben sind, findet man beim hypophysektomierten Tier einen Anstieg des RNS-Umsatzes noch bis zur 27. Std. Ähnliches gilt für den Proteinumsatz[497]. Dann folgt auch hier eine DNS-Synthesewelle, die, wie schon erwähnt, in ihrem Verlauf der beim Normaltier gleicht.

Injektion von Wachstumshormonen (STH) stimuliert die Leberregeneration. Mehrfache Gaben nach der Teilhepatektomie verkürzen den Zeitraum bis zum Auftreten der ersten Mitosen, und die Mitosewelle ist 2—3mal höher. Entsprechend ist die vorausgehende DNS-Synthese vermehrt, und auch die Synthese von RNS ist erhöht[498]. Hypophysenextrakt hat einen ähnlichen Effekt[499].

2. Schilddrüse

Die Befunde über eine mögliche Bedeutung der Schilddrüse für die Leberregeneration sind widersprüchlich. Versuche mit Hemmung der Schilddrüsenfunktion durch Gabe von Thiouracil erbrachten teils eine Steigerung[500], teils eine signifikante Reduktion der Regeneration[501]. Möglicherweise wirkt Thiouracil direkt auf den Leberstoffwechsel, denn nach Gaben von Propylthiouracil wird die Succinooxydase-Aktivität in der Rattenleber reduziert, durch Thyroxin dagegen gesteigert[502]. Nach Ausschaltung der Schilddrüse mit hohen Dosen radioaktiven Jods (ohne Thiouracilgaben) haben Adle, Paschkis und Cantarow (1958) keine signifikante Reduktion der Regeneration, gemessen am Trocken- oder Feuchtgewicht, festgestellt. Andererseits soll Thyreoidektomie zumindest bei jungen Ratten die Regeneration verzögern[503].

Umgekehrt beeinflußt offensichtlich die Leberregeneration das Hypophysen-Schilddrüsen-System. 6—21 Tage nach der Teilhepatektomie ist der Thymidin-^{3}H-Index des Hypophysenvorderlappens erhöht, 10—21 Tage nach der Operation der der Schilddrüse[504].

[494] Harkness 1957, Hemingway und Cater 1958, Doljanski und Novogrotzky 1959, Bucher 1963.
[495] Rabes 1967. [496] Rabes, Wrba und Brändle 1965. [497] Rabes 1966b.
[498] Cater, Holmes und Mee 1956, 1957. [499] Hemingway und Cater 1958.
[500] Fogelman und Ivy 1948. [501] Adle, Paschkis und Cantarow 1958.
[502] Tipton, Majors und Smothers 1959. [503] Canzanelli, Rapport und Guild 1949.
[504] Nakamura, Miyada und Moyer 1963.

3. Nebennieren

Nach Entfernung der Nebennieren ist die in den ersten Stunden nach Teilhepatektomie auftretende Verfettung der Restleber verringert[505]. Die sonst 24 Std postoperativ vorhandene Zellvergrößerung soll nicht eintreten[506]. Die Vermehrung der Gewebsmasse und des Proteingehaltes der Restleber ist verlangsamt. Die Zellvermehrung läuft jedoch beschleunigt ab: der Nucleinsäuregehalt ist im Vergleich zu Kontrollen erhöht, der Mitoseindex während der ersten beiden postoperativen Tage sogar verdoppelt[507]. Gaben von Desoxycorticosteronacetat können die Regeneration im nicht-adrenalektomierten und auch im adrenalektomierten Tier steigern[508]. Bei nicht-adrenalektomierten Ratten wird die Gewichtszunahme zunächst geringfügig gebremst, vom 5. Tag an aber beschleunigt (Abb. 48) als Folge einer Verstärkung der mitotischen Aktivität[509].

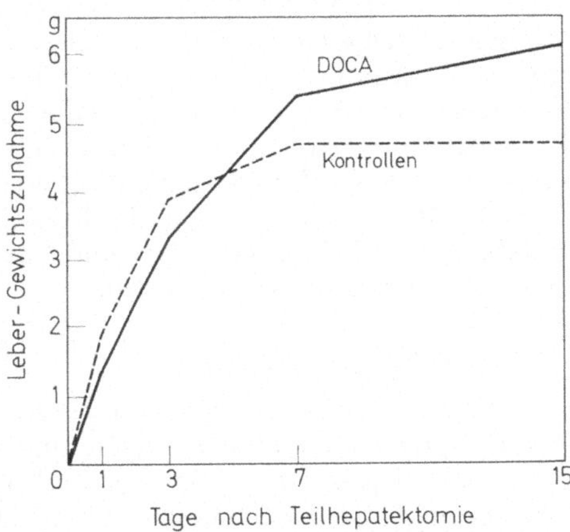

Abb. 48. Leberregeneration nach $^2/_3$-Teilhepatektomie unter Einfluß von DOCA. (Aus Symeonides, Mulay und Trams 1955)

Der Beschleunigung der Proliferation nach einer Adrenalektomie entspricht eine Verlangsamung nach Gabe von Cortison und seinen Derivaten. Die Zunahme der Gewebsmasse erscheint normal, da es zu einer vermehrten Ablagerung von Lipiden und Glykogen kommt und die Zellkerne größer werden. Die eigentliche Zellvermehrung setzt jedoch später und langsamer ein. So ist die Zahl der Mitosen nach der Operation 30—72 Std postoperativ bis auf $^1/_{10}$ der Kontrolle herabgesetzt[510]. Nach Injektion von Thymidin-^{3}H ergibt sich jedoch eine stark reduzierte DNS-Synthese[511]. — ACTH hat im wesentlichen den gleichen Effekt wie Cortison. Die Zunahme der Lebermasse und der Proteine ist im Vergleich zur Kontrolle vermehrt[512], die DNS-Synthese soll vermindert sein[511]. — Nach neueren Untersuchungen[513] bewirken jedoch Stress-Stimulationen der Nebennieren oder ACTH-Injektionen 8 Std vor der Teilhepatektomie eine Intensivierung der DNS-Synthese in der regenerierenden Rattenleber.

505 Collip, Kutz, Long, Thomson, Toley und Selye 1935, MacKay und Carne 1938, Berman, Sylvester, Hay und Selye 1947, Roberts 1953, Ferrari und Harkness 1954.
506 Berman, Sylvester, Hay und Selye 1947.
507 Canzanelli, Guild und Rapport 1949, Hemingway 1960.
508 Berman, Sylvester, Hay und Selye 1947, Friedgood, Vars und Zerbe 1950.
509 Symeonidis, Mulay und Trams 1955.
510 Einhorn, Hirschberg und Gellhorn 1954, Horvath und Kovacz 1956, Cantarow, Williams und Paschkis 1962, Davis und Hyde 1966, Hyde und Davis 1966.
511 Guzek 1964. 512 Roberts 1953.
513 Šimek, Erbenová, Deml und Dvořáčková 1968.

Über eine postoperative Beeinflussung der Nebennierenrinde sind sicher z. T. auch diejenigen Beobachtungen verständlich, nach denen die Teilhepatektomie bei Ratten den Mitoseindex in weit entfernten Organen, wie z. B. in der Hornhaut des Auges beeinflußt. Nach Adrenalektomie ist dies nicht mehr zu beobachten[514].

Auch in der Spermiogenese von Ratten ist eine Steigerung nach Teilhepatektomie beobachtet worden[515]. Wenn man am hypophysektomierten Tier nach Teilhepatektomie die DNS-Syntheseaktivität flüssigkeitsszintillometrisch bestimmt, steigt die spezifische DNS-Aktivität im Nierengewebe hochsignifikant an, während die analoge Inkorporation des markierten Thymidins im Dünndarmgewebe vermindert ist[516]. Erklärung und Bedeutung dieses Befundes sind noch offen.

4. Gonaden

Die Gonaden haben keinen sicheren Einfluß auf die Leberregeneration[517]. Zumindest ist die mitotische Aktivität der Leberparenchymzellen nach Teilhepatektomie in den verschiedenen Phasen des Ovarialcyclus gleich[518]. Ovarektomie soll die nach Teilhepatektomie auftretende Leberverfettung verzögern[519].

Bei graviden Ratten ist dagegen die Leberregeneration beschleunigt, beurteilt nach dem Trockengewicht des Regenerates 10 bzw. 12 Tage nach der Teilhepatektomie[520]. Es kommt dabei zum Tod vieler Feten und zu Resorptionen. Die überlebenden Feten zeigen ein vermindertes Wachstum[521].

5. Milz und Thymus

Die Befunde über den Einfluß lymphatischer Organe wie Milz und Thymus sind spärlich, einander widersprechend und sicher nicht immer zuverlässig. So soll bei splenektomierten Ratten das Lebergewicht 3 und 7 Tage nach Teilhepatektomie signifikant höher liegen als bei den nichtsplenektomierten Kontrolltieren, und erst nach 28 Tagen soll eine Angleichung beider Gruppen erfolgt sein[522]. Die mitotische Regeneration wurde dagegen am 1. Tag nach der Teilhepatektomie vermindert gefunden[523]. Umgekehrt führt die Teilhepatektomie zu einer Verminderung des Milzgewichtes als Folge der veränderten arteriellen Durchblutung[524].

Thymektomie 3 Tage vor der Teilhepatektomie soll bei Ratten eine Verminderung der Kernvolumenzunahme und des Anstieges der Mitoserate bewirken[525]. Ähnlich bleibt der Mitoseindex bei 7 Wochen alten Mäusen 48 Std nach Teilhepatektomie dann reduziert, wenn die Tiere am 1. Lebenstag oder im Alter von 6 Wochen thymektomiert worden waren[526]. Die Deutung dieses Phänomens bleibt offen. Diskutiert wurde, daß der Thymus auf Grund seines hohen Nucleinsäuregehaltes einen „Nährstoff“ für die Leberregeneration liefert bzw. daß die Thymuslymphocyten als „Trephocyten“ wirken. Freilich bleibt offen, ob und in welchem Ausmaß eine durch die Thymektomie bedingte Beeinflussung anderer endokriner Organe, z. B. der Nebennieren, an der Regenerationshemmung beteiligt ist. Die Gewichtszunahme des regenerierenden Leberrestes wird durch Thymektomie nicht verändert[527].

---

[514] CARDOSO, FERREIRA, CAMARGO und CALDO 1967, CARDOSO, FERREIRA, CAMARGO und BÖHN 1968.
[515] BRÄNDLE, WRBA und RABES 1966. [516] RABES 1966a. [517] AUBIN und BUCHER 1963.
[518] BORDIN und ECHAVE LLANOS 1964. [519] SZEGO und ROBERTS 1949.
[520] PASCHKIS und CANTAROW 1958, GERSHBEIN 1958a, 1967.
[521] PASCHKIS und CANTAROW 1958. [522] HIGGINS und PRIESTLEY 1932.
[523] MOYA 1963a. [524] RABINOVICI 1965.
[525] FACHET, STARK, PALKOVITS und VALLENT 1963. [526] DUKOR und MILLER 1965.
[527] FACHET, STARK, PALKOVITS und VALLENT 1963, DUKOR und MILLER 1965.

Aus dieser kurzen Übersicht ergibt sich, daß der Hypophysenvorderlappen — primär über das Wachstumshormon — die Schilddrüse und vielleicht der Thymus die Regeneration nach Teilhepatektomie fördern, Cortison und seine Derivate die gleiche Regeneration hemmen können. Damit steht die regenerierende Leber wohl unter einer hormonalen Steuerung. Die Befunde erlauben aber keine klaren Folgerungen auf einen primär endokrinen Anstoß der Regeneration, wie auch eine auf hormonalem Wege gesteuerte Begrenzung des regenerativen Wachstums bislang nicht schlüssig bewiesen werden konnte.

VII. Auslösung und Regulation der Regeneration

Der Beginn des regenerativen Wachstums nach Teilhepatektomie erfolgt — wie in den vorangehenden Kapiteln ausgeführt wurde — nach recht konstanten zeitlichen und topographischen Gesetzmäßigkeiten. Der ersten Mitosewelle sind bestimmte morphologische und vor allem biochemische Veränderungen vorgeschaltet, bei denen nicht in jedem Falle ohne weiteres zu beurteilen ist, was auf das operative Trauma als solches, was auf die funktionelle Belastung des verbliebenen Lebergewebes und was auf den eigentlichen Regenerationsimpuls zu beziehen ist. Diese Bedingungen sind offenbar eng ineinander verfugt und bedingen möglicherweise einander weitgehend. Dementsprechend ist es schwierig, den Mechanismus zu finden, der das regeneratorische Wachstum auslöst. Dabei ist im Auge zu behalten, daß dieses Wachstum wiederum gesetzmäßig begrenzt ist und stets nur die Wiederherstellung der ursprünglichen Lebermasse anstrebt, womit es in einem betonten Gegensatz zu malignem Wachstum steht, das ungehemmt und definitionsgemäß ohne eine solche Zügelung verläuft.

1. Hämodynamische Faktoren

Wenn die Restitution der histologischen Architektur nach den Erörterungen des Abschnittes IV/4 (S. 189) als Folge der nach Teilhepatektomie veränderten Durchströmungsverhältnisse im Leberrest aufgefaßt werden kann, liegt es nahe, auch den Regenerationsimpuls in diesem Faktor zu suchen. Ist doch der Durchfluß des portalen und des arteriellen Blutes durch den Leberrest notwendigerweise in gleichem Ausmaß verstärkt, in dem Parenchym und Blutgefäße entfernt wurden[528]. Dementsprechend wurde mehrfach eine hämodynamisch bedingte Druckschädigung des Lebergewebes als primärer Regenerationsimpuls diskutiert[529]. Daß eine solche Steigerung des Blutstromes in der Restleber tatsächlich die primären Regenerationsvorgänge beeinflussen kann, hatten wir früher schon angedeutet (s. S. 161): schnelle Injektionen verschiedener Substanzen, auch schon von 0,9%iger NaCl-Lösung, in die Pfortader steigert die Aktivität der RNS-Polymerase und der RNS-Synthese, und diese Steigerung ist durch Actinomycin D hemmbar[530], ganz analog den Verhältnissen nach Teilhepatektomie. Nach diesen Untersuchungen wurde eine Substanz, die Ribose enthält, oder von Ribose abgeleitet ist, als stimulierender Faktor angenommen, möglicherweise kombiniert mit einem bei schneller Durchströmung bestehenden Verdünnungseffekt.

So einleuchtend solche Beobachtungen auch sind, so kann doch damit das Problem nicht als gelöst betrachtet werden. Hat sich doch ergeben, daß die Leberregeneration auch bei völligem Fehlen des Pfortaderblutes vonstatten geht[531]: Anlegen eines portocavalen Shunts beeinflußt die Zahl der Mitosen in der Ratten-

[528] Grindlay und Bollman 1952, Benacerraf, Bilbrey, Biozzi, Halpern und Stiffel 1957.
[529] Mann, Fishback, Gay und Green 1931, Stephenson 1932, Bollman und Mann 1936, Mann 1940 u.a.
[530] Lieberman, Kane und Short 1965.
[531] Fisher, Russ und Bluestone 1955, Weinbren 1955, Brauer 1963.

leber 24 Std nach Teilhepatektomie nicht signifikant[532] (Abb. 49). Damit scheinen ältere Befunde gegenteiliger Art[533], die vorwiegend an Hund und Affe erhoben worden waren, überholt zu sein. Allerdings fehlen genauere Stoffwechseluntersuchungen analog den obengenannten Durchströmungsuntersuchungen[534] nach verschiedenen operativen Techniken und bei den verschiedenen Species.

Arterialisation des Pfortaderblutes hat — ebenfalls nach älteren Beobachtungen — keinen Einfluß auf die Leberregeneration[535]. Das ist insofern von Bedeutung, als die ersten Parenchymregenerationen in der Peripherie der Läppchen auftreten, also an den Orten des relativ höchsten Sauerstoffgehaltes im Leberblut. Kehrt man in Autotransplantaten den Blutstrom um, so beginnen die regenerativen Proliferationen in der Läppchenmitte[536], also wiederum am Orte des höchsten Sauerstoffgehaltes im Blut.

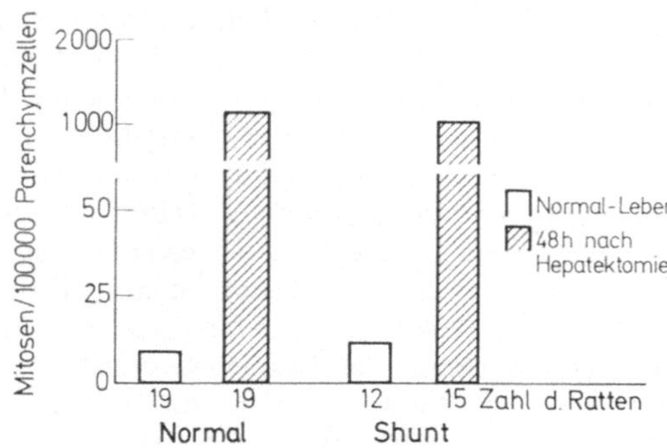

Abb. 49. Mitoseraten nach portocavalem Shunt 48 Std nach Teilhepatektomie. (Aus FISHER, LEE, FISHER und SAFFER 1962)

Wenn man den Pfortaderast eines Leberlappens unterbindet, atrophiert dieser Lappen[537]. Wird z. B. der große vordere Leberlappen durch eine solche Pfortaderunterbindung beeinträchtigt, so treten vom 3.—12. Tag nach der Operation in den verbliebenen Lappen reichlich Mitosen auf. Diese Lappen vergrößern sich, und parallel zur Atrophie des einen Lappens hypertrophieren die übrigen ganz ähnlich wie nach Lobektomie[538]. Über die Natur des Regenerationsimpulses vermögen solche Untersuchungen allerdings auch keine Auskunft zu geben.

2. Bedeutung des Galleabflusses

Nach dem 1. Tag nach Teilhepatektomie ist der Galleabfluß pro Gramm Lebergewicht signifikant erhöht[539]. Immerhin lag die Annahme nahe, daß die Menge der in der Leber produzierten Galle einen Einfluß auf den Regenerationsablauf nimmt. Schon in ihren ersten Untersuchungen gaben HIGGINS und ANDERSON (1932) an, daß eine Ligatur des Gallenganges die Regeneration des Leberrestes bei der Ratte verzögert. Das gleiche wurde nach Experimenten am Hund beobachtet[540]. Nach späteren Angaben[541] regeneriert die Leber nach Gallengangs-

[532] FISHER, LEE, FISHER und SAFFER 1962.
[533] Zum Beispiel GRINDLAY und BOLLMANN 1952, CHILD, BARR, HOLSWADE und HARRISON 1953, MANNIX, CORNELL und SULLIVAN 1956.
[534] LIEBERMAN, KANE und SHORT 1965.
[535] FISHER, RUSS, UPDEGRAFT und FISHER 1954, FISHER, RUSS und BLUESTONE 1955.
[536] SIGEL, ACEVEDO und DUNN 1963a, 1963b.
[537] ROUS und LARIMORE 1920. [538] WEINBREN und TARSH 1964.
[539] LEONG, PESSOTTI und BRAUER 1959, vgl. dagegen WEINBREN und BILLING 1956.
[540] MANN, FISHBACK, GAY und GREEN 1931.
[541] FERGUSON, ROGERS und VARS 1949, WEINBREN 1953.

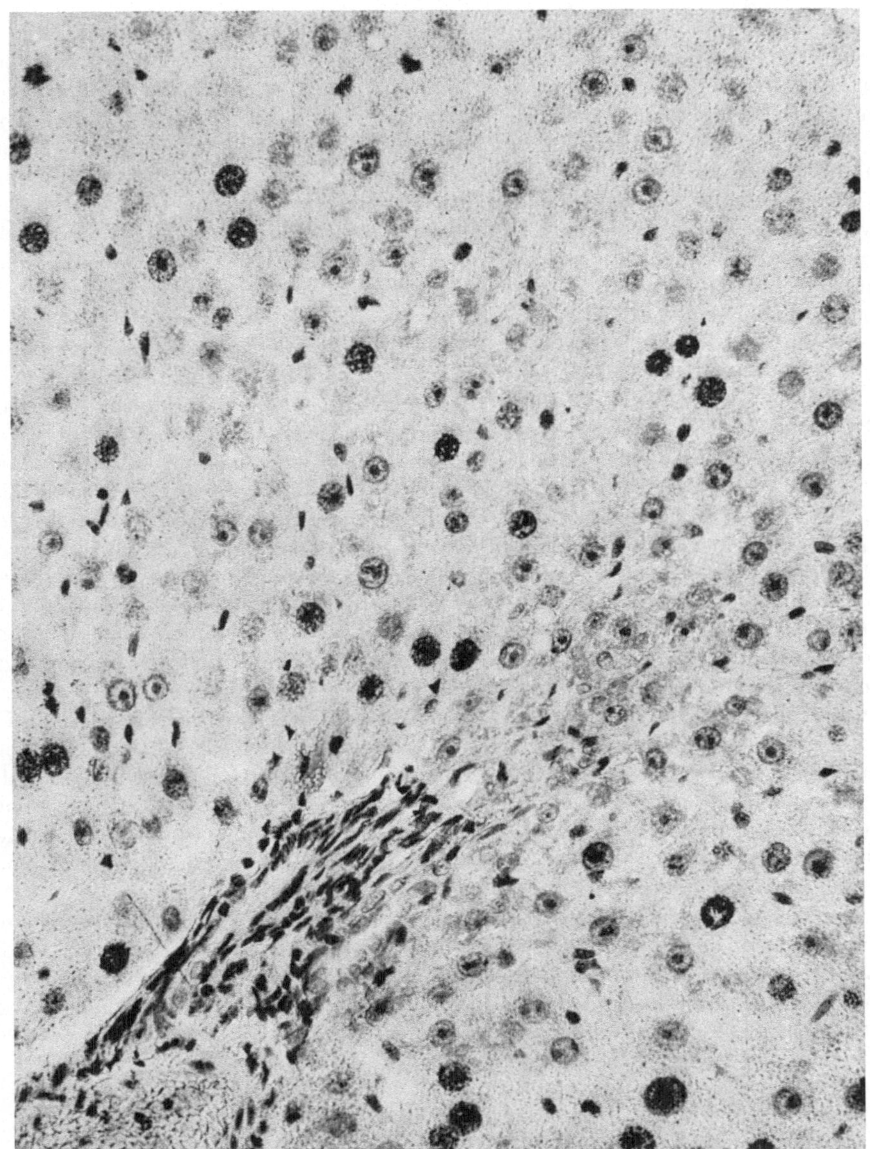

Abb. 50. Autoradiographie der Rattenleber 48 Std nach Gallengangsunterbindung. Darstellung der DNS-Synthese durch Thymidin-^{3}H. Markierung zahlreicher Zellkerne, bevorzugt in der Läppchenperipherie. (Vergr. etwa 200fach. Aufnahme: R. A. MACDONALD)

unterbindung dagegen in gleicher Weise wie die Leber mit normalen Abflußverhältnissen, nach neueren autoradiographischen Befunden nur geringgradig verzögert[542]. Zugabe von Hundegalle zum Futter teilhepatektomierter Ratten soll die Regeneration beschleunigen[543], während eine kontinuierliche Infusion steriler Rattengalle keinen Einfluß auf die Zahl der Lebermitosen ausübt, abgesehen von einzelnen Fällen, in denen auch Lebernekrosen nachweisbar waren[544].

[542] ANDRUS, PECHET und MACDONALD 1961.
[543] SOLOPAEV 1957. [544] BUCHER 1963.

Sicher ist, daß eine Ligatur der Gallengänge von 75% der Leberlappen zu einer Atrophie dieser Leberteile und zu einer kompensatorischen Hypertrophie der übrigen Leberlappen führt, und zwar ohne daß — zumindest beim Schwein und beim Kaninchen — das Bilirubin im Blut ansteigt[545]. Die Ligatur des gesamten Gallenabflußsystems führt dagegen zu einer langdauernden Hyperbilirubinämie mit Ikterus und starker Schwellung der Leber[546]. Histologisch kommt es zu ausgedehnten Leberzellnekrosen, oft zu infarktähnlichen Bildern mit reaktiver Bindegewebsvermehrung und zu lymphocytärer Infiltration. Ob die Nekrosen unmittelbare Folge des Austritts von Galleflüssigkeit aus den Gallekanälchen sind oder auf eine Kontraktion der begleitenden Blutgefäße zurückgehen[547], ist noch nicht ausreichend geklärt.

Schon 3—4 Std nach totaler Ligatur des Hauptgallenganges fanden Cameron, Griffiths und Hasan (1957) Mitosen in den kleinen Gallengängen, und nach 2, 5 und 14 Tagen war diese Proliferation der Gallengänge so intensiv, daß nach 46 Tagen die vormals nekrotischen Zonen dicht mit Gallengängen angefüllt waren. Umhüllt von reaktiv vermehrtem Bindegewebe fanden sich allerdings auch kleine Knötchen neugebildeter Leberparenchymzellen. Ganz ähnliche Bilder lassen sich offenbar durch Injektion toxischer Dosen von α-Naphthyl-Isothiocyanat hervorrufen[548]. Die neugebildeten Gallekanälchen stehen mit dem Hauptgallengang in Verbindung, wie sich durch Farbstoffinjektionen in den letzteren belegen ließ[549].

Eine gründliche histologisch-autoradiographische Studie an Ratten von MacDonald und Pechet (1961) hat gezeigt, daß 2 Tage nach Gallengangsunterbindung nicht nur die Gallengangsepithelien und die benachbarten Fibroblasten, sondern auch die Leberparenchymzellen sich mit Thymidin-^{3}H beladen, also in eine Proliferation eintreten (Abb. 50). Die Thymidin-^{3}H-Markierung erreicht 7% der Leberepithelzellen und bleibt so lange erhöht, wie die Unterbindung andauert. Interessanterweise zeigten die Bindegewebszellen in unmittelbarer Umgebung der kleinen Gallengänge die ersten Markierungen. Ihnen folgten noch am 1. Tag nach der Operation die Epithelzellen der kleinen Gallengänge, die der Leberepithelzellen dann erst am 2. Tag. Die Zeitfolge war also genau umgekehrt wie nach Teilhepatektomie[550].

Schlüsse auf den primären Regenerationsimpuls nach Teilhepatektomie lassen sich auch aus diesen Beobachtungen nicht ziehen. Zumindest scheinen Gallestauungen höchstens für die Regenerationsphänomene nach Gangunterbindung eine Rolle zu spielen, und in diesen Fällen können im Blut vorhandene Faktoren außer acht gelassen werden[551], zumal die Gallengangsvermehrung streng auf die unterbundenen Lappen beschränkt ist.

3. Parabioseexperimente

Zur Frage nach bluteigenen Stimulationsfaktoren sind vielfach Parabioseexperimente vor allem an Ratten vorgenommen worden. Die Tiere wurden paarweise so verbunden, daß ein gemeinsamer Blutkreislauf gewährleistet war. Dann wurde einer der Paarlinge in der üblichen Weise teilhepatektomiert. Die Mitoserate in der Leber des nichtteilhepatektomierten Paarlings stieg bis um den Faktor 6 an, und auch die Gewichte dieser Lebern nahmen signifikant zu[552]. Der Anstieg der Mitoserate war damit allerdings erheblich geringer als im normalen

[545] Schalm, Bax und Mansens 1956.
[546] Cameron und Oakley 1932, Cameron, Griffiths und Hasan 1957.
[547] Steiner und Martinez 1961.
[548] Lopez und Mazzanti 1955, McLean und Rees 1958.
[549] McLean und Rees 1958.
[550] Vgl. auch Andrus, Pechet und MacDonald 1961.
[551] Steiner und Martinez 1961.
[552] Christensen und Jacobsen 1949, Wennecker und Sussmann 1951.

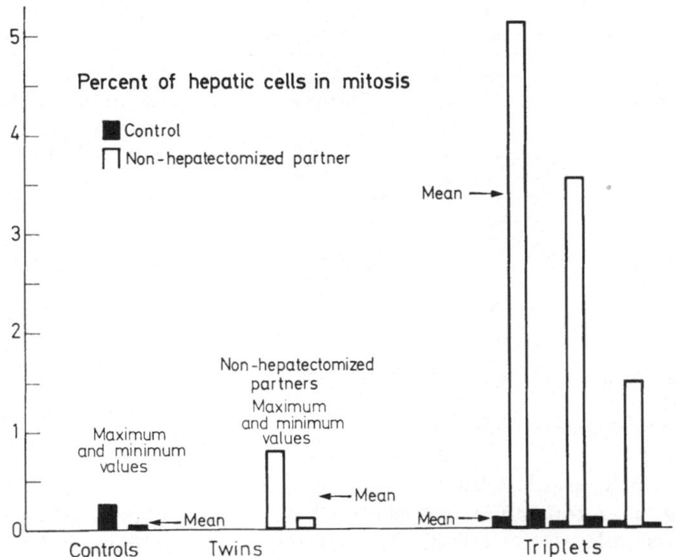

Abb. 51. Mitoseraten in den Leberzellen von Kontrolltieren (links), nichthepatektomierten Partnern von parabiotischen „Zwillingen" (Mitte) und parabiotischen „Drillingen" (rechts). Starke Zunahme der Mitoseindices, vor allem in den parabiotischen „Drillingen" nach Teilhepatektomie der übrigen Partner. (Aus BUCHER, SCOTT und AUB 1951)

Teilhepatektomie-Experiment, und zwar auch im teilhepatektomierten Paarling. Die Leberregeneration ging in solchen Parabioseversuchen generell langsamer vonstatten. Allerdings muß man berücksichtigen[553], daß die Resektion von etwa 70% der Leber eines Paarlings nur eine Reduktion von etwa 35% der gesamten Lebermasse beider Parabionten entspricht, womit die verlangsamte Regeneration im teilhepatektomierten Tier ausreichend erklärt ist. Geht die Intensität der mitotischen Regeneration doch stets mit der Menge des resezierten Lebergewebes parallel (s. S. 179).

Dementsprechend haben Experimente mit Dreifach-Parabiosen noch klarere Ergebnisse geliefert: BUCHER, SCOTT und AUB (1951) haben die beiden äußeren Tiere teilhepatektomiert, und dem mittleren Partner die ganze Leber belassen. 48 Std nach Teilhepatektomie waren in dieser intakten Leber die Mitosen um den Faktor 50 gegenüber der Norm erhöht (Abb. 51). Diese starke Mitosestimulierung ist besonders bemerkenswert, weil hier die Gesamtmasse des resezierten Lebergewebes noch unter 50% lag.

Die Mitoseanregung in solchen nichthepatektomierten Parabiosetieren ist mehrfach bestätigt[554] und vor allem durch Isotopenstudien erhärtet worden. Der Einbau von ^{14}C-Orotsäure in die DNS der Leber des nichthepatektomierten Partners ist versechsfacht[555], die Zahl der mit Thymidin-^{3}H markierten Leberzellen der parabiotischen Maus ist ebenfalls zumindest in einem Teil der Versuche erhöht gefunden worden[556], womit frühere negativ verlaufende Experimente der gleichen Untersuchergruppe[557] zumindest z. T. überholt sind. Andere negative

[553] ISLAMI, PACK und HUBBARD 1959.
[554] ALLEGRI, FORESTI und RIZZOLINI 1954, HUROWITZ und STUDER 1960.
[555] VAN LANCKER und SEMPOUX 1959.
[556] ROGERS, PECHET und MACDONALD 1963, MACDONALD, ROGERS und PECHET 1963.
[557] ROGERS, SHAKA, PECHET und MACDONALD 1961a, 1961b.

Tabelle 3. *Thymidin³H-Indices in parabiotischen Ratten. Teilhepatektomie 4 Tage nach Parabiose, Trennungsoperation weitere 40 Std später.* (Aus Wrba, Rabes und Alber 1967)

Intervall zwischen Trennungsoperation und Thymidininjektion (Std)	Parabiose mit Teilhepatektomie eines Partners (markierte Zellen in der Leber des unbehandelten Parabionten auf 10000 Zellen)	Parabiose von Tieren ohne Hepatektomie (markierte Zellen in der Leber auf 10000 Zellen)
2	40	14
4	47	5
6	49	2
24	7	3
48	2	3
72	16	6
96	0	keine Kontrolle
Kontrolle 0 Std, keine Trennung	55	2

Resultate[558] dürften auf Schwierigkeiten des Experimentes, vor allem der Gewährleistung eines konstanten Kreislaufes bei den Parabionten zu beziehen sein. Zu betonen ist allerdings, daß die Entfernung eines nur kleinen Leberteils des mittleren von 3 Parabionten eine Hemmung der mit Thymidin-^{3}H faßbaren DNS-Synthese zur Folge haben kann[559].

In neuen Untersuchungen ließ sich sogar der Zeitraum bestimmen, den der im nichthepatektomierten Partner induzierte Wachstumsimpuls anhält. Wrba, Rabes und Alber (1967) trennten die Parabionten 40 Std nach Teilhepatektomie und injizierten Thymidin-^{3}H in verschiedenen Abständen nach der Trennungsoperation. Die Lebern der Tiere, die mit einem teilhepatektomierten Tier in Parabiose gelebt hatten, zeigten noch 6 Std nach der Trennung einen signifikant höheren Markierungsindex als die Lebern von normalen Tieren oder auch von Parabiosetieren ohne Teilhepatektomie (Tabelle 3). Erst nach 24 Std war der Wert nicht mehr sicher erhöht. Wurden die Lebern der Parabiosetiere 2 Tage nach Teilhepatektomie in vitro explantiert, so zeigten die nichthepatektomierten Partnerlebern noch immer einen gesteigerten Einbau von ^{32}P und auch von Thymidin-^{3}H[560].

4. Seruminjektionen und Austauschtransfusionen

Solche Parabioseexperimente lassen sich am leichtesten dahingehend interpretieren, daß vom teilhepatektomierten Tier ein Faktor mit dem Blut auf den nichtteilhepatektomierten Partner übergeht, wo er die zur Proliferation führenden Stoffwechselvorgänge stimuliert. Wenn ein solcher humoraler Faktor mit dem Blut von einem auf den anderen Partner übergeht, muß er sich auch durch Blut- bzw. Blutseruminjektionen in gleicher Weise nachweisen lassen.

Das ist in mehreren Experimenten gelungen. Als erste gaben Friedrich-Freksa und Zaki (1954) an, daß intraperitoneale Gaben von Rattenserum aus Tieren, die sich in der Phase maximaler mitotischer Regeneration befanden, nämlich 24—72 Std nach Teilhepatektomie, bei normalen Ratten die Mitoserate um den Faktor 40 erhöhen. Serum normaler Ratten hatte keine Wirkung. Die Autoren ließen offen, ob im Serum teilhepatektomierter Ratten ein unmittelbar stimulierender Faktor vorhanden ist, oder ob es sich mehr um die Aufhebung einer

558 Islami, Pack und Hubbard 1959, Fisher, Fisher und Saffer 1963, Alston und Thomson 1963.
559 Pechet, Rogers und MacDonald 1963.
560 Rabes 1967, Wrba, Rabes und Alber 1967.

normalerweise vorhandenen Mitoseblockade handele. Nach Dialyse des Serums blieb die Wirkung prinzipiell erhalten, wenn auch in abgeschwächter Form. — Andere Untersucher haben die Versuchstechnik abgewandelt und diese Beobachtung im Prinzip bestätigt[561]. So ließ sich ein solcher stimulierender Effekt nicht nur in normalen, sondern auch in teilhepatektomierten Tieren finden; in ihnen wurde die regeneratorische Mitoserate noch erhöht[562], und zwar nach intravenöser Injektion des Serums. Desgleichen wurde eine Steigerung des Einbaues von ^{32}P in die DNS dieser Tiere gefunden, nicht aber eine Zunahme des Lebergewichtes. Eine erhöhte ^{32}P-Aufnahme in die Leber-DNS — allerdings ohne Steigerung der Mitoserate — fand sich auch in normalen, nichtteilhepatektomierten Ratten. Man injizierte ferner Serum normaler Ratten in teilhepatektomierte und beobachtete jetzt eine Reduktion des ^{32}P-Einbaues in die Leber-DNS ohne Einfluß auf die Mitoserate. Auch in normalen Empfängertieren rief intravenöse Injektion von Serum anderer, normaler Ratten eine ^{32}P-Einbauhemmung hervor, zugleich eine — offenbar durch Wassereinlagerung bedingte — Erhöhung des Lebergewichtes[562]. — Die Mitoserate in jungen Ratten soll durch Serum teilhepatektomierter alter Ratten reduziert werden, nicht dagegen durch Serum alter nichthepatektomierter Ratten[563]. Eine Stimulierung der bereits erhöhten Mitoserate regenerierender Leber ließ sich auch durch intraperitoneale Injektion von Serum teilhepatektomierter Ratten finden[564], andererseits aber auch eine Mitosehemmung durch Serum normaler Ratten[565]. Eine Stimulierung der mitotischen Regeneration nach Teilhepatektomie läßt sich schließlich auch durch Serum von Ratten erzielen, die subcutan transplantierte Walker-Carcinome tragen[566]. Wenn man Serum des Lebervenenblutes mit dem von Blut aus der linken Herzkammer vergleicht, ist der Stimulationseffekt im ersteren signifikant größer[567]. Das spricht dafür, daß der fördernde Faktor tatsächlich in der regenerierenden Leber gebildet oder zumindest angereichert und daß die Regeneration selbst eher durch die höhere Konzentration eines mitosefördernden als durch die niedrige Konzentration eines mitosehemmenden Faktors beeinflußt wird.

Alle diese Beobachtungen blieben jedoch nicht ohne Widerspruch. Glinos und Gey (1952) hatten auf Grund ihrer Experimente die Hypothese aufgestellt, daß bestimmte Komponenten in normalem Serum das Wachstum hemmen und ihr Abfall nach einer Teilhepatektomie die Regeneration in Gang setze. Nach Plasmapherese konnten sie in der normalen Leber erwachsener Ratten eine Zellproliferation beobachten. Es gelang Glinos nicht[568], den ersten Befund von Friedrich-Freksa und Zaki (1954) zu reproduzieren: Serum teilhepatektomierter Ratten hatte in seinen Versuchen keinen Einfluß auf die Mitoserate normaler Rattenlebern, wobei die Berücksichtigung der physiologischen Tagesrhythmik besonders wichtig war[569]. Glinos (1958a) betonte, daß intravenöse Seruminfusionen zumindest kurzfristig das Plasmavolumen des Blutes und damit wohl auch den intrahepatischen portalen Blutdruck steigern können, was zumindest Einfluß auf das Lebergewicht habe. Weder Normalserum[570] noch das Serum teilhepatektomierter Ratten[571] konnte nach diesen Untersuchungen die Mitoserate der regenerierenden Rattenleber signifikant beeinflussen. Eine spezielle Untersuchung des Verhältnisses von Leber- zu Körpergewicht und des prozentualen Proteingehaltes der regenerierenden Leber nach intraperitonealer Injektion von 1 ml Serum teil-

[561] Horvath und Kovacs 1956, Laquerrière und Laumonier 1960.
[562] Smythe und Moore 1958. [563] Jackson und Bohnel 1963.
[564] Stich und Florian 1958, Adibi, Paschkis und Cantarow 1959.
[565] Stich und Florian 1958, Jackson und Bohnel 1962.
[566] Stich 1960. [567] Adibi, Paschkis und Cantarow 1959. [568] Glinos 1958a.
[569] Siehe z.B. Peters 1962. [570] Glinos 1958b.
[571] Bucher 1963, Fisher, Fisher und Saffer 1963.

hepatektomierter bzw. scheinhepatektomierter oder normaler Ratten in 12stündigen Abständen ergab keine signifikanten Änderungen[572]. Wiederholte Seruminjektionen höherer Dosen in kürzeren Abständen hemmten sogar die Leberregeneration[573], was wiederum von anderer Seite nicht bestätigt werden konnte[574]. Den Plasmaproteinen wurde dann lediglich eine Vehikelfunktion für die die Regeneration möglicherweise steuernden Corticoide zugesprochen[575]. Auf die Bedeutung einer Proliferationssteigerung durch Heparin wurde hingewiesen[576].

Damit boten alle diese Versuche mit Serumübertragungen von teilhepatektomierten auf normale oder auf teilhepatektomierte Tiere kein klares Bild. Unterschiede im experimentellen Ansatz, wie verschiedene Zeitabstände zwischen Teilhepatektomie und Serumentnahme, Hunger, verschiedene Wirksamkeitskriterien, eventuell Nichtbeachtung der Tagesrhythmik der Mitosen, der differenten Reaktionen verschieden alter Tiere usw., mögen Ursachen der einander wiedersprechenden Ergebnisse sein.

Das gilt prinzipiell auch für die Experimente, bei denen in verschiedenen Zeitabständen von der Teilhepatektomie Austauschtransfusionen zwischen normalen und teilhepatektomierten Tieren vorgenommen worden waren. Bei einer Untersuchergruppe[577] war der Thymidin-^{3}H-Index 24 Std nach der Austauschtransfusion mit einer 18 Std vorher teilhepatektomierten Ratte in einem Normaltier gegenüber den Kontrollen verdoppelt. Eine andere Untersuchergruppe[578] fand keinen Anhalt für einen stimulierenden Faktor bei prinzipiell gleichartigen Versuchen mit Blut 24 Std nach Teilhepatektomie und Tötung der Tiere 2 Tage nach der Austauschtransfusion. Auch Änderungen der Versuchszeiten brachten keine anderen Ergebnisse[579]. Sie bestätigten und präzisierten nur die frühere Beobachtung, wonach Normalserum die Regeneration verzögern kann, und zwar jeweils recht genau um die Zeit, die zwischen Teilhepatektomie und Austauschtransfusion gegen Normalserum verflossen war, in diesen Versuchen 6—12 Std (Abb. 52). Wir werden auf die mögliche Bedeutung eines solchen Mitosehemmfaktors im Normalserum noch zurückkommen (s. S. 222). Für die Frage nach einem stimulierenden Faktor haben die Austauschtransfusions-Experimente ebenfalls keine klaren Ergebnisse geliefert. Ihre Schwäche liegt in der zumindest möglichen Beeinflussung des intrahepatischen Kreislaufes, weiter in der naturgemäß unumgänglichen Beschränkung auf bestimmte kurze Beobachtungszeiten, in denen ein mit der Austauschtransfusion übertragener Faktor wirken kann.

Das haben MOOLTEN und BUCHER (1967) mit einer besseren Versuchsanordnung umgangen. Sie haben Kunststoffkatheter zwischen die Aa. carotes und die Vv. jugulares je zweier Ratten gelegt und damit eine Kreuzzirkulation ermöglicht. Wiederum war ein Partner teilhepatektomiert — und zwar 2 Std vorher —, der andere nicht. In verschiedenen Abständen von der Teilhepatektomie und der Anlage der Kreuzzirkulation wurde den Tieren Thymidin-^{14}C intravenös injiziert. 1 Std später wurden die Tiere getötet. Die Untersuchung der spezifischen Aktivität der Leber-DNS im Szintillationszähler ergab einen signifikanten Anstieg 9 Std nach Anlegen der Kreuzzirkulation, und noch nach 18 Std war dieser Anstieg nicht beendet (Abb. 53). Vergleicht man diese Ergebnisse mit denen der Austauschtransfusionen, so ist offensichtlich, warum die letzteren keine klaren Ergebnisse bringen konnten: ein kontinuierlicher Blutaustausch ist notwendig, um diesen stimulierenden Effekt überhaupt sicher nachweisen zu können. Im Ver-

572 KOHN 1958. 573 KOHN 1958, MOYA 1963b.
574 SMYTHE und MOORE 1958, MACDONALD und ROGERS 1961.
575 HEMINGWAY 1961. 576 ZIMMERMANN und CELOZZI 1961.
577 VAN LANCKER und BORISON 1961. 578 LEONG, GRISHAM und HOLE 1963.
579 GRISHAM, LEONG, ALBRIGHT und EMERSON 1966.

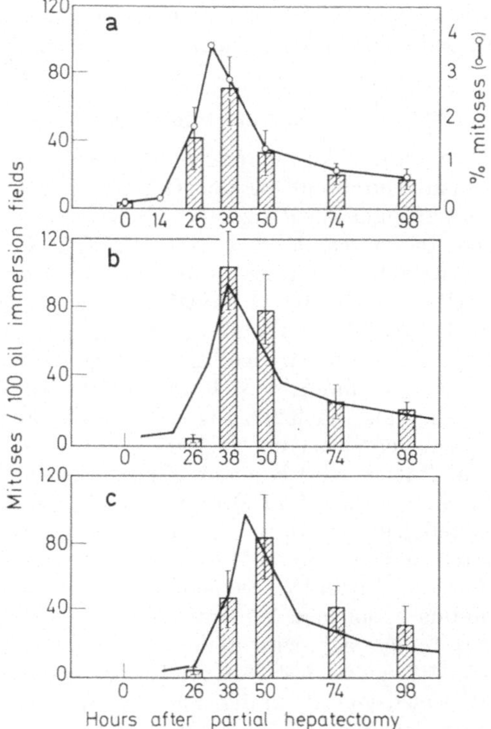

Abb. 52. Mitoseindices in Leberzellen zu verschiedenen Zeiten nach Teilhepatektomie. a Normallebern; b einmalige Transfusion der Tiere mit Blut aus normalen Ratten 6 Std nach Teilhepatektomie; c zweimalige Transfusion mit Blut von normalen Ratten. Verzögerung der Mitosemaxima. (Aus GRISHAM, LEONG, ALBRIGHT und EMERSON 1966)

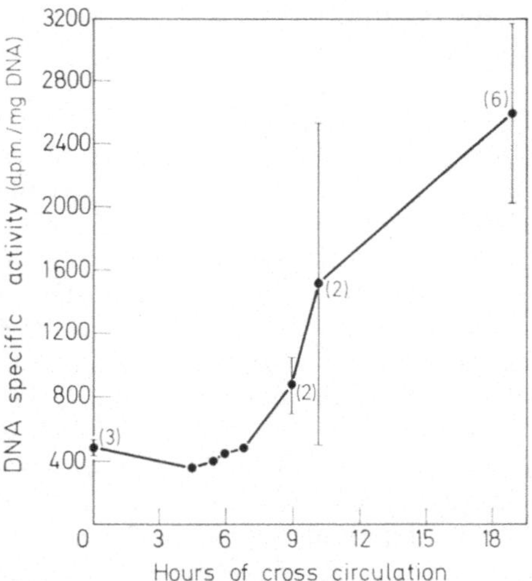

Abb. 53. Spezifische Aktivität der Leber-DNS von normalen Ratten, die in einer Kreuzzirkulation mit anderen Ratten standen, denen 85% des Lebergewebes entnommen worden war. Tötung der Ratten 1 Std nach i.v. Injektion von Thymidin-$2^{14}C$ und 20,5 Std nach Beginn der Kreuzzirkulation. 85%ige Teilhepatektomie 2 Std vor Beginn der Kreuzzirkulation, ausgenommen die Punkte 4,5 und 5,5 Std nach Beginn der Kreuzzirkulation, bei denen die Operation 7,5 und 6,5 Std vorher durchgeführt worden war. (Aus MOOLTEN und BUCHER 1967)

gleich mit den Parabioseexperimenten ist ferner zu betonen, daß MOOLTEN und BUCHER (1967) keine sedierenden Medikamente angewandt haben.

5. Autotransplantate und Explantate

Lebergewebe läßt sich unter Anwendung besonderer 2-Stufen-Operationsverfahren, die eine normale Durchblutung der Gewebe gewährleisten, an andere Stellen des gleichen Organismus verpflanzen[580]. Experimentell bevorzugt wurden das Unterhautgewebe, das viscerale oder das parietale Peritoneum und das Mesorchium. In vielen derartigen Autotransplantaten geht das Lebergewebe allmählich zugrunde[581]. Oft ist aber noch 1 Monat nach der Operation die normale Histoarchitektur mit Leberzellbalken und Sinusoiden gut erhalten. Allerdings sind die Gallengangsepithelien und die Kollagenbildung vielfach vermehrt[582]. In älteren Autotransplantaten verminderte sich die Zahl der Leberepithelzellen und auch der Gallengänge; aber noch nach 250 Tagen ließen sich in peritonealen Transplantaten lebende Leberzellen sicher nachweisen.

Führt man z. B. an Ratten oder Kaninchen mit solchen Autotransplantaten $^{2}/_{3}$-Hepatektomien durch, dann steigt die Mitoserate nicht nur in den ortsständigen Leberzellen, sondern auch in diesen Autotransplantaten signifikant an[581], und zwar 48 Std nach Teilhepatektomie auf einen Mitoseindex von 24,5% gegenüber 5,3% in scheinhepatektomierten Ratten[583]. Dementsprechend ist auch der Einbau ^{3}H-markierten Thymidins in solchen Autotransplantaten erhöht. Das Maximum des Thymidineinbaues findet sich wie in den Leberresten 24 Std nach Teilhepatektomie, das der Mitosen nach 48 Std[584]. Die ^{3}H-Indices sind allerdings in den Autotransplantaten niedriger als in den Leberregeneraten. Das mag auf eine geringere Durchblutung der Autotransplantate zurückgehen. Ist doch z. B. die Aufnahme von kolloidalem Gold in diesen Autotransplantaten geringer als in der Leber[585]. Auch die primäre Verteilung der markierten Kerne ist anders: während in der Restleber die periportalen Epithelzellen zuerst mit Thymidin-^{3}H markiert werden (s. o.), ist die Markierung in den Autotransplantaten diffus und ohne strengen Bezug zur Läppchenstruktur[586] (Abb. 54).

In detaillierten Untersuchungen ließ sich zeigen, daß die Thymidin-^{3}H-Markierung der Leberzellen auch in den Autotransplantaten vom Ausmaß der Teilhepatektomie abhängt. $^{1}/_{4}$-Hepatektomie erhöht den ^{3}H-Index nur geringfügig, $^{2}/_{3}$-Hepatektomie dagegen sehr stark (Abb. 55). Interessanterweise nimmt nach Befunden von VIROLAINEN (1967) die Ansprechbarkeit von Mesorchium-Autotransplantaten mit dem Abstand vom Transplantatstag zu: der stimulierende Effekt ist nach 2 Tagen deutlich (Abb. 56). 10 Tage nach der Transplantation erhöht eine $^{2}/_{3}$-Hepatektomie den Mitoseindex noch mehr, und 250 Tage nach Transplantation ist die Stimulierung weiterhin verstärkt. Präcanceröses Lebergewebe[587] und Hepatomgewebe[588], subcutan autotransplantiert, sprechen nicht oder zumindest nicht sicher auf den Proliferationsstimulus nach Teilhepatektomie an. Über eine kurzfristige Steigerung der RNS- und DNS-Synthese nach Teilhepatektomie im transplantierten Morris-Hepatom berichten jedoch WHEELER, ALEXANDER, HILL und MORRIS (1966). Eine signifikante Wachstumsbeschleunigung des „minimal-deviation"-Hepatoms sahen sie nicht.

[580] Zum Beispiel MYREN und VINJE 1952, SIGEL, ACEVODO und DUNN 1963b, VIROLAINEN 1964, GRISHAM, LEONG und HOLE 1964.
[581] SIGEL, ACEVODO und DUNN 1963a, SIGEL, DUNN und BUTTERFIELD 1963.
[582] VIROLAINEN 1967. [583] VIROLAINEN 1964.
[584] LEONG, GRISHAM, HOLE und ALBRIGHT 1964. [585] GRISHAM, LEONG und HOLE 1964.
[586] LEONG, GRISHAM, HOLE und ALBRIGHT 1964, VIROLAINEN 1967.
[587] MAINI und STICH 1962. [588] TROTTER 1961.

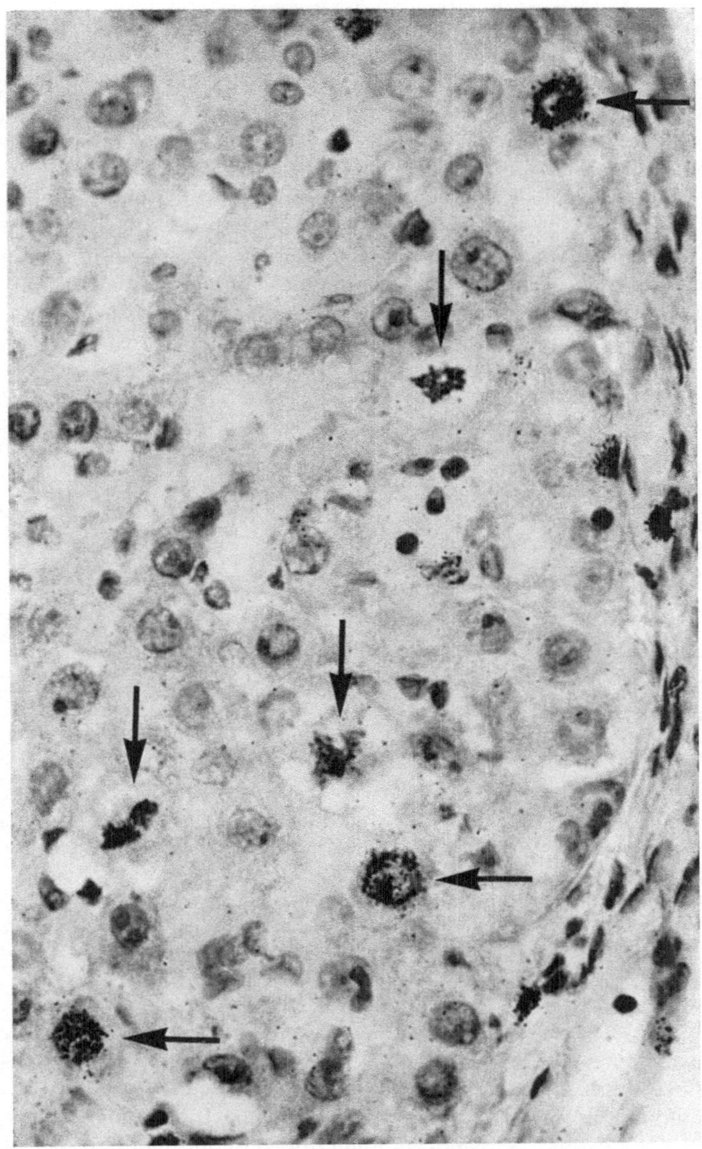

Abb. 54. Autoradiogramm eines peritonealen Leberimplantates 36 Std nach $^2/_3$-Teilhepatektomie. Markierte Leberzellen (waagerechte Pfeile) und Mitosen (senkrechte Pfeile) in dem Implantat. (Färbung: HE, Vergr. 520fach. Aus VIROLAINEN 1967)

Solche Beobachtungen, die für eine Selektivität des Receptors eines derartigen Proliferationsstimulus sprechen, ließen sich auch in Experimenten mit Gewebsexplantaten in vitro anstellen. In Leberzellkulturen wird die Aufnahme von Phosphat dann gesteigert, wenn dem Nährboden Serum von teilhepatektomierten Ratten zugesetzt wird[589]. Kulturen von soliden Walker-Carcinomzellen oder von Zellen des Yoshida-Sarkoms nahmen unter den gleichen Bedingungen weniger Phosphat auf als bei Verwendung von normalem Rattenserum[590]. Diese Hemm-

589 WRBA und RIPOLL-GOMEZ 1960, WRBA, RABES, RIPOLL-GOMEZ und RANZ 1962.
590 WRBA, RANZ und RIPOLL-GOMEZ 1960.

wirkung fand sich auch in suspendierten Tumorzellen des Walker-Carcinoms in Ascitesform[591] und an Explantaten[592]. Sie wurde unter Abwandlung der Versuchsbedingungen immer wieder nachgewiesen[593]. Explantate von Nierengewebe blieben dagegen unbeeinflußt. Verwendet man statt des artgleichen (Ratten-) Serums Seren von teilhepatektomierten Mäusen oder vom Goldhamster, läßt sich eine Phosphataufnahme-Steigerung ebenfalls selektiv im Lebergewebe nachweisen. Das gleiche gilt für Kälberplasma; der humorale Faktor ist also nicht art-, aber organspezifisch[594]. Auch ist dieser Hemmfaktor dialysabel[595] und beruht wahrscheinlich auf der Wirkung mehrerer Komponenten. Eine unmittelbare DNS-Synthesestimulierung, d. h. eine Steigerung des Thymidineinbaues, konnte in den Regenerationsversuchen allerdings nicht sicher festgestellt werden.

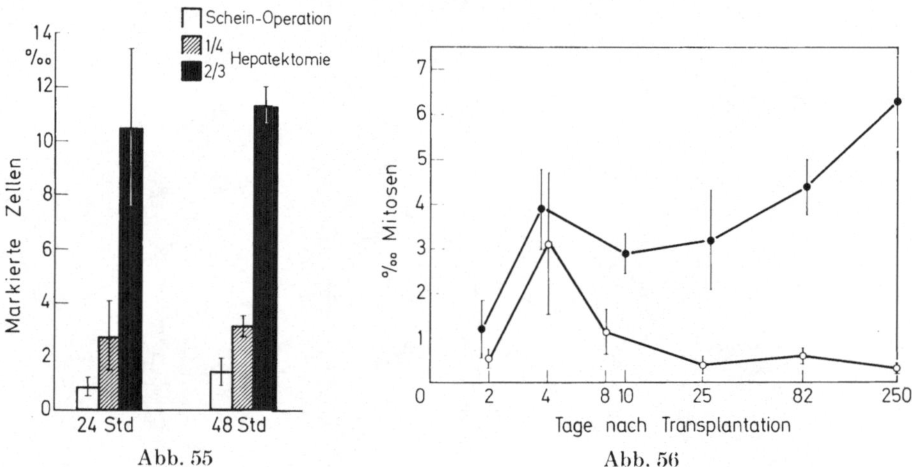

Abb. 55 Abb. 56

Abb. 55. Thymidin-^{3}H-Markierungsindices von Leberzellen in Leberimplantaten 24 und 48 Std nach Scheinhepatektomie, nach $^1/_4$-Hepatektomie und nach $^2/_3$-Hepatektomie. (Aus Virolainen 1967)

Abb. 56. Mitoseindices in Leberimplantaten im Mesorchium der Ratte. Die untere Kurve (○) stellt die Mitoseindices in den Implantaten dar, die z.Z. der $^2/_3$-Hepatektomie vorgenommen worden waren, die obere Kurve (●) die Mitoseindices von Implantaten 48 Std nach $^2/_3$-Hepatektomie. (Aus Virolainen 1967)

In der Konfrontationskultur, bei der 2 verschiedene Organexplantate in einem Glasrohr durch eine Wand mit 600—1000 μ großen Löchern getrennt sind, fand sich aber, daß unter dem Einfluß eines konfrontierten regenerierenden Leberstückchens in der embryonalen bzw. jugendlichen Rattenleber nicht nur der Phosphateinbau ansteigt[596], sondern auch die Thymidineinbaurate signifikant erhöht wird[597]. Auf Nierengewebskulturen hat regenerierendes Lebergewebe keinen Einfluß. An Tumoren fand sich auch in den Konfrontationskulturen in vitro eine Hemmung durch das Serum teilhepatektomierter Ratten[598]. Welche Beziehung zwischen diesen stimulierenden Faktoren auf das (jugendliche) Lebergewebe und dem depressiven Faktor auf das Tumorgewebe besteht, ist noch offen. Ältere in vivo-Experimente sprechen allerdings für eine Förderung des Tumorwachstums

[591] Rabes und Wrba 1960, 1961, Wrba, Rabes und Georgii 1965.
[592] Wrba und Rabes 1963.
[593] Wrba und Volm 1967, Volm, Wrba und Hinderer 1968, Hinderer, Wrba und Volm 1968.
[594] Wrba, Rabes und Zintl 1962, Rabes 1967.
[595] Volm, Hinderer und Wrba 1967, Volm, Wrba und Hinderer 1968
[596] Wrba und Rabes 1962. [597] Rabes und Wrba 1965. [598] Rabes 1967.

in Ratten mit regenerierenden Lebern[599]. Auch in der Cornea werden erhöhte Mitoseraten gefunden[600].

6. Injektion von Gewebshomogenaten

Wenn ein solcher regenerationsfördernder oder -hemmender Faktor in der teilhepatektomierten Leber gebildet wird, muß er auch unmittelbar in ihr nachweisbar sein. Darauf zielten viele Versuche, mit Gewebsbrei, Extrakten oder Homogenaten die Regeneration zu beeinflussen. Die Ergebnisse sind ebensowenig

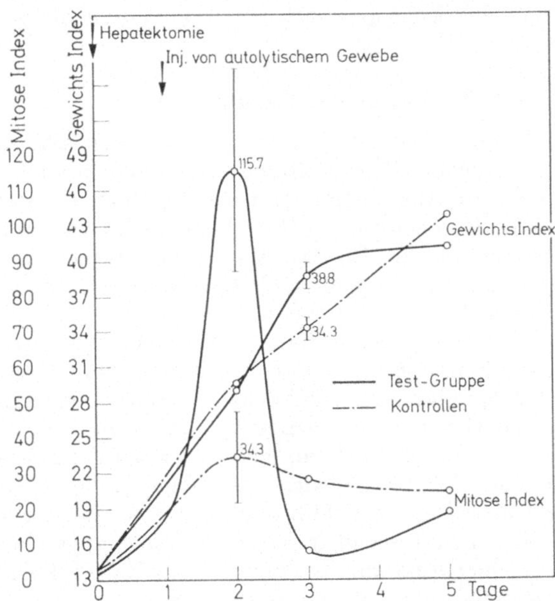

Abb. 57. Mitoseindices und Gewichtsindices der Rattenleber 1 bis 5 Tage nach Injektion von autolytischem Gewebe in $^2/_3$-hepatektomierte Ratten. (Aus TEIR, LAHTIHARJU, ALHO und FORSELL 1967)

einheitlich wie die nach Serumübertragungen. Manche Untersuchungen sprechen für eine Hemmung der Leberregeneration[601], andere für eine Förderung[602]. Nicht nur Homogenate von regenerierenden, sondern auch solche von jugendlichen bzw. neugeborenen Lebern können eine solche Stimulation der Leberregeneration bewirken[603]. Wenn man z. B. ein Homogenat von 4 Monate alten Rattenlebern 1 Tag nach der Teilhepatektomie intraperitoneal verabreicht, so steigt der Mitoseindex proportional der Menge des applizierten Homogenates an[604]. In ähnlichen Experimenten wurde bei der Teilhepatektomie entnommenes Lebergewebe 24 Std lang bei 37° C inkubiert, homogenisiert und den teilhepatektomierten Ratten intraperitoneal injiziert[605]. Wiederum fand sich ein Anstieg der Mitosen in den regenerierenden Lebern in Abhängigkeit von der injizierten Menge des Homogenates. Der Maximalwert stellte sich als ein relativ schmaler, steiler Gipfel 2 Tage

[599] PASCHKIS, CANTAROW, STASNEY und HOBBS 1955.
[600] PASCHKIS, GODDARD, CANTAROW und ADIBI 1959.
[601] SAETREN 1956, STICH und FLORIAN 1958, BADE und ECHAVELLANOS 1962, BADE 1966.
[602] MCJUNKIN und BREUHAUS 1931, BLOMQVIST 1957, weitere Lit. bei PASCHKIS 1958, WEINBREN 1959.
[603] TEIR und RAVANTI 1953, BLOMQVIST 1957. [604] LAHTIHARJU 1961.
[605] TEIR und LAHTIHARJU 1961, TEIR, LAHTIHARJU, ALHO und FORSELL 1967.

nach der Teilhepatektomie dar, d. h. 1 Tag nach der Injektion des autolytischen Gewebes (Abb. 57). Eine Differenz des Lebergewichtes fand sich erst 1 Tag später. Ähnliche Versuche an Mäusen, die Thymidin-^{3}H zur Bestimmung der DNS-Synthese erhalten hatten, zeigten autoradiographisch ebenfalls eine starke Zunahme des Thymidineinbaues[606]. Homogenate aus normalen Lebern erwachsener Tiere haben keine stimulierende, sondern eher eine hemmende Wirkung auf die Leberregeneration[607]. Das aus regenerierender Rattenleber gewonnene, regenerationsstimulierende Homogenat kann man lyophilisieren oder 15 min kochen, ohne daß dabei seine Aktivität verlorengeht[608]. Kalbsleberhomogenat hat bei der Ratte den gleichen Effekt; eine Speciesspezifität ist also hier ebenfalls nicht nachweisbar.

7. Zur Natur der Regulationen

So widerspruchsvoll die mitgeteilten experimentellen Befunde auch sind; an der Tatsache einer Regulation der Regeneration kann nicht gezweifelt werden. Wir müssen nur immer wieder im Auge behalten, daß diese Regulation eine doppelte sein muß: einmal muß die Regeneration in Gang gebracht werden, und dann muß nach Erreichen des Status quo die Regeneration wieder aufhören — zumindest solange die Regeneration nicht in das maligne Wachstum übergeht, was prinzipiell möglich, aber nie sicher beobachtet worden ist.

Diese Regulation kann eine übergeordnete durch einen mitosestimulierenden Faktor im Blut sein; sie kann aber auch in der Leberzelle selbst begründet sein. Gehen der initialen Mitosewelle doch erhebliche Abbauerscheinungen der cytoplasmatischen Organellen voraus (s. S. 140ff.). Vor allem die Desintegration des Ergastoplasmas ist als ein die Mitosen vorbereitender Vorgang diskutiert worden[609]. Auch die mit einer Aktivierung der Lysosomen einhergehende partielle Autophagocytose der Leberzellen (s. S. 148) und die Reduktion der Mikrovilli an der Zelloberfläche[610] sind als mitoseeinleitende Phänomene angesehen worden[611]. Dagegen spricht, daß Teilhepatektomie bei hungernden Ratten keine lysosomale Reaktion und keine partielle Autophagocytose hervorruft, Mitosen aber trotzdem eingeleitet werden[611]. Aktinomycin D hemmt umgekehrt den Mitosebeginn bei unveränderter lysosomaler Reaktion und bei starkem Abbau der oberflächlichen Mikrovilli[611]. Danach müssen alle diese cellulären Veränderungen eher als mehr oder weniger unspezifische Folgen einer Leberzellschädigung gewertet werden, besonders auch der Abbau des Ergastoplasmas, der z. B. auch bei Hunger auftritt[612]. Nach 7tägigem Nahrungsentzug ist die proliferative Aktivität der Nagerleber nicht erhöht, sondern erniedrigt[613] und steigt erst nach 2 Tagen Wiederfütterung signifikant an. Becker und Lane (1966) kommen nach ihren elektronenmikroskopischen Befunden zu dem Schluß, daß die cytoplasmatischen Veränderungen, insbesondere die Desintegrationen und die partielle Autophagocytose, keine obligaten Phasen der Vorbereitung für die regeneratorische Zellteilung sind.

Das Hauptgewicht liegt also auf der Suche nach einem übergeordneten Stimulus für die Regenerationsregulation. Die Widersprüche in den diesbezüglichen oben zitierten Ergebnissen sind z. T. sicher auf die experimentellen Ansätze oder auch auf die Durchführung der Versuche zu beziehen. Bemüht man sich eine Summe aller Beobachtungen zu ziehen[614], so wiegen die positiven Befunde mehr als die

[606] Lahtiharju und Teir 1964. [607] Wilson und Leduc 1945.
[608] Teir, Lahtiharju, Alho und Forsell 1967.
[609] Oehlert, Hämmerling und Büchner 1962, Büchner, Oehlert und Noltenius 1963, Bade 1964b, Glinos und Moore 1956, Glinos 1958a.
[610] Lane und Becker 1966, 1967. [611] Becker und Lane 1966. [612] David 1961.
[613] Kramsch, Beck und Oehlert 1963. [614] Vgl. Pool 1966 u.a.

negativen: ein humoral übertragener Stimulus der Leberregeneration nach Teilhepatektomie kann als gesichert betrachtet werden. Dieser Stimulus wirkt offenbar nur kurzfristig, sicher nur wenige Stunden.

Er ist nicht einfach Folge einer verminderten Proteinkonzentration im Plasma[615]. Die Abnahme von Albumin, Globulin und Fibrinogen ist seit langem belegt[616]. Die β-Globuline und z. T. auch γ-Globuline steigen nach partieller Hepatektomie dagegen zumindest kurzdauernd an[617], die β-Globuline sogar parallel zur Mitosezahl. Ein fester Bezug zum Regenerationsimpuls ist aber nicht möglich. Ebensowenig ist es gelungen, eine definitive stimulierende Substanz wie das „Oncotrephin"[618] zu bestätigen.

Auch immunologische Methoden brachten bisher keinen sicheren Beweis für das Vorliegen eines neuen Stoffes. Immunisiert man z. B. Kaninchen mit Serum von Normalratten und von Ratten 24 Std nach Teilhepatektomie, und vergleicht man das Serum nach der Ouchterlony-Methode, so findet sich keine neue Bande[619]. Solche Untersuchungen sind sehr wichtig; denn ganz gleich, ob die Stimulation der Regeneration durch einen unmittelbar stimulierenden Faktor oder nur durch Aufhebung eines physiologischerweise vorhandenen Hemmfaktors erfolgt: der aktive Stoff muß, wenn er neu auftritt, so geartet sein, daß er in dem genannten Testsystem nicht als Antigen wirkt. Es ist unwahrscheinlich, daß er an α-Globuline oder an die Albuminfraktion fest gebunden ist oder wie ein Protein mit Ammoniumsulfat fällbar ist[620].

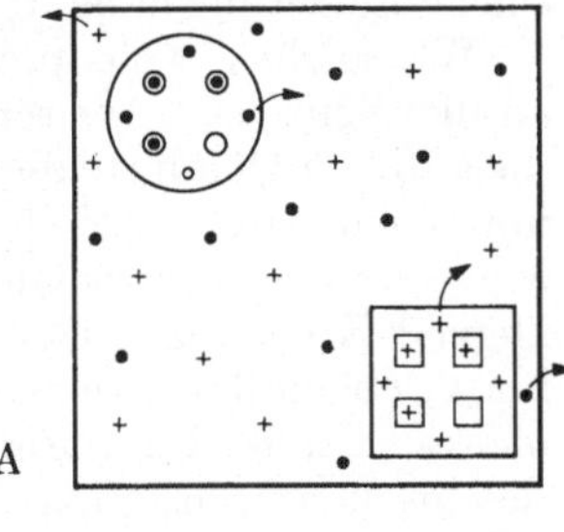

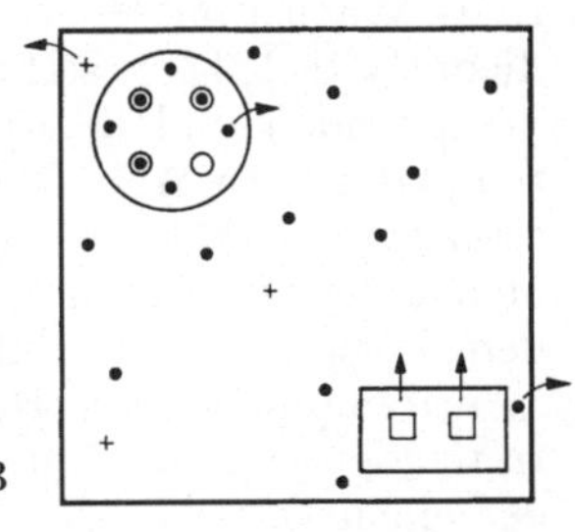

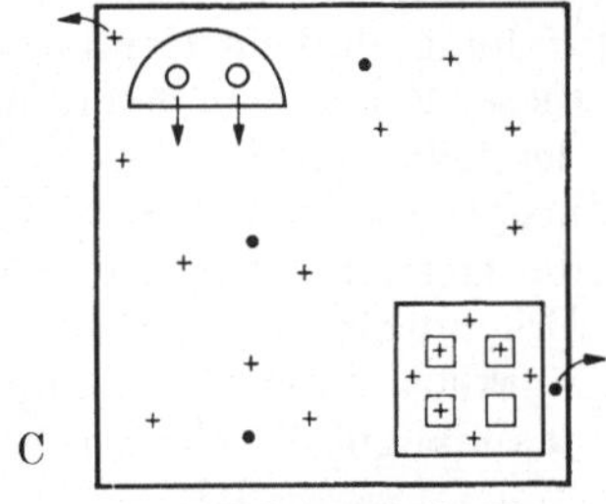

Abb. 58. Schematische Darstellung der Antitemplatewirkung (Einzelheiten im Text)

Wenn somit alle Versuche zum Nachweis eines nach Teilhepatektomie im Serum neu auftretenden, mitoseanregenden Stoffes unbefriedigend geblieben sind, dann gewinnen alle diejenigen Überlegungen an Gewicht, die im normalen Organismus vorhandene, nach Teilhepatektomie vermindert wirksame Hemmstoffe, seien es mehr allgemein „Antitemplates"[621] oder mehr speziell (in der Epidermis) „Chalons"[622], annehmen. Wenn man durch eine Teilhepatektomie die Produktion solcher Hemmstoffe in der Leber reduziert, kann nach derartigen Überlegungen das regenerative Wachstum als Folge einer Konzentrationsabnahme des Hemmstoffes im Extracellularraum solange vonstatten gehen, bis die normale Gewebsmenge und damit die normale Konzentration des Hemmstoffes im Extracellularraum wieder erreicht ist. Das hypertrophische regeneratorische Wachstum zumindest von Leber und Niere ist heute über einen solchen Mechanismus noch am ehesten verständlich[623]. Molekularbiologisch könnte das einer Depression von vorher

615 Glinos und Gey 1952, Glinos 1956, 1958a, 1958b, Hemingway 1961.
616 Chanutin, Hortenstine, Cole und Ludewig 1938, Roberts und White 1949 u.a.
617 Alivisators, Stern, Savich und Lukacs 1960.
618 Kuru, Kosaki, Aoki, Morishita und Utsunomiya 1960.
619 Hyde, Hipkin und Davis 1966. 620 Zimmermann und Celozzi 1960.
621 Weiss 1952, 1955, s. auch Weiss und Kavanau 1957.
622 Bullough 1962, Bullough und Laurence 1967 u.a.
623 Siehe z.B. Poole 1966.

gehemmten, für die Proliferation zuständigen Genen entsprechen. Wenn die Funktion der neugebildeten Zellen den Anforderungen nicht genügen kann, wenn also nicht in ausreichendem Maße dieser hypothetische Proliferations-Hemmstoff gebildet wird, ginge das Wachstum weiter: es käme zur Überschußregeneration, zur echten Hyperplasie. Wäre die Bildung eines solchen Hemmstoffes dauernd vermindert, müßte ein ungehemmtes, bösartiges Wachstum folgen. Freilich gelten solche Folgerungen heute erst für die Epidermis[624].

Wie solche gewebsspezifischen Hemmstoffe wirken könnten, zeigt in Anlehnung an die Weißsche „Antitemplate"-Theorie die Abb. 58: In ihr stellen schematisch die äußeren Quadrate die äußere Begrenzung eines Organismus dar, in dem wiederum schematisch zwei Organe eingezeichnet sind, eines durch einen großen Kreis, eines durch ein großes Quadrat. Die in dem großen Kreis bzw. Quadrat eingefügten kleinen Kreise bzw. Quadrate entsprechen den organspezifischen Bindungsorten für die ebenfalls organspezifischen „Antitemplates", die durch Punkte bzw. Kreuze markiert sind. Im normalen Zustand (Abb. 58A), in dem auf Grund der physiologischen Mauserung der Gewebe ein stetes, wenn auch sehr geringes „adaptives Wachstum"[625] vonstatten geht, das der „physiologischen Regeneration" dient (s. S. 131), besteht nahezu ein Gleichgewicht zwischen den die Gewebe verlassenden und den im Organismus zerstörten oder ihn verlassenden „Antitemplates". In Abb. 58B wurde ein Teil des als Quadrat gezeichneten Organs reseziert, in Abb. 58C ein Teil des als Kreis gezeichneten. Entsprechend der Menge des entfernten Gewebes vermindert sich im Organismus (im Blut oder in den übrigen extracellulären Flüssigkeiten) die Menge der organspezifischen „Antitemplates", der Hemmstoffe. Zugleich sind mehr Bindungsorte in den betreffenden Organen frei geworden; es resultiert ein kompensatorisches Wachstum des einen Organs, bis der Normalzustand der Abb. 58A wiederhergestellt ist[626].

Ohne daß wir heute mehr als Vermutungen äußern können, hat doch die Vorstellung, daß ein Hemmfaktor normalerweise die Proliferationen unterbindet, daß dieser Faktor von den funktionstragenden Zellen des betreffenden Gewebes — hier der Leber — gebildet wird, daß er selektiv auf dieses wirkt, und daß er durch ein negatives Feed-Back-System die Regeneration anregt und auch beendet, heute die meisten Argumente für sich. Freilich fehlt trotz aller Termini noch die klare Erkenntnis von der chemischen Natur oder gar Struktur solcher Stoffe. Ihre Aufklärung würde uns nicht nur die Regeneration, sondern wahrscheinlich auch das maligne Wachstum besser erklärbar machen.

Literatur

Abercrombie, M., and R. D. Harkness: The growth of cell populations and the properties in tissue culture of regenerating liver in the rat. Proc. roy. Soc. B **138**, 544—561 (1951). — Adams, R. L. P.: Periodic activation of lysosomal enzymes during regeneration of the liver. Biochem. J. **87**, 532—536 (1963). — Adibi, S., K. E. Paschkis, and A. Cantarow: Stimulation of liver mitosis by blood serum from hepatectomized rats. Exp. Cell Res. **18**, 396—398 (1959). — Adle, E. H., K. E. Paschkis, and A. Cantarow: The influence of thyroid hormone and of thiouracil on liver regeneration in the rat. Acta endocr. (Kbh.) **29**, 435—441 (1958). — Albert, M. D., and N. L. R. Bucher: Latent injury and repair in rat liver induced to regenerate at intervals after X-irradiation. Cancer Res. **20**, 1514—1522 (1960). — Alfert, M., and I. I. Geschwind: The development of polysomaty in rat liver. Exp. Cell Res. **15**, 230—232 (1958). — Alivisators, S. G. A., K. Stern, B. Savich, and L. Lukacs: Serum protein of rats after partial hepatectomy. Proc. Soc. exp. Biol. (N.Y.) **103**, 465—467 (1960). — Allard, C., G. de Lamirande, and A. Cantero: Mitochondrial population of mammalian cells. II. Variation in the mitochondrial population of the average rat liver cell during regeneration. Use of the mitochondrion as a unit of measurement. Cancer Res. **12**, 580—583 (1952). —

[624] Bullough 1962, 1965, Bullough u. Mitarb. 1964, Bullough und Laurence 1967.
[625] Goss 1964. [626] Vgl. auch Poole 1966.

Enzymes and cytological studies in rat hepatoma transplants, primary liver induced tumors, and in liver following azo dye feeding or partial hepatectomy. Cancer Res. **17**, 862—879 (1957). — ALLEGRI, A., M. FORESTI e G. F. RIZZOLINI: La rigenerazione epatica nei ratti in parabiosi. Arch. Sci. med. **97**, 248—260 (1954). — ALSTON, W. C., and R. Y. THOMSON: Humoral and local factors in liver regeneration. Cancer Res. **23**, 901—905 (1953). — ALTMANN, H.-W.: Allgemeine morphologische Pathologie des Cytoplasmas. Die Pathobiosen. In: Handbuch der allgemeinen Pathologie, Bd. 2, I, S. 419—612. Berlin-Göttingen-Heidelberg: Springer 1955. ~ Über morphologische Grundlagen der Leberpathologie. Berl. Med. 8, 413—420 (1957). ~ Der Zellersatz, insbesondere an den parenchymatösen Organen. Verh. Dtsch. Ges. Path. **50**, 15—51 (1966). — ALTMANN, H.-W., K. LOESCHKE u. K. SCHENCK: Über das Karyogramm der menschlichen Leber unter normalen und pathologischen Bedingungen. Virchows Arch. path. Anat. **341**, 85—101 (1966). — ANDREW, W., H. M. BROWN, and J. B. JOHNSON: Senile changes in the liver of mouse and man, with special reference to the similiarity of the nuclear alterations. Amer. J. Anat. **72**, 199—221 (1943). — ANDRUS, C. H., G. PECHET, and R. A. MACDONALD: Bile duct obstruction and regeneration of the liver. Proc. Soc. exp. Biol. (N.Y.) **106**, 809—812 (1961). — ASTARABADI, T. M., H. E. ESSEX, and I. H. GRINDLAY: The effect of hypophysectomy on the regeneration after partial hepatectomy in dogs. Endocrinology **52**, 652—655 (1953). — ATERMAN, K.: Some local factors in the restoration of the rat's liver after partial hepatectomy. I. Glycogen; the Golgi apparatus; sinusoidal cells; the basement membrane of the sinusoids. Arch. Path. **53**, 197—208 (1952a). ~ Some local factors in the restoration of the rat liver after partial hepatectomy. II. "Watery vacuolation": Its relation to the vacuolation of anoxia. Arch. Path. **53**, 209—216 (1952b). ~ Electron microscopy of the rat liver cell after partial hepatectomy. J. Path. Bact. **82**, 367—370 (1961). — AUBIN, P. M., and N. L. R. BUCHER: A study of binucleate cell counts in resting and regenerating rat liver employing a mechanical method for the separation of liver cells. Anat. Rec. **112**, 797—806 (1952). — AUBIN, ST., and N. L. R. BUCHER: Zit. bei N. L. R. BUCHER: Int. Rev. Cytol. **15**, 245—300 (1963). — AVEL, M.: Les facteurs de la régénération chez les Annélides. Rev. suisse Zool. **54**, 219—235 (1947).

BADE, E. G.: Bildung von Mitochondrien in der regenerierenden Leber der Maus. Z. Zellforsch. **61**, 754—768 (1964a). ~ Beitrag über die Frühstadien der Leber nach Teilhepatektomie und die Ursache des kompensatorischen Wachstums. Virchows Arch. path. Anat. **337**, 503—514 (1964b). ~ Elektronenmikroskopische Untersuchungen über die Fettaufnahme und die Fettverarbeitung in der regenerierenden Leber der Maus. Virchows Arch. path. Anat. **338**, 237—244 (1965). ~ Biphasic response of mitotic activity of regenerating liver after tissue homogenates. Naturwissenschaften **53**, 42—43 (1966). — BADE, E., and ECHAVE-LLANOS: Variation in the mitotic activity of the liver during the second day of posthepatectomy regeneration. Naturwissenschaften **50**, 693 (1963). — BADE, E. G., u. J. M. E. ECHAVE-LLANOS: Lebermitosehemmung durch Homogenate regenerierender Leber. Naturwissenschaften **49**, 351—352 (1962). — BADE, E. G., I. L. SADNIK, C. PILGRIM, and W. MAURER: Autoradiographic study of DNA-synthesis in the regeneration liver of the mouse. Exp. Cell Res. **44**, 676—678 (1966). — BANERJEE, M. R.: Mitotic blockage at G_2 after partial hepatectomy during 4-dimethylamino-azobenezene hepatocarcinogenesis. J. nat. Cancer Inst. **35**, 585—589 (1965). — BARNUM, C. P., C. D. JARDETZKY, and F. HALBERG: Nucleic acid synthesis in regenerating liver. Tex. Rep. Biol. Med. **15**, 134—147 (1957). ~ Time relations between metabolic and morphologic 24-hour changes in mouse liver. J. Physiol. (Lond.) **195**, 301—310 (1958). — BARTOK, I., E. HORVATH, G. Y. DOMJAN, and B. KORPASSY: Histochemical studies of regenerating rat liver in experimental cirrhosis after partial hepatectomy. Path. et Microbiol. (Basel) **25**, 809—820 (1962). — BARTÓK, I., V. TOTOVIĆ u. P. GEDIGK: Über die Entstehung der peribiliären dichten Körper der Leberzellen. Virchows Arch. path. Anat. **343**, 1—19 (1967). — BARTÓK, I., u. SZ. VIRÁGH: Zur Entwicklung und Differenzierung des endoplasmatischen Retikulums in den Epithelzellen der regenerierenden Leber. Z. Zellforsch. **68**, 741—754 (1965). — BARTON, A. D., and A. K. LAIRD: Effects of amethopterin on nucleic acid metabolism in mitotic and non-mitotic growth. J. biol. Chem. **227**, 795—803 (1957). — BASS, A. D., and C. E. DUNN: Ploidy distribution of nuclei in rat liver following hypophysectomy. Proc. Soc. exp. Biol. (N.Y.) **96**, 175—177 (1957). — BAUDHUIN, P., H. BEAUFAY, and C. DE DUVE: Combined biochemical and morphological study of particulate fractions from rat liver. Analysis of preparations enriched in lysosomes or in particles containing urate oxydase, p-amino acid oxydase and catalase. J. Cell Biol. **26**, 219—243 (1965). — BEAMS, H. W., and R. L. KING: The origin of binucleate and large mononucleate cells in the liver of the rat. Anat. Rec. **83**, 281—293 (1942). — BECKER, F. F., and J. D. BROOME: L-Asparaginase: Inhibition of early mitosis in regenerating rat liver. Science **156**, 1602—1603 (1967). — BECKER, F. F., and B. P. LANE: Regeneration of the mammalian liver. I. Auto-phagocytosis during the differentiation of the liver cell in preparation for cell division. Amer. J. Path. **47**, 789—801 (1965). ~ Regeneration of the mammalian liver. IV. Evidence on the role of cytoplasmic alterations in preparation for mitosis. Amer. J. Path. **49**, 227—238 (1966). —

BELTCHEV, B. G., and R. TSANEV: Ribonucleic acid degrading activity of rat liver microsomes following partial hepatectomy. Nature (Lond.) **212**, 531—532 (1966). — BELTZ, R. E., and R. L. APPLEGATE: X-ray inhibition of enzyme changes associated with the DNA synthesis of liver regeneration. Biochem. biophys. Res. Commun. **1**, 198—301 (1959). — BELTZ, R. E., J. VAN LANCKER, and V. R. POTTER: Nucleic acid metabolism in regenerating liver. IV. The effect of x-radiation of the whole body on nucleic acid synthesis in vivo. Cancer Res. **17**, 688—697 (1957). — BENACERRAF, B., D. BILBREY, G. BIOZZI, B. N. HALPERN, and C. STIFFEL: The measurement of liver blood flow in partially hepatectomized rats. J. Physiol. (Lond.) **136**, 287—293 (1957). — BENACERRAF, B., G. BIOZZI, A. CUEDET, and B. N. HALPERN: Influence of portal blood flow and of partial hepatectomy on the granulopectic activity of the reticulo-endothelial system. J. Physiol. (Lond.) **128**, 1—8 (1955). — BENGMARK, S., R. EKHOLM, and R. OLSSON: Transaminase activity in subcellular fractions of the normal and regenerating rat liver. Acta hepato-splenol. (Stuttg.) **14**, 80—88 (1967). — BENGMARK, S., and R. OLSON: Experimental study of liver healing after partial hepatectomy. Acta hepato-splenol. (Stuttg.) **10**, 282—293 (1963). — BEN-OR, S., S. EISENBERG, and F. DOLJANSKI: Electrophoretic mobilities of normal and regenerating liver cells. Nature (Lond.) **188**, 1200—1201 (1960). — BERMAN, D., M. SYLVESTER, E. C. HAY, and H. SELYE: The adrenal and early hepatic regeneration. Endocrinology **41**, 258—264 (1947). — BERNHARD, W., and N. GRANBOULAN: The fine structure of the cancer cell nucleus. Exp. Cell Res., (Suppl.) **9**, 19—53 (1963). — BERNHARD, W., and C. ROUILLER: Close topographical relationship between mitochondria and ergastoplasm of liver cells in a definite phase of cellular activity. J. biophys. biochem. Cytol., Suppl. **2**, 73—78 (1956). — BERTALANFFY, L. v.: Theoretische Biologie, Bd. 2: Stoffwechsel, Wachstum. Basel 1951. — BIANCHI, P. A., J. A. V. BUTLER, A. R. CRATHORN, and K. V. SHOOTER: The thymidine-phosphorylating kinases. Biochim. biophys. Acta (Amst.) **48**, 213—214 (1961). — BIESELE, J. J.: Chromosome complexity in regenerating rat liver. Cancer Res. **4**, 232—235 (1944). — BIESELE, J. J., H. P. POYNER, and T. S. PAINTER: Nuclear phenomena in mouse cancers. Univ. Texas Publ. No **4243**, 1—86 (1942). — BILGE, N., and I. MESCHAN: A study of the effect of hypophysectomy on new DNA synthesis in regenerating rat liver following partial hepatectomy. Radiology **80**, 295—297 (1963). — BIRBECK, M. S. C., and E. H. MERCER: Cytology of cells which synthesize protein. Nature (Lond.) **189**, 558—560 (1961). — BIZZOZERO, G.: Wachstum und Regeneration im Organismus. Wien. med. Wschr. **44**, 697—699, 744—747 (1894). — BLOMQVIST, K.: Growth stimulation in the liver and tumor development following intraperitoneal injections of liver homogenates in the rat. Acta path. microbiol. scand., Suppl. **121** (1957). — BÖHM, J.: Untersuchungen über zweikernige Zellen. II. Die Verteilung und Anordnung in den Läppchen der Kaninchenleber. Z. mikr.-anat. Forsch. **25**, 181—206 (1931). — BOLCK, F.: Der Verdauungstrakt und die großen Drüsen. In: Handbuch der allgemeinen Pathologie, Bd. III/2, S. 44—362. Berlin-Göttingen-Heidelberg: Springer 1960. — BOLLMAN, J. L.: Physiology of the liver. In: Diseases of the liver. Ed. L. SCHIFF, Pitman Med. Publ., p. 47—55. London 1956. — BOLLMAN, J. L., and F. C. MANN: The physiology of the impaired liver. Ergebn. Physiol. **38**, 445—492 (1936). — BOLLUM, F. J., J. W. ANDEREGG, A. B. MCELYA, and V. R. POTTER: Nucleic acid metabolism in regenerating rat liver: VII. Effect of x-radiation on enzymes of DNA-synthesis. Cancer Res. **20**, 138—143 (1960). — BOLLUM, F. J., and V. R. POTTER: Nucleic acid metabolism in regenerating rat liver: VI. Soluble enzymes which convert thymidine to thymidine phosphates and DNA. Cancer Res. **19**, 561—566 (1959). — BORDIN, C., and J. M. ECHAVE-LLANOS: The mitotic activity of regenerating liver of female mice in different stages of the estrous cycle. Naturwissenschaften **51**, 142—143 (1964). — BOURLIÈRE, F., et R. MALINARD: L'action de l'age sur régénération du foie chez le rat. C.R. Soc. Biol. (Paris) **151**, 1345—1348 (1957). — BRÄNDLE, H., H. WRBA u. H. RABES: Stimulierung der DNS-Synthese im Hoden hypophysektomierter Ratten durch partielle Hepatektomie. Naturwissenschaften **53**, 85 (1966). — BRAUER, R. W.: Liver circulation and function. Physiol Rev. **43**, 115—213 (1963). — BRAUN, H.: Leber. In: Strahlenpathologie der Zelle, Hrsg. E. SCHERER und H.-ST. STENDER, S. 233—247. Stuttgart: Thieme 1963. — BRESNICK, E.: Early changes in pyrimidine biosynthesis after partial hepatectomy. J. biol. Chem. **240**, 2550—2556 (1965). — BRODY, S.: Deoxyribonuclease activity on deoxyribonucleic acid synthesis in normal, regenerating, precancerous and cancerous rat liver. Nature (Lond.) **182**, 1386—1387 (1958). — BROWN, S. S., G. E. NEAL, and D. C. WILLIAMS: Lack of effect of methotrexate on hepatic regeneration. Nature (Lond.) **206**, 1007—1009 (1965). — BRUES, A. M., D. R. DRURY, and M. C. BRUES: A quantitative study of cell growth in regenerating liver. Arch. Path. **22**, 658—673 (1936). — BRUES, A. M., and B. B. MARBLE: An analysis of mitosis in liver restoration. J. exp. Med. **65**, 15—27 (1937). — BRYANT, B. J.: Reutilisation of leucocyte DNA by cells of regenerating liver. Exp. Cell Res. **27**, 70—79 (1962). ~ Reutilisation of lymphocyte DNA by cells of intestinal crypts and regenerating liver. J. Cell Biol. **18**, 515—523 (1963). — BUCHER, N. L. R.: Regeneration of mammalian liver. Int. Rev. Cytol. **15**, 245—300 (1963). — BUCHER, N. L. R., and A. D. GLINOS: The effect of age on regeneration of rat liver. Cancer Res. **10**,

324—332 (1950). — BUCHER, N. L. R., J. F. SCOTT, and J. C. AUB: Regeneration of the liver in parabiotic rats. Cancer Res. **11**, 457—465 (1951). — BUCHER, N. L. R., and M. N. SWAFFIELD: The rate of incorporation of labeled thymidine into the deoxyribonucleic acid of regenerating rat liver in relation to the amount of liver excised. Cancer Res. **24**, 1611—1625 (1964). ~ Rate of incorporation of (6-^{14}C) orotic acid into uridine 5′-triphosphate and cytidine 5′-triphosphate and nuclear ribonucleic acid in regenerating rat liver. Biochim. biophys. Acta (Amst.) **108**, 551—567 (1965). — BUCHER, N. L. R., M. N. SWAFFIELD, and J. E. DITROIA: The influence of age upon the incorporation of thymidine-2-C^{14} into the DNA of regenerating rat liver. Cancer Res. **24**, 509—511 (1964). — BUCHER, O.: Tagesrhythmisches Verhalten von polyploiden Großkernen, Amitosen, zweikernigen Zellen und Kernverschmelzung im Leberparenchym der Ratte. Anat. Anz. **118**, 452—456 (1966). — BÜCHNER, F.: Pathologische Anatomie der Herzinsuffizienz. Verh. dtsch. Ges. Kreisl.-Forsch. **16**, 26—43 (1950). ~ Die Pathologie der cellulären und geweblichen Oxydationen. In: Handbuch der allgemeinen Pathologie, Bd. IV/2, S. 569—668. Berlin-Göttingen-Heidelberg: Springer 1957. ~ Allgemeine Pathologie, 5. Aufl. München: Urban & Schwarzenberg 1966. — BÜCHNER, F., W. OEHLERT u. H. NOLTENIUS: Desoxyribonukleinsäure, Ribonukleinsäure und Protein bei der Regeneration und Kanzerisierung im Experiment. Dtsch. med. Wschr. **88**, 2277—2283 (1963). — BULLOUGH, W. S.: The control of mitotic activity in adult mammalian tissues. Biol. Rev. **37**, 307—342 (1962). ~ Mitotic and functional homeostasis. A speculative review. Cancer Res. **25**, 1683—1727 (1965). — BULLOUGH, W. S., C. L. HEWETT, and E. B. LAURENCE: The epidermal chalone. A preliminary attempt at isolation. Exp. Cell Res. **36**, 192—200 (1964). — BULLOUGH, W. S., and E. B. LAURENCE: Epigenetic mitotic control. In: Control of cellular growth in adult organisms, ed. by H. TEIR and T. RYTÖMAA, p. 28—40. London: Acad. Press 1967. — BURKE, W. T.: Changes in hepatic metabolism associated with carcinogenesis or regeneration in rat liver. Cancer Res. **22**, 10—14 (1962). — BUSANNY-CASPARI, W.: Die Rolle der Amitose bei experimentell gesteuerter Leberregeneration. Verh. dtsch. Ges. Path. **45**, 155—157 (1961). ~ Autoradiographische Untersuchungen mit H^{3}-Thymidin über die DNS-Synthese in Leberzellen verschiedener Ploidiestufen. Frankfurt. Z. Path. **72**, 123—124 (1962). — BUSANNY-CASPARI, W., u. M. DEIMEL: Untersuchungen mit ^{3}H-markierten Aminosäuren zur Proteinsynthese in der regenerierten Rattenleber. Z. ges. exp. Med. **136**, 456—465 (1963). — BUSCH, S., P. CHAMBON, P. MANDEL, and J. D. WEILL: The effect of partial hepatectomy on the ribonucleic acid polymerase of rat liver. Biochem. biophys. Res. Commun. **7**, 255—258 (1962).

CALVA, E., and P. P. COHEN: Carbamyl phosphate-aspartate transcarbamylase activity in regenerating liver. Cancer Res. **19**, 679—683 (1959). — CAMARGO, A. C. M., J. CORNICELLI, and S. S. CARDOSO: Alteration in lipid content of the liver in the rat after partial hepatectomy. Proc. Soc. exp. Biol. (N.Y.) **122**, 1151—1154 (1966). — CAMERON, G. R.: Healing in organs. In: General pathology, ed. by H. FLOREY, p. 495—513. London: Lloyd-Luke Ltd. 1964. — CAMERON, G. R., D. B. GRIFFITHS, and S. M. HASAN: Liver necrosis following obstruction of the common bile duct. J. Path. Bact. **74**, 327—333 (1957). — CAMERON, G. R., and W. A. E. KARUNARATNE: Carbon tetrachloride cirrhosis in relation to liver regeneration. J. Path. Bact. **42**, 1—21 (1936). — CAMERON, G. R., and C. L. OAKLEY: Ligation of the common bile duct. J. Path. Bact. **35**, 769—798 (1932). — CAMMARANO, P., G. GURIDICE, and B. LUKES: Polyribosomes in regenerating liver. Biochim. biophys. Res. Commun. **19**, 487—493 (1965). — CAMMARANO, P., M. MELLI, and G. D. NOVELLI: Poly-U stimulated incorporation. A comparison of normal and regenerating liver. Biochim. biophys. Acta (Amst.) **108**, 329—332 (1965). — CAMPBELL, P. N., and C. COOPER: The effect of polyuridylic acid on the incorporation of phenylalanine by subfractions of liver microsomes. Biochem. J. **89**, 94 P (1963). — CAMPBELL, P. N., and O. GREENGARD: Incorporation of (^{14}C) glycine into the proteins of subcellular preparations of liver, liver tumor and regenerating liver. Biochem. J. **66**, 47 P—48 P (1957). — CANTAROW, A., T. L. WILLIAMS, and K. E. PASCHKIS: Hormonal and nutritional influences on the incorporation of uracil into liver and tumor RNA in the rat. Cancer Res. **22**, 1021—1025 (1962). — CANZANELLI, A., R. GUILD, and D. RAPPORT: Pituitary and adrenocortical relationships to liver regeneration and nucleic acids. Endocrinology **45**, 91—95 (1949). — CANZANELLI, A., D. RAPPORT, and R. GUILD: Control of liver regeneration and nucleic acid content by the thyroid, with observations on the effects of pyrimidines. Amer. J. Physiol. **157**, 225—233 (1949). — CARDOSO, S. S., A. L. FERREIRA, A. C. M. CAMARGO, and G. BÖHN: The effect of partial hepatectomy upon circardian distribution of mitosis in the cornea of rats. Experientia (Basel) **24**, 569—570 (1968). — CARDOSO, S. S., A. L. FERREIRA, A. C. M. CAMARGO, and H. CALDO: Mitosis-stimulating factor in partially hepatectomized rats as affected by adrenalectomy and dexamethasone. Proc. Soc. exp. Biol. (N.Y.) **124**, 1142—1146 (1967). — CARRIÉRE, R.: Role of the thyroid gland on the control of polyploid cell formation in the rat liver. Endocrinology **70**, 761—773 (1962). — CASTRO, S., and A. G. FORAKER: Nucleolar mass in rat livers. Arch. Path. **74**, 495—498 (1961). — CATER, D. B., B. E. HOLMES, and L. K. MEE: Cell division and nucleic acid synthesis in the regenerating liver of the rat. Acta radiol. (Stockh.) **46**, 655—667 (1956). ~ The effect of growth hormone upon cell division and nucleic acid synthesis in the regenerating liver of the rat. Biochem. J. **66**, 482—486 (1957). — CHANG, L. O., and W. B. LOONEY: A biochemical and autoradiographic study of the in vivo utilization of tritiated thymidine in regenerating rat liver. Cancer Res. **25**, 1817—1822 (1965). — CHANUTIN, A., and E. C. GJESSING: Studies in the fractionation of liver: composition of regenerating liver after partial hepatectomy in rats. Amer. J. Physiol. **157**, 135—140 (1949). — CHANUTIN, A., J. C. HORTENSTINE, W. S. COLE, and S. LUDEWIG: Blood plasma proteins in rats following partial hepatectomy and laparatomy. J. biol. Chem. **123**, 247—256 (1938). — CHIGA, M., F. KUME, and R. C. MILLAR: Nucleolar alteration produced by actinomycin C and the delayed onset of hepatic regeneration in rats. Lab. Invest. **15**, 1403—1408 (1966). — CHILD, C. G. III, D. BARR, G. R. HOLSWADE, and C. S. HARRISON: Liver regeneration following portocaval transposition in dogs. Ann. Surg. **138**, 600—609 (1953). — CHRISTENSEN, B. G., and E. JACOBSEN: Studies on liver regeneration. Acta med. scand., Suppl. **234**, 103—108 (1949). — CHURCH, R. B., and B. J. MCCARTHY: Ribonucleic acid synthesis in regenerating and embryonic liver. I. The synthesis of new species of RNA during regeneration of mouse liver after partial Hepatectomy. J. molec. Biol. **23**, 459—475 (1967a). ~ Ribonucleic acid synthesis in regenerating and embryonic liver. II. The synthesis of RNA during embryonic liver development and its relationship to regenerating liver. J. molec. Biol. **23**, 477—486 (1967b). — CLARA, M.: Untersuchungen an der menschlichen Leber. II. Über die Kerngrößen in den Leberzellen, zugleich über Amitose und über das Wachstum der stabilen Elemente. Z. mikr.-anat. Forsch. **22**, 145—219 (1930). — CLERICI, E., P. CAMMARANO, and P. MOCCARELLI: Protein synthesis in the early stages of liver regeneration. Experientia (Basel) **21**, 143—144 (1965). ~ Effect of X-irradiation on liver regeneration. Exp. molec. Path. **5**, 389—395 (1966). — COLLIP, J. B., R. L. KUTZ, C. N. H. LONG, D. L. THOMSON, G. TOLEY, and H. SELYE: Acute fatty liver following partial hepatectomy. Canad. med. Ass. J. **23**, 689 (1935). — CONRAD, E., and A. D. BASS: The influence of alloxan and dietary restriction on rat liver desoxyribonucleic acid (DNA). J. Histochem. Cytochem. **5**, 182—187 (1957). — COWARD, J. E., P. A. MORSE, and G. A. GENTRY: Effect of methotrexate on regenerating rat liver. Proc. Amer. Ass. Cancer Res. **9**, 16 (1968). — COWDRY, E. V.: Problems of aging. Baltimore: Williams & Wilkins 1942. ~ Cells and their behaviour. In: Pathology, ed. ANDERSON. St. Louis: Mosby Comp. 1953. — CRANDALL, M. W., and D. L. DRABKIN: Cytochrome c in regenerating rat liver and its relation to other pigments. J. biol. Chem. **166**, 653—668 (1946). — CURTIS, H. J.: Cellular processes involved in aging. Fed. Proc. **23**, 662—667 (1964).

DAOUST, R.: In: Liver function (R. W. BRAUER, ed.), Publ. No. 4, 3. Washington, D.C.: Amer. Inst. Biol. Sci. 1958. — DAOUST, R., C. P. LEBLOND, N. J. NADLER, and M. ENESCO: Rates of deoxyribonucleic acid formation and cell production in regenerating rat liver. J. biol. Chem. **221**, 727—733 (1956). — DAVID, H.: Die Regeneration der Leber nach absolutem Hunger. Z. ges. inn. Med. **16**, 393—406 (1961). ~ Submikroskopische Ortho- und Pathomorphologie der Leber. Berlin: Akad. Verlag 1964. — DAVIS, J. C., and T. A. HYDE: The effect of corticosteroids and altered adrenal function on liver regeneration following chemical necrosis and partial hepatectomy. Cancer Res. **26**, 217—220 (1966). — DAVIS, J. M. G.: Ultrastructure of rat liver cell cytoplasm during the process of regeneration after partial hepatectomy. Acta radiol. (Stockh.) **58**, 17—32 (1962). — DECKEN, A. VAN DER, and T. HULTIN: The activity of microsomes from regenerating rat liver in amino acid incorporating systems. Exp. Cell Res. **14**, 88—96 (1958). ~ The enzymatic composition of rat liver microsomes during liver regeneration. Exp. Cell Res. **19**, 591—604 (1960). — DELHUMEAU DE ONGAY, G., Y. MOULÉ et C. FRAYSSINEL: Evolution des structures microsomiales au cours de l'hypertrophie compensatrice du foie chez le rat. Exp. Cell Res. **38**, 187—200 (1965). — DENTON, R. W., and A. C. IVY: Effect of feeding liver on the rate of regeneration of the liver in partially hepatectomized rats. Amer. J. Physiol. **152**, 460—464 (1948). — DEO, M. G., M. MATHUR, and V. RAMALINGASWAMI: Cell regeneration in protein deficiency. Nature (Lond.) **216**, 499—500 (1967). — DE RECONDO, A. M., C. FRAYSSINET, C. LAFARGE et E. LE BRETON: Action de l'aflatoxine sur le métabolisme du DNA au cours de l'hypertrophie compensaire du foie après hepatectomie partielle. Biochim. biophys. Acta (Amst.) **119**, 322—330 (1966). — DIERS, L.: Über die Vermehrung von Plastiden und Mitochondrien während der Oogenese von Sphaerocarpus. In: Probleme der biologischen Reduplikation, Hrsg. P. SITTE, S. 227—242. Berlin-Heidelberg-New York: Springer 1966. — DI STEFANO, H. S., and H. F. DIERMEIER: Effect of hypophysectomy and growth hormone on ploidy distribution and mitotic activity. Proc. Soc. exp. Biol. (N.Y.) **92**, 590—594 (1956). ~ Effect of restricted food intake and growth hormone on rat liver proteins and nucleic acids. Endocrinology **64**, 448—454 (1959). — DI STEFANO, H. S., A. D. BASS, H. F. DIERMEIER, and J. TEPPERMANN: Nucleic acid patterns in rat liver following hypophysectomy and growth hormone administration. Endocrinology **51**, 386—393 (1952). — DI STEFANO, H. S., H. F. DIERMEIER, and J. TEPPERMANN: Effects of growth hormone on nucleic acids and protein content of rat liver cells. Endocrinology **57**,

158—167 (1955). — DOLJANSKI, F.: The growth of the liver with special reference to mammals. Int. Rev. Cytol. **10**, 217—241 (1960). — DOLJANSKI, F., and M. NOVOGROTZKY: Liver restoration in hypophysectomized rats. Lab. Invest. **8**, 989—995 (1959). — DOLJANSKI, F., J. ROSENTHAL, and S. EISENBERG: Liver regeneration in starved rats. Exp. molec. Path. **5**, 263—272 (1966). — DONIACH, I., and K. WEINBREN: The development of inclusion bodies in the cells of rat's liver after partial hepatectomy. Brit. J. exp. Path. **33**, 499—505 (1952). — DOYLE, M., R. B. WILSON, and W. S. HARTROFT: The effect of starvation on liver regeneration in rats after partial hepatectomy. Exp. molec. Path. **9**, 400—404 (1968). — DRABKIN, D.L.: Liver regeneration and cytochrome c metabolism. Influence of amount of tissue excised and of diet, with a note on accompaning changes in liver nucleic acids. J. biol. Chem. **171**, 395—408 (1947a). ~ Liver regeneration and cytochrome c metabolism. Influence of anoxia and of injection of cytochrome c. J. biol. Chem. **171**, 409—417 (1947b). — DREWS, J., and G. BRAWERMAN: Alterations in the nature of ribonucleic acid synthesized in rat liver during regeneration and after cortisol administration. J. biol. Chem. **242**, 801—808 (1967). — DROCHMANS, P.: Mise en évidence du glycogène dans la cellule hépatique par microscopie électronique. J. biophys. biochem Cytol. **8**, 553—558 (1960). ~ Morphologie du glycogène. Étude au microscope électronique de colorations négatives du glycogène particulaire. J. Ultrastruct. Res. **6**, 141—163 (1962). — DUKOR, P., u. J. F. A. P. MILLER: Leberregeneration nach partieller Hepatektomie bei thymektomierten Mäusen. Naturwissenschaften **52**, 189 (1965). — DUVE, C. DE: Structure and functions of lysosomes. In: Funktionelle und morphologische Organisation der Zelle, S. 209—215. Berlin-Göttingen-Heidelberg: Springer 1963. — DUVE, CH. DE, and R. WATTIAUX: Functions of lysosomes. Ann. Rev. Physiol. **28**, 435—492 (1966).

EASTON, T. W.: The role of macrophage movements in the transport and elimination of intravenous thorium dioxide in mice. Amer. J. Anat. **90**, 1—34 (1952). — ECHAVE-LLANOS, J. M.: Importancia del ritmo circadiano en el estudio de los factores tisulares del crecimiento durante la regeneracion hepatica. Rev. Soc. argent. Biol. **39**, 256—279 (1963). — ECHAVE-LLANOS, J. M., and I. E. SADNIK: The real values of mitotic activity in liver regeneration. Naturwissenschaften **51**, 487—488 (1964). — EDER, M.: Zellerneuerung im Magen-Darm-Trakt. Verh. dtsch. Ges. Path. **50**, 75—90 (1966). — EDER, M., R. JOSTEN u. H. WRBA: Autoradiographische Untersuchungen zur Topik der Leberregeneration nach Teilhepatektomie und akuter Thioacetamidvergiftung. Naturwissenschaften **52**, 211 (1965). — EDWARDS, J. L., and A. KOCH: Parenchymal and littorial cell proliferation during liver regeneration. Lab. Invest. **13**, 32—43 (1964). — EINHORN, S. L., E. HIRSCHBERG, and A. GELLHORN: Effects of cortisone on regenerative rat liver. J. gen. Physiol. **37**, 559—574 (1954). — EISENBERG, S., S. BEN-OR, and F. DOLJANSKI: Electro-kinetic properties of cells in growth processes. I. The electrophoretic behavior of liver cells during regeneration and post-natal growth. Exp. Cell Res. **26**, 451—461 (1962). — EKER, P.: Activities of thymidine kinase and thymine deoxyribonucleotide phosphatase during growth of cells in tissue culture. J. biol. Chem. **240**, 2602—2611 (1965). — ELIAS, H.: Revision der Struktur der Säugerleber. Anat. Anz. **96**, 454—460 (1948). ~ A re-examination of the structure of the mammalian liver. II. The hepatic lobule and its relation to the vascular and biliar systems. Amer. J. Anat. **85**, 379—456 (1949). ELIASSON, N. A., E. HAMMARSTEN, P. REICHARD, S. ÅQUIST, B. THORELL, and G. EHRENSVÄRD: Turnover rates during formation of proteins and polynucleotides in regenerating tissues. Acta chem. scand. **5**, 431—444 (1951). — ESSNER, E., and A. B. NOVIKOFF: Localization of acid phosphatase activity in hepatic lysosomes by means of electron microscopy. J. biophys. biochem. Cytol. **9**, 773—784 (1961). — EVANS, J. H., D. J. HOCBROOK, and J. C. IRVIN: Changes in content of nuclear proteins and nuclei acids in regenerating liver. Exp. Cell Res. **28**, 126—132 (1962).

FABRIKANT, J. I.: Cell proliferation in the regenerating liver of continously irradiated mice. Brit. J. Radiol. **40**, 487—495 (1967). ~ Cell proliferation in the regenerating liver of continously irradiated mice; effect of a radiation-free interval. Brit. J. Radiol. **41**, 369—374 (1968a). ~ The kinetics of cellular proliferation in regenerating liver. J. Cell Biol. **36**, 551—565 (1968b). — FACHET, J., E. STARK, M. PALKOVITS u. K. VALLENT: Der Einfluß der Thymektomie auf die Leberregeneration nach partieller Hepatektomie. Z. Zellforsch. **60**, 609—614 (1963). — FASSKE, E., u. H. THEMANN: Zellkern. In: Strahlenpathologie der Zelle, Hrsg. E. SCHERER und H.-ST. STENDER, S. 1—31. Stuttgart: Thieme 1963. — FAUSTO, N., and J. L. VAN LANCKER: Molecular mechanisms of liver regeneration. IV. Thymidylic kinase and deoxyribonucleic acid polymerase activities in normal and regenerating rat liver. J. biol. Chem. **240**, 1247—1255 (1965). — FERGUSON, C. C., C. S. ROGERS, and H. M. VARS: Liver regeneration in the presence of common bile duct obstruction. Amer. J. Physiol. **159**, 343—350 (1949). — FERRARI, V.: I rapporti tra la distribuzione del glicogeno e delle mitosi nelle cellule parenchimali del fegato regenerante. Arch. Sci. med. **97**, 379—383 (1954). — FERRARI, V., and R. D. HARKNESS: Free amino-acids in liver and blood after partial hepatectomy in normal and adrenalectomized rats. J. Physiol. (Lond.) **124**, 443—463 (1954). — FISHBACK, F. S. A.: A morphologic study of the liver after partial removal. Arch. Path. **7**, 955—977 (1929). —

FISHER, B., E. R. FISHER, and E. SAFFER: Investigations concerning the role of a humoral factor in liver regeneration. Cancer Res. **23**, 914—920 (1963). — FISHER, B., S. H. LEE, E. R. FISHER, and E. SAFFER: Liver regeneration following portocaval shunt. Surgery **52**, 88—101 (1962). — FISHER, B., C. RUSS, and C. BLUESTONE: Composition of regenerated dog liver following partial hepatectomy and total arterialization. Amer. J. Physiol. **181**, 203—206 (1955). — FISHER, B., C. RUSS, H. UPDEGRAFF, and E. R. FISHER: Effect of increased hepatic blood flow upon liver regeneration. Arch. Surg. **69**, 263—272 (1954). — FISHER, E. R., and B. FISHER: Ultrastructural hepatic changes following partial hepatectomy and portocaval shunt in the rat. Lab. Invest. **12**, 929—942 (1963). — FOGELMAN, M. J., and A. C. IVY: Effect of thiouracil on liver regeneration. Amer. J. Physiol. **153**, 397—401 (1948). — FORTAK, W.: Histological and histochemical studies on the sources of liver regeneration in white rats. Lódz. Towarz. Nauk. Wydział. IV., No. **36**, 5—72 (1961). — FOUTS, J. R., R. L. DIXON, and R. W. SHULTICE: The metabolism of drugs by regenerating liver. Biochem. Pharmacol. **7**, 265—270 (1961). — FRANKE, H., u. E. GOETZE: Elektronenmikroskopische Untersuchungen über „helle und dunkle" Leberzellen in der regenerierenden Rattenleber. Acta biol. med. germ. **17**, 99—115 (1966). — FRANSEEN, C. C., A. M. BRUES, and R. L. RICHARDS: The effect of hypophysectomy on the restoration of the liver following partial hepatectomy in the rat. Endocrinology **23**, 292—301 (1938). — FRASER, L. B., and D. B. CATER: Variation of acid-soluble sulfhydryl groups during liver regeneration. Brit. J. Cancer **21**, 235—241 (1967). — FRIBORSKY, V., J. LOCHOWSKI, and V. JELINEK: The influence of leukeran on the regeneration of rat livers following partial hepatektomy. Neoplasma (Bratisl.) 8, 387—393 (1961). — FRIEDRICH-FREKSA, H., u. F. G. ZAKI: Spezifische Mitose-Auslösung in normaler Rattenleber durch Serum partiell hepatektomierter Ratten. Z. Naturforsch. **9**b, 394—397 (1954). — FRITZSON, P.: The relation between uracil-catabolising enzymes and rate of rat liver regeneration. J. biol. Chem. **237**, 150—156 (1962). — FUJIOKA, M., M. KOGA, and I. LIEBERMAN: Metabolism of ribonucleic acid after partial hepatectomy. J. biol. Chem. **238**, 3401—3406 (1963).

GEAR, A. R. L.: Some features of mitochondria and fluffy layer in regenerating rat liver. Biochem. J. **95**, 118—137 (1965). — GERBER, G. B., u. J. REMY-DEFRAIGNE: Synthese der Desoxyribonukleinsäure in der isolierten perfundierten Rattenleber. I. Der Einbau von ^{3}H-Thymidin in normale Leber und in Leber nach partieller Hepatektomie. Z. Naturforsch. **18**b, 216—218 (1963). — GERSHBEIN, L. L.: X-irradiation and liver regeneration in partially hepatectomized rats. Amer. J. Physiol. **185**, 245—249 (1956). ~ Pregnancy and liver regeneration in partially hepatectomized rats. Proc. Soc. exp. Biol. (N.Y.) **99**, 716—717 (1958a). ~ Effect of carcinogenic and non-carcinogenic hydrocarbons and hepatocarcinogens on rat liver regeneration. J. nat. Cancer Inst. **21**, 295—310 (1958b). ~ Effect of homocystein derivatives and methionine antagonists on rat liver regeneration. J. nat. Cancer Inst. **35**, 591—594 (1965). ~ Effect of various agents on liver regeneration and Walker tumor growth in partially hepatectomized rats. Cancer Res. **26**, 1905—1908 (1966). ~ Effect of transplanted tumor and various agents on liver regeneration during pregnancy. Proc. Soc. exp. Biol. (N.Y.) **126**, 88—92 (1967). — GERSHBEIN, L. L., and A. F. PEDROSO: Liver regeneration in the presence of antitumor antibiotics and antimetabolites. Acta hepato-splenol. (Stuttg.) **15**, 89—96 (1968). — GESCHWIND, I. I., M. ALFERT, and C. SCHOOLEY: Liver regeneration and hepatic polyploidy in the hypophysectomized rat. Exp. Cell Res. **15**, 232—235 (1958). — GHOSE, T., and S. C. TSO: Uptake of protein by regenerating liver cells. Nature (Lond.) **204**, 1210—1211 (1964). — GIUDICE, G., F. T. KENNEY, and G. D. NOVELLI: Effect of puromycin on deoxyribonucleic acid synthesis by regenerating liver. Biochim. biophys. Acta (Amst.) **87**, 171—173 (1964). — GIUDICE, G., and G. D. NOVELLI: Effect of actinomycin D on the synthesis of DNA polymerase after hepatectomy in rats. Biochem. biophys. Res. Commun. **12**, 383—387 (1963). — GLÄSS, E.: Das Mitosemuster der unbehandelten Rattenleber nach Hepatektomie. Naturwissenschaften **24**, 639—640 (1957). ~ Aneuploide Chromosomenzahlen in den Mitosen der Leber verschieden alter Ratten. Chromosoma (Berl.) **9**, 269—285 (1958). — GLENDE, E. A., and W. S. MORGAN: Alteration in liver lipid and lipid fatty acid composition after partial hepatectomy in the rat. Exp. molec. Path. **8**, 190—200 (1968). — GLINOS, A.: The mechanism of liver growth and regeneration. In: The chemical basis of development, ed. W. D. MCELROY and B. GLASS, p. 813—839. Baltimore: John Hopkins Press 1958a). — GLINOS, A. D.: Mechanism of growth control in liver regeneration. Science **123**, 673—674 (1956). ~ Liver regeneration and liver function. In: Liver function (R. W. BRAUER, ed.), Publ. No. 4. Washington, D.C.: Amer. Inst. Biol. Sci. 1958b. — GLINOS, A. D., and E. G. BARTLETT: The effect of regeneration of the growth potentialities in vitro of rat liver at different age. Cancer Res. **11**, 164—168 (1951). — GLINOS, A. D., N. L. R. BUCHER, and J. C. AUB: The effect of liver regeneration on tumor formation in rats fed 4-Dimethyl-amino-azobenzene. J. exp. Med. **93**, 313—324 (1951). — GLINOS, A. D., and G. O. GEY: Humoral factors involved in the induction of liver regeneration in the rat. Proc. Soc. exp. Biol. (N.Y.) **80**, 421—425 (1952). — GLINOS, A. D., and M. O. MOORE: Changes in cytoplasmic ribonucleoprotein organization during liver regeneration in the rat. J. Histochem. Cytochem. 4, 434 (1956). — GODAL, A., J. JUDIN, F. KNOTZ, and M. KRATOCHVIL: A comparative study of the effect of intraperitoneal and intraportal administration of TS160 on the regenerative capacity of the rat liver. Neoplasma (Bratisl.) 8, 537—542 (1961). — GODAL, A., J. MEDZIHRADSKY, and J. STOJKOVIC: An attempt to potentiate the effect of chemotherapy by means of flow increasing in blood streem. Neoplasma (Bratisl.) 13, 149—157 (1966). — GÖSSNER, W., G. SCHNEIDER, M. SIESS u. H. STEGMANN: Morphologisches und humorales Stoffwechselgeschehen in Leber, Milz und Blut im Verlauf der experimentellen Amyloidose. Virchows Arch. path. Anat. 320, 326—373 (1951). — GONTIER-PIROTTE, M., and R. GONTIER: Acid deoxyribonuclease and acid phosphatase activities in regenerating rat liver after whole-body X-irradiation. Radiat. Res. 16, 728—735 (1962). — GOSS, R. J.: Adaptive growth. London: Logos Press. Acad. Press. 1964. ~ The strategy of growth. In: Control of cellular growth in adult organisms (ed. H. TEIR and T. RYTÖMAA), p. 3—27. London (and New York: Acad. Press 1967. — GOTTLIEB, L. I., N. FAUSTO, and J. L. VAN LANCKER: Molecular mechanism of liver regeneration. The effect of puromycin on deoxyribonucleic acid synthesis. J. biol. Chem. 239, 555—559 (1964). — GOULD, D. M., K. W. FLOYD, R. W. WHITEHEAD, and J. L. SANDERS: Pituitary effect on synthesis of deoxyribonucleic acid in regenerating rat liver following whole-body X-irradiation. Nature (Lond.) 192, 1309 (1961). — GREENBAUM, A. L., F. C. GREENWOOD, and R. D. HARKNESS: Glutamic dehydrogenase and glutamic-aspartic transaminase in regenerating liver of the rat. J. Physiol. (Lond.) 125, 251—262 (1954). — GRIGORJEW, N. I.: Regeneration der Leber bei niederen Wirbeltieren. Arch. Anat. Histol. Embryol. 43, 77—87 (1962). ~ Die Regeneration der Leber bei verschiedenen Wirbeltieren. Z. mikr.-anat. Forsch. 73, 145—173 (1965); Ber. wiss. Biol. 261, 338 (1966). — GRINDLAY, J. H., and J. L. BOLLMAN: Regeneration of the liver in the dog after partial hepatectomy. Surg. Gynec. Obstet. 94, 491—496 (1952). — GRISHAM, J. W.: Inhibitory effect of tritiated thymidine on regeneration of the liver in the young rat. Proc. Soc. exp. Biol. (N.Y.) 105, 55—558 (1960). ~ A morphologic study of deoxyribonucleic acid synthesis and cell proliferation in regenerating rat liver; autoradiography with thymidine H^3. Cancer Res. 22, 842—849 (1962). — GRISHAM, J. W., G. F. LEONG, M. L. ALBRIGHT, and J. D. EMERSON: Effect of exchange transfusion on labeling of nucleic with thymidine-H^3 and on mitosis in hepatocytes of normal and regenerating rat liver. Cancer Res. 26, 1476—1485 (1966). — GRISHAM, J. W., G. F. LEONG, and B. V. HOLE: Heterotopic partial autotransplantation of rat liver: Technic and demonstration of structure and function of the graft. Cancer Res. 24, 1474—1495 (1964). GRISHAM, J. W., and P. SCHWARTZ: Polyribosomes and endoplasmic reticulum in regenerating rat liver. Proc. Amer. Ass. Cancer Res. 7, 101 (1966). — GRUNDMANN, E.: Histologische Untersuchungen über die Wirkung experimentellen Sauerstoffmangels auf das Katzenherz. Beitr. path. Anat. 111, 36—76 (1950). ~ Experimentelle Untersuchungen über die funktionelle Cytomorphologie der lymphatischen Strukturen bei Entzündung sowie unter Cortison und DOCA. Beitr. path. Anat. 119, 377—432 (1958). ~ Allgemeine Cytologie. Stuttgart: Thieme 1964. ~ Studies with autoradiography and cytophotometry in the rat liver following partial hepatectomy. In: Control of cellular growth in adult organisms, ed. by H. TEIR and T. RYTÖMAA, p. 250—259. London: Acad. Press 1967. ~ Der mitotische Zellzyklus. In: Handbuch der allgemeinen Pathologie, Bd. III/3. Berlin-Heidelberg-New York: Springer 1969 (in Vorbereitung). — GRUNDMANN, E., u. G. BACH: Amitosen, Endomitosen und Mitosen nach partieller Hepatektomie. Beitr. path. Anat. 123, 144—172 (1960). — GRUNDMANN, E., u. W. FECHLER: RNS-Gehalt und Volumen der Nucleolen in der Rattenleber während der experimentellen Carcinogenese durch Diäthylnitrosamin. Z. Krebsforsch. 67, 80—92 (1965). — GRUNDMANN, E., u. G. HOFMEIER: Kern-Trockenmassen und Kernvolumina in der regenerierenden Rattenleber. Naturwissenschaften 49, 235—236 (1962). — GRUNDMANN, E., u. P. STEIN: Untersuchungen über die Kernstrukturen in normalen Geweben und im Carcinom. Beitr. path. Anat. 125, 54—76 (1961). — GUELSTEIN, V. I.: The pecularities of mouse liver regeneration in the process of experimental carcinogenesis [in Russisch, übersetzt in Englisch]. Vop. Onkol. 9, 61—68 (1963). — GÜNTHER, G., K. HÜBNER u. A. PAUL: Mitose-Rhythmen der Leber nach Teilhepatektomie. Virchows Arch. Abt. B Zellpath. 1, 69—79 (1968). — GURD, F. N., and H. M. VARS: Pathologic changes after partial hepatectomy, with special reference to hepatic necrosis in protein depleted rats. Arch. Path. 48, 140—149 (1949). — GURD, F. N., H. M. VARS, and I. S. RAUDIN: Composition of the regenerating liver after partial hepatectomy in normal and protein-depleted rats. Amer. J. Physiol. 152, 11—21 (1948). — GUZEK, J. W.: Effect of adrenocorticotropic hormone and cortisone on the uptake of tritiated thymidine by regenerating liver tissue in the white rat. Nature (Lond.) 201, 930—931 (1964).

HALBERG, F.: Young NH mice for the study of mitoses in intact liver. Experientia (Basel) 13, 502—503 (1957). — HALBERG, F., and C. P. BARNUM: Continous light or darkness and circadian periodic mitosis and metabolism in C and D^8 mice. Amer. J. Physiol. 201, 227—230 (1961). — HALE, A. J., E. H. COOPER, and J. D. MILTON: Studies of the incorporation of pyrimidines into DNA in single leukaemic and other proliferating leucocytes. Brit. J. Haemat. **11**, 144—161 (1965). — HAMMARSTEN, E., S. ÅQVIST, E. P. ANDERSON, N. A. ELIASSON, and B. THORELL: The turnover of polynucleotides and proteins in regenerating rat liver, studied with glycine-^{15}N. Acta chem. scand. **10**, 1568—1575 (1956). — HARBERS, E.: Die Nucleinsäuren. Stuttgart: Thieme 1964. — HARKNESS, K. L. R., and R. D. HARKNESS: Further observations on collagen in regenerating liver of the rat. J. Physiol. (Lond.) **123**, 482—491 (1954). — HARKNESS, R. D.: The spatial distribution of dividing cells in the liver of the rat after partial hepatectomy. J. Physiol. (Lond.) **116**, 373—379 (1952a). ~ Collagen in regenerating liver of the rat. J. Physiol. (Lond.) **117**, 257—266 (1952b). ~ Changes in liver of the rat after partial hepatectomy. J. Physiol. (Lond.) **117**, 267—277 (1952c). ~ Regeneration of liver. Brit. med. Bull. **13**, 87—93 (1957). — HARRISON, M. F.: Percentage of binucleate cells in the livers of adult rats. Nature (Lond.) **171**, 611—614 (1953). — HAVENS, W. P., M. E. SCHLOSSER, and J. KLATCHKO: The production of antibody by partially hepatectomized rats. J. Immunol. **76**, 46—49 (1956). — HECHT, L. I., and V. R. POTTER: Nucleic acid metabolism in regenerating rat liver. I. The rate of DNA synthesis in vivo. Cancer Res. **16**, 988—993 (1956). ~ Nucleic acid metabolism in regenerating rat liver. V. Comparison of result in vivo and in tissue slices. Cancer Res. **18**, 186—192 (1958). — HEINE, W. D., u. E. STÖCKER: Zum Proliferationsmodus der Rattenleber nach modifizierter Teilhepatektomie. Autoradiographische Untersuchungen mit 3H-Thymidin. Klin. Wschr. **46**, 395—396 (1968). ~ Autoradiographische Untersuchungen zum Proliferationsmodus der regenerierenden Leber alter Ratten. Acta histochem. (Jena), Suppl.-Bd. 8, 305—314 (1969). — HELWEG-LARSEN, H. F.: Studies on hereditary dwarfism in mice. IX. Acta path. microbiol. scand. **26**, 609—619 (1949). ~ Nuclear class series. Acta path. microbiol. scand., Suppl. **92**, 1—139 (1952). — HEMINGWAY, J. T.: Corticosteroids and the radiation effect in regenerating liver of the rat. Experientia (Basel) **15**, 189—190 (1959). ~ Withdrawal of inhibition of mitosis as a mechanism influencing normal and pathological growth. Nature (Lond.) **185**, 106—107 (1960). ~ Influence of plasma proteins in the control of mitosis-rates in regenerating liver. Nature (Lond.) **191**, 706—707 (1961). — HEMINGWAY, J. T., and D. B. CATER: Effects of pituitary hormones and cortisone upon liver regeneration in the hypophysectomized rat. Nature (Lond.) **181**, 1065—1066 (1958). — HERXHEIMER, G., u. M. THÖLLDTE: Regeneration und Hypertrophie (Hyperplasie) der Leber. In: Handbuch der speziellen pathologischen Anatomie und Histologie, Bd. V/1, S. 988—1037. Berlin: Springer 1930. — HIATT, H. H.: A rapidly labeled RNA fraction in rat liver. Fed. Proc. **21**, 381 (1962). — HIATT, H. H., and T. B. BOJARSKI: Stimulation of thymidylate kinase activity in rat tissues by thymidine administration. Biochem. biophys. Res. Commun. **2**, 35—39 (1960). — HIGGINS, G. M., and R. M. ANDERSON: Experimental pathology of the liver. I. Restoration of the liver of the white rat following surgical removal. Arch. Path. **12**, 186—202 (1931). ~ Experimental pathology of the liver. VII. Restoration of the liver after partial surgical removal and ligation of the bile duct in the white rat. Arch. Path. **14**, 42—49 (1932). — HIGGINS, G. M., and D. J. INGLE: Regeneration of liver in hypophysectomized white rats. Anat. Rec. **73**, 95—104 (1939). — HIGGINS, G. M., and J. T. PRIESTLEY: Experimental pathology of the liver. VI. Restoration of the liver in white rats after partial removal and splenectomy. Arch. Path. **13**, 573—583 (1932). — HILL, R. B., JR., and J. A. GORDON: Effect of hydroxyurea analogues in regenerating rat liver. Exp. molec. Path. **9**, 71—76 (1968). — HIMES, M., J. HOFFMAN, A. W. POLLISTER, and J. POST: Origin of polyploid nuclei in rat livers during regeneration following carbon tetrachloride poisoning. J. Mt. Sinai Hosp. **24**, 935—938 (1957). — HINDERER, H., H. WRBA u. M. VOLM: Über die Spezifität der Hemmwirkung von Rattenserum auf den Stoffwechsel von Tumorzellen nach Teilhepatektomie. Z. Naturforsch. **23**b, 286 (1968). — HOAGLAND, M. B., and B. A. ASKONAS: Aspects of control of protein synthesis in normal and regenerating rat liver. I. A cytoplasmic RNA-containing fraction that stimulates amino acid incorporation. Proc. nat. Acad. Sci. (Wash.) **49**, 130—137 (1963). — HOFER, B.: Experimentelle Untersuchungen über den Einfluß des Kerns auf das Protoplasma. Jena. Z. Med. Naturw. **24**, 105—176 (1890). — HOFMEIER, G., u. E. GRUNDMANN: Interferenzmikroskopische Trockenmassenbestimmungen an Rattenleberzellen nach partieller Hepatektomie. Beitr. path. Anat. **126**, 413—425 (1962). — HOLLANDER, C. F.: Preliminary note on the relations between regenerative growth, aging and tumor formation in the mouse liver. Epatologia **13**, 447—454 (1967). — HOLLANDER, C. F., and P. BENTVELZEN: Enhancement of urethan induction of hepatomas in mice by prior partial hepatectomy. J. nat. Cancer Inst. **41**, 1303—1306 (1968). — HOLMES, B. E.: Influence of radiation on metabolism of regenerating rat liver. In: Ciba Foundation Symposium on Ionising Radiations and Cell Metabolism (Ed. by G. E. W. WOLSTENHOLME and C. M. O'CONNOR), p. 225—236. London: Churchill 1956. — HOLMES, B. E., and L. K. MEE: Action of small doses of X-rays on mitosis and on deoxyribonucleic acid synthesis in the early stages of liver regeneration. A.R. Brit. Emp. Cancer Campgn. **31**, 249—250 (1953). ~ Effect of X-rays and Amethopterin on nucleic acid synthesis in regenerating liver. A.R. Brit. Emp. Cancer Campgn. **32**, 281 (1954). — HOPSU, V. K., and M. HÄRKÖNEN: Succinic dehydrogenase activity in liver tissue after partial hepatectomy. Acta path. microbiol. scand. **47**, 353—356 (1959). — HORVATH, E., u. K. KOVAČS: Beiträge zur Rolle der Nebenniere in der Regeneration der Leber. Z. ges. exp. Med. **127**, 236—240 (1956). — HRUBAN, Z., B. SPARGO, H. SWIFT, R. W. WISSLER, and R. G. KLEINFELD: Focal cytoplasmic degradation. Amer. J. Path. **42**, 657—683 (1963). — HSÜ, K. H.: The effect of the carcinogenic substance (o-aminoazotoluene) on the reactivity of liver cells following partial hepatectomy. Bull. exp. Biol. Med. **53**, 592—594 (1962). — HULTIN, T., and A. VAN DER DECKEN: The incorporation in vitro of labeled amino acids into the proteins of regenerating rat liver. Exp. Cell Res. **13**, 83—87 (1957). — HUROWITZ, R. B., and A. STUDER: Effect of partial hepatectomy on mitosis rate in CCl_4 induced liver damage of parabiotic rats. Arch. Path. **69**, 511—515 (1960). — HYDE, T. A., and J. C. DAVIS: The effects of cortisol and chlorazanil on the mitotic rates in mouse liver and skin. Europ. J. Cancer **2**, 227—230 (1966). — HYDE, T. A., L. J. HIPKIN, and J. C. DAVIS: Failure of the antibody method to demonstrate a circulating hormonal factor after partial hepatectomy. Nature (Lond.) **209**, 1034—1035 (1966).

INAMDAR, N. B.: Development of polyploidy in mouse liver. J. Morph. **103**, 65—90 (1958). — INGLE, D. J.: Technic of repeated partial hepatectomy in the rat. Proc. Soc. exp. Biol. (N.Y.) **87**, 251—253 (1954). — INGLE, D. J., and B. L. BAKER: Histology and regenerative capacity of liver following multiple partial hepatectomies. Proc. Soc. exp. Biol. (N.Y.) **95**, 813—815 (1957). — ISLAMI, A. H., G. T. PACK, and J. C. HUBBARD: Regenerative hyperplasia of the cirrhotic liver following partial hepatectomy. Cancer (Philad.) **11**, 663—686 (1958). ~ The humoral factor in regeneration of the liver in parabiotic rats. Surg. Gynec. Obstet. **108**, 549—554 (1959). — ISSEKUTZ, L.: Auswertung der therapeutischen Wirksamkeit von Leberschutzstoffen. Arzneimittelforsch. **17**, 419—424 (1967).

JACKSON, B.: Time-associated variations of mitotic activity in livers of young rats. Anat. Rec. **134**, 365—377 (1959). — JACKSON, B., and B. BOHNEL: Effect of serum injections in body weight and liver regeneration of partially hepatectomized rats. Fed. Proc. **21**, 301 (1962). ~ Effect of serum on mitotic activity in livers of intact young rats. Fed. Proc. **22**, 192 (1963). — JACOBJ, W.: Über das rhythmische Wachstum der Zellen durch Verdoppelung ihres Volumens. Arch. Entwickl.-Mech. Org. **106**, 124—192 (1925). ~ Volumetrische Untersuchungen an den Zellkernen des Menschen und das allgemeine Problem der Zellkerngröße. Anat. Anz., Erg.-H. **72**, 236—247 (1931). ~ Die Zellkerngröße beim Menschen. Ein Beitrag zur quantitativen Cytologie. Z. mikr.-anat. Forsch. **38**, 161—240 (1935). — JAFFÉ, J. J.: Diurnal mitotic periodicity in regenerating rat liver. Anat. Rec. **120**, 935—954 (1954). — JAMES, J., M. SCHOPMAN, and P. DELFGAAUW: The nuclear pattern of the parenchymal cells of the liver after partial hepatectomy. Exp. Cell Res. **42**, 375—379 (1966). — JAPUNDŽIĆ, M., B. KNEŽEVIĆ, V. DJORDJEVIĆ-CAMBA, and I. JAPUNDŽIĆ: The influence of phenobarbital-na on the mitotic activity of parenchymal liver cells during rat liver regeneration. Exp. Cell Res. **48**, 163—167 (1967). — JARDETZKY, C. D., C. P. BARNUM, and H. VERMUND: Deoxyribonucleic acid and phospholipide metabolism in regenerating liver and the effect of x-radiation. J. biol. Chem. **222**, 421—433 (1956). — JOHNSON, R. M., and S. ALBERT: The uptake of radioactive phosphorus by rat liver following partial hepatectomy. Arch. Biochem. **35**, 340—345 (1952). ~ The incorporation of C^{14} acetate into the lipides of tissues undergoing cell division. J. biol. Chem. **234**, 22—26 (1959). ~ Glycerol- and acetate-C^{14} incorporation into lipids of tissues undergoing cell division. J. biol. Chem. **235**, 1299—1302 (1960). — JORDAN, S. W.: Electron microscopy of hepatic regeneration. Exp. molec. Path. **3**, 183—200 (1964).— JOSHUA, L., and A. KOCH: Parenchymal and littoral cell proliferation during liver regeneration. Lab. Invest. **13**, 31—43 (1964). — JUHN, S. K., and G. PRODI: The effect of 7,12-dimethylbenz(a)anthracene on the incorporation of thymidin-H^3 into deoxyribonucleic acid in normal and regenerating liver. Experientia (Basel) **21**, 474—475 (1965).

KAUFMANN, E., A. TRAUB, and Y. TEITZ: Isolation of different-sized nucleoli from normal and regenerating rat liver. Exp. Cell Res. **49**, 215—218 (1968). — KEIR, H. M.: Activation and inhibition of deoxyribonucleic acid nucleotidyltransferase from ascites-tumor cells. Biochem. J. **84**, 44P—45P (1962). — KEIR, H. M., and G. L. AIRD: Deoxyribonuclease and deoxyribonucleic acid nucleotidyltransferase of Landschutz ascites-tumor cells. Biochem. J. **84**, 44P (1962). — KELLY, L. S., E. L. DOBSON, C. R. FINNEY, and D. J. HIRSCH: Proliferation of the reticuloendothelial system in the liver. Amer. J. Physiol. **198**, 1134—1138 (1960).— KENNEDY, G. C., W. M. PEARLE, and D. M. V. PARROTT: Liver growth in the lacting rat. J. Endocr. **17**, 158—160 (1958). — KETTLER, L. H.: Parenchymschädigungen der Leber. Ergebn. allg. Path. path. Anat. **37**, 1—206 (1954). — KING, E. S. J.: Regeneration in cardiac muscle. Brit. Heart J. **2**, 155—163 (1940). — KISHIMOTO, S., and I. LIEBERMAN: Synthesis of RNA and protein required for the mitosis of mammalian cells. Exp. Cell Res. **36**, 92—101 (1964). — KLEINFELD, R. G.: Altered patterns of RNA metabolism in liver cells following partial hepatectomy and thioacetamide treatment. Nat. Cancer Inst. Monogr. **23**, 369—378 (1966). — KLEINFELD, R. G., and E. VON HAAM: The effect of thioacetamide on rat liver regeneration. I. Cytological studies. Cancer Res. **19**, 769—778 (1959a). ~ Effect of thioacetamide on rat liver regeneration. II. Nuclear RNA in mitosis. J. biophys. biochem. Cytol. **6**, 393—398 (1959b). ~ Nucleic acid metabolism in regenerating rat liver using cytidine-H^3. Ann. Histochim. **7**, 89—96 (1962). — KLINGE, O.: DNS-Synthese und Kernteilung in normalen und in infarzierten Rattenherzen. Verh. dtsch. Ges. Path. **51**, 157—161 (1967). ~ Altersabhängige Beeinträchtigung der Zellvermehrung in der regenerierenden Rattenleber. Virchows Arch. Abt. B Zellpath. **1**, 342—345 (1968). — KOHN, R.: Effect of administration of rat serum on liver regeneration. Exp. Cell Res. **14**, 228—230 (1958). — KORSCHELT, E.: Regeneration und Transplantation. Berlin: Borntraeger 1927. — KOSTERLITZ, H. W.: In: Liver function (R. W. BRAUER, ed.), Publ. No. 4, Washington, D.C.: Amer. Inst. Biol. Sci. 1958. — KRAMSCH, D., V. BECK u. W. OEHLERT: Einfluß der Äthioninvergiftung und des Nahrungsentzuges auf die DNS-Neubildung in den Wechselgeweben und parenchymatösen Organen der Ratte. Beitr. path. Anat. **128**, 416—444 (1963). — KURU, M., G. KOSAKI, Y. AOKI, S. MORISHITA, T. UTSUNOMIYA, and H. WATANABE: Isolation of the mitosis promoting substance from regenerating rat liver and chick embryo. Gann **51** (Suppl.) 233—234 (1960).

LACASSAGNE, A., et L. HURST: Effect de l'hépatectomie partielle sur la cancérisation expérimentale du foie par le 4-dimethylaminoazobenzene: action accélératrice de la réserpine. C.R. Soc. Biol. (Paris) **155**, 9—11 (1961). — LAFONTAINE, L. G., and C. ALLARD: A light and electron microscope study of the morphological changes induced in rat liver cells by the azo dye 2-ME-DAB. J. Cell Biol. **22**, 143—172 (1964). — LAHTIHARJU, A.: Influence of autolytic and necrotic liver tissue on liver regeneration in rat. Acta path. microbiol. scand., Suppl. **150**, 1—99 (1961). — LAHTIHARJU, A., and H. TEIR: Specific increase in the utilisation of ^{3}H-tymidine by liver cells in hepatectomised mice following injection of autolytic liver tissue. Exp. Cell Res. **34**, 205—207 (1964). — LAIRD, A. K.: Nuclear changes induced in rat liver cells by thioacetamide. Arch. Biochem. **46**, 119—127 (1953). — LAMIRANDE, G. DE: Effect of enzyme injections on mitosis in regenerating liver. Nature (Lond.) **191**, 400—401 (1961). — LAMIRANDE, G. DE, and C. ALLARD: Studies on the distribution of intracellular ribonucleases. Ann. N.Y. Acad. Sci. **81**, 570—584 (1959). — LANCKER, J. L. VAN: Metabolic alterations after total body doses of x-radiation. I. The role of regenerating liver nuclei and cytoplasm in the inhibition due to x-radiation of incorporation of tritium-labeled thymidine into DNA. Biochim. biophys. Acta (Amst.) **45**, 57—62 (1960). — LANCKER, J. C. VAN, and H. L. BORISON: Incorporation of tritium-labeled thymidine into rat liver deoxyribonucleic acid after exchange transfusion with blood from partially hepatectomized rats. Biochim. biophys. Acta (Amst.) **51**, 171—172 (1961). — LANCKER, J. L. VAN, and D. G. SEMPOUX: Incorporation of orotic acid-C^{14} in rat liver DNA after partial hepatectomy of one partner of a parabiotic pair. Arch. Biochem. **80**, 337—345 (1959). — LANDING, B. H., J. C. SNEED, and W. G. VAN BANFIELD: The effects of a nitrogen mustard (tris-2-chlorethyl-amine) on regenerating rat liver. Cancer (Philad.) **2**, 1067—1074 (1949). — LANE, B. P., and F. F. BECKER: Regeneration of the mammalian liver. II. Surface alterations during dedifferentiation of the liver cell in preparation for cell division. Amer. J. Path. **48**, 183—196 (1966). ~ Regeneration of the mammalian liver. V. Mitotic division in cytological dedifferentiated liver cells. Amer. J. Path. **50**, 435—445 (1967). — LAQUERRIÈRE, R.: Deoxyribonucleic acid content of the nucleus of liver cells after partial hepatectomy. Nature (Lond.) **180**, 1199—1200 (1957). ~ Les variátions de la teneur en acide désoxyribonucléique et du volume nucléaire de la cellule hépatique après hépatectomie partielle chez le cobaye et la souris. Arch. de Biol. (Liège) **69**, 467—482 (1958). — LAQUERRIÈRE, R., et R. LAUMONIER: Variation du taux d'acide désoxyribonucléique dans le foie du rat albino après injection de sérum de rat hépatectomisé. C.R. Soc. Biol. (Paris) **154**, 286—289 (1960). — LAUMONIER, R., et R. LAQUERRIÈRE: Les variations de l'acide désoxyribonucléique (D.N.A.) dans la régénération hépatique. Rev. int. Hépat. **12**, No 5, 633—654 (1962). — LAWS, J. O.: Tissue regeneration and tumor development. Brit. J. Cancer **13**, 669—674 (1959). — LEBLOND, C. P., and B. E. WALKER: Renewal of cell populations. Physiol. Rev. **36**, 255—275 (1956). — LEDUC, E. H.: Regeneration of the liver. In: The liver, ed. CH. ROUILLER, vol. 2, p. 63—89. New York and London: Acad. Press 1964. — LEHNERT, S. M., and S. OKADA: Effect of irradiation on DNA-synthesis in the regenerating livers of rats. Int. J. Rad. Biol. **10**, 601—608 (1966). — LEONG, G. F., J. W. GRISHAM, and B. HOLE: Effect of rapid, "total" exchange transfusion on hepatic DNA synthesis in partially hepatectomized rats. Fed. Proc. **22**, 192 (1963). — LEONG, G. F., J. W. GRISHAM, B. V. HOLE, and M. L. ALBRIGHT: Effect of partial hepatectomy on DNA synthesis and mitosis in heterotopic partial autografts of rat liver. Cancer Res. **24**, 1496—1501 (1964). — LEONG, G. F., R. L. PESSOTTI, and R. W. BRAUER: Liver function in regenerating rat liver. $CrPO_4$ colloid uptake and bile flow. Amer. J. Physiol. **197**, 880—886 (1959). — LEONG, G. F., R. L. PESOTTI, and J. S. KREBS: Liver cell proliferation in X-irradiated rats after single and repetetive partial hepatectomy. J. nat. Cancer Inst. **27**, 131—143 (1961). — LESHER, S., A. N. STROUD, and A. M. BRUES: The effects of chronic irradiation on DNA synthesis in regenerating liver. Cancer Res. **20**, 1341—1346 (1960). — LEUCHTENBERGER, C., H. F. HELWEG-

LARSEN, and L. MURMANIS: Relationship between hereditary pituitary dwarfism and the formation of multiple desoxyribose nucleic acid (DNA) classes in mice. Lab. Invest. **3**, 246—260 (1954). — LEVI, G.: Wachstum und Körpergröße. Die strukturelle Grundlage der Körpergröße bei vollausgebildeten und im Wachstum begriffenen Tieren. Ergebn. Anat. Entwickl.-Gesch. **26**, 87—342 (1925). — LEVIN, E., S. ALBERT, and R. M. JOHNSON: Metabolism of phospholipides associated with cell division. Arch. Biochem. **64**, 272—277 (1956). — LEVIN, E., R. M. JOHNSON, and S. ALBERT: Phospholipide metabolism in all fractions of regenerating liver. Arch. Biochem. **73**, 247—254 (1958). — LIEBEGOTT, G.: Studien zur Orthologie und Pathologie der Nebennieren. Beitr. path. Anat. **109**, 93—178 (1947). — LIEBERMAN, I., J. L. GINGOLD, P. KANE, and J. SHORT: Inorganic phosphate and Na^+ increases in liver after partial hepatectomy. Amer. J. Physiol. **208**, 903—907 (1965). — LIEBERMAN, I., and P. KANE: Synthesis of ribosomes in the liver after partial hepatectomy. J. biol. Chem. **240**, 1737—1741 (1965). — LIEBERMAN, I., P. KANE, and J. SHORT: The portal vein and the control of liver ribonucleic acid metabolism. J. biol. Chem. **240**, 3140—3144 (1965). — LILLIE, F. R.: On the smallest parts of Stentor capable of regeneration; a contribution on the limits of divisibility of living matter. J. Morph. **12**, 239—249 (1896). — LINNA, T. J.: An inquiry into the trephocytic function of thymus lymphoid cells in liver regeneration. Acta path. microbiol. scand. **71**, 68—78 (1967). — LINZBACH, A. J.: Quantitative Biologie und Morphologie des Wachstums einschließlich Hypertrophie und Riesenzellen. In: Handbuch der allgemeinen Pathologie, Bd. VI/1, S. 180—306. Berlin-Göttingen-Heidelberg: Springer 1955. ~ Die pathologische Anatomie der Herzinsuffizienz. In: Handbuch der Inneren Medizin, Bd. IX/1, S. 706—800. Berlin-Göttingen-Heidelberg: Springer 1960. — LIOZNER, L. D., and V. F. SIDOROVA: The physiological regeneration of the mammalian liver. Bull. exp. Biol. Med. **48**, 1532—1535 (1959). — LOGAN, R., A. FICQ, and M. ERRERA: The uptake of [8-^{14}C] adenine and [2-^{14}C] phenylalanine by rat-liver nuclei in vitro. Biochim. biophys. Acta (Amst.) **31**, 402—408 (1959). — LOMBARDO, M. E., L. R. CERECEDO, and D. V. N. REDDY: Nucleic acid changes during liver regeneration. J. biol. Chem. **202**, 97—106 (1953). — LOONEY, W. B.: The replication of desoxyribonucleic acid in hepatocytes. Proc. nat. Acad. Sci. (Wash.) **46**, 690—708 (1960). — LOONEY, W. B., R. L. CAMPBELL, and B. E. HOLMES: The effect of irradiation on the replication of desoxyribonucleic acid in hepatocytes. Proc. nat. Acad. Sci. (Wash.) **46**, 698—708 (1960). — LOPEZ, M., and L. MAZZANTI: Experimental investigations on alpha-naphthyl-iso-thiocyanate as a hyperplastic agent of the biliary ducts in the rat. J. Path. Bact. **69**, 243—250 (1955). — LUDEWIG, S., G. R. MINOR, and J. C. HORTENSTINE: Lipid distribution in rat liver after partial hepatectomy. Proc. Soc. exp. Biol. (N.Y.) **42**, 158—161 (1939). — LÜSCHER, M.: Die Regeneration in der Zoologie. In: Handbuch der allgemeinen Pathologie, Bd. VI/1, S. 405—440. Berlin-Göttingen-Heidelberg: Springer 1955. — LUYCKX, A., and J. L. VAN LANCKER: Metabolic effects of vinblastine. II. The effect of vinblastine on deoxyribonucleic acid and ribonucleic acid synthesis of regenerating liver. Lab. Invest. **15**, 1301—1305 (1966).

MAASS, H., V. ARMBORST, F. HÖLZEL u. H. A. KÜNKEL: Die Wirkung von Trisäthyleniminobenzochinon auf den 32-P-Einbau in die DNS regenerierender Rattenleber. Naturwissenschaften **51**, 271 (1964). — MACDONALD, R. A.: "Lifespan" of liver cells. Arch. intern. Med. **107**, 335—343 (1961). — MACDONALD, R. A., and G. K. MALLORY: Autoradiography using tritiated thymidine. Lab. Invest. 8, 1547—1562 (1959). — MACDONALD, R. A., and G. PECHET: Liver cell regeneration due to biliary obstruction. Arch. Path. **72**, 133—141 (1961). — MACDONALD, R. A., and A. E. ROGERS: Control of regeneration of the liver. Lack of effect of plasma from partially hepatectomized, cirrhotic and normal rats upon deoxyribonucleic acid synthesis and mitosis in rat liver. Gastroenterology **41**, 33—38 (1961). — MACDONALD, R. A., A. E. ROGERS, and G. PECHET: Regeneration of the liver: Relation of regenerative response to size of partial hepatectomy. Lab. Invest. **11**, 544—548 (1962). — MACDONALD, R. A., A. E. ROGERS, and G. S. PECHET: Growth and regeneration of the liver. Ann. N.Y. Acad. Sci. **111**, 70—84 (1963). — MACKAY, E. M., and H. O. CARNE: Influence of adrenalectomy and choline on fat content of regenerating liver during fasting. Proc. Soc. exp. Biol. (N.Y.) **38**, 131—133 (1938). — MACMAHON, H. E.: Hyperplasia and regeneration of the myocardium in infants and children. Amer. J. Path. **13**, 845—854 (1937). — MAINI, M. M., and H. F. STICH: Chromosomes of tumor cells. II. Effect of various liver carcinogens on mitosis of hepatic cells. J. nat. Cancer Inst. **26**, 1413—1427 (1961). ~ Chromosomes of tumor cells. III. Unresponsiveness of precancerous hepatic tissues and hepatomas to a mitotic stimules. J. nat. Cancer Inst. **28**, 753—762 (1962). — MAKINO, S., and T. TANAKA: Chromosome features in the regenerating rat liver following partial extirpation. Tex. Rep. Biol. Med. **11**, 588—592 (1953). — MALEY, F., and G. F. MALEY: Nucleotide interconversions. II. Elevation of deoxycytidylate deaminase and thymidylate synthetase in regenerating rat liver. J. biol. Chem. **235**, 2968—2972 (1960). — MALEY, G. F., M. G. LORENSON, and F. MALEY: Inhibitors of protein synthesis; effect on the levels of deoxycytidylate deaminase, thymidylate synthetase and thymidylate kinase in regenerating rat liver. Biochem. biophys.

Res. Commun. **18**, 364—370 (1965). — Mall, F. P.: A study of the structural unit of the liver. Amer. J. Anat. **5**, 227—308 (1906). — Mann, F. C.: Portal circulation and restoration of the liver after partial removal. Surgery **8**, 225—238 (1940). — Mann, F. C., F. C. Fishback, J. G. Gay, and G. F. Green: Experimental pathology of the liver. Arch. Path. **12**, 787—793 (1931). — Mannix, H., G. Cornell, and W. D. Sullivan: The regeneration of the liver in the monkey and in the monkey with portocaval shunt. Surgery **40**, 874—879 (1956). — Marios, T., G. Racs, B. Katonei u. V. V. Kovacs: Wirkungen der Cynara Scolymus Extrakte auf die Regeneration der Rattenleber. Arzneimittelforsch. **16**, 127—129 (1966). — Marquardt, H., u. E. Gläss: Die Chromosomenzahlen in den Leberzellen von Ratten verschiedenen Alters. Chromosoma (Berl.) **8**, 617—636 (1957). — Marshak, A., and R. L. Byron Jr.: The use of regenerating liver as a method of assay. Proc. Soc. exp. Biol. (N.Y.) **59**, 200—202 (1945). — Masshoff, W.: Die physiologische Regeneration. In: Handbuch der allg. Pathologie, Bd. VI/1, S. 441—514. Berlin-Göttingen-Heidelberg: Springer 1955. — Masshoff, W., u. P. Rieckert: Vergleichende Cyto- und Histologie am leistungsgesteigerten Lymphknoten. Frankfurt. Z. Path. **65**, 43—61 (1954). — Mayersbach, H. v.: Seasonal influences on biological rhythms of standardized laboratory animals. In: The cellular aspects of biorhythms, p. 87—99. Berlin-Heidelberg-New York: Springer 1967. — Mazia, D.: Mitosis and the physiology of cell division. In: The Cell, ed. Brachet/Mirsky, vol. III, p. 77—412. New York: Acad. Press 1961. — McArdle, A. H., and E. H. Creaser: Nucleoproteins in regenerating rat liver. I. Incorporation of ^{32}P into the ribonucleic acid of liver during early stages of regeneration. Biochim. biophys. Acta (Amst.) **68**, 561—568 (1963). — McCorquodale, D. J., E. G. Veach, and G. C. Mueller: The incorporation in vitro of labelled amino acids into the proteins of normal and regenerating rat liver. Biochim. biophys. Acta (Amst.) **46**, 335—343 (1960). — McJunkin, F. A., and H. C. Breuhaus: Homologous liver as a stimulus to hepatic regeneration. Arch. Path. **12**, 900—908 (1931). — McKellar, M.: The postnatal growth and mitotic activity of the liver of the albino rat. Amer. J. Anat. **85**, 263—307 (1949). — McLean, M. R., and K. R. Rees: Hyperplasia of bile ducts induced by alpha-naphthyl-iso-thiocyanate: experimental biliary cirrhosis free from biliary obstruction. J. Path. Bact. **76**, 175—188 (1958). — Meister, V. v.: Über die Regeneration der Leberdrüse nach Entfernung ganzer Lappen, und über die Betheiligung der Leber an der Harnstoffbildung. Zbl. Path. **2**, 961—964 (1891). ~ Recreation des Lebergewebes nach Abtragung ganzer Lappen. Beitr. path. Anat. **15**, 1—116 (1894). — Messier, B., and C. P. Leblond: Cell proliferation and migration as revealed by radioautography after injection of thymidine-H^3 into male rats and mice. Amer. J. Anat. **106**, 247—285 (1960). — Milne, L. S.: The histology of liver tissue regeneration. J. Path. **13**, 127—160 (1909). — Mironescu, S., and C. Dragomir: Nucleolar number variations in rat liver cells after partial hepatectomy. Exp. Cell Res. **43**, 217—220 (1966). ~ Nucleolar behavior in regenerating liver of normal and whole-body-irradiated rats. Cancer Res. **27**, 1819—1830 (1967). — Mironescu, S., I. Encut, K. Mironescu, and F. Liciu: Nucleolar behavior in regenerating liver of rats receiving intra-abdominal injections of azo dyes and thioacetamide. J. nat. Cancer Inst. **40**, 917—933 (1968). — Mölbert, E.: Die Orthologie und Pathologie der Zelle im elektronenmikroskopischen Bild. In: Handbuch der allgemeinen Pathologie, Bd. II/5, S. 238—465. Berlin-Heidelberg-New York: Springer 1968. — Mohr, U., u. R. Speetzen: Zur Regeneration der DAENA-geschädigten Leber nach Teilhepatektomie. Naturwissenschaften **54**, 321 (1967). — Mohr, U., R. Speetzen u. H. Wrba: Zur Proliferationsaktivität der durch Diäthylnitrosamin geschädigten Leber nach Teilhepatektomie. Naturwissenschaften **54**, 566 (1967). — Moolten, F. L., and N. L. R. Bucher: Regeneration of rat liver: Transfer of humoral agent by cross circulation. Science **158**, 272—274 (1967). — Morgan, E. H., and C. J. Brackenridge: Serum protein changes and plasma total iron binding capacity after laparotomy or partial hepatectomy and in anaemia in the albino rat. Quart. J. exp. Physiol. **47**, 66—73 (1962). — Moya, F. J.: Influence of feeding pattern and splenectomy on liver regeneration after partial hepatectomy. Fed. Proc. **22**, 192 (1963a). ~ Inhibition of growth by posthepatectomy blood serum. Effect on regenerating liver and on tissue culture. Exp. Cell Res. **31**, 457—469 (1963b). — Müller, H. A.: Experimentell erzeugte Änderungen der organspezifischen Kernstruktur in der Mäuseleber. Verh. dtsch. Ges. Path. **48**, 200—203 (1964). ~ Die Chromozentren in den Leberzellen der Maus unter normalen und pathologischen Bedingungen. Ergebn. allg. Path. path. Anat. **47**, 144—185 (1966). — Müller, H. G.: Die Entwicklung der Kerngrößenverhältnisse in der Leber der weißen Maus. Z. mikr.-anat. Forsch. **41**, 296—320 (1937). — Münzer, F. T.: Über die Zweikernigkeit der Leberzellen. Arch. mikr. Anat. **98**, 249—282 (1923). — Muramatsu, M., and H. Busch: Effects of thioacetamide on metabolism of proteins of normal and regenerating liver. Cancer Res. **22**, 1100—1104 (1962). ~ Studies on the nuclear and nucleolar ribonucleic acid of regenerating rat liver. J. biol. Chem. **240**, 3960—3966 (1965). — Mutschler, L. E., and A. H. Gordon: Plasma protein synthesis by the isolated perfused regenerating rat liver. Biochim. biophys. Acta (Amst.) **130**, 486—492 (1966). — Myren, J., and T. Vinje: The effect of carbon tetrachloride on liver and liver transplants of mice. Acta path. microbiol. scand., Suppl. **93**, 173—181 (1952).

NADAL, C., et F. ZAJDELA: Polyploidie somatique dans le foie de rat. I. Le rôle des cellules binucléées dans la genèse des cellules polyploides. Exp. Cell Res. **42**, 99—116 (1966a). ~ Polyploidie dans le foie de rat. II. Le rôle de l'hypophyse et de la carence protéique. Exp. Cell Res. **42**, 117—129 (1966b). — NAKAMURA, R. M., D. S. MIYADA, and D. L. MOYER: Effect of liver regeneration following partial hepatectomy on the uptake of tritiated thymidine in the pituitary gland of the rat. Nature (Lond.) **199**, 707—708 (1963). — NAORA, H.: Microspectrophotometry of cell nuclei stained with Feulgen reaction: IV. Formation of tetraploid nuclei in rat liver cells during post natal growth. J. biophys. biochem. Cytol. **3**, 949—975 (1957). — NELSON, D. S., and P. M. DE BURGH: Biochemical changes in virus-infected and regenerating mouse liver. Nature (Lond.) **182**, 1617—1618 (1958). — NETTESHEIM, P., u. W. OEHLERT: Die Wirkung des Wachstumshormons auf die parenchymatösen Organe der weißen Maus unter besonderer Berücksichtigung der Leber. Beitr. path. Anat. **127**, 193—212 (1962). — NEWMAN, E., M. J. GROSSMAN, and A. C. IVY: Effect of diet on liver regeneration in partially hepatectomized rats. Amer. J. Physiol. **157**, 221—224 (1949). — NGU, V. A., D. W. ROBERTS, and T. C. HALL: Folic reductase in regenerating rat liver and effect of methotrexate. Cancer Res. **24**, 989—993 (1964). — NIETH, H.: Histologische und cytologische Untersuchungen am menschlichen Herzmuskel nach Hypertrophie und Insuffizienz. Beitr. path. Anat. **110**, 618—634 (1949). — NORBERG, B.: Alkaline liver phosphatase in regenerating rat liver. Acta endocr. (Kbh.) **11**, 156—170 (1952). — NORRIS, J. L., L. BLANCHARD, and C. POVOLNY: Regeneration of the rat liver of different ages. Arch. Path. **34**, 208—217 (1942). — NOVI, M. M.: Beitrag zur Feinstruktur des Herzmuskels bei experimenteller Herzhypertrophie. Beitr. path. Anat. **137**, 19—50 (1968). — NOVIKOFF, A. B.: Lysosomes and related particles. In: The cell, ed. by J. BRACHET and A. MIRSKY, vol. 2, p. 423. New York: Acad. Press 1961. — NOVIKOFF, A. B., and E. ESSNER: Cytolysosomes and mitochondrial degeneration. J. Cell Biol. **15**, 140—146 (1962). — NOVIKOFF, A. B., and E. F. NOE: Observations on fragmented rat liver canaliculi and Golgi apparatus. J. Morph. **96**, 189—221 (1955). — NOVIKOFF, A. B., and V. R. POTTER: Biochemical studies on regenerating liver. J. biol. Chem. **173**, 223—232 (1948). — NOVIKOFF, A. B., and W. Y. SHIN: The endoplasmatic reticulum in the Golgi zone and its relations to microbodies. Golgi apparatus and autophagic vacuoles in the rat liver cells. J. Microscopie **3**, 187—206 (1964). — NYGAARD, O., and H. P. RUSCH: Incorporation of radioactive phosphate into nucleic acids of regenerating rat liver. Cancer Res. **15**, 240—245 (1955).

ODA, A., and M. CHIGA: Effect of actinomycin D on the hepatic cell of partially hepatectomized rats; an electron microscopic study. Lab. Invest. **14**, 1419—1427 (1965). — OEHLERT, W.: Die Steuerung der Regeneration im mehrschichtigen Plattenepithel. Verh. dtsch. Ges. Path. **50**, 90—118 (1966). — OEHLERT, W., W. HÄMMERLING u. F. BÜCHNER: Der zeitliche Ablauf und das Ausmaß der Desoxyribonukleinsäure-Synthese in der regenerierenden Leber der Ratte nach Teilhepatektomie. Beitr. path. Anat. **126**, 91—112 (1962). — OPPENHEIMER, M. J., and E. V. FLOCK: Alkaline phosphatase levels in plasma and liver following partial hepatectomy. Amer. J. Physiol. **149**, 418—421 (1947).

PACK, G. T., and A. H. ISLAMI: Epiphenomena of total right hepatic lobectomy. Surgery **40**, 611—614 (1956). — PASCHKIS, K. E.: Growth-promoting factors in tissues: a review. Cancer Res. **18**, 981—991 (1958). — PASCHKIS, K. E., D. BARTUSKA, J. ZAGERMANN, J. W. GODDARD, and A. CANTAROW: Effect of 5-Fluorouracil on noncancerous tissue growth. Cancer Res. **19**, 1196—1203 (1959). — PASCHKIS, K. E., and A. CANTAROW: Pregnancy, tumor growth, and liver regeneration. Cancer Res. **18**, 1060—1066 (1958). — PASCHKIS, K. E., A. CANTAROW, J. STASNEY, and J. H. HOBBS: Tumor growth in partially hepatectomiced rats. Cancer Res. **15**, 579—582 (1955). — PASCHKIS, K. E., J. GODDARD, A. CANTAROW, and S. ADIBI: Stimulation of growth by partial hepatectomy. Proc. Soc. exp. Biol. (N.Y.) **101**, 184—186 (1959). — PATZELT, V.: Der Darm. In: Handbuch der mikroskopischen Anatomie des Menschen, Bd. 5, S. 1—448. Berlin: Springer 1936. — PEARSON, B., F. GROSE, and R. GREEN: Histochemical changes in liver succinic dehydrogenase during rapid growth following partial hepatectomy. Amer. J. Path. **35**, 139—151 (1959). — PECHET, G. S., A. E. ROGERS, and R. A. MACDONALD: Inhibitory humoral factors and liver regeneration. Fed. Proc. **22**, 192 (1963). — PELC, S. R.: Labelling of DNA and cell division in so called non-dividing tissues. J. Cell Biol. **22**, 21—28 (1964). — PEREZ-TAMAYO, R., W. R. MURPHY, and M. IHNEN: Effect of cortisone and partial starvation on liver regeneration. Arch. Path. **56**, 629—636 (1953). — PERKINSON, J. D., and C. C. IRVING: The respiratory metabolism of regerating rat liver. Cancer Res. **16**, 496—499 (1956). — PESCH, L. A., and Y. J. TOPPER: The liver and carbohydrate metabolism. In: The liver, vol. 1, p. 606—633, ed. by CH. ROUILLER. New York: Acad. Press 1963. — PETERS, K.: Nucleolus. In: Strahlenpathologie der Zelle, Hrsg. E. SCHERER und H.-ST. STENDER, S. 32—46. Stuttgart: Thieme 1963. — PETERS, R.: Die Mitosehäufigkeit in der Rattenleber in Abhängigkeit von der Tageszeit, dem Gewicht der

Tiere und der Ernährung. Z. Naturforsch. 17b, 164—169 (1962). — PETERSON, J. E.: Effects of the Pyrrolizidine alkaloid, Lasiocarpine N-oxide, on nuclear and cell division in the liver of rats. J. Path. Bact. 89, 153—171 (1965). — PFEIFER, U., u. P. BANNASCH: Zum Problem der „hyalinen Eiweißtropfen" im Cytoplasma der Leberparenchymzellen. Licht- und elektronenmikroskopische Untersuchungen nach $^{3}/_{4}$-Hepatektomie. Virchows Arch. Abt. B Zellpath. 1, 365—388 (1968). — PFUHL, W.: Die Auszählung der zweikernigen Zellen im mikroskopischen Schnitt. Verh. anat. Ges. (Jena) 39, 214—215 (1931). ~ Die Leber. In: Handbuch der mikroskopischen Anatomie des Menschen, Bd. V/2, S. 235—425. Berlin: Springer 1932. ~ Die mitotischen Teilungen der Leberzellen im Zusammenhang mit den allgemeinen Fragen über Mitose und Amitose. Z. Anat. Entwickl.-Gesch. 109, 99—133 (1938). — PILERI, A., L. LEDOUX, S. L. LIU et F. VANDERHAEGE: Láctivité de la ribonucléase acide au cours de la régénération hépatique. Arch. int. Physiol. 67, 119—120 (1959). — PLACER, Z., u. L. KUŽELA: In vivo Lipoperoxydation in der Leber nach partieller Hepatektomie. Acta biol. med. germ. 21, 121—124 (1968). — PODWYSSOZKI, W. v.: Experimentelle Untersuchungen über die Regeneration der Drüsengewebe. Beitr. path. Anat. 1, 259—360 (1885). — PONFICK, E.: Experimentelle Beiträge zur Pathologie der Leber. Virchows Arch. path. Anat. 118, 209—249 (1889). ~ Experimentelle Beiträge zur Pathologie der Leber. Virchows Arch. path. Anat. 119, 193—240 (1890). ~ Experimentelle Beiträge zur Pathologie der Leber. Virchows Arch. path. Anat. 138. Suppl., 81—117 (1895). — POOL, B.: The stimulus to hypertrophic growth. Advanc. Morphogenes. 5, 93—119 (1966). — POPPER, H.: Über experimentelle Hepatitis. Virchows Arch. path. Anat. 298, 574—593 (1937). — POST, J., M. B. HIMES, A. KLEIN, and J. HOFFMAN: Responses of the liver to injury. Arch. Path. 64, 278—283 (1957). — POST, J., and J. HOFFMAN: Changes in the replication patterns times and patterns of the liver cell during the life of the rat. Exp. Cell Res. 36, 111—123 (1964). — POST, J., CH.-Y. HUANG, and J. HOFFMAN: The replication time and pattern of the liver cell in the growing rat. J. Cell Biol. 18, 1—12 (1963). — PRICE, J. M., and A. K. LAIRD: A comparison of the intracellular composition of regenerating liver and induced liver tumors. Cancer Res. 10, 650—658 (1950).

RABES, H.: DNS-Synthese in Niere und Dünndarm hypophysektomierter Ratten nach partieller Hepatektomie. Naturwissenschaften 53, 308 (1966a). ~ Proteinsynthese in der Leber hypophysektomierter Ratten nach partieller Hepatektomie. Naturwissenschaften 53, 386 (1966b). ~ Untersuchungen zur humoralen Regulation bei regenerativem und malignem Wachstum. Veröfftlg. Morph. Path. 1967. — RABES, H., u. H. BRÄNDLE: Beziehungen zwischen RNS- und DNS-Synthese bei der Leberzellproliferation nach partieller Hepatektomie. Virchows Arch. Abt. B Zellpath. 1, 317—322 (1968). — RABES, H., u. H. V. TUCZEK: Topik der DNS-Synthese nach Teilhepatektomie. Naturwissenschaften 54, 229—230 (1967). ~ Topik der Leberregeneration nach Teilhepatektomie bei allylformiatvergifteten Ratten. Verh. dtsch. Ges. Path. 52, 449—453 (1968). — RABES, H., H. V. TUCZEK u. H. BRÄNDLE: Allylformiatvergiftung bei experimentell ausgelöster Leberregeneration. Klin. Wschr. 46, 450—451 (1968). — RABES, H., u. H. WRBA: Zur Spezifität der Hemmwirkung von Serum teilhepatektomierter Ratten auf den Stoffwechsel in vitro suspendierter Ascitestumorzellen. Klin. Wschr. 38, 1250 (1960). ~ Zur Wirkung von Serum hepatektomierter Tiere auf Suspensionen von Tumorzellen. Klin. Wschr. 39, 206 (1961). ~ Nukleinsäuresynthese der Leber verschiedener Funktionszustände in vitro und in der Konfrontationskultur. Exp. Cell Res. 39, 669—677 (1965). — RABES, H., H. WRBA, and H. BRÄNDLE: Synthesis of deoxyribonucleic acid in the liver of hypophysectomized rats after partial hepatectomy. Proc. Soc. exp. Biol. (N.Y.) 120, 244—246 (1965). — RABES, H., H. WRBA, M. EDER u. H. BRÄNDLE: DNS-Synthese und Cytoplasma-Veränderungen bei der Leberregeneration nach Hypophysektomie. Z. Naturforsch. 20b, 607—608 (1965). — RABINOVICI, M., and E. WIENER: Partial hepatectomy as a stimulus to regeneration of the liver in experimental cirrhosis. Israel med. J. 17, 169—172 (1958). — RABINOVICI, N.: Spleen changes after partial hepatectomy. Acta hepato-splenol. (Stuttg.) 12, 352—360 (1965). — RABINOVICI, N., and E. WIENER: Liver regeneration after partial hepatectomy in carbon-tetrachloride-induced cirrhosis in the rat. Gastroenterology 40, 416—422 (1961). — RAJEWSKY, M., W. DAUBER, and H. FRANKENBERG: Liver carcinogenesis by diethylnitrosamine in the rat. Science 152, 83—85 (1966). — RALLI, E. P., and E. M. DUMM: Simplified technic for partial hepatectomy in rats with fatty livers. Proc. Soc. exp. Biol. (N.Y.) 77, 188—190 (1951). — RAPPAPORT, A. M.: The structural and functional unit in the human liver (liver acinus). Anat. Rec. 130, 673—689 (1958). — RAPPAPORT, A. M., Z. J. BOROWY, W. M. LOUGHEED, and W. N. LOTTO: Subdivision of hexagonal liver lobules into a structural and functional unit. Anat. Rec. 119, 11—33 (1954). — REID, E., M. A. O'NEAL, B. M. STEVENS, and V. C. E. BURNOP: Hormonal influences on the incorporation of injected precursors into protein and ribonucleic acid of liver cytoplasma. Biochem. J. 64, 33—38 (1956). — RENDI, R.: Incorporation of glycine C^{14} into "S-RNA" and microsomes of normal and regenerating rat liver. Biochim. biophys. Acta (Amst.) 31, 266—268 (1959). — REVEL, J. P.: Electron microscopy of glycogen. J. Histochem. Cytochem. **12**, 104—114 (1964). — Roberts, K. B., H. W. Florey, and W. K. Joklik: The influence of cortisone on cell division. Quart. J. exp. Physiol. **37**, 239—257 (1952). — Roberts, S.: The influence of the adrenal cortex on the mobilization of tissue protein. J. biol. Chem. **200**, 77—88 (1953). — Roberts, S., and A. White: Studies on the origin of the serum proteins. J. biol. Chem. **180**, 505—516 (1949). — Rössle, R.: Wachstum und Altern. München 1923. ~ Entzündungen der Leber. In: Handbuch der speziellen pathologischen Anatomie und Histologie, Bd. V/1, S. 243—505. Berlin: Springer 1930. — Rogers, A. E., G. S. Pechet, and R. A. MacDonald: Humoral factors and liver regeneration in mice. Fed. Proc. **22**, 192 (1963). — Rogers, A. E., J. A. Shaka, G. Pechet, and R. A. MacDonald: Absence of a blood borne factor affecting liver regeneration in paired and triplet parabiotic rats. Fed. Proc. **20**, 286 (1961a). ~ Regeneration of the liver: Absence of a humoral factor affecting hepatic regeneration in parabiotic rats. Amer. J. Path. **39**, 561—578 (1961b). — Rouiller, C., and W. Bernhard: "Microbodies" and the problem of mitochondrial regeneration in liver cells. J. biophys. biochem. Cytol. **2**, (Suppl.), 355—360 (1956). — Rous, P., and L. D. Larimore: Relation of the portal blood to liver maintenance. J. exp. Med. **31**, 609—632 (1920). — Ruegamer, W. R., L. Bernstein, and J. D. Benjamin: Gowth food utilization, and thyroid activity in the albino rat as a function of extra handling. Science **120**, 184—185 (1954). — Russo, J., and J. M. Echave-Llanos: Twenty-four-hour rhythm in the mitotic activity and in the water and dry matter content of regenerating liver. Z. Zellforsch. **61**, 824—828 (1964). — Ryabinia, Z. A.: The size of uninucleate liver cells and the glycogen content of normal and regenerating rat liver. Bull. exp. Biol. Med. **53**, 215—218 (1962).

Saetren, H.: A principle of auto-regulation of growth. Production of organ specific mitose-inhibitors in kidney and liver. Exp. Cell Res. **11**, 229—232 (1956). — Sánchez-Q., E., G. Soberón, O. Palacios, E. Lee, and M. Kuri: Changes in effective enzyme concentration in the growing rat liver. II. Liver regeneration after partial hepatectomy. J. biol. Chem. **236**, 1607—1610 (1961). — Sandritter, W., and Scomazzoni: Deoxyribonucleic acid content (Feulgen photometry) and dry weight (interference microscopy) of normal and hypertrophic heart muscle fibers. Nature (Lond.) **202**, 100—101 (1964). — Sarkar, N. K., A. Devi, and L. H. Hempelmann: Effects of irradiation on the incorporation of amino-acid into normal and regenerating rat liver. Nature (Lond.) **192**, 179—180 (1961). — Schalm, L., H. R. Bax, and B. J. Mansens: Atrophy of the liver after occlusion of the bile ducts or portal vein and compensatory hypertrophy of the unoccluded portion and its clinical importance. Gastroenterology **31**, 131—155 (1956). — Schaper, A.: Beiträge zur Analyse des tierischen Wachstums. Eine kritische und experimentelle Studie. Arch. Entwickl.-Mech. Org. **14**, 307—400 (1902). — Schaper, A., u. C. Cohen: Beiträge zur Analyse des tierischen Wachstums. Teil II: Über zellproliferatorische Wachstumszentren und deren Beziehungen zur Regeneration und Geschwulstbildung. Arch. Entwickl.-Mech. Org. **19**, 348—445 (1905). — Scherer, E.: Cytologische und karyologische Untersuchungen zur Strahlenwirkung auf Leber und Milz bei Anwendung von Total- und Teilbestrahlung. I. Untersuchungen an der Leber der weißen Maus. Strahlentherapie **100**, 86—103 (1956). — Schneider, J. H., R. Cassir, and F. Chordikian: Studies on the incorporation of thymidine into DNA by rat-liver homogenates in vitro. Biochim. biophys. Acta (Amst.) **42**, 225—229 (1960a). ~ Inhibition of incorporation of thymidine into deoxyribonucleic acid by amino acid antagonists in vivo. J. biol. Chem. **235**, 1437—1440 (1960b). — Schneider, J. H., and V. R. Potter: Alternative pathways of glucose metabolism. III. The incorporation of radioactivity from glucose-1-C^{14} into the nucleic acids of regenerating rat liver. Cancer Res. **17**, 701—706 (1957). — Schoenheimer, R.: The dynamic state of body constituents. Cambridge, Mass. 1942. — Schrader, F.: Mitose. Die Bewegungen der Chromosomen bei der Zellteilung. Wien: Deuticke 1954. — Schultze, B.: Die Orthologie und Pathologie des Nucleinsäure- und Eiweißstoffwechsels der Zelle im Autoradiogramm. In: Handbuch der allgemeinen Pathologie, Bd. II/5, S. 466—670. Berlin-Heidelberg-New York: Springer 1968. — Schwartz, H. S., M. Garofalo, S. S. Sternberg, and F. S. Philips: Hydroxyurea: inhibition of deoxyribonucleic acid synthesis in regenerating liver of rats. Cancer Res. **25**, 1867—1870 (1965). — Schwartz, H. S., J. E. Sodergren, M. Garofalo, and S. S. Sternberg: Actinomycin D effects on nucleic acid and protein metabolism in intact and regenerating liver of rats. Cancer Res. **25**, 307—317 (1965). — Shea, S. M.: Kinetics of hepatocyte proliferation in the early stages of liver regeneration. Exp. Cell Res. **36**, 325—334 (1964). — Sidorova, V. F.: The structure of the regenerating liver in rats. Bull. exp. Biol. Med. **47**, 1020 (1959). — Siebert, G.: Steuerung und Energetik der Zellregeneration in biochemischer Sicht. Verh. dtsch. Ges. Path. **50**, 119—132 (1966). — Siebert, G., K. H. Bässler, R. Hannover, E. Adloff u. R. Beyer: Enzymaktivitäten in isolierten Zellkernen in Abhängigkeit von der mitotischen Aktivität. Biochem. Z. **334**, 388—400 (1961). — Siess, M., u. H. Stegmann: Meßtechnische Untersuchungen über das Wachstum der Leber der weißen Maus. Virchows Arch. path. Anat. **318**, 534—574 (1950). — Sigel, B., F. J. Acevedo, and M. R. Dunn: The influence of partial hepatectomy on the course of small liver autotransplants. Fed. Proc. **22**, 192 (1963a). ~ The effect of partial hepatectomy on autotransplanted liver tissue. Surg. Gynec. Obstet. **117**, 29—36 (1963b). — SIGEL, B., M. R. DUNN, and J. BUTTERFIELD: Effect of partial hepatectomy and Eck fistula on autotransplanted liver tissue, evidence for a humoral mechanism in liver regeneration. Surg. Forum **14**, 72—74 (1963). — ŠIMEK, J., Z. ERBENOVÁ, F. DEML, and I. DVOŘÁČKOVÁ: Liver regeneration after partial hepatectomy in rats exposed before the operation to the stress stimulus. Experientia (Basel) **24**, 1166—1167 (1968). — ŠIMEK, J., and J. SEDLÁČEK: Effect of glucose administered in vivo or in vitro on the respiratory quotient of rat liver tissue after partial hepatectomy. Nature (Lond.) **207**, 761—762 (1961). — ŠIMEK, J., J. SEDLÁČEK, K. LEJSEK, and I. M. HAIS: Succinoxidase activity of mitochondria isolated from the liver of rats after partial hepatectomy and hypophysectomy. Experientia (Basel) **22**, 150—151 (1966). — SIMPSON, G. E. C., and E. S. FINCKH: The pattern of regeneration of rat liver after repeated partial hepatektomies. J. Path. Bact. **86**, 361—370 (1963). — SKÖLD, O.: Enzymes of uracil metabolism in tissues with different growth characteristics. Biochim. biophys. Acta (Amst.) **44**, 1—12 (1960). — SKORYNA, S. C., and D. R. WEBSTER: Production of cirrhosis and liver tumors in male rats using high dosages of 2-acetaminofluorene. Proc. Soc. exp. Biol. (N.Y.) **78**, 62—67 (1951). — SMYTHE, R. L., and R. O. MOORE: A study of possible humoral factors in liver regeneration in the rat. Surgery **44**, 561—569 (1958). — SOBERÓN, G., and E. SÁNCHEZ-Q.: Changes in effective enzyme concentration in the growing rat liver. I. Effects of fasting followed by repletion. J. biol. Chem. **236**, 1602—1606 (1961). — SOLOPAEV, B. P.: The effect of functional loading on liver regeneration in rats. Bull. exp. Biol. Med. (USSR) **43**, 628—631 (1957). — SOSKIN, S., H. E. ESSEX, J. F. HERRICK, and F. C. MANN: The mechanism of regulation of the blood sugar by the liver. Amer. J. Physiol. **124**, 558—567 (1938). — STEINER, P. E., and J. B. MARTINEZ: Effects on the rat liver of bile duct, portal vein and hepatic artery ligations. Amer. J. Path. **39**, 257—290 (1961). — STENGER, R. J., and D. B. CONFER: Hepatocellular ultrastructure during liver regeneration after subtotal hepatectomy. Exp. molec. Path. **5**, 455—474 (1966). — STENRAM, U., and R. WILLÉN: The effect of actinomycin D on ultrastructure and radioautographic ribonuclein acid and protein labeling in rat liver after partial hepatectomy. Cancer Res. **26**, 765—772 (1966). ~ Electron microscopical observations of inhibitory effect of puromycin on liver regeneration after partial hepatectomy. Exp. Cell Res. **46**, 457—459 (1967). — STEPHENSON G. W.: Experimental pathology of the liver. IX. Restoration of the liver after partial hepatectomy and partial ligation of the portal vein. Arch. Path. **14**, 484—490 (1932). — STERN, K., and A. DUWELIUS: Hepatic and splenic uptake of collodial radiogold in rat after partial hepatectomy. Proc. Soc. exp. Biol. (N.Y.) **100**, 546—549 (1959). — STICH, H., and M. L. FLORIAN: The presence of a mitosis inhibitor in the serum and liver of adult rats. Canad. J. Biochem. **36**, 855—859 (1958). — STICH, H. F.: Regulation of mitotic rate in mammalian organismus. Ann. N.Y. Acad. Sci. **90**, 603—609 (1960). — STÖCKER, E.: Der Proliferationsmodus in Niere und Leber. Verh. dtsch. Ges. Path. **50**, 53—74 (1966a). ~ Zum Proliferationsmodus der cirrhotischen Rattenleber nach Teilhepatektomie, autoradiographische Untersuchungen mit ^{3}H-Thymidin. Klin. Wschr. **44**, 657—658 (1966b). ~ Growth and regeneration in parenchymatous organs of the rat. 2. Meeting of the Europ. Study Group for Cell Prolif. Avstr. Papers, 1968, p. 80—82. — STÖCKER, E., u. G. BACH: Zur Proliferation und DNS-Syntheserate des Leberparenchyms nach Teilhepatektomie. Autoradiographische Untersuchungen mit H^3-Thymidin. Naturwissenschaften **52**, 264—265 (1965). — STÖCKER, E., u. W.-D. HEINE: Über die Proliferation von Nieren- und Leberepithel unter normalen und pathologischen Bedingungen. Autoradiographische Untersuchungen mit H^3-Thymidin an der Ratte. Beitr. path. Anat. **131**, 409—434 (1965). — STÖCKER, E., V. P. HÖLPER, S. PLATO u. W. D. HEINE: Zum Proliferationsmodus der cirrhotischen Rattenleber nach Teilhepatektomie. Klin. Wschr. **44**, 657—658 (1966). — STÖCKER, E., W. LIEBSCHER u. H. W. ALTMANN: Zum Proliferations-Stoffwechsel der Rattenleber nach Teilhepatektomie. Autoradiographische Untersuchungen mit ^{3}H-Cytidin, -Phenylalanin und -Thymidin. Experientia (Basel) **23**, 718 (1967). — STÖCKER, E., u. U. PFEIFFER: Zum Proliferationsmodus des Leberparenchyms nach Teilhepatektomie. Autoradiographische Untersuchungen mit H^3-Thymidin. Naturwissenschaften **52**, 663 (1965). ~ Autoradiographische Untersuchungen mit ^{3}H-Thymidin an der regenerierenden Rattenleber. Z. Zellforsch. **79**, 374—388 (1967). — STÖCKER, E., E. TEUBNER u. G. ROSENBUSCH: Die DNS-Synthese als Funktion des Alters in Leber und Niere der Ratte. Verh. dtsch. Ges. Path. **48**, 295—299 (1964). — STOWELL, R. E.: Nucleic acids and cytologic changes in regenerating rat liver. Arch. Path. **46**, 164—178 (1948). ~ Alterations in nucleic acids during hepatoma formation in rats fed p-dimethylaminoazobenzene. Cancer (Philad.) **2**, 121—131 (1949). — STRAUBE, R. L., and H. M. PATT: Regeneration following partial hepatectomy as a function of age in the mouse. Fed. Proc. **20**, 286 (1961). — SULKIN, N. M.: A study of the nucleus in the normal and hyperplastic liver of the rat. Amer. J. Anat. **73**, 107—125 (1943). — SUTHERLAND, A.M.: Regeneration in the fatty liver of the rat after partial hepatectomy. J. Path. Bact. **71**, 403—408 (1956). — SWARTZ, F. J.: The development in human liver of multiple desoxyribose nucleic acid (DNA) classes and their relationship to the age of the individual. Chromosoma (Berl.) **8**, 53—72 (1956). ~ Polyploidization of liver after partial hepatectomy in the dwarf mouse and hypophysectomized rat: Effect of extended regenerative periods. Exp. Cell Res. **48**, 557—568 (1967). — SWIFT, M., L. REBHUN, E. RASCH, and J. WOODARD: The cytology of nuclear RNA. In: Cellular mechanism in differentiation and growth. Ed. D. RUDNICK, p. 45—49. Princeton: Princeton Univ. Press 1956. — SYMEONIDIS, A., A. S. MULAY, and E. G. TRAMS: Effect of prolonged pretreatment with desoxycorticosterone on the liver of hepatectomized rats. Endocrinology **57**, 550—558 (1955). — SZEGO, C. M., and S. ROBERTS: Influence of ovarectomy on chemical composition of regenerating rat liver. J. biol. Chem. **178**, 827—838 (1949).

TEIR, H., and A. LAHTIHARJU: Effect of necrotic liver tissue on regeneration in hepatectomized rats. Exp. Cell Res. **24**, 424—428 (1961). — TEIR, H., A. LAHTIHARJU, A. ALHO, and K.-J. FORSELL: Autoregulation of growth by tissue breakdown products. In: Control of cellular growth in adult organisms, ed. by H. TEIR and T. RYTÖMAA, p. 67—82. London: Acad. Press 1967. — TEIR, H., and K. RAVANTI: Mitotic activity and growth factors in the liver of the white rat. Exp. Cell Res. **5**, 500—507 (1953). — THEMANN, H.: Elektronenoptische Untersuchungen über das Glykogen im Zellstoffwechsel. Veröffentl. morphol. Path., Bd. 66. Stuttgart: Fischer 1963. — THORBECKE, G. J., L. J. OLD, B. BENACERRAF, and D. A. CLARKE: A histochemical study of acid and alkaline phosphatase in mouse livers during various conditions modifying activity of the reticuloendothelial system. J. Histochem. Cytochem. **9**, 382—399 (1961). — TIPTON, S. R., C. W. MAJORS, and J. L. SMOTHERS: Effects of thyroid and adrenal cortical hormones on restoration of liver protein and enzyme activity after partial hepatectomy in rats. Amer. J. Physiol. **197**, 71—74 (1959). — TONUTTI, E.: Histochemische Befunde an der Diphtherienebenniere mittels der Plasmalreaktion. Klin. Wschr. **20**, 1196—1198 (1941). ~ Experimentelle Untersuchungen zur Pathophysiologie der Nebennierenrinde. Verh. dtsch. Ges. Path. **36**, 123—158 (1952). — TROTTER, N. L.: The effect of partial hepatectomy on subcutaneously transplanted hepatomas in mice. Cancer Res. **21**, 778—782 (1961). ~ A fine structure study of lipid in mouse liver regenerating after partial hepatectomy. J. Cell Biol. **21**, 233—244 (1964). ~ Electron-opaque, lipid-containing bodies in mouse liver at early intervals after partial hepatectomy and sham operation. J. Cell Biol. **25**, part 2, 41—52 (1965). ~ A fine structure study of mouse liver after partial hepatectomy and fasting. In: Electron microscopy, vol. 2, Biology, p. 627—628, ed. by RYOZI UYEDA, Nagoy, Univ., 1966. 6. Intern. Congr. for Electr. Microsc., Kyoto, Japan. — TSANEV, R., and G. G. MARKOV: Early changes in liver nucleic acids after partial hepatectomy. Folia histochem. cytochem. **2**, 233—242 (1964). — TSUBOI, K. K., H. O. YOKOYAMA, R. E. STOWELL, and M. E. WILSON: The chemical composition of regenerating mouse liver. Arch. Biochem. **48**, 275—292 (1954).— TSUKADA, K., and I. LIEBERMAN: Metabolism of nucleolar ribonucleic acid after partial hepatectomy. J. biol. Chem. **239**, 1564—1568 (1964a). ~ Synthesis of ribonucleic acid by liver nuclear and nucleolar preparations after partial hepatectomy. J. biol. Chem. **239**, 2952—2956 (1964b). ~ Liver nuclear ribonucleic acid polymerase formed after partial hepatectomy. J. biol. Chem. **240**, 1731—1736 (1965). — TUPPY, H., u. E. WINTERSBERGER: Mitochondrien als Träger genetischer Information. In: Probleme der biologischen Reduplikation, Hrsg. P. SITTE, S. 325—335. Berlin-Heidelberg-NewYork: Springer 1966.

ULTMANN, J. E., E. HIRSCHBERG, and A. GELLHORN: The effect of nitrogen mustard on the cellular concentrations of nucleic acids in regenerating rat liver. Cancer Res. **13**, 14—20 (1953).

VARS, H. M., and F. N. GURD: Role of dietary protein in experimental liver regeneration: A nitrogen balance study. Amer. J. Physiol. **151**, 391—398 (1947a). ~ Effect of dietary protein upon the regeneration of liver protein in the rat. Amer. J. Physiol. **151**, 399—404 (1947b). — VILCHEZ, C. A., I. L. SADNIK, and E. G. BADE: Influence of starvation on liver regeneration in the mouse. Naturwissenschaften **55**, 392—393 (1968). — VIROLAINEN, M.: Mitotic response in liver autograft after partial hepatectomy in the rat. Exp. Cell Res. **33**, 588—591 (1964). ~ Humoral factors in liver cell proliferation. In: Control of cellular growth in adult organisms, ed. by H. TEIR and H. RYTÖMAA, p. 232—249. London: Acad. Press 1967. — VOLM, M., H. HINDERER u. H. WRBA: Über einen dialysierbaren Hemmfaktor im Serum teilhepatektomierter Ratten auf Walker-Ascites-Tumorzellen. Z. Naturforsch. **22**b, 1150—1153 (1967). — VOLM, M., u. H. WRBA: Katalase-Aktivität im Serum teilhepatektomierter Ratten. Naturwissenschaften **53**, 228 (1966). — VOLM, M., H. WRBA u. H. HINDERER: Zur Wirkung der Ionenzusammensetzung bei der Hemmwirkung des Blutserums teilhepatektomierter Tiere auf Tumorzellen in vitro. Z. Naturforsch. **23**b, 286 (1968). — VOSS, H.: Die Kerngrößenverhältnisse in der Leber der weißen Maus. Z. Zellforsch. **7**, 187—200 (1928).

WACHSTEIN, M.: Cyto- and histochemistry of the liver. In: The liver, ed. by CH. ROUILLER, vol. 1, p. 137—194. NewYork: Acad. Press 1963. — WADA, B.: Analysis of mitosis. Tokyo: Kokusai Bunken Inatsusha 1966. — WEBBER, M. M., and H. F. STICH: Combined effects of X-irradiation and 3′-methyl-4-dimethylaminoazobenzene on liver cell population.

Canad. J. Biochem. **43**, 811—815 (1965a). ~ Formation of cell colonies in X-irradiated regenerating livers of rats. Canad. J. Biochem. **43**, 817—828 (1965b). — WEHRMEYER, W.: Morphologie und Morphogenese der Plastiden. In: Probleme der biologischen Reduplikation, Hrsg. P. SITTE, S. 203—224. Berlin-Heidelberg-NewYork: Springer 1966. — WEINBREN, K.: The effect of bile duct obstruction on regeneration of the rat's liver. Brit. J. exp. Path. **34**, 280—289 (1953). ~ The portal blood supply and regeneration of the rat liver. Brit. J. exp. Path. **36**, 583—591 (1955). ~ Regeneration of the liver. Gastroenterology **37**, 657—668 (1959). — WEINBREN, K., and B. H. BILLING: Hepatic clearance of bilirubin as an index of cellular function in the regenerating rat liver. Brit. J. exp. Path. **37**, 199—204 (1956). — WEINBREN, K., and W. FITSCHEN: The influence of sodium fluoroacetate on regeneration of the rat's liver. Brit. J. exp. Path. **40**, 107—112 (1959). — WEINBREN, K., W. FITSCHEN, and M. COHEN: The unmarking by regeneration of latent irradiation effects in the rat livers. Brit. J. Radiol. **33**, 419—425 (1960). — WEINBREN, K., and A. TAGHIZADEH: The mitotic response after subtotal hepatectomy in the rat. Brit. J. exp. Path. **46**, 413—417 (1965). — WEINBREN, K., and E. TARSH: The mitotic response in the rat liver after different regenerative stimuli. Brit. J. exp. Path. **45**, 475—480 (1964). — WEINBREN, K., and E. WOODWARD: Delayed incorporation of ^{32}P from orthophosphate into deoxyribonucleic acid of rat liver after subtotal hepatectomy. Brit. J. exp. Path. **45**, 442—449 (1964). — WEISS, P.: Self-regulation of organ growth by its own products. Science **115**, 287 (1952). ~ Specifity in growth control. In: Biological specifity and growth, ed. E. G. BUTLER, p. 195—206. Princeton: Princeton Univ. Press 1955. — WEISS, P., and J. L. KAVANAU: A model of growth control in mathematical terms. J. gen. Physiol. **41**, 1—47 (1957). — WEISS, P. B.: A general mechanism of differentiation based on morphogenetic studies in Ciliates. Amer. Naturalist **85**, 293—311 (1951). — WELLING, W., D. BOOTSMA, E. VAN MUISWINKEL, and C. A. P. BERGHEGEN: Synthesis of ribonucleic acid regenerating rat liver after partial hepatectomy. Biochim. biophys. Acta (Amst.) **95**, 262—279 (1965). — WELLING, W., and J. A. COHEN: Disturbance of RNA turnover in the cell nucleus by x-irradiation in the early phase of rat liver regeneration. Biochim. biophys. Acta (Amst.) **42**, 181—182 (1960). — WENNEKER, A. S., and N. SUSSMANN: Regeneration of liver tissue following partial hepatectomy in parabiotic rats. Proc. Soc. exp. Biol. (N.Y.) **76**, 683—686 (1951). — WHEELER, G. P., J. A. ALEXANDER, D. D. HILL, and H. P. MORRIS: Effects of partial hepatectomy of rats on the metabolism of formate ^{14}C in vivo by host liver and Morris hepatoma 5123-C. J. nat. Cancer Inst. **36**, 709—715 (1966). — WILSON, J. W.: Diurnal rhythm of mitotic activity in the liver of the mouse. Anat. Rec. **101**, 672—673 (1948). — WILSON, J. W., and E. H. LEDUC: Mitotic rate in mouse liver following intraperitoneal injection of liver, kidney and egg yolk. Anat. Rec. **97**, 471 (1945). ~ The occurence and formation of binucleate and multinucleate cells and polyploid nuclei in the mouse liver. Amer. J. Anat. **82**, 353—392 (1948). ~ Abnormal mitosis in mouse liver. Amer. J. Anat. **86**, 51—73 (1950). — WILSON, M. E., R. E. STOWELL, H. O. YOKOYAMA, and K. K. TSUBOI: Cytological changes in regeneration mouse liver. Cancer Res. **13**, 86—92 (1953). — WITSCHI, H.: Inhibition of deoxyribonucleic acid synthesis in regenerating rat liver by beryllium. Lab. Invest. **19**, 67—70 (1968). — WITSCHI, H. P., and W. N. ALDRIDGE: Uptake, distribution and binding of beryllium to organelles of the rat liver cell. Biochem. J. **106**, 811—820 (1968). — WOHLFARTH-BOTTERMANN, K. E.: Morphologische Aspekte der Mitochondrienvermehrung. In: Probleme der biologischen Reduplikation, Hrsg. P. SITTE, S. 289—310. Berlin-Heidelberg-NewYork: Springer 1966. — WRBA, H., u. H. RABES: Zum Nachweis von Wechselwirkungen zwischen explantierten Organen mit Hilfe von „Konfrontations-Röhrchen". Exp. Cell Res. **26**, 493—496 (1962). ~ The action of serum from partially hepatectomized rats on explants of liver and tumors. Cancer Res. **23**, 1116—1120 (1963). ~ Humoral regulation of liver regeneration. In: Control of cellular growth in adult organisms, ed. H. TEIR and T. RYTÖMAA, p. 221—231. London: Acad. Press 1967. — WRBA, H., H. RABES u. G. ALBER: Induktion von Nucleinsäuresynthese der Leber durch Teilhepatektomie und Parabiose. Exp. Cell Res. **46**, 263—267 (1967). — WRBA, H., H. RABES u. H. BRÄNDLE: Autoradiographische Untersuchungen zur Leberregeneration nach Hypophysektomie. Naturwissenschaften **51**, 42—43 (1964). — WRBA, H., H. RABES u. A. GEORGII: Zur Frage einer spezifischen Wirkung von Blutserum teilhepatektomierter Tiere auf Tumoren. Naturwissenschaften **7**, 165 (1965). — WRBA, H., H. RABES, M. RIPOLL-GOMEZ u. H. RANZ: Die stoffwechselsteigernde Wirkung von Serum teilhepatektomierter Tiere auf Leberkulturen. Exp. Cell Res. **26**, 70—77 (1962). — WRBA, H., H. RABES u. W. ZINTL: Zur Biologie induzierter Wachstumsvorgänge in der Leber in vivo und im Explantat. Virchows Arch. path. Anat. **336**, 12—15 (1962). — WRBA, H., H. RANZ u. M. RIPOLL-GÓMEZ: Die depressive Wirkung von Serum teilhepatektomierter Ratten auf die Aufnahme von markiertem Phosphat durch Tumorkulturen. Naturwissenschaften **47**, 447 (1960). — WRBA, H., u. H. RIPOLL-GÓMEZ: Zum Nachweis eines humoralen „Regenerationsfaktors" im Serum partiell hepatektomierter Ratten. Naturwissenschaften **47**, 182 (1960). — WRBA, H., M. RIPOLL-GÓMEZ u. H. RANZ: Die stoffwechselsteigernde Wirkung des Serums teilhepatektomierter Ratten auf

Leber-Kulturen. Exp. Cell Res. **20**, 232—235 (1960). — Wrba, H., H. Schönenberger, E. Bamann u. R. Lang: Der Gehalt an freien Nucleotiden bei verschiedenen Funktionszuständen der Rattenleber. Naturwissenschaften **48**, 625 (1961). ~ Zur Bewertung von Verschiebungen im Gehalt an freien Nucleotiden bei verschiedenen Funktionszuständen der Leber. Naturwissenschaften **49**, 399—400 (1962). — Wrba, H., and M. Volm: Depressive action of serum of partially hepatectomized rats on tumour cells in vitro. Europ. J. Cancer **3**, 143—147 (1967).

Yamada, E. W.: Evidence of the induction of uridine and deoxyuridine phosphorylases in regenerating rat liver in vitro. Canad. J. Biochem. **43**, 41—48 (1965). — Yang, H.-Y., and H. Terayama: Acid phosphatase activity and its distribution between particles and cell sap at early stages of rat liver regeneration. Gann **57**, 291—294 (1966). — Yokoyama, H. O., K. K. Tsuboi, M. E. Wilson, and R. E. Stowell: Histochemical studies on regenerating mouse liver. Lab. Invest. **2**, 91—108 (1953). — Yokoyama, H. O., M. E. Wilson, K. K. Tsuboi, and R. E. Stowell: Regeneration of mouse liver after partial hepatectomy. Cancer Res. **13**, 80—85 (1953).

Zaki, F. G.: Maximum mitosis and water content in regenerating rat liver. Z. Naturforsch. **9**b, 239—241 (1954). — Zaret, B. L.: Regeneration of the mammalian liver. III. Electrokinetics of replicating cells treated with anti-mitotic antibiotics. Proc. Soc. exp. Biol. (N.Y.) **121**, 1155—1157 (1966). — Zeiger, K.: Zur funktionellen Anatomie der Leber. Dtsch. Z. Verdau.- u. Stoffwechselkr., Sonderbd. **1952**, 22—31. — Zimmermann, M., and E. Celozzi: Stimulation of cell division in normal rat liver by a factor in serum from hepatectomized rats. Fed. Proc. **19**, 139 (1960). ~ Stimulation by heparin of parenchymal liver cell proliferation in normal adult rats. Nature (Lond.) **191**, 1014—1015 (1961).

Regeneration, Hyperplasie und Cancerisierung am Beispiel der epithelialen Wechselgewebe

Von

WOLFGANG OEHLERT, Freiburg i. Br.

Mit 79 Abbildungen

Einleitung

Der lebende Organismus ist nach einer Definition von L. v. BERTALANFFY (1942, 1951) als ein offenes System zu betrachten, das sich in einem Fließgleichgewicht befindet und sich seine für ihn typische Form und Funktion durch einen dauernden Austausch von Energie und Materie erhält. Wenn auch diese Gedanken zur Definition des Lebendigen bereits in der griechischen Naturphilosophie angedeutet waren, so konnte der Beweis für die Richtigkeit dieser Auffassung erst in den letzten Jahrzehnten von der experimentellen Biologie und Pathologie erbracht werden.

Beginnend mit den Versuchen von GEORG HEVESY (1923—1966), dem wir die Einführung radioaktiv markierter Substanzen in die experimentelle Stoffwechselforschung verdanken, und in Fortsetzung der Untersuchungen von SCHOENHEIMER und RITTENBERG (1935, 1937; vgl. SCHOENHEIMER 1942) zum Intermediärstoffwechsel mit schwerem Wasser und zum Proteinstoffwechsel mit ^{15}N[1] sind ständig neue Erkenntnisse über die Intensität des Umsatzes ungeformter Materie und Energie und über die unaufhörliche Regeneration der lebenden Substanz im molekularen Bereich gewonnen worden.

Schon ein halbes Jahrhundert vor dem Beginn der modernen Biochemie des intermediären Stoffwechsels wurde die Bedeutung des kontinuierlichen Verschleißes von Zellen und ihres Ersatzes für die Erhaltung des Lebens erkannt und der Begriff der physiologischen Regeneration im cellulären Bereich von FLEMMING (1885) und BIZZOZERO (1887, 1893 und 1894) geprägt. Morphologischer Ausdruck dieser unaufhörlich ablaufenden Zellabstoßungs- und Neubildungsvorgänge sind die in den verschiedenen Organen und Geweben mikroskopisch zu beobachtenden Phasen der Zellteilung. Ihre Häufigkeit wurde bereits in den ersten derartigen Untersuchungen als Maßstab für das Ausmaß der physiologischen Regeneration auf geweblicher Ebene angesehen[2].

Die Lokalisation und Anzahl der Mitosen wurden der Einteilung der verschiedenen Gewebe bezüglich ihrer Regenerationsfähigkeit[3] und der Klassifizierung ihrer Zellen nach zellkinetischen Gesichtspunkten[4] zugrunde gelegt. Die Zählung der Mitosen in einer homogenen Zellpopulation und die Bestimmung der Mitosezeit durch die Colchicinmethode ermöglichten die Ermittlung von Lebensdauern und Zellerneuerungsraten in bestimmten Geweben mit lebhaftem Zellumsatz bereits vor der Einführung der autoradiographischen Methoden (s. B. SCHULTZE,

[1] SCHÖNHEIMER und RITTENBERG 1935 und 1937, SCHOENHEIMER 1949.
[2] BIZZOZERO 1893, COWDRY 1942, 1953.
[3] BIZZOZERO 1893. [4] COWDRY 1942, 1953.

dieses Handbuch, Bd. II/5), so daß schon in den Jahren 1948—1960 exakte Angaben über die Zellerneuerungsgeschwindigkeit in der Schleimhaut des Magen-Darm-Traktes mitgeteilt wurden[5].

Die bis zu diesem Zeitpunkt vorliegenden Untersuchungsergebnisse zu Fragen der physiologischen Regeneration, welche zum überwiegenden Teil auf rein morphologischen Untersuchungsmethoden basieren, wurden in Bd. VI/1 dieses Handbuches von MASSHOFF (1955) dargestellt.

Die seit 1959/1960 einsetzenden autoradiographischen Untersuchungen unter Verwendung von radioaktiv markiertem Thymidin zur Proliferationskinetik in den Wechselgeweben verschiedener Tierarten und des Menschen erbrachten innerhalb kürzester Zeit eine Fülle neuer Ergebnisse über die Generationszeit von Zellen, die einzelnen Phasen des Generationscyclus sowie über den Mechanismus der Zellneubildung und Abwanderung und ihren zeitlichen Ablauf, und zwar unter normalen und pathologischen Bedingungen. Dabei zeigte sich, daß vor allem in denjenigen Wechselgeweben, in denen Indifferenzzonen als besondere Regenerationsblasteme[6] ausgebildet sind und eine gerichtete Zellverschiebung und -abstoßung erfolgt, wie im mehrschichtigen Plattenepithel der verschiedenen Standorte und in den drüsenhaltigen Schleimhäuten, die Kinetik der Zellerneuerung am klarsten und eindrucksvollsten zu verfolgen ist. Die in diesem Beitrag zusammengestellten und diskutierten Ergebnisse zur Zellproliferation, welche vorwiegend mit den modernen Methoden der Tracertechnik und der autoradiographischen Methode erarbeitet wurden, können als zweite Stufe auf dem Weg zur Aufklärung der Zell- und Gewebsregeneration bezeichnet werden.

Je zahlreicher die für die Zellerneuerung in den verschiedenen Wechselgeweben ermittelten Werte und je genauer die Einblicke auch in die einzelnen Phasen der Zellverschiebung und Generationszeit wurden, je klarer man den Weg der einzelnen Zelle von ihrer Entstehung bis zum Zelltod verfolgen konnte und je eindrucksvoller sich das Bild eines sinnvoll geregelten Wechselspiels zwischen Zelluntergang und Zellneubildung dem Untersucher bot, desto dringlicher wurde unter anderem auch die Frage nach dem Regulationsmechanismus des unaufhörlichen Zellumsatzes in den Wechselgeweben des ausgewachsenen Organismus. Neben schon früher diskutierten übergeordneten hormonalen und neuralen Regelmechanismen rücken in letzter Zeit innergewebliche und intracelluläre Steuerungssysteme in den Mittelpunkt des Interesses. Erst in jüngster Zeit wurden unter Einbeziehung kybernetischer Regulationsprinzipien Modellvorstellungen über diese innergeweblichen Steuerungssysteme entwickelt, die es gestatten, die Vielfalt der bei regeneratorischen Prozessen auftretenden cellulären und geweblichen Veränderungen sowie deren zeitlichen Verlauf einem relativ einfachen Regulationsschema zuzuordnen[7]. Diese neue Entwicklung leitet die dritte Stufe auf dem Wege der Erforschung der Ursachen und Begrenzung regenerativer Vorgänge und des Wachstums ein.

Der folgende Beitrag setzt sich zum Ziel, am Beispiel der epithelialen Wechselgewebe die mit modernen Methoden faßbaren Phänomene der physiologischen und reparativen Regeneration im einzelnen darzustellen. Dabei sollen vor allem die für alle selbstreduplizierenden Zellsysteme gültigen Gesetzmäßigkeiten im Ablauf der Zellabstoßung und -neubildung sowie für die innergeweblichen Steuerungsvorgänge herausgestellt werden.

---

[5] LEBLOND und STEVENS 1948, STEVENS und LEBLOND 1953, BERTALANFFY 1960.
[6] SCHAPER und COHEN 1905.
[7] WEISS und KAVANAU 1957, MERCER 1962, IVERSEN 1961, PITOT und HEIDELBERGER 1963, TSANEV und SENDOV 1968.

Bei den engen Beziehungen, die zwischen physiologischen, reparativen und pathologischen Wachstumsprozessen bestehen, war zwangsläufig die Frage nach den Mechanismen und Ursachen neoplastischen Wachstums, in unserem Falle also nach der Cancerisierung der epithelialen Wechselgewebe, aufgeworfen.

Dementsprechend wurde der Versuch unternommen, die für die einzelnen Gewebe entwickelten Vorstellungen über den Steuerungsmechanismus der Zellneubildung auch auf die Entstehung der für die verschiedenen epithelialen Wechselgewebe typischen Tumoren auszudehnen und die Ursachen der veränderten Proliferationskinetik bei der Entstehung dieser Geschwülste zu untersuchen.

Eine ausführliche Darstellung wird das Problem der Cancerisierung in einem späteren Band dieses Handbuches über die Carcinogenese erfahren.

A. Regeneration, Hyperplasie und Cancerisierung am mehrschichtigen Plattenepithel

I. Die physiologische Regeneration am mehrschichtigen Plattenepithel unterschiedlicher Lokalisation

a) Zeitlicher Ablauf der Zellneubildung und Zellabstoßung im mehrschichtigen Plattenepithel

Das nicht verhornende und verhornende mehrschichtige Plattenepithel unterschiedlicher Lokalisation beim Warmblüter gehört zu den sog. Wechselgeweben. Dementsprechend findet hier ein unaufhörlicher Zellverlust statt, dem eine Zellneubildung parallel geht. Es darf heute im Unterschied zu früher geäußerten Ansichten[8] angenommen werden, daß die Zellneubildung im mehrschichtigen Plattenepithel ausschließlich auf dem Wege mitotischer Zellteilungen erfolgt. Nach viele Jahre sich hinziehenden Diskussionen über die Lokalisation der mitotischen Zellneubildung im mehrschichtigen Plattenepithel[8] wird heute allgemein anerkannt, daß das Maximum der Zellneubildung im Stratum basale und in besonderen Fällen auch in den unteren Lagen des Stratum spinosum lokalisiert ist[9]. Von diesen als Indifferenzzone[10] bezeichneten, basalen Zellagen des mehrschichtigen Plattenepithels aus erfolgt ein unaufhörlicher Abstrom von Epithelzellen, die unter Erlangung der Fähigkeit zur Keratinsynthese und zunehmender Verhornung in das Stratum corneum gelangen, von dem aus sie als kernlose Hornschuppen abgestoßen werden. Unter Anwendung der Colchicin-Methode und unter Verwendung der autoradiographischen Technik nach Applikation radioaktiv markierten Thymidins (zur Technik s. Handbuch Allgemeine Pathologie, Bd. II/5) wurden im mehrschichtigen Plattenepithel unterschiedlicher Lokalisation bei verschiedenen Tierarten und beim Menschen die Zellbildungsgeschwindigkeit im Stratum basale und die Geschwindigkeit der Zellabwanderung bestimmt (Tabelle 1).

Im mehrschichtigen Plattenepithel unterschiedlicher Lokalisation von Ratte, Maus, Kaninchen und Hamster sowie im mehrschichtigen Plattenepithel der Schweinehaut hat die einschichtige Lage der Basalzellen als alleinige Indifferenzzone und damit Zellneubildungsstätte zu gelten[11]. Sowohl im mehrschichtigen Plattenepithel der Zunge, der Mundhöhle, des Oesophagus und Vormagens sowie der Epidermis als auch im Plattenepithel der Portio uteri findet man bei der Ratte ausschließlich im Stratum basale zur DNS-Synthese und zur Zellteilung befähigte Zellen (Abb. 1). Das Gleiche gilt für das mehrschichtige Plattenepithel der

[8] Literatur bei MASSHOFF 1955. [9] LEBLOND, GREULICH und PEREIRA 1964.
[10] SCHAPER und COHEN 1905. [11] OEHLERT und TH. BÜCHNER 1961, OEHLERT 1966.

Tabelle 1. *Zellumsatzgeschwindigkeit im mehrschichtigen Plattenepithel unterschiedlicher Lokalisation. Die fettgedruckten Werte gelten ausschließlich für die Basalzellen des entsprechenden Epithels. Die durch (C) bezeichneten Werte wurden mittels der Colchicinmethode, alle anderen mittels der ^{3}H-Thymidin-Methode gewonnen.* (Unter Verwendung der Werte von Bertalanffy in: F. D. Bertalanffy, Laborat. Invest. **13**, 871, 1964)

Mehrschichtiges Plattenepithel in	Tierart	Mittlere Lebensdauer der Zellen in Tagen	Literatur
Mundhöhle	Maus	4,4	Meyer zum Gottesberge und Koburg (1963)
Mundhöhle	Maus	5,9	Koburg (1962)
Mundhöhle	Maus	10—12	Beagrie und Skougaard (1962)
Mundhöhle	Maus	*3,5* (C)	Cameron und Greulich (1963)
Mundhöhle	Ratte	4,3 (C)	Bertalanffy (1960)
Mundhöhle	Ratte	13,8 (C)	Trott und Gorenstein (1963)
Mundhöhle	Kaninchen	8,6	Henry, Meyer, Weinmann und Schour (1952)
Zunge	Maus	4,0	Oehlert und Büchner (1961)
Zunge	Maus	*1,0*	Oehlert und Büchner (1961)
Zunge	Maus	4,2	Toto und Ojha (1962)
Zunge	Maus	*3,0*	Greulich und Cameron (1964)
Zunge	Maus	5,0	Creamer, Shorter und Bamforth (1961)
Zunge	Maus	8,0	Walker (1960)
Zunge	Maus	8,4	Meyer zum Gottesberge und Koburg (1963)
Zunge (Oberfläche)	Maus	6,9	Koburg (1962)
Zunge (Unterseite)	Maus	8,4	Koburg (1962)
Gingiva	Maus	2,4	Meyer zum Gottesberge und Koburg (1963)
Zunge (Oberfläche)	Ratte	4,9 (C)	Bertalanffy (1960)
Zunge (Unterseite)	Ratte	7,7 (C)	Bertalanffy (1960)
Oesophagus	Maus	4,0	Oehlert und Büchner (1961)
Oesophagus	Maus	5,0	Creamer, Shorter und Bamforth (1961)
Oesophagus	Maus	7,5	Greulich und Cameron (1964)
Oesophagus	Maus	7,2	Greulich und Cameron (1964)
Oesophagus	Maus	*4,5*	Greulich und Cameron (1964)
Oesophagus	Maus	30—43	Meyer zum Gottesberge und Koburg (1963)
Oesophagus	Maus	*7,7* (C)	Cameron und Greulich (1963)
Oesophagus	Ratte	8,8—11,6 (C)	Bertlanffy (1960)
Oesophagus	Ratte	*2,2*	Leblond, Greulich and Pereira (1964)
Oesophagus	Ratte	5,4	Leblond, Greulich und Pereira (1964)
Vagina	Maus	4,0	Walker (1960)
Vagina	Ratte	3,9 (C)	Bertalanffy und Lau (1963)
Portio	Ratte	5,5 (C)	Bertalanffy und Lau (1963)
Portio	Mensch	5,7	Richart (1963)
Epidermis (Ohr)	Maus	22,0	Sherman, Quastler und Wimber (1961)
Epidermis (Rücken)	Maus	4,0	Oehlert und Büchner (1961)
Epidermis (Rücken)	Ratte (5 Tage alt)	3,7	Fukuyama und Bernstein (1961)
Epidermis (Rücken)	Schwein	11—14	Oehlert und Karasek (1966)
Epidermis (Rücken)	Mensch	*45*	Johnson, Haymaker u.a. (1960)

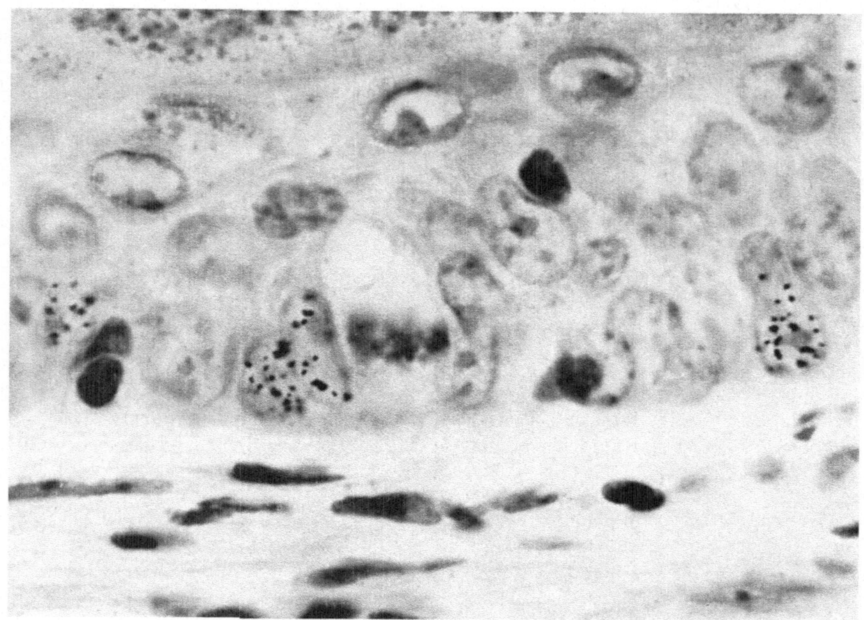

Abb. 1. Autoradiogramm vom mehrschichtigen Plattenepithel des Hamsteroesophagus, 40 min nach Injektion von Thymidin-^{3}H. DNS-synthetisierende Zellen und Mitose im Stratum basale

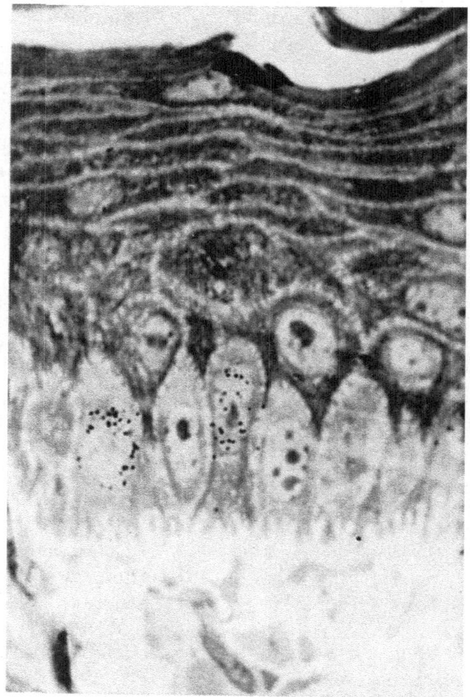

Abb. 2. Dünnschnitt (0,25 μ)-Autoradiogramm vom mehrschichtigen Plattenepithel der Schweinehaut, 60 min nach Injektion von Thymidin-^{3}H. Nur in der Basalmembran verankerte Epithelien synthetisieren DNS und sind dementsprechend markiert

Schweinehaut, die der menschlichen Haut sowohl im lichtmikroskopischen als auch im elektronenmikroskopischen Bild außerordentlich ähnlich ist (Abb.2)[12]. Durch Dauerinfusionsversuche mit Thymidin-^{3}H konnte nachgewiesen werden, daß im Zungenepithel der Maus sowie im Oesophagusepithel der Ratte[13] und auch im Vaginalepithel der Ratte[14] die Basalzellschicht insofern eine völlig homogene Population von Zellen darstellt, als praktisch 100% aller Basalzellen innerhalb weniger Tage markiert waren. Das bedeutet, daß alle Basalzellen innerhalb weniger Tage mindestens *eine* DNS-Synthesephase durchlaufen haben und somit als intermitotische Zellen im eigentlichen Sinne der Bedeutung anzusehen sind. In den genannten Geweben konnte die Existenz einer[15] in der Mäuseepidermis aufgefundenen zweiten Zellpopulation mit einer bis zu 5 Tage verlängerten G_2-Phase nicht nachgewiesen werden. In eigenen Untersuchungen konnten weder in der Zunge der Ratte und des Hamsters noch in der Schweineepidermis Anhaltspunkte für die Existenz zweier Zellpopulationen mit unterschiedlich langen G_2-Phasen im Stratum basale gewonnen werden.

Da die Basalzellschicht in den mehrschichtigen Plattenepithelien unterschiedlicher Lokalisation trotz dauernder hier ablaufender Zellteilungen unter physiologischen Bedingungen keine Verbreiterung erfährt und ihre Zellzahl konstant bleibt, muß angenommen werden, daß für jede durch eine Mitose neu hinzukommende Zelle eine andere die Basalzellschicht verläßt. Da außerdem beim Plattenepithel des Nagers und auch der Schweinehaut im steady state ausschließlich im Stratum basale, praktisch nie dagegen im Stratum spinosum, DNS-Synthesen und Mitosen ablaufen, müssen wir annehmen, daß mit dem Verlassen des Stratum basale die Epithelzelle ihre Fähigkeit zur DNS-Synthese und Mitose irreversibel verliert. Etwas anders scheinen die Verhältnisse im Portioepithel und im Plattenepithel der Haut des Menschen zu liegen. Hier beobachtet man sowohl Mitosen als auch DNS-synthetisierende Zellen im Stratum basale und in den unteren Zellschichten des Stratum spinosum[16]. Das Gleiche gilt für das Vaginal- und Portioepithel der Ratte während des Oestrus, d. h. während einer Phase stark gesteigerter Zellproliferation[17]. In den genannten Geweben kommt es zur Ausbildung einer oder mehrerer Parabasalzellschichten, deren einzelne Zellelemente hinsichtlich ihrer cytologischen Differenzierung alle Übergänge zwischen Basal- und Stratum spinosum-Zellen erkennen lassen. Wir müssen annehmen, daß in diesen Geweben die Abwanderung aus dem Stratum basale in das Stratum spinosum nicht unbedingt mit dem Verlust ihrer Teilungsfähigkeit verknüpft ist. Grundsätzlich muß die Möglichkeit diskutiert werden, daß bei Steigerung der Zellproliferation und beschleunigter Abwanderung der Zellen aus dem Stratum basale bei einem Nachhinken der cellulären Differenzierung eine scheinbare Verbreiterung des Stratum basale mit der Ausbildung sog. Parabasalzellschichten eintreten kann.

Andererseits hat man zu bedenken, daß es außerordentlich schwierig ist, im normalen histologischen Schnitt des mehrschichtigen Plattenepithels die Lage von Mitosen oder markierten Zellen im Autoradiogramm zu beurteilen. Nur in seltenen Fällen steht die Schnittebene völlig senkrecht auf der Basalmembran und recht häufig findet man schräge Anschnitte des Epithels, die ein mehrschichtiges Stratum basale oder die Lokalisation von Mitosen oder markierten Zellen in höheren Zellschichten vortäuschen können. Nur im semidünnen Schnitt (0,25 bis 0,10 μ) oder im ultradünnen Schnitt sind eine einwandfreie Identifizierung markier-

[12] Oehlert, Karasek und Bertelmann 1966, Karasek und Oehlert 1968.
[13] Leblond, Greulich und Pereira 1964.
[14] Ladinsky und Peckham 1965. [15] Gelfant 1962, 1963, 1963a.
[16] Masshoff 1955, Fettig und Oehlert 1964, Kalkoff und Born 1965.
[17] Bertalanffy und Lau 1963.

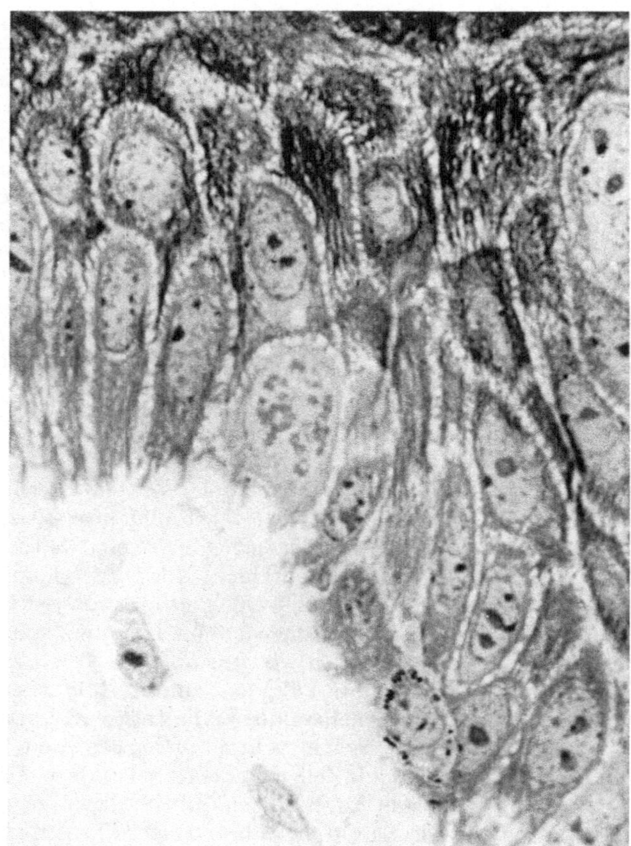

Abb. 3. Dünnschnitt (0,25 μ) vom mehrschichtigen Plattenepithel der Schweinehaut. Mitose einer mit füßchenartigen Fortsätzen in der Basalmembran verankerten Epithelzelle

ter Zellen und eine sichere Aussage über die räumliche Beziehung einzelner Zellen zur Basalmembran möglich. Unter Anwendung der Semidünnschnittmethode konnte in eigenen Untersuchungen[18] an der Schweinehaut nachgewiesen werden, daß sowohl unter physiologischen Bedingungen als auch bei einer gesteigerten Zellproliferation einzig und allein solche Zellen zur DNS-Synthese befähigt sind, die mit ihren füßchenartigen Fortsätzen in der Basalmembran verankert sind (Abb. 4). Das Gleiche gilt von der Lokalisation der Mitosen, die sowohl bei der physiologischen als auch bei der gesteigerten Zellneubildung ausschließlich in einer einzelligen Schicht des Stratum basale liegen, wobei auch während der Mitose die Verzahnung mit der Basalmembran erhalten bleibt (Abb. 3 und 4).

Unter den letztgenannten Voraussetzungen haben wir demnach im mehrschichtigen Plattenepithel grundsätzlich zwischen zwei verschiedenen Zellpopulationen zu unterscheiden, nämlich zwischen einer rein intermitotischen Zellpopulation im Stratum basale und einer postmitotischen Zellpopulation, die die Epithelien des Stratum spinosum und granulosum umfaßt. Die mittlere Lebensdauer der intermitotischen Zellen des Stratum basale würde somit derjenigen Zeit entsprechen, die zwischen zwei aufeinanderfolgenden Mitosen einer Basalzelle liegt. Die mittlere Lebensdauer der irreversibel postmitotischen

[18] Oehlert, Karasek und Bertelmann 1966.

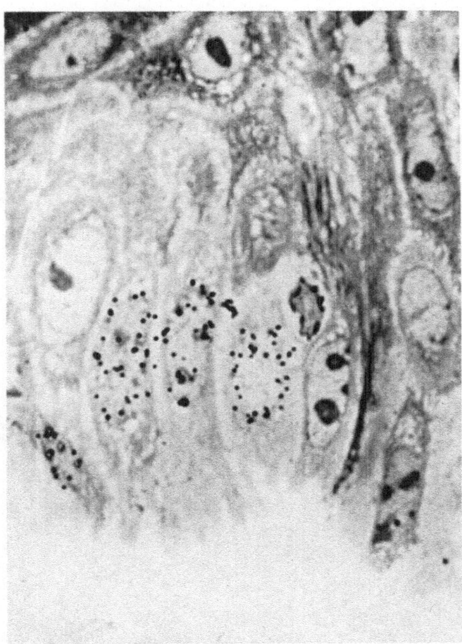

Abb. 4. Dünnschnitt (0,25 μ)-Autoradiogramm vom mehrschichtigen Plattenepithel der Schweinehaut 32 Std nach Ablösen oberflächlicher Hornschuppen, 60 min nach Injektion von Thymidin-^{3}H. Trotz Zunahme der Zahl DNS-synthetisierender Epithelien bleibt die Zellproliferation auf das Stratum basale beschränkt

Zellen des Stratum spinosum wäre durch die Zeit bestimmt, welche die Zelle für ihre Wanderung aus ihrer Bildungsstätte, nämlich dem Stratum basale, bis ins Stratum corneum benötigt, wo sie als kernlose Hornschuppe abgestoßen wird. Durch Markierungsversuche mit radioaktiv markiertem Thymidin läßt sich der zeitliche Ablauf der Zellwanderung aus dem Stratum basale bis ins Stratum spinosum und auch granulosum verfolgen. Im Augenblick des Kernverlustes geht jedoch auch die Thymidinmarkierung verloren (Abb. 5), so daß von diesem Zeitpunkt an der Lebensweg der einzelnen Epithelzellen nicht mehr verfolgt werden kann. Wir müssen somit für unsere Thymidinmarkierungsversuche die mittlere Lebensdauer der Zellen des Stratum spinosum derjenigen Zeit gleichsetzen, welche zwischen dem Verlassen der Zelle des Stratum basale bis zu dem Augenblick vergeht, da sie ihren Zellkern und damit ihre Markierung an der Grenze zwischen Stratum granulosum und corneum verliert.

Wie alle bisher vorliegenden Ergebnisse von Markierungsversuchen zeigen, sind die Lebensdauern der beiden genannten Zellarten im mehrschichtigen Plattenepithel unterschiedlicher Lokalisation außerordentlich verschieden (s. auch Tabelle 1). Es geht demnach nicht an, von einer mittleren Lebensdauer aller Zellen des mehrschichtigen Plattenepithels zu sprechen, sondern es sollte jeweils die mittlere Generationszeit der Zellen des Stratum basale und diejenige der Zellen des Stratum spinosum getrennt ermittelt und angegeben werden. Für die Größe der proliferativen Aktivität des mehrschichtigen Plattenepithels ist die mittlere Lebensdauer ausschließlich der Zellen des Stratum basale entscheidend.

Nach den bisher vorliegenden Untersuchungsergebnissen ist die mittlere Lebensdauer der Basalzellen in den verhornenden und nicht verhornenden Plattenepithelien unterschiedlicher Lokalisation ein und derselben Tierart außerordentlich verschieden.

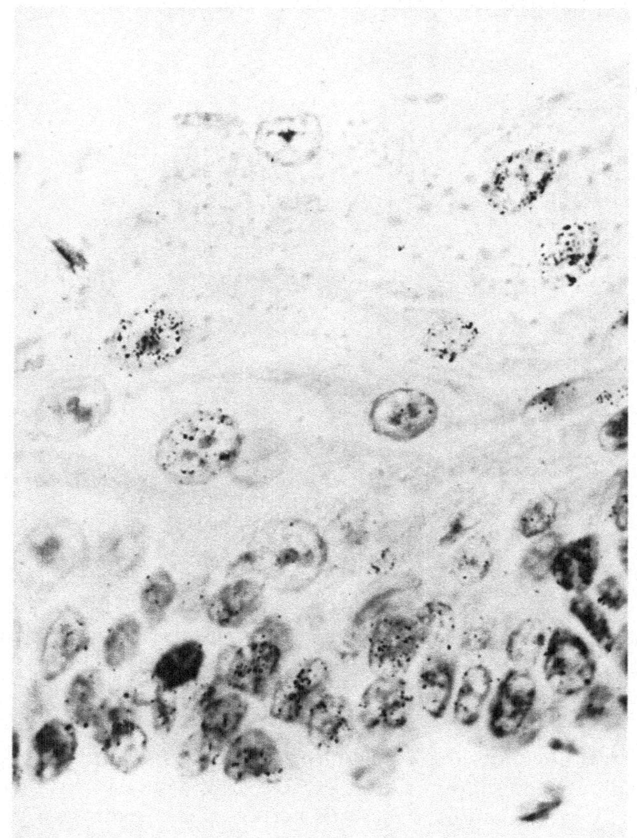

Abb. 5. Autoradiogramm vom mehrschichtigen Plattenepithel der Hamsterzunge, 96 Std nach Injektion von Thymidin-^{3}H. Am Übergang von Stratum granulosum zu corneum geht mit der Kernmembran auch die Thymidinmarkierung verloren

So wurde z. B. im Mundhöhlen- und Zungenepithel der Maus eine mittlere Lebensdauer der Basalzellen zwischen einem[19] und drei bzw. 3,5 Tagen[20] gemessen. Im mehrschichtigen Plattenepithel des Oesophagus der Maus fand sich eine mittlere Lebensdauer der Basalzellen zwischen 4,5[21] und 7,7 Tagen[22]. Im mehrschichtigen Plattenepithel des Ohres der Maus fanden sich Generationszeiten von 22[23] und ca. 4 Tagen[24]. Dabei sei betont, daß in den Epithelien des Mäuseohres DNS-Synthesezeiten ermittelt wurden, die weit über denen liegen, die für Epithelien anderer Lokalisationen bestimmt wurden.

Die Wanderungszeit der im Stratum basale gebildeten Epithelien bis ins Stratum granulosum beträgt im mehrschichtigen Plattenepithel der Mäusezunge etwa 4 Tage (Abb. 6)[19]. Die gleichen Zeiten wurden auch für das mehrschichtige Zungenepithel des Hamsters und der Ratte gemessen[25]. Für die Basalzellen des menschlichen mehrschichtigen Plattenepithels der Haut wurde früher eine mittlere Lebensdauer von etwa 21 Tagen geschätzt[26]. Mathematische Berechnungen des Zellumsatzes kamen zu ähnlichen Werten[27]. Neuere Untersuchungen unter Verwendung von tritiummarkiertem Thymidin ergaben eine mittlere Lebensdauer

[19] OEHLERT und TH. BÜCHNER 1961.
[20] GREULICH und CAMERON 1964, CAMERON und GREULICH 1963.
[21] GREULICH und CAMERON 1964. [22] CAMERON und GREULICH 1963.
[23] SHERMAN, QUASTLER und WIMBER 1961. [24] PILGRIM, LANG und MAURER 1966.
[25] OEHLERT 1966. [26] BULLOUGH und LAURENCE 1961. [27] VAN SCOTT 1966.

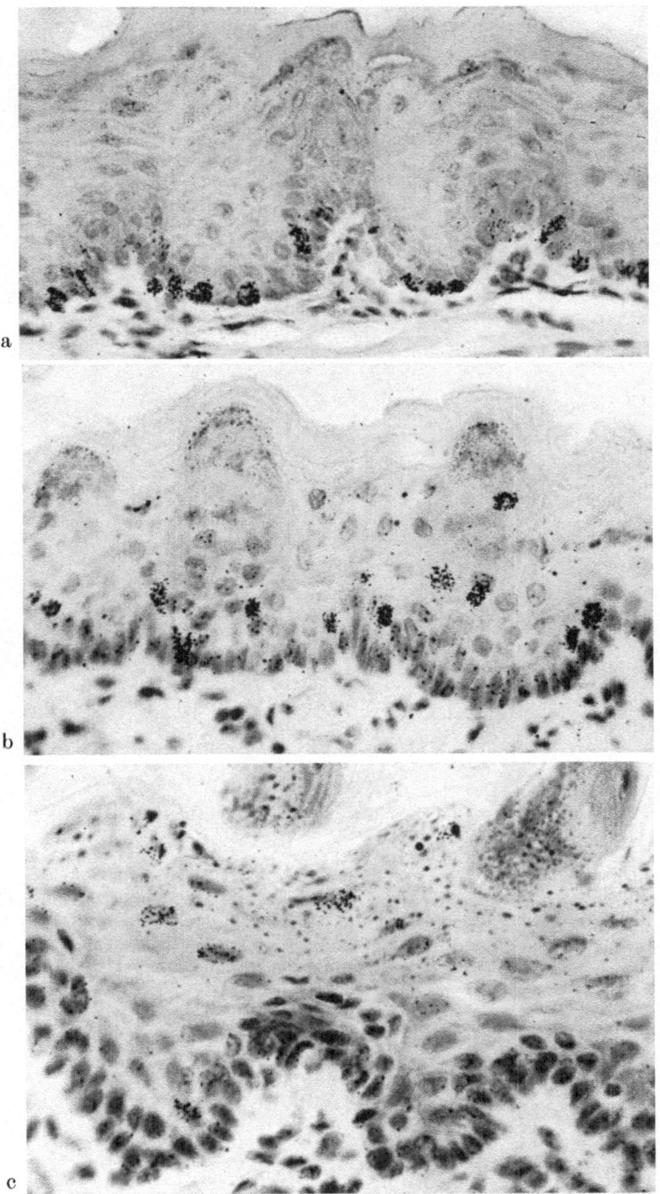

Abb. 6a—c. Autoradiogramme vom mehrschichtigen Plattenepithel der Mäusezunge, 40 min (a), 48 Std (b) und 96 Std (c) nach einmaliger Injektion von Thymidin-^{3}H. Die ausschließlich im Stratum basale gebildeten Epithelien (a) haben 48 Std später mittlere Zellschichten (b) und nach 96 Std (c) das Stratum granulosum erreicht. (Aus OEHLERT u. TH. BÜCHNER, 1961)

der Basalzellen der menschlichen Haut von ungefähr 6 Tagen[28]. In der der menschlichen Haut außerordentlich ähnlichen Schweinehaut erfolgt die Abwanderung der im Stratum basale gebildeten Zellen bis in das Stratum granulosum innerhalb von etwa 13 Tagen[29] (Abb. 7). Für die menschliche Haut wurden

[28] EPSTEIN und MAIBACH 1965. [29] OEHLERT, KARASEK und BERTELMANN 1966.

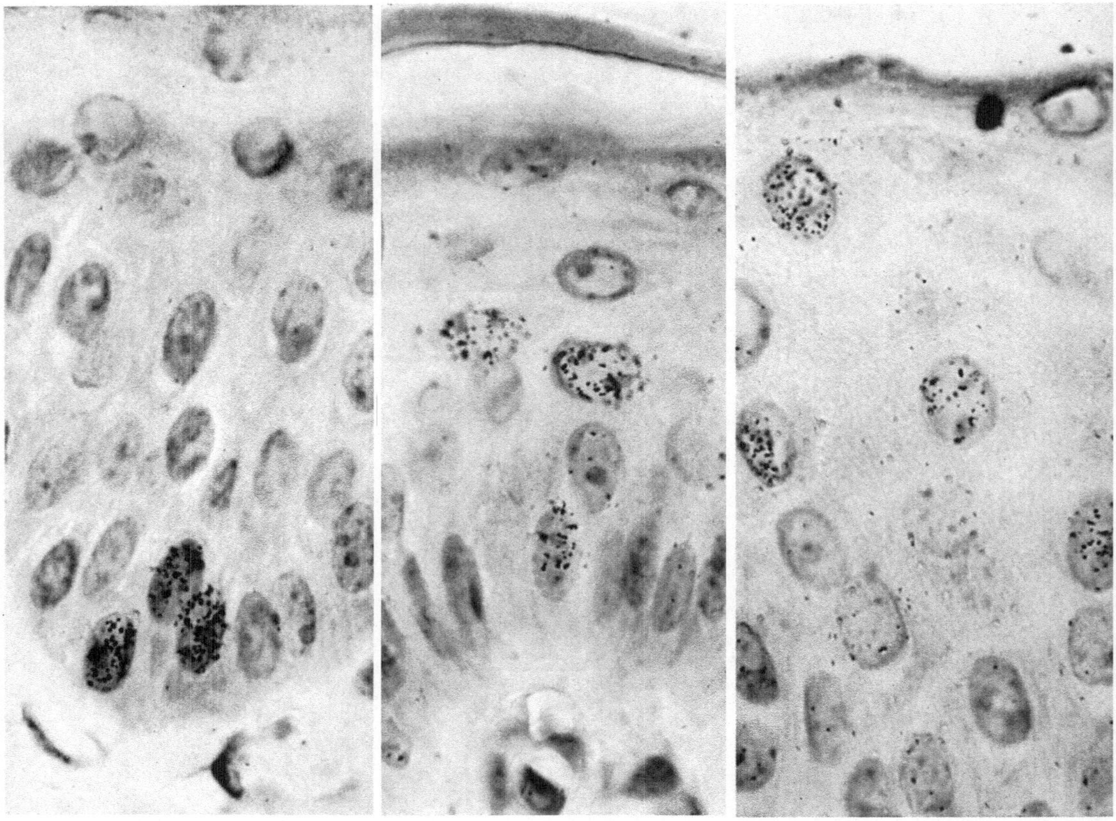

a b c

Abb. 7a—c. Autoradiogramme vom mehrschichtigen Plattenepithel der Rückenhaut des Schweines, 60 min (a), 10 Tage (b) und 13 Tage (c) nach einmaliger Injektion von Thymidin-^{3}H. Die im Stratum basale gebildeten und markierten Epithelien haben erst nach 13 Tagen die Grenze zwischen Stratum spinosum und granulosum erreicht. (Aus OEHLERT, KARASEK u. BERTELMANN 1967)

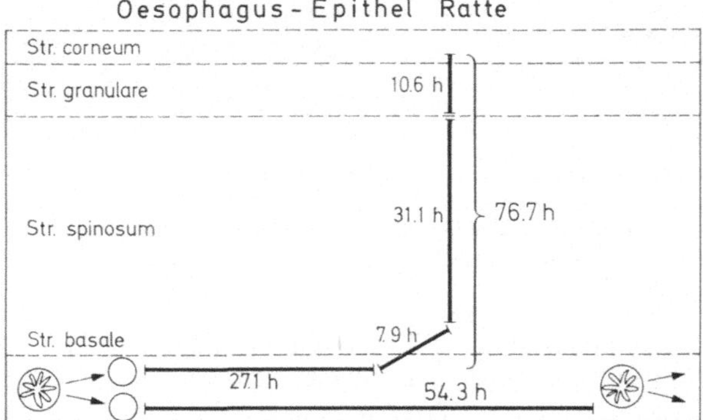

Abb. 8. Verweildauer der Epithelien in den verschiedenen Zellschichten des Oesophagus-Epithels der Ratte nach Versuchsergebnissen von LEBLOND, GREULICH u. PEREIRA (1965)

30—45 Tage als mittlere Lebensdauer der Zellen des Stratum spinosum angegeben[30].

Von grundsätzlicher Bedeutung für unsere Kenntnisse über den Mechanismus der Zellneubildung und -abstoßung im mehrschichtigen Plattenepithel ist die Verweildauer der vom Stratum basale abwandernden Epithelien in den verschiedenen Zellschichten. In entsprechenden autoradiographischen Untersuchungen am mehrschichtigen Plattenepithel des Rattenoesophagus kommen LEBLOND, GREULICH und PEREIRA (1965) zu folgenden Werten (Abb. 8): Mittlere Lebensdauer der Basalzellen (von Mitose zu Mitose) = 54,3 Std. Verweildauer der sich differenzierenden Zellen im Stratum basale = 27,1 Std. Übergang vom Stratum basale zum Stratum spinosum = 7,9 Std. Verweildauer im Stratum spinosum: 31,1 Std. Verbleib im Stratum granulosum: 10,6 Std. Eine Lebensdauer von 54,3 Std der Basalzellen würde somit einer Abwanderung der sich differenzierenden Zellen von 77 Std gegenüberstehen. Entsprechend diesen Versuchsergebnissen muß man annehmen, daß bei einer Zellteilung im Stratum basale beide Tochterzellen zunächst für eine bestimmte Zeitdauer in diesem Stratum basale verweilen, ehe eine der beiden Zellen oder aber beide Tochterzellen in das darüberliegende Stratum spinosum abwandern. Die Bedeutung dieser Feststellung für die Kenntnis des Mechanismus der Zellneubildung des mehrschichtigen Plattenepithels wird im folgenden Kapitel im einzelnen zu besprechen sein.

b) Mechanismus der Zellteilung im Stratum basale

Da trotz unaufhörlichen Zellabstroms aus dem Stratum basale die Zellzahl dieser einschichtigen Lage konstant bleibt, muß angenommen werden, daß die Zahl der abwandernden Zellen derjenigen der neugebildeten entspricht. Die Hälfte der im Stratum basale durch Mitosen neugebildeten Zellen sollte somit an ihrem Bildungsort verbleiben, während die andere Hälfte das Stratum basale verläßt, ins Stratum spinosum gelangt und damit die Fähigkeit zur DNS-Synthese und Zellteilung verliert. Wir haben uns zu fragen, welche Faktoren über das zukünftige Schicksal der durch Mitose neu entstehenden Zellen im Stratum basale entscheiden und welcher Mechanismus die Abwanderung steuert.

ROLSHOVEN (1951) vertritt die Meinung, daß in den Indifferenzzonen der Wechselgewebe ein Mechanismus der bivalenten bzw. inäqualen Zellteilung realisiert sei. Bei jeder Mitose sollen dabei zwei in ihrer prospektiven Potenz unterschiedliche Zellen entstehen, von denen eine in der Indifferenzzone verbleibt, während die andere abwandert (Abb. 9a). Im Falle des mehrschichtigen Plattenepithels würde somit die sich differenzierende Zelle aus dem Stratum basale ins Stratum spinosum abwandern, während die zweite Tochterzelle als undifferenzierte Zelle im Stratum basale verbleibt[31]. Ergebnisse eigener Untersuchungen sprachen für die Richtigkeit der von ROLSHOVEN entwickelten Anschauung[32].

In neueren autoradiographischen Untersuchungen am mehrschichtigen Plattenepithel des Rattenoesophagus kommen LEBLOND, GREULICH und PEREIRA (1964, 1965) zu dem Ergebnis, daß nur in einem kleinen Prozentsatz (3%) bivalente Zellteilungen ablaufen, bei denen die unterschiedliche Entwicklung zur Basalzelle oder zur Zelle des Stratum spinosum sich unmittelbar an die Zellteilung anschließt und bei denen eine Tochterzelle sofort in eine höhere Schicht abwandert. In der Mehrzahl der Teilungen sollen (entsprechend der Abb. 9b) zunächst zwei gleichartige Basalzellen entstehen, welche nach einer bestimmten Verweildauer entweder beide abwandern oder gemeinsam im Stratum basale als weiterhin zur

[30] JOHNSON, HAYMAKER, RUBINI, FLIEDNER, BOND, CRONKITE und HUGHES 1960, BORN 1966.
[31] MERCER 1962. [32] OEHLERT und TH. BÜCHNER 1961, OEHLERT 1961.

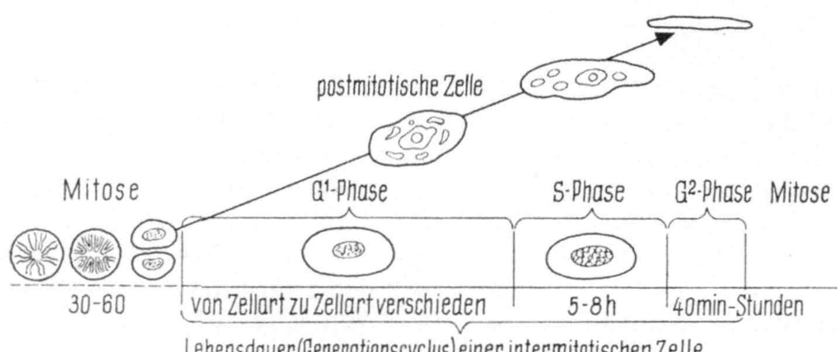

Abb. 9a. Schema der bivalenten Zellteilung im mehrschichtigen Plattenepithel. Nach vollendeter Mitose fällt die Entscheidung über die weitere Entwicklung jeder der beiden Tochterzellen. Die angegebenen Zeiten für die einzelnen Generationsphasen sind Mittelwerte, die im Plattenepithel unterschiedlicher Lokalisation erheblichen Schwankungen unterworfen sind.

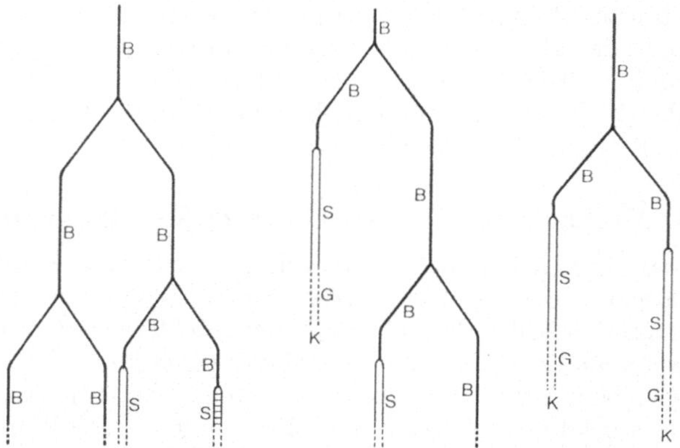

Abb. 9b. Zellteilungsschema im mehrschichtigen Plattenepithel des Oesophagus der Ratte nach LEBLOND, GREULICH und PEREIRA, 1964. Nach jeder Mitose verbleiben beide Tochterzellen zunächst als Basalzellen im Stratum basale. Sie können dann beide zu Zellen des Stratum spinosum werden oder beide als Mutterzellen im Stratum basale verbleiben. In seltenen Fällen (3%) erfolgen bivalente Zellteilungen (mittlere Zeichnung).

Zellteilung befähigte Zellen bleiben. Grundsätzlich soll jedoch die Hälfte aller neugebildeten Zellen abwandern, die andere Hälfte am Orte ihrer Entstehung verbleiben. Als auslösende Ursache für das Abwandern von Zellen aus dem Stratum basale wird von den oben genannten Autoren der Wachstumsdruck der Mitosen angesehen, durch welchen benachbarte Basalzellen in eine höhere Zellreihe gedrückt würden. Die aus dem Stratum basale verdrängten Zellen, die z. T. eine Deformierung von Kern und Cytoplasma im histologischen Bild erkennen lassen, bilden nach ihrer Auffassung eine sog. Transitionalzellschicht, in der sie (im Falle des Oesophagusepithels) etwa 7,9 Std verbleiben sollen. Wir sind in eigenen Untersuchungen am Zungenepithel der Ratte und des Goldhamsters sowie am mehrschichtigen Plattenepithel der Schweinehaut der Frage nach dem Teilungs- und Abwanderungsmechanismus der Basalzellen nachgegangen und dabei zu folgenden Ergebnissen gelangt[33]:

Im elektronenmikroskopischen Bild und in kombinierten semidünnschnitt-autoradiographischen Untersuchungen der Schweinehaut läßt sich eindeutig nachweisen, daß unter physiologischen Bedingungen und auch bei der gesteigerten Zell-

[33] OEHLERT 1966.

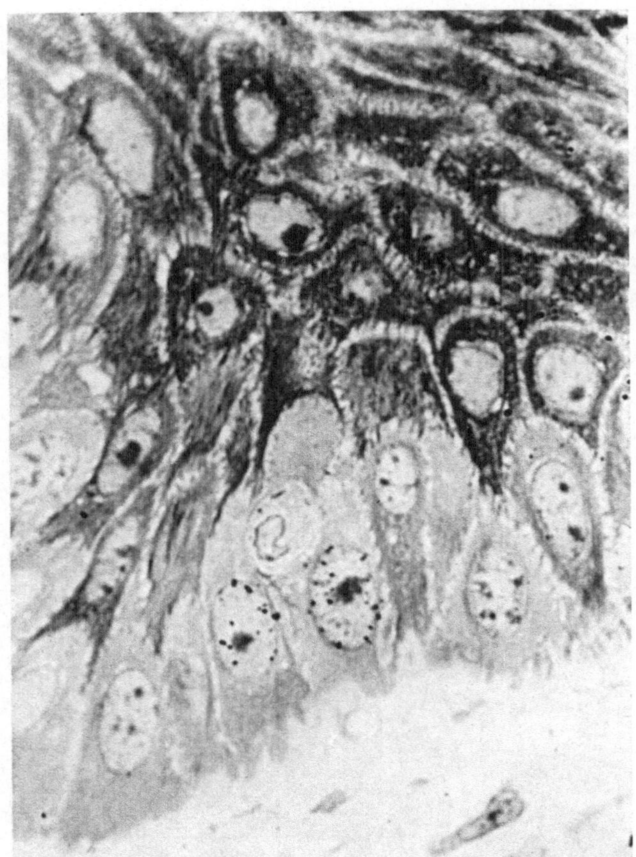

Abb. 10. Dünnschnitt (0,25 μ)-Autoradiogramm vom mehrschichtigen Plattenepithel der Rückenhaut des Schweines nach Entfernung oberflächlicher Hornlagen und 60 min nach Injektion von Thymidin-^{3}H. DNS-synthetisierende Zellen mit Volumenvermehrung und hellem Cytoplasma. Benachbarte, komprimierte Basalzelle mit Erhaltung des Kontaktes zur Basalmembran

neubildung nach Entfernung oberflächlicher Hornschichten[34] nur diejenigen Zellen Tritiumthymidin einbauen bzw. Mitosen aufweisen, welche mit ihren füßchenartigen Cytoplasmaausläufern in der Basalmembran verankert sind. Auch während des Mitosevorganges bleiben diese engen Beziehungen zur Basalmembran und die durch Desmosomen gegebenen Verknüpfungspunkte mit den benachbarten Zellen erhalten (Abb. 10 und 11). In der Umgebung von Mitosen beobachtet man eine Deformierung und Kompression der benachbarten Basalepithelien, deren Zellkern unter Umständen nach oben verdrängt wird (Abb. 12). In keinem Falle jedoch konnten wir eine echte Verdrängung benachbarter Zellen mit Lösung des Kontaktes zur Basalmembran beobachten. Weder im elektronenmikroskopischen Bild noch im Semidünnschnitt konnten wir somit die Existenz einer Transitionalzellschicht im mehrschichtigen Plattenepithel der Schweinehaut auffinden.

Untersucht man die Mitosen im Zungenepithel der Ratte und des Goldhamsters, so beobachtet man unter physiologischen Bedingungen etwa 30% aller nachweisbaren Mitosen in der Anaphase (Abb. 13). In über 50% der Anaphasen

[34] Oehlert, Karasek und Bertelmann 1966.

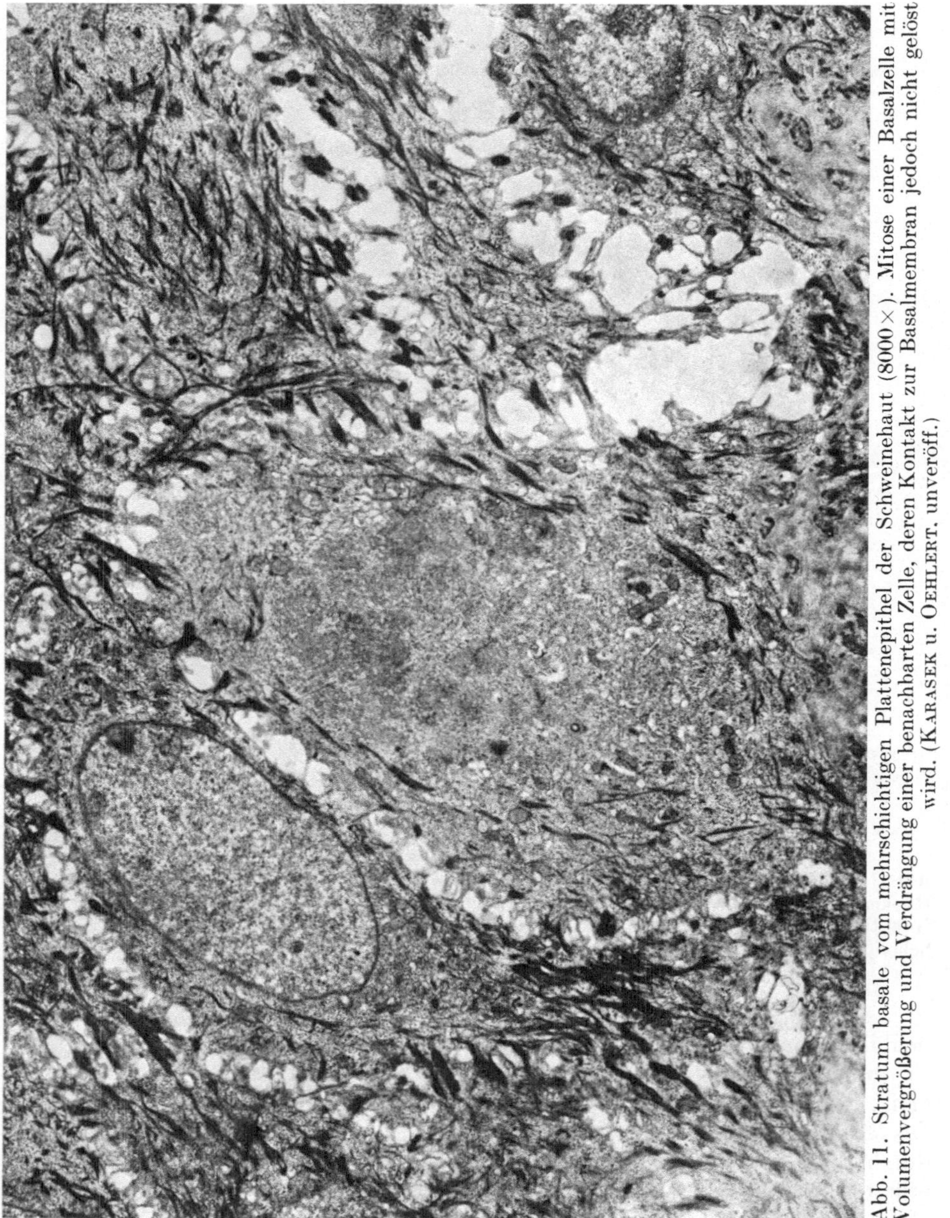

Abb. 11. Stratum basale vom mehrschichtigen Plattenepithel der Schweinehaut (8000×). Mitose einer Basalzelle mit Volumenvergrößerung und Verdrängung einer benachbarten Zelle, deren Kontakt zur Basalmembran jedoch nicht gelöst wird. (KARASEK u. OEHLERT, unveröff.)

steht die Teilungsachse senkrecht auf der Basalmembran, d. h. senkrecht zur Epitheloberfläche. In weniger als 50% findet man eine entweder schräg oder parallel zur Hautoberfläche stehende Teilungsachse[35]. Zu ähnlichen Ergebnissen kamen PINKUS und HUNTER (1966) an der menschlichen Epidermis. Hierbei stand die Mitoseachse in 54% der Anaphasen senkrecht, in 12% schräg und in 34% parallel zur Hautoberfläche. Nach Anregung der mitotischen Aktivität durch Entfernung oberflächlicher Hornschuppen waren die entsprechenden Werte 50, 24

[35] OEHLERT 1966.

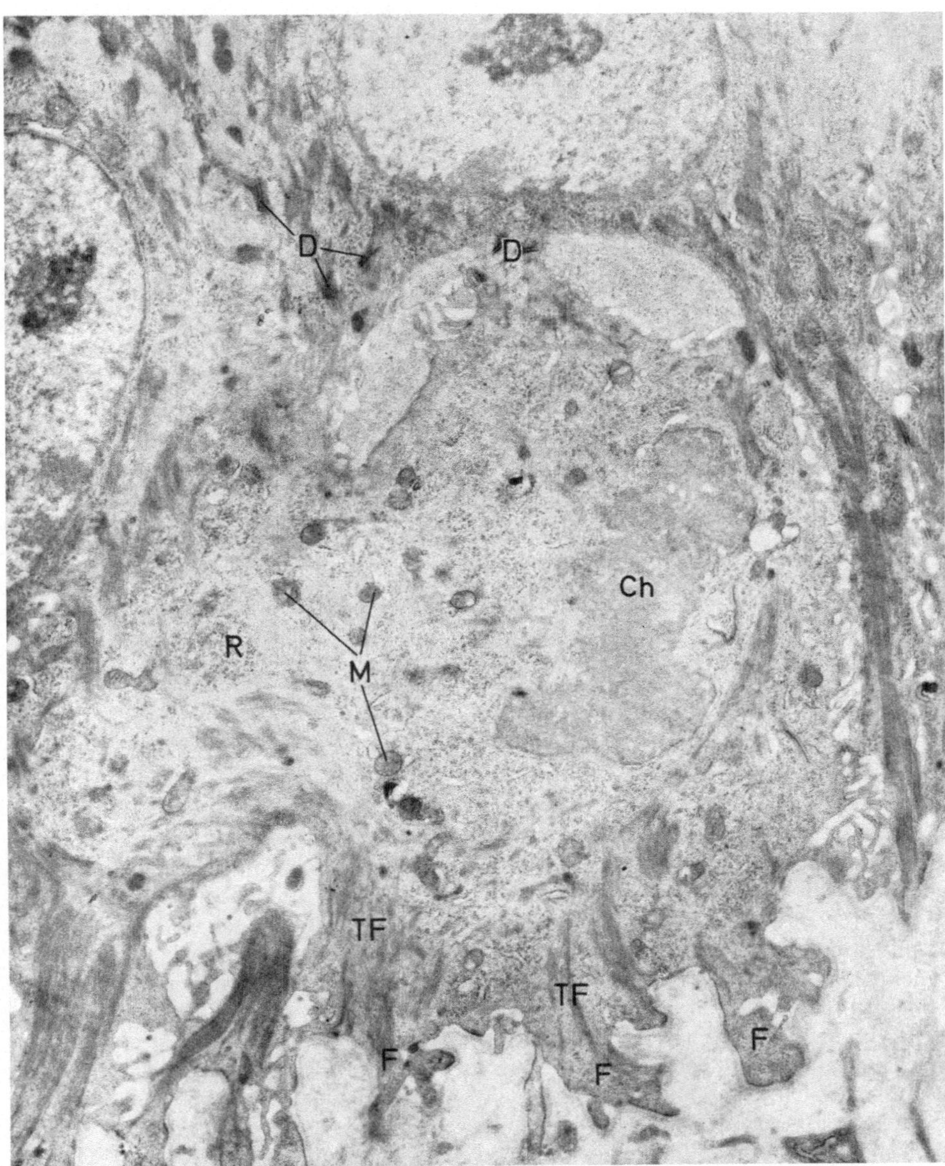

Abb. 12. Stratum basale vom mehrschichtigen Plattenepithel der Schweinehaut (12000×). Mitose (Anaphase) einer Basalzelle. Sowohl die füßchenartigen Fortsätze an der Basis (*F*), als auch die Desmosomen im Bereich der Intercellularspalten (*D*) bleiben erhalten. Tonofilamente (*TF*) sind praktisch nur in peripheren Cytoplasmaabschnitten vorhanden, zentrale Bezirke werden durch die Chromosomen (*Ch*) sowie Mitochondrien (*M*) und Ribosomen (*R*) eingenommen. (KARASEK u. OEHLERT, unveröff.)

bzw. 26%. Im Vaginal- und Portioepithel der Ratte weisen in allen Oestrusphasen die Mitoseanaphasen des Stratum basale eine senkrecht auf der Basalmembran stehende Teilungsachse auf. Nur einige wenige Anaphasen lassen eine horizontale Teilungsachse erkennen[36]. Mit dem Beginn der Papillom- und Carcinombildung im

[36] NAGATA, SOTOU, MISONOU und MIURA 1966.

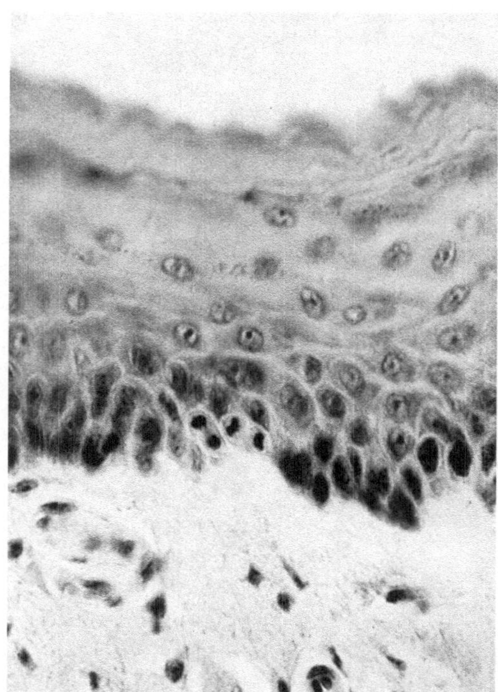

Abb. 13. Mehrschichtiges Plattenepithel der Hamsterzunge. Paraffinschnitt von ca. 5 µ, HE-Färbung. Zwei Mitose-Anaphasen mit annähernd senkrecht auf der Basalmembran stehender Teilungsachse

Portioepithel unter der Einwirkung von 20-Methylcholanthren nimmt die Zahl der Anaphasen mit horizontaler Teilungsachse erheblich zu. Diese Beobachtung wird als Hinweis für den Beginn äqualer Zellteilungen aufgefaßt.

Unter Berücksichtigung der genannten Untersuchungsergebnisse müssen wir somit annehmen, daß zumindest in 50% der Zellteilungen im Stratum basale des mehrschichtigen Plattenepithels unterschiedlicher Lokalisation bereits während der Mitose das zukünftige Schicksal der Epithelzellen durch die Richtung der Karyokinese seinen Ausdruck findet. Die während der Karyokinese nach oben sich verschiebende Tochterzelle gelangt in eine suprabasale Zellschicht und wird somit zur sich differenzierenden Zelle des Stratum spinosum (Abb. 14). Für diese Annahme sprechen weiter die Ergebnisse autoradiographischer Untersuchungen am mehrschichtigen Plattenepithel der Rattenportio, bei der 12 Std nach Injektion von Thymidin-^{3}H paarweise angeordnete markierte Zellkerne nachweisbar sind, von denen jeweils einer in Richtung des Stratum spinosum gegen den im Stratum basale liegenbleibenden Kern verschoben ist (Abb. 15).

Unter Berücksichtigung der genannten Versuchsergebnisse müssen wir somit annehmen, daß bereits während des Mitosevorganges die Entscheidung über das weitere Schicksal der dabei entstehenden beiden Tochterzellen getroffen wird. Damit ist selbstverständlich noch keine Aussage über den eigentlichen Wirkungs-

Abb. 14a—e. Mehrschichtiges Plattenepithel der Rattenzunge. Paraffinschnitte von ca. 5 µ, HE-Färbung. Mitosefiguren von der Meta- bis zur Telophase mit Ausbildung einer senkrecht auf der Basalmembran stehenden Teilungsachse und Verschiebung einer Tochterzelle ins Stratum spinosum (*e*)

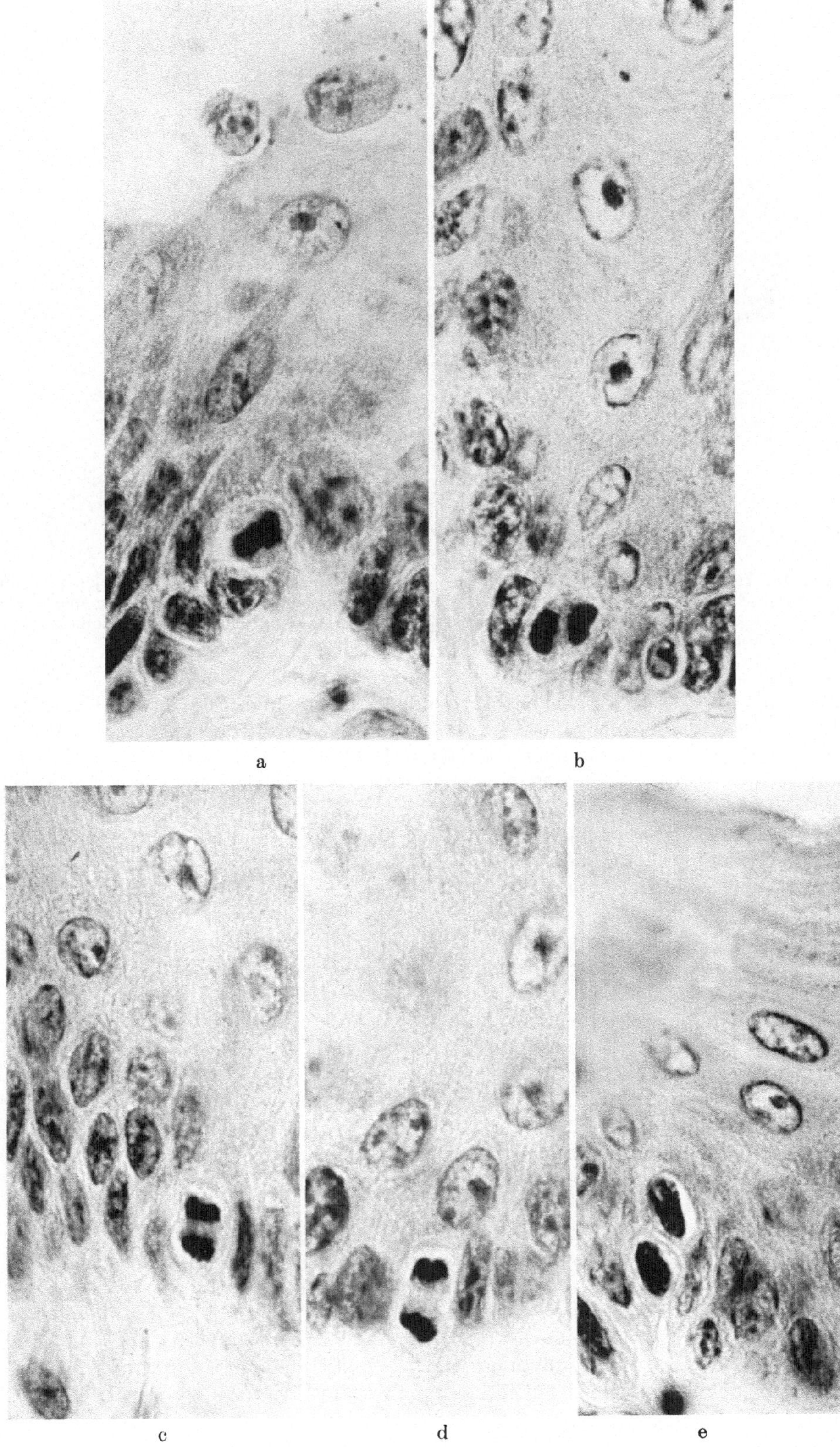

Abb. 14a—e (Legende s. S. 260)

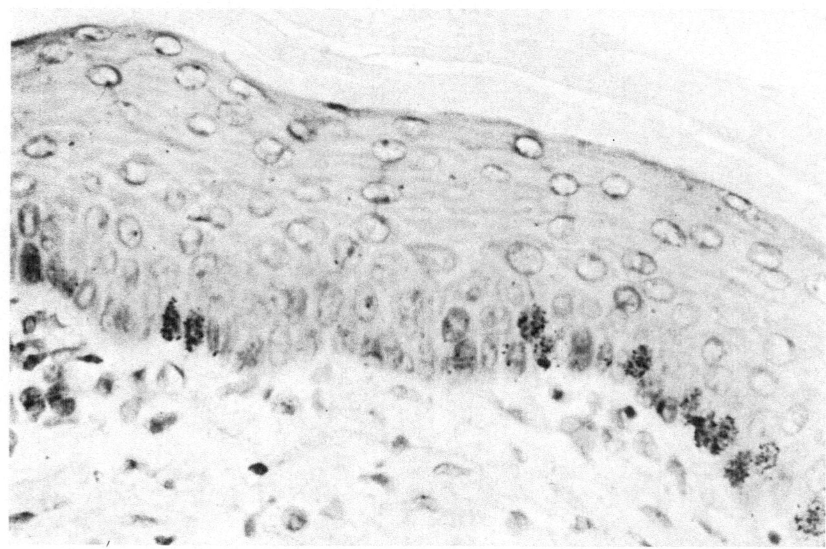

Abb. 15. Autoradiogramm vom Portioepithel der Ratte, 12 Std nach einmaliger Injektion von Thymidin-^{3}H. Nach Abschluß der DNS-Synthese und erfolgter Zellteilung liegen markierte Zellkerne paarweise beisammen und zeigen häufig die Verschiebung eines Zellkerns in Richtung des Stratum spinosum

mechanismus dieses Geschehens verbunden. Nimmt man jedoch mit LEBLOND, GREULICH und PEREIRA (1964) an, daß der Wachstumsdruck im Stratum basale der für die Zellverschiebung entscheidende Faktor ist, dann sollte hierdurch eher die Teilungsrichtung einer Mitose beeinflußt, als die Ablösung einer mit ihren Fortsätzen in der Basalmembran verankerten Zelle bewirkt werden. Anders als im vielschichtigen Plattenepithel der Zunge, der Portio und der Haut von Mensch und Schwein liegen anscheinend die Verhältnisse im nur 2 bis 3schichtigen Epithel der Haut haarloser Mäuse. Hier soll nur in 10—15% aller Zellteilungen eine bereits durch Mitose ausgelöste Aufteilung in Basal- und Spinosum-Zelle, d.h. eine inäquale Zellteilung erfolgen. In 85—90% aller Zellteilungen sollen zunächst 2 Basalzellen entstehen, welche im Stratum basale verbleiben und sich nach einer Generationszeit von etwa 88 Std erneut teilen. Die nach der Oberfläche gerichtete Zellverschiebung soll dabei so ablaufen, daß jeweils die älteste in der Nachbarschaft einer Mitose gelegene Basalzelle nach oben gedrückt wird (IVERSEN, BJERKNES und DEVIK, 1968).

Eine weitere für das Problem der Differenzierung überhaupt interessante Fragestellung ergibt sich aus der Beobachtung, daß unter physiologischen Bedingungen im mehrschichtigen Plattenepithel für die einzelne Zelle mit dem Verlassen des Stratum basale der Verlust der Teilungsfähigkeit verknüpft ist. Auf der anderen Seite beginnen mit dem Verlassen des Stratum basale Differenzierungsvorgänge, die sich im elektronenmikroskopischen Bild in einer Zunahme der Tonofilamente und Tonofibrillen äußern[37]. Schließlich gewinnt die Epithelzelle mit dem Verlassen des Stratum basale und ihrem Eintritt in das Stratum spinosum die Fähigkeit zur Keratinsynthese, wodurch eine zunehmende Keratinisierung bedingt ist, die mit dem Verlust des Zellkerns am Übergang zwischen Stratum granulosum und corneum ihren Höhepunkt erreicht und gleichzeitig mit dem Zelltod im eigentlichen Sinne verbunden ist. Zwar wissen wir heute,

[37] KARASEK und OEHLERT 1968.

daß Wechselwirkungen zwischen Keratinisierung, Dicke der Hornschicht und Dicke der gesamten Epithelschicht auf der einen Seite und Proliferationsgröße, gemessen an der Mitosezahl, im Stratum basale auf der anderen Seite existieren[38]. Doch ist die eigentliche Ursache für die Differenzierungsvorgänge während der Zellwanderung und die Erhaltung der Teilungsfähigkeit mit dem Verbleib im Stratum basale bisher unbekannt.

Mit größter Wahrscheinlichkeit spielen hierbei veränderte Ernährungsbedingungen eine entscheidende Rolle. Bei dem mehrschichtigen Plattenepithel unterschiedlichster Lokalisation handelt es sich um ein Gewebe, das nicht capillarisiert ist und nur durch einen Flüssigkeitsstrom innerhalb der Intercellularspalten ernährt wird. Das subepitheliale Bindegewebe weist vor allem in der Haut eine Gefäß- und Capillarversorgung auf, welche für diese Lokalisation eigentümlich und charakteristisch ist[39]. Es wäre somit ohne weiteres denkbar, daß die auf der Basalmembran liegenden und mit ihr verzahnten basalen Epithelien als Folge dieses engen Kontaktes mit dem capillar- und gefäßführenden Bindegewebe ihre Fähigkeit zur Zellteilung behalten, die sie in dem Augenblick verlieren, da dieser Kontakt verlorengeht. Andererseits wird durch das Lösen dieses Kontaktes ein Reifungsprozeß in Gang gesetzt, der letztlich mit dem Zelltod als kernlose, verhornte Scholle an der Gewebsoberfläche ihr Ende findet. Damit würde die Bedeutung des subepithelialen Bindegewebes für die Zellmauserungs- und Differenzierungsprozesse in der Unterhaut, welche von vielen Autoren seit langem betont wird, z. B. von VAN SCOTT und REINERTSON (1961), unterstrichen. Für eine derartige Bedeutung des subepithelialen Bindegewebes und der Blutversorgung für die Zellproliferationsrate und die Differenzierungsvorgänge an der Oberhaut würde auch die Beobachtung sprechen, daß das besonders schlecht mit Blut versorgte Ohrepithel der Maus, in dem auch eine entsprechend niedrige Gewebstemperatur herrscht, eine besonders geringe proliferative Aktivität entwickelt, und daß in diesem Epithel die Generationsphasen weit länger dauern als in Epithelien mit einer besseren Gefäßversorgung des subepithelialen Bindegewebes und einer dementsprechend höheren Gewebstemperatur. Daß dem engen Kontakt mit dem gefäßführenden Bindegewebe und nicht der Basalmembran als solcher die wesentliche Bedeutung für die Erhaltung des Gewebsaufbaues im Plattenepithel und die Ausrichtung der Basalzellen zukommt, haben elektronenmikroskopische Untersuchungen am Plattenepithel des Hühnchenembryos gezeigt, das nach Ablösung von der Basalmembran auch im direkten Kontakt mit dem Bindegewebe seine Wachstumspotenz und Differenzierung beibehält[40].

c) Die feinstrukturellen Veränderungen der Zellen des mehrschichtigen Plattenepithels während der Zellmauserung

In den vorangehenden Kapiteln hatten wir in Übereinstimmung mit der älteren Literatur[41] als gegeben angenommen, daß während der Zellwanderung aus dem Stratum basale zum Stratum spinosum, granulosum und corneum eine Reifung oder Differenzierung der Epithelzellen erfolgt, die mit dem Verlassen der Zellen des Stratum basale beginnt. Zwar lassen sich im lichtmikroskopischen Bild am histologischen Schnitt bestimmte Veränderungen nachweisen, die in Abhängigkeit von der Zellhöhe im mehrschichtigen Epithel erfolgen, doch reicht das Auflösungsvermögen des Lichtmikroskopes auch am Semidünnschnitt nicht aus, die eigentliche Ursache für diese Veränderungen zu eruieren, geschweige denn diese Veränderungen einem bestimmten Reifungs- oder Differenzierungsprozeß zuzuordnen.

[38] STEIGLEDER und GANS 1964. [39] MACHER 1964.
[40] KALLMAN, EVANS und WESSELLS 1967. [41] MASSHOFF 1955.

Erst durch elektronenmikroskopische Untersuchungen, vor allem am mehrschichtigen Plattenepithel der Mundschleimhaut[42] und der Oberhaut[43], konnten anhand ultrastrukturellerVeränderungen der Epithelzellen während ihres Wanderungsprozesses vom Stratum basale zum Stratum corneum der Reifungsprozeß im einzelnen verfolgt und Aufschlüsse über den Prozeß der Verhornung und seiner Ursache erlangt werden[44].

In weitgehender Übereinstimmung wird sowohl in der menschlichen Haut[45] als auch in der Schweineepidermis[46] das Stratum basale als eine Lage von Zellen beschrieben, die mit ihren füßchenartigen Fortsätzen in der Basalmembran verankert sind (Abb. 16). Die meist längsovalen Zellkerne dieser Zellschicht sind in ihrer Längsachse senkrecht zur Basalmembran angeordnet. Es besteht in ihnen eine kernnahe tonofibrillenfreie Zone, in der vor allem Mitochondrien angeordnet sind. Die Tonofibrillen selbst verlaufen im wesentlichen parallel zur Kernoberfläche (Abb. 17). Bei genauerer Untersuchung der Tonofibrillen stellt sich heraus, daß sie aus einzelnen Tonofilamenten bestehen, die nicht sehr eng gepackt in den Zellen des Stratum basale liegen. Daneben beobachtet man in den Zellen des Stratum basale sowohl der menschlichen Epidermis[47] als auch in der Epidermis des Schweines[46] zahlreiche nicht an Membranen gebundene Ribosomen, längliche Zisternen granulierten endoplasmatischen Reticulums sowie vereinzelte Profile des glatten Reticulums, die ähnlich wie die Mitochondrien vor allem in unmittelbarer Umgebung des Zellkernes angeordnet sind. Die Bläschen des glatten endoplasmatischen Reticulums scheinen in der dermalen Seite der Basalzelle gehäuft zu sein.

Im Stratum spinosum werden sowohl in der menschlichen[48] als auch in der Schweineepidermis[49] zwei verschiedene Zellarten unterschieden, von denen eine unmittelbar an das Stratum basale anschließt und die andere in höheren Lagen lokalisiert ist. Die dem Stratum basale benachbarten Zellen des Stratum spinosum haben in der Mitte des Cytoplasmas gelegene Zellkerne, die ähnlich wie die Basalzellen noch eine längsovale Form und eine Ausrichtung entsprechend einer auf dem Stratum basale stehenden senkrechten Achse besitzen. Die in höheren Zellschichten gelegenen Stratum spinosum-Zellen weisen demgegenüber einen mehr runden Zellkern auf, der mit zunehmend höherer Lage wiederum eine längsovale Form annimmt, wobei sich jetzt aber die Längsachse des Zellkerns parallel zur Oberfläche der Epidermis anordnet. Im allgemeinen ist die perinucleäre Zone in den Zellen des Stratum spinosum breiter als in denjenigen des Stratum basale. Die Mitochondrien sind über das gesamte Cytoplasma verteilt. Im Vergleich zu den Basalzellen zeigen die Zellen des Stratum spinosum neben einer größeren Anzahl von Desmosomen auch eine Zunahme der Tonofibrillen (Abb. 18), wobei sich der Durchmesser der Tonofilamente erheblich vergrößert und sich mit zunehmender Epithelhöhe eigentliche Tonofilamente nicht mehr identifizieren lassen. In diesen Zellen beobachtet man dann kompakt aussehende Tonofibrillen, in denen einzelne Filamente nicht mehr unterschieden werden können. Es sei darauf hingewiesen, daß diese Veränderungen der Tonofibrillen nicht abrupt mit dem Übertritt der Zellen aus dem Stratum basale in das Stratum spinosum auftreten, sondern daß sie sich in mehreren Schritten mit zunehmender Entfernung vom Stratum basale vollziehen. Als Ursache für diese mit zunehmender Zellhöhe im mehrschichtigen Plattenepithel eintretenden Veränderungen der Tonofibrillen werden Verände-

---

42 FASSKE und THEMANN 1959. 43 BRODY 1960. 44 FASSKE und THEMANN 1959.

45 BRODY 1960, ZELICKSON und HARTMANN 1961, HIPPS und CLARK 1959.

46 KARASEK und OEHLERT 1968.

47 HIBBS und CLARK 1959, RHODIN 1966, ZELICKSON und HARTMANN 1961.

48 BRODY 1960. 49 KARASEK und OEHLERT 1968.

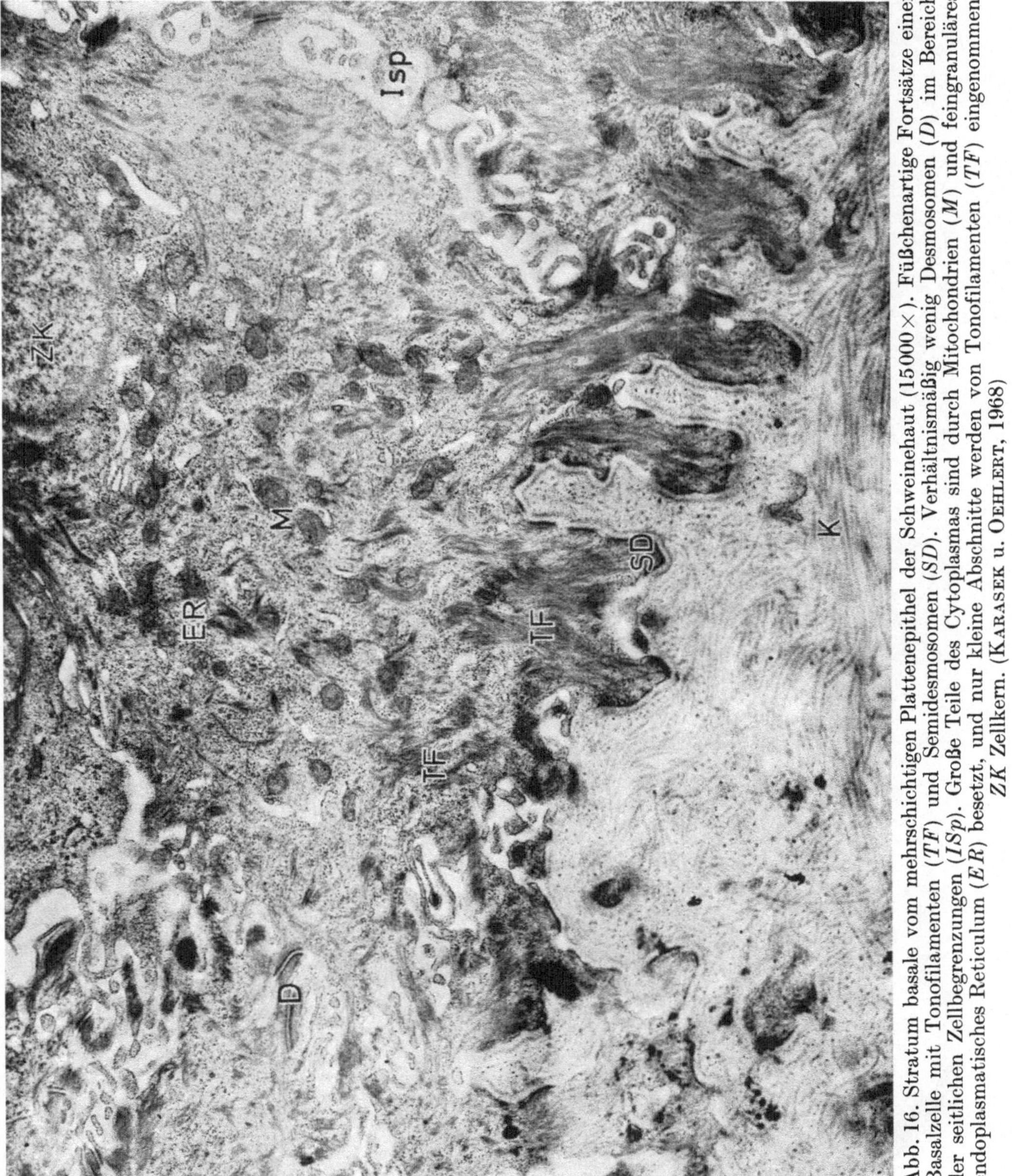

Abb. 16. Stratum basale vom mehrschichtigen Plattenepithel der Schweinehaut (15000×). Füßchenartige Fortsätze einer Basalzelle mit Tonofilamenten (*TF*) und Semidesmosomen (*SD*). Verhältnismäßig wenig Desmosomen (*D*) im Bereich der seitlichen Zellbegrenzungen (*ISp*). Große Teile des Cytoplasmas sind durch Mitochondrien (*M*) und feingranuläres endoplasmatisches Reticulum (*ER*) besetzt, und nur kleine Abschnitte werden von Tonofilamenten (*TF*) eingenommen. *ZK* Zellkern. (Karasek u. Oehlert, 1968)

rungen ihrer chemischen Zusammensetzung angenommen[50]. Bei elektronenmikroskopischen Untersuchungen des menschlichen Mundhöhlenepithels unter normalen Bedingungen und innerhalb von Leukoplakien wurde ebenfalls mit zunehmendem Höherrücken der Zellen aus dem Stratum basale in das Stratum spinosum eine Zunahme der Tonofibrillen beobachtet, die gleichzeitig einen größeren Durchmesser einnehmen. Da mit der Zunahme intracellulärer Tono-

[50] Brody 1960.

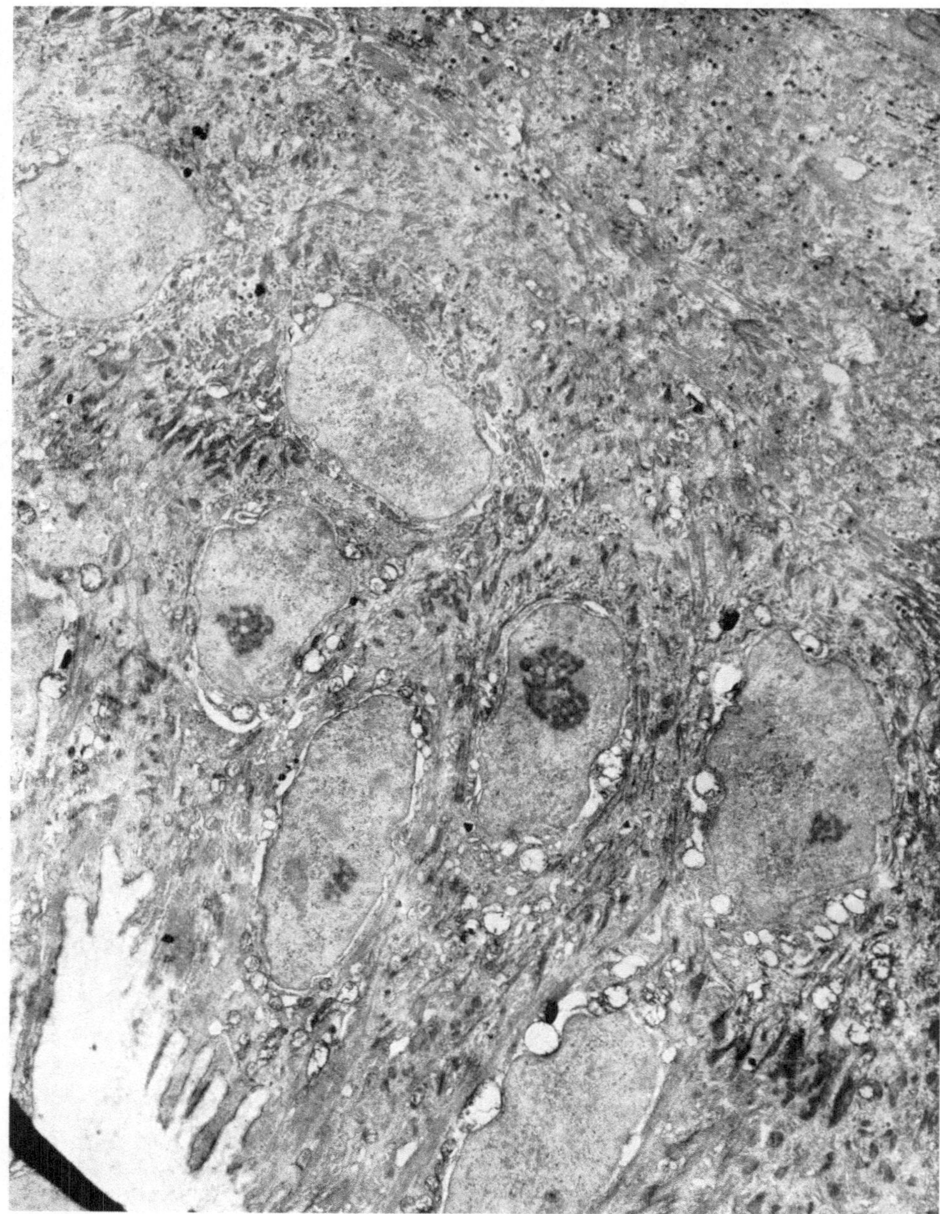

Abb. 17. Stratum basale, spinosum und granulosum vom mehrschichtigen Plattenepithel der Schweinehaut (6000×). Längsgestellte Zellkerne im Stratum basale und unterem Stratum spinosum, quer liegende Kerne im oberen Stratum spinosum. Zunahme der Zahl von Desmosomen und Tonofibrillen mit Höherrücken der Epithelzellen bei gleichzeitiger Verminderung der von Mitochondrien und endoplasmatischem Reticulum eingenommenen Cytoplasmafläche (KARASEK u. OEHLERT 1968)

fibrillen eine zahlenmäßige Verminderung der Mitochondrien einhergeht, und da es gleichzeitig zum Auftreten intracytoplasmatischen Glykogens kommt, hat man angenommen, daß ursächliche Zusammenhänge zwischen der Strukturumwandlung

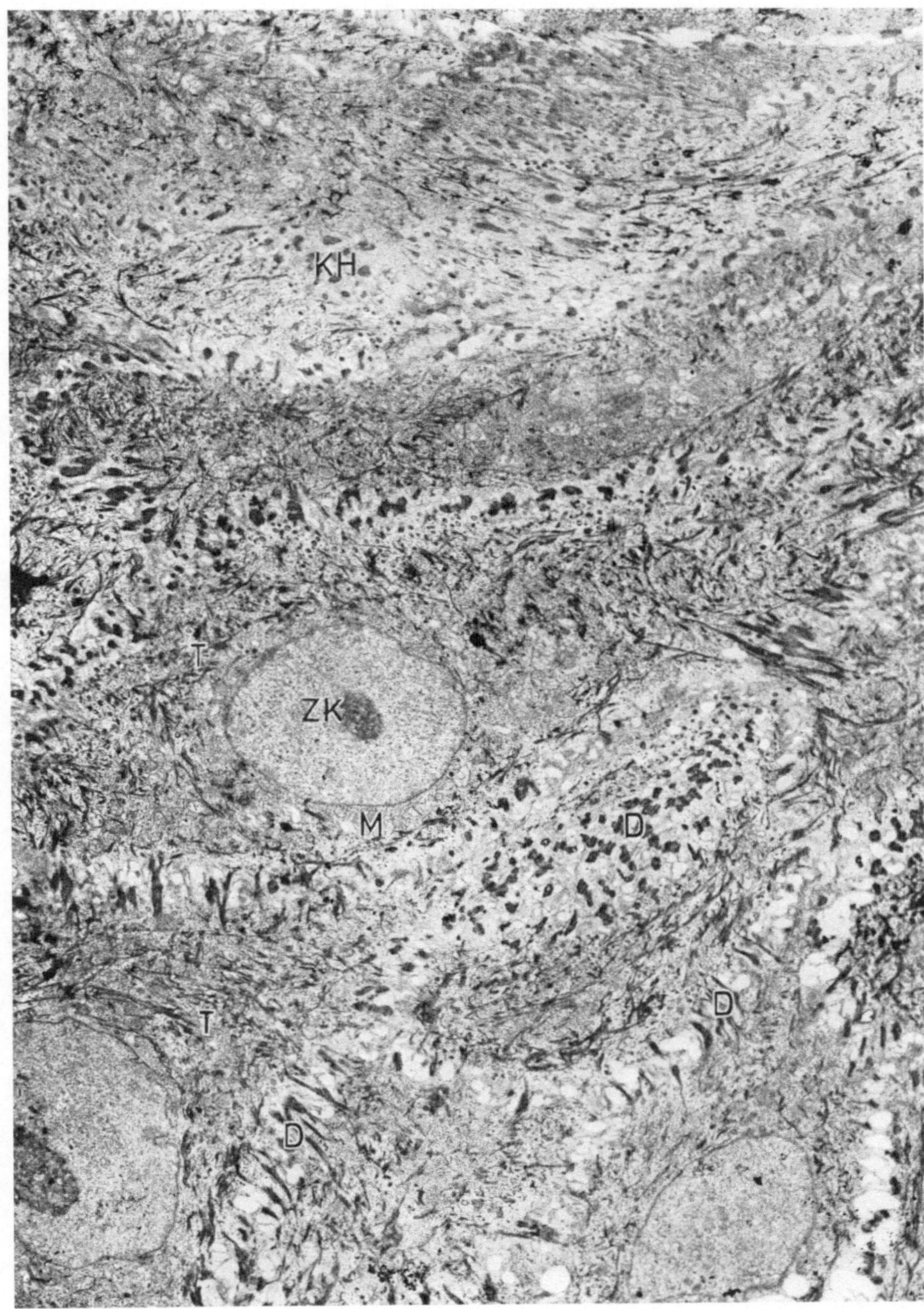

Abb. 18. Oberes Stratum spinosum mit Stratum granulosum vom mehrschichtigen Plattenepithel der Schweinehaut (6000×). Das Cytoplasma der Epithelien wird fast vollständig von Tonofibrillen (*T*) eingenommen, so daß nur ein kleiner perinucleärer Raum für Mitochondrien (*M*) und endoplasmatisches Reticulum übrig bleibt. Auffallend dichte Besetzung der Zellgrenzen mit Desmosomen (*D*). Umwandlung der Tonofibrillen zu Keratohyalingranula (*KH*) im Stratum granulosum. (Karasek u. Oehlert, unveröff.)

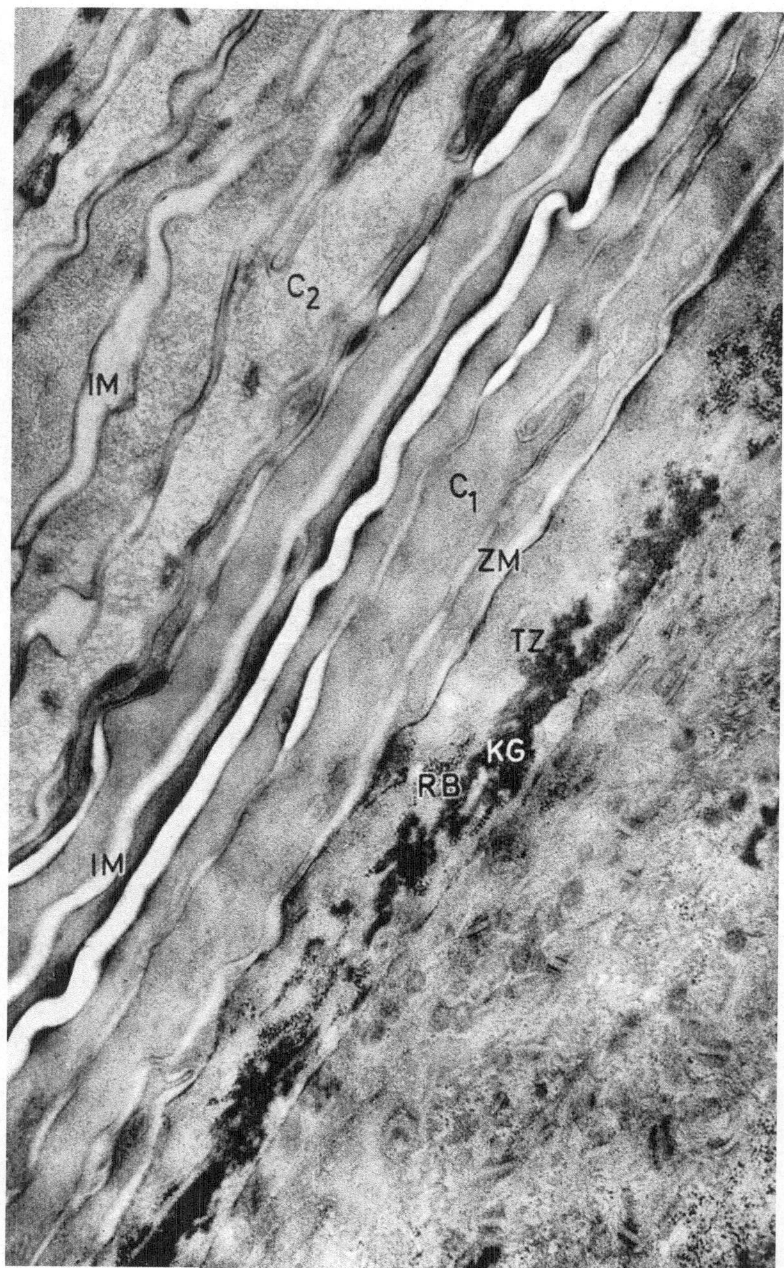

Abb. 19. Grenze zwischen Stratum granulosum und corneum im mehrschichtigen Plattenepithel der Schweinehaut (32000×). Keratohyalingranula in kernlosen, abgeplatteten Zellen des Stratum granulosum (*KH*), in denen auch noch Ribosomen (*RB*) nachweisbar sind. Völliger Verlust von Desmosomen. Homogene Beschaffenheit der Zellreste im unteren (C_1) und spongiöse Auflockerung in oberen (C_2) Anteilen des Stratum corneum. (KARASEK u. OEHLERT 1968b)

der Tonofibrillen und der Anreicherung von cytoplasmatischem Glykogen in Zellen des Stratum spinosum bestehen[51].

Mit dem Erreichen des Stratum granulosum kommt es innerhalb der Tonofibrillen zum Auftreten kontrastreicherer Regionen, die in den unteren Zellagen des Stratum granulosum einen Durchmesser von etwa 400—500 Å besitzen[51]. In höheren Lagen des Stratum granulosum nehmen derartige intensiv osmiophile Regionen an Größe zu und werden zu mehr länglich angeordneten elektronendichten Bezirken. Gleichzeitig lassen sich durch elektronenmikroskopisch-cytochemische Untersuchungen Orte einer verstärkten Aktivität saurer Phosphatasen nachweisen, die einmal in Keratohyalingranula, zum anderen in Strukturen lokalisiert werden können, die als Lysosomen anzusprechen sind[52].

In den obersten Lagen des Stratum granulosum mit Übergang ins Stratum corneum nehmen die intensiv sich anfärbenden Regionen innerhalb der Tonofibrillen an Ausdehnung zu und erscheinen dann als große kontinuierliche Massen, die sich um den Kern herum anordnen (Abb. 19). Verschiedentlich werden zwischen obersten Schichten des Stratum granulosom und untersten Lagen des Stratum corneum sog. "transition cells" gefunden, die eine elektronendichte Zone an der Zellperipherie besitzen. Sie sind voluminöser als die basal gelegenen Zellen des Stratum corneum. Wie die Zellen des Stratum granulosum besitzen auch sie noch eine perinucleäre tonofibrillenfreie Zone. Ihr Cytoplasma ist opak und enthält große Massen eines außerordentlich elektronendichten Materials, das in der Anordnung an die dicht sich anfärbenden Anteile der Tonofibrillen innerhalb der Stratum granulosum-Zellen erinnert[53].

Die Zellen des Stratum corneum schließlich zeigen im elektronenmikroskopischen Bild einander sich durchflechtende Bündel von Filamenten mit einer geringeren Elektronendichte, zwischen denen eine sehr opake interfilamentöse Substanz liegt.

Besondere Beachtung wurde in elektronenmikroskopischen Untersuchungen der Anordnung und Struktur der Desmosomen in den verschiedenen Epithelschichten geschenkt[54]. Wir haben bereits darauf hingewiesen, daß mit zunehmender Zellhöhe im mehrschichtigen Plattenepithel die Anzahl der Desmosomen zunimmt. Das gleiche gilt für die fingerartigen Cytoplasmafortsätze, die im Stratum spinosum am deutlichsten und im Stratum basale wie im Stratum granulosum und corneum kaum ausgeprägt sind. Da außerdem die Tonofibrillenbündel, die mit den Desmosomen assoziiert sind, in den Basalzellen weit weniger ausgeprägt sind als in den Zellen des Stratum spinosum, und da die Basalzellen auch weniger Desmosomen enthalten, wurde angenommen, daß die Basalzellen eine größere strukturelle Plastizität besitzen als die Zellen des Stratum spinosum[55]. Von den gleichen Autoren wurde die Vermutung ausgesprochen, daß diejenigen Zellen im Stratum spinosum und Stratum basale, die durch ein milchglasartiges Cytoplasma mit auffallend wenig Tonofibrillen und durch die geringe Anzahl von Desmosomen auffallen, im Gegensatz zu den komplizierter strukturierten Zellelementen zur mitotischen Teilung befähigt sind.

In eigenen Untersuchungen an der Schweineepidermis konnten wir dies bestätigen und feststellen, daß im elektronenmikroskopischen Bild diejenigen Zellen, die sich in Mitose befinden, stets weniger Desmosomen und weniger Tonofibrillen aufweisen als die benachbarten Basalzellen. Gleichzeitig konnten im Cytoplasma von Basalzellen, die sich in der Mitose befanden, größere mit fein-

[51] Fasske und Themann 1959.
[52] Braun-Falco und Rupec 1967. [53] Brody 1960.
[54] Odland 1958, Hibbs und Clark 1959, Brody 1960, Karasek und Oehlert 1968.
[55] Hibbs und Clark 1959.

granulärem Ergastoplasma ausgefüllte Bezirke nachgewiesen werden als in Interphasezellen. Unter Berücksichtigung der Weite der Intercellularräume, der Anzahl von Desmosomen und der Elektronendichte des Cytoplasmas, die durch die Anzahl der Tonofilamente bedingt ist, konnten in der Epidermis des Schweines zwei Zelltypen des Stratum basale voneinander unterschieden werden[56]. Da nach vorangehender Reizung der Haut und im Verlaufe einer gesteigerten mitotischen Aktivität eine Umwandlung des Stratum basale in Richtung des Typ 1 mit einer Verminderung der cytoplasmatischen Elektronendichte erfolgt, und da die gleichen Veränderungen auch bei den mitotisch sich teilenden Zellen nachweisbar sind, hatten wir angenommen, daß die beschriebenen elektronenmikroskopischen Strukturveränderungen Ausdruck einer gesteigerten mitotischen Aktivität sind und eventuell als vorbereitende Veränderungen für das Einsetzen der DNS-Synthese und Mitose angesehen werden können. Bei Untersuchungen einer großen Zahl von einzelnen Gewebsproben konnten jedoch diese Vermutungen nicht bestätigt werden. So ist unter Berücksichtigung der vorliegenden Ergebnisse elektronenmikroskopischer Untersuchungen des mehrschichtigen Plattenepithels unterschiedlicher Lokalisation bisher nur eine sehr vorsichtige und sicher nicht vollständige Synopsis zwischen Proliferationskinetik und Differenzierung auf der einen Seite und entsprechenden feinstrukturellen Veränderungen auf der anderen Seite möglich.

Immerhin können wir feststellen, daß die Zellen der Indifferenzzone, nämlich die Basalzellen, sowohl hinsichtlich ihrer cytoplasmatischen Differenzierung als auch hinsichtlich der Verzahnung mit Nachbarzellen eine größere Plastizität besitzen als die Zellen des Stratum spinosum. Mit zunehmender Verlagerung in das Stratum spinosum werden die für den Protein- und Energiestoffwechsel verantwortlichen Strukturen abgebaut und durch fibrilläre Strukturen ersetzt, die als Grundlage für die Keratinbildung anzusehen sind. Mit zunehmender Entfernung von der Sauerstoff- und Glucosezufuhr aus subepithelialen Blutgefäßen und mit zunehmendem Abbau der Mitochondrien wird ein intracytoplasmatisches Reservoir von Glykogen angelegt, das später der Keratinsynthese dient[57]. Erst mit dem Übergang zum Stratum corneum werden die intercellulären Verbindungen mehr und mehr gelöst, womit die Abstoßung der einzelnen kernlosen Schollen von der Hautoberfläche im Zuge der physiologischen Zellmauserung ermöglicht wird.

II. Die reparative Regeneration am mehrschichtigen Plattenepithel

Unter reparativer Regeneration verstehen wir den bis zur vollständigen Wiederherstellung ablaufenden Ersatz verlorengegangenen Gewebes bzw. verlorengegangener Zellen im Sinne von MARCHAND (1901). Beim mehrschichtigen Plattenepithel hat man dabei zu unterscheiden zwischen einem Zellersatz, der einen die physiologische Zellmauserung übersteigenden Zellverlust ausgleicht, bei dem jedoch keine Kontinuitätsunterbrechung des mehrschichtigen Plattenepithels vorlag, und der reparativen Regeneration des mehrschichtigen Plattenepithels, die dem Ersatz größerer Epitheldefekte mit Kontinuitätstrennung dient.

a) Ausgleich von Zellverlusten ohne Kontinuitätstrennung

Den Mechanismus des gesteigerten Zellverlustes ohne Kontinuitätstrennung am mehrschichtigen Plattenepithel der menschlichen Haut untersuchte erstmals H. PINKUS (1951, 1952). Dabei wurde nach dem Verfahren von WOLF (1939) durch

[56] KARASEK und OEHLERT 1968. [57] FASSKE und THEMANN 1959.

Aufdrücken und Abziehen eines Klebestreifens die oberflächliche Hornschicht Lage für Lage entfernt. Anschließend erfolgten zu verschiedenen Zeiten Excisionen aus der Haut, die in üblicher Weise histologisch untersucht wurden. Dabei stellte sich heraus, daß durch die Manipulation Stratum corneum und granulosum entfernt waren. Die Anzahl der Stachelzellen war pro Flächeneinheit reduziert. Bereits eine halbe Stunde nach Abziehen oberflächlicher Hornschichten fanden sich pyknotische Zellkerne. Innerhalb von 12 Std bildeten sich dann eine Parakeratose sowie eine Vergrößerung der Basalzellen aus. 36 Std später kam es zur Bildung eines neuen Stratum granulosum. Zwischen der 47. und 72. Std waren die Mitosen vermehrt. Gleichzeitig kam es zu einer Hyperplasie mit einer Vermehrung der Zellzahl im mehrschichtigen Plattenepithel. In einer weiteren Arbeit konnte H. Pinkus nachweisen, daß in der Basalzellschicht um so mehr Mitosen auftraten, je mehr Hornlagen durch den Klebestreifen entfernt wurden. Bei einer Entfernung nur sehr oberflächlicher Hornschichten kann die Entstehung eines entzündlichen Ödems bzw. perivasculärer entzündlicher Infiltrate im subepithelialen Bindegewebe vermieden werden. Trotzdem kommt es zu einer Zunahme der mitotischen Aktivität innerhalb des mehrschichtigen Plattenepithels. Andere Autoren[58] konnten nachweisen, daß sich 8 Std nach dem Abziehen oberflächlicher Hornschichten in einer bis dahin glykogenfreien Epidermis Glykogen im Stratum basale ansammelt. Eine sichere Beziehung zwischen Steigerung der mitotischen Aktivität und der Glykogenanreicherung in der Basalzellschicht konnte jedoch nicht gefunden werden[59].

In eigenen Untersuchungen an der Schweinehaut konnten wir unter Verwendung der autoradiographischen Technik nach Applikation von Thymidin-^{3}H in der Schweinehaut eine gegenüber der Norm gesteigerte Zahl DNS-synthetisierender Zellen nachweisen. Dabei kam es nach Abziehen oberflächlicher Hornlamellen mittels der Klebestreifen-Methode zunächst zu einer Ausweitung der Intercellularspalten und einer Kernvergrößerung der Basalzellen (Abb. 20a—c und 21). Mit der 9. Std nach Abziehen oberflächlicher Hornschichten begann eine Zunahme der DNS-synthetisierenden Zellen im Stratum basale, die nach 32 Std Maximalwerte erreichten. Anschließend erfolgte eine Abnahme der DNS-synthetisierenden Zellen, so daß 80 Std nach Abziehen oberflächlicher Hornlamellen die ursprünglichen Werte wieder hergestellt waren (Abb. 22). Die Zunahme der Mitosen im Stratum basale setzte gegenüber dem Anstieg DNS-synthetisierender Zellen mit einer zeitlichen Verzögerung von etwa 24 Std ein (Abb. 22). Unter Berücksichtigung der Tatsache, daß der Beginn der DNS-Synthese der Mitose um mehrere Stunden vorausgeht, ist diese zeitliche Verschiebung der beiden Gipfel ohne weiteres verständlich. In unseren Versuchen konnten wir bereits 2 Std, besonders ausgeprägt aber 9 Std nach Abziehen oberflächlicher Hornlagen eine Glykogenanreicherung in den Zellen des Stratum basale und spinosum nachweisen (Abb. 23a—c). Dabei ging diese Glykogenanreicherung in Basalzellen und Zellen des Stratum spinosum dem Einsetzen vermehrter DNS-Synthesen voraus. Die Zeit zwischen dem Entfernen oberflächlicher Hornlagen und dem Beginn einer gesteigerten DNS-Synthese im Stratum basale war in unseren Versuchen durch eine Verminderung der Zahl DNS-synthetisierender Basalzellen ausgezeichnet. Den gleichen Befund erhoben Epstein und Sullivan (1964) an der menschlichen Haut nach Verätzung. Eine derartige vor dem Einsetzen vermehrter DNS-Synthesen ablaufende Depression der Zellneubildung wird für die Deutung des Mechanismus, der zu einer gesteigerten Zellvermehrung führt, von Interesse sein.

[58] Braun-Falco 1953, Lobitz und Holyoke 1954.

[59] Lobitz, Brophy, Larner und Daniels 1962.

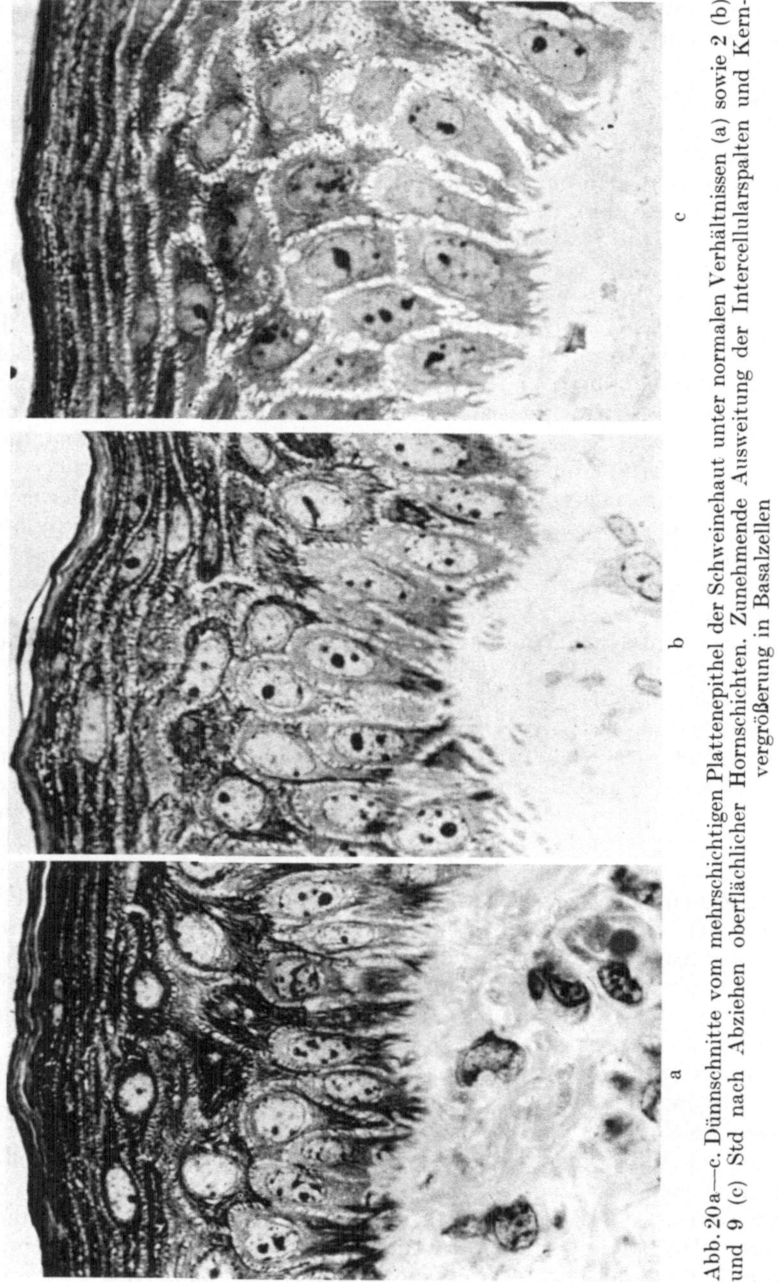

Abb. 20a—c. Dünnschnitte vom mehrschichtigen Plattenepithel der Schweinehaut unter normalen Verhältnissen (a) sowie 2 (b) und 9 (c) Std nach Abziehen oberflächlicher Hornschichten. Zunehmende Ausweitung der Intercellularspalten und Kernvergrößerung in Basalzellen

Eine Steigerung der Zellneubildung mit einer passageren lokalisierten Hyperplasie des mehrschichtigen Plattenepithels, wie man sie durch die Entfernung oberflächlicher verhornter Zellschichten erreicht, beobachtet man auch nach oberflächlicher Verätzung des mehrschichtigen Plattenepithels der Rattenzunge mit Silbernitrat[60] (Abb. 24a und b).

[60] BLOCK, SEITER und OEHLERT 1963.

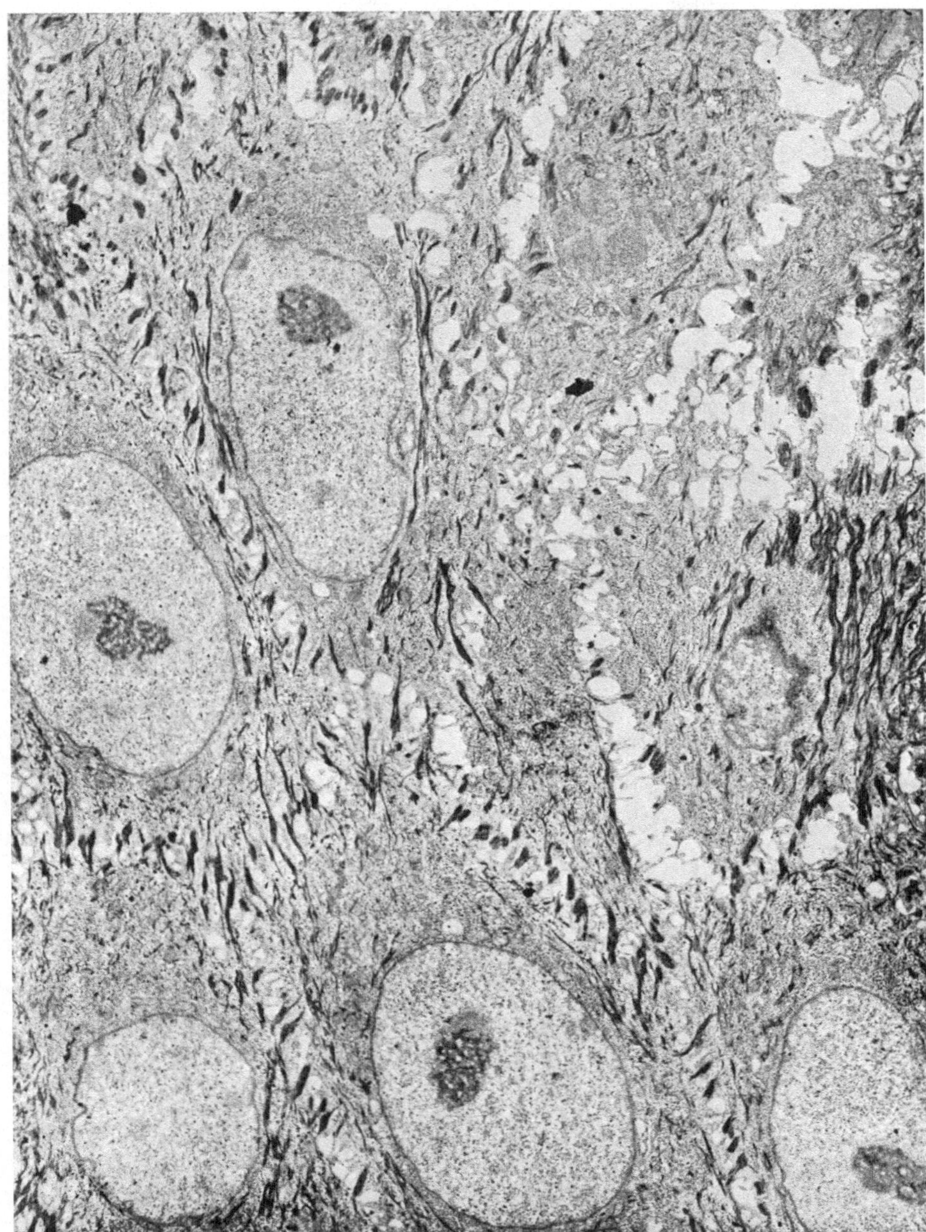

Abb. 21. Stratum spinosum vom mehrschichtigen Plattenepithel der Schweinehaut, 32 Std nach Abziehen oberflächlicher Hornlagen (6000×). Ausweitung der Intercellularspalten sowie Kern- und Nucleolenvergrößerungen. (Aus OEHLERT, KARASEK u. BERTELMANN 1966)

Sowohl in elektronenmikroskopischen als auch in Semidünnschnitt-Untersuchungen konnte nachgewiesen werden, daß trotz einer ganz erheblichen Steigerung der Zahl DNS-synthetisierender Zellen und der Mitosen in der Schweineepidermis ausschließlich solche Zellen zur DNS-Synthese und Mitose befähigt sind,

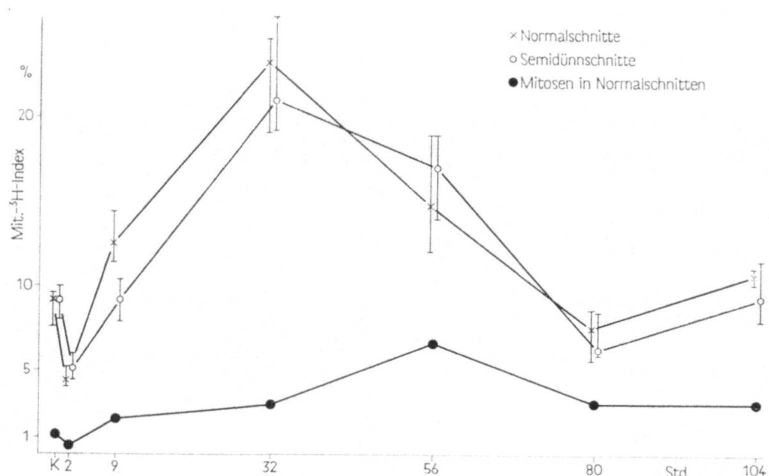

Abb. 22. Veränderungen des Thymidin-^{3}H-Markierungs- und Mitoseindex zu verschiedenen Zeiten nach Abziehen oberflächlicher Hornlagen im mehrschichtigen Plattenepithel der Schweinehaut. „Stripping"-Versuch. Die Auszählung der nach Injektion von Thymidin-^{3}H markierten Zellkerne erfolgte in Autoradiogrammen von Dünn- (0,25 μ) und Normalschnitten (ca. 5 μ) getrennt. (Aus OEHLERT, KARASEK u. BERTELMANN 1966)

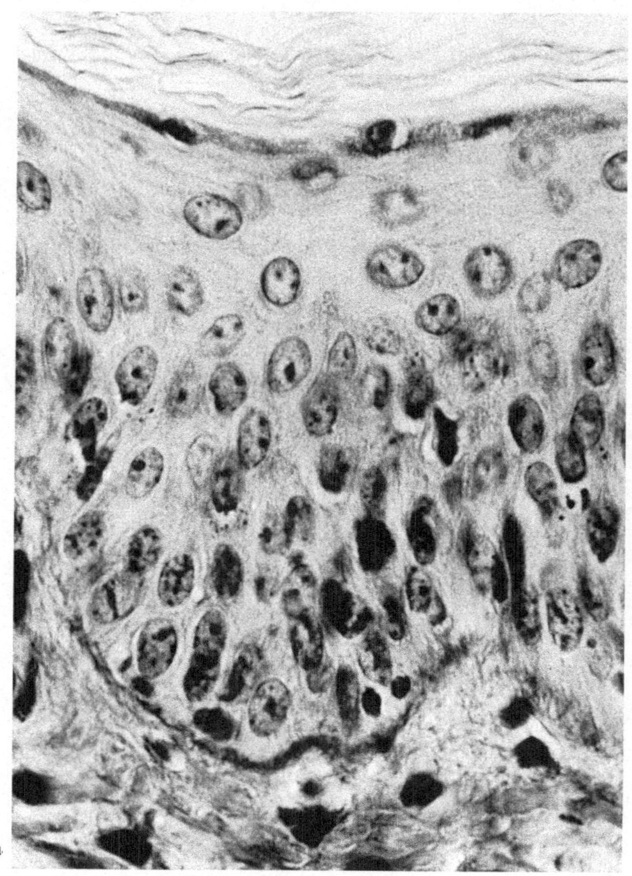

Abb. 23a—c. Mehrschichtiges Plattenepithel der Schweinehaut unter normalen Bedingungen (a) sowie 9 (b) und 32 (c) Std nach Abziehen oberflächlicher Hornschichten. Ca. 5 μ dicke Paraffinschnitte, PAS-Färbung. a Glykogenfreies Epithel mit oberflächlichen Hornschichten. b Fehlendes Stratum granulosum und corneum, perinucleäre Glykogenablagerungen und Ausweitung der Intercellularspalten, 9 Std nach Entfernung oberflächlicher Hornlagen. c Verminderung der Glykogenablagerungen 32 Std nach „stripping". (Aus OEHLERT, KARASEK u. BERTELMANN 1966)

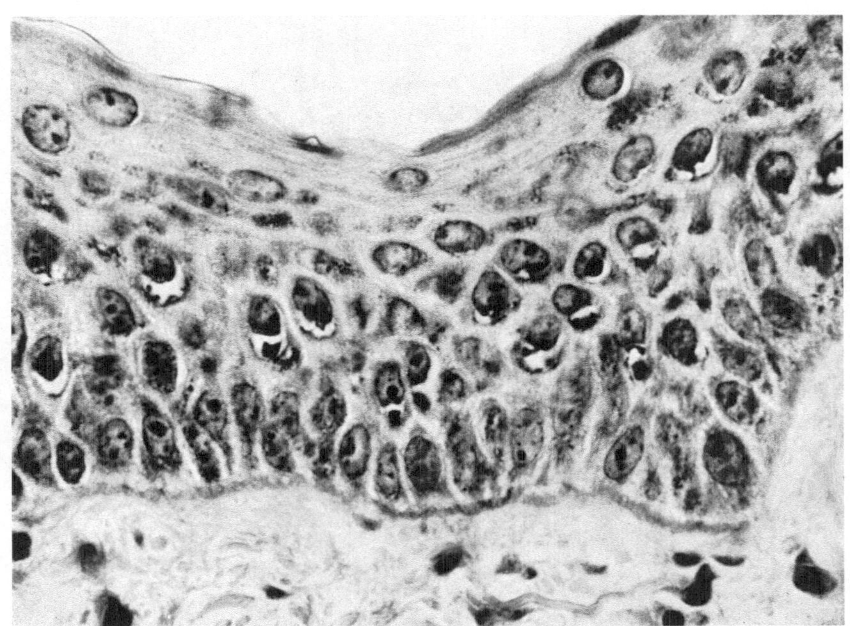

Abb. 23b

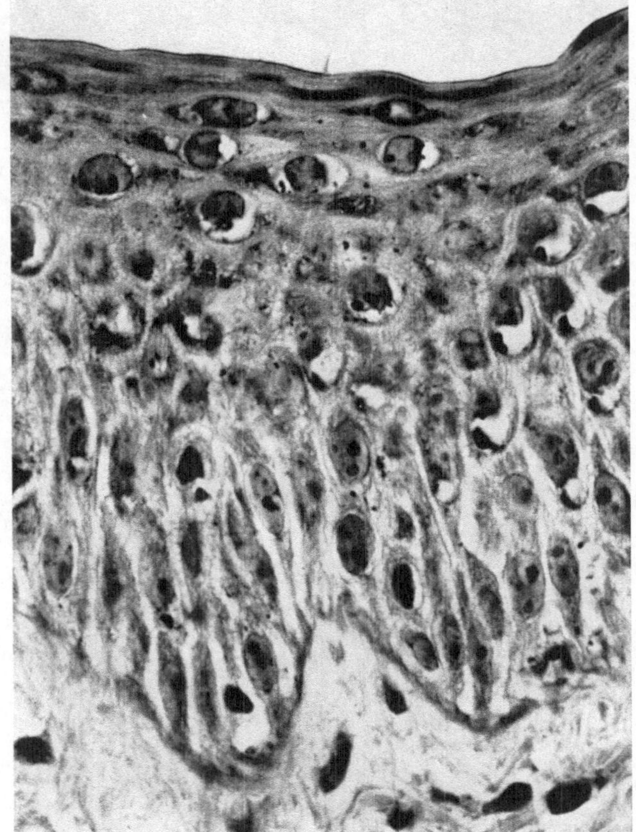

Abb. 23c

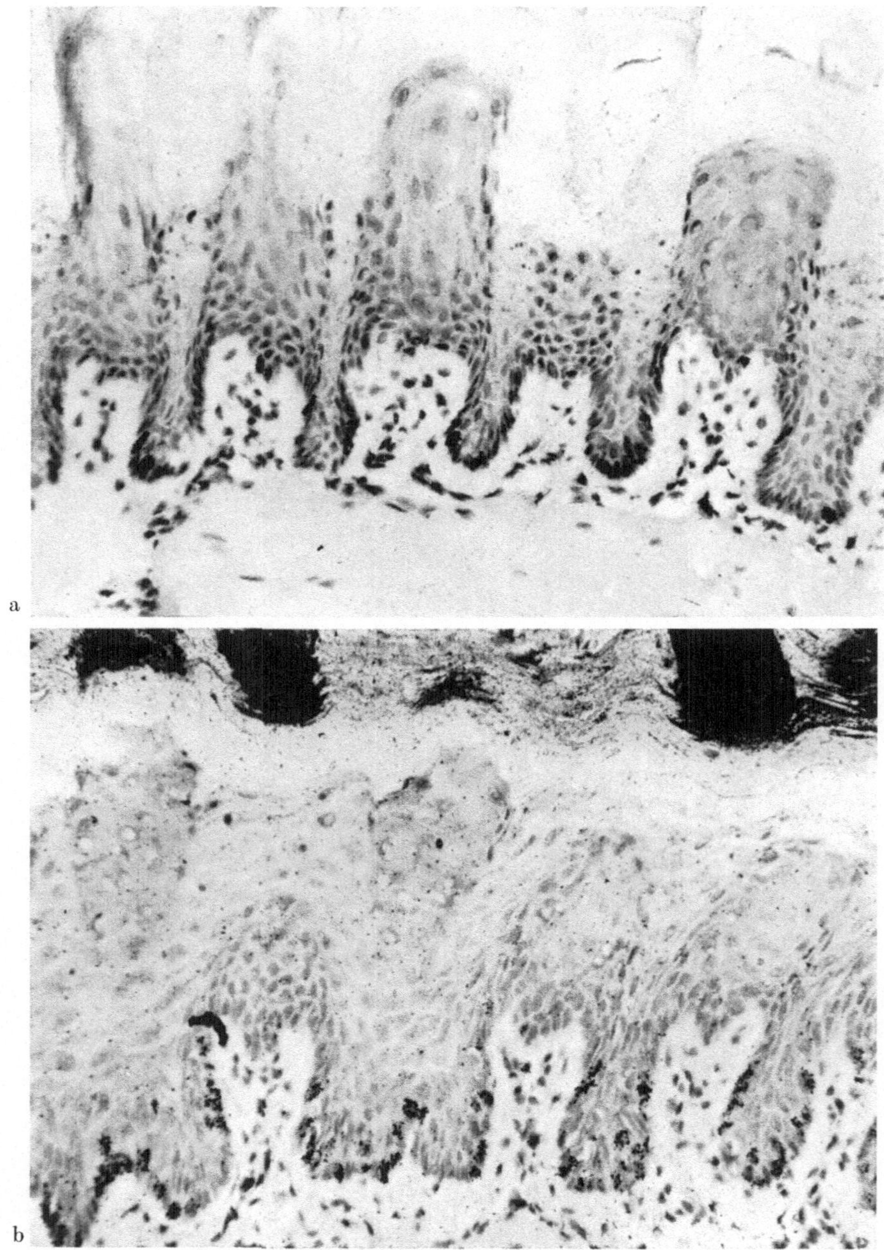

Abb. 24a u. b. Autoradiogramme vom mehrschichtigen Plattenepithel der Rattenzunge, 40 min nach Injektion mit Thymidin-^{3}H, a unter normalen Bedingungen, b 24 Std nach oberflächlicher Verätzung mit Silbernitrat. Zunahme der DNS-synthetisierenden Basalzellen nach oberflächlicher Ätzung. Bei den schwarzen Ablagerungen im Stratum corneum und granulosum handelt es sich um Silbernitratniederschläge. (Aus Block, Seiter u. Oehlert 1963)

die mit ihren füßchenartigen Cytoplasmafortsätzen in der Basalmembran verankert sind[61].

[1] Oehlert, Karasek und Bertelmann 1966.

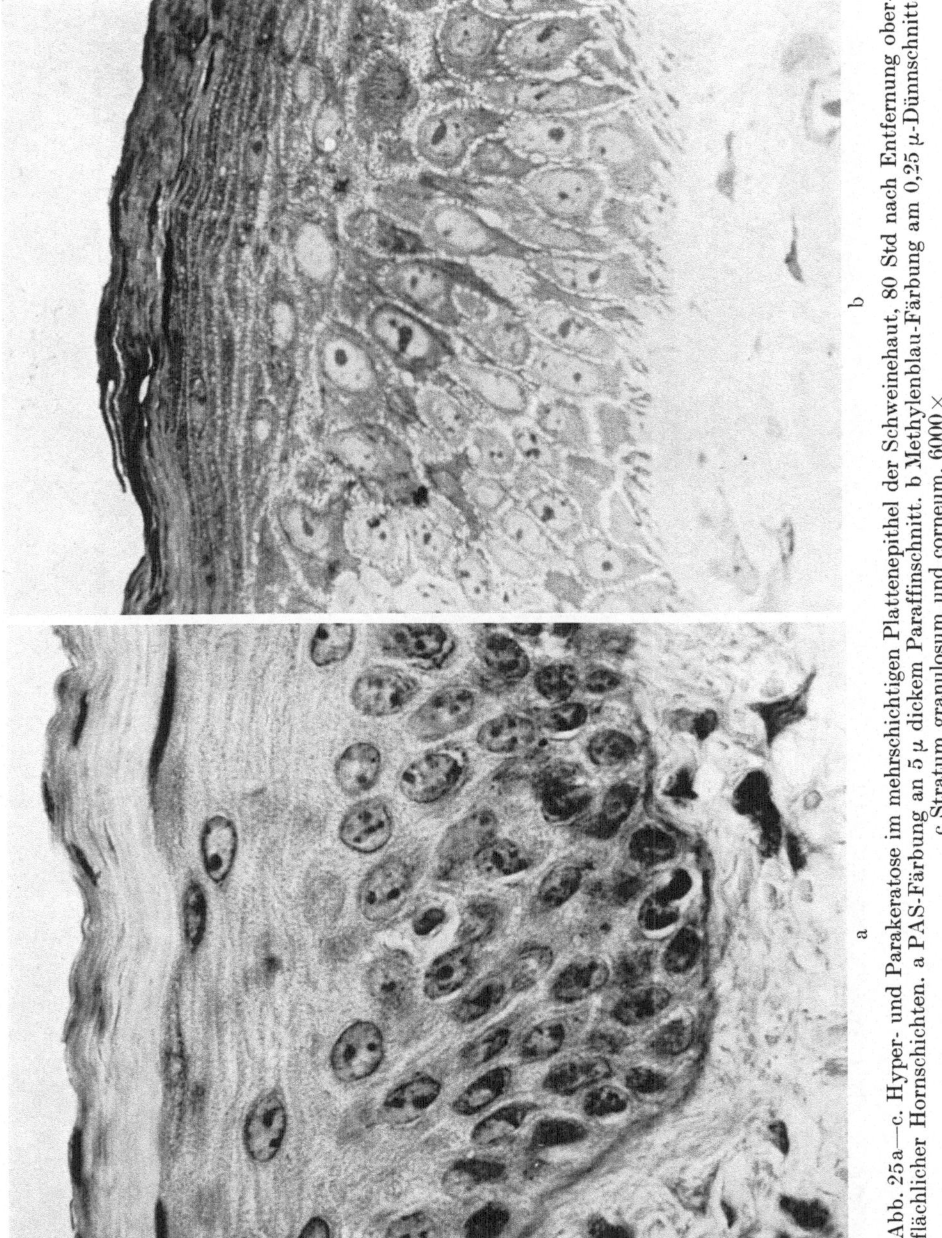

Abb. 25a—c. Hyper- und Parakeratose im mehrschichtigen Plattenepithel der Schweinehaut, 80 Std nach Entfernung oberflächlicher Hornschichten. a PAS-Färbung an 5 μ dickem Paraffinschnitt. b Methylenblau-Färbung am 0,25 μ-Dünnschnitt. c Stratum granulosum und corneum. 6000×

Die bisher besprochenen Untersuchungsergebnisse weisen darauf hin, daß am mehrschichtigen Plattenepithel der Oberhaut und der Zunge ein gegenüber der Norm vermehrter Zellverlust eine Zunahme der Zellneubildungsprozesse zur Folge hat, die über eine passagere Hyperplasie zu einer Wiederherstellung der ursprünglichen Zellzahl führt. Während dieser vermehrten Zellneubildung wird eine Phase der Differenzierungsstörung im mehrschichtigen Plattenepithel durchlaufen, die sich lichtmikroskopisch in einer Verhornungsstörung mit Parakeratose äußert

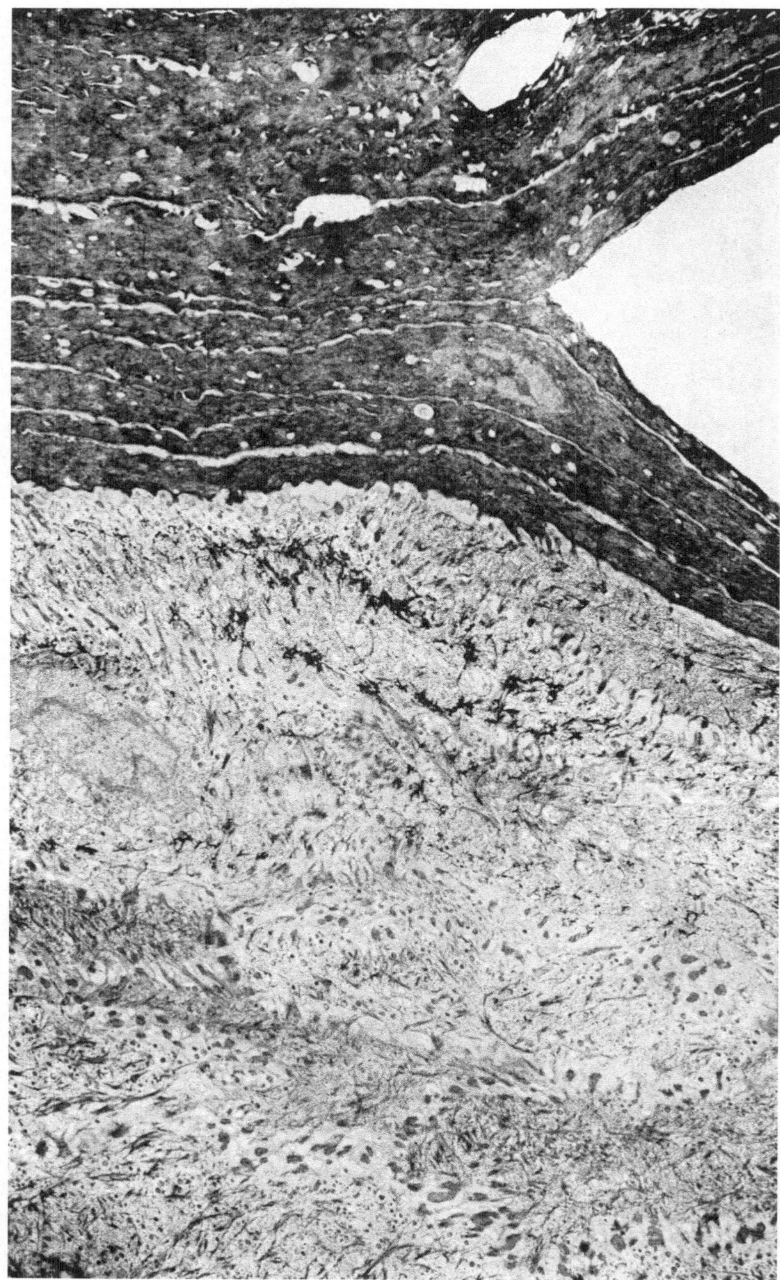

Abb. 25c

(Abb. 25). Neben dem eigentlichen Zellverlust dürfte gleichzeitig eine stärkere Austrocknung der Haut ein wesentlicher Faktor für die anschließende Reaktion der Epidermis sein, da in verschiedenen Untersuchungen[62] nachgewiesen werden konnte, daß eine Abdeckung der Oberhaut nach Abziehen oberflächlicher Horn-

[62] PINKUS und STEELE 1956, WILLIAMS und HUNTER 1957.

schichten eine Abschwächung der Reaktion im mehrschichtigen Plattenepithel bewirkt. Dabei kann jedoch nicht entschieden werden, ob hier die Austrocknung als solche als entscheidender Faktor für die Zellneubildung oder aber nur für die gleichzeitig zu beobachtenden entzündlichen Reaktionen im subepithelialen Bindegewebe anzusehen ist[63].

Die gesteigerte Zellneubildung mit einer parallel verlaufenden Differenzierungsstörung im mehrschichtigen Plattenepithel der Oberhaut, die durch einen gegenüber der Norm gesteigerten oberflächlichen Zellverlust ausgelöst wird, erklärt die klinischen Beobachtungen, bei denen bereits einfaches Reiben der Oberhaut zu einer Epidermisverbreiterung[64] führt. Mit derartigen Beobachtungen ist selbstverständlich keinerlei Aussage über denjenigen Mechanismus verbunden, der nach oberflächlichem Zellverlust die gesteigerte Zellneubildung im Stratum basale veranlaßt. Auf diese Frage werden wir in einem späteren Kapitel eingehen.

Während bei einem oberflächlichen Zellverlust ohne Kontinuitätstrennung des mehrschichtigen Plattenepithels eine vorübergehende gesteigerte Zellneubildungsrate ausreicht, um die ursprüngliche Zellzahl wiederherzustellen, erfordert die reparative Regeneration am mehrschichtigen Plattenepithel bei Zellverlusten mit Kontinuitätstrennung einen weit komplizierteren Regenerationsmechanismus.

b) Ausgleich von Zellverlusten mit Kontinuitätstrennung

Seit den klassischen Arbeiten von Felix Marchand (1901) und Heinrich v. Bardeleben (1901) über die Wundheilung wissen wir, daß die Mitose die Hauptrolle beim reparatorischen Zellersatz des Epithels als auch bei der Bildung des Granulationsgewebes spielt. Dabei konnte v. Bardeleben zeigen, daß durch eine Kontinuitätstrennung des oberflächlichen Plattenepithels der Haut zunächst in wundfernen Epithelabschnitten eine gesteigerte Mitosetätigkeit einsetzt. In eigenen autoradiographischen Untersuchungen an der Rattenzunge und dem mehrschichtigen Epithel der Oberhaut konnten wir nachweisen, daß bereits innerhalb 1 Std nach Wundsetzung in etwa 500 Basalzellen vom Wundrand entfernten Epithelabschnitten eine Zunahme der DNS-synthetisierenden Zellen des Stratum basale beginnt. Mit zunehmender Versuchszeit verlagert sich die gesteigerte Zellneubildung mehr und mehr in den Wundrand, und 96 Std nach Wundsetzung kann hier die größte Zahl DNS-synthetisierender Zellen im Stratum basale angetroffen werden (Abb. 26a, b und 27a, b). In Untersuchungen an der menschlichen Haut nach Kontinuitätstrennung erreichte die mitotische Aktivität 36—48 Std nach der Wundsetzung ihren Höhepunkt. Dabei fiel auf, daß die Mitosen in Gruppen zu zwei, drei oder mehr im Epithel lokalisiert waren[65]. Dem ersten mit einer Latenzzeit von 55 Std nach der Wundsetzung auftretenden Mitosegipfel folgten im weiteren Verlauf der Wundheilung mehrere weitere, die etwa 12—18 Std auseinander lagen. Im Intervall fanden sich niedrige oder normale Mitosewerte. Ähnliche rhythmische Schwankungen der Mitoseaktivität und der Zahl DNS-synthetisierender Zellen im mehrschichtigen Plattenepithel während der Wundheilung wurden an der Rattenhaut[66] beobachtet. Harding und Srinivasan (1961) konnten das Ablaufen mehrerer aufeinanderfolgender DNS-Synthesewellen bei der Regeneration von Linsendefekten nachweisen, andere Autoren[67] beschrieben fluktuierende Häufigkeitsgipfel der DNS-synthetisierenden Zellen und Mitosen[68] im mehrschichtigen Plattenepithel des Meerschweinchenohres nach Wundsetzung.

[63] Sulzberger und Herrmann 1960, Matoltsy, Schragger und Matoltsy 1962.
[64] Kreibich 1923, Gaudin 1948, Goldblum und Piper 1954.
[65] Epstein und Sullivan 1964. [66] Dobrokhotov 1961, Oehlert und Block 1962.
[67] Hell und Cruickshank 1963. [68] Hell 1963.

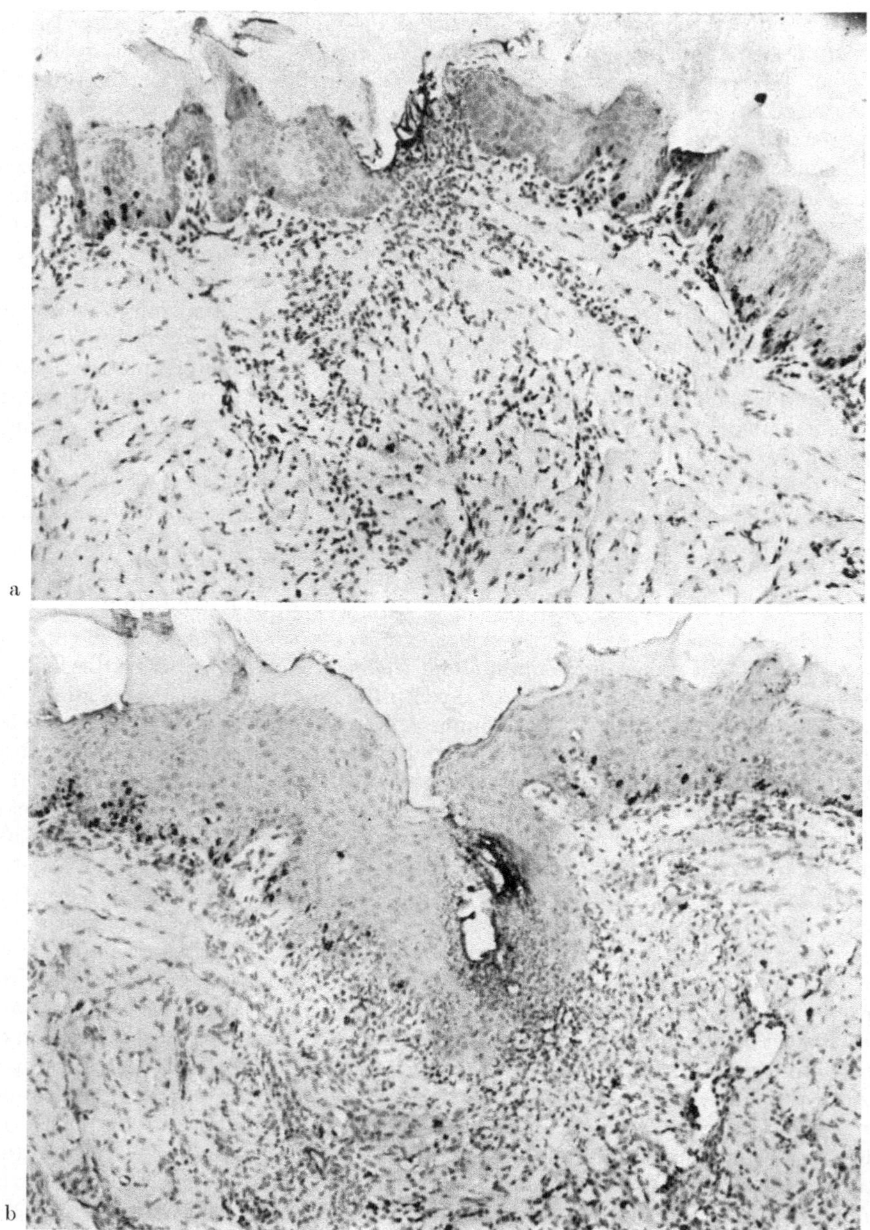

Abb. 26a u. b. Autoradiogramme vom mehrschichtigen Plattenepithel der Rattenzunge, 40 min nach Injektion von Thymidin-^{3}H, 12 (a) und 48 (b) Std nach glatter Durchschneidung der Zungenoberfläche. Zunahme der Zahl DNS-synthetisierender Zellen im Stratum basale wundferner Epithelabschnitte 12 Std (a) und in wundnahen Bezirken 48 Std (b) nach Wundsetzung. (Aus Oehlert 1963)

Die Ursache für das Auftreten derartiger rhythmischer DNS-Synthese- und Mitosewellen bei der Wundheilung ist noch nicht endgültig geklärt. Zum Teil mögen solche Schwankungen, vor allem wenn sie einem zwölfstündigen Rhythmus folgen, durch die normalerweise bereits vorhandenen tageszeitlichen Mitoseschwankungen

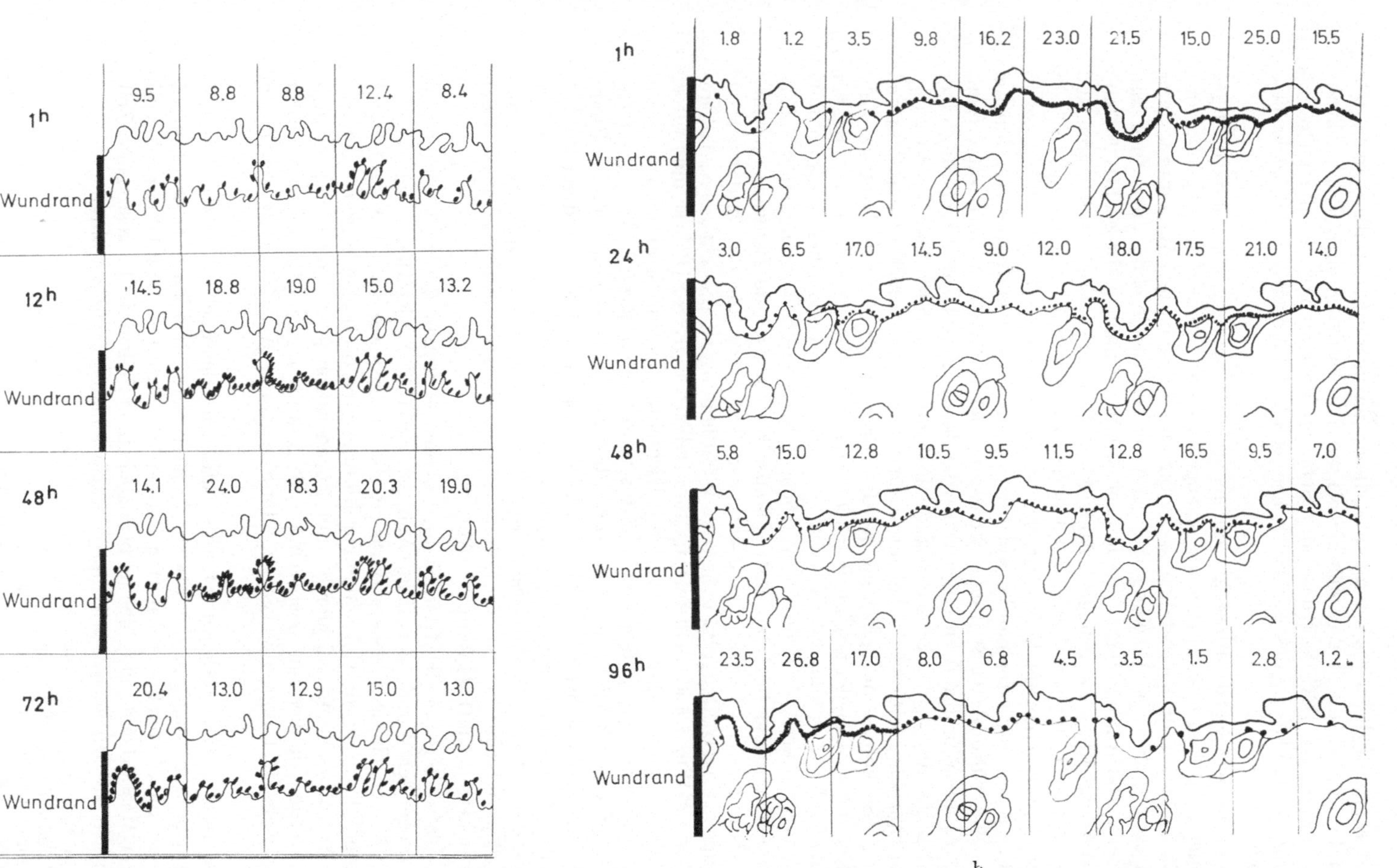

Abb. 27a u. b. Veränderungen des ^{3}H-Markierungsindex nach einmaliger Injektion von Thymidin-^{3}H zu verschiedenen Zeiten nach Durchschneidung des mehrschichtigen Plattenepithels der Zunge (a) und der Bauchhaut (b) der Ratte in unterschiedlich weit vom Wundrand entfernten Epithelbezirken. Die durch senkrechte Linien aufgeteilten Epithelabschnitte umfassen je 100 Basalzellen, die entsprechende Zahl gibt den Markierungsindex (Zahl markierter Zellkerne pro 100 Basalzellen) an. (Aus Block, Seiter u. Oehlert 1963)

bedingt sein, auf die wir an anderer Stelle eingehen werden. Außerdem besteht jedoch die Möglichkeit, daß es sich hierbei um den Ausdruck einer Teilsynchronisation sowohl der DNS-Synthese als auch der Mitosen handelt, die allerdings auch für die Erklärung des tageszeitlichen Zellneubildungsrhythmus zu berücksichtigen ist.

Dient die gesteigerte Mitoseaktivität nach der Verletzung des mehrschichtigen Plattenepithels dem Ersatz zugrunde gegangener Zellen mit dem Ziel, die ursprüngliche Zellzahl wieder herzustellen, so erfolgt im Bereiche des Wundrandes eine Zellmigration, die eine Deckung des gesetzten Epitheldefektes zum Ziele hat. Eine Reihe von Autoren nahm an, daß zuerst eine vermehrte Mitoseaktivität und erst dann eine Migration erfolge[69]. Andere sahen die Migration als primären und die vermehrte Teilungsaktivität des Epithels als sekundären Vorgang an[70]. In neueren Untersuchungen konnte nachgewiesen werden, daß beide Prozesse in zeitlicher Korrelation zueinander ablaufen. Während in wundfernen Abschnitten bereits sehr frühzeitig (1 Std) eine Steigerung der mitotischen Aktivität erfolgt, kommt es am Wundrand zu einer Epithelabflachung und zur Ausbildung einer Epithelzunge, die sich über den Wunddefekt hinüberschiebt. Die Geschwindigkeit der Epithelmigration ist dabei unterschiedlich und von verschiedenen Faktoren abhängig. So konnte nachgewiesen werden, daß an der Schweinehaut die Zellmigration um so schneller erfolgt, je feuchter das Wundbett gehalten wird. Bei der künstlichen Austrocknung des Wundbettes wird auch die Epithelmigration ganz erheblich verzögert[71]. Die durchschnittliche Migrationsgeschwindigkeit des Epithels am Wundrand liegt bei Ratte, Maus, Kaninchen und Schwein zwischen 7 und 21 μ pro Std[72]. Von grundsätzlicher Bedeutung für die Erklärung des Mechanismus der Zellmigration bei der Wundheilung ist die Tatsache, daß unmittelbar im Wundrand nicht nur die Basalzellen zur DNS-Synthese und Mitose befähigt sind, sondern daß man in allen Zellschichten bis zum Stratum granulosum DNS-synthetisierende Zellen sowie Mitosen auffinden kann[73]. Im Gegensatz hierzu zeigt die Epithelzunge, die sich über das lockere neugebildete Bindegewebe schiebt, zunächst keine Mitosen (Abb. 28). Erst nach vollständiger Implantation der Zellen im darunter liegenden lockeren Bindegewebe, d. h. nach Herstellung eines festen Kontaktes zwischen subepithelialem Bindegewebe und neuem Epithelbelag setzen Zellteilungen ein, die zum Aufbau eines neuen mehrschichtigen Epithels führen[74] (Abb. 29).

Die Tatsache, daß die Epithelzunge in der Mehrzahl der Fälle unter dem darüberliegenden Wundschorf liegt (Abb. 28), und daß das Epithel in der Lage ist, das bereits neugebildete lockere Bindegewebe zu durchwandern, hat zu der Auffassung geführt, daß die Epithelien zur Bildung proteolytischer Enzyme befähigt sind[75]. Auf diese Frage soll hier bei der Regeneration jedoch nicht näher eingegangen werden, da dies eine Besprechung der gesamten an der Bildung des Granulationsgewebes beteiligten Vorgänge erfordern würde (Vgl. Masshoff in diesem Band).

Von unmittelbarer Bedeutung für die Aufklärung des Mechanismus der Epithelregeneration sind dagegen die Fragen 1. nach dem Mechanismus der Epithelmigration und 2. nach der Information, die das Epithel veranlaßt, nach vollständiger Wiederherstellung der ursprünglichen Verhältnisse die gesteigerte Zellneubildung auf den normalen Zellproliferationsmodus zurückzuführen.

[69] Florey 1954, Allgöwer 1956, Bullough und Laurence 1957.
[70] Arey und Covode 1953, Cameron 1952.
[71] Winter und Scales 1963. [72] Winter 1964.
[73] Epstein und Sullivan 1964. [74] Winter 1964.
[75] Gillman und Penn 1956.

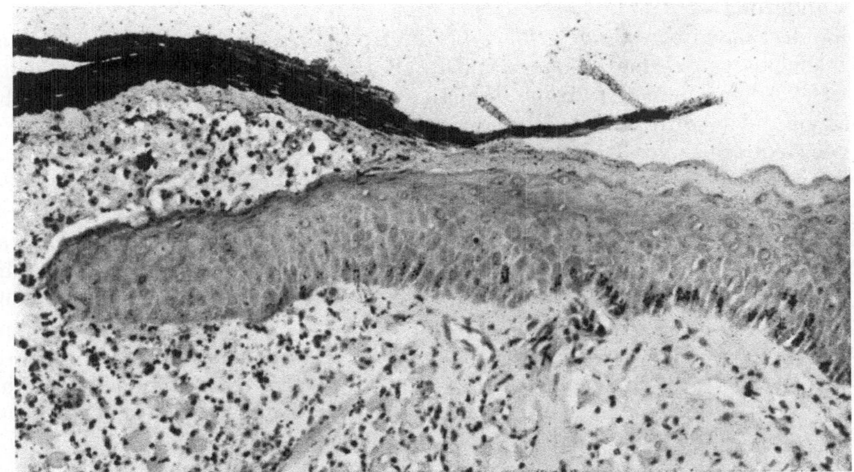

Abb. 28. Autoradiogramm vom hyperplastischen mehrschichtigen Plattenepithel der Mäusehaut, 72 Std nach Verwundung und 40 min nach Injektion von Thymidin-^{3}H. Unter dem Wundschorf liegende Epithelzunge mit nur wenigen DNS-synthetisierenden Epithelzellen. In wundfernen Abschnitten zahlreiche markierte Zellen des Stratum basale

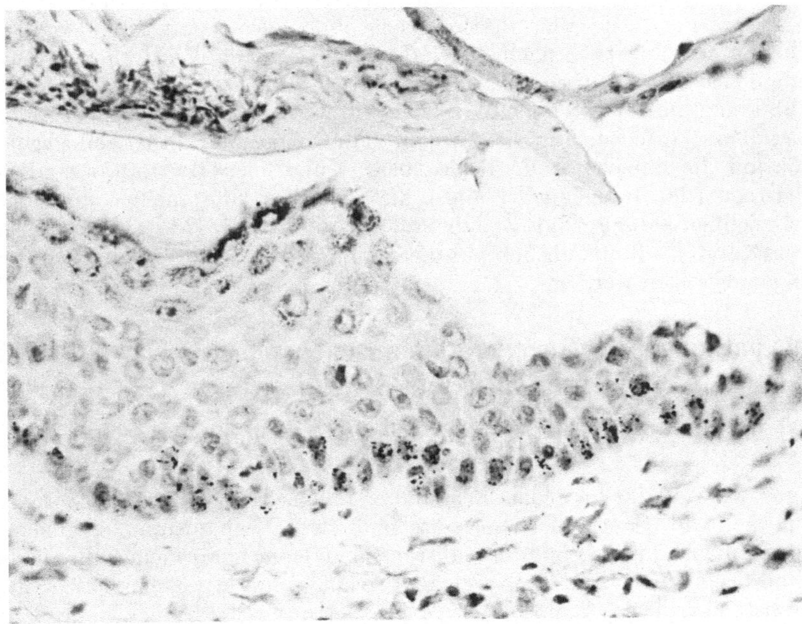

Abb. 29. Autoradiogramm vom hyperplastischen mehrschichtigen Plattenepithel der Mäusehaut, 6 Tage nach Wundsetzung mit breiter Dehiszenz und 40 min nach Injektion von Thymidin-^{3}H. Spitze der Epithelzunge mit zahlreichen DNS-synthetisierenden Zellen. Schorf und oberflächliche Epithellagen im Wundbereich sind durch die histologische Behandlung abgehoben

Die Beobachtungen in Zellkulturen von Epithelien mit der ununterbrochenen Bildung cytoplasmatischer Fortsätze[76] hatten zu der Auffassung geführt, daß der Epithelverschiebung vom Wundrand her über die Wundfläche eine amöboide

[76] Abercrombie 1961, Weiss 1961.

Zellwanderung zugrunde liegt. Dabei war angenommen worden[77], daß diese amöboide Bewegung solange erfolgt, bis die Epithelien wieder allseitigen Kontakt mit gleichartigen Zellen gefunden haben. Bei der Wundheilung konnten jedoch keinerlei Anhaltspunkte für eine derartige amöboide Fortbewegung der Epithelzellen gefunden werden[78].

Die Beobachtungen im histologischen Bild sprechen weit eher für die Annahme, daß der im mehrschichtigen Plattenepithel unter normalen Bedingungen vorhandene Zellneubildungs- und Abstoßungsmechanismus erhalten bleibt, dann unmittelbar am Wundrand die neugebildeten Zellen jedoch nicht nach oben abwandern können, weil die eine Seite der für die senkrechte Abwanderung erforderlichen Leitbahn fehlt. Dies muß eine waagerechte Verschiebung der neugebildeten Zellen und die Ausbildung einer Epithelzunge zur Folge haben. Ein derartiger Mechanismus würde auch die Tatsache erklären, daß sich anschließend an die einschichtige Zellage an der Spitze der Epithelzunge eine zunehmend mehrschichtige Epithelleiste bildet, die in einigem Abstand vom Epitheldefekt die normale Epitheldicke erreicht (Abb. 29). Man stellt sich dementsprechend die Epithelverschiebung als einen Vorgang vor, bei dem durch unaufhörliches Abgleiten der neugebildeten Zellen in Richtung des fehlenden Widerstandes, d. h. des Epitheldefektes, eine Zelle über die andere hinwegrollt und jeweils die Spitze der Epithelzunge bildet[79]. Dieser Vorstellung entsprechen auch die Ergebnisse autoradiographischer Untersuchungen[80] (Abb. 29). Von besonderem Interesse für die Aufklärung der Steuerungsmechanismen, die die physiologische und die reparative Regeneration beeinflussen, ist die Frage nach den Faktoren, die nach Wiederherstellung der ursprünglichen Verhältnisse im mehrschichtigen Plattenepithel die gesteigerte Zellneubildung auf das normale Maß zurückführen. Alle heute vorliegenden Versuchsergebnisse sprechen für die Annahme, daß eine im Epithel selbst gelegene Information die entscheidende Rolle spielt, wobei diese Information, die man als Basisregulation bezeichnen könnte, die gleiche ist, die auch im unverletzten Epithel Zellneubildung und Zellabstoßung aufeinander abstimmt. In einem späteren Kapitel soll ausführlich auf diesen innergeweblichen Regulationsmechanismus eingegangen werden.

III. Die pathologische Regeneration am mehrschichtigen Plattenepithel (Hyperplasie und Cancerisierung)

a) Die Aufnahme carcinogener Substanzen in das mehrschichtige Plattenepithel

Bevor wir auf die histologischen und cytologischen Veränderungen bei der Hyperplasie und Cancerisierung sowie auf den Mechanismus eingehen, der unter der Einwirkung bestimmter Substanzen zu einer abnormen Zellvermehrung führt, soll besprochen werden, in welchem Ausmaß und in welcher Form carcinogene Substanzen in das mehrschichtige Plattenepithel eindringen und gebunden werden.

Die in der Mäuseepidermis nach lokaler Applikation carcinogener Kohlenwasserstoffe ablaufenden Zell- und Gewebsveränderungen[81], die mit einer Steigerung der Protein-, RNS- und DNS-Neubildung verknüpft sind[82], sind nur unter der Annahme verständlich, daß die Carcinogene selbst oder ihre Abbau- bzw. Stoffwechselprodukte in den Stoffwechsel der Zelle eingreifen. Dabei erhebt sich

[77] WEISS 1961. [78] NEEDHAM 1960. [79] WINTER 1964. [80] OEHLERT 1966.
[81] HAMPERL, GRAFFI und LANGER 1943.
[82] GÖSSNER und ZANDER 1952, OEHLERT, COTÉ und BÜCHNER 1961, OEHLERT und VON PEIN 1963.

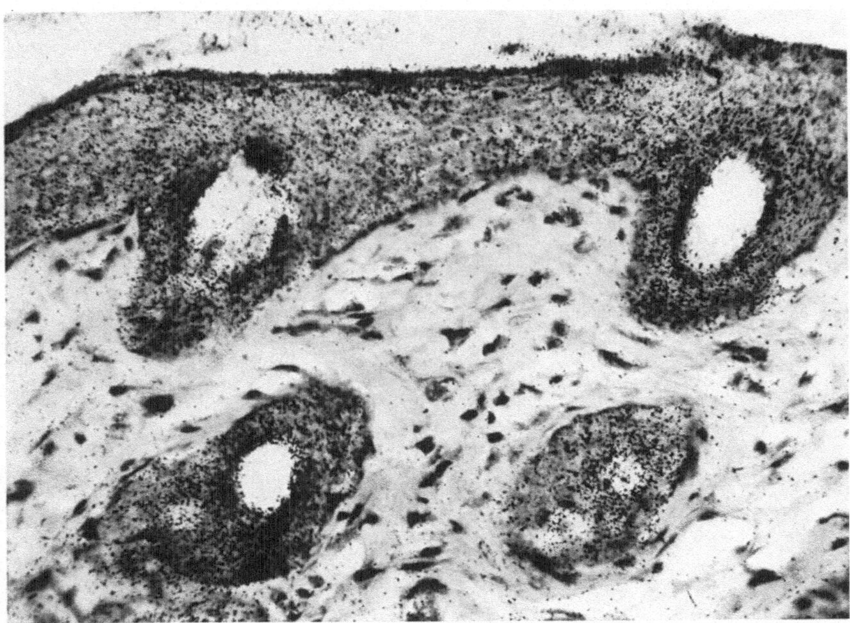

Abb. 30. Autoradiogramm der hyperplastischen Mäusehaut 2 Std nach Tropfung mit 3,4-Benzpyren-^{3}H. Formol-Fixation und Paraffineinbettung mit üblicher Entparaffinierung der 5 μ dicken Schnitte. Diffuse Markierung aller Epithelschichten und der Talgdrüsen. (Aus Oehlert u. Grimm 1966)

die Frage, ob diesem Eingriff eine Anlagerung oder ein Einbau des Carcinogens in bestimmte Zellstrukturen zugrunde liegt. Unter Anwendung der Fluorescenzmikroskopie konnte bereits 1942 von Graffi gezeigt werden, daß bei lokaler Applikation von Benzpyren sehr schnell ein Eindringen des Carcinogens in alle Abschnitte des mehrschichtigen Plattenepithels der Mäusehaut erfolgt. Da die Zellkerne weitgehend frei von Fluorescenz waren, wurde von den Untersuchern angenommen, daß Benzpyren vorwiegend im Cytoplasma und hier im Bereich der Mitochondrien, nicht aber im Zellkern abgelagert wird. In autoradiographischen Untersuchungen unter Verwendung tritiummarkierten Benzpyrens und Methylcholanthrens fand sich demgegenüber ein Einbaumuster[83] (Abb. 30 und 31), das demjenigen nach Injektion markierter Aminosäuren weitgehend ähnelte[84]. Die Markierung war über dem Cytoplasma und Zellkern relativ gleichmäßig verteilt[85], und Extraktionsversuche machten die Annahme wahrscheinlich, daß sowohl Benzpyren als auch Methylcholanthren an Proteine, Ribonucleinsäuren und auch Desoxyribonucleinsäure angelagert werden[86]. Da mit nicht carcinogenen Kohlenwasserstoffen ähnliche Markierungsmuster in der Mäuse- und Rattenhaut sowie auch in der Schweinehaut erhalten wurden[87], dürfte es sich hierbei nicht um ein spezifisches Verhalten carcinogener Substanzen handeln, sondern grundsätzlich um eine Affinität polycyclischer Kohlenwasserstoffe zu den genannten Zellbestandteilen. Die Eliminierung des eingedrungenen Carcinogens erfolgt einmal durch Resorption und Abtransport auf dem Blutwege, wie der Nachweis radioaktiv

[83] Oehlert und Grimm 1966. [84] Niklas und Oehlert 1956.
[85] Nakai und Shubik 1964. [86] Oehlert und Grimm 1966.
[87] Grimm und Oehlert 1966, Feit, Buscher und Oehlert 1967, Buscher, Feit und Oehlert 1968.

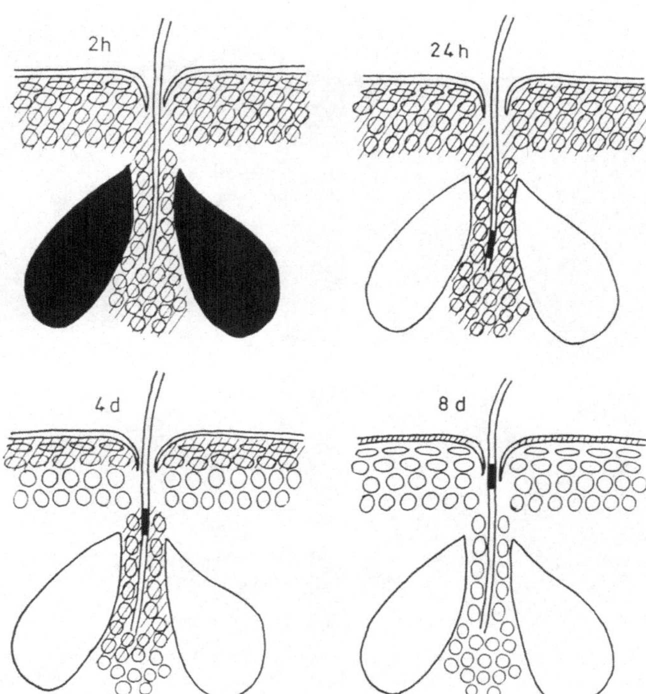

Abb. 31. Zeitliche Veränderungen im Markierungsmuster der hyperplastischen Mäusehaut nach einmaliger Tropfung mit radioaktiv markiertem 3,4-Benzpyren oder Methylcholanthren. Schnelle Eliminierung der markierten Carcinogene aus den Talgdrüsen. Verschiebung der markierten Epithelien aus basalen in oberflächliche Epithelschichten im zeitlichen Verlauf der Epithelregeneration. Verschiebung eines Markierungsbandes im Haarschaft mit dem Haarwachstum

markierten Carcinogens in der Leber, in den Nieren und im Fettgewebe gezeigt hat[88]. Zum anderen wird das in die Epithelien eingebaute Carcinogen mit der physiologischen Zellabstoßung eliminiert[89] (Abb. 32 und 33). Sowohl an der Schweinehaut als auch an der Mäuse- und Rattenhaut konnte der Nachweis für eine irreversible Bindung des Carcinogens an die Basalzellen mit entsprechender Übertragung auf die Tochterzellen *nicht* erbracht werden. Die genannten Versuchsergebnisse mit der im histologischen Schnitt nachweisbaren Anlagerung radioaktiv markierter Carcinogene an Proteine, Ribonucleinsäuren und Desoxyribonucleinsäuren aller Zellen des mehrschichtigen Plattenepithels stehen in Übereinstimmung mit Ergebnissen biochemischer Untersuchungen über den Nachweis einer Bindung carcinogener Kohlenwasserstoffe in vivo an native DNS der Mäusehaut[90], wobei diese Bindung sowohl in den Basalzellen als auch in den Zellen des Stratum spinosum erfolgt[91]. Bereits 1953 war nachgewiesen worden[91], daß polycyclische Kohlenwasserstoffe an Proteine der Mäusehaut gebunden werden und, daß diese Bindung eine Behandlung mit Pepsin, bei der die Proteine zu Polypeptiden aufgespalten werden, überdauert. In weiteren Untersuchungen konnte dann gezeigt werden, daß vor allem das *Ausmaß* der Bindung eines carcinogenen Kohlenwasserstoffes an die *löslichen Proteine* der Haut dem Grad ihrer Carcinogenität parallel geht[92].

[88] Grimm und Oehlert 1966.
[89] Grimm und Oehlert 1966, Feit, Buscher und Oehlert 1967.
[90] Brookes und Lawley 1964. [91] Wiest und Heidelberger 1953.
[92] Abell und Heidelberger 1962.

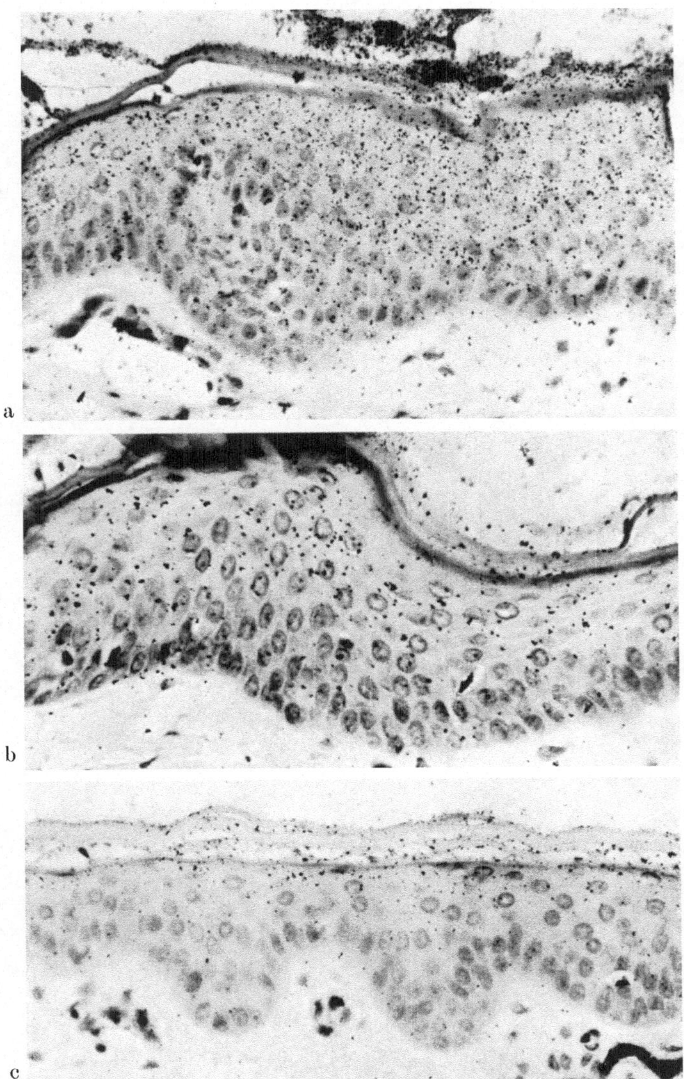

Abb. 32a—c. Autoradiogramme vom mehrschichtigen Plattenepithel der Schweinehaut 3 Tage (a), 5 (b) und 11 Tage (c) nach einmaliger Applikation von 20-Methylcholanthren-^{3}H. Formol-Fixation, Paraffineinbettung und übliche Entparaffinierung der 5 μ dicken Schnitte. Zunehmende Eliminierung und Verschiebung der Radioaktivität aus basalen in oberflächliche Zellschichten im zeitlichen Verlauf der physiologischen Zellmauserung. (Aus FEIT, BUSCHER u. OEHLERT 1967)

Auch im Autoradiogramm der Schweinehaut konnte eine initiale Bindung des Carcinogens an lösliche Proteine der Schweinehaut nachgewiesen werden, welcher erst später eine feste Anlagerung der radioaktiv markierten Carcinogene an fällbare Proteine folgt[93].

Die Beobachtung, daß polycyclische carcinogene Kohlenwasserstoffe oder ihre Metaboliten sowohl an Proteine als auch an Ribo- und Desoxyribonucleinsäuren angelagert werden, ist sowohl mit der Mutationshypothese[94] als auch mit der

[93] BUSCHER, FEIT und OEHLERT 1968. [94] BAUER 1941.

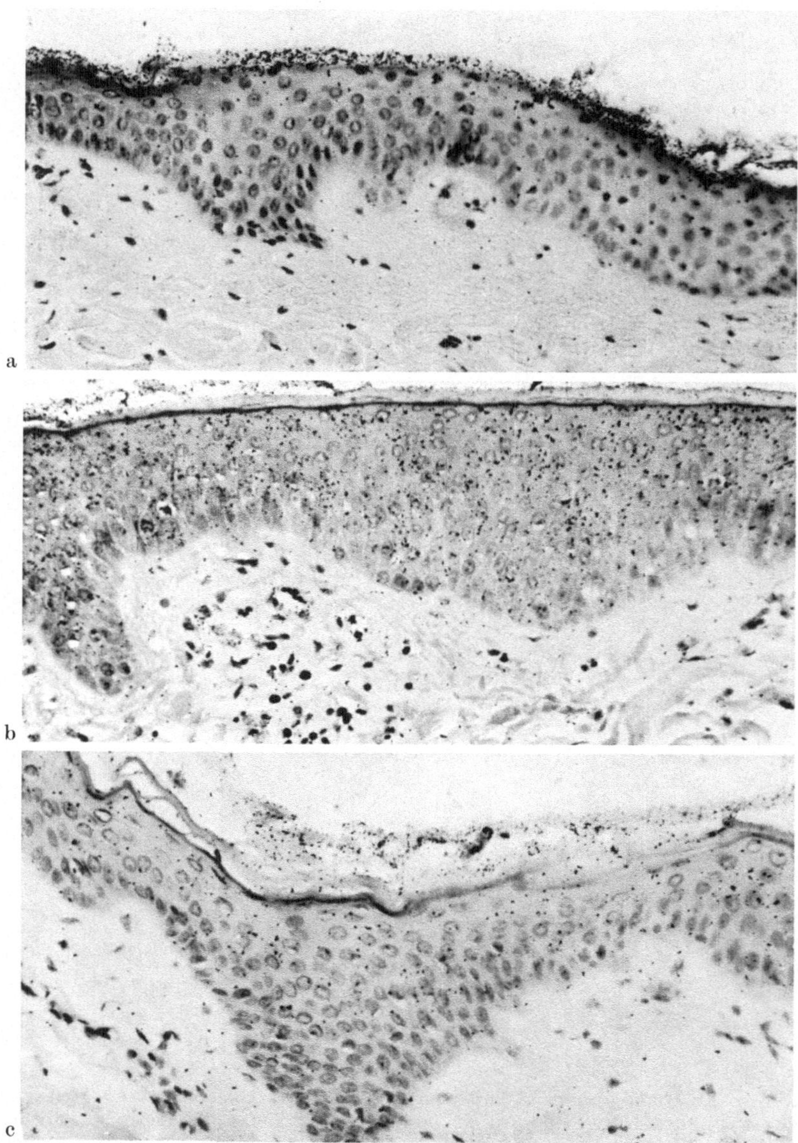

Abb. 33a—c. Autoradiogramme vom mehrschichtigen Plattenepithel der Schweinehaut 2 Std (a), 48 Std (b) und 5 Tage (c) nach einmaliger Applikation von 3,4-Benzpyren-^{3}H Behandlung des Gewebes wie in Abb. 32. Zunahme der wasser- und lipidunlöslichen Aktivität von der 2. bis zur 48. Std. In basalen Zellschichten beginnende Aktivitätsabnahme am 5. Tag nach Applikation. (Aus FEIT, BUSCHER u. OEHLERT 1967)

Deletionshypothese[95] der Krebsentstehung vereinbar. Die Tatsache allerdings, daß zahlreiche carcinogene Kohlenwasserstoffe keine mutagenen Eigenschaften besitzen[96], würde eher gegen die Annahme sprechen, daß der carcinogene Kohlenwasserstoff initial eine vererbbare Änderung an der genetischen Substanz be-

[95] MILLER und MILLER 1953, RUSCH 1954, HEIDELBERGER 1959, POTTER 1962.
[96] BURDETTE 1955.

stimmter Zellen hervorruft. Unter Berücksichtigung der von JACOB und MONOD (1961) entwickelten Theorien über die Enzyminduktion, Repression und Regulation des Zellmetabolismus und der relativ festen Bindung der Carcinogene an bestimmte Zellproteine wurde ein neues Modell der Hautcarcinogenese von PITOT und HEIDELBERGER (1963) entwickelt, das auch mit der Zweiphasentheorie der Krebsentstehung von BERENBLUM (1957) in Einklang zu bringen ist. Dabei wird vermutet, daß die polycyclischen Kohlenwasserstoffe durch die Bindung an ein Repressorprotein dieses inaktivieren und damit die Produktion von Enzymen freigeben, die über ein Reaktionsprodukt einen inaktiven Repressor aktivieren und hierdurch die weitere Synthese des ersten Repressorproteins verhindern. Auf diese Weise wird eine ungehemmte Synthese des Enzyms ausgelöst, die im Sinne eines Reglerkreislaufes so lange weiterläuft, wie das Carcinogen vorhanden ist und zur Deletion eines Repressors führt. (Siehe S. 306, Abb. 43.)

Wenn auch der Wirkungsmechanismus des Carcinogens im mehrschichtigen Plattenepithel trotz der zahlreichen bisher erarbeiteten Hypothesen noch nicht endgültig geklärt ist, kann kein Zweifel an der Tatsache bestehen, daß eine Korrelation zwischen der Aufnahme und Anlagerungsgröße des Carcinogens an der Einzelzelle und der Häufigkeit bzw. der Geschwindigkeit der Krebsentstehung in dem betreffenden Gewebe besteht. So konnte durch autoradiographische Untersuchungen nachgewiesen werden, daß zwar im mehrschichtigen Plattenepithel der behaarten Oberhaut sowohl der Maus als auch der Ratte und des Goldhamsters bzw. des Schweines radioaktiv markiertes Benzpyren und Methylcholanthren aufgenommen werden, daß aber pro Zeiteinheit in die leicht cancerisierbare Mäusehaut weit größere Mengen des Carcinogens eindringen und gebunden werden als in die weniger empfindliche Haut der Ratte, des Goldhamsters und des Schweines[97]. Besonders eindrucksvoll läßt sich diese Korrelation zwischen Carcinogenaufnahme und Geschwindigkeit der Carcinomentstehung im Mundhöhlen- oder Backentaschenepithel des Goldhamsters zeigen. Hier erfolgt bei lokaler Applikation keine nachweisbare Aufnahme und Bindung des markierten Carcinogens im mehrschichtigen Plattenepithel, obwohl ein schwerer cytotoxischer Effekt nachweisbar ist[98]. In Übereinstimmung damit gelingt es kaum, bei lokaler Behandlung mit carcinogenen Kohlenwasserstoffen und Diäthylnitrosamin in der Mundhöhle und in Backentaschen von Goldhamstern Carcinome zu erzeugen[99]. Auch bei der Ratte und der Maus beobachtet man selbst bei intensiver lokaler Behandlung mit Carcinogenen im Mundhöhlenepithel nur außerordentlich selten die Entstehung von Tumoren[100]. Die Ursache für dieses Verhalten des Mundhöhlenepithels wird in einer protektiven Wirkung des Speichels vermutet, welche die carcinogene Epithelschädigung bzw. die Aufnahme des Carcinogens verhindern soll[100]. Diese Annahme ist um so wahrscheinlicher, als es nach Ausschaltung der Bespeichelung des Mundhöhlenepithels ohne weiteres gelingt, durch lokale Applikation mit carcinogenen polycyclischen Kohlenwasserstoffen Plattenepithelcarcinome in üblicher Weise und mit üblicher Latenzzeit zu erzeugen[100].

Abschließend können wir somit feststellen, daß für die carcinogene Wirkung polycyclischer Kohlenwasserstoffe am mehrschichtigen Plattenepithel die Aufnahme und Bindung des Carcinogens oder seiner Metaboliten unbedingte Voraussetzung ist.

---

97 GRIMM und OEHLERT 1966, SCHILLI, HAMANN, ADRIAN und OEHLERT 1967, FEIT, BUSCHER und OEHLERT 1967.

98 SCHILLI, HAMANN, ADRIAN und OEHLERT 1967.

99 DONTENWILL und MOHR 1962a und b.

100 WALLENIUS 1966.

b) Histologische, cytologische und Stoffwechselveränderungen der Zellen des mehrschichtigen Plattenepithels unter der Einwirkung carcinogener und hyperplasiogener Substanzen

Die makroskopischen und histologischen Veränderungen am mehrschichtigen Plattenepithel der Maus und des Kaninchens sind im Laufe der Jahre von einer großen Zahl von Untersuchern im einzelnen beschrieben worden[101], und es hat sich dabei gezeigt, daß sie grundsätzlich einem bestimmten Schema folgen, das nur geringgradigen Variationen in Abhängigkeit von Applikationsart, Häufigkeit und Konzentration des applizierten Carcinogens bzw. des Lösungsmittels unterliegt. Die makroskopisch sichtbaren Veränderungen an der Haut bei kontinuierlicher Behandlung mit einem stark carcinogen wirkenden Kohlenwasserstoff wie Benzpyren oder 20-Methylcholanthren sind durch eine beginnende entzündliche Rötung und Schwellung der Haut, einen starken Haarausfall und eine zunehmende Verdickung des mehrschichtigen Plattenepithels charakterisiert, die schließlich in die Bildung einzelner Hautwarzen einmündet. Je nach Versuchsanordnung und Tierstamm kann man bereits innerhalb weniger Wochen die ersten Papillome des mehrschichtigen Plattenepithels erhalten. Aus diesen z. T. oberflächlich stark verhornenden Papillomen bilden sich dann nach einiger Zeit verhornende oder nicht verhornende Plattenepithelcarcinome mit zentraler Ulceration und eventuell auch einer Metastasierung vor allem in der Lunge.

Das histologische Bild ist gekennzeichnet durch nebeneinander bestehende degenerative und reparative Vorgänge, deren Ausmaß von der Dosis des applizierten Carcinogens abhängig ist. Die innerhalb der ersten 2 Tage nach einer lokalen Carcinogenapplikation im Vordergrund stehenden degenerativen Zellveränderungen äußern sich in einer Chromatolyse, in blasigen Veränderungen des Zellkerns und Kernpyknosen sowie in Abbauvorgängen an den Mitochondrien[102]. Unmittelbar hieran schließen sich dann Kern- und Nucleolenvergrößerungen an[103], die mit einer Zunahme der cytoplasmatischen RNS-Menge in den Epithelien der gepinselten Haut einhergehen[104]. Auch im elektronenmikroskopischen Bild konnten diese für die Carcinogenwirkung sehr charakteristischen Kern- und Nucleolenvergrößerungen nachgewiesen werden[105]. Nach autoradiographischen Untersuchungen sind diese Kern- und Nucleolenvergrößerungen mit Änderungen des cytoplasmatischen RNS-Gehaltes Ausdruck einer gesteigerten Ribonucleinsäure- und Eiweißsynthese[106]. Weitere im Elektronenmikroskop nachweisbare Veränderungen des mehrschichtigen Plattenepithels der Mäusehaut nach Behandlung mit carcinogenen Kohlenwasserstoffen bestehen im Auftreten von Störungen der Keratinisierung, einer Verschiebung der Kern-Plasma-Relation zugunsten des Zellkerns, im Auftreten elektronenmikroskopisch dichter Einschlußkörperchen innerhalb von Mitochondrien sowie in einer Veränderung der Zelloberfläche mit Ausbildung abnormer Desmosomen[107]. Sowohl die elektronenmikroskopischen Befunde als auch die Veränderungen des Aminosäure-Cytidin-Einbaumusters im Autoradiogramm[108] sind als Ausdruck von Differenzierungsstörungen zu werten,

---

101 Deelman 1923, 1934, Orr 1938, Pullinger 1940, Friedewald und Rous 1944, 1950, Hamperl, Graffi und Langer 1843, v. Albertini 1958, Setälä 1962, Dammert 1957, Iversen und Evensen 1962.

102 Hamperl, Graffi und Langer 1943.

103 Hamperl, Graffi und Langer 1943, Graffi 1949.

104 Gössner und Zander 1952, Kuroiwa 1949.

105 v. Albertini 1958, Pillai und Gautier 1960, Chatterjee 1960, Setälä und Merenmies 1961, Satälä, Merenmies, Niskanen, Nyholm und Stjernval 1960.

106 Oehlert, Cote und Büchner 1961, Oehlert und v. Pein 1963.

107 Setälä, Merenmies, Niskanen, Nyholm und Stjernval 1960.

108 Oehlert und v. Pein 1963.

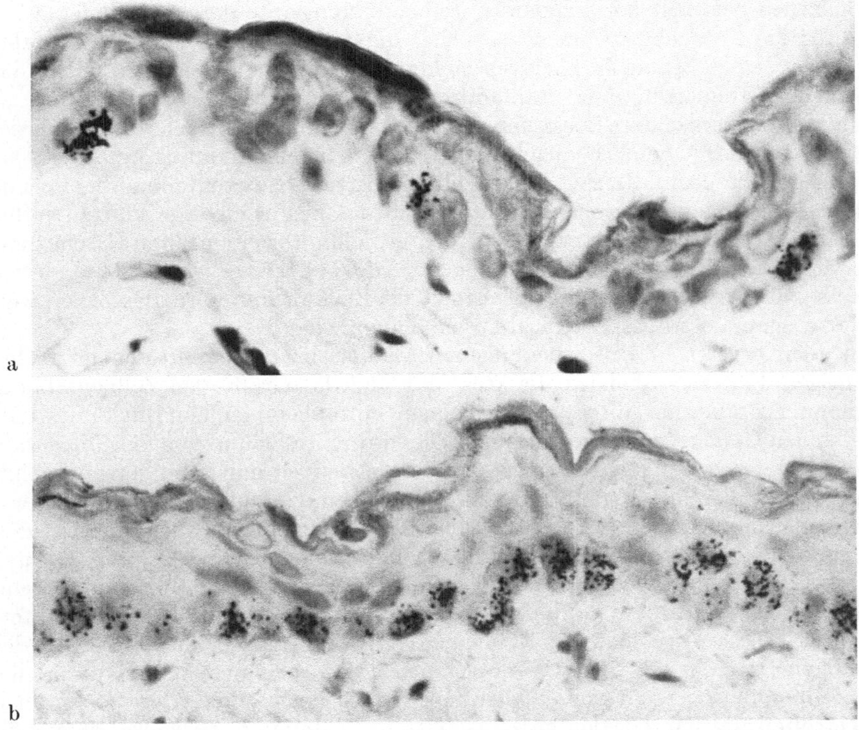

Abb. 34a u. b. Autoradiogramme vom mehrschichtigen Plattenepithel der Mäusehaut, 40 min nach Injektion von Thymidin-^{3}H. Nur vereinzelte DNS-synthetisierende Basalzellen im unbehandelten Epithel (a). Zunahme DNS-synthetisierender Basalzellen 48 Std nach einmaliger lokaler Applikation von 20-Methylcholanthren in Benzol (b). (Aus OEHLERT, CÔTÉ u. F. BÜCHNER 1961)

die bereits nach einer einzigen Behandlung des mehrschichtigen Plattenepithels mit carcinogenen Kohlenwasserstoffen auftreten.

Weit eindrucksvoller als die bisher geschilderten cytologischen Veränderungen am mehrschichtigen Plattenepithel nach Applikation carcinogener Kohlenwasserstoffe ist jedoch die Entwicklung der Hyperplasie und später der Papillome bzw. Carcinome, d. h. die unter der Einwirkung der polycyclischen Kohlenwasserstoffe einsetzende Zellneubildung, die in keinerlei Verhältnis zur Größe des Zellverlustes steht (Abb. 34).

c) Die Proliferationskinetik des mehrschichtigen Plattenepithels unter der Einwirkung carcinogener und hyperplasiogener Substanzen

Die unter der Einwirkung carcinogener Substanzen eintretende *Epithelhyperplasie* könnte zweierlei Ursachen haben. Einmal wäre es denkbar, daß durch das Carcinogen eine gesteigerte Zellneubildung bei unveränderter Lebensdauer der abwandernden und an die Zelloberfläche gelangenden Zellen ausgelöst wird. Zweitens wäre es denkbar, daß eine Zunahme der gesamten Zellzahl dadurch erfolgt, daß bei gleichbleibender Zellneubildungsrate die Zahl der pro Zeiteinheit abschilfernden Zellen vermindert wird. Während im allgemeinen die Auffassung vertreten wird, daß der Vermehrung der Zellzahl und der Epidermishyperplasie eine gesteigerte Zellneubildung zugrunde liegt, wird von SETÄLÄ (1961) angenommen, daß eine erheblich verlängerte Lebensdauer der carcinogen geschädigten

Epithelzellen bei einer unveränderten Zellneubildungsrate die entscheidende Ursache für die Entwicklung der Hyperplasie darstellt. SETÄLÄ bezieht sich dabei auf Versuche, in denen er nachweisen konnte, daß im allgemeinen nicht das eigentliche Carcinogen eine Proliferationssteigerung auslöst, sondern das als Lösungsmittel verwendete Cocarcinogen, wie z. B. Benzol oder andere hyperplasiogene Substanzen[109]. Seine Beobachtung steht in Übereinstimmung mit Versuchsergebnissen, die ebenfalls eine initial zellschädigende bzw. zellteilungshemmende Wirkung carcinogener Kohlenwasserstoffe auf das mehrschichtige Plattenepithel der Mäusehaut feststellen konnten[110]. Auch in Zellkulturen entfalten Carcinogene einen ähnlichen zellneubildungshemmenden Effekt[111]. Dabei ist von besonderem Interesse, daß der mitosehemmende Effekt bei Zellkulturen normaler Zellen weit stärker ausgeprägt ist als in Kulturen von Tumorzellen[112].

In allen derartigen Untersuchungen wird die Anzahl der Mitosen im mehrschichtigen Plattenepithel als direktes Maß für die Größe der Zellneubildung angenommen und eine Mitosesenkung einem mitosehemmenden Effekt des entsprechenden Carcinogens zugeschrieben. Dieser direkte Schluß von der Mitosezahl auf die Proliferationsaktivität eines Gewebes ist jedoch nur dann gerechtfertigt, wenn von vornherein feststeht, daß die Mitosezeit unverändert bleibt[112a].

Die gleichen Vorbehalte gelten auch für unmittelbare Rückschlüsse vom Thymidin-^{3}H-Markierungsindex auf die Proliferationsrate eines Gewebes. Auch hier ist dieser Schluß für vergleichende Untersuchungen nur dann erlaubt, wenn nachgewiesen werden kann, daß die DNS-Synthesezeit keinen Variationen unterworfen ist. Diese Vorbehalte sind einleuchtend, wenn man bedenkt, daß bei der einmaligen Betrachtung eines Gewebsschnittes, d. h. bei einer Momentaufnahme einer Zellpopulation, die Mehrzahl aller Zellen in derjenigen Phase der Generationszeit getroffen werden, die den größten Zeitraum einnimmt. So würde man z. B. in einer Zellpopulation, bei der die Mitosezeit die Hälfte der gesamten Generationszeit beansprucht, 50% aller Zellen in der Mitose antreffen. Die durch Mitosezählungen ermittelten Werte geben demnach streng genommen nur das zeitliche Verhältnis an, in welchem die Mitosezeit zur Gesamtgenerationszeit steht.

Aus den angestellten Überlegungen ergibt sich die Schlußfolgerung, daß erst dann eine echte mitosehemmende Wirkung des Carcinogens bewiesen ist, wenn eine durch das Carcinogen hervorgerufene Änderung der Mitosezeit ausgeschlossen werden kann.

In ausgedehnten sehr sorgfältigen Untersuchungen skandinavischer Autoren[113] an haarlosen Mäusen konnte nun nachgewiesen werden, daß nach einer einmaligen Applikation einer 1%igen Methylcholanthrenlösung in Benzol ein initialer Mitoseblock erfolgt, der etwa 12 Std dauert. An diese Blockade schließt sich eine deutliche Erhöhung der Mitoserate an, die über 2 Tage dauert und dann von einem erneuten Anstieg der Mitoserate nach 5 Tagen gefolgt wird. Die Mitosedauer erfährt bereits während der ersten 2 Tage eine Verlängerung von 60 min auf mehr als 2 Std und nach einer vorübergehenden Normalisierung wiederum eine Verlängerung bei fortgesetzter Einwirkung des Carcinogens.

Die gleichen Veränderungen waren bei wiederholter lokaler Behandlung der Mäusehaut mit Methylcholanthren in Benzol nachweisbar. Dabei konnte bis zur

---

[109] SETÄLÄ, NYYSSÖNEN, LINDROOS und NISKANEN 1961.

[110] WOLBACH 1937, PULLINGER 1941, DAMMERT 1957, IVERSEN und EVENSEN 1962, SKJÄGGESTAD 1964.

[111] HADDOW und ROBINSON 1937, STARDOVA und VASILIEW 1962, ALFRED u. a. 1964.

[112] VASILIEW und GUELSTEIN 1963.

[112a] DOERMER und OEHLERT, 1963/64; DONTENWILL, CHRISTOFORIS, WIEBECKE und FEAUX DE LA CROIX, 1965.

[113] EVENSEN 1962, ELGJO 1966.

Tabelle 2. *Markierungsindex und Mitoseindex pro 1 cm Schnittlänge sowie deren Verhältnis nach 1tägiger und 5tägiger Pinselung*

	1 × Pinselung			5 × Pinselung		
	Markierungsindex	Mitoseindex	Verhältnis	Markierungsindex	Mitoseindex	Verhältnis
Benzol	177,4	15,9	11,1:1	422	42,1	10:1
Methylcholanthren in Benzol	189	3,55	53:1	441	15,6	28,2:1
Cyclohexan	159	7,2	22,1:1	400	35,2	11,3:1
Methylcholanthren in Cyclohexan	295,5	4,42	67:1	471	13,4	35,1:1
Aceton	77,5	7,03	11,0:1	37,7	3,5	10,8:1
Methylcholanthren in Aceton	186	5,27	35,3:1	142	1,85	76,7:1
Crotonöl in Aceton				325	31,9	10,2:1
Substanz A in Aceton	406	43,3	9,37:1	230	25,7	8,94:1
Tween 60	164	7,7	21,3:1	661	64,4	10,3:1
Unbehandelt	41,3	4,0	10,3:1			

Tabelle 3. *Markierungsindex und Mitoseindex pro 1 cm Schnittlänge sowie deren Verhältnis bei zeitlich aufeinanderfolgender Pinselung mit Carcinogen und Cocarcinogen*

	Markierungsindex	Mitoseindex	Verhältnis
Unbehandelt	41,3	4,0	10,3:1
1.—5. Tag Tween 60	661	64,4	10,3:1
1. Tag Methylcholanthren-Benzol, 2.—6. Tag Tween 60	522	51	10,2:1
1.—5. Tag Tween 60, 6. Tag Methylcholanthren-Benzol	312	9,8	31,8:1

Tabelle 4. *Mitosezeit nach 1maliger und 5maliger Pinselung mit Cyclohexan und Methylcholanthren-Cyclohexan*

Substanzen	Pinselung	Mitosezahl		Mitosezeit (min)
		vor Colcemid	nach Colcemid	
Cyclohexan	1 ×	20,15	77,9	62,0
Methylcholanthren in Cyclohexan	1 ×	6,48	31,22	50,0
Cyclohexan	5 ×	27,15	110,15	59,0
Methylcholanthren in Cyclohexan	5 ×	4,72	22,9	49,5
Unbehandelt	—	2,42	9,15	63,5

13. Woche eine kontinuierliche Verlängerung der Mitosezeit z. T. auf das Dreifache beobachtet werden[114]. Im Gegensatz zu einer derartigen Verlängerung der Mitosedauer durch ein Carcinogen wurde unter der Einwirkung eines Hyperplasiogens (Cantharidin) oder des Benzols allein vor allem bei wiederholter, aber auch nach einmaliger Einwirkung eher eine Verkürzung der Mitosezeit festgestellt[114].

Vor allem die in Tabelle 2 und 3 niedergelegten Versuchsergebnisse mit der Mitosesenkung bei annähernd unverändertem Markierungsindex in der hyperplastischen Haut nach nur einmaliger Behandlung mit Methylcholanthren zeigen sehr eindrucksvoll die mitosehemmende Wirkung des echten Carcinogens. Wie Tabelle 4

[114] ELGJO 1966.

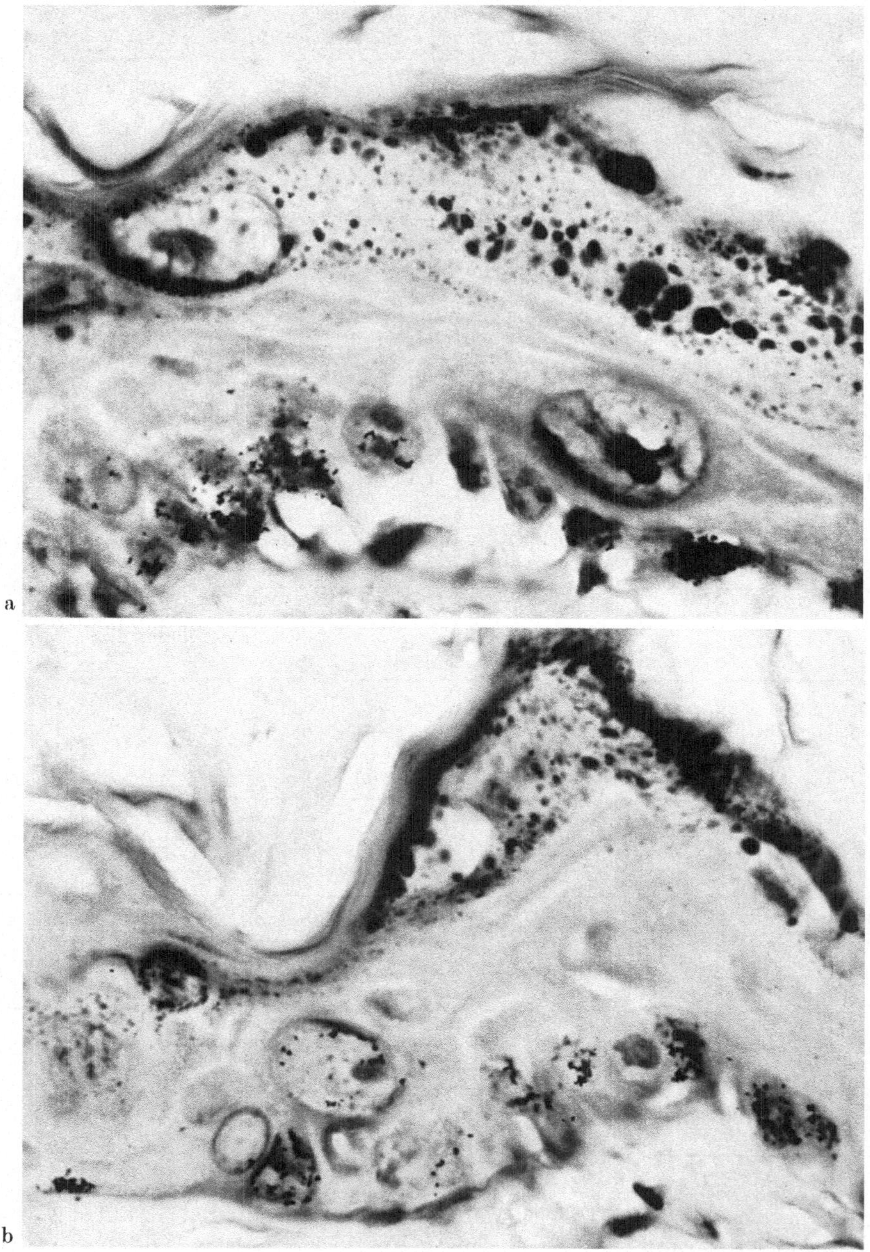

Abb. 35a u. b. Autoradiogramme vom mehrschichtigen Plattenepithel der Mäusehaut, 40 min nach Injektion von Thymidin-^{3}H, 5 Tage nach täglicher Pinselung mit 20-Methylcholanthren in Benzol (a) bzw. 20-Methylcholanthren in Aceton (b). DNS-synthetisierende Zellen vorwiegend im Stratum basale und Bildung von Riesenkernen nach mehrmaliger Applikation eines Carcinogens. (Aus DOERMER u. OEHLERT 1963/64)

erkennen läßt, unterliegt die Mitosezeit nur geringgradigen Veränderungen, so daß dieser Faktor als Ursache für die Veränderung des Mitoseindex unter der Einwirkung von Carcinogenen ausgeschlossen werden kann. In autoradiographischen

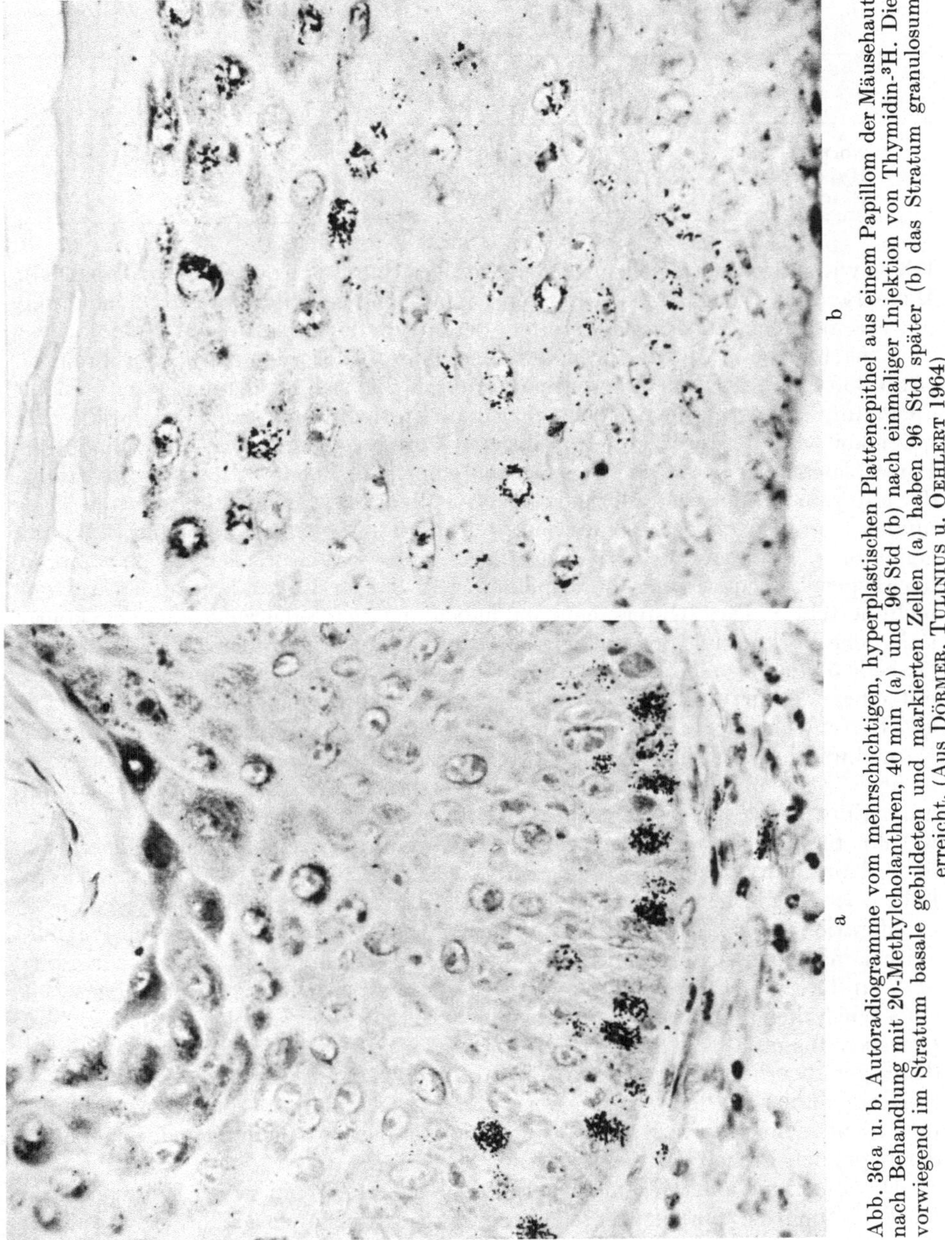

Abb. 36a u. b. Autoradiogramme vom mehrschichtigen, hyperplastischen Plattenepithel aus einem Papillom der Mäusehaut nach Behandlung mit 20-Methylcholanthren, 40 min (a) und 96 Std (b) nach einmaliger Injektion von Thymidin-^{3}H. Die vorwiegend im Stratum basale gebildeten und markierten Zellen (a) haben 96 Std später (b) das Stratum granulosum erreicht. (Aus Dörmer, Tulinius u. Oehlert 1964)

Untersuchungen über die Wirkung von Cocarcinogenen und Carcinogenen konnte nachgewiesen werden, daß eine Reihe von Lösungsmitteln mit proliferationssteigernder Wirkung (Benzol, Cyclohexan) und von Cocarcinogenen (Croton-Öl, Substanz A aus Croton-Öl, Tween 60) nach einmaliger und mehrmaliger Applikation in der Mäusehaut zu einer gleichsinnigen Erhöhung der Zahl der DNS-synthetisierenden Zellen und der Mitosen führt (Tabelle 2). Im Gegensatz hierzu kommt es unter der Einwirkung von Methylcholanthren zu einer Steigerung der

Tabelle 5. *Veränderungen einzelner Größen des Zellwachstums der Epidermiszelle auf dem Wege zur Krebszelle*

	^{3}H-Index	DNS-Synthese	Mitose-dauer	Generations-zeit
Normale Haut	2—4%	6—7 Std	60 min	150 Std
Hyperplasie	14,2%	8 Std	30 min	56 Std
Hautcarcinom	30%	8 Std	30 min	32 Std

DNS-synthetisierenden Zellen bei gleichzeitiger Hemmung der Mitosen (Tabelle 3). Diese Befunde erklären das Auftreten atypischer Riesenkerne nach Behandlung mit carcinogenen Kohlenwasserstoffen, deren Entstehung auf eine DNS-Synthese ohne nachfolgende Mitose, d. h. auf eine Polyploidisierung zurückzuführen ist (Abb. 35a und b)[115]. Dementsprechend unterscheidet sich im histologischen Bild die allein durch Hyperplasiogene hervorgerufene Epithelhyperplasie durch ihre Regelmäßigkeit von der durch Hyperplasiogen + Carcinogen erzeugten unregelmäßigen Hyperplasie mit der auffallenden Kernpolymorphie. Ebenfalls unter Verwendung der autoradiographischen Methode nach Applikation radioaktiv-markierten Thymidins konnte nachgewiesen werden, daß die von SETÄLÄ u. Mitarb. (1961) angenommene Verlängerung der Generationszeit der postmitotischen Zellen während der Hyperplasieentstehung, im Papillom (Abb. 36a und b) und auch im Carcinom nicht besteht[116]. Diese Untersuchungen haben im Gegenteil gezeigt, daß eine kontinuierliche Verkürzung der mittleren Lebensdauer postmitotischer Zellen eintritt (Tabelle 5), daß also die Umwandlung der normalen Epithelzelle in eine Krebszelle mit einer Verkürzung der Differenzierungsphase und der Mitosezeit verbunden ist. Die entscheidende Ursache für die Entstehung der Hyperplasie unter der Einwirkung hyperplasiogener und carcinogener Substanzen ist also in einer vermehrten Zellneubildung zu suchen[116a]. Grundsätzlich ist der Entstehungsablauf unter Einwirkung hyperplasiogener oder carcinogener Substanzen der gleiche, wie wir ihn für die passagere Hyperplasie im Verlaufe der reparativen Regeneration ohne Kontinuitätstrennung am mehrschichtigen Plattenepithel kennengelernt haben. In Basalzellen folgt einer initialen Mitosehemmung eine gesteigerte Zellproliferation (Abb. 34), die im histologischen Aufbau des mehrschichtigen Plattenepithels mit einer als Minderdifferenzierung zu bezeichnenden Umstrukturierung verknüpft ist. Im Falle der reparatorischen Hyperplasie erfolgt nach einiger Zeit eine Wiederherstellung der ursprünglichen Verhältnisse sowohl hinsichtlich des Gewebsaufbaues als auch der Proliferationsaktivität. Bei der Cancerisierung geht demgegenüber die Steigerung der Zellneubildung in eine irreversible Proliferationssteigerung über, die den normalerweise wirksam werdenden Regulationsmechanismen nicht mehr unterliegt. Die Proliferationssteigerung allein ist jedoch nicht in der Lage, den Prozeß der Cancerisierung zu erklären.

Die Zunahme der Gesamtzellzahl mit Ausbildung einer Epithelhyperplasie bei Erhaltung der für die Mäusehaut charakteristischen einschichtigen Basalzellpopulation als alleinige Indifferenzzone läßt sich zwar zwanglos mit einer gesteigerten Zellneubildung bei unverändertem Zellverlust erklären. Anders aber werden die Verhältnisse mit dem Beginn der *Papillomentstehung*, die stets mit einer echten Zunahme der Basalzellen bei einer Vergrößerung der Auflagefläche des Epithels auf dem subepithelialen Bindegewebe verknüpft ist. Wir müssen annehmen, daß zum Zeitpunkt der beginnenden Papillombildung nicht mehr jede zweite der bei einer Mitose entstehenden Tochterzellen das Stratum basale verläßt,

[115] DÖRMER und OEHLERT 1963/64. [116] DÖRMER, TULINIUS und OEHLERT 1964.
[116a] DÖRMER und OEHLERT, 1963/64; ROHRBACH, HECKER und SANDRITTER 1968.

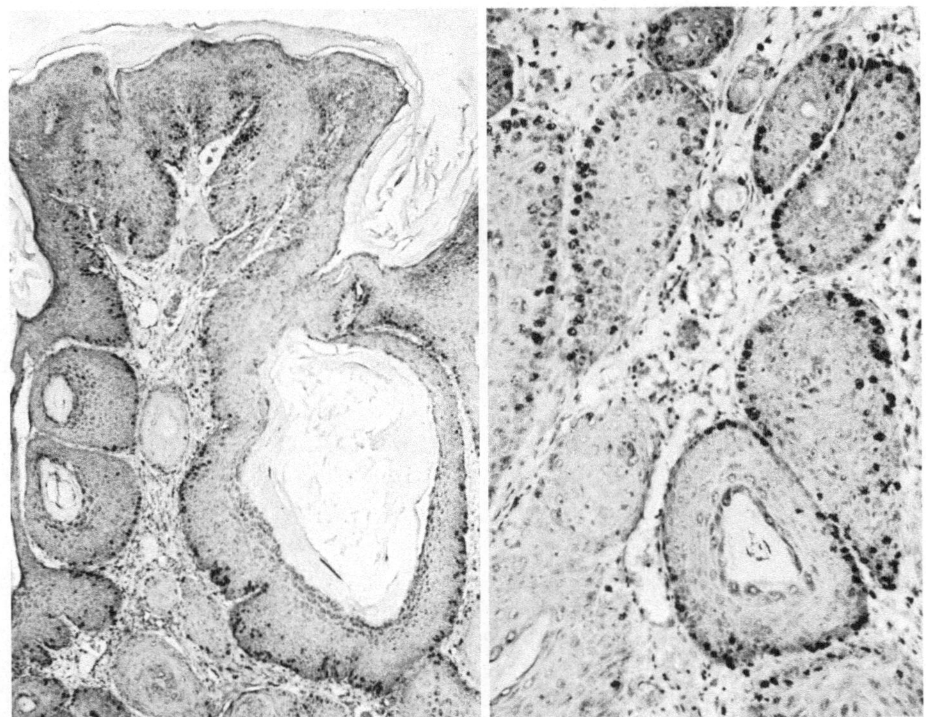

Abb. 37. Autoradiogramme aus Papillomen der Mäusehaut nach Methylcholanthren-Pinselung, 40 min nach Injektion von Thymidin-^{3}H. Die fast ausschließliche Markierung von Zellen des Stratum basale zeigt an, daß Indifferenzzone und Differenzierungsprozesse der postmititischen Zellen noch unverändert bestehen. (Aus OEHLERT, CÔTÉ u. F. BÜCHNER 1961)

sondern daß in einem bestimmten Ausmaß beide Zellen als teilungsfähige intermitotische Zellen im Stratum basale verbleiben und dadurch die Basalzellzahl vermehren. Das wiederum führt zur Ausfaltung des Epithels, wobei gefäßführendes Bindegewebe nachgezogen wird bzw. nachsproßt. Die Ursache für diesen Vorgang könnte eine in zahlreichen Teilungen erfolgende Änderung der Zellteilungsrichtung sein, wobei jetzt die horizontale Richtung bei der Karyokinese bevorzugt wird. Beobachtungen bei der experimentellen Cancerisierung des Portioepithels der Ratte sprechen für einen derartigen veränderten Teilungsmechanismus[117].

Die Erhaltung der einschichtigen Basalzellpopulation auch im Papillom[118] (Abb. 37) zeigt, daß der Vorgang der Differenzierung weiterhin mit dem Verlassen der Basalmembran (Abb. 38) und vor allem mit dem Verlust der Teilungsfähigkeit verknüpft ist. Nur dadurch wird der Gewebsaufbau des mehrschichtigen Plattenepithels auch im Papillom unverändert erhalten. Erst der Umschlag ins Carcinom ist charakterisiert durch den Verlust des inäqualen oder bivalenten Zellteilungsmechanismus und die Aufhebung des einschichtigen Stratum basale als Indifferenzzone. Die damit verbundene Differenzierungsstörung äußert sich zuerst in der ungenügenden Ausbildung von Desmosomen und Tonofilamenten, die den Verlust des typischen Zellzusammenhanges im mehrschichtigen Plattenepithel und die Entstehung der sog. Reticulierungszonen[119] zur Folge hat (Abb. 39). Das für

[117] NAGATA, SOTOU, MISONOU und MIURA 1966. [118] OEHLERT, COTÉ und BÜCHNER 1961.
[119] v. ALBERTINI 1957, OEHLERT, COTÉ und Fr. BÜCHNER 1961.

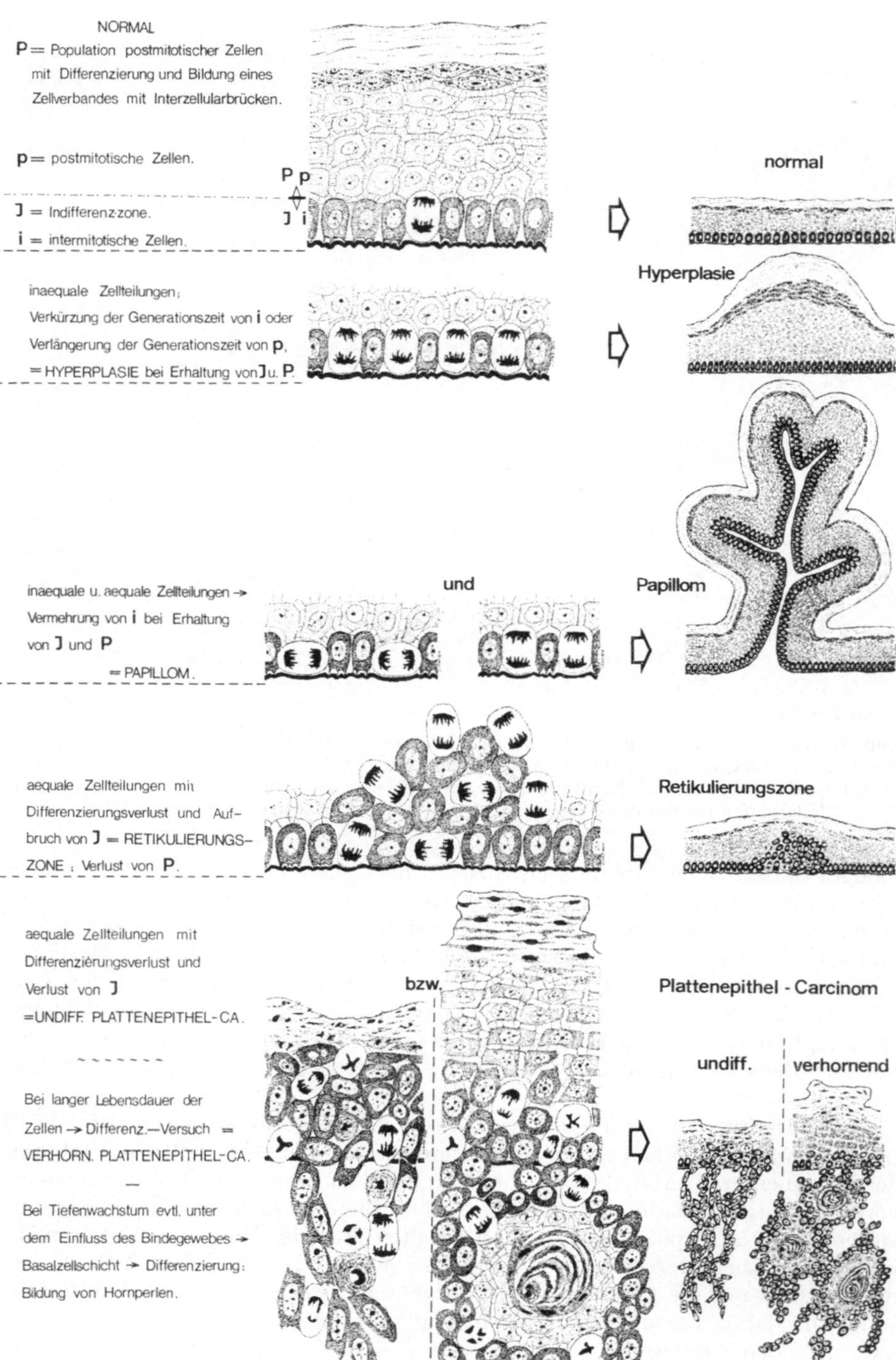

Abb. 38. Schema zur Bildung von Hyperplasie, Papillom und Carcinom am mehrschichtigen Plattenepithel unter Voraussetzung veränderter Teilungsmechanismen während der Carcinogenese

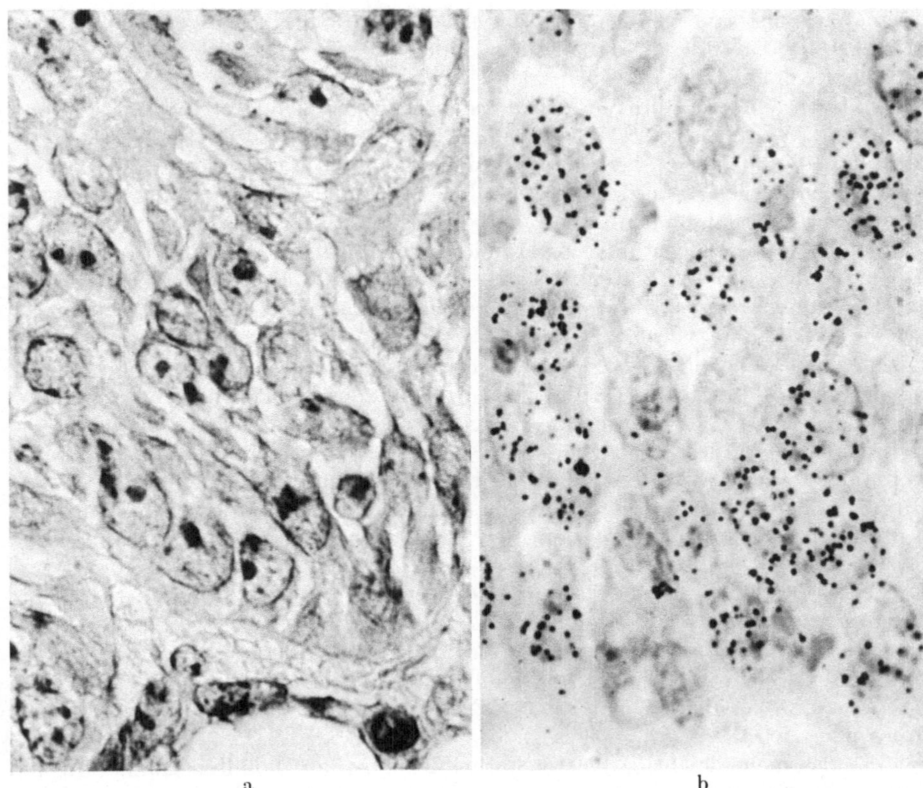

Abb. 39a u. b. „Retikulierungszone" in einem 20-Methylcholanthren-Papillom der Mäusehaut. a HE-Färbung, b Autoradiogramm, 40 min nach Injektion von Thymidin-^{3}H. Verlust der Gliederung in Stratum basale und spinosum, Ausweitung der Intercellularspalten, fehlende Differenzierung und dementsprechend Erhaltung der Fähigkeit zur DNS-Synthese und Zellteilung auch in oberen Zellschichten. (Aus OEHLERT, CÔTÉ u. F. BÜCHNER 1961)

das Krebswachstum und für den Umschlag von der reversiblen Hyperplasie oder dem Papillom ins Carcinom charakteristische Kriterium ist demnach *nicht* die gegenüber der Norm *gesteigerte Proliferation*, sondern der Verlust eines bestimmten *Zellteilungsmechanismus* mit der Aufhebung der Indifferenzzone und der hiermit verbundenen Differenzierungsstörung der Einzelzelle und des gesamten Gewebes.

IV. Die innergeweblichen Kontrollmechanismen der Zellneubildung im mehrschichtigen Plattenepithel (Die Basisregulation der Zellneubildung)

Bereits in den ersten Arbeiten über den Mechanismus der Wundheilung und Epithelregeneration steht die Frage nach der Ursache der Zellneubildung[120] im Mittelpunkt. Grundsätzlich stehen sich dabei immer wieder zwei Meinungen gegenüber, von denen die eine als Reiztheorie eine stimulierende Wirkung auf die Zellproliferation, die andere eine Beseitigung normalerweise vorhandener Hemmungen als Ursache für die Proliferationssteigerung annimmt. So vertrat z. B. WEIGERT (1894) die Auffassung, daß pathologische Gewebswucherungen entstehen, „wenn irgendwie das normale Gleichgewichtsverhältnis der Gewebe und Gewebsteile

[120] MARCHAND 1901.

zueinander gestört wird, wenn die physiologischen Schranken wegfallen, die ein Gewebsteil dem anderen setzt". Den Wegfall physiologischer Schranken sieht er in einem Fortfall von Geweben oder Gewebsteilen, die durch ihre Anwesenheit die anderen hemmen, ihre Vermehrungsfähigkeit genügend zur Geltung kommen zu lassen. WEIGERT vertrat somit bereits die Ansicht, daß in einem immer zur Teilung befähigten Gewebe Hemmwirkungen, die durch die umgebenden Gewebe oder Zellen ausgeübt werden, die jeweilige Größe der Zellneubildung regulieren. RIBBERT (1894) nahm ebenfalls an, daß eine gesteigerte Zellvermehrung durch die Aufhebung von Wachstumswiderständen ermöglicht wird. Dabei maß er der Dehnung des verletzten Gewebes eine entscheidende Rolle zu. Derartige rein mechanisch wirksame Faktoren wurden jedoch bereits frühzeitig als unwesentlich erkannt[121]. Anders verhält es sich mit Wachstumswiderständen, die von den einzelnen Gewebsteilen bzw. Zellelementen unter- und gegeneinander ausgeübt werden. Von MARCHAND (1901) wurde angenommen, daß unter normalen Bedingungen die Gewebsteile sich in einer gewissen Gleichgewichtslage befinden, und daß Störungen dieses Gleichgewichts eine gesteigerte Proliferation auslösen könnten. MARCHAND betonte dabei, daß die gleichmäßige Verteilung des zugeführten Ernährungsmaterials *nicht* von ausschließlicher Bedeutung sein könne, und daß die entscheidende Regulation in jedem einzelnen Organ bzw. Gewebe *selbst* gesucht werden müßte.

Diese erstaunlich modern anmutende Formulierung und Auffassung wurde in der Folgezeit unter Einbeziehung moderner Methoden der Stoffwechseluntersuchung und der Untersuchung der Proliferationskinetik in bestimmten Proliferationssystemen weiterentwickelt und führte zur Annahme einer *Selbstregulation der Gewebe*, wobei über einen negativen Feedback-Mechanismus die Mitoseaktivität kontrolliert wird[122].

Für das mehrschichtige Plattenepithel der Oberhaut konnten BULLOUGH und LAURENCE (1960a) nachweisen, daß in der Umgebung einer Wunde diejenigen Zellen wieder zur Mitose befähigt werden, die gerade mit ihrer Keratinsynthese beginnen. Während bisher angenommen worden war, daß diese Umkehrung der Differenzierungsrichtung Folge der Einwirkung mitosestimulierender Substanzen sei, die nach Art eines Wundhormons aus dem zerstörten Gewebe herrühren, kamen BULLOUGH und LAURENCE (1960a, b, 1961) und BULLOUGH, HEWETT und LAURENCE (1964) aufgrund experimenteller Untersuchungen an der Mäusehaut zu folgenden Feststellungen: 1. Die Steigerung der mitotischen Aktivität in der Umgebung einer Wunde ist Folge des Verschwindens eines vorher vorhandenen Mitoseinhibitors oder Chalons, dessen Wirkung gewebsspezifisch ist. 2. Im mehrschichtigen Plattenepithel der Haut und in vielen anderen Geweben wird die antimitotische Wirkung des Chalons durch Adrenalin unterstützt, das möglicherweise als ein Cofaktor wirkt. Wenn das Chalon in dem einer Wunde benachbarten Epithel verschwindet und dementsprechend die mitotische Aktivität ansteigt, geht die Fähigkeit des Adrenalins zur Mitosedepression verloren. 3. In vielen normalen Geweben existiert ein tageszeitlicher Mitosecyclus, der durch die unterschiedliche tageszeitlich sich ändernde Adrenalinkonzentration in den Geweben bedingt ist. Ein tageszeitlicher Mitoserhythmus fehlt in solchen Geweben, in denen auch ein Fehlen des Chalons angenommen werden muß, sei es nach Verletzungen, sei es unter normalen Bedingungen. 4. Wäßrige Extrakte macerierter Epidermis enthalten das epitheliale Chalon, und durch in vitro-Versuche kann nachgewiesen werden, daß diese Substanz nur unter Anwesenheit von Adrenalin ihre stärkste Wirkung entfaltet.

[121] MARCHAND 1901.
[122] OSGOOD 1957, 1959, GLINOS 1960, IVERSEN 1961, BULLOUGH 1962, MERCER 1962.

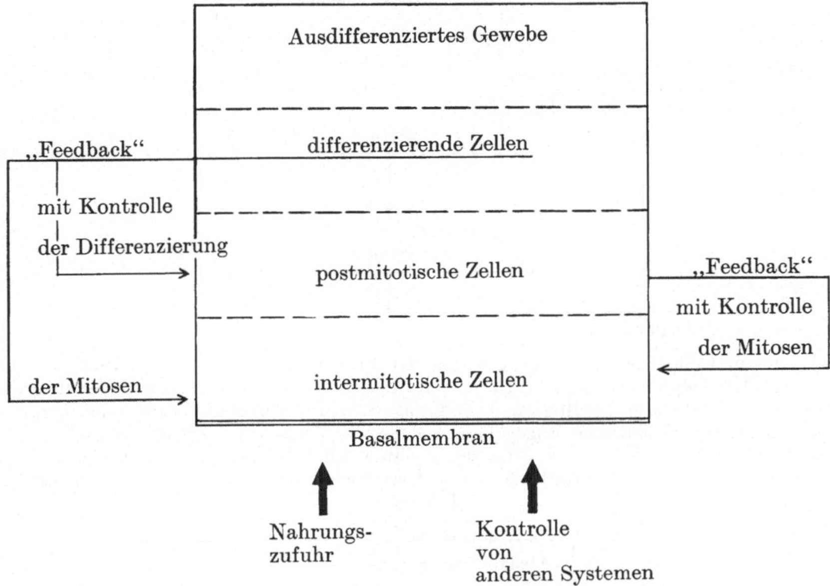

Abb. 40. Kontrollschema von MERCER (1962)

Epitheliale Chalone, die nicht art-, wohl aber gewebsspezifisch eine Mitosehemmung hervorrufen, wurden bisher präpariert von IVERSEN, AANDAHL und ELGJO (1965) und von BULLOUGH, HEWETT und LAURENCE (1964). In beiden Fällen muß aufgrund der durchgeführten Analysen angenommen werden, daß es sich um ein Protein handelt. 1965 konnten dann HOMAN und HONDIUS-BOLDINGH ein epidermales Chalon isolieren, dessen wirksame Komponente anscheinend aus einem Glykoproteid mit einem Molekulargewicht von etwa 40000 besteht.

Eine nach Extraktionen von Hornschuppen gesunder Versuchspersonen von BORN (1968) gewonnene wasserlösliche, thermolabile Substanz führte im in vitro-Versuch am Mäuseohr zu einer deutlichen Hemmung der Zellneubildung. Dabei scheint eine Störung der DNS-Synthese ausgelöst zu werden, die den Eintritt der Zellen in die folgende Mitose verhindert[123].

Die entscheidende Bedeutung der Versuche von BULLOUGH und LAURENCE liegt darin, daß mit den Ergebnissen ein Modell geschaffen wurde, an dem bereits vorliegende theoretische Überlegungen bestätigt werden konnten. So wurde 1957 von WEISS und KAVANAU eine Modellvorstellung über die Kontrolle des Wachstums und der Regeneration entwickelt, die auf kybernetischen Prinzipien basiert. WEISS und KAVANAU postulierten, daß jeder spezifische Zelltyp sein Cytoplasma unter Verwendung bestimmter für die Einzelzelle charakteristischer Schablonen redupliziert. Andere Substanzen, z. B. Proteine, sollen dabei als Initialsubstanzen fungieren, die den Reduplikationsprozeß in Gang zu setzen vermögen. Gleichzeitig soll aber jede Zelle spezifische diffusible Antagonisten produzieren, die die initiierenden Substanzen blockieren und damit den Beginn einer dauernden Reduplikation verhindern.

Für das mehrschichtige Plattenepithel wurde von MERCER (1962) ein kybernetisches Regulationsmodell (Abb. 40) entwickelt, dessen Prinzip darin besteht, daß von den sich differenzierenden Zellen des Stratum spinosum aus über einen

[123] BORN 1968.

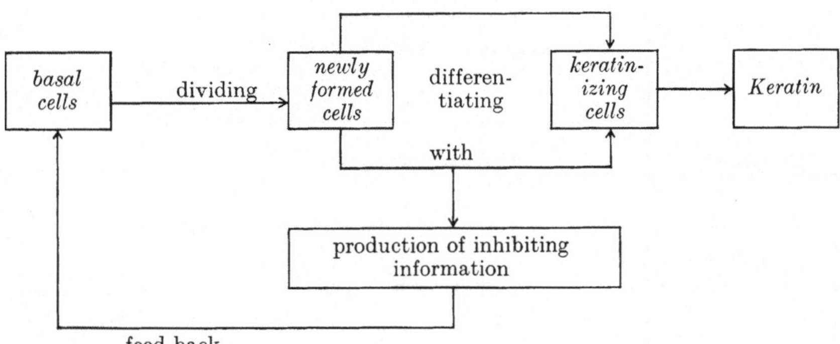

Abb. 41. Arbeitshypothese zur innergeweblichen Steuerung der Zellneubildung im mehrschichtigen Plattenepithel (IVERSEN 1961). Von den postmitotischen, sich differenzierenden und zur Keratinsynthese befähigten Zellen des Stratum spinosum wird eine hemmende Information an die Basalzellen abgegeben, welche die Zellneubildung unterdrückt. Sowohl ein Zellverlust differenzierter Zellelemente als auch eine Differenzierungshemmung würde zur Konzentrationsminderung und damit zur gesteigerten Zellneubildung im Stratum basale führen

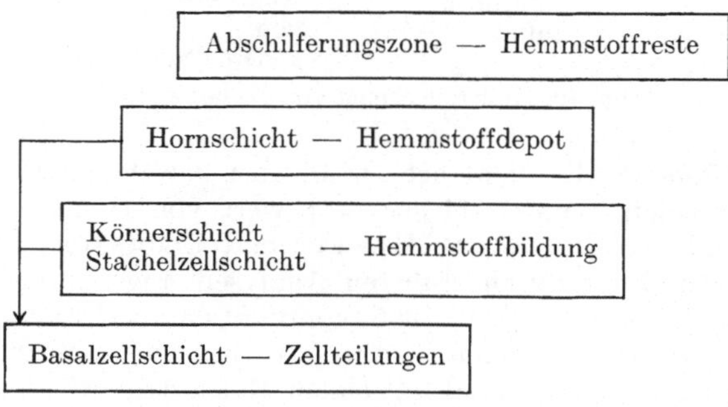

Abb. 42. Modell von BORN u. BICKHARDT (1968)

Feedback-Mechanismus eine Kontrolle über die im Stratum basale ablaufenden Mitosen ausgeübt wird. In dieses System werden von ihm gleichzeitig auch die Möglichkeiten der Einwirkung übergeweblicher Steuerungsfaktoren einbezogen.

1960 und 1961 entwarf IVERSEN ein ähnliches Modell, in dem wiederum von den sich differenzierenden keratinisierenden Zellen des Stratum spinosum im Sinne eines Feedback-Mechanismus eine mitosehemmende Information an die Basalzellen abgegeben werden soll (Abb. 41). In diesem Modell wird gleichzeitig eine Korrelation zwischen dem Energiestoffwechsel der sich differenzierenden Zellen bzw. zwischen den Mitochondrien und ihrer Funktion und der Produktion der Hemmsubstanz angenommen[124]. Ergebnisse eigener Untersuchungen am mehrschichtigen Epithel der Rattenhaut, der Rattenzunge und der Schweinehaut ließen sich mit dem von IVERSEN postulierten Mechanismus in Übereinstimmung bringen[125].

In einer Arbeit aus jüngster Zeit[126] wird das von IVERSEN (1961) entwickelte Modell aufgrund neuer Untersuchungsergebnisse an der menschlichen Haut variiert und vervollständigt, wobei dem Stratum spinosum und granulosum die

[124] IVERSEN 1960, 1961, 1965.

[125] OEHLERT und BLOCK 1962, BLOCK, SEITER und OEHLERT 1963, OEHLERT 1963, OEHLERT, KARASEK und BERTELMANN 1966.

[126] BORN und BICKHARDT 1968.

Hemmstoffbildung, dem Stratum corneum die Bedeutung eines Hemmstoffdepots zugeschrieben wird (Abb. 42).

Die Annahme eines Hemmstoffdepots im Stratum corneum leitet sich von der Beobachtung her, daß bereits geringfügige Oberflächendefekte, wie wir oben darstellen konnten, eine gesteigerte Zellneubildung im Stratum basale auslösen, und daß sich aus den kernlosen Hornschuppen der Hemmstoff extrahieren läßt.

Unter der Annahme der Existenz eines derartigen innergeweblichen Regulationsmechanismus, dessen Wirksamkeit auf der Konzentration eines Mitosehemmstoffes beruht, die von der Anzahl der für seine Synthese verantwortlichen Zellen und von ihrem Differenzierungsgrad abhängig ist, müßten zahlreiche Eingriffe am mehrschichtigen Plattenepithel zu einer Steigerung der Zellproliferation führen. Theoretisch wären dabei folgende Ursachen möglich: Eine Verminderung der Zahl differenzierter Zellen ohne Kontinuitätstrennung des Gewebes und ohne entzündliche Erscheinungen am subepithelialen Bindegewebe mit begleitender Hyperämie sollte eine gesteigerte Zellneubildung im Stratum basale zur Folge haben, die bis zur Wiederherstellung der ursprünglichen Zellzahl führt, um dann auf normale Werte abzuklingen. Diese Forderung wird in jeder Hinsicht durch die am mehrschichtigen Plattenepithel der Oberhaut ablaufenden Regenerationsvorgänge nach Abziehen oberflächlicher Zellagen[127] erfüllt.

Eine Schädigung der oberflächlichen Zellagen im mehrschichtigen Plattenepithel, die zum Zelltod oder aber zumindest zu Stoffwechselstörungen der differenzierenden Zellen führt, sollte zu einer Konzentrationsminderung des von ihnen synthetisierten Hemmstoffes und damit zu einer gesteigerten Zellproliferation führen, die so lange wie die Zellschädigung und Stoffwechselstörung anhält. Hierbei wäre es denkbar, daß trotz einer Stoffwechselschädigung durch eine Zunahme der Gesamtzellzahl eine für die Hemmung der Zellneubildungsaktivität ausreichende Konzentration des Hemmstoffes erreicht wird. Hierbei könnte bei verminderter Syntheseleistung der Einzelzelle durch eine Vermehrung der Gesamtzellzahl selbst bei gesteigertem Zellverlust ein neuer Steady-State erreicht werden, der sich am mehrschichtigen Plattenepithel in einer bleibenden Hyperplasie manifestiert.

Derartige Veränderungen in der Struktur und der Proliferationskinetik des mehrschichtigen Plattenepithels beobachtet man nach oberflächlicher Ätzung[128], unter der Behandlung mit carcinogenen und hyperplasiogenen Substanzen (s. Kapitel Pathologische Regeneration) und schließlich auch an der menschlichen Haut bei der Psoriasis[129].

Grundsätzlich bestehen am mehrschichtigen Plattenepithel Wechselwirkungen zwischen Ausmaß der Keratinisierung und Größe der mitotischen Aktivität im Stratum basale. So ist z. B. im parakeratotischen mehrschichtigen Plattenepithel der Mundhöhle schon unter normalen Bedingungen die mitotische Aktivität weit größer als im verhornenden mehrschichtigen Plattenepithel der Haut[130]. Erzielt man in der Mundhöhlenschleimhaut durch chemische Mitosehemmer (Podophyllin) eine Senkung der normalen Mitoserate, so beobachtet man eine zunehmende Keratinisierung mit Ausbildung von Hornschuppen wie im normalen Plattenepithel der Haut[131]. Das gleiche erreicht man durch eine künstliche Senkung der Mitosen in der psoriatischen Haut[132]. Die zuletzt genannten Befunde sowie die Beobachtung, daß mit einer Zunahme der mitotischen Aktivität im Stratum

---

[127] Pinkus 1951, Oehlert, Karasek und Bertelmann 1966.
[128] Block, Seiter und Oehlert 1963. [129] Steigleder und Gans 1964.
[130] van Scott und Eckel 1963. [131] van Scott 1965.
[132] van Scott und Reinertson 1959.

basale eine Verkürzung der Lebensdauer der entsprechenden postmitotischen Zellen verbunden ist[133], sprechen für die Annahme, daß die bis zur Ausbildung kernloser Hornschuppen fortschreitende Keratinisierung eine bestimmte Mindestzeit erfordert. Auf diese Art und Weise könnte im mehrschichtigen Plattenepithel nach einer einmaligen Differenzierungshemmung über die hierdurch ausgelöste Steigerung der mitotischen Aktivität und dementsprechende Verkürzung der Lebensdauer der postmitotischen Zellen ein Circulus vitiosus mit gesteigerter Proliferation und verminderter Differenzierung des mehrschichtigen Plattenepithels ausgelöst werden, der nur durch eine drastische Senkung der mitotischen Aktivität durchbrochen werden kann. Für diese Annahme sprechen auch die Versuchsergebnisse an der menschlichen Haut bei Psoriasis unter der Wirkung fluorierter Corticoide[134]. Dabei tritt vor allem eine Hemmung der Zellneubildung ein, wodurch die Abwanderungsgeschwindigkeit der Keratinocyten vermindert und die Lebensdauer erhöht wird. Damit wird die Differenzierung und Ausreifung der Zellen ermöglicht und die Normalisierung der Proliferationskinetik sowie der Epithelstruktur eingeleitet[135].

Eine fortwährend gesteigerte mitotische Tätigkeit der Basalzellen sollte man dann erwarten, wenn sie von differenzierten, hemmstoffproduzierenden Zellen getrennt und in ein Milieu verpflanzt werden, das den Hemmstoff nicht enthält. Ein entsprechendes Modell liefern die Verhältnisse beim Wachstum von Epithelzellen in einem Kulturmedium. Ähnliche Verhältnisse könnten auch bei der gesteigerten Zellproliferation in einem Basaliom vorliegen, in dem das Fehlen der Keratinsynthese zu einem unaufhörlichen Zellwachstum führt, obwohl auch hier nur die in Basalzellagen lokalisierten Zellelemente zur Mitose befähigt sind.

Die Wirkung eines Mitosehemmstoffes ist nicht allein von der Existenz und Konzentration dieser Substanz abhängig, sondern auch von der Reaktionsbereitschaft der entsprechenden Zellen. Verliert die Basalzelle die Möglichkeit, die Hemmsubstanz aufzunehmen oder mit der hemmenden Information zu reagieren, so wird eine Steigerung der Zellneubildung die Folge sein, selbst wenn die Konzentration des Hemmstoffes im Gewebe der Norm entspricht oder sogar erhöht ist. Einen ähnlichen Mechanismus muß man bei der Cancerisierung und im voll ausgebildeten verhornenden Plattenepithelcarcinom annehmen. Sowohl bei der durch Carcinogene induzierten Hyperplasie als auch im Papillom und im Carcinom beobachtet man eine z. T. sogar gesteigerte intra- und extracelluläre Verhornung. Setzt man aber die Fähigkeit zur Hornbildung der Fähigkeit zur Produktion des Hemmstoffes gleich, dann sollte hier nicht ein Mangel an Hemmsubstanz, sondern die Unfähigkeit der intermitotischen Zellen, mit diesem Hemmstoff zu reagieren, die Ursache für das unkontrollierte Wachstum sein.

Unsere Überlegungen haben gezeigt, daß mit einem kybernetischen Modell eines Feedback-Mechanismus zwischen differenzierten postmitotischen und proliferationsbereiten intermitotischen Zellen im mehrschichtigen Plattenepithel sich praktisch alle im Experiment und in der menschlichen Pathologie vorkommenden Proliferationssteigerungen reversibler oder irreversibler Art erklären lassen. Dementsprechend wurden von einer ganzen Reihe von Autoren Theorien über die Krebsentstehung entwickelt, die auf der Annahme eines gestörten Reglerkreislaufes basieren. Dabei werden nicht nur die bisher von uns besprochenen Feedback-Mechanismen zwischen verschiedenen Zellarten eines Gewebes berücksichtigt, sondern auch Regulationsmechanismen zwischen Cytoplasma und Kern der einzelnen Zelle.

---

[133] OEHLERT 1966. [134] KALKOFF, BORN und REINHARD 1966.
[135] KALKOFF und BORN 1965, KALKOFF und BERGER 1965.

Die unterschiedlichen Modellvorstellungen über Krebsentstehung durch störende Eingriffe in einen Reglerkreislauf wurden von IVERSEN (1965) in übersichtlicher Weise zusammengestellt.

1957 wurde von OSGOOD angenommen, daß alle Zellarten spezifische Regulatoren benötigen, die im ausgewachsenen Organismus den Zellbestand konstant halten. Als Regulator wurde von ihm eine hemmende Information angenommen, die von den am höchsten differenzierten Zellen einer Zellpopulation produziert wird. Grundsätzlich ist also in der Osgoodschen Theorie bereits die Feststellung enthalten, daß der Zellregulation die Wirkung eines Hemmfaktors zugrunde liegt, und daß die übersteigerte Zellneubildung im Carcinom auf das Fehlen eines solchen Hemmfaktors zurückgeführt werden muß.

1958 hat CRYLE eine Theorie entwickelt, die auf der Annahme einer gewebsspezifischen Signalsubstanz basiert. Er setzt dabei voraus, daß, ähnlich wie für hormonale Systeme, zwei in ihrer Wirkung unterschiedliche Substanzen existieren, von denen die eine eine zellteilungsstimulierende, die andere eine wachstumshemmende Wirkung haben sollte. Von CRYLE wird angenommen, daß die hemmende Substanz Teil eines gewebsspezifischen Syntheseproduktes ist. Die wachstumsfördernde Komponente wird demgegenüber als hormonartige Substanz angesehen, welche von einem anderen Zelltyp gebildet wird. Ähnlich wie in einem hormonalen Regulationssystem soll dann die Konzentration der gewebsspezifischen Signal- oder Hemmsubstanz den Ausstoß wachstumsstimulierenden Stoffes kontrollieren. Als Ursache für ein abnormes Wachstum käme nach der Cryleschen Hypothese entweder eine abnorm hohe Konzentration des wachstumsfördernden Stoffes infrage oder aber die abnorme Reaktion der einzelnen Zellen auf einen normalen Gehalt an Wachstums-„Hormon“.

DRUCKREY hat 1959 ein Modell mit zwei Rückkopplungskreisen entworfen, bei dem die entscheidende Störung in die Einzelzelle selbst verlegt wird. DRUCKREY nimmt an, daß zu spezifisch-synthetischer Leistung und zur Zellteilung befähigte Zellen funktionelle Einheiten und Proliferationseinheiten enthalten. Den funktionellen Einheiten obliegt die Synthese zell- und organspezifischer Substanzen, welche gleichzeitig die stimulierende Wirkung eines übergeordneten Regulationszentrums hemmen. In diesem Modell wird somit von einem übergeordneten Regelkreis angenommen, daß hier eine zellproliferationsstimulierende Wirkung von Zentren außerhalb der Zelle ausgeht. Die wachstumsstimulierende Wirkung wird so lange blockiert, solange die intracellulären Funktionseinheiten intakt sind und zell- und gewebsspezifische Substanzen produzieren. Eine Zerstörung der hochdifferenzierten Produktionseinheiten würde demnach das enthemmte Wachstum einleiten.

In einem Modell von SMITHERS (1962) wird die Annahme einer intracellulären Störung als Ursache für die Krebsentstehung vollkommen verworfen und der Verlust innergeweblicher Regulationen ganz in den Vordergrund gestellt. Nach SMITHERS ist eine Störung in der Organisation des Gesamtorganismus der Anfang für eine zunehmende Schwächung der Wachstumskontrolle, die den Wachstumsprozeß einleitet und zu einem Verlust der Koordination des entsprechenden Gewebes mit dem Gesamtorganismus führt.

Im Gegensatz zu dieser letztgenannten Modellvorstellung von SMITHERS steht die von PITOT und HEIDELBERGER entwickelte Theorie der Krebsentstehung (1963). Ihre Modellvorstellung stützt sich vorwiegend auf die in eigenen Versuchen gewonnenen Kenntnisse über die Bindungsart und Bindungsfähigkeit carcinogener Kohlenwasserstoffe an bestimmte Zellbestandteile und auf der anderen Seite auf die von JACOB und MONOD (1961) entwickelten Vorstellungen über die wechselseitige Regulation der genetischen Aktivität in der Zelle. Die Autoren setzen in ihrer Theorie voraus, daß bereits durch die einmalige Reaktion eines Regulatorproteins mit einem Carcinogen eine Reaktionskette unterbrochen werden kann (Abb. 43), welche letztlich den gesamten Zellstoffwechsel und damit den Phänotyp einer Zelle verändern kann.

Selbst diese Vorstellung vermag aber nicht denjenigen Mechanismus zu erklären, der u. E. von entscheidender Bedeutung für die Umwandlung einer Normalzelle in eine Krebszelle ist, nämlich die verstärkende Wirkung jeder einzelnen einer einmaligen carcinogenen Schädigung folgenden DNS-Synthese oder Zellteilung. Vor allem seit den Untersuchungen von BERENBLUM (1941) wissen wir, daß eine einmalige Behandlung z. B. der Haut mit einem carcinogenen Kohlenwasserstoff, allerdings nach einer sehr langen Latenzzeit, zur Bildung von Krebszellen führt. Wir wissen weiter, daß diese Latenzzeit sehr wahrscheinlich von der Anzahl der in diesem Zeitraum ablaufenden Zellteilungen abhängig ist, und daß ein schnelleres Aufeinanderfolgen von Zellteilungen die Latenzzeit verkürzen kann. Da als Mutterzelle für die Krebsentstehung im mehrschichtigen Plattenepithel allein die Basalzelle in Frage kommt und dementsprechend nur ein an

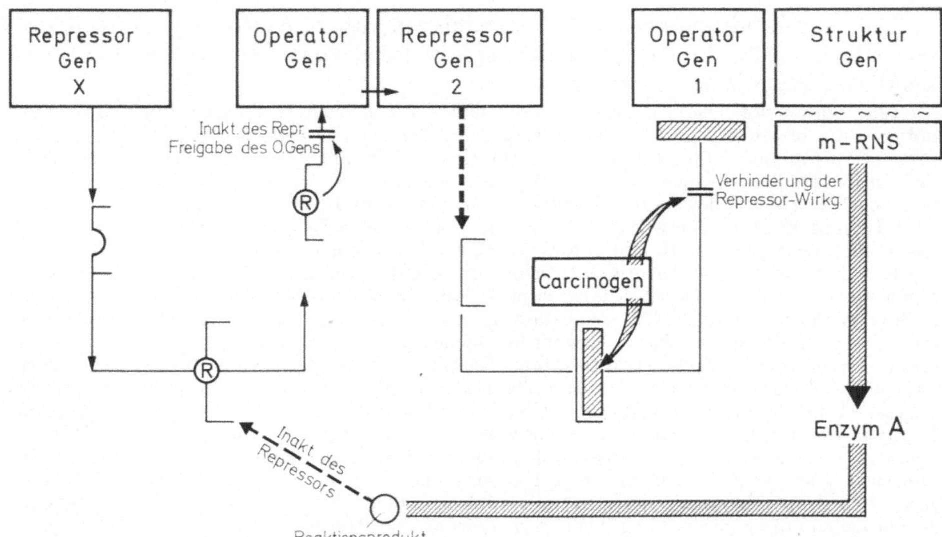

Abb. 43. Modell von PITOT u. HEIDELBERGER (1963) zur intracellulären Wirkung an Protein gebundener Carcinogene. Durch Inaktivierung eines Repressorproteins durch das Carcinogen wird ein Regelkreislauf unterbrochen und eine ungehemmte Enzymsynthese in Gang gesetzt und unterhalten

dieser Stelle gesetzter Schaden für die Krebsentstehung von Bedeutung ist, muß angenommen werden, daß die Initialschädigung auf die Tochterzellen übertragen wird, von denen unter normalen Bedingungen jedoch eine jeweils verlorengeht. Die in der Basalschicht verbleibende Tochterzelle trägt diesen Schaden, ohne daß wir mit den uns heute zur Verfügung stehenden Untersuchungsmethoden in der Lage sind, Eigenart und Lokalisation dieser Schädigung zu erfassen. Ohne zusätzliche Einwirkung weiterer carcinogener Reize muß dieser einmal gesetzte Schaden durch jede weitere DNS-Synthese oder Zellteilung so potenziert werden, daß nach einer bestimmten Anzahl von Zellteilungen daraus die eigentliche Krebszelle mit den für sie charakteristischen Eigenschaften resultiert[136].

Wenn somit auch der für die Umwandlung einer Normalzelle zur Krebszelle entscheidende Wirkungsmechanismus weiterhin ungeklärt bleibt, so kann doch bereits jetzt gesagt werden, daß die Einbeziehung der Kybernetik in unsere Vorstellung über das regulierte oder kontrollierte bzw. unregulierte und unkontrollierte Wachstum einen wesentlichen Fortschritt bedeutete und zum Entwurf einer ganzen Reihe von Modellvorstellungen geführt hat, die geeignet sind, uns bei der Aufklärung der verschiedenartigsten Beobachtungen bei der Krebsentstehung zu helfen.

V. Übergeordnete Regulationsmechanismen der Zellneubildung im mehrschichtigen Plattenepithel

a) Der tageszeitliche Regenerationsrhythmus des mehrschichtigen Plattenepithels

Seit langem sind von der Tageszeit abhängige Schwankungen der Mitosezahl im mehrschichtigen Plattenepithel verschiedener Lokalisation von Mensch und Tier bekannt[137]. Ähnliche tageszeitliche Schwankungen existieren auch für die Anzahl der DNS-synthetisierenden Zellen im mehrschichtigen Plattenepithel ver-

[136] OEHLERT 1964.
[137] KORNFELD 1922, COOPER und SCHIFF 1938, COOPER und FRANKLIN 1940, DOBROKHOTOV 1961, BULLOUGH und LAURENCE 1961.

schiedener Standorte von Ratte und Maus, wie autoradiographische Untersuchungen nach Injektion von Thymidin-^{3}H ergeben haben[138]. Bei ausgewachsenen Mäusen lag dabei das Maximum der DNS-Synthese in allen untersuchten Zellarten (Epidermis von Ohr und Bauchhaut, Plattenepithel der Zunge und des Vormagens sowie Keimzentren der Milzfollikel) bei 17.30 Uhr. Der Mitosegipfel folgte dem Maximum des Thymidin-^{3}H-Markierungsindex am Plattenepithel der Bauchhaut, der Zunge, des Vormagens und des Oesophagus 12 Std später, nämlich 5.30 Uhr. Im Ohrepithel lag dagegen der Mitosegipfel gegen 17.30 Uhr, der DNS-Synthesegipfel entsprechend früher.

Weder für die eigentliche Ursache dieser Schwankungen noch für den die tageszeitlichen Mitoseschwankungen auslösenden Mechanismus bestehen bisher befriedigende Erklärungen. Grundsätzlich könnte für die tageszeitlichen Unterschiede im Mitoseindex sowie im Thymidin-^{3}H-Markierungsindex eine unterschiedliche Dauer der DNS-Synthesephase oder der Mitose verantwortlich sein. Die bisher vorliegenden Untersuchungsergebnisse sprechen jedoch gegen eine wesentliche Änderung der DNS-Synthesezeit während der verschiedenen Tageszeiten[139]. Damit wird die Annahme wahrscheinlicher, daß die beobachteten Schwankungen durch eine echte Häufung DNS-synthetisierender Zellen oder Mitosen, d. h. durch eine Teilsynchronisation der Proliferation der entsprechenden Zellpopulation ausgelöst werden. In diesem Falle würden zu bestimmten Tageszeiten pro Zeiteinheit mehr Zellen aus ihrer G_1-Phase in die DNS-Synthesephase eintreten als zu anderen Tageszeiten. Dies wiederum führt zu der Auffassung, daß die tageszeitlichen Schwankungen der Zahl DNS-synthetisierender Zellen durch Veränderungen der G_1-Phase bedingt sind.

Andererseits konnte bereits in früheren Untersuchungen nachgewiesen werden[140], daß durch Hunger, körperliche Tätigkeit und Stress-Situation überhaupt die tageszeitlichen Schwankungen der Mitoserate im Plattenepithel der Haut ausgeglichen und grundsätzlich die Mitosezahlen gesenkt werden können. So gelang es z. B., durch einen akustischen Stress bei haarlosen Mäusen eine fast völlige Nivellierung der Mitoseschwankungen zu erreichen[141]. Gleichzeitig konnte bei diesen Versuchen nachgewiesen werden, daß auch die Mitosedauer Schwankungen zwischen 0,4 und 2 Std unterworfen ist, wobei diese Schwankungen allein in der Lage wären, die gemessenen Schwankungen der Mitosenzahl zu erklären. Auch die zu den verschiedenen Tageszeiten gemessenen unterschiedlichen Mitosezeiten können durch einen akustischen Stress ausgeglichen werden. In anderen Untersuchungen an haarlosen Mäusen[142] konnte durch Adrenalinapplikation in vivo wie in vitro eine Verkürzung der Mitosezeit hervorgerufen werden, die ihrerseits zu einer Senkung der Mitosenzahl führen muß. Die Tatsache, daß durch Adrenalin auch in vitro eine Verkürzung der Mitosezeit erreicht werden konnte, spricht für die Annahme, daß die Adrenalinwirkung auf den Generationscyclus dieser Zellen ohne Zwischenschaltung anderer übergeordneter Steuerungsmechanismen erfolgt. Die in der Norm nachweisbaren tageszeitlichen Mitoseschwankungen stehen im mehrschichtigen Plattenepithel verschiedener Tierarten und auch des Menschen in Beziehung zur körperlichen Tätigkeit und zum Schlaf, so daß bei Tagtieren und beim Menschen die Zahl der nachweisbaren Mitosen während des Tages, also während gesteigerter Muskelarbeit, am niedrigsten, bei Nacht am höchsten liegt. Bei Nachttieren bestehen umgekehrte Verhältnisse. Auch hier dürfte eine Adrenalinwirkung verantwortlich zu machen sein.

---

138 Pilgrim, Erb und Maurer 1963, Pilgrim, Lennartz, Wegener, Hollweg und Maurer 1965, Pilgrim 1967.

139 Pilgrim, Lennartz, Wegener, Hollweg und Maurer 1965.

140 Bullough 1949, 1952. 141 Kreyberg, Evensen und Iversen 1965.

142 Evensen 1964, Evensen und Heldaas 1964.

Diese Ansicht wird vor allem von BULLOUGH (1966) vertreten. Dabei sind folgende Überlegungen von besonderer Bedeutung. Bei der Untersuchung der tageszeitlichen Mitosenaktivität einer großen Reihe unterschiedlicher Gewebe stellte sich heraus, daß Wechselgewebe mit einer mittleren bis mäßigen Zellneubildungsgröße die stärksten tageszeitlichen Schwankungen des Mitoseindex zeigen. Selbstverständlich ist es denkbar, daß bei Geweben mit einer sehr niedrigen Mitoserate wegen der geringen Zahl ausgezählter Mitosen ein tageszeitlicher Rhythmus nur schwer faßbar ist. Sicher ist aber, daß Gewebe mit einer besonders großen Zellneubildungsgeschwindigkeit wie Haarwurzeln[143], Schleimhaut des Magen-Darm-Traktes[144], embryonale Gewebe[145] oder schnell wachsende Tumorzellpopulationen[146] keine tageszeitlichen Schwankungen der Mitosenzahl aufweisen. Unter der Annahme, daß die von der Tageszeit abhängige unterschiedliche Adrenalinkonzentration in den Geweben für die tageszeitlichen Schwankungen des Mitoseindex verantwortlich ist, müßten derartige schnellproliferierende Gewebe unempfindlich gegenüber der Adrenalineinwirkung sein. Es wäre denkbar, daß hier bestimmte Regelmechanismen entweder innergeweblicher Art, wie z. B. die bereits besprochenen Hemmfaktoren im mehrschichtigen Plattenepithel, oder aber hormonale Wirkungen, wie z. B. an den Epithelien der weiblichen Genitalorgane, so stark die Proliferationsaktivität beeinflussen, daß die Adrenalinkonzentration irrelevant wird. Für eine derartige Auffassung würde z. B. die Beobachtung sprechen, daß im mehrschichtigen Plattenepithel der Haut der tageszeitliche Mitoserhythmus dann verlorengeht, wenn unter dem Einfluß einer Verletzung die Proliferationsaktivität gesteigert wird[147].

Außerordentlich problematisch wird die Frage nach der Beeinflussung des tageszeitlichen Mitoserhythmus durch Adrenalin, wenn man die tageszeitlichen Schwankungen des DNS-Syntheserhythmus in die Überlegungen einbezieht. Grundsätzlich kann zunächst festgestellt werden, daß tageszeitliche Schwankungen entweder für beide Indices, nämlich den ^{3}H-Markierungsindex und den Mitoseindex, gefunden werden oder überhaupt nicht bestehen. Diese Beobachtung macht die Annahme eines ursächlichen Zusammenhanges zwischen beiden Rhythmen wahrscheinlich. Dabei stellt sich sofort die weitere Frage, ob die Teilsynchronisation einer Zellpopulation und damit die Rhythmik der Zellvermehrung durch einen primären Angriff an der DNS-Synthesephase oder aber am Auslösungsmechanismus der Mitosen bewirkt wird. Einige Versuchsergebnisse sprechen für die Auffassung, daß die tageszeitliche Zellneubildungsrhythmik vor allem bedingt ist durch einen Prozeß, welcher zahlreiche Zellen in der G_1-Phase veranlaßt, zu gleicher Zeit mit ihrer DNS-Synthese zu beginnen[148]. In diesem Falle würde der entscheidende, die vermehrte Zellneubildung veranlassende Mechanismus in der Einleitung der DNS-Synthese zu suchen sein und der anschließende Anstieg des Mitoseindex nur eine sekundäre Folge darstellen, wobei der zeitliche Zwischenraum zwischen Anstieg der DNS-Synthese von der Dauer der zwischengeschalteten G_2-Phase abhängig ist. Andererseits liegen noch nicht so überzeugende Versuchsergebnisse vor, daß man eine Teilsynchronisierung einer Zellpopulation durch Eingriffe in die G_2-Phase vollständig ausschließen könnte, wie dies vor allem von GELFANT (1962) angenommen wird.

Grundsätzlich könnte für den tageszeitlichen Mitoserhythmus jeder Eingriff verantwortlich gemacht werden, der eine Teilsynchronisation der entsprechenden

143 BULLOUGH und LAURENCE 1958. 144 Literatur bei EDER 1966.
145 WEGENER, HOLLWEG und MAURER 1964.
146 BERTALANFFY 1963, 1963b, BERTALANFFY und LAU 1962, PILGRIM, LENNARTZ, WEGENER, HOLLWEG und MAURER 1965.
147 BLOCK, SEITER und OEHLERT 1963, DOBROKHOTOV 1961.
148 PILGRIM, LENNARTZ, WEGENER, HOLLWEG und MAURER 1965, PILGRIM 1967.

Zellpopulation auszulösen vermag. Hierzu sind nicht nur Hormone, sondern auch Temperatur- und damit Durchblutungsänderungen in der Lage, welche die Generationszeit in bestimmten Zellpopulationen beeinflussen[149].

Schließlich ist zu berücksichtigen, daß auch vom tageszeitlichen Lebensrhythmus abhängige mechanische Beanspruchungen des mehrschichtigen Plattenepithels unterschiedlicher Lokalisation Änderungen der Proliferationsaktivität und damit einen tageszeitlichen Proliferationsrhythmus auslösen können. So konnte z. B. in eigenen Versuchen nachgewiesen werden, daß die Proliferationsaktivität im mehrschichtigen Backentaschenepithel des Goldhamsters durch die mechanische Alteration beim Ausstreichen der Backentasche nach einer bestimmten Latenzzeit gesteigert wird. Das Ausmaß der Proliferationssteigerung ist dabei von der Oberflächenbeschaffenheit und Härte des in der Backentasche gespeicherten Futters abhängig. Die Fütterung derartiger Versuchstiere zu bestimmten Tageszeiten könnte in diesem Falle zu einem tageszeitlichen Zellneubildungsrhythmus führen, der überwiegend durch die mechanische Epithelalteration bedingt ist. Ähnliche Verhältnisse liegen im Mundhöhlenepithel der Maus vor[150]. Für dieses Epithel wurden Zusammenhänge zwischen Zellabschilferung, Nahrungsaufnahme, Schleimhautreiz und Zellneubildung erkannt, wobei dem Schleimhautreiz bei der Nahrungsaufnahme die Bedeutung eines exogenen Zwischeneffektes zur Auslösung der DNS-Synthese zugeschrieben wird. Neben dem Tag-Nacht-Rhythmus, der bei diesen Tieren der Phase der körperlichen Aktivität zeitlich folgte, bestanden jahreszeitliche Unterschiede in der Zellneubildungsrate, die im Sommer trotz gleichen Futters niedriger als im Winter lag.

Unter Berücksichtigung dieser Versuchsergebnisse ist es ohne weiteres denkbar, daß auch im mehrschichtigen Plattenepithel der menschlichen Haut Mitoserhythmen existieren, die von der je nach den Tageszeiten unterschiedlichen rein mechanischen Alteration der Hautoberfläche abhängig sind. Da die bereits besprochenen Stripping-Versuche an der menschlichen und an der Schweinehaut gezeigt haben, daß eine oberflächliche mechanische Alteration erst nach einer Latenzzeit von etwa 9—12 Std zu einer Proliferationssteigerung führt, könnte die während der Nachtstunden gesteigerte Proliferationsrate auch Folge einer einfachen mechanischen Alteration der Haut während der Tageszeiten mit besonderer körperlicher Aktivität sein.

b) Der Einfluß von Hormonen auf die Zellneubildung im mehrschichtigen Plattenepithel

Bei der Besprechung der tageszeitlichen Schwankungen des Mitosen- und Markierungsindex nach Applikation von Thymidin-^{3}H haben wir bereits darauf hingewiesen, daß eine Steigerung beider Größen nicht unbedingt auf eine Proliferationssteigerung schließen läßt, sondern daß ebenso Änderungen der entsprechenden Generationsphase dafür verantwortlich gemacht werden können. Diese Voraussetzung gilt in gleicher Weise für die Deutung der durch Hormone bewirkten Veränderungen des Mitoseindex im mehrschichtigen Plattenepithel[151]. Die eindrucksvollsten Proliferationssteigerungen und damit verbundenen Epithelhyperplasien beobachtet man unter der Einwirkung von *Oestrogenen* an den zugeordneten Erfolgsorganen, nämlich am mehrschichtigen Plattenepithel von Vagina und Portio uteri. Die hier ausgelöste ganz erhebliche Steigerung der Mitoserate[152] ist bei der gleichzeitig zu beobachtenden Zellvermehrung sicher nicht Folge einer Veränderung der Mitosezeit, sondern Ausdruck einer gesteigerten Zellproliferation. Das gleiche gilt für die Wirkung von *Androgenen*, die wie

[149] Sisken, Moraska und Kibby 1965, Cameron und Cleffmann 1964.
[150] Kirschner 1968. [151] Montagna 1962. [152] Bullough 1946, 1947.

Oestrogene eine proliferationssteigernde Wirkung auf das Vaginalepithel des Menschen haben[153]. Weit weniger ausgeprägt, doch immerhin deutlich nachweisbar, sind auch Mitosensteigerungen unter der Einwirkung von Oestrogen am Corneaepithel, besonders deutlich bei kastrierten Tieren[154].

Bei der Maus beobachtet man im Metoestrus und Oestrus etwa dreimal mehr DNS-synthetisierende Zellen im Stratum basale des mehrschichtigen Plattenepithels der Portio und Vagina als während des Dioestrus[155]. Nach Ovarektomie sinkt die Zahl DNS-synthetisierender Zellen des mehrschichtigen Plattenepithels von Portio und Vagina auf außerordentlich niedrige Werte, um dann unter Oestrogenen wieder auf annähernd normale Werte anzusteigen[156]. In Dauerinfusionsversuchen mit Thymidin-^{3}H konnte nachgewiesen werden, daß die unter normalen Bedingungen etwa 96 Std betragende Generationszeit der Basalzellen des Vaginalepithels der Ratte durch Applikation unterschiedlich großer Dosen von Diäthylstilboestrol (0,030 mg bzw. 1—5 mg) auf 36 bzw. auf weniger als 24 Std verkürzt werden kann[157]. Die nach Applikation von Oestrogenen einsetzende Vermehrung der Gesamtzellzahl dürfte somit durch eine hormonal bedingte Verkürzung der Generationszeit der Basalzellen und die damit verbundene gesteigerte Zellneubildung bei unveränderter Zellabstoßung ausgelöst werden. Während jedoch im Uterusepithel unter Oestrogenen nicht nur die Generationszeit, d. h. die G_1-Phase der einzelnen Zelle durch eine Stimulierung des Einsetzens der DNS-Synthese verkürzt wird, sondern zugleich eine Zunahme des Pools proliferierender Zellen erfolgt, scheint die Steigerung der DNS-synthetisierenden Zellen im mehrschichtigen Plattenepithel der Cornea z. B. unter der Einwirkung von Oestrogenen ausschließlich durch eine verkürzte G_1-Phase hervorgerufen zu werden[158]. Die letztgenannten Untersuchungsergebnisse machen die Annahme wahrscheinlich, daß unter der Einwirkung von Sexualhormonen in den hierauf besonders stark reagierenden Geweben Zellen zur DNS-Synthese befähigt werden, die bei niederen Hormonkonzentrationen sich nicht teilen und damit nicht zum Proliferationspool gerechnet werden können.

Der nach *hypophysärem Wachstumshormon* in geringer Dosierung nachweisbaren Zunahme DNS-synthetisierender Zellen im mehrschichtigen Plattenepithel der Maus liegt mit größter Wahrscheinlichkeit eine echte Proliferationssteigerung zugrunde, da zugleich eine Steigerung der Eiweiß- und Ribonucleinsäureneubildung[159] und beim Menschen eine Epithelverdickung bei eosinophilem Hypophysenadenom zu beobachten ist. Die Tatsache, daß vor der unter Wachstumshormon einsetzenden Proliferationssteigerung eine Latenzzeit mit einer Senkung der Zahl DNS-synthetisierender und sich teilender Zellen liegt, spricht dafür, daß der hormonalen und der oben erörterten mechanisch ausgelösten Proliferationssteigerung ein ähnlicher Wirkungsmechanismus zugrunde liegt.

Die mitosesteigernde Wirkung des *Insulins* auf das mehrschichtige Plattenepithel der Haut[160] wird auf eine Stimulierung des Hexokinasesystems und eine dadurch gesteigerte Glucoseaufnahme aus dem Blute zurückgeführt, wie dies auch in vitro erreicht werden kann[161].

Neben dem Adrenalin, dessen Wirkung auf die Mitoserate in der Epidermis bereits besprochen wurde und dessen „mitosehemmende Wirkung“ erstmals[162] an

---

[153] SMOLKA und SOOS 1965. [154] EPIFANOVA 1958, 1962, 1965, 1966.
[155] NAGATA, SUTOU, MISONOU und MIURA 1966.
[156] NAGATA, SUTOU, MISONOU und MIURA 1966.
[157] LADINSKY und PECKHAM 1965. [158] EPIFANOVA 1966.
[159] NETTESHEIM und OEHLERT 1962a und b. [160] MONTAGNA 1962.
[161] BULLOUGH und JOHNSON 1951, GELFANT 1959, 1960a und b, PROP und HENDRIX 1965.
[162] LETTRÉ 1942, LETTRÉ und ALBRECHT 1941.

Fibroblastenkulturen nachgewiesen werden konnte, senkt auch *Serotonin* die Zahl der Mitosen[163], ohne daß eine scheinbare Mitosehemmung durch Verkürzung der Mitosezeit ausgeschlossen werden kann.

Von den *Glucocorticoiden* ist seit langem bekannt, daß sie nicht nur die celluläre Eiweißsynthese, sondern auch die Proliferationsaktivität bestimmter Gewebe hemmen. Da Glucocorticoide anscheinend in solchen Geweben keinen antimitotischen Effekt entfalten, in denen ein Mitosehemmstoff bzw. ein Chalon nicht existiert, besteht die Möglichkeit, daß sie in den innergeweblichen Regulationsmechanismus eingreifen[164]. In der normalen menschlichen Haut führt die lokale Einwirkung fluorierter Corticosteroide (Fluocinolonacetonit) innerhalb von 4 Tagen zu einer erheblichen Abnahme DNS-synthetisierender Zellen[165]. In noch stärkerem Maße ist dieser Effekt bei der Psoriasis vulgaris ausgeprägt[166], wobei mit der Verminderung der Zahl DNS-synthetisierender Zellen eine stärkere Ausreifung der Epithelzellen und damit eine Normalisierung der Haut einhergeht. Ob in solchen Fällen ausschließlich die verlängerte Lebensdauer der postmitotischen Zellen für die bessere Ausreifung verantwortlich zu machen ist, oder ob hier eine direkte Einwirkung der Glucocorticoide auf die Synthese bestimmter Enzymsysteme vorliegt, wie dies für die Enzyminduktion in der Leber[167] bzw. für die Ausdifferenzierung von Fibroblasten[168] bekannt ist, kann zunächst nicht entschieden werden. Immerhin ließe sich eine mitosehemmende Wirkung von Glucocorticoiden unter Einbeziehung des innergeweblichen Regulationsmechanismus auch so erklären, daß unter der Einwirkung derartiger Hormone die celluläre Differenzierung und damit die Produktion von Hemmstoffen gefördert und auf diese Weise die mitotische Aktivität der Basalzellen gebremst wird (s. dazu: Die innergeweblichen Kontrollmechanismen der Zellneubildung).

c) Die Zellproliferation stimulierende Einflüsse am mehrschichtigen Plattenepithel

Eine Hyperplasie mit gleichzeitiger Wucherung der Epithelleisten in der menschlichen Haut findet man nicht selten über Tumoren, die in der Cutis zur Entwicklung kommen[169]. In der Mehrzahl der Fälle handelt es sich hierbei um gutartige mesenchymale Tumoren, wie Histiocytome, Fibrome[170] und Granularzellmyoblastome, die sog. Abrikossoff-Tumoren[171]. Bei letzteren kommt es zu tumorartigen Epithelhyperplasien bis zur Papillombildung und daher zu Verwechslungen mit Plattenepithelcarcinomen. Andere gutartige mesenchymale Tumoren, wie Xanthome, verursachen eher eine Atrophie des darüber liegenden Plattenepithels[172]. Diese an zahlreichen Stellen niedergelegten Beobachtungen haben zur Auffassung geführt, daß hier Substanzen von Tumorzellen freigesetzt werden, die mittelbar oder unmittelbar eine Proliferationssteigerung im Epithel auslösen[169].

Für diese Annahme sprechen Versuchsergebnisse an der Mäusehaut, bei denen nach subepithelialer Implantation von Zellen des Ehrlich-Mäuse-Ascitescarcinoms eine lokal begrenzte Epithelhyperplasie erzeugt werden konnte[173]. Im Gegensatz zum Epithel erfolgte innerhalb ruhender Haarfollikel keine Steigerung der Zellneubildung. Auch in Geweben mit reversibel postmitotischen Parenchymzellen, wie in Leber und Nieren, konnte durch Implantation von Ascitestumorzellen keine

[163] Pukhalskaya 1964. [164] Bullough und Laurence 1967.
[165] Kalkoff und Born 1965. [166] Kalkoff und Born 1965.
[167] Caffery, Wichard und Irvin 1964, Lang und Sekeris 1964.
[168] Berliner 1964. [169] Steigleder und Gans 1964.
[170] Steigleder, Nicklas und Kamei 1962. [171] Nödl 1958, Reich 1958.
[172] Lever 1958. [173] Argyris und Argyris 1962.

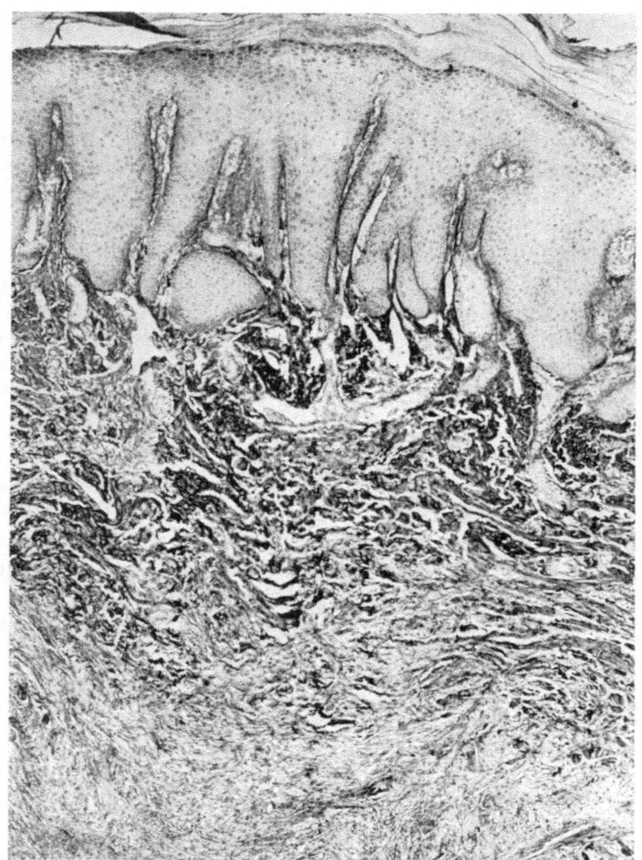

Abb 44. Akanthose in der Haut des Unterschenkels bei einem bis unmittelbar unter das Epithel reichenden Histiocytom

Mitosesteigerung erreicht werden[174]. Die Tumorzellen führen demnach nur in solchen Geweben zu einer Zunahme der Proliferationsaktivität, deren Zellen bereits unter physiologischen Bedingungen zur mitotischen Zellteilung befähigt sind und sich in einer Phase der Zellvermehrung befinden. In Geweben, wie den Drüsenepithelien der Brustdrüse, bei denen durch Senkung des Hormonspiegels die Proliferationsaktivität gehemmt wird, kann durch Implantation von Tumorzellen eine Proliferationssteigerung erzielt werden[175]. In diesem Falle scheint der hormonale Stimulus durch einen anderen ersetzt werden zu können, womit noch keineswegs bewiesen ist, daß der Angriffspunkt beider stimulierender Reize in der Zelle der gleiche sein muß.

Der Einfluß von Tumorzellen auf die Proliferation im mehrschichtigen Plattenepithel ist von ihrer räumlichen Entfernung und den dazwischenliegenden Gewebsanteilen abhängig. So wird durch Skeletmuskulatur, die zwischen Tumorzellen und Oberflächenepithel liegt, die proliferationssteigernde Wirkung praktisch aufgehoben. Die Verletzung der Muskelbarriere bewirkt eine Erhöhung der Mitoserate[176]. Sowohl Adenocarcinome als auch Sarkome sind neben den Zellen des Ehrlichschen Ascitescarcinoms in der Lage, im Tierversuch am Epithel eine Proliferationssteigerung hervorzurufen, während leukämische Infiltrate keine

[174] ARGYRIS und TRIMBLE 1964. [175] ARGYRIS und ARGYRIS 1959. [176] ARGYRIS 1966.

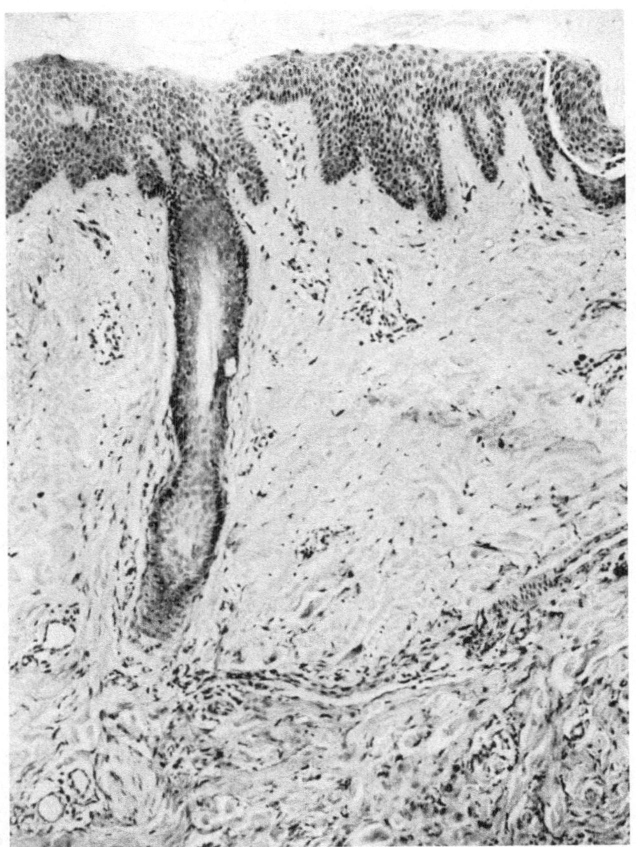

Abb. 45. Hyperplasie des Plattenepithels bei einem tief in der Cutis gelegenem Histiocytom. Pericapillär liegende Mastzellansammlungen unmittelbar unter dem Epithel

Wirkung entfalten[176]. Die mitotische Aktivität im Tumorgewebe ist anscheinend nicht entscheidend für die proliferationssteigernde Wirkung auf das Epithel.

Die zunächst sich anbietende Erklärung für die proliferationssteigernde Wirkung von Tumoren ist die Auswirkung einer perifokalen Entzündung mit Hyperämie auf das Plattenepithel. Entsprechende Versuche konnten diese einfache Erklärung jedoch nicht bestätigen[177]. Auch die unterschiedliche Wirkung bestimmter Tumoren auf die Wachstumsrate der Epithelzellen spricht eher für eine spezifische Wirkung, die von den lebenden Tumorzellen ausgeht, als für eine unspezifische Beeinflussung durch Hyperämie oder Hyperthermie. In eigenen Beobachtungen an menschlichem Excisionsmaterial konnten wir feststellen, daß in solchen Fällen die Epithelhyperplasie am stärksten ausgeprägt war, in denen mesenchymale, gutartige Tumoren bis nahe an das Epithel heranreichten (Abb. 44 und 45), selbst wenn eine scheinbare Gefäß- und Capillarverminderung z. B. bei derben, kernarmen Fibromen bestand. In allen derartigen Fällen konnten durch spezifische Färbungen vermehrt Mastzellen nachgewiesen werden (Abb. 46), die z. T. eine Degranulierung aufwiesen und in deren Umgebung eine angedeutete Metachromasie und ödematöse Auflockerung des Bindegewebes bestand[178]. Unsere

[176] Argyris 1966. [177] Argyris 1966, Bullough und Laurence 1960b.
[178] Oehlert 1968.

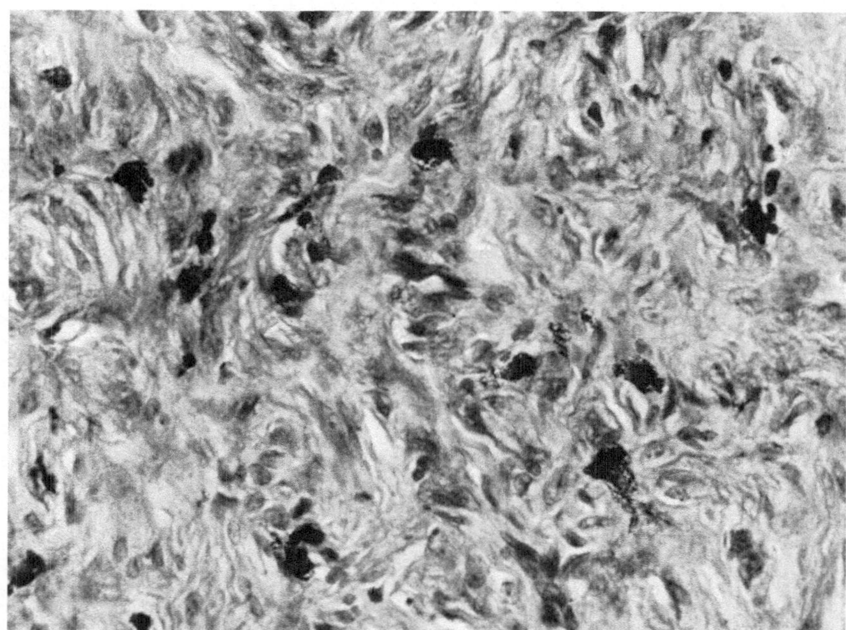

Abb. 46. Zahlreiche Mastzellen in dem in Abb. 41 gezeigten Histiocytom (Toluidinblau-Färbung)

Beobachtung steht in Übereinstimmung mit Untersuchungsbefunden polnischer Autoren[179], die nachweisen konnten, daß die Mastzellzahl in der Nachbarschaft epithelialer Geschwülste und von Präcancerosen bedeutend größer ist als in subepithelialen Bezirken der normalen oder entzündlich veränderten Haut. Dabei bestand bei akanthotischen oder endophytischen Steigerungen der Proliferationsaktivität im mehrschichtigen Plattenepithel eine erhebliche Zunahme der Mastzellzahl, die zurückging, sobald ein destruktives Wachstum vorlag. Über die eigentliche Bedeutung dieser Beobachtung kann zunächst keine Aussage gemacht werden. Möglicherweise wird durch eine Auflockerung des Bindegewebes die Diffusion eines von Tumorzellen ausgehenden Stoffes begünstigt, so daß dieser in größerer Konzentration an das Epithel gelangt.

Aus Sarkomzellen isolierte Proteine lösen an embryonalen Ganglienzellen in der Kultur eine Wachstumssteigerung aus[180]. Den gleichen Effekt zeigen auch Extrakte aus dem Venom der Mücke und Speicheldrüsen von Mäusen[181]. Aus einem derartigen gereinigten Extrakt konnte schließlich ein Faktor isoliert werden, der die Zellneubildung in der Epidermis stimuliert[182]. Es liegt somit die Annahme nahe, daß der an der Mäusehaut auftretende proliferationssteigernde Effekt von subepithelial verimpften Sarkomzellen auf diesen stimulierenden Faktor zurückzuführen ist. Damit besteht gleichzeitig die Möglichkeit, daß auch von mesenchymalen Tumoren eine ähnliche Substanz produziert wird, die unter Vermittlung von Mastzellen eine Steigerung der Epithelproliferation in der menschlichen Haut auslöst.

---

[179] Wozniak und Wranicz 1968.
[180] Cohen, Levi-Montalcini und v. Hamburger 1954.
[181] Levi-Montalcini 1958.
[182] Cohen 1962, 1964, Cohen und Elliot 1963.

B. Regeneration, Hyperplasie und Cancerisierung am Epithel des Tracheobronchialtraktes

I. Die physiologische Regeneration im Tracheobronchialepithel

Die Tracheobronchialschleimhaut des Menschen und auch der kleinen Nager, an der die meisten experimentellen Untersuchungen zur physiologischen und pathologischen Regeneration durchgeführt wurden, besteht aus einem mehrreihigen Zylinderepithel, in dem man mehrere Zelltypen licht- und elektronenmikroskopisch unterscheiden kann[183]. Man beobachtet hier Cilien tragende Zylinderepithelien, Becherzellen, Bürstenzellen und Basalzellen. Alle Zellen

Tabelle 6. *Mittlere Lebensdauer der Epithelien des Tracheobronchialtraktes*

Lokalisation	Species	Lebensdauer (Tage)	Literatur
Trachea	Ratte	47	LEBLOND u. WALKER (1956)
	Ratte	15	LUKACS (1963)
	Maus	20	KOBURG (1962)
	Maus	5–7	SHORTER, TITUS, DIVERTIE (1964)
Bronchus	Ratte	27	BERTALANFFY u. LAU (1962)
	Ratte	58	LUKACS (1963)
	Maus	21	SPENCER u. SHORTER (1962)
	Maus	18	KOBURG (1962)
Bronchiolus	Maus	59	KOBURG (1962)
	Maus	7–10	SPENCER u. SHORTER (1962)

reichen bis zur Basalmembran hinab. Dabei sitzen die hochdifferenzierten Becher- und Flimmerzellen mit einem schmalen Cytoplasmafuß der Basalmembran auf, während die sog. Basalzellen breitbasig der Basalmembran aufliegen und nicht bis an die Schleimhautoberfläche reichen (Abb. 47). Die Kerne der Basalzellen weisen ein dichteres Chromatingerüst als die der differenzierten Zellen auf und besitzen ein weniger stark ausgebildetes Cytoplasma, wobei die Kernplasmarelation bei ihnen zugunsten des Zellkerns verschoben ist. Bereits diese cytologischen Besonderheiten weisen auf ihre geringere cytoplasmatische Differenzierung hin. Tatsächlich sind diese einzeln auf der Basalmembran liegenden Basalzellen als eine hier nicht geschlossene Indifferenzzone anzusehen, von der die Zellerneuerung ausgeht[184]. Dementsprechend sind nur diese Basalzellen zur Mitose- und DNS-Neubildung befähigt, wie man dies sowohl am menschlichen[185] (Abb. 48) als auch am tierischen Tracheobronchialepithel[186] autoradiographisch nach Applikation von Thymidin-^{3}H nachweisen kann. Unter Anwendung der Autoradiographie und der Colchicinmethode wurde von verschiedenen Autoren die Zellneubildungsrate im Tracheobronchialepithel der Ratte und der Maus bestimmt. Die in Tabelle 6 angegebenen Werte zeigen, daß die Zellneubildungsgeschwindigkeit im Tracheobronchialepithel von Ratte und Maus weit geringer ist als z. B. am mehrschichtigen Plattenepithel unterschiedlicher Lokalisation oder gar an der Magenschleimhaut. Bei diesen Werten, die für das Bronchialepithel zwischen 18 und über 60 Tagen schwanken, sei darauf hingewiesen, daß sie über die Ermittlung des Markierungs- bzw. Mitoseindex errechnet wurden, sich also auf die gesamte Zellpopulation beziehen. Tatsächlich handelt es sich jedoch auch beim

[183] RHODIN und DALHAMN 1954, 1956, SCHULTZ 1959.

[184] FISCHER-WASELS 1936. [185] LESCH, SCHIESSLE und OEHLERT 1963/64.

[186] LEBLOND und WALKER 1956, BERTALANFFY 1961, KOBURG 1960, 1962, LUKACS 1963.

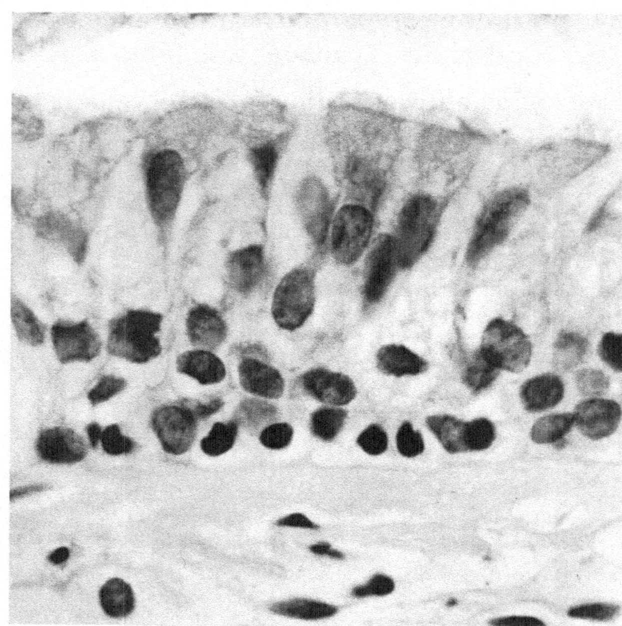

Abb. 47. Normales menschliches Bronchialepithel. Deutliche Schichtung in dunkelkernige Ersatzzellen, helle vacuolisierte Schleimzellen und Cilien tragende Flimmerepithelien

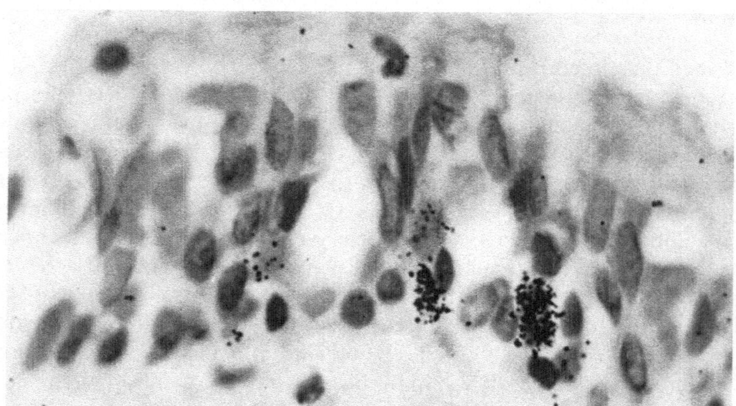

Abb. 48. Inkubationsautoradiogramm mit Thymidin-^{3}H des normalen menschlichen Bronchialepithels. DNS-synthetisierende basal gelegene Ersatzzellen. (Aus LESCH u. OEHLERT 1966)

Tracheobronchialepithel wie beim mehrschichtigen Plattenepithel um eine gemischte Zellpopulation, die sich aus einem intermitotischen und einem postmitotischen Anteil zusammensetzt. Wie beim mehrschichtigen Plattenepithel müßte man demnach die Lebensdauer der zur Mitose befähigten Basalzellen, welche die Zeit zwischen zwei Mitosen umfaßt, von der der postmitotischen Zellen, welche die Zeit von ihrer Entstehung über die Differenzierung bis zur Abschilferung an der Oberfläche beträgt, streng trennen. Derartige Untersuchungen liegen unseres Wissens zur Zeit für das Tracheobronchialepithel noch nicht vor. Die Tatsache jedoch, daß im normalen Tracheobronchialepithel nur sehr selten DNS-synthetisierende Zellen nachweisbar sind, und daß die für die Gesamtzellpopulation er-

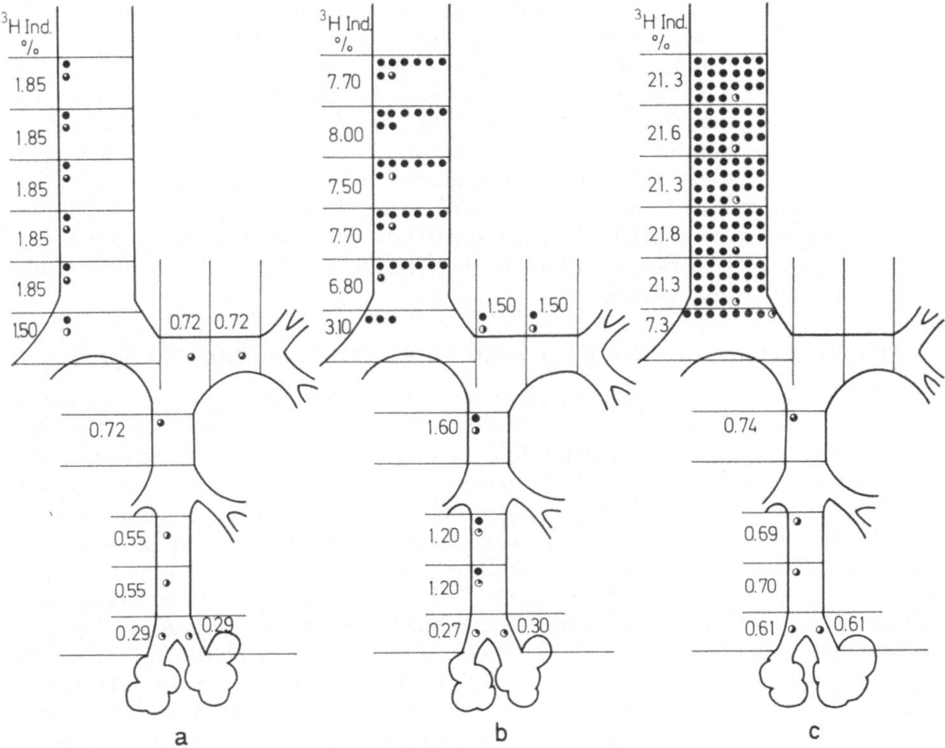

Abb. 49a—c. Die relative Größe der Zellneubildung im Tracheobronchialtrakt der Ratte unter normalen und pathologischen Bedingungen. (Markierungs-Indices 40 min nach Injektion von Thymidin-³H.) a Kontrolltier, b Ratte, 24 Std nach 10 min Ätherbeatmung, c Ratte, 24 Std nach 45 min Beatmung mit Formalindampf. (Aus LUKACS 1963)

rechneten Werte für die mittlere Lebensdauer relativ hoch liegen, führt zu der Annahme, daß es sich beim Tracheobronchialepithel des Nagers wie des Menschen um ein Gewebe mit einem verhältnismäßig geringen Zellumsatz handelt.

Untersucht man die physiologische Regeneration in den verschiedenen Abschnitten des Tracheobronchialtraktes, so zeigt sich, daß bei der Ratte die größte Zellneubildung in der Trachea stattfindet, die im Bronchialbaum mit zunehmender Verengerung der Lichtung abnimmt[187] (Abb. 49). Als Ursache für dieses Verhalten drängt sich die Annahme auf, daß es sich hierbei um den Ausdruck einer Beanspruchung des respiratorischen Epithels durch äußere Faktoren, also durch die Atmung und die hierdurch hervorgerufene Epithelbelastung handelt. Sowohl Temperaturunterschiede in der Außenluft als auch mit der Außenluft in den Tracheobronchialbaum hineingelangende Staubpartikeln und chemische Beimischungen müssen ihre stärkste Wirkung in den proximalen Anteilen des Tracheobronchialbaumes entfalten und mit zunehmender Wegstrecke ihre Wirkung einbüßen. Während an anderen Stellen des Tracheobronchialtraktes, die einer besonderen mechanischen Belastung ausgesetzt sind wie die Bereiche der Bronchialaufzweigungen oder der Bronchialsporne, unter normalen Bedingungen keine Vergrößerung der Zellneubildungsrate festgestellt werden konnte, besteht regelmäßig an den Stellen eine Vermehrung der DNS-synthetisierenden Zellen im Bronchial-

[187] LUKACS 1963.

epithel, die unmittelbar über Lymphfollikeln gelegen sind[188]. Eine Erklärung für diese Beobachtung kann zur Zeit noch nicht gegeben werden.

Bisher vorliegende Ergebnisse[188] sprechen für die Annahme, daß auch im Tracheobronchialepithel der Ratte von der jeweiligen Tageszeit abhängige Schwankungen der Zahl DNS-synthetisierender Zellen bestehen. Mit einem 12stündigen Rhythmus liegen in den Nachtstunden die Thymidin-^{3}H-Markierungsindices um den Faktor 4 bis 10 niedriger als in den Vormittagsstunden.

Wie im mehrschichtigen Plattenepithel bei der Wundheilung werden auch hier am respiratorischen Epithel bei einer durch ausgedehnte Zellzerstörungen ausgelösten reparativen Regeneration die tageszeitlichen Schwankungen der Zellneubildungsrate ausgeglichen.

II. Die reparatorische Regeneration am Tracheobronchialepithel

Obgleich im Epithel des Respirationstraktes unter physiologischen Bedingungen nur ein verhältnismäßig geringer Zellumsatz stattfindet, besitzt das Epithel eine außerordentlich große Regenerationsfähigkeit, wie ältere sowie neuere experimentelle Untersuchungen[189] und klinische Beobachtungen am Menschen[190] gezeigt haben.

Sowohl unspezifische Entzündungen der Bronchialwand als auch Reizungen des Bronchialepithels ohne entsprechende Epitheldefekte führen zu einer gesteigerten Zellneubildung der Basalzellen[191]. Durch Formalinbeatmung[192] sowie operativ gesetzte[193] und virusbedingte[194] Epitheldefekte des Bronchialepithels unterschiedlichen Ausmaßes lösen eine schnell einsetzende gesteigerte Zellneubildung der Basalzellen aus. Dabei beobachtet man bereits 24 Std nach der Schädigung im Autoradiogramm einen dichten Saum DNS-synthetisierender Basalzellen mit einer entsprechenden Basal-Zellvermehrung, die zur Ausbildung eines ausschließlich aus Basalzellen bestehenden ungeordneten Epithels führt, das in seinem Aufbau am ehesten dem Übergangsepithel gleichzusetzen ist[195] (Abb. 50). Die weitere Beobachtung zeigt, daß als Folge der gesteigerten Zellneubildung über eine derartige Basalzellenhyperplasie ein mehrschichtiges Plattenepithel entsteht, von dem angenommen wird, daß es zumindest bei der Ratte ein physiologisches Durchgangsstadium bei der Epithelregeneration darstellt[196]. Beobachtungen beim Menschen nach Grippeinfektion[197] oder nach operativen Eingriffen[198], wobei es ebenfalls im Zuge der Epithelregeneration zu Plattenepithelmetaplasien kommt, führten zu der Annahme, daß auch beim Menschen die Plattenepithelmetaplasie des Bronchialepithels als Übergangsstadium innerhalb eines gesetzmäßigen Wundheilungsmodus der Bronchialschleimhaut anzusehen ist[198]. In sehr sorgfältigen Tierversuchen konnte nachgewiesen werden, daß sich unter einer derartigen Plattenepithelmetaplasie des Bronchialepithels kleine Epithelinseln bilden, in denen eine Ausdifferenzierung zu Zylinderepithelien erfolgt, die an verschiedenen Stellen das oberflächliche metaplastische Epithel durchbrechen, und daß von solchen Differenzierungsinseln aus schließlich die Wiederherstellung des typisch aufgebauten Bronchialepithels erfolgen kann[198]. Nimmt man diese von Otto vertretene Auffassung, für die eine große Zahl experimenteller Untersuchungsergebnisse spricht, als gegeben hin, so hätte man für das Bronchialepithel einen anderen Regenerationsmodus anzunehmen als z. B. für das mehrschichtige Plattenepithel. Zwar erfolgt auch im Bronchialepithel nach Epitheldefekten oder chronischer Schädigung zunächst eine gesteigerte Zellneubildung, die zur Ausbildung einer

[188] Lukacs 1963. [189] Otto und Wagner 1956, Heinlein 1959.
[190] Otto 1957, Giese 1960. [191] Lukacs 1963.
[192] Otto und Wagner 1956, Otto 1957, Lukacs 1963. [193] Garschin 1936.
[194] Heinlein 1959. [195] Lukacs 1963. [196] Otto und Wagner 1956, Otto 1957.
[197] Askanasy 1919. [198] Otto 1957.

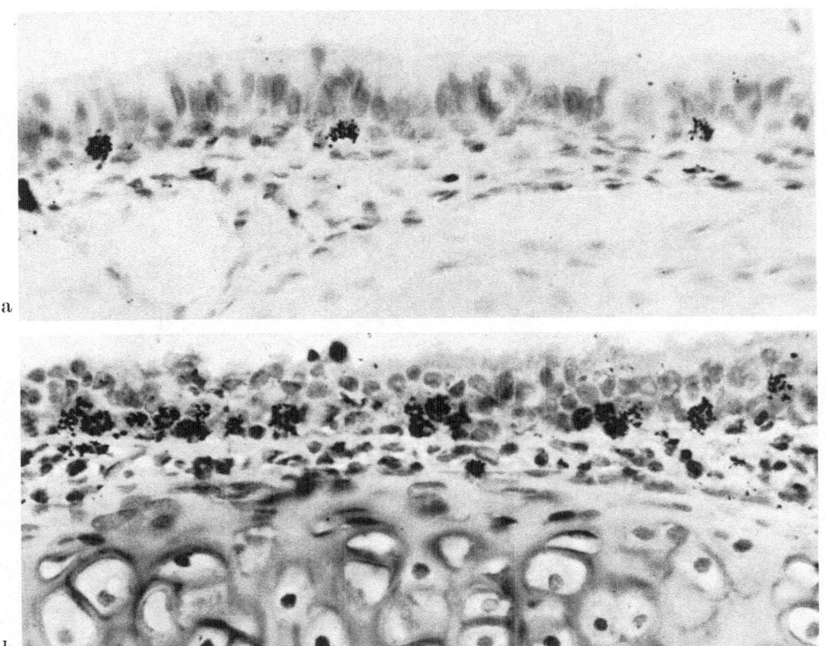

Abb. 50a u. b. Autoradiogramme des Trachealepithels der Ratte, 40 min nach Injektion von Thymidin-^{3}H. a Im normalen Epithel nur wenige DNS-synthetisierende basal gelegene Ersatzzellen. b Regenerationsepithel nach vorhergehender Formalinbeatmung mit zahlreichen DNS-synthetisierenden undifferenzierten Zellen. (Aus LUKACS 1963)

Hyperplasie führt, wobei das hyperplastische Epithel fast ausschließlich aus undifferenzierten Basalzellen aufgebaut ist. Hieran schließt sich jedoch nicht unmittelbar die Ausdifferenzierung der für dieses Gewebe typischen Zellelemente wie Becherzellen, Flimmerepithelien und Bürstenzellen an, sondern es entwickelt sich zunächst ein für diese Lokalisation atypisches mehrschichtiges Plattenepithel. Erst in einem zweiten, getrennten Vorgang kommt es zur Ausbildung herdförmiger Differenzierungsinseln, von denen aus die Rückdifferenzierung des Bronchialepithels ihren Ausgang nimmt. Ein derartiger zweiphasiger in zwei völlig getrennten Stufen verlaufender Regenerationsmodus hätte selbstverständlich auch für die Deutung der zur Hyperplasie und Neoplasie führenden Veränderungen am Tracheobronchialepithel eine wesentliche Bedeutung. Im folgenden Kapitel soll deshalb zunächst auf die Ursachen und Mechanismen eingegangen werden, welche für die Entwicklung einer Hyperplasie und Metaplasie im Tracheobronchialepithel eine Rolle spielen könnten.

III. Hyperplasie, Metaplasie und Cancerisierung im Tracheobronchialepithel

Die im menschlichen Bronchialepithel entweder bei der Obduktion[199] oder im Biopsiematerial[200] nachgewiesenen meist lokalisierten Zellvermehrungen, die praktisch immer mit einer Veränderung der Epithelstruktur einhergehen, wurden nach verschiedenen Gesichtspunkten eingeteilt[201] (Abb. 51).

[199] STRUWE 1960, HACKETHAL und KÖNN 1961, BERKHEISER 1965.
[200] LESCH und OEHLERT 1966.
[201] NISKANEN 1949, STRUWE 1960, LESCH und OEHLERT 1966.

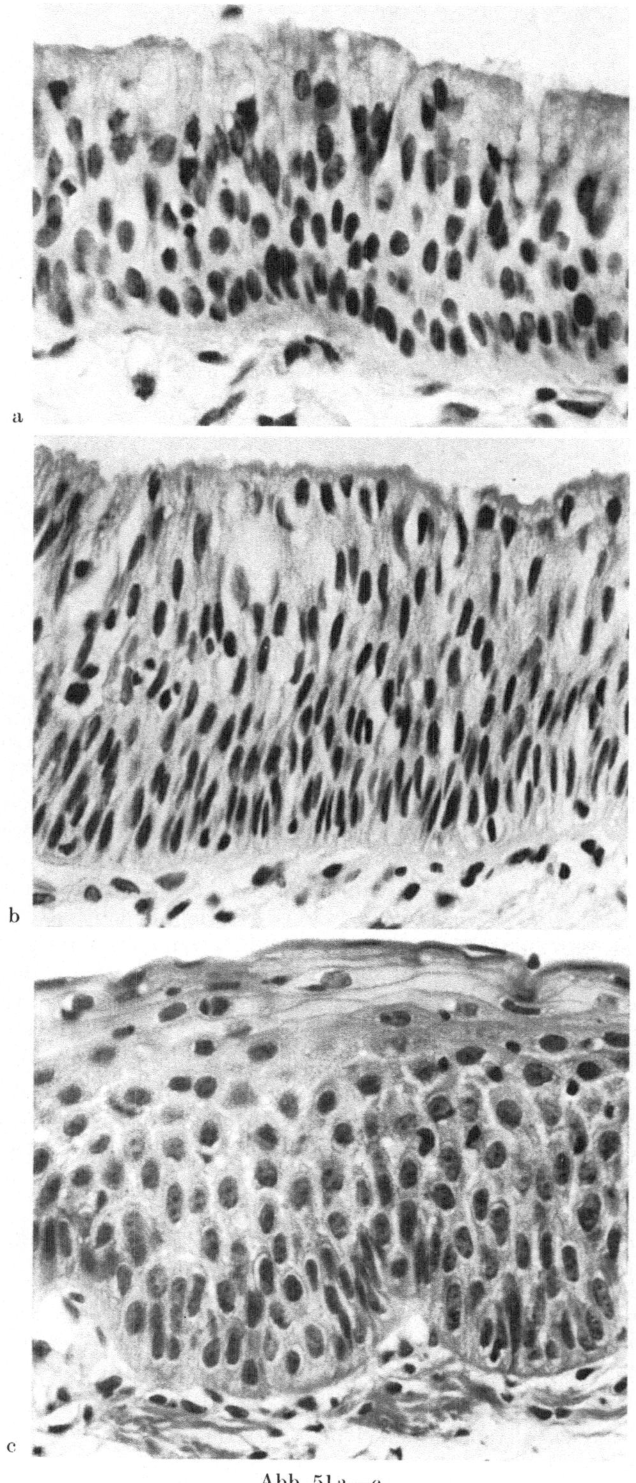

Abb. 51 a—c

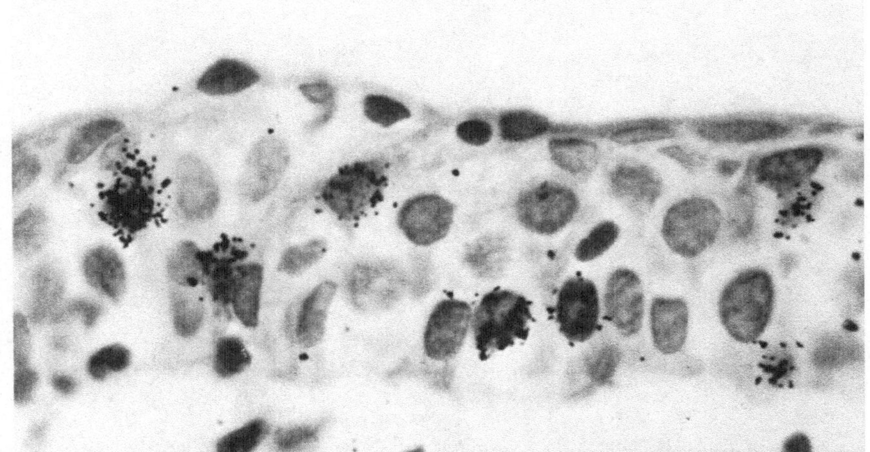

Abb. 52. Inkubationsautoradiogramm mit Thymidin-^{3}H einer Basalzellenhyperplasie des menschlichen Bronchialepithels. DNS-synthetisierende Zellen in allen Epithelschichten

Allen Hyperplasien des Bronchialepithels gemeinsam ist die starke Vermehrung undifferenzierter Zellelemente vom Typ der sog. Ersatz- oder Basalzellen. Gemeinsam ist ihnen ferner die stets vorhandene, gegenüber der Norm gesteigerte Zellneubildungsrate, wobei ausschließlich Zellen vom Typ der Basalzellen zur Mitose oder DNS-Synthese befähigt sind (Abb. 52). Im Gegensatz zum normalen Bronchialepithel, bei dem nur diejenigen Zellen zur DNS-Synthese befähigt sind, die als Ersatzzellen breitbasig der Basalmembran aufsitzen, lassen sich bei der Hyperplasie auch in höheren Zellagen dunkelkernige Zellen nachweisen, welche die Fähigkeit zur DNS-Synthese besitzen, obgleich eine Verbindung zur Basalmembran nicht nachweisbar ist[201a].

In der sog. Übergangshyperplasie findet man in oberen Zellagen eine Abflachung der Zellkerne, die mit einer Ausrichtung ihrer Längsachse parallel zur Basalmembran bzw. Gewebsoberfläche einhergeht (Abb. 53). Schließlich beobachtet man die Ausdifferenzierung von Intercellularbrücken, wie sie für das mehrschichtige Plattenepithel typisch sind und zuletzt eine vollständige Umwandlung des hyperplastischen Bronchialepithels in ein mehrschichtiges Plattenepithel. Nicht selten lassen sich in der Circumferenz einer Bronchiallichtung nebeneinander normales Bronchialepithel, hyperplastisches und metaplastisches Epithel nachweisen. Dabei fällt auf, daß recht häufig die Grenze zwischen normalem oder hyperplastischem Bronchialepithel und benachbartem Plattenepithel auffallend scharf ist (Abb. 54). Wie in der Basalzellenhyperplasie kann man auch in der Plattenepithelmetaplasie durch Mitosezählungen oder aber durch Einbauversuche mit Thymidin-^{3}H eine gegenüber der Norm gesteigerte Proliferationsaktivität nachweisen. Im menschlichen Untersuchungsgut findet man in der Mehr-

[201a] Lesch, Schiessle und Oehlert 1963/64.

Abb. 51a—c. a Differenzierte Basalzellenhyperplasie des menschlichen Bronchialepithels mit Vermehrung der Basalzellen aber erhaltener Ausdifferenzierung der an der Oberfläche lokalisierten Epithelien. b Reine Basalzellenhyperplasie des menschlichen Bronchialepithels, das ausschließlich aus undifferenzierten dunkelkernigen Basalzellen besteht. c Plattenepithelmetaplasie des menschlichen Bronchialepithels mit Ausbildung von Intercellularspalten und oberflächlicher Keratinisierung. (Aus Lesch u. Oehlert 1966)

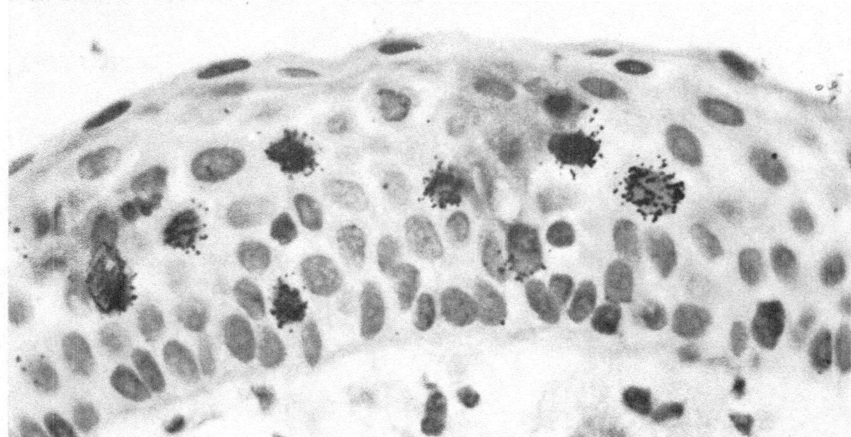

Abb. 53. Inkubationsautoradiogramm mit Thymidin-^{3}H einer Plattenepithelmetaplasie des menschlichen Bronchialepithels. DNS-synthetisierende Zellen in allen Zellschichten; im Gegensatz zum normalen Plattenepithel keine Indifferenzzone ausgebildet. (Aus LESCH u. OEHLERT 1966)

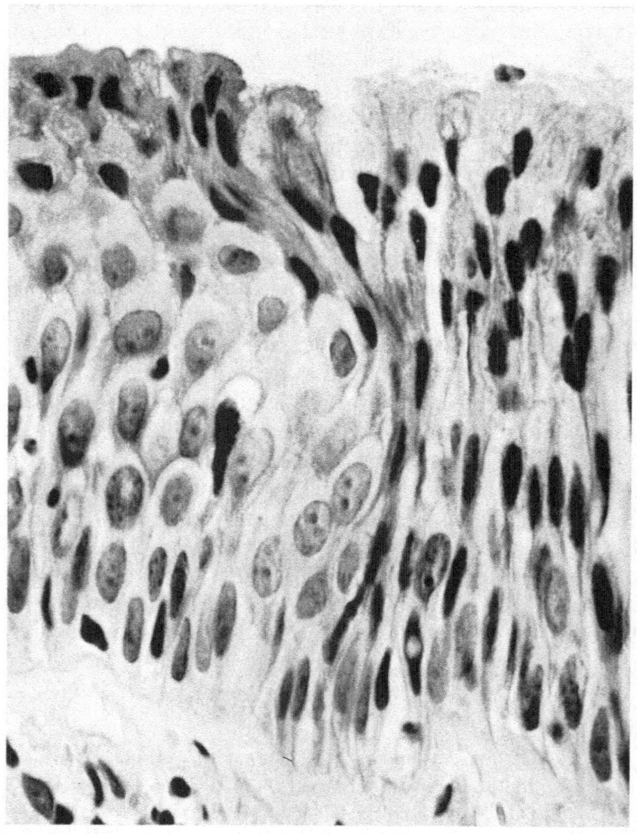

Abb. 54. Plattenepithelmetaplasie des menschlichen Bronchialepithels mit scharfer Begrenzung und Verdrängung des benachbarten hyperplastischen Bronchialepithels

zahl der Fälle Veränderungen, die auf eine bereits seit längerem bestehende meist unspezifische Bronchitis hinweisen. Daneben kann man sehr eng begrenzte, scharf gegen die Umgebung abgesetzte Basalzellenhyperplasien oder Plattenepithelmetaplasien über einzelnen Epitheloidzellgranulomen bei Morbus Boeck oder produktiver tuberkulöser Bronchitis finden[202].

Geht man bei dem Versuch, die Entstehung der Hyperplasie des Bronchialepithels zu erklären, von den Überlegungen aus, die wir in einem früheren Kapitel über die Regulation der Zellerneuerung im mehrschichtigen Plattenepithel bereits angestellt hatten, so kommt man zu der folgenden Auffassung. Der relativ kleine Zellumsatz im Tracheobronchialepithel legt die Annahme nahe, daß es sich bei den drei ausdifferenzierten Zellarten, nämlich den Becherzellen, Flimmerepithelien und Bürstenzellen, um Epithelien mit einer recht langen Lebensdauer handelt. Wir müssen weiter annehmen, daß die Ausdifferenzierung der von den Ersatzzellen neugebildeten Epithelien eine geraume Zeit in Anspruch nimmt. Mit größter Wahrscheinlichkeit ist die Anzahl der differenzierten Zellen und möglicherweise auch der Grad ihrer Ausdifferenzierung für eine intraepitheliale, die Proliferation der Basalzellen hemmende Information verantwortlich. Kommt es unter der Einwirkung von Schädigungen zu einem Verlust differenzierter Zellen, so wird dies zu einer gesteigerten Zellproliferation der Basalzellen führen. Unter der Annahme, daß für die Ausdifferenzierung zu Flimmerepithelien, Becherzellen und Bürstenzellen ein relativ großer Zeitraum erforderlich ist, kann trotz der vermehrten Zellneubildung und der damit verbundenen Zunahme der Zellzahl die für den Mitosestop notwendige Konzentration eines Hemmstoffes zunächst nicht erreicht werden. Das hat die unaufhörliche Zellnachbildung zur Folge, die zur Ausbildung einer Hyperplasie, d. h. einer Zellvermehrung führt, die sich ausschließlich aus undifferenzierten Zellen zusammensetzt. Die dem Bronchialepithel eigentümliche lange Differenzierungszeit hat demnach bei der gesteigerten Zellneubildung ein Nachhinken der Differenzierung hinter der Zellneubildung zur Folge, so daß jede Zellregeneration über das Stadium einer Hyperplasie laufen muß.

Daß beim Bronchialepithel ähnliche Regulationsmechanismen für die Steuerung der Zellneubildung Gültigkeit haben wie für das Plattenepithel, zeigen auch die Bronchialepithelveränderungen während der experimentellen Carcinomerzeugung durch ionisierende Strahlen[203] und nach Behandlung mit Diäthylnitrosamin[204]. Unabhängig von der carcinogenen Schädigung kommt es sowohl bei der Ratte als auch beim Goldhamster zu einer Entdifferenzierung des Bronchialepithels mit Ausbildung einer Basalzellenhyperplasie, die mit einer schnell einsetzenden Steigerung der Zellneubildungsrate verbunden ist[205]. Wie bei Basalzellenhyperplasien im menschlichen Tracheobronchialtrakt[206] sind dabei beim Goldhamster in allen Schichten des hyperplastischen Epithels DNS-synthetisierende Zellen nachzuweisen[207]. Sowohl in Untersuchungen an menschlichem Sektionsgut[208] als auch im Tierexperiment[209] konnte nachgewiesen werden, daß sich aus einer Basalzellenhyperplasie ein Bronchialcarcinom entwickeln kann.

Weit schwieriger als die Entstehung einer Basalzellenhyperplasie läßt sich unter Berücksichtigung unserer heutigen Kenntnisse die Entstehung der Plattenepithelmetaplasie im Tracheobronchialtrakt erklären. Wenn Otto (1957) „die

[202] Idewu 1965.
[203] Lisco 1959, Altmann, Lick und Stutz 1961, Cember 1964.
[204] Dontenwill und Wiebecke 1964.
[205] Altmann, Lick und Stutz 1961, Dontenwill und Wiebecke 1964.
[206] Lesch und Oehlert 1965.
[207] Sandritter, Seidel, Kleinhaus, Paddags und Dontenwill 1965.
[208] Niskanen 1949, Svejda 1961, Berkheiser 1965.
[209] Altmann, Lick und Stutz 1961, Cember 1964.

regenerative Plattenepithelmetaplasie als einen gesetzmäßigen Wundheilungsmodus der Bronchialschleimhaut" auffaßt, so nimmt er gleichzeitig an, daß die metaplastische Regeneration eine gezielte Epithelzerstörung, d. h. einen Epitheldefekt, voraussetzt. Im Gegensatz dazu soll eine Bronchialepithelhyperplasie allein durch eine ,,proliferative Stimulierung einer regenerationsbereiten Matrix durch Entzündung per continuitatem" auslösbar sein[210]. Nun erscheint es unter Berücksichtigung der durch tierexperimentelle Untersuchungen und klinische Beobachtung erhaltenen Ergebnisse durchaus unwahrscheinlich, daß die Qualität einer das Bronchialepithel treffenden Schädigung für die Art des sich entwickelnden Regenerationsproduktes eine entscheidende Bedeutung hat. Das Ausmaß eines Zellverlustes könnte demgegenüber sehr wohl die Art des daraufhin entstehenden Regenerationsproduktes allein dadurch beeinflussen, daß hierdurch die Dauer des Regenerationsvorganges bestimmt wird. Je länger nämlich bei größeren Epitheldefekten eine Zellneubildung in Gang gehalten wird, und je länger ein undifferenziertes, aus Basalzellen bestehendes hyperplastisches Bronchialepithel besteht, um so wahrscheinlicher wird die Einwirkung äußerer, von der Bronchiallichtung her wirkender Einflüsse auf die Ausdifferenzierung der Basalzellen. Die Beobachtung von OTTO (1957), daß sich bei einer Plattenepithelmetaplasie Differenzierungsinseln unter dem Schutz des oberflächlichen Epithels bilden, spricht für die Annahme, daß äußere Einflüsse die regelrechte Ausdifferenzierung von Basalzellen zu Becherzellen oder Flimmerepithelien beeinträchtigen können.

Andererseits konnte bei systematischen Biopsieuntersuchungen des Bronchialepithels nachgewiesen werden, daß sich eine Plattenepithelmetaplasie auch an solchen Stellen entwickelt, an denen ein Oberflächendefekt mit größeren Zellverlusten nicht vorangegangen war[211]. Hierbei denken wir an lokalisierte Plattenepithelmetaplasien über kleinen, relativ tief unter der Basalmembran gelegenen Epitheloidzellgranulomen bzw. über einer Lymphangiosis carcinomatosa. Wenn in solchen Fällen auch keine übersteigerten Zellverluste vorliegen, so besteht doch immer eine gegenüber der Norm erheblich gesteigerte Zellneubildung. So drängt sich geradezu die von OTTO (1957) abgelehnte Annahme auf, daß chronisch rezidivierende Steigerungen der Zellneubildungsrate eine wesentliche Voraussetzung für die Entstehung einer Plattenepithelmetaplasie im Bronchialepithel darstellen.

Wenden wir uns nun einer Erklärung des Mechanismus zu, der die Umdifferenzierung der Basalzellen zu Plattenepithelien statt zu Zylinderepithelien auslöst, so müssen wir kurz auf den Metaplasiebegriff überhaupt eingehen. Seit den Arbeiten von SCHRIDDE (1907, 1909) kann als gesichert gelten, daß die früher vertretene Auffassung der unmittelbaren Metaplasie[212] als einer Transformation differenzierter Epithelzellen in andere anders differenzierte Zellen nicht aufrecht zu erhalten ist. In jedem Falle ist bei den epithelialen Geweben die Metaplasie ein indirekter Vorgang, bei dem sich eine undifferenzierte Zelle im Zuge des Zellersatzes nicht zu einer für das Gewebe typischen, sondern zu einer für die entsprechenden Gewebe atypischen Epithelzelle ausdifferenziert. Grundsätzlich geht einer derartigen Differenzierungsstörung ein Stadium vermehrter Zellproliferation voraus. In teleologischer Sicht wurde die Metaplasie als ein Anpassungsvorgang gedeutet[213], wobei angenommen wurde, daß eine funktionelle Anpassung eines Gewebes an besondere Reize über eine quantitativ-strukturelle zu einer qualitativ-strukturellen Anpassung führen müsse[214]. So einleuchtend eine derartige Erklärung scheint, nach der ein empfindliches Bronchialepithel bei verstärkter mechanischer oder chemischer Belastung sich in ein widerstandsfähigeres Plattenepithel umwandelt, so wenig lassen sich damit die gleichen Veränderungen erklären, die

[210] OTTO 1957. [211] IDEWU 1964, LESCH und OEHLERT 1966.
[212] NEUMANN 1897, 1909. [213] TEUTSCHLÄNDER 1920, 1923. [214] LINZBACH 1955.

sich als Folge der Einwirkung ionisierender Strahlen[215] oder mit dem Blutweg an die Zellen herangelangender chemischer Carcinogene[216] entwickeln.

Unter Berücksichtigung unserer heutigen Kenntnisse über den Mechanismus der Differenzierung müssen wir daher für die Entstehung der Metaplasie in einem Epithel grundsätzlich mehrere Möglichkeiten diskutieren. Wir wissen, daß die prospektive Potenz und die Entwicklungsmöglichkeit einer Zelle hinsichtlich ihrer Ausdifferenzierung einmal durch ihre genetischen Informationen bestimmt werden, die in der DNS ihres Chromosomensatzes verankert sind. Von weiterer entscheidender Bedeutung für die cytoplasmatische Ausdifferenzierung ist das Milieu, in dem sich die Zelle entwickelt, wie die Versuche zeigen, bei denen Zellen dem Gewebsverband entnommen und in ein Kulturmedium gebracht werden, wo sie die ihnen eigentümliche Differenzierung weitgehend verlieren. Außerdem müssen wir jedoch auch noch als wesentliche Voraussetzung für die Ausdifferenzierung einer Zelle die Mitwirkung eines Zeitfaktors annehmen. Wir hatten bereits bei den Erörterungen über das mehrschichtige Plattenepithel darauf hingewiesen, daß die Ausdifferenzierung der Zellen des Stratum spinosum eine bestimmte Zeit erfordert. Wird diese Zeit durch einen überstürzten Zellabstrom nach der Oberfläche verkürzt, so unterbleibt die für die Zelle des Stratum spinosum im mehrschichtigen Plattenepithel charakteristische Ausreifung und Keratinisierung.

Zwei der genannten Faktoren könnten bei der Entwicklung einer Metaplasie am Bronchialepithel von wesentlicher Bedeutung sein. Einmal könnte über eine Einwirkung auf die Basalzelle selbst die Differenzierungsfähigkeit der hier sich entwickelnden Tochterzellen derart beeinträchtigt werden, daß sie nicht mehr in der Lage sind, sich zu vollwertigen Zylinderepithelien mit Flimmerbesatz bzw. zu Becherzellen auszudifferenzieren. Falls eine derartige Zellumwandlung in zahlreichen Basalzellen einsetzt und diese unterwertigen Zellelemente nicht eliminiert werden können, müßte eine Epithelumwandlung die Folge sein, welche *irreversibel* ist. Mit großer Wahrscheinlichkeit handelt es sich hierbei um einen Prozeß, der eine geraume Zeit zu seiner Entwicklung beansprucht, der über das Zwischenstadium einer gesteigerten Zellneubildung und einer dementsprechenden Basalzellenhyperplasie verläuft, und den wir vor allem bei der experimentellen Krebserzeugung im Bronchialepithel antreffen können[217]. Diese irreversible Hyper- und Metaplasie des Bronchialepithels dürfte auch den Boden für die Entwicklung des Bronchialcarcinoms darstellen[218]. Eine zweite Entwicklungsmöglichkeit der Plattenepithelmetaplasie im Bronchialepithel dürfte darauf beruhen, daß die aus den Basalzellen entstehenden Tochterzellen zwar die Fähigkeit zur normalen Ausdifferenzierung besitzen, daß ihnen die Möglichkeit hierzu jedoch nicht gegeben wird. Von entscheidender Bedeutung für die Differenzierungsbehinderung dürften einmal der Zeitfaktor mit einer unzureichenden Differenzierungszeit infolge gesteigerten Zellumsatzes sein und zweitens äußere Einwirkungen auf die sich differenzierenden Zellen. Diese Art der Metaplasie müßte dann rückbildungsfähig sein, wenn die äußeren Einwirkungen wegfallen und die Zellneubildungsgeschwindigkeit, d. h. die Zellumsatzrate in dem Gewebe normalisiert wird. Besonders eindrucksvoll läßt sich die letztere Art der Metaplasie und ihre Rückbildung durch Ausschaltung äußerer Schädigungen beim Menschen bei der Rückbildung der Bronchialepithelmetaplasie beim Raucher demonstrieren.

Trotz ausgedehntester Untersuchungen auch unter Anwendung moderner Methoden konnte bislang eine Unterscheidung zwischen einer irreversiblen und reversiblen Metaplasie im Bronchialbaum nicht getroffen werden. Obgleich

[215] Altmann, Lick und Stutz 1961, Cember 1964. [216] Dontenwill und Wiebecke 1964.
[217] Lisco und Finkel 1949, Lisco 1959, Altmann, Hunstein und Stutz 1961.
[218] Niskanen 1949, Berkheiser 1965, Watson und Berg 1962.

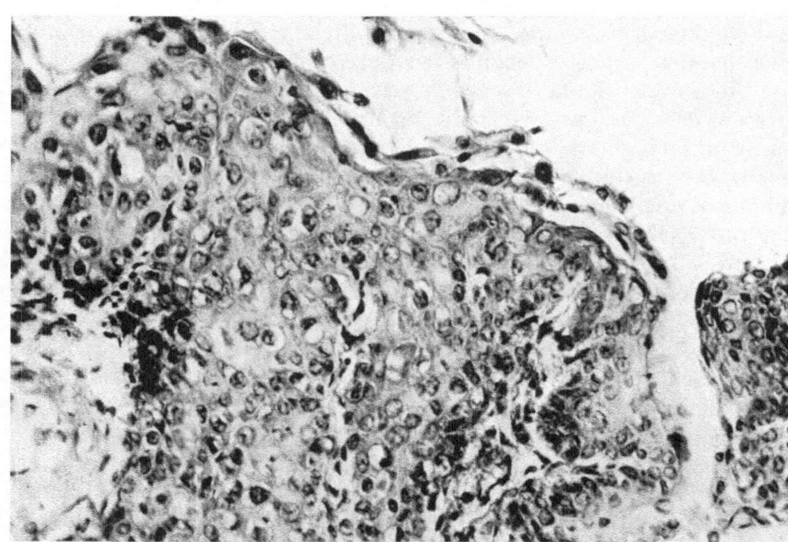

Abb. 55. Plattenepithelmetaplasie des Trachealepithels vom Goldhamster nach chronischer passiver Berauchung. (Aus DONTENWILL u. WIEBECKE 1965)

wir wissen, daß die Hyperplasie und Metaplasie des Bronchialepithels unabdingbare Voraussetzungen für die Entstehung des Bronchialcarcinoms darstellen, sind wir nicht in der Lage, aufgrund der uns zur Verfügung stehenden Untersuchungsmethoden die rückbildungsfähige Veränderung von der irreversiblen und mit größter Wahrscheinlichkeit fortschreitenden Hyperplasie und Metaplasie abzugrenzen[219].

Verfolgt man im Tierversuch die durch ionisierende Strahlen[220] oder chemische Carcinogene[221] erzeugten echten Bronchialcarcinome (durch eine ganze Reihe carcinogener Kohlenwasserstoffe und auch durch Urethan werden vorwiegend Lungenadenome bzw. Alveolarzelltumoren hervorgerufen[222]) in ihrer zeitlichen Entwicklung, so ergeben sich Übereinstimmungen mit der Entwicklung des experimentellen Hautcarcinoms.

Wie im mehrschichtigen Plattenepithel der Haut erfolgt im Bronchialepithel als erste Reaktion auf die Einwirkung des chemischen Carcinogens oder ionisierender Strahlen eine Steigerung der Zellneubildung, die sich in einer Zunahme DNS-synthetisierender Zellen äußert[223]. Wie unter der Einwirkung chemischer Carcinogene führt auch die durch ionisierende Strahlen ausgelöste vermehrte Zellproliferation zunächst zum Bilde der Basalzellenhyperplasie und über die Übergangshyperplasie zur Plattenepithelmetaplasie[224] (Abb. 55). Die Ursache für die gesteigerte Zellneubildung, die für das Plattenepithel der Haut in einem mitochondrialen Zellschaden gesucht wird[225], konnte für das Bronchialepithel noch nicht gefunden werden. Anscheinend ist jedoch die proliferationsfördernde Wirkung zumindest chemischer Carcinogene in irgendeiner Weise mit dem Prozeß der Zelldifferenzierung verknüpft. Nach einer Behandlung fetalen menschlichen Lungengewebes mit carcinogenen Kohlenwasserstoffen und Zigarettenrauchkondensaten in vitro konnte eine Wachstumsbeschleunigung innerhalb der Bronchien und Bronchiolen beobachtet werden, die praktisch ausschließlich das Epi-

[219] LESCH und OEHLERT 1966. [220] ALTMANN, LICK und STUTZ 1961, CEMBER 1964.
[221] DONTENWILL und WIEBECKE 1964. [222] Literatur siehe KAHLAU 1954.
[223] DONTENWILL und WIEBECKE 1964. [224] ALTMANN, LICK und STUTZ 1961.
[225] IVERSEN 1964.

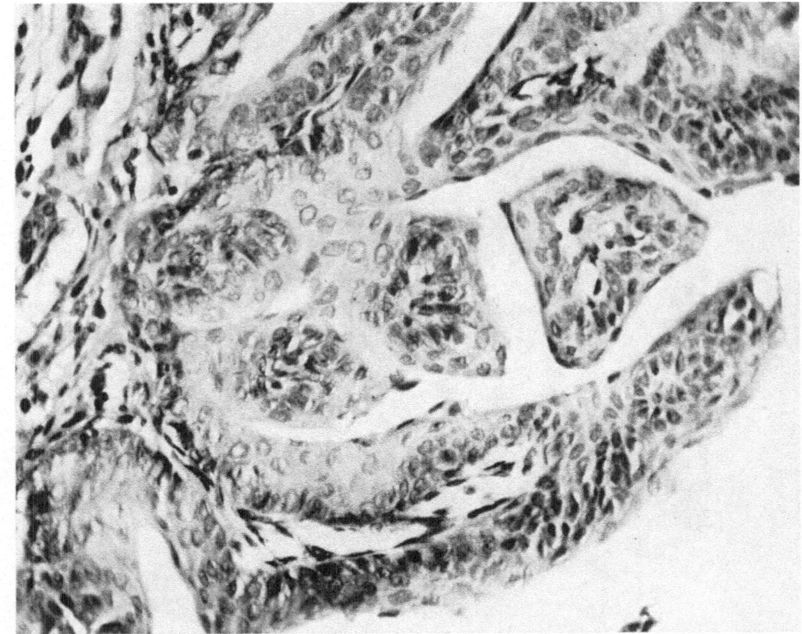

Abb. 56. Papilläre Plattenepithelmetaplasie im Trachealepithel des Goldhamsters nach Behandlung mit Diäthylnitrosamin. (Aus DONTENWILL u. WIEBECKE 1964)

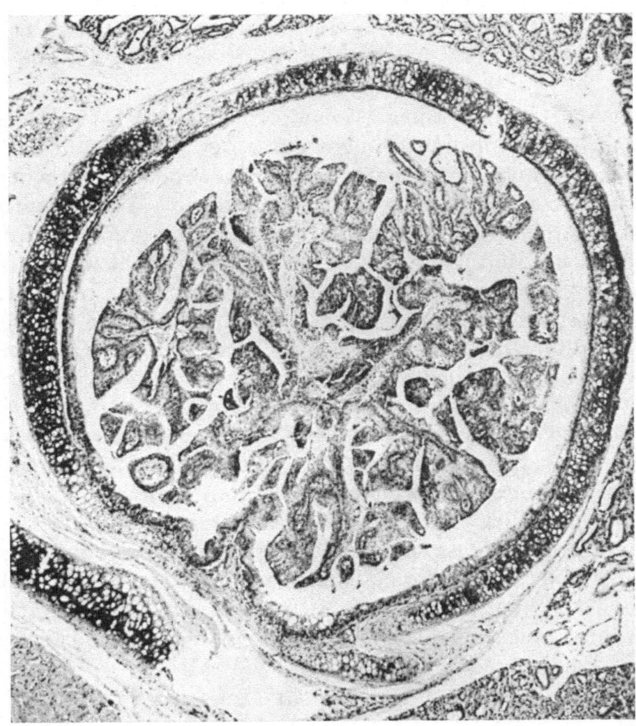

Abb. 57. Papillom der Trachea des Goldhamsters nach Behandlung mit Diäthylnitrosamin. (Aus DONTENWILL 1964)

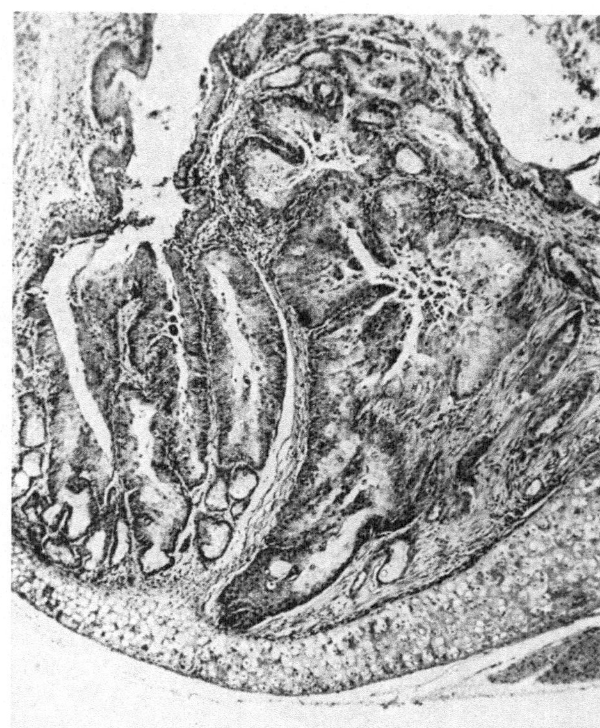

Abb. 58. Papilläres Plattenepithelcarcinom der Trachea des Goldhamsters nach Behandlung mit Benzpyren. (Aus DONTENWILL u. MOHR 1962)

thel, nicht aber das bindegewebige Grundgerüst betraf[226]. Im Gegensatz zu den unbehandelten Gewebskulturen erfolgte unter der Einwirkung der Carcinogene keine Ausdifferenzierung der vermehrt gebildeten Bronchialepithelien, sondern es entwickelte sich über die Basalzellenhyperplasie eine Plattenepithelmetaplasie mit papillären Epithelproliferationen[227]. Wir müssen somit annehmen, daß das Carcinogen oder seine Metaboliten durch einen Eingriff in den Zellstoffwechsel die Differenzierung verhindern und hierdurch eine gesteigerte Proliferation auslösen, oder aber daß eine direkte Stimulierung der Zellproliferation mit der damit verbundenen Verkürzung der G_1-Phase der Zelle die für die Differenzierung notwendige Zeit nicht gibt. In jedem Falle scheint die Folge einer derartigen, über längere Zeit bestehenden Proliferationssteigerung des Bronchialepithels die Plattenepithelmetaplasie zu sein, die bei der experimentellen Cancerisierung des Bronchialepithels in vivo und in vitro stets beobachtet wurde[228] (Abb. 56).

Während jedoch im hyperplastischen Epithel und im Papillom des mehrschichtigen Plattenepithels der Haut[229] und des Oesophagus bzw. Vormagens der Ratte[230] bis zum Ausbruch des Carcinomwachstums die ursprüngliche Indifferenzzone erhalten bleibt (s. S. 298, Abb. 38) und dementsprechend ausschließlich im Stratum basale die DNS-Synthese erfolgt, sind im metaplastischen Plattenepithel des Bronchus sowohl im menschlichen Biopsiematerial[231] als auch während der experi-

[226] LASNITZKI 1956, 1958. [227] LASNITZKI 1968.

[228] ALTMANN, LICK und STUTZ 1961, CEMBER 1964, DONTENWILL und WIEBECKE 1964, LASNITZKI 1968.

[229] OEHLERT, COTÉ und BÜCHNER 1961.

[230] TOLEDO 1965. [231] LESCH und OEHLERT 1966.

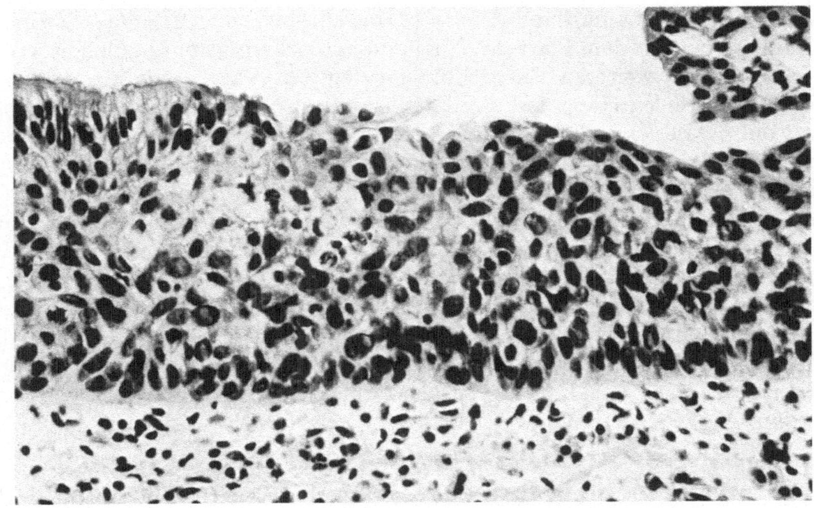

Abb. 59. „Unruhiges" Epithel in einer Basalzellenhyperplasie des menschlichen Bronchialepithels in der Umgebung eines Bronchialcarcinoms

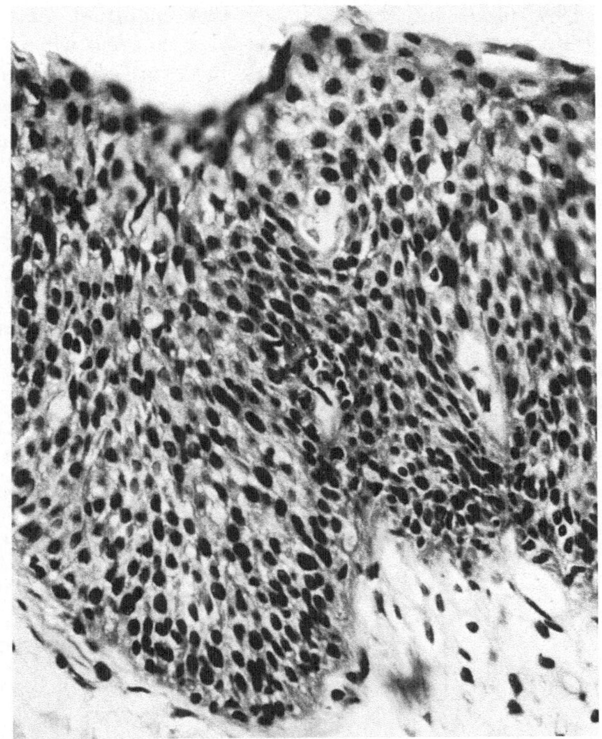

Abb. 60. Gesteigert atypisches Bronchialepithel des Menschen bei an anderer Stelle bereits voll entwickeltem kleinzelligen Bronchuscarcinom.

mentellen Carcinogenese beim Hamster[232] (Abb. 57 und 58) die Zellen aller Epithelschichten zur DNS-Synthese und Zellteilung befähigt. Das metaplastische Platten-

[232] Sandritter, Seidel, Kleinhaus, Paddas und Dontenwill 1965.

epithel im Bronchialbaum kann demnach hinsichtlich seiner Proliferationskinetik nicht unmittelbar mit dem Plattenepithel anderer Lokalisation verglichen werden. Trotzdem sind die weiteren Entwicklungsstufen zum Carcinom die gleichen wie beim Plattenepithelcarcinom anderer Lokalisation, z. B. der Portio. So beobachtet man sowohl bei der experimentellen Krebserzeugung[233] als auch beim Menschen[234] Veränderungen des Bronchialepithels, die den Präcancerosen und dem Carcinoma in situ des Portioepithels[235] in jeder Hinsicht gleichen (Abb. 59 und 60).

Andererseits haben wir mit dem kleinzelligen Bronchialcarcinom eine Tumorform vor uns, die in Epithelien anderer Lokalisation nicht vorkommt und die als charakteristisch für das Bronchialepithel anzusehen ist. Die Ähnlichkeit der Zellen dieses undifferenzierten Carcinoms mit den undifferenzierten Ersatzzellen des Bronchialepithels bzw. den Zellen der Basalzellenhyperplasie veranlaßten einzelne Autoren zu der Annahme, daß die kleinzelligen Carcinome des Bronchus sich direkt aus einer Basalzellenhyperplasie entwickeln könnten[236].

C. Regeneration, Hyperplasie und Cancerisierung in der Schleimhaut des Magen-Darm-Traktes

Die epitheliale Auskleidung des gesamten Verdauungsschlauches gehört zu den Wechselgeweben mit einem verhältnismäßig lebhaften Zellumsatz. Da die Regenerationsverhältnisse im mehrschichtigen Plattenepithel von Mundhöhle und Oesophagus bereits ausführlich besprochen wurden, können wir uns im folgenden mit der Zellerneuerung ausschließlich der Magen-Darm-Schleimhaut befassen.

Tabelle 7. *Tägliche Mitoserate und daraus errechnete Umsatzgeschwindigkeit der Epithelien des Magen-Darm-Traktes*

	Mitoserate (%)	Erneuerungszeit (Tage)	Literatur
Magen			
Cardia	11	9,1	BERTALANFFY (1960)
Corpus			
Oberflächenepithel	35	2,9	STEVENS u. LEBLOND (1953)
Drüsenzellen	16	6,4	
Pylorus			
Oberflächenepithel	52	1,9	LEBLOND u. WALKER (1956)
Drüsenzellen	56	1,8	
Dünndarm			
Duodenum	64	1,6	LEBLOND u. STEVENS (1948)
Jejunum	79	1,3	BERTALANFFY (1960)
Ileum	74	1,4	LEBLOND u. STEVENS (1948)
Dickdarm			
Colon	10	10,0	BERTALANFFY (1960)
Rectum	16	6,2	

Unter Berücksichtigung der bisher vorliegenden Werte für die Erneuerungszeit der Oberflächenepithelien in der Magen-Darmschleimhaut von Ratte und Maus (Tabelle 7) zeigt sich eine Zunahme der Zellumsatzgeschwindigkeit von der

[233] ALTMANN, LICK und STUTZ 1961.
[234] PAPANICOLAU und KOPROWSKA 1951, BLACK und ACKERMANN 1952, KAHLAU 1954, SVEJDA 1961, BERKHEISER 1965, LESCH und OEHLERT 1966.
[235] HAMPERL 1959. [236] BERKHEISER 1965, WATSON und BERG 1962.

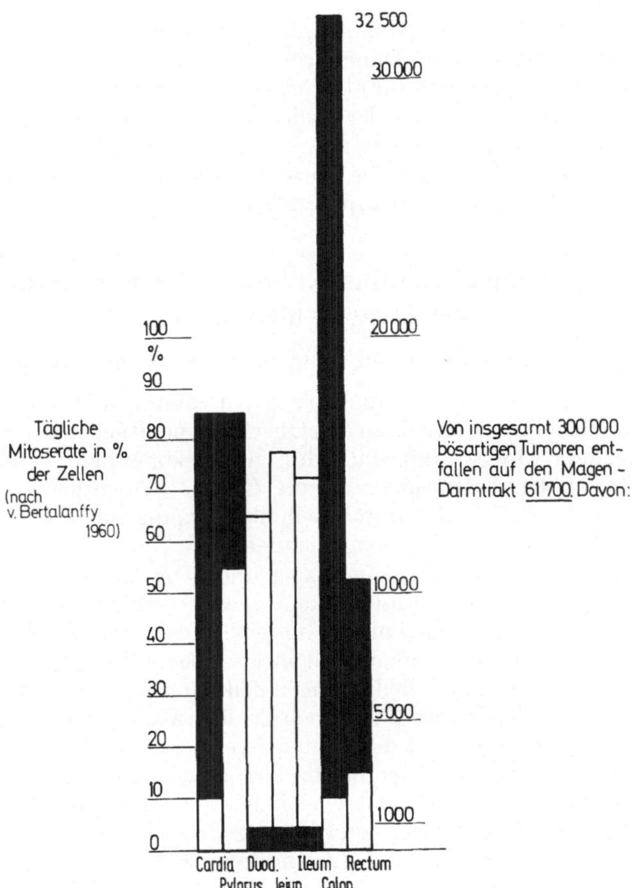

Abb. 61. Verhältnis zwischen der Größe der täglichen Zellneubildungsrate im Magen-Darmtrakt der Ratte und der Häufigkeit des Auftretens bösartiger Tumoren in den verschiedenen Abschnitten des Magen-Darmtraktes vom Menschen. Größe der täglichen Zellneubildungsrate in % der Gesamtzahl der Epithelien (helle Säulen. Zahl bösartiger Tumoren in den einzelnen Magen-Darmabschnitten (schwarze Säulen)

Cardia über Corpus und Pylorus des Drüsenmagens bis zur Dünndarmschleimhaut, wobei im Jejunum die größte Zellumsatzrate und damit die kürzeste Lebensdauer der Oberflächenepithelien erreicht wird. Im Ileum verlängert sich die Lebensdauer der Oberflächenepithelien und im Dickdarm werden Werte gefunden, welche denen der Magenschleimhaut gleichen, wobei jedoch im Rectum wiederum eine Verkürzung der Lebensdauer der Epithelien erfolgt.

Die in den verschiedenen Darmabschnitten unterschiedlichen Zellerneuerungsraten des Oberflächenepithels lassen sich mit einer entsprechenden mechanischen Belastung nicht erklären. Es scheint im Gegenteil dort der größte Zellumsatz abzulaufen, wo die mechanische Alteration der Schleimhautoberfläche am geringsten, die resorptive Leistung dagegen am größten ist.

Stellt man der in den verschiedenen Abschnitten der Magen-Darm-Schleimhaut ermittelten Größe der Zellneubildung die Häufigkeit des Auftretens bösartiger epithelialer Tumoren in den entsprechenden Magen-Darm-Abschnitten gegenüber (Abb. 61), so ergibt sich die Tatsache, daß Tumoren in demjenigen Darmabschnitt am seltensten zur Beobachtung kommen, in dem die größte Zellneubildungsrate überhaupt existiert, nämlich im Dünndarm.

Während im allgemeinen und für alle Gewebe des lebenden Organismus geltend eine Parallelität zwischen Größe der Zellerneuerung und Häufigkeit des Auftretens bösartiger epithelialer Tumoren besteht, bildet die Dünndarmschleimhaut eine Ausnahme von dieser Regel, die umso auffallender ist, als sie das Gewebe mit dem größten Zellumsatz überhaupt betrifft.

I. Die physiologische und pathologische Regeneration der Magenschleimhaut

a) Die physiologische Zellerneuerung in der Schleimhaut des Magens

In seiner Arbeit „Über die schlauchförmigen Drüsen des Magen-Darm-Kanals und die Beziehungen ihres Epithels zu den Oberflächenepithelien der Schleimhaut" kommt BIZZOZERO (1892) aufgrund des mikroskopischen Nachweises von Teilungsfiguren zu der Auffassung, daß die Oberflächenepithelien unaufhörlich abgeschilfert und ersetzt werden durch Zellteilungen, die innerhalb der Foveolae gastricae bzw. der Dünndarmkrypten ablaufen.

Im Drüsenmagen mit seinem beim Nager und beim Menschen ähnlichen und recht komplizierten Schleimhautaufbau kann man verschiedene Zellpopulationen mit recht unterschiedlichem Zellumsatz unterscheiden. Innerhalb der differenzierten Anteile der Magenschleimhaut mit ihren Beleg-, Neben- und Hauptzellen beobachtet man unter normalen Bedingungen Zellteilungen nur in den Nebenzellen, deren Mitoseindex um den Faktor 3 bis 4 niedriger liegt als derjenige des Oberflächenepithels[237]. Wir haben es hierbei mit hochdifferenzierten Zellen zu tun, die eine außerordentlich lange Lebensdauer besitzen müssen, deren Länge im einzelnen noch nicht bestimmt wurde. Wir können bis heute noch nicht mit vollständiger Sicherheit feststellen, ob sich Beleg- und Hauptzellen aus sich selbst heraus durch Zellteilung vermehren, oder ob von der Indifferenzzone der Magenschleimhaut aus, nämlich den Foveolae gastricae, ein nach unten gerichteter Zellnachschub erfolgt, wobei sich aus Oberflächenepithelien Beleg- und Hauptzellen ausdifferenzieren, oder aber von ob Nebenzellen aus ein Ersatz von Belegzellen erfolgt[238, 239]. In autoradiographischen Untersuchungen am Drüsenmagen der Maus konnte jedenfalls innerhalb von 96 Std eine Verlagerung markierter Zellen von den Foveolae gastricae aus in den Drüsenhals bzw. Drüsengrund der Magenschleimhaut nicht nachgewiesen werden. Demgegenüber beobachtet man nach Nahrungsentzug oder auch unter der Äthioninvergiftung nach zunehmendem Verlust der cytoplasmatischen Basophilie das Auftreten zahlreicher DNS-synthetisierender Hauptzellen bei der Ratte[240]. Aufgrund der bisher vorliegenden Versuchsergebnisse müssen wir annehmen, daß die Beleg- und Hauptzellen der Schleimhaut des Drüsenmagens zu den reversibel postmitotischen Zellpopulationen zu rechnen sind, die unter normalen Bedingungen einen nur außerordentlich geringen Zellumsatz besitzen, die andererseits aber nach Zellverlusten in der Lage sind, durch Zellteilungen ihren ursprünglichen Zellbestand wiederherzustellen.

Im Gegensatz hierzu gehört das Oberflächenepithel des Drüsenmagens zu den sog. Wechselgeweben, d. h. Geweben mit einem Bestand intermitotischer Zellen, die fortwährend den an der Oberfläche stattfindenden Zellverlust durch Zellteilungen decken[241]. Die Umsatzgeschwindigkeit der schleimbildenden Ober-

[237] STEVENS und LEBLOND 1953, HUNT 1954. [238] HUNT 1957, 1958.
[239] OEHLERT und TH. BÜCHNER 1961. [240] KRAMSCH, BECK und OEHLERT 1963.
[241] COWDRY 1942, 1953, SCHAPER 1902, SCHAPER und COHEN 1905.

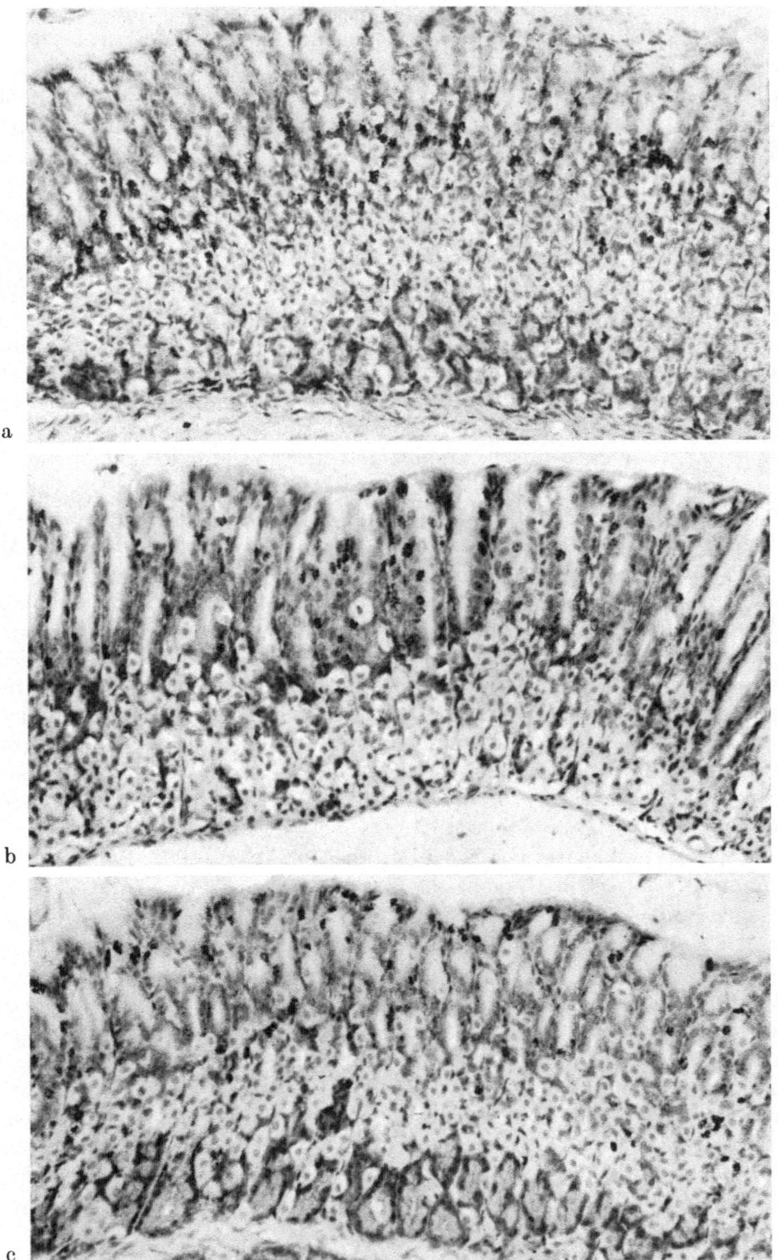

Abb. 62a—c. Autoradiogramme vom Drüsenmagen der Maus, 40 min (a), 48 Std (b) und 72 Std (c) nach einmaliger Injektion von Thymidin-^{3}H. Die Mehrzahl der in den Foveolae gastricae gebildeten (markierten) Epithelien gelangt nach 72 Std an die Oberfläche des Epithels. (Aus OEHLERT u. TH. BÜCHNER 1961)

flächenepithelien im Magen wird bei der Maus mit 5[242], für die Ratte mit 3 bis 6,4 Tagen[243] angegeben. Wie beim mehrschichtigen Plattenepithel müssen wir

[242] CREAMER, SHORTER und BAMFORTH 1961. [243] STEVENS und LEBLOND 1953.

auch hier annehmen, daß die mittlere Lebensdauer der intermitotischen Zellen innerhalb der Foveolae gastricae und die der an die Schleimhautoberfläche abwandernden postmitotischen Zellen von unterschiedlicher Größe sind. Nach autoradiographischen Untersuchungen benötigt bei der Maus eine in einem Magengrübchen neugebildete Epithelzelle zu ihrer Wanderung bis an die Schleimhautoberfläche etwa 4 Tage[244] (Abb. 62).

b) Reparative Regeneration, Hyperplasie und Cancerisierung an der Magenschleimhaut

Die Regenerationsrate des Oberflächenepithels im Drüsenmagen zeigt eine Abhängigkeit von der Nahrungsaufnahme[245], wobei die Salzsäureproduktion und Konzentration eine wesentliche Rolle zu spielen scheint[246]. Die Steigerung der Zellneubildung als Folge vermehrter Salzsäureproduktion dürfte am ehesten durch eine erhöhte Verlustrate der Zellen der Schleimhautoberfläche bedingt sein[247]. Unter dieser Voraussetzung lassen sich die im Tierexperiment erzeugten Magenschleimhautdefekte durch Eingießen von Salzsäure in den Magen[248] und vor allem durch Histaminstimulierung der Salzsäureproduktion[249] zwanglos erklären. Dabei muß man in Übereinstimmung mit den Verhältnissen im mehrschichtigen Plattenepithel annehmen, daß auch im Oberflächenepithel des Magens einem vermehrten Zellverlust und einer dementsprechend gesteigerten Zellneubildung Differenzierungsstörungen des Epithels parallel gehen, die möglicherweise die Widerstandsfähigkeit der Epithelien gegenüber der Salzsäure des Magens herabsetzen und ihre Fähigkeit zur Mucinsynthese beeinträchtigen. Die als früheste Schleimhautveränderungen beobachteten Leistenspitzenerosionen[250], die in ihrer Lokalisation der physiologischen Extrusionszone der Oberflächenepithelien entsprechen, lassen sich damit zwanglos als eine unmittelbare Folge der gestörten Proliferationskinetik und der hierdurch bedingten reversiblen Differenzierungsstörung verstehen. Damit würde die Anwendung unserer neuen Kenntnisse über die Proliferation und ihre Steuerung zu einer erneuten Bestätigung der von GÜNSBURG (1852) und später von F. BÜCHNER (1927, 1931, 1951, 1958) vertretenen Auffassung der peptischen Ursache des Ulcus ventriculi führen.

Wie autoradiographische Untersuchungen ergeben haben[251], wird die physiologische Regeneration der Magenschleimhaut durch tägliche Cortisongaben (20 mg/kg) gehemmt, woraus bei der Ratte eine Schleimhautatrophie resultiert, die alle Anteile betrifft. Schleimhautdefekte werden bei der Ratte innerhalb von 14 Tagen gedeckt. Dabei beobachtet man ähnlich wie bei der Wundheilung in der Oberhaut, daß in den Frühstadien nach experimenteller Wundsetzung die Mehrzahl der DNS-synthetisierenden und sich teilenden Zellen in einem vom Wundrand entfernten Bezirk liegt[251]. Über den Defekt hinweg schiebt sich zunächst ein undifferenziertes Epithel, von dem aus die Neubildung der Schleimhaut erfolgt. Während die Wundheilung durch Cortison merklich verzögert wird[252], üben Sexualhormone bei Tieren beiderlei Geschlechts keine Wirkung auf die Regenerationsgeschwindigkeit bzw. Differenzierung aus[253].

Entsprechend der im Vergleich zur Dünndarmschleimhaut geringeren Zellneubildungsrate in der Magenschleimhaut treten die durch Ganzkörperbestrahlung hervorgerufenen Epithelläsionen der Magenschleimhaut bei Hunden, Ratten und Hamstern mit einer zeitlichen Verzögerung auf, und man beobachtet erst nach

---

[244] OEHLERT und TH. BÜCHNER 1961. [245] HUNT 1954. [246] HUNT 1957.
[247] EDER 1966. [248] GOTSCHLICH 1930, BÜCHNER 1931.
[249] HAY, CODE, WANGENSTEEN 1942, REMÉ 1952, TOLEDO 1958.
[250] GOTSCHLICH 1930, BÜCHNER 1931, TOLEDO 1958.
[251] MYHRE 1960. [252] MYHRE 1960. [252] MYHRE 1959. [253] MYHRE 1956.

2 Wochen die entsprechenden Regenerationsvorgänge mit einer Steigerung der Zellneubildung im Bereiche der Foveolae gastricae[254]. Dabei kommt es zu einem Umbau der Magenschleimhaut mit Ausbildung kryptenartiger Regenerationszonen, der an die für die Umbaugastritis des Menschen[255] charakteristischen Veränderungen erinnert[256]. Wie am mehrschichtigen Plattenepithel oder der Bronchialschleimhaut ist somit auch in der Magenschleimhaut der Prozeß der reparativen Regeneration mit einer Entdifferenzierung verbunden.

Alle chronisch entzündlichen Veränderungen der Magenschleimhaut im Corpus- wie im Pylorusbereich führen grundsätzlich zu einem Verlust der hochdifferenzierten Anteile der Magenschleimhaut. So beobachtet man im Corpusbereich einen Verlust der Haupt- und Belegzellen und im Pylorusbereich einen gleichartigen Verlust der Pylorusdrüsen[257]. Demgegenüber zeigt das Oberflächenepithel, in dem bereits unter normalen Bedingungen eine relativ große Zellneubildungsrate existiert, in hohem Maße die Fähigkeit zur reparativen Regeneration. Dies hat zur Folge, daß bei chronischen Entzündungen im Magen nach Verlust der differenzierten Anteile der Magenschleimhaut diese nur noch einen Überzug des Oberflächenepithels besitzt, wobei es zu einer Vertiefung der Foveolae gastricae und zur Ausbildung regelrechter Krypten kommt, wie man sie normalerweise im Duodenum und übrigen Dünndarm auffindet[258]. Die chronische Entzündung der Magenschleimhaut mit weitgehendem Verlust ihrer Differenzierung und chronischer reparativer Regeneration des Oberflächenepithels führt dann zu einer entweder lokalisierten oder diffusen Hyperplasie und einer Umstrukturierung des Oberflächenepithels, die als Umbaugastritis[258] bezeichnet wird (Abb. 63). Hierbei handelt es sich um eine echte Epithelhyperplasie mit Zunahme der Mitosen und Veränderung der einzelnen Epithelzellen, welche für eine Steigerung des Zellstoffwechsels, insbesondere der Protein- und Ribonucleinsäure-Synthese, sprechen[258]. Die gleichen Veränderungen, die man am Oberflächenepithel der Magenschleimhaut beim chronischen Ulcus ventriculi im Randwall bzw. bei der chronischen Umbaugastritis beobachtet, entwickeln sich auch bei langdauernder Behandlung mit carcinogenen Substanzen (Nitrosaminen) bei der Ratte[259]. Neue, sehr sorgfältige Untersuchungen über die frühen Phasen des Magencarcinoms[260] zeigen in Übereinstimmung mit den bisher vorliegenden Untersuchungsbefunden, daß das Magencarcinom ähnlich wie das der Haut oder des Bronchialtraktes nie in einer unveränderten Schleimhaut zur Entwicklung kommt. Immer sind ihm regeneratorische Prozesse vorgeschaltet und, immer ist der Ausgangspunkt des Krebswachstums das durch langdauernde reparative Prozesse veränderte Oberflächenepithel (Abb. 64).

Im Falle der Umbaugastritis und der hierbei zu beobachtenden Schleimhautveränderungen kann trotz ihrer Ähnlichkeit mit der Dünndarmschleimhaut nicht ohne weiteres von einer Metaplasie der Magenschleimhaut zu Dünndarmschleimhaut gesprochen werden. Zunächst kommt es als Folge der übersteigerten Zellneubildung zur Ausbildung einer verbreiterten Indifferenzzone, die sich in einer Vertiefung der Foveolae gastricae äußert. Das Oberflächenepithel des Magens gleicht sich damit dem Oberflächenepithel der Darmabschnitte an, in denen bereits unter normalen Bedingungen die größte Zellneubildung stattfindet. Derartige Veränderungen lassen sich experimentell durch rezidivierende Leersekretion des Magens bei der Katze hervorrufen[261]. Erst wenn es zur vermehrten Ausbildung von Becherzellen und zur Ausdifferenzierung von Panethschen Körnerzellen am Grunde

---

[254] Brecher, Cronkite, Conard und Smith 1958. [255] Büchner 1927.
[256] Brecher, Cronkite, Conard und Smith 1958.
[257] Büchner 1927, Konietzny 1928, Merkel 1956.
[258] Büchner 1927. [259] Toledo 1965. [260] Kurokawa, Kajikani u. Uota 1966.
[261] Toledo 1958.

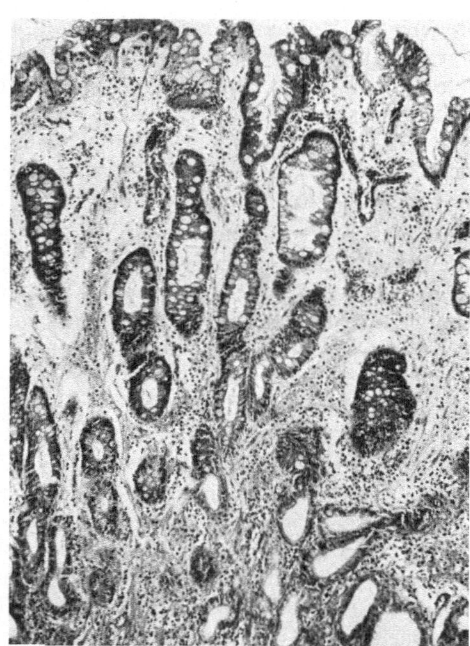

Abb. 63. Magensaugbiopsie. Umbaugastritis mit Verlust der differenzierten Anteile (Haupt- und Belegzellen; Pylorusdrüsen) der Schleimhaut und Ersatz durch dunkelkerniges Zylinderepithel mit eingestreuten Becherzellen

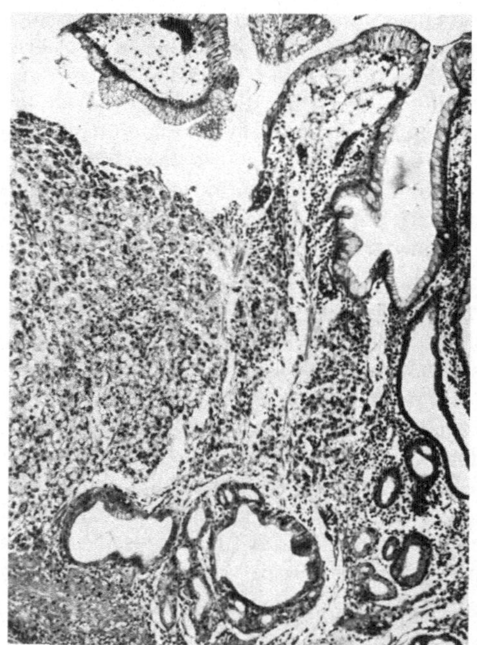

Abb. 64. Magensaugbiopsie. Verschleimendes Adenocarcinom (linker Bildrand) in einer umgebauten Magenschleimhaut

der zottenartig verdickten Magenschleimhaut kommt, sind die Voraussetzungen gegeben, diese Veränderung als echte Metaplasie anzusprechen[262]. Da derartige Veränderungen gehäuft bei alten Menschen zur Beobachtung kommen, muß angenommen werden, daß in solchen Fällen nicht eine Hyperregeneration, sondern eine mit dem Prozeß des Alterns verknüpfte Entdifferenzierung eines hochdifferenzierten Gewebes die Ursache darstellt[263]. Von besonderem Interesse und bisher ungeklärt ist die Tatsache, daß in derartigen Metaplasieherden der Magenschleimhaut das Carcinom zur Entwicklung kommt, obwohl doch gerade die Dünndarmschleimhaut trotz ihrer sehr hohen Regenerationsrate nur außerordentlich selten den Ausgangspunkt des Carcinomwachstums darstellt.

II. Die physiologische und reparative Regeneration im Dünndarm

a) Die physiologische Regeneration in der Dünndarmschleimhaut

In der Dünndarmschleimhaut findet sich der von allen Abschnitten des gesamten Magen-Darm-Traktes und möglicherweise gar des gesamten Organismus größte Zellumsatz. Die Größe des Zellverlustes im Dünndarm einer etwa 3 Monate alten Ratte wurde auf ca. 1,3 Billionen Zellen pro Tag geschätzt[264]. Unter der geschätzten Annahme, daß der gesamte Körper einer Ratte des gleichen Lebensalters aus etwa 64 Billionen Zellen aufgebaut ist, würde der Zellverlust im Verdauungstrakt innerhalb von 20—30 Tagen der Gesamtzellzahl des Organismus entsprechen. Da bei einem derart rasanten Zellverlust unter physiologischen Bedingungen die Gewebsstruktur der Dünndarmschleimhaut unverändert erhalten bleibt, müssen wir annehmen, daß im gleichen Zeitraum von 1 Tag ungefähr 1,3 Billionen Zellen neugebildet werden, wodurch ein vollständiger Ersatz der zugrunde gehenden Zellen erreicht würde.

Bereits die histologische Untersuchung der Dünndarmschleimhaut zeigt, daß diesem Erfordernis der unaufhörlichen Zellneubildung insofern Rechnung getragen ist, als hier eine besonders ausgeprägte Indifferenzzone entwickelt ist, welche die gesamten Lieberkühnschen Krypten einschließt[265]. In diesen Indifferenzzonen werden unaufhörlich Zellen neugebildet, die dann entlang dem Epithelbesatz der Zotte zur Zottenspitze hin verschoben werden, von der aus sie in die Darmlichtung hinein abgestoßen werden[266]. Wie elektronenmikroskopische Untersuchungen gezeigt haben, erfolgt bei normalem Zellnachschub die Extrusion an der Zottenspitze nach Degeneration der Zellbestandteile und Schrumpfung der Zelle mit Ausbildung einer Pyknose, ohne daß dabei ein Defekt im kontinuierlichen Epithelbelag entsteht. Die Zellen werden dabei von den benachbarten, nachrückenden Epithelien von unten her aus dem Verband herausgedrängt, wobei die entstehende Lücke noch vor der Abstoßung geschlossen wird[267]. Bei chronischer Entzündung oder nach Durchblutungsstörungen kann dieser Mechanismus der Zellextrusion so gestört sein, daß Epitheldefekte entstehen, welche die Aufnahme von Bestandteilen aus der Darmlichtung ermöglichen, die in der Norm zurückgehalten werden[268]. Die Intaktheit des Epithelbelages der Zotten und somit die Funktionsfähigkeit der Dünndarmschleimhaut ist damit abhängig von der Konstanz des Verhältnisses zwischen Zellverlust an der Oberfläche und Zellneubildung bzw. Zellnachschub in der Krypte, was sich im histologischen Bild in einem konstanten Verhältnis zwischen Zahl der Zotten- und Kryptenepithelien oder Tiefe der Krypten und Länge der Zotten manifestiert (Abb. 65).

[262] Faber 1910, Konjetzny 1928, Büchner 1927. [263] Büchner 1962.
[264] Enesco u. Altmann 1963. [265] Schaper 1902, Cohen und Schaper 1905.
[266] Bizzozero 1892, Leblond und Stevens 1948, Leblond 1959.
[267] David 1967. [268] David, Lisewski und Marx 1967, David und Uerlings 1967.

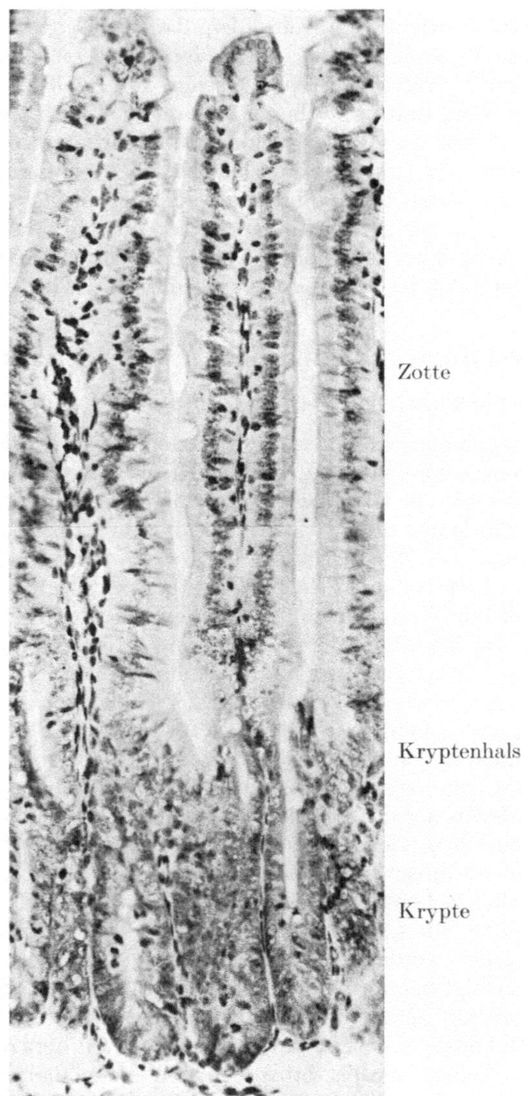

Abb. 65. Schleimhaut des Jejunums der Ratte. Verhältnis von Zotten- zu Kryptenlänge 3:1

Die Zellumsatzgeschwindigkeit, d. h. Zahl der pro Zeiteinheit neugebildeten und nachgeschobenen Zellen in der Dünndarmschleimhaut wird durch mehrere Größen bestimmt[269]: 1. Von der Generationszeit der sich teilenden Zellen innerhalb der Lieberkühnschen Krypten; 2. von der Gesamtzahl der zur DNS-Synthese und Mitose befähigten Zellen; 3. von der Wanderungsgeschwindigkeit der aus den Krypten an die Schleimhautoberfläche hin abwandernden Epithelien; 4. durch die Zahl der pro Zeiteinheit an der Zottenspitze ausgestoßenen Epithelien.

Wie Zellzählungen an den verschiedenen Abschnitten des Dünndarms ergeben haben, besteht eine direkte Proportionalität zwischen Zahl der Kryptenzellen und Anzahl der Zottenepithelien bzw. der Zottenhöhe in Duodenum, Jejunum und

[269] EDER 1966.

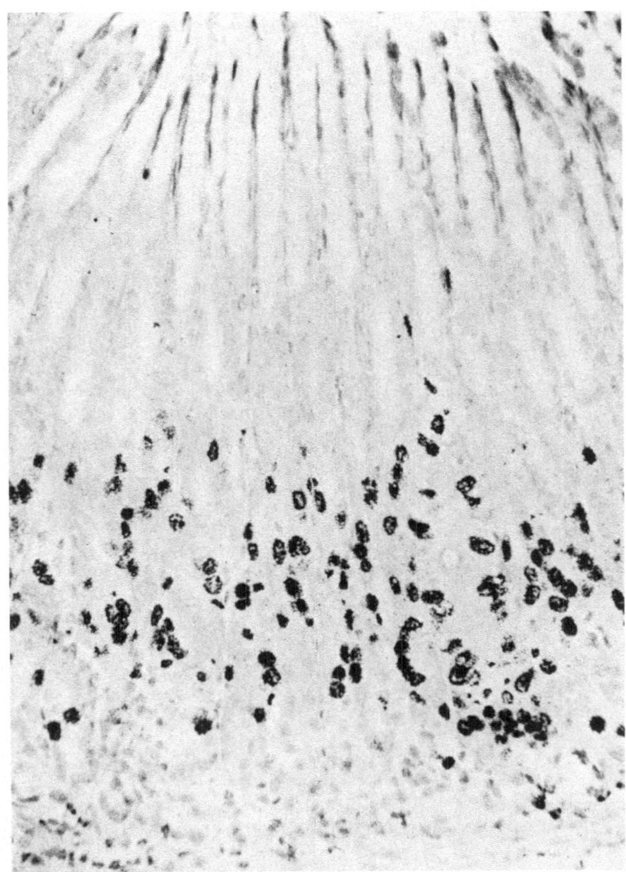

Abb. 66. Autoradiogramm des Duodenums der Ratte, 40 min nach Injektion von Thymidin-^{3}H. Deutlich sich absetzende Indifferenzzone mit zahlreichen DNS-synthetisierenden Epithelien zwischen Brunnerschen Drüsen und Zottenbeginn

Ileum: Je niedriger die Zotte, d. h. je geringer die Zahl der Zottenepithelien, desto kleiner ist auch die Anzahl der undifferenzierten Kryptenepithelien[270].

Unter Anwendung der autoradiographischen Technik und nach Injektion von Thymidin-^{3}H (s. bei B. SCHULTZE 1968, dieses Handbuch Bd. II/5) findet man DNS-synthetisierende Zellen ausschließlich im Bereich der Lieberkühnschen Krypten des Dünndarmes (Abb. 66). Dabei fällt auf, daß in einer bestimmten Höhe 30 bis über 50% aller Kryptenepithelien markiert sind[271] (Abb. 67). Das bedeutet nichts anderes, als daß sich innerhalb der Zellpopulation der Krypte die Hälfte aller Zellen zu jedem Zeitpunkt in der DNS-Synthese befindet, daß also die mittlere Lebensdauer dieser Zellen zu 50% durch die DNS-Synthesephase eingenommen wird. Mit zunehmender Versuchszeit erfolgt dann eine Verschiebung markierter Zellen aus der Krypte bis an die Zottenspitze. In einer Reihe von autoradiographischen Untersuchungen verschiedener Autoren konnte dabei übereinstimmend nachgewiesen werden, daß bei Ratte und Maus im Duodenum, Jejunum und Ileum die Epithelien etwa 48 Std für ihre Wanderung aus der Krypte bis zur

---

270 EDER 1966.
271 LESHER, FRY und KOHN 1961.

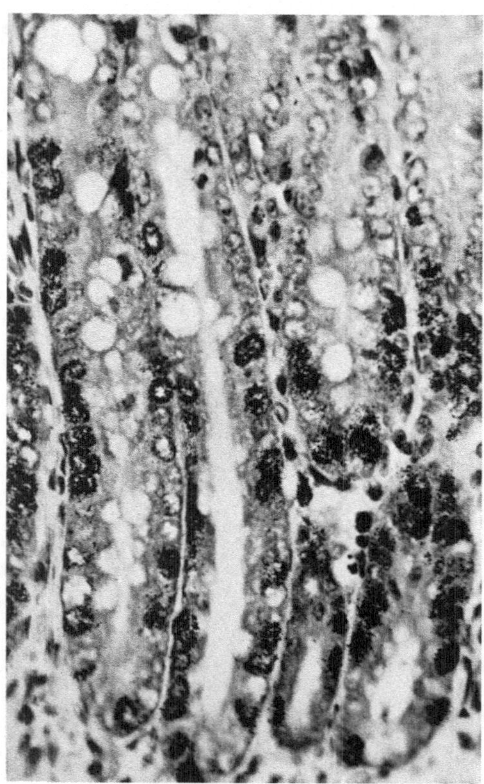

Abb. 67. Autoradiogramm einer Krypte des Rattenjejunums, 40 min nach Injektion von Thymidin-^{3}H. Etwa 50% der Kryptenpopulation in der DNS-Synthesephase

Zottenspitze benötigen[272] (Abb. 68). Dabei konnte gleichzeitig festgestellt werden, daß bei älteren Tieren die Wanderungszeit länger dauerte als bei jungen Tieren, obgleich die Zottenhöhe keine unterschiedlichen Werte aufwies[273]. Bei dieser Wanderungsgeschwindigkeit kann man annehmen, daß sich die Epithelien pro Stunde um etwa eineinhalb Zellbreiten verschieben[274].

In einer ganzen Reihe von Untersuchungen wurde versucht, die mittlere Generationszeit der unaufhörlich sich teilenden Zellen innerhalb der Lieberkühnschen Krypten zu bestimmen (Tabelle 8). Dabei wurde im allgemeinen die gesamte Kryptenpopulation als Proliferationspool angesehen, und man bezog die durch autoradiographische Untersuchung erhaltenen Meßwerte auf die Gesamtzahl der Kryptenzellen. Man erhielt für die Maus bei einer DNS-Synthesezeit von ca. 7,5 Std eine mittlere Generationszeit von etwa 18 Std für die gesamte Zellpopulation der Lieberkühnschen Krypten im Jejunum und Ileum[275]. Unter der Voraussetzung, daß nur ein Teil der Kryptenzellen als eigentlicher proliferativer Pool anzusehen sei und ein weiterer Teil bereits aus nicht mehr zur Zellteilung befähigten, sich differenzierenden Zellen bestünde, und unter der Voraussetzung, daß dieser Proliferationspool etwa 70% der gesamten Kryptenpopulation ausmachen würde, kamen LESHER, FRY und KOHN (1961) zu wesentlich kürzeren Generationszeiten

272 MESSIER und LEBLOND 1960, OEHLERT und TH. BÜCHNER 1961; LESHER, FRY und KOHN 1961.
273 LESHER, FRY und KOHN 1961. 274 EDER 1966.
275 QUASTLER und SHERMAN 1960, KOBURG 1961, PILGRIM und MAURER 1962, 1965.

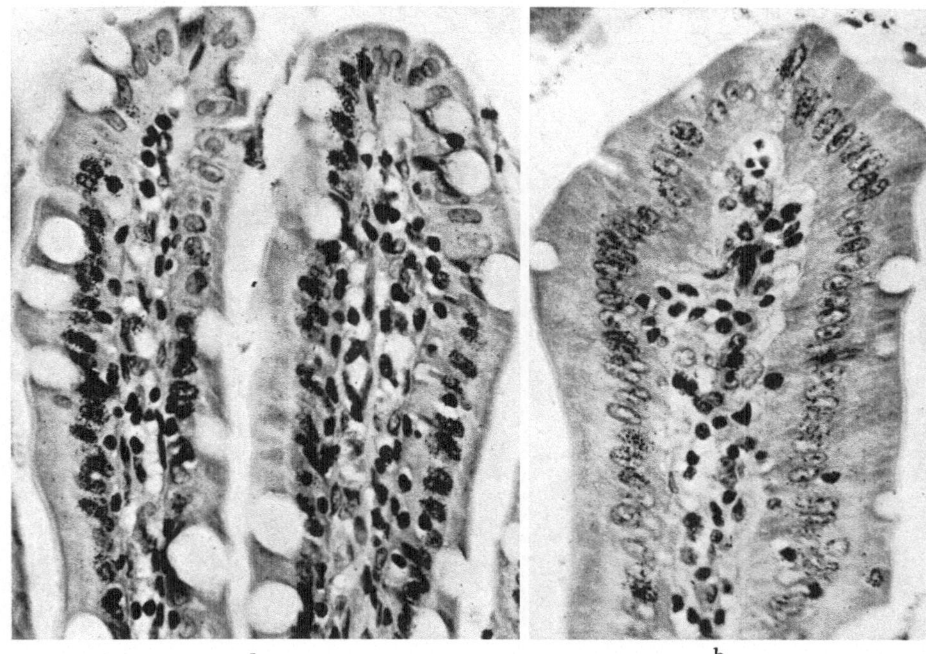

Abb. 68a u. b. Autoradiogramm von Zottenspitzen aus dem Rattenjejunum, 36 (a) und 48 (b) Std nach einmaliger Injektion von Thymidin-^{3}H. Innerhalb von 36 Std haben die neugebildeten markierten Epithelien die eigentliche Zottenspitze noch nicht erreicht. 48 Std nach Markierung werden markierte Epithelien an der Zottenspitze bereits abgestoßen

der proliferierenden Kryptenzellen, nämlich auf eine mittlere Lebensdauer von etwa 11,5 Std bei einer DNS-Synthesezeit von 6,5 Std. Bei ihren Berechnungen muß für G_2 und Mitosephase zusammen eine Zeit von weniger als 2 Std und eine Zeit von 4,5—5,5 Std für die G_1-Phase angenommen werden.

In neueren außerordentlich subtilen autoradiographischen Untersuchungen am oberen Jejunum der Ratte[276] wurde ein bis ins einzelne gehendes Modell der Zellneubildung und Abwanderung im Dünndarm entwickelt. Das Modell geht davon aus, daß die Krypten als blindes Ende einer Tube mit einer oberflächlichen Lage proliferierender Zellen anzusehen sind, und daß hier weder ein Zustrom von Zellen noch Zelltod stattfinden. Weiter wird vorausgesetzt, daß innerhalb der Krypte eine unaufhörliche Zellbewegung nach dem Kryptenhals zu abläuft, an der alle Zellen beteiligt sind, unabhängig von ihrem augenblicklichen Proliferationsstatus oder ihrem Zellcyclus. Schließlich wird angenommen, daß jede Zelle, die Thymidin inkorporiert, d. h. DNS synthetisiert, sich teilt und daß die räumliche Distanz, welche die Zelle auf ihrer Wanderung zwischen der Markierung und der folgenden Zellteilung zurücklegt, von dem entsprechenden Zeitraum abhängig ist. Die Tatsache, daß nach einer 24stündigen Dauertropfinfusion von Thymidin-^{3}H alle Kryptenzellen markiert sind[277], spricht für die Annahme, daß zur Zellproliferation und damit zur DNS-Synthese nicht mehr fähige Zellen erst im Bereiche des Kryptenhalses zur Entwicklung kommen[278]. Innerhalb einer etwa 8 Zellen breiten Zone im Bereiche des Kryptenhalses erfolgt der Umschwung von einer proliferativen zu einer rein postmitotischen Population, die von hier aus bis

[276] Cairnie, Lamerton und Steel 1965a und b.
[277] Löbbecke, Schultze und Maurer 1966.

Tabelle 8. *Generationszeit der Krypten- und Zottenepithelien im Dünndarm*

Alter	Generationszeit (Std)	G_1	S	G_2	M	Literatur
			a) Maus			
Duodenum						
jung	11,5	4,5—5,5	5	2		LESHER, FRY u. KOHN (1961)
alt	15,5	—	—	—		
jung	10,3	1,3	7,5	0,5	1,0	LESHER, LAMERTON, SACHER, FRY, STEEL u. ROYLANCE (1966)
Jejunum						
jung	12,5	3,5	7,5	1,5		QUASTLER u. SHERMAN (1959)
—	15,0	6—7	7,5	0,5	1,0	KOBURG u. SCHULTZE (1961)
55 Tage	10,1	1,8	6,9	0,6	0,8	LESHER (1966)
100 Tage	13,2	4,8	6,7	0,9	0,8	
300 Tage	14,1	4,35	8,1	0,75	0,9	
400 Tage	14,1	4,8	7,6	0,9	0,8	
675 Tage	14,2	4,5	8,2	0,7	0,8	
825 Tage	15,2	5,4	8,2	0,8	0,8	
1050 Tage	15,7	5,4	8,9	0,7	0,7	
Ileum						
jung	18,75	9,75	7,5	1,5		QUASTLER
			b) Ratte			
Duodenum						
jung	10,4	1,3	7,5	0,5	1,0	LESHER, LAMERTON, SACHER, FRY, STEEL u. ROYLANCE (1966)
Jejunum						
8 Wochen	10,5	2,0	6,5	1,0	1,0	
8 Wochen alt	10,5	2,0	6,5	1,0	1,0	CAIRNIE, LAMERTON u. STEEL (1965)

zur Zottenspitze reicht[278]. Die Grenze zwischen proliferativem und postmitotischem Zellbestand wird außerdem charakterisiert durch eine cytoplasmatische Differenzierung, die ihren Ausdruck in einem bestimmten Enzymmuster findet. So kann man nachweisen, daß Esterasen oder Succinodehydrogenasen sowie Phosphatasen dann erscheinen und ihre größte Aktivität erreichen, wenn die Epithelien die Krypte verlassen[279] (Abb. 69).

Als weiterer Ausdruck einer cytoplasmatischen Differenzierung oder Reifung und einer zunehmenden Resorptionsleistung hat die Zunahme der Zahl der im elektronenmikroskopischen Bild bestimmbaren Mikrovilli vom Kryptenhals zur Zottenspitze zu gelten. Entsprechende Untersuchungen an der Jejunumschleimhaut des Menschen haben ergeben, daß die Zahl der Mikrovilli pro Zelle in der Kryptenepithelzelle 225 beträgt gegenüber 331 in der Zottenepithelzelle im mittleren Zottenbereich und 1717 der Zelle an der Zottenspitze[280]. Praktisch die gleichen Verhältnisse fanden sich bei elektronenmikroskopischen Untersuchungen am Meerschweinchenileum[281], in dem 280 Mikrovilli pro Kryptenzelle, aber 1260—1300 pro Zottenepithelzelle gezählt wurden. Bei vergleichenden Unter-

[278] CAIRNIE, LAMERTON und STEEL 1965.
[279] PADYKULA, STRAUSS, LADMAN und GARDNER 1961, PADYKULA 1962.
[280] BROWN 1962. [281] MERRYLL, SPRINZ u. TOUSIMIS 1967.

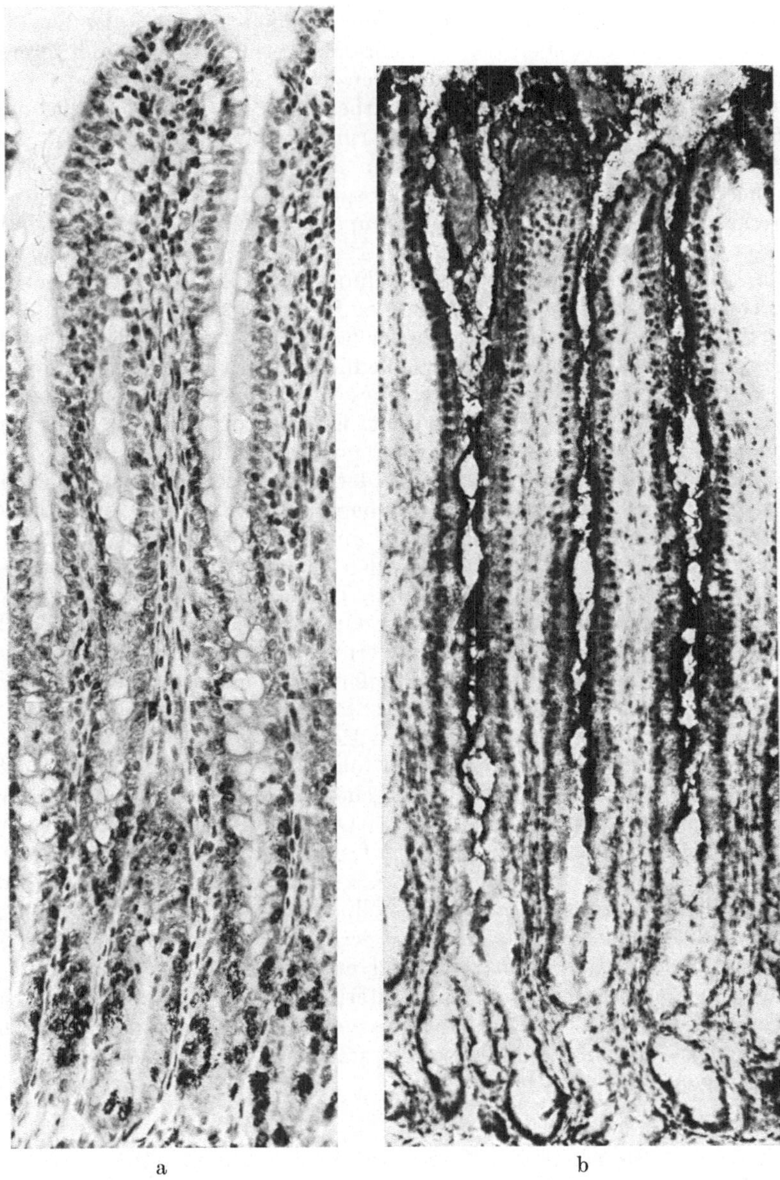

Abb. 69 a u. b. (a) Autoradiogramm nach Thymidin-^{3}H-Injektion und Nachweis der alkalischen Phosphatase (b) im Jejunum der Ratte. Das Maximum der DNS-Synthese liegt in den Anteilen mit dem geringsten Gehalt an alkalischer Phosphatase. Mit zunehmender Fähigkeit zur Enzymsynthese geht die Fähigkeit zur DNS-Synthese in den Epithelien verloren

suchungen an Tieren verschiedenen Alters zeigte sich, daß die Zahl der Mikrovilli in Kryptenepithelien pränataler, neugeborener und erwachsener Tiere gleich war, daß jedoch auch beim Ungeborenen die Zottenepithelien etwa 2—3mal so viel Mikrovilli besitzen wie die Kryptenzellen. Die Zahl der Mikrovilli pro Kryptenepithelzelle nimmt demgegenüber vom ungeborenen bis zum erwachsenen Tier nur um $^1/_3$ des Endwertes zu. Unter Berücksichtigung dieser Versuchsergebnisse können wir feststellen, daß es sich bei den Kryptenepithelien tatsächlich um undifferenzierte Zellen im eigentlichen Sinne handelt, und daß der Kryptenhals eine scharfe Grenze zwischen der Population intermitotischer undifferenzierter und der Population postmitotischer differenzierter Zellen darstellt.

Wie beim mehrschichtigen Plattenepithel kann über die Ursache und den eigentlichen Mechanismus des Differenzierungsbeginns keine Aussage gemacht und nur die Vermutung geäußert werden, daß die sich ändernden Umweltbedingungen eine entscheidende Rolle dabei spielen.

Innerhalb der undifferenzierten Kryptenpopulation sollen nun nach den Untersuchungen von CAIRNIE, LAMERTON und STEEL (1965) mehrere Teilungsschritte ablaufen, aus denen jeweils wiederum teilungsfähige Zellen hervorgehen. Dabei soll die Generationszeit der am Grunde der Krypten proliferierenden Zellen mit etwa 14 Std größer sein als diejenige höher liegender Kryptenzellen, die mit etwa 10 Std veranschlagt wird. Die unterschiedlichen Generationszeiten sind damit weniger durch Änderungen der DNS-Synthese, G_2- oder Mitosenphase als vielmehr durch Änderungen ihrer G_1-Phase bedingt. Es wird angenommen, daß der Umschlag von einer proliferierenden zu einer postmitotischen Zelle zum Zeitpunkt der größten Proliferationsaktivität, d. h. der kürzesten Generationszeit im Bereiche des Kryptenhalses, eintritt. Den außerordentlich kurzen Generationszeiten der Zellen der Lieberkühnschen Krypten und mittleren Lebensdauer der postmitotischen, zur Zottenspitze abwandernden Zellen bei Maus und Ratte stehen beim Menschen Generationszeiten von 6 Tagen gegenüber[282], die jedoch im Verhältnis zur Lebensdauer des Gesamtorganismus noch immer als außerordentlich kurz zu bezeichnen sind. Bei Mäusen erfolgt während der Alterung eine Verlängerung des Generationscyclus der Kryptenepithelien, wobei auf etwa 2,5 Jahre eine Zunahme der Generationszeit um 2,5 Std angenommen werden kann[283].

Zusammenfassend können wir über den Regenerationsmodus und den Mechanismus der Zellneubildung im Dünndarm folgende Aussagen treffen: Die Dünndarmschleimhaut von Nager und Mensch gehört zu den Wechselgeweben mit dem schnellsten Zellumsatz im ausgewachsenen Organismus überhaupt. Wie in allen Wechselgeweben unterscheiden wir eine Indifferenzzone mit einer Population intermitotischer Zellen und differenzierte, zu einer bestimmten Funktion ausgebildete Zellen in einer postmitotischen Zellpopulation. Im Gegensatz zum mehrschichtigen Plattenepithel mit einem weit geringeren Zellumsatz ist in der Dünndarmschleimhaut die Indifferenzzone breit und besteht aller Wahrscheinlichkeit nach aus einer gemischten Population intermitotischer Zellen mit unterschiedlichen Generationszeiten. Der Mechanismus der inäqualen Zellteilung und der Zellverschiebung ist demzufolge nicht so klar und eindeutig zu beobachten wie am mehrschichtigen Plattenepithel.

b) Die reparative Regeneration und die Atrophie der Dünndarmschleimhaut

Entsprechend der bereits unter normalen Bedingungen außerordentlich lebhaften Zellneubildungstätigkeit ist die Dünndarmschleimhaut in der Lage, oberflächliche Epitheldefekte durch eine vorübergehende Steigerung der Zellneubildung schnell zu decken[284]. Hierbei kommt es zu einer Steigerung der Zahl DNS-synthetisierender Zellen innerhalb der Krypten auf etwa das Doppelte, was mit einer Verkürzung der Generationszeit um etwa die Hälfte verbunden sein muß[285].

Bei der experimentellen Enteritis der Maus nach Infektion mit Salmonella typhimurium wurde im histologischen Bild ein Umbau der Dünndarmschleimhaut

[282] MCDONALD, TRIER und EVERETT 1964.
[283] LESHER, FRY und KOHN 1961. [284] EDER und LÖHRS 1965.
[285] EDER 1965.

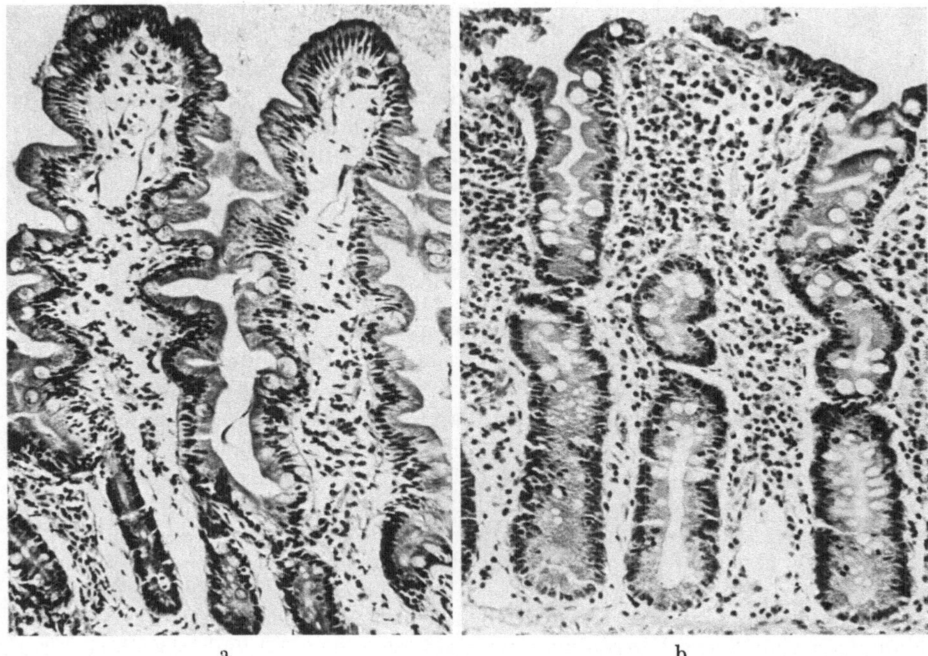

a b

Abb. 70. a Typisch aufgebaute Schleimhaut aus dem menschlichen Jejunum in einer Saugbiopsie. b Atrophische, praktisch nur aus Krypten bestehende menschliche Jejunumschleimhaut mit zahlreichen Mitosefiguren. Material aus Saugbiopsie. Klin. Befund: Malabsorption-Syndrom

beobachtet, der durch eine Längenzunahme der Krypten bei gleichzeitiger Abflachung der Zotten charakterisiert war, also durch ähnliche Veränderungen, wie wir sie häufig in Saugbiopsien der Dünndarmschleimhaut bei chronischen Entzündungen des Menschen nachweisen können (Abb. 70). Neben degenerativen Veränderungen der an die Oberfläche hin abwandernden Epithelzellen fiel vor allem eine gegenüber der Norm ganz erheblich gesteigerte Zahl DNS-synthetisierender Zellen innerhalb der Krypten auf[286]. Wie im mehrschichtigen Plattenepithel war dabei die Steigerung der Zellneubildung mit einer Beschleunigung der Zellabwanderung verknüpft. So war die normalerweise $1^1/_2$—2 Tage dauernde Zeitspanne zwischen Zellneubildung in der Krypte und Abstoßung an der Zottenspitze auf 24 Std verkürzt. Die dabei zu beobachtenden Differenzierungsstörungen der Zottenepithelien entsprechen weitgehend denen, die z. B. bei der Sprue des Menschen nachweisbar sind[287]. Wie am Beispiel des mehrschichtigen Plattenepithels bereits gezeigt werden konnte, ist somit auch in der Dünndarmschleimhaut eine Verkürzung der Lebensdauer der sich differenzierenden Zellen mit Differenzierungsstörungen verknüpft, womit ein weiterer Hinweis auf die Tatsache gegeben ist, daß die Ausdifferenzierung einer Zelle neben anderen Faktoren auch von einem Zeitfaktor abhängig ist, der durch die Länge der G_1- bzw. Differenzierungsphase bestimmt wird.

Gleichzeitig zeigen die Versuche, daß bei einem gesteigerten Zellverlust eine Verbreiterung der Indifferenzzone und damit eine Vergrößerung des proliferierenden, undifferenzierten Zellpools eintritt, wobei dann DNS-synthetisierende und zur Mitose befähigte Zellen auch oberhalb des Kryptenhalses auftreten,

[286] Abrams, Schneider, Formal und Sprintz 1963.
[287] Padykula 1962.

der normalerweise die Grenze der Indifferenzzone darstellt[288]. Auf ähnliche Veränderungen werden wir im nächsten Kapitel bei der reparativen Regeneration der Dickdarmschleimhaut eingehen. Ähnlich wie bei der Wundheilung des mehrschichtigen Plattenepithels kommt es in der Schleimhaut des Dünndarms bei der Epithelisierung von Gewebsdefekten zur Ausbildung einer einzelligen Deckzellenschicht, die aus undifferenzierten, zur DNS-Synthese und Mitose befähigten Zellen besteht und in der die Zellneubildung bzw. der Zellnachschub nicht wie normalerweise in vertikaler, sondern in horizontaler Richtung erfolgt[289].

Wie in jedem Wechselgewebe ist die Erhaltung der Gesamtzellzahl und damit die Differenzierung der Dünndarmschleimhaut von dem Verhältnis abhängig, in dem Zellneubildung und Zellabstoßung zueinander stehen. Wie das Beispiel der Entzündung an der Dünndarmschleimhaut gezeigt hat, kann die Gesamtzellzahl bei gesteigerter Zellneubildung verringert werden durch eine übermäßig schnelle Abwanderung und Abstoßung der Epithelzellen der Zotten.

Ein ähnliches histologisches Bild kann man durch eine Hemmung oder Blockade der Zellneubildung in der Indifferenzzone erreichen. Seit den Untersuchungen von REGAUD, NOGIER und LACASSAGNE (1912) ist die außerordentlich große Strahlenempfindlichkeit der Dünndarmschleimhaut bekannt, und seitdem wurden zahlreiche Untersuchungen über die Einwirkung ionisierender Strahlen auf die Dünndarmschleimhaut und die dabei auftretenden Früh- und Spätveränderungen durchgeführt[290].

Die cytologischen und histologischen Veränderungen am Dünndarm nach einmaliger Ganzkörperbestrahlung mit Dosen zwischen 500 und 2000 R bestehen innerhalb der ersten Stunden in einem Verschwinden der Mitosefiguren, in der Ausbildung eines Kernödems, im Kernzerfall und im Auftreten sog. karyolytischer Körperchen[291], die im elektronenmikroskopischen Bild als Autosomen oder als Phagosomen identifiziert wurden[292]. Hinsichtlich der Zellproliferationskinetik nach Bestrahlung konnte gezeigt werden[293], daß unmittelbar nach der Bestrahlung der Zellverlust an reifen Zellen an der Zottenspitze im normalen Turnus weiterläuft. Auch der Zellersatz erfolgt zunächst noch von Zellen aus, die während der Bestrahlung ihre Zellteilung in den Krypten bereits abgeschlossen hatten bzw. vorzeitig ausreiften. Innerhalb der Krypten wird durch die Bestrahlung ein Block der DNS-Synthese bei Zellen ausgelöst, die sich während der Bestrahlung bereits in ihrer DNS-Synthesephase befanden. Zusätzlich erfolgt bereits bei kleinster Dosierung ein Block in der G_2-Phase, der den Eintritt von Zellen in die Mitose verhindert, die bereits ihre DNS-Synthese abgeschlossen haben. Von den Zellen, die sich zum Zeitpunkt der Bestrahlung in der DNS-Synthese befinden, sterben einige ab, in anderen erfolgt eine vorzeitige Reifung und Emigration über den Kryptenhals in die Zottenpopulation hinein. Andere verbleiben innerhalb der Indifferenzzone. Bei Bestrahlung mit großen Dosen können derart strahlengeschädigte Zellen der Krypte eine oder mehrere DNS-Synthesen durchlaufen, ohne daß eine Zellteilung erfolgt[294]. In Untersuchungen anderer Autoren[295] konnte nachgewiesen werden, daß eine Ganzkörperbestrahlung mit 1000 R bei Mäusen zu einem 18stündigen Block der Zellen in der G_2-Phase führt und daß die Zahl der DNS-synthetisierenden Zellen auf weniger als die Hälfte der Normalwerte bis zur 12. Std nach der Bestrahlung gesenkt wird. Die Anzahl DNS-synthetisierender Zellen und der Mitosen bleibt für mehr als 48 Std erniedrigt. Erst zwischen der 48. und 72 Std erfolgt eine kompensatorische Reaktion

[288] ABRAMS, SCHNEIDER, FORMAL und SPRINTZ 1963. [289] EDER und LÖHRS 1965.
[290] WARREN und WHIPPLE 1922a, b, c, 1923, MONTAGNA und WILSON 1955, COTTIER 1961.
[291] MONTAGNA und WILSON 1955. [292] HUGON und BORGERS 1966.
[293] SHERMAN und QUASTLER 1960. [294] SHERMAN und QUASTLER 1960.
[295] LESHER, SALLESE u. JONES 1967.

mit einer Zunahme der DNS-synthetisierenden Zellen und der Mitosen, wobei die Zahl DNS-synthetisierender Zellen nach 72 Std etwa das Doppelte und nach 96 Std fast das 6fache der Norm erreicht. Diese enorme Steigerung der Zahl DNS-synthetisierender Zellen erfolgt, obgleich sich zum gleichen Zeitpunkt schwere Chromosomenschäden einstellen, die im histologischen Bild nachweisbar sind. Diese innerhalb von 4 Tagen auf das 6fache der Norm ansteigende Zellneubildungsrate dürfte sowohl durch eine Teilsynchronisation als auch durch eine Verkürzung der G_1- und G_2-Phase der Kryptenepithelien zu erklären sein[296]. Während somit sehr geringe Strahlendosen[297] zu einer Verlängerung der G_2-Phase und damit zu einer Behinderung des Eintrittes der Zellen in die Mitosephase führen, kann durch über längere Zeit sich wiederholende kleine Strahlendosen eine zunehmende Verkürzung der Lebensdauer der Kryptenepithelien erreicht werden, wobei eine Verkürzung der G_1-Phase die entscheidende Rolle spielt[298]. Diese Versuche sind ein Hinweis darauf, daß das Dünndarmepithel in der Lage ist, einen ohnehin bereits schnellen Zellneubildungsrhythmus unter bestimmten Bedingungen noch weiter zu beschleunigen, was vor allem durch eine Verkürzung der G_1-Phase erreicht wird, und über längere Zeit diesen beschleunigten Zellneubildungsrhythmus beizubehalten. Diese in der Dünndarmschleimhaut sehr ausgeprägte Fähigkeit, die Zellneubildungsrate pro Zeiteinheit zu vergrößern, dürfte die Ursache für die Fähigkeit sein, Epitheldefekte und größere Zellverluste außerordentlich schnell auszugleichen[299]. Wie histologische Untersuchungen an menschlichen Biopsien nach Bestrahlungsdosen von 800 R des Bauchraumes gezeigt haben, ist diese starke Regenerationsfähigkeit auch der menschlichen Dünndarmschleimhaut eigen[300]. Dabei kann ebenfalls beobachtet werden, daß in der Phase der reparativen Zellneubildung eine Abflachung der Zotten und eine Verbreiterung der Krypten, also eine Ausdehnung der Indifferenzzone über größere Teile der gesamten Schleimhaut eintritt. Gleichzeitig treten dabei Entdifferenzierungsvorgänge an den Epithelien auf, und es liegen Anhaltspunkte für eine schnellere Abwanderung der Zellen zur Zottenspitze hin vor[300]. Selbst nach wiederholten Bestrahlungen mit je 500 R und trotz der hierdurch gesetzten ausgedehnteren Zellschädigungen kommt es innerhalb von 110 Tagen zu einer vollständigen Wiederherstellung der Schleimhaut im Jejunum, ohne daß wesentliche Differenzierungsstörungen oder ein Umbau der Darmschleimhaut zurückbleiben[301].

Ähnlich wie nach einmaliger Bestrahlung beobachtet man auch nach einmaliger Blockade der Zellteilungen in der Dünndarmschleimhaut in der Erholungsphase eine Vermehrung der Zahl DNS-synthetisierender Zellen, gleichzeitig aber auch eine schnellere Zellabwanderung, die zwischen der 72. und 144. Std nach der Blockade ihre größte Geschwindigkeit erreicht[302]. Bei einer Dauerbehandlung mit mitosehemmenden Substanzen beobachtet man über eine chronische Blockade der Mitose eine zunehmende Atrophie der Dünndarmschleimhaut im Tierversuch mit einer entsprechenden Abnahme der Gesamtzellzahl und mit Ulcerationen. Der Verlust der Zellzahl geht vor allem auf Kosten der Zottenepithelien, während die Krypten erhalten bleiben, so daß schließlich die Dünndarmschleimhaut praktisch ausschließlich aus Krypten zu bestehen scheint[302]. Die Schleimhaut ähnelt dabei mit ihrer fortgeschrittenen Zottenatrophie weitgehend dem histologischen Bild der Dünndarmschleimhaut bei chronischer Enteritis (Abb. 70b) bzw. bei der Sprue oder Cöliakie[303].

Nach den bereits früher durchgeführten Überlegungen kann für die bei der chronischen Enteritis, bei der Sprue oder der Coeliakie sich entwickelnden Schleimhautveränderungen mit ausgedehnter Zottenatrophie einmal eine Störung der

[296] Lesher, Sallese und Jones 1966. [297] Lesher und Sallese 1964.
[298] Lesher 1966. [299] Eder 1966. [300] Wiernik 1966. [301] Wiernik 1966.
[302] Eder, Rostock und Vogel 1966. [303] Eder 1966.

Zellneubildung im Sinne einer Mitose oder DNS-Synthesehemmung oder aber ein gegenüber der Norm gesteigerter Zellverlust die entscheidende Ursache sein. Die Tierversuche mit experimenteller Salmonellen-Infektion[304] wie Beobachtungen an der menschlichen Schleimhaut[305] sprechen eher für die Annahme, daß ein über lange Zeit übersteigerter Zellverlust trotz einer ebenfalls gesteigerten Zellneubildung zur Atrophie der Dünndarmschleimhaut führt. Auf der anderen Seite kennen wir Veränderungen der Dünndarmschleimhaut bei Mensch und Tier mit einer Schleimhautatrophie, die mit Sicherheit ausschließliche Folge einer Einschränkung der Zellneubildungsrate bei gleichbleibendem oder unter Umständen auch vermindertem Zellverlust sind. So kommt es beim Hungerzustand zu einer Verzögerung des Zellersatzes in der Dünndarmschleimhaut bei gleichzeitiger Einschränkung der Zellneubildung[306]. Während bei der Ratte auch nach 8tägigem Nahrungsentzug keine morphologisch und autoradiographisch faßbaren Veränderungen an der Dünn- und Dickdarmschleimhaut aufgefunden wurden[307], konnte bereits bei 4tägigem Nahrungsentzug bei der Maus eine veränderte Proliferationskinetik nachgewiesen werden[308a].

Es kam hierbei zu einer Verkürzung der mittleren Zottenlänge im Duodenum, Jejunum und Ileum, die offensichtlich durch eine verminderte Zellproliferation des Kryptenepithels und eine Verlangsamung des Zellabstroms zur Zottenspitze bedingt ist. Die gegenüber der Norm verminderte Proliferationsrate ist wiederum Folge einer auf das Dreifache verlängerten Generationszeit, wobei sowohl DNS-Synthesephase als G_1-Phase eine erhebliche Verlängerung erfahren. Ähnliche morphologische Veränderungen am Dünndarm des Menschen als Folge des Hungers konnten noch nicht beobachtet werden[308], doch liegen entsprechend subtile Untersuchungen zur Proliferationskinetik auch nicht vor.

c) Hyperplasie und Cancerisierung an der Dünndarmschleimhaut

Während Gewebsdefekte und Atrophien als Folge chronischer Schädigungen an der Dünndarmschleimhaut verhältnismäßig häufig zu beobachten sind, kommt es nur außerordentlich selten zu einer diffusen oder lokalisierten Hyperplasie mit einer dementsprechenden Zunahme der Gesamtzellzahl.

Der einfachste zu einer Hyperplasie führende Mechanismus wäre ein gegenüber der normalen Zellneubildung verringerter Zellverlust, d. h. eine Verlängerung der Lebensdauer der postmitotischen Zellelemente. Derartige Veränderungen konnten tatsächlich von EDER und GOPPELT (1966) im Tierexperiment durch eine Änderung der Bakterienbesiedlung des Dünndarmes nach peroraler Tetracyclin-Gabe erreicht werden. Es kommt hierbei im Duodenum, Jejunum und Ileum der Maus zu einer Verlangsamung der Wanderungsgeschwindigkeit postmitotischer Zellen bei unveränderter Zahl DNS-synthetisierender Zellen innerhalb der Krypten. Diese Veränderung der Relation zwischen Zellabstoßung und Zellneubildung zugunsten der Zellneubildung hat eine Vermehrung der Zellzahl der Zotten, d. h. eine Zottenhyperplasie zur Folge[309]. In Versuchen an der Ratte konnte nachgewiesen werden, daß sich nach Resektion von 30—50% des gesamten Dünndarmes im restierenden Teil eine Schleimhauthyperplasie entwickelt[310], und daß unter Umständen auch eine abnorme Nahrungszusammensetzung eine Schleimhautverdickung herbeiführt[311]. Bei vergleichenden Versuchen zwischen virginellen und

[304] ABRAMS, SCHNEIDER, FORMAL und SPRINTZ 1963.
[305] CREAMER 1962, PADYKULA, STRAUSS, LADMAN und GARDNER 1961.
[306] STEVENS, HOOPER und BLAIR 1958, DILLER und BLAUCH 1946; EDER 1966.
[307] KRAMSCH, BECK und OEHLERT 1963. [308] GIESE und HÖRSTEBROCK 1962.
[308a] WIEBECKE, EDER u. HEYBOWITZ 1968. [309] EDER 1966.
[310] KNUDTSON, PRIEST, SLOOP u. JESSEPH 1963, LORAN und ALTHAUSEN 1960, LORAN und CROCKER 1963.
[311] CAIRNIE und BENTLEY 1967.

laktierenden Ratten zeigte sich eine Verlängerung der Zotten bei letzteren um etwa ein Drittel der ursprünglichen Werte[311]. In diesen Versuchen konnte durch autoradiographische Untersuchungen nachgewiesen werden, daß nicht eine Verlängerung der Lebensdauer der postmitotischen Zellen, sondern eine Verkürzung mit erhöhter Wanderungsgeschwindigkeit erfolgt. Demgegenüber war weder die Zahl DNS-synthetisierender Zellen noch die Gesamtzahl innerhalb der Krypten gegenüber denen von Normaltieren vermehrt. Es handelt sich somit hierbei um eine Schleimhauthyperplasie, bei der weder die Ursache für die Hyperplasie noch der eigentliche Mechanismus aufgeklärt werden konnten[312].

Im Gegensatz zu der außerordentlich großen Regenerationsrate in der Dünndarmschleimhaut und trotz der vor allem im Duodenalbereich beim Menschen relativ häufig auftretenden entzündlichen Veränderungen mit Regenerations- und Hyperregenerationsvorgängen ist das Carcinom der Dünndarmschleimhaut eine extreme Seltenheit. Die Ursache hierfür ist völlig unbekannt; so können wir auf eine Diskussion der zahlreichen bisher vorliegenden Hypothesen verzichten.

d) Regulationsmechanismen des Zellersatzes in der Dünndarmschleimhaut

Im Gegensatz zum mehrschichtigen Plattenepithel unterschiedlicher Lokalisation existieren anscheinend in der Dünndarmschleimhaut keine tageszeitlich bedingten Schwankungen des Mitoseindex[313] und des Thymidin-^{3}H-Markierungsindex[314]. Wie bereits erwähnt, scheint in Wechselgeweben mit einem normalerweise sehr großen Zellumsatz wie in der Dünndarmschleimhaut oder aber in wachsenden Haarwurzeln[315] oder auch in der proliferierenden Zellpopulation des Knochenmarkes ein tageszeitlicher Zellneubildungsrhythmus nicht zu bestehen. Die Zellneubildungsrate derartiger Gewebe ist dann auch unempfindlich gegenüber der Einwirkung von Adrenalin[316]. Das Gleiche gilt für ihre Unempfindlichkeit gegenüber der Einwirkung anderer Hormone wie der Sexualhormone, des Wachstumshormons oder des Insulins, die am mehrschichtigen Plattenepithel unterschiedlicher Lokalisation eine Änderung der Zellneubildungsgeschwindigkeit hervorzurufen vermögen (s. auch Kapitel „Magen").

Wie die bereits erwähnten Versuchsergebnisse[317] gezeigt haben, bestehen altersabhängige Unterschiede der Proliferationsrate im Dünndarmepithel, wobei mit zunehmendem Alter eine Verminderung des Zellumsatzes bei einer Verlängerung der mittleren Generationszeit eintritt. Wie im mehrschichtigen Plattenepithel unterschiedlicher Lokalisation scheint auch in der Dünndarmschleimhaut, und hier ganz besonders der Zellumsatz, durch einen im Gewebe selbst gelegenen Regulationsmechanismus gesteuert zu werden. Für diese Annahme sprechen vor allem die Ergebnisse von Untersuchungen, in denen die Proliferationsaktivität des Dünndarms keimfrei aufgezogener Tiere mit derjenigen konventionell aufgezogener verglichen wurde. Im Ileum keimfrei aufgezogener Mäuse dauerte die Wanderung der Epithelien von den Krypten zur Zottenspitze doppelt so lange wie im Ileum konventionell aufgezogener Tiere[318]. Eine genauere Analyse der Zellneubildung und der einzelnen Generationsphasen der Epithelien in der Duodenalschleimhaut keimfrei aufgezogener Mäuse zeigte zunächst, daß die mittlere Zottenhöhe im Duodenum größer war als die gleichaltriger konventionell aufgezogener Tiere. Die Generationszeit der Kryptenzellen lag bei keimfrei aufgezogenen Mäusen mit

311 Cairnie und Bentley 1967. 312 Cairnie und Bentley 1967.
313 Bertalanffy 1960, 1961. 314 Pilgrim und Maurer 1962.
315 Bullough und Laurence 1958. 316 Bullough 1965.
317 Fry, Lesher und Kohn 1961, Lesher, Fry und Kohn 1961a und b, Fry, Tailor und Lesher 1966.
318 Abrams, Bauer und Sprinz 1963.

13,6 Std weit über derjenigen anderer Mäuse, die mit 11,2 Std bestimmt wurde. Neben einer geringgradigen Verlängerung der G_1- sowie der G_2- und Mitosephase war hierfür vor allem eine gegenüber der Norm verlängerte S-Phase verantwortlich[319]. Gleichzeitig war die Gesamtzahl proliferierender Zellen innerhalb der Duodenalkrypten gegenüber normalen Tieren vermindert. Damit fanden sich hier ähnliche Verhältnisse, wie sie von Eder und Goppelt nach Behandlung mit Tetracyclin erhalten wurden. Die genannten Beobachtungen könnten für die Annahme sprechen, daß als Folge einer bakteriellen Besiedlung des Dünndarms eine physiologische Entzündung der Dünndarmschleimhaut existiert[320], die sich histologisch durch eine lockere leukocytäre Infiltration und den Nachweis das Epithel durchwandernder gelapptkerniger Leukocyten und monocytärer Zellelemente manifestiert. Das Ausmaß der Entzündung sollte von entscheidender Bedeutung für das Ausmaß der an der Zottenspitze verlorengehenden Zottenepithelien sein. Die Besiedlung mit pathogenen Keimen kann eine Verstärkung der entzündlichen Veränderungen im Zottenstroma, degenerative Veränderungen am Zottenepithel und eine beschleunigte Abstoßung der Epithelien zur Folge haben, die ihrerseits eine gesteigerte Zellneubildung innerhalb der Krypten auslöst[321]. Diese Beobachtungen würden mit der Annahme eines negativen Feedback-Mechanismus wie im mehrschichtigen Plattenepithel vereinbar sein, wobei die Existenz einer hemmenden Information bzw. eines Hemmstoffes vorauszusetzen wäre, der, von den differenzierten Zellen produziert, die DNS-Synthese und Mitoseaktivität innerhalb der Krypten unterdrückt. Jeder Verlust von Zellen muß zu einer Konzentrationsminderung des Hemmstoffes und damit zu einer gesteigerten Zellproduktion innerhalb der Krypten führen. Die Annahme der Existenz einer physiologischen Entzündung und der hierdurch gesteuerten Zelleliminierung an der Zottenspitze setzt voraus, daß die Dünndarmepithelien ohne diese physiologische Entzündung eine längere Lebensdauer haben würden, wofür ja auch die Versuchsergebnisse bei keimfrei aufgezogenen Tieren und nach Behandlung mit antibiotischen Substanzen sprächen. Diese Überlegungen würden aber zu der Auffassung führen, daß unter „normalen" Bedingungen die Epithelzelle der Dünndarmzotte nicht ihre maximale Lebensdauer und damit möglicherweise ihre maximale Ausdifferenzierung erreicht. Gegen eine solche Annahme sprechen elektronenmikroskopische Untersuchungen, die gezeigt haben, daß die im Darmlumen an der Zottenspitze abgestoßenen Zellen bereits *vor* ihrer Ausstoßung einen Kollaps und eine Auflösung des endoplasmatischen Reticulums aufweisen[322], was auf eine Erschöpfung des Gesamtstoffwechsels der Zelle zurückgeführt wird[323].

Die zweite Möglichkeit der Regulation des Zellersatzes in der Dünndarmschleimhaut wäre ein positiver Feedback-Mechanismus über einen die DNS-Synthese und Mitose stimulierenden Reiz, der über eine Verkürzung der G_1-Phase und damit der gesamten Generationszeit eine Vermehrung der Zellneubildungsrate auslöst. Für die Existenz einer derartigen die Zellneubildung in der Dünndarmschleimhaut stimulierenden Substanz sprechen Versuchsergebnisse nach Teilresektion des Rattenileums[324] und das Ergebnis von Parabioseversuchen[325]. Wie bei der Regulation der Zellneubildung im mehrschichtigen Plattenepithel müssen auch im Dünndarm fördernde und hemmende Effekte von Temperaturveränderungen im Gewebe und Veränderungen des gesamten Zellstoffwechsels hinsichtlich ihrer Einwirkung auf die Zellneubildung und Zellabstoßung in die Überlegungen einbezogen werden. Eine abschließende endgültige Beurteilung der Situation ist zur Zeit nicht möglich.

---

[319] Lesher, Walburg und Sacher 1964. [320] Eder 1966.
[321] Abrams, Schneider, Formal und Sprintz 1963. [322] Adamstone und Taylor 1962.
[323] David 1967. [324] Loran und Crocker 1963. [325] Loran, Crocker und Carbone 1963.

III. Die physiologische und pathologische Regeneration am Dickdarm

a) Die physiologische Regeneration der Dickdarmschleimhaut

Im Gegensatz zum Dünndarm besteht die Dickdarmschleimhaut praktisch ausschließlich aus Krypten, die in ihrem oberen Anteil dicht mit schleimbildenden Becherzellen besetzt sind (Abb. 71). Eine derart ausgeprägte Indifferenzzone mit einem großen Reservoir undifferenzierter Epithelzellen wie im Dünndarm existiert in der Dickdarmschleimhaut nicht, was bereits als Hinweis auf einen geringeren Zellumsatz genommen werden kann. Unter Berücksichtigung der Lokalisation von Mitosen und DNS-synthetisierenden Zellen nach Thymidin-^{3}H stellt sich eine unscharf begrenzte, das untere Kryptendrittel einnehmende Indifferenzzone dar (Abb. 72). Entsprechend der Schleimhautdicke nimmt die Zahl regenerierender Zellen und damit auch die Breite der Indifferenzzone vom Colon ascendens zum Colon descendens ab[326]. Bei einem verhältnismäßig schnellen Zellumsatz innerhalb der Indifferenzzone (mittlere Lebensdauer der Kryptenzellen: etwa 24 Std) benötigen die Zellen zu ihrer Wanderung vom unteren Kryptendrittel bis zur Schleimhautoberfläche bei der Maus etwa 72 Std[327] bis 4 Tage[328]. In der menschlichen Rectumschleimhaut wurde eine mittlere Lebensdauer der Epithelien von 6 bis 8 Tagen ermittelt[329]. Die für den menschlichen Dickdarm gemessene DNS-Synthesezeit der Kryptenepithelien liegt mit 14 Std erheblich über den für die Darmepithelien von der Ratte und Maus gemessenen Werten von ca. 6,5 Std[330].

In einer neueren Arbeit über die Zellerneuerung im Dickdarm des Meerschweinchens wurden für die Colonepithelien Generationszeiten zwischen 24 und 72 Std bestimmt bei einer DNS-Synthesezeit von 6,6 Std. Die Wanderungsgeschwindigkeit der Kryptenepithelien wird mit 0,7—0,8 Zell-Längen pro Stunde angegeben[331]. Im Gegensatz zu allen bisher vorliegenden Versuchsergebnissen wird dabei angenommen, daß im Meerschweinchendickdarm 2 Proliferationszentren, d. h. Indifferenzzonen existieren, eine im Kryptengrund und eine zweite in Oberflächennähe. Ein derartiger Befund wäre von Bedeutung für die Erklärung der Entstehung der zwei Arten von Dickdarmschleimhautpolypen, auf die jedoch an anderer Stelle eingegangen werden soll.

Am Dickdarm lassen sich besonders eindrucksvoll die Wechselwirkungen zwischen Funktion und physiologischer Regeneration aufdecken. Unter normalen Bedingungen beobachtet man eine Zusammensetzung des Kryptenepithels aus Saumzellen und Becherzellen. Die Becherzellen sind dadurch ausgezeichnet, daß sie in ihrem Cytoplasma einen großen Schleimhof besitzen, durch den der Zellkern an der Zellbasis flachgedrückt wird. Die Saumzellen erscheinen gegenüber den Becherzellen schlank, sie besitzen einen Bürstensaum und ihr Zellkern ist meist locker strukturiert. Im elektronenmikroskopischen Bild zeigen sie gut ausgebildete Mikrovilli, deren Oberfläche von einem locker strukturierten Oberflächenfilm überzogen ist, der sich deutlich vom Schleim innerhalb der Krypten absetzt[332]. Dieser für die resorbierenden Epithelien typische Film mit filamentösen Strukturen, der die Innenseite der Dickdarmkrypten überzieht, fehlt über den Becherzellen[332]. Im Bereich des Kryptenhalses überwiegen die Saumzellen, im obersten Teil des Kryptenkörpers finden sich Saum- und Becherzellen zu gleichen

---

[326] EDER, ROSTOCK und VOGEL 1966.
[327] OEHLERT und TH. BÜCHNER 1961. [328] EDER 1966.
[329] COLE und MCKALEN 1961, MCDONALD, TRIER und EVERETT 1964.
[330] LIPKIN und QUASTLER 1962.
[331] SAWICKI, ROWINSKI, MACIEJEWSKI und KWARECKI 1968.
[332] MUKHERJEE und WILLIAMS 1967.

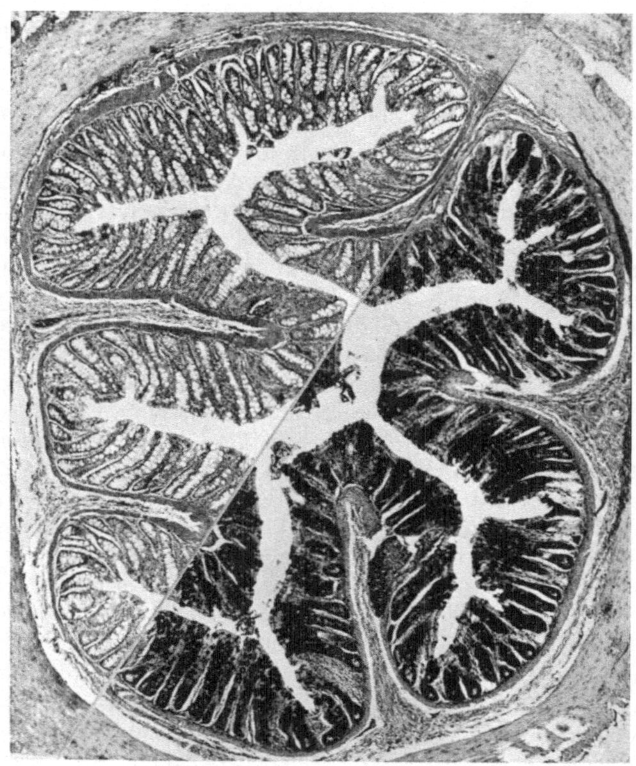

Abb. 71. Typisch aufgebaute Rectumschleimhaut der Ratte mit dichtem Becherzellbesatz. Dunkle Anfärbung der schleimhaltigen Becherzellen in der PAS-Färbung (rechte Bildhälfte)

Teilen und im Bereich des Kryptengrundes sind praktisch nur Becherzellen anzutreffen. Unter normalen Bedingungen beobachtet man im Dickdarm der Maus am oberen Rande des unteren Kryptendrittels anderthalb bis zwei Mitosen auf 1000 Zellen, wobei die Mitosefiguren niemals in schleimenthaltenden oder schleimbildenden Becherzellen, sondern stets in Zellen liegen, die am ehesten zu den Saumzellen gerechnet werden müssen[333]. Auch im Autoradiogramm findet man nie DNS-synthetisierende Zellkerne in voll ausdifferenzierten Becherzellen. Unter der Einwirkung von Delphinin, einem Alkaloid aus Delphinium staffi sagria, kommt es zu einer schnellen, innerhalb von 30 min bereits vollendeten praktisch völligen Ausstoßung des Schleims aus den Becherzellen und damit zu einer Synchronisierung der Kryptenarbeit in bezug auf die Abgabe und Neubildung des Schleims der Becherzellen. 3 Std nach der Schleimausstoßung sind die Krypten im allgemeinen kurz, die Zellen stehen im Epithelverband gedrängt. Es besteht eine relative Vermehrung der Saumzellen, wobei jedoch häufig die Entscheidung zwischen entleerten Becherzellen und Saumzellen nicht sicher gelingt. Zum gleichen Zeitpunkt, nämlich 3 Std nach einer Becherzellentleerung, liegt der Mitoseindex in den Krypten etwa $2^1/_2$mal über den Normalwerten. Mit zunehmender Ausdifferenzierung zu Becherzellen sinkt der Mitoseindex wieder ab, um 12 Std später seinen Normalwert wieder zu erreichen und dies zu einem Zeitpunkt, da die gesamte Krypte den typischen histologischen Gewebsaufbau wieder aufweist[334]. In den genannten Versuchen gelingt es somit,

333 HUBER 1945. 334 HUBER 1945.

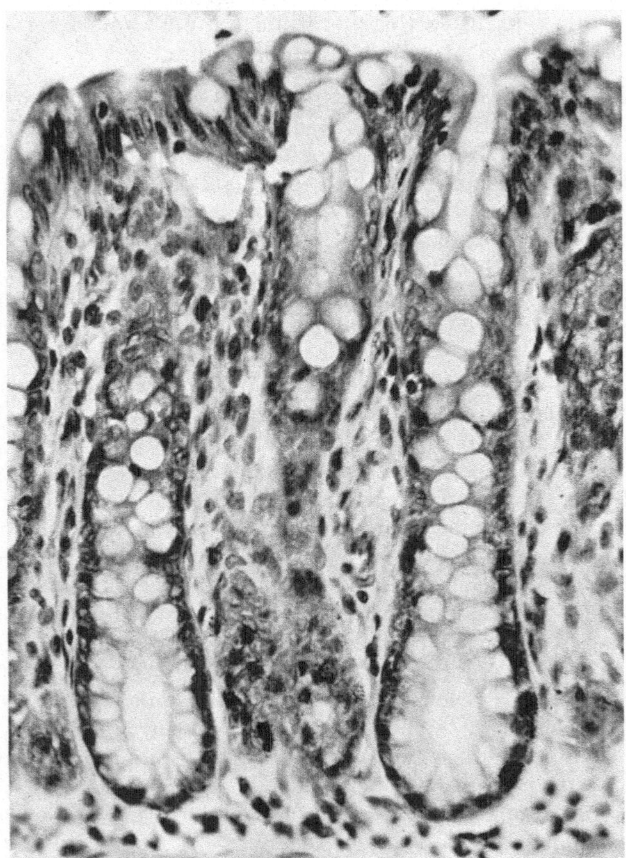

Abb. 72. Autoradiogramm vom Rectum der Ratte, 40 min nach Injektion von Thymidin-^{3}H. DNS-synthetisierende Zellen im unteren Kryptendrittel (Pfeil). (Aus ARENZ 1968)

durch einen funktionellen Reiz, nämlich die provozierte Schleimausschüttung zahlreicher Becherzellen, die Zellneubildungsrate in der Dickdarmkrypte zu beeinflussen. Da unter normalen Verhältnissen die Krypte stetig arbeitet und mehr oder weniger regelmäßig Becherzellen in allen Phasen der Zellarbeit vorhanden sind, ist nicht anzunehmen, daß dieser funktionelle, die Mitosetätigkeit stimulierende, Reiz von wesentlicher Bedeutung für die Regulation der Zellneubildung im Dickdarm überhaupt ist. Andererseits zeigt der Versuch, daß durch die plötzliche Eliminierung differenzierter Sekretionsprodukte, die mit einer im histologischen Bild erkennbaren Umstrukturierung der Dickdarmschleimhaut einhergeht, die Mitosetätigkeit angefacht wird. Der histologische Umbau der Dickdarmschleimhaut zu diesem Zeitpunkt ist dabei durch eine Verminderung der Becherzellen und eine relative Zunahme der Saumzellen gekennzeichnet, welche im allgemeinen als Vorstufe der Becherzellen angesehen werden[335]. Unter dieser Voraussetzung könnte man die durch eine vermehrte Tätigkeit ausgelöste Umstrukturierung der Dickdarmschleimhaut einer Rückführung auf eine niedrigere Differenzierungsstufe gleichsetzen, welche die Voraussetzung für eine gesteigerte Zellneubildungstätigkeit darstellt.

[335] HUBER 1945.

b) Die reparative Regeneration und die Cancerisierung der Dickdarmschleimhaut

Wie an der Dünndarmschleimhaut gelingt es auch im Dickdarm, z. B. durch Methotrexat, über eine Blockade der Zellneubildung eine Verminderung der Gesamtzellzahl, d. h. eine Atrophie hervorzurufen, die jedoch wegen der weit geringeren Zellneubildungsrate nie so ausgeprägt auftritt wie im Dünndarm[336]. Eine wiederholte zeitlich begrenzte Blockade der Zellneubildung im Dickdarm, die am Dünndarm nur zu einer Abflachung der Schleimhaut führt, hat im Dickdarm ausgedehnte Ulcerationen zur Folge[337]. Diese Befunde stehen in Übereinstimmung mit den Beobachtungen in der menschlichen Klinik und Pathologie, bei denen nach Cytostaticabehandlung nekrotisierende und ulceröse Veränderungen vorwiegend im Dickdarm beobachtet werden.

Im Tierexperiment durch mechanische oder thermische Schädigungen hervorgerufene Dickdarmschleimhautdefekte werden vollständig epithelisiert, wobei die entzündlichen und reparativen Vorgänge völlig unabhängig von der Schädigungsart gleichförmig verlaufen[338]. Auch nach einer Schädigung der Dickdarmschleimhaut durch lokale oder Ganzkörperbestrahlung, bei der es zu ähnlichen Schleimhautveränderungen wie in der Dünndarmschleimhaut kommt, erfolgt eine Regeneration der Dickdarmschleimhaut, die regelmäßig bestimmte Phasen durchläuft[339]. Dabei beobachtet man nach lokalen Strahlendosen von 800—2000 R einen Stop der Mitosen und eine Abnahme der DNS-synthetisierenden Zellen bis 24 Std nach der Bestrahlung. Anschließend kommt es in den erhaltenen Epithelien der Kryptenreste zu einer Steigerung der Zahl der Mitosen und DNS-synthetisierenden Zellen. Dabei kommt es gleichzeitig zu einem vollkommenen Verlust der Becherzellen, und im Gegensatz zum normalen Dickdarm beobachtet man Mitosefiguren und DNS-synthetisierende Zellen in allen Anteilen der Krypten bis zur Schleimhautoberfläche. Sowohl die gesteigerte Zellneubildungsrate als auch die beschriebene Umbildung der Dickdarmschleimhaut erreichen 8 Tage nach einmaliger Bestrahlung mit 2000 R ihren Höhepunkt (Abb. 73). Zu diesem Zeitpunkt besteht die gesamte Dickdarmschleimhaut ausschließlich aus einer Indifferenzzone, in der DNS-synthetisierende Zellen und Mitosen liegen und eine Ausdifferenzierung zu Becherzellen nicht erfolgt. Erst in der Folgezeit kommt es zu einer Normalisierung der Dickdarmschleimhaut mit Zunahme der Becherzellzahl und gleichsinniger Abnahme der Mitosen und DNS-synthetisierenden Zellen. Der Regenerationsvorgang an der Dickdarmschleimhaut nach einmaliger Bestrahlung verläuft demnach über einen Entdifferenzierungsprozeß, der durch das Fehlen ausdifferenzierter Becherzellen im histologischen Bild charakterisiert ist. Dabei wird die unter normalen Bedingungen sehr schmale Indifferenzzone über die gesamte Krypte ausgedehnt, so daß alle Zellen zur DNS-Synthese und Mitose befähigt sind, was wiederum eine erhebliche Vergrößerung des Mitose- und Thymidinmarkierungsindex zur Folge hat. Mit zunehmender Ausdifferenzierung der Schleimhaut, d. h. mit dem Wiederauftreten von Becherzellen sinkt die Zellneubildungsrate ab, bis sie mit der Wiederherstellung ursprünglicher Schleimhautverhältnisse wieder normale Werte erreicht.

Nach zweimaliger Ganzkörperbestrahlung mit je 800 R konnte nachgewiesen werden, daß noch 3 Monate später eine Dickdarmschleimhaut vorliegt, die im Vergleich zur Norm abgeflacht ist und nur wenige Becherzellen enthält. Markierungsversuche und Mitosezählungen ergaben dabei, daß in dieser abgeflachten Schleimhaut ein erhöhter Mitose- und Markierungsindex vorliegt, d. h. eine

---

[336] EDER, ROSTOCK und VOGEL 1966. [337] MEIER-RUGE und GRAUWIELER 1965.
[338] MELNYK, BRANCHER und KIRSNER 1966, 1966a. [339] ARENZ 1967.

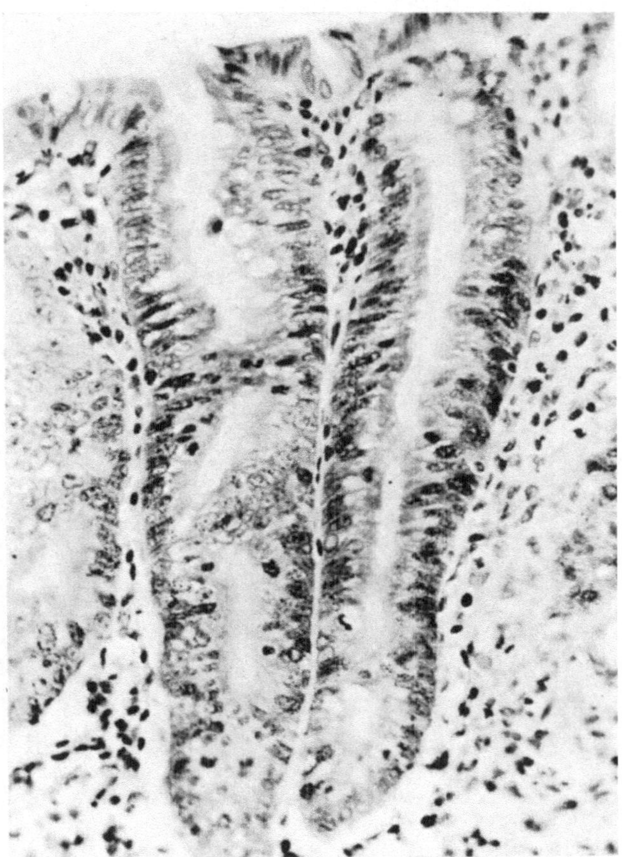

Abb. 73. Autoradiogramm der Rectumschleimhaut der Ratte, 8 Tage nach Bestrahlung mit 2000 R, 40 min nach Injektion von Thymidin-^{3}H. Fehlen von Becherzellen; die Epithelien aller Zottenabschnitte zur DNS-Neubildung und Mitose befähigt

gegenüber der Norm erhöhte Zellumsatzrate existiert. Gleichzeitig konnte nachgewiesen werden, daß die Wanderungsgeschwindigkeit der Epithelien beschleunigt und damit die mittlere Lebensdauer der an die Oberfläche hin abwandernden Zellen bei der Ratte auf 48 Std verkürzt war[340]. Die Dickdarmschleimhaut weist damit noch zu einem späten Zeitpunkt nach Bestrahlung eine Differenzierungsstörung und einen beschleunigten Zellumsatz auf, der trotz gesteigerter Zellneubildung eine Schleimhautatrophie zur Folge hat.

Sowohl die bei der reparativen Regeneration als auch die längere Zeit nach Ganzkörperbestrahlung auftretenden Veränderungen an der Dickdarmschleimhaut der Ratte gleichen in jeder Hinsicht den Veränderungen, die wir bei der Colitis ulcerosa und bei jeder unspezifischen chronischen Entzündung im Dickdarm des Menschen finden. Immer beobachtet man dabei eine erhebliche Verminderung der Becherzellzahl bei einer gleichzeitigen Steigerung der Zellneubildung (Abb. 74).

Diese für die chronische Entzündung im Dickdarm gleichgültig welcher Ursache charakteristische Schleimhautveränderung findet man auch als Vorstufe des im Dickdarm sehr häufigen Adenocarcinoms. Wie bei den hyperplastischen Veränderungen am Bronchialepithel sind wir auch hier nicht in der Lage, allein aufgrund

[340] Arenz 1968.

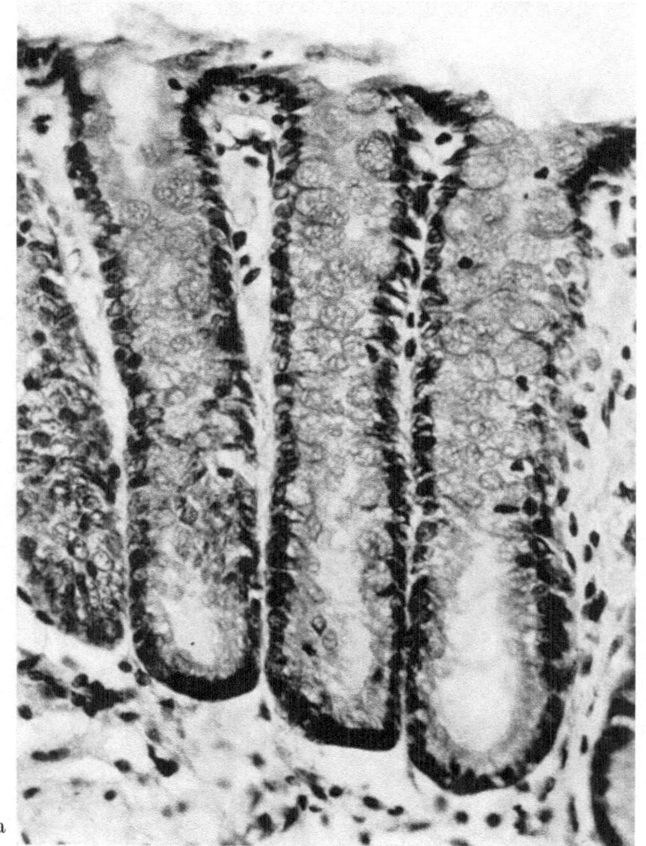

a

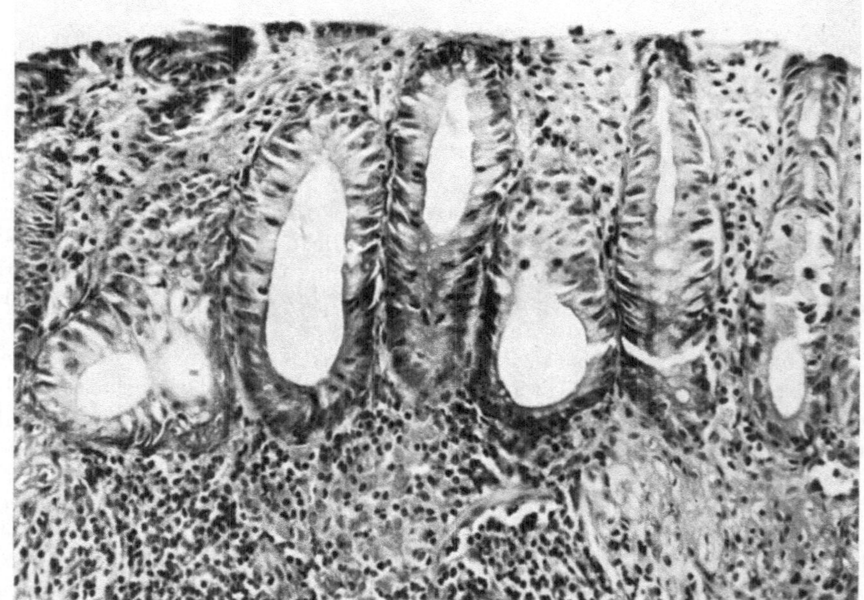

b

Abb. 74a u. b (Legende s. S. 357)

des histologischen Bildes zwischen der reversiblen Schleimhautentdifferenzierung mit erhöhter Zellneubildungsrate und den irreversiblen Veränderungen zu unterscheiden, die als sichere Präcancerosen zu gelten haben, wie wir sie nicht selten bei der erblichen Polyposis intestini nachweisen können.

Wie für das Magen-, Bronchus- und Plattenepithelcarcinom der Haut gilt auch für das Dickdarmcarcinom, daß dieses nie in einer unveränderten Schleimhaut zur Entwicklung kommt, sondern daß ihm immer hyperregeneratorische Prozesse, die stets mit Differenzierungsstörungen verknüpft sind, vorgeschaltet sind. Die Bedeutung der chronischen Entzündung für die Entstehung des Dickdarmcarcinoms zeigen Beobachtungen, nach denen sich bei Patienten mit Colitis ulcerosa nach über 10jähriger Krankheit in 30—36% Dickdarmcarcinome entwickelten[341].

D. Regeneration, Hyperplasie und Cancerisierung am Urothel der Harnblase

I. Die physiologische Regeneration am Urothel der Harnblase

Der Aufbau des mehrreihigen Übergangsepithels der Harnblase beim Menschen und kleinen Nager ist durch die Ausbildung und bestimmte Anordnung dreier Zellarten charakterisiert (Abb. 76). Die Epitheloberfläche wird von großen, haubenartigen Deckzellen gebildet, die mehrere darunterliegende Zellen überdecken und mit füßchenartigen Fortsätzen bis an die Basis des Epithels reichen. Ihr Glykogengehalt und ihre cytoplasmatische Differenzierung mit Ausbildung einer apikal verdichteten Crustazone, durch die sie sich von den Zellen tieferer Zellschichten unterscheiden, weisen auf ihre spezifische Funktion hin, die in der Bildung einer Barriere gegen den meist hypertonen Harn besteht. Zwischen den keulenförmigen Intermediär- und zylinderförmigen Basalzellen existieren fließende Übergänge. Entgegen der Meinung älterer Untersucher[342] besitzt das Urothel eine elektronenmikroskopisch eindeutig nachweisbare Basalmembran[343]. Ein weiteres Charakteristikum des Urothels ist seine Dehnbarkeit, wobei die Epitheldicke entsprechend dem Dehnungszustand ganz erhebliche Variationen aufweist. Für die Basalzellen wird ein DNS-Gehalt von 2 n, für die Intermediärzellen von 4 n und für die Deckzellen von 8, 16 (und 32) n angegeben[343a]. Durch Behandlung mit Wachstumshormon erfolgt im Harnblasenepithel der Maus eine erhebliche Zunahme der DNS-synthetisierenden Zellen[343b].

Unabhängig von der Species besteht im Urothel der Harnblase ein annähernd konstantes Zahlenverhältnis zwischen den Deckzellen und den übrigen Epithelzellen von 1:9[344]. Die Kenntnis dieses Zahlenverhältnisses ist für die Diskussion über die Proliferationskinetik des Urothels von Bedeutung. Im Gegensatz zum mehrschichtigen Plattenepithel mit einer eindeutig nachweisbaren Indifferenzzone und der klar zu verfolgenden Zellverschiebung in vertikaler Richtung, die

[341] Literatur bei Kühn und Nägele 1967.
[342] Benninghoff 1944. [343] Petry und Amon 1966.
[343a] Walker 1955, Walker 1958, Cowen, Levi und Cooper 1968.
[343b] Nettesheim und Oehlert 1962
[344] Leblond, Vulpe und Bertalanffy 1955, Petry und Amon 1966, Schreiber 1968.

Abb. 74. a Typisch aufgebaute menschliche Rectumschleimhaut mit dichtem Becherzellbesatz der Krypten und einzelnen Mitosen im unteren Kryptendrittel. Probeexcision. b Atrophische Rectumschleimhaut mit starker Verminderung der Becherzellen in verkürzten Krypten. Auffallend zahlreiche Mitosen in allen Abschnitten der Krypten. Klin. Befund: Chronische Colitis

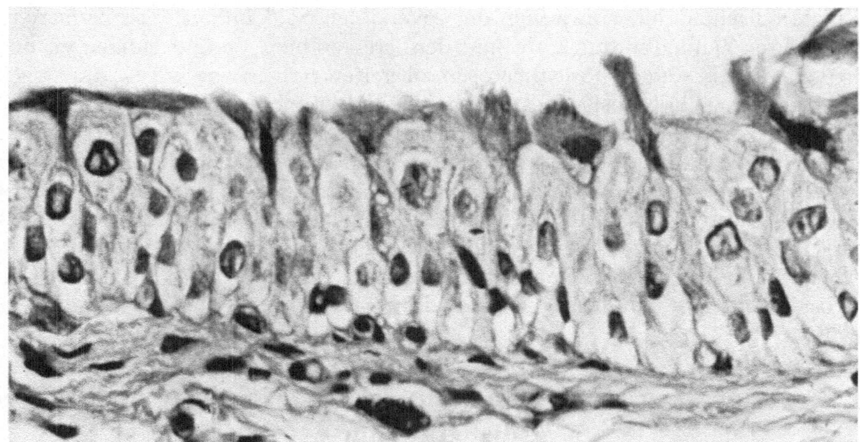

Abb. 75. Ungedehntes Harnblasenepithel der Ratte mit deutlicher Schichtung in Basal-, Intermediär- und Deckzellen

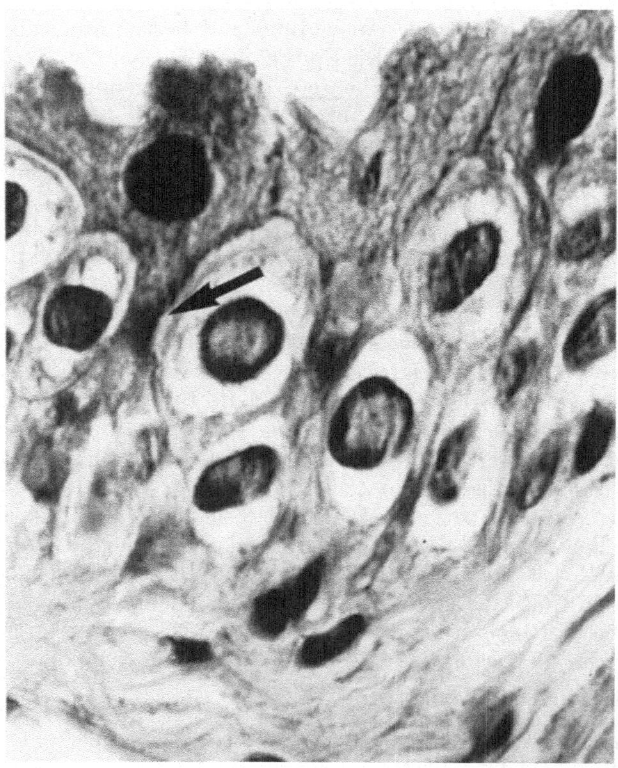

Abb. 76. Ungedehntes Harnblasenepithel der Ratte. Bis zur Basalzellreihe reichende Cytoplasma-Fortsätze der Deckzellen

mit entsprechenden Differenzierungsvorgängen verbunden ist, sind die Verhältnisse im Urothel weit komplizierter und weniger klar durchschaubar. Die Tatsache, daß auch unter physiologischen Bedingungen in einem „normalen" Urothel sowohl in Deckzellen als auch in Basal- und Intermediärzellen Mitosen nachweis-

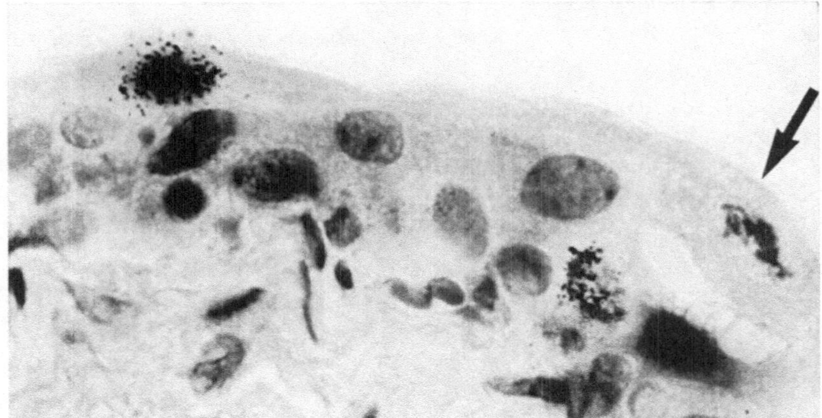

Abb. 77. Harnblasenepithel der Ratte im Autoradiogramm, 60 min nach Injektion von Thymidin-^{3}H. Markierte DNS-synthetisierende Zellkerne in Deck- und Basalzelle. Mitose einer Deckzelle (Pfeil)

bar sind (Abb. 77), veranlaßte LEBLOND u. WALKER (1956) zu folgenden Hypothesen über den Epithelersatz im Urothel: 1. Zellteilungen der Deckzellen ersetzen ausschließlich den Verlust dieser Zellen, der mit der Abschilferung in die Harnblasenlichtung erfolgt. Zellteilungen in Intermediär- und Basalzellen dienen dem Ersatz der in diesen Zellschichten zugrunde gehenden Zellen. 2. Der Deckzellverlust wird sowohl durch Zellteilungen in Deckzellen als auch durch Nachschub aus Intermediär- und Basalzellen ausgeglichen.

Frühere Versuche, eine Wanderung markierter Epithelzellen zum Lumen hin nachzuweisen, mißlangen[344a]. So kommt WALKER (1959) zu dem Schluß, daß der Deckzellverlust hauptsächlich oder überhaupt durch Teilung anderer Deckzellen ersetzt wird. Andere Untersucher[345] sind demgegenüber der Ansicht, daß eine Neubildung von Deckzellen ausschließlich durch eine Ausdifferenzierung von Basalzellen erfolgt, denen sie somit die Bedeutung einer ,,Indifferenzzone" beimessen. Die in Deckzellen nachweisbaren Teilungsfiguren würden nach ihrer Auffassung demnach nur zur Ausbildung mehrkerniger Deckzellen führen, die man im Urothel nicht selten nachweisen kann. Die häufigen Mitosen in den Intermediärzellen, in denen sich weit mehr als die Hälfte aller Teilungsfiguren im nicht sehr gedehnten Urothel finden[345a], lassen jedoch Tochterzellen entstehen[345b] und scheinen daher einer Deutung der Basalzellreihe als Indifferenzzone zu widersprechen. Eine Klärung der strittigen Fragen stößt deshalb auf Schwierigkeiten, weil unter physiologischen Bedingungen im ,,normalen" Harnblasenepithel ein nur außerordentlich niedriger Mitoseindex existiert und auch durch Thymidinmarkierung die außerordentlich langsam ablaufenden Zellverschiebungsprozesse sich kaum erfassen lassen. Bei einer entzündlich bedingten Steigerung der Zellneubildungsprozesse im Urothel von Ratten, die von Trichosomonoides crassicauda befallen waren, konnte eine Verschiebung von Zellen aus Basal- und Intermediärschichten zur Oberfläche und Ausdifferenzierung zu Deckzellen autoradiographisch beobachtet werden[345b]. Zusätzlich erfolgten jedoch auch hier DNS-Synthesen und mitotische Zellteilungen in Deckzellen selbst. Wir müssen somit annehmen, daß der Zellersatz der Deckzellen einmal durch Nachschub aus Basal- und Intermediärzellen, außerdem aber auch durch mitotische Zellteilungen in Deckzellen selbst erfolgt. Unter Verwendung der Colchicinmethode wurde ein

[344a] LEBLOND u. WALKER 1956 [345] PETRY und AMON 1966.
[345a] BRAUER 1926. [345b] SCHREIBER 1968.

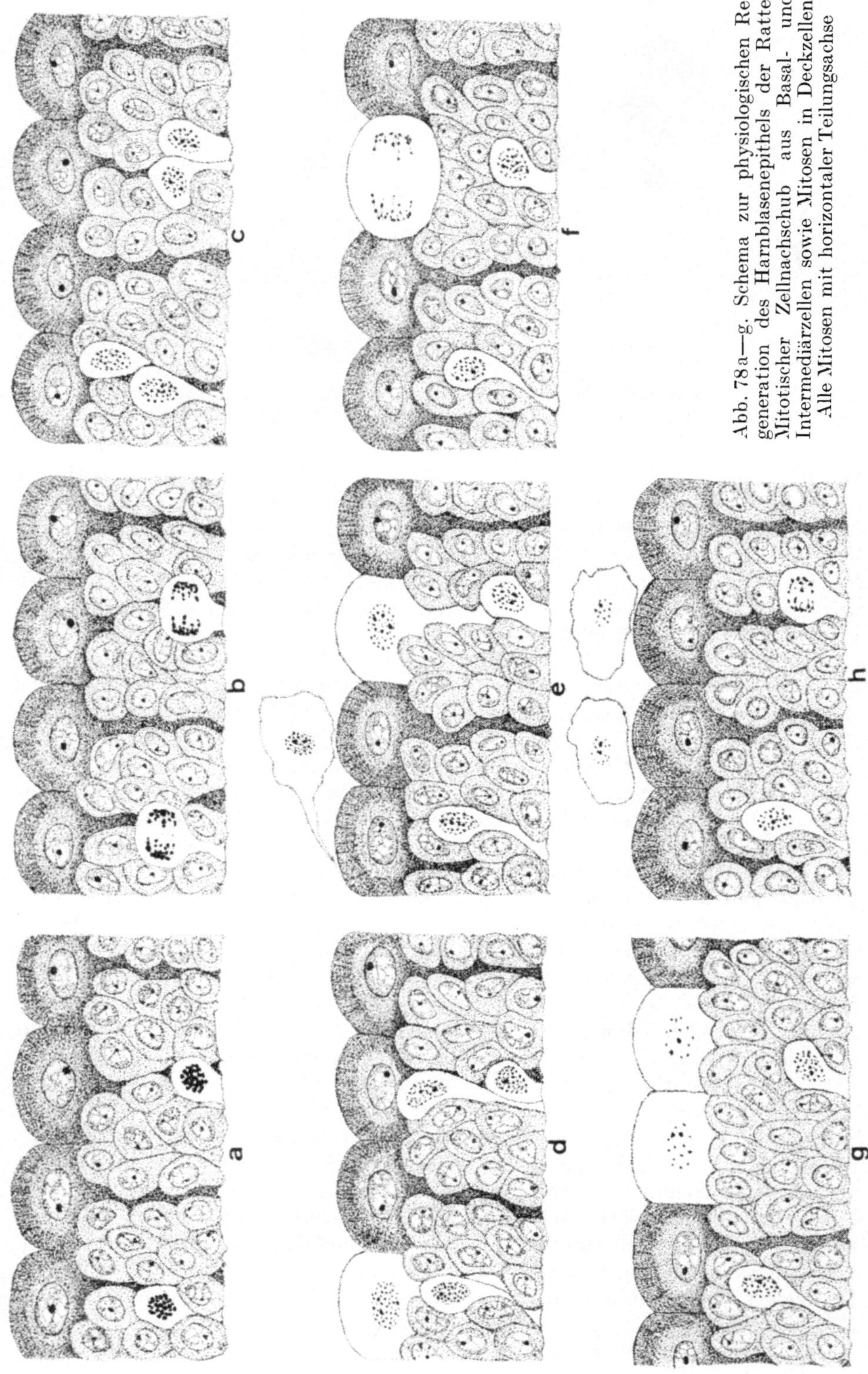

Abb. 78a—g. Schema zur physiologischen Regeneration des Harnblasenepithels der Ratte. Mitotischer Zellnachschub aus Basal- und Intermediärzellen sowie Mitosen in Deckzellen. Alle Mitosen mit horizontaler Teilungsachse

täglicher Zellverlust von 3,1 Zellen für die Deckzellen und von 1,6 für die übrigen Epithelien errechnet[346]. Die hieraus errechneten Generationszeiten betragen für die Deckzellen 33 Tage und für die übrigen Zellarten 64 Tage[347].

Unter Berücksichtigung dieser Zellneubildungsverhältnisse und des bereits erwähnten Zahlenverhältnisses von 1:9 zwischen Deckzellen und übrigen Zellen des Urothels muß angenommen werden, daß dem Zellersatz aus tieferen Epithelschichten eine größere Bedeutung für den Gesamtzellersatz zukommt als der Teilung der Deckzellen selbst. Vor allem bei gesteigertem Zellverlust überwiegt die Zellneubildung in Basal- und Intermediärschichten bei beschleunigter Zellverschiebung, so daß die Verhältnisse sich denen im mehrschichtigen Plattenepithel angleichen (Abb. 78).

Nimmt man an, daß der Zellverlust im Urothel der Harnblase vorwiegend durch Abschilferung oberflächlicher Deckzellen erfolgt und daß demgegenüber ein Zellverlust innerhalb der Basal- und Intermediärzellen keine wesentliche Rolle spielt, so kommt man für die Rattenharnblase auf eine mittlere Generationszeit der Deckzellen von mindestens 24 Tagen und der übrigen Epithelien von ca. 240 Tagen. Damit gehört das Harnblasenepithel zu den Epithelien mit einem verhältnismäßig geringen Zellumsatz und zeigt dementsprechend einen tageszeitlichen Rhythmus der Zellneubildung mit einem Mitosemaximum in der Zeit zwischen 11 und 15 Uhr bei der Ratte[346]. Durch Behandlung mit Wachstumshormon erfolgt im Harnblasenepithel der Maus eine erhebliche Zunahme der DNS-synthetisierenden Zellen[348].

Bei einer entzündlich bedingten Steigerung der Zellneubildungsprozesse im Urothel von Ratten, die von Trichomonoides crassicauda befallen waren, konnte eine Verschiebung von Zellen aus Basal- und Intermediärschichten zur Oberfläche und Ausdifferenzierung zu Deckzellen autoradiographisch beobachtet werden[349]. Zusätzlich erfolgten jedoch auch hier DNS-Synthesen und mitotische Zellteilungen in Deckzellen selbst. Wir müssen somit annehmen, daß der Zellersatz der Deckzellen einmal durch Nachschub aus Basal- und Intermediärzellen, außerdem aber auch durch mitotische Zellteilungen in Deckzellen selbst erfolgt.

II. Reparative Regeneration, Hyperplasie und Neoplasie am Urothel der Harnblase

Klinische Beobachtungen und Ergebnisse experimenteller Untersuchungen sprechen für eine besonders gute Regenerationsfähigkeit des Urothels der ableitenden Harnwege (Lit. bei: Zollinger, 1966). Nach einmaliger Blockade der Zellteilungsaktivität in der Rattenharnblase durch lokale Bestrahlung und nach anschließender temporärer Atrophie des Urothels kommt es zu einer übersteigerten Mitosetätigkeit, wobei alle 3 Zellarten beteiligt sind (Abb. 79), das Maximum der Zellneubildung aber von den basalen Zellen ausgeht[350]. Bei Transplantationsversuchen und subtotaler Cystektomie mit Schaffung einer künstlichen Harnblase beobachtet man von erhalten gebliebenen Zellinseln des Urothels eine rasch einsetzende Zellproliferation mit Epithelisierung großer Wundflächen[351]. Im Tierversuch ist die Epithelregeneration so vollständig, daß um Kunststoff-Formen innerhalb von 6—10 Wochen ein intaktes Urothel gebildet wird[352]. Im Verlauf der Heilungsphase eines experimentellen Schleimhautdefektes wird eine Abflachung des Blasenepithels streckenweise bis auf eine einreihige Zellschicht beobachtet; innerhalb weniger Tage kommt es zu einer vollständigen Regeneration durch raschen,

[346] Leblond, Vulpe und Bertalanffy 1955. [347] Leblond und Walker 1956.
[348] Nettesheim und Oehlert 1962. [349] Schreiber 1968. [350] Schreiber 1968.
[351] Zollinger 1966. [352] Bohne, Osbon und Hettle 1953.

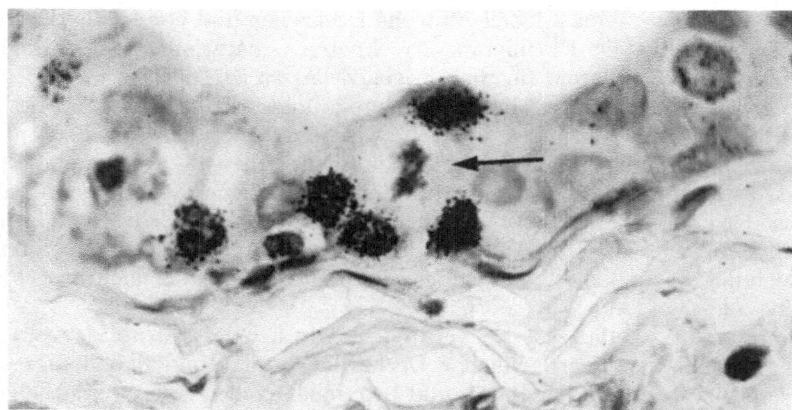

Abb. 79. Nach vorhergehender Bestrahlung regenerierendes Harnblasenepithel der Ratte im Autoradiogramm, 60 min nach Injektion von Thymidin-^{3}H. Alle Zelltypen zur DNS-Synthese und Mitose befähigt

sehr starken Mitoseanstieg in den am Wundrand liegenden und in der Wunde erhaltengebliebenen Zellen[352a]. Trotz langer Generationszeit zeichnet sich also das Harnblasenepithel durch eine besonders rasche Regeneration nach einer Läsion aus.

Chronische Entzündungen der Harnblase haben praktisch immer eine Epithelhyperplasie und in vielen Fällen Metaplasien zur Folge[351]. Im Urothel kann die im Verlaufe chronischer Regenerationsvorgänge sich einstellende Differenzierungsstörung einmal zur Bildung verhornenden Plattenepithels, zum anderen zur metaplastischen Entwicklung eines sekretorisch aktiven Zylinderepithels führen[351]. Im Tierexperiment kommt es am Harnblasenepithel zur metaplastischen Bildung von Plattenepithel durch Vitamin A-Mangel oder durch Follikelhormon[353].

Zahlreiche, den Tryptophanmetaboliten ähnliche ringförmige stickstoffhaltige Kohlenwasserstoffverbindungen, wie Naphthylamin, Benzidin und Aminodiphenyl führen im Tierversuch nach oraler Applikation zur Ausbildung epithelialer Harnblasentumoren (vgl. [351]). Wie im mehrschichtigen Plattenepithel und im Bronchialepithel verläuft die Tumorentstehung über eine Hyperregeneration und Hyperplasie mit Papillombildung und metaplastische Differenzierungsstörungen, welche im Urothel meist zur Leukoplakie, seltener zur Ausbildung von Zylinderepithel führen[354].

Autoradiographische Untersuchungen am Harnblasenepithel der Maus, das wie bei der Ratte aus 3 verschiedenen Zellarten aufgebaut ist, die alle zur DNS-Synthese befähigt sind, ergaben eine kurzfristige Zunahme DNS-synthetisierender Zellen nach einmaliger Applikation von l-Äthylsulfonyl-naphthalen-4-sulfonamid.

Mit einer Latenzzeit von 12—18 Std wird dabei das Maximum der Zahl DNS-synthetisierender Zellen 24—30 Std nach der Injektion erreicht. Sowohl die meist polyploiden Deckzellen als auch die Intermediär- und Basalzellen beteiligen sich dabei an der gesteigerten DNS-Neubildung. Durch weitere Injektionen wird eine Hyperregeneration ausgelöst, die zu einer Hyperplasie und im chronischen Versuch zur Krebsentstehung führt[355]. Wenn auch im Urothel eine eindeutig nachweisbare Indifferenzzone wie im mehrschichtigen Plattenepithel nicht ausgebildet ist und im Unterschied zum Bronchialepithel mit seinen Ersatzzellen auch unter

[352a] BELTZOW 1848, CORNIL und CARNOT 1899, LASIO 1904, MCMINN und JOHNSON 1955.
[353] STAEMMLER 1967. [354] HACKMANN 1956.
[355] COWEN, LEVI und COOPER 1968.

normalen Bedingungen praktisch alle Zellarten zur DNS-Synthese und Mitose befähigt sind, so verläuft die Entwicklung der Hyperplasie und die Tumorbildung doch in einer ganz ähnlichen Weise wie am mehrschichtigen Plattenepithel.

Literatur

ABELL, C. W., and CH. HEIDELBERGER: Interaction of carcinogenic hydrocarbons with tissues. VIII. Binding of tritium labeled hydrocarbons to the soluble proteins of mouse skin. Cancer Res. **22**, 921—946 (1962). — ABERCROMBIE, M.: The bases of the locomotory behaviour of fibroblasts. Exp. Cell Res., Suppl. 8, 188—189 (1961). ~ Behaviour of cells toward one another. In: Advances in biology of skin, vol. 5, p. 95—109. Oxford-London-Edinburgh-New York-Paris-Frankfurt: Pergamon Press 1964. — ABRAMS, G. D., H. BAUER, and H. SPRINZ: Influence of the normal flora on mucosal morphology and cellular renewal in the ileum. Lab. Invest. **12**, 355—364 (1963). — ADAMSTONE, F. B., and A. B. TAYLOR: Structural variation in epithelial cells from the tip and sides of intestinal villi of the rat. Vth. int. Congr. Electron Microscopy Philadelphia 1962. — ALBERTINI, A. v.: Electron microscopy of epidermal carcinoma induced by methylcholanthrene in the mouse. J. nat. Cancer Inst. **13**, 1473—1495 (1953). ~ Studien zur Karzinogenese. II. Experimentelles Hautkarzinom mit Methylcholanthren. Schweiz. Z. Path. **21**, 773—820 (1958). — ALLENBY, C. F., E. PALMER, and G. WEDDELL: Changes in the dermis of human hairy skin resulting from stripping the keratinized layer of the epidermis. Z. Zellforsch. **69**, 566—572 (1966). — ALLGÖWER, M.: The cellular basis of wound repair. Springfield (Ill.): Ch. C. Thomas 1956. — AMLACHER, E., u. A. GRAFFI: Autoradiographische Untersuchungen über die zytologische Verteilung des kanzerogenen Kohlenwasserstoffes. 9,10-Dimethyl-1,2-benzanthrazen. Arch. Geschwulstforsch. **28**, 81—88 (1966). — ALTMANN, H. W., W. HUNSTEIN u. E. STUTZ: Strahleninduzierte (^{90}Sr) Lungencarcinome bei Ratten. Naturwissenschaften **46**, 85—86 (1959). ~ Über Lungenveränderungen und Lungentumoren bei Ratten nach Bestrahlung mit radioaktivem Strontium (^{90}Sr). Beitr. path. Anat. **124**, 141—175 (1961). — ALTMANN, H. W., R. LICK u. E. STUTZ: Über die Histogenese strahleninduzierter (^{90}Sr) Plattenepithelcarcinome in der Rattenlunge. Beitr. path. Anat. **125**, 403—426 (1961). — ARENZ, F.: Die Regeneration der Dickdarmschleimhaut der Ratte nach Lokal- und Ganzkörperbestrahlung. Inaug.-Diss. Freiburg i. Br. 1968. — AREY, L. B., and W. M. COVODE: The method of repair in epithelial wounds of the cornea. Anat. Rec. **86**, 75—86 (1943). — ARGYRIS, B. F., and T. S. ARGYRIS: The stimulatory effect of Ehrlich ascites tumor transplanted adjacent to the mammary gland of adult ovariectomized mice. Exp. Cell Res. **16**, 215—219 (1959). ~ Differential response of skin epithelium to growth-promoting effects of subcutaneously transplanted tumor. Cancer Res. **22**, 73—77 (1962). — ARGYRIS, T. S., and M. E. TRIMBLE: The growth promoting effects of damage in the damaged and contralateral kidneys of the mouse. Anat. Rec. **150**, 1—10 (1964). — ARGYRIS, TH. S.: The growth promoting effects of tumors on tissues. In: Advances in biology of skin, vol. 7, p. 55—71. Oxford-London-Edinburgh-New York-Paris-Frankfurt: Pergamon Press 1966. — ASKANAZY, M.: Metaplasie nach Influenza. Korresp.-Bl. schweiz. Ärz. **49**, 465 (1919).

BARDELEBEN, H. v.: Die Heilung der Epidermis. Virchows Arch. path. Anat. **163**, 498—550 (1901). — BASERGA, R.: The relationship of the cell cycle to tumor growth and control of cell division: A review. Cancer Res. **25**, 581—595 (1965). — BAUER, K. H.: Das Krebsproblem, 2. Aufl. Berlin-Göttingen-Heidelberg: Springer 1963. — BEAGRIE, G. S., and M. R. SKOUGAARD: Observations on the life cycle of the gingiva epithelial cells of mice as revealed by autoradiography. Acta odont. scand. **20**, 15—31 (1962). — BELTZOW, A.: Zur Regeneration des Epithels der Harnblase. Virchows Arch. path. Anat. **97**, 279—288 (1884). — BERENBLUM, I.: A speculative review: The probable nature of promoting action and its significance in the understanding of the mechanism of carcinogenesis. Cancer Res. **14**, 471—477 (1957). ~ Carcinogenesis in relation to skin cancer. Med. J. Aust. **5**, 721—726 (1960). — BERKHEISER, S. W.: Significance of bronchiolar atypia and lung cancer. Cancer (Philad.) **18**, 516—521 (1965). — BERLINER, D. L.: Biotransformation of corticosteroids as related to inflammation. Ann. N.Y. Acad. Sci. **116**, 1078—1083 (1964). — BERTALANFFY, F. D.: Mitotic activity and reneval rate of sebaceous gland cells in the rat. Anat. Rec. **129**, 231—239 (1957). ~ Mitotic rates and reneval of the digestive tract epithelia in the rat. Acta anat. (Basel) **40**, 130—148 (1960). ~ The modern concept of respiratory tissue structure. Acta cytol. (Philad.) **5**, 385—389 (1961). ~ Aspects of cell formation and exfoliation related to cytodiagnosis. Acta cytol. (Philad.) **7**, 362—371 (1963). ~ Tritiated thymidine versus cholchicine technique in the study of cell population cytodynamics. Lab. Invest. **13**, 871—886 (1964). — BERTALANFFY, F. D., and C. LAU: Cell renewal. Int. Rev. Cytol. **13**, 357—366 (1962). ~ Mitotic rates, renewal times and cytodynamics of the female genital tract epithelia in the rat. Acta anat. (Basel) **54**, 39 (1963). — BERTALANFFY, F. D., and K. P. NAGY: Mitotic activity and renewal rate of the epithelial cells of human duodenum. Acta anat. (Basel) **45**, 362—370 (1961). — BERWICK,

L.: A comparison of surface ultrastructures of normal, papillomatous and carcinomatous epidermal cells. Cancer Res. **19**, 853—855 (1959). — BIZZOZERO, G.: Über die Regeneration der Elemente der schlauchförmigen Drüsen und des Epithels des Magendarmkanals. Anat. Anz. **3**, 781—784 (1888). ~ Über die schlauchförmigen Drüsen des Magendarmkanals und die Beziehung ihres Epithels zu dem Oberflächenepithel der Schleimhaut. Arch. mikr. Anat. **42**, 82—103 (1893). — BIZZOZERO, G., e S. SACERDOTTI: Influenza della temperatura e dell' afflusso sanguigno sulla activita produttiva degli elementi. G. Accad. Med. Torino **2**, 5—11 (1896). — BLACK, H., and L. V. ACKERMANN: The importance of epidermoid carcinoma in situ in the histogenesis of carcinoma of the lung. Ann. Surg. **136**, 44—45 (1952). — BLOCK, P., I. SEITER, and W. OEHLERT: Autoradiographic studies of the initial cellular response to injury. Exp. Cell Res. **30**, 311—321 (1963). — BLUMENFELD, C. M.: Normal and abnormal mitotic activity. I. Comparison of periodic mitotic activity in epidermis, renal cortex and submaxillary salivary gland of the albino rat. Arch. Path. **33**, 770—776 (1942). — BOCK, F. G.: Early effects of hydrocarbons on mammalian skin. Progr. exp. Tumor Res. (Basel) **4**, 126—165 (1964). — BORN, W.: Autoradiographische Untersuchungen zur epidermalen Proliferation unter physiologischen, pathologischen und experimentellen Bedingungen mit Tritium-markierten Nukleosiden. Vortrag XIII. Int. Congr. Derm. München 1967. ~ Veränderungen des Zellnachschubs in der gesunden und kranken Epidermis unter experimentellen Einflüssen. Habil.-Schr. Freiburg i. Br. 1968. — BORN, W., u. R. BICKHARDT: Zur Regelung des Zellnachschubs in der Epidermis. Unveröffentlicht. — BOUTWELL, R. K.: Some biological aspects of skin carcinogenesis. Progr. exp. Tumor Res. (Basel) **4**, 207—247 (1964). — BRAUER, A.: The regeneration of transitional epithelium. Anat. Rec. **33**, 137—146 (1926). — BRAUN-FALCO, O.: Über die Verteilung von Polysacchariden in der Epidermis bei Dermatosen, die mit einer Acanthose einhergehen. Derm. Wschr. **128**, 1021—1029 (1953). — BRAUN-FALCO, O., u. M. RUPEC: Die Verteilung der sauren Phosphatase bei normaler und psoriatischer Verhornung. (Eine elektronenmikroskopisch-cytochemische Untersuchung.) Dermatologica (Basel) **134**, 225—242 (1967). — BRECHER, G., E. P. CRONKITE, R. A. CONARD, and W. W. SMITH: Gastric lesions in experimental animals following single exposures to ionizing radiations. Amer. J. Path. **34**, 105—119 (1958). — BRODY, I.: The ultrastructure of the tonofibrils in the keratinization process of normal human epidermis. J. Ultrastruct. Res. **4**, 264—297 (1960). — BROOKES, P., and P. D. LAWLEY: Evidence for the binding of polynuclear aromatic hydrocarbons to the nucleic of mouse skin: relation between carcinogenic power of hydrocarbons and their binding to deoxyribonucleic acid. Nature (Lond.) **202**, 781—784 (1964). — BROWN, A. L.: Microvilli of the human jejunal epithelial cell. J. Cell Biol. **12**, 623—627 (1962). — BÜCHNER, F.: Die Histologie der peptischen Veränderungen und ihre Beziehungen zum Magenkarzinom. Veröff. Kriegs- u. Konstitutionspath. **18**, 1—125 (1927). ~ Die Pathogenese der peptischen Veränderungen. Jena: Gustav Fischer 1931. — BULLOUGH, W. S.: Mitotic activity in the adult female mouse musculus L. A study of its relation to the oestrus cycle in normal and abnormal conditions. Phil. Trans. B **231**, 453—516 (1946). ~ Epidermal thickness following oestrogene injections in the mouse. Nature (Lond.) **159**, 101—102 (1947). ~ Mitotic activity in the adult male mouse, Mus musculus L. The diurnal cycles and their relation to walking and sleeping. Proc. roy. Soc. B **135**, 212—233 (1948). ~ The effect of a restricted diet on mitotic activity in the mouse. Brit. J. Cancer **3**, 275—283 (1949). ~ Epidermal mitotic activity in the adult female mouse. J. Endocr. **6**, 340—349 (1950). ~ Stress and epidermal mitotic activity. I. The effects of the adrenal hormones. J. Endocr. **8**, 265—272 (1952). ~ The control of mitotic activity in adult mammalian tissues. Biol. Rev. **37**, 307—342 (1962). — BULLOUGH, W. S., and E. A. EISA: The diurnal variations in the tissue glycogen content and their relation to mitotic activity in the adult male mouse. J. exp. Biol. **27**, 257—263 (1950). ~ The effects of a graded series of restricted diets on epidermal mitotic activity in the mouse. Brit. J. Cancer **4**, 321—328 (1950). — BULLOUGH, W. S., C. L. HEWETT, and E. B. LAURENCE: The epidermal chalone. A preliminary attempt at isolation. Exp. Cell Res. **36**, 192—200 (1964). — BULLOUGH, W. S., and M. JOHNSON: The energy relations of mitotic activity in adult mouse epidermis. Proc. roy. Soc. B **138**, 562—567 (1951). — BULLOUGH, W. S., and E. B. LAURENCE: A technique for the study of small experimental wounds. Brit. J. exp. Path. **38**, 273—275 (1957). ~ The control of mitotic activity in mouse skin. Dermis and hypodermis. Exp. Cell Res. **21**, 394—405 (1960a). ~ The control of epidermal mitotic activity in the mouse. Proc. roy. Soc. B **151**, 517—536 (1960b). ~ Duration of epidermal mitosis in vitro. Exp. Cell Res. **35**, 629—641 (1964). ~ Tissue homeostasis in adult mammals. In: Advances in biology of skin, vol. 7, p. 1—36. Oxford-London-Edinburgh-Paris-New York-Frankfurt. Pergamon Press 1966. — BURDETTE, W. J.: The significance of mutation in relation to the origin of tumors: a review. Cancer Res. **15**, 201—226 (1955). — BUSCHER, H., J. FEIT u. W. OEHLERT: Vergleichende Untersuchungen zur Bindung von 3,4- und 1,2-Benzpyren an lösliche und nichtlösliche Fraktionen der Schweinehaut. Z. Krebsforsch. **70**, 287—294 (1968).

CAFFERY, J. M., L. WHICHARD, and J. L. IRVIN: Effect of histones on the induction of two liver enzymes by hydrocortisone. Arch. Biochem. **108**, 364—365 (1964). — CAIRNIE, A. B., and R. E. Bentley: Cell proliferation studies in the intestinal epithelium of the rat. Hyperplasia during lactation. Exp. Cell Res. **46**, 428—440 (1967). — Cairnie, A. B., L. F. Lamerton, and G. G. Steel: Cell proliferation studies in the intestinal epithelium of the rat. I. Determination of the kinetic parameters. Exp. Cell Res. **39**, 528—538 (1965a). ~ Cell proliferation studies in the intestinal epithelium of the rat. II. Theoretical aspects. Exp. Cell Res. **39**, 539—553 (1965b). — Cameron, G. R.: Pathology of the cell. London: Oliver & Boyd 1952. — Cameron, I. L., and G. Cleffmann: Initiation of mitosis in relation to the cell cycle following feeding of starved chickens. J. Cell Biol. **21**, 169—174 (1964). — Cameron, I. L., T. T. Crokker, and J. V. Carbone: The humoral effect of intestinal resection on cellular proliferation and maturation in parabiotic rats. Fed. Proc. **23**, 407 (1964). — Cameron, I. L., and R. C. Greulich: Evidence of an essentially constant duration of DNA-synthesis in renewing epithelia of the adult mouse. J. Cell Biol. **18**, 31—40 (1963). — Cember, H.: Radiogenenic lung cancer. Progr. exp. Tumor Res. (Basel) **4**, 251—300 (1964). — Chatterjee, I.: An electron microscopic study of methylcholanthrene treated hyperplasia of the mouse skin. Indian J. Derm. **4**, 69—73 (1959). — Cohen, C., u. A. Schaper: Beiträge zur Analyse des tierischen Wachstums. II. Über zellproliferatorische Wachstumszentren und deren Beziehungen zur Regeneration und Geschwulstbildung. Arch. Entwickl.-Mech. Org. **19**, 348—362 (1905). — Cohen, S.: Isolation of a mouse submaxillary gland protein accelerating incisor eruption and eyelid opening in the newborn animal. J. biol. Chem. **237**, 1555—1562 (1962). ~ Isolation and biological effects of an epidermal growth-stimulating protein. In: Metabolic control mechanisms in animal cells. U.S. Gov. Printing Office Washington, D.C. 1964. — Cohen, S., and A. Elliot: Ste stimulation of epidermal keratinization by a protein isolated from the submaxillary gland of the mouse. J. invest. Derm. **40**, 1—5 (1963). — Cohen, S., R. Leiv-Montalcini, and V. Hamburger: A nerve growth-stimulating factor isolated from sarcomas 37 and 180. Proc. nat. Acad. Sci. (Wash.) **40**, 1014—1018 (1954). — Cole, J. W., and A. McKalen: Observations of cell reneval in human rectal mucosa in vivo with thymidine-3H. Gastroenterology **41**, 122—125 (1961). — Cooper, Z. K., and H. C. Fränklin: Mitotic rhythm in the epidermis of the mouse. Anat. Rec. **78**, 1—9 (1940). — Cooper, Z. K., and K. Schiff: Mitotic rhythm in human epidermis. Proc. Soc. exp. Biol. (N.Y.) **39**, 323—324 (1938). — Cornill, V., et P. Carnot: Régénération cicatricielle des cavités muceuses et de leur revêtement epithelial. Arch. Méd. exp. **11**, 413—433 (1899). — Cottier, H.: Strahlenbedingte Lebensverkürzung. Berlin-Göttingen-Heidelberg: Springer 1961. — Cowdry, E. V.: Problems of agling. Baltimore: Williams & Wilkens Co. 1942. ~ Cells and their behaviour. In: W.A.D. Anderson, ed., Pathology, ed. 2, vol. I. St. Louis: C. V. Mosby Co. 1953. — Cowen, D., P. Levi, and E. H. Cooper: Cell division in the bladder epithelium of mice. Second Meeting of the European Study Group for Cell Proliferation 1968 (Abstract). — Creamer, B., R. G. Shorter, and J. Bamforth: The turnover and shedding of epithelial cells. I. The turnover in the gastrointestinal tract Gut **2**, 110—113 (1961).

Dammert, K.: Zur Histologie der chemischen Hautcarcinogenese im Lichte der Zweiphasenhypothese untersucht an Mäusen. Acta path. microbiol. scand., Suppl. **124**, 1—139 (1957). — David, H.: Zum Mechanismus der Zellabstoßung im Bereich der Dünndarmzotten. (Elektronenmikroskopische Untersuchungen.) Virchows Arch. path. Anat. **342**, 19—25 (1967). David, H., G. Lisewski u. I. Marx: Zur Problematik der Resorptionsstörungen bei chronischer Enteritis. (Ein Beitrag zur Pathogenese des Malabsorptionssyndroms.) Dtsch. Gesundh.-Wes. **22**, 385—394 (1967). — David, H., u. I. Uerlings: Elektronenmikroskopische Befunde am Dünndarm des Kaninchens nach Gefäßunterbindung. Exp. Path. **1**, 30—44 (1967). — Deelman, H. T.: Über die Histogenese des Teerkrebses. Z. Krebsforsch. **19**, 125—170 (1923). Dobrokhotov, V. N.: Regulation of rhythmic changes in mitotic activity in various tissues of the organism. Pathologie — Biologie **9**, 507—509 (1961). —Dobrokhotov, V. N., and R. I. Nikanorova: 24-hours periodicity of cellular mitosis in adrenal glands of albino rats. Bull. exp. Biol. Med. **9**, 91—96 (1962). — Dobrokhotov, V. N., and A. G. Kurdyumova: 24-hours periodicity of mitotic activity of the epithelium in the oesophagus of albino rats. Bull. exp. Biol. Med. **8**, 82—84 (1962). — Dörmer, P., u. W. Oehlert: Untersuchungen über die unterschiedliche Wirkung von Cocarcinogenen und Carcinogenen auf die Epidermis der Maus. Beitr. path. Anat. **129**, 307—330 (1964). — Dörmer, P. H. Tulinius u. W. Oehlert: Untersuchungen über die Generationszeit, DNS-Synthesezeit und Mitosedauer von Zellen der hyperplastischen Epidermis und des Plattenepithelcarcinoms der Maus nach Methylcholanthrenpinselung der Maus. Z. Krebsforsch. **66**, 11—28 (1964). — Dogiel, A. S.: Zur Frage über das Epithel der Harnblase. Arch. mikr. Anat. **35**, 389—406 (1890). — Dontenwill, W.: Experimentelle Untersuchungen zur Lungenkarzinomentstehung. Strahlentherapie **57**, 143 (1964). — Dontenwill, W., A. Christoforis, B. Wiebecke u. P. Feaux de la Croix: Vergleichende autoradiographische Untersuchungen über die Wirkung von Carcinogenen, Zigarettenrauchkondensaten und Lösungsmitteln auf die Mäusehaut. Z. Krebsforsch. **66**, 466—472 (1963). — Dontenwill, W., u. U. Mohr: Carcinome des Respirationstraktes nach Behandlung von Goldhamstern mit Diäthylnitrosamin. Z. Krebsforsch. **64**, 305—312 (1962a). ~ Experimentelle Untersuchungen zum Problem der Carcinomentstehung im Respirationstrakt. I. Die unterschiedliche Wirkung des Benzpyrens auf die Epithelien der Haut, der Mundhöhle und der Trachea des Goldhamsters. Z. Krebsforsch. **65**, 56—61 (1962b). ~ Vergleichende Untersuchungen an metaplastischen und malignen Epithelwucherungen des Respirationstraktes im Tierexperiment. Z. Krebsforsch. **65**, 168—170 (1962c). — DONTENWILL, W., u. B. WIEBECKE: Autoradiographische Untersuchungen während der experimentellen Carcinomentstehung im Respirationstrakt des Goldhamsters nach Behandlung mit Diäthylnitrosamin. Z. Krebsforsch. **66**, 321—332 (1964). ~ Tracheal and pulmonary alterations following the inhalation of cigarette smoke by the golden hamster. Lung tumors in animals. Perugia: Div. of Cancer Res. 1965.

EBLING, F. J.: Changes in the sebaceous glands and epidermis during the oestrus cycle the albino rat. J. Endocr. **10**, 147—154 (1954). ~ Endocrine factors affecting cell replacement and cell loss in the epidermis and sebaceous glands of the female albino rat. J. Endocr. **12**, 38—49 (1955). — EDER, M.: Zur Darstellung von Wachstum und Differenzierung durch gleichzeitige Autoradiographie mit ^{3}H-Thymidin und histochemische Enzymreaktionen. Naturwissenschaften **51**, 339 (1964). ~ Experimentelle Untersuchungen über Schädigungen der Darmschleimhaut. Verh. dtsch. Ges. Path. **49**, 330—333 (1965). ~ Zellerneuerung im Magen-Darm-Trakt. Verh. dtsch. Ges. Path. **50**, 75—90 (1966). — EDER, M., u. U. LÖHRS: Experimentelle Regenerationsstörungen der Darmschleimhaut. Dtsch. Arch. klin. Med. **210**, 202 (1965). — EDER, M., H. ROSTOCK u. G. VOGEL: Die Wirkung von Folsäureantagonisten (Methotrexat) auf die Regeneration der Darmschleimhaut. Virchows Arch. path. Anat. **341**, 164—176 (1966). — ELGJO, K.: Epidermal cell population kinetics in chemically induced hyperplasia. Norwegian Monographs on Medical Science 1966. — EPIFANOVA, O. I.: Mitotic regimen in the uterine epithelium at various stages of the sexual cycle of mice. Bull. exp. Biol. Med. **46**, 113—116 (1958). ~ Possible means of hormonal regulation of the mitotic cycle. Cytologia (Tokyo) **4**, 128—136 (1962). ~ Mitotic cycles in some epithelial tissues of mice exposed action of estrone. Fed. Proc. (Transl. Suppl.) **24**, 397—402 (1965). ~ Mitotic cycles in estrogen-treated mice: A radioautographic study. Exp. Cell Res. **42**, 562—577 (1966). — EPSTEIN, W. L., and H. I. MAIBACH: Cell renewal in human epidermis. Arch. Derm. **92**, 462—468 (1965). — EPSTEIN, W. L., and D. S. SULLIVAN: Epidermal mitotic activity in wounded human skin. In: Advances in biology of skin, vol. 5, p. 68—74. Oxford-London-Edingburgh-New York-Paris-Frankfurt: Pergamon Press 1964. — EVENSEN, A.: Effects of carcinogens on cell proliferation. In: IVERSEN U. EVENSEN, Experimental skin carcinogenesis in mice. Acta path. microbiol. scand., Suppl. 156 (1962). ~ The effect of adrenaline on the mitotic rate in the epidermis of hairless mice. Acta path. microbiol. scand. **61**, 55—59 (1964). — EVENSEN, A., and O. HELDAAS: The effect of adrenaline on the mitotic rate in the epidermis of hairless mice in vitro. Acta path. mikrobiol. scand. **62**, 24—28 (1964).

FASSKE, E., u. H. THEMANN: Über das Deckepithel der menschlichen Mundschleimhaut. Z. Zellforsch. **49**, 447—463 (1959). ~ Die pathologische Schleimhautverhornung und ihre Beziehung zur Glykogensynthese. Beitr. path. Anat. **121**, 442—469 (1959). ~ Die elektronenmikroskopische Struktur menschlicher Carcinome. Beitr. path. Anat. **122**, 313—344 (1960). — FEIT, J., H. BUSCHER u. W. OEHLERT: Das Verteilungsmuster und die Verweildauer radioaktiv markierter carcinogener Kohlenwasserstoffe in der Schweinehaut. Beitr. path. Anat. **136**, 1—17 (1967). — FEIT, J., u. W. OEHLERT: Autoradiographischer Nachweis von ^{3}H-3,4-Benzpyren in Chromosomen menschlicher Blutzellen. Z. Krebsforsch. **69**, 370—372 (1967). — FETTIG, O., u. W. OEHLERT: Untersuchungen zu DNS-, RNS- und Proteinsynthese am menschlichen Abrasions-Exäsionsmaterial. Verh. dtsch. Ges. Path. **48**, 288—295 (1964). — FISCHER-WASELS, B.: Die Ursachen des primären Lungencarcinoms. Frankfurt. Z. Path. **49**, 145—154 (1936). — FLEROFF, N.: Studien über den Bau und die funktionelle Struktur des Harnblasenepithels der Nagetiere. Z. Zellforsch. **24**, 360—392 (1936). — FLOREY, H.: Lectures on general pathology. London: Lloyd-Duke 1954. — FLOREY, H., and H. E. HARDING: The healing of artificial defects of the duodenal mucosa. J. Path. Bact. **40**, 211—218 (1935). — FRIEDEWALD, W. F., and P. ROUS: The initiating and promoting elements in tumor production. An analysis of the effect of tar, benzpyrene and methylcholanthrene on rabbit skin. J. exp. Med. **80**, 101—123 (1944). — FRY, R. J. M., S. LESHER, and H. KOHN: Age effect on cell-transit time in mouse jejunal epithelium. Amer. J. Physiol. **201**, 213—216 (1961). — FRY, R. J. M., S. A. TYLER, and S. LESHER: Relationships between age and variability. In: Radiation and ageing, p. 43—55. London: Taylor & Francis Ltd 1966. — FUKUYAMA, K., and I. A. BERNSTEIN: Autoradiographic studies of the incorporation of thymidine-^{3}H into deoxyribonucleic acid of the skin of young rats. J. invest. Derm. **36**, 321—328 (1961).

GARSCHIN, W. G.: Über die Differenzierungsvorgänge im Epithel der Luftwege bei Regeneration und entzündlicher Proliferation. Frankfurt. Z. Path. **49**, 121—137 (1936). — GAUDIN, P.: Acanthose par chrasarobine, vaseline et frottement. Dermatologica (Basel) **97**, 209—215 (1948). — GELFANT, S.: The energy requirements for mitosis. Ann. N.Y. Acad. Sci. **90**, 536—549 (1960). ~ Initiation of mitosis in relation to the cell division cycle. Exp. Cell

Res. **26**, 395—403 (1962). ~ Patterns of epidermal cell division. I. Genetic behaviour of the G_1-cell population. Exp. Cell Res. **32**, 521—528 (1963). ~ A new theory on the mechanism of cell division. In: R. J. C. HARRIS, Cell growth and cell division. New York: Academic Press Inc. 1963. — GIESE, W.: Die Atemorgane. In: Lehrbuch der speziellen pathologischen Anatomie, Bd. II/3. Berlin: W. de Gruyter & Co. 1960. — GIESE, W., u. HÖSTEBROCK: Allgemeine Pathologie des exogenen quantitativen Nahrungsmangels. In: Handbuch der allgemeinen Pathologie, Bd. XI/1, S. 450. Berlin-Göttingen-Heidelberg: Springer 1962. — GILLMANN, T., and L. PENN: Studies on the repair of cutaneous wounds. Med. Proc. **2**, Suppl. 3, 121—186 (1956). — GIMMY, J.: Histologische Untersuchungen über die Wirkung des carcinogenen Kohlenwasserstoffes 9,10-Dimetnyl-1,2-Benzanthrazen und des Crotonöls auf die Kaninchenhaut. 4. Mitt.: Quantitative Bestimmung einzelner histologischer Veränderungen nach laufender Tropfung. Arch. Geschwulstforsch. **14**, 131—139 (1959). — GIOVANELLA, B. C., and CH. HEIDELBERGER: Mouse epidermal cells and carcinogenesis. I. Isolation of skin constituents. Cancer Res. **25**, 161—183 (1965). — GLINOS, A. D.: Environmental feedback control of cell division. Ann. N.Y. Acad. Sci. **90**, 592—602 (1960). —GÖSSNER, W., u. J. ZANDER: Histochemische Untersuchungen über das Verhalten der Ribonukleinsäuren in der Epidermis des Mäuseohrs nach einmaliger Methylcholanthrenbehandlung. Z. Naturforsch. **7**b, 398 (1952). — GOLDBLUM, R. W., and W. N. PIPER: Arteficial lichenification produced by scratching machine. J. invest. Derm. **22**, 405—425 (1954). — GOLOLOBOVA, M. G.: The 24-hours rhythm of cellular multiplication in the epidermis of rats during healing of skin wounds. Bull. exp. Biol. Med. **10**, 118—122 (1960) [Russisch]. — GRAFFI, A., Fluoreszenzmikroskopische Untersuchungen der Mäusehaut nach Pinselung mit Benzpyren-Benzollösungen. Z. Krebsforsch. **52**, 165 (1942). — GRAFFI, A., u. H. BIELKA: Probleme der experimentellen Krebsforschung. Leipzig: Akademische Verlagsgesellschaft Geest & Portig KG. 1959. — GREULICH, R. C., and I. L. CAMERON: Unveröffentlicht. Zit. nach C. P. LEBLOND, R. C. GREULICH and J. P. M. PEREIRA. In: Advances in biology of skin, vol. 5, p. 39—67. Basel 1964. — GRIMM, D., u. W. OEHLERT: Das Verteilungsmuster und die Verweildauer radioaktiv markierter carcinogener und nicht-carcinogener polycyclischer Kohlenwasserstoffe in der Mäuse- und Rattenhaut. Z. Krebsforsch. **68**, 261—275 (1966).

HACKETHAL, C. A., u. G. KÖNN: Über Metaplasien der Bronchialschleimhaut bei Fällen ohne Bronchialcarcinom. Beitr. path. Anat. **125**, 443—456 (1961). — HACKMANN, CH.: Erzeugung von Blasencarcinomen und Tumoren verschiedener Lokalisation bei Ratten durch Verfütterung von 2-Amino-3-Methoxy-Diphenylenoxyd und 2-Amino-Diphenylenoxyd. Z. Krebsforsch. **61**, 45—54 (1956/57). — HAMPERL, H.: Definition and classification of the so-called carcinoma in situ. Ciba Foundation Study group **3**, 2—15 (1959). — HAMPERL, H., A. GRAFFI u. E. LANGER: Zur Kenntnis der Wirkungsweise des Benzpyrens auf die Mäusehaut. Z. Krebsforsch. **53**, 133—184 (1943). — HARDING, C. V., and B. D. SRINIVASAN: A propagated stimulation of DNA-synthesis and cell division. Exp. Cell Res. **25**, 326—340 (1961). — HEIDELBERGER, CH.: The relation of protein binding to hydrocarbon carcinogenesis. In: Ciba Found. Symp. Carcinogenesis; Mechanism of action. London: J. & A. Churchill 1959. — HEIDELBERGER, CH., and B. C. GIOVANELLA: Studies on the molecular and cellular mechanisms of hydrocarbon carcinogenesis. In: Advances in biology of skin, vol. 7, p. 105—129. Oxford-London-Edinburg-New York-Paris-Frankfurt: Pergamon Press 1966. — HEINLEIN, H.: Die pathologische Anatomie der Grippe. Verh. dtsch. Ges. inn. Med. **65**, 754—762 (1959). — HEITE, H. J., u. U. GERLACH: Untersuchungen am Acanthose-Test über die Wirkung salicylsäurehaltiger Salben. Noch unveröffentlicht. — HEITE, H. J., u. W. MATTHIESSEN: Über die experimentelle Acanthose nach örtlicher Anwendung von Nikotinsäureester. Noch unveröffentlicht. — HELL, E.: The effect of injury upon epidermal mitotic indices in guinea pigs. Exp. Cell Res. **32**, 354—357 (1963). — HELL, E., and C. N. D. CRUICKSHANK: The effect of injury upon the uptake of ^{3}H-thymidine by guinea-pig epidermis. Exp. Cell Res. **31**, 128—139 (1963). — HENRY, J. L., J. MEYER, J. P. WEINMANN, and I. SCHOUR: Pattern of mitotic activity in oral epithelium of rabbits. Arch. Path. **54**, 281—297 (1952). — HERZOG, F., I. L. CAMERON, and R. C. GREULICH: Unveröffentlicht. Zit. nach C. P. LEBLOND, R. C. GREULICH and J. P. M. PEREIRA. In: Advances in biology of skin, vol. 5, p. 39—67. Oxford-London-Edinburgh-New York-Paris-Frankfurt: Pergamon Press 1964. — HEVESY, G.: The absorption and translocation of lead by plants. J. Biochem. (Tokyo) **17**, 439 (1923). ~ Über die Anwendung von radioaktiven Indikatoren in der Biologie. J. Biochem. (Tokyo) **173**, 175 (1926). ~ Selected papers of GEORGE HEVESY, ed. 1. Oxford-London-Edinburgh-New York-Toronto-Paris-Braunschweig: Pergamon Press 1967. — HEVESY, G., u. E. HOFER: Die Verweilzeit des Wassers im menschlichen Körper. Klin. Wschr. **13**, 1524—1526 (1934). — HEVESY, G., and J. A. PANETH: Radioelements as indicators in chemical and biological investigations. Sci. Progr. **32**, 38 (1937). — HIBBS, R. G., and W. H. CLARK: Electron microscope studies of the human epidermis. The cell boundaries and topography of the stratum Malpighii. J. biophys. biochem. Cytol. **6**, 71—76 (1969). — HIRAFUKU, I.: Some considerations on the pathological changes of the gastric mucosa. Acta path. jap. **7**, 541—560

(1957). — Holzer, H.: Intrazelluläre Regulation des Stoffwechsels. Naturwissenschaften **50**, 260—270 (1963). — Homan, J. D., and W. Hondius-Boldingh: Zit. nach W. S. Bullough and E. B. Laurence, Tissues homeostasis in adult mammals. In: Advances in biology of skin, vol. 7. Oxford-London-Edinburgh-New York-Paris-Frankfurt: Pergamon Press 1966. Huber, P.: Histophysiologische Untersuchungen am Dickdarmepithel der weißen Maus mit Delphinin. Vjsch.-Schrift naturforsch. Ges. Zürich **90**, 1—88 (1945). — Hugon, J., and M. Borgers: Ultrastructural and cytochemical studies on karyotic bodies in the epithelium of the duodenal crypts of body X-irradiated mice. Lab. Invest. **15**, 1528—1543 (1966). — Hunt, T. E.: Variation of mitotic activity in the rat stomach at intervals after eating. Anat. Rec. **118**, 392—401 (1954). ~ Mitotic activity in the gastric mucosa of the after fasting and refeeding. Anat. Rec. **127**, 539—550 (1957).

Idewu, O.: Hyperplasie und Metaplasie am menschlichen Bronchialepithel. Inaug.-Diss. Freiburg i. Br. 1965. — Iversen, O. H.: The regulation of cell numbers in epidermis. A cybernetic point of view. Acta path. microbiol. scand., Suppl. **148**, 91—96 (1961). ~ Discussion on cell destruction and population dynamics in experimental skin carcinogenesis in mice. Progr. exp. Tumor Res. (Basel) **4**, 169—204 (1964). ~ Cybernetic aspects of the cancer problem. Progr. Biokybernetics **2**, 76—110 (1965). ~ Kinetics of epidermal reaction to carcinogens and other skin irritants. In: Advances in biology of skin, vol. 7, p. 37—54. Oxford-London-Edinburgh-New York-Paris-Frankfurt: Pergamon Press 1966. — Iversen, O. H., E. Aandahl, and K. Elgjo: The effect of an epidermal-specific mitotic inhibitor (chanole) extraced from epidermal cells. Acta path. microbiol. scand. **64**, 506—510 (1965). — Iversen, O. H., and R. Bjerknes: Kinetics of epidermal reaction to carcinogens. Norwegian Monographs on Medical Science 1963. — Iversen, O. H., R. Bjerknes, and F. Devik: Kinetics of cell renewal, cell migration and cell loss in the hairless mouse dorsal epidermis. Cell Tiss. Kinet. **1**, 351—367 (1968). — Iversen, O. H., and A. Evensen: Experimental skin carcinogenesis in mice. Acta path. mikrobiol. scand., Suppl. **156**, 1—158 (1962).

Jacob, F., and J. Monod: Genetic regulatory mechanisms in the synthesis of proteins. J. molec. Biol. **3**, 318—356 (1961). — Johnson, H. A., W. E. Haymaker, W. E. Rubini, J. R. Fliedner, T. M. Bond, V. P. Cronkite, and W. L. Hughes: A radioautographic study of a human brain and glioblastoma multiforme after the in vivo uptake of tritiated thymidine. Cancer (Philad.) **13**, 636—639 (1960).

Kahlau, G.: Der Lungenkrebs. Ergebn. allg. Path. path. Anat. **37**, 258—419 (1954). — Kalkoff, K. W., u. H. Berger: Submikroskopische Befunde bei Psoriasis vulgaris unter Fluocinolon-acetonid. Hautarzt **16**, 483—487 (1965). — Kalkoff, K. W., u. W. Born: Zur Desoxyribonukleinsäure-Synthese in psoriatischer Epidermis unter Fluocinolonacetonid. Hautarzt **16**, 534—539 (1965). ~ Zur Wirkung von Fluocinolonacetonid auf die DNS-Synthese in der Epidermis. Klin. Wschr. **43**, 1335—1337 (1965). — Kalkoff, K. W., W. Born u. W. Reinhard: Der antipsoriatische Cignolineffect im Vergleich (autoradiographisch und histochemisch) zum Fluocinolonacetonid. Arch. klin. exp. Derm. **227**, 857—860 (1966). — Karasek, J., u. W. Oehlert: Die Ultrastruktur des Schweines. I. Stratum basale und Stratum spinosum. Z. mikr.-anat. Forsch. **78**, 133—144 (1968). — II. Stratum granulosum und corneum. Z. mikr.-anat. Forsch. **79**, 157—169 (1968). — Kirschner, H.: Autoradiographische Untersuchungen über die Rgeneration der Mundschleimhaut. Habil.-Schr. Gießen 1968. — Koburg, E.: Autoradiographische Untersuchungen zum Nukleinsäurestoffwechsel einzelner Zellarten der Lunge. Verh. dtsch. Ges. Path. **44**, 160—166 (1960). ~ Autoradiographische Untersuchungen zur Zellneubildungsrate an den Epithelien des oberen Respirations- und Verdauungstraktes. Arch. Ohr.-Nas.- u. Kehlk.-Heilk. **180**, 616—621 (1962). — Koburg, E., u. W. Maurer: Autoradiographische Untersuchung mit ^{3}H-Thymidin über die Dauer der Desoxyribonukleinsäure-Synthese und ihren zeitlichen Verlauf bei den Darmepithelien und anderen Zelltypen der Maus. Biochim. biophys. Acta (Amst.) **61**, 229—242 (1962). — Koburg, E., u. B. Schultze: Autoradiographische Untersuchungen mit ^{3}H-Thymidin über die Dauer der DNS-Synthese, der Ruhephase und der Mitose bei proliferierenden Systemen wie den Darmepithelien des Darmes, des Oesophagus und der Cornea der Maus. Verh. dtsch. Ges. Path. **45**, 103—107 (1961). — Kornberg, A.: Biologic synthesis of deoxyribonucleic acid. Science **131**, 1503 (1960). — Kornfeld, W.: Über den Zellteilungsrhythmus und seine Regelung. Arch. Entwickl.-Mech. Org. **50**, 526 (1922). — Krainick, J. U.: Enzyme des Thymidin-Stoffwechsels in Escherichia coli. Inaug.-Diss. Freiburg i. Br. 1966. — Kramsch, D., V. Beck u. W. Oehlert: Einfluß der Äthioninvergiftung und des Nahrungsentzuges auf die DNS-Neubildung in den Wechselgeweben und parenchymatösen Organen der Ratte. Beitr. path. Anat. **128**, 416—444 (1963). — Kreibich, C.: Ätiologie und Pathogenese des Ekzems. Arch. Derm. Syph. (Berl.) **145**, 6—34 (1923). — Kreyberg, L., A. Evensen, and O. H. Iversen: Influence of stress on the diurnal rhythm in the mitotic activity in the epidermis of hairless mice. Acta. path. microbiol. scand. **64**, 176—184 (1965). — Kühn, H. A., u. E. Nägele: Colitis ulcerosa. Ergebn. inn. Med. Kinderheilk. **25**, 165—268 (1967). — Kuroiwa, W. A.: A histochemical study of experimental skin carcinogenesis in mice. Acta med. Nagasaki **29**,

266—272 (1959). — Kurokawa, T., T. Kajitani, and K. Uota: Carcinoma of the stomach in early phase. Tokyo: Nakayama-Shoten 1966.

Ladinsky, J. L., and B. M. Peckham: The kinetics of the generative compartment of the estrogen dependent vaginal epithelium. Exp. Cell Res. 40, 447—455 (1965). — Lang, N., and C. E. Sekeris: Stimulation of RNA-Polymerase activity in rat liver by cortisol. Life Sci. 3, 391—394 (1964). — Lasio, G.: Über Regeneration der Schleimhaut der Harnblase in Beziehung zur operativen Behandlung der chronischen Cystitis. Virchows Arch. path. Anat. 178, 65—81 (1904). — Lasnitzki, I.: The effect of 3,4-Benzpyrene on human foetal lung grown in vitro. Brit. J. Cancer 10, 510—516 (1956). ~ Observation on the effects of condensates from cigarette smoke on human foetal lung in vitro. Brit. J. Cancer 12, 547—552 (1958). ~ The effect of a hydrocarbon-enriched fraction of cigarette smoke condensate on human fetal lung grown in vitro. Cancer Res. 28, 510—516 (1968). — Leblond, C. P.: Classical technics for the study of the kinetics of cellular proliferation. In: The kinetics of cellular proliferation. New York: Grune & Stratton 1959. — Leblond, C. P., R. C. Greulich, and J. P. M. Pereira: Relationship of cell formation and cell migration in the renewal of stratified squamous epithelia. In: Advances in biology of skin, vol. 5. Oxford-London-Edinburgh-New York-Paris-Frankfurt: Pergamon Press 1964. — Leblond, C. P., and B. Messier: Renewal of cells and goblet cells in the small intestine as shown by autoradiography after injection of thymidine-^{3}H in mice. Anat. Rec. 132, 247—259 (1958). — Leblond, C. P., and C. E. Stevens: The constant of the intestinal epithelium in the albino rat. Anat. Rec. 100, 357—378 (1948). — Leblond, C. P., M. Vulpe, and F. D. Bertalanffy: Mitotic activity of epithelium of urinary in albino rats. J. Urol. (Baltimore) 43, 311—313 (1955). — Leblond, C. P., and B. E. Walker: Renewal of cell populations. Physiol. Rev. 36, 255—276 (1956). — Lesch, R., u. W. Oehlert: Regeneration und Fehlreaktion im menschlichen Bronchialepithel. Verh. dtsch. Ges. Path. 50, 155—159 (1966). — Lesch, R., W. Schiessle u. W. Oehlert: Autoradiographische Untersuchungen zur DNS-Synthese an menschlichem Excisionsmaterial aus dem Bronchialbaum. Beitr. path. Anat. 129, 296—306 (1963/64). — Lesher, S.: Chronic irradiation and ageing in mice and rats. In: Radiation & Ageing. London: Taylor & Francis LTD 1966. ~ Effects of single-dose whole-body irradiation on the mouse duodenal crypt cells. Gastrointestinal radiation injury. Excerpta Med. Monographs on nuclear Med. and Biol. 1, 103—110 (1966). ~ Compensatory reactions in intestinal crypt cells after 300 roentgens of cobalt-60 gamma irradiation. Radiat. Res. 32, 510—519 (1967). — Lesher, S., R. J. M. Fry, and H. I. Kohn: Age and the generation time of the mouse duodenal epithelial cell. Exp. Cell Res. 24, 334—343 (1961a). ~ Influence of age on transit time of cell of mouse intestinal epithelium. I. Duodenum. Lab. Invest. 10, 291—300 (1961b). — Lesher, S., L. F. Lamerton, G. A. Sacher, R. J. M. Fry, G. G. Steel, and P. J. Roylance: Effect of continuous gamma irradiation of the generation cycle of the duodenal crypt cells of the mouse and rat. Radiat. Res. 29, 57—70 (1966). — Lesher, S., and G. A. Sacher: Changes in cell proliferation produced by 12 Roentgens of Co^{60} gamma irradiation per day in the intestinal crypt cells of 100-, 400- and 825-day-old BCF mice. Radiat. Res. 30, 654—662 (1967). — Lesher, S., and A. Sallese: Mitotic lag in duodenal crypt cells of X-irradiated mice. (Abstract) Radiat. Res. 22 (1964). — Lesher, S., A. Sallese, and M. Jones: Effects of 1000 R whole-body X-irradiation on DNA synthesis and mitosis in the duodenal crypts of the BCF_1 mice. Z. Zellforsch. 77, 144—146 (1967). — Lesher, S., and H. H. Vogel: A comparative histological study of duodenal damage produced by fission neutrones and ^{60}Co gamma-rays. Radiat. Res. 9, 560—571 (1958). — Lesher, S., H. E. Walburg, and G. A. Sacher: Generation cycle in the duodenal crypt cells of germ-free and conventional mice. Nature (Lond.) 202, 884—886 (1964). — Lettre, H.: Mitosegifte und ihre Beziehungen zu Naturstoffen. Naturwissenschaften 30, 34—40 (1942). — Lettre, H., u. M. Albrecht: Zur Wirkung von B-Phenyläthylaminen auf in vitro gezüchtete Zellen. Hoppe-Seylers Z. physiol. Chem. 271, 200 (1941). — Lever, W. F.: Histopathologie der Haut. Stuttgart: Gustav Fischer 1958. — Levi-Montalcini, R.: Chemical stimulation of nerve growth. In: A symposium on the chemical basis development. Baltimore: Johns Hopkins Univ. Press 1958. — Linzbach, A. J.: Quantitative Biologie und Morphologie des Wachstums einschließlich Hypertrophie und Riesenzellen. In: Handbuch der allgemeinen Pathologie, Bd. VI/1 S. 180—306. Berlin-Göttingen-Heidelberg: Springer 1955.— Lipkin, M., B. Bell, and P. Sherlock: Cell proliferation kinetics in the gastrointestinal tract of man. I. Cell renewal in colon and rectum. J. clin. Invest. 42, 767 (1963). — Lipkin, M., and H. Quastler: Cell population kinetics in the colon of the mouse. J. clin. Invest. 41, 141 (1962). — Lipkin, M., P. Sherlock, and B. Bell: Cell proliferation kinetics in the gastrointestinal tract of man. II. Cell renewal in stomach, ileum, colon and rectum. Gastroenterology 45, 721 (1963). — Lisco, H.: Autoradiographic and histopathologic studies in radiation carcinogenesis of the lung. Lab. Invest. 8, 162—170 (1959). — Lisco, H., and M. P. Finkel: Observations on lung pathology following inhalation of radioactive cerium. Fed. Proc. 8, 360—378 (1949). — Lobitz, W. C., D. Brophy, A. E. Larner, and F. Daniels: Glykogen response in human epidermal basal cells. Arch. Derm. 86, 207—211 (1962). — Lobitz, W. C., and J. B. HOLYOKE: The histochemical response of the human epidermis to controlled injury: glykogen. J. invest. Derm. **22**, 189—198 (1954). — LÖBBECKE, E.-A., B. SCHULTZE u. W. MAURER: Unveröffentlicht. Zit. nach M. EDER, Verh. dtsch. Ges. Path. **50**, 75—90 (1966). — LORAN, M. R., and T. L. ALTHAUSEN: Cellular proliferation of intestinal epithelial in the rat two months after partial resection of the ileum. J. biophys. biochem. Cytol. **7**, 667—672 (1960). — LORAN, M. R., and T. T. CROCKER: Population dynamics of intestinal epithelial in the rat two months after resection of the ileum. J. Cell Biol. **19**, 285—291 (1963). — LUKACS, I.: Untersuchungen zur physiologischen und reparatorischen Regeneration im Tracheobronchialepithel der Ratte. Inaug.-Diss. Freiburg i. Br. 1963.

MARCHAND, F.: Der Prozeß der Wundheilung. Stuttgart: Ferdinand Enke 1901. — MARWAH, A. S., S. P. WEINMANN, and J. MEYER: Effect of chronic inflammation on the epithelial turnover of the human gingiva. Arch. Path. **69**, 147—153 (1960). — MASSHOFF, W.: Die physiologische Regeneration. In: Handbuch der allgemeinen Pathologie, Bd. 6/I. Berlin-Göttingen-Heidelberg: Springer 1955. — MATOLTSY, A. G., A. SCHRAGGER, and M. N. MATOLTSY: Observations on regeneration of the skin barrier. J. invest. Derm. **38**, 251—254 (1962). — MCDONALD, W. C., J. S. TRIER, and W. B. EVERETT: Cell proliferation and migration in the stomach, duodenum and rectum of man. Radioautographic studies. Gastroenterology **46**, 405 (1964). — MCMINN, R. M. H., and F. R. JOHNSON: The repair of artifical ulcers in the urinary bladder of the cat. Brit. J. Surg. **43**, 99—103 (1955). — MELNYK, C. S., R. E. BRANCHER, and J. B. KIRSNER: Colon mucosa response to injury. I. Morphological study. Gastroenterology **51**, 43 (1966). ~ Colon mucosa response to injury. I. Histochemical study. Gastroenterology **51**, 50 (1966). — MERCER, E. H.: The cancer cell. Brit. med. Bull. **18**, 187—192 (1962). — MERKEL, H.: Verdauungsorgane. In: Lehrbuch der speziellen pathologischen Anatomie. Berlin: W. de Gruyter & Co. 1956. — MERRYL, T. G., H. SPRINZ, and A. J. TOUSIMIS: Changes of intestinal absorptive cells during maturation: an electron microscopic study of prenatal, postnatal and adult guinea pig ileum. J. Ultrastruct. Res. **19**, 304—326 (1967). — MESSIER, B., and C. P. LEBLOND: Cell proliferation and migration as revealed by autoradiography after injection of thymidine-H^3 to male rat. Amer. J. Anat. **106**, 247—265 (1960). — MEYER ZUM GOTTESBERGE, A., u. E. KOBURG: Autoradiographische Untersuchungen zur Zellneubildung im Respirationstrakt. Acta oto-laryng (Stockh.) **56**, 353—361 (1963). — MILLER, J. A., and E. C. MILLER: The carcinogenic aminoazo dyes. Advanc. Cancer Res. **1**, 339—396 (1953). — MONTAGNA, W.: The structure and function of skin. New York and London: Academic Press 1962. — MONTAGNA, W., and J. W. WILSON: A cytologic study of the intestinal epithelium of the mouse after total body x-irradiation. J. nat. Cancer Inst. **15**, 1703—1706 (1955). — MUKHERJEE, T. M., and A. W. WILLIAMS: A comparative study of the ultrastructure of microvilli in the epithelium of small and large intestine of mice. J. Cell Biol. **34**, 447—461 (1967). — MURAKAMI, T.: Studies on the histogenesis of early gastric cancer. Acta path. jap. **2**, 10—22 (1952). ~ On the point of the development of stomach cancer. In: The morphological Precursors of Cancer. Proc. int. Conf. Perugia 1961. — MYHRE, E.: Regeneration of fundic mucosa in rats. I. Effect of estrone and of castration. Arch. Path. **62**, 30—36 (1956). ~ Regeneration of the fundic mucosa in rats. III. Further studies on the effect corticotropin and cortisone and of stress. Arch. Path. **68**, 134—137 (1959). ~ Regeneration of the fundic mucosa in rats. V. An autoradiographic study on the effect of cortisone. Arch. Path. **70**, 476—485 (1960).

NAGATA, I., K. SOTOU, Y. MISONOU, and Y. MIURA: Effect of estrogen on the uterine cancer induced by 20-methylcholanthrene (from the autoradiographic observation). Gann **57**, 403—412 (1966). — NAKAI, T., and P. SHUBIK: Autoradiographic localization of tissue tritiated 7,12-dimethylbenz (a) anthracene in mouse skin 24 and 48 hours after single application. J. nat. Cancer Inst. **33**, 887—895 (1964). — NEEDHAM, A. E.: Regeneration and wound healing. London: Methuen 1952. ~ Regeneration and growth. In: W. W. NOWINSKI (ed.), Fundamental aspects of normal and malignant growth. Amsterdam-London-New York-Princeton: Elsevier Publ. Co. 1960. — NETTESHEIM, P., u. W. OEHLERT: Die Wirkung des Wachstumshormons auf die DNS-Synthese in den Wechselgeweben der weißen Maus. Beitr. path. Anat. **126**, 395—412 (1962). ~ Die Wirkung des Wachstumshormons auf die parenchymatösen Organe der weißen Maus unter besonderer Berücksichtigung der Leber. Beitr. path. Anat. **127**, 193—212 (1962). — NEUMANN, E.: Die Metaplasie des fetalen Oesophagusepithels. Fortschr. Med. **15**, 366—372 (1897). ~ Zur Frage der Epithelmetaplasie im embryonalen Oesophagus. Arch. mikr. Anat. **73**, 744—749 (1909). — NIKLAS, A., u. W. OEHLERT: Autoradiographische Untersuchungen der Größe des Eiweißstoffwechsels verschiedener Organe, Gewebe und Zellarten. Beitr. path. Anat. **116**, 92—123 (1956). — NISKANEN, K. O.: Observations on metaplasia of the bronchial epithelium and its relation to carcinoma of the lung; pathoanatomical and experimental researches. Acta path. microbiol. scand., Suppl. **80**, 9—80 (1949). — NÖDL, F.: Zur Histopathogenese der sog. Myoblastenmyome. Arch. klin. exp. Derm. **203**, 323—338 (1958).

OBERDIECK, G.: Über Epithel und Drüsen der Harnblase. Preisschrift Göttingen 1884. (Zit. nach DOGIEL.) — OBERSTEINER, H.: Die Harnblase und die Ureteren. In: Handbuch der Lehre von den Geweben des Menschen und der Thiere, S. 517—521, hrsg. von S. STRICKER. Leipzig: Engelmann 1871. — ODLAND, G. F.: The fine structure of the interrelationship of in the human epidermis. J. biophys. biochem. Cytol. **4**, 529—539 (1958). — OEHLERT, W.: Der Mechanismus der physiologischen Regeneration und der Hyperplasie nach autoradiographischen Untersuchungen. Verh. dtsch. Ges. Path. **45**, 89—193 (1961). ~ Autoradiographische Untersuchungen zur physiologischen, reparativen und pathologischen Regeneration. Radioaktive Isotope in Klinik und Forschung, Bd. V, S. 525—544. München und Berlin: Urban & Schwarzenberg 1963. ~ The mechanism of regeneration, hyperplasia and cancerization. Acta Un. int. Cancr. **19**, 605—606 (1963). ~ Die Veränderungen der Parenchymzellen auf dem Wege von der Normalzelle bis zur Krebszelle. Hippokrates (Stuttg.) **35**, 577—587 (1964). ~ Die Steuerung der Regeneration im mehrschichtigen Plattenepithel. Verh. dtsch. Ges. Path. **50**, 90—119 (1966). ~ Autoradiographische Untersuchungen zum Verteilungsmuster und der Verweildauer radioaktiv markierter Carcinogene in der Mäuseepidermis. Arch. klin. exp. Derm. **227**, 385—389 (1966). — OEHLERT, W., u. P. BLOCK: Der Mechanismus und zeitliche Ablauf der reparativen Regeneration in Geweben mit post- und intermitotischem Zellbestand. Verh. dtsch. Ges. Path. **46**, 333—340 (1962). — OEHLERT, W., u. TH. BÜCHNER: Mechanismus und zeitlicher Ablauf der physiologischen Regeneration im mehrschichtigen Plattenepithel und in der Schleimhaut des Magen-Darm-Traktes der weißen Maus. Beitr. path. Anat. **125**, 374—402 (1961). — OEHLERT, W., and J. COTE: Developmental stages of mouse squamous cell carcinoma. In: The morphological precursors of cancer. Perugia 1961. — OEHLERT, W., J. COTÉ u. F. BÜCHNER: Autoradiographische Untersuchungen zur Cancerisierung der Epidermiszelle der Mäusehaut nach Methylcholanthren-Pinselung. Beitr. path. Anat. **125**, 280—303 (1961). — OEHLERT, W., u. D. GRIMM: Das Verteilungs- und Einbaumuster radioaktiv markierter Carcinogene in der Mäuseepidermis nach lokaler Applikation. Z. Krebsforsch. **68**, 14—24 (1966). — OEHLERT, W., J. KARASEK u. H. BERTELMANN: Untersuchungen zur normalen und gesteigerten Zellneubildung im mehrschichtigen Plattenepithel der Schweineepidermis. Beitr. path. Anat. **134**, 395—417 (1966). — OEHLERT, W., u. B. v. PEIN: Die Ribonukleinsäure- und Eiweißneubildung der Epidermiszelle der Maus während der experimentellen Cancerisierung und im Carcinom. Beitr. path. Anat. **128**, 300—333 (1966). — ORR, J. W.: The Changes antecedent to tumour formation during the treatment of mouse skin with carcinogenic hydrocarbons. J. Path. Bact. **46**, 495—515 (1938). — OSGOOD, E. E.: A unifying concept of the etiology of the leukemias, lymphomas and cancers. J. nat. Cancer Inst. **18**, 155—166 (1957). ~ Regulation of cell proliferation. In: F. STOHLMAN, The kinetics of cellular proliferation. New York: Grune & Stratton 1959. — OTTO, H.: Die Bewertung des metaplastischen Bronchialepithelregenerates. Beitr. path. Anat. **117**, 397—424 (1957). — OTTO, H., u. H. WAGNER: Beiträge zur Frage der Regeneration des Bronchialepithels. Beitr. path. Anat. **116**, 436—460 (1956).

PADYKULA, H. A.: Recent functional interpretations of intestinal morphology. Fed. Proc. **21**, 873—879 (1962). — PADYKULA, H. A., E. W. STRAUSS, A. J. LADMAN, and F. H. GARDNER: A morphologic and histochemical analysis of the human jejunal epithelium in nontropical sprue. Gastroenterology **40**, 735 (1961). — PAPANICOLAOU, G. N., and KOPROWSKA: Carcinoma in situ of the right lower bronchus. A case report. Cancer (Philad.) **4**, 141—146 (1951). — PECKHAM, B., H. BARASH, J. EMLEN, W. KIEKHOFER, and J. LADINSKY: Changes in vaginal cellular activity elicited by varying doses natural and synthetic estrogens. Exp. Cell Res. **30**, 339—343 (1963). — PETRY, G., u. H. AMON: Die funktionelle Struktur des Harnblasenepithels und ihre Bedeutung für die urologische Cytodiagnostik. Klin. Wschr. **44**, 1371—1379 (1966). — PFITZNER, W.: Beobachtung über weiteres Vorkommen der Karyokinese. Arch. mikr. Anat. **20**, 127—144 (1882). — PILGRIM, C., W. ERB, and W. MAURER: Diurnal fluctuations in the numbers of DNA synthesizing nuclei in various mouse tissues. Nature (Lond.) **199**, 863 (1963). — PILGRIM, C., W. LANG u. W. MAURER: Autoradiographische Untersuchungen der Dauer der S-Phase und des Generationszyklus der Basalepithelien des Ohres der Maus. Exp. Cell Res. **44**, 129—138 (1966). — PILGRIM, C., K. J. LENNARTZ, K. WEGENER, S. HOLLWEG u. W. MAURER: Autoradiographische Untersuchung über tageszeitliche Schwankungen des ^{3}H-Index und des Mitose-Index bei Zellarten der ausgewachsenen Maus, des Ratten-Fetus sowie bei Aszites-Tumorzellen. Z. Zellforsch. **68**, 138—154 (1965). — PILGRIM, C., u. W. MAURER: Autoradiographische Bestimmung der DNS-Verdoppelungszeit verschiedener Zellarten von Maus und Ratte bei Doppelmarkierung mit ^{3}H- und ^{14}C-Thymidin. Naturwissenschaften **49**, 544—545 (1962). ~ Autoradiographische Untersuchungen über die Konstanz der DNS-Verdoppelungsdauer bei Zellarten von Maus und Ratte durch Doppelmarkierung mit ^{3}H- und ^{14}C-Thymidin. Exp. Cell Res. **37**, 183—199 (1965). — PILLAI, P. A., and A. GAUTIER: A preliminary note on the electron microscopy of induced epidermal hyperplasia in the mouse. Oncologia (Basel) **13**, 303—310 (1960). — PINKUS, H.: Examination of the epidermis by the strip method of removing horny layers. I. Observations on the thickness of the horny layer and mitotic activity after stripping. J. invest. Derm. **16**, 383—388 (1951). ~ Examination of the epidermis by the strip method. II. Biometric data on regeneration of the human epidermis. J. invest. Derm. **19**, 431—441 (1952). — PINKUS, H., and R. HUNTER: The direction of the mitotic axis in human epidermis. Arch. Derm. **94**, 351—354 (1966). — PINKUS, H., and C. H. STEELE: Structure and dynamics of the human epidermis. A.M.A. Scientific exhibits. New York: Grune & Stratton 1956. — PITOT, H. C., and CH. HEIDELBERGER: Metabolic regulators circuits and carcinogenesis. Cancer Res. **23**, 1694—1700 (1963). — POTTER, V. R.: Enzyme studies on the deletion hypothesis of carcinogenesis. In: The molecular basis of neoplasia. Austin: Universites Texas Press 1962. — PROP, F. J. A., and S. E. A. M. HENDRIX: Effect of insulin on mitotic rate in organ cultures of total mammary glands of the mouse. Exp. Cell Res. **40**, 277—281 (1965). — PUKHALSKAYA, E. CH.: Serotonin induced of regeneration and of cell division in tadpoles. In: L. D. LIOSNER and V. N. DOBROKHOTOV (eds.), Regeneration and cell division in animals, p. 200. Moskau: Publ. House „Science" 1964. — PULLINGER, B. D.: The first effects on mouse skin of some polycyclic hydrocarbons. J. Path. Bact. **50**, 463—471 (1940). ~ Correlation between carcinogenic potency and the first skin reaction to certain hydrocarbons. J. Path. Bact. **53**, 287—288 (1941).

QUASTLER, H., and F. G. SHERMAN: Cell population kinetics in the intestinal epithelium of the mouse. Exp. Cell Res. **17**, 420—438 (1959).

REICH, H.: Der Abrikosofftumor. Hautarzt **9**, 71—77 (1958). — RHODIN, J.: Ultrastructure of human skin. J. Pediát (Rio de J.) **66**, Suppl. 171—177 (1966). — RHODIN, J., and T. DALHAMN: The ultrastructure of the epithelial cells in the trachea of the albino rat. J. appl. Physiol. **25**, 1463—1469 (1954). ~ Electron microscopy of the tracheal ciliated mucosa in rat. Z. Zellforsch. **44**, 345—412 (1956). — RIBBERT, H.: Das pathologische Wachstum der Gewebe bei der Hypertrophie, Regeneration, Entzündung und Geschwulstbildung. Bonn: Friedrich Cohen 1896. — RICHART, R. M.: A radioautographic analysis of cellular proliferation in dysplasia and carcinoma in situ of the uterine cervix. Amer. J. Obstet. Gynec. **86**, 925 (1963). — ROHRBACH, R., E. HECKER u. W. SANDRITTER: Cytophotometrische Messungen des DNS-Gehaltes der Epidermis nach unspezifischen, cocarcinogenen und carcinogenen Reizen. Z. Zellforsch. **70**, 211—221 (1968). — ROLSHOVEN, E.: Über die Reifungsteilungen bei der Spermatogenese mit einer Kritik des bisherigen Begriffes der Zellteilungen. Verh. anat. Ges. (Jena) **49**, 189 (1951). — RUSCH, H. P.: Carcinogenesis: a fact of living processes. Cancer Res. **14**, 407—414 (1954).

SANDRITTER, W., A. SEIDEL, D. KLEINHANS, I. PADDAGS u. W. DONTENWILL: Messungen des DNS-Gehaltes an menschlichen und tierexperimentellen Bronchialepithelmetaplasien. Z. Krebsforsch. **67**, 69—79 (1965). — SAWICKI, W., J. ROWINSKI, W. MACIEJEWSKI, and K. KWARECKI: Kinetics of proliferation and migration of epithelial cells in the guinea pig colon. Exp. Cell Res. **50**, 93—103 (1968). — SCHAAF, F., u. F. GROSS: Die Reaktion der Haut gegenüber äußerlich applizierten Stoffen. Dermatologica (Basel) **106**, 170—174 (1953a). ~ Tierexperimentelle Untersuchungen mit Salben und Salbengrundlagen. Dermatologica (Basel) **106**, 357—361 (1953b). — SCHAPER, A., u. C. COHEN: Beiträge zur Analyse des tierischen Wachstums. II. Über zellproliferatorische Wachstumszentren und deren Beziehungen zu Regeneration und Geschwulstbildung. Arch. Entwickl.-Mech. Org. **19**, 348—445 (1905). — SCHILLI, W., W. HAMANN, I. ADRIAN u. W. OEHLERT: Die Krebsentstehung in der Mundhöhle. I. Autoradiographische Untersuchungen zur Regeneration und zur Aufnahme von radioaktiv markiertem Benzpyren im Mundhöhlenepithel des Goldhamsters. Arch. oral. Biol. **12**, 701—712 (1967). — SCHOENHEIMER, R.: The dynamic state of body constituents. Harvard Univ. Monograph in Med. and Public Health, 3. Harvard: Harvard University Press 1949. — SCHOENHEIMER, R., S. RATNER, and D. RITTENBERG: Studies in protein metabolism. X. The metabolic activity of body proteins investigated with l(—)-leucine containing two isotopes. J. biol. Chem. **130**, 703—707 (1939). — SCHOENHEIMER, R., and D. RITTENBERG: Deuterium as an indicator in the study of intermediary metabolism. III. The role of the fat tissues. J. biol. Chem. **111**, 175—181 (1935). ~ Deuterium as an indicator in the study of intermediary metabolism. VIII. Hydrogenation of fatty acids in the animal organism. J. biol. Chem. **117**, 485—489 (1937). — SCHREIBER, H.: Untersuchungen zur Regeneration des normalen und strahlengeschädigten Harnblasenepithels der Ratte. Inaug.-Diss. Freiburg i. Br. 1968. — SCHRIDDE, H.: Die Entwicklungsgeschichte des menschlichen Speiseröhrenepithels und ihre Bedeutung für die Metaplasielehre. Wiesbaden: J. F. Bergmann 1907. ~ Die ortsfremden Epithelgewebe des Menschen. Jena: Gustav Fischer 1909. — SCHULTZ, H.: Die submikroskopische Anatomie und Pathologie der Lunge. Berlin-Göttingen-Heidelberg: Springer 1959. — SCHULTZE, B., and W. OEHLERT: Autoradiographic investigation of incorporation of ^{3}H-thymidin in cells of different tissues of the rat. Science **131**, 737—738 (1960). — SCOTT, E. J. VAN: Reaction patterns of normal and neoplastic epithelium. In: Advances in biology of skin, vol. 7, p. 75—86. Oxford-London-Edinburgh-New York-Toronto-Paris-Braunschweig: Pergamon Press 1966. — SCOTT, E. J. VAN, and R. P. REINERTSON: Morphologic and physiologic effects of chemotherapeutic agents in psoriasis. J. invest. Derm. **33**,

357—369 (1959). ~ The modulating influence of stromal environment on epithelial cells studied in human autotransplants. J. invest. Derm. **36**, 109—131 (1961). — SEILERN-ASPANG F., u. K. KRATOCHWIL: Experimentelle Analyse der Kontrollfaktoren, die für die Proliferation des Epithels und maligner epithelialer Tumoren von Triturus maßgeblich sind. Arch. Geschwulstforsch. **21**, 113—124 (1963). — SETÄLÄ, K., E. E. NISKANEN, L. MERENMIES, M. NYHOLM, and L. STJERNVALL: Mechanism of experimental tumorigenesis. VI. Ultrastructural alterations in mouse epidermis caused by locally applied carcinogen and dipole-type tumor promoter. J. nat. Cancer Inst. **25**, 1155—1189 (1960). ~ Mechanism of experimental tumorigenesis. VIII. Ultrastructural alterations in mouse epidermis by carcinogen administered orally. J. nat. Cancer Inst. **26**, 985—1009 (1961). — SETÄLÄ, K., O. NYSSÖNEN, B. LINDROS u. E. E. NISKANEN: Verlängerte Lebensdauer der Tochterzellen bzw. herabgesetzte Mitoserate der Basalzellen als Ausdruck des Carcinogeneffekts in Mäuseepidermis. Naturwissenschaften **48**, 673—674 (1961). — SHERMAN, F. G., and H. QUASTLER: DNA-synthesis in irradiated intestinal epithelium. Exp. Cell Res. **19**, 343—360 (1960). — SHERMAN, F. G., H. QUASTLER, and D. R. WIMBER: Cell population kinetics in the ear epidermis of mice. Exp. Cell Res. **25**, 114—119 (1961). — SHORTER, R. G., J. L. TITUS and M. B. DIVERTIE: Cell turnover in the respiratory tract. Dis. Chest **46**, 138—142 (1964). — SISKEN, J. E., L. MORASCA, and S. KIBBY: Effects of temperature on the kinetics of the mitotic cycle of mammalian cells in culture. Exp. Cell Res. **39**, 103—116 (1965). — SKAEGGESTAD, O.: Experimental epidermal hyperplasia in mice. Relation to carcinogenesis. Norwegian Monographs on Medical Science. Oslo 1964. — SMOLKA, H., u. H. J. SOOST: Grundriß und Atlas der gynäkologischen Zytodiagnostik. Stuttgart: Georg Thieme 1965. — SPENCER, H., and R. G. SHORTER: Cell turnover in pulmonary tissue. Nature (Lond.) **194**, 880 (1962). — STEIGLEDER, G. K., u. O. GANS: Pathologische Reaktionen in der Epidermis. In: Handbuch der Haut- und Geschlechtskrankheiten, Bd. II: Normale und pathologische Anatomie der Haut, hrsg. von O. GANS u. G. K. STEIGLEDER. Berlin-Göttingen-Heidelberg-New York: Springer 1964. — STEIGLEDER, G. K., H. NICKLAS u. Y. KAMEI: Die Epithelveränderungen beim Histiocytom, ihre Genese und ihr Erscheinungsbild. Derm. Wschr. **146**, 457—468 (1962). — STEVENS, C. E., and C. P. LEBLOND: Renewal of the mucous cells in the gastric mucosa of the rat. Anat. Rec. **115**, 231—236 (1953). — STRUWE, F. E.: Über Metaplasien der Bronchialschleimhaut bei Fällen von Bronchialcarcinom. Beitr. path. Anat. **122**, 57—79 (1960). — SULZBERGER, M. B., and F. HERRMANN: Some new observations on the biology of the skin surface. Arch. Derm. **81**, 235—244 (1960). — SVEJDA, J.: Histological changes in the bronchial epithelium as a possible precancerous stage and their relation to the cytodiagnosis of bronchiolar cancer. In: The morphological precursors of cancer. Proc. Int. Conf. Perugia 1961.

TAKAYAMA, S., and K. OOTA: Correlative histochemical and autoradiographical studies on the mouse skin after the painting with tritium labeled 4-nitroquinolin. Gann **52**, 321—326 (1961). — TAYLOR, J. H.: Control mechanisms for chromosome reproduction in the cell cycle. In: R. J. C. HARRIES (ed.), Cell growth and cell division. London: Academic Press 1963. — TEIR, H., A. SCHAUMAN, and B. SUNDELL: Mitotic ratio and colchicine sensitivity of the stomach epithelium of the white rat. Acta anat. (Basel) **16**, 233—239 (1952). — TOLEDO, J. D.: Subakute und chronische Gastritis bei der Katze durch Magensaft nach rezidivierender Histamininjektion. Beitr. path. Anat. **119**, 263—384 (1958). ~ Die Cytogenese des Vormagencarcinoms der Ratte durch N-Methyl-N-Nitrosourethan. Beitr. path. Anat. **131**, 63—120 (1965). — TOTO, P. D., and G. OJHA: Generation cycle of oral epithelium in mice. J. dent. Res. **41**, 388—391 (1962). — TROTT, J. R., and S. L. GORENSTEIN: Mitotic rates in the oral and gingival epithelium of the rat. Arch. oral. Biol. **8**, 425—434 (1963). — TSANEV, R., and B. SENDOV: Computer studies on the mechanisms controlling cellular proliferation. Effects of radiation on cellular proliferation and differentiation. Int. Atom. Energy Agency, Wien 1968.

VASILIEV, J. M., and V. I. GUELSTEIN: Sensitivity of normal and neoplasic to the damaging action of carcinogenic substance: a review. J. nat. Cancer Inst. **31**, 1123—1152 (1963).

WALKER, B. E.: Polyploidy in transitional epithelium of the bladder in mice. Anat. Rec. **121**, 379 (1955). ~ Polyploidy and differentiation in transitional epithelium of mouse urinary bladder. Chromosoma (Berl.) **9**, 105—118 (1958). ~ Radioautographic observations on regeneration of transitional epithelium. Tex. Rep. Biol. Med. **17**, 375—384 (1959). ~ Renewal of cell populations in female mouse. Amer. J. Anat. **107**, 95—106 (1960). — WALLENIUS, K.: Experimental oral cancer in the rat. Acta path. microbiol. scand., Suppl. **180**, 1—91 (1966). — WARREN, S. L., and G. H. WHIPPLE: Roentgen ray intoxication. I. Unit dose over thorax negative; over abdomen le epithelium of small intestine sensitive to x-rays. J. exp. Med. **35**, 187—202 (1922a). ~ Roentgen ray intoxication. III. Speed of autolysis of various body tissues after lethal x-ray of the small intestine. J. exp. Med. **35**, 213—224 (1922b). ~ Roentgen ray intoxication. IV. Intestinal lesions and acute intoxication produced by radiation in a Variety of animals. J. exp. Med. **38**, 741—752 (1923). — WATANABE, Y., and M. IKEDA: Isolation and characterization of the division protein in Tetrahymena pyriformis. Exp. Cell

Res. **39**, 443—452 (1965). ~ Further confirmation of „Division Protein" fraction in Tetrahymena pyriformis. Exp. Cell Res. **39**, 464—469 (1965). — WATSON, W. L., and J. W. BERG: Oat-cell lung cancer. Cancer (Philad.) **15**, 759—768 (1962). — WEGENER, K., S. HOLLWEG u. W. MAURER: Autoradiographische Bestimmung der DNS-Verdoppelungszeit und anderer Teilungsphasen des Zellcyklus bei fetalen Zellarten der Ratte. Z. Zellforsch. **63**, 309—326 (1964). — WEISS, P.: Biological aspects of wound healing. In: Wound healing and tissue repair. Chicago: Chicago University Press 1961. ~ The biological foundations of wound repair. Harvey Lect. **55**, 13—42 (1961). — WEISS, P., and J. R. KAVANAU: A model of growth and growth control on mathematical terms. J. gen. Physiol. **41**, 1—47 (1957). — WIEBECKE, B., M. EDER u. R. HEYBOWITZ: Änderungen der Epithelregeneration der Dünndarmschleimhaut der Maus im Hungerzustand. Verh. dtsch. Ges. Path. **52**, 446—449 (1968). — WIERNIK, G.: Radiation damage and repair in the human jejunal mucosa. J. Path. Bact. **91**, 389—393 (1966). — WIEST, W. G., and CH. HEIDELBERGER: The interaction of carcinogenic hydrocarbons with tissue constituents. II. 1,2,5,6-dibenzanthracene-9, 10-C in skin. Cancer Res. **13**, 250—254 (1953). — WILLIAMS, M. G., and R. HUNTER: Studies on epidermal regeneration by means of the strip method. J. invest. Derm. **29**, 407—413 (1957). — WINTER, G. D.: Movement of epidermal cells over the wound surface. In: Advances in biology of skin, vol. 5, p. 113—127. Oxford-London-Edinburgh-New York-Paris-Frankfurt: Pergamon Press 1964. — WOLBACH, S. B.: Responses to carcinogenic chemicals antecedent to tumor formation. Amer. J. Path. **13**, 662—663 (1937). — WOLF, J.: Die innere Struktur der Zellen des Stratum desquamans der menschlichen Epidermis. Z. mikro-anat. Forsch. **46**, 170—181 (1939). — WOZNIAK, L., u. A. WRANICZ: Das Verhalten der Mastzellen bei Präcancerosen und epithelialen Geschwülsten der Haut. Hautarzt **19**, 158—163 (1968).

ZELICKSON, A. S., and J. F. HARTMANN: An electron microscope study of human epidermis. J. invest. Derm. **36**, 65—72 (1961). — ZEUTHEN, E.: Biological structure and function. II. London: Academic Press 1961. — ZOLLINGER, H. U.: Radio-Histologie und Radio-Histopathologie. In: Handbuch der allgemeinen Pathologie, Bd. X/1, S. 127. Berlin-Göttingen-Heidelberg: Springer 1960. ~ Die Wundheilung vom Standpunkt der pathologischen Anatomie. Helv. chir. Acta **29**, 181—207 (1962). ~ Niere und ableitende Harnwege. In: Spezielle pathologische Anatomie, hrsg. von W. DOERR u. E. UEHLINGER, Bd. 3. Berlin-Heidelberg-New York: Springer 1966.

Orthologie und Pathologie der Knochenmarkregeneration*

Von

T. M. Fliedner und W. Calvo**, Ulm

Mit 49 Abbildungen

I. Vorbemerkungen über die Phylogenese, Ontogenese, Verteilung und Struktur des normalen Knochenmarkes

1. Phylogenese und Ontogenese

Für das Thema der *Knochenmark*regeneration ergibt sich aus der phylogenetischen Betrachtung, daß sie in gewisser Weise unabhängig von der Frage der *Blutzell*regeneration bewertet werden muß und kann. Aus der Klinik ist bekannt, daß sich Blutzellen unter pathologischen Bedingungen aus extramedullären Geweben (Milz, Leber, Organe des reticulo-histiocytären Systems) regenerieren können. Eine solche extramedulläre Blutbildung ist bei bestimmten Säugern physiologisch (z.B. Mäuse, Ratten) und kann in der Regenerationsphase nach Ganzkörperbestrahlung sogar verstärkt sein. Weiterhin ist heute sichergestellt, daß die Blutbildung des Knochenmarkes durch im Blut zirkulierende Stammzellen wieder in Gang gesetzt werden kann, falls diese durch Einwirkung cytotoxischer Noxen ausgeschaltet worden war. Andererseits wird unter physiologischen Bedingungen bei höheren Säugern (Hund, Affe, Mensch) das Fließgleichgewicht des Erythrocyten-, Granulocyten- und Thrombocytenspiegels durch eine ständige Knochenmarkregeneration aufrechterhalten.

Die phylogenetische Betrachtung der Blutzellbildung ist aber noch aus einem anderen Grunde von Interesse: auch heute ist das Problem der Stammzelle(n) der blutzellbildenden Systeme bei den höheren Säugern und beim Menschen ungelöst. Möglicherweise regeneriert sich die Blutzellbildung unter den physiologischen Bedingungen des Fließgleichgewichtes („steady state equilibrium") aus einem sich rasch umsetzenden Stammzellenspeicher, während sie sich unter pathologischen Bedingungen bei vorhergehender cytotoxischer Schädigung aus einem viel primitiveren, hinsichtlich der Zellteilungsaktivität ruhenden Stammzellenspeicher erneuert. Die Untersuchung der Blutzellbildung bei den verschiedenen Arten der Tierwelt zeigt nun, daß es offenbar ein Muttergewebe gibt, aus dem sich die Blutzellen bei allen Tierarten, Wirbellosen wie Wirbeltieren, ableiten: das Mesenchym. Schon bei den Wirbellosen erscheint ein Zelltyp, den man als „freie" mesenchymale Zelle mit dem morphologischen Bild einer „mononucleären Zelle" charakterisieren kann. Sie wurde von Jordan (1938) als „small lymphocyte-like cell" bezeichnet, und andere Autoren wählten Namen wie „lymphoide Stammzelle", „Amoebocyt", „Hämocytoblast", „mesamöboide Zelle", „hyaliner Leukocyt" und „lymphoider

* Mit Unterstützung des Euratom-Vertrages „Strahlenhämatologie". Herrn Dr. med. K. D. Meyer-Hamme danken wir für die intensive Mitarbeit an der Vorbereitung des Manuskriptes.

** Abteilung für Klinische Physiologie, Zentrum für Klinische Grundlagenforschung der Universität Ulm und Abteilung Biologie der Gemeinsamen Forschungsstelle der Europäischen Atomgemeinschaft (EURATOM).

Hämoblast". Alle Autoren scheinen sich in der funktionellen Kapazität dieser Zellen einig zu sein: amöboide Beweglichkeit, Phagocytosefähigkeit und intensive mitotische Proliferation. Damit aber erscheint es nicht berechtigt, sie als „typical small lymphocyte" zu bezeichnen, da typische Zellen des lymphatischen Apparates mit immunologischen Kompetenzen erst, aber immerhin schon bei Cyclostomen (Hexenfisch: Eptatretus stouti) auftreten. Jene sind eher mit UNDRITZ (1946a) als „Monocyten" zu bezeichnen. Der „Monocyt" ist eine polymorphe Zellart: er ändert sein Aussehen je nach seiner funktionellen Beanspruchung. Im gesunden menschlichen Blut kommen nur Monocyten von gleicher Größe und Gestalt vor, aber schon beim Embryo und Fetus wie auch bei sehr vielen Vertebraten und Evertebraten sind die verschiedenen Formen der Monocyten im Blut zu finden, alle aber, morphologisch gesehen, als „mononucleäre Zellen" von verschiedener Gestalt.

Obwohl also schon seit Jahren die Frage der morphologischen Identifizierung der Stammzellen als Ursprung der Knochenmarkregeneration im Rahmen der vergleichenden Zellphysiologie erörtert wurde, blieb sie doch bis heute ungeklärt, obgleich — wie dieses Kapitel zeigen wird — viele neue experimentelle Methoden zu ihrer Beantwortung entwickelt wurden.

Auch die Ontogenese des Knochenmarkes liefert Beiträge zum Problem der Markregeneration. In dieser Phase der Markentwicklung bilden sich die Zellerneuerungssysteme aus einfachen Bausteinen, den Zellen, die dann im erwachsenen Organismus — jedenfalls bis zu einem gewissen Grad — unabhängig voneinander gesteuert werden. Knochenmark entsteht im Säugetierorganismus und beim Menschen erst relativ spät, und zwar im Zusammenhang mit der Entwicklung des Skeletsystems aus dessen knorpeliger in die knöcherne Form. Wie aus Abb. 1 ersichtlich ist, tritt Knochenmark beim menschlichen Feten als 3. Phase der Blutzellbildung erst vom 4.—5. Monat der Schwangerschaft an in Erscheinung[1]. Zu dieser Zeit werden in der Leber noch Blutzellen gebildet (2. oder hepatische Phase), lange nachdem die 1. Phase (mesoblastische Phase) der Bildung der ersten Blutzellen vorbei ist. Die erste Knochenmarkbildung im Femur und Humerus bei anderen Säugern tritt in verschiedenen embryonalen Entwicklungsstadien auf: Kaninchen (Länge 26—33 mm, 17—18 Tage alt), Meerschweinchen (Länge 25 bis 28 mm), Ratte (Länge 19 mm), Katze (Länge 35—38 mm). Aufgrund der Untersuchungen von KIYONO und NAKANOIN (1919) kann als gesichert gelten, daß die Knochenmarkentwicklung im Prinzip bei allen Säugerarten wie auch in allen Skeletabschnitten gleich abläuft. Am besten allerdings läßt sich die Markentwicklung in der Diaphyse langer Röhrenknochen rekonstruieren. In den knorpeligen Skeletstücken gehen zu bestimmten Zeiten der Entwicklung Knorpelzellen in der durch eine dünne Knochenlamelle vom nutritiven Gewebe abgeschlossenen Diaphyse zugrunde, es kommt hier und da zu Penetrationen dieser Lamelle mit Zelleinstülpung aus der ursprünglich längs (in der Längsrichtung des Knorpelstückes) gerichteten Schicht mesenchymaler Zellen des Perichondriums. In dieser „Keimschicht" (Perichondral-Periostal-Membran) finden sich unter den Mesenchymzellen viele Zellen in Mitose sowie zarte Fibrillen. An der Oberfläche des Knochens erscheinen große basophile Osteoblasten, offenbar Umformungsprodukte der Mesenchymzellen (osteogene Schicht des Perichondriums). Die genannten Autoren sowie MAXIMOW (1927) wiesen auf „Wanderzellen" hin, die immer in diesem mesenchymalen Gewebe vorhanden sind, bevor es in die Knorpelhöhle eintritt. Morphologisch werden diese Zellen als „lymphoid" beschrieben (ein schmaler Rand von basophilem Cytoplasma, großer blasiger Kern, mehrere Nu-

---

[1] KNOLL 1950.

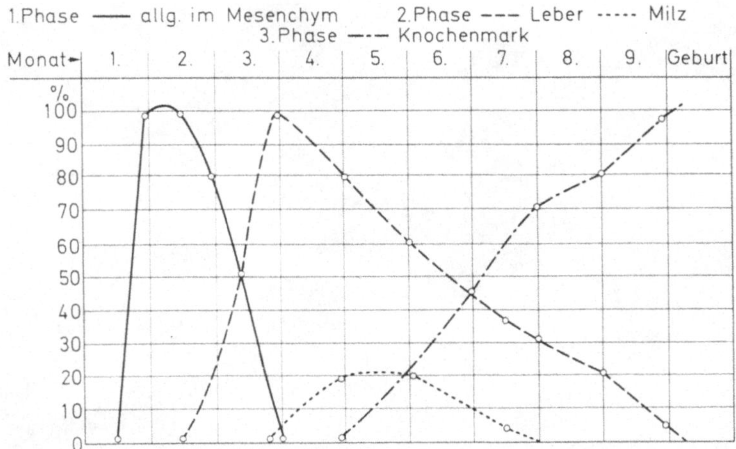

Abb. 1. Entwicklungsphasen der Blutzellbildung während der Embryonalzeit des Menschen. (Nach KNOLL: Die embryonale Blutbildung beim Menschen. St. Gallen: Zollikofer 1950)

cleoli) oder andere als „histiocytär" (ein breiteres Cytoplasma, blaß basophil, mit Vacuolen besetzt, relativ kleiner, irregulär gefalteter Kern) mit vielen Übergängen. Inwieweit man diese ersten Knochenmarkzellen als „Stammzellen" bezeichnen könnte, soll dahingestellt bleiben. Auf alle Fälle sind es die Ursprungszellen des blutzellbildenden Markparenchyms. Nach Bildung eines Gerüstes von Knochenmarkgefäßen und -nerven bilden sich vor allen Dingen 3 Typen hämatopoetischer Vorstufen heraus, allerdings mit vielen Übergängen untereinander. Als erstes sollen größere Zellen mit einem schmalen Saum von basophil anfärbbarem Cytoplasma und einem blassen, großen Zellkern mit großen Nucleoli erwähnt werden. Diese Zellen nannte MAXIMOW „Hämocytoblasten". Der zweite Zelltyp ist eine kleinere Zelle mit einem dunklen, eingebuchteten oder gefalteten Kern und einem schmalen, blassen Cytoplasmasaum. MAXIMOW nannte diesen Typ „kleinere Lymphocyten", war sich aber wohl bewußt, daß diese nicht mit den immunologisch bedeutsamen Lymphocyten des Blutes identisch sind, und wandte dann auch synonym den Begriff „Mikromyeloblast" oder „Mikrohämocytoblast" an.

Zum dritten Zelltyp gehören amöboid bewegliche Zellen mit starken Größenunterschieden, leicht acidophilem, gelegentlich vacuolisierten Cytoplasma und relativ kleinem, häufig exzentrischen Kern, der unregelmäßig gefaltet sein kann, ohne auffällige Nucleoli. Diese Zellen werden zur Gruppe der „histiocytären Wanderzellen" oder Histiocyten gerechnet. Nach Ansicht von MAXIMOW entstehen die Blutzellvorstufen im Mark nicht aus den Blutgefäßendothelien, sondern aus den Wanderzellen. Ein Beweis dafür ist jedoch bisher nicht erbracht.

Diese ausgedehnten morphologischen Studien der früheren Hämatologen und Embryologen wurden kürzlich an Rattenfoeten und neugeborenen Ratten wieder aufgegriffen[2] im Zusammenhang mit dem Versuch der cytokinetischen Charakterisierung der Regeneration der sich entwickelnden Hämatopoese mit einer neuen Methode der „kompletten Zellmarkierung" neugeborener Tiere[3]. Aus diesen Untersuchungen geht einerseits hervor, daß die vasculäre und die nervale Versorgung des Knochenmarkes vorhanden ist, noch bevor differenzierte Blutzellvorstufen erkennbar werden. Es ist von besonderem Interesse, daß die Nervenfasern im Rattenknochenmark in den ersten Tagen nach der Geburt nicht myelinisiert sind. Erst etwa 2 Wochen nach der Geburt differenzieren sich diese in markhaltige und

[2] CALVO und HAAS 1969. [3] FLIEDNER, HAAS, STEHLE und ADAMS 1968.

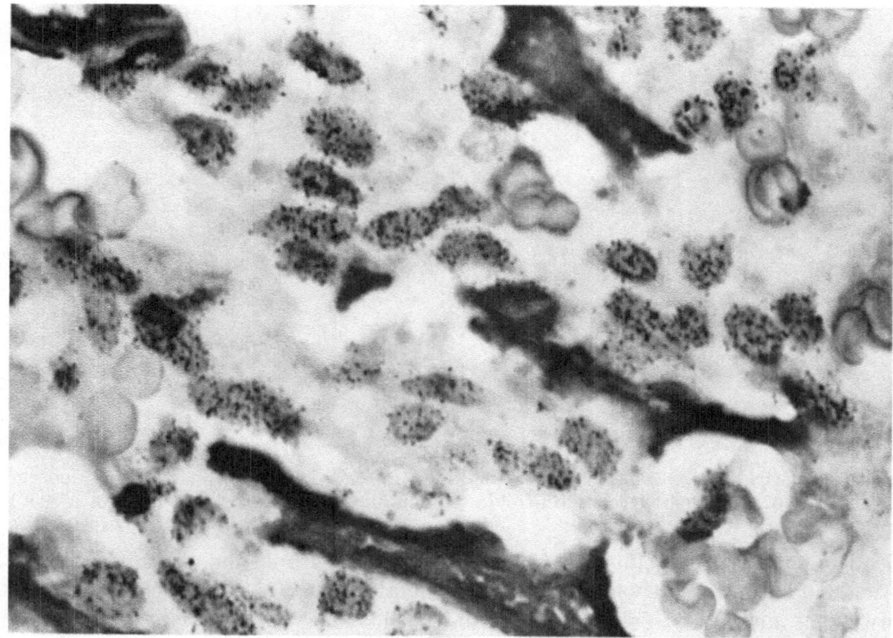

a

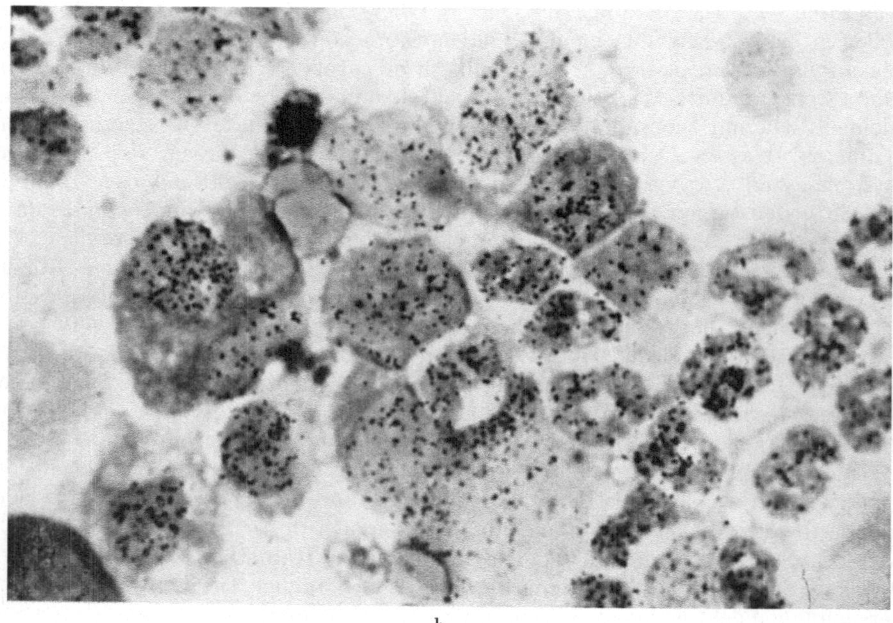

b

Abb. 2a u. b. Knochenmarkzellen von neugeborenen Ratten, die während ihrer Fetalentwicklung durch Dauerapplikation von Thymidin-^{3}H komplett markiert wurden. a Histologisch-autoradiographische Darstellung der markierten Zellen. 1320×. b Autoradiographische Darstellung der markierten Zellen im Ausstrichpräparat. 1120×. (Überlassen von R. HAAS, F. BOHNE u. T. M. FLIEDNER)

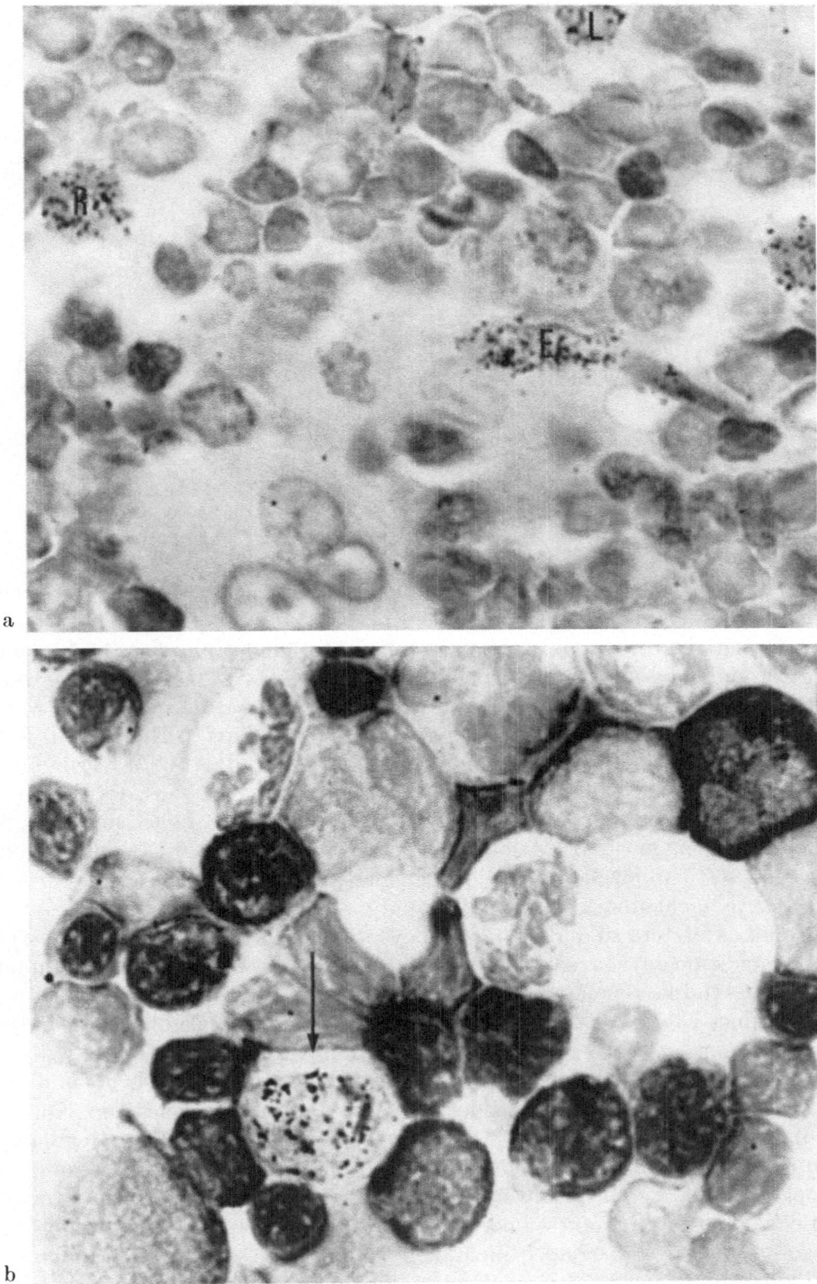

Abb. 3a—c. Autoradiographische Darstellung des Knochenmarkes einer 6 Wochen alten Ratte, die bei Geburt komplett Thymidin-^{3}H markiert war. Nur wenige Zellen haben 6 Wochen nach der letzten Thymidin-^{3}H-Injektion ihre Markierung behalten. a Endotheliale Zelle (*E*), Reticulumzelle (*R*), Lymphoblast (*L*) (Paraffinschnitt). 1430×. b Reticulumzelle (Pfeil). (Ausstrich). 1430×. c Lymphocyt (Pfeil). (Ausstrich). 1120×. (Überlassen von R. HAAS, F. BOHNE u. T. M. FLIEDNER)

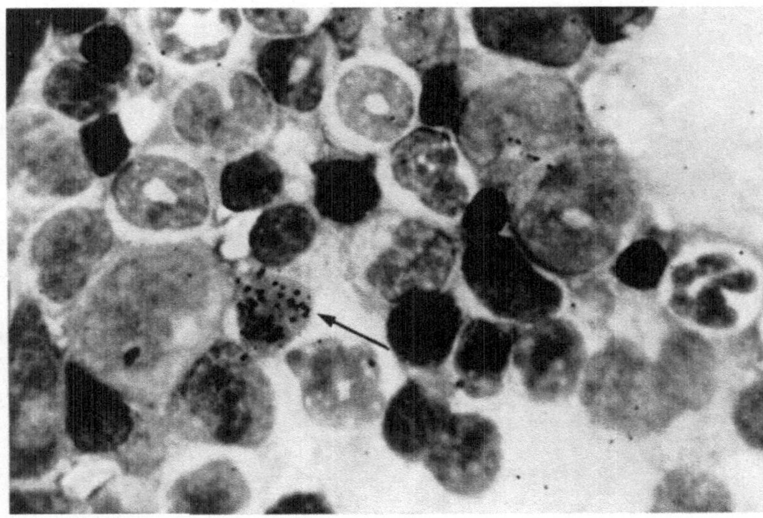

Abb. 3c

marklose Fasern, also zu einer Zeit, in der die Regulation der physiologischen Knochenmarkregeneration auf den „Erwachsenentyp" übergeht[4].

Andererseits konnte — unter Verwendung autoradiographischer Techniken — gezeigt werden, daß schon im Knochenmark der neugeborenen Ratte einige wenige Zelltypen vorhanden sind, die bis in die Erwachsenenphase hinein keine weitere Regeneration zeigen[5]. Die meisten der zur Zeit der Geburt vorhandenen Zellen, die bei dieser Methode alle mit Thymidin-^{3}H markiert sind (Abb. 2), verlieren ihre Markierung als Zeichen der regeneratorischen Aktivität (Abb. 3). Es ist von Interesse, daß sich die auch Wochen und Monate nach der Geburt markiert bleibenden Zellen in morphologische Zelltypen einteilen lassen: Endothelzellen, 2 Arten von Reticulumzellen und ein geringer Prozentsatz kleiner mononucleärer Zellen, der Knochenmarklymphocyten (Abb. 4)[6]. Es konnte kürzlich gezeigt werden, daß es letztere sind, die auf einen cytotoxischen Reiz (Stickstoff-Lost) mit einer Regeneration antworten und durchaus als „Stammzellen" in Frage kommen[7]. Für das Verständnis regeneratorischer Vorgänge am Knochenmark erscheint die Kenntnis seiner Genese deshalb von besonderer Bedeutung, weil hier gezeigt wird, daß die Frühentwicklung eines innervierten und vasculär versorgten Knochenmarkstromas der eigentlichen Blutzellbildung eindeutig vorausgeht und diese ermöglicht. Durch die Ausbildung der nervalen Versorgung gerät die Knochenmarkfunktion unter den Einfluß übergeordneter zentralnervöser Regulationsmechanismen, obwohl diese auch heute in ihrer funktionellen Bedeutung noch nicht geklärt sind. Es gibt Hinweise dafür, daß zumindest für die Embryogenese des Knochenmarkes eine extramedulläre Herkunft der ersten Stammzellen nicht in Frage kommt, was aber noch nicht vollständig bewiesen ist. Daß andererseits unter Bedingungen des extremen Bedarfs die zur Ruhe gekommenen Anteile des embryonalen Mesenchyms im ganzen Körper wieder zu einer Blutzellbildung fähig sind, geht daraus hervor, daß unter solchen Bedingungen an vielen Orten (Leber, Milz, Niere usw.) Blutbildungsherde auftreten können. Die Bedeutung von zirkulierenden Stammzellen im peripheren Blut für die Orthologie und Pathologie der Knochenmarkregeneration des erwachsenen Organismus ist bis heute nicht geklärt.

[4] Calvo und Forteza-Vila. [5] Haas, Bohne und Fliedner 1969.
[6] Haas, Bohne und Fliedner 1969. [7] Haas, Fliedner und Stehle 1968.

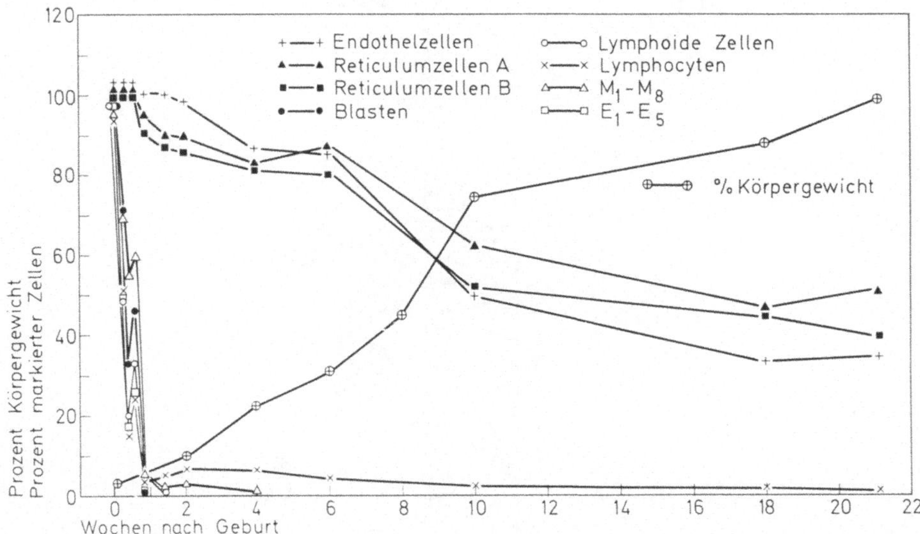

Abb. 4. Vergleich von Körpergewicht und Prozent markierter Knochenmarkzellen der Ratte als Funktion der Zeit. Die schnell proliferierenden Zellen wie die der Erythropoese und Myelopoese verlieren ihre Thymidin-^{3}H-Markierung innerhalb weniger Tage. Die langsam proliferierenden Zellen sind noch nach 5 Monaten zu etwa 40% markiert. [R. HAAS, F. BOHNE u. T. M. FLIEDNER: zur Veröffentlichung in Blood (1969)]

2. Die räumliche Verteilung des blutzellbildenden Knochenmarkes im jugendlichen und erwachsenen Organismus

Die Beschäftigung mit dem Problem der Orthologie und Pathologie der Knochenmarkregeneration führt automatisch zu der Frage, ob es im Organismus „das Knochenmark" gibt. Im Gegensatz zu Leber, Milz und Niere ist Knochenmarkgewebe im ganzen Körper in allen Knochen verteilt. Unter physiologischen Bedingungen scheint dieses Knochenmark als ein einheitliches Organ zu funktionieren. Es ist für das Verständnis der Regenerationsprobleme von Bedeutung, sich kurz die Verteilung des blutbildenden Gewebes in den Knochen ins Gedächtnis zu rufen. Aus Abb. 5 geht übersichtlich hervor, daß die Verteilung des blutzellbildenden Knochenmarkes im jugendlichen und erwachsenen Organismus unterschiedlich ist[8]. Beim Neugeborenen und in den ersten Lebensjahren ist das gesamte Knochenmark blutzellhaltig, es fehlen weitgehend die Fettzellen, und alle Knochenmarkräume sind durch blutzellbildendes Gewebe ausgefüllt. Erst mit zunehmendem Alter erfolgt ein allmählicher Ersatz des roten, zellbildungsaktiven durch gelbes, fetthaltiges Knochenmark, wobei auffällig ist, daß die Abnahme der Blutzellbildungsaktivität in „zentripetaler" Richtung geht. Im erwachsenen Organismus enthalten die Rumpf- und Schädelknochen vorwiegend rotes Mark, die Extremitäten dagegen überwiegend Fettmark. Die normale Verteilung beim Erwachsenen kann erheblichen Schwankungen unterliegen. Es kann aber festgestellt werden[9], daß die Mehrzahl der Erwachsenen im proximalen Teil der Femura und Humeri bis in die Diaphyse hinein mehr oder minder umfangreiche Bezirke roten Markes besitzt. Für die Probleme der Knochenmarkregeneration ist es wichtig, daß das Fettmark sich unter bestimmten Umständen wieder in aktives Knochenmark umwandeln kann.

---

[8] RASTELLI 1943, zit. nach ROHR 1960.
[9] ASKANAZY 1927.

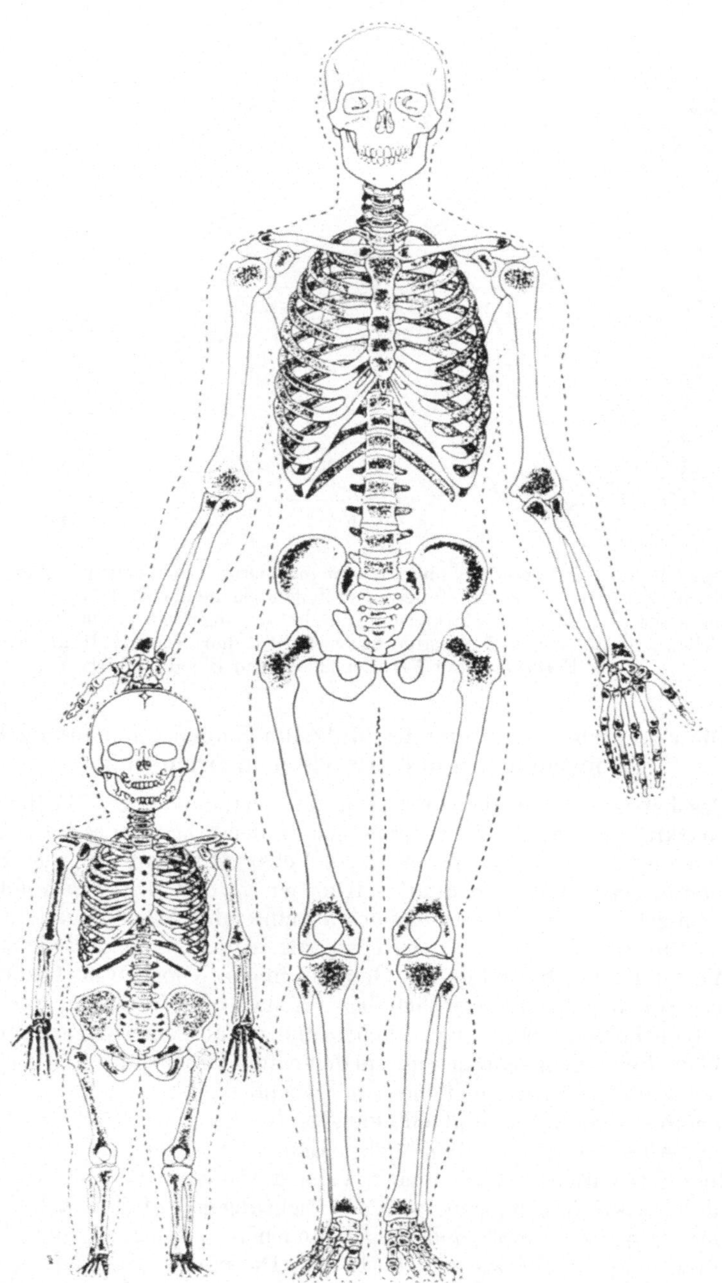

Abb. 5. Schematische Übersicht der unterschiedlichen Markverteilung im Kinder- und Erwachsenenskelet. Schwarz = rotes Mark, weiß = Fettmark (nicht berücksichtigt Schädel und Schulterblätter). (Aus Rastelli: Zit. nach Rohr, Das menschliche Knochenmark. Georg Thieme 1960)

Bei Versuchstieren schwankt der Anteil von blutzellbildendem Mark und Fettmark von Tier zu Tier sehr stark. Beim Kaninchen und beim Meerschweinchen ist das Knochenmark der langen Knochen überall rot (d.h. zellbildend), mit Ausnahme des unteren Endes der Tibia, das auch beim erwachsenen Tier gewöhnlich Fettmark enthält. Zwischen den Blutzellbildungsherden im aktiven Knochenmark finden sich in wechselnder Häufigkeit Fettzellen. Eine bisher nicht eindeutig gelöste Frage ist die Art und Weise, in der der Körper Fettmark, das hinsichtlich der Blutzellbildung inaktiv ist, wieder in blutzellbildendes Mark zurückverwandeln kann, und welches dafür die übergeordneten oder lokalen Voraussetzungen sind. Es ist bekannt, daß Temperaturveränderungen, Veränderungen des Grundumsatzes und der Ernährungsbedingungen zu den Faktoren gehören, die die Umwandlung von rotem Mark in Fettmark und umgekehrt bewirken und damit auch auf die Verteilung des zellbildenden Knochenmarkes in den verschiedenen Abschnitten des Körpers Einfluß nehmen können. Inwieweit weitere Regulationsfaktoren (humoral, nerval) hier eine Rolle spielen, ist bisher nicht genügend untersucht worden.

3. Die Struktur des normalen Knochenmarkes

Im Rahmen der Betrachtungen über Orthologie und Pathologie der Knochenmarkregeneration muß kurz der Frage nachgegangen werden, welche Besonderheiten struktureller Art das Knochenmark gegenüber anderen Organen aufweist. Die Regeneration der cellulären Anteile des Knochenmarkstromas ist in einem späteren Teil dieses Kapitels abzuhandeln. Fliedner, Stodtmeister und Sandkühler (1956) haben ganz besonders darauf hingewiesen, daß das Knochenmark ein Organ ist, in dem die besondere Struktur eng mit der Funktion der Blutzellbildung verknüpft ist. So wurde durch die Untersuchung der langen Röhrenknochen der Ratte ein Schema der Knochenmarkstruktur herausgearbeitet. Die Befunde an einem Serienschnittmodell des menschlichen Knochenmarkes wurden von Burkhardt, Gabel und Stich (1966) im Prinzip bestätigt. In jüngster Zeit wurde das gefäßarchitektonische Schema des Rattenmarkes durch neuroanatomische Befunde von Calvo (1968) ergänzt (Abb. 6). Aufgrund dieser und weiterer Studien der gleichen Arbeitsgruppe[10] läßt sich die Gefäß- und Nervenarchitektonik des Rattenfemurmarkes als Modell eines Säugetiermarkes wie folgt beschreiben: Das Knochenmarkgefäßsystem des Rattenfemur läßt sich grob in eine arterielle und eine sinusoidale Komponente einteilen. Die Versorgung der arteriellen Seite des Gefäßsystems geschieht durch mindestens eine nutritive Arterie, die die Compacta des Knochens in schräger Richtung durchzieht. Sie teilt sich nach dem Eintritt in die Knochenhöhle in viele arterielle Capillaren auf, die den langen Röhrenknochen längs durchziehen. Dieses arterielle System versorgt nun den sinusoidalen Anteil, bei dem sich baumartig verästelnde Sinus rechtwinklig zum Sinus centralis stellen, der das Knochenmark in Längsrichtung durchzieht und direkt mit dem venösen System im Zusammenhang steht. Neben der vasculären Architektonik gehören die Nerven zum besonderen Strukturmerkmal des Knochenmarkes. Durch das Foramen nutritium tritt zusammen mit der Arteria nutritia ein Nerv in das Knochenmark ein. Im Mark selbst zweigt sich der Nerv auf, und seine Bündel folgen den Ästen der Arteria nutritia. Offenbar ist jeder Zweig der Arteria nutritia durch entsprechende Nervenfasern versorgt. Diese Studien zeigen, daß es auch Nerven gibt, die frei durch das Parenchym ziehen, und daß einzelne myelinisierte und nichtmyelinisierte Fasern zwischen den Blutzellvorstufen hindurchlaufen und unterwegs Kontakte mit Sinusendothelien und Fettzellen eingehen[11]. Kürzlich wurden die vermuteten Nervenendigungen im Parenchym zwischen den Zellen elektronenoptisch gesichert[12]. Daneben wurden Nervenendigungen

[10] Fliedner, Stodtmeister und Sandkühler 1956, Calvo 1968.
[11] Calvo 1968. [12] Calvo und Forteza-Vila.

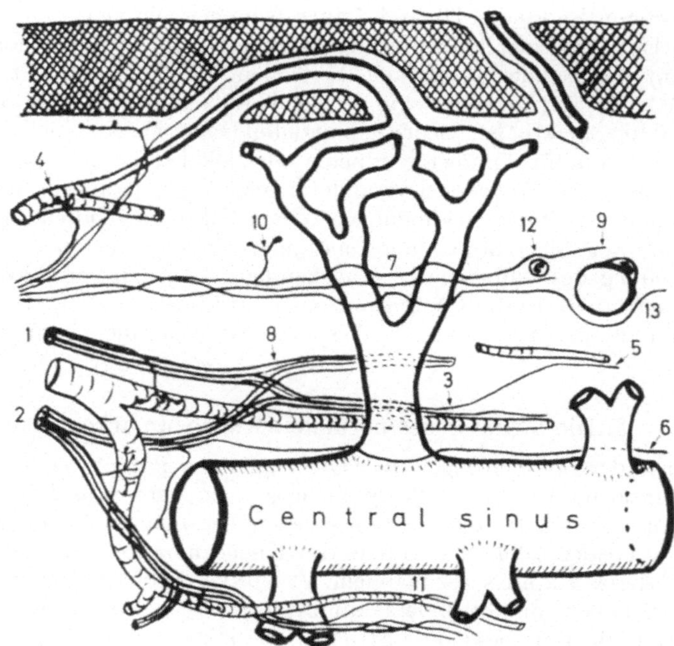

Abb. 6. Schema der vasculären und nervalen Knochenmarkarchitektonik. Die Ziffern 1—5 weisen auf die Beziehungen zwischen den Nervenfasern und den nutritiven Gefäßen hin. Die Ziffern 6—13 zeigen die Beziehungen zwischen Nervenfasern, Parenchymzellen und Sinussystem. [Aus Calvo: Amer. J. Anat. **123** (1968)]

elektronenoptisch auch in der Wand von arteriellen Gefäßen gefunden. Sie stammen von Nervenbündeln, die entlang dieser Gefäße ziehen. Es kann zur Zeit nur vermutet werden, daß die Markregeneration durch das Nervensystem mitreguliert wird.

Für das Verständnis der Markregeneration ist der Feinbau des Marksinussystems von besonderer Bedeutung. Die Ergebnisse jüngster Untersuchungen lassen sich wie folgt zusammenfassen[13]: Die Wand des Sinus besteht aus einer einschichtigen, sehr dünnen Lage von Endothelzellen, nur gelegentlich unterfüttert mit Retikulin- und Kollagenfibrillen. Die Endothelzellen haben durch die Cytoplasmafortsätze Kontakt miteinander, scheinen aber nicht fest aneinander „geleimt" zu sein. In der Sinuswand selbst weisen die Merkmale der Pinocytose und Phagocytose auf eine starke Stoffwechselaktivität hin. Darüber hinaus lassen sich Kontakte zwischen Sinusendothelien und Zellen im Lumen der Sinus nachweisen sowie zwischen Endothelzellen und Zellen im Parenchym. Parenchym und Sinuslumen stehen miteinander im regen Austausch. Die Sinusendothelzellen sind nur locker miteinander verbunden, weshalb Unterbrechungen entstehen. Diese werden unterstrichen durch isolierte Bläschen, die durch die Sinuswandlücken treten. Darüber hinaus werden Lücken der Sinuswand durch Parenchymzellen geschlossen, die streckenweise anstelle der Endothelzellen die Sinuswand bilden können (eosinophile Granulocyten, Megakaryocyten, Fettzellen). Alle Stadien der Diapedese von reifen Blutzellen durch die auseinandergedrängten Endothelfortsätze sind im gesamten Sinussystem einschließlich des Zentralsinus ein gewohntes Bild (Abb. 7)[14]. Das elektronenmikroskopische Bild einer Knochenmark-Arteriole

[13] Bauer 1968. [14] Bauer 1968.

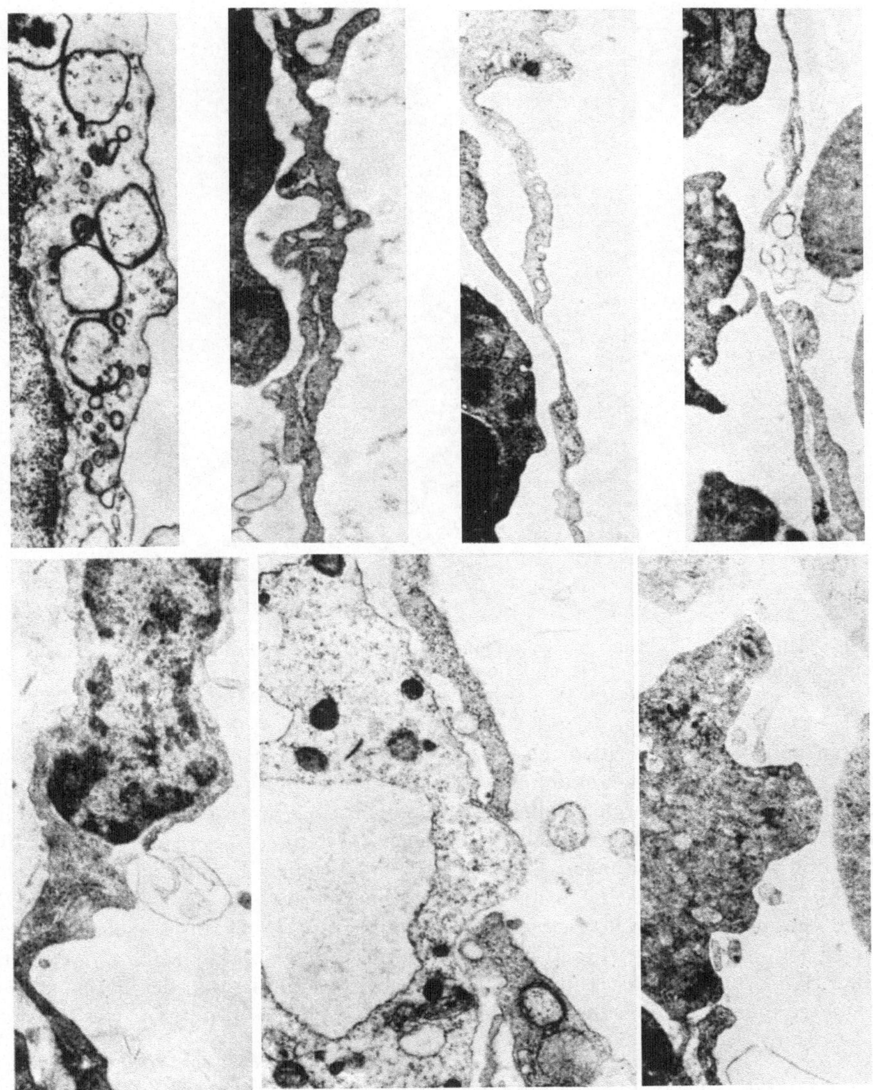

Abb. 7. Sinuswände aus dem Knochenmark eines Rattenfemur. Oben: Sinusendothelien mit ausgeprägter Pinocytoseaktivität. Unten: Durchtritt von Bläschen und Zellbestandteilen durch Lücken in der Sinuswand. (Nach BAUER: Bericht der Europäischen Atomgemeinschaft EUR 3938 Brüssel 1968)

(Abb. 8) zeigt, daß das schmalbrüstige Endothel weit ins Lumen hineinreicht. Die Kerne sind mehrfach eingebuchtet und haben in der Regel einen Nucleolus. Im Cytoplasma finden sich gelegentlich Zentriolen, Pinocytose-Vesikeln und verschiedenartige andere Einschlüsse. Die Endothelzellen sitzen auf einer dünnen, gewellten Lamina interna (Elastica interna) mit wenig Kollagen- und Elastinfibrillen in der dreischichtigen Basalmembran. Es findet sich eine große Anzahl Pinocytose-Vesikeln an den angrenzenden Membranen der Endothel- und Muskelzellen. Um die Lamina interna dieser Arteriolen herum liegt eine Schicht glatter Muskulatur. Die Adventitia ist spärlich ausgebildet und besteht aus einzelnen

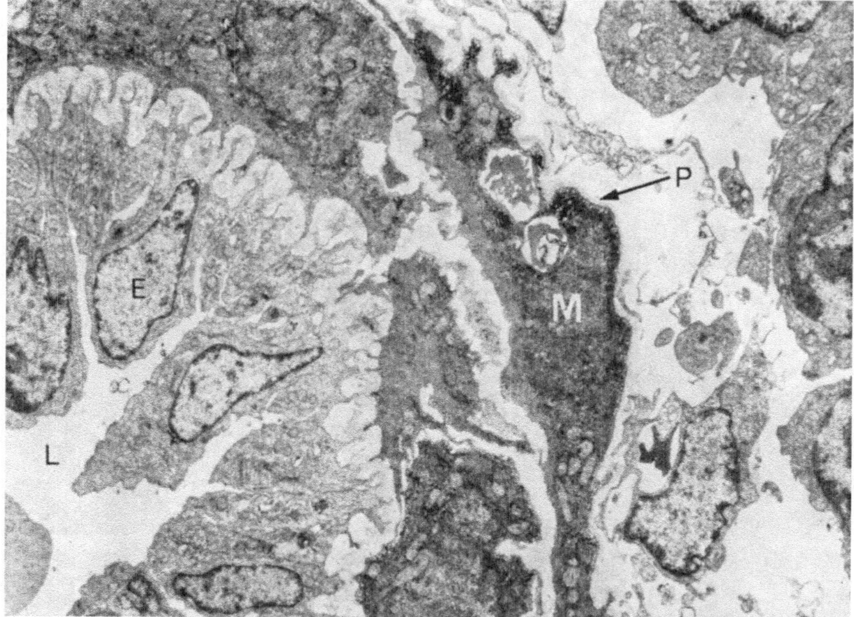

Abb. 8. Wand einer Arteriole im Knochenmark der Ratte. Beachte die in das Lumen (*L*) vorspringenden Endothelzellen (*E*) und die zahlreichen Pinocytose-Vesikeln (*P*) in der Muskelzelle (*M*). 6000×. (Überlassen von J. FORTEZA-VILA)

Nestern von Kollagenfibrillen. Das *Bindegewebe des Knochenmarkstromas* ist sehr zart. Es breitet sich zwischen den Gefäßen aus und bildet ein feines Maschenwerk, in dem sich die blutbildenden Zellen entwickeln. Reticulumfasern finden sich nicht nur im roten Mark, sondern auch im Fettmark. UNDRITZ (1946b, 1962) hat die Beziehung von Reticulumfasern zu Fettzellen beschrieben. Für ihn ist die Fettzelle die echte Reticulumzelle, die er als „Stromazelle" bezeichnet. Nach ORSOS (1927) ist das besonders Charakteristische des Knochenmarkreticulums seine geringgradige Differenzierung, die in seiner Unregelmäßigkeit und seinem lockeren, labilen Bau zum Ausdruck kommt. Der Bau des Reticulums und der Sinus ist den physiologischen Veränderungen und den pathologischen Prozessen des Markes unterworfen.

II. Die physiologische Regeneration des Knochenmarkes

Die Funktion des menschlichen Körpers ist auf die Gegenwart einer bestimmten Zahl von Blutzellen pro Volumeneinheit Blut angewiesen. Jedem Arzt erscheint die Tatsache selbstverständlich, daß er von Tag zu Tag einen gleichmäßigen Spiegel an Granulocyten, Erythrocyten oder Blutplättchen im peripheren Blut antrifft. Dennoch steht hinter dieser scheinbaren Konstanz ein ungeheurer, dynamischer Wechsel: wir bemessen die Lebenserwartung der Blutgranulocyten nach Stunden, die der Thrombocyten nach Tagen und die der Erythrocyten nach Wochen. Jede dieser Zellgruppen wird mit einer ihr eigenen Umsatzgeschwindigkeit erneuert. Der Nachschub der untergehenden Zellen erfolgt aus den Blutbildungsspeichern, insbesondere aus dem Knochenmark, in dem die Blutzellen durch Reifung aus teilungsfähigen Vorstufen hervorgehen, die sich ihrerseits aus ständig sich erneuernden Stammzellen herleiten. Es ist die Aufgabe dieses Abschnittes, unser Wissen über die physiologische Regeneration der blutbildenden

Systeme des Knochenmarkes zu umreißen, da nur dann ein Verständnis für die Pathologie der Regeneration möglich ist.

Wie im vorigen Abschnitt gezeigt wurde, gibt es offenbar unabdingbare Voraussetzungen für die erfolgreiche und kontinuierliche Bildung von Blutzellen mit einer maximalen Effektivität. Die Versuche einer in vitro-Knochenmarkkultur sind bisher gescheitert. Keinem der vielen sorgfältigen Untersucher ist es gelungen, das Knochenmark unter in vitro-Bedingungen mit einer hinreichend langen blutzellbildenden Funktion zu erhalten. Das deutet darauf hin, daß für die Aufrechterhaltung eines Fließgleichgewichtes zwischen Blutzellbildung und -untergang nicht nur das Zellerneuerungssystem im engeren Sinne notwendig ist, sondern auch die entsprechende Umgebung, die offenbar durch die Knochenmanschette und das in ihr ausgespannte Netzwerk von Stroma- und Reticulumzellen sowie der zwischen ihnen befindlichen Intercellularsubstanz als eine unabdingbare Voraussetzung gegeben ist. Dessenungeachtet soll im folgenden Abschnitt auf jedes der wesentlichen Zellerneuerungssysteme des Knochenmarkes eingegangen werden. Man muß an dieser Stelle jedoch auf die allgemeinen Bauprinzipien eines Knochenmarkzellerneuerungssystems hinweisen. Zu diesen einzelnen Systemen gehören folgende funktionelle Anteile der inneren Struktur. Sie werden jeweils kontinuierlich aus mindestens einem Stammzellenspeicher gespeist. Eine Stammzelle für die blutzellbildenden Zellerneuerungssysteme wird als eine Zelle definiert, die in der Lage sein muß, sich selbst zu erneuern und gleichzeitig Tochterzellen in eines der determinierten Zellerneuerungssysteme abzugeben. Mit anderen Worten entstehen im statistischen Mittel bei einer Stammzellenteilung 50% Zellen, die ihre Stammzellenfähigkeit beibehalten, und 50% Zellen, die sich in Vorläufer blutzellbildender Systeme (Erythropoese, Granulopoese, Megakaryocytopoese, Monocytopoese) umwandeln. Diesem oder diesen Stammzellenspeicher(n) nachgeordnet ist der sog. Proliferationsspeicher, in dem die aus dem Stammzellenspeicher entlassenen Zellen eine Serie von hintereinander geschalteten Verdoppelungsteilungen durchmachen. Somit wirkt der Proliferationsspeicher der hämopoetischen Zellerneuerungssysteme wie eine Art Verstärker für den Stammzellenspeicher, wobei jedoch heute die Vorstellung allgemein anerkannt ist, daß die im Proliferationsspeicher befindlichen Zellen (z.B. Myelocyten, Makro- oder Normoblasten, Megakaryocyten) nicht in der Lage sind, sich selbst zu reproduzieren, sondern sich nur in einer Richtung ausdifferenzieren und ausreifen können. Nach einigen Verdoppelungsteilungen verlieren die Blutzellvorstufen ihre Teilungsfähigkeit. Beispielsweise ist dies in der Erythropoese normalerweise auf der Stufe der oxyphilen Normoblasten (E 5, s. u.), bei der Myelopoese auf der Stufe der Metamyelocyten (M 5) der Fall. Bei den Megakaryocyten verliert die Zelle schon sehr früh, offensichtlich auf der Stufe der Megakaryoblasten, ihre Teilungsfähigkeit, während die Kernteilungsfähigkeit noch über mehrere Verdoppelungsschritte hinaus beibehalten wird. Danach reifen die Zellen aus und befinden sich während dieser Ausreifung im sog. Reifungsspeicher. Haben sie diesen durchlaufen, so können sie ins periphere Blut entlassen werden und zirkulieren je nach Zellart für Stunden, Tage oder Wochen und gegebenenfalls sogar Jahre (Lymphocyten). Nach der jeder Zellart eigenen Lebenserwartung werden die Zellen dann entweder abgebaut (wobei dem reticulohistiocytären System wohl die größte Abbaufunktion zukommt), oder sie verlassen die Blutbahn (Granulocyten) oder sie rezirkulieren (Lymphocyten). Die normale hämopoetische Homöostase besteht darin, daß für jede untergehende oder emigrierende Blutzelle eine neue Zelle aus dem Knochenmark eingeschwemmt wird, die aufgrund einer Zellteilung und -reifung entstanden ist. Somit kommt auf jede untergehende Blutzelle im Prinzip ein Zellteilungsvorgang, da der Nettogewinn bei jedem Zellteilungsvorgang eine neugebildete Zelle ist.

1. Über die hämopoetischen Stammzellen und ihre Funktion im Rahmen der Zellerneuerungssysteme

Die Aufrechterhaltung des Gleichgewichtes zwischen Blutzelluntergang und Blutzellbildung hängt von der Funktion und der Funktionsfähigkeit des Stammzellenspeichers ab. Die innere Funktionsstruktur des Stammzellenspeichers ist auch heute noch ungeklärt, ebenso wie die Frage, ob für die Hämopoese das „unitarische" oder das „polyphyletische" Konzept maßgebend ist. Es könnte aber auch sein, und das scheint heute mehr als wahrscheinlich, daß die gesamte Fragestellung der früheren Untersucher falsch war, und daß wir heute aufgrund moderner, zellphysiologischer Methoden das Problem der Stammzellen in einem anderen Licht sehen müssen. Offenbar ist ein dynamisches Denken notwendig, das die Wechselbeziehungen zwischen ruhenden und aktiven Stammzellenspeichern und zwischen verschiedenen Zellsystemen in Rechnung stellt.

Es werden z.Z. in erster Linie 3 Modelle der Stammzellenspeicher bei hämopoetischen Zellerneuerungssystemen diskutiert. Die Untersuchung dieser Modelle auf ihre Richtigkeit basiert auf einer Reihe von Methoden, die in den letzten Jahren entwickelt wurden, und die allein oder in Kombination kinetische oder funktionelle Eigenschaften der Stammzellen zu beschreiben vermögen. Dabei sind es vor allem folgende Methoden, die der Forschung weitergeholfen haben: radioaktive Zellmarkierungsmethoden, Zelltransplantations- und Bestrahlungsversuche. Letztere beruhen darauf, daß die Transfusion von intakten Knochenmarkzellen in einen durch Strahleneinwirkung stark geschädigten Empfängerorganismus rasch zu einer Wiederbesiedlung seiner blutzellbildenden Organe führt, wobei der Grad der Repopulation zu einem bestimmten Zeitpunkt proportional der Zahl der transfundierten Stammzellen ist. Dabei wird bei bestimmten Versuchstieren, z. B. Ratten, der ^{59}Fe-Einbau in die Erythrocyten als ein Maß für die Knochenmarkrepopulationsfähigkeit benutzt. Bei Mäusen gilt die Zahl von hämopoetischen Kolonien in der Milz (colony-forming-units) als Maß für die transfundierten Stammzellen. Schließlich gehören zu den wesentlichen modernen Methoden auch die Chromosomenuntersuchungen mit sog. „marker-Chromosomen", wie sie mit strahleninduzierten Chromosomenaberrationen oder mit dem sog. „T6-Chromosom" oder in der Klinik durch das Auftreten des „Philadelphia-Chromosoms" in bestimmten Konstellationen möglich sind.

Mit diesen Methoden wurden in den letzten Jahren Versuche unternommen, die drei in Abb. 9 aufgezeigten Modelle von hämopoetischen Stammzellenspeichern auf ihre Richtigkeit zu prüfen. Aufgrund der vorliegenden Befunde kamen FLIEDNER, MESSNER und KUBANEK (1969) zu folgenden Argumenten für oder gegen diese drei Stammzellenmodelle: Im einfachen Modell I befindet sich der gesamte Stammzellenspeicher in einem ständigen raschen Umsatz. Vielfach wurde die Frage erörtert, ob die Proerythroblasten als die frühesten morphologisch faßbaren Vorstufen der Erythropoese selbst Stammzellenfunktionen ausüben können. Die Untersuchungen von ALPEN und CRANMORE (1959) zeigten, daß die E1-Population (Proerythroblasten) Radioeisen (^{59}Fe) in das Hämoglobin einbauen kann, und daß diese Population von einer nicht Hämoglobin synthetisierenden Population ersetzt wird. Daß die den E1-Zellen vorgeschalteten Stammzellen sich rasch umsetzten, zeigen beispielsweise die Hypertransfusions- oder auch Nahrungsentzugsversuche. Protein-Nahrungsentzug sowie Hypertransfusion bei Ratten und Mäusen führen innerhalb weniger Tage zu einem fast völligen Verschwinden der sichtbaren Erythropoese[15]. Markiert man solche Tiere ohne morphologisch erkennbare

[15] JACOBSON und DOYLE 1962, BETHARD, WISSLER, THOMPSON, SCHROEDER und ROBSON 1958.

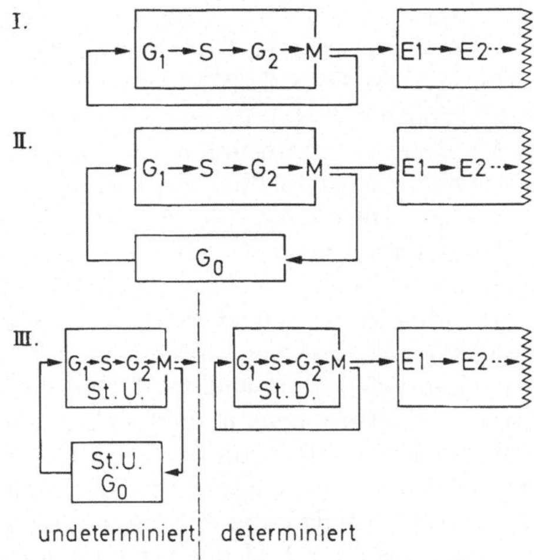

Abb. 9. Modelle der Stammzellenspeicher. (Aus FLIEDNER, MESSNER u. KUBANEK: Hämatol. Bluttransf. 8, 1, 1969)

Erythropoese mit Thymidin-^{3}H und gibt anschließend Erythropoetin[16] oder stimuliert man durch einen kräftigen Aderlaß, so entwickelt sich innerhalb weniger Stunden eine Welle von erythropoetischen Zellen, die Thymidin-^{3}H-markiert sind. Das deutet darauf hin, daß die erythropoetischen Zellen aus einem sich rasch umsetzenden Stammzellenspeicher stammen, der durch Erythropoetin in eine erythropoetische Linie differenziert werden kann. Insofern würde das Modell I (Abb. 9) diese Befunde gut erklären können. Es wurde daraufhin der Versuch unternommen, das Knochenmark von Hunden durch 6 Thymidin-^{3}H-Injektionen im Abstand von je 6 Std so intensiv wie möglich in der DNS der proliferationsfähigen Zellen zu markieren[17]. Dieses intensiv markierte Knochenmark wurde dann in letal bestrahlte Empfängerhunde transfundiert mit der Erwartung, durch mehrfache Knochenmarkaspirationen im Empfängertier zu sehen, aus welchen Spenderzellen die Knochenmarkregeneration ihren Ursprung nimmt. Im Empfängertier konnte innerhalb von 8 Tagen nach der Transfusion von 17×10^9 bzw. 35×10^9 Knochenmarkzellen durch häufige Markentnahme eine hervorragende Markregeneration in ihren verschiedenen Stadien verfolgt werden. Die autoradiographische Analyse ergab jedoch, daß auch die frühesten morphologisch erkennbaren Vorstufen der Erythropoese, Myelopoese und Megakaryocytopoese nicht Thymidin-^{3}H-markiert waren und somit aus Vorstufen stammen mußten, die auch durch mehrfache Thymidin-^{3}H-Injektionen im Spendertier nicht markiert werden konnten und daher unter den Bedingungen des normalen „steady-state" kinetisch gesehen ruhten.

Aus dieser Art von Befunden ergaben sich also Hinweise, daß es aktiv proliferierende und latent ruhende Stammzellen geben mußte. Auch LAJTHA, GILBERT, PORTEOUS und ALEXANIAN (1964) postulierten die Existenz einer G_0-Population[18] im Stammzellenspeicher (Modell II), die sozusagen im Nebenschluß liegt. Es wurde angenommen, daß die Zellerneuerung in den hämatopoetischen

16 FILMANOWICZ und GURNEY 1961.

17 FLIEDNER, THOMAS, MEYER und CRONKITE 1964.

18 G_1 = Präsynthetische Ruhephase, S = DNS-Synthesephase, G_2 = Prämitotische Ruhephase, M = Mitosephase, G_0 = Zelle, die außerhalb eines aktiven Zellcyclus „ruht" und auf einen spezifischen Stimulus hin wieder in einen Zellcyclus eintritt.

Zellsystemen größtenteils aus dem proliferationsaktiven Speicher erfolgt, daß aber im G_0-Speicher nach statistischen Gesetzen („at random") Zellen stimuliert werden und in einen Proliferationscyclus (G_1-S-G_2-M)[18] eintreten und sich differenzieren.

Diese „Nebenschluß-Hypothese" konnte in unserer Gruppe geprüft werden. Durch eine Thymidin-^{3}H-Dauertropfinfusion in schwangere Ratten wurde eine 100%ige Markierung aller Zellen einschließlich der hämopoetischen Organe bei den neugeborenen Tieren erreicht. Diese 100%ige Markierung verschwindet in allen Zellen nach Maßgabe deren Umsatzes, sie bleibt also in den „Ruhezellen" über Wochen und Monate erhalten. Diese Methode der „kompletten Thymidin-^{3}H-Markierung" eines Organismus führte zur eindeutigen Beschreibung von 2 kinetisch grundsätzlich verschiedenen Knochenmarkzelltypen[19]. Zu den rasch proliferierenden Zellen — die nach der Geburt rasch ihre Markierung einbüßen — gehören alle Zellen der Myelopoese, Erythropoese und Megakaryocytopoese, „Blasten", „lymphoide" Zellen. Zu den Ruhezellen, die nach der Geburt über Wochen und Monate ihre Markierung nicht oder nur langsam verlieren, gehören Endothelzellen, verschiedene Arten von Reticulumzellen und eine kleine Population von Knochenmarklymphocyten. Falls nun das Modell II der Stammzellenspeicher gültig wäre, so müßte man erwarten, daß es „G_0-Zellen" gibt, die bei der beschriebenen Methode markiert bleiben. Das war tatsächlich der Fall. Entscheidend aber für die Gültigkeit von Modell II ist die Beantwortung der Frage, ob nur diese Zellen markiert bleiben (als eine echte Ruhepopulation, die normalerweise am Zellumsatz des Knochenmarkes nicht oder nur wenig beteiligt ist) oder ob regelmäßig eine signifikante, wenn auch kleine Zahl von markierten Erythroblasten oder Promyelocyten vorhanden ist. Dies müßte man annehmen, wenn kontinuierlich „Ruhezellen" durch bestimmte Reize zur Differenzierung angeregt werden und damit Zellen aus G_0 in den Proliferationscyclus und Differenzierungsprozeß eintreten. Das Auftreten von markierten differenzierten Zellen der erythropoetischen, myeloischen oder megakaryocytären Reihe wurde jenseits des 10.—12. Tages nach Geburt der komplett markierten Tiere bisher bei der Auswertung von vielen Tausenden von Zellen in entsprechenden Präparaten nie gefunden. Es liegt daher der Schluß nahe, daß auch Modell II nicht die funktionelle Struktur des hämopoetischen Stammzellenspeichers hinreichend genau beschreibt.

Da experimentelle Ergebnisse sowohl gegen Modell I als auch II sprechen, werden z. Z. Untersuchungen vorgenommen, um ein drittes Modell zu prüfen. In diesem Modell III wird ein Stammzellensystem beschrieben, das aus zwei Speichern besteht: einem „determinierten", sich dauernd umsetzenden Speicher und einem „undeterminierten" Speicher, dessen größter Anteil normalerweise proliferationskinetisch in Ruhe ist. Die obengenannten Versuche sowie weitere Untersuchungen beispielsweise über das Megakaryocytensystem[20] zeigen, daß die funktionell determinierten Zellsysteme (Erythropoese, Myelopoese, Megakaryocytopoese) aus einem sich aktiv umsetzenden und daher mit Thymidin-^{3}H markierbaren Stammzellenspeicher gespeist werden. Dieser wird auch nicht zerstört, sondern erholt sich, wenn beispielsweise Ratten über viele Wochen täglich kontinuierlich mit 50 rad bestrahlt werden: der Hämoglobingehalt des Blutes und die Erythrocytenzahl bleiben trotz der Dauerbelastung nach einer vorübergehenden Erniedrigung über viele Wochen hinweg im Normbereich[21]. Dieser „aktive" Stammzellenspeicher ist also offensichtlich in der Lage, nicht nur den normalen Bedarf des Fließgleichgewichtes des von ihm abhängigen Zellerneuerungssystems zu bestreiten, sondern kann auch bei erhöhtem Bedarf (wie er durch eine Dauer-

[18] s. Fußnote S. 389. [19] FLIEDNER, HAAS, STEHLE und ADAMS 1968.
[20] MÜLLER 1967.
[21] LAMERTON, PONTIFEX, BLACKETT und ADAMS 1960.

bestrahlung mit einem regelmäßigen, kleinen Maß an Zellzerstörung entsteht) kleinere Verluste kompensieren.

Der „ruhende" Stammzellenspeicher dagegen wird offenbar erst dann aktiv, wenn es gilt, die determinierten Zellsysteme einschließlich ihrer Stammzellen zu regenerieren. Für seine Existenz spricht eine Reihe von Befunden. Inkubiert man eine Markzellsuspension mit Überdosen von Thymidin-^{3}H, das selektiv in die DNS von DNS-synthetisierenden Zellen eingebaut wird („thymidine-^{3}H-suicide-technic"), so wird die Repopulationsfähigkeit der so behandelten Markzellen nicht wesentlich herabgesetzt, was darauf hindeutet, daß die verantwortlichen Stammzellen im „steady-state" nicht DNS synthetisieren, sie daher auch nicht von Überdosen Thymidin-^{3}H getroffen werden können[22]. In der Versuchsanordnung von Lamerton, Pontifex, Blackett und Adams (1960) s.o.) zeigt es sich, daß die Repopulationsfähigkeit des dauerbestrahlten Knochenmarkes auf 10% der Norm herabgesetzt ist, obwohl die determinierte Hämopoese in der Lage ist, den normalen Zellgehalt des Blutes aufrechtzuerhalten. Diese Beobachtung steht im Einklang mit der Tatsache, daß die in der Norm ruhenden „Repopulationsstammzellen" sehr strahlenempfindlich sind[23]. Dagegen sind diese Stammzellen (St.U.: Abb. 9) nicht empfindlich gegen das Einfrieren und Auftauen in einem geeigneten Milieu[24], während aktiv proliferierende Zellen dagegen äußerst empfindlich sind und ihre Zellproliferation nach dem Auftauen nicht wieder aufnehmen. Sie sind auch weniger empfindlich gegen Radiomimetika, wie beispielsweise Stickstoff-Lost, als differenzierte Zellen (Myelocyten, Erythroblasten). So konnte gezeigt werden, daß ein durch Stickstoff-Lost aplastisch gemachtes Knochenmark sogar in der Lage ist, nach Transfusion ein durch Bestrahlung aplastisch gemachtes Knochenmark zu repopulieren[25]. Alle diese Befunde weisen darauf hin, daß es mindestens zwei Stammzellenspeicher gibt, von denen offensichtlich der aktiv proliferierende auf ein bestimmtes Zellerneuerungssystem „determiniert", d.h. normalerweise nur erythropoetisch, myelopoetisch oder megakaryocytär tätig ist. Von der erythropoetischen Stammzelle ist bekannt, daß sie durch Erythropoetin stimuliert wird. Daneben gibt es einen Speicher ruhender Stammzellen, der offenbar erst dann in Funktion tritt, wenn durch erhebliche Zellverluste der „determinierte" Speicher aufgefüllt werden muß, ohne dazu selbst in der Lage zu sein. Die Zellen des ruhenden Stammzellenspeichers scheinen „undeterminiert" zu sein, da sie im Transplantationsversuch offenbar alle Knochenmarkzellsysteme zu regenerieren vermögen, wie aus Milzkoloniebildungsversuchen bei Mäusen hervorgeht[26].

2. Das granulocytäre Zellerneuerungssystem

Das granulocytäre Zellerneuerungssystem des Knochenmarkes wird in Orthologie und Pathologie seiner Regeneration nur dann verständlich, wenn man seine Funktionsanteile oder Funktionsspeicher charakterisiert. Die Granulocytenkonzentration des peripheren Blutes (Funktionsspeicher der Granulocytopoese) wird durch einen steten Strom von Granulocyten aufrechterhalten, die aus dem Reifungsspeicher in den Funktionsspeicher fließen. Der Reifungsspeicher wiederum erhält seine Zellen aus dem Proliferationsspeicher der Granulocytopoese, der seinerseits durch eine Serie von hintereinandergeschalteten Teilungen charakterisiert ist und selbst aus einem vorgeschalteten Stammzellenspeicher gespeist wird. Der Granulocyt ist sicher die bekannteste Blutzelle und kann beschrieben werden als „eine differenzierte Endzelle, ohne Fähigkeit zur Reproduktion, charakterisiert

[22] Bruce und Meeker 1965. [23] Till und McCulloch 1961.
[24] Cavins, Kasakura, Thomas und Ferrebee 1962, Fliedner, Thomas, Meyer und Cronkite 1964.
[25] Fliedner, Thomas, Fache, Thomas und Cronkite 1965. [26] Silini 1967.

durch einen exzentrisch gelegenen, hufeisen- oder S-förmigen, segmentierten Kern mit einer spezifischen feinen Granulation des Cytoplasmas. Der Granulocyt ist funktionell gekennzeichnet durch eine sehr starke amöboide Beweglichkeit und die Fähigkeit zur Phagocytose"[27]. Während die Zellen des Funktionsspeichers im peripheren Blut als stabkernige und segmentkernige Granulocyten bezeichnet werden, sind die Zellen des Reifungsspeichers als Metamyelocyten und jugendliche Granulocyten bekannt. Morphologisch sind die Zellen im Proliferationsspeicher der Granulocytopoese seit langem als Myeloblasten (M1), Promyeloblasten (M2), große Myelocyten (M3) und kleine Myelocyten (M4) bekannt.

Die Pionierarbeiten auf dem Gebiete der quantitativen Charakterisierung der physiologischen Regeneration der Granulocytopoese stammen von OTTESEN (1954), OSGOOD, TIVEY, DAVISON, SEAMAN und LI (1952), sowie KLINE und CLIFFTON (1952). Diese Autoren applizierten Patienten radioaktiven Phosphor (^{32}P) und untersuchten die spezifische Aktivität des DNS-Phosphors der Blutgranulocyten als Funktion der Zeit. OTTESEN sowie KLINE und CLIFFTON gaben hämatologisch normalen Personen ^{32}P und fanden, daß die spezifische Aktivität des ^{32}P in den Blutleukocyten am 4. Tag anzusteigen begann und nach etwa 7 Tagen ein Maximum erreichte. Sie nahmen an, daß die folgende Abfallkurve ein Maß der Lebenserwartung der Zellen in der Zirkulation wiedergibt, und schlossen auf eine solche von 9 Tagen. Die Schwierigkeiten der intravitalen Verwendung von ^{32}P zum Studium der physiologischen Regeneration der Myelopoese liegen auf der Hand. ^{32}P wird nicht nur in die DNS, sondern in alle phosphorhaltigen Zellbestandteile eingebaut. Außerdem werden nicht nur granulocytäre Vorstufen, sondern auch die anderen Leukocyten radioaktiv markiert. So wären nicht nur radio-chemische Trennungsverfahren der DNS-Phosphor-Aktivität von den übrigen Phosphorverbindungen notwendig, sondern auch Zellabtrennungen, um zu quantitativen Aussagen über die Lebenserwartung der Granulocyten zu kommen. Sie gelangen erst durch die Entwicklung anderer Methoden. Die eine Methode verwendet Thymidin-^{3}H als spezifische radioaktive Markierung der DNS der Granulocytenvorstufen, die dann zu reifen, radioaktiv markierten Granulocyten ausreifen und autoradiographisch nachgewiesen werden. Die andere Methode bedient sich des DFP (Diisopropylfluorophosphat) entweder als DF-^{32}P oder als DFP-^{3}H. DFP ist ein Esterasehemmer und wird in reifen Granulocyten, aber auch Monocyten inkorporiert. Der exakteste Nachweis des inkorporierten DFP erfolgt autoradiographisch bei Anwendung von DFP-^{3}H. Aber auch die Autotransfusion von mit DF-^{32}P in vitro markierten Granulocyten und Nachweis durch Strahlungsmeßgeräte liefert hinreichend genaue Resultate, solange Granulocyten unter den Leukocyten im Blut vorherrschen. Bei Granulocytopenien und myeloischen Leukämien können keine direkten Schlüsse bei Verwendung von DF-^{32}P als Markierungssubstanz gezogen werden, sondern nur bei DFP-^{3}H und autoradiographischem Nachweis[28].

Am besten ist heute der Umsatz des Reifungs- und des Funktionsspeichers charakterisiert. Die Lebenserwartung der Granulocyten ist durch 2 Komponenten bestimmt: die natürliche Zellalterung, die mit einer Kernpyknose endet, und die „random"-Emigration aus der Blutbahn. ATHENS, MAUER, ASHENBRUCKER, CARTWRIGHT und WINTROBE (1959) entwickelten die Methode der Autotransfusion von DF-^{32}P-markierten Granulocyten und fanden, daß die Granulocyten mit einer Halbwertzeit von ca. 7 Std aus der Blutbahn verschwinden. Diese Untersuchungen haben auch gezeigt, daß die Gesamtzahl der Granulocyten im Blut etwa doppelt so hoch liegt wie die Zahl, die man durch die einfache Multiplikation

[27] BUNTING 1938.

[28] Literatur über Methodik bei STOHLMAN (Hrsg.) 1959.

des Blutvolumens mit der Granulocytenzahl in einer Blutprobe des peripheren venösen Blutes gewinnen kann. Auf dieser Grundlage wurde der sog. zirkulierende Granulocytenpool von einem „marginal pool", einem Randspeicher, unterschieden[29].

Die Bestimmung der Lebenserwartung der Granulocyten wurde ergänzt durch die Beobachtung des Auftretens und Verschwindens von markierten Granulocyten sowie von ^{3}H-markierten granulocytären Abbauformen nach in vivo-Injektion von Thymidin. Aufgrund der gleichzeitig durchgeführten Untersuchungen des Auftretens und Verschwindens von Thymidin-^{3}H-markierten Granulocyten in der Blutbahn und auf den Schleimhäuten im Vergleich mit dem Auftreten und Verschwinden von radioaktiver Markierung in neutrophilen Abbauformen gelang es, die beiden oben genannten Komponenten direkt nachzuweisen.

Die emigrierenden Granulocyten lassen sich im Darmlumen und auf den Schleimhäuten nachweisen, während die granulocytären Abbauformen wahrscheinlich im reticuloendothelialen System abgefangen werden. Auf die Bedeutung der Freisetzung von Granulocytenbausteinen bei ihrem Untergang für die Regulation der Neubildung von myeloischen Zellen wird weiter unten noch gesondert hingewiesen werden. Hier ist es hinreichend festzustellen, daß sich die gesamte Granulocytenpopulation des peripheren Blutes etwa $2^{1}/_{2}$mal am Tag ersetzt, was eine entsprechende Zellausreifung im Reifungsspeicher erforderlich macht, wenn dieses ganze System im Zustand der physiologischen Regeneration verbleiben soll.

Die Reifungszeit für teilungsunfähige Metamyelocyten bis zur Ausschwemmung ins periphere Blut wurde ebenfalls bei einer Reihe von Patienten unter Verwendung der in vivo-Thymidin-^{3}H-Methode bestimmt. Aufgrund dieser Messungen konnte nachgewiesen werden, daß beim Menschen die Zeit von der Vollendung der letzten DNS-Synthesephase vor der letzten Teilung von Granulocytenvorstufen bis zur Ausschwemmung ins periphere Blut etwa 4 Tage beträgt. Diese Zeit war bei bakteriellen Infekten verkürzt, und sie fand sich bei gewissen Formen von Leukämien verlängert[30]. In Versuchen an Mäusen konnte nachgewiesen werden, daß bei Abwesenheit einer mikrobiellen Flora im Darm (bei keimfreien Tieren) die Ausreifung der Granulocyten verzögert ist[31].

Die cytochemische Charakterisierung der Granulocytenvorstufen im Reifungsspeicher ist kürzlich ausführlich erörtert worden[32]. Die Thymidin-^{3}H-Untersuchungen boten die Möglichkeit, die Hypothese von Arneth zu überprüfen, nach der die Zahl der Segmente eines neutrophilen Granulocyten eine Funktion seines Alters ist. Nach Wintrobe (1962) wurde diese Hypothese mangels Gegenbeweises bisher akzeptiert. Von Schilling war sie abgelehnt worden und mit ihm von einer Reihe anderer Hämatologen. Schilling (1933) vertrat die Ansicht, daß die Segmentanlagen bereits mindestens im Metamyelocytenstadium vorhanden seien und sich bei weiterer Reifung nur besonders ausprägten. Bestünde die Arnethsche Hypothese zu Recht, so sollte man erwarten, daß zunächst Granulocyten mit 2, dann mit 3, 4, 5 etc. Segmenten mit Thymidin-^{3}H markiert aufgefunden würden. Daß dies nicht der Fall ist, ging aus einer sorgfältigen Untersuchung des zeitlichen Auftretens von 2-, 3-, 4- und 5 segmentigen Granulocyten nach Thymidin-Injektion hervor. Am 3. Tag nach Thymidin-^{3}H-Injektion sind einige stabkernige Granulocyten in der Blutbahn aufzufinden, aber noch keine segmentkernigen. Dies ist ein Hinweis dafür, daß stabkernige Granulocyten tatsächlich etwa 24 Std jünger sind als segmentkernige, ein Befund, der bei Serienuntersuchungen von Knochenmark nach Thymidin-^{3}H-Injektion bestätigt werden

[29] Athens, Raab, Haab, Mauer, Ashenbrucker, Cartwright und Wintrobe 1961a und b.
[30] Fliedner, Cronkite, Killmann und Bond 1964.
[31] Fliedner, Fache und Adolphi 1966. [32] Lennert 1966.

kann. Am 4. Tage werden dann im peripheren Blut Segmentkernige mit 2, 3, 4, 5 und mehr Segmenten markiert gefunden. Diese Untersuchung des detaillierten Verhaltens von radioaktiv markierten Granulocyten mit unterschiedlicher Zahl von Segmenten zeigte eindeutig, daß kein prinzipieller zeitlicher Unterschied zwischen dem ersten Auftreten von Zellen verschiedenen Segmentierungsgrades besteht[33].

Für die Frage der physiologischen Regeneration des Knochenmarkes ist die Untersuchung des Proliferationsspeichers der Myelopoese und seiner cytokinetischen Charakterisierung entscheidend. Ein direkter Hinweis auf die Kinetik im Proliferationsspeicher der Myelopoese ergab sich aus den ausgedehnten kinematographischen Untersuchungen von Boll (1966) an menschlichen Knochenmarkkulturen. Dabei wurde die Entwicklung einer Myelocytenfamilie vom Promyelocyten über 2 Myelocytenteilungen bis zum Metamyelocyten verfolgt. Mit dieser cytokinematographischen Methode ist es möglich, die Generationszeit der Granulocytenvorstufen zumindest im in vitro-System eindeutig zu messen. Dabei zeigte sich, daß die Zeit zwischen zwei aufeinanderfolgenden Teilungen für die myelopoetischen Vorstufen etwa 30 Std beträgt. Alle Mitosen dauerten in diesem in vitro-System ca. 60—80 min. Unter den Bedingungen des normalen Fließgleichgewichtes der Granulocytopoese wurde die Durchgangszeit durch den gesamten Proliferationsspeicher der menschlichen Granulocytopoese aufgrund von Mitoseindexdaten auf 4—9 Tage berechnet. Von der genauen Analyse des Auftretens und Verschwindens von markierten Blutgranulocyten nach in vivo-Markierung mit Thymidin-^{3}H ergab sich ein Wert für die Durchgangszeit durch den gesamten Proliferationsspeicher von 6 Tagen[34]. Die bisher vorliegenden Daten erlauben keine exakte Angabe darüber, wieviel Verdoppelungsteilungen zwischen dem Eintritt einer Zelle aus dem Stammzellen- in den Myeloblastenspeicher und dem Auftreten der aus den hintereinandergeschalteten Zellteilungen hervorgehenden Metamyelocyten liegen. Die bisher vorhandenen Daten über die zeitlichen Verhältnisse des granulocytären Zellerneuerungssystems sind in Tabelle 1 wiedergegeben[35]. Auch hieraus ergab sich eine durchschnittliche Durchgangszeit durch den Proliferationsspeicher von 157 Std (= 6—7 Tage).

Die Forschungen der letzten Zeit konzentrieren sich auf die Frage, ob unter Bedingungen der physiologischen Regeneration alle im Proliferationsspeicher gebildeten Zellen auch tatsächlich ausreifen, d.h. ob normalerweise eine effektive Myelopoese besteht oder ob eine gewisse Ineffektivität (nicht alle Zellen reifen aus) die Orthologie der myelopoetischen Regeneration charakterisiert.

Aufgrund der in vitro-kinematographischen Untersuchungen kam Boll (1966) zu der Auffassung, daß eine Diskrepanz besteht zwischen dem Mitoseindex der granulocytären Vorstufen, der sich aus der Zeit der Mitose sowie der Zeit einer Interphase berechnen läßt, und demjenigen, den man im fixierten Präparat auszählen kann. Solche Vergleiche führen zu der Annahme, daß es unter diesen Bedingungen eine Gruppe von Zellen gibt, die offenbar an dem Teilungsprozeß nicht weiter teilnimmt und die sich morphologisch von den teilungsfähigen Vorstufen nicht unterscheiden läßt. Patt und Maloney (1963, 1964) kamen aufgrund ihrer Berechnungen beim Hund zu der Auffassung, daß normalerweise eine derartige ineffektive Myelopoese vorhanden ist. Die bisherigen Berechnungen an der menschlichen Granulocytopoese geben keinen Hinweis auf eine physiologische Ineffektivität, wobei diese Berechnungen auf der nunmehr gesicherten Annahme beruhen, daß die DNS-Synthesezeit bei der menschlichen Granulocytopoese in der Größenordnung von 13—15 Std liegt.

33 Fliedner, Cronkite, Killmann und Bond 1964.

34 Fliedner, Cronkite, Killmann und Bond 1964.

35 Cronkite und Fliedner 1964.

Tabelle 1. [Nach CRONKITE und FLIEDNER, New Engl. J. Med. **270** (1964)]

	Zeit-Dauer (in Std)		
	Minimal	Durchschnitt	Maximal
Proliferationsspeicher			
Myeloblasten	—	24	—
Promyelocyten	26	47[a]	78
Myelocyten	37	82[a]	126
Speicher-Durchgangszeit	87	157[a]	228
Übergang Myelocyt → Metamyelocyt	2—3		
Reifungsspeicher			
Metamyelocyten	8—9	33[b]	108[c]
Jugendl. Granulocyten	24—36	24[b]	72[c]
Stabkernige Granulocyten	12—24	34[b]	96[c]
Segmentkernige Granulocyten	0	59[b]	120[c]
Speicher-Durchgangszeit	46	150	396
Reifungszeit (Zeit von Bildung der Metamyelocyten bis Auftreten eines Blutgranulocyten)	48—72	?	148
Gesamtdurchgangszeit durch das ganze System (Myeloblast → Seg. Granulocyt)	133—159	?	624
Funktionsspeicher (Peripheres Blut)			
Normale Lebenserwartung		6,6 ± 1,1	
Alterungszeit (Pyknose)		30	
„Random"-Abwanderung von pykn. Granulocyten		0,25	

[a] Durchschnitt von Maximal- und Minimalwert.

[b] Abgeleitet aus einer 33stündigen Erneuerungszeit von Metamyelocyten durch markierte Zellen und das Differentialbild von Knochenmarkausstrichen bei einem Patienten, dessen Mark mindestens einmal täglich 15 Tage lang untersucht wurde.

[c] Abgeleitet aus der Zeit des Verschwindens der am stärksten Thymidin-^{3}H-markierten Zellen im Knochenmark.

Zusammenfassend läßt sich das granulocytäre Zellerneuerungssystem wie folgt charakterisieren: im *Proliferationsspeicher* finden hintereinandergeschaltete Teilungen statt, durch die sich die Zellen bei gleichzeitiger Ausreifung vermehren. Die Zahl der zwischen einer Stammzellenteilung und der letzten Reifungsteilung liegenden Teilungsschritte ist bisher nicht mit Sicherheit bekannt, doch muß man annehmen, daß es mindestens 3—4 Teilungsschritte gibt. Eine exakte Messung der Zeit zwischen zwei aufeinanderfolgenden Zellteilungen (Generationszeit) gelang bisher nur in der Knochenmarkkultur und wird mit etwa 30 Std angenommen. Diese Zeit ist nicht sehr stark von der verschieden, die aufgrund von Thymidin-^{3}H-Markierungsmethoden für die unreifen Granulocytenvorstufen berechnet wurde. Die DNS-Synthesezeit der teilungsfähigen, unreifen Granulocytenvorstufen liegt bei etwa 14 Std. Aus dem Proliferationsspeicher treten die nicht mehr teilungsfähigen Granulocytenvorstufen, die als Metamyelocyten bezeichnet werden, in den *Reifungsspeicher* (nur noch Reifung ohne Zellteilung) und reifen innerhalb von 4 Tagen zu „blutgängigen" Granulocyten aus. Die Lebenserwartung im *Funktionsspeicher* des peripheren Blutes wird durch die Halbwertzeit der ausgeschwemmten Granulocyten (ca. 7 Std) bestimmt. Wie bei der Erythropoese konnte bisher beim Menschen kein Anhalt für eine ineffektive Myelopoese unter den Bedingungen der physiologischen Regeneration gefunden werden.

Tabelle 2. (Nach CARTWRIGHT, ATHENS, BOGGS und WINTROBE. Series Haematologica 1. 1965)

Bestimmung	Zahl der Probanden	Mittel	95% Vertrauensgrenzen
Gesamt-Blutgranulocyten-Speicher (in 10^7 Zellen pro kg)	109	70	14—160
Zirkulierender Blutgranulocyten-Speicher (in 10^7 Zellen pro kg)	109	31	11—46
Randständiger Blutgranulocyten-Speicher (in 10^7 Zellen pro kg)	109	39	0—85
Halbwertzeit ($T\,^1/_2$) (in Std)	56	6,7	4—10
Granulocytenumsatzrate (in 10^7 pro kg pro Tag)	56	163	50—340

Die neueren zellphysiologischen Methoden erlauben die Messung der Lebenserwartung von Granulocyten im Blut sowie die Berechnung des Blutgranulocytenspeichers, des zirkulierenden Granulocytenspeichers, des Randspeichers und der Umsatzrate bei gesunden Individuen aufgrund der Halbwertzeit der Granulocyten im peripheren Blut. Diese Daten sind in Tabelle 2 wiedergegeben[36].

Im Hinblick auf die eosinophilen Granulocyten ergeben sich im Prinzip die gleichen Betrachtungsweisen und die gleichen Möglichkeiten der Charakterisierung der physiologischen Regeneration wie für die neutrophilen Granulocyten. Quantitative Daten für die eosinophilen Granulocyten beim Menschen sind jedoch viel seltener als für die neutrophilen Zellen. Es kann aber jetzt schon gesagt werden, daß die Ausreifungszeit der eosinophilen Granulocyten, d.h. die Durchgangszeit durch den Reifungsspeicher, um etwa 24 Std kürzer ist als für die neutrophilen Granulocyten[37]. Hinreichende Daten über die Umsatzgeschwindigkeit im eosinophilen Proliferationsspeicher des Menschen liegen bisher nicht vor.

3. Das erythrocytäre Zellerneuerungssystem

Wie im vorigen Abschnitt schon ausgeführt, ist das erythropoetische Zellerneuerungssystem des Knochenmarkes wie jedes andere Zellerneuerungssystem des Körpers durch eine Reihe von hintereinandergeschalteten Zellspeichern charakterisiert. Der Zellumsatz, d.h. die physiologische Regeneration dieses Systems, ergibt sich aus der Erneuerung der einzelnen das System aufbauenden Zellspeicher, die schematisch in Abb. 10 dargestellt sind[38]. Zum Proliferationsspeicher der Erythropoese gehören die teilungsfähigen, morphologisch als kernhaltige Erythrocytenvorstufen erkennbaren Zellen, die im vorliegenden Modell mit E 1 (Proerythroblasten), E 2 (Makroblasten), E 3 (basophile Normoblasten) und E 4 (polychromatische Normoblasten) bezeichnet werden. Als Charakterisierungsprinzipien werden in Anlehnung an WEICKER (1953—1957) und LEIBETSEDER (1948, 1954) Kerngröße, Kernstruktur und Cytoplasmafärbung verwendet. Bei konsequenter Konstanz der Anwendung dieser Kriterien fand sich bei der Auswertung von insgesamt 964 Erythroblasten von 3 Personen mit ungestörter Erythropoese ein Verhältnis von E 1:E 2:E 3:E 4:E 5 wie 25:58:127:248:506 oder wie etwa 1:2:4:8:16. Zu ähnlichen Häufigkeitsverteilungen kamen WEICKER und LEIBETSEDER auf der Grundlage eines wesentlich größeren Zellmaterials.

[36] CARTWRIGHT, ATHENS, BOGGS und WINTROBE 1965.
[37] RIEDEMANN 1968. [38] FLIEDNER, MESSNER und KUBANEK 1969.

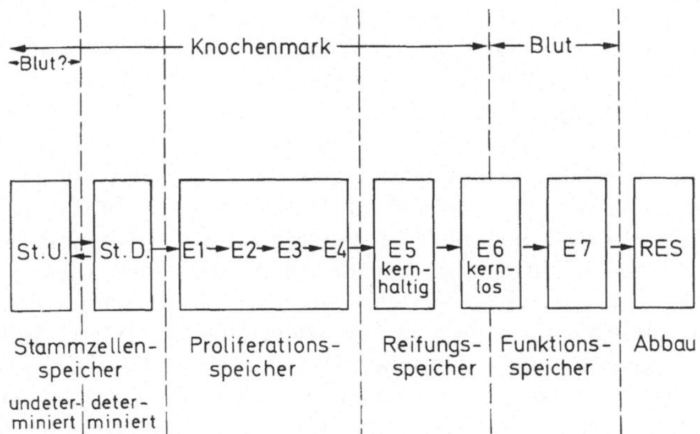

Abb. 10. Erythrocytäres Zellerneuerungssystem. (Aus FLIEDNER, MESSNER u. KUBANEK: Hämatol. Bluttransf. 8, 1, 1969)

Obwohl es für die praktische Auswertung von Knochenmarkausstrichen wichtig ist, die einzelnen Reifungsstufen der Erythropoese morphologisch zu charakterisieren, so kommt es für die Zellkinetik als Grundlage der Charakterisierung der physiologischen Regeneration in erster Linie darauf an, cytologische Grenzlinien zwischen Zellgruppen zu ziehen, die dann als „Compartment" reproduzierbar zusammengefaßt werden können. Unabhängig von der Frage, ob innerhalb eines solchen Compartments keine, eine oder mehrere Zellteilungen stattfinden, spricht man bei einem Compartment von der sog. Durchgangszeit, die eine cytokinetisch definierte Größe ist, wenn man beispielsweise die modernen Markierungsmethoden der Erythropoese mit Thymidin-^{3}H und die nachfolgende, serienmäßige autoradiographische Untersuchung verwendet. Weitere Termini sind Zellgeneration und Generationszeiten von Zellen. Unter einer Generation von Zellen versteht man jene Gruppe von gleichartigen Zellen, die von 2 Mitosen eingeschlossen sind. Beispielsweise läßt sich in einer Knochenmarkkultur beobachten, wie eine Zelle aus einer Zellteilung hervorgeht und schließlich nach einer bestimmten Zahl von Stunden wieder in Zellteilung eintritt. Das Intervall von der Vollendung einer bis zur Vollendung der darauffolgenden Mitose bezeichnet man als Generationszeit.

Zugleich mit aufeinanderfolgenden Zellteilungen im Proliferationsspeicher findet ein Reifungsvorgang statt, der sich in erster Linie auf die Hämoglobin-Reifung bezieht. Von der Stufe E 1 bis E 5 findet fortlaufend Hämoglobin-Neubildung statt, und es wird angenommen, daß der Verlust der Zellteilungsfähigkeit und schließlich die Kernausstoßung eng mit der erreichten Hämoglobin-Konzentration in der Zelle verknüpft sind.

Der Reifungsspeicher der Erythropoese (Abb. 10) besteht ausschließlich aus E 5—E 6-Zellen. Die E 5-Zellen (oxyphile Normoblasten) sind zellkinetisch als diejenigen Zellen der Erythropoese charakterisiert, die normalerweise nicht in der Lage sind, sich zu teilen. Sie besitzen auch nicht die Fähigkeit zur DNS-Synthese und lassen sich daher auch nicht in vitro mit Thymidin-^{3}H oder nach einer in vivo-Blitzmarkierung innerhalb einer Stunde nach Thymidin-^{3}H-Injektion markieren.

Zum Reifungsspeicher gehören auch die E 6-Zellen: die Reticulocyten oder Proerythrocyten. Sie sind teilweise im Knochenmark, teilweise im strömenden Blut zu finden. Funktionell gehören sie aber gleichzeitig auch zum Funktionsspeicher, der überwiegend durch die Erythrocyten (E 7) gebildet wird. Die Durchgangszeit der Zellen durch die E 6- und E 7-Compartments wurde erstmals durch die nunmehr schon klassischen Arbeiten von SHEMIN und RITTENBERG (1946) exakt bestimmt. Je nach den von diesen und später anderen Untersuchern verwendeten Methoden liegt die Erythrocytenlebenserwartung bzw. Durchgangszeit durch die Compartments E 6 und E 7 zwischen 109 und 127 Tagen. Proliferations-, Reifungs- und Funktionsspeicher der Erythropoese sind darauf angewiesen, ihren Zellbestand durch den Einstrom von Zellen aus einem vorgeschalteten Zellspeicher zu beziehen, der sich selbst erhalten kann. Dieser wird als „Stammzellenspeicher" bezeichnet (Abb. 10). Auf die modernen Vorstellungen über die innere funktionelle Struktur des Stammzellenspeichers wurde schon oben hingewiesen. Die physiologische Regeneration der Erythropoese erfolgt durch ein sehr feines Zusammenspiel aller genannten Zellspeicher, wobei jedem eine besondere Rolle zukommt. Für das Verständnis der physiologischen Regeneration ist es notwendig, sich mit der Messung des Umsatzes der einzelnen Speicher des erythropoetischen Zellerneuerungssystems, insbesondere des Reifungsspeichers E 5 sowie der Proliferationsspeicher E 1 bis E 4, zu befassen. Für die quantitative Messung steht heute eine Reihe von Methoden zur Verfügung. Markiert man die Erythropoese durch eine einmalige Thymidin-^{3}H-Injektion und aspiriert in bestimmten, möglichst kurzen Zeitabständen das Knochenmark, so läßt sich der Einstrom markierter Zellen aus dem Proliferationsspeicher (insbesondere zunächst aus seinem letzten markierbaren Compartment E 4) in den Reifungsspeicher E 5 verfolgen. Aus der Anstiegsrate der auf diese Weise markierten Zellen im Speicher E 5, die durch einen ebenso großen Austritt von unmarkierten Zellen aus diesem Speicher bedingt ist, läßt sich sein Umsatz berechnen. Bei 3 Personen mit ungestörter Erythropoese fand sich eine Einstromrate (K_{ein}) von markierten Zellen in den E 5-Speicher von 2,91% pro Stunde. Nimmt man an, daß für die Dauer des Anstieges nur markierte Zellen in diesen Speicher eintreten, so ergibt sich als obere Grenze für den Umsatz dieses Teiles des Reifungsspeichers eine Zeit von 34 Std.

Die Zellbildungsleistung im Proliferationsspeicher wird charakterisiert durch die Zellneubildungsrate K_{B}, die auch der Austrittsrate aus diesem Speicher (K_{aus}) entsprechen muß. Befindet sich ein Zellsystem, wie es hier beschrieben wird, im Fließgleichgewicht („steady-state equilibrium"), handelt es sich also um eine physiologische Regeneration, so wird die Einstromrate von Zellen in den Reifungsspeicher (K_{ein}) mit der Bildungsrate oder Austrittsrate von Zellen im oder aus dem Proliferationsspeicher (K_{aus}) gleich sein. Mit anderen Worten: jede im Proliferationsspeicher gebildete Zelle wird abgegeben und kommt im Reifungsspeicher an. Die Zellneubildungsrate läßt sich aus dem Thymidin-^{3}H-Markierungsindex (I_L) der Zellen von E 1 bis E 4, der DNS-Synthesezeit der Zellen in den Compartments E 1 bis E 4 (t_s) und der relativen Größe dieses Proliferationsspeichers bzw. seiner einzelnen Compartments (N) berechnen.

$$K_B = K_{\text{aus}} = \frac{N x I_L}{t_s}.$$

Der Thymidin-^{3}H-Markierungsindex der verschiedenen cytologisch definierten Erythroblasten-Compartments wird in autoradiographierten Knochenmarkausstrichen ausgezählt, die eine Stunde nach Thymidin-^{3}H-Injektion gewonnen wurden. Schwieriger ist die exakte Bestimmung der DNS-Synthesezeit menschlicher Erythroblasten. Im Idealfall sollte die DNS-Synthesezeit für die Zellen jedes einzelnen Kompartments bestimmt werden. Das ist aus vielerlei Gründen bisher nicht möglich. Dagegen konnte eine Bestimmung der „allgemeinen" DNS-Synthesezeit für Erythroblasten vorgenommen werden. Diese läßt sich aus dem Auftreten und Verschwinden von radioaktiv markierten Mitosen nach Injektion von Thymidin-^{3}H in autoradiographierten Knochenmarkausstrichen ermitteln. Über die Einzelheiten dieser Methode ist an anderer Stelle berichtet worden. Hier ist es ausreichend, darauf hinzuweisen, daß die DNS-Synthesezeit für die kernhaltigen Blasten des Menschen 13,4—14 Std beträgt[39], eine Zeit, die länger ist als beispielsweise beim Hund (6,5—7,5 Std)[40].

Mit den Untersuchungsergebnissen des Thymidin-^{3}H-Markierungsindex, der relativen Größe der cytologisch definierten Zellcompartments sowie der unabhängig davon bestimmten DNS-Synthesezeit menschlicher Erythroblasten läßt sich nun die Effektivität der physiologischen Zellregeneration im erythropoetischen Zellerneuerungssystem kontrollieren. Befindet sich die Regeneration der Erythropoese im physiologischen Gleichgewichtszustand, so muß angenommen werden, daß jeweils so viele Zellen im Proliferationsspeicher gebildet werden, wie andererseits im Reifungsspeicher ankommen. Im normalen Fließgleichgewicht der Erythropoese wird also der Austritt von Zellen aus dem Proliferationsspeicher (K_{aus}) gleich sein mit dem Einstrom von Zellen in den Reifungsspeicher (K_{ein}), die unabhängig voneinander gemessen werden können. MESSNER (1967) fand tatsächlich bei 3 Personen mit ungestörter Erythropoese unter Verwendung dieser Thymidin-^{3}H-Methode, daß sich normalerweise die erythropoetische Regeneration in einem effektiven Gleichgewichtszustand befindet. Die Zellaustrittsrate aus dem Proliferationsspeicher (K_{aus}) erwies sich praktisch als gleich groß wie die mit einer unabhängigen Methode gemessene Einstromrate von Zellen aus dem Proliferationsspeicher in den Reifungsspeicher (K_{ein}).

4. Zur physiologischen Regeneration des Megakaryocytensystems

Das Megakaryocyten-Plättchen-Zellerneuerungssystem des Knochenmarkes ist das dritte große parenchymatöse Zellerneuerungssystem im Mark. Die Vorstellungen über seine physiologische Regeneration sind auch heute noch wenig gefestigt. Erste Versuche, eine Vorstellung über die physiologische Erneuerung dieses Systems zu gewinnen, stammen von JAPA aus dem Jahre 1943, der in einer sehr sorgfältigen Studie eine zunehmende Kernzahl in den Megakaryocyten in Zusammenhang mit der Zellreifung fand. Er konnte zeigen, daß die Megakaryocyten beim Menschen 2, 4, 8, 16 und 32 Kerne haben, ein Befund, der auf eine Reihe von hintereinandergeschalteten Kernteilungen hinweist, wobei sich das Cytoplasma nicht teilt, sondern sich zu einem bestimmten Zeitpunkt der Reifung Blutplättchen abspalten. Ein direkter Hinweis darauf, daß die Megakaryocyten eine physiologische Regeneration zeigen, ergab sich aus dem Mitoseindex. JAPA zeigte, daß 1,7% aller Megakaryocyten in Mitose sind, dabei befanden sich immer alle Kerne einer Zelle gleichzeitig in Mitose, jeder mit einem eigenen Spindelapparat. Eine Einteilung der Megakaryocyten nach Kernzahlen ergab, daß die 8-kernigen Zellen mit 53% den Hauptanteil ausmachen. 2,5% hatten 2, 25,5% 4, 18% 16 und 1% 32 Kerne. Der Mitoseindex war in den Zellen mit 2 und 4 Kernen am höchsten. In Zellen mit 32 Kernen wurden keine Mitosen gefunden.

Allein aufgrund dieser sorgfältigen morphologischen Beobachtungen ließ sich auf einen für das Megakaryocytensystem charakteristischen Umsatz schließen, der dann von anderen Autoren genauer untersucht wurde[41].

Wesentliche Fortschritte auf dem Gebiet der Erforschung der physiologischen Regeneration des Megakaryocytensystems ergaben sich erst aufgrund der Anwendung von in vivo-Markierungsmethoden mit Thymidin-^{3}H und nachfolgender autoradiographischer Knochenmarkuntersuchung. Die systematischen Unter-

[39] STRYCKMANS, CRONKITE und FLIEDNER 1966, MESSNER 1967.

[40] BOND, ODARTCHENKO, COTTIER, FEINENDEGEN und CRONKITE 1962.

[41] KINOSITA, OHNO und BIERMAN 1956, KINOSITA, OHNO und NAKAZAWA 1959, KINOSITA und OHNO 1961, FEINENDEGEN, ODARTCHENKO, COTTIER und BOND 1962, GARCIA 1964, ODELL, JAKSON und GOSSLEE 1965, EBBE und STOHLMAN 1965, MÜLLER 1967.

suchungen bei der Ratte ergeben folgendes Bild über den Proliferations-, Reifungs- und Funktionsspeicher der Megakaryocytopoese sowie über den Stammzellenspeicher. Das Megakaryocytensystem wurde in diesen Studien auch unter Berücksichtigung der von Bessis (1956) angegebenen Kriterien in 3 Entwicklungsstadien eingeteilt. Das Stadium 1 umfaßt alle jugendlichen Megakaryocyten, d.h. alle Zellen mit basophilem, hyalinen oder granulierten Cytoplasma, das aber noch keine Azurgranula hat, und mit einem rundlichen oder bereits segmentierten Kern. Die Zellen haben einen Durchmesser von 25—40 μ. Diese Gruppe umfaßt bei Müller 26,2% aller Megakaryocyten. Dem Stadium 2 gehören bei weitem die meisten Megakaryocyten an, nämlich 50,4%. Dazu werden alle Zellen gerechnet, die ein bläuliches oder auch helleres, rötliches Cytoplasma aufweisen, das von roten Granula durchsetzt ist. Der dunkelblaue bis leicht violette Kern zeigt noch keine Degenerationserscheinungen. Gestalt und Größe der einzelnen Kerne und der ganzen Zelle sind sehr unterschiedlich. Der Zelldurchmesser beträgt 30—70 μ. Dem Stadium 3 gehören etwa 23% aller Megakaryocyten an. In diesem Stadium beginnt der Kern zu degenerieren, er wird acidophil, pyknotisch oder ödematös. Das Plasma erscheint stärker rötlich als beim Stadium 2 und zeigt gewöhnlich deutliche Abspaltung von Plättchen. Der Zelldurchmesser beträgt 35—80 μ. Nackte Zellkerne ohne Cytoplasma oder mit nur spärlichen Überresten wurden hierbei nicht berücksichtigt. Bei dieser Einteilung zeigt sich, daß eine Stunde nach Thymidin-^{3}H-Markierung der Markierungsindex der Megakaryocyten vom Stadium 1 23% beträgt. Das bedeutet, daß 23% der Megakaryocyten dieses frühen Stadiums sich zu jener Zeit in der DNS-Synthese befinden als Zeichen der Vorbereitung zur Kernteilung. Die Zellen des Stadiums 2 und 3 werden durch eine Blitzmarkierung mit Thymidin-^{3}H nur zu je 10% markiert. Das bedeutet, daß auch die relativ reifen Megakaryocyten gelegentlich noch DNS synthetisieren. Leider erlaubt es die z.Z. mögliche Technik nicht, unter den Megakaryocyten eindeutig diejenigen, die ihre Kernteilungsfähigkeit verloren haben, von denen abzugrenzen, die sie noch besitzen.

Für das Verständnis der physiologischen Regeneration dieses Megakaryocyten-Plättchen-Systems ist von allergrößter Bedeutung zu wissen, daß nach einer einmaligen Thymidin-^{3}H-Markierung der initiale Markierungsindex in den Stadien 1, 2 und 3 keinesfalls so niedrig bleibt, sondern es beispielsweise im Stadium 1 zu einem raschen Anstieg des Markierungsindex kommt. 30 Std nach Thymidin-^{3}H-Markierung sind die frühen Megakaryocyten des Stadiums 1 bereits zu 95% markiert, und nach 60 Std sind 100% aller Megakaryocyten des Stadiums 1 markiert. Die Zellen des Stadiums 2 steigen nach 48 Std auf 90% und sind nach 72 Std 100% markiert. Ebenso sind im Stadium 3 innerhalb von 48 Std 92% der Megakaryocyten markiert.

Die Tatsache der praktisch 100%igen Markierung aller Megakaryocyten innerhalb von 60 Std nach Thymidin-^{3}H-Injektion zeigt an, daß sich bei der Ratte alle 60 Std die gesamte Megakaryocytenpopulation einmal erneuert. Das entspricht dann auch der maximalen Reifungsdauer, d.h. der Zeit von der Differenzierung einer Stammzelle in eine morphologisch erkennbare, megakaryocytäre Vorstufe bis zur Vollendung der Ausreifung auf der Stufe des plättchenbildenden Megakaryocyten. Diese in eigenen Versuchen gewonnenen Ergebnisse stimmen mit denen in der Literatur von Ebbe und Stohlman (1965) recht gut überein.

Aus der Häufigkeitsverteilung der Megakaryocyten in den Stadien 1, 2 und 3 von respektive 26,2, 50,4 und ca. 23% ergibt sich die Umsatzzeit für die einzelnen Megakaryocytenstadien. Wenn die Gesamtumsatzzeit 60 Std beträgt (s.o.), dann bleiben die Zellen im 1. Stadium 16 Std, im 2. Stadium 30 Std und im 3. Stadium 14 Std.

Von Bedeutung ist nun die Tatsache, daß die gesamte, morphologisch erkennbare Megakaryocytenpopulation offenbar von einer morphologisch nicht identifizierbaren Vorstufe gespeist wird. Die Tatsache, daß alle Megakaryocyten innerhalb von 2—3 Tagen nach einmaliger Thymidin-^{3}H-Injektion markiert werden, deutet darauf hin, daß sich diese Vorläuferzelle praktisch dauernd in DNS-Synthese befindet. Darüber hinaus lassen die Untersuchungen der Markierungsintensität nach Thymidin-^{3}H nur dann eine sinnvolle Erklärung zu, wenn angenommen wird, daß diese morphologisch unerkannt gebliebenen Vorläuferzellen der Megakaryocyten sich nach erfolgter Teilung wieder vereinigen, um so eine polyploide Megakaryocytenvorstufe zu bilden. Daß dies im Prinzip durchaus realistisch ist, geht aus den kinematographischen Untersuchungen hervor[42], nach denen die Promegakaryocyten (= Stadium 1: Megakaryocyten) durch Zellteilung von Vorläuferzellen mit nachfolgender Zellverschmelzung entstehen.

Somit ergibt sich aus den systematischen Untersuchungen an Ratten, daß es sich bei dem Megakaryocytensystem ebenfalls um ein sich ständig erneuerndes System handelt, das unter physiologischen Bedingungen von einem Stammzellenspeicher gespeist wird, in dem sich die meisten Zellen in DNS-Synthese befinden.

Die strahlenbiologischen Untersuchungen, auf die später eingegangen werden soll, weisen darauf hin[43], daß die Regeneration der Megakaryocytopoese von Zellen ausgeht, die normalerweise nicht oder nur wenig mit Thymidin-^{3}H markiert werden können. Auch hier würde sich also die 2 Stammzellenspeicher-Theorie bestätigen.

Hinsichtlich der menschlichen Megakaryocytopoese liegen bisher noch wenige Untersuchungen vor. Dennoch konnten bei einigen Personen mit normaler Hämopoese Thymidin-^{3}H-Injektionen mit nachfolgender, mehrfacher Aspiration von Knochenmark vorgenommen werden. Bei den menschlichen Megakaryocyten wurden 4 Reifungsstadien unterschieden, wobei das Stadium 1 alle Formen mit einem ovalen bis trapezförmigen Kern und einem schmalen, hyalinen, stark basophilen Cytoplasmasaum umfaßt. Megakaryocyten des Stadiums 2 weisen eine deutlichere Kernstruktur, Kernsegmentierung und ein basophil granuliertes Cytoplasma auf und sind etwas größer als im Stadium 1. Stadium 3 umfaßt alle Zellen mit acidophiler Granulation, blau-violett gefärbtem Plasma und stark unterschiedlicher Kernform und -größe. Bei den Zellen des Stadiums 4 erkennt man die ersten Zeichen der Degeneration: der Kern wirkt pyknotisch, und die ganze Zelle färbt sich stark acidophil. Meistens ist die Plättchenbildung im Cytoplasma deutlich zu erkennen. Bei 3 Patienten mit normaler Hämopoese fanden sich von den untersuchten Megakaryocyten 10% im Stadium 1, 10% im Stadium 2, 62% im Stadium 3 und 18% im Stadium 4.

Im Prinzip fanden sich bei der Thymidin-Untersuchung der menschlichen Megakaryocyten ähnliche Befunde wie im Experiment an der Ratte. Auch hier sind die morphologisch identifizierbaren Megakaryocyten nicht die einzigen Zellen dieses Systems. Auch beim Menschen steigt der Thymidin-^{3}H-Markierungsindex der unreifen Megakaryocyten 3 Tage lang an. Bei den reifen Megakaryocyten erreicht er nach einem Ausgangswert von knapp 10% innerhalb von 4 Tagen 88%, die obere Grenze der Umsatzzeit dieser Gruppe von Zellen beträgt also ca. 4—5 Tage. Somit ergibt sich beim Menschen eine Umsatzzeit des morphologisch erkennbaren Megakaryocytensystems von etwa 100—160 Std.

Die Abkömmlinge des Megakaryocytensystems sind die Blutplättchen. Ihre Lebenserwartung wurde beim Menschen und bei verschiedenen Versuchstieren mit

[42] Kinosita, Ohno und Bierman 1956, Kinosita, Ohno und Nakazawa 1959, Kinosita und Ohno 1961.

[43] Müller 1967.

radioaktiven Markierungsmethoden bestimmt. Die Lebenserwartung der Blutplättchen des Menschen beträgt 8,9 Tage, der Ratte 4—5 und des Kaninchens 3—4 Tage. Diese Angaben resultieren aus radioaktiven Markierungsversuchen. Beim Menschen ergaben sich die besten Ergebnisse mit der DF-^{32}P-Markierung, während die Daten bei Ratten durch die Transfusion von markierten Thrombocyten in geeignete Empfängerorganismen gemessen wurden. Somit ergibt sich, daß sich beim Menschen das morphologisch identifizierte Megakaryocyten-Blutplättchen-System alle 13—18 Tage einmal erneuert. Hinzu käme noch eine unbekannte Zeit für den Umsatz des dem sichtbaren Megakaryocytensystem vorgeschalteten und bisher morphologisch nicht identifizierbaren Stammzellenspeichers.

Von besonderer Bedeutung für das Verständnis der Physiologie der Regeneration des Megakaryocyten-Plättchen-Systems ist die Untersuchung der Plättchenbildung. Ein einzelner Megakaryocyt bildet nach Volumenmessungen 3000 bis 4000 Blutplättchen[44]. Die tägliche Neubildung beträgt pro mm^3 Blut ca. 100000 Thrombocyten. Kinematographisch haben THIERY und BESSIS (1956) sowie ALBRECHT (1957, 1958) die Thrombocytenbildung untersucht. Von SCHULZ (1966, 1968) stammt eine intensive elektronenmikroskopische Untersuchung über die verschiedenen Stadien der Thrombocytenabschnürung aus dem Megakaryocyten. Seine Befunde lassen keinen Zweifel daran, daß sich die Plättchen kontinuierlich vom Megakaryocytenplasma abschnüren und dann in die Blutbahn eintreten.

5. Zur physiologischen Regeneration des Monocytensystems

Es ist noch nicht mit letzter Sicherheit geklärt, ob das Monocytensystem in seiner physiologischen Regeneration ganz oder teilweise zum Knochenmark zu rechnen ist. ROHR (1960) prägte folgende Vorstellung, die von den meisten Hämatologen zur Zeit akzeptiert wird: unter normalen Verhältnissen stammt der Monocyt aus dem Knochenmark und entspricht einem Myelomonocyten. In funktioneller Hinsicht ist er als eine weitgehend selbständige Zellform zu betrachten, etwa wie der eosinophile Leukocyt. Er zeigt nur selten Phagocytose, hingegen meist eine schwach positive Peroxydase-Reaktion. Bei bestimmten Reizzuständen kann er als Monomakrophage oder Histiomonocyt als Abkömmling des reticulo-histiocytären Systems im Blut auftreten und wird wohl zur Hauptsache aus extramedullären Organen ins Blut ausgeschwemmt. Darüber hinaus gibt es sog. lymphatische Monocyten, die nach Stimulation des lymphatischen Systems ins Blut eintreten. Der myeloische Monocyt stellt die Normalform, die anderen Monocyten hingegen reaktive Formen dar. Eine wohlfundierte Ableitung des Knochenmarkmonocyten vom Myeloblasten, einem Monoblasten oder einer myeloischen Reticulumzelle ist bisher morphologisch nicht sicher gelungen.

LEDER (1966a und b) hat in ausgedehnten Untersuchungen auf die histochemischen Eigenschaften der Knochenmarkmonocyten hingewiesen. Mit Hilfe der α-Naphthyl-Acetat-Esterase-Reaktion konnte er eben noch als Monocytenvorstufe erkennbare Elemente nachweisen, die den Promyelocyten ähnlich sehen. Da die Promyelocyten extrem stark Naphthol-ASD-Chloracetat-Esterase-positiv sind, die Monocyten dagegen reichlich α-Naphthyl-Acetat-Esterase enthalten, sollten bei einer Entwicklung von Monocyten aus Promyelocyten Zwischenstufen zu erwarten sein, die beide Fermente besitzen. LEDER fand nun, daß der Nachweis solcher Zwischenstufen möglich ist. Es gibt Promyelocyten mit starker Naphthol-ASD-Chloracetat-Esterase-Reaktion, Promyelocyten mit geringer α-Naphthyl-Acetat-Esterase-Reaktion und reife Monocyten mit kräftiger α-Naphthyl-Acetat-Esterase-Aktivität bei meist fehlendem Naphthol-ASD-Chloracetat-Esterase-

[44] KAUFMANN, AIRO, POLLACK und CROSBY 1966.

Gehalt. Einen weiteren Hinweis auf die Herkunft der Blutmonocyten aus den Promyelocyten glaubt er in einem kombinierten Nachweis der Peroxydase und der α-Naphthyl-Acetat-Esterase zu sehen. Es finden sich alle Übergänge vom peroxydasepositiven Promyelocyten bis zum α-Naphthyl-Acetat-Esterase-positiven und nur noch gering peroxydasehaltigen Monocyten. Nach dieser Auffassung ist die Monocyten-Peroxydase nicht phagocytosebedingt, sondern ein Zeichen der myeloischen Herkunft des Blutmonocyten. Aufgrund dieser histochemischen Befunde glaubt LEDER, die Herkunft des Monocyten aus dem Promyelocyten annehmen zu müssen.

Auch wenn es heute noch nicht möglich ist, das Monocytensystem so eindeutig zu beschreiben, wie es für die Erythro- oder Granulocytopoese oder auch für die Megakaryocytopoese möglich ist, so lassen sich doch aus dem Auftreten und Verschwinden von markierten Blutmonocyten nach einmaliger Injektion von Thymidin-^{3}H gewisse Rückschlüsse auf die physiologische Regeneration dieses Systems ziehen, mindestens im Hinblick auf den Umsatz der Blutmonocyten. Untersucht wurde das Auftreten und Verschwinden von radioaktiv markierten Blutmonocyten nach einmaliger Thymidin-^{3}H-Injektion bei 8 Patienten[45]. Spätestens 24 Std nach Thymidin-^{3}H-Injektion sind die markierten Monocyten im peripheren Blut vorhanden. Die Tatsache, daß man unmittelbar nach Thymidin-^{3}H-Injektion nur extrem selten markierte Monocyten in der Blutbahn findet, deutet darauf hin, daß es sich um Zellen handelt, die normalerweise im peripheren Blut nicht oder nur extrem selten zu einer DNS-Synthese und demnach zu einer nachfolgenden Zellteilung fähig sind. Das Auftreten von sicher radioaktiv markierten Monocyten spätestens nach 24 Std, gelegentlich auch schon nach 12 Std, deutet darauf hin, daß die Reifungszeit dieser Zellen von der letzten Zellteilung bis zur Einschwemmung ins Blut nicht mehr als 12—24 Std beträgt. Damit ergibt sich ein grundsätzlicher Gegensatz zu den Granulocyten, die beim Menschen erst nach etwa 4 Tagen in die Blutbahn eintreten, also eine viel längere Reifungszeit haben. Diese Befunde zeigen weiter, daß der Bildungs- und Proliferationsspeicher der Blutmonocyten extravasal liegt, wobei normalerweise 0,7—0,9% pro Stunde erneuert werden. Der rascheste Umsatz von 1,5% Monocyten pro Stunde zeigte sich bei einem Patienten mit bakteriellem Infekt. Hierbei handelt es sich um die obere Grenze der Umsatzzeiten der Blutmonocyten. Der Anstieg des Markierungsindex zeigt, daß die gesamte Monocytenpopulation des Blutes innerhalb von 3—6 Tagen einmal erneuert wird, wobei offensichtlich eine Abhängigkeit vom Funktionszustand dieses Systems besteht. Die Lebenserwartung der ins Blut eingeschwemmten Monocyten, die mit Hilfe der in vitro-Markierung von Blutmonocyten mit DFP-^{3}H und nachfolgender Reinfusion bestimmt wurde, ergab Halbwertzeiten von 10 Std bei normaler Hämopoese und Werte zwischen 3—7 Std bei Störungen des Funktionszustandes der Monocyten[46].

VOLKMAN und GOWANS (1965a und b) kamen nach Versuchen an Ratten zu dem Schluß, daß die Blutmonocyten von rasch proliferierenden Vorstufen abstammen, und sie nehmen das Knochenmark als hauptsächliche Monocytenquelle an. Bei Ratten ist der Monocytenumsatz offenbar rascher als beim Menschen, jedenfalls als bei Personen mit normaler Blutzellbildung. Daß die Monocyten nicht von Capillarendothelien abstammen, läßt sich schon daraus schließen, daß diese einen sehr langsamen Zellumsatz haben, wie im nächsten Abschnitt beschrieben werden soll. Es wird die Aufgabe der zukünftigen Forschung sein, das Monocytensystem in seiner funktionellen Struktur sowie seiner physiologischen Regeneration weiter abzuklären[47].

[45] FLIEDNER, LAEGER und CRONKITE 1967.

[46] FLIEDNER 1968. [47] Literaturübersicht bei LEDER 1967.

6. Zur physiologischen Regeneration des Knochenmarkstromas

In diesem Abschnitt soll noch kurz auf die Physiologie der Regeneration des Knochenmarkstromas hingewiesen werden, innerhalb dessen sich die physiologische Regeneration der blutzellbildenden Systeme vollzieht. Nach ROHR (1960) gehören folgende Knochenmarkanteile zum Knochenmarkstroma: das Endost, das Reticulum und das Fettgewebe zusammen mit dem Gefäßapparat. Dazu kommen noch die Nerven, über deren Regeneration noch keine Befunde vorliegen. Über die physiologische Regeneration des Knochenmarkstromas sind bisher nur sehr wenige exakte Ergebnisse vorhanden.

Wenn man Thymidin-^{3}H bei Versuchstieren injiziert, so markieren sich normalerweise keine Endost-, Reticulum- oder Endothelzellen. Dementsprechend ist es extrem selten, in Ausstrichen oder histologischen Präparaten Mitosefiguren dieser zum Stroma gehörenden Zellen des Knochenmarkes zu finden. Schon aus diesen Befunden geht hervor, daß unter den normalen Bedingungen des hämopoetischen Gleichgewichtes die physiologische Regeneration des Stützapparates der blutzellbildenden Systeme äußerst gering ist. Dieser Schluß wird noch dadurch erhärtet, daß FLIEDNER, DOYEN, HILLEN und PRESTER (1965) versuchten, durch tägliche Injektionen von Thymidin-^{3}H über ein halbes Jahr bei Ratten eine vollständige Markierung nicht nur der parenchymatösen Anteile des Knochenmarkes, sondern auch des Knochenmarkstromas zu erreichen. Dabei zeigte sich, daß auch nach einem halben Jahr täglicher Thymidin-Injektionen nur ein Teil der zum Stroma zu zählenden Zellen markiert war, beispielsweise von den Sinusendothelien und Endostzellen sicherlich nicht mehr als $^{1}/_{3}$. Das deutet darauf hin, daß sich das Knochenmarkgerüst langsam, aber stetig erneuert.

Ein weiterer Hinweis auf die Tatsache der physiologischen Regeneration des Knochenmarkstromas ergibt sich aus einer anderen Versuchsanordnung. Gibt man Ratten während der Schwangerschaft durch kontinuierliche intravenöse Infusion Thymidin-^{3}H, so sind bei den neugeborenen Ratten alle Zellen in ihrem Kern radioaktiv markiert. Injiziert man den so vollständig markierten Ratten 4 Wochen lang alle 12 Std Thymidin-^{3}H, so bleiben alle Zellen des Knochenmarkes markiert. Wartet man jetzt etwa 10 Tage, so verlieren beispielsweise im Knochenmark alle parenchymatösen Zellerneuerungssysteme ihre radioaktive Markierung. Diese Tatsache weist auf den raschen Zellumsatz dieser Systeme hin, der in den vorhergehenden Abschnitten ausführlich beschrieben worden ist. Dagegen bleiben auch weiterhin verschiedene Arten von Stromazellen, nämlich Reticulumzellen, Endostzellen und Capillar- und Sinusendothelien, radioaktiv in ihrer DNS markiert. Eine Untersuchung des Verhaltens der Markierungshäufigkeit und der Markierungsintensität bei diesen zum Knochenmarkstroma zu zählenden Zellen ergibt, daß sie nur sehr langsam ihre Markierung verlieren. Diese Verlustrate ist ein Maß der physiologischen Regeneration des Stromas. So konnten HAAS, STEHLE und FLIEDNER (1967) zeigen, daß die Markierungsintensität beispielsweise von Endothel- und Reticulumzellen bei komplett mit Thymidin-^{3}H markierten Tieren innerhalb von 5 Wochen nach der Geburt auf nur etwa 50% des Ausgangswertes abgesunken ist. Bei jeder Zellteilung sinkt die Markierungsintensität im Mittel auf die Hälfte ab. Daher bedeutet ein Abfall um 50% innerhalb von 5 Wochen, daß in dieser Zeit im Mittel maximal eine Zellteilung bei den untersuchten Zellen stattgefunden hat. Dabei ist zu berücksichtigen, daß der Abfall der Markierungsintensität beinahe ausschließlich innerhalb der ersten 12 Std nach der Geburt stattfindet, während er später sehr gering ist. Daraus ergibt sich, daß für einen kompletten Umsatz aller Endothelzellen und aller als Reticulumzellen bezeichneten Zellen Monate notwendig sind. Somit ist hier ein Weg gewiesen, auch die physiologische Regeneration der zum Stroma des Knochenmarkes gehörenden Zellarten quantitativ zu messen.

7. Die Regulation der Regeneration durch übergeordnete nervale und humorale Mechanismen

Im Hinblick auf die physiologische Regeneration des Knochenmarkes muß die Frage gestellt werden, auf welche Weise der Körper in der Lage ist, das normale Fließgleichgewicht der verschiedenen blutzellbildenden Systeme in einer so erstaunlichen Konstanz aufrechtzuerhalten. Es ist die Aufgabe dieses Abschnittes, den heutigen Stand des Wissens über die Regulationsmechanismen der Homöostase der Blutzellbildung zu umreißen. Die Forschung der letzten Jahre bekräftigt die Ansichten der frühen Physiologen und Hämatologen dieses Gebietes, daß es humorale und nervale Faktoren gibt, von denen die Regulation der Blutzellbildung und des Blutzellabbaues abhängig ist, wobei sich humorale und nervale Faktoren nicht nur ergänzen, sondern offenbar auch gegenseitig bedingen. Wenn im folgenden in der Beschreibung der nervalen und der humoralen Regulationsmechanismen eine Unterscheidung getroffen wird, so geschieht das nur aus didaktischen Gründen.

Das *Nervensystem* verbindet bei Tier und Mensch alle Organe und beeinflußt alle Gewebe einschließlich des Knochenmarkes. Aus diesem Grunde kann die zellbildende Funktion des Knochenmarkes durch das Nervensystem auf 3 Wegen beeinflußt werden: a) direkt durch die am Knochenmarkparenchym endigenden Nervenfasern, b) durch nervale Beeinflussung der Durchblutung über die glatte Muskulatur der Gefäße, besonders der Arteriolen, c) indirekt durch die Beeinflussung von endokrinen Organen, deren Produkte bzw. Hormone die hämopoetische Aktivität anregen oder unterdrücken können. Diejenigen Mechanismen, die für die Kontrolle der Sauerstoffspannung und des Blutdruckes verantwortlich sind, hängen in großem Maße von der Funktion des Nervensystems ab, in erster Linie durch die Kontrolle der Atemtätigkeit und des Herz-Minutenvolumens.

In ausgedehnten Studien an Mäusen, Ratten, Kaninchen und Affen wurde der Verlauf der Knochenmarknerven eingehend untersucht. Der mögliche direkte Einfluß des Nervensystems auf das Knochenmark erfuhr kürzlich eine neue Bestätigung durch die Befunde von Calvo (1968). Seine Untersuchungen weisen eindrücklich auf die engen Verflechtungen der Nervenfasern mit den verschiedenen Anteilen des Stromas und des Knochenmarkparenchyms hin. In diesen Untersuchungen wurde gefunden, daß sich einzelne, myelinhaltige Nervenfasern weit durch das Parenchym erstrecken und dabei Kontakt mit den blutbildenden Zellen aufnehmen. Dabei fanden sich außerdem sphincterartige Strukturen im Anfangsteil einiger arteriolärer Zweige der nutritiven Knochenmarkarterie. Diese sind durch nicht-myelinisierte Nervenfasern reichlich innerviert. Es ist lange bekannt, daß die glatten Muskelfasern der Arteriolen sehr empfindlich für nervale und hormonale Reize sind und auf diese mit einer raschen Kontraktion reagieren können.

Die Zellbildungsaktivität des Knochenmarkes hängt ebenso wie die Funktionsfähigkeit jedes anderen Organs von einer hinreichenden arteriellen Blutversorgung ab. Es darf angenommen werden, daß auch die Physiologie des Knochenmarkes hinsichtlich seiner zellbildenden Funktion von Mechanismen beeinflußt wird, die den Zufluß von arteriellem Blut kontrollieren. Die reichliche Innervation der Muskelfasern der Arteriolen gibt dem Nervensystem die Möglichkeit, rasch die Blutmenge zu ändern, die durch das blutzellbildende Knochenmark fließt. Damit ergänzt das Nervensystem andere, beispielsweise hormonale Regulationsmechanismen hinsichtlich Zellbildung, Zellausschwemmung und Zusammensetzung des

Blutes an cellulären Bestandteilen, die weiter unten besprochen werden. Daß im Knochenmark afferente Nervenfasern vorhanden sind, ist jedem geläufig, der eine Knochenmarkaspiration an sich selbst erlebt hat: während die Einführung einer Nadel in die Knochenmarkhöhle keinen Schmerz verursacht, kommt es in dem Moment zu einer dumpfen Schmerzsensation, wenn durch die Aspiration ein Sog erzeugt wird. Dies mag ein Hinweis darauf sein, daß die sensiblen Nervenfasern im Knochenmark auf Druckdifferenzen reagieren. Obwohl es für das Knochenmark noch nicht geklärt ist, welche Nervenfasern zu welchem Anteil des Reflexbogens gehören, läßt sich doch in Analogie zu anderen Organen die Vermutung aussprechen, daß die myelinisierten Fasern zum afferenten Teil und die nichtmyelinisierten Fasern zum efferenten Teil gehören.

Die zentralnervöse Regulation des Blutbildes wurde 1928—1962 ausführlich von HOFF und später von seinem Mitarbeiter BEER untersucht. In Japan entwickelten vor allem KOMIYA u. Mitarb. (1956) Beiträge auf dem Gebiete der zentralnervösen Regulation der hämopoetischen Homöostase. Die bisher bekannten Tatsachen wurden von HOFF (1962) eingehend erörtert. Danach sind als zentralnervöse Zentren der Regulation der cellulären Zusammensetzung des peripheren Blutes und der blutbildenden Organe das Diencephalon, insbesondere der Hypothalamus, das Tuber cinereum und der Nucleus paraventricularis anzusprechen. HOFF u. Mitarb. konnten zeigen, daß die Granulocytenkonzentration des Blutes durch Luftfüllung der Ventrikel oder durch gezielte Stichverletzungen im Bereich des Hypothalamus und des Tuber cinereum beeinflußt werden kann. Diese auf einer Zellausschwemmung beruhende Granulocytose konnte unterbunden werden, wenn das Halsmark durchschnitten oder die Nervi splanchnici major et minor durchtrennt wurden. Dabei wurde bei Parabiose-Versuchen von BEER gezeigt (1942), daß durch den nervalen Reiz ein humoraler Faktor freigesetzt wird, der offensichtlich für die Ausschüttung von reifen Zellen aus dem Knochenmark direkt verantwortlich ist.

Über diese grundsätzlichen Befunde der möglichen Einflußnahme des Zentralnervensystems auf die physiologische Knochenmarkregeneration hinaus gibt es bisher kaum Anhaltspunkte für ihren Wirkungsmechanismus. Es ist nicht bekannt, an welcher Stelle und auf welche Weise ein Zellerneuerungssystem in seiner Tätigkeit durch nervale Einflüsse aktiviert oder gebremst wird. Alle Forschungen über die Beeinflussung der Regulation der Blutzellbildung durch zentralnervöse Faktoren werden dadurch erschwert, daß stimulierende oder hemmende Maßnahmen eine Kette von Reaktionen an verschiedenen Erfolgsorganen hervorrufen. Dadurch wird es schwierig, direkte und indirekte Einflüsse auf die Blutzellbildung zu unterscheiden.

HALVORSEN (1961, 1966) beobachtete die Wirkung einer elektrischen Stimulation des Hypothalamus auf die Erythropoese beim Kaninchen. Er fand dabei einen Anstieg des Blutvolumens und der Reticulocytenzahl. Da es bei Mäusen, denen das Serum stimulierter Kaninchen injiziert worden war, zu einer erhöhten Eisenutilisation (^{59}Fe) kam, schloß er auf einen humoralen Mechanismus, der durch die Hypothalamusreizung ausgelöst worden sei. Ähnliche Resultate erzielten MIRAND, GRACE, JOHNSTON und MURPHY (1964) nach Stimulation des Hypothalamus bei Rhesusaffen. Da die hämatologischen Veränderungen in keiner Weise denen nach ACTH-Gaben ähnlich waren, wurde der Schluß gezogen, daß es sich nicht um eine Corticosteroidwirkung gehandelt habe. FELDMAN, RACHMILEWITZ und IZAK (1966) wiederholten die Hypothalamus-Reizversuche bei Ratten und bestätigten die stimulierende Wirkung auf die Erythropoese, wie sie sich in einem erhöhten Radioeiseneinbau in die Erythrocyten und in einer größeren Erythrocytenmasse ausdrückt. Sie fanden jedoch keine erythropoetinähnliche Wirkung des Serums (s. u.) dieser Ratten und erklären die Diskrepanz zu den Befunden von HALVORSEN und MIRAND mit Unterschieden der Tierart.

Die Erforschung der *humoralen Regulationsfaktoren* für die Knochenmarkfunktion geht zurück auf die Beobachtungen von CARNOT und DE FLANDRE (1906), daß das Serum von Kaninchen nach Aderlaß in der Lage ist, bei anderen Kaninchen eine Reticulocytose zu erzeugen. Dieses Forschungsgebiet nahm in den letzten 10 Jahren einen bedeutsamen Aufschwung. Dabei wurde festgestellt, daß im Serum von Menschen wie von Versuchstieren nach Aderlaß, nach Hypoxie und bei hämolytischen Anämieformen, wie z. B. Thalassämie, eine Substanz vorkommt, die in der Lage ist, spezifisch und offensichtlich selektiv die Erythropoese zu stimulieren[48]. Diese Substanz wurde als Erythropoetin oder als erythropoesestimulierender Faktor bezeichnet. Über die Einzelheiten dieser Substanz, ihre Biochemie und ihren Ursprungs- und Angriffsort stehen heute eine Reihe von erstklassigen Übersichten zur Verfügung[49]. Aus den bisherigen Ergebnissen läßt sich folgern, daß das Erythropoetin zu den Faktoren gehört, die auch für die physiologische Regeneration des erythropoetischen Zellerneuerungssystems von Bedeutung sind. Aufgrund verschiedener Tierversuche hat sich die Ansicht durchgesetzt, daß durch Erythropoetin in erster Linie Stammzellen in eine erythropoetische Linie dirigiert werden[50]. Diese Ansicht wird beispielsweise durch die Tatsache untermauert, daß bei hypertransfundierten Tieren, bei denen morphologisch keine Erythropoese mehr erkennbar ist, die Injektion von Erythropoetin innerhalb von Stunden zu einer Erythroblastenwelle mit nachfolgender Reticulocytose und Erythrocytenanstieg führt[51]. Dieser Befund wird damit erklärt, daß „determinierte" Stammzellen im Knochenmark vorhanden sind, die durch die Erythropoetin-Injektion zur Erythroblastenbildung aktiviert werden.

Die biochemischen Grundlagen für diese Stimulation sind bisher ungeklärt. Während sich alle Untersucher über die erythropoetische Differenzierung von Stammzellen durch Erythropoetin einig sind, gehen die Ansichten über weitere Angriffsorte des Erythropoetins im erythropoetischen Zellerneuerungssystem weit auseinander. Es scheint jedoch heute festzustehen, daß das Erythropoetin nicht nur an den Stammzellen angreift, sondern auch im Rahmen der differenzierten Erythropoese gewisse Angriffspunkte hat. Dabei kann Erythropoetin möglicherweise eine Verkürzung der Generationszeit der Erythroblasten verursachen und damit zu einer Reifungsbeschleunigung führen. LUCARELLI, RIZZOLI, CARNEVALI und FERRARI (1968) meinen aufgrund ihrer Untersuchungen an neugeborenen Ratten, daß das Erythropoetin einen wesentlichen Einfluß auf die Hämoglobin-Syntheserate hat.

Über die Bildungsstätte des Erythropoetins gibt es ebenfalls mehrere Meinungen[52]. Fest steht, daß das Erythropoetin eng mit der Funktion der Niere verknüpft ist: eine bilaterale Nephrektomie führt in kurzer Zeit zu einem Erliegen der Erythropoese, das offensichtlich nicht durch den Anstieg harnpflichtiger Substanzen erklärt werden kann. In welcher Weise die Erythropoetinbildung in der Niere gesteigert oder gedrosselt werden kann, ist nicht bekannt. Sicher spielen beispielsweise Faktoren wie Sauerstoffbeladung der Erythrocyten des strömenden Blutes eine besondere Rolle. So würde sich die sekundäre Polyglobulie beim

---

[48] MÜLLER 1912, REISSMANN 1950, ERSLEV 1953, HAMMOND, ISHIKAWA und KAIGHLEY 1962.

[49] SLAUNWHITE, MIRAND und PRENTICE 1957, RAMBACH, COOPER und ALT 1958, BORSOOK 1959, GORDON 1959, GOLDWASSER, WHITE und TAILOR 1962.

[50] ALPEN und CRANMORE 1959, FILMANOWICZ und GURNEY 1961, STOHLMAN 1961.

[51] STOHLMAN, BRECHER und MOORES 1962.

[52] NAETS 1960, REISSMANN, NOMURA, GUNN und BROSIUS 1960, KURATOWSKA, LEWARTOWKI und MICHALAK 1961, REISSMANN und NOMURA 1962, GALLAGER, MCCARTHY und LANGE 1961.

Höhenaufenthalt über die erniedrigte Sauerstoffspannung des Blutes auf die Niere und dann über eine gesteigerte Erythropoetinproduktion auf das Knochenmark auswirken. Übersichten über die mit Erythropoetin zusammenhängenden Probleme sind mehrfach veröffentlicht worden[53].

Während somit heute ein erythropoesestimulierender Faktor (ESF oder Erythropoetin) hinreichend gesichert erscheint, ist die Existenz von ähnlichen spezifischen Faktoren für die Myelopoese („Leukopoetin") und für die Megakaryocytopoese („Thrombopoetin") — obwohl immer wieder vermutet — noch völlig ungesichert. Insbesondere erscheint es nicht berechtigt, jene Faktoren, die lediglich eine Leukocytose hervorrufen, also eine Ausschwemmungssteigerung von schon gebildeten Granulocyten bewirken, als „Leukopoetine" zu bezeichnen. Inwieweit *normalerweise andere Hormone*, wie beispielsweise die Nebennierenrindenhormone und die männlichen und weiblichen Sexualhormone etc. in die Blutzellbildung eingreifen, ist im einzelnen noch nicht nachgewiesen.

Viele Autoren haben über den Einfluß der verschiedenen endokrinen Organe auf die Regeneration des Knochenmarkes oder zumindest auf die celluläre Zusammensetzung des Blutes berichtet. Ein genaues Studium der bisher vorliegenden Berichte zeigt jedoch, daß grundlegende experimentelle Arbeiten erst in den letzten Jahren im Zusammenhang mit der Entwicklung quantitativer Methoden zur Messung des Umsatzes von Zellen im Knochenmark und Blut erschienen sind.

REMMELE (1963) unterscheidet mit Recht bei den vielen möglichen, aber experimentell nicht recht gesicherten und nur unscharf faßbaren humoralen Wirkungen[54] nur zwei: spezifische und unspezifische Steuerungsfaktoren der Blutzellbildung, insbesondere bei der Erythropoese. Aber erst eine Intensivierung cytokinetischer Untersuchungen führte in den letzten Jahren zu neuen Befunden. Als Beispiel für eine solche Studie über die Wirkung des Schilddrüsenhormons sei eine Arbeit von LUCARELLI, FERRARI, RIZZOLI, PORCELLINI, CARNEVALI, MONICA, TANZI und BUTTURINI (1966) über die Wirkung von Trijodthyronin auf die Erythropoese in der normalen, hungernden, polycythämischen und nephrektomierten Ratte erwähnt. Diese Autoren gingen von der Beobachtung aus, daß bei Überfunktion der Schilddrüse die Erythrocytenzahl im oberen Normbereich reguliert wird, und daß eine Hypothyreose oder eine Schilddrüsenentfernung zu einer Hypoplasie des blutbildenden Parenchyms führt. Sie fanden nun, daß eine tägliche Gabe von 15 γ Trijodthyronin bei Ratten eine intensive Erythrocytenstimulation hervorruft (Reticulocytenanstieg, Erythroblastenanstieg im Knochenmark, erhöhter Eisen-59-Einbau). Damit standen sie vor der Frage, ob diese Wirkung auf einer direkten Stimulation der zellbildenden Matrix durch das Hormon beruht oder auf einer indirekten Stimulation des Erythropoetins. Diese Frage konnte durch weitere Versuche an hungernden und übertransfundierten sowie an nephrektomierten Tieren entschieden werden. Das Schilddrüsenhormon stimuliert die Erythropoese nur bei normalen und hungernden Ratten. Es ist unwirksam bei polycythämischen und nephrektomierten Tieren. Daraus konnten sie folgern, daß das Schilddrüsenhormon bei Ratten auf die Erythropoese in Abhängigkeit von der metabolischen Aktivität wirksam wird, wobei die Gegenwart der Niere notwendig ist. Letzteres ist ein Hinweis darauf, daß das Schilddrüsenhormon nicht direkt auf die Erythropoese wirkt, sondern indirekt auf dem Umweg über die Erythropoetinproduktion der Niere. In ähnlicher Weise ist eine detaillierte Erforschung der hämatopoetischen Wirksamkeit der übrigen endokrinen Organe notwendig.

---

[53] JACOBSON und DOYLE 1962, STOHLMAN 1962, REMMELE 1963, GURNEY und FRIED 1966.
[54] Vgl. HAUS 1959.

Geläufig ist dem Arzt der Geschlechtsunterschied im Hämoglobin- und Erythrocytenspiegel, bei Männern mit Normalwerten für das Hämoglobin zwischen 14,5 und 16,0 g-% und für Erythrocyten bei 4,0—6,0 Mill. pro mm^3 Blut; bei Frauen für Hämoglobin 12,5—14 g-%, für Erythrocyten 3,3—4,5 Mill. pro mm^3 [55]. Daß es sich hier um Wirkungen der Keimdrüsenhormone handeln kann, wurde aus der Tatsache abgeleitet, daß männliche Kastraten niedrige, sehr dynamische Männer dagegen relativ hohe Erythrocytenwerte aufweisen und sehr feminine Frauen die niedrigsten Werte haben. Wo aber die Geschlechtshormone eingreifen, um die physiologische Knochenmarkregeneration bzw. den Blutzellspiegel zu regulieren, ist weitgehend ungeklärt.

Nach Hoff (1962) haben die Glucocorticoide, Corticosteroid - Hormone der Nebennierenrinde vom Typ des Cortisons, eine ausgesprochen differenzierte Wirkung auf die Blutbildung, aber auch auf die Zellen in der Blutbahn. Sie stimulieren die Blutbildung im Knochenmark, am stärksten die Erythropoese. So ist es erklärlich, daß bei Erkrankungen der Hypophyse wie auch der Nebennieren eine ausgesprochene Polyglobulie beobachtet wird, die auf die erhöhte Produktion von Nebennierenrindenhormonen zurückgeführt wird. Andererseits ist bei Nebenniereninsuffizienz die Erythropoese hypoplastisch. Auch die Granulo- und Thrombopoese werden durch Glucocorticoide stark aktiviert. Im Knochenmark wird die Regeneration der neutrophilen und eosinophilen Granulocyten wahrscheinlich in gleicher Weise stimuliert. Auf der anderen Seite wird unter der Einwirkung dieser Hormone eine neutrophile Leukocytose, aber auch eine hochgradige Verminderung der Eosinophilenzahl im Blut beobachtet. Auf das lymphatische System haben die Glucocorticoid-Hormone einen antagonistischen Effekt: bei relativer oder auch absoluter Neutrophilenzunahme bewirken sie eine ausgesprochene Lymphopenie. Andererseits beobachtet man nach Adrenalektomie oder bei Nebenniereninsuffizienz eine Hypoplasie des Knochenmarkparenchyms, aber eine ausgesprochene Hyperplasie des gesamten lymphatischen Systems. Ähnlich wirkt sich auch eine Insuffizienz des Hypophysenvorderlappens aus. Dabei kommt es wohl zu einer Hypoplasie des Knochenmarkparenchyms mit nachfolgender Ausdehnung des Fettmarkes.

Diese kurzen Ausführungen über den Einfluß endokriner Organe auf die celluläre Zusammensetzung des Blutes und die Knochenmarkregeneration zeigen deutlich, wie wenig über die Wirkungsweise der Hormone auf die Blutzellbildung und Blutzellzusammensetzung bekannt ist. Sicherlich werden die modernen Methoden der zellkinetischen Physiologie hier weitere Aufschlüsse bringen können.

8. Über die Leistungsfähigkeit und Regenerationskraft des Knochenmarkes im Alter

Experimentelle Untersuchungen über die Leistungsfähigkeit und Regenerationskraft des Knochenmarkes im Alter sind sehr selten. Die einzigen Aussagen lassen sich aufgrund klinischer Beobachtungen machen. Bei einer Untersuchung von 560 gesunden Patienten[56] wurden die Ergebnisse nach dem Geschlecht und in 3 Altersgruppen aufgeteilt: 19—49, 50—64 und von 65 Jahren an aufwärts. Dabei ergab sich eine Beschleunigung der Senkungsreaktion, die sich von Altersgruppe zu Altersgruppe verdoppelte, wobei jeweils die Werte der Frauen jeder Gruppe doppelt so hoch waren wie bei den Männern. Alle anderen Befunde wiesen gegenüber den jüngeren Kontrollgruppen keine Unterschiede auf, insbesondere waren die Hämoglobin- und Erythrocytenwerte praktisch gleich. Auch eine signifikante

[55] Dameshek 1954. [56] Undritz 1964.

Lymphopenie oder Monocytose war gegenüber den Kontrollgruppen nicht festzustellen. Ebenso fand di Guglielmo (1963), daß bei alten Menschen keine wesentlichen Veränderungen in der Zahl und Morphologie im Vergleich zu jüngeren Altersgruppen vorkommen. Auch seine Knochenmarkuntersuchungen zeigten keine nennenswerte Abweichung von den Werten jüngerer Erwachsener. Im hohen Alter gibt es auch keine Blutkrankheiten, die nicht schon im mittleren Alter vorkommen. Allerdings ist lange bekannt, daß die chronische lymphatische Leukämie, das Plasmocytom und die Makroglobulinämie Waldenström das Alter bevorzugen. Die Erythrämie findet man im Alter ungefähr ebenso häufig wie in früheren Jahrgängen, die akuten Leukämien kommen im Alter seltener vor als in Kindheit und Jugend, doch nehmen sie in der letzten Zeit auch im Alter deutlich zu.

Aufgrund seiner vielen Untersuchungen von gesunden alten Menschen und der Reaktionen alter Menschen auf besondere Reize wie Blutungen etc. kommt Undritz (1964) zu dem Schluß: „Die morphologischen Blut- und Knochenmarksbefunde im Alter sind praktisch dieselben wie bei jugendlichen und reifen Erwachsenen. Die Blutkörperchen gehören mit den Haut-, Schleimhaut- und Drüsenzellen zu den Elementen, die stets regenerieren, neu gebildet werden nach Maßgabe ihres Unterganges nach erlangter Reife, Sterilität und Verbrauch. Man kann die Behauptung wagen, daß der Mensch ewig leben könnte, wenn es auf die Blutkörperchen ankäme, es sei denn, daß sie nicht reaktiv oder primär durch unkontrollierte Wucherungen (Hämoblastosen) so geschädigt werden, daß sie zum Tode des Organismus führen. Es gibt auch keine Blutkrankheiten, welche für das hohe Alter spezifisch sind. Wohl gibt es reaktive oder primäre Blutkrankheiten, welche praktisch nur in der Kindheit und Jugend vorkommen, sie können aber auch ausnahmsweise im Alter beobachtet werden. Und die Blutkrankheiten, die im hohen Alter besonders gehäuft vorkommen, sind schon spätestens beim reiferen Erwachsenen nachweisbar. Es könnte daher müßig und zwecklos erscheinen, wollte man auf dieses Thema eingehen. Es gibt eben keine Blutkrankheiten des hohen Alters."

Es ist die Aufgabe weiterer Forschung, der Frage nachzugehen, ob die Regenerationsfähigkeit des Knochenmarkes tatsächlich unerschöpflich ist oder ob nur das Reservoir an Stammzellen genügend groß ist, so daß es für die gegenwärtig erreichbare Lebensdauer ausreicht. Diese Fragen können erst dann quantitativ untersucht werden, wenn es gelingt, die Stammzellen des menschlichen Knochenmarkes quantitativ zu bestimmen und zu sehen, ob sie in allen Lebensaltern gleich häufig sind. Darüber hinaus ist es von großer Bedeutung, mit geeigneten Methoden die funktionellen Altersveränderungen des Knochenmarkstromas genauer zu untersuchen, um den Einfluß auf die Blutzellbildung herauszuschälen.

III. Zur Regeneration des Knochenmarkes nach verschiedenen Noxen

1. Allgemeine Vorbemerkung

Im Rahmen der Orthologie und Pathologie der Knochenmarkregeneration haben wir uns bisher mit der Frage beschäftigt, in welcher Weise unter den normalen Bedingungen des Fließgleichgewichtes zwischen Zellproduktion und Zelluntergang im Knochenmark das Gleichgewicht ermöglicht wird. Wir haben gesehen, daß das Knochenmark für die Orthologie der Regeneration in erster Linie auf ein normal funktionierendes Stammzellenspeicher-System angewiesen ist, aus dem der Gleichgewichtszustand zwischen Zellbildung und Zelluntergang aufrechterhalten wird. Im Gegensatz zur Bedeutung des Stammzellenspeichers als kontinuierlich zellproduzierendem Mutterboden kommt dem Proliferationsspeicher der Blutzellbildung, der im Vordergrund des morphologischen Erscheinungsbildes des Knochenmarkausstriches steht, eine relativ geringe Bedeutung zu, da die Zellen dieses Speichers keine echten Regenerations-, sondern Produktionsaufgaben haben. In diesem Speicher werden die Blutzellvorstufen (z.B. Proerythroblasten, Promyelocyten und Promegakaryocyten) in ihrer Zahl vermehrt und schließlich als reife Zellen abgegeben.

In diesem Kapitel wollen wir diejenigen Zustände betrachten, bei denen das Mark durch eine bestimmte Noxe geschädigt wird. Dabei interessiert uns zuerst die sog. ungestörte Regeneration des Knochenmarkes nach Einwirkung definierter Noxen. Anschließend untersuchen wir die gestörte Regeneration, wie sie beispielsweise bei neoplastischen Erkrankungen oder z.B. bei perniciöser Anämie vorkommt. Bei diesen Erkrankungen unternimmt das Knochenmark Regenerationsversuche, die jedoch scheitern, solange die krankmachenden Faktoren weiter einwirken und eine ungestörte Regeneration verhindern.

Ein hervorragendes Modell für eine ungestörte Regeneration ist durch die Anwendung ionisierender Strahlen gegeben. Durch eine einmalige Ganzkörperbestrahlung wird, wie später noch zu zeigen sein wird, eine bestimmte Anzahl der zur Repopulation befähigten Stammzellen geschädigt, wobei diese Schädigung eine Exponentialfunktion der Strahlendosis ist. Eine Regeneration des Knochenmarkes hat in jedem Falle eine Regeneration des Stammzellenspeichers zur Voraussetzung. Die Regeneration des Knochenmarkparenchyms wird um so länger in Anspruch nehmen, je höher die Strahlendosis war und je kleiner der Stammzellenspeicher durch den Strahleninsult geworden ist. Daß aber die Knochenmarkparenchym-Regeneration lediglich von der Zahl der zur Repopulation fähigen Stammzellen abhängt, wird sich weiter unten aus den Versuchen mit Knochenmarktransfusion ergeben. Daneben zeigen weitere strahlenbiologische Versuche die Bedeutung des Stromas für die Regeneration des blutzellbildenden Parenchyms. Liegt die Strahlendosis sehr hoch (etwa bei 5000 r), so bleibt eine Knochenmarkregeneration aus, auch wenn eine genügend große Zahl von Stammzellen vorhanden ist. Im folgenden soll zunächst auf die Wirkung einer kontinuierlichen ionisierenden Ganzkörperbestrahlung eingegangen werden, da diese Versuchsanordnung besonders eindrücklich die Regeneration des Markes auf einem erhöhten Niveau der Zellproduktion zeigt. Danach wird die Regeneration des Knochenmarkes infolge einmaliger Strahleneinwirkung nach vorausgehender Destruktionsphase und Aplasie dargestellt. In den weiteren Teilen dieses Abschnittes soll dann auf die Markregeneration nach chemischen und mechanischen Noxen eingegangen werden.

2. Regeneration nach Einwirkung ionisierender Strahlen als Modell von reproduzierbaren Regenerationsabläufen

a) Die Regenerationsvorgänge des Knochenmarkes nach kontinuierlicher Strahlenbelastung

Für das Verständnis der ungestörten Regeneration des Knochenmarkes sind zwei Versuchsanordnungen von besonderer Bedeutung, die beide auf die Frage hinauslaufen, wie das Knochenmark, von einer definierten Dauerschädigung ausgehend, Regenerationsvorgänge durchführen kann. Die eine Möglichkeit haben in erster Linie LAMERTON und seine Gruppe durch kontinuierliche Bestrahlung von Ratten in einer Kobalt- oder ^{137}Caesium-Strahlenanlage durchgearbeitet. Je nach der Versuchsanordnung können die Tiere über Wochen hinweg mit verschiedener Dosis kontinuierlich bestrahlt werden. Die andere Möglichkeit der Dauerbestrahlung ist die Injektion von radioaktiven Nukliden, wie Strontium oder Phosphor, die durch ihren Einbau in Knochen bzw. phosphorhaltige Zellbestandteile ihre biologische Wirkung entfalten. Die umfangreichsten Befunde zur Wirkung von kontinuierlichen Ganzkörperbestrahlungen bei Ratten und ihre cytokinetische Analyse stammen aus der Gruppe von LAMERTON, die eine Reihe von entsprechenden Arbeiten veröffentlicht hat (1960, 1962, 1966). Großtierversuche mit kontinuierlicher γ-Bestrahlung von Schafen und der Messung des akkumulierten Strahlenschadens wurden von ALPEN (1967) beschrieben, allerdings ohne Knochenmarkbefunde. Von den hämatologischen Befunden lassen sich die Wirkungen auf die Erythropoese besonders gut als Beispiel für eine ungestörte Markregeneration verwenden. Die Toleranz des erythropoetischen Zellerneuerungssystems gegenüber einer kontinuierlichen Bestrahlung ist sehr viel niedriger als z. B. die des gastrointestinalen Zellerneuerungssystems, das in diesem Kapitel nicht behandelt wird. Bei einer Strahlenbelastung von etwa 170 rad pro Tag kommt es bei Ratten zu einem vollständigen Versagen der Erythropoese. Wählt man dagegen eine niedrigere Dosisrate von 80—100 rad pro Tag, so bleibt die Erythrocytenzahl des peripheren Blutes über viele Wochen im Normalbereich. Diese Beobachtungen weisen darauf hin, daß eine dauernde Strahleneinwirkung unterhalb einer bestimmten Grenze vom erythropoetischen Zellerneuerungssystem so aufgefangen werden kann, daß die mit Sicherheit vorhandenen Schäden durch eine erhöhte Regeneration wettgemacht werden.

Wesentliche Befunde über die ungestörte Knochenmarkregeneration nach Dauerbestrahlung wurden von LAMERTON, PONTIFEX, BLACKETT und ADAMS (1960) nach Dosisraten von 16 und 50 rad pro Tag erhoben. In den Abb. 11 und 12 werden die Blutzellveränderungen nach Bestrahlungsbeginn gezeigt. Die Regeneration der Erythropoese läßt sich an der Hämoglobinkonzentration des Blutes ablesen. Aus Abb. 11 geht hervor, daß bei 16 rad pro Tag die Hämoglobinkonzentration mindestens 240 Tage konstant bleibt. Bei den Blutplättchen zeigt sich ein vorübergehender Abfall um den 20. Tag. Dennoch erholt sich das Megakaryocytensystem, so daß die Plättchenwerte ebenfalls 240 Tage lang im Normalbereich bleiben. Auch bei den Leukocyten wurde eine vorübergehende Depression der Blutzellkonzentration gefunden. Danach aber kehren die Zahlen der Granulocyten und der mononucleären Zellen auf die Ausgangswerte zurück und verbleiben dort bis zum 240. Tag. Jenseits dieses Zeitpunktes treten Veränderungen auf, die nicht bei allen Tieren gleichmäßig sind, aber an die Möglichkeit eines Knochenmarkversagens denken lassen.

In Abb. 12 werden die Werte des Hämoglobins, der Blutplättchen und der Leukocyten bei 50 rad pro Tag gezeigt. Aus diesen Kurven geht hervor, daß das Hämoglobin und jeweils nach einer vorübergehenden Depression die Werte der Blutplättchen und Leukocyten im Normbereich liegen. Das bedeutet, daß die Zellerneuerungssysteme des Knochenmarkes auch bei dieser Dauerschädigung entsprechende Kompensationsmechanismen entwickeln können, die bewirken, daß die Zellproduktion ausreicht, um die peripheren Blutzellzahlen aufrecht zu halten. Auf der anderen Seite lassen die Kurven Zweifel aufkommen, ob die Zellproduktionsrate tatsächlich während der Beobachtungsdauer von ca. 200 Tagen ausreichend war. Ein Tier starb nach etwa 140 Tagen mit einer Leukopenie, wenn auch ohne Zeichen einer Anämie. Die übrigen Leukocytenwerte unterliegen starken Schwankungen, die gelegentlich weit aus dem Normalbereich herausgehen. Unter diesen Umständen war es von Interesse, mit einem Funktionstest eines der beteiligten Zellsysteme zu analysieren.

In Abb. 13 sind die Befunde über das Auftreten von ^{59}Fe-markierten Bluterythrocyten 3, 6 und 10 Wochen nach Beginn einer Dauerbestrahlung mit 50 rad

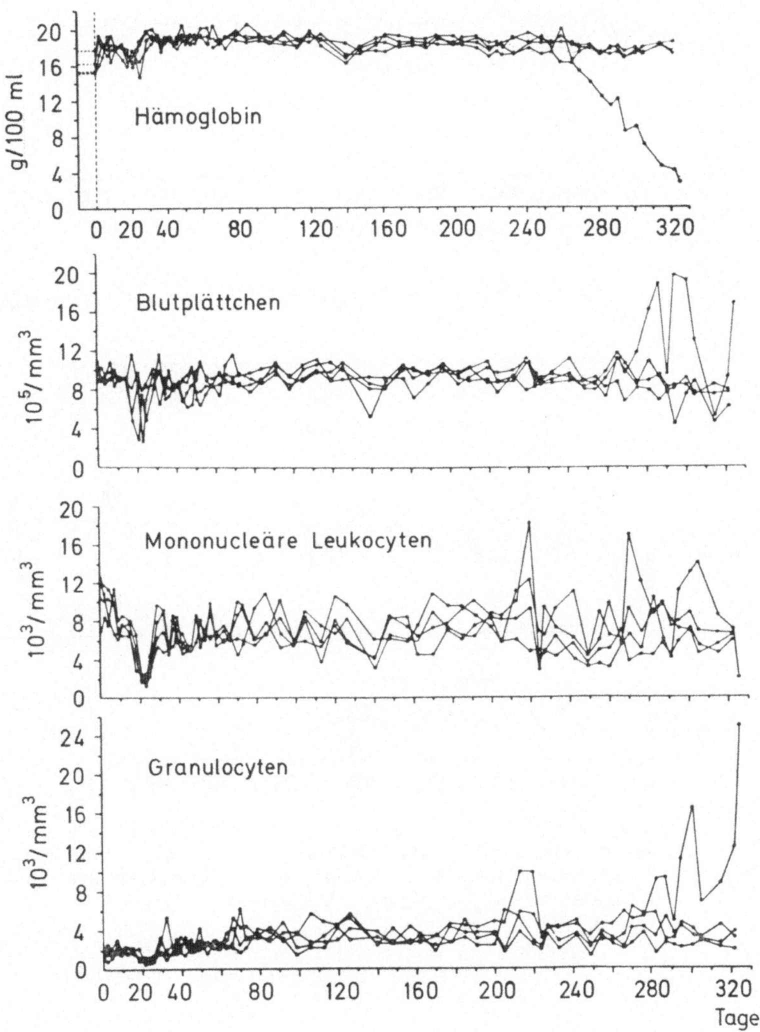

Abb. 11. Wirkung einer kontinuierlichen Ganzkörperbestrahlung mit 16 rad pro Tag auf Hämoglobin- und Zellkonzentrationen im Blut von Ratten. [Nach LAMERTON, PONTIFEX, BLACKETT, and ADAMS: Brit. J. Radiol. **33** (1960)]

pro Tag in den ersten Tagen nach Eiseninjektion zusammengefaßt[57]. Dabei zeigt sich, daß 3 Wochen nach Bestrahlungsbeginn eine deutliche Verminderung der Erythrocytenbildung nachweisbar ist. Trotz weiterer Strahlenbelastung regeneriert die Erythropoese in der Weise, daß wieder normale Erythrocytenzahlen ins Blut abgegeben werden, was nicht ausschließt, daß dies durch eine ineffektive Überproduktion im Mark erreicht wird.

In diesem Zusammenhang sind auch jene Befunde der Arbeitsgruppe um LAMERTON (1966) zu erwähnen, die nach Dauerbestrahlung mit 50 rad pro Tag und Aderlässen am 94. oder 130. Tag erhoben wurden. Aus Abb. 14 geht hervor, daß die offenbar auf einem gegenüber der Norm erhöhten Produktionsniveau arbeitende Knochenmarkerythropoese auf einen Aderlaß mit einer normalen

[57] LAMERTON 1966.

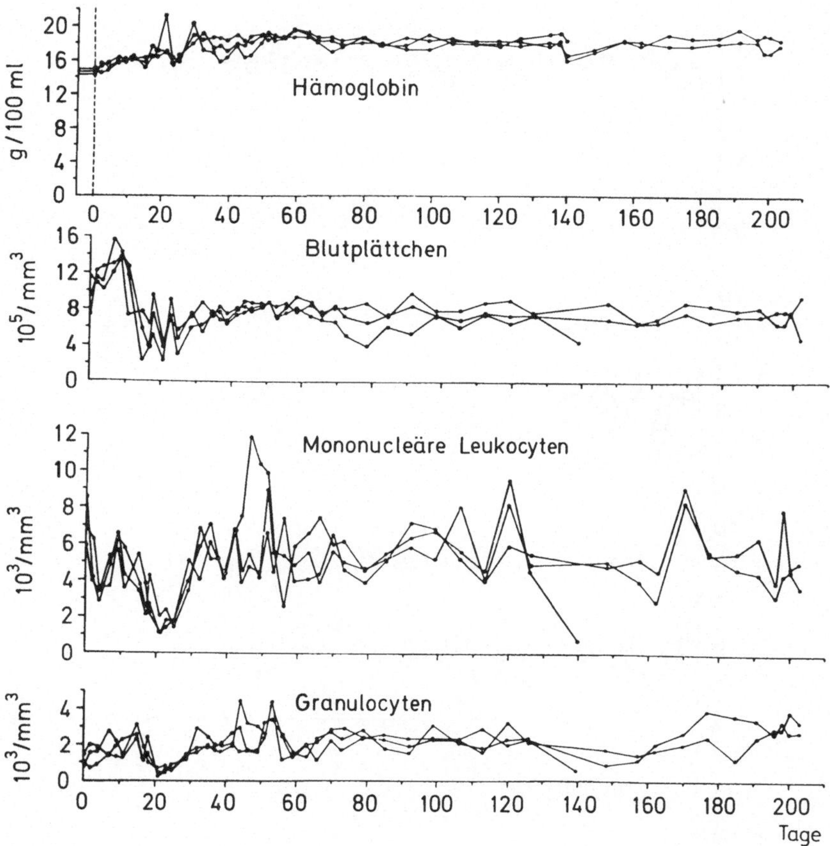

Abb. 12. Wirkung einer kontinuierlichen Ganzkörperbestrahlung mit 50 rad pro Tag auf Hämoglobin- und Zellkonzentrationen im Blut von Ratten. [Nach LAMERTON, PONTIFEX, BLACKETT, and ADAMS: Brit. J. Radiol. **33** (1960)]

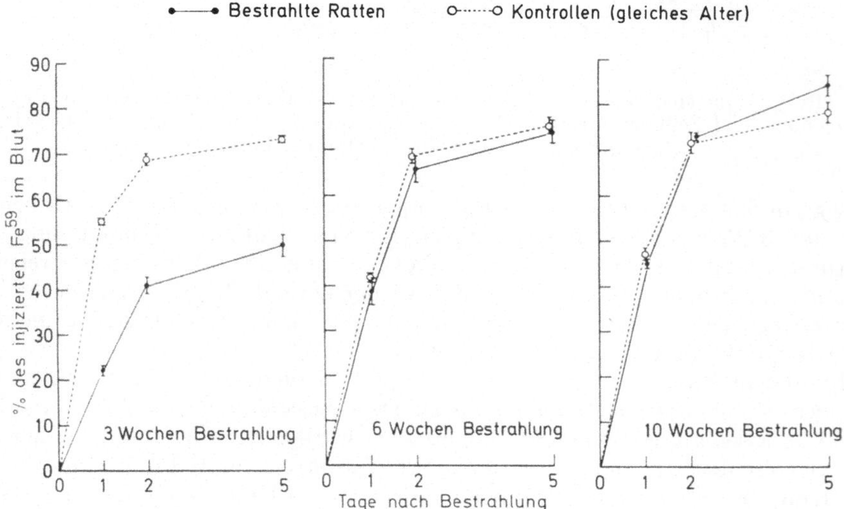

Abb. 13. Auftreten von ^{59}Fe-markierten Erythrocyten im Blut bei kontinuierlicher Bestrahlung mit 50 rad pro Tag. [Nach LAMERTON: Radiat. Res. **27** (1966)]

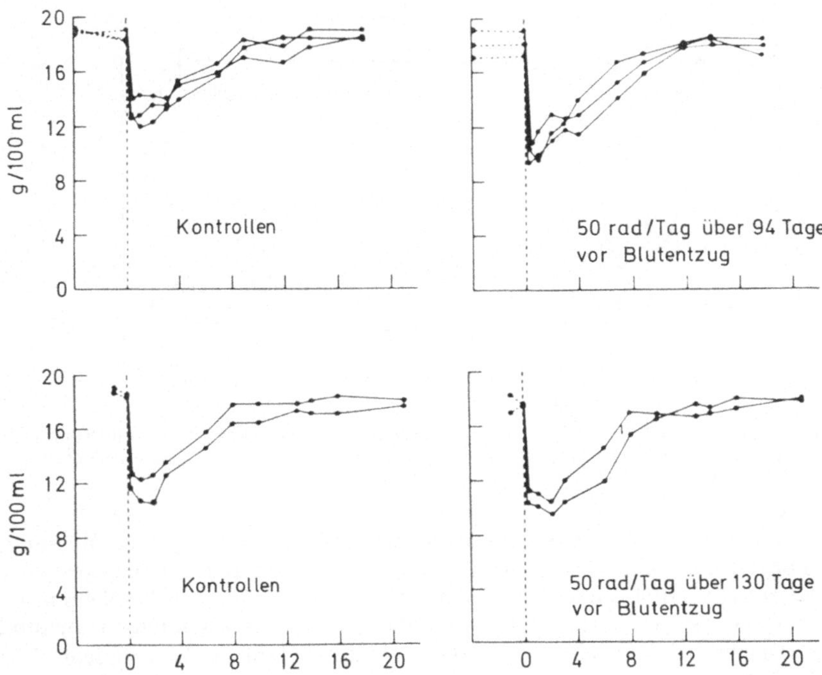

Abb. 14. Regenerationsfähigkeit der Erythropoese nach Blutverlust bei normalen und kontinuierlich bestrahlten Ratten, gemessen als Hämoglobinkonzentration im Blut. [Nach LAMERTON: Radiat. Res. 27 (1966)]

Regeneration zu reagieren vermag. Es bestand kein Unterschied zwischen unbestrahlten und bestrahlten Ratten in der Erholungsrate der Hämoglobinwerte bei Entnahme von $^1/_3$ des Blutvolumens.

Die gleiche Gruppe von Forschern untersuchte die Zahl der Erythroblasten pro Kubikmillimeter Femurmark während einer kontinuierlichen Ganzkörperbestrahlung. Kurz nach Beginn der kontinuierlichen Bestrahlung mit 50 rad pro Tag fand ein gewisser Abfall der Erythroblasten statt, aber 5—15 Wochen später trat keine weitere Erniedrigung der Zellzahlen ein. Vergleicht man die Werte bei den 15 Wochen bestrahlten mit denen von nichtbestrahlten Ratten des gleichen Alters, so zeigte sich, daß die gesamte Erythroblastenpopulation pro Kubikmillimeter Knochenmark nur um etwa 30% reduziert war und die Verteilung der Zelltypen der in den Kontrolltieren entsprach. Diese Befunde erlauben den Schluß, daß ein im Hinblick auf die Zellproduktion wie auch auf die Regenerationsfähigkeit hinreichend funktionierendes erythropoetisches Zellerneuerungssystem trotz kontinuierlicher Bestrahlung erhalten bleibt.

Von größter Bedeutung ist in diesem Zusammenhang jedoch der Befund, daß die Stammzellenfunktion des Knochenmarkes von kontinuierlich bestrahlten Tieren erhebliche Unterschiede im Vergleich zu unbestrahlten Tieren zeigte. LAMERTON und seine Gruppe untersuchten die Fähigkeit von dauerbestrahltem Knochenmark, ein letal bestrahltes Mark von Empfängertieren zu regenerieren. Bei oberflächlicher Betrachtung hätte man nach den oben angeführten Befunden erwarten können, daß die Repopulationsfähigkeit des kontinuierlich bestrahlten Markes der des Markes von unbestrahlten Kontrolltieren entsprechen würde, da alle Zellsysteme des Knochenmarkes auch bei langer, kontinuierlicher Bestrahlung

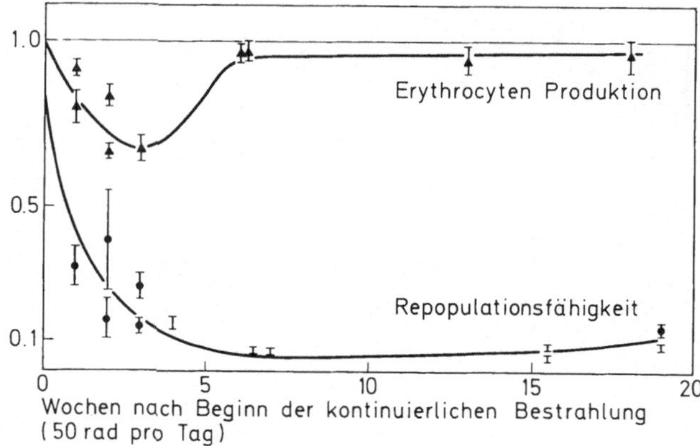

Abb. 15. Repopulationsfähigkeit von Knochenmark und Erythrocytenproduktion während kontinuierlicher Ganzkörperbestrahlung mit 50 rad pro Tag. [Nach LAMERTON: Radiat. Res. **27** (1966)]

eine hinreichende Blutzellproduktion aufwiesen. Als Methode der Messung der Repopulationsfähigkeit des kontinuierlich bestrahlten Knochenmarkes verwendete LAMERTON (1966) den Eiseneinbau in die Erythroblasten bei Tieren, denen nach einer einmaligen Ganzkörperbestrahlung dieses Knochenmark transfundiert wurde. Die wichtigsten Ergebnisse dieser Untersuchungen sind in Abb. 15 dargestellt. Aus ihr geht hervor, daß das Knochenmark von kontinuierlich bestrahlten Tieren die Fähigkeit zur Repopulation eines aplastischen Markes weitgehend verloren hatte, und zwar fiel diese innerhalb von 5 Wochen auf einen Wert von etwa 10% der Kontrollen ab. Andererseits geht aus der Abbildung der schon oben erwähnte Befund hervor, daß im Knochenmark eine Stammzellpopulation vorhanden ist, die die Erythrocyten-, Granulocyten- und Blutplättchenbildung auch nach kontinuierlicher Bestrahlung mit einer bestimmten Dosisrate auf ihrem Normalwert zu halten vermag. Diese Befunde unterstützen die These von der Existenz zweier Stammzellpopulationen. Die eine kann trotz Schädigung durch Dauerbestrahlung eine hinreichende Blutzellbildung aufrecht halten. Die zweite, die normalerweise ein strahlenaplastisches Knochenmark eines Empfängertieres zu regenerieren vermag, weist nach der gleichen Dauerbestrahlung nur noch eine geringe Repopulationsfähigkeit auf.

Um zu klären, ob die regeneratorische Fähigkeit des Knochenmarkes nach kontinuierlicher Bestrahlung auf einer höheren Zellbildungsrate des „determinierten" Stammzellenspeichers beruht (s. o.), führte die Gruppe von LAMERTON (1966) Untersuchungen über den Thymidin-^{3}H-Markierungsindex der Knochenmarkzellen zu verschiedenen Zeitpunkten nach kontinuierlicher Bestrahlung durch. Nach einer Dauerbestrahlung mit 50 rad pro Tag stieg der Markierungsindex der erythropoetischen und myelocytären Vorstufen auf Werte an, die doppelt so hoch lagen wie bei unbestrahlten Kontrollen[58]. Der Thymidin-^{3}H-Markierungsindex für junge sowie für mittelreife Erythroblasten zu verschiedenen Zeiten nach Beginn der Dauerbestrahlung ist in Abb. 16 gezeigt[59]. Schon nach 4 Wochen erreicht er Werte, die nahezu doppelt so hoch liegen wie bei Bestrahlungsbeginn und sich 16 Wochen lang kaum noch verändern. Es gibt keinen Hinweis auf eine verlängerte DNS-Synthesezeit von Knochenmarkzellen bei kontinuierlicher Bestrahlung. Daher lassen sich diese Befunde am ehesten durch eine gegenüber der Norm verkürzte Generationszeit bei den untersuchten Zellen erklären. Dies könnte einerseits

[58] LORD 1964. [59] LAMERTON 1966.

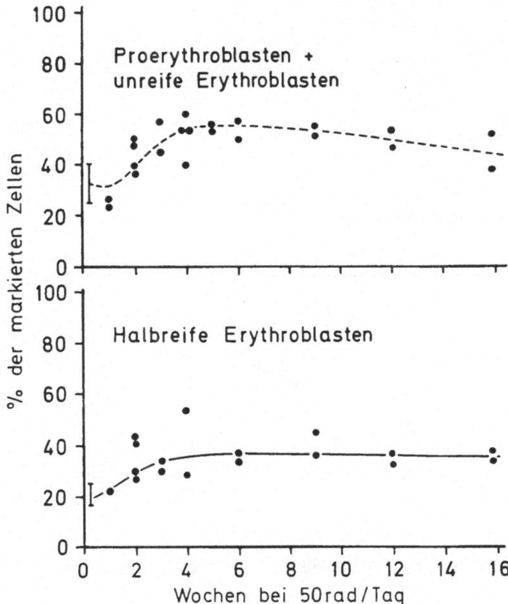

Abb. 16. Markierungsindex von Erythrocytenvorstufen (einmalige Thymidin-^{3}H-Injektion) während kontinuierlicher Ganzkörperbestrahlung mit 50 rad pro Tag. [Nach LAMERTON: Radiat. Res. 27 (1966)]

dadurch zustande kommen, daß die Ruhephasen G 1 und G 2 verkürzt werden oder daß die nicht proliferationsfähige Zellpopulation gleicher Morphologie in ihrer Größe abnimmt. Diese Befunde des Markierungsindex stimmen mit denen des Mitoseindex überein, der bei unreifen Erythroblasten 15 Wochen nach Beginn der Ganzkörperbestrahlung 8,8% beträgt im Vergleich zu 4,5% bei unbestrahlten Kontrollratten. Bei den halbreifen Erythroblasten von bestrahlten Tieren wurde ein Mitoseindex von 2% gegenüber 1,1% bei unbestrahlten Kontrolltieren gefunden. Die Fähigkeit des Knochenmarkes, eine Dauerschädigung zu kompensieren, wurde in einem weiteren Versuch untersucht, bei dem alle 6 Std Thymidin-^{3}H in mit 84 rad pro Tag bestrahlte Tiere injiziert wurde. Es zeigte sich (Abb. 17), daß bei den kontinuierlich bestrahlten Ratten ein sehr viel rascherer Anstieg auf eine 100%ige Markierung der Erythroblasten stattfand als bei Kontrolltieren[60]. Die Ergebnisse können wiederum als Ausdruck der verkürzten Generationszeiten aufgrund verkürzter G 1- und G 2-Perioden gewertet werden unter der Annahme, daß die Dauer der DNS-Synthesephase nicht verändert ist. Die verschiedenen Versuche führen zu dem gleichen Schluß, daß es trotz einer Konstanz der peripheren Zellzahlen zu einer erheblichen Veränderung des Regenerationsgeschehens kommt, einerseits durch eine Erhöhung des Zellausstoßes aus dem determinierten Stammzellenspeicher, andererseits durch Veränderungen im Zellcyclus der teilungsfähigen Zellen.

Weiterhin fanden LAMERTON u. Mitarb., daß die Befunde nach kontinuierlicher Bestrahlung — zumindest hinsichtlich der Proliferationskinetik — denen sehr ähnlich sind, die auch bei unbestrahlten Ratten eines jüngeren Alters gefunden wurden. Bei jungen Tieren (im Alter von 3—4 Wochen) beträgt der Markierungsindex mit Thymidin-^{3}H bei Pronormoblasten und den frühen Normoblasten etwa

[60] LAMERTON 1966.

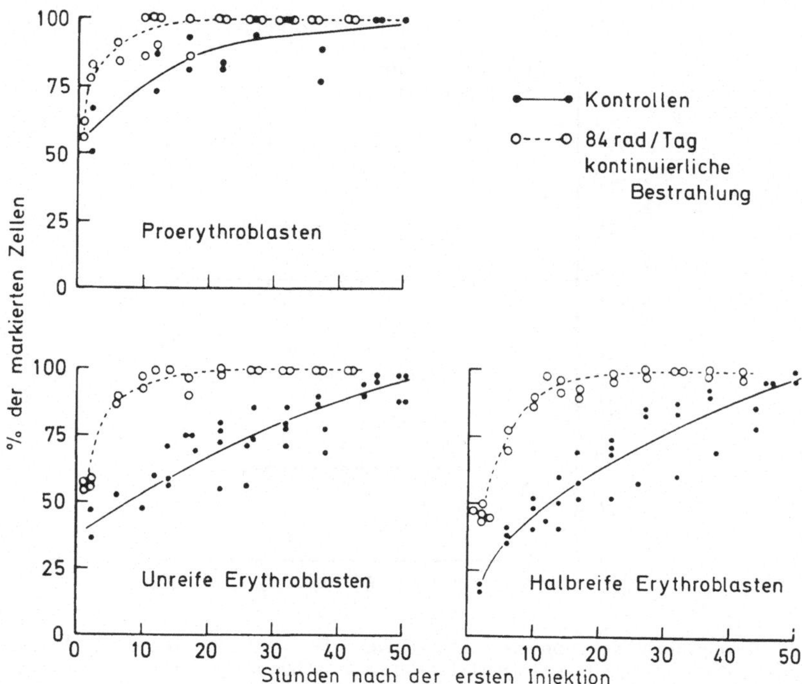

Abb. 17. Markierungsindex von Erythrocytenvorstufen (mehrmalige Thymidin-^{3}H-Injektion) bei normalen und 15 Tage kontinuierlich bestrahlten Ratten (84 rad pro Tag). [Nach LAMERTON: Radiat. Res. 27 (1966)]

70%, was einer Generationszeit von etwa 10 Std entsprechen würde. Im Alter von 4—7 Wochen erfolgt eine erhebliche Reduktion des Markierungsindex, wahrscheinlich wegen der anwachsenden Variabilität der Generationszeiten. Dieser Befund könnte allerdings auch auf einer Zunahme der nicht-teilungsfähigen Zellpopulation beruhen. Die Veränderungen der Zellproliferation nach kontinuierlicher Bestrahlung könnten daher auch in der Weise interpretiert werden, daß sie eine Rückkehr auf ein mehr jugendliches Stadium bedeuten.

Für das hier zu behandelnde Thema der Orthologie und Pathologie der Regeneration des Knochenmarkes ergibt sich aus diesem Modell der kontinuierlichen Bestrahlung, daß offensichtlich geringgradige Schäden über lange Zeit kompensiert werden können und daß ein in dieser Weise beeinflußtes Stammzellensystem sogar auch weitere Reize, wie sie bei der Erythropoese, beispielsweise durch Blutungen, hervorgerufen werden können, zu meistern vermag. Andererseits zeigt das Modell sehr deutlich, daß für die Regeneration eines aplastischen Knochenmarkes die Funktionsfähigkeit des undeterminierten Stammzellenspeichers von entscheidender Bedeutung ist.

Abschließend soll noch kurz auf die zweite Möglichkeit der Untersuchung der Regenerationsfähigkeit des Knochenmarkes nach langfristiger Strahlenbelastung hingewiesen werden. Eine ähnliche Wirkung wie nach externer ionisierender Dauerbestrahlung kann durch die Injektion radioaktiver Nuklide erzielt werden, die — wie Strontium — nur in den Knochen eingebaut werden und von hier aus wegen ihrer sehr langen biologischen und physikalischen Halbwertzeit eine Dauerbelastung für die Markzellproduktion darstellen. Neben Strontium wurde für eine Knochenmarkbestrahlung radioaktiver Phosphor verwendet, eine Methode, die noch heute bei der Polycythämietherapie in der Klinik Anwendung findet. Jedoch ist diese Bestrahlung sehr viel kürzer wirksam, da ^{32}P eine physikalische Halbwertzeit von nur etwa 2 Wochen hat. Im Unterschied zum Strontium wird ^{32}P nicht nur in die Knochensubstanz eingebaut, sondern in alle phosphorhaltigen Zellbausteine, also beispielsweise in die Nucleinsäuren. Nach einer einmaligen Injektion von 250 μCi ^{32}P (was einer LD50/30 Tage entspricht) fanden WARREN, MACMILLAN und DIXON (1950) bei Mäusen eine starke Blutungsneigung und Veränderung der Mikroflora. Der Zellgehalt des Knochenmarkes war 8 Tage nach Injektion auf $^1/_{10}$ des Normalwertes gesunken. In diesem aplastischen Mark waren nur noch retikuläre Zellen und Fibrocyten erkennbar. 13 Tage nach ^{32}P-Injektion fielen kleine Gruppen von retikulären Zellen, einige binucleäre Megakaryocyten und wenige junge myelocytäre Vorstufen auf, ein Befund, der für das gesamte Knochenmark dieser Tiere charakteristisch war. Bei diesem Versuch ist hervorzuheben, daß um den 20. Tag nach ^{32}P-Injektion das Knochenmark wieder gut entwickelt war, es also nicht zu einer nachhaltigen Beeinträchtigung der Regenerationsfähigkeit des Markes gekommen war. Zu dieser Zeit war der Zellgehalt des Knochenmarkes wieder auf 90% der Normalwerte angestiegen, wobei er sich aus $^1/_3$ granulocytären und $^2/_3$ erythrocytären Formen zusammensetzte.

Der Effekt von ^{90}Strontium wurde von MCCLELLAN, VOGT, MCKENNEY, DOCKUM, CLARKE und BUSTAD (1962) und von BROOKS und MCCLELLAN (1968) untersucht. Die tägliche orale Gabe von 625 μCi ^{90}Sr führte bei Schweinen nach 3 Monaten zu einer Aplasie des Knochenmarkes mit nachfolgender Panhämocytopenie. Bei niedrigeren Dosen, z.B. 125 μCi ^{90}Sr pro Tag, konnte auch nach 3 Jahren keine Schädigung gesehen werden. MARTLAND (1931) fand bei Patienten mit leichter Radiumintoxikation ein normales oder sogar hyperplastisches Knochenmark, während die peripheren Blutzellzahlen auf niedrige Werte abgesunken waren. Bei Inkorporation höherer Dosen von radioaktivem Material kommt es allerdings immer zu einer Markaplasie.

b) Die Regenerationsvorgänge des Knochenmarkes nach einmaliger Strahlenbelastung

Während die kontinuierliche Ganzkörperbestrahlung die Adaptationsfähigkeit der Zellbildung im Knochenmark herausstellte, dient die einmalige Ganzkörperbestrahlung als Modell, die Regeneration des Knochenmarkes nach einer schweren Schädigung zu verdeutlichen. Im folgenden Abschnitt soll zunächst an einem Modell schematisch erläutert werden, was aufgrund der heute bekannten Befunde der Physiologie und Strahlenbiologie bei einer einmaligen Bestrahlung im Knochenmark an destruktiven und regeneratorischen Prozessen erwartet werden kann. Danach sollen die Blutbefunde von ganzkörperbestrahlten Personen sowie von einigen Versuchstierarten erläutert werden, da aus diesen gewisse Rückschlüsse auf die Knochenmarkvorgänge möglich sind. Im Anschluß daran werden die histologischen und cytologischen Knochenmarkbefunde nach Strahleneinwirkung zu erläutern sein und bilden die Voraussetzung für das Verständnis der die Regeneration beeinflussenden endogenen und exogenen Faktoren.

In Abb. 18 ist der Ablauf der Strahlenschädigung des Knochenmarkes und der Regenerationsbeginn schematisch am Beispiel der Ratten-Myelopoese wiedergegeben[61]. Zunächst geht dieses Modell von gefüllten Zellspeichern bestimmter Größe und Durchgangsdauer aus. Das System wird von einem Stammzellenspeicher unbekannter Größe und Durchgangszeit gespeist. Der Teilungs- und Reifungsspeicher würde die Myeloblasten, Promyelocyten und verschiedene

[61] BOND, FLIEDNER und ARCHAMBEAU 1965.

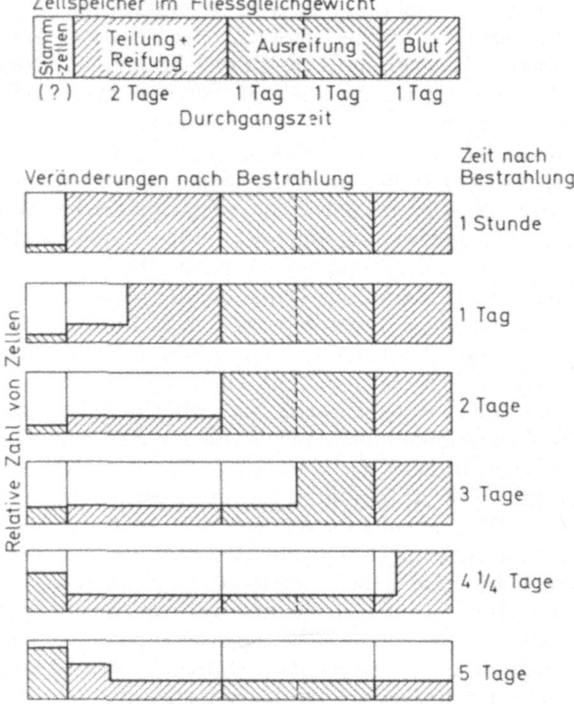

Abb. 18. Schematische Darstellung vom Ablauf der Strahlenschädigung in den verschiedenen Zellspeichern. (Nach BOND, FLIEDNER, and ARCHAMBEAU: New York and London: Academic Press 1965)

Myelocytenstufen umfassen, und die Dauer des Durchgangs für eine Zelle von der Blastenstufe bis zum Verlust der Zellteilungsfähigkeit soll mit 2 Tagen angesetzt werden. Daran schließt sich der Reifungsspeicher an (Metamyelocyt bis Stabkerniger), in dem die Zellen nur noch bis zur „Blutgängigkeit" ausreifen, sich aber nicht mehr teilen können. Die Durchgangszeit durch diesen Speicher soll ebenfalls 2 Tage betragen. Schließlich findet sich im Blut der dazugehörige Funktionsspeicher, dessen Durchgangszeit mit einem Tag angenommen wird. Abb. 18 zeigt nun, welche Veränderungen in der Größe der Zellspeicher und zu welchem Zeitpunkt nach einer einmaligen Ganzkörperbestrahlung mit einer LD 50/30 Tage zu erwarten sind, zunächst unter der Annahme, daß durch diese Schädigung ausschließlich der Stammzellenspeicher drastisch verkleinert ist. Tatsächlich ist aufgrund der strahlenbiologischen Untersuchungen bekannt, daß — zumindest bei der Maus — der Stammzellenspeicher, der für die endgültige Regeneration verantwortlich ist, äußerst strahlensensibel ist. Die D_0 dieser Zellen beträgt 95 rad[62], was praktisch bedeutet (s. u.), daß bei einer Ganzkörperbestrahlung im Bereich der LD 50 von 1000 Stammzellen weniger als 3 für eine eventuelle Regeneration zur Verfügung stehen. Das heißt für dieses Modell, daß unmittelbar nach einer Ganzkörperbestrahlung nahezu alle Zellen des Stammzellenspeichers zerstört sind. Infolgedessen hört der Einstrom in den Teilungs- und Reifungsspeicher plötzlich auf. Die noch vorhandenen Zellen vollenden jedoch ihre Teilungs- und Reifungstätigkeit. So kommt es in diesem Schema (Abb. 18) innerhalb der ersten 2 Tage nach Strahleneinwirkung zur Entleerung des Teilungs- und innerhalb von 4 Tagen

[62] McCULLOCH und TILL 1962.

auch des Reifungsspeichers. Aus diesem Grunde würde sich eine Ganzkörperbestrahlung erst nach einer Zeit, die der Durchgangszeit durch die Knochenmarkspeicher entspricht, im peripheren Blut mit einer rasch progressiven Granulocytopenie bemerkbar machen. Nach diesem Modell wird die Knochenmarkregeneration als ein Prozeß verständlich, der in allererster Linie eine Regeneration des Stammzellenspeichers voraussetzt. Mindestens zu Beginn der Markregeneration muß die Selbsterneuerung des Stammzellenspeichers überwiegen, bevor er — mit zunehmender Auffüllung des eigenen Speichers durch „homoplastische Teilungen" — Zellen in die Teilungs- und Reifungsspeicher abgeben und damit die „erkennbare" Markregeneration und Erholung der Blutzellzahlen einleiten kann.

In Wirklichkeit ist durch die grundlegenden Untersuchungen einer Reihe von Strahlenbiologen[63] bekannt, daß der Teilungs- und Reifungsspeicher ebenfalls strahlensensibel ist und es nach einer Strahlenbelastung zu einer Reduktion seiner Zellen nicht nur infolge mangelnden Einstroms aus dem Stammzellenspeicher, sondern auch aufgrund direkter Schädigungen kommt. Das wirkt sich darin aus, daß die Zahl der Zellen des Teilungs- und Reifungsspeichers rascher abnimmt, als allein bei einem Sistieren des Einstroms zu erwarten wäre. Es wird weiter unten dargestellt, welche cytologischen Veränderungen Ausdruck dieser direkten Strahlenschädigung des Teilungs- und Reifungsspeichers sind. Dagegen sind weder die Zellen des Reifungs- noch des Funktionsspeichers für Strahlendosen empfindlich, die im Rahmen dieser Betrachtung interessieren, nämlich bis etwa 3000—5000 rad: diese Speicher entleeren sich in dem Maße, wie der Einstrom aus den unreifen Vorläuferspeichern abnimmt. Umgekehrt füllen sie sich in dem Maße wieder auf, wie die vom Stammzellenspeicher ausgehende Regenerationswelle durch den Teilungs- und Reifungsspeicher hindurchgelaufen ist und dann den Reifungs- und — mit einer 2tägigen Phasenverschiebung in diesem Modell — den Funktionsspeicher erreicht.

In diesem Sinne ist die Destruktion und Regeneration des Knochenmarkes und damit seiner Zellerneuerungssysteme nach einer einmalig einwirkenden Noxe ein mit großer Präzision ablaufender Vorgang, der in erster Näherung lediglich als eine Funktion der Sensibilität der verschiedenen Anteile der das jeweilige Zellerneuerungssystem bildenden Speicher aufgefaßt werden kann. Es gibt jedoch eine Reihe von Befunden, die darauf hinweisen, daß der Ablauf von Destruktion und Regeneration nicht nur eine unmittelbare Konsequenz der Strahlensensibilität der das System bildenden Zellen ist, sondern auch von den Folgen der Schädigung des Knochenmarkstromas und übergeordneter regulatorischer Zentren abhängig ist.

α) Blutbildveränderungen nach einmaliger Ganzkörperbestrahlung

Die Blutbildveränderungen beim Menschen und bei Versuchstieren bilden die für einen Untersucher am leichtesten faßbaren Folgen einer Ganzkörperbestrahlung. In Abb. 19 sind die Leukocyten- und Thrombocytenveränderungen von mehreren Personen zusammengefaßt, die bei Strahlenunfällen Ganzkörperbelastungen mit Dosen zwischen 200 und 400 rad ausgesetzt waren[64]. Dieser Bereich dürfte etwa einer mittleren Letaldosis entsprechen. Die Werte der Leukocyten umfassen sowohl Granulocyten wie Lymphocyten. Da aber die Lymphocyten bei einer solchen Strahlenbelastung innerhalb eines Tages auf sehr niedrige Werte abfallen und dann konstant bleiben, bis nach 4—6 Wochen ein Wiederanstieg erkennbar wird, reflektiert die Leukocytenkurve in erster Linie die Granulocyten-

[63] Heineke 1905, Warren 1942, Lawrence, Dowdy und Valentine 1948, Jacobson 1954, Lea 1955.

[64] Fliedner 1964.

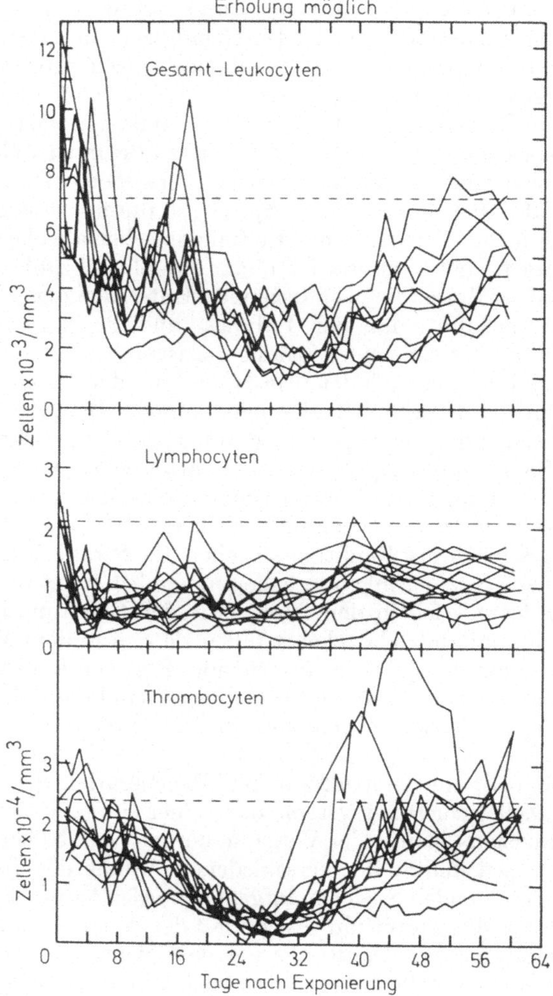

Abb. 19. Blutbildveränderungen bei Menschen nach Strahlenunfällen mit subletalen Dosen (200—400 rad). [Aus FLIEDNER: Strahlentherapie **56** (1964)]

veränderungen. Es zeigt sich, daß die Granulocytenzahlen unmittelbar nach Bestrahlung nicht nur nicht abfallen, sondern sogar ansteigen, um für ca. 4 Tage über dem Normalbereich zu bleiben. Dieser initiale Verlauf wurde auch bei noch höheren Strahlendosen, wie bei 1250 rad oder bei ca. 4000—5000 rad[65], registriert. Er wurde in der Weise gedeutet, daß die im Reifungsspeicher befindlichen Zellen mit einer normalen bis gesteigerten Rate ins Blut abgegeben werden als Ausdruck einer zunächst ungestörten Nachlieferung und Mobilisation aus Speichern, deren Topographie nicht ganz geklärt ist („marginal pool", Knochenmarkreservoir an reifen Zellen[66]). Bei den sehr hohen Strahlendosen wurden in den ersten 1—2 Tagen Blutgranulocytenwerte bis zu etwa 25000—30000 pro mm³ gefunden.

Jenseits des 4. Tages kommt es bei mittleren Letaldosen zu einem progressiven Abfall. In Abb. 19 würde der jenseits des 4. Tages beobachtete Zellabfall nach ca.

[65] FLIEDNER 1964. [66] CRADDOCK, PERRY, VENTZKE und LAWRENCE 1960.

10 Tagen einen Tiefpunkt erreichen, käme es nicht zu einer vorübergehenden Erholung der Zellzahlen zwischen dem 8. und 20. Tag nach Bestrahlung. Bei sehr hohen Strahlendosen (1250 rad: letal innerhalb ca. 10 Tagen) kommt es am 5. und 6. Tag nach Bestrahlung zu einem rapiden Zellabfall, so daß jenseits des 6. Tages kaum noch Granulocyten in der Blutbahn gefunden werden, es aber sicherlich nicht zu einer — und sei es nur abortiven — Regeneration der Zellzahlen kommt. Diese Befunde deuten darauf hin — s. Modell Abb. 18 —, daß bei 1250 r die Nachlieferung von reifen Zellen aus dem Teilungs- und Reifungsspeicher vollständig erschöpft ist, so daß beim Menschen nach einer Zeit, die dem Durchgang durch den Reifungsspeicher äquivalent ist (ca. 4 Tage), die Zahl der Blutgranulocyten mangels Nachlieferung mit einer Rate abfällt, die der Halbwertzeit der Zellen im Funktionsspeicher sehr ähnlich ist. Eine Erholung des Markes erfolgt nicht, zumindest nicht innerhalb der Zeit, die mit den heutigen therapeutischen Möglichkeiten erreichbar ist.

Im Bereich der LD50 kommt es zuerst zu einer „abortiven" Regeneration und dann erst jenseits des 30. Tages nach Bestrahlung zur endgültigen Erholung der Granulocytenzahlen. Diese Vorgänge der „abortiven" und dann der endgültigen Regeneration des myelopoetischen Systems und damit auch der dazugehörigen Blutzellen wurden mit der besonderen Strahlensensibilität des Stammzellenspeichers erklärt[67]. Danach befindet sich in diesem Speicher eine Gruppe von Zellen, die ihre uneingeschränkte Regenerationsfähigkeit verloren haben und nur noch — je nach Schädigungsgrad — durch eine begrenzte Zahl von homoplastischen und hemihomo-hemiheteroplastischen Teilungen gehen können und dann sterben: auf diese Weise käme es zu einer „abortiven" Regenerationswelle. Die endgültige Erholung setzt dann ein, wenn die nicht betroffenen Stammzellen genügend Zellen gebildet haben, um nicht nur ihre eigenen, sondern auch die Teilungs- und Reifungsspeicher aufzufüllen.

In Abb. 19 werden die Veränderungen der Blutplättchen nach einer Ganzkörperbestrahlung des Menschen im Bereich der LD50 gezeigt. Hier kommt es zu Minimalwerten nach ca. 30 Tagen und einer anschließenden Erholung. Nach sehr hohen Strahlendosen verschwinden die Blutplättchen innerhalb von 10 Tagen aus der Blutbahn. Da die intravasale Lebenserwartung der Blutplättchen ca. 8 bis 10 Tage beträgt[68], deutet ein derartig rapider Zellabfall auf eine völlige Erschöpfung der Plättchenbildung aus Megakaryocyten hin. Sie ist offenbar nicht im gleichen Maße im Bereich der LD50 gegeben: es kommt nur zu einem sehr langsamen Zellabfall. Es erscheint realistisch, die Durchgangszeit der Megakaryocyten von ihrer Bildung aus dem Stammzellenspeicher bis zu ihrem Untergang mit ca. 10 Tagen anzusetzen. Danach könnten die in Abb. 19 aufgezeigten Befunde in der Weise interpretiert werden, daß die Thrombocytenbildung in den ersten 10 Tagen nahezu ungestört weitergeht (die Plättchenzahlen im Blut fallen nur wenig ab). In den nächsten 10 Tagen könnte der sehr langsame Plättchenabfall als Zeichen einer abortiven Regeneration auch des Megakaryocytensystems gedeutet werden, so daß es erst zwischen dem 20. und 30. Tag zu einem endgültigen Absinken der Blutplättchen auf Minimalwerte kommt. Dem Wiederanstieg der Thrombocytenzahl im Blut jenseits des 30. Tages muß eine Regeneration des Megakaryocytensystems vom 20. Tag an vorausgegangen sein. Das wiederum setzt eine Repopulation des Stammzellenspeichers vor dem 20. Tag voraus.

Die Erythrocytenbefunde des Menschen nach Ganzkörperbestrahlung sind hier nicht graphisch wiedergegeben. Durch die lange Lebensdauer von ca. 120 Tagen macht sich eine vollständige Erschöpfung der Erythropoese erst sehr

---

[67] BOND, FLIEDNER und ARCHAMBEAU 1965. [68] LEEKSMA und COHEN 1956.

allmählich im peripheren Blut bemerkbar. Im Bereich einer LD50 erreicht der Hämatokrit — als Ausdruck der Erythrocytenkonzentration pro Kubikmillimeter Blut — erst zwischen dem 30. und 40. Tag nach Bestrahlung Minimalwerte. Die Strahlenschädigung der Erythropoese im Knochenmark des Menschen führt durch Erschöpfung der Nachlieferung aus dem Stammzellenspeicher spätestens innerhalb 5—6 Tagen zu einer erythropoetischen Aplasie. Dadurch, daß auch Zellen des Teilungs- und Reifungsspeichers geschädigt werden (s. u.), ist dieser Tiefpunkt schon vorher erreicht. Diese Schädigung macht sich im Blut mit einem Absinken der Erythrocytenzahlen von ca 1% pro Tag bemerkbar, so daß in ca. 100 Tagen eine schwerste Anämie zu erwarten wäre, wenn es nicht durch die Knochenmarkregeneration zu einem Wiederanstieg käme. Die Reticulocytenzahlen des Blutes zeigten bei Personen mit einer Ganzkörperbestrahlung von ca. 300 rad einen initialen Abfall mit Minimalwerten nach ca. 8 Tagen, eine „abortive" Erholung zwischen dem 10. und 24. Tag und eine endgültige Erholung jenseits des 30. Tages. Es ist wichtig zu berücksichtigen, daß die Lebenserwartung eines Reticulocyten mit ca. 2—3 Tagen anzusetzen ist[69]. Ein erstes Minimum ca. 8 Tage nach Bestrahlung läßt sich daher mit einer Entleerung des Teilungs- und Reifungsspeichers der Erythropoese innerhalb von 5 Tagen und dem dann noch folgenden Reticulocytenschwund aus dem Blut innerhalb weiterer 3 Tage gut vereinbaren. Die „abortive" Erholung ist in der Erythropoese ebenso wie in der Granulo- und Megakaryocytopoese vorhanden und für das erythropoetische System am Reticulocytenanstieg erkennbar. Die endgültige Erholung der Reticulocytenzahlen — und damit der Erythrocytenwerte — setzt auch hier eine Repopulation von Stammzellen-, Teilungs- und Reifungsspeicher voraus.

Da die Regenerationsvorgänge des menschlichen Knochenmarkes nach einer exogenen Noxe nur unsystematisch untersucht werden können, ist die experimentelle Pathologie auf Tierexperimente angewiesen. In diesem Abschnitt sollen anhand von histologischen und cytologischen Markbefunden bei Ratte und Hund Regenerationsvorgänge dargestellt werden. Aus diesem Grunde soll hier auf Blutzellveränderungen nach ionisierender Ganzkörperbestrahlung in verschiedenen Dosisbereichen eingegangen werden. Derartige Befunde sind ebenfalls bei anderen Tieren bekannt[70] und zeigen prinzipiell gleiche Veränderungen.

In Abb. 20 sind die Veränderungen der Blutgranulocyten bei Ratten nach ionisierender Ganzkörperbestrahlung mit 200, 400, 600 und 800 rad 15 MeV-Elektronen (LD50/30 Tage beträgt ca. 700 rad) darstellt[71]. Die Veränderungen der Zellzahlen entsprechen im Prinzip denen beim Menschen: einer „Schulter" (d.h. einer Phase des Gleichbleibens der Ausgangszahlen der Granulocyten) von ca. 1—2 Tagen folgt ein massiver Abfall, der bei Letaldosen (über 1000 rad) nach 3—4 Tagen seinen Höhepunkt erreicht. Bei Dosen im Bereich der LD50 kommt es zwischen dem 5. und 8. Tag zu „abortiven" Zellzahlanstiegen und erst dann bis zum 21. Tag zu einer allmählichen Normalisierung. Allerdings sind bei der Ratte die zeitlichen Verhältnisse völlig anders als beim Menschen: der gesamte Ablauf von Strahlenschädigung und Regeneration ist bei der Ratte etwa doppelt so schnell. Die Ursache für diesen bemerkenswerten Unterschied der Strahlenreaktion bei Mensch und Ratte wird in der Verschiedenheit der Zellkinetik gesucht: beispielsweise beträgt die Durchgangszeit für myeloische Zellen durch den Reifungsspeicher beim Menschen 4 Tage, bei der Ratte ca. $1^1/_2$ Tage. Die Generationszeiten für die teilungsfähigen Zellen der Myelopoese liegen beim Menschen bei ca. 30 Std[72], bei der Ratte bei 12—15 Std. Die Durchgangszeit durch den Teilungs- und Reifungsspeicher der Myelopoese wird beim Menschen auf ca. 5—6 Tage geschätzt,

[69] Finch 1959. [70] Bond, Fliedner und Archambeau 1965.
[71] Stodtmeister, Sandkühler und Fliedner 1956. [72] Boll 1958.

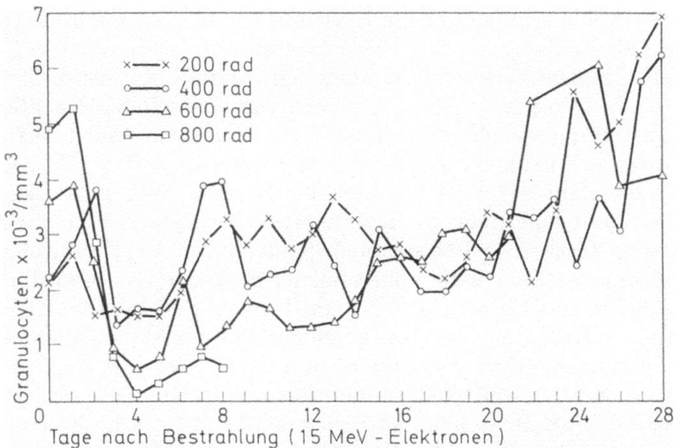

Abb. 20. Granulocytenveränderungen im peripheren Blut nach Ganzkörperbestrahlung mit schnellen Elektronen. [Aus STODTMEISTER, SANDKÜHLER u. FLIEDNER: Strahlentherapie **101** (1956)]

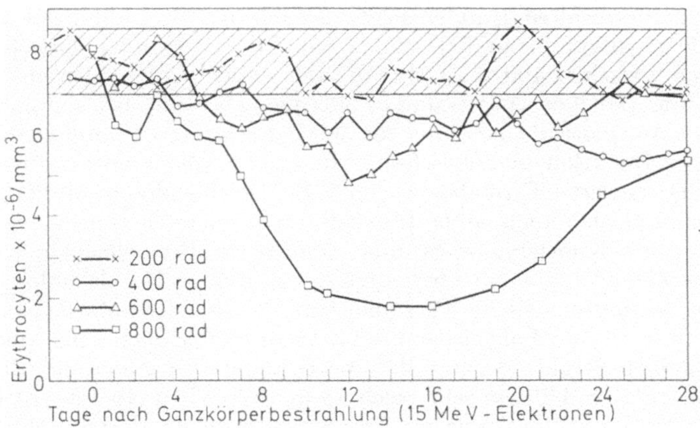

Abb. 21. Erythrocytenveränderungen im peripheren Blut nach Ganzkörperbestrahlung mit schnellen Elektronen. [Aus STODTMEISTER, SANDKÜHLER u. FLIEDNER: Strahlentherapie **101** (1956)]

bei der Ratte auf 2—3. Die Ursache für den Unterschied in der Strahlensensibilität von Mensch und Ratte (LD50 beim Menschen ca. 300—400 rad, bei der Ratte ca. 600—800 rad) sucht man in einer entsprechend unterschiedlichen Strahlensensibilität der Stammzellen oder in der relativen Größe der Stammzellenspeicher.

Die Blutplättchenveränderungen nach Ganzkörperbestrahlung bei Ratten weisen wiederum auf prinzipiell gleiche Verhältnisse wie beim Menschen hin, mit Ausnahme der zeitlichen Korrelation. Im Bereich einer LD50/30 Tage sinken die Blutplättchenzahlen bei der Ratte in den ersten 4 Tagen nur wenig ab. Minimalwerte werden dann um den 7. Tag erreicht. Eine Erholung der Blutplättchenzahlen setzt in diesem Dosisbereich nach 15 Tagen ein und erreicht um den 30. Tag Normalwerte. Bei höheren Strahlendosen fallen die Thrombocytenzahlen entsprechend ihrer Lebenserwartung in der Blutbahn (ca. 4—5 Tage bei Ratten)[73] ab, eine Regeneration kann dann nicht beobachtet werden.

[73] ODELL jr. und ANDERSON 1959.

Über die Strahlenwirkung auf die Erythropoese der Ratten gibt Abb. 21 Auskunft[74]. Die Lebenserwartung der Erythrocyten beträgt bei dieser Tierart etwa 50—60 Tage[75]. Dementsprechend ist auch die Anämie bei diesen Tieren nur in den Dosisbereichen von Bedeutung, in denen zur mangelnden Nachlieferung aus Teilungs- und Reifungsspeichern noch eine hämorrhagische Diathese aufgrund der Thrombocytopenie hinzukommt. Es ist von Interesse, daß — ähnlich wie beim Menschen — die Zahl der Reticulocyten im Bereich einer mittleren Letaldosis initial abfällt, dann eine abortive Regeneration zeigt, bis schließlich eine endgültige Erholung (mit einer Phase des Auftretens von Erythroblasten im Blut) einsetzt. Allerdings ist auch in diesem Abfall der Erythrocyten- und Reticulocytenzahlen der Ablauf zeitlich sehr stark gerafft: was beim Menschen ca. 40 Tage dauert (minimale Hämatokritwerte), geschieht bei der Ratte innerhalb von ca. 15 Tagen (minimale Erythrocytenzahlen) und damit mehr als doppelt so schnell. Der zeitliche Ablauf der Blutbildveränderungen beim Hund entspricht mehr dem bei der Ratte als beim Menschen. Auch hier wird die Ursache in dem vom Menschen zeitlich abweichenden und relativ beschleunigten Zellumsatz der Knochenmarksysteme dieser Tiere gesucht.

In Abb. 22 sind Granulocyten- und Blutplättchenveränderungen beim Hund nach letaler Ganzkörperbestrahlung zusammengefaßt[76]. Die mittlere Letaldosis bei ganzkörperbestrahlten Hunden liegt, je nach den Bestrahlungsbedingungen, bei 275 r. Die niedrigen Strahlendosen bei den in der Abbildung dargestellten Versuchen lagen zwischen 400 und 550 rad. Bei diesen Dosen überlebten 17 von 30 Hunden die Ganzkörperbestrahlung 30 Tage, aber nur bei symptomatischer Therapie mit Antibioticabehandlung zur Zeit der schweren Granulocytopenie und nachfolgender Infektion und Frischblut- bzw. Thrombocytentransfusionen zum Zeitpunkt der schweren Thrombocytopenie. Bei Strahlendosen mit 600 und mehr Röntgen konnte bisher auch bei bester symptomatischer Therapie keine Spontanregeneration des Knochenmarkes und damit der Blutzellzahlen beobachtet werden. Bei 550 rad (Abb. 22) überlebten einige wenige Hunde unter optimalen Bedingungen (symptomatische Therapie) eine gewisse Zeit, starben aber später doch, und zwar an den Folgen der unüberwindlichen Knochenmarkinsuffizienz. Bei diesen letalen Strahlendosen fallen die Granulocytenzahlen des Blutes nach einer „Schulter" von 4 Tagen sehr rasch ab und erreichen etwa 8—10 Tage nach Bestrahlung erstmals Minimalwerte. Dieser Verlauf läßt darauf schließen, daß sowohl der Stammzellen- als auch der Teilungs- und Reifungsspeicher (s. Abb. 18) so stark geschädigt wurden, daß die Blutzellveränderungen in erster Linie durch die Ausreifung der zur Zeit der Ganzkörperbestrahlung nicht mehr teilungsfähigen Granulocytenvorstufen bestimmt werden und ihr Verschwinden nach Maßgabe ihrer Lebenserwartung im Blut. Nur wenige der bei Bestrahlung im Teilungs- und Reifungsspeicher befindlichen Zellen durchlaufen noch eine oder mehrere Teilungen, um auszureifen. Einige erreichen als Riesenzellen das Blut. Der initiale Verlauf der Granulocytenzahlen nach 550 rad ist mit dem nach 400 rad nahezu identisch. Auch hier werden nach einer 4tägigen „Schulter" Minimalwerte nach 7—8 Tagen erreicht. Die unterschiedlich hohe Strahlendosis wirkt sich in erster Linie nur auf die Regeneration der Granulocytenzahlen aus: nach 400 wie nach 550 rad ist im Prinzip eine Spontanregeneration des Knochenmarkes möglich, wenn dem Tier durch symptomatische therapeutische Maßnahmen eine „Überbrückungshilfe" geleistet wird. Aber die Abbildung zeigt deutlich, daß die Erholung nur vorübergehend ist, um so verzögerter in Gang kommt und um so weniger effektiv ist (gemessen an der Normalisierung der Zellzahlen), je höher der

[74] STODTMEISTER, SANDKÜHLER und FLIEDNER 1956.
[75] BERLIN, WALDMANN und WEISSMAN 1959. [76] FLIEDNER 1964.

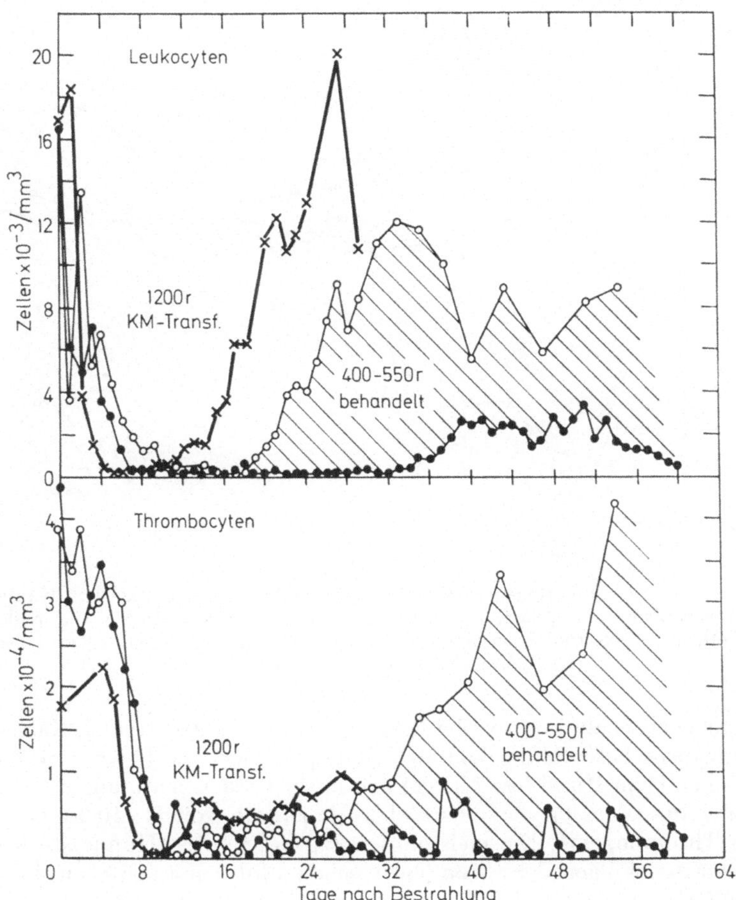

Abb. 22. Vergleich der Regeneration von Leukocyten und Thrombocyten im Blut bei optimal behandelten Hunden nach Letaldosen (400—550 r) mit der nach Transfusion autologer Knochenmarkzellen (tiefgefrorene und aufgetaute Zellen). o——o Blutzellwerte bei einem Hund nach 400 r als Beispiel für den besten Verlauf nach dieser Dosis. •——• Blutzellwerte nach 550 r bei einem Hund, der so lange überlebte. Nach 1200 r kommt es nur nach Knochenmarkzelltransfusionen zu derartig rascher Zellregeneration. [Nach FLIEDNER: Strahlentherapie, Sonderbände **56** (1964)]

Schädigungsgrad des Knochenmarkes war. Auf alle Fälle kommt es trotz einer gewissen Erholung wieder zu einer Knochenmarkinsuffizienz, und alle symptomatischen Maßnahmen sind unwirksam, um die spontane Markregeneration aufrecht zu erhalten. Es handelt sich dabei wohl nicht um eine Schädigung des Markstromas, das — wie später zu beschreiben sein wird — jenseits bestimmter Strahlendosen eine hämatopoetische Regeneration nicht zu ermöglichen vermag. Das geht daraus hervor, daß eine Transfusion autologer Knochenmarkzellen bei einer Strahlenbelastung von 1200 r (also der doppelten Dosis, bei der eine Spontanregeneration noch eben vorübergehend möglich ist) zu einer raschen Knochenmarkregeneration führen kann. Dieser Befund wurde so gedeutet, daß eine hinreichend große Zahl von Stammzellen eine Knochenmarkregeneration bei einer Ganzkörperbelastung ermöglicht, bei der eine Spontanregeneration des Stammzellenspeichers nahezu unmöglich ist.

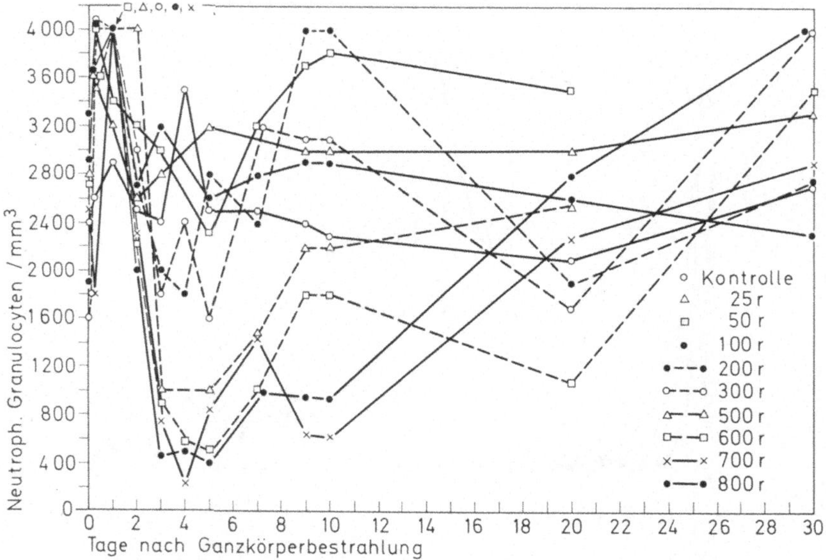

Abb. 23. Degeneration und Regeneration der neutrophilen Granulocyten von Kaninchen bei steigenden Strahlendosen. [Nach JACOBSON, MARKS, SIMMONS, HAGEN JR., and ZIRKLE: Biological effects on external X and gamma radiation (R. E. ZIRKLE, ed.), part I. New York: McGraw-Hill Book Co. 1954]

Zum gleichen Schluß führen die Befunde bei den Blutplättchen. Nach 400 und 550 r Ganzkörperbestrahlung kommt es entsprechend der Lebenserwartung der Blutplättchen beim Hund (ca. 7 Tage) und unter Berücksichtigung der intensiven Schädigung des Megakaryocytenspeichers innerhalb von 9—10 Tagen zu einer schweren Thrombopenie. Die meisten derartig bestrahlten Hunde sterben offensichtlich an den Folgen der thrombopenischen Blutungen zwischen dem 7. und 12. Tag. Wenn es gelingt, die Tiere durch Frischblut- oder Thrombocytentransfusionen am Leben zu erhalten, kann sich das Megakaryocyten-Thrombocytensystem erholen, was an dem Wiederanstieg der Plättchenzahlen zu erkennen ist. Dieser ist bei 550 r sehr unterschiedlich. Schließlich kommt es aber doch zu einem Erliegen der Regeneration. Eine Transfusion von Knochenmarkzellen führt dagegen zu einer raschen Erholung der Thrombocytenzahlen, auch bei Strahlendosen, bei denen eine Spontanregeneration ausgeschlossen ist. Allerdings ist diese in dem in Abb. 22 abgebildeten Fall nicht vollständig. In anderen Versuchen[77] konnte aber bei gleicher Versuchsanordnung eine wirksame Erholung der Blutplättchenzahlen beobachtet werden.

Auch die Veränderungen der Blutzellzahlen nach Ganzkörperbestrahlung bei anderen Tierarten[78] zeigen prinzipiell den gleichen Verlauf. Im Bereich der LD 50/30 Tage erreichen die Granulocytenzahlen zwischen dem 5. und 15. Tag nach Bestrahlung und die Thrombocytenzahlen nach 10—15 Tagen Minimalwerte. Danach kommt es jeweils zu einer Erholung der Zellzahlen aufgrund einer Spontanregeneration des Markes. Der spezifische Verlauf der Blutzellzahl-Veränderungen ist durch die jeder Tierart eigene Umsatzkinetik der hämopoetischen Zell-

[77] CAVINS, KASAKURA, THOMAS und FERREBEE 1962.

[78] Mäuse: BRECHER, ENDICOTT, GUMP und BRAWNER 1948, SMITH, GONSHERY, ALDERMAN und CORNFIELD 1954; Meerschweinchen: HARRIS 1956 und 1959; Kaninchen: JACOBSON, MARKS, SIMMONS, HAGEN und ZIRKLE 1954; Schweine: CRONKITE, ULRICH, ELTZHOLTZ, SIPE und SCHORK 1949.

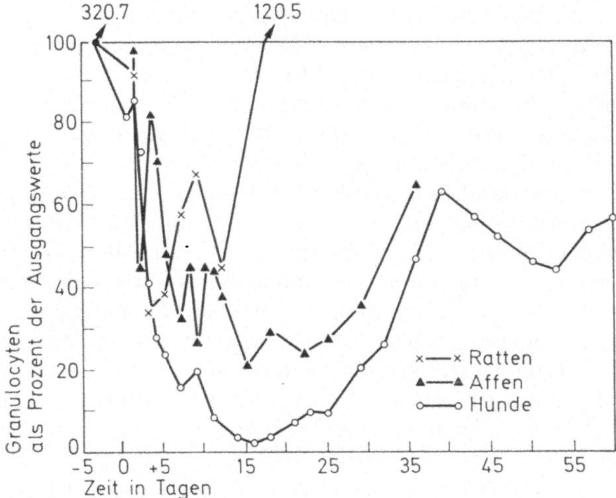

Abb. 24. Regeneration der neutrophilen Granulocyten bei verschiedenen Tierspecies nach Ganzkörperbestrahlung mit 300 r. (Nach SUTER: USAEC Document MDDC-824, 1947)

systeme bestimmt. Steigende Strahlendosen wirken sich in erster Linie auf die Erholungsrate der jeweiligen Blutzellart aus. Als Beispiel seien in Abb. 23 die Befunde von JACOBSON, MARKS, SIMMONS, HAGEN und ZIRKLE (1954) angeführt, die aber auch bei anderen Tierarten in entsprechender Weise erhoben wurden[79]. Diese Abbildung zeigt, daß bei Kaninchen mit steigenden Strahlendosen die Regeneration der Blutzellzahlen verzögert ist. Andererseits ergibt sich aus Abb. 24, daß bei ein und derselben Strahlendosis die Blutgranulocytenregeneration bei Ratte, Affe und Hund (als Beispiel) zeitlich sehr unterschiedlich abläuft, obgleich der initiale Abfall sehr ähnlich ist[80]. Wie weiter unten noch zusammenfassend ausgeführt werden soll, wird das Ausmaß des Abfalles der Blutzellen und die Regeneration bei einer Tierart auf den Grad der Stammzellenspeicherschädigung in Abhängigkeit von der Strahlendosis zurückgeführt, die Unterschiede in der Regenerationsgeschwindigkeit nach gleicher Strahlendosis (absolut) bei verschiedenen Tierarten dagegen auf die Größe der jeweiligen Stammzellenspeicher oder ihre unterschiedliche Strahlensensibilität.

β) Zur Histologie von Destruktion und Regeneration nach einmaliger Ganzkörperbestrahlung

Die pathogenetische Grundlage für das Verhalten der Blutzellzahlen nach einmaliger Ganzkörperbestrahlung bilden die Knochenmarkveränderungen. Dabei ist festzustellen, daß alle bisherigen Befunde darauf hinweisen, daß der Ablauf von Markzerstörung und Markregeneration bei Mensch und Tier im Prinzip gleich ist und daß sich lediglich die zeitlichen Verhältnisse unterscheiden sowie die Höhe der absoluten Strahlendosis, die ein gleiches Schädigungs- bzw. Regenerationsbild hervorruft. Darüber hinaus ist bei der Erörterung der histologischen Regenerationsbefunde zu bedenken, daß im Knochenmark destruktive und regeneratorische Prozesse fließend ineinander übergehen und im gleichen Markabschnitt noch destruktive Vorgänge beobachtet werden, während bereits Regenerationszeichen erkennbar sind. Aus diesem Grunde ist es notwendig, prinzipielle Befunde der Knochenmarkdestruktion nach einer Strahleneinwirkung zu erörtern, die für das Verständnis der Regeneration von Bedeutung erscheinen.

[79] BOND, FLIEDNER und ARCHAMBEAU 1965. [80] SUTER 1947.

Histologische Befunde der Knochenmarkdestruktion und -regeneration nach Ganzkörperbestrahlung *beim Menschen* sind selten. Neben den wenigen ad exitum gekommenen Strahlenunfallpatienten gibt es lediglich die Befunde an den Opfern der Atombombenexplosionen[81]. Diese sind ausführlich dargestellt worden und lassen den Schluß zu, daß sie im Prinzip den bei Versuchstieren gewonnenen systematischen Befunden entsprechen[82].

Aus diesem Grunde beschränken sich die folgenden Ausführungen auf die histologischen Befunde an *Ratten* und *Hunden*, die systematisch untersucht werden konnten[83]. Darüber hinaus soll auf Befunde an bestrahlten keimfreien Mäusen hingewiesen werden, da bei diesen Regenerationsvorgänge des Knochenmarkes auch nach letalen Strahlendosen ohne Zelltransfusionsbehandlung beobachtet werden konnten. Die histologischen Veränderungen des *Rattenknochenmarkes* nach Ganzkörperbestrahlung lassen sich besonders gut an der Reaktion des Gefäßsystems beschreiben. STODTMEISTER, SANDKÜHLER und FLIEDNER (1956) machten auf den sich in Schüben vollziehenden Ablauf der Degenerationsphase aufmerksam, der sich vor allem am Knochenmarkgefäßsystem widerspiegelt. Das erste Anzeichen einer Strahlenschädigung bei Dosen im Bereich der LD50 oder darüber ist eine generalisierte Weitstellung des Knochenmarksinussystems innerhalb von 3 Std. Diese nimmt „schubweise“ (und gegensinnig mit Granulocytenanstiegen im peripheren Blut) innerhalb von 24 Std so stark zu, daß es zunehmend zum Übertritt von Erythrocyten aus den Sinus ins Markparenchym kommt, wo sie normalerweise nur selten angetroffen werden. Dadurch erscheint das Sinussystem vielfältig „zerrissen“, was durch Tuscheinjektionen besonders eindrücklich dargestellt werden konnte[84]. Dieser Vorgang der nichtthrombopenischen Knochenmarkhämorrhagie nimmt bei der Ratte bis zum 3. Tag nach Bestrahlung so stark zu, daß man zu diesem Zeitpunkt nur noch von einem „Blutsee“ im Markraum sprechen kann, in dem einige wenige Stromazellen übriggeblieben sind. Zugleich kommt es zu einer zunehmenden ödematösen Durchtränkung des Knochenmarkparenchyms und zur Ausbildung von Fettzellen.

In Abb. 25 ist der Ablauf der Knochenmarkdestruktion schematisch dargestellt, wobei die Abnahme des Zellgehaltes, die progressive Erweiterung des Sinussystems bis zur Auflösung der normalen Sinusarchitektonik und Durchtränkung des Parenchyms mit Sinusinhalt sowie Fetteinlagerung besonders hervorgehoben wird[85]. In Abb. 26 werden typische Beispiele für die histologischen Markveränderungen bei der Ratte nach Ganzkörperbestrahlung mit 1000 r während der Destruktions- und der frühen Regenerationsphase gezeigt. In Abb. 26a ist die normale Knochenmarkhistologie dargestellt. Es sind nur wenige Sinus mit Erythrocyten prall gefüllt und weitgestellt. Das Rattenknochenmark enthält nur wenige Fettzellen. Man erkennt durch das Mark längsverlaufende Arteriolen. In Abb. 26b wird ein Rattenknochenmarkschnitt 1 Tag nach 1000 r-Ganzkörperbestrahlung gezeigt: Das Marksinussystem ist weitgestellt, an vielen Stellen ist auch die Architektonik aufgehoben und das Mark erscheint hämorrhagisch, der Zellgehalt ist stark reduziert. Nach 3 Tagen (Abb. 26c) ist das Mark aplastisch, und eine geordnete Sinusarchitektonik ist nicht mehr erkennbar[86].

Bei ganzkörperbestrahlten *Hunden* wurden nach 275 r, 400 r und 600 r histologische Knochenmarkbefunde erhoben, die denen bei der Ratte äquivalent sind[87].

[81] WARREN 1944, KIKUCHI und WAKISAKA 1952, LANGE, WRIGHT, TOMONAGA, KURASAKI, MATSUOKE und MATSUNAGA 1955.

[82] BLOOM 1948, BOND, FLIEDNER und ARCHAMBEAU 1965.

[83] FLIEDNER, STODTMEISTER und SANDKÜHLER 1955, STODTMEISTER, SANDKÜHLER und FLIEDNER 1956, FLIEDNER, BOND und CRONKITE 1961, BOND, FLIEDNER und USENIK 1962.

[84] STODTMEISTER und THOM 1959. [85] STODTMEISTER, SANDKÜHLER und FLIEDNER 1956.

[86] FLIEDNER, BOND und CRONKITE 1961. [87] BOND, FLIEDNER und USENIK 1962.

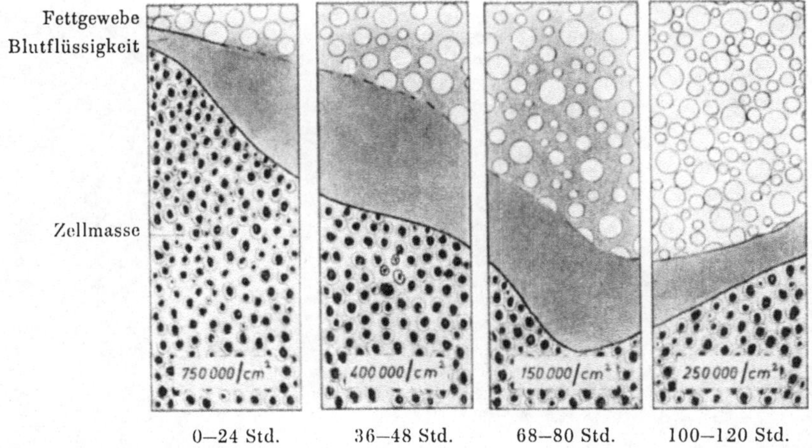

Abb. 25. Schematische Darstellung des Verhaltens der Gewebsanteile im Knochenmark der Ratte nach letaler Ganzkörperbestrahlung mit 15 MeV-Elektronen. Die Zahlen geben die Anzahl der kernhaltigen Zellen pro cm² Markausstrich an. [Nach STODTMEISTER, SANDKÜHLER u. FLIEDNER: Strahlentherapie **101** (1956)]

Auch hier fand sich eine zunehmende Zerstörung der Architektonik des Sinussystems mit progressiver Abnahme des Gehaltes an hämopoetischen Zellen, so daß es nach 4 Tagen zu einem aplastischen Mark mit generalisierter Hämorrhagie gekommen war. Dabei sei darauf hingewiesen, daß beim Hund 275 r einer LD50/30 Tage entsprechen und daß 600 r absolut letal sind (auch bei symptomatischer Therapie).

Bei *Menschen* liegen histologische Befunde nach „supraletalen" Strahlendosen (weit über 1000 rad) in den ersten 2 Tagen nach Strahlenunfällen vor. In Abb. 27 ist die Markhistologie eines Patienten abgebildet, der 30 Std vorher bei einem Unfall einer Ganzkörperdosis von ca. 4500 rad exponiert worden war. Auch hier sind die Sinus weitgestellt, an einigen Stellen ist ihre Architektur aufgehoben und die meisten Zellen des Parenchyms zeigen als Zeichen des Unterganges Kernpyknose oder Karyorhexis. War die Ganzkörperdosis beim *Tier* nicht zu hoch (die Spontanregeneration des Markes scheint beim Hund bei einer Ganzkörperbelastung jenseits 550—600 rad und bei der Ratte jenseits 1500 rad zu erlöschen), so kommt es im maximal geschädigten Knochenmark zu sehr charakteristischen Regenerationsvorgängen. Der erste Schritt zur *Markregeneration* scheint die Wiederherstellung einer normalen Architektonik des Sinussystems zu sein. Diese geht der Parenchymregeneration voraus. Wie sich die Markaplasie in enger Korrelation mit dem jeweiligen Zustand der Sinus entwickelt, geht auch die Regeneration mit der Gefäßarchitektonik einher: Kein Tier ohne Wiederherstellung des Sinussystems überlebte die Bestrahlung. Sie erscheint damit eine obligate Voraussetzung für die Regeneration der Blutzellbildung[88]. Es ist von Interesse, daß COTTIER (1961) auf Spätschäden bei Mäusen hingewiesen hat, bei denen es noch Monate nach einmaliger Ganzkörperbestrahlung zu Sinussystemerweiterungen und Knochenmarkblutungen kam, wobei er als Ursache Allgemeininfektion und Leukosen annimmt.

Bei der *Ratte* kann man in der initialen Phase der Regeneration nach einer Ganzkörperbestrahlung nicht eindeutig entscheiden, ob es sich bei den erkennbaren Sinus um noch erhaltene oder etwa schon neugebildete Markgefäße handelt.

[88] FLIEDNER, STODTMEISTER und SANDKÜHLER 1956.

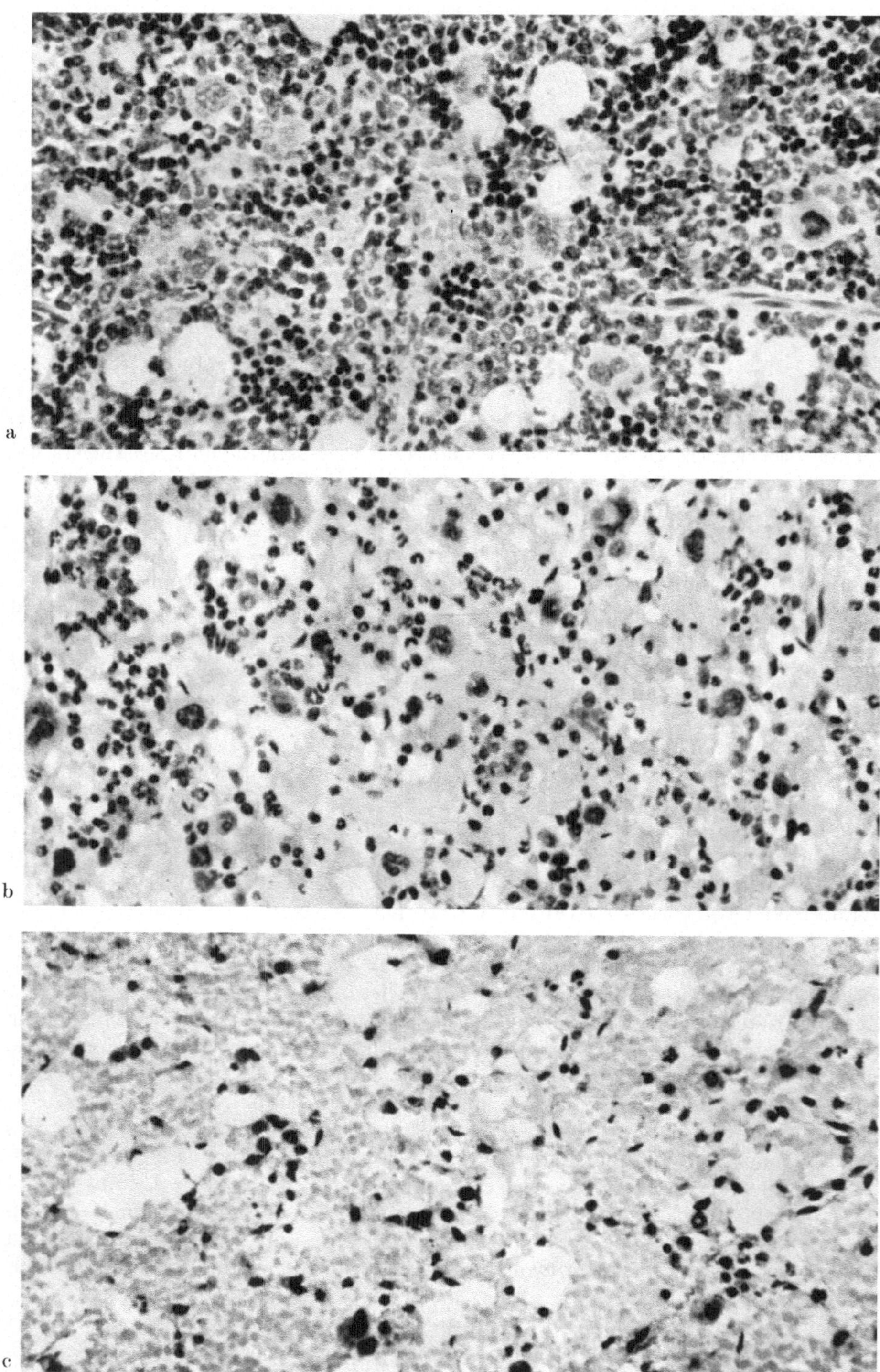

Abb. 26a—c. Veränderungen im Knochenmark der Ratte nach Ganzkörperbestrahlung mit 1000 r. 320×. a Normales Knochenmark. b 1 Tag, c 3 Tage nach Bestrahlung. (Erklärung s. Text)

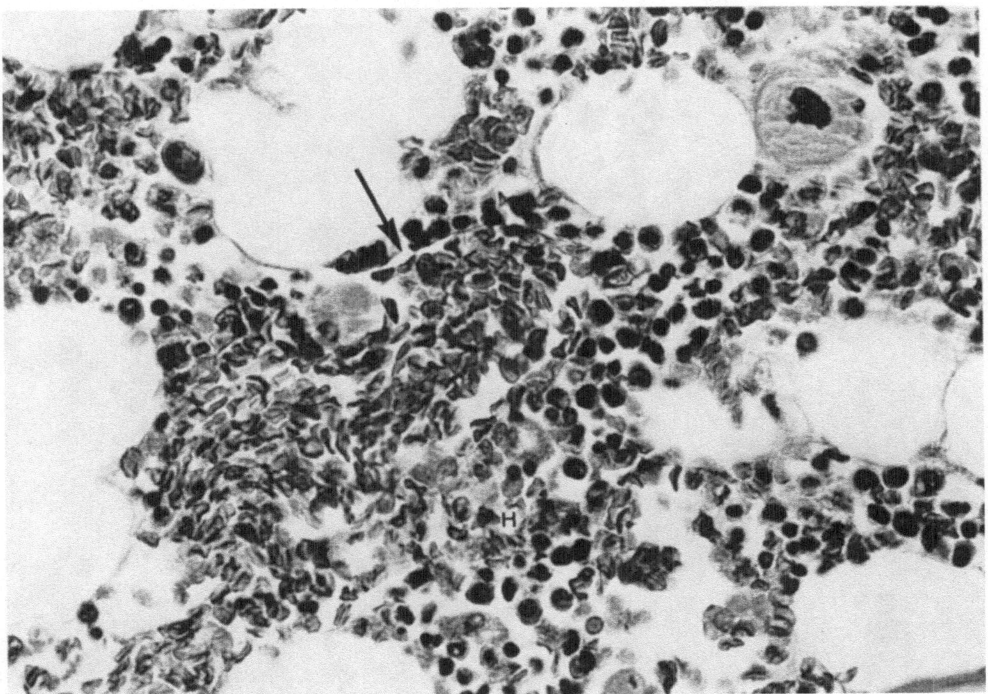

Abb. 27. Menschliches Knochenmark 30 Std nach Ganzkörperbestrahlung mit 4500 rad. Die Sinus (Pfeil) weitgestellt und mit Erythrocyten gefüllt. Parenchymatöse Hämorrhagie (H). In den Zellen des Parenchyms Kernpyknose oder Karyorhexis. 530×

Tatsächlich sieht man schon 2—2$^1/_2$ Tage nach einer letalen Ganzkörperbestrahlung, also noch vor der maximalen Schädigung der Blutzellbildung und der Architektonik, in einem hochgradig verquollenen, zellarmen Mark prall mit Erythrocyten gefüllte Sinus. Mit Erreichen der maximalen Schädigung setzt auch bereits die Regeneration ein, regressive und regeneratorische Prozesse gehen also Hand in Hand. 4 Tage nach letaler Ganzkörperbestrahlung lassen sich bereits 2 Orte der hämopoetischen Zellregeneration unterscheiden. Man erkennt sie herdförmig um die kleineren Sinus und als breiten Mantel um den großen Zentralsinus wie auch entlang des Endostes. Nach den Markausstrichen handelt es sich zu diesem Zeitpunkt vorwiegend um unreife, besonders groß erscheinende Zellvorstufen. Der Ablauf der Regeneration läßt sich besonders deutlich am Zentralsinus verfolgen. Man erkennt zumindest gelegentlich eine Wucherung der normalerweise nur in einer Schicht angeordneten Uferzellen des Reticulums. Im Beginn der Regeneration kann der Zentralsinus mehrschichtig von solchen uferständigen Reticulumzellen umgeben sein. Daraus ist zu schließen, daß die Regeneration der Blutzellen dort stattfindet, wo bereits die Sinusstruktur und die Verbindung von Capillaren und Sinus wieder normalisiert sind. Man hat auch den Eindruck, daß die Regeneration der hämopoetischen Inseln sich nicht, von einer Stelle ausgehend, auf das ganze Knochenmark verteilt, sondern daß es multiple Regenerationsherde gibt, die später zusammenfließen. Auf alle Fälle kommt es durch ein Konfluieren der verstreuten Regenerationsherde unter Zurückdrängung der inzwischen eingelagerten Fettzellen zu einer generalisierten Blutzellneubildung im ganzen Knochenmark. Bei Ratten erscheint die Sinusstruktur sowie die Zellregeneration etwa 3 Wochen nach dem Strahleninsult wiederhergestellt zu sein.

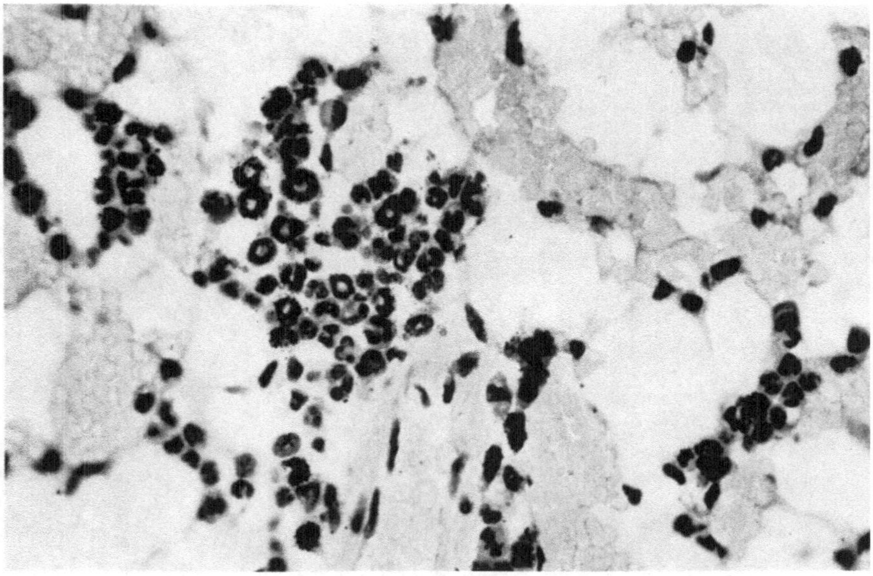

a

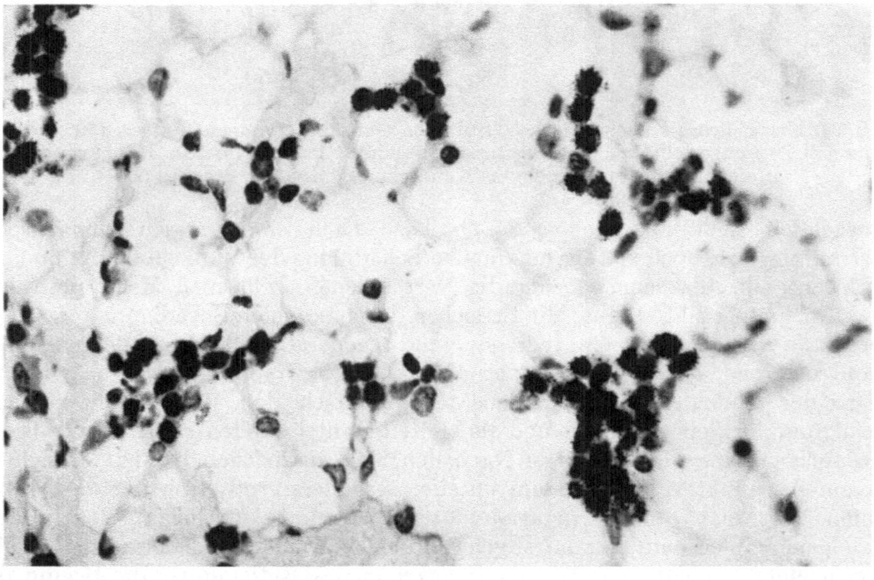

b

Abb. 28a u. b. Regenerationsherde im Knochenmark der Ratte nach Ganzkörperbestrahlung. 320×. a Differenzierte Thymidin-^{3}H-markierte Zellen der Myelopoese 5 Tage nach 1000 r. b Thymidin-^{3}H-markierte mononucleäre Zellen 8 Tage nach 1000 r. [Nach Fliedner, Bond, and Cronkite: Amer. J. Path. **38** (1961)]

In Abb. 28 sind Knochenmarkregenerationsherde 5 und 8 Tage nach einer letalen Ganzkörperbestrahlung von Ratten mit 1000 r dargestellt[89]. Bei den Befunden nach 3—6 Tagen handelt es sich um „abortive" Regenerationsvorgänge, die — entsprechend der Durchgangszeit durch die verschiedenen Zellspeicher — 2—4 Tage später zu einer „abortiven" Erholung der Blutzellzahlen (Granulocyten, Reticulocyten s. o.) führen. Diese abortiven Regenerationsherde im Knochenmark

[89] Fliedner, Bond und Cronkite 1961.

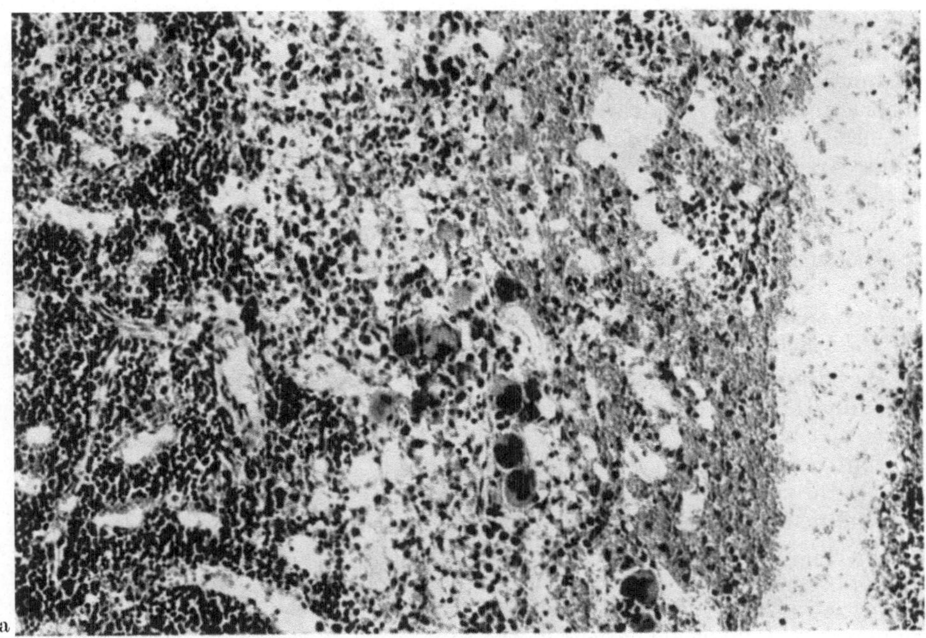

a

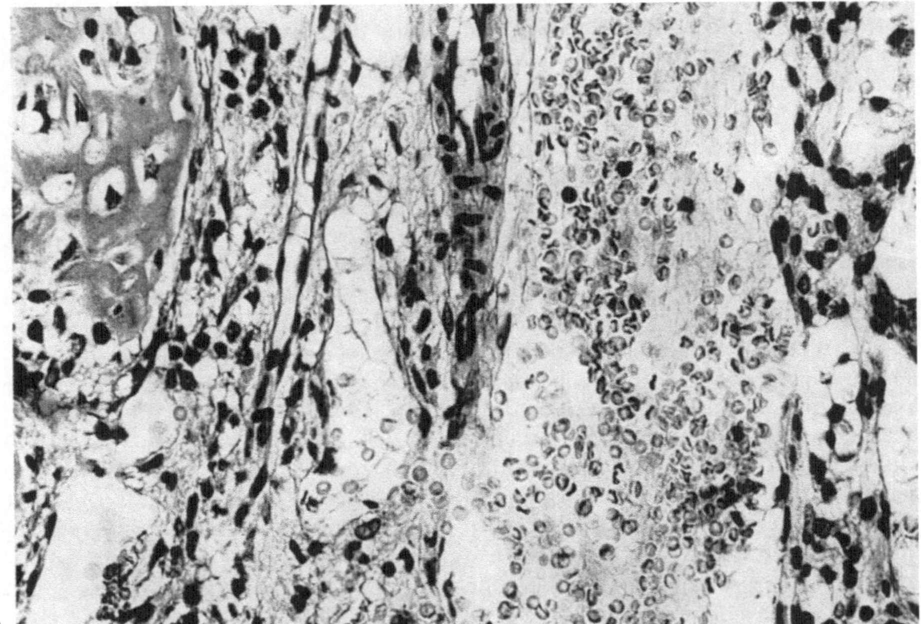

b

Abb. 29a u. b. Unterschiedliche Regeneration im Rattenknochenmark bei verschiedenen Tieren am 10. Tag nach Ganzkörperbestrahlung mit 400 r. a Intensive Regeneration. 130×. b Myelosklerosierung bei kaum entwickelter Hämopoese. 330×

zeigen meist eindeutig differenzierte Blutzellvorstufen, im Fall von Abb. 28a verschiedene myelopoetische Zellformen. Erst nach 6—8 Tagen setzt die endgültige Knochenmarkregeneration ein. Bei niedrigeren Strahlendosen, bei denen die Tiere ohne Behandlung überleben (z. B. 600 r), ist die Knochenmarkstruktur nach ca. 15—20 Tagen normalisiert. Bei letalen Strahlendosen [Abb. 28b (8 Tage) 1000 r] kommt es nur zu Regenerationsansätzen. Hier handelt es sich zunächst um die Wucherung von mononucleären Zellen, deren Identifizierung schwierig oder unmöglich ist. Bei einer Blitz-Markierung mit Thymidin-^{3}H zeigt sich, daß der größte Teil dieser Zellen die Substanz in den Kern inkorporiert und damit ihre Fähigkeit zur DNS-Synthese anzeigt.

Abb. 29 zeigt, wie unterschiedlich die Regeneration am 10. Tag im Rattenknochenmark sein kann. Im einen Fall (29a) erkennt man eine intensive Regeneration des Markparenchyms, im anderen (29b) ist die Hämopoese kaum entwickelt, dagegen sieht man eine Myelosklerosierung, die im unbestrahlten Knochenmark der Ratte selten oder nie beobachtet wird.

Die *Regeneration des Knochenmarkes beim Hund* ist nach einer Ganzkörperbestrahlung im Bereich einer LD50 (275 r) erstmals am 7. Tag zu erkennen. Zu dieser Zeit kommt es zu einer Restitution des Knochenmarksinussystems, die an den mit Erythrocyten gefüllten „geschlossenen" Sinusabschnitten zu sehen ist. Die Erythrocyten sind also nicht mehr diffus im Parenchym verteilt wie zur Zeit der maximalen Destruktion nach 4 Tagen. Darüber hinaus findet sich als Zeichen erster cellulärer Regeneration eine generalisierte „Reticulumzellen-Reaktion" mit Ansammlungen dichtkerniger kleiner Rundzellen. Ähnlich ist der erste Beginn der Markregeneration beim Hund nach 400 r ebenfalls durch eine Normalisierung der Sinusarchitektonik gekennzeichnet. Die Erythrocyten werden innerhalb der Sinus „gehalten". Das Fettmark erscheint „geordnet", jedoch tritt die Reaktion der Reticulumzellen nicht so hervor wie nach 275 r. Nach 600 r ist keine Regeneration der Knochenmarkreticulumzellen erkennbar, das Mark ist vollständig atrophisch und von Fettzellen erfüllt.

Am 11. Tag nach 275 r findet man beim Hund deutliche erythropoetische Regenerationsherde, während an diesem Tag nach 400 r die celluläre Regeneration nicht über die Bildung von Reticulum- und Plasmazellen hinausgekommen ist. Die Zellregeneration beginnt immer herdförmig, und zwar entlang des Endosts und der Blutgefäße. Die Herde enthalten myelocytäre oder erythropoetische Zellen. Daneben werden häufig auch große mononucleäre Zellen mit einem relativ ausgedehnten Cytoplasma (Plasmazellen ?) beobachtet. Kleine Lymphocyten gehören nicht zum Bild der Markregeneration beim Hund. Endostzellen, die normalerweise nur in einer einfachen Schicht vorhanden sind, erscheinen in den Regenerationsbezirken vergrößert und in mehreren Schichten angeordnet. Jedoch war gerade auch bei den Tieren nach 275 r der Befund von Interesse, daß nach 15—17 Tagen in einigen Markabschnitten die Regeneration fast vollendet erschien, während in anderen Bezirken das Mark noch völlig atrophisch und hämorrhagisch war. Diese zellarmen und zellreichen Bezirke sind ziemlich scharf voneinander abgegrenzt und lassen an einen dem Sinussystem „segmental" entsprechenden Regenerationsmodus denken.

Eine wichtige Möglichkeit der Untersuchung der Spontanregeneration des Knochenmarkes bietet sich am Modell der *keimfreien Maus*[90]. FLIEDNER und HEIT (1969) bestrahlten konventionelle und keimfreie Mäuse (ND-2-Stamm) mit 700 r. Dabei ergab sich eine nahezu 100%ige Mortalität der konventionellen Tiere innerhalb von 10—12 Tagen. Dagegen überlebten mindestens 40% der keimfreien Mäuse das akute Strahlensyndrom. Diese Tatsache ermöglichte es, die Knochenmarkregeneration bei einer „letalen" Strahlendosis zu untersuchen. Die Blutzellzahlen zeigten bei den so bestrahlten Mäusen in der initialen Phase bis zum 10. Tag

[90] M LAUGHLIN, DACQUISTO, JACOBUS und HOROWITZ 1964, MATSUZAWA und WILSON 1965.

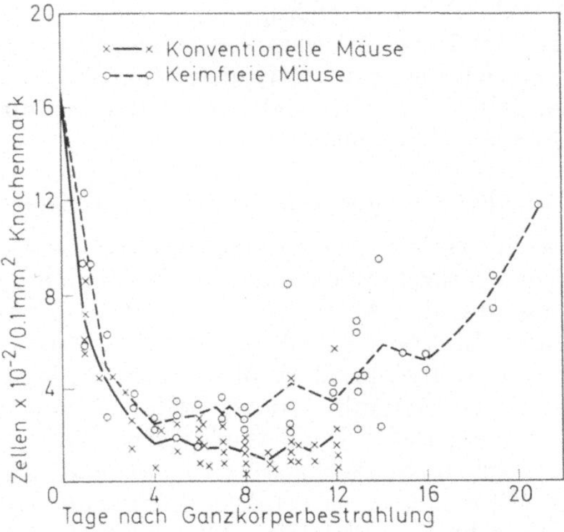

Abb. 30. Vergleich der Zahl von kernhaltigen Knochenmarkzellen bei konventionellen und keimfreien Mäusen nach einer Ganzkörperbestrahlung mit 700 r. (Nach FLIEDNER u. HEIT 1969)

keine wesentlichen Unterschiede zwischen konventionellen und keimfreien Mäusen. Die Blutgranulocyten verschwanden nach 4—6 Tagen nahezu vollständig aus der Blutbahn. Die Blutplättchen zeigten einen langsamen Abfall bzw. sogar eine „Schulter" in den ersten 4 Tagen und dann einen progressiven Abfall bis zu Minimalwerten am 8.—10. Tag. Der Hämatokritwert fiel in den ersten 8 Tagen nur langsam ab, dann aber entwickelte sich bis zum 10. Tag eine schwere Anämie. Histologisch zeigte das Knochenmark der Destruktionsphase nach 700 r, aber auch nach 1000 r keine wesentlichen Unterschiede in der Pathogenese der Knochenmarkaplasie von konventionellen und keimfreien Mäusen[91]. Um so bedeutungsvoller waren die Befunde der Regenerationsphase. In Abb. 30 ist der Knochenmarkzellgehalt bei konventionellen und keimfreien Mäusen als Funktion der Zeit nach 700 r Ganzkörperbestrahlung aufgetragen[92]. Der Befund der ersten 4 Tage ist bei beiden Gruppen gleich, der Regenerationsverlauf unterscheidet sich dagegen erheblich. Während es bei den konventionellen Tieren bis zum Tag des Todes (ca. 12. Tag) zu keiner wesentlichen Erholung des Knochenmarkzellgehaltes kommt, steigen die Zellzahlen bei den keimfreien Tieren kontinuierlich an, so daß nach 21 Tagen ein nahezu normales Knochenmark vorhanden ist. Eine Analyse der Zellzahlen der verschiedenen Knochenmarksysteme ergibt, daß sich die Erythropoese deutlich rascher als die Myelopoese erholt. Die histologische Untersuchung der Knochenmarkregeneration läßt den Unterschied zwischen konventionellen und keimfreien Mäusen klar hervortreten. Während konventionelle Tiere kaum Ansätze zur cellulären Regeneration erkennen lassen, sieht man bei den keimfreien Mäusen Regenerationsherde, die vorwiegend erythropoetisch, myeloisch oder megakaryocytär sind. Dabei finden sich zuerst erythropoetische und megakaryocytäre Herde, während sich die Myelopoese später erholt. Die Ursache der Unterschiede ist bisher nicht hinreichend geklärt. Es muß geprüft werden, ob die Strahlensensibilität der Stammzellen von keimfreien und konventionellen Mäusen unterschiedlich ist. Andererseits wäre wichtig zu klären, ob die Gegenwart einer mikrobiellen Flora auf die Stammzellenregeneration hemmend wirkt. Wie immer geht auch hier die Markregeneration von Herden aus, wobei diese offenbar zunächst jeweils eine Zellart produzieren.

91 TEITGE, FLIEDNER, FACHE und SCHNELL 1969.
92 FLIEDNER und HEIT 1969.

Zusammenfassend ist der Schluß berechtigt, daß bei Maus, Ratte und Hund die Markregeneration mit einer Normalisierung der Gefäßarchitektonik beginnt. An dieses Stadium schließt sich die celluläre Regeneration an, wobei zuerst Herde aus retikulären Zellen gebildet werden und dann erst erythropoetische, myelocytäre und megakaryocytäre Zellformen.

γ) Zur quantitativen Charakterisierung der Zellregeneration nach Ganzkörperbestrahlung

Für den *Menschen* gibt es bisher keine quantitativen Befunde über die Veränderungen der Knochenmarkzellzahlen. Aber die Bestimmung des Mitoseindex erlaubt gewisse Schlüsse über den Ablauf von Destruktion und Regeneration der Knochenmarkzellbildung. In Abb. 31 sind Mitoseindex-Befunde dargestellt, die bei 8 Kranken nach einem Strahlenunfall erhoben wurden[93]. Drei Personen waren mit 22,8—68 rad ganzkörperbestrahlt worden, während fünf Personen Dosen zwischen 236 und 365 rad erhielten[94]. Die Befunde zeigen, daß der Mitoseindex bei den Hochbestrahlten innerhalb von 4 Tagen weit unter den Normalbereich sank. Am 8. Tag waren die Mitoseindices wieder angestiegen, um am 16. Tag erneut abzusinken. Damit entspricht diese Phase des „abortiven" Anstiegs zwischen dem 4. und 16. Tag der vorübergehenden Erholung der Blutzellzahlen, die in einem früheren Abschnitt erörtert wurde, wobei das Maximum des Granulocytenanstiegs im Blut zwischen dem 12. und 16. Tag lag, also um etwa 4 Tage verschoben, wie es der Ausreifung von teilungsfähigen Blutzellvorstufen zu reifen Granulocyten durchaus entsprechen würde. Viele Mitosen am 8. Tag nach Bestrahlung waren atypisch mit Chromosomenbrüchen und Chromosomenverklebungen und deuten auf eine „ineffektive" Blutzellbildung hin. Die Mitoseindices weisen weiter auf eine anhaltende Knochenmarkerholungsphase beim Menschen zwischen dem 24. und 29. Tag nach Ganzkörperbestrahlung hin. Daß diese in sie Zeit stattfinden muß, wurde bereits oben bei der Erholung der Blutzellzahlen erörtert, die jenseits des 30. Tages progressiv ansteigen. Diese Mitoseindex-Befunde zeigen einen im Normalbereich liegenden Mitoseindex 30 Tage nach Strahleneinwirkung.

Le Gô (1967) berichtete über ein regenerierendes Knochenmark im Dornfortsatz (C-6) eines Patienten am 15. Tag nach einem Strahlenunfall mit sehr ähnlichem klinischen und hämatologischen Verlauf, wie er bei den Oak Ridge-Fällen beobachtet wurde. Dieser Befund läßt sich dahingehend deuten, daß einige relativ günstig zur Strahlenquelle gelegene Markabschnitte um den 15. Tag bereits in eine endgültige Regeneration eingetreten waren.

Tubiana (1967) führte fortlaufende Knochenmarkuntersuchungen bei ganzkörperbestrahlten Patienten (400 r als Vorbereitung zur Nierentransplantation) durch und fand, daß sich der Mitoseindex zusammen mit der Erholung der Blutgranulocyten normalisierte. Aus diesen Befunden läßt sich der Schluß ziehen, daß der Mitoseindex des Knochenmarkes als grober Indicator regeneratorischer Aktivität gelten kann.

Im *Tierversuch* läßt sich eine Reihe von Methoden zur Erfassung der Knochenmarkregeneration verwenden. Die weiter unten beschriebenen Zellzahlveränderungen des *Rattenknochenmarkes* nach Strahleneinwirkung sind auf Quadratzentimeter Markausstrich bezogen, wobei die Methode von Sandkühler und Gross (1956) verwendet wurde. Auch von anderer Seite wurde versucht, den Ablauf von Destruktion und Regeneration im Knochenmark verschiedener Tierarten nach Ganzkörperbestrahlung quantitativ cytologisch zu erfassen[95]. Diese

[93] Fliedner, Cronkite, Bond, Rubini und Andrews 1959. [94] Brucer 1959.

[95] Rosenthal, Pickering und Goldschmidt 1951, Harris 1956, Yoffey 1956, Urso und Congdon 1957, Hulse 1961 und 1963, Tsuya, Bond, Fliedner und Feinendegen 1961, Ludwig und Kohn 1962.

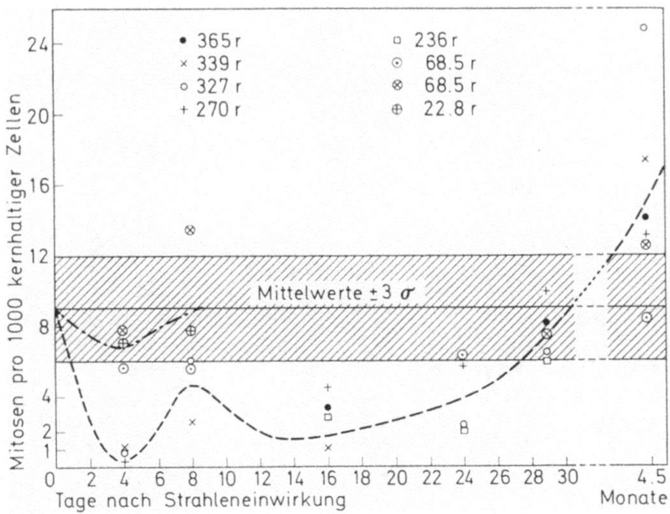

Abb. 31. Mitoseindices im Knochenmark von 8 Patienten nach einem Strahlenunfall. [Nach FLIEDNER, CRONKITE, BOND, RUBINI u. ANDREWS: Acta haemat. (Basel) **22** (1959)]

Versuche zeigen, daß die Verminderung der Zellzahlen und ihr Wiederanstieg im Knochenmark nach Ganzkörperbestrahlung den histologischen Veränderungen entsprechen. Die absoluten Zellzahlen fallen im Knochenmark in den ersten Stunden nach Ganzkörperbestrahlung im mittleren Letalbereich sehr stark ab. Danach kommt es zu einem kurzen, aber deutlichen Wiederanstieg des Gesamtzellgehaltes, der einer „abortiven" Regeneration entspricht. Die bei überlebenden Tieren zu beobachtende endgültige Markregeneration führt innerhalb von 3 bis 4 Wochen zu einer Normalisierung des Zellgehaltes.

Jedoch erlauben Bestimmungen der Gesamtzellzahlen keine eingehende Beurteilung des Regenerationsablaufes der einzelnen Zellsysteme. Daher werden Markausstriche angefertigt und eine „Differentialauszählung" vorgenommen. Eine solche allein ist jedoch auch nur von begrenztem Wert, da sie keinen Einblick in das einzelne Zellsystem erlaubt, sondern nur relative Verschiebungen zwischen den Zellsystemen erkennen läßt. Ein Beispiel ist in Abb. 32 erläutert[96]. Sie zeigt die Markveränderungen nach einer Ganzkörperbestrahlung mit 250 r, dargestellt an den Werten der Differentialauszählung. Danach bleiben Myeloblasten und Myelocyten „relativ" zu den anderen Zellen 6 Tage lang im oder über dem Normbereich. Dann fallen sie ab und erreichen nach ca. 12—14 Tagen Minimalwerte. Eine myelopoetische Regeneration setzt erst nach 28—30 Tagen ein. Im Gegensatz dazu fallen die erythropoetischen Relativwerte innerhalb von 3 Tagen ab. Nach einem „relativen" abortiven Anstieg kommt es nach 10 Tagen bereits zu einem Überwiegen der Erythroblasten. Dieser Regenerationsablauf ist aber nicht quantitativ zu verstehen. Die Beurteilung der Differentialausstrichwerte allein führt zu Fehlinterpretationen, wenn keine Befunde über den Gesamtzellgehalt vorliegen. Beispielsweise könnte in Abb. 32 am 14. Tag eine völlig normale Myelopoese vorhanden sein, da die Befunde lediglich das relative Überwiegen der Erythropoese hervortreten lassen. Verbindet man aber Differentialwerte mit dem Gesamtzellgehalt des Knochenmarkes, so ergeben sich hinreichend genaue Verlaufsbilder. In Abb. 33 sind die Befunde der erythropoetischen Regeneration bei Ratten nach Ganzkörperbestrahlung mit 200 r dargestellt[97]. Es wurden hier Zellen pro Femur

[96] BOND, FLIEDNER und ARCHAMBEAU 1965. [97] HARRISS 1958.

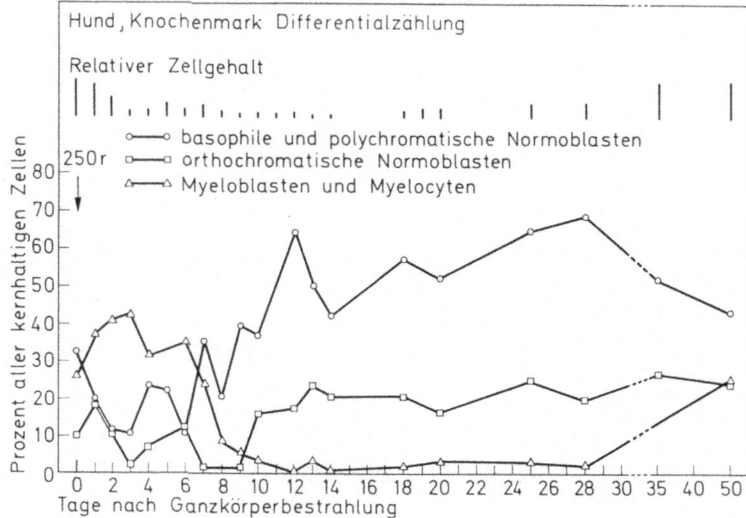

Abb. 32. Differentialauszählungen im Knochenmark nach Ganzkörperbestrahlung (mittlere Letaldosis). (Nach BOND, FLIEDNER, and ARCHAMBEAU: New York and London: Academic Press 1965)

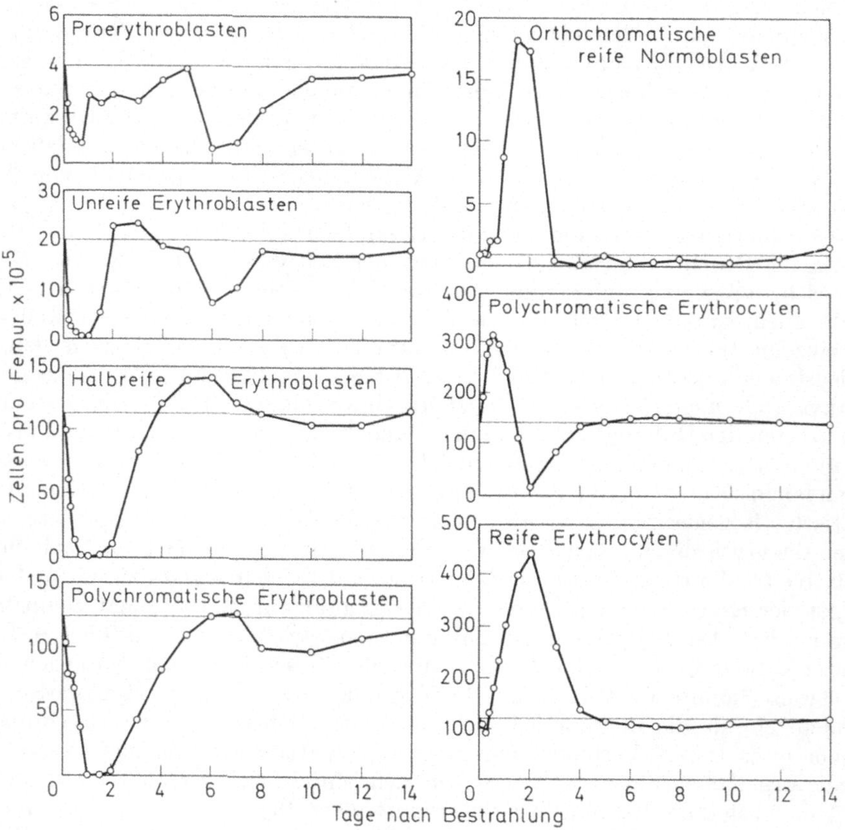

Abb. 33. Erythropoetische Regeneration im Knochenmark der Ratte nach Ganzkörperbestrahlung mit 200 r. [Nach HARRISS: Strahlentherapie, Sonderbände 38 (1958)]

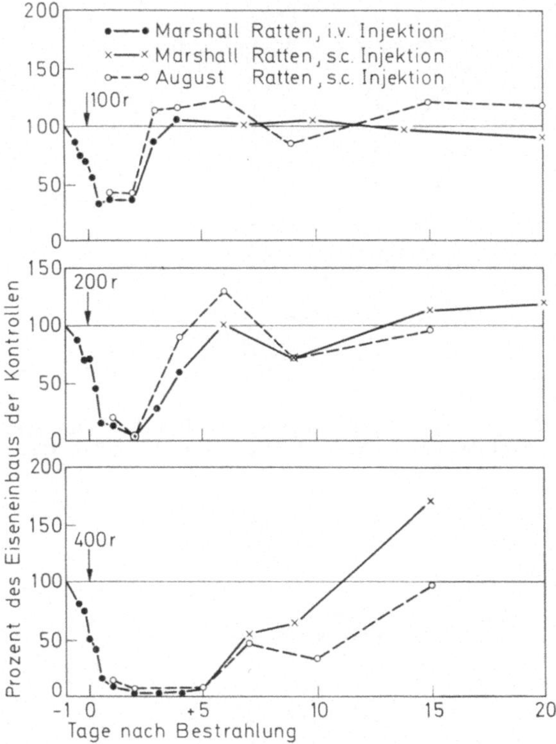

Abb. 34. Auftreten von ^{59}Eisen im Blut nach Ganzkörperbestrahlung mit verschiedenen Dosen bei 2 Rattenstämmen. Der Eiseneinbau ist ein Indicator der erythropoetischen Aktivität im Knochenmark. [Nach HARRISS: Strahlentherapie, Sonderbände **38** (1958)]

ausgezählt. Dabei zeigt sich eine sehr rasche Regeneration, die bei den Proerythroblasten nach einem rapiden Abfall schon am 1. Tag erkennbar ist. Während des 2.—6. Tages bleiben die Zellzahlen unterhalb des Normalbereiches und erholen sich endgültig jenseits des 10. Tages. Deutlicher für das Regenerationsgeschehen sind die Werte für die unreifen und halbreifen Erythroblasten. Von Minimalwerten am 1. Tag nach Strahleneinwirkung kommt es zwischen dem 2. und 8. Tag zu einer Normalisierung der Zellzahlen, wobei allerdings auch bei den unreifen Erythroblasten ein „abortiver" Anstieg erkennbar ist, der sich bei den reiferen Normoblasten verwischt.

HARRISS (1958) verwendete den Einbau von radioaktivem Eisen zu verschiedenen Zeiten nach Ganzkörperbestrahlung in Erythrocytenvorstufen als Maß für die Regenerationsfähigkeit des Knochenmarkes bei Ratten. In Abb. 34 sind die Eiseneinbauwerte jeweils 24 Std nach Injektion von ^{59}Fe in Bluterythrocyten zu verschiedenen Zeiten nach Ganzkörperbestrahlung mit 100, 200 und 400 r aufgetragen[98]. Nach allen Strahlendosen kommt es in den ersten 3 Tagen zu einer erheblichen Reduktion des Eiseneinbaus als Zeichen der Schädigung der Erythropoese. Es ist wichtig dabei, 3 Aspekte zu beachten. Der eine betrifft den Grad der Schädigung. Dieser ist nach 100 r wesentlich geringer als nach 200 oder gar 400 r. Der andere bezieht sich auf den Regenerationsbeginn und der dritte auf die Regenerationsrate. Je höher die Dosis, um so später und langsamer ist die Markregeneration. Während nach 100 und 200 r in der ersten Regenerationsphase

[98] HARRISS 1958.

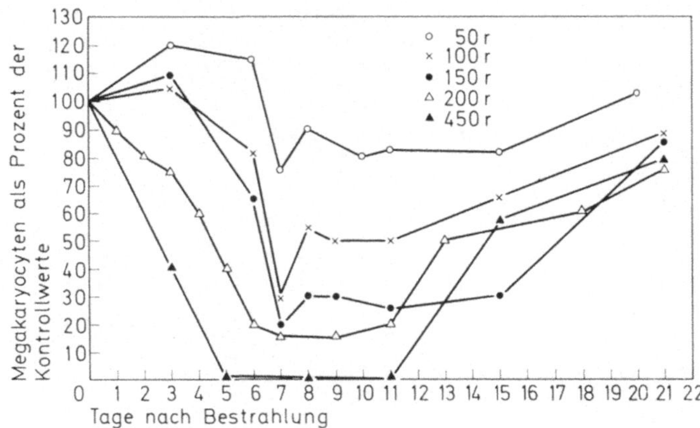

Abb. 35. Regeneration der Megakaryocytopoese im Knochenmark der Ratte nach verschiedenen Strahlendosen. [Nach SIMPSON: Int. J. Radiat. Biol. 2 (1959)]

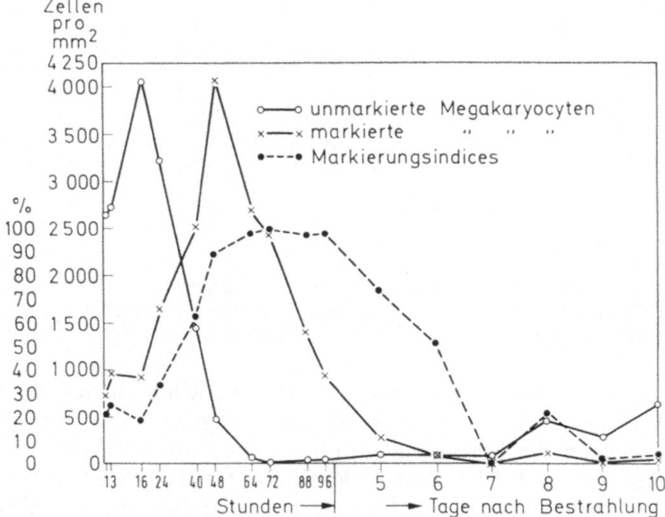

Abb. 36. Absolute Zahl der markierten und unmarkierten Megakaryocyten 1 Std bis 10 Tage nach Bestrahlung mit 500 r einschließlich Markierungsindices bei Ratten. (Nach MÜLLER: Inaug.-Diss. Freiburg 1967)

zwischen dem 3. und 6. Tag bereits eine Normalisierung des Eiseneinbaues stattfindet, auf die dann eine kurzfristige Depression folgt, beginnt die Erholung bei 400 r erst jenseits des 5. Tages und erreicht, nach einer vorübergehenden Unterbrechung des Anstieges, zwischen dem 12. und 15. Tag Normalwerte. Die Ursache für diese Art der Regeneration soll weiter unten im Zusammenhang mit dem Stammzellenspeicher erörtert werden. Ein anderes Beispiel für die quantitative Erfassung der Regeneration eines Knochenmarkzellsystems ist in Abb. 35 mit dem Megakaryocytensystem dargestellt[99]. Es zeigt sich, daß es bei der Ratte nach kleineren Strahlendosen (50—100 r) erst nach 6 Tagen zu einem mäßigen Abfall der Megakaryocytenzahlen kommt, der aber dann durch Regeneration zwischen dem 7. und 20. Tag überwunden wird. Bei höheren Dosen erfolgt der Abfall sehr viel rascher, und nach 450 r sind nach 5 Tagen kaum noch Megakaryocyten nach-

[99] SIMPSON 1959.

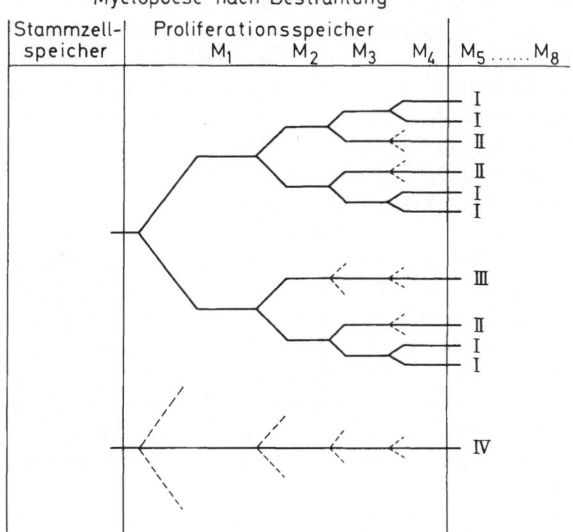

Abb. 37. Schema der Regenerationsmöglichkeiten von teilungsfähigen Zellen nach einer Schädigung des Knochenmarkes. (Nach BURRICHTER: Inaug.-Diss. Freiburg 1965)

weisbar. Erst jenseits des 11. Tages kommt es zu einem progressiven Wiederanstieg, der nach 3 Wochen ca. 80% des Normalwertes erreicht. FLIEDNER und MÜLLER (1968) haben Ratten unmittelbar nach Ganzkörperbestrahlung mit 500 r Thymidin-^{3}H zur stabilen Markierung der Megakaryocyten-DNS injiziert (Abb. 36)[100]. Die Zahl der markierten Megakaryocyten stieg von 500 pro mm^2 auf 4000 nach 48 Std an, während die Zahl der unmarkierten Zellen nach 64—72 Std auf Null abfiel. Dieser Befund zeigt, daß sich das morphologisch erkennbare Megakaryocytensystem bei bestrahlten Ratten innerhalb von $2^1/_2$—3 Tagen einmal erneuert, und daß für diese Zeit Zellen aus einem unerkannten Vorläuferspeicher in den morphologisch erkennbaren Speicher des Megakaryocytensystems eingeschleust werden. Erst nach 6—7 Tagen ist auch dieser Speicher entleert. Eine Regeneration der Megakaryocyten erfolgt dann jenseits des 7. Tages.

Anschließend sei noch auf die cytologischen Veränderungen der Knochenmarkzellen nach Ganzkörperbestrahlung hingewiesen, da diese für die Abgrenzung der Destruktions-, der abortiven Regenerations- und der endgültigen Erholungsphase von Bedeutung sind.

Es wurde bei der Besprechung des Schemas in Abb. 18 darauf hingewiesen, daß eine rapide Verminderung der Blutzellen bei ausschließlicher Zerstörung des Stammzellenspeichers erst dann eintritt, wenn Teilungs- und Reifungsspeicher sowie der Funktionsspeicher entleert wurden. In Wirklichkeit ist aber der Teilungs- und Reifungsspeicher bei einer Ganzkörperbestrahlung auch geschädigt. Die teilungsfähigen Zellen dieses Speichers können — wie in Abb. 37 schematisch dargestellt — auf dreierlei Weise reagieren[101]. Entweder vollenden die Zellen die Serie der ihnen eigenen Teilungsschritte, dann entstehen auch nach dem Strahleninsult Zellen von normalem Aussehen (I in M 5 von Abb. 37). Die zweite Alternative ist die, daß die Zellen im Knochenmark untergehen, ohne sich noch einmal geteilt zu haben und ohne die Peripherie zu erreichen. Die dritte Möglichkeit ist, daß die Zellen zu irgendeinem Zeitpunkt ihrer Teilungscyclen ausscheren und nur

[100] MÜLLER 1967. [101] BURRICHTER 1965.

noch als ein- oder mehrkernige Zelle ausreifen, je nachdem, ob die Zelle vor oder nach Vollendung einer DNS-Synthesephase bzw. vor oder nach einer Kernteilung (ohne nachfolgende Cytoplasmateilung) ihre *Zell*teilung einstellt. Je nach dem Reifungsgrad, den die Zelle beim Einstellen ihrer Zellteilungstätigkeit erreicht hat, werden im Reifungs- und Funktionsspeicher ein- oder mehrkernige Zellen unterschiedlicher Größe auftreten (II, III, IV in Abb. 37). Eine Zelle, die als „M 1"-Zelle aus dem Stammzellenspeicher hervorging, wird nach einer bestimmten Zeit im Reifungs- und dann im Funktionsspeicher ankommen.

Tatsächlich ist die Destruktionsphase nach einer akuten Knochenmarkschädigung durch das Auftreten und Verschwinden immer größerer atypischer Zellen in Knochenmark und Blut charakterisiert[102]. Die größte Zelle der Myelopoese mit den entsprechenden Anomalien (reife granulocytäre Riesenzelle) tritt im Knochenmark der Ratte ca. 3—4 Tage nach Bestrahlung auf, zu einer Zeit also, die der Durchgangszeit durch den Teilungs- und Reifungsspeicher entspricht. Diese übergroßen Riesenzellen wurden als „Schlußlichter" der Destruktionsphase[103] oder in anderen Zellsystemen (intestinale Mucosa) als „Omega-Zellen"[104] bezeichnet. Sie gehören zur Degenerationsphase und stellen nicht etwa atypische Regenerationsversuche dar.

Entsprechende Zellen mit „mitosebedingten Anomalien" werden auch im erythropoetischen und megakaryocytären System während der Degenerationsphase bei Mensch und Tier in Abhängigkeit von der Strahlendosis beobachtet[105]. Sie können auch als Maß der Strahlenbelastung verwendet werden[106].

Cytologische Zeichen der Regenerationsphasen sind sehr viel schwerer zu beschreiben. Stodtmeister, Sandkühler und Fliedner (1956) wiesen darauf hin, daß die Phase der „wellenförmigen" Erholung der Myelopoese in Knochenmark und Blut bei Ratten durch das Auftreten sogenannter „Paragranulocyten" charakterisiert ist. Diese Zellen haben, soweit sie im Blut auftreten, eine Größe, die etwas über der Normalgröße von Granulocyten liegt. Der Kern zeigt eine eigenartige Segmentierung oder besser Lappung, und die Kernstruktur ist viel lockerer als normal, sie erscheint auch zuweilen gequollen. Diese Anomalien reichen von einer glasig-homogenen bis zur unregelmäßig grobschollig-strähnigen Beschaffenheit und lassen sich durch die Reihe der Vorstufen bis zu den granulocytär determinierten unreifsten Zellen zurückverfolgen. Während in Knochenmarkausstrichen alle Grade der Kernanomalien vorkommen, finden sich im Blut relativ wenige und dann nur mäßig pathologische Formen. Die Deutung liegt nahe, daß die atypischen Zellen nur beschränkt ausschwemmungsfähig sind oder im Blut eine sehr stark verkürzte Lebenserwartung haben. Die Tatsache, daß die atypische Kernbeschaffenheit bis in die „Stammzellen" zurückverfolgt werden kann, führt zum Schluß, daß es sich um eine „frustrane", ineffektive Granulocytopoese auf der Grundlage einer qualitativ defekten Stammzellenpopulation handelt[107].

Auch bei den durch einen Strahlenunfall betroffenen Personen wurden in der Phase der „abortiven" Regeneration Hinweise auf atypisch große Granulocyten im Blut gefunden[108], so daß der Verdacht naheliegt, daß diese Phase von dem Auftreten von Zellen mit schwer faßbaren morphologischen Eigentümlichkeiten begleitet wird. Derartige Zellen verschwinden mit der Zunahme der Regeneration und sind nach Normalisierung der Blutzellzahlen nicht mehr zu finden.

---

[102] Stodtmeister, Burrichter und Fliedner 1965.
[103] Burrichter, Fliedner, Stodtmeister und Fache 1965.
[104] Patt und Quastler 1963.
[105] Fliedner, Bond und Cronkite 1961, Fliedner, Andrews, Cronkite und Bond 1964.
[106] Stein.
[107] Stodtmeister, Burrichter und Fliedner 1965.
[108] Bond, Fliedner und Archambeau 1965.

Anders ist es mit dem Persistieren von mitosebedingten Anomalien im Knochenmark nach längst zurückliegender Ganzkörperbestrahlung. FLIEDNER, ANDREWS, CRONKITE und BOND (1964) untersuchten das Knochenmark der beim Strahlenunfall Oak Ridge betroffenen Personen 3,5 Jahre nach dem Unfall, zu einer Zeit, als hämatologisch kein großer Anhalt für ein Fortwirken der Strahlennoxe gegeben war. Es zeigte sich, daß das Auftreten atypischer Zellen mit „mitosebedingten" Störungen signifikant erhöht war, vor allem in der Erythropoese. Der gleiche Befund ergibt sich auch im Knochenmark von Personen, die Jahre vorher eine Injektion von Thorotrast erhalten hatten[109]. Diese Befunde werden als Hinweis dafür genommen, daß es Stammzellen gibt, die auch noch Jahre nach einer Strahlenbelastung oder bei chronischer Strahleneinwirkung (wie sie durch Thorotrast bedingt ist) qualitativ so geschädigt sind, daß sie atypische Zellen erzeugen, deren Auftreten ein Hinweis auf die Ineffektivität der Regeneration ist.

c) Regeneration des Knochenmarkes nach Teilkörperbestrahlung

Für das Problem der Knochenmarkregeneration sind zwei Modelle der ionisierenden Teilkörperbestrahlung von besonderem Interesse. Wird ein Organismus mit einer Strahlendosis im Letalbereich bestrahlt bei Abdeckung eines relativ kleinen Knochenmarkabschnittes (bei der Ratte beispielsweise einer Tibia), so wurde eine beschleunigte Regeneration der bestrahlten Knochenmarkabschnitte beobachtet[110]. Diese Versuchsanordnung erlaubt Rückschlüsse auf die Regeneration des hämopoetischen Stammzellenspeichers und ist im Vergleich mit der Knochenmarkregeneration nach Transfusion allogener oder autologer Markzellen (s.u.) von besonderem Interesse. Im zweiten Modell der Teilkörperbestrahlung werden Knochenmarkabschnitte mit unterschiedlich hohen Strahlendosen belastet und ihre Regeneration untersucht. Diese Versuchsanordnung basiert auf den Ergebnissen der Untersuchung des ersten Modells, nämlich auf dem Schluß, daß Stammzellen aus einem nicht bestrahlten Knochenmarkabschnitt auswandern können, um einen bestrahlten Abschnitt zu regenerieren. Wurde der zu untersuchende Markabschnitt mit unterschiedlich hohen Strahlendosen belastet, so erlaubt diese Versuchsanordnung Rückschlüsse auf die Bedeutung des Stromas für die hämopoetische Regeneration[111].

Als einer der ersten hat HARTWEG (1954) die Frage nach der Wirkung von unbestrahltem, körpereigenen Knochenmark auf die Regeneration der bestrahlten Knochenmarkabschnitte untersucht. Er bestrahlte Ratten mit 500 r, wobei einer Gruppe von Versuchstieren eine komplette Ganzkörperbestrahlung, einer zweiten die gleiche Dosis — aber unter Abdeckung einer Tibia durch eine Bleihülse — gegeben wurde. Bei den ganzkörperbestrahlten Tieren ohne Abdeckung eines Markabschnittes fand sich im Knochenmark der typische Verlauf von Destruktion und Regeneration. Am 3. Tag war das Mark fast vollständig von blutbildenden Zellen entblößt. Am 5. Tag war bereits eine erste hämopoetische Regeneration erkennbar, am 10. Tag waren generalisierte Regenerationsansätze zu beobachten, wobei die Erythropoese stark im Vordergrund stand. Am 15. Tag war die Regeneration weiter fortgeschritten, und am 30. Tag war das Mark histologisch normal. Auch die Differentialauszählung ergab ein nahezu normales Verhältnis von Erythropoese und Myelopoese. Bei den Tieren, die mit 500 r bei Bleischutz einer Tibia bestrahlt wurden, war der Ablauf der Knochenmarkveränderungen der

[109] TALL-CHIEF, ADAMS, WOLF und SCHNEIDER 1968.
[110] HARTWEG 1954, BELCHER, HARRISS und LAMERTON 1958.
[111] KNOSPE, BLOM und CROSBY 1966.

folgende: am 1. Tag nach Bestrahlung fand sich in den bestrahlten Markabschnitten kein Unterschied zu den Befunden bei der ersten Gruppe; insbesondere war die Erythropoese stark zerstört und die Markstruktur erheblich geschädigt. Am 3. Tag war jedoch in den bestrahlten Markbezirken bereits eine erhebliche Regeneration zu erkennen, die dem Regenerationsstadium am 10. Tag bei den ungeschützten Tieren entspricht. Am 5. Tag ist die Regeneration in den bestrahlten Abschnitten bereits so weit fortgeschritten, daß das Differentialbild demjenigen entspricht, das sonst erst nach 15 Tagen bei einer nahezu völligen Normalisierung der histologischen Struktur gefunden wird.

BELCHER, HARRISS und LAMERTON (1958) untersuchten die erythropoetische Regeneration bei Ratten, von denen zwei Gruppen mit 200 bzw. 450 r ganzkörperbestrahlt wurden. Diese wurden mit zwei Gruppen verglichen, die unter Bleiabdeckung einer hinteren Extremität ebenfalls mit 200 bzw. 450 r bestrahlt worden waren. Als Maß der erythropoetischen Aktivität verwendeten sie den Eiseneinbau in die Bluterythrocyten wie auch ins Knochenmark und in die Milz. Sie fanden, daß im unbestrahlten Knochenmarkabschnitt zunächst eine verstärkte Erythropoese auftrat, die dann wieder abnahm. Im bestrahlten Knochenmark dieser Tiere kam es besonders nach 450 r, weniger nach 200 r zu einer „abortiven" erythropoetischen Erholung, die aber gegenüber den ganzkörperbestrahlten Tieren deutlich beschleunigt war. Ähnliche Befunde, jedoch nicht so detailliert, wurden von MAISIN, DUNJIC, MALDAGUE, SEMPOUX und MAISIN (1956) vorgelegt. STODTMEISTER und THOM (1959a) untersuchten Blutbildveränderungen in Abhängigkeit vom bestrahlten Körpervolumen bei 4 verschiedenen Versuchsgruppen von Ratten. Die Kontrollgruppe erhielt eine Ganzkörperbestrahlung von 800 rad 15 MeV-Elektronen. Bei der 2. Gruppe wurde die obere Körperhälfte mit Blei abgedeckt und nur die untere Hälfte mit 800 rad 15 MeV-Elektronen bestrahlt. Bei der 3. Gruppe wurde der ganze Körper mit Ausnahme des durch Blei abgeschirmten Kopfes bestrahlt. Bei der 4. Gruppe wurde die linke obere und untere Extremität bleigeschützt und der Rest des Körpers mit 800 r bestrahlt. Die Befunde ergaben folgendes: bei den ganzkörperbestrahlten Ratten entwickelte sich das typische Bild eines hämatologischen Strahlensyndroms mit erheblicher Granulocytopenie und Anämie. Bei Abdeckung des Kopfes war die Hämopoese fast so schwer geschädigt — soweit es an den Blutbildwerten ablesbar ist — wie bei den ganzkörperbestrahlten Tieren. Allerdings erfolgte die Erholung von Erythrocyten- und Granulocytenzahlen rascher. Fast keine Depression der Erythrocytenzahlen und nur eine geringgradige Granulocytopenie wurde nach ausschließlicher Bestrahlung der unteren Körperhälfte beobachtet. Wesentlich war auch bei diesen Versuchsreihen, daß schon die Abschirmung eines relativ kleinen Knochenmarkabschnittes (Abdeckung der linken oberen und unteren Extremität) eine erhebliche Beschleunigung der hämopoetischen Regeneration zur Folge hatte. NOYES, FINCH, WASSERMAN und GLICKMAN (1963) untersuchten den Einfluß der Bleiabdeckung eines Femurs bei Ratten auf die Knochenmarkregeneration nach Bestrahlung mit 550 r. Als Test verwendeten sie die Reaktion der Erythropoese auf einen Aderlaß. Bei unbestrahlten Tieren betrug die Rate der Hämoglobinerholung 1 g/100 ml pro Tag. Bei den ganzkörperbestrahlten, ungeschützten Tieren war die Hämoglobinerholungsrate auf 0,3 g/100 ml pro Tag erniedrigt. Die Bleiabschirmung eines Femurs führte zu einer außerordentlichen Beschleunigung der Erholungsrate und betrug 0,75 g/100 ml pro Tag. Eine ähnliche Beschleunigung der Knochenmarkfunktion, gemessen an der Erholung von Blutzellzahlen und dem Einbau von radioaktivem Eisen in Erythroblasten und dem nachfolgenden Auftreten von ^{59}Fe-markierten Erythrocyten, fanden CARSTEN und NOONAN (1964) bei Teilkörperbestrahlung. Dabei wurde die Blutzellregeneration nach Ganzkörperbestrahlung mit 750 r mit derjenigen nach Bestrahlung der oberen Körperhälfte mit 1800 r oder der unteren Körperhälfte mit 1000 r verglichen. Während es nach Ganzkörperbestrahlung zu einem typischen Granulocytenminimum nach 3 Tagen und einer langsamen Erholung bis zum 17. Tag kam, war das Minimum der Granulocytenzahlen trotz der hohen Teilkörperbestrahlung weniger ausgeprägt, und schon nach 7—9 Tagen (Zeit des „abortiven" Anstiegs nach Ganzkörperbestrahlung) kehrten die Zellzahlen zur Norm zurück. Aus diesen Versuchen kann geschlossen werden, daß schon der Schutz eines relativ kleinen Knochenmarkabschnittes zu einer stark beschleunigten Knochenmarkregeneration im bestrahlten Teil des Körpers führt. Es kann heute kaum noch einen Zweifel daran geben, daß es sich hierbei um die Ansiedlung von „Stammzellen" im bestrahlten Knochenmark handelt, die aus dem geschützten Markabschnitt ausgewandert sind (s. „autorepopulation"[112] und „endogenous repopulation"[113].

Diese Versuchsanordnung gibt aber keine Antwort auf die Frage nach den Ansiedlungsbedingungen für hämatopoetische Stammzellen in einem in seiner Regeneration durch die Bestrahlung stark beeinträchtigten Mark. Es darf nicht außer acht gelassen werden, daß für eine effektive Knochenmarkregeneration offenbar 2 Faktoren notwendig sind: 1. eine hinreichende Zahl funktionsfähiger Stammzellen und 2. ein Stroma, das die uneingeschränkte Proliferation von blutzellbildenden Stammzellen ermöglicht. Die wichtigsten Untersuchungen über diese Frage verwenden den 2. Typ der Teilkörperbestrahlung. Knospe, Blom und Crosby (1966) bestrahlten die linke, hintere Extremität von Ratten mit 2000, 4000, 6000 und 10000 r Röntgenstrahlen unter Bleiabdeckung des übrigen Körpers. Auf diese Weise wurde erreicht, daß jeweils eine genügend große Zahl von funktionstüchtigen Stammzellen im Körper verfügbar war, die das hochbestrahlte Knochenmark besiedeln konnten. Die Tiere wurden nach 1, 2, 3, 4, 7 und 10 Tagen, nach 2 Wochen oder schließlich nach 1, 2, 3, 6 und 12 Monaten getötet. Unabhängig von der Höhe der Strahlendosis fand sich in den bestrahlten Markabschnitten (Femur und Tibia) der gleiche Destruktionsverlauf mit einem Maximum nach ca. 3 Tagen. Ebenso unabhängig von der Höhe der Strahlenbelastung war die primäre Knochenmarkregeneration zwischen dem 7. und 14. Tag nach Bestrahlung. Diese begann mit einer Restitution der Gefäßarchitektonik, gefolgt von einer Regeneration der erythro-, granulo- und megakaryocytären Blutzellvorstufen. 14 Tage nach Lokalbestrahlung war die Regeneration vollständig. Sie verlief also ähnlich rasch, wie es auch Hartweg (1954) schon nach Ganzkörperbestrahlung und Bleischutz einer Extremität in den bestrahlten Markabschnitten gefunden hatte. Aufgrund dieser sehr raschen Regeneration auch nach höchsten Strahlendosen (bis zu 10000 r) schlossen die Autoren, daß es sich hierbei nicht um die Regeneration von intakt gebliebenen, ortsständigen Stammzellen gehandelt haben kann, sondern um die Ansiedlung von Stammzellen, die aus unbestrahlten Markbezirken in den bestrahlten Abschnitt immigriert waren.

Von weiterem Interesse war nun die Tatsache, daß die primäre Regeneration der bestrahlten Markabschnitte keinesfalls anhielt, sondern daß es zu einem zweiten Abfall der Knochenmarkzellen kam. Dieser drückte sich morphologisch in einer fortschreitenden Zerstörung des Knochenmarksinussystems aus und wurde bei allen Dosen zwischen 2000 und 10000 r 2—6 Monate nach Bestrahlung beobachtet. Zwischen dem 6. und 12. Monat nach Bestrahlung kam es zu einer hämatopoetischen Regeneration, aber nur in den mit 2000 r bestrahlten Markabschnitten,

---

[112] Porteous und Lajtha 1966.
[113] Till und McCulloch 1964.

nicht in den mit höheren Dosen bestrahlten Bezirken. Diese „sekundäre" Markregeneration war erneut durch eine Wiederherstellung der Sinusarchitektonik charakterisiert. Obgleich sich in den mit 4000—10000 r bestrahlten Markabschnitten große Gefäße entwickelten, die eine gewisse Blutversorgung anzeigten, kam es nicht zu einer Restitution der für ein blutzellbildendes Mark charakteristischen Gefäßarchitektonik.

Aus diesen Studien ließ sich nicht schließen, ob die erneute Zerstörung des Sinussystems nach einer initialen Erholung als ein später Ausdruck der primären Strahlenschädigung gewertet werden muß, oder ob es sich um einen Sekundäreffekt handelt, der am Gefäßsystem angreift. Aufgrund der Kenntnisse über den zwar langsamen, aber deutlichen Zellumsatz der Endothelzellen des Knochenmarkgefäßsystems muß angenommen werden, daß die sekundäre Knochenmarkaplasie nach sehr hohen Strahlendosen auf die Strahlenschädigung der Endothelzellen zurückgeht. Diese würde in der Weise zum Ausdruck kommen, daß Endothelzellen einen Strahlenschaden „speichern", der erst dann für die Zelle letal wirkt, wenn sie mit der Teilung beginnt und diese wegen der Strahlenschädigung nicht vollenden kann. Man sollte dann 2—6 Monate nach Lokalbestrahlung mit 2000 bis 10000 r auch als Zeichen der versuchten Zellteilung gelegentlich mehrkernige Endothelzellen finden, die in einer hyperploiden Zellbildung stehen blieben. Eine direkte Parallele zu einem solchen Verhalten ist bei Leberbestrahlung beobachtet worden. Bekanntlich kommt es, auch bei letalen Strahlendosen, zu keinem nennenswerten Zelluntergang in der Leber. Erst dann, wenn nach Wochen und Monaten die Leberzellen zur Teilung angeregt wurden, beispielsweise durch partielle Hepatektomie, zeigten diese den Strahlenschaden in Form von Chromosomenanomalien und Zelluntergängen[114]. In ähnlicher Weise kann man aufgrund des sehr langsamen Zellumsatzes des Markstromas annehmen, daß sich die Stromazellen nach hohen Strahlendosen nicht erfolgreich teilen können und damit immer mehr Zellen untergehen. Ob und in welcher Weise die Knochenmarknerven an diesem Prozeß der progressiven Markverödung nach Strahlendosen von 2000 r und mehr teilnehmen, muß noch dahingestellt bleiben.

Für das Knochenmark des Menschen liegen aus der Strahlentherapie wichtige Befunde zur Regenerationsmöglichkeit nach Lokalbestrahlung vor. Sykes, Chu und Wilkerson (1960) beobachteten die Knochenmarkregeneration nach einer Lokalbestrahlung im Rahmen einer Tumortherapie. 18 Patienten erhielten lokale Strahlendosen in Höhe von 4000—4500 r innerhalb von 3—7 Wochen. Wiederholte Knochenmarkuntersuchungen im Bestrahlungsbereich ergaben, daß das Mark nur bei einem der 18 Patienten innerhalb von 12 Wochen vollständig und endgültig regenerierte. Von größtem Interesse war auch hier der Befund, daß bei 2 Personen nach einer transitorischen Regeneration eine erneute Markaplasie 4 Monate nach Bestrahlung auftrat, also eine ähnliche sekundäre Aplasie, wie sie auch von Knospe, Blom und Crosby (1966) im Tierversuch beobachtet wurde. Choné (1961, 1967) wies darauf hin, daß eine kritische Grenze für eine dauerhafte Knochenmarkregeneration beim Menschen nach Lokalbestrahlung bei etwa 4000 r liegt. Jenseits dieser Dosis kommt es nicht mehr zu einer endgültigen Knochenmarkregeneration, wobei die Ursache in der Stromaschädigung liegen dürfte.

Es geht soweit aus den Befunden nach Teilkörperbestrahlung hervor, daß funktionsfähige Stammzellen, aber auch ein funktionsfähiges und vor allem regenerationsfähiges Stroma unabdingbare Voraussetzungen einer erfolgreichen Markregeneration nach einer schweren Aplasie — hier hervorgerufen durch ionisierende Strahlen — sind.

[114] Holmes 1956, Leong, Pessotti und Krebs 1963.

d) Knochenmarkregeneration durch Transfusion von Knochenmarkzellen

In einem vorhergehenden Abschnitt wurde gezeigt, daß das Knochenmark um so weniger regenerationsfähig ist, je stärker die Noxe einwirkt, die zu einer Aplasie führt, im geschilderten Modell eine Ganzkörperbestrahlung. Weiter wurde nachgewiesen, daß die Abdeckung eines kleinen Knochenmarkabschnittes im Bestrahlungsversuch ausreicht, um eine beschleunigte Regeneration in Knochenmarkabschnitten herbeizuführen, die mit einer „letalen" Strahlendosis belastet worden waren. In diesem Abschnitt soll dargestellt werden, in welcher Weise die Knochenmarkregeneration, die aus einer Aplasie heraus eintritt, positiv beeinflußt werden kann. Hierfür dient die Ganzkörperbestrahlung mit nachfolgender Transfusion von funktionstüchtigen isologen, allogenen oder in besonderen Fällen heterologen Knochenmarkzellen wie Blutleukocyten, und zwar im „frischen" Zustand oder nach Einfrieren und Auftauen.

Erste Arbeiten über Knochenmarktransplantationen stammen schon aus den letzten Dekaden des vergangenen Jahrhunderts[115]. Die Beschleunigung der Knochenmarkregeneration durch eine Knochenmarktransplantation wurde aber erst in grundlegenden Arbeiten von Lorenz und seinen Mitarbeitern herausgearbeitet[116]. Allerdings erscheint es treffender, von Knochenmarktransfusion zu reden, da es sich um die Transfusion einer Suspension aus Knochenmarkzellen handelt, die zu ihrer hämatopoetischen Wirksamkeit (Ansiedeln von Stammzellen) eines funktionsfähigen Stromas, also eines Gerüstes mit entsprechender Versorgung durch Gefäße und Nerven, bedarf.

Der wesentliche Aspekt einer wirksamen Knochenmarktransfusion ist bereits in Abb. 22 dargestellt worden. Bestrahlt man einen Hund mit Strahlendosen, die ohne symptomatische Behandlung (Antibiotica, Blutplättchentransfusionen) ad exitum führen, so kann es dennoch bis zu Dosen von etwa 550 r zu vorübergehenden Blutzellzahlerholungen infolge einer Knochenmarkspontanregeneration kommen. Verdoppelt man diese Dosis, so ist eine spontane Markregeneration zwar theoretisch möglich, aber praktisch ausgeschlossen. Unter diesen Umständen führt die Transfusion einer hinreichenden Zahl von Knochenmarkzellen zu einer sehr raschen Regeneration der Blutzellzahlen, vor allem der Granulocyten, wie Abb. 22 zeigt.

Dieser Effekt der sehr raschen Knochenmarkregeneration nach Markzelltransfusion ist in Abb. 38 dargestellt. Rabotti (1964) berichtete über die Wirkung der Transfusion von $12{,}5 \times 10^6$ allogenen Knochenmarkzellen bei BDF_1 (C 57/ BL $\times$ DBA/2)F_1 weiblichen Mäusen, die mit Dosen zwischen 600 und 950 r ganzkörperbestrahlt wurden. Wie Abb. 38 zeigt, kommt es ohne diese Behandlung zu einer Knochenmarkregeneration, die um so verzögerter ist, je höher die Strahlendosis war[117]. Jenseits 800 r wurde innerhalb der ersten 2 Wochen keine Erholung der Markzellzahlen beobachtet. Unabhängig von der Strahlendosis (600—950 r) führte aber die Transfusion einer konstanten Zahl von Markzellen zu einer sehr stark beschleunigten Regeneration mit Normalisierung des Markzellgehaltes innerhalb von 10—12 Tagen.

Die Frage nach den Bedingungen der Knochenmarkregeneration wurde von einer Reihe von Autoren intensiv untersucht. Zunächst blieb es strittig, ob es sich bei der Beschleunigung der Regeneration des Markes nach Markzelltransfusion um eine „humorale" oder „zellgebundene" Wirkung handelt. Die grundlegenden Untersuchungen von Jacobson (1952) über die beschleunigte Knochenmarkregeneration nach Milzabdeckung während der Bestrahlung ließen diese Frage

115 Zesas 1883.
116 Lorenz, Congdon und Uphoff 1952, Lorenz, Uphoff, Reid und Shelton 1951.
117 Rabotti 1964.

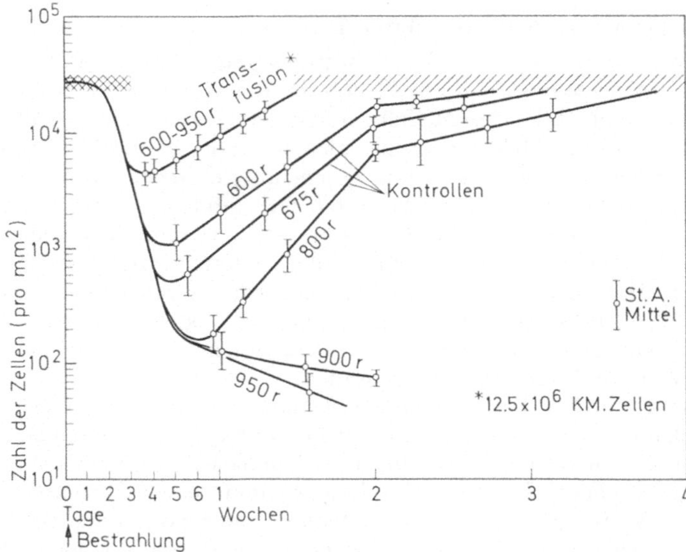

Abb. 38. Vergleich der Regeneration im Knochenmark von Mäusen mit und ohne Markzelltransfusion nach Ganzkörperbestrahlung mit verschiedenen Dosen. [Nach Rabotti: Ann. N.Y. Acad. Sci (1964)]

offen. Auch heute gibt es noch Befunde, die sich in erster Linie nur „humoral" deuten lassen, wie etwa die Ergebnisse von de Franciscis und Scanziani (1959) sowie Melching und Messerschmidt (1960): Sie fanden eine beschleunigte Markzellregeneration nach Ganzkörperbestrahlung bei splenektomierten Tieren. Aber auch Smith, Alderman und Gillespie (1958) fanden eine Regenerationsbeschleunigung bei Endotoxinbehandlung von Mäusen vor Ganzkörperbestrahlung. Alle diese Versuchsanordnungen lassen keine Regenerationsbeschleunigung zu, wenn die Strahlendosis in den „supraletalen" Bereich hinaufgeht, in dem eine Spontanregeneration auch bei bester symptomatischer Therapie praktisch ausgeschlossen ist. Andererseits gibt es heute eine Reihe positiver Beweise, daß sich die transfundierten Markzellen tatsächlich im Empfängermark ansiedeln und dessen Regeneration einleiten und durchführen. Entscheidend sind hier die Befunde von Ford, Hamerton, Barnes und Loutit (1956). Sie konnten unter Verwendung von sog. „marker"-Chromosomen zeigen, daß tatsächlich alle Mitosen im Knochenmark einer bestrahlten und dann mit einer Markzelltransfusion behandelten Maus vom Spendertypus sind. Ebenso kann bei der Transfusion von Rattenzellen in Mäuse gezeigt werden, daß das Mark durch die Zellen des Spendertieres repopuliert wird[118].

Ein anderer Faktor bei der Frage nach den Bedingungen der Markregeneration nach Zelltransfusion ist die *Zahl* der notwendigen Zellen. In grundlegenden Experimenten konnten Urso und Congdon (1957) an ganzkörperbestrahlten Mäusen zeigen, daß die Regeneration des Knochenmarkes um so rascher verlief, je höher die Zahl der transfundierten isologen Zellen war. Bei Zellzahlen von 0,007 bis $0,016 \times 10^6$ Zellen war die Regeneration kaum nachweisbar. Bei Zellzahlen von $0,61—0,97 \times 10^6$ war eine deutliche Regeneration erkennbar, die innerhalb von 9—10 Tagen nach Bestrahlung zu einer vollständigen Markregeneration führte. Bei der Transfusion von $12—64 \times 10^6$ Zellen war eine Normalisierung des Markzellgehaltes innerhalb von 5 Tagen erreicht und bei 237×10^6 Zellen innerhalb von

[118] Nowell, Cole, Habermeyer und Roan 1956.

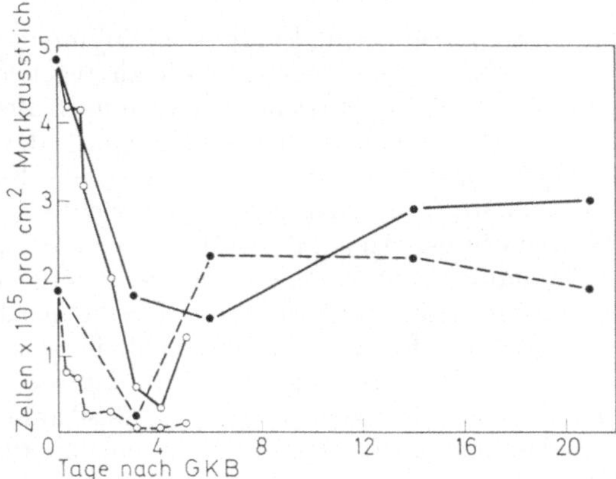

Abb. 39. Ablauf der erythropoetischen (o---o, •---•) und myeloischen (o——o, •——•) Markveränderungen nach Ganzkörperbestrahlung mit 800 rep 15 MeV-Elektronen. o---o o——o unbehandelte Ratten. •---• •——• nach Markzelltransfusion. [Nach FLIEDNER: Strahlentherapie **106** (1958)]

4 Tagen. Es ist von größtem Interesse, daß die Markregeneration bei Transfusion einer hinreichenden Zahl von Markzellen zu dem Zeitpunkt erkennbar ist, bei dem im bestrahlten, aber unbehandelten Mark (bei mittleren Letaldosen) der Beginn der ,,abortiven" Regeneration erwartet wird, also bei der Maus nach 3—5 und beim Hund nach 4—6 Tagen. Als Beispiel sind die Versuche an Ratten angeführt. Abb. 39 zeigt die Erythro- und Myelopoese im Knochenmark nach Bestrahlung mit 800 rep schnellen Elektronen[119]. Die bestrahlten, aber unbehandelten Tiere zeigen nach 3—5 Tagen bei dieser Dosis eine ,,abortive" Regeneration. Transfundiert man solchen Ratten allogene Markzellen, so kommt es bei der Erythro- und Myelopoese zu einer raschen Regeneration, die zwischen dem 3. und 5. Tag nach Bestrahlung erkennbar wird.

Für die primäre Regeneration eines ,,letal" bestrahlten Knochenmarkes durch transfundierte Stammzellen ist also in erster Linie ihre Zahl maßgebend. Die Höhe der Strahlenbelastung des Empfängermarkes ist hierfür unerheblich, da es, wie schon früher betont, auch nach Tausenden von Röntgen bei Lokalbestrahlung noch zur Wiederansiedlung von Markzellen kommen kann, die aber bei der autologen Situation bei zu hoher Bestrahlung des Empfängerstromas wieder abgestoßen werden. Sie werden auch wieder abgestoßen, wenn die Gewebsverträglichkeit bei allogenen oder heterologen Transfusionen nicht gegeben ist[120].

Welche Zellen des Knochenmarkes die Funktion haben, ein aplastisches Empfängermark zu repopulieren, ist auch heute noch unbekannt. Es erscheint erwiesen, daß die cytologisch ,,definierten" Zellen (erythropoetische Vorstufen, myeloische Vorstufen usw.) die Fähigkeit der Markrepopulation nicht haben. Versuche haben gezeigt, daß sogar ein Knochenmark, das durch Stickstoff-Lost-Behandlung ,,aplastisch" gemacht worden war, fähig ist, ein durch Bestrahlung ,,aplastisch" gemachtes Knochenmark rasch zu regenerieren[121]. Diese wie auch eine Reihe anderer Untersuchungen[122] lassen daran denken, daß die Ursprungszellen der Markregeneration kleine basophile Rundzellen sind, die im normalen Markausstrich von kleinen Lymphocyten morphologisch bisher nicht unterschieden werden können. Erstere lassen sich aber funktionell von Zellen aus lymphatischem

[119] FLIEDNER 1958. [120] Literaturhinweise bei MICKLEM und LOUTIT 1966.

[121] FLIEDNER, THOMAS, FACHE, THOMAS und CRONKITE 1965.

[122] FLIEDNER, THOMAS, MEYER, CRONKITE 1964, CUDKOWICZ, UPTON, SMITH, GOSSLEE und HUGHES 1964.

Gewebe (z. B. Lymphknoten) abgrenzen: Lymphknotenlymphocyten haben nicht die Fähigkeit, nach Transfusion ein Knochenmark zu regenerieren, wohl aber können Knochenmarkzellen die lymphatischen Gewebe nach Bestrahlung regenerieren[123]. Der Versuch einer Regenerationsbeschleunigung des Knochenmarkes wurde auch nach Anwendung verschiedener chemischer Substanzen unternommen. BALLERINI, LA PAGLIA und RICCI (1964) berichten über die günstige Wirkung von gefäßaktiven Substanzen auf die Markregeneration bei ganzkörperbestrahlten Tieren. Sie glauben, die regenerationsbeschleunigende Wirkung von Serotonin und Bioflavin mit einer Förderung der Knochenmarkdurchblutung in Verbindung bringen zu können. Ein Beweis dafür fehlt jedoch.

Seit vielen Jahren wird intensiv über die Wirkung sog. „Strahlenschutzsubstanzen" auf die Knochenmarkregeneration bei Bestrahlungsversuchen gearbeitet. Diese Untersuchungen gehen von der Beobachtung aus, daß bestimmte organische Substanzen wie Cystein, Glutathion und Cysteamin die Folgen einer Ganzkörperbestrahlung dadurch vermindern können, daß es rascher zu einer Knochenmarkerholung und dadurch zu einer geringeren Leukopenie und Anämie bei Nagetieren kommt[124]. Derartige Versuche haben in stets gleicher Weise gezeigt, daß der Ablauf der Markdegeneration nicht, wohl aber die Regeneration nach Strahleneinwirkung positiv beeinflußt werden kann. Dabei sind in Bestrahlungsversuchen im Letalbereich und darüber solche Substanzen unwirksam. Eine regenerationsfördernde Wirkung haben sie in der Regel auch nur dann, wenn sie *vor* einer Bestrahlung appliziert werden. Das gilt für Oestrogene[125] wie für Stimulationsbehandlungen wie mit Endotoxin[126]. Andere Substanzen erweisen sich als fördernd für die Knochenmarkregeneration auch *nach* Bestrahlung. PERRIS und WHITFIELD (1967) fanden, daß die Applikation von Nebenschilddrüsenextrakt und Calciumsalzen die Letalität bei einer Dosis reduziert, die bei unbehandelten Ratten tödlich wäre, offenbar durch eine direkte Stimulation der Mitoserate im Knochenmark. Auch für Substanzen, deren regulatorische Wirkung auf die Hämopoese bekannt ist, wurde eine Beschleunigung der Knochenmarkregeneration nach Strahleneinwirkung — allerdings nur im subletalen Bereich — gefunden. STOHLMAN (1961) fand, daß die Knochenmarkregeneration nach Bestrahlung mit 200 und 400 r bei Ratten beschleunigt ist, wenn den Tieren nachher Erythropoetin injiziert wurde. Als Maß der Regeneration benutzte er den Einbau von radioaktivem Eisen während der Erythropoese. Die Tatsache, daß die Applikation von Erythropoetin unmittelbar nach Bestrahlung im Vergleich mit der 24 Std später keine größere Wirkung hatte, wird heute damit erklärt, daß durch „undifferenzierte" Stammzellen erst ein „erythropoetinempfindlicher" Stammzellenspeicher aufgebaut werden muß, bevor er auf diese Substanz mit einer raschen Regeneration reagieren kann.

Aus diesen Befunden läßt sich schließen, daß bei Schäden des Markes, die seine Spontanregeneration nicht vollständig verhindern, eine Reihe chemischer Substanzen (Sulfhydrilkörper z. B.) wie auch von Reizstoffen (Endotoxin) oder Hormonen (Erythropoetin) die Regeneration im Sinne einer Beschleunigung beeinflussen kann. Ist jedoch der Stammzellenspeicher zu einer Spontanerholung nicht fähig, so kann eine Regeneration nur dann erreicht werden, wenn eine hinreichende Zahl funktionsfähiger Stammzellen transfundiert wird, wobei die Voraussetzung für die endgültige Regeneration ein funktionstüchtiges Knochenmarkstroma ist.

---

[123] MICKLEM und LOUTIT 1966.
[124] BACQ 1965.
[125] PATT, STRAUBE, TYREE, SWIFT und SMITH 1949.
[126] SMITH, ALDERMAN und GILLESPIE 1958.

e) Knochenmarkregeneration nach chemischen Noxen

Es ist bekannt, daß die Hämatopoese auch gegenüber bestimmten chemischen Substanzen äußerst empfindlich ist und bei Applikation bestimmter Mengen mit einer Knochenmarkinsuffizienz reagiert. Solche „cytostatischen" oder besser „cytotoxischen" Substanzen werden in erster Linie in der Krebsbehandlung, zunehmend auch zur Depression immunologischer Reaktionen eingesetzt. Chemisch handelt es sich um ganz unterschiedliche Stoffe, denen aber die Eigenschaft gemeinsam ist, die zahlenmäßige Zunahme von Zellpopulationen negativ zu beeinflussen. Daraus resultiert — bei hinreichender Dosis — eine Aplasie der in einem dauernden Prozeß der Zellerneuerung befindlichen Zellsysteme. Eine Übersicht über solche Substanzen und ihren Angriffsort wurde von Dustin (1960) gegeben.

In Abb. 40 sind die Blutzellveränderungen bei 7 Patienten zusammengestellt, denen aus therapeutischer Indikation 0,8—1,2 mg Stickstoff-Lost pro kg Körpergewicht injiziert wurden[127]. Es zeigt sich, daß es nach diesen chemotherapeutischen Dosen zu einer Thrombopenie innerhalb von 10—14 Tagen und zu einer Granulocytopenie nach 6—10 Tagen als Ausdruck der massiven Markschädigung kam. (Bei den Leukocytenveränderungen handelt es sich in erster Linie um Granulocytenverschiebungen, da die Lymphocyten sehr rasch auf niedrige Werte abfallen und für die Dauer der Beobachtung konstant bleiben.) Wesentlich ist nun der Befund, daß es trotz dieser schweren Blutzelldepression innerhalb kurzer Zeit zu einer spontanen Blutzellregeneration kommt, so daß die Thrombocytenzahlen innerhalb von 20—24 Tagen in den Normalbereich zurückkehren. Auch die Leukocytenzahlen erholen sich schnell, vor allem wenn bedacht wird, daß die Ausgangswerte (wie häufig bei Tumorkranken) über Normalwerten lagen. Vergleicht man diesen Ablauf mit dem, der beim Menschen nach Ganzkörperbestrahlung beobachtet wurde (Abb. 19), so werden folgende Unterschiede deutlich: Die maximale Verarmung des Blutes an Thrombocyten und Leukocyten erfolgt innerhalb von ca. 10 Tagen. Wenn dieser Befund nach einer Strahleneinwirkung aufgetreten wäre, dann hätte er auf eine so schwere Markschädigung hingewiesen, daß eine Regeneration nahezu unmöglich gewesen wäre. Tatsächlich findet aber die rapide endgültige Blutzellzahlerholung zu einer Zeit statt, die etwa der „abortiven" Regeneration nach Bestrahlung entsprochen hätte.

Dieser Befund der sehr raschen Blutzellzahlerholung nach einer cytotoxischen Markschädigung führt zu der Frage nach den pathogenetischen Grundlagen der Regeneration. Da die strahlenbiologischen Untersuchungen immer wieder zu dem Schluß geführt haben, daß eine Markregeneration in erster Linie eine Frage der Regeneration des Stammzellenspeichers ist, wurde dieser nach Gabe von Stickstoff-Lost und nach anderen cytotoxischen Substanzen experimentell untersucht. In tierexperimentellen Untersuchungen wurden Hunde mit hohen Dosen von Stickstoff-Lost behandelt[128]. Innerhalb weniger Tage trat eine schwere Knochenmarkaplasie mit einem Minimum der Leuko- bzw. Granulocytenzahlen zwischen 4 und 5 Tagen auf. Eine gleich rasche Blutzelldepression nach Bestrahlung wurde nur bei Strahlendosen beobachtet, die keine Spontanregeneration des Markes erlaubten. Dennoch kam es nach Stickstoff-Lost zu einer sehr schnellen Erholung der Blutzellzahlen, wie sie nach Ganzkörperbestrahlung nur beobachtet wurde, wenn den bestrahlten Hunden eine Knochenmarktransfusion gegeben worden war (Abb. 41)[129]. Derartige Befunde wurden dahingehend gedeutet, daß Stickstoff-

[127] Meyer, Fliedner und Cronkite 1964.

[128] Fliedner, Thomas, Fache, Thomas und Cronkite 1965, Thomas, Fliedner, Thomas und Cronkite 1965.

[129] Thomas, Fliedner, Thomas und Cronkite 1965.

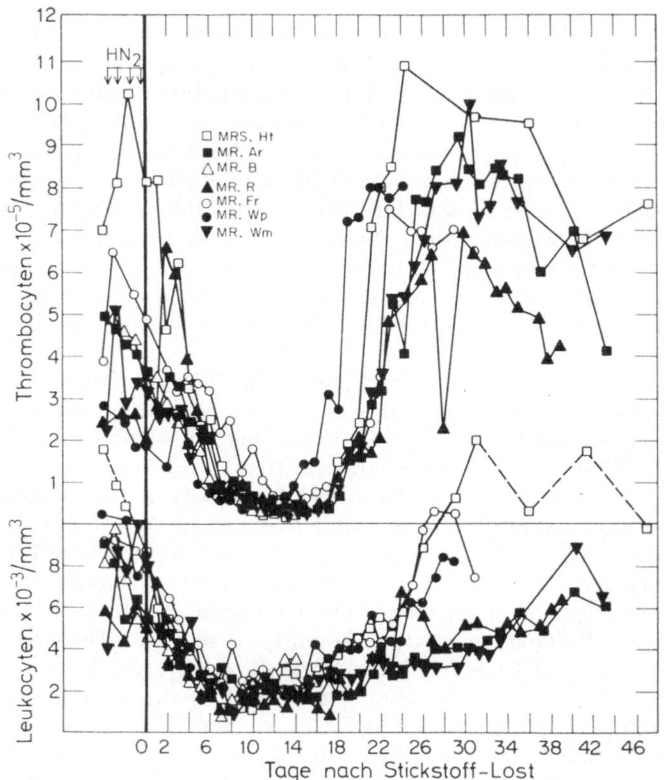

Abb. 40. Veränderungen der Thrombocyten und Leukocyten im Blut bei 7 Patienten nach 0,8—1,2 mg Stickstoff-Lost pro kg Körpergewicht. [Nach MEYER, FLIEDNER, and CRONKITE: Ann. N.Y. Acad. Sci. (1964)]

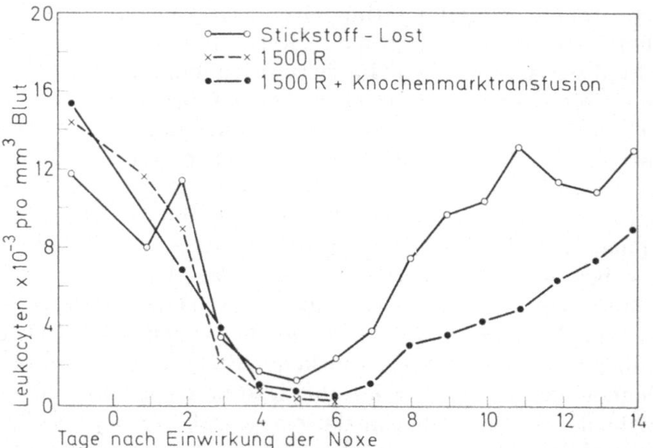

Abb. 41. Regenerationsfähigkeit des Knochenmarkes, gemessen an der Leukocytenzahl des Blutes bei Hunden nach supraletaler Ganzkörperbestrahlung (× ×), im Vergleich zur Applikation von Stickstoff-Lost (o——o). Eine Regeneration wie nach Stickstoff-Lost kann bei einer Strahleneinwirkung, die den gleichen leukopenischen Effekt erzeugt, nur dann beobachtet werden, wenn eine hinreichende Menge Knochenmarkzellen (• — •) transfundiert wurde. [Nach THOMAS, FLIEDNER, THOMAS, and CRONKITE: J. Lab. clin. Med. **65** (1965)]

Lost die Stammzellenpopulation nicht in dem Maße schädigt, in dem die differenzierte Hämopoese zerstört wird. Diese Schlußfolgerung wurde bestätigt: gibt man Hunden Stickstoff-Lost in einer Dosis, die zur schweren Markaplasie der morphologisch erkennbaren Hämopoese führt und transfundiert man dieses „aplastische“ Mark in einen „supraletal“ bestrahlten Empfängerhund (1200 r ^{60}Kobalt-Ganzkörperbestrahlung), so kommt es innerhalb von wenigen Tagen zu einer raschen Proliferation und Regeneration im Empfängerknochenmark. HARRISS und APONTE (1968) fanden bei Ratten, daß 0,9 mg Stickstoff-Lost pro kg Körpergewicht die proliferationsaktiven Knochenmarkzellen auf weniger als $^1/_{10}$ ihres Normalwertes reduziert, während die Stammzellenpopulation nur etwa auf die Hälfte des Normalwertes herabgesetzt ist. Dieser Befund würde die sehr rasche Markregeneration bei Stickstoff-Lost-Dosen erklären, die zu einer schweren Markaplasie führen.

Diese Ergebnisse weisen wieder auf den Stammzellenspeicher des Knochenmarkes als den Mittelpunkt der Regenerationsfähigkeit auch nach cytotoxischen Noxen hin. Blutbildveränderungen als Ausdruck von Destruktion und Regeneration des Knochenmarkes wurden von SANTOS, OWENS und SENSENBRENNER (1964) für Cyclophosphamid, 6-Mercaptopurin, 5-Fluorouracil, 5-Fluoro-2′-desoxyuridin und Methotrexat zusammengestellt. Diese Substanzen wirkten ganz verschieden auf die peripheren Blutzelltypen; zwar trat immer eine Leuko- und Thrombopenie auf, aber verschieden rasch und nicht bei allen Zellarten in gleichgerichteter Weise. Dementsprechend war auch die Regeneration unterschiedlich.

Somit sind Untersuchungen von Bedeutung, die die quantitative Austestung der Empfindlichkeit des Stammzellenspeichers zum Gegenstand haben. BRUCE, MEEKER und VALERIOTE (1966) verwendeten die von TILL und MCCULLOCH (1961) entwickelte Methode der Messung der Empfindlichkeit von „Stammzellen“ auf Strahleneinwirkung (Bestrahlung des Spendermarkes [Mäuse] mit verschieden hohen Dosen und nachfolgende Transfusion in letal bestrahlte Empfängertiere; Zählung der in der Milz auftretenden hämopoetischen Regenerationsherde, Kolonien, deren Anzahl der Zahl der Stammzellen im Spendermark proportional ist), wobei nur die Spendertierbestrahlung durch die Gabe verschieden hoher Dosen cytotoxischer Substanzen (Stickstoff-Lost, Tritium-Thymidin, Vinblastin, Amethopterin, Azaserin, 5-Fluorouracil, Actinomycin D, Cyclophosphamid, 6-Mercaptopurin und Hydrocortison) ersetzt wurde. Dabei ließen sich hinsichtlich der Wirkung auf Stammzellen 2 Gruppen unterscheiden: bei Stickstoff-Lost — wie auch bei 5-Fluorouracil, Actinomycin D und Cyclophosphamid — ergab sich eine exponentielle Abhängigkeit zwischen Dosis und Empfindlichkeit der Stammzellen. Bei Thymidin-^{3}H, Vinblastin, Amethopterin und Azaserin kam es zunächst mit steigender Dosis zu einer Zunahme der Schädigung des Stammzellenspeichers, dann aber wurde keine weitere Schädigung durch Dosissteigerung beobachtet. Es blieben immer mindestens 20% der Stammzellen übrig.

Derartige Unterschiede in der Wirksamkeit auf den Stammzellenspeicher können die verschiedene Regenerationsgeschwindigkeit des Knochenmarkes nach Gabe von cytotoxischen Substanzen im Vergleich untereinander sowie zu ionisierenden Strahlen erklären. Die Tatsache, daß Stickstoff-Lost in diesen Versuchen[130] eine Dosis-Wirkungsbeziehung zeigt, wie sie auch bei Bestrahlung beobachtet wird, wird darauf zurückgeführt, daß bei den hier besprochenen Versuchen Stickstoff-Lost in einer Dosierung verwendet wurde, die zu einer Schädigung nicht nur der DNS, sondern auch anderer Zellbestandteile führt.

---

[130] BRUCE, MEEKER und VALERIOTE 1966.

f) Die Regeneration des Knochenmarkes als Funktionsleistung des Stammzellenspeichers

In allen vorausgehenden Untersuchungen der Knochenmarkregeneration nach Markaplasie schälte sich als das zentrale Problem die *Destruktion und Regeneration des oder der Stammzellenspeicher* heraus. Die kontinuierliche Einwirkung einer cytotoxischen Noxe (Dauerbestrahlung) führt zu einem dauernden Zellverlust im Knochenmark, der offenbar durch die Mehrleistung der „determinierten“ Stammzellenspeicher ausgeglichen wird, so daß die peripheren Blutzellzahlen nach einer anfänglichen Depression bald in den Normalbereich zurückkehren, falls die Dosisrate nicht zu hoch war. Der undeterminierte Stammzellenspeicher wird jedoch in seiner Regenerationsfähigkeit erheblich reduziert. Nach einmaliger Ganzkörperbestrahlung als Modell einer akuten Markaplasie ist die Regeneration vom Grad der Schädigung des Stammzellenspeichers abhängig. Die Empfindlichkeit der Knochenmarkstammzellen bei Mäusen wurde erstmals durch die Milz-Kolonie-Technik nach TILL und MCCULLOCH (1961) gemessen. Daraus ergab sich, daß schon durch subletale Strahlendosen ein erheblicher Teil der Stammzellen geschädigt wird. Die Stammzellenempfindlichkeit kann in Form einer Exponentialfunktion der Größe der einwirkenden Noxe — seien es ionisierende Strahlen oder chemische Cytostatica — ausgedrückt werden (Abb. 42)[131]. Die Versuche über den Einfluß der Abschirmung eines kleinen Knochenmarkabschnittes bei Ganzkörperbestrahlung und über die Wirkung von Knochenmarkzelltransfusionen lassen klar erkennen, daß die Geschwindigkeit der Regeneration der blutzellbildenden Systeme in erster Linie von der Zahl der im Körper ungeschädigt gebliebenen oder von außen eingeführten intakten Stammzellen abhängig ist. Weiterhin zeigten die Versuche, daß es beim Vorhandensein einer noch hinreichend großen Zahl von Stammzellen oder nach ihrer Transfusion zu einer unmittelbaren Erholung der Markzellsysteme und dann der Funktionsspeicher im Blut kommt, während bei der spontanen Regeneration jenseits eines bestimmten Schädigungsgrades (gewöhnlich nach Ganzkörperbestrahlung im oder über dem Bereich einer LD50 pro 30 Tagen) zuerst eine „abortive“ und dann erst eine „endgültige“ Regeneration beobachtet wird.

Es ist die Aufgabe dieses abschließenden Abschnittes, die Regeneration des Stammzellenspeichers selbst zu untersuchen und daraus auf die möglichen Mechanismen der „endgültigen“ und der „abortiven“ Regeneration zu schließen. Die Regeneration des Stammzellenspeichers im Knochenmark wurde von zahlreichen Untersuchern erforscht, und die Ergebnisse sind in verschiedenen Übersichten eingehend erörtert worden[132].

Es gibt im wesentlichen zwei wichtige Versuchsanordnungen zur quantitativen Erforschung der Regeneration des Stammzellenspeichers. Bei der ersten wird die Regeneration durch Übertragung des Knochenmarkes zu verschiedenen Zeiten nach einer einmaligen Schädigung (z. B. durch Ganzkörperbestrahlung) in ein letal bestrahltes Empfängertier untersucht. Es wird dann geprüft, wann das bestrahlte, mit exogenen Stammzellen behandelte Empfängermark wieder einen normalen Stammzellengehalt aufweist. Bei der zweiten Versuchsanordnung wird die Retransfusionstechnik verwendet. Dabei werden Mäuse mit einer letalen Dosis (z. B. 850 r) bestrahlt und erhalten dann eine konstante Zahl (10^7) von syngeneischen (isologen) Knochenmarkzellen. Diese Mäuse werden zu verschiedenen Zeiten nach Ganzkörperbestrahlung und Knochenmarktransfusion getötet und ihr Knochenmark (konstante Zellzahl) wird in andere, letal bestrahlte Mäuse

[131] TILL und MCCULLOCH 1961, MCCULLOCH und TILL 1962, BRUCE, MEEKER und VALERIOTE 1966.

[132] BOND, FLIEDNER, ARCHAMBEAU 1965, PORTEOUS und LAJTHA 1966.

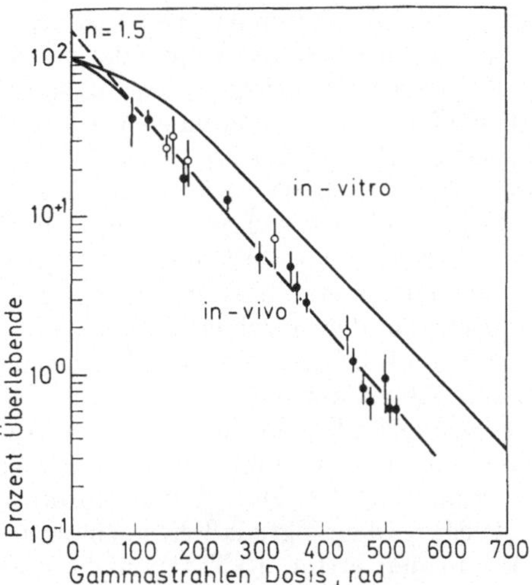

Abb. 42. Dosis-Wirkungskurve der Strahlenempfindlichkeit von „Colony-forming-units (CFU)", gemessen an der Fähigkeit von Knochenmarkzellsuspensionen, nach Bestrahlung mit verschieden hohen Strahlendosierungen in Empfängermäusen hämopoetische Zellkolonien zu bilden. [Nach McCulloch, and Till: Radiat. Res. **16** (1962)]

übertragen, in denen dann die Anzahl der nach einer bestimmten Zeit gebildeten hämatopoetischen Milzkolonien gezählt wird. Diese bilden — im Vergleich zu Kontrollen — ein Maß für die Regeneration des Stammzellenspeichers im primär bestrahlten und mit Markzellen behandelten Tier.

Porteous und Lajtha (1966) fanden mit der ersten Technik, daß bei der Maus der Stammzellenspeicher nach 150 r Ganzkörperbestrahlung etwa 14 Tage braucht, um sich zu erholen. Dabei handelt es sich um jenen „undeterminierten" Stammzellenspeicher, der nur durch Transfusion in ein letal bestrahltes Empfängertier eruiert werden kann. Bei der „endogenen" Versuchsanordnung, bei der die Regeneration des erythropoetinempfindlichen Stammzellenspeichers erforscht wurde, fand man eine Erholung innerhalb von 7—8 Tagen nach einer kompletten Ganzkörperbestrahlung mit 150 r. Die gleiche Erholungszeit wurde auch gefunden, wenn ein kleiner Knochenmarkbezirk bei einem sonst mit höherer Dosis ganzkörperbestrahlten Tier durch Abdeckung unbestrahlt blieb. Der Unterschied in der Regeneration des bzw. der Stammzellenspeicher des Knochenmarkes bei „endogener" im Vergleich mit einer „exogenen" Versuchsanordnung wurde mit der Existenz zweier Stammzellenspeicher erklärt, wobei der eine „erythropoetinempfindlich" ist und dem „determinierten" Speicher in Abb. 9 und 10 entspricht und der andere, der eine Repopulation bewirken kann, dem „undeterminierten" Speicher entsprechen dürfte. Es erscheint möglich, daß mit der „endogenen" Versuchsanordnung die Regeneration beider Stammzellenspeicher gemessen wird, während die „exogene" Methode (Transfusion der zu testenden Zellen in einen letal bestrahlten Empfänger) nur den undeterminierten Zellspeicher und seine Regeneration betrifft.

Mit der „Retransfusionstechnik" fanden Cudkowicz, Upton, Smith, Gosslee und Hughes (1964), daß in den ersten 10 Tagen nach Transfusion von Markzellen in ein letal bestrahltes Empfängertier die Milzkoloniebildungsfähigkeit dieses Markes nach Retransfusion drastisch reduziert ist. Erst nach ca. 30 Tagen hat sich der Stammzellenspeicher in einem sich repopulierenden Knochenmark so weit erholt, daß es bei einer sekundären Transfusion eine normale Zahl von hämopoetischen Milzkolonien hervorrufen kann. Auch VAN BEKKUM und WEYZEN (1961) berichteten über den erheblichen Abfall der Repopulationsfähigkeit des Knochenmarkes in den ersten 14 Tagen nach primärer Transfusion. In weiteren Experimenten konnte gezeigt werden[133], daß nach einer Verdoppelung der Zellzahl bei der primären Transfusion (von 1×10^7 auf 2×10^7 Zellen) die Repopulationsfähigkeit schon zwischen dem 10. und 20. Tag wieder auf Normalwerte ansteigt, ein Befund, der dem von PORTEOUS und LAJTHA (1966) sehr ähnlich ist. Aufgrund dieser Daten wird es deutlich, daß man mit diesen experimentellen Modellen die Regeneration des „undeterminierten" Stammzellenspeichers im Knochenmark messen kann. Die Interpretation der einzelnen Untersuchungen ist nicht einfach. Im Modell von PORTEOUS und LAJTHA (1966) erholt sich der undeterminierte Stammzellenspeicher nach 150 r Ganzkörperbestrahlung, bei der etwas mehr als die Hälfte der Stammzellen zugrunde geht, innerhalb von etwa 2 Wochen. Es wäre interessant zu erforschen, ob und wenn ja in welcher Weise dieser Wert bei höheren Strahlendosen zunimmt. Im Modell von CUDKOWICZ, UPTON, SMITH, GOSSLEE und HUGHES (1964) wird gezeigt, daß die in ein bestrahltes Empfängertier übertragenen Markzellen in den ersten 10 Tagen nicht mehr zu einer erneuten Regeneration eines bestrahlten Empfängers zur Verfügung stehen, obwohl der Gesamtzellgehalt des Markes nach ca. 5 Tagen wieder normal ist (s. u.). Offenbar — und das könnte die Interpretation sein — begibt sich der größte Teil der Zellen zunächst aus dem undeterminierten in den determinierten Speicher (kann also nicht mehr als undeterminierter Speicher gemessen werden), und erst nach Auffüllen der für die Blutzellproduktion entscheidenden determinierten Zellspeicher kann sich der undeterminierte Speicher selbst wieder regenerieren. Dies geschieht nach primärer Transfusion von 2×10^7 Knochenmarkzellen bei Mäusen zwischen dem 5. und 20. Tag. Dabei ist zu berücksichtigen, daß bei den Versuchen von URSO und CONGDON (1957) nach Transfusionen mit Zellzahlen dieser Größenordnung die Cellularität des Empfängerknochenmarkes innerhalb von 5 Tagen auf Normalwerte zurückkehrte. Man könnte diese Erholung als unmittelbare Restitutionsmaßnahme auffassen. Erst danach kommt es dann auch zu einer Wiederauffüllung des undeterminierten Stammzellenspeichers selbst. Daß für die Regeneration des Markes neben einer hinreichend großen Zahl intakter Stammzellen auch ein funktionstüchtiges Stroma von größter Bedeutung ist, wurde oben erläutert.

Nun erhebt sich die Frage nach den Ursachen der *„abortiven" Regeneration* des Knochenmarkes, die nach einer Ganzkörperbestrahlung mit hinreichend hohen Strahlendosen (LD 50) in allen Zellsystemen gefunden wird. In Abb. 43 ist das Problem schematisch dargestellt[134]. Durch eine Ganzkörperbestrahlung wird ein Zellsystem (beispielsweise die Myelopoese) so schwer geschädigt, daß seine Gesamtzellzahl innerhalb von 3 Tagen auf ein erstes Minimum abfällt. Danach erholt sich die Zellzahl etwas (Maximum am 5. Tag) und erreicht am 9. Tag ein neues Minimum. Erst jenseits des 10. Tages setzt eine endgültige Erholung ein.

Dieser Destruktions- und Regenerationsablauf eines Zellspeichers, wie beispielsweise des myelocytären Teilungs- und Reifungsspeichers, kann nicht damit erklärt werden, daß der vorgeschaltete Stammzellenspeicher durch die Bestrahlung in 2 Anteile zerfällt: die toten Stammzellen und die überlebenden Stammzellen, von denen ca. 3 von 1000[135] nach einer LD 50 (Abschnitt III.2.b) übrigbleiben und von denen die endgültige Regeneration ausgeht. Es wurde gezeigt, daß die Installation eines hinreichend großen, intakten Stammzellenspeichers zu einer sehr raschen, nahezu exponentiell verlaufenden Regeneration beispielsweise der Myelopoese führt ohne Zeichen einer „abortiven" Welle. Wäre eine uneingeschränkte

[133] CUDKOWICZ, UPTON, SMITH, GOSSLEE und HUGHES 1964.

[134] BOND, FLIEDNER und ARCHAMBEAU 1965. [135] MCCULLOCH und TILL 1962.

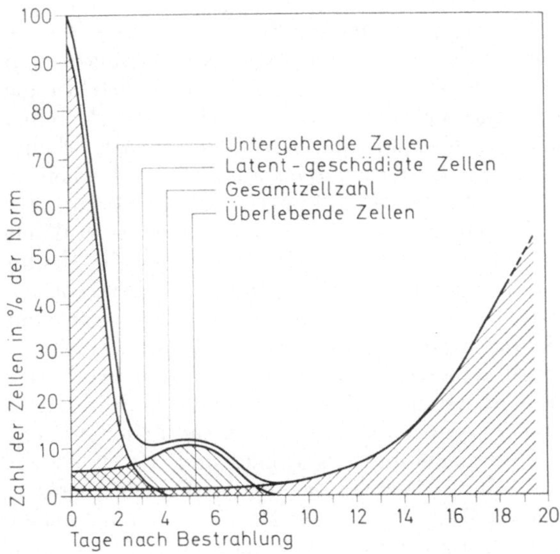

Abb. 43. Schematische Darstellung der abortiven und endgültigen Regeneration. (Nach BOND, FLIEDNER u. ARCHAMBEAU. New York and London: Academic Press 1965)

Regeneration der überlebenden Stammzellen möglich, so könnte der Stammzellenspeicher bei einer LD50 mit 8—9 Verdoppelungsteilungen komplett aufgefüllt sein („vertikale" Teilung) und dann „horizontal" die Myelopoese wieder auffüllen, wobei die Regenerationsrate der nach einer Stammzellentransfusion entsprechen müßte. Bei der Maus und beim Hund könnte unter der Annahme einer Zellverdoppelungszeit von 12 Std der Stammzellenspeicher innerhalb von 4—5 Tagen nach einer LD50 wieder aufgefüllt sein, und nach weiteren 4—6 Tagen könnte die gesamte Myelopoese wieder regeneriert sein. Dieser Zustand wird beim Hund beispielsweise nach autologer Knochenmarktransfusion gefunden, bei der eine kleine Zahl von Stammzellen übertragen wurde. Wenn eine große Zahl transfundiert wird, und damit offenbar keine „vertikale" Auffüllung notwendig ist, dauert die Regeneration der gesamten Myelopoese tatsächlich nur 6—8 Tage, bei der Maus nur 5 Tage.

Der Befund der „abortiven" Regeneration nach Ganzkörperbestrahlung erfordert eine andere Erklärung, die BOND, FLIEDNER und ARCHAMBEAU (1965) gegeben haben. Danach gibt es nach Bestrahlung nicht nur „tote" und „überlebende" Stammzellen, sondern auch eine Gruppe von „latentgeschädigten" Stammzellen, die nur noch eine begrenzte Zahl von Teilungen durchmachen können und dann absterben. So würde eine erste Welle einer „abortiven" Regeneration nach Bestrahlung auftreten, die von der endgültigen Erholung gefolgt wird.

3. Regeneration des Knochenmarkes nach mechanischen Traumen

Das Knochenmark ist wie das Gehirn eines jener Organe des Körpers, die am besten geschützt sind. Darüber hinaus ist das Knochenmark gegenüber Traumen besonders abgeschirmt, da es in einer festen Schale auf viele Knochen des Körpers verteilt ist. Während nun aber beispielsweise das Gehirn bei einer traumatischen Schädigung der Schädelkapsel keine Möglichkeit zu einer Zellregeneration hat, ist die Situation beim Knochenmark anders. Die mechanische Schädigung eines Knochens, z. B. bei einer Knochenfraktur, führt nach experimentellen Beobachtungen wie auch aufgrund klinischer Befunde zu einer Regeneration der blutbildenden Funktion des in ihm befindlichen Knochenmarkes. Allerdings liegen hierüber beim Menschen nur wenige quantitative Beobachtungen vor. RÖHLICH (1941) unternahm tierexperimentelle Untersuchungen, die einen maßgebenden Einfluß des Knochengewebes auf das blutbildende Mark erkennen lassen. Nach vollständiger Entfernung des Parenchyms aus Röhrenknochen wandert Granulationsgewebe in die Knochenhöhle ein und wandelt sich dann, offensichtlich unter dem Einfluß der Knochensubstanz, im Laufe von 4—5 Wochen in normales Knochenmark um. Dies geschieht auf dem Wege über die Neubildung der Spongiosa. Diese wird während der Blutbildungsphase wieder resorbiert. Entfernt man ausgedehnte Knochenteile der Compacta, so kommt es zu einem Schwund des Knochenmarkes in der Nachbarschaft des geschädigten Knochens. Aus diesen Untersuchungen wird gefolgert, daß für die Knochenmarkregeneration einerseits celluläre Faktoren, andererseits unbekannte lokale Faktoren notwendig sind, die mit dem Knochenmark selbst in Zusammenhang stehen. In einer anderen ausgedehnten Studie untersuchten STEINBERG und HUFFORD (1947) die Markregeneration nach mechanischer Entfernung des Knochenmarkes. Bei diesen Untersuchungen wurde beobachtet, daß eine Regeneration in den ersten 9 Tagen vom endostalen Reticulum ausgeht und myeloische Zellinseln zwischen dem 12. und 14. Tag auftreten. Experimentelle Untersuchungen von MALONEY und PATT (1969) zeigten, daß sich 2 Tage nach einer mechanischen Entfernung des Markes durch Auswaschen in der Knochenhöhle ein Blutgerinnsel befindet, in dem 80% der kernhaltigen Zellen neutrophile Leukocyten sind. Innerhalb von wenigen Tagen beginnt eine Wiederauffüllung des Markes mit kernhaltigen Blutzell-Vorstufen, und nach etwa 35 Tagen hat das Knochenmark wieder einen normalen Zellgehalt erreicht. Am 2. Tag nach Auswaschen sind 40% der kernhaltigen Zellen (ausschließlich der Granulocyten) ,,undifferenzierte Zellen“ und 60% Lymphocyten. Zwischen dem 4. und 8. Tag nach der Markentfernung sind 60—70% der Zellen als ,,Undifferenzierte“ klassifiziert worden, ein Prozentsatz, der bis zum 14. Tag abfällt. Jenseits des 16. Tages sieht man nur noch wenige undifferenzierte Zellen, dafür aber eine rasche Zunahme der erythropoetischen und myelopoetischen Vorläufer. Die regenerierenden Zellen gehen nicht durch Einwanderung und Ausbreitung von den Epiphysen aus, die Regeneration erfolgt vielmehr multifokal im ganzen Knochenschaft.

Die Bedeutung des Periostes bei der Entwicklung von Knochenmark bei erwachsenen Tieren wurde von BRÅNEMARK und BREINE (1964) untersucht. Sie isolierten beim Kaninchen und beim Hund ein Knochensegment (Rippenabschnitt), ließen das Periost, das mit Blut normal versorgt wurde, intakt, entfernten jedoch den Knochen und das Knochenmark, so daß eine Art Periostschlauch übrig blieb, der an beiden Enden in das Periost des stehengebliebenen Knochens überging. In diesem periostalen Cylinder entwickelten sich innerhalb eines Monats trabekulärer Knochen und Knorpel. Zwischen den Knochentrabekeln erschienen innerhalb von 21 Tagen nach der Isolation des Periostes ein gefäßreiches Bindegewebe mit weiten dünnwandigen Sinusoiden und Monate später erythro- und myelopoetische Zellen sowie auch Megakaryocyten. Vergleichbare Ergebnisse erhielten CALVO und HAAS (1969), die sich besonders mit der Entwicklung des neonatalen Knochenmarkes befaßten. In der fetalen und neonatalen Periode ist der ,,Perichondralschlauch“ die physiologische Ausgangssituation für die Knochenmarkbildung. Nach Untergang des Knorpels immigrieren Zellen aus der Perichondralzone in die entstandene primitive Knochenhöhle und beginnen hier ein Knochenmark zu entwickeln. Diese Entwicklung erfolgt sehr viel rascher als im ,,Periostschlauchversuch“. Bei der neonatalen Knochenmarkbildung kommt es sehr schnell nach Einwandern der ersten perichondralen Zellen zur Bildung eines Netzes von dünnwandigen Capillaren, die in die zugrunde gehende Knorpelhöhle einsprossen und das Sinussystem bilden. Aus den mesenchymalen wachsenden Zellen bilden sich offenbar auch Osteoblasten und Reticulumzellen. Zwischen den primitiven Knochentrabekeln, die durch die Tätigkeit der Osteoblasten entstanden sind, befinden sich zahlreiche reife Leukocyten. Von diesem Entwicklungsstadium des Knochenmarkes an dauert es bei der Ratte nur noch wenige Stunden, bis die ersten erkennbaren erythropoetischen Zellelemente auftreten.

Nach einer schweren Schädigung des Stromas kommt eine Erholung des Parenchyms auch nach Übertragung von Knochenmark in das bestrahlte Tier nicht zustande[136]. Eine Regeneration des Knochenmarkes findet jedoch statt, wenn das geschädigte Stroma entfernt wird[137]. KNOSPE, BLOM und CROSBY erzeugten eine permanente Aplasie durch Einwirkung sehr hoher Strahlendosen (4000 r). Sie konnten nur dann eine Regeneration in diesem aplastischen Markabschnitt erreichen, wenn sie vor der lokalen Knochenmarkinjektion das strahlenaplastische Mark mechanisch ausgewaschen hatten. Eine Implantation von autologem Knochenmark in ein nicht durch Auswaschung zerstörtes bestrahltes Mark führte nicht zu einer Ansiedlung und Regeneration von Parenchym und Stroma. Dieser Befund deutet darauf hin, daß für die hämatopoetische Proliferation eine Regeneration des Knochenmarkstromas von großer Bedeutung ist.

IV. Über die Hyperplasie des Knochenmarkes

1. Allgemeine Vorbemerkungen

Eine *Hyperplasie* des Knochenmarkes beruht auf einer Ausdehnung des blutbildenden Gewebes (rotes Mark). Während das aktive rote Knochenmark von der Kindheit zum Erwachsenenalter in den Extremitäten in zentripetaler Richtung abnimmt und durch Fettmark ersetzt wird[138], bedeutet die Hyperplasie beim Erwachsenen, wie sie z. B. durch Hämorrhagie ausgelöst wird, eine Rückverwandlung des Fettmarkes in rotes Mark in umgekehrter, zentrifugaler Richtung[139]. Das Volumen des Knochenmarkes bleibt insgesamt fast immer konstant infolge der festgefügten Knochenschale. Nur bei extremem Bedarf, wenn das Fettmark vollständig durch rotes Mark ersetzt ist, wird das Volumen des Markes insgesamt durch Rarefizierung der Spongiosa und Verschmälerung der Corticalis des Knochens erhöht[140]. DOAN (1938) sah die Hyperplasie als die dritte Reaktionsmöglichkeit des Knochenmarkes an, um den Mehrbedarf an Blutzellen aus dem Knochenmark zu decken. Die erste Reaktionsmöglichkeit besteht in der Ausschüttung des Vorrates an reifen Zellen (z.B. Granulocyten) auf einen Reiz hin (z.B. Fieber). Es ist bekannt, daß es nach einem derartigen Reiz im Knochenmark zu einer Verarmung an reifen Zellen kommt, wenn im Blut eine Zellvermehrung beobachtet wird. Moderne zellkinetische Untersuchungen mit Hilfe von Zellmarkierung und Leukocytopherese[141] weisen auch darauf hin, daß gerade bei Granulocyten außer dem Reservoir im Knochenmark auch ein sog. „marginal Pool" (= Randspeicher) vorhanden ist. Eine zweite Reaktionsmöglichkeit sieht DOAN im Auftreten nicht ganz reifer Zellen im Blut, also einer erhöhten Zahl von stabkernigen oder gar jugendlichen Granulocyten („Linksverschiebung", ROHR) und von Reticulocyten. Eine Mobilisation von „blutgängigen" Zellspeichern aus dem Knochenmark hat

---

136 KNOSPE, BLOM und CROSBY 1966. 137 KNOSPE, BLOM und CROSBY 1968.

138 NEUMANN 1868. 139 NEUMANN 1882. 140 MARKOFF 1939.

141 OSGOOD, TIVEY, DAVISON, SEAMAN und LI 1952, OTTESEN 1954, CRADDOCK, ADAMS, PERRY, SKOOG und LAWRENCE 1955, INGRAM 1956, HAMILTON 1956, CRADDOCK, PERRY, VENTZKE und LAWRENCE 1960.

eine hyperplastische Reaktion der blutbildenden Organe zur Folge mit dem Ziel, die entleerten Speicher aufzufüllen. Bei einmaligen, kurzzeitigen Reizen bleibt sie offensichtlich auf das vorhandene Knochenmark beschränkt. Nach einem Blutungsreiz kommen bei der Erythropoese verschiedene Mechanismen zur Deckung des peripheren Zellbedarfs in Frage[142]: Verkürzung der Generationszeiten der Erythroblasten, Ausreifung von Erythroblasten zu reifen Zellen ohne die normale Zahl zwischengeschalteter Teilungsschritte („skipping of division") oder eine erhöhte Produktionsrate von Erythroblasten im erythropoetisch determinierten Stammzellenspeicher. Diese Ergebnisse wurden in erster Linie bei kleinen Nagern erarbeitet, bei denen es nur wenige Knochenmarkbezirke gibt, die nicht hämopoetisch tätig sind. Es gibt kaum Untersuchungen über die Frage, wieviel „Reserven" im normalen Knochenmarkvolumen stecken und wie stark der Reiz sein muß, um die dritte Reaktionsmöglichkeit nach DOAN auf den Plan zu rufen: die Hyperplasie in Form der Zunahme des blutzellbildenden Knochenmarkes auf Kosten des Fettmarkes. Infolge der geringen Ausdehnungsmöglichkeiten des aktiven Markes im Knochen kommt es bei kleinen Nagern häufig zu extramedullären Blutbildungsstätten.

Es scheint aber festzustehen, daß bei Menschen ein anhaltender Reiz, z. B. eine chronische Infektion, eine chronische Blutung, ein langfristiger Aufenthalt in großen Höhen, eine Avitaminose (von B_{12}) oder unbekannte ätiologische Faktoren (z. B. bei der Polycythämie) zu einer Ausdehnung des blutzellbildenden Knochenmarkes in Bezirke hinein führt, die beim Erwachsenen normalerweise von Fettmark erfüllt sind. PEABODY (1926), DOAN und ZERFAS (1927) sowie WILLIAMS und PROVIDENCE (1935) waren unter den Pionieren des Studiums der Knochenmarkhyperplasie als Folge pathologischer Bedingungen. Nur wenig exaktes Material ist über die Frage vorhanden, unter welchen Bedingungen und wann die Blutzellbildung vom Knochenmark auf extramedulläre Blutbildungsherde (Milz, Leber, Lymphknoten) übergeht. Tierexperimentell kann eine extramedulläre Hämopoese beim Kaninchen beispielsweise in der Niere durch Abbinden ihrer Arterie und Vene hervorgerufen werden[143]. Befunde, die darauf hinweisen, daß extramedulläre Hämopoese in ihrer Genese von lokalen Faktoren und nicht notwendigerweise vom Funktionszustand des Knochenmarkes abhängig ist. Dennoch ist beim Menschen häufig eine extramedulläre Blutbildung mit einer pathologischen Knochenmarkregeneration verknüpft, als deren bestes Beispiel die Markfibrose dienen kann[144]. Hier wird das Unvermögen des Knochenmarkes, Blutzellen zu bilden, durch extramedulläre Hämatopoese kompensiert. Wir selbst beobachteten einen Patienten mit Myelofibrose und Polycythämie, bei dem die Knochen, die normalerweise blutzellbildend sind (Sternum, Beckenkamm), eine Myelofibrose zeigten, während das Mark der langen Röhrenknochen hyperplastisch war und extramedulläre Blutbildung in Leber und Milz stattfand[145].

Im folgenden Abschnitt soll zunächst die „generalisierte" Knochenmarkhyperplasie besprochen werden, wie sie bei der perniziösen Anämie in Form der „ineffektiven" Hämopoese quantitativ bestimmt werden konnte. Als weiteres Beispiel soll die Polycythaemia vera untersucht werden, die ebenfalls eine allgemeine Markhyperplasie darstellt, wobei nicht entschieden ist, ob es sich um ein „kontrolliertes" (hyperplastisches) oder „unkontrolliertes" (neoplastisches) Wachstum handelt. Da aber Formen der Polycythämie (z. B. Cerebellar- oder Nierentumoren) vorkommen, die bei Heilung der Grundkrankheit reversibel sind, soll

[142] ALPEN und CRANMORE 1959, STOHLMAN 1959b, LAJTHA und OLIVER 1960.
[143] SACERDOTTI und FRATTIN 1902, HERBST.
[144] STODTMEISTER, SANDKÜHLER und LAUR 1953.
[145] MOORE, HARRINGTON und FLIEDNER.

diese Blutbildungsstörung hier angeführt werden. Danach sollen die isolierten Formen der Hyperplasie einzelner Knochenmarksysteme besprochen werden und schließlich die Hyperplasie des Knochenmarkstromas.

2. Allgemeine Markhyperplasie

a) Hyperplasie mit Ineffektivität der Blutzellbildung bei megaloblastischen Anämien

Eine Hyperplasie des Knochenmarkes vom megaloblastischen Zelltyp findet sich bei einer Reihe von Erkrankungen, die letztlich alle auf dem Mangel an Stoffen beruhen, die zur Bildung der Nucleoproteine notwendig sind. Als solche Stoffe sind heute das Vitamin B 12, die Folsäure und die Thymidine bekannt. Je nachdem, ob der Mangel dieser Stoffe endogener oder exogener Natur ist, unterscheidet man zwei große Gruppen von megaloblastären Erkrankungen der Knochenmarkzellsysteme[146]. Die eine Gruppe ist die der konstitutionellen hereditären megaloblastären Anämien. Die zweite Gruppe, die symptomatischen megaloblastären Anämien umfassend, tritt bei verschiedenartigen Störungen auf, wie die Resorptionsstörungen (Magenresektion, Sprue, Gastroenteritiden, Botriocephalus-Infektion), bei mangelnder Zufuhr von Antiperniciosafaktor („nutritial anemias": z.B. Ziegenmilchanämie), während der Gravidität („Aufbrauchsperniciosa"), bei chronischem Leberleiden („Speicherungsperniciosa"), bei Zufuhr bestimmter Medikamente und bei gewissen Erythroleukämien.

Die Knochenmarkveränderungen bei perniziöser Anämie können als Beispiel für eine allgemeine Knochenmarkhyperplasie mit einer Steigerung der Knochenmarkregeneration gelten, die jedoch hinsichtlich ihrer Fähigkeit, Erythrocyten zu bilden, ineffektiv ist. Bei dieser Erkrankung findet man im Knochenmarkausstrich eine ausgesprochene Hyperplasie mit einem Vorherrschen der Zellen der Erythropoese. Die Zellen dieses Systems wie auch die übrigen Knochenmarkzellerneuerungssysteme zeigen eine eigenartige, aber charakteristische Morphologie. Die das Markausstrichbild beherrschenden Megaloblasten sind durch ihre Größe und die sehr feine Chromatinstruktur charakterisiert, wobei häufig großkernige Zellen vorkommen, deren Cytoplasma alle Zeichen der Reife (Abnahme der Basophilie, Zunahme der Oxyphilie), also eine Dissoziation von Kern- und Plasmareifung zeigt. Aber auch die Zellen der Myelopoese und der Megakaryocytopoese sind in typischer Weise verändert, wobei Riesenzellen und Zellen mit Kernreifungsanomalien vorherrschen. Die pathologischen Befunde bei Fällen unbehandelter Perniciosa sind durch die Diagnostik und Therapie dieser Erkrankung selten geworden. Es ist jedoch bekannt, daß sich dabei das gelbe Fettmark der langen Röhrenknochen in blutzellbildendes Mark umwandelt und das rote, blutzellbildende Knochenmark schon makroskopisch bei der Autopsie eine tiefrote Farbe zeigt. Darüber hinaus findet man regelmäßig in Milz und Leber extramedulläre Blutbildungsherde[147]. Es kann also keinen Zweifel geben, daß bei dieser Krankheit eine Hyperplasie durch Umwandlung von Fettmark in blutzellbildendes Mark in jenen Knochenmarkbezirken besteht, die beim Erwachsenen normalerweise keine Blutzellen bilden.

Diese Hyperplasie des blutzellbildenden Markes kann quantitativ erfaßt werden. So zeigt z.B. eine Messung des Plasmaeisen-Umsatzes durch radioaktives Eisen eine erheblich erhöhte erythropoetische Knochenmarkaktivität an[148]: das injizierte radioaktive Eisen wandert viel rascher als normal in das Knochenmark ab, der Abstrom aus dem Knochenmark, wie er normalerweise durch die Erythro-

[146] ROHR 1960. [147] WINTROBE 1962.
[148] FINCH, COLEMAN, MOTULSKY, DONOHUE und REIF 1956, POLLYCOVE 1959.

cytenausschwemmung stattfindet, ist aber stark verzögert und unvollständig, wobei noch dazu ein gegenüber der Norm verminderter Eiseneinbau in die Erythrocyten beobachtet wird. Diese Befunde weisen darauf hin, daß das stark hyperplastische Knochenmark — mindestens hinsichtlich der Erythropoese — nicht in normaler Weise zur Zellneubildung befähigt, also „ineffektiv" ist.

Die Ineffektivität des Knochenmarkes wurde in neuester Zeit mit der Thymidin-^{3}H-Markierungsmethode durch direkte Knochenmarkuntersuchungen bestätigt. MESSNER (1967) verglich die Proliferationskinetik der Knochenmarkerythropoese bei 3 Personen mit ungestörter Blutzellbildung mit der von 3 Patienten mit unbehandelter perniziöser Anämie. Methodisch wurden Thymidin-^{3}H (0,1 μc/g Körpergewicht) intravenös injiziert und danach Knochenmarkproben zu verschiedenen Zeiten entnommen. Die Markausstriche wurden dann autoradiographiert und hinsichtlich Zellmarkierungs-Index und Intensität ausgezählt. Dabei ergab sich, daß sich *normalerweise* praktisch alle im Proliferations- und Reifungsspeicher der Erythropoese gebildeten Zellen (Abb. 10) teilen, ausreifen und im Ausreifungsspeicher erscheinen, daß also eine physiologische Markregeneration ohne „Ineffektivität" besteht. Bei den Patienten mit *perniziöser Anämie* dagegen fand sich eine erhebliche Diskrepanz zwischen der Zellbildung im Proliferations- und Reifungsspeicher und dem Zelleinstrom in den Ausreifungsspeicher: es wurden etwa 10mal soviel Zellen im Mark pro Zeiteinheit gebildet, wie tatsächlich im Ausreifungsspeicher zur Vorbereitung ihrer „Blutgängigkeit" als Erythrocyten ankamen. Betrug die Effektivität der Bildung reifer Erythrocytenvorstufen vor der Behandlung nur 11,3%, so stieg sie nach Behandlung in der Remission auf 64,5%, einen Wert, der bei der verwendeten Methode als normal angesehen werden kann.

Befunde unter Verwendung mikrospektrophotometrischer Methoden kombiniert mit Thymidin-^{3}H-Autoradiographie zeigen[149], daß es bei dieser Erkrankung offenbar zu einer Ansammlung von Erythroblasten im Knochenmark kommt, die ihre DNS-Synthese nicht vollenden, sich daher nicht — wie in der Norm — teilen, sondern im Mark zugrunde gehen oder als atypische Riesenzellen (Megaloblasten, Megalocyten) ausreifen und ins Blut abgegeben werden. Auf diese Weise kann heute festgestellt werden, ob eine Knochenmarkhyperplasie hinsichtlich ihrer Fähigkeit, Erythrocyten zu bilden, „effektiv" oder „ineffektiv" ist.

Zu ähnlichen Schlußfolgerungen einer „ineffektiven" Erythropoese bei der perniziösen Anämie kamen SCHMID, MOESCHLIN und HAEGI (1964), die eine Kombination von erythrokinetischen Methoden (Radio-Eisen, Radio-Chrom und Thymidin-^{3}H, Uridin-^{3}H und Cytidin-^{3}H) verwendeten. RONDANELLI, GORINI, MAGLIULO und FIORI (1964) benutzten kinematographische Methoden, um die Unterschiede der Zellkinetik von normaler Erythropoese und der bei perniziöser Anämie zu verfolgen. Sie fanden eine deutliche Verkürzung der Mitosedauer bei Megaloblasten gegenüber den Normoblasten. Ihre Berechnungen der Generationszeiten von Erythroblasten im Vergleich zu Megaloblasten aufgrund von Mitosezeitwerten und den Mitoseindices ergaben dabei eine Verkürzung bei den teilungsfähigen Megaloblasten. So besteht bei dieser Erkrankung der Hinweis auf eine Erythroblastenpopulation, die sich rascher als normal umsetzt und eine zweite, die offenbar nicht oder nur gestört proliferiert und insbesonders für den „Interphasetod" dieser Zellen verantwortlich ist.

Nach Gaben von Vitamin B 12 normalisiert sich die allgemeine Hyperplasie des Knochenmarkes und insbesondere die megaloblastäre Cytologie des Markes innerhalb weniger Tage. In Abb. 44 ist das Verhalten der Reticulocytenzahlen des Blutes nach Injektion von 1000 γ Vitamin B 12 bei einem Patienten mit perni-

[149] MENZIES, CROSEN, FITZGERALD und GUNZ 1966, WICKRAMASINGHE, CHALMERS und COOPER 1967.

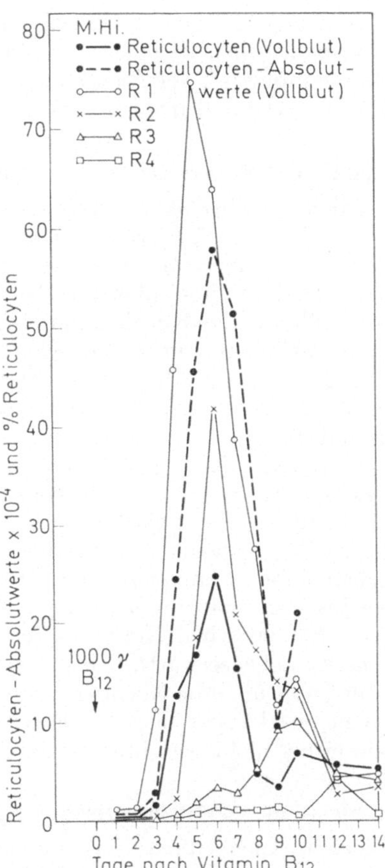

Abb. 44. Reticulocytenanstieg im Vollblut und den einzelnen Fraktionen einer zentrifugierten Erythrocytensäule nach Vitamin B_{12}-Injektion bei einem Patienten mit perniziöser Anämie. (Aus MESSNER: Inaug.-Diss. Ulm 1967)

ziöser Anämie gezeigt als Beispiel der Knochenmarkregeneration aus einer megaloblastären Hyperplasie[150]. Es zeigt sich, daß die ersten Reticulocyten bereits 2—3 Tage nach Gabe von Vitamin B^{12} im Blut erscheinen. Sie haben das niedrigste spezifische Gewicht, und befinden sich daher bei einer zentrifugierten Erythrocytensäule in der obersten Fraktion. Die normal großen Reticulocyten erscheinen wesentlich später. Diese Kurven der Blutreticulocytenzahlen zeigen nach 5—6 Tagen ein Maximum, und die Welle verebbt nach ca. 12—14 Tagen als Zeichen einer Normalisierung des Markes. Auch WEICKER (1957) fand, daß sich das Kernvolumen der nach B^{12}-Therapie neugebildeten Erythroblasten alle 24 Std halbiert, so daß es innerhalb von 3—5 Tagen nach Durchlaufen von 4 Teilungsschritten zu einem normoblastisch regenerierten Knochenmark kommt. MOESCHLIN (1946) untersuchte bei Patienten mit perniziöser Anämie die mobilisierbare Granulocytenreserve des Markes, die bei unbehandelter Erkrankung nach Stimulation mit Pyrifer sehr gering ist. Nach B^{12}-Behandlung trat nach 10 bis 12 Tagen eine gleichgroße Granulocytose wie bei Gesunden auf. Auch diese Befunde zeigen eindrücklich, daß das Knochenmark aus einer ineffektiven Hyperplasie in eine effektive Blutzellbildung regeneriert, wobei nach zellkinetischen

[150] MESSNER 1967.

Überlegungen die Zeit von 10—12 Tagen wahrscheinlich der Durchgangszeit myeloischer Zellen vom Stammzellenspeicher bis zum blutgängigen Granulocyten entspricht und in Übereinstimmung mit der Annahme ist, daß es so lange dauert, bis alle myeloischen Zellspeicher mit Zellen normaler Morphologie regeneriert sind.

b) Hyperplasie des Markes bei Polycythaemia vera

Im Gegensatz zur megaloblastischen Hyperplasie, wie sie bei der perniziösen Anämie in allen Zellsystemen des Knochenmarkes gefunden wird, ist die Hyperplasie bei der *Polycythaemia vera* nicht mit cytologischen Anomalien vom „Megaloblastentyp" verbunden, sondern „normoblastär" bei Einbeziehung aller Zellsysteme. Die Differentialauszählung des Knochenmarkausstriches kann ein völlig normales Verteilungsmuster zwischen erythropoetischen und granulopoetischen Zellen zeigen, aber der Fettgehalt des Markes ist zurückgedrängt, und es werden auch Markabschnitte zur Blutzellbildung herangezogen, die normalerweise keine derartige Funktion mehr haben. Die zellkinetischen Untersuchungen mit radioaktivem Eisen zeigen quantitativ die Hyperplasie zumindest des erythropoetischen Zellerneuerungssystems. Während in der Norm eine Hämoglobinsynthese von 6,6 g pro Tag gemessen und berechnet wird, ist diese bei typischen Fällen der Polycythämie auf 15,5 g pro Tag gesteigert[151], also mehr als verdoppelt (bei der perniziösen Anämie ergeben diese Radioeisenstudien eine Hämoglobinsynthese von 38,3 g pro Tag). Aber im Gegensatz zur perniziösen Anämie ist die Erythropoese „effektiv": die orthochromatischen Normoblasten reifen aus und werden als Erythrocyten mit normaler Lebenserwartung ins periphere Blut abgegeben[152], so daß die Zellzahlen im Blut weit über die Norm ansteigen. Direkte zellkinetische Untersuchungen der Knochenmarkhyperplasie bei Polycythaemia vera sind mit der Thymidin-^{3}H-Methode bisher nicht berichtet worden.

3. Hyperplasie des erythropoetischen Systems

Neben den generalisierten Knochenmarkhyperplasien gibt es mehr oder weniger isolierte Hyperplasien des erythropoetischen Zellsystems. Die Knochenmarkregeneration nach *Aderlaß* ist ein Beispiel für eine erythropoetische Hyperplasie. In einer klassischen Studie von LINDENBAUM (1930) zeigte sich im Tierversuch eine hämatopoetische Reaktivierung der beim Erwachsenen durch Fettzellen ersetzten Knochenmarkanteile. ALPEN, CRANMORE und JOHNSTON (1962) bestimmten den absoluten Zellgehalt des Knochenmarkes nach Aderlässen bei Hunden. Dabei verwendeten sie die Kombination von Markzelldifferentialzählungen und Radioeisenmessungen. Sie fanden eine Steigerung der Erythropoese auf das 10fache, wenn den Tieren an 3 aufeinanderfolgenden Tagen jeweils etwa 30 ml Blut pro kg Körpergewicht entnommen wurden. Die erste im Knochenmark erkennbare Reaktion besteht in einem starken Anstieg der Proerythroblasten, dem eine generelle erythropoetische Hyperplasie folgt. Der Grad dieser Hyperplasie hängt in erster Linie von dem Sauerstoffbedarf der Peripherie ab, ein Befund, der außer bei hämolytischen Anämien auch bei der erythropoetischen Hyperplasie in großen Höhen oftmals bestätigt wurde[153]. Obgleich keine systematischen Markuntersuchungen vorliegen, so können doch die Befunde von LUFT (1941) und von KUBANEK und BOROVICZÉNY (1966) als Anhaltspunkt für eine temporäre erythropoetische Hyperplasie des Knochenmarkes verwendet werden. Diese Forscher untersuchten die Erythrocytenzahlen einer Gruppe von Bergsteigern während einer Nangaparbat- (1937) bzw. Himalaya-Expedition (1964). Die Erythrocytenzahlen, der Hämoglobingehalt sowie der Färbeindex veränderten

[151] POLLYCOVE 1959. [152] POLLYCOVE 1964. [153] STEELE 1933.

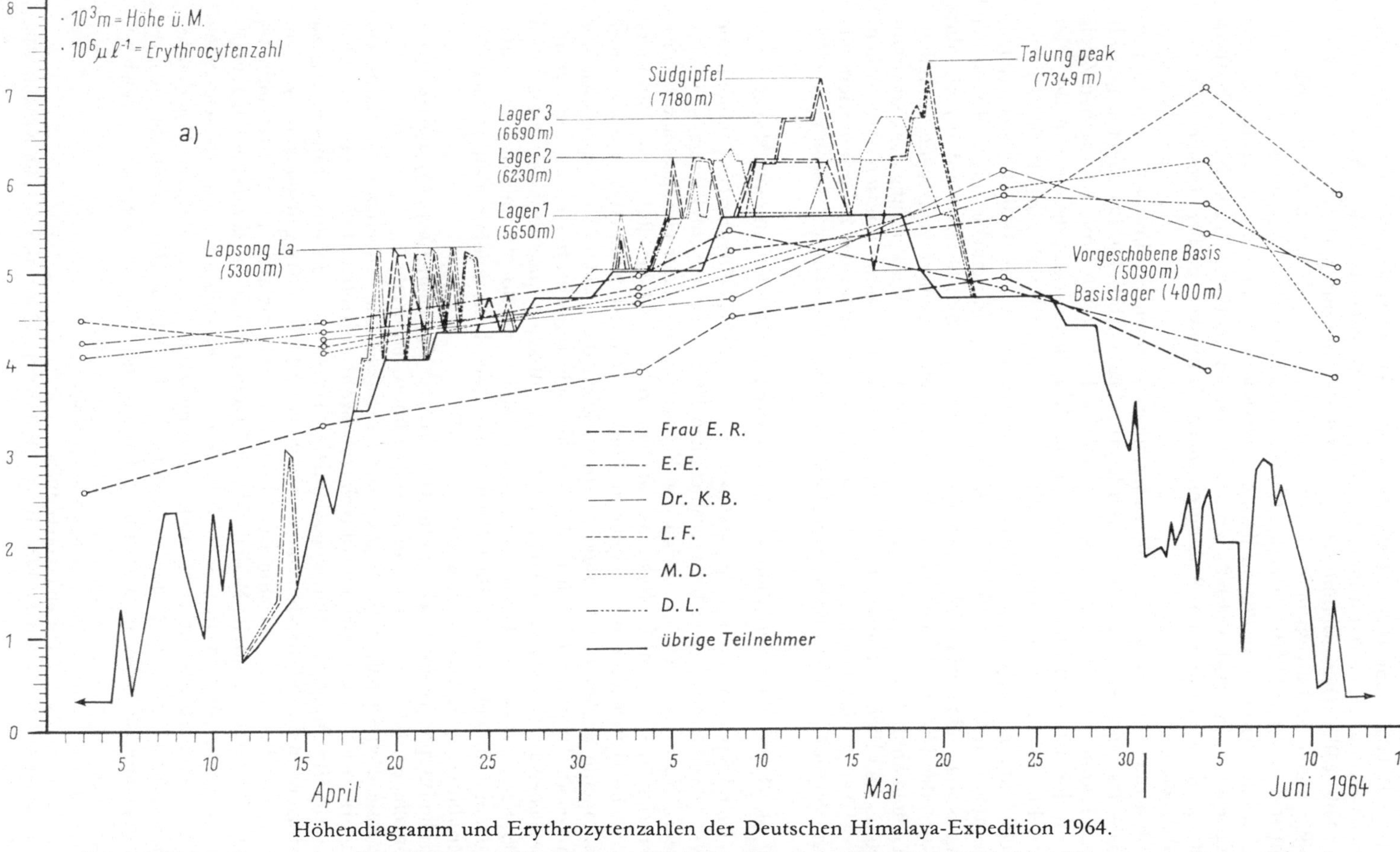

Abb. 45. Höhendiagramm und Erythrocytenzahlen bei der Deutschen Himalaya-Expedition 1964. [Aus KUBANEK u. BOROVICZÉNY: Blut **13** (1966)]

sich in Relation zur Höhe (Luft 1941). Die Werte stiegen mit immer größeren Höhen an und fielen dann innerhalb von 2—3 Wochen nach dem Abstieg wieder ab (Abb. 45)[154]. Diese Befunde bestätigen die Pionieruntersuchungen von VIAULT (1892), der eine Polycythämie bei Bewohnern großer Höhen feststellte. MERINO und REYNAFARJE (1949) untersuchten das Knochenmark von gesunden Personen, die in einer Höhe von 4390 m lebten, und sahen eine intensive erythropoetische Hyperplasie. HURTADO (1952) fand bei Personen in Peru, daß sich die Erythrocytenzahl innerhalb von 8 Monaten nach Erreichen großer Höhen (4540 m) stabilisierte.

Bei der *Thalassämie* kommt es zu einer enormen erythropoetischen Hyperplasie des Markes, so daß 400—700 Erythroblasten pro 100 Leukocyten gezählt werden können[155]. Die pathologisch-anatomische Untersuchung läßt keinen Zweifel an der massiven Zunahme des aktiven Knochenmarkes, das sich in Bereiche ausdehnt, die normalerweise beim Erwachsenen Fettmark enthalten. Zellkinetische Untersuchungen gibt es bei dieser Erkrankung relativ wenige. KESSE-ELIAS, HARRISS und GYFTAKI (1967) fanden mit der Thymidinmarkierungsmethode bei Thalassämie eine erhebliche Verkürzung der DNS-Synthesezeit auf beinahe die Hälfte der Norm. Dieser Befund deutet auf eine raschere Zellregeneration hin. Zu einem ähnlichen Schluß kam ASTALDI (1960) unter Verwendung des „stathmokinetischen Index". Die kinetische Untersuchung der Zellproduktion im Knochenmark[156] zeigt, daß bei dieser Hyperplasieform ein Defekt der Zellproduktion vorliegt, der mit einer schweren Störung der Hämoglobinsynthese verbunden ist[157].

4. Hyperplasie der nicht-erythropoetischen Parenchyme des Markes

Eine Hyperplasie der *granulocytären Systeme* des Knochenmarkes („myeloische Hyperplasie") findet sich bei verschiedenen Entzündungen infektiöser oder aseptischer Natur und ist — wie bei der Erythropoese — auf eine gesteigerte Proliferation des gesamten Systems zurückzuführen. Dabei kann eine granulopoetische Hyperplasie im peripheren Blut von einer Leukocytose wie von einer Leukopenie begleitet sein. Makroskopisch kann die myeloische Hyperplasie des Markes an der graurötlichen Farbe von der mehr dunkelroten Farbe der erythropoetischen Hyperplasie unterschieden werden. Mikroskopisch unterscheidet ROHR (1960) ein „vorwiegend stabkerniges von einem myelocytär-metamyelocytären und ein promyelocytäres Mark", nachdem eine Reihe anderer empirischer Beschreibungen vorgeschlagen worden waren[158].

Ein lymphatisches Mark kommt bei reaktiven *lymphatischen Hyperplasien* vor. Meistens ist die Hyperplasie diffus, selten knötchenförmig.

Eine Hyperplasie des *Megakaryocytensystems* im Knochenmark kann bei erhöhter wie bei erniedrigter Blutplättchenzahl auftreten. Leider gibt es kaum quantitative Möglichkeiten, eine derartige Hyperplasie in ihrer Entstehung zu verfolgen: in der Klinik sind nur wenige Verlaufsbeobachtungen gemacht worden, und unser Wissen basiert zumeist auf der Beschreibung ausgeprägter Krankheitsbilder. Tierexperimentelle Modelle für die Erzeugung von Megakaryocyten-Hyperplasien sind bisher kaum beschrieben worden. Dennoch scheinen zwei Ursachen für eine Hyperplasie dieses Systems in Frage zu kommen: reaktive Megakaryocytenveränderungen und Megakaryocytosen, die echten Hämoblastosen in ihrer Pathogenese nahestehen. Man findet letztere bei Polycythämien, bei gewissen

[154] KUBANEK und BOROVICZÉNY 1966. [155] GASSER 1951.
[156] ERLANDSON, SCHULMAN, STERN und SMITH 1958.
[157] BANNERMAN, GRINSTEIN und MOORE 1959.
[158] YAMAMOTO 1925, SCHILLING 1925, BARTA 1933, KLIMA 1938, FIESCHI 1940, KIENLE 1943, SCHULTEN 1953.

myeloischen Leukämien und bei Myelofibrosen im Anfangsstadium. Es gibt aber auch eine essentielle Thrombocythämie, die zum Formenkreis der Polycythämie gehört.

Reaktive Megakaryocytosen gibt es bei zahlreichen Infekten, bei Agranulocytosen, nach Blutungen, ferner nach Asphyxie und Splenektomie. LEITNER (1944) beschreibt sie beim Morbus Boeck als Folge einer Milzvenenthrombose und beim metastasierenden Bronchuscarcinom, Morbus Hodgkin und Hyperadrenalismus. PERUGINI und SOLDATI (1956) fanden bei einer Megakaryocytenhyperplasie verschiedener Genese (Pneumonie, Morbus Boeck, Brucellose, Polycythämie) einen vermehrten Glykogengehalt in den Megakaryocyten. Über die eigentlichen pathogenetischen Faktoren, die zu diesen Megakaryocytosen führen, gibt es heute nur Vermutungen. Auch eine andere Erkrankung, die von NYGAARD und BROWN (1937) als essentielle Thrombophilie bezeichnet wurde, geht mit einer Hyperplasie des Megakaryocytensystems einher. Auch hier ist die Pathogenese im einzelnen unbekannt. Diese Erkrankung führt aufgrund der hohen Thrombocytenzahlen zu wiederholten thrombotischen Verschlüssen der mittleren und kleinen Gefäße in allen Bereichen des Körpers mit anschließenden Nekrosen und Infarzierungen. Die bekannteste Erkrankung, die mit einer Hyperplasie des Megakaryocytensystems einhergeht, ist die idiopathische thrombopenische Purpura. Während man normalerweise im Markausstrich bei schwacher Vergrößerung höchstens 2—4 Megakaryocyten pro Gesichtsfeld sieht, kann man bei dieser Erkrankung 10—12 und mehr Megakaryocyten zählen. Diese Zellen sind dann stark verändert. Oft sind sie abnorm groß. Hinweise auf eine normale Plättchenbildung sind hier nicht vorhanden, dagegen lassen sich pathologische Plättchenbildungen mit merkwürdigen Kernsprossungen finden. Über die Ursachen der Megakaryocytenhyperplasie ist wenig bekannt, bisher geht die wissenschaftliche Erörterung nicht über die Kasuistik hinaus. Es ist die Frage zu klären, ob bei diesen Erkrankungen, die mit einer immunologisch gedeuteten Thrombopenie einhergehen, die Megakaryocytose das Resultat einer Störung des „feed-back"-Mechanismus ist oder ob die Noxen an der Megakaryocytenstammzelle angreifen. Letzteres scheint naturgemäß bei mit einer Thrombocytose einhergehenden Megakaryocytenvermehrung wahrscheinlicher zu sein.

5. Zur Hyperplasie des Knochenmarkstromas

In einem früheren Abschnitt wurde dargelegt, daß zum Knochenmarkstroma — im Gegensatz zum blutzellbildenden Parenchym — der Gefäß- und Nervenapparat, das Endost, das Reticulum und das Fettgewebe gehören. Das Reticulum stellt das eigentliche Stroma des Knochenmarkes dar und breitet sich zwischen den Gefäßen, mit deren Wandungen es innige Beziehungen eingeht, und dem Knochen aus, dem es als Endosthäutchen eng anliegt[159]. Die quantitativen Informationen über die Orthologie und Pathologie der Regeneration der zum Stroma gehörenden Zellen sind vor allem beim Menschen bisher gering. Man ist angewiesen auf die Beobachtung der Reaktionen des Markstromas bei einer Reihe von hämatologischen Krankheitsbildern und ihre logische Interpretation aufgrund allgemeiner biologischer und pathologischer Erkenntnisse. Im Tierversuch brachte die Möglichkeit der Zellmarkierung mit radioaktiven Isotopen, besonders mit Thymidin-^{3}H, einen entscheidenden Fortschritt. Die tägliche Injektion von Thymidin-^{3}H bei Ratten während eines halben Jahres wie auch die im ersten Abschnitt erwähnte „komplette" Thymidin-^{3}H-Markierung neugeborener Ratten führen zu quantitativen Hinweisen über die Geschwindigkeit der orthologischen Stromazellen-

[159] ROHR 1960.

regeneration. Diese verläuft, wie lange vermutet wurde, sehr langsam. Die Umsatzzeit der Reticulum- und der Endothelzellen bei Tieren, die 4 Wochen nach der Geburt noch 100%ig mit Thymidin-^{3}H markiert waren, muß mit Monaten angegeben werden[160]. Hier bieten sich damit geeignete Methoden, die Pathologie der Stromaregeneration unter verschiedenen endogenen und exogenen Noxen zu messen. Nach ersten Untersuchungen an Ratten mit dieser Methode scheint beispielsweise eine einmalige Gabe von Stickstoff-Lost in einer Dosierung, die eine Parenchymaplasie bewirkt, oder eine ionisierende Bestrahlung keine Proliferationssteigerung der Reticulum- und der Endothelzellen hervorzurufen[161].

Hingegen gibt es eine umfangreiche Literatur in der Humanpathologie über Einzelbefunde von Regenerationsvorgängen der Stromazellen. Dabei spielt einerseits die Entzündung, andererseits die Stromahyperplasie eine bedeutende Rolle, abgesehen von den neoplastischen Entartungen. Rohr (1960) widmet den reticulohistiocytären Reaktionen und den Neoplasien des Stromas (Retikulosen) eine ausführliche Betrachtung. In jüngster Zeit konnte Burkhardt (1965) durch die von ihm entwickelte Myelotomietechnik und Einbettungstechnik[162] durch intravitale Knochenmarkuntersuchungen einen besonderen Beitrag leisten. Dabei kommt er aufgrund von 128 Biopsien von Patienten mit besonderen mesenchymalen Knochenmarkreaktionen zu folgenden Hauptmerkmalen der mesenchymalen Knochenmarkreaktion:

I. Veränderungen an Arterien und Arteriolen im Knochenmark
- Lumeneinengung durch Wandveränderungen
- Endothelschädigung
- Subintimale Verquellung
- Hyalinose und Sklerose der Gefäßwand
- Perivasculäres Ödem
- Perivasculäre Fibrose
- Perivasculäre Plasmocytose
- Perivasculäre Mastzell-Vermehrung

II. Veränderungen an den Capillaren
- Verquellung
- Fibrose
- Pericapilläres Ödem
- Pericapilläre Plasmocytose

III. Veränderung am Sinus-System
- Hyperplasie der Sinus
- Sinus-Dilatation und -Sklerose
- Atrophie der Sinus
- Endothel-Verquellung
- Endothel-Dissoziation
- Endothel-Sklerose
- Perisinuöse Mastzell-Vermehrung

IV. Veränderungen im Intercellular-Raum
- Hyperämie (sog. „parenchymatöse" oder interstitielle H.)
- Hämorrhagie
- Ödem
- Fibrinoid
- Fibrose
- Fettgewebs-Vermehrung

V. Veränderungen an nicht strukturgebundenen Mesenchym-Zellen
- Histiocyten-Vermehrung
- Histiocyten-Vermehrung mit Nucleophagocytose
- Histiocyten-Vermehrung mit Speicherung von Protein
- Histiocyten-Vermehrung mit Speicherung von Hämosiderin
- Plasmocytose
- Plasmocytose mit Russell-Körperchen
- Mastzell-Vermehrung
- Polykaryocyten-Vermehrung
- Polykaryocyten-Vermehrung mit Aufnahme von Granulocyten

Eine statistische Analyse der Korrelationshäufigkeit bestimmter Einzelmerkmale erlaubt eine neue allgemein-pathologische Betrachtungsweise über mögliche pathogenetische Beziehungen. Aber auch hier fehlen noch quantitative Informationen über die Regeneration der an den Markreaktionen beteiligten Zelltypen.

Als Beispiel einer Hyperplasie des Knochenmarkstromas kann die Knochenmarkfibrose angesehen werden. Je nach Autor wird bei diesem Symptom von einer hyperplastischen Reaktion des Markstromas, insbesondere der Reticulumzellen,

[160] Haas, Bohne und Fliedner 1969.
[161] Haas, Fliedner und Stehle 1968, Haas unveröff. Befunde.
[162] Burkhardt 1966.

gesprochen[163] oder es wird als Neoplasie unter dem Thema „Reticulohistiocytäre Hämoblastosen“[164] eingeordnet. Auch wenn heute die reaktive oder neoplastische Natur der Osteomyelofibrose nicht geklärt erscheint, so kann es doch keinen Zweifel an der zentralen Stellung der Stromareaktion in der Pathogenese dieser Erkrankung geben. STODTMEISTER, SANDKÜHLER und LAUR (1953) rücken bei ihrer pathogenetischen Betrachtung der Osteomyelofibrose den Zustand und die Funktion der Markgefäße in den Mittelpunkt. Sie unterscheiden ein erstes Stadium mit Störung der Permeabilität (Erschwerung des Zellaustausches) und evtl. konsekutiver Markhyperplasie von einem zweiten Stadium der serösen Exsudation mit Ausbildung eines proteinreichen Marködems. Diese Phasen können sich nach ihrer Meinung überschneiden. Unter Umständen kann der fibrosierende Prozeß so rasch in die zweite Phase eintreten, daß es gar nicht erst zu einer zelligen Hyperplasie kommt. Auch die Restitution aus diesen Stadien heraus wurde schon beobachtet. Ein drittes Stadium ist durch die bindegewebige Organisation des Exsudates gekennzeichnet. Die Beschaffenheit des dabei entstehenden Bindegewebes ist von Fall zu Fall verschieden und auch im Einzelfall nicht einheitlich. Gelegentlich kommt es in einem vierten Stadium zur Osteoidbildung und zu einer zusätzlichen Osteomyelosklerose.

Zu einer ähnlichen Auffassung kommt ANDREASEN (1958), wenn er bei der Fibrose vier Stadien unterscheidet: eine Parenchymhyperplasie mit Linksverschiebung der Granulo- und Erythropoese, vielen megakaryocytenähnlichen Zellen und erhöhter Reticulumzellzahl, der Osteomyeloretikulose nach ROHR (1960), das Stadium der stellenweisen Nekrosen, das Stadium der Fibroblastenwucherung und das Stadium mit starker Fibrose oder hoher Reticulumzellzahl einer mehr oder weniger stark entwickelten Spongiosklerose. WYATT und SOMMERS (1950) glauben, daß diese Reaktionen des Stromas als Folge von exogenen, toxischen Noxen, von Leberdysfunktionen durch aromatische Stoffe aus dem intermediären Stoffwechsel, von Endokrinopathien, von chronischen Hämorrhagien und Hämolysen oder von kardiovasculären Erkrankungen auftreten können. HUNSTEIN und HORT (1966) grenzen primär proliferative von reaktiven Prozessen (interstitielle Myelitis „Rohr“, Ersatznarben nach cytotoxischer Therapie) ab. Sie sehen in wiederholten Parenchymuntergängen mit gleichzeitiger Gewebsinsudation eine Voraussetzung für die Entstehung einer exogen ausgelösten „Begleitfibrose“. ANDREASEN (1958) stellt für die Pathogenese der zur Myelofibrose führenden Reticulumreaktionen die Reticulumzelle in den Mittelpunkt. Er ist mit PEACE (1953) der Auffassung, daß sie den Ursprung aller bei dieser Erkrankung betroffenen Zellarten darstellt und daß durch ihre Proliferation und Differenzierung im Knochenmark Fibroblasten, Hämocytoblasten und evtl. Osteoblasten hervorgehen. Unter weiterer Einwirkung der „unknown action“ komme es zum Zusammenbruch der Zellen, zu Infarkten, Nekrosen und zur Fibrosierung. In erster Linie wird dabei an allergische Ursachen gedacht.

PENTIMALLI (1929) sah im Tierversuch nach intraperitonealer und intravenöser Injektion von Proteinen Blut- und Markveränderungen im Sinne einer Myelofibrose. TRANSBØL (1942) konnte durch Injektion von Hühnereiweiß (intramuskulär und intravenös) bei Kaninchen Markfibrosen erzeugen. BECKER, CRONKITE, FLIEDNER, MESSNER und STODTMEISTER (1968) fanden bei Ratten im Zusammenhang mit allogenen Knochenmarktransfusionen Myelofibrosen nach Ganzkörperbestrahlung. Abb. 46 zeigt, zu welchem Zeitpunkt nach Ganzkörperbestrahlung und Knochenmarktransfusion eine Myelofibrose beobachtet wurde[165]. Es wird deutlich, daß bei den spontan gestorbenen Tieren das Auftreten von

[163] STODTMEISTER, SANDKÜHLER und LAUR 1953. [164] ROHR 1960.
[165] BECKER, CRONKITE, FLIEDNER, MESSNER und STODTMEISTER 1968.

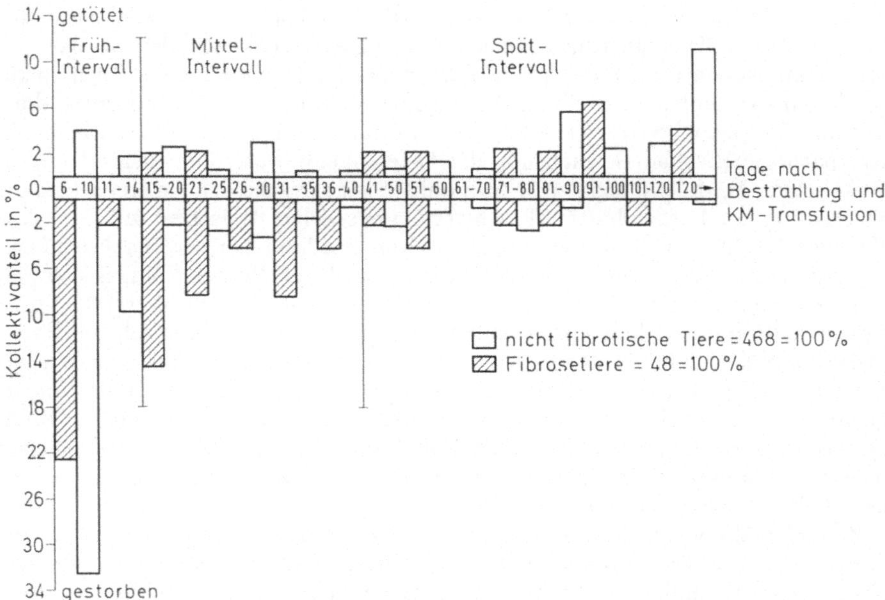

Abb. 46. Verteilung der Ratten mit und ohne Fibrose (jedes Kollektiv gleich 100% gesetzt) in Abhängigkeit von Todesart und Zeitpunkt nach Bestrahlung und Knochenmarktransfusion. (Aus BECKER, CRONKITE, FLIEDNER, MESSNER u. STODTMEISTER: Bericht der Europäischen Atomgemeinschaft EUR 4043 d 1968)

Fibrosen viel höher war als bei den getöteten Tieren, daß die meisten Markfibrosen zwischen dem 15. und 40. Tag nach Ganzkörperbestrahlung mit 700 r und Markzelltransfusion von etwa 5×10^7 Zellen auftraten und daß von 72 in diesem Zeitraum gestorbenen Ratten 19 = 26,4% eine Myelofibrose zeigten. In den Spätintervallen wurden neben Myelofibrosen auch echte Osteomyelosklerosen gefunden. Insgesamt konnten in dieser Untersuchung bei 516 bestrahlten und markzelltransfundierten Ratten 48 Tiere mit Osteomyelofibrose nach Entwicklungsstadien eingeteilt werden.

Danach scheint der Ausgangspunkt der fibrotischen Veränderungen in einer Störung der Knochenmark-Gefäßarchitektonik zu liegen, sei es durch Stauungen oder durch Zerstörungen im Sinusgefäßsystem, wie dies auch von anderen Autoren vermutet wird[166]. Folge dieser Läsionen sind Exsudate, oft von Hämorrhagien und Gewebsuntergängen begleitet, die an anderen Stellen im Mark zur kompensatorisichen Hyperplasie führen können. Bei Ausbreitung des Ödems, das fokal, dissem niert oder diffus auftreten kann, wird dem hämatopoetischen Parenchym mehr und mehr die Lebensbasis entzogen. In solcher Umgebung (Hypoxie ?) und in Anwesenheit nekrotischen Zellmaterials kommt es zur Wucherung von retikulären Zellen. Geht man davon aus, daß sich in dieser morphologisch gekennzeichneten Gruppe von Zellen „Stammzellen" befinden, so könnte die Reticulumzellwucherung auch Ausdruck eines Regenerationsversuches sein, der jedoch aufgrund der mangelhaften Lebensbedingungen nicht zur Ausbildung differenzierter Blutzellvorstufen, sondern zur Umwandlung in Fibroblasten und Fibrocyten führt[167]. In den ödematösen Gebieten tauchen neben den retikulären Zellen fibroblastoide Zellen und später auch Fibrocyten auf. Das zunächst homo-

[166] BARGMANN 1930, STODTMEISTER, SANDKÜHLER und FLIEDNER 1956.
[167] Siehe auch FIESCHI und SACCHETTI 1957.

gene Ödem wird langsam faserig organisiert. Die Zahl der Fibroblasten und Fibrocyten nimmt weiter zu, bis die letzten Herde der Hämopoese durch Bindegewebe völlig eingemauert, auseinandergedrängt oder gar verschwunden sind. Bei den Bildern mit reifem Bindegewebe fehlen Bindegewebszellen häufig fast ganz, Veränderungen, wie sie auch in klinischen Fällen beschrieben wurden[168]. Wird das Endstadium erreicht, so kommt es zu einer Formierung der Bindegewebsfasern zu trabeculären Zügen, aus denen durch Calciumeinlagerung ein sekundärer mesenchymaler Bindegewebsknochen wird.

Obgleich bei den beschriebenen Befunden von ganzkörperbestrahlten und markzelltransfundierten Ratten die wirksamen pathogenetischen Faktoren nicht bewiesen werden konnten, so muß doch an die Möglichkeit einer immunologischen Ätiologie gedacht werden, wobei möglicherweise eine optimale Konstellation von Strahlendosis (bei 700 r kann das Rattenmark im Prinzip selbst regenerieren), Markzellzahl (die verwendete Zellzahl liegt an der unteren Grenze des Protektionsoptimums) und mikrobieller Flora der Tiere (keine SPF-Tiere, sondern konventionelle Tierhaltung) eine wesentliche Rolle spielte. Nach der Möglichkeit der immunologischen Induktion von Reticulumzellhyperplasien muß auch in der Klinik gefragt werden. Auch Burkhardt (1965) weist bei seinen Befunden der Markreaktion bei hyperergischen Mesenchymkrankheiten auf die Beziehungen zwischen den immunkörperproduzierenden Plasmazellen und den antigen wirksame Proteinkomplexe abbauenden Histiocyten hin.

V. Neoplasien des Knochenmarkes

1. Allgemeine Vorbemerkungen

Aufgabe dieses Abschnittes ist es, die Probleme der Knochenmarkregeneration in ihrer Beziehung zu knochenmarkeigenen Neoplasien zu umreißen. Um mehr kann es sich nicht handeln, ist doch heute das Wesen der neoplastischen Erkrankungen des Knochenmarkes, ihre Ätiologie und Pathogenese, weitgehend unerforscht.

Rohr (1960) umschrieb die Knochenmarkneoplasie als „Fehlregeneration eines Gewebes mit zunehmend *autonomer werdender Proliferation* und der damit erworbenen Metastasierungsfähigkeit", wobei letztere bei den neoplastischen Erkrankungen des Markes keineswegs genau definiert ist. Wie später noch zu erörtern sein wird, könnte man die Hämoblastosen auch als Systemerkrankungen des im Körper verteilten Mesenchyms ansehen und nicht notwendigerweise nur als Erkrankung des Knochenmarkes. Dameshek und Gunz (1964) beziehen ihre Definition mehr auf die Leukocyten bildenden Systeme und schreiben, „eine Leukämie kann als eine generalisierte, abnormale, neoplastische, sich-selbst-unterhaltende Proliferation (sei sie langsam oder schnell) von einem der Leukocyten bildenden Systeme aufgefaßt werden, die oft gekoppelt ist mit abnorm hohen Leukocytenzahlen. Sie führt schließlich zur Anämie, Thrombopenie und zum Tod".

Die Grenzen unseres Wissens beziehen sich vor allem auf die Ursache der abnormen Proliferation. Warum kommt es zu dieser eigentümlichen Wachstumsform des blutzellbildenden Gewebes? Bei der Markregeneration im Rahmen von Infekten ist ein Agens wirksam (Bacterium, Virus oder Antigen). Sobald dieses fortfällt, kehrt die Zellumsatzrate zur Norm zurück. Das Gleichgewicht zwischen Zellbildung und -untergang ist zwar verschoben, aber nicht irreversibel entgleist. Bei den neoplastischen Prozessen kennen wir bisher nur die fortschreitend

[168] Wyatt und Sommers 1950, Stodtmeister, Sandkühler und Laur 1953, Andreasen 1958.

Tabelle 3a. *Allgemeine Klassifizierung der Hämoblastosen (Leukosen und Reticulocytosen).* (Aus Rohr: Das menschliche Knochenmark. Georg Thieme 1960)

Differenzierungsform	Myeloisches Parenchym		Reticulohistiocytäres Zellsystem		Lymphatisches Parenchym	
	unreif	reif	unreif	reif	unreif	reif
1. Primärtumor (*Blastom*)	Myelosarkom (Chlorom)	Myelocytom	Retothelsarkom	Retotheliom	Lymphosarkom (Thymosarkom)	Lymphocytom
	Erythroblastom ← →		Plasmocytom ← → Mastocytom		Lymphoblastom (Brill-Symmers)	
2. Systemaffektion (Generalisation)	Myelosarkomatose	„chron. aleukäm. Myelose"	Retothelsarkomatose	Retikulose	Lymphosarkomatose	aleuk. Lymphadenose
Blastomatose (i.a. aleukämisch)	Chloromatose Erythroblastomatose		Plasmocytose (diffuses und multiples Myelom) ← → Mastzellenretikulose		Lymphoblastomatose (Brill-Symmers-Sarkom)	
Leukämie i.e.S.	*Myeloische Formen* myeloblastische promyelocytäre, myelomonocytäre, eosinophile, basophile	myelocytäre	*Retikuläre Leukosen* Retik. endoth. Leukosen (sog. Réticulémie) ← → Plasmazellenleukämie ← → Gewebemastzellenleukose (?)		lymphoblastische Form (Paraleukoblastenleukose)	lymphocytäre Leukosen
	Erythropoet. Formen Erythroleukosen	Polycythämie				
	Thrombopoet. Formen Thrombocythämie					

„bösartige" Entwicklung: diese Prozesse unterhalten sich nach ihrer Entstehung selbst, sie scheren aus den homöostatischen Mechanismen des Körpers aus.

Während die Erforschung der allgemeinen Pathologie neoplastischer Prozesse des Knochenmarkes nach Virchow (1846, 1847, 1856, 1858) von dem unkontrollierten proliferativen Wachstum der beteiligten Zellpopulationen ausging, beschäftigen sich die neueren Überlegungen mit der Frage, ob die neoplastischen Prozesse der blutzellbildenden Gewebe nicht vielleicht auf Reifungs- und Abbaudefekte zurückgehen[169]. Rohr (1960) betont, daß die Anlage zu einer Fehlregeneration — sei sie bedingt durch eine atypische Proliferation oder einen atypischen Abbaumechanismus — unter der Einwirkung cancerogener Stoffe, sog. mutagener Carcinogene erworben sein kann. Sie kann aber auch in der Embryonalzeit als Fehlanlage entstehen und dann später, meist durch Einwirkung sog. Proliferationsreize (Viren, körpereigene Hormone, Mangel an proliferationsregulierenden Stoffen), zur Manifestation gelangen.

[169] Craddock 1965.

Tabelle 3b. *Klassifikation der Retikulosen i.e.S.* (Aus Rohr: Das menschliche Knochenmark. Georg Thieme 1960)

Differenzierungsform	Reticulo- endotheliosen		Reticulo- histomatosen		Reticulo- granulomatosen	
Reifegrad	reif	unreif	reif	unreif	reif	unreif
lokalisiert	Reticu- lom	Reticulo- sarkom (Ewing- Sarkom)	Plasmocytom (knotiges solitäres u. multiples Plasmo- cytom) Mastocytom (Riesenzelltumor)		Granulo- matosen	Granulo- blasto- matosen
systematisch (generalisiert)	Reticu- losen	Reticulo- sarko- matose (auch Lympho- Reticu- losarko- matose)	Plasmocytom (diffuses multiples Myelom) *Histioplasmocytäre* *Formen* Lymphoretikulosen, Morbus Waldenström, Mastocytäre Reti- kulosen (Degos)		Eosinophiles Granulom Morbus Schüller-Christian Morbus Abt.-Letterer-Siwe ← → Morbus Hodgkin (Paragranulom- Lymphogranulom- Hodgkin-Sarkom) Osteomyeloretikulose Osteo- myelo- sklerose	Osteo- myelo- granulo- matose
leukämisch (fakultativ)	leuk. Reticuloendotheliose retik. Monocytenleukämie Réticulémie)		Plasmazellenleukämie Gewebsmastzellen- leukämie		Megakaryocyten- leukämie (Leukoerythro- blastosen)	
Morphologische Charakteristika	retothelial-monocytär Retikulinfaserbildung (oft polykaryocytär)		retothelial-lympho- plasmocytär, polykaryocytär, mastocytär		retothelial- histoplasmocytär, polykaryocytär, Granulom- und Fi- brosetendenz, selten Nekrosen	
klinisch- hämatologisch	monocytäre Reaktion Hepatosplenomegalie und ev. lymphatisches System		Paraproteine (ev. Amyloid) Antithrombine? Knochenmark, RHS und ev. auch lympha- tisches System		„fetales Blutbild" Leukocytosen (ev. leukämisch) Knochenmark (OMR) lymph. System (Mor- bus Hodgkin) u. RHS	

Im folgenden soll zwischen den Neoplasien unterschieden werden, die das Markparenchym oder einzelne seiner Zellsysteme betreffen und denen, die vom Stroma des Markes ausgehen. Erstere werden als Hämoblastosen (Leukosen) von den Knochenmarkretikulosen abgegrenzt. Man könnte demnach die Leukosen auch als Parenchym-Neoplasien, die Retikulosen als Stroma-Neoplasien auffassen. Zu den Hämoblastosen rechnet man die myeloischen Leukosen, die Erythrämien und vom Megakaryocytensystem die sog. essentielle Thrombocytose. Ob die Polycythaemia vera mehr in diese Gruppe oder in die der Hyperplasien gehört, bleibt offen — zumindest ist bekannt, daß die Polycythämie als Leukose enden kann. Zu den Retikulosen im Sinne dieses Abschnittes wird das Plasmocytom und der Morbus Waldenström gerechnet. Monocytenleukämien können als mono-myeloische

Leukosen aufgefaßt werden, sind aber möglicherweise auch den Retikulosen zuzuordnen. Die Myelofibrosen nehmen eine Zwischenstellung ein: man kann sie als Hyperplasie des Knochenmarkstromas auffassen, es werden aber auch leukämieartige Verlaufsformen beobachtet. Die extraossale Metaplasie mit der myeloischen Blutreaktion entwickelt sich wohl aus dem lokalen adventitiellen Bindegewebe, zeigt aber häufig ebenfalls eine anaplastische Fehldifferenzierung im Sinne einer leukotischen Proliferation[170].

In Tabelle 3 ist eine allgemeine Klassifizierung der Hämoblastosen und Retikulosen dargestellt, die eine Hilfe zur Orientierung sein kann[171]. Ob und inwieweit eine solche Klassifizierung aufrecht zu halten sein wird, muß dahingestellt bleiben. Rohr (1960) widmet in seinem Buch den allgemein-pathologischen Problemen bei neoplastischen Prozessen des Knochenmarkes viele Seiten und konnte zu seiner Zeit über eine morphologisch orientierte Phänomenologie doch nicht hinauskommen. Die experimentelle und klinische Hämatologie hat aber gerade in den letzten 10 Jahren auch auf diesem Gebiet dadurch einen besonderen Aufschwung genommen, daß es tierexperimentell gelang, mehr und mehr Leukämieprobleme zu analysieren, und daß die Verwendung neuer zellphysiologischer Methoden, insbesondere der Zellmarkierungsmethoden mit radioaktiven Isotopen, ganz neue Gesichtspunkte über die Probleme der Knochenmarkproliferation bei Neoplasien erbrachte. Deshalb soll sich dieser Abschnitt über die Vorstellungen von Rohr (1960) sowie Dameshek und Gunz (1964) hinaus vor allem mit den modernen Erkenntnissen der Zellkinetik, also mit den quantitativen Problemen der Zellregeneration bei Markneoplasien befassen.

2. Regenerationsprobleme bei tierexperimentellen Hämoblastosen und bei leukämischen Blastenkrisen des Menschen

Für das Verständnis der beim Menschen auftretenden Probleme der Knochenmarkregeneration bei Leukosen sind die tierexperimentellen Befunde nicht direkt übertragbar. Furth und Cahn (1937) erbrachten den Beweis, daß bei Mäusen eine Mäuseleukämie durch eine einzige Zelle übertragen werden kann, ein Befund, der von Skipper (1965) bestätigt und hinsichtlich der Frage der chemotherapeutischen Möglichkeiten ausgenutzt werden konnte[172]. Die Mäuseleukämie L 1210 hat nach Überimpfung eine 2tägige Verzögerungsphase, gefolgt von einem exponentiellen Wachstum mit einer Verdopplungszeit von etwa 0,5 Tagen. Innerhalb von 15—18 Tagen sind dann etwa 10^9 leukämische Zellen entstanden, die den Wirtsorganismus überschwemmen und töten.

Neuere Untersuchungen über die Wachstumskinetik von Ehrlich-Ascites-Tumorzellen nach Transplantation mögen gewisse Hinweise auf die Verhältnisse bei Tier und Mensch geben. Lala und Patt (1966) konnten zeigen, daß die Population der Asciteszellen in den ersten 4 Tagen nach Überimpfung exponentiell wächst. Danach verlangsamt sich die Wachstumsrate und später ist sogar ein Zellabfall möglich. Es ist nun von Bedeutung, daß die Verdopplungszeit des Ascitestumors jeweils länger ist als die Generationszeit. Daraus muß man schließen, daß entweder Zellen sterben und/oder daß ein Teil der gebildeten Zellen nicht mehr proliferationsfähig ist. Weiterhin ist von Interesse, daß die Generationszeit, die DNS-Synthesezeit sowie die Summe von G_2 und Mitose nach der Überimpfung ansteigt. So konnte gezeigt werden, daß innerhalb von 7 Tagen die Zellgenerationszeit von 8 auf 22 Std zunahm. Die Fraktion der teilungsfähigen Zellen fiel nach Überimpfung von 82% bei Beginn auf 53% nach 7 Tagen ab. Leider liegen bisher keine entsprechenden Daten bei Mäuseleukämie nach Überimpfung vor.

[170] Rohr 1960. [171] Rohr 1960.

[172] Schabel, Skipper, Trader und Wilcox 1965, Skipper, Schabel und Wilcox 1964.

Dennoch sind die Ascitestumorergebnisse wichtig, um einige zellphysiologische Parameter einzuführen. In den früheren Abschnitten dieses Beitrages wurde unter dem Aspekt der Physiologie der Zellregeneration vom zellkinetischen Gleichgewicht zwischen Zellbildung und Zellabbau ausgegangen. Nach cytotoxischer Schädigung des Markes kam es nach Erreichen von Minimalzellzahlen im Mark zu einer Repopulation, die zeitweilig einen exponentiellen Charakter aufwies, dann aber wieder in ein Fließgleichgewicht einmündete. Bei der experimentellen Leukämie haben wir es nun mit einem Zustand zu tun, bei dem offenbar das exponentielle Wachstum unkontrolliert verläuft und vom Körper nicht reguliert werden kann. Bei der menschlichen Leukämie sehen wir alle Übergänge: es gibt Leukämieformen, bei denen sich die leukämische Zellpopulation in einem Gleichgewicht zu befinden scheint, die Zellzahlen im Blut scheinen für Wochen und Monate konstant zu sein oder steigen nur sehr langsam an (gewisse Fälle der chronischen Myelose oder der chronisch lymphatischen Leukämie). Es gibt aber auch rasch progrediente Formen, bei denen sich die Zellzahlen innerhalb von Tagen verdoppeln, wie gewisse Formen der akuten Leukämie.

In Abb. 47 sind die peripheren Leukocytenwerte eines Patienten aufgeführt, der monatelang ein aleukämisches Blutbild hatte und in dessen Knochenmark die Myelopoese mit einer Kernlappungsstörung überwog, so daß kaum Erythroblasten vorhanden waren. Monate später kam es plötzlich zu einer „Blastenkrise" mit Anstieg der Leukocytenzahlen im Blut von 10000 auf 100000 pro mm^3 innerhalb weniger Wochen. Bei Kindern konnten Verdoppelungszeiten für die leukämischen Zellzahlen im Knochenmark von 3—6 Tagen bei derartigen „Blastenkrisen" beobachtet werden[173].

Bei diesen Beispielen ist nicht nur die Generationszeit der sich teilenden Zellpopulation von Interesse, sondern auch ihre Verdopplungszeit und die Faktoren, die sie beeinflussen. Letztere ist mitbestimmt durch die Generationszeiten der in der Zellpopulation vorhandenen teilungsfähigen Zellen. Sie ist aber weiterhin stark davon abhängig, ob und wenn ja wie rasch die gebildeten Zellen absterben oder aber in teilungsunfähige Zellen übergehen, die morphologisch nicht von den teilungsfähigen zu unterscheiden sind. Die Frage des Verständnisses der Regeneration der Zellen im Knochenmark bei Neoplasien ist entscheidend von der Erforschung dieser Parameter abhängig. Natürlich ist das Wachstum weiterhin von den sonstigen Wachstumsbedingungen — den endogenen und exogenen Regulationsfaktoren und dem Verhältnis zur normalen Zellbildung im Knochenmark — abhängig, über die noch nicht viele Fakten bekannt sind.

Wenn man annimmt, daß nach einer intensiven Chemotherapie nur eine leukämische Zelle im Körper zurückbleibt, die eine Generationszeit von 4 Tagen hat, würde es 164 Tage dauern, bis die leukämische Population, ein exponentielles Wachstum vorausgesetzt, bis auf 10^{12} Zellen angewachsen ist. Aus solchen Überlegungen geht klar hervor, daß jede einzelne leukämische Stammzelle getötet werden muß, um eine Heilung zu erzielen, falls nicht das Wesen der leukämischen Entartung aufgespürt wird und damit die Möglichkeit bestünde, diesen Prozeß wieder in das normale Fließgleichgewicht der Hämopoese zurückzuführen. Was für die menschliche Leukämie zunächst zu erforschen gilt, ist die Frage, ob — wie bei der Mäuseleukämie — jede leukämische Zelle eine „Stammzelle" ist, die die Krankheit fortführen kann, oder nicht. Dies wird für alle chronischen Verlaufsformen qualitativ, wenn auch noch nicht quantitativ, verneint werden können. Bei den akuten Leukämien, bei denen gewöhnlich nur ein Zelltyp das Bild beherrscht, ist diese Frage zunächst nicht eindeutig zu beantworten.

---

[173] Frei und Freireich 1965, Zubrod, Schepartz, Luder, Endicott, Carrese und Baker 1966.

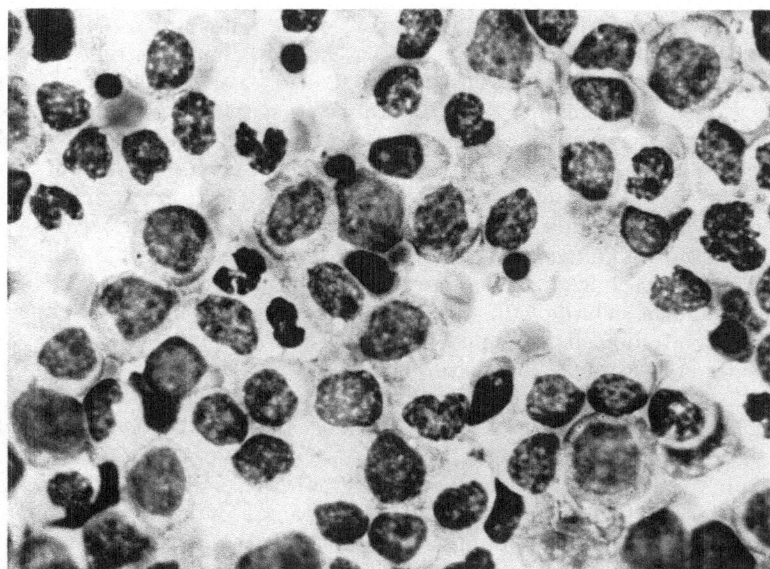

Abb. 47a. Knochenmarkausstrich eines Patienten, der 1½ Jahre später eine akute „Blastenkrise" im Blut entwickelte. Vorher (Zeitpunkt der Abbildung) bestand eine myeloische Hyperplasie und erythropoetische Aplasie

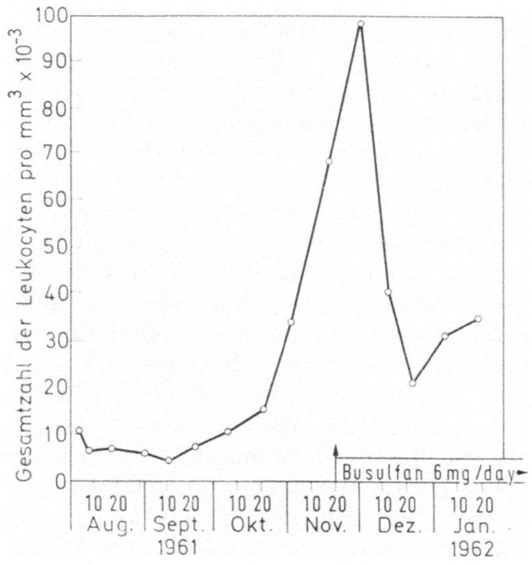

Abb. 47b. Leukocytenwerte im Blut desselben Patienten mit „Blastenkrise"

3. Das Regenerationsproblem der menschlichen Leukosen aus der Sicht der natürlichen Entwicklung und der strahlenbiologischen Erfahrungen

Seit Jahrzehnten wird die Leukose beim Menschen als eine Erkrankung aufgefaßt, bei der es zur raschen Proliferation einer anomalen Zellpopulation kommt. Dabei erscheint es unwesentlich, ob sich diese abnormen Zellen aus der pluripotenten hämopoetischen Stammzelle oder aus „determinierten" Stammzellen entwickeln. Ebenso scheint es für das Verständnis des leukotischen Prozesses zunächst irrelevant zu sein, ob es dadurch, daß diese Zellen wie ein Parasit wirken oder aber die normale Hämopoese verdrängen und damit die lebenswichtige Blutzellproduktion zum Erliegen bringen, zum Tod des Wirtsorganismus kommt.

Das gegenwärtige Konzept der Chemotherapie beinhaltet, daß alle leukämischen Zellen zur uneingeschränkten Proliferation fähig sind und daß eine Heilung die Eliminierung aller entarteten Stammzellen voraussetzt. Es wird auch angenommen, daß der Prozeß der leukotischen Entartung irreversibel ist, eine Annahme, die mit den beobachteten Spontanremissionen gerade bei akuten Leukämien schlecht vereinbar ist[174], auch wenn sie vor allem nach Bluttransfusionen und akuten Infektionen beobachtet wurden.

Einerseits kann es keinen Zweifel geben, daß die Zellregeneration bei Leukosen keine Fließgleichgewichtsituation darstellt. Andererseits deuten die Befunde bei menschlichen Leukosen darauf hin, daß diese unausgeglichene Regeneration auch kein exponentielles Wachstum beinhaltet, bei dem jede Zelle zur Teilung befähigt ist. Bei der menschlichen Leukose gibt es sicherlich teilungsfähige und teilungsunfähige abnorme Zellen, wobei die Analogie zur normalen Hämopoese in gewisser Weise berechtigt ist. Diese wird durch eine bisher morphologisch nicht identifizierte Stammzellpopulation aufrecht erhalten, während der allergrößte Teil der teilungsfähigen Zellen nicht selbsterhaltend ist, sondern sich auf dem Weg der Reifung und Funktion befindet.

In Japan wurde eine große Zahl von Menschen durch die beiden Atombombenexplosionen einer Ganzkörperbestrahlung ausgesetzt. Die normale Hämopoese bei den sich spontan erholenden Personen war innerhalb von 60 Tagen wiederhergestellt. Es ist bekannt, daß eine Häufung von Leukosen frühestens erst nach 18 Monaten beobachtet wurde mit einem Maximum nach 5 Jahren[175]. Nimmt man an, daß durch die Bestrahlung *eine* Stammzelle „leukotisch“ entartete, die eine Generationszeit zwischen 6—48 Std hatte, so würde sich innerhalb von 9—74 Tagen eine Zellpopulation von 10^{11} Zellen entwickelt haben, falls ein exponentielles Wachstum ohne Zelltod bestand. Dabei kann man davon ausgehen, daß eine Leukämie leicht diagnostiziert werden kann, wenn im Körper 10^{12} leukämische Zellen vorhanden sind. Cronkite (1968) glaubt nicht, daß man einfach davon ausgehen kann, daß die 18 Monate nach der Atombombenexplosion beobachteten Leukosen das Resultat des exponentiellen Wachstums einer leukotisch entarteten Stammzelle sind. *Eine* Zelle würde sich innerhalb von 18 Monaten auf 10^{11} Zellen vermehrt haben, wenn die Generationszeit 14,7 Tage betragen hätte. 10 entartete Zellen brauchten bei einer Generationszeit von 16,2 Tagen, 1000 Zellen bei einer Generationszeit von 20,2 Tagen jeweils 18 Monate, um sich in eine klinisch diagnostizierbare Leukose zu entwickeln. Es wird noch darauf hinzuweisen sein, daß solche Generationszeiten bei teilungsfähigen leukotischen Zellen bisher nicht beobachtet wurden. Aus diesem Grunde muß angenommen werden, daß auch bei der leukotischen Zellvermehrung eine Zellpopulation eine uneingeschränkte „Stammzellenfunktion“ hat, eine zweite jedoch — die von Fall zu Fall im Grad ihrer Differenzierung variabel ist — nur eine begrenzte oder gar völlig blockierte Teilungsfähigkeit besitzt. Man hat es also wie bei der normalen Hämopoese mit einem „Stammzellspeicher“ sowie „Teilungs- und Ausreifungsspeichern“ zu tun, wobei das Verhältnis zwischen beiden normalerweise im Gleichgewicht ist, bei der Leukose jedoch im Ungleichgewicht mit einer bisher nicht manipulierbaren Autonomie der Proliferation des entsprechenden Stammzellenspeichers. Falls man zum Schluß kommt, daß nach der Atombombenexplosion nicht sofort mindestens eine Stammzelle leukotisch entartete, müßte man vermuten, daß diese Stammzelle(n)

174 Diamond und Luhby 1951, Wetherly-Mein und Cotton 1956.

175 Heyssel, Brill, Woodbury, Nishimura, Ghose, Hoshino und Vamasaki 1960.

lange „ruhte", bevor sie zur leukotischen Zellteilung stimuliert wurde. Eine Alternative wäre, daß die lange Latenzperiode bis zur Diagnostizierbarkeit der Erkrankung ihre Ursache in einer hohen Absterberate der proliferierenden leukotischen Stammzellenpopulation hat. Eine dritte Möglichkeit wäre, daß die Bestrahlung nur einer von mehreren notwendigen Schritten ist, um eine Zelle leukotisch entarten zu lassen.

4. Methoden und Ergebnisse der zellphysiologischen Erforschung der leukotischen Regeneration

a) Methoden der Erforschung der Markregeneration bei Neoplasien

Es gibt mehrere Methoden, die einige Parameter der Regeneration des Knochenmarkes bei Leukosen erfassen. Leider ist es nur in den seltensten Fällen möglich, die Entwicklung einer Leukose aus ihren präleukämischen Stadien zu beobachten.

1. In vielen Untersuchungen wurde die in vitro-Markierung von normalen im Vergleich mit leukämischen Zellpopulationen im Knochenmark und Blut mit Thymidin-^{3}H angewendet. Als quantitative Aussage wird der Markierungsindex verwendet, der sich aus dem Anteil der markierten Zellen an der Gesamtpopulation ergibt.

$$(\%)\ \text{Markierungsindex} = \frac{\text{Zahl der Zellen in DNS-Synthese (markiert)}}{\text{Zahl der Zellen der Gesamtpopulation}}\,.$$

Die Schwierigkeit liegt hierbei in der morphologischen Charakterisierung der zu den markierten Zellen gehörigen Zellen der Gesamtpopulation.

Diese Methode wurde von einer Reihe von Autoren dazu verwendet festzustellen, ob die leukotisch entarteten Zellen tatsächlich „rasch" proliferieren oder nicht[176]. Das Ergebnis der ersten Befunde war, daß leukotische Zellen im allgemeinen nicht rascher proliferieren als normale Zellen, weil der Anteil der in DNS-Synthese befindlichen Zellen bei einer Leukose sogar eher kleiner ist als bei der normalen Hämopoese. So fanden als erste BOND, FLIEDNER, CRONKITE, RUBINI, BRECHER und SCHORK (1959), daß der Thymidin-^{3}H-Markierungsindex beim multiplen Myelom, bei der chronisch lymphatischen und bei der akuten Leukämie (außer bei Blastenkrise) gegenüber normalen teilungsfähigen hämopoetischen Zellen stark erniedrigt ist. RUBINI, BOND, KELLER, FLIEDNER und CRONKITE (1961) fanden, daß der Markierungsindex mit Thymidin-^{3}H im peripheren Blut von Patienten mit chronisch myeloischer Leukämie nur 0,5—5% betrug gegenüber etwa 40—60% der teilungsfähigen myeloischen Zellen im Knochenmark. Der Markierungsindex bei chronisch lymphatischer Leukämie lag zwischen 0 und 0,66%, bei akuter Leukämie zwischen 0 und 4,2% und bei einer akuten Stammzellenleukämie zwischen 3,1 und 14%. GAVOSTO (1967) verglich den Thymidin-^{3}H-Markierungsindex des Knochenmarkes von Normalpersonen mit dem bei akuten Leukämien. Im normalen Mark ist dieser 42%, das bedeutet, daß sich normalerweise 42 von 100 Knochenmarkzellen in DNS-Synthese und daher in Vorbereitung zur Zellteilung befinden. Bei den verschiedenen Leukosen schwankte der Index zwischen 0,2 und 9,1%. Falls sich alle leukotischen Zellen teilen, würde ein derartig niedriger Markierungsindex auf sehr lange Generationszeiten im Verhältnis zu denjenigen bei normalen teilungsfähigen hämopoetischen Zellen hinweisen. MAURI (1962) glaubt tatsächlich, eine längere Generationszeit bei leukotischen Zellen beobachtet zu haben. GAVOSTO (1967) fand, daß der Markierungsindex der großen

[176] BOND, FLIEDNER, CRONKITE, RUBINI, BRECHER und SCHORK 1959, CRONKITE, FLIEDNER, BOND, RUBINI, BRECHER und QUASTLER 1959, CRONKITE, BOND, FLIEDNER und RUBINI 1959, GAVOSTO, MARANI und PILERI 1960, FLIEDNER, CRONKITE und BOND 1961, CRADDOCK und NAKAI 1962, MAURI 1962, MOXLEY, PERRY, WEISS und ZELEN 1965.

leukämischen Blasten höher als bei kleinen Blasten war. KILLMANN (1965) bestätigte den niedrigen Markierungsindex im Knochenmark und Blut bei akuten Leukämien. Obgleich der Index im Mark höher ist als im Blut, so erreicht er niemals Werte wie bei normalen teilungsfähigen Blutzellvorstufen. Daraus wurde von diesem Forscher und mit ihm auch von einer Reihe weiterer Autoren die Frage gestellt, ob nicht eine Alternative zur Hypothese der „langen Generationszeit" in der Form möglich sei, daß es eine Population leukämischer Zellen gibt, die sich relativ rasch und progressiv teilt und eine zweite morphologisch zunächst nicht genau identifizierbare, die sich nicht oder nur wenig teilt, die akkumuliert und dann irgendwann mehr oder weniger effizient abgebaut wird.

CRADDOCK und NAKAI (1962) bestätigen den niedrigen Thymidin-^{3}H-Markierungsindex bei Leukämien. Sie kamen aber zu folgendem Schluß: „Leukämische Blasten haben eine viel längere Generationszeit als normale Blasten oder die unreifen Zellen bei der chronisch myeloischen Leukämie. Bei manchen Fällen ist die Majorität der leukämischen Blasten in Interphase. Dadurch, daß die Proliferationsrate verlangsamt ist und es nicht zur Ausreifung und Differenzierung kommt, erscheint die Lebenserwartung der leukämischen Blasten gegenüber der sich normal regenerierenden Population von myeloischen Zellen verlängert."

Somit ist die Frage nach der Umsatzgeschwindigkeit, d.h. der Regeneration neoplastisch entarteter Knochenmarkzellen allein aufgrund von in vitro-Thymidin-^{3}H-Markierungsversuchen nicht zu lösen. Es müssen zellkinetische in vivo-Studien vorgenommen werden. Bevor auf diese eingegangen wird, sollen noch andere Methoden erwähnt werden.

2. Eine Reihe von Untersuchungen wurde mit Hilfe der Leukopherese[177] sowie der extrakorporalen Blutbestrahlung vorgenommen[178]. Bei beiden Methoden wird versucht, durch die nach außen oder nach innen erfolgende „Drainage" von Blutleukocyten einen Sog auf die Bildungsstätten leukämischer Zellen auszuüben, um deren Regenerationsrate und die Probleme des Austausches von Blut- und Knochenmarkzellen bei Leukosen zu untersuchen. Auf die Ergebnisse dieser Studien soll hier nicht näher eingegangen werden, da sie prinzipiell keine zusätzlichen Argumente zum Problem der Markregeneration bei Leukosen liefern.

3. Eine weitere Methode verwendet die Möglichkeit der in vivo-Markierung von normalen und je nach Reifegrad nur beschränkt markierbaren leukämischen Blutzellen mit DF-^{32}P und anschließender Autotransfusion, um die Lebenserwartung dieser Zellen und ihre Verteilung in den verschiedenen Zellspeichern zu erforschen[179]. Darüber hinaus bietet die in vitro-Markierung der RNS von normalen und leukämischen Blutzellen (Lymphocyten, Monocyten und unreifen, RNS synthetisierenden leukämischen Zellen) mit Cytidin-^{3}H und nachfolgender Autotransfusion die Möglichkeit, die Zellen in ihrem Austausch mit den Bildungsstellen zu verfolgen[180].

4. Schließlich geben kinematographische Beobachtungen an Knochenmarkkulturen[181], Mitoseindexstudien[182] sowie mikrospektrophotometrische Befunde des DNS-Gehaltes[183] Hinweise auf die Regenerationsvorgänge neoplastischer Knochenmarkzellen.

---

177 BIERMAN, KELLY, BYRON, CORDES und SCHLORED 1956, BIERMAN, MARSHALL, KELLY und BYRON 1963.
178 CRONKITE, CHANANA und SCHNAPPAUF 1965, SCHIFFER, ATKINS, CHANANA, CRONKITE, GREENBERG und STRYCKMANS 1966.
179 ATHENS, MAUER, RAAB, HAAB und CARTWRIGHT 1960, ATHENS, RAAB, HAAB, BOGGS, ASHENBRUCKER, CARTWRIGHT und WINTROBE 1965.
180 FLIEDNER, CRONKITE und CUTTNER 1964, FLIEDNER 1967. 181 BOLL und KÜHN 1965.
182 ASTALDI und RAVETTA 1942, KILLMANN, CRONKITE, FLIEDNER und BOND 1964.
183 VLADIMIRSKAYA, SIMONOV, BALAKHOVSKII und IVANOVA 1965.

b) Ergebnisse der in vivo-Markierung bei Leukosen mit Thymidin-^{3}H

Wesentliche Ergebnisse hinsichtlich der Frage der Regeneration leukotischer Zellen in Knochenmark und Blut ergaben sich durch die in vivo-Markierung mit Thymidin-^{3}H und der nachfolgenden Serienuntersuchung von Knochenmark und Blut. Die ersten, die über Ergebnisse mit dieser Methode bei leukämischen Patienten berichteten, waren KILLMANN, CRONKITE, ROBERTSON, FLIEDNER und BOND (1963). Seither haben eine Reihe von Autoren die gleiche Methode verwendet und Ergebnisse berichtet[184]. Aus den Ergebnissen dieser Autoren hat CRONKITE (1968) die folgenden vorläufigen Schlußfolgerungen gezogen:

1. Die leukämischen Blastenzellen im peripheren Blut sind im Verhältnis zu normalen teilungsfähigen Blutzellvorstufen „steril" und nicht teilungsfähig.
2. Der Abstrom von Blastenzellen aus dem Blut scheint ein nach statistischen Gesetzen vor sich gehender Prozeß zu sein („at random") mit einer Halbwertzeit von etwa 23 Std.
3. Die Schwierigkeit, aus dem Einstrom markierter Blasten in das Blut Rückschlüsse auf den Blutumsatz dieser Zellpopulation zu ziehen, liegt an der ungeklärten Frage, wieviel unmarkierte Blasten gleichzeitig auch ins Blut einströmen und ob die Einstromrate geringer ist, als wenn für eine bestimmte Zeit alle einströmenden Zellen markiert wären. In Abb. 48 sind die Daten einer entsprechenden Untersuchung dargestellt[185]. Die angegebene Rate von 0,26% pro Stunde stellt deshalb einen unteren Grenzwert dar, weil gleichzeitig mit markierten auch unmarkierte Zellen nach Thymidin-^{3}H-Injektion ins Blut einströmen können. Falls nur markierte Zellen einströmen, würde dieser Wert die Einstromrate der gesamten blutgängigen Population repräsentieren.
4. Da es kaum Thymidin-^{3}H-markierbare Blasten im Blut gibt, wie auch der 1 Std-Wert des Blutes nach Thymidin-^{3}H-Injektion zeigt (Abb. 48), erscheint der Schluß berechtigt, daß entweder vorzugsweise teilungsunfähige Zellen aus dem Mark ins Blut abgegeben werden oder daß die Blasten nicht mehr in der post-DNS-synthetischen Phase oder späten präsynthetischen, der DNS-Phase oder der Mitose ins Blut entlassen werden können, es also sehr darauf ankommt, in welcher Phase des Cellcyclus sich ein Blast befindet, um ins Blut abgegeben werden zu können.
5. Die Ergebnisse führten auch dazu, eine Möglichkeit der Bestimmung der Generationszeiten von leukämischen Blasten aufzuzeigen, nach der sie zwischen 50 und 80 Std anzusetzen sind, Generationszeiten, die nach neueren Ergebnissen aus verschiedenen Gründen zu hoch liegen dürften. Auf alle Fälle zeigte sich aus diesen ersten Studien, daß es sich bei leukämischen Zellen um mehrere Populationen mit unterschiedlichen Proliferationspotenzen handeln muß.

GAVOSTO, PILERI, VACHI und PEGORARO (1964) schlossen aus ihren in vivo-Thymidin-^{3}H-Untersuchungen, daß es sich bei der Leukose um einen Defekt handele, der die Zellen daran hindert, sich zu differenzieren und auszureifen. MAUER und FISHER (1962, 1963, 1966) untersuchten unbehandelte Kinder mit akuter Leukämie nach intravenöser Applikation von Thymidin-^{3}H. An 6 Knochenmarkaspirationsstellen war der initiale Markierungsindex der gleiche. Nahezu alle leukotischen Mitosen, aber nur 5—6% aller leukämischen Zellen des Markes waren mit Thymidin-^{3}H markiert. Weiterhin zeigen die Befunde dieser Autoren, daß die großen Blasten ihre Markierung in dem Maße verlieren, wie die kleinen Blasten markiert werden. Auch bei diesen Studien fand sich ein Anstieg der markierten Blasten im Blut mit einer Rate von 0,4% pro Stunde, ähnlich dem in Abb. 48 dargestellten Wert.

[184] GAVOSTO, PILERI, VACHI und PEGORARO 1964, MAUER und FISHER 1962, 1963, 1966, CLARKSON, OHKITA und OTA 1968.

[185] KILLMANN, CRONKITE, ROBERTSON, FLIEDNER und BOND 1963.

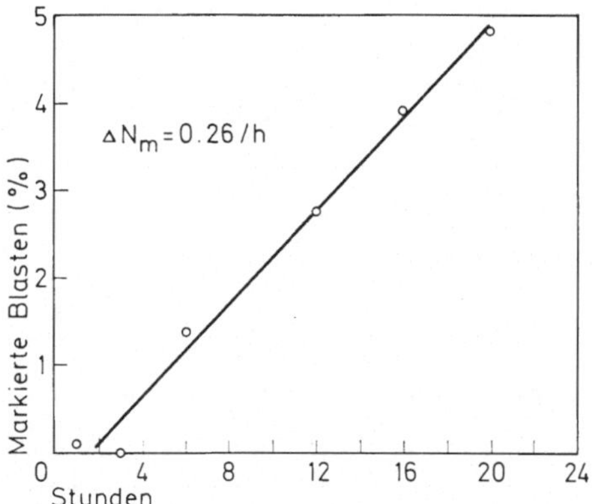

Abb. 48. Auftreten von markierten Myeloblasten (> 5 Körnchen) im Blut nach Thymidin-^{3}H-Injektion bei einem Patienten mit akuter myeloischer Leukämie. ΔN_m = Anstiegsrate des Markierungsindex in Prozent pro Stunde. [Nach KILLMANN, CRONKITE, ROBERTSON, FLIEDNER, and BOND: Lab. Invest. 12 (1963)]

CLARKSON, OHKITA und OTA (1968) konnten zwei weitere Patienten untersuchen und fanden ebenfalls den sehr niedrigen Markierungsindex der leukämischen Blasten. Aber sie berechneten aufgrund des Auftretens von markierten Mitosen bei leukämischen Zellen das Maximum der DNS-Synthesezeit dieser Zellen mit weniger als 20 Std (also normal) und schätzten eine Generationszeit von ca. 24 Std. Der Einstrom von markierten Blasten ins Blut betrug 0,23% bzw. 0,25% pro Stunde bei den beiden Patienten, ähnlich wie der in Abb. 48 gezeigte. Auch bei diesen Patienten erfolgte der Abstrom von markierten Blasten aus dem Blut mit einer Habwertzeit von 25 und 26 Std. Nach 8—10 Tagen kontinuierlicher Thymidin-^{3}H-Infusion wurden nur 82—93% der Blasten bei einem Patienten markiert, ein Zeichen, daß 7—18% der Blasten Lebenserwartungen von mindestens 9 Tagen haben, bevor sie sterben oder in DNS-Synthese eintreten.

Somit geben bis heute die Ergebnisse von 14 Patienten mit akuter Leukämie — wie von CRONKITE (1968) ausführlich dargestellt wurde — folgende Übereinstimmung:

1. Der in vivo- und in vitro-Thymidin-^{3}H-Markierungsindex leukämischer Blasten ist niedrig. Bei einer DNS-Synthesezeit (t_s) von 13 Std (wie sie im normalen menschlichen Knochenmark gefunden wird) ergeben sich nach der Formel

$$t_G = \frac{t_S}{I_M}$$

für die leukämischen Blasten Generationszeiten (t_G), die bei einem Markierungsindex (I_M) von 1% 1300 Std, von 10% 130 Std und von 50% 26 Std betragen würden. Da aber ein großer Teil der als Blasten gezählten Zellen gar nicht teilungsfähig ist, ist es nicht statthaft, aus in vitro-Befunden Generationszeiten zu berechnen.

2. Die leukämischen Blasten des Blutes teilen sich nur selten.

3. Nach Untersuchungen von leukämischem Knochenmark ergeben sich Hinweise auf 2 Populationen, eine teilungsfähige und eine nicht teilungsfähige[186].

4. Die Generationszeiten für die teilungsfähigen Blasten liegen in der Größenordnung von 24 Std.

Somit wird die ursprüngliche Frage, ob alle leukämischen „Blasten" Stammzellen sind, die den leukämischen Prozeß unterhalten und schüren, zur Zeit zu

[186] GREENBERG, CHANANA, CRONKITE, SCHIFFER und STRYCKMANS 1966.

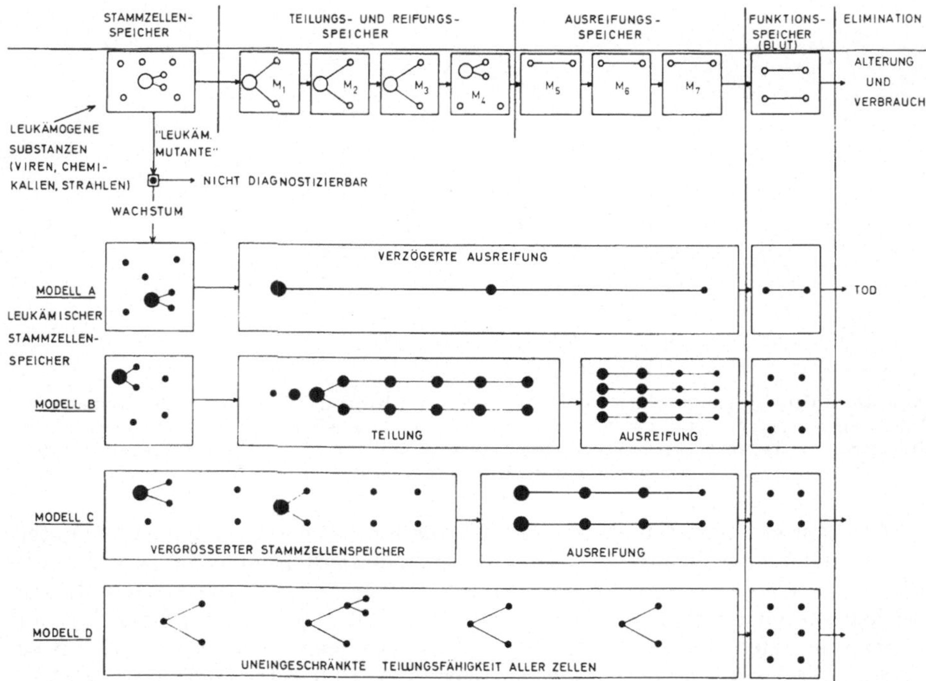

Abb. 49. Schematische Darstellung eines normalen Zellerneuerungssystems im Vergleich mit verschiedenen Modellen von leukämischer Zellproliferation. (Nach CRONKITE, aus: Perspectives in Leukemia. New York and London: Grune & Stratton 1968)

verneinen sein. Möglicherweise sind 66—88% der Blastenpopulation nicht teilungsfähig.

CRONKITE (1968) stellte eine Reihe von Modellen auf, die den leukämischen Prozeß hinsichtlich seiner Regeneration erklären könnten (Abb. 49). Danach wirkt ein Leukämie erzeugendes Agens auf den normalen Stammzellenspeicher ein, wobei sich mindestens eine Zelle in eine leukämische Stammzelle umwandelt, die sich nun teilt und eine Vermehrung von abnormen Zellen bewirkt.

Im Modell A wird angenommen, daß es eine sich teilende und eine nur langsam reifende leukämische Zellpopulation gibt, so daß es bei „normaler" Teilungsgeschwindigkeit der Stammzellen zu einer Akkumulation teilungsfähiger Zellen kommt. Dieses Modell erscheint höchstens für die chronisch lymphatische Leukämie diskutierbar zu sein.

Im Modell B wird ein Stammzellenspeicher angenommen, der im Verhältnis zu den sich teilenden leukämischen Blasten klein ist. In diesem Modell gibt es einen teilungsfähigen, differenzierten leukämischen Blastenspeicher, der sich allerdings nicht selbst erneuern kann. Dieser ist aufgrund seiner cytologischen Kriterien (z. B. Größe der Blasten)[187] von einem teilungsunfähigen Blastenspeicher abzutrennen. Beide Speicher geben ihre Zellen „at random" ins Blut ab.

Im Modell C wird davon ausgegangen, daß der gesamte teilungsfähige Zellspeicher sich selbst erneuernde Stammzellenpotenzen hat. Der Abstrom von Zellen aus dem Mark geschieht proportional zu der Anzahl der Zellen im Teilungs- und Reifungsspeicher. Die meisten der bisher untersuchten Leukämiefälle ließen sich entweder nach dem Modell B oder C oder einer Kombination erklären.

[187] Siehe KILLMANN 1965, GAVOSTO, PILERI, VACHI und PEGORARO 1964.

Das Modell D geht von einer nahezu exponentiell wachsenden Stammzellenpopulation aus, die für die Mäuseleukämie zutreffen mag, aber für die menschlichen Leukämiefälle, die bisher beobachtet wurden, nicht vorliegt. Ausnahmen mögen bei bestimmten kindlichen Leukämien oder bei Blastenkrisen vorkommen.

Zum Abschluß sollen noch einige Hinweise auf die Knochenmarkregeneration bei chronisch myeloischer Leukämie gegeben werden. Aufgrund ihrer Untersuchungen kamen BIERMAN und seine Gruppe[188] schon sehr früh zu der Auffassung, daß die Generationszeiten der Markzellen bei chronisch myeloischen Leukämien länger sind als normal. Sie schlossen weiterhin, daß die Ausreifung dieser Zellen verzögert sei und daß es nur langsam zu einer Abwanderung von Zellen aus dem Mark ins Blut komme, die dann allerdings von allen Stufen der Reifung aus erfolgen könne, wobei die unreifen Zellen im Blut eine längere Lebenserwartung hätten.

Später wurden zur Erforschung der Regenerationskinetik dieser Leukämieform DF-^{32}P und Thymidin-^{3}H verwendet. Zur Bestimmung der Lebenserwartung der Zellen bei chronisch myeloischer Leukämie wurden diese mit DF-^{32}P in vitro markiert und dann autotransfundiert[189]. Dabei stellte sich zunächst eine starke Vergrößerung des Blutgranulocytenspeichers auf das 10—150fache heraus. Die Abwanderungsgeschwindigkeit der Granulocyten aus dem Blut war auf das 4—12fache gegenüber der Norm verlängert. GALBRAITH (1966) kam aufgrund seiner Befunde zu folgenden Schlüssen:

1. Der leukämische reife Neutrophile lebt tatsächlich im Blut länger als die normale Zelle.

2. Anormale Leukocyten werden in extravasculären Speichern angereichert, können aber rezirkulieren.

3. Es gibt noch extracorpusculäre Faktoren, die die Kurven der spezifischen Aktivität der Blutleukocyten beeinflussen.

4. Im Stadium des Rückfalls bei der Leukämie kann es sein, daß der Austausch zwischen intra- und extravasculären Speichern nicht stattfindet.

5. Die intra- und extravasalen Speicher enthalten beide eine sich selbst aufrecht erhaltende Zellpopulation.

PERRY, MOXLEY, WEISS und ZELEN (1966) verwendeten sowohl in vivo als auch in vitro Zellmarkierungsmethoden bei chronisch myeloischer Leukämie. Sie[190] konnten dabei zeigen, daß in vitro Thymidin-^{3}H-markierte und autotransfundierte Myelocyten ins Knochenmark zurückkehren können, sich dort zu teilen und auszureifen vermögen. Aufgrund ihrer vielfältigen Studien entwickelten sie[191] ein einleuchtendes Modell der myeloischen Leukämie, nach dem Milz, Knochenmark und Blut Speicher darstellen, die jeweils proliferierende Populationen enthalten. Diese stehen im Austausch miteinander.

Alle diese Studien zeigen, daß die Diskussion über die Knochenmarkregeneration bei neoplastischen Prozessen in jüngster Zeit in eine neue Phase der quantitativen Erforschung eingetreten ist und in absehbarer Zeit eine kinetische Charakterisierung erwartet werden kann. Danach ist dann die Frage zu bearbeiten: Wie kann man die Entartung der Stammzelle(n) in eine nicht mehr den normalen Regulationsmechanismen unterliegende leukotische Zelle wieder rückgängig machen, sei es durch externe oder interne Manipulationen?

[188] BIERMAN, BYRON, KELLY, DOD und BLACK 1951, BIERMAN, KELLY, BYRON, CORDES und SCHLORED 1956, BIERMAN, MARSHALL, KELLY und BYRON 1963.
[189] MAUER und JARROLD 1963, ATHENS, RAAB, HAAB, BOGGS, ASHENBUCKER, CARTWRIGHT und WINTROBE 1965, GALBRAITH 1966.
[190] MOXLEY, PERRY, WEISS und ZELEN 1965.
[191] PERRY, MOXLEY, WEISS und ZELEN 1966.

Literatur

ALBRECHT, M.: Studien zur Thrombozytenbildung an Megakaryozyten in menschlichen Knochenmarkskulturen. Acta haemat. (Basel) **17**, 160 (1957). ~ Studien zur Thrombozytenbildung, durchgeführt an Megakaryozyten in vitro. Materia Medica Nordmark **10**, 131 (1958). — ALPEN, E. L.: Comparison of haematological responses and radiation recovery in several mammalian species. In: Effects of ionizing radiations on the haematopoietic tissue, p. 103. Vienna: IAEA 1967. — ALPEN, E. L., and D. CRANMORE: Observations on the regulation of erythropoiesis and on cellular dynamics by Fe59 autoradiography. In: The kinetics of cellular proliferation (F. STOHLMAN, ed.), p. 290. New York: Grune & Stratton, Inc. 1959. — ALPEN, E., D. CRANMORE, and M. E. JOHNSTON: Early observation on the effects of blood loss. In: Erythropoiesis (L. O. JACOBSON and M. DOYLE, ed.), p. 184. New York: Grune & Stratton, Inc. 1962. — ANDREASEN, A. P.: Myelofibrosis. Copenhagen: Munksgaard 1958. — ASKANAZY, M.: Das Knochenmark. In: Handbuch der speziellen pathologischen Anatomie und Histologie (F. HENKE und O. LUBARSCH, ed.), Bd. I/2, S. 781. Berlin: Springer 1927. — ASTALDI, G.: Differentiation, proliferation and maturation of hemopoitic cells studied in tissue culture. In: Haemopoiesis (G. WOLSTENHOLME and M. O'CONNOR, ed.), p. 99. London: Churchill 1960. — ASTALDI, G., and M. RAVETTA (zit. KILLMANN 1965): Haematologica **24**, 657 (1942). — ATHENS, J. W., A. M. MAUER, H. ASHENBRUCKER, G. E. CARTWRIGHT, and M. M. WINTROBE: Leukokinetic studies. I. A method for labeling leukocytes with diisopropylfluorophosphate (DFP[32]). Blood **14**, 303 (1959). — ATHENS, J. W., A. M. MAUER, S. O. RAAB, O. P. HAAB, and G. E. CARTWRIGHT: Studies of granulocyte kinetics. J. clin. Invest. **39**, 969 (1960). — ATHENS, J. W., S. O. RAAB, O. P. HAAB, D. R. BOGGS, H. ASHENBRUCKER, G. E. CARTWRIGHT, and M. M. WINTROBE: Blood granulocyte kinetics in chronic myelocytic leukemia. J. clin. Invest. **44**, 765 (1965). — ATHENS, J. W., S. O. RAAB, O. P. HAAB, A. M. MAUER, H. ASHENBRUCKER, G. E. CARTWRIGHT, and M. M. WINTROBE: Leukokinetic studies. III. The distribution of granulocytes in the blood of normal subjects. (The leukocytes in marginal pool are twice as many as in circulating blood.) J. clin. Invest. **40**, 159 (1961a). ~ Leukokinetic studies. IV. The total blood, circulating and marginal granulocytes pools and the granulocytes turnover in normal subjects. J. clin. Invest. **40**, 989 (1961b).

BACQ, Z. M.: Chemical protection against ionizing radiation. Springfield: Ch. Thomas 1965. — BALLERINI, G., S. LA PAGLIA e N. RICCI: Modalitá della rigenerazione del midollo osseo dopo irradiazione sperimentale sotto l'influenza di capillaro-protettori. Ann. Univ. Ferrara **3**, 93 (1964). — BANNERMAN, R. M., M. GRINSTEIN, and C. V. MOORE: Haemoglobin synthesis in Thalassemia; in vitro studies. Brit. J. Haemat. **5**, 102 (1959). — BARGMANN, W.: Über den Feinbau der Knochenmarkkapillaren. Z. Zellforsch. **11**, 1 (1930). — BARTA, I.: Über die Tätigkeit des leukopoetischen Systems bei Infektionskrankheiten (Untersuchungen mittels Sternalpunktion). Folia haemat. (Lpz.) **50**, 287 (1933). — BAUER, W.: Zur Ultrastruktur der Knochenmarknerven. In: Experimentelle und klinische Forschungen über Physiologie, Pathophysiologie und Strahlenpathologie der blutzellbildenden Systeme. I. Proliferationskinetische und strahlenbiologische Untersuchungen über die Blutzellbildung — Jahresbericht von T. M. FLIEDNER. Bericht der Europäischen Atomgemeinschaft EUR 3938d. Brüssel 1968. — BECKER, H., E. P. CRONKITE, T. M. FLIEDNER, H. MESSNER u. R. STODTMEISTER: Osteomyelofibrose in Ratten nach letaler Ganzkörperbestrahlung und Transfusion allogener Knochenmarkzellen. Bericht der Europäischen Atomgemeinschaft EUR 4043d. Brüssel 1968. — BEER, A. S.: Über die nervös-humorale Regulation des Blutes. Folia haemat. (Lpz.) **66**, 22 (1942). — BEKKUM, D. W. VAN, and W. W. H. WEYZEN: Serial transfer of isologous and homologous hematopoetic cells in irradiated hosts. Path. Biol. Sem. Hôp. **9**, 888 (1961). — BELCHER, E. H., E. B. HARRISS, and L. F. LAMERTON: Turnover studies with Fe59 in the x-irradiated rat. Brit. J. Haemat. **4**, 390 (1958). — BERLIN, N. I., T. A. WALDMANN, and S. M. WEISSMAN: Life span of red blood cell. Physiol. Rev. **39**, 577 (1959). — BESSIS, M.: Cytology of the blood and blood forming organs. New York: Grune & Stratton, Inc. 1956. — BETHARD, W. F., R. W. WISSLER, J. S. THOMPSON, M. A. SCHROEDER, and M. J. ROBSON: The effect of acute protein deprivation upon erythropoiesis in rats. Blood **13**, 216 (1958). — BIERMAN, H. R., R. L. BYRON, K. H. KELLY, K. S. DOD, and P. M. BLACK: Studies on cross circulation in man. I. Method and clinical changes. Blood **6**, 487 (1951). — BIERMAN, H. R., K. H. KELLY, R. L. BYRON JR., F. L. CORDES, and D. SCHLORED: An approximation of the rate of production and delivery of leukocytes in leukemic and nonleukemic subjects. Proc. 6th Congr. int. Soc. haemat. 132 (1956). — BIERMAN, H. R., G. J. MARSHALL, K. H. KELLY, and R. L. BYRON JR.: Leukopheresis in man. III. Hematologic observations in patients with leukemia and myeloid metaplasia. Blood **21**, 164 (1963). — BLOOM, W., Ed.: Histopathology of irradiation from external and internal sources. Nat. Nucl. Energy Serv. Div. IV, **221**, 808 (1948). — BOLL, I.: Morphologische Studien zum Verhalten von Knochenmarkzellen in vitro. I. Granuloblastenmitosen. Folia haemat., N.F. **3**, 58 (1958). ~ Die Regeneration in der Granulopoese. Verh. Dtsch. Ges. Path. 50. Tagg, S. 234. Stuttgart: Fischer 1966. — BOLL, I., and A. KÜHN:

Granulocytopoiesis in human bone marrow cultures studied by means of kinematography. Blood **26**, 449 (1965). — Bond, V. P., T. M. Fliedner, and J. O. Archambeau: Mammalian radiation lethality. New York and London: Academic Press 1965. — Bond, V. P., T. M. Fliedner, E. P. Cronkite, J. R. Rubini, G. Brecher, and P. K. Schork: Proliferative potentials of bone marrow and blood cells studied by in vitro uptake of tritiated thymidine. Acta haemat. (Basel) **21**, 1 (1959). — Bond, V. P., T. M. Fliedner, and E. Usenik: Early bone marrow hemorrhage in the irradiated dog. Arch. Path. **73**, 13 (1962). — Bond, V. P., N. Odartchenko, H. Cottier, L. E. Feinendegen u. E. P. Cronkite: The kinetics of the more mature erythrocytic precursors studied with tritiated thymidine. In: Erythropoiesis (L. O. Jacobson and M. Doyle, ed.), p. 173. New York: Grune & Stratton, Inc. 1962. — Borsook, H.: On mucoprotein erythropoietic factor. In: The kinetics of cellular proliferation (F. Stohlman, ed.), p. 357. New York: Grune & Stratton, Inc. 1959. — Brånemark, P. I., and U. Breine: Formation of bone marrow in isolated segment of rib periosteum in rabbit and dog. Blut **10**, 236 (1964). — Brecher, G., K. M. Endicott, H. Gump, and H. P. Brawner: Effects of x-ray on lymphoid and hemopoietic tissue of Albino mice. Blood **3**, 1259 (1948). — Brooks, A. L., and R. O. McClellan: Cytogenetic effects of strontium-90 on the bone marrow of the Chinese hamster. Nature (Lond.) **219**, 761 (1968). — Brucer, M., ed.: The acute radiation syndrome. A medical report on the Y-12 accident, June 16, 1958. USAEC Report — Orins, April 1959. — Bruce, W. R., B. E. Meeker, and F. A. Valeriote: Comparison of the sensitivity of normal hematopoietic and transplanted lymphoma colony-forming cells to chemo-therapeutic agents administered in vivo. J. nat. Cancer Inst. **37**, 233 (1966). — Bunting, C. H.: Functions of the leukocytes. In: Handbook of hematology (H. Downey, ed.), vol. I, p. 439. Facsimil of P. B. Hoeber, New York, 1938. New York: Hafner 1965. — Burckhardt, R.: Die mesenchymale Knochenmarksreaktion bei hyperergischen Mesenchymkrankheiten. Klin. Wschr. **43**, 1299 (1965). ~ Präparative Voraussetzungen zur klinischen Histologie des menschlichen Knochenmarkes. Blut **13**, 337 (1966); **14**, 30 (1966). — Burkhardt, R., P. Gabel u. W. Stich: Erstes Serienschnittmodell des menschlichen Knochenmarkes. 12. Kongr. Dtsch. Ges. Hämat. Berlin 1966. — Burrichter, M., T. M. Fliedner, R. Stodtmeister, and I. Fache: Shortening of segmentation time of neutrophilic granulocytes. Schweiz. med. Wschr. **95**, 1520 (1965).

Calvo, W.: The innervation of the bone marrow in laboratory animals. Amer. J. Anat. **123**, 315 (1968). — Calvo, W., and G. Forteza-Vila: On the development of bone marrow innervation in new-born rats. A study with silver impregnation and electron microscopy. Zur Veröffentlichung in Amer. J. Anat. ~ Elektronenmikroskopische Darstellung der Nervenendigungen im Parenchym des Knochenmarkes. Unveröffentlichte Befunde. — Calvo, W., u. R. J. Haas: Die Histogenese des Knochenmarkes der Ratte. Nervale Versorgung, Knochenmarkstroma und ihre Beziehung zur Blutzellbildung. Z. Zellforsch. **95**, 377 (1969). — Carnot, P., et C. Déflandre: Sur l'activité hémopoiétique du sérum. C. R. Acad. Sci. (Paris) **143**, 384 (1906). — Carsten, A. L., and T. R. Noonan: Hematological effects of partial-body and whole-body x-irradiation in the rat. Radiat. Res. **22**, 136 (1964). — Cartwright, G. E., J. W. Athens, D. R. Boggs, and M. M. Wintrobe: The kinetics of granulopoiesis in normal man. Series Haematologica, 1, p. 1. Munksgaard, Copenhagen: S. E. Björkman 1965. — Cavins, J. A., S. Kasakura, E. D. Thomas, and J. W. Ferrebee: Recovery of lethally irradiated dogs following infusion of autologous marrow stored at low temperature in dimethylsulphoxide. Blood **20**, 730 (1962). — Choné, B.: Beitrag zur Radiosensibilität des menschlichen Knochenmarkes. Strahlentherapie **114**, 355 (1961). ~ Pathophysiologische Auswirkungen am Knochenmark bei außergewöhnlicher lokaler Strahlenbelastung. In: Ärztliche Maßnahmen bei außergewöhnlicher Strahlenbelastung (T. M. Fliedner und W. Hauger, Hrsg.). Stuttgart: G. Thieme 1967. — Clarkson, B., T. Ohkita, and A. Ota: Studies of cellular proliferation in human leukemia. I. Estimation of growth rates of leukemic and normal hemopoietic cells in two adults with acute leukemia given single injections of tritiated thymidine. (Zit. Cronkite 1968.) — Cottier, H.: Strahlenbedingte Lebensverkürzung. Berlin-Göttingen-Heidelberg: Springer 1961. — Craddock, C. G.: Some aspects of leukokinetics in myeloproliferative diseases. Series Haematologica, 1, p. 13. Munksgaard, Copenhagen: S. E. Björkman 1965. — Craddock, C. G., W. S. Adams, S. Perry, W. A. Skoog, and J. S. Lawrence: Studies of leukopoiesis: The technique of leukopheresis and the response of myeloid tissue in normal and irradiated dogs. J. Lab. clin. Med. **45**, 881 (1955). — Craddock, C. G., and G. S. Nakai: Leukemic cell proliferation as determined by in vitro desoxyribonucleic acid synthesis. J. clin. Invest. **41**, 360 (1962). — Craddock, C. G., Jr., S. Perry, L. E. Ventzke, and J. S. Lawrence: Evaluation of marrow granulocytic reserves in normal and disease states. (Information about the marrow pool and about the effect of Pyrexal: typhoid vaccin prod. leukocitosis.) Blood **15**, 840 (1960). — Cronkite, E. P.: Kinetics of leukemic cell proliferation. In: Perspectives in leukemia (W. Dameshek and R. M. Dutcher, ed.), p. 158. New York: Grune & Stratton, Inc. 1968. — Cronkite, E. P., V. P. Bond, T. M. Fliedner, and J. R. Rubini: The use of tritiated thymidine in the study of DNA synthesis and cell turnover in hemopoietic tissues. Lab. Invest. 8, 263 (1959). — CRONKITE, E. P., A. D. CHANANA, and H. P. SCHNAPPAUF: Extracorporeal irradiation of the blood and lymph in man. New Engl. J. Med. **272**, 456 (1965). — CRONKITE, E. P., and T. M. FLIEDNER: Granulocytopoiesis. New Engl. J. Med. **270**, 1347, 1403 (1964). — CRONKITE, E. P., T. M. FLIEDNER, V. P. BOND, J. R. RUBINI, G. BRECHER, and H. QUASTLER: Dynamics of hemopoietic proliferation in man and mice studies by tritiated thymidine incorporation into DNS. Progress in Nuclear Energy Series VI, **2**, 90. London: Pergamon Press 1959. — CRONKITE, E. P., F. W. ULRICH, D. C. ELTZHOLTZ, C. R. SIPE, and P. K. SCHORK: The response of the peripheral blood of swine to whole-body x-ray radiation in the lethal range. U.S. Naval Med. Res. Inst. Rep., Proj. NM 007039, Rep. **21** (April 1949). — CUDKOWICZ, G., A. C. UPTON, L. W. SMITH, D. G. GOSSLEE, and W. L. HUGHES: An approach to the characterization of stem cells in mouse bone marrow. Ann. N.Y. Acad. Sci. **114**, 571 (1964).

DAMESHEK, W.: Endocrine regulations of hematopoiesis. Proc. 4th Intern. Congress of Internat. Soc. of Hematology. Mar del Plata 1952, p. 36. New York: Grune & Stratton, Inc. 1954. — DAMESHEK, W., and F. GUNZ: Leukemia, 2nd ed. New York: Grune & Stratton, Inc. 1964. — DE FRANCISCIS, P., and E. SCANZIANI: Total body x-irradiation and splenectomy in guinea-pigs. Radiology **73**, 424 (1959). — DIAMOND, L. K., and L. A. LUHBY: Pattern of spontaneous remissions in leukemia of childhood observed in 26 of 300 cases. Amer. J. Med. **10**, 238 (1951). — DI GUGLIELMO, R.: Age et hemopoièse. G. Geront. **11**, 247 (1963). — DOAN, C. A.: Bone marrow. Normal and pathologic physiology with special reference to diseases involving the cells of the blood. In: Handbook of hematology (H. DOWNEY, ed.), vol. III, p. 1839. Facsimil of P. B. HOEBER, New York, 1938. New York: Hafner 1965. — DOAN, C. A., and L. G. ZERFAS: The rythmic range of the white blood cells in human, pathological, leukopenic and leukocytic states, with a study of thirty-two human bone marrows. J. exp. Med. **46**, 511 (1927). — DUSTIN, P., JR.: Die zytostatischen Substanzen und ihre Wirkung auf die Hämopoese. In: Handbuch der gesamten Hämatologie (Hrsg. L. HEILMEYER und A. HITTMAIR), Bd. III, S. 3. München u. Berlin: Urban & Schwarzenberg 1960.

EBBE, S., and F. STOHLMAN JR.: Megacaryocytopoiesis in the rat. Blood **26**, 20 (1965). — ERLANDSON, M. E., I. SCHULMAN, G. STERN, and C. H. SMITH: Rates of destruction and production of erythrocytes in Thalassemia. Pediatrics **22**, 910 (1958). — ERSLEV, A.: Humoral regulation of red cell production. Blood **8**, 349 (1953).

FEINENDEGEN, L., N. ODARTCHENKO, H. COTTIER, and V. P. BOND: Kinetics of Megakaryocyte Proliferation. Proc. Soc. exp. Biol. (N.Y.) **111**, 177 (1962). — FELDMAN, S., E. A. RACHMILEWITZ, and G. IZAK: The effect of central nervous system stimulation on erythropoiesis in rats with chronically implanted electrodes. J. Lab. clin. Med. **67**, 713 (1966). — FIESCHI, A.: Semiologie des Knochenmarkes. Ein Studium klinischer Morphologie. Ergebn. inn. Med. Kinderheilk. **59**, 382 (1940). — FIESCHI, A., u. C. SACCHETTI: Knochenmark. Zytologie. Parenchymanteil. Genese der blutbildenden Zellen. In: Handbuch der gesamten Hämatologie (Hrsg. L. HEILMEYER und A. HITTMAIR), Bd. I, S. 385. München-Berlin-Wien: Urban & Schwarzenberg 1957. — FILMANOWICZ, E., and C. W. GURNEY: Studies on erythropoiesis. XVI. Response to a single dose of erythropoietin in polycythemic mouse. J. Lab. clin. Med. **57**, 65 (1961). — FINCH, C. A.: Some quantitative aspects of erythropoiesis. Ann. N.Y. Acad. Sci. **77**, 410 (1959). — FINCH, C. A., D. H. COLEMAN, A. G. MOTULSKY, D. M. DONOHUE, and R. REIFF: Erythrokinetics in pernicious anemia. Blood **11**, 807 (1956). — FLIEDNER, T. M.: Hämatologische Befunde beim akuten Strahlensyndrom. Strahlentherapie, Sonderbd. **56**, 25 (1964). ~ Experimental studies on PHA-stimulated lymphocytes and autotransfusion of H^3-cytidin labeled lymphocytes in chronic lymphocytic leukemia. In: The lymphocyte in immunology and haemopiesis (J. M. YOFFEY, ed), p. 198. London: E. Arnold 1967. — FLIEDNER, T. M., G. A. ANDREWS, E. P. CRONKITE, and V. P. BOND: Early and late cytological effects of whole-body irradiation on human marrow. Blood **23**, 247 (1964). — FLIEDNER, T. M., V. P. BOND, and E. P. CRONKITE: Structural, cytologic and autoradiographic (H^3-thymidine) changes in the bone marrow following total body irradiation. Amer. J. Path. **38**, 599 (1961). — FLIEDNER, T. M., E. P. CRONKITE u. V. P. BOND: Das Studium der Proliferationsdynamik der Myelopoese unter Verwendung der Einzelzellautoradiographie. Folia haematol., N.F. **6**, 210 (1961). — FLIEDNER, T. M., E. P. CRONKITE u. J. CUTTNER: Die Überlebensdauer von H^3-Cytidin-markierten Lymphozyten nach Autotransfusion. Referat vor der Schweiz. Hämatol. Ges., Genf 1964. — FLIEDNER, T. M., E. P. CRONKITE, S. A. KILLMANN, and V. P. BOND: Granulocytopoiesis. II. Emergence and pattern of labeling of neutrophilic granulocytes in humans. Blood **24**, 683 (1964). — FLIEDNER, T. M., A. DOYEN, M. HILLEN, and M. PRESTER: Cytokinetic and cytotoxic aspects of daily injections of tritiated thymidine into rats. Referat vor der European Soc. Radiobiology, Utrecht 1965. — FLIEDNER, T. M., I. FACHE u. C. ADOLPHI: Über die Umsatzkinetik der Leukozyten bei keimfreien Mäusen. Schweiz. med. Wschr. **96**, 1236 (1966). — FLIEDNER, T. M., R. J. HAAS u. H. STEHLE: Die H^3-Thymidinmarkierung aller Zellkerne neugeborener Ratten. Acta histochem., Suppl. 8 (1968) (im Druck). — FLIEDNER, T. M., R. J. HAAS, H. STEHLE, and A. ADAMS: Complete labeling of all cell nuclei in new born rats with H^3-thymidine. A tool for the evaluation of rapidly and slowly proliferating cell systems. Lab. Invest. **18**, 249 (1968). — FLIEDNER, T. M., and H. HEIT: Hematopoietic death in conventional and germfree mice. Proc. U.S. Japan. Conf. on comparative cellular and species sensitivity, Kyoto (1969). — FLIEDNER, T. M., F. LAEGER u. E. P. CRONKITE: Zytokinetische Untersuchungen an menschlichen Blutmonozyten. Blut, Suppl.-Band: „Der Monozyt". München: J. F. Lehmanns (1967). — FLIEDNER, T. M., H. MESSNER u. B. KUBANEK: Neuere Erkenntnisse zur Physiologie und Pathophysiologie der Erythropoese. Hämatol. Bluttransf. **8**, 1 (1969). — FLIEDNER, T. M., u. I. MÜLLER: Experimentelle und klinische Forschungen über Physiologie, Pathophysiologie und Strahlenpathologie der blutzellbildenden Systeme. Bericht der Europäischen Atomgemeinschaft EUR 3938d. Brüssel (1968). — FLIEDNER, T. M., ST. SANDKÜHLER u. R. STODTMEISTER: Untersuchungen zur normalen feingeweblichen Struktur des Knochenmarkes bei Ratten. Schweiz. med. Wschr. **86**, 1448 (1956). — FLIEDNER, T. M., R. STODTMEISTER u. ST. SANDKÜHLER: Die Knochenmarkstruktur bei Ratten nach Bestrahlung mit schnellen Elektronen. Z. Zellforsch. **43**, 195 (1955). — FLIEDNER, T. M., R. STODTMEISTER u. S. SANDKÜHLER: Untersuchungen über die Gefäßarchitektonik des Knochenmarkes der Ratte. Z. Zellforsch. **45**, 328 (1956). — FLIEDNER, T. M., E. D. THOMAS, I. FACHE, D. THOMAS, and E. P. CRONKITE: Pattern of regeneration of nitrogen mustard treated marrow after transfusion into lethally irradiated homologous recipients. Colloques Internationaux du Centre National de la Recherche Scientifique, No 147, La Greffe des Cellules Hématopoiétiques Allogéniques, Paris 1964. Editions du C.N.R.S. 45 (1965). — FLIEDNER, T. M., E. D. THOMAS, L. M. MEYER, and E. P. CRONKITE: The fate of transfused H^3-thymidine labeled bone marrow cells in irradiated recipients. Ann. N.Y. Acad. Sci. **114**, 510 (1964). — FORD, C. E., J. L. HAMERTON, D. W. H. BARNES, and L. F. LOUTIT: Cytological identification of radiation chimeras. Nature (Lond.) **177**, 452 (1956). — FREI, E., III, and E. J. FREIREICH: Progress and perspectives in the chemotherapy of acute leukemia. In: Advances in chemotherapy (A. GOLDIN, F. HAWKING and R. J. SCHNITZER, ed.), vol. II. New York and London: Academic Press 1965. — FURTH, J., and M. C. CAHN: Transmission of leukemia by a single cell. Amer. J. Cancer **31**, 276 (1937).

GALBRAITH, P. R.: Studies on the longevity, sequestration, and release of the leukocytes in chronic myelogenous leukemia. Canad. med. Ass. J. **95**, 511 (1966). — GALLAGHER, N. I., J. M. MCCARTHY, and R. D. LANGE: Erythropoietin production in uremic rabbits. J. Lab. clin. Med. **57**, 281 (1961). — GARCIA, A. M.: Feulgen DNA-values in megakaryocytes. J.Cell Biol. **20**, 342 (1964). — GASSER, C.: Die hämolytischen Syndrome im Kindesalter. Stuttgart: G. Thieme 1951. — GAVOSTO, F.: Autoradiography at cell and chromosome level in the study of multiplication and cytodifferentiation of haematopoietic tissue. In: Effects of ionizing radiations on the haematopoietic tissue, p. 38. Vienna: IAEA 1967. — GAVOSTO, F., G. MARANI, and A. PILERI: Nucleic acids and protein metabolism in acute leukemia cells. Blood **16**, 1555 (1960). — GAVOSTO, F., A. PILERI, C. VACHI, and L. PEGORARO: Proliferation and maturation in acute leukemia cells. Nature (Lond.) **203**, 92 (1964). — GOLDWASSER, E., W. F. WHITE, and K. B. TAILOR: Purification of sheep plasma erythropoietin. In: Erythropoiesis (L. O. JACOBSON and M. DOYLE, ed.), p. 43. New York: Grune & Stratton, Inc. 1962. — GORDON, A. S.: Hemopoietine. Physiol. Rev. **39**, 1 (1959). — GREENBERG, M. L., A. D. CHANANA, E. P. CRONKITE, L. M. SCHIFFER, and P. A. STRYCKMANS: Tritiated thymidine as a cytocidal agent in human leukemia. Blood **28**, 851 (1966). — GURNEY, C. W., and W. FRIED: Erythropoietin. In: The XIth Congr. of the Internat. Soc. of Haematol. Sidney: Victor C. N. Blight 1966.

HAAS, R., F. BOHNE, and T. M. FLIEDNER: On the development of slowly turning over cell types in neonatal rat bone marrow. Zur Veröffentlichung in: Blood (1969). — HAAS, R., T. M. FLIEDNER, and H. STEHLE: Cytokinetic analysis of slowly renewing bone-marrow cells after administration of nitrogen mustard. In: Effects of radiation on cellular proliferation and differentiation, p. 205. Vienna: IAEA 1968. — HAAS, R., H. STEHLE, and T. M. FLIEDNER: Autoradiographic studies on rapidly and slowly proliferating cell-systems of neonatal bone marrow. Helv. med. Acta **34**, 54 (1967). — HALVORSEN, S.: Plasma erythropoietin levels following hypothalamic stimulation in rabbit. Scand. J. clin. Lab. Invest. **13**, 564 (1961). ~ The central nervous system in regulation of erythropoiesis. Acta haemat. (Basel) **35**, 65 (1966). — HAMILTON, L. D.: Nucleic acid turnover studies in human leukemic cells and function of lymphocytes. Nature (Lond.) **178**, 579 (1956). — HAMMOND, G. D., A. ISHIKAWA, and G. KAIGHLEY: Relationship between erythropoietin and severity of anemia in hypoplastic and hemolytic states. In: Erythropoiesis (L. O. JACOBSON and M. DOYLE, ed.), p. 351. New York: Grune & Stratton, Inc. 1962. — HARRIS, P. F.: Quantitative examination of bone marrow in guinea-pigs after gamma irradiation. Brit. med. J. **1956 II**, 1032. ~ Correlation between bone marrow activity and blood neutrophil levels from quantitative studies in irradiated guinea-pigs. Brit. J. exp. Path. **40**, 589 (1959). — HARRISS, E. B.: The effect of whole body irradiation on bone marrow as studied by radioactive iron incorporation. Radioaktive Isotope in Klinik und Forschung (Hrsg. K. FELLINGER und H. VETTER), Bd. III, S. 6.

München u. Berlin: Urban & Schwarzenberg 1958. — HARRISS, E. B., and L. APONTE: The effect of nitrogen mustard on the haematopoietic stem cells of the bone marrow in the rat. Cell Tissue Kinet. 1, 289 (1968). — HARTWEG, H.: Die Wirkung geschützten homologen Knochenmarkes auf die Regeneration des hämopoetischen Systems nach dem Strahleninsult. Strahlentherapie 95, 594 (1954). — HAUS, E.: Endokrines System und Blut. In: Handbuch der gesamten Hämatologie (Hrsg. L. HEILMEYER u. A. HITTMAIR), Bd. 2/2, S. 181. München u. Berlin: Urban & Schwarzenberg 1959. — HEINEKE, H.: Experimentelle Untersuchungen über die Einwirkung der Röntgenstrahlen auf das Knochenmark, nebst einigen Bemerkungen über die Röntgentherapie der Leukämie und Pseudoleukämie und des Sarkoms. Dtsch. Z. Chir. 78, 196 (1905). — HERBST, E.: Inaug.-Diss. (in Vorbereitung). — HEYSSEL, R. M., A. B. BRILL, L. A. WOODBURY, E. T. NISHIMURA, T. GHOSE, T. HOSHINO, and M. YAMASAKI: Leukemia in Hiroshima atomic bomb survivors. Blood 15, 313 (1960). — HOFF, F.: Klinische Beiträge zur Frage der zentralnervösen Regulation des Blutes. Klin. Wschr. 1751 (1932). ~ Beiträge zur Frage der Blutregulation. Verh. Dtsch. Ges. inn. Med. 45, 124 (1933). ~ Über das Zusammenspiel der vegetativen Regulation. Klin. Wschr. 519 (1934). ~ Über die zentralnervöse Blutregulation. Fortschr. Neurol. Psychiat. 8, 299 (1936). ~ Klinische Physiologie und Pathologie, 6. Aufl. Stuttgart: G. Thieme 1962. — HOFF, F., u. ST. LINHARDT: Über die zentralnervöse Regulation des Blutes. Zugleich III. Mitteilung zur vegetativen Regulation des Blutes. Z. ges. exp. Med. 63, 277 (1928). — HOLMES, B. E.: Influence of radiation on metabolism of regenerating rat liver. In: Ciba Foundation Symposium on ionizing radiations and cell metabolism, p. 225. London: J. and A. Churchill 1956. — HULSE, E. V.: The recovery of myelopoietic cells after irradiation: A quantitative study in the rat. Brit. J. Haemat. 7, 430 (1961). ~ Recovery of erythropoiesis after irradiation: A quantitative study in the rat. Brit. J. Haemat. 9, 365 (1963). — HUNSTEIN, W. u. W. HORT: Zum Krankheitsbild der vernarbenden Knochenmarkentzündung (Interstitielle Myelitis „Rohr" mit Myelofibrose). Schweiz. med. Wschr. 96, 1223 (1966). — HURTADO, A.: La politicitemia de altura. Proc. 4th Intern. Congr. Internat. Soc. Hematol. Mar del Plata 1952, p. 241. New York: Grune & Stratton, Inc. 1954.

INGRAM, M.: Some contributions of leukocyte balance studies to leukocytopheresis. University of Rochester. Atomic Energy Project (Report No. UR-467), p. 1. Rochester, N.Y. 1959.

JACOBSON, L. O.: Evidence for humoral factor (or factors) concerned in recovery from radiation injury: review. Cancer Res. 12, 315 (1952). ~ Modification or radiation injury in experimental animals. Amer. J. Roentgenol. 72, 543 (1954). — JACOBSON, L. O., and M. DOYLE, ed.: Erythropoiesis. New York and London: Grune & Stratton, Inc. 1962. — JACOBSON, L. O., E. K. MARKS, E. L. SIMMONS, C. W. HAGEN JR., and R. E. ZIRKLE: Effects of total body x-irradiation on rabbits. II. Hematological effects. In: Biological effects on external and gamma radiation (R. E. ZIRKLE, ed.), part I, 1st ed., p. 265. New York: McGraw-Hill 1954. — JAPA, J.: A study of the morphology and development of the megakaryocytes. Brit. J. exp. Path. 24, 73 (1943). — JORDAN, H. E.: Comparative hematology. In: Handbook of hematology (H. DOWNEY, ed.), p. 703. Facsimil of P. B. HOEBER, New York, 1938. New York: Hafner 1965.

KAUFMANN, R., M. AIRO, S. POLLACK, and W. H. CROSBY: Circulating megacaryocytes and platelet release in the lung. Zit. SCHULZ 1966. — KESSE-ELIAS, M., E. B. HARRISS, and E. GYFTAKI: In vitro study of DNA synthesis time and cell cycle time in erythrocyte precursors of normal and thalassemic subjects, using H^3 and C^{14} thymidine double labelling technique. Acta haemat. (Basel) 38, 170 (1967). — KIENLE, F.: Die Sternalpunktion in der Diagnostik. Leipzig: G. Thieme 1943. — KIKUCHI, T., and G. WAKISAKA: Hematological investigation of the atomic bomb sufferers in Hiroshima and Nagasaki cities. Acta Sch. med. Univ. Kyoto 30, 1 (1952). — KILLMANN, S. A.: Proliferative activity of blast cells in leukemia and myelofibrosis. Acta med. scand. 178, 263 (1965). — KILLMANN, S. A., E. P. CRONKITE, T. M. FLIEDNER, and V. P. BOND: Mitotic indices of human bone marrow cells. III. Duration of zone phases of erythrocytic and granulocytic proliferation computed from mitotic indices. Blood 24, 267 (1964). — KILLMANN, S. A., E. P. CRONKITE, J. S. ROBERTSON, T. M. FLIEDNER, and V. P. BOND: Estimation of phases of the life cycle of leukemic cells from labeling in human beings in vivo with tritiated thymidine. Lab. Invest. 12, 671 (1963). — KINOSITA, R., and S. OHNO: Biodynamics of thrombopoiesis. In: Blood platelets. Henry Ford Hosp. Internat. Symposium, p. 611. Boston: Little & Brown 1961. — KINOSITA, R., S. OHNO, and H. R. BIERMAN: Observations on regenerating bone marrow tissue in situ. Proc. Amer. Ass. Cancer Res. 2, 125 (1956). — KINOSITA, R., S. OHNO, and M. NAKAZAWA: On differentiation of the thrombocytic series of cells. Proc. Amer. Ass. Cancer Res. 3, 333 (1959). — KIYONO, K. u. T. NAKANOIN: Weitere Untersuchungen über die histiozytären Zellen. Acta Sch. med. Univ. Kyoto 3, 55 (1919). Zit. W. BLOOM, in: Handbook of hematology. H. DOWNEY, ed. New York: Hafner 1965. — KLIMA, A.: Sternalpunktion und Knochenmarkbild bei Blutkrankheiten. Berlin u. Wien: Urban & Schwarzenberg 1938. — KLINE, D. L., and E. E. CLIFFTON: Life span of leukocytes in man. J. appl. Physiol. 5, 79 (1952). — KNOLL, W.: Die embryonale Blutbildung beim Menschen. St. Gallen: Zollikofer 1950. — KNOSPE, W. H., J. BLOM, and W. H. CROSBY: Regeneration of locally irradiated bone marrow. I. Dose dependent, long term changes in the rat, with particular emphasis upon vascular and stromal reaction. Blood **28**, 398 (1966). ~ Regeneration of locally irradiated bone marrow. II. Induction of regeneration in permanently aplastic medullary cavities. Blood **31**, 400 (1968). — KOMIYA, E.: Die zentralnervöse Regulation des Blutbildes. Stuttgart: G. Thieme 1956. — KUBANEK, B., u. K. G. VON BOROVICZÉNY: Erythrozytenzählung am Dach der Welt. Blut **13**, 106 (1966). — KURATOWSKA, Z., B. LEWARTOWSKI, and E. MICHALAK: Studies on production of erythropoietin by isolated perfused organs. Blood **18**, 527 (1961).

LAJTHA, L. G., C. W. GILBERT, D. D. PORTEOUS, and R. ALEXANIAN: Kinetics of bone marrow stem cell population. Ann. N.Y. Acad. Sci. **113**, 742 (1964). — LAJTHA, L. G., and R. OLIVER: Studies of the kinetics of erythropoiesis: a model of erythron. In: Haemopoiesis (G. E. WOLSTENHOLME and M. O'CONNOR, ed.), p. 289. London: J. and A. Churchill 1960. — LALA, P. K., and H. M. PATT: Cytokinetic analysis of tumor growth. Proc. nat. Acad. Sci. (Wash.) 1966. Zit. CRONKITE 1968. — LAMERTON, L. F.: The response of tissues to continuous irradiation. In: Cellular basis and aetiology of late somatic effects of ionizing radiation symposium (R. D. HARRIS, ed.). New York and London: Academic Press 1963. ~ Cell proliferation under continuous irradiation. Radiat. Res. **27**, 119 (1966). — LAMERTON, L. F., A. H. PONTIFEX, N. M. BLACKETT, and K. ADAMS: Effects of protracted irradiation on the blood-forming organs of the rat. Part. 1: Continuous exposure. Brit. J. Radiol. **33**, 287 (1960). — LANGE, R. D., S. W. WRIGHT, M. TOMONAGA, H. KURASAKI, S. MATSUOKE, and H. MATSUNAGA: Refractory anemia occuring in survivors of the atomic bombing in Nagasaki, Japan. Blood **10**, 312 (1955). — LAWRENCE, J. S., A. H. DOWDY, and W. N. VALENTINE: The effects of radiation on hemopoiesis. Radiology **51**, 400 (1948). — LEA, D. F.: Actions of radiations on living cells, 2nd ed., p. 416. Cambridge: Cambridge University Press 1955. — LEDER, L. D.: Fermentcytochemische Untersuchungen zur Herkunft des Blutmonocyten. Klin. Wschr. **44**, 25 (1966a). ~ Zur Bildung der Blutmonozyten. Verh. Dtsch. Ges. Path. (50. Tagg), S. 215. Stuttgart: Fischer 1966b. — LE GÔ: Description and analysis of the criticality accident at the VENUS reactor, Mol, on 30th December 1963. In: Accidental irradiation at place of work, p. 671. Proc. Internat. Symposium. Nice, April 1966. Bericht der Europäischen Atomgemeinschaft EUR 3666d-f-i-n. Brüssel 1967. — LEEKSMA, C. H. W., and J. A. COHEN: Determination of the life span of human blood platelets using labelled diisopropylfluorophosphonate. J. clin. Invest. **35**, 964 (1956). — LEIBETSEDER, F.: Erythropoese und Zellkerngröße. Z. Ges. inn. Med. **29**, 397 (1948). ~ Recherches caryométriques sur les erythroblastes normaux et pathologique. Rev. Hémat. **9**, 158 (1954). — LEITNER, ST. J.: Über Thrombozythämien mit Megakaryozytenvermehrung im Knochenmark. Acta med. scand. **119**, 331 (1944). — LENNERT, K.: Bildung und Differenzierung der Blutzellen, insbesondere der Lymphozyten. Verh. Dtsch. Ges. Path. (50. Tagg), S. 163. Stuttgart: G. Fischer 1966. — LEONG, G. F., R. L. PESSOTTI, and J. S. KREBS: Liver regeneration and function in rats x-irradiated at birth. Zit. J. S. MITCHELL. In: Radiation effects in physics, chemestry and biology, p. 392. Proc. 2nd Int. Congr. of Rad. Res. Harrogate 1962. Amsterdam: North-Holland Publ. Co. 1963. — LINDENBAUM, I. S.: Das Knochenmark in den ersten Stunden und Tagen nach dem Aderlass. Folia haemat. (Lpz.) **39**, 501 (1930). — LORD, B. I.: The effects of continuous irradiation on cell proliferation in rat bone marrow. Brit. J. Haemat. **10**, 496 (1964). — LORENZ, E., C. CONGDON, and D. UPHOFF: Modification of acute irradiation injury in mice and guinea-pigs by bone marrow injections. Radiology **58**, 863 (1952). — LORENZ, E., D. UPHOFF, T. R. REID, and E. SHELTON: Modification of irradiation injury in mice and guinea-pigs by bone marrow injections. J. nat. Cancer Inst. **12**, 197 (1951). — LUCARELLI, G., L. FERRARI, V. RIZZOLI, A. PORCELLINI, C. CARNEVALI, C. MONICA, B. TANZI, and U. BUTTURINI: The effect of triiodothyronine on the erythropoiesis assay in the normal, starved, polycytemic and nephrectomized rat. Biochim. Biol. Sper. **5**, 475 (1966). — LUCARELLI, G., V. RIZZOLI, C. CARNEVALI, and L. FERRARI: Effect of erythropoietin in fasted neonatal rats. XIIth Congr. Internat. Soc. Hematol., New York 1968. — LUDWIG, F. C., and H. I. KOHN: Quantitative studies on the radiation pathology of the bone marrow of small laboratory mammals. I. The film-ratio method: Absolute counts from films prepared with suspensions of bone marrow cells. Radiat. Res. **17**, 579 (1962). — LUFT, U. C.: Die Höhenanpassung. Ergebn. Physiol. **44**, 256 (1941).

MAISIN, H., A. DUNJIC, P. MALDAGUE, D. SEMPOUX et J. MAISIN: Etude, à l'aide de Fe 59, de l'erythropoiese des rats irradiés. Nouvelles rech. C. R. Soc. Biol. (Paris) **150**, 1031 (1956). — MALONEY, M. A., and H. M. PATT: Bone marrow restoration after localized depletion. Zur Veröff. vorg. in: Cell and Tissue Kinetics (1969). — MARKOFF, N.: Die myelogene Osteopathie. Folia haemat. (Lpz.) **62**, 337 (1939). — MARTLAND, H. S.: Occurrence of malignancy in radioactive persons; a general review of date gathered in the study of the radium dial painters with special reference to the occurrence of osteogenic sarcoma and the interrelationship of certain blood diseases. Amer. J. Cancer **15**, 2435 (1931). — MATSUZAWA, T., and R. WILSON: The intestinal mucosa of germfree mice after whole-body x-irradiation with 3 kiloroentgens. Radiat. Res. 25, 15 (1965). — MAUER, A. M., J. W. ATHENS, H. ASHENBRUCKER, G. E. CARTWRIGHT, and M. M. WINTROBE: Leukokinetic Studies. II. A method for labeling granulocytes in vitro with radioactive diisopropylfluorophosphate (DFP[32]). J. clin. Invest. 39, 1481 (1960). — MAUER, A. M., and V. FISHER: Comparison of the proliferative capacity of acute leukemia cells in bone marrow and blood. Nature (Lond.) 193, 1085 (1962). ~ In vivo study of cell kinetics in acute leukemia. Nature (Lond.) 197, 574 (1963). ~ Characteristics of cell proliferation in four patients with untreated acute leukemia. Blood 28, 428 (1966). — MAUER, A. M., and T. JARROLD: Granulocyte kinetic studies in patients with proliferative disorders of the bone marrow. Blood 22, 125 (1963). — MAURI, C.: DNA synthesis and mitotic rate in leukemia cells. Cancro 15, 145 (1962). — MAXIMOW, A.: Experimentelle Untersuchungen zur post foetalen Histogenese des myeloiden Gewebes. Beitr. path. Anat. 41, 122 (1907). ~ Bindegewebe und blutbildende Organe. In: v. MÖLLENDORFF, Handbuch der mikroskopischen Anatomie des Menschen, Bd. 2/1. Berlin: Springer 1927. — McCLELLAN, R. O., G. VOGT, J. R. McKENNEY, N. L. DOCKUM, W. J. CLARKE, and L. K. BUSTAD: Effects of daily ^{90}Sr ingestion in miniature swine. 2nd Int. Congr. Radiat. Res., Harrowgate 1962. — McCULLOCH, E. A., and J. A. TILL: The sensitivity of cells from normal mouse bone marrow to gamma radiation in vitro and in vivo. Radiat. Res. 16, 822 (1962). — McLAUGHLIN, M. M., M. P. DACQUISTO, D. P. JACOBUS, and R. E. HOROWITZ: Effects of the germfree state on responses of mice to whole-body irradiation. Radiat. Res. 23, 333 (1964). — MELCHING, H. J., u. O. MESSERSCHMIDT: Der Einfluß der Milz auf die Strahlenschädigung nach Ganzkörperbestrahlung. Med. Klin. 55, 1831 (1960). — MENZIES, R. C., P. E. CROSEN, P. H. FITZGERALD, and F. W. GUNZ: Cytogenetic and cytochemical studies on marrow cells in B_{12} and folate deficiency. Blood 28, 581 (1966). — MERINO, C.: Studies on Blood formation and destruction in the polycythemia of high altitude. Blood 5, 1 (1950). — MERINO, C., and C. REYNAFARJE: La medula ósea en la policitemia de altura. J. Lab. clin. Med. 34, 637 (1949). — MESSNER, H.: Untersuchung zur Proliferationskinetik der Erythropoese bei perniziöser Anämie mit H^3-Thymidin. Inaug.-Diss. Univ. Ulm 1967. — MICKLEM, H. S., and J. F. LOUTIT: Tissue grafting and radiation. New York and London: Academic Press 1966. — MIRAND, E. A., J. T. GRACE, G. S. JOHNSTON, and G. P. MURPHY: Effects of hypothalamic stimulation on the erythropoietic response in the rhesus monkey. Nature (Lond.) 204, 1163 (1964). — MOESCHLIN, S.: Ausreifungszeit, Mitosendauer und täglicher Umsatz der granulierten Leukozyten. Schweiz. med. Wschr. 76, 1051 (1946). — MOORE, C. V., W. HARRINGTON u. T. M. FLIEDNER: Unveröffentlichte Befunde. — MOXLEY, J. H., S. PERRY, G. H. WEISS, and M. ZELEN: Return of leukocytes to the bone marrow in chronic myelogenous leukemia. Nature (Lond.) 208, 1281 (1965). — MÜLLER, I. W.: Zur Zytokinetik des Megakaryozytensystems von bestrahlten und unbestrahlten Ratten und des Menschen. Inaug.-Diss. Univ. Freiburg i. Brsg. 1967. — MÜLLER, P. T.: Über die Wirkung des Blutserums anämischer Tiere. Arch. Hyg. (Berl.) 75, 290 (1912).

NAETS, J. P.: Role of kidney in erythropoiesis. J. clin. Invest. 39, 102 (1960). — NOWELL, P. C., L. J. COLE, J. G. HABERMEYER, and P. L. ROAN: Growth and continued function of rat marrow cells in x-irradiated mice. Cancer Res. 16, 258 (1956). — NOYES, W. D., C. A. FINCH, H. WASSERMAN, and K. GLICKMAN: Partial marrow shielding and total-body irradiation. J. appl. Physiol. 18, 629 (1963). — NYGAARD, K. K., and G. E. BROWN: Essential thrombophilia. Report of 5 cases. Arch. intern. Med. 59, 82 (1937).

ODELL, T. T., JR., and B. ANDERSON: Production and life span of platelets. In: The kinetic of cellular proliferation (F. STOHLMAN JR., ed.), p. 278. New York and London: Grune & Stratton, Inc. 1959. — ODELL, T. T., JR., C. W. JACKSON, and D. G. GOSSLEE: Maturation of rat megakaryocytes studied by microspectrophotometric measurement of DNA. Proc. Soc. exp. Biol. (N.Y.) 119, 1194 (1965). — ORSOS, F.: Das Bindegewebsgerüst des Knochenmarkes im normalen und pathologischen Zustand. Beitr. path. Anat. 76, 36 (1927). — OSGOOD, E. E., H. TIVEY, K. B. DAVISON, A. J. SEAMAN, and J. E. LI: Relative rates of formation of new leukocytes in patients with acute and chronic leukemias: measured by uptake of radioactive phosphorus in isolated desoxyribosenucleic acid. Cancer (Philad.) 5, 331 (1952). — OTTESEN, J.: On the age of human white cells in peripheral blood. Acta physiol. scand. 32, 75 (1954).

PATT, H. M., and M. A. MALONEY: Evaluation of granulocytopoiesis. In: Guiness Symposium on Cell Proliferation, Dublin 1962. Cell Proliferation: A Guiness Symposium held at Univ. of Dublin, Trinity College (L. F. LAMERTON and R. J. M. FRY, ed.), p. 241. Oxford: Blackwell 1963. ~ Model of granulocyte kinetics. Ann. N.Y. Acad. Sci. 113, 515 (1964). — PATT, H. M., and H. QUASTLER: Radiation effects on cell renewal and related systems. Physiol. Rev. 43, 357 (1963). — PATT, H. M., R. L. STRAUBE, E. B. TYREE, M. N. SWIFT, and D. E. SMITH: Influence of estrogens on the acute x-irradiation syndrome. Amer. J. Physiol. 159, 269 (1949). — PEABODY, F. W.: The study of the hyperplasia of the bone marrow in man. Amer. J. Path. 2, 487 (1926). — PEACE, R. J.: Myelonecrosis, extramedullary myelopoiesis and leukoerythroblastosis. Amer. J. Path. 29, 1029 (1953). — PENTIMALLI, F.: Über chronische Proteinvergiftung und die durch sie bewirkten Veränderungen der Organe. Virchows Arch.

path. Anat. **275**, 193 (1929). — PERRIS, A. D., and J. F. WHITFIELD: Stimulation of mitosis in bone marrow and thymus of normal and irradiated rats by divalent cations and parathyroid extract. Radiat. Res. **32**, 550 (1967). — PERRY, S., J. H. MOXLEY, G. H. WEISS, and M. ZELEN: Studies of leukocyte kinetics by liquid scintillation counting in normal individuals and in patients with chronic myelocytic leukemia. J. clin. Invest. **45**, 1388 (1966). — PERUGINI, S., and M. SOLDATI: Cytochemical studies of the megakaryocytes and platelets. Schweiz. med. Wschr. **86**, 1437 (1956). — POLLYCOVE, M.: Ferrokinetics: Techniques. In: Eisenstoffwechsel (W. KEIDERLING, Hrsg.), S. 20. Stuttgart: G. Thieme 1959. ~ Iron kinetics. In: Iron metabolism (F. GROSS, ed.), p. 148. Berlin-Göttingen-Heidelberg: Springer 1964. — PORTEOUS, D. D., and L. G. LAJTHA: On stem-cell recovery after irradiation. Brit. J. Haemat. **12**, 177 (1966).

RABOTTI, G. F.: Bone marrow and spleen patterns in mice irradiated and protected with homologous cells. In: Physical factors and modification of radiation injury. Ann. N.Y. Acad. Sci. **114**, 468 (1964). — RAMBACH, W. A., J. A. COOPER, and H. L. ALT: Purification of erythropoietin by ion-exchange chromatography. Proc. Soc. exp. Biol. (N.Y.) **98**, 602 (1958). — RASTELLI, M.: La punctura sternale. Roma: Ed. Italiane 1943. — REISSMANN, K. R.: Studies on mechanism of erythropoietic stimulation in parabiotic rats during hypoxia. Blood **5**, 372 (1950). — REISSMANN, K. R., and T. NOMURA: Erythropoietin formation in isolated kidney and liver. In: Erythropoiesis (L. O. JACOBSON and M. DOYLE, ed.), p. 77. New York: Grune & Stratton, Inc. 1962. — REISSMANN, K. R., T. NOMURA, R. W. GUNN, and F. BROSIUS: Erythropoietic response to anemia or erythropoietin injection in uremic rats with or without functioning renal tissue. Blood **16**, 1411 (1960). — REMMELE, W.: Die humorale Steuerung der Erythropoese. Berlin-Göttingen-Heidelberg: Springer 1963. — RIEDEMANN, V. A.: Untersuchung über den Zellumsatz der eosinophilen Granulozyten des Menschen unter Verwendung der in-vivo Markierung mit H^3-Thymidin. Inaug.-Diss. Univ. Freiburg i. Br. 1968. — RÖHLICH, K.: Über die Beziehungen der Knochensubstanz und der Blutbildung im Knochenmark. Z. mikr.-anat. Forsch. **49**, 425 (1941). — ROHR, K.: Das menschliche Knochenmark, 3. Aufl. Stuttgart: G. Thieme 1960. — RONDANELLI, E. G., P. GORINI, E. MAGLIULO, and G. P. FIORI: Differences in proliferative activity between normoblasts and pernicious anemia megaloblasts. Blood **24**, 542 (1964). — ROSENTHAL, R. L., B. I. PICKERING, and L. GOLDSCHMIDT: A semiquantitative study of bone marrow in rats following total body x-irradiation. Blood **6**, 600 (1951). — RUBINI, J. R., V. P. BOND, S. KELLER, T. M. FLIEDNER, and E. P. CRONKITE: DNA synthesis in circulating blood leukocytes labeled in vitro with tritiated thymidine. J. Lab. clin. Med. **58**, 751 (1961).

SACERDOTTI, C., u. G. FRATTIN: Über die heteroplastische Knochenbildung. Experimentelle Untersuchungen. Virchows Arch. path. Anat. **168**, 431 (1902). — SANDKÜHLER, S., and E. GROSS: Normal bone marrow total cell and differential values by quantitative analysis of particle smears. Blood **11**, 856 (1956). — SANTOS, G. W., A. H. OWENS JR., and L. L. SENSENBRENNER: Effects of selected cytotoxic effects on antibody production in man; a preliminary report. In: Physical factors and modification of radiation injury. Ann. N.Y. Acad. Sci. **114**, 404 (1964). — SCHABEL, F. M., H. E. SKIPPER, M. W. TRADER, and W. S. WILCOX: Experimental evaluation of potential anticancer agents. XIX. Sensitivity of non-dividing and dividing leukemic cell populations to certain classes of drugs in vivo. Cancer Chemother. Rep. **48**, 17 (1965). — SCHIFFER, L. M., H. ATKINS, A. D. CHANANA, E. P. CRONKITE, M. GREENBERG, and P. STRYCKMANS: Extracorporeal irradiation of the blood. Seminars Hemat. **3/2**, 154 (1966). — SCHILLING, V.: Das Knochenmark als Organ. Dtsch. med. Wschr. **1**, 51, 261, 344, 467, 516, 598 (1925). ~ Das Blutbild und seine klinische Verwendung. Jena: G. Fischer 1933. — SCHMID, J. R., S. MOESCHLIN, and V. HAEGI: Pernicious anaemia: an erythrokinetic and autoradiographic study using H^3-thymidine, H^3-uridine and H^3-cytidine. Acta haemat. (Basel) **32**, 65 (1964). — SCHULTEN, H.: Lehrbuch der klinischen Hämatologie, 5. Aufl. Stuttgart: G. Thieme 1953. — SCHULZ, H.: Die Erneuerung der Thrombozyten im elektronenmikroskopischen Bild. Verh. Dtsch. Ges. Path. (50. Tagg), S. 239. Stuttgart: Fischer 1966. ~ Thrombozyten und Thrombose im elektronenmikroskopischen Bild. Berlin-Heidelberg-New York: Springer 1968. — SHEMIN, D., and D. RITTENBERG: The life span of the human red blood cell. J. biol. Chem. **166**, 627 (1946). — SILINI, G.: Control of haematopoiesis and the action of radiation on the blood-forming organs. In: Effects of ionizing radiations on the haematopoietic tissue. Proc. of a Panel, p. 52. Vienna: IAEA 1967. — SIMPSON, S. M.: Response of megakaryocytes of the "August" rat to x-irradiation Int. J. Radiat. Biol. **2**, 181 (1959). — SKIPPER, H. E.: The effects of leukemic cell behavior. Cancer Res. **25**, 1544 (1965). — SKIPPER, H. E., F. M. SCHABEL JR., and W. S. WILCOX: Experimental evaluation of potential anti-cancer agents. XIII. On the criteria and kinetics associated with "cureability" of experimental leukemia. Cancer Chemother. Rep. **35**, 1 (1964). — SLAUNWHITE, W. R., JR., E. A. MIRAND, and T. C. PRENTICE: Probable polypeptidic nature of erythropoietin. Proc. Soc. exp. Biol. (N.Y.) **96**, 616 (1957). — SMITH, W. W., I. M. ALDERMAN, and R. E. GILLESPIE: Hematopoietic recovery induced by bacterial endotoxin in irradiated mice. Amer. J. Physiol. **192**, 549

(1958). — SMITH, W. W., L. GONSHERY, I. ALDERMAN, and J. CORNFIELD: Effect of granulocyte count on survival of irradiated mice. Amer. J. Physiol. **178**, 474 (1954). — STEELE, B. F.: The effects of blood loss and blood destruction upon the erythroid cells in the bone marrow of rabbits. J. exp. Med. **57**, 881 (1933). — STEIN, G.: Die Dosis-Wirkungsbeziehung von mitosebedingten Knochenmarkzellanomalien nach Ganzkörperbestrahlung bei Ratten. Inaug.-Diss. Univ. Ulm (in Vorbereitung). — STEINBERG, B., and V. HUFFORD: Development of bone marrow in adult animals. Arch. Path. **43**, 117 (1947). — STODTMEISTER, R., M. BURRICHTER, and T. M. FLIEDNER: Das morphologische Bild von ineffektiver neutrophiler Granulozytopoese bei Knochenmarkregeneration nach subletaler Ganzkörperbestrahlung von Ratten. Schweiz. med. Wschr. **95**, 1490 (1965). — STODTMEISTER, R., ST. SANDKÜHLER u. T. M. FLIEDNER: Die Bedeutung von Gefäßwandschäden für die Pathogenese der Blutbildungsstörung bei Ratten nach Ganzkörperbestrahlung mit 15 MeV-Elektronen. Strahlentherapie **101**, 308 (1956a). ~ Über die Pathogenese akuter Knochenmarkatrophie bei Ratten nach Ganzkörperbestrahlung mit schnellen Elektronen. Folia haemat. (Lpz.) **74**, 303 (1956b). — STODTMEISTER, R., ST. SANDKÜHLER u. A. LAUR: Osteosklerose und Knochenmarkfibrose. Stuttgart: G. Thieme 1953. — STODTMEISTER, R., u. H. J. THOM: Unterschiedliche Blutbildveränderungen nach Ganzkörperbestrahlung und regionaler Teilkörperbestrahlung. Strahlentherapie **109**, 573 (1959a). ~ Lokal begrenzte Knochenmarkschädigung nach ionisierender Bestrahlung. Schweiz. med. Wschr. **89**, 1068 (1959b). — STOHLMAN, F., JR., Ed.: The kinetics of cellular proliferation. New York and London: Grune & Stratton, Inc. 1959a. ~ Observations on the kinetics of red cell proliferation. In: The kinetics of cellular proliferation (F. STOHLMAN JR., ed.), p. 318. New York and London: Grune & Stratton, Inc. 1959b. ~ Humoral regulation of erythropoiesis. VI. Mechanism of action of erythropoietin in the irradiated animal. Proc. Soc. exp. Biol. (N.Y.) **107**, 751 (1961). ~ Erythropoiesis. New Engl. J. Med. **267**, 342, 392 (1962). — STOHLMAN, F., JR., G. BRECHER, and R. R. MOORES: Humoral regulation of erythropoiesis. VIII. Kinetics of red cell production and effect of erythropoietin. In: Erythropoiesis (L. O. JACOBSON and M. DOYLE, ed.), p. 162. New York: Grune & Stratton, Inc. 1962. — STRYCKMANS, P., E. P. CRONKITE, and T. M. FLIEDNER: DNA synthesis time of erythropoietic and granulopoietic cells in human beings. Schweiz. med. Wschr. **96**, 1278 (1966). — SUTER, G. M.: Response of hematopoietic system to x-rays. USAEC Document MDDC-824 (1947). — SYKES, M. P., C. H. CHU, and W. G. WILKERSON: Local bone-marrow changes secondary to therapeutic irradiation. Radiology **75**, 919 (1960).

TALL-CHIEF, N., A. ADAMS, U. WOLF u. G. SCHNEIDER: Zytogenetische Untersuchungen an Thorotrast-Trägern. In: Experimentelle und klinische Forschungen über Physiologie, Pathologie und Strahlenbiologie der blutbildenden Systeme (T. M. FLIEDNER, Jahresbericht 1965—1966). Bericht der Europäischen Atomgemeinschaft EUR 3938d, Brüssel 1968. — TEITGE, H., T. M. FLIEDNER, I. FACHE, and G. SCHNELL: A comparison of radiation-induced bone marrow aplasia in germfree and conventional mice. Radiat. Res. 1969 (im Druck). — THIÉRY, J. P., et M. BESSIS: Mécanisme de la plaquettogénèse. Etude "in vitro" par la microcinématographie. Nouv. Rev. franç. Hémat. **11**, 162 (1956). — THOMAS, E. D., T. M. FLIEDNER, D. THOMAS, and E. P. CRONKITE: The problem of the stem cell. Observation in dogs following nitrogen mustard. J. Lab. clin. Med. **65**, 794 (1965). — TILL, J. E., and E. A. MCCULLOCH: A direct measurement of the radiation sensitivity of mouse and bone marrow cells. Radiat. Res. **14**, 213 (1961). ~ Repair processes in irradiated mouse hematopoietic tissue. Ann. N.Y. Acad. Sci. **114**, 115 (1964). — TRANSBØL, K.: De allergiske blodsygdome. Diss. Kolding 1942. — TSUYA, A., V. P. BOND, T. M. FLIEDNER, and L. E. FEINENDEGEN: Cellularity and DNA synthesis in bone marrow after total and partial body irradiation. Radiat. Res. **14**, 618 (1961). — TUBIANA, M.: Effets hématologiques d'une irradiation totale ou partielle de l'organisme humain. In: Effects of ionizing radiations on the haematopoietic tissue. Proc. of a Panel, p. 87. Vienna: IAEA 1967.

UNDRITZ, E.: Les cellules sanguines de l'homme et dans la série animale. Schweiz. med. Wschr. **76**, 88 (1946a). ~ Die nicht zur Blutkörperchenbildung gehörenden Zellen intravitaler Knochenmarkspunktate nebst Auszählungsschema für Myelogramme. Schweiz. med. Wschr. **76**, 333 (1946b). ~ Die Retikulumzelle. Proc. 8th Congr. Eur. Soc. Haematol. Wien 1961, S. 81. Basel: S. Karger 1962. ~ Blut und Knochenmark im Alter. In: Krankheiten der über Siebzigjährigen (Hrsg. O. GSELL). Bern u. Stuttgart: H. Huber 1964. — URSO, P., and C. C. CONGDON: The effect of the amount of isologous bone marrow injected on the recovery of hematopoietic organ, survival and body weight after lethal irradiation injury in mice. Blood **12**, 251 (1957).

VIAULT, E.: Sur la quantité d'oxygène contenue dans le sang des animaux des hautes plateaux de l'Amérique du Sud. C. R. Acad. Sci. (Paris) **112**, 295 (1891). — VIRCHOW, R.: „Weißes Blut". I. Mitt. Frorieps Notizen aus dem Gebiete der Natur und Heilkunde **36**, 151 (1845). ~ „Weißes Blut" und Milztumoren. II. Mitt. Med. Ztg **34** (1846). ~ „Weißes Blut" und Milztumoren. Med. Ztg **16**, 9 (1847). ~ Die Leukämie. In: Gesammelte Abhandlungen zur wissenschaftlichen Medizin, S. 212. Frankfurt: Meidinger 1856. ~ Cellularpathologie in ihrer Begründung auf physiologischer und pathologischer Gewebelehre. Berlin: A. Hirschwald 1858. — Vladimirskaya, E. B., E. E. Simonov, I. S. Balakhovskil, and I. E. Ivanova: Proliferative activity of leukemic cells in acute leukemia. Fed. Proc. (Trans. Suppl.) **25**, 633 (1965). Translated from Meditainskaya Radiologiya **10**, 56 (1965). — Volkman, W., and J. L. Gowans: The origin of macrophages from the bone marrow in the rat. Brit. J. exp. Path. **46**, 62 (1965).

Warren, S.: Effects of radiation on normal tissue. Arch. Path. **34**, 443, 562, 749, 917, 1070 (1942). ~ The histopathology of radiation lesions. Physiol. Rev. **24**, 225 (1944). — Warren, S., J. C. MacMillan, and F. J. Dixon: Effects of internal irradiation of mice with P^{32}. Radiology **55**, 375 (1950). — Weicker, H.: Das quantitative Gleichgewicht der Erythropoese. Zugleich eine Widerlegung einiger neuerer Erythrozytenbildungshypothesen. Klin. Wschr. **31**, 637 (1953). ~ Exakte Kriterien des Knochenmarkes: Die Maß- und Mengenrelationen der Erythroblasten als Ausdruck der Reifungs- und Teilungsgesetze der Erythropoese. Schweiz. med. Wschr. **84**, 245 (1954). ~ Markstruktur und Blutbildungsgesetze. Vortrag am 5. Kongr. Europ. Ges. Haemat. Berlin-Göttingen-Heidelberg: Springer 1955. ~ Die Hemi-homoplastische Teilung des Proerythroblasten — die Lösung des Stammzellproblems der Erythropoese. Folia haemat. (Lpz.) **74**, 49 (1956). ~ Das Maß-, Mengen- und Zeitgefüge der Erythropoese unter physiologischen und pathologischen Bedingungen. Schweiz. med. Wschr. **87**, 1210 (1957). ~ Morphologie und Kinetik der normalen und pathologischen Erythropoese. Folia haematol., N.F. **9**, 153 (1964). — Wetherly-Mein, G., and D. G. Cotton: Fresh blood transfusions in leukemia. Brit. J. Haemat. **2**, 25 (1956). — Wickramasinghe, S. N., D. G. Chalmers, and E. H. Cooper: Disturbed proliferation of erythropoietic cells in pernicious anemia. Nature (Lond.) **215**, 188 (1967). — Williams, R. J., and R. J. Providence: Studies on the cellular pattern of bone marrow at routine autopsy. Amer. J. Path. **11**, 868 (1935). — Wintrobe, M. M.: Clinical hematology. Philadelphia: Lea & Febiger 1962. — Wyatt, J. P., and S. C. Sommers: Chronic marrow failure, myelosclerosis and extramedullar hematopoiesis. Blood **5**, 329 (1950).

Yamamoto, T.: Die feinere Histologie des Knochenmarkes als Ursache der Verschiebung des neutrophilen Blutbildes. Virchows Arch. path. Anat. **258**, 62 (1925). — Yoffey, M.: The mobilization and turnover times of cell populations in blood and blood-forming tissue. J. Histochem. Cytochem. **4**, 516 (1956).

Zesas, D. G.: Über Knochenmark-Transplantation. Wien. med. Presse **24**, 236 (1883). — Zubrod, C. G., S. Schepartz, J. Luder, K. M. Endicott, L. M. Carrese, and C. G. Baker: Cancer Chemother. Rep. **50**, 349 (1966) (zit. Cronkite 1968).

Regeneration, Hyperplasie und Onkogenese der lymphoretikulären Organe

Von

H. Cottier, M. W. Hess, B. Roos und P. A. Grétillat, Bern*

Mit 99 Abbildungen

Einleitung

Im nachfolgenden Beitrag sollen die Vorgänge der Regeneration, Hyperplasie und Cancerisierung am Beispiel des lymphoretikulären Systems besprochen werden. Die Berechtigung zu diesem Vorhaben, wenig mehr als 10 Jahre nach Erscheinen des Handbuchartikels von Masshoff (1955) über „die physiologische Regeneration", ergibt sich aus dem Umstand, daß in der Zwischenzeit die Erforschung der immunbiologisch aktiven Zellsysteme umwälzende Fortschritte gebracht hat. Eine erneute Bearbeitung dieser Fragen erschien daher unumgänglich. Die Gründe für die rasche Entwicklung auf dem Gebiet der Immunologie, in deren Rahmen das lymphoretikuläre System gehört, liegen vor allem in der Verfeinerung der Untersuchungsmethoden. Es ist heute möglich, Zellen stabil zu markieren und auf diese Weise deren Schicksal zu verfolgen. Wir sind ferner in der Lage, biochemische Vorgänge auf cellulärer Ebene zu verfolgen und makromolekulare Bestandteile des Gewebes aufgrund ihrer Antigeneigenschaften immunohistochemisch zu erfassen. Diese und weitere Gegebenheiten gestatten es, experimentell belegbare Aussagen zu machen, wo früher nur Vermutungen möglich waren. Wie wir sehen werden, haben die neu gewonnenen Erkenntnisse auch für die Beurteilung von Regeneration, Hyperplasie und Cancerisierung ihre große Bedeutung. Allerdings bleibt hervorzuheben, daß die Geschwindigkeit der heutigen wissenschaftlichen Entwicklung wenig mehr als eine Standortbestimmung zuläßt. Wir werden uns daher hüten, voreilige Schlüsse zu ziehen, wo die Beweisführung lückenhaft geblieben ist oder verschiedenerlei Deutungen zuläßt. Vielmehr wird es in solchen Fällen darum gehen, den Ausblick auf mehrere Möglichkeiten offen zu halten.

So kann auch die vorliegende Darstellung dem Postulat der Vollständigkeit nicht gerecht werden. Auch ist das Schrifttum über das immunbiologisch aktive Gewebe in den letzten 10 Jahren derart umfangreich geworden, daß sich eine Auswahl nicht vermeiden ließ. Für die zusätzlichen Literaturhinweise wird daher auf die hier angegebenen Arbeiten verwiesen.

Als *Regeneration im biologischen Sinn* werden Vorgänge bezeichnet, die dem Ersatz verlorengegangener lebender Strukturen durch Neubildung gleichartiger Elemente dienen. Es gehört zu den Grundphänomenen lebender Materie, daß überalterte oder aus anderer Ursache geschädigte Teile derselben dauernd abgestoßen oder aufgelöst und durch neue ersetzt werden. Der wachsende wie der ausgereifte Organismus erfährt somit für die meisten seiner Einzelelemente eine

* Pathologisches Institut der Universität Bern.

fortwährende Verjüngung, die in der Regel unbemerkt vor sich geht und mit dem Begriff der *physiologischen oder repetierenden Regeneration* umschrieben wird. Von *pathologischer Regeneration* spricht man dann, wenn das Ausmaß der physiologischen Regeneration — beispielsweise nach einer Beschädigung — überschritten oder nicht erreicht wird; dazu gehört auch eine Regeneration, bei der der Zellersatz und die Zelldifferenzierung nicht in derselben Richtung oder im gleichen Maß erfolgen, wie dies orthologisch der Fall wäre. Als *reparative oder akzidentelle Regeneration* kann ein Ersatz definiert werden, den der Körper für gelegentliche abnorme Verluste oder Schäden an lebenden Strukturen am Ort des Geschehens liefert. Unter *kompensatorischer Regeneration* wird im allgemeinen eine Vermehrung lebender Materie bestimmter Art verstanden, die im Sinn eines Ausgleichs für die Entfernung oder Schädigung derselben an anderer Stelle gebildet wird. Die *Hyperplasie*, als überschießende, aber nicht neoplastische Bildung lebender Einzelelemente — in der Regel Zellen —, kann im weiteren Sinn als eine Sonderform pathologischer Regeneration betrachtet werden. Von der echten Regeneration (*identische Regeneration*) ist die *nicht-identische Regeneration* abzugrenzen, bei der verlorengegangene lebende Strukturen bestimmter Art durch solche anderer Art ersetzt werden; sie gehört somit zu der Gruppe von Vorgängen, die mitunter auch unter der Bezeichnung einer *falschen Regeneration* zusammengefaßt werden. Zu Bildern scheinbar („falsch“) regenerativer Prozesse kann es auch dann kommen, wenn Verluste lebender Einzelelemente nicht durch eine Neuproduktion, sondern durch eine örtliche Verschiebung derselben wettgemacht werden, wie etwa durch Eintritt zirkulierender Lymphocyten in einen durch Lokalbestrahlung geschädigten Lymphknoten.

Diese und weitere Begriffe wurden seit jeher in der allgemeinen Pathologie verwendet und werden auch in Zukunft ihren Wert beibehalten, sei es auch nur zur gegenseitigen Verständigung. Der *Begriffsinhalt* dieser Bezeichnungen darf aber nicht überschätzt und vor allem nicht dem *Wesen* der damit gemeinten Vorgänge gleichgesetzt werden. Über die biochemische Natur dieser Prozesse wissen wir noch wenig. Im Rahmen der Beurteilung regenerativer Vorgänge am lymphoretikulären Gewebe sind wir nicht einmal in der Lage, alle Einzelheiten als solche mit bestimmter Eigenart und festgelegten Entwicklungsmöglichkeiten zu erkennen. Dies gilt im besonderen auch für die Lymphocytenfamilie, die eine Mehrzahl wenig differenzierter, weitgehend inaktiver Zellen mit verschiedenen Entwicklungsmöglichkeiten zu umfassen scheint[1]. Es kann daher nicht verwundern, daß die Beurteilung einer echten identischen Regeneration an einem solchen System mit morphologisch nicht sicher erkennbaren Einzelelementen verschiedener Differenzierungsrichtungen auf Schwierigkeiten stoßen muß. Wir werden sehen, daß sich die Regeneration eines bestimmten Zellsystems nach erfolgter Schädigung manchmal besser an der Erholung seiner spezifischen Leistungen als aufgrund morphologischer Untersuchungen erkennen und verfolgen läßt. Schließlich muß berücksichtigt werden, daß zahlreiche Vertreter der lymphoretikulären Zellfamilien im Körper zirkulieren und rezirkulieren, so daß bei örtlicher Zunahme der Zahl morphologisch definierter Zellen oft nicht sicher ermittelt werden kann, ob dieser Zuwachs durch Einwanderung oder durch Vermehrung am Ort zustande kam.

Der Begriff der Regeneration kann grundsätzlich für alle Organisationsstufen der *lebenden Materie* Anwendung finden, d. h. auf Moleküle und Zellorganellen wie auf Zellen und Organe. In der vorliegenden Übersicht soll jedoch das Hauptgewicht auf die Erneuerung und den Ersatz einzelner *Zellinien* gelegt werden, da einerseits die Biochemie der regenerativen Vorgänge in einem besonderen Kapitel

---

[1] Übersicht bei Yoffey 1967a.

behandelt wird (Schindler, S. 1 ff.), andererseits wegen der erwähnten Zellwanderungen den lymphoretikulären Einzelorganen — mit einigen Ausnahmen — weniger Bedeutung zukommt als den darin enthaltenen Zellfamilien.

Die Behandlung der Fragen, die sich auf Regeneration, Hyperplasie und Cancerisierung des lymphoretikulären Gewebes beziehen, soll schrittweise so geschehen, daß über den Säugetierorganismus hinaus zunächst die phylogenetische Entwicklung der zur Diskussion stehenden Strukturen und ihrer Leistungen kurz gewürdigt wird. Wir werden erkennen, daß diese Gesichtspunkte für das Verständnis der Ontogenese nützlich sind; die Kenntnis der letzteren stellt ihrerseits eine Voraussetzung für die Beurteilung regeneratorischer, hyperplastischer und neoplastischer Prozesse im späteren Leben des Individuums dar.

A. Die phylogenetische Entwicklung des lymphoretikulären Systems

Die lymphoretikulären Organe des Säugetierorganismus stellen in ihrer Gesamtheit ein System dar, welches das Individuum sehr wirkungsvoll gegen schädliche Einflüsse durch Fremdmaterial zu schützen vermag. Zu den wichtigsten Mechanismen, derer sich der Organismus dazu bedient, gehören die Phagocytose und die adaptive, immunbiologische Reizbeantwortung. Reine Entgiftungsmechanismen, wie sie vor allem in der Leber und in der Niere ablaufen, gehören nicht in den Rahmen unseres Themas. Auch andere Faktoren, denen oft protektive Eigenschaften zugeschrieben werden, wie Lysozyme in der Körperflüssigkeit, Polyelektrolyte, Komplement und sog. unspezifische bactericide Substanzen[2], sollen hier nur kurz erwähnt werden, obschon ein Teil derselben auch bei Invertebraten gut entwickelt ist und ebenfalls zur wirkungsvollen Abwehr beitragen dürfte.

Eines der phylogenetisch ältesten Prinzipe in der Abwehr ist dasjenige der *Phagocytose*. Die Fähigkeit zur Aufnahme partikulären Fremdmaterials besitzen schon die Einzeller. Sie benützen diesen Vorgang, ebenso wie den der *Pinocytose*, nicht nur zu Ernährungszwecken, sondern auch zu Aufnahme und Abbau schädlicher Agentien, wie lebender Mikroorganismen sowie anderer artfremder Zellen und Partikeln. Besonders gut untersucht wurden in dieser Hinsicht die Amöben als klassische Vertreter der Protozoen[3]. Phagocytierende Zellen mit ähnlichen Eigenschaften werden auch bei allen mehrzelligen, höher organisierten tierischen Lebewesen angetroffen. Die Coelenteraten besitzen frei bewegliche Zellen, die phagocytieren können und sich nach Liebman (1946) von den sog. Trephocyten, die vor allem dem Stoffwechsel dienen, unterscheiden lassen sollen. Auf welchem Weg es den primitiven Invertebraten gelingt, zwischen artfremdem und eigenem lebendem Material zu unterscheiden und somit einer Selbstauflösung zu entgehen, bleibt ungeklärt. Phillips (1966) erwähnt aufgrund von Untersuchungen mit Hilfe ^{14}C-markierter, artfremder Proteine, die einer Seeanemone (Anthopleura elegantissima) angeboten wurden, die Möglichkeit einer biochemisch noch ungeklärten Bindung des Fremdeiweißes durch die Phagocyten und deren Produkte. Die erstaunliche Eigenschaft dieser niederen Tierarten zur Erkennung xenogener Substanzen und Zellen geht aus Arbeiten an Würmern hervor[4]. Injiziert man beispielsweise bei Lumbricus terrestris heterologe Spermatozoen in die Coelomhöhle, so sollen diese innerhalb kurzer Zeit von Phagocyten aufgenommen werden, während arteigene Spermatozoen anscheinend unbehelligt bleiben. Ähnliche Be-

[2] Übersicht bei Skarnes und Watson 1957.
[3] Übersicht bei Holter 1959, Chapman-Andresen 1962, Holter 1965.
[4] Cameron 1932, Dales 1957.

obachtungen wurden in neuerer Zeit auch an marinen Würmern von der Gattung der Sipunculiden gemacht[5]. Als besonders aufschlußreich erwiesen sich die Untersuchungen an Sipunculus nudus[6]. Dieser Organismus, der kein Zirkulationssystem besitzt und manchmal bis zur Hälfte seines Volumens Coelomflüssigkeit enthält, eignet sich nicht nur zum Studium von Gerinnungsvorgängen und humoralen Abwehrmechanismen, sondern auch zur Prüfung cellulärer Vorgänge bei Invertebraten. Bei diesem Meerwurm finden sich in der Coelomhöhle neben erythrocytenähnlichen Elementen, hyalinen Amoebocyten, Granulocyten, mehrkernigen Riesenzellen und Detritus auch cilientragende sog. „Urnen", die — frei oder an der Bauchwand festsitzend — sich selbst oder die umgebende Flüssigkeit in Bewegung setzen sowie Fremdmaterial aufnehmen und speichern können. Das Auftreten cilienbewehrter Phagocyten, das verschiedenen Invertebraten offensichtlich von Nutzen ist, verliert sich in der weiteren phylogenetischen Entwicklung mit der Ausbildung eines Herzens und eines geschlossenen Blutkreislaufs. Für die Insekten gilt ebenfalls, daß sie sich in der Abwehr artfremder Substanzen, Partikeln und Organismen vor allem auf die Phagocytose stützen; jedenfalls ließen sich bisher bei ihnen immunbiologische Vorgänge der Art, wie sie bei höheren Vertebraten bekannt sind, nicht nachweisen[7]. Die Zellarten, die sich bei Insekten an entzündlichen Vorgängen beteiligen, sind mannigfaltig. Neben sog. Mikroplasmatocyten und Makroplasmatocyten, die nicht etwa Plasmazellen entsprechen, treten auch lymphocytenähnliche Elemente auf[8]. Da mit dem Erscheinen dieser zuletzt erwähnten Zellen jedoch keine nachweisbaren immunbiologischen Fähigkeiten verbunden sind, darf angenommen werden, daß eine wesensmäßige Verwandtschaft mit der Mehrzahl der Lymphocyten höherer Vertebraten nicht besteht. Die meisten kernhaltigen Zellen in der Hämolymphe von Insekten vermögen lebhaft zu phagocytieren. Allerdings gelingt es ihnen nicht, alle pathogenen Keime mit gleicher Wirksamkeit unschädlich zu machen: während beispielsweise bei der Raupe der Wachsmotte (Galleria mellonella) injizierte Pneumokokken rasch aufgenommen und zerstört werden, vermehren sich andere Erreger, wie etwa Proteus vulgaris, innerhalb des Zelleibes der Phagocyten und führen bald zu Septikämie und zum Tod. Durchaus vergleichbare Feststellungen konnten auch an Mollusken gemacht werden[9], die über frei im Blutstrom zirkulierende sog. Amoebocyten verfügen[10].

Das Prinzip der Phagocytose, das bei fast allen wirbellosen Tieren anzutreffen ist, wurde in ähnlicher Weise auch von den verschiedenen Arten der Wirbeltiere beibehalten, allerdings mit steigender phylogenetischer Organisationsstufe mehr und mehr in Verbindung mit dem reticuloendothelialen und lymphatischen Gewebe. Bei Fischen fehlen klassische Lymphknoten, dafür wird injiziertes partikuläres Material von Histiocyten und freien Makrophagen verschiedener Lokalisation, ferner von Sternzellen der Leber, Reticulumzellen und Gefäßendothelien (vor allem der Milz und der sog. Kopfnieren, einem hämopoietischen Organ) aufgenommen[11]. Gut verständlich ist die Beobachtung von Kiyono und Nakanoin (1920), daß bei poikilothermen Tieren der Vorgang der Farbstoffaufnahme durch Phagocyten eine deutliche Temperaturabhängigkeit zeigt, d. h. bei Kälte nur langsam erfolgt. Die Speicherung intravenös injizierter Partikeln geschieht bei Fröschen vor allem in den Sternzellen der Leber, während sich die Milz nur

---

5 Triplett, Cushing und Durall 1958, Bang 1966. 6 Übersicht bei Hyman 1959.
7 Paillot 1920, Metalnikov und Gaschen 1920, 1921, Cantacuzène 1923, Huff 1940, Baer 1944, Briggs 1958.
8 Cameron 1932, Jones 1962, Wittig 1962, 1965, 1966.
9 Stauber 1950, Bang 1956, Tripp 1960. 10 Bang 1961.
11 Kiyono und Nakanoin 1920, Mackmull und Michels 1932, Pliszka 1939.

wenig beteiligt[12]. Reptilien verhalten sich ähnlich, nur ist die Milz hier aktiver in den Prozeß der Aufnahme von Partikeln aus dem strömenden Blut eingeschaltet.

Die Frage, ob Tiere ohne Fähigkeit zur adaptiven immunbiologischen Reizbeantwortung als Ausgleich ein leistungsfähigeres reticuloendotheliales System besitzen als die höheren Organismen mit ausgebildetem immunologisch aktivem Gewebe, kann zur Zeit noch nicht mit Bestimmtheit beantwortet werden. Erste derartige Untersuchungen haben bei verschiedenen Tierklassen keine Abhängigkeit des Wirkungsgrades phagocytierender Zellsysteme von der phylogenetischen Stellung nachweisen lassen[13]. Dieses Problem bleibt weiterhin offen, da die bestehenden Methoden zur Prüfung der gesamten Phagocytosetätigkeit innerhalb eines Organismus noch nicht befriedigen können[14].

Die *Fähigkeit des Organismus zur Erlangung einer erworbenen spezifischen Immunität* konnte bisher bei Invertebraten nicht festgestellt werden. Es handelt sich hier somit um ein phylogenetisch jüngeres Prinzip, das sich erst mit zunehmender Differenzierung und Organisation im Lauf der Entstehung der Tierarten entwickelt hat. Allerdings ist eine gewisse Zurückhaltung in der Beurteilung dieser Frage durchaus gerechtfertigt. Vorgänge wie die einer durch ein neu angebotenes Substrat induzierten, adaptiven Enzymbildung sind bei den Bakterien sehr wohl bekannt, und es wäre verwunderlich, bestünden bei den erheblich höher organisierten Einzellern und Invertebraten des Tierreichs nicht vergleichbare Mechanismen. In diesem Zusammenhang ist auf die Arbeit von PHILLIPS (1960) hinzuweisen, der bei wirbellosen Tieren die Bildung „antikörperähnlicher“ Substanzen nach Kontakt mit Rinderserumalbumin oder Coliphagen gesehen haben will[15].

Die erworbene Immunität beruht auf dem Vermögen des Individuums, a) Antigendeterminanten zu erkennen, b) gegen diese Antigendeterminanten gerichtete, spezifische Antikörper herzustellen und/oder darauf spezifisch sensibilisierte Zellen zu bilden und c) einen Mechanismus zu entwickeln, über den bei erneutem Antigenangebot eine anamnestische, rasche spezifische Reizbeantwortung in dem unter b) geschilderten Sinn erfolgen kann. Diese Eigenschaften des Organismus sind an das Vorhandensein eines unversehrten und leistungsfähigen lymphoretikulären Systems gebunden. Im Zusammenhang mit Fragen der physiologischen und pathologischen Regeneration sowie der Hyperplasie dieses Systems kann es daher nicht ohne Bedeutung sein, den neueren phylogenetischen Erkenntnissen auf diesem Gebiet Rechnung zu tragen. Es ist vor allem das Verdienst der Arbeitsgruppe von GOOD[16], der phylogenetischen Erforschung immunbiologisch aktiver Gewebe neuen Auftrieb verliehen und durch wichtige Feststellungen zu ihrem Fortschritt beigetragen zu haben. Wenngleich CAMERON (1934) einige der in der Hämolymphe von Invertebraten auftretenden Zellarten als „Lymphocyten“ bezeichnete, sind sich doch die meisten Autoren einig, daß den kleinen Lymphocyten morphologisch vergleichbare Elemente in nennenswerter Zahl erst bei Wirbeltieren in Erscheinung treten[17]. Die ersten Zeichen einer Befähigung zu erworbener spezifischer Immunität wurden bei Cyclostomen festgestellt. Einer der primitivsten Vertreter dieser Gruppe, Eptatretus stoutii (Hexenfisch), ist wohl in der Lage, auf die Injektion von Freundschem Adjuvans

[12] KENT 1966. [13] KENT 1966.

[14] Neuere Übersicht über die cellulären Abwehrmechanismen der Invertebraten bei SALT 1967, FENG 1967, DAWE, MORGAN und SLATICK 1967.

[15] Übersicht über humorale Abwehrmechanismen bei Invertebraten bei CUSHING 1957, CHADWICK 1967, BANG 1967.

[16] GOOD und PAPERMASTER 1964, PAPERMASTER, CONDIE, FINSTAD und GOOD 1964, GOOD, FINSTAD, POLLARA und GABRIELSEN 1966, FINSTAD und GOOD 1966.

[17] FINSTAD und GOOD 1966.

mit einer entzündlichen Reaktion zu antworten, an der auch lymphocytenartige Zellen teilnehmen, er besitzt aber weder einen Thymus noch lymphatische Organe oder Plasmazellen. Bei dieser Species konnten auch keine Immunglobuline nachgewiesen werden[18], noch ließen sich eine Überempfindlichkeit vom Tuberkulintyp nach Stimulation mit BCG oder Anzeichen einer Abstoßung von Homotransplantaten feststellen[19]. Es finden sich lediglich Blutbildungsherde mit u. a. kleinen lymphoiden Zellen im Bereich der Darmschleimhaut und der vorderen Niere. Ein höher organisierter Cyclostome, Petromyzon marinus (Meerneunauge), verfügt demgegenüber bereits über ein *thymus*ähnliches Organ in der Gegend der Kiementaschen[20] und über *lymphocytenhaltiges* hämopoietisches *Gewebe* im Kiemengebiet, im rudimentär angelegten Knochenmark und in der Milz. Aber auch bei dieser niederen Fischart ließen sich offenbar keine deutlich ausgebildeten Plasmazellen feststellen, wenn auch die Fähigkeit zur Agglutininbildung gegen Brucella-Antigene vorhanden zu sein scheint. Interessanterweise tritt hier, zusammen mit der Entwicklung eines primitiven Thymus, auch erstmals eine Fähigkeit zur Ausbildung cellulärer Immunität in Erscheinung[21]. Mit Sicherheit werden *Plasmazellen* dagegen beim Knorpelfisch, Polyodon spathula[22] und bei höheren Elasmobranchiern gefunden, besonders bei Haifischen, die Antikörper gegen verschiedene Antigene herstellen können[23] und auch einen wohl entwickelten Thymus mit klar getrennter Rinde und Mark aufweisen. Der letztere ist in ähnlicher Art, ebenso wie typisches, lymphatisches Gewebe in der Milz, längs des Darmtrakts und im Nierenbereich, auch bei niederen Elasmobranchiern vorhanden; nur zeigen die letzteren noch keine eindeutigen Plasmazellen. Die in der phylogenetischen Ordnung über den Elasmobranchiern stehenden Chondrostier, Holostier und Teleostier besitzen indessen alle einen gut ausgebildeten Thymus, eine Milz mit Plasmazellen und wenig scharf begrenzte lymphoretikuläre Herde im Bereich des Darms. Die Lymphocytenanhäufungen im Bereich des Fischdarms können jedoch nicht mit Peyerschen Plaques der Säuger verglichen werden.

Allen bisher aufgezählten Tierarten fehlen eigentliche Lymphknoten, Tonsillen und Keimzentren. Als Neuerung gegenüber den noch niedereren Fischen findet sich lediglich bei den Teleostiern ein echtes Lymphgefäßsystem[24]. Trotzdem vermögen höhere Haifischarten Immunglobuline sowohl vom 19S- als auch vom 7S-Typus zu bilden[25]. Sie können auch eine anamnestische immunbiologische Reizbeantwortung vollziehen[26]. Während bei den Cyclostomen und Invertebraten wohl ein primitives cytotoxisches System vorhanden ist, kann Komplement oder mindestens eine den Komplementkomponenten entsprechende Aktivität bei allen höher entwickelten Wirbeltieren nachgewiesen werden, beginnend bei den Elasmobranchiern[27].

Lymphknoten von der Art, die wir bei den Säugern kennen, treten in der phylogenetischen Reihe erstmals bei Amphibien in Erscheinung, wie dies am Beispiel von Bufo marinus gezeigt wurde[28]. Diese Species weist in der Milz auch Lymphfollikel auf, allerdings mit dem Unterschied zu Vögeln und Säugern, daß die Follikel keine eigentlichen Keimzentren enthalten, sondern von einem Saum antikörperhaltiger Zellen umgeben sind.

---

18 Papermaster, Condie und Good 1962.
19 Papermaster, Condie, Finstad und Good 1964.
20 Salkind 1915. 21 Good und Finstad 1967.
22 Clawson, Finstad und Good 1966. 23 Sigel und Clem 1963.
24 Übersicht bei Rusznyák, Földi und Szabó 1957.
25 Clem und Sigel 1966, Marchalonis und Edelman 1965.
26 Pollara, Finstad und Good 1966, Sigel und Clem 1965.
27 Gewurz, Finstad, Muschel und Good 1966.
28 Evans, Kent, Bryant und Moyer 1966.

Tonsillen im Sinn klar abgegrenzter lymphoepithelialer Strukturen finden sich dagegen erst bei den Reptilien und höheren Wirbeltieren. Beachtlicherweise wird auf derselben phylogenetischen Entwicklungsstufe das Auftreten von Plasmazellen auch in der Schleimhaut des Magendarmkanals beobachtet.

Die Ausbildung der *Bursa Fabricii*, einer lymphoepithelialen Struktur im Bereich des Enddarms, stellt eine Besonderheit der Klasse der Vögel dar. Gleichartige Organe fehlen bei den Vögeln übergeordneten Wirbeltierklassen. Die Frage, ob bei Säugetieren ein der Bursa Fabricii wenigstens funktionell vergleichbares Äquivalent besteht, wozu beispielsweise gewisse lymphatische Strukturen im Darmbereich, wie die Appendix, die Peyerschen Plaques und der Sacculus rotundus beim Kaninchen gehören könnten[29], steht noch zur Diskussion. Die Appendix der Säuger wird von einigen Autoren eher mit der Tonsilla caecalis der Vögel verglichen[30]. Die Bedeutung dieses Problems, auf das wir später noch zurückkommen werden, liegt in der führenden Rolle, die der Bursa Fabricii bei der immunbiologischen Entwicklung der Vögel zukommt[31]. Es wurde vorgeschlagen, die Bursa Fabricii —oder ihr „Äquivalent" bei anderen Tierklassen — als das der Entwicklung antikörperbildender Zellen im ganzen Organismus übergeordnete, zentrale lymphoide Organ zu bezeichnen und sie dem Thymus als einem zweiten zentralen lymphoiden Organ, das für die Entstehung der sog. cellulären Immunität entscheidend wäre, gegenüberzustellen[32]. Die Gründe, die für oder gegen eine solche Zweiteilung des immunbiologisch kompetenten Systems angeführt werden können, kommen später zur Sprache. Festzustehen scheint, daß beim Hühnchen die thymische Lymphopoiese im Gegensatz zu derjenigen in der Bursa schon *vor* dem Ausschlüpfen sehr kräftig in Gang kommt[33] und somit in der zeitlichen Entwicklung an erster Stelle steht. Immerhin muß festgehalten werden, daß die Bursektomie beim Hühnchenembryo ein Antikörpermangelsyndrom erheblichen Ausmaßes nach sich zieht[34]. In phylogenetischer Hinsicht wichtig ist die Feststellung, daß bei Vögeln die Lymphknoten deutlich ausgebildete *Keimzentren* enthalten. Diese besondere, einem klonalen Wachstum ähnliche Form der Proliferation immunbiologisch aktiver Zellen tritt demnach auf der gleichen phylogenetischen Stufe in Erscheinung wie die Bursa Fabricii. Die Ausbildung von Keimzentren geht mit der Fähigkeit des Organismus einher, anläßlich einer anamnestischen immunbiologischen Reizbeantwortung in kurzer Zeit große Mengen spezifischer Antikörper herzustellen[35].

Während bei den Vögeln die Keimzentren manchmal ohne örtlichen Zusammenhang mit dichten Ansammlungen kleiner Lymphocyten zu sehen sind, finden wir bei den ausgewachsenen Säugetieren den wohlbekannten komplexen Aufbau der Lymphfollikel, die wenigstens während einer bestimmten Phase immunbiologischer Aktivität deutlich in ein *Keimzentrum und eine Weidenreichsche Randzone* unterteilt erscheinen. Die phylogenetisch frühesten Zeichen einer solchen Entwicklung finden sich beim australischen Monotrematen Tachyglossus aculeatus[36].

Ein weiterer Schritt, der sich in der phylogenetischen Entwicklung des lymphoretikulären Gewebes zwischen der Vogel- und Säugerklasse abzeichnet, liegt in der zunehmenden Trennung des lymphatischen vom myeloischen Gewebe. Während bei niederen Wirbeltieren häufig ein sog. lymphomyeloider Komplex

[29] Good, Gabrielsen, Peterson und Cooper 1966.
[30] Janković, Mitrović, Popesković und Mileševic 1966.
[31] Chang, Glick und Winter 1955, Glick, Chang und Jaap 1956.
[32] Warner, Szenberg und Burnet 1962, Archer, Papermaster und Good 1964.
[33] Peterson und Good 1965. [34] van Alten, Cain, Good und Cooper 1968.
[35] Übersicht bei Good und Finstad 1967.
[36] Diener, Wistar und Ealey 1967, Diener, Ealey und Legge 1967.

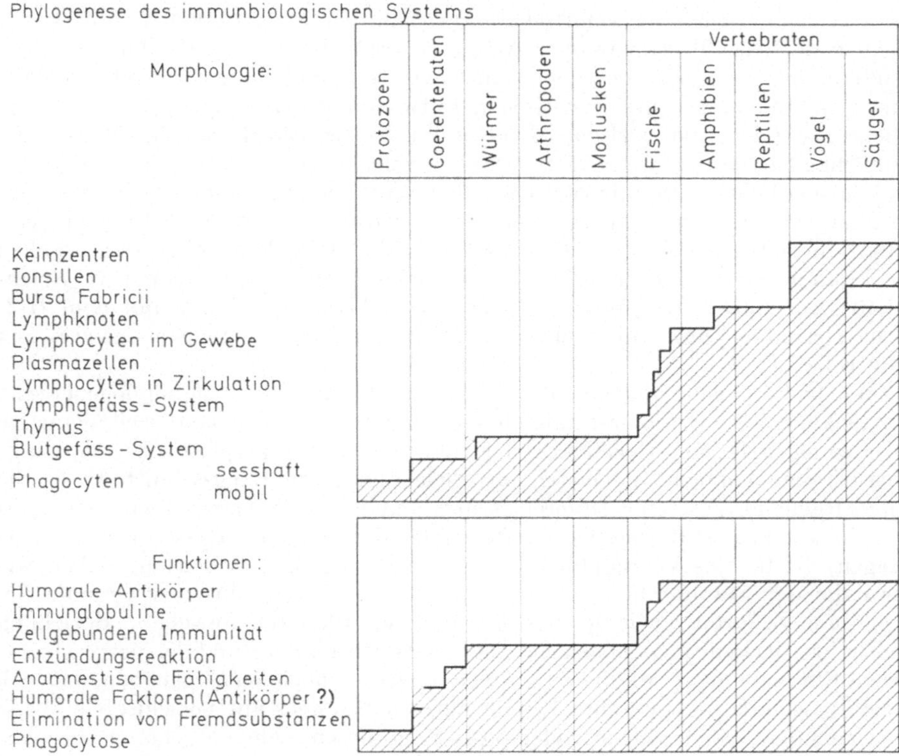

Abb. 1. Schematische Darstellung der phylogenetischen Entwicklung des lymphoretikulären Systems und seiner Leistungsfähigkeit

zu finden ist, hat bei den Säugern das lymphatische Gewebe vermehrt Anschluß an das Lymphgefäßsystem gewonnen. Eine Ausnahme bilden die in den Blutkreislauf eingeschaltete Milz und — bei einzelnen Species, wie etwa dem Rind — die Hämolymphknoten. Im übrigen ist bei den Säugern die Trennung des lymphatischen vom übrigen blutbildenden Parenchym weder eine vollständige (Beispiel: Mäusemilz), noch im Verlauf der Ontogenese eine dauernde. Ein gutes Beispiel dafür bieten die extramedullären Blutbildungsherde beim Menschen im Rahmen verschiedener raumfordernder Prozesse im Bereich des knöchernen Skelets.

In Abb. 1 ist die schrittweise phylogenetische Entwicklung des lymphoretikulären Systems im Tierreich schematisch dargestellt und mit der damit einhergehenden, zunehmenden Befähigung des Organismus, Fremdmaterial zu erkennen und zu verarbeiten sowie mit der Erzeugung spezifischer Antikörper und/oder spezifisch sensibilisierter Zellen zu beantworten, verglichen. Es bleibt hinzuzufügen, daß mit der steigenden Organisation der einzelnen Tierklassen und ihrer immunbiologisch aktiven Gewebe- und Zellsysteme auch eine phylogenetische Differenzierung der Immunglobuline verbunden ist. Der den Cyclostomen zugeordnete Petromyzon marinus bildet als Antwort auf eine Stimulation durch Brucella-Antigen mercapto-äthanolempfindliche Antikörper von mittlerem Molekulargewicht. Alle übrigen niederen Wirbeltiere, die einer Antikörperbildung fähig sind, besitzen im Serum γ-Globulinfraktionen, in denen aber bei Fischen nicht immer Antikörperspezifitäten nachgewiesen werden konnten[37]. Der Grad

[37] Pollara, Finstad und Good 1966.

der phylogenetischen Verwandtschaft innerhalb der Säugetierklasse äußert sich auch in der Anzahl gemeinsamer Antigendeterminanten der γ-Globuline[38]. Das Studium der Aminosäurensequenz einzelner Immunglobuline scheint ebenfalls zum Verständnis der phylogenetischen Entwicklung beizutragen; so wurde beispielsweise gezeigt, daß zwischen den K und L-Ketten von Mensch und Maus große Ähnlichkeit besteht[39]. Umgekehrt sprechen verschiedene Befunde dafür, daß Art und Ausmaß einer immunbiologischen Reizbeantwortung, besonders im Sinn der Antikörperbildung, zu einem guten Teil genetisch fixiert sind. Beispielsweise unterscheiden sich CBA- und C57-Mäuse in ihrer Fähigkeit zur anamnestischen Reaktion gegen bestimmte lösliche Antigene[39a]. Möglicherweise hängt die Eigenschaft, Antikörper bestimmter Spezifität zu bilden, bei Mäusen mit dem H-2-locus zusammen und untersteht einer Determinanten-abhängigen, genetischen Kontrolle[39b].

Wir hielten es für angebracht, eine kurze Übersicht über die phylogenetische Entwicklung des lymphoretikulären Systems vorauszuschicken, weil derartige Überlegungen bei der Beurteilung regenerativer und hyperplastischer Vorgänge nützlich sein können. Sie bieten uns gleichsam einen Längsschnitt durch die lange Reihe fortgesetzter Differenzierung und immer höherer Organisation bis zur Entwicklungsstufe der hier zu behandelnden Säugetierklasse. Verschiedene Fragen, die für das Verständnis der Regeneration größte Bedeutung haben, wie etwa die der Stammzellen, des phylogenetischen Alters einzelner Organ-, Gewebe- und Zellarten sowie der mit dem lymphoretikulären Gewebe in Beziehung stehenden Mechanismen, lassen sich nur gegen den Hintergrund der tiergeschichtlichen Entwicklung richtig bewerten. Schließlich sei auch hervorgehoben, daß sich die Phylogenese des immunbiologisch aktiven Gewebes auf verschiedene Weise in der Ontogenese desselben widerspiegelt. In diesen Rahmen gehören beispielsweise die folgenden Feststellungen:

a) Die Phagocytose und sog. unspezifische humorale Faktoren gehören zu den ältesten Prinzipien der Abwehr.

b) Das Auftreten der Fähigkeit zur spezifischen adaptiven Immunität fällt in der Phylogenese mit der Entwicklung des Thymus zusammen.

c) Die Fähigkeit zur Produktion humoraler Antikörper tritt im Lauf der phylogenetischen Entwicklung auf, bevor eine Bursa Fabricii oder ein sog. Bursaäquivalent gebildet sind.

d) Die Entstehung von Keimzentren in Lymphfollikeln ist mit dem Vermögen des Organismus verbunden, eine besonders rasche und wirkungsvolle anamnestische immunbiologische Reizbeantwortung im Sinn der Erzeugung spezifischer Antikörper zu vollziehen.

B. Die ontogenetische Entwicklung des lymphoretikulären Gewebes bei Säugetieren und beim Menschen

Die im Verlauf der phylogenetischen Ausbildung des lymphoretikulären Gewebes beobachtete schrittweise Entstehung neuer Strukturelemente und der ihnen eigenen Funktionen wiederholt sich zum Teil auch in der Ontogenese des Säugerorganismus. Histiocytenähnliche Zellen mit amöboider Beweglichkeit und phagocytierenden Eigenschaften scheinen in den allerersten Stadien der Embryogenese aufzutreten, ohne daß auf dieser Entwicklungsstufe eigentliche lympho-

[38] ROULET, GUGLER, ROSIN, RENAUD und HÄSSIG 1960.
[39] TITANI, WIKLER und PUTNAM 1967.
[39a] McDEVITT 1968. [39b] McDEVITT und TYAN 1968.

retikuläre Organe schon entstanden wären. Über den frühesten Beginn dieser Zelldifferenzierung wissen wir wenig; ebensowenig ist über die Bedingungen bekannt, deren die Zellen in der frühembryonalen Phase zur Phagocytose bedürfen. Im Verlauf des intrauterinen Lebens erfährt das *Makrophagensystem* eine progressive Entwicklung, die eng an die Entstehung der Blut- und Lymphgefäße sowie der lymphoretikulären Organe und des blutbildenden Gewebes gebunden ist[40]. Entsprechende Beobachtungen wurden auch an menschlichen, 4—26 Wochen alten Embryonen gemacht[41]. Die ersten Zeichen einer *Blutbildung* finden sich beim Säugerembryo im Dottersack. Dieser besteht vor allem aus einem lose gebauten Mesenchym, einem Ausläufer der Splanchnopleura, und wird auf der einen Seite von einer Schicht zylindrischer Entodermzellen, auf der anderen von flachen Mesothelien bedeckt. Die primitiven Blutzellen scheinen sich, soweit sich dies aus statischen Bildern beurteilen läßt, in der Form zusammengelagerter Elemente im Mesenchym zu entwickeln. Inmitten dieser „Blutinseln" finden sich bald zentral gelagerte runde Zellen mit stark basophilem Cytoplasma: Hier haben wir es nach Ansicht der meisten Autoren mit den primitiven Blutzellen zu tun. Die am Rand der Blutinseln liegenden Zellen nehmen eine längliche, flache Gestalt an, bleiben mit dem umliegenden Mesenchym noch verbunden und bieten somit das Bild eines primitiven Endothels. Die in diesen endothelumschlossenen Räumen enthaltenen Rundzellen scheinen sich danach in zwei Richtungen zu verändern: Die einen differenzieren sich zu hämoglobinbildenden Erythroblasten, die anderen — ein kleinerer Teil — bleiben mehr oder weniger undifferenziert. Ob die zuletzt erwähnten Zellen den Lymphoblasten und Lymphocyten des ausgewachsenen Organismus zu vergleichen sind, wie oftmals behauptet wurde, bleibt zweifelhaft. Dagegen konnte SORENSON (1961) im Dottersack von Meerschweinchenembryonen Makrophagen-Erythroblasten-Inseln nachweisen, wie sie auch im Knochenmark erwachsener Säuger vorkommen. Diese Zusammenlagerung dient vermutlich der Übertragung von Nähr- und Baustoffen an die in lebhafter Proliferation begriffenen Vorstufen der Erythrocyten. Die oben erwähnten, von Endothel ausgekleideten Blutinseln verbinden sich mit der Zeit untereinander, so daß ein kommunizierendes Blutgefäßsystem entsteht.

Die *Lymphgefäße* werden etwas später angelegt; beim menschlichen Embryo finden sie sich erstmals bei 9—12 mm Scheitel-Steißlänge. Der Mechanismus ihrer Entwicklung konnte noch nicht in allen Teilen abgeklärt werden. Im besonderen ist die Frage noch umstritten, ob es sich um Aussprossungen aus Venen[42] oder um eine Morphogenese anderer Art, wie etwa eine extraintimale Hohlraumbildung in Venennähe[43] handelt. Jedenfalls bilden sich innerhalb kurzer Zeit die paarigen Jugular- und Iliacalsäcke sowie der unpaarige Retroperitonealsack und die Cisterna chyli, die mit dem Venensystem in Verbindung stehen. Im Gegensatz zu Fischen, Amphibien, Reptilien und Vögeln, bei denen diese primären Lymphsäcke bestehen bleiben und durch Ausbildung einer rhythmisch sich kontrahierenden Wandmuskulatur zu sog. Lymphherzen werden, gestalten sie sich beim Säuger in einer späteren Embryonalphase zu primären Lymphknoten um. Diese entstehen, soweit sich aufgrund der bisherigen Kenntnisse beurteilen läßt, durch umschriebene Ausweitungen einfacher embryonaler Lymphgefäße, in deren Umgebung sich dann ein Reticulum entwickelt (sog. „reticuloendotheliale Primitivorgane"). Die Trabekeln sollen Reste des eingeschlossenen Mesenchyms

---

40 Beobachtungen an Hühnchen- und Rattenembryonen: Übersicht bei KARTHIGASU und JENKIN 1963, READE und CASLEY-SMITH 1965, KENT 1966.

41 ANDERSEN und MATTHIESSEN 1966.

42 Übersicht bei YOFFEY und COURTICE 1956.

43 Übersicht bei RUSNYÁK, FÖLDI und SZABÓ 1957.

darstellen. Von Wichtigkeit ist die Tatsache, daß schon frühzeitig in der ontogenetischen Lymphknotenentwicklung besonders gebaute Blutgefäße vom Typus postcapillärer Venolen in unmittelbarer Nachbarschaft der Lymphgefäße auftreten[44]. Wir werden später sehen, daß diese Gefäße, die ein kubisches Endothel aufweisen, den wichtigsten Ort des Lymphocytenübertritts aus dem Blut in die Lymphknoten darstellen. Primitive Lymphknotenstrukturen dieser Art, Blutgefäße, Reticulum, Lymphgefäße und Trabekeln scheinen in der frühen Ontogenese angelegt zu sein, noch bevor darin ein eigentliches lymphatisches Parenchym in Erscheinung tritt (Abb. 2, 3). Beim menschlichen Embryo fällt die Zeit dieser Entwicklungsvorgänge in den 3. Schwangerschaftsmonat. Die peripheren Lymphgefäße sollen nach Angaben früherer Autoren[45] durch Auswachsen aus den primären Lymphsäcken zustande kommen. Wie gut solche Annahmen begründet sind, vermögen wir nicht zu beurteilen. Obschon bei Amphibienlarven das Auswachsen von Lymphgefäßen am lebenden Objekt unter dem Mikroskop verfolgt werden konnte, haben wir uns bei allen diesen Deutungen vor Augen zu halten, daß bis vor wenigen Jahren die Möglichkeit einer stabilen Zellmarkierung nicht bestand, und somit Erklärungsversuche für dynamische Vorgänge lediglich auf ein Aneinanderreihen statischer Bilder gestützt war.

Während somit das Lymphgefäßsystem schon in der frühembryonalen Phase Gestalt annimmt und mit Hilfe der Endothelzellen bereits phagocytierende Funktionen ausüben kann, fehlt zunächst das lymphatische Parenchym. Allerdings finden sich bei Mäusen schon am 9. Tag des intrauterinen Lebens Zellen mit der Fähigkeit zur Differenzierung in antikörperbildende Elemente, nämlich im Dottersack, in der Leber und in der hinteren Körperhälfte. Im weiteren Verlauf der Entwicklung werden solche Zellen auch im Thymus, längs des Darmtraktes, in der Milz, im Femur, in der Lunge und im Blut nachweisbar. Vergleichbare Befunde lassen sich auch im Bezug auf Zellen, die für die celluläre Immunität verantwortlich sind, erheben[45a].

Das erste Organ, das in der ontogenetischen Entwicklung aller bisher untersuchten Säugetierarten Sitz einer lebhaften Lymphopoiese wird, ist der *Thymus*[46]. Dieser wird als epitheliale Einsenkung der dritten und vierten Kiementaschen paarig angelegt und erfährt dann einen Descensus in caudaler Richtung. Bereits am 14. Schwangerschaftstag läßt sich im Thymus der Mäuseembryonen eine *Lymphocytenbildung* deutlich erkennen[47]. Kurze Zeit später erscheinen Lymphocyten auch im Blut, dann in der Milz, im Darmtrakt und schließlich in den Lymphknoten[48]. Bis zum Geburtstermin hat sich die Milz des Mäusefetus diffus mit Lymphocyten besiedelt[49]. Nach der Geburt nimmt die Masse des lymphatischen Parenchyms im Bereich des Darmkanals und seiner regionären Lymphknoten, ferner auch in der Milz, bei konventionell aufgezogenen Mäusen mächtig zu, während bei sog. keimfreien Tieren der Thymus die anderen lymphatischen Organe an Aktivität der Lymphopoiese und Menge der Lymphocyten weit überragt[50]. Milz und Lymphknoten bleiben bei „keimfreien" Tieren klein, sehr wahrscheinlich infolge Ausfalls der sonst von Bakterien ausgehenden antigenischen Stimulation. Herrscht somit unter den meisten Autoren Übereinstimmung darüber, daß der Thymus in der Ontogenese der lymphatischen Organe, wenigstens was deren zeitliche Entwicklung betrifft, die Führung innehat, steht die Frage nach der Herkunft der embryonalen Thymuslymphocyten noch offen. In einer Reihe von in vitro-Versuchen

---

[44] Übersicht bei Rusnyák, Földi und Szabó 1957. [45] Yoffey und Courtice 1956.
[45a] Tyan und Herzenberg 1968. [46] Übersicht bei Ackerman 1967.
[47] Ball und Auerbach 1960, Good und Papermaster 1964.
[48] Beobachtungen an Kaninchenembryonen und -feten: Archer, Sutherland und Good 1964.
[49] Miller 1964. [50] Gordon 1959.

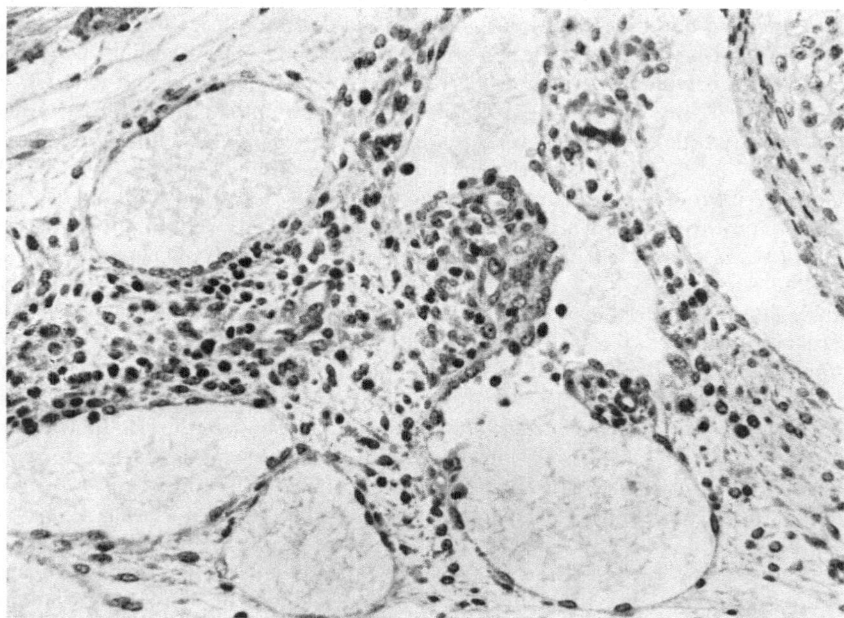

Abb. 2. In Entwicklung begriffener retroperitonealer Lymphknoten eines ungefähr 20 Wochen alten menschlichen Fetus: Gruppe kleiner Blutgefäße, von weitgestellten Lymphsinus umgeben, in deren Umgebung bereits Reticulumzellen und Lymphocyten vorhanden sind. (Hämalaun-Eosin. 300 ×)

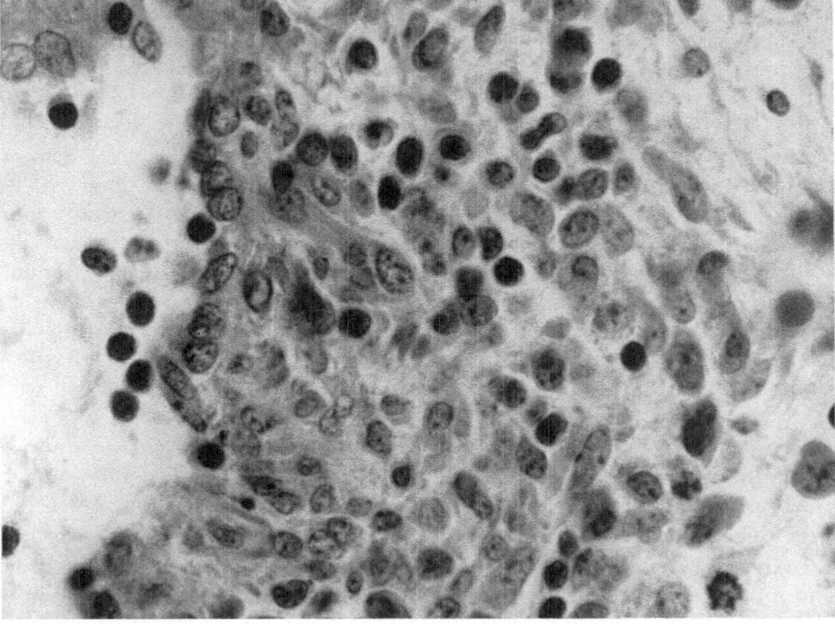

Abb. 3. Gleicher Lymphknoten wie in Abb. 2: Im lockeren Maschennetz der Reticulumzellen vereinzelte kleine und mittelgroße Lymphocyten. Im Lymphsinus (links im Bild) kleine Lymphocyten. (Hämalaun-Eosin. 800 ×)

mit Fragmenten embryonaler Mäusegewebe kam AUERBACH zu folgenden Schlüssen[51]: Durch Dissektion gewonnene und isolierte Thymusfragmente 12 Tage alter Mäuseembryonen können in vitro kultiviert werden und entwickeln sich innerhalb von 7 Tagen aus einem epithelial-mesenchymalen Gebilde in lymphoblasten- und lymphocytenreiche organoide Strukturen, nach Meinung des Autors infolge einer „induktiven" Wirkung der mesenchymalen auf die epithelialen Elemente. AUERBACH glaubt auch gezeigt zu haben, daß die lymphoiden Zellen des Thymus während der Embryogenese zum größten Teil, wenn nicht ausschließlich, direkt aus den epithelialen Anteilen der Thymusanlage hervorgehen[52]. Die Ansichten AUERBACHs und ihre Begründungen sind nicht über jeden Zweifel erhaben. Zunächst dürfte es schwierig sein, durch Dissektion und Trypsinbehandlung zu verhindern, daß allfällig eingewanderte unreife Zellen in den kultivierten Fragmenten eingeschlossen bleiben. Ferner können Transformationen von einer Zellart in die andere ohne Verwendung einer stabilen Markierung der Einzelelemente nicht als gesichert anerkannt werden. Methoden der Zellmarkierung sind aber bisher unseres Wissens nur einmal auf den embryonalen Thymus in vivo angewandt worden: mit Hilfe von Markierchromosomen konnte in Parabioseversuchen an Hühnchenembryonen gezeigt werden, daß in dieser Phase der Ontogenese lymphoide Blutzellen in den Thymus eintreten[53]. Werden ausschließlich Milzfragmente 13—14 Tage alter Mäuseembryonen in vitro kultiviert, stellt sich keine Lymphopoiese ein[54]. Dasselbe geschieht bei Kultur von Femurstückchen 15—17 Tage alter Mäuseembryonen[55]. Von Interesse ist die Feststellung, daß durch Millipore-Filter getrenntes embryonales Milzgewebe auf die Lymphopoiese im benachbarten Thymusgewebe eine begünstigende Wirkung ausübt[56]. Bei einer in vitro-Kultur von Milzstücken 9 Tage alter Hühnchenembryonen zusammen mit embryonalem Mäusethymus traten in den Milzfragmenten lymphoide Zellen auf, die als von der Maus stammend erkannt werden konnten; offenbar kam es hier zu einer Auswanderung thymischer Lymphocyten in das benachbarte Milzgewebe. Wurden embryonaler Thymus, Milz und Knochenmark gemeinsam in nahem Kontakt zueinander gezüchtet, konnten lymphoide Zellen in allen drei Organteilen gefunden werden[57]. An diese Beobachtungen knüpft der Autor die Vermutung, daß zur vollen immunologischen Ausreifung des lymphatischen Systems ein Zusammenwirken von Thymus, Milz und Knochenmark notwendig sei. Ferner wird die Hypothese aufgestellt, daß in der frühen Embryogenese die meisten, wenn nicht alle Lymphocyten im Thymus entstehen und nach einer Auswanderung in die übrigen lymphatischen Organe dort als Vorläufer der Lymphopoiese dienen könnten. Bei aller Beachtung, die diese Versuche verdienen, muß hervorgehoben werden, daß es sich um künstlich herbeigeführte, sehr ungewöhnliche in vitro-Bedingungen handelt. Es ist vor allem zu bemerken, daß die untersuchten Organe in vivo nicht in derart engem Kontakt stehen; es fragt sich daher, ob von den beobachteten Kontaktphänomenen auf eine Fernwirkung geschlossen werden kann.

Es sei hier kurz erwähnt, daß ACKERMAN[58] allein aufgrund elektronenoptischer Bilder glaubt annehmen zu dürfen, daß auch in der Bursa Fabricii der Vögel die lymphoiden Zellen aus epithelialen Elementen entstehen. Die Fragwürdigkeit dieser Beweisführung liegt auf der Hand.

Der Grund, weshalb diesen Fragen besonderes Gewicht zukommt, liegt darin, daß eine epitheliale Herkunft der Lymphocyten nicht den bisherigen Vorstellungen

[51] AUERBACH 1960, BALL und AUERBACH 1960, AUERBACH 1961a, 1961b, 1964a, 1964b, 1966.
[52] Vgl. dazu auch SANEL 1967. [53] MOORE und OWEN 1967. [54] AUERBACH 1963.
[55] AUERBACH 1966. [56] AUERBACH 1964a. [57] AUERBACH 1966.
[58] ACKERMAN und KNOUFF 1959, ACKERMAN 1962.

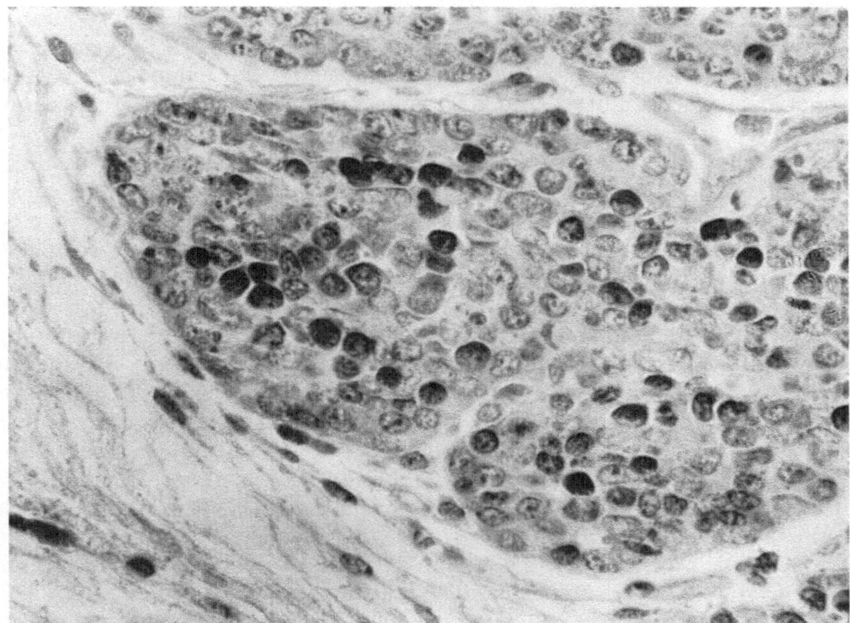

Abb. 4. Beginnende Lymphopoiese im Thymus eines ungefähr 10 Wochen alten menschlichen Embryos. (Hämalaun-Eosin. 700 ×)

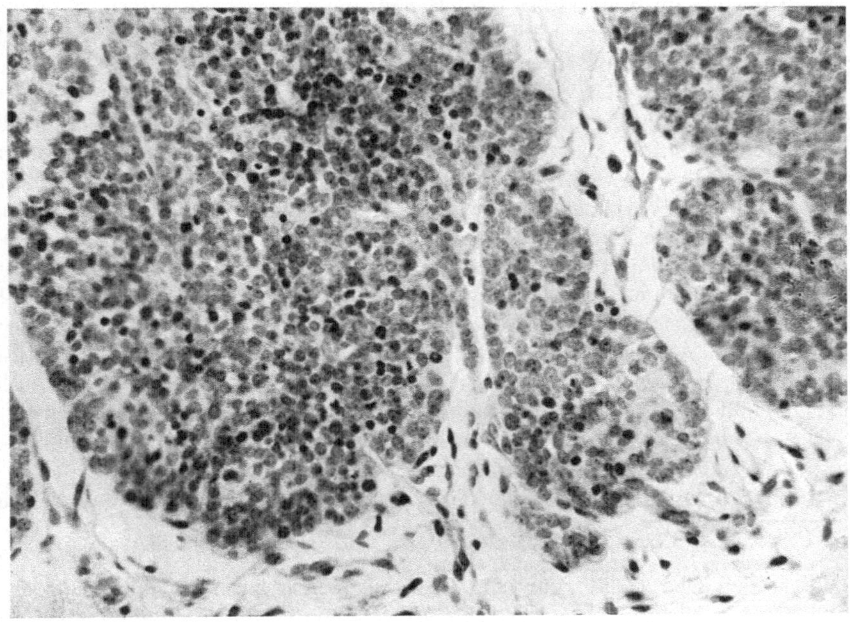

Abb. 5. Dichte Besiedelung des Thymus eines ungefähr 20 Wochen alten menschlichen Fetus durch Lymphoblasten sowie mittelgroße und kleine Lymphocyten. (Hämalaun-Eosin. 300 ×; vgl. dazu Abb. 2)

entspricht. Eine besonders kritische Bewertung damit zusammenhängender Versuchsergebnisse scheint daher am Platz zu sein, um so mehr, als bei erwachsenen, jugendlichen Mäusen eine Einwanderung extrathymischer, teilungsfähiger Zellen, z. B. aus dem Knochenmark, in den Thymus aufgrund von Markierungschromosomen eindeutig nachgewiesen werden konnte[59].

Da während der Embryogenese Lymphocyten in Milz und Lymphknoten später auftreten als im Thymus (Abb. 4, 5)[60], eine Beobachtung, die auch an menschlichen Embryonen gemacht werden konnte[61], erhebt sich die Frage nach dem Ursprung der extrathymischen Lymphopoiese. Ein Teil der lymphoiden Zellen in Milz und Lymphknoten dürfte an Ort und Stelle entstanden sein, da sie sich in geringer Zahl initial mit Thymidin-^{3}H markieren lassen oder sogar in Mitose gefunden werden. Das heißt aber keineswegs, daß sie aus den ortsständigen Bindegewebs- und/oder Reticulumzellen hervorgegangen sein müssen. Bei ihren Vorläufern könnte es sich ebensogut um — beispielsweise aus dem Thymus — eingewanderte lymphoide Zellen handeln. Es wurde bisher leider nicht versucht, diese Fragen mit Hilfe einer stabilen Zellmarkierung an intakten Embryonen zu prüfen. Die Wichtigkeit einer weiteren Abklärung solcher Zusammenhänge geht u. a. daraus hervor, daß von einigen Autoren dem thymischen ein extrathymisches, von einem ,,Bursa-Äquivalent" ausgehendes System der Lymphocytenproduktion zur Seite gestellt wird[62]. Ohne bessere Kenntnis der Zellwanderungen zwischen embryonalen lymphoretikulären Organen fällt es schwer, sich zu diesen Problemen ein Urteil zu bilden. Im besonderen ließe sich beispielsweise die Annahme eines epithelialen Ursprungs aller thymischen Lymphocyten und deren Ausbreitung als lymphopoietische Stammzellen im ganzen embryonalen Organismus[63] nicht ohne weiteres mit dem Postulat in Einklang bringen, daß die thymische wie die extrathymische (,,bursaabhängige"), vor allem im Darmbereich stattfindende Lymphopoiese gemeinsame Stammzellen haben sollen[64]. In diesem Zusammenhang ist die Beobachtung von MORRIS (1968) von Bedeutung, der bei intrauterin thymektomierten Lämmern eine nur kümmerliche Ausbildung des längs des Darmtrakts liegenden lymphatischen Parenchyms fand.

Im Verlauf der zweiten Hälfte des intrauterinen Lebens erfahren sowohl die Milz als auch die lymphoretikulären Strukturen längs des Darmtrakts, die Tonsillen und die Lymphknoten eine zunehmende Besiedlung durch Lymphoblasten und Lymphocyten. Ob dies, wie schon oben angedeutet wurde, durch sog. Peripheralisation von Thymuslymphocyten geschieht, ist noch nicht endgültig entschieden[65]. Während der ganzen Fetalzeit steht jedenfalls der Thymus hinsichtlich Masse des lymphatischen Parenchyms weitaus im Vordergrund. Der Zeitpunkt eines vermehrten Auftretens lymphoidzelliger Elemente in den peripheren lymphatischen Organen zeigt eine gewisse Speciesabhängigkeit, indem er beispielsweise bei Kaninchenfeten in einer früheren Phase der Ontogenese liegt als bei Mäusen. Bei den letzteren macht sich etwa anderthalb Tage vor der Geburt eine plötzlich erfolgende und anschließend fortbestehende Abflachung in der Wachstumskurve des Thymus bemerkbar[66]. Da zur selben Zeit Milz und Lymphknoten ihren Lymphocytenbestand deutlich zu vermehren beginnen, stellt sich die Frage, ob es in dieser Phase zu einer verstärkten Lymphocytenausschwemmung aus dem

---

[59] FORD 1966. [60] Übersicht bei RUTH 1960, LA VIA, ROWLANDS und BLOCK 1963.

[61] KAY, PLAYFAIR, WOLFENDALE und HOPPER 1962.

[62] WARNER, SZENBERG und BURNET 1962, ARCHER, SUTHERLAND und GOOD 1963, ARCHER, PAPERMASTER und GOOD 1964. COOPER, PETERSON und GOOD 1965, GOOD, GABRIELSEN, PETERSON und COOPER 1966, GOOD, GABRIELSEN, COOPER und PETERSON 1966.

[63] Vgl. AUERBACH 1963, MILLER und DAVIES 1964.

[64] GOOD, COOPER, PETERSON, HOYER und GABRIELSEN 1967.

[65] GOOD 1964. [66] HESS, STONER und COTTIER 1967.

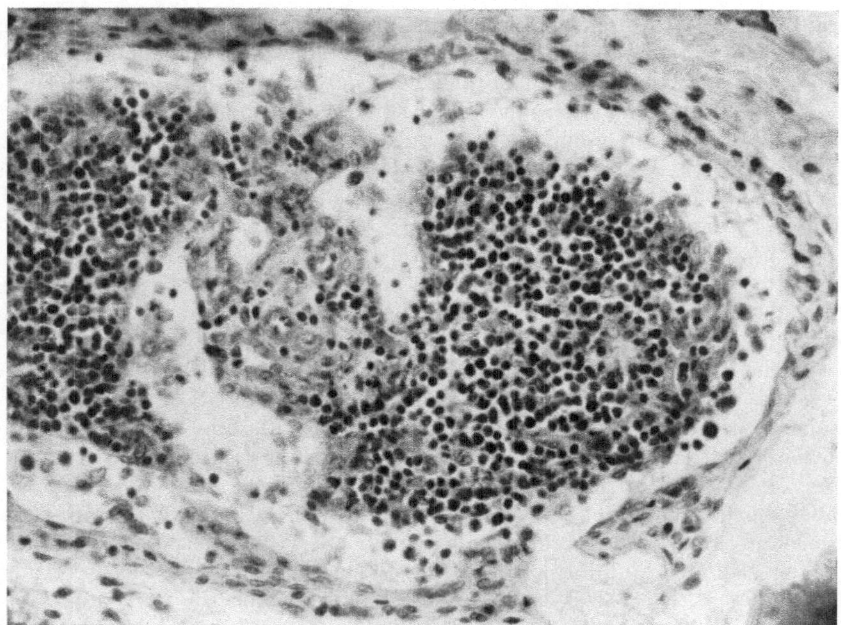

Abb. 6. Von mittelgroßen und kleinen Lymphocyten mäßig dicht besetzter retroperitonealer Lymphknoten eines ungefähr 30 Wochen alten menschlichen Fetus: Lymphsinus ausgebildet; Keimzentren und Plasmazellen fehlen. (Hämalaun-Eosin. 300 ×)

Thymus kommt. Es ist noch verfrüht, zu diesen Problemen endgültig Stellung zu nehmen.

In der Fetalzeit wie in der frühen Neonatalperiode finden sich in den extrathymischen lymphatischen Strukturen (Milz, Tonsillen, lymphatisches Gewebe in der Darmwand, Lymphknoten) unter physiologischen Bedingungen weder ausgebildete Keimzentren noch deutliche Plasmazellen vom Marschalkó-Typ (Abb. 6). Rundzellen, die an Plasmoblasten erinnern, kommen aber schon im intrauterinen Leben vor. Werden neugeborene Ratten mit polymerisiertem Flagellin von Salmonella adelaide stimuliert, dauert es 10—14 Tage, bis in den Lymphknoten Keimzentren gebildet sind und eine entsprechend kräftige Antikörperbildung in Gang gekommen ist[67]. Wenn auch im postnatalen Leben die Vermehrung des lymphatischen Parenchyms in Milz, Lymphknoten und lymphatischen Strukturen des Darmtrakts zu einem guten Teil von der kräftig einsetzenden antigenischen Stimulation ausgelöst wird (vgl. dazu keimfrei aufgezogene Tiere[68]), ist doch die Anwesenheit des Thymus auch in dieser Lebensphase für das Ausmaß der lymphocytären Besiedlung dieser Organe nicht ohne Belang[69].

Die Abhängigkeit der ontogenetischen Entwicklung einer immunbiologischen Kompetenz von der Ausbildung des Thymus und der anderen lymphatischen Organe läßt sich besonders gut am Beispiel der Beuteltiere aufzeigen. Beim Opossum konnte festgestellt werden, daß eine Antikörperbildung in Beantwortung einer Stimulation durch Bakteriophagen X-174 und Salmonella typhi erst dann in Gang kommt, wenn sowohl der Thymus wie die Lymphknoten lymphoide Zellen enthalten. Dies ist bei dieser Species der Fall, bevor lymphoide Zellen auch in der Milz in Erscheinung treten[70]. Beim australischen Quokka werden im

[67] Williams und Nossal 1966, Williams 1966. [68] Gordon 1959.
[69] Parrott und East 1962. [70] Kalmutz 1962, La Via, Rowlands und Block 1963.

Verlauf der ontogenetischen Entwicklung ein äußerer, seitlich in der Halsgegend liegender und ein innerer Thymus gebildet. Der äußere Thymus hat während des Hauptteils der 180 Tage, die das Junge nach der Geburt im Beutel verbringt, ein weit größeres Volumen als der innere. Zur Zeit, da das Junge den Beutel der Mutter verläßt, weisen der äußere und der innere Thymus ungefähr dasselbe Gewicht auf. Wird dem in den Beutel geborenen Tier der äußere Thymus entfernt, erlangt es die Fähigkeit, spezifische Antikörper gegen Schaferythrocyten zu bilden, erst mit erheblicher Verzögerung[71].

In früheren Arbeiten wurde wiederholt die Auffassung vertreten, daß die Fähigkeit zur immunbiologischen Reizbeantwortung bei den meisten daraufhin untersuchten Säugerspecies erst zur Zeit der Geburt oder nachher erwacht[72]. Die Beurteilung dieser Frage ist dadurch erschwert, daß während der Schwangerschaft mütterliche Proteine, vor allem auch Immunglobuline, diaplacentar auf den Feten übergehen. Im Serum menschlicher Feten im Alter von 8 Wochen ließen sich beispielsweise mit Hilfe der Immunoelektrophorese die folgenden Serumproteine nachweisen: eine Fraktion „e“, Albumin und je ein α_1-, α_2- und β_1-Globulin: im Alter von 11—12 Wochen erscheinen die γ-Globuline und 6 weitere Proteine, nämlich 4α- und 2β-Globuline. Vor der 20. Schwangerschaftswoche tritt noch das Fetoprotein hinzu. Die Hauptmasse der im Serum menschlicher Feten vorhandenen Immunglobuline stammt von der Mutter und passiert, vermutlich mittels eines aktiven, selektiven Transportmechanismus, die Placenta[73]. Neuere Untersuchungen haben aber gezeigt, daß eine gewisse immunbiologische Fähigkeit, wenigstens bei einem Teil der Säugerarten, schon während des intrauterinen Lebens erreicht wird[74]. So ließ sich bei manchen Species durch intrafetale Stimulation mit einer Reihe von Antigenen zeigen, daß Feten imstande sind, humorale Antikörper zu bilden; fetale Lämmer vermögen auch schon um den 85. Schwangerschaftstag herum Hauthomotransplantate abzustoßen[75].

Da sich an den bisher untersuchten Säugerspecies eine Antikörperbildung, je nach der Art des verwendeten Antigens, erst in bestimmten, aber nicht identischen Entwicklungsphasen des Fetallebens auslösen ließ, vermutet Silverstein[76], daß die Reifung des lymphoretikulären Gewebes einen schrittweisen Prozeß darstellt, bei dem die Fähigkeit, verschiedene angebotene Antigene zu erkennen und darauf mit einer spezifischen immunbiologischen Reizbeantwortung zu reagieren, nicht gleichzeitig erworben wird. Bei der Beurteilung dieser Frage hat man allerdings zu berücksichtigen, daß die Antigenmenge und die Empfindlichkeit der Methoden des Antikörpernachweises vergleichbar sein sollten, bevor derartige Schlüsse gezogen werden können. Die Menge des verabreichten Antigens ist von besonderer Wichtigkeit, da der fetale Organismus in der Milz und in den Lymphknoten nur über einen geringen Lymphocytenbestand verfügt, der bei zu hoher Konzentration des angebotenen Antigens vielleicht nicht in der Lage ist, eine faßbare Antikörperproduktion einzuleiten.

Es ist zu erwarten, daß in der Zukunft mit geeigneten Methoden, wie etwa der autoradiographischen Auswertung von Immunelektrophoretogrammen nach Inkubation lebenden fetalen Gewebes mit ^{14}C-markierten Aminosäuren[77], näheres über den Ort und das Ausmaß der bereits im Fetalalter einsetzenden Immunglobulinproduktion in Erfahrung gebracht werden kann. Bei den vom Feten ge-

[71] Stanley, Waring und Yadav 1966.
[72] Osborn, Dancis und Julia 1952, Smith und Bridges 1958, v. Muralt und Gugler 1959.
[73] Übersicht bei Hitzig 1963.
[74] Silverstein und Lukes 1962, Silverstein 1964, Sterzl und Silverstein 1965.
[75] Schinckel und Ferguson 1953, Silverstein 1964.
[76] Silverstein 1964, Silverstein, Parshall und Uhr 1966.
[77] Gitlin und Boesman 1966, 1967.

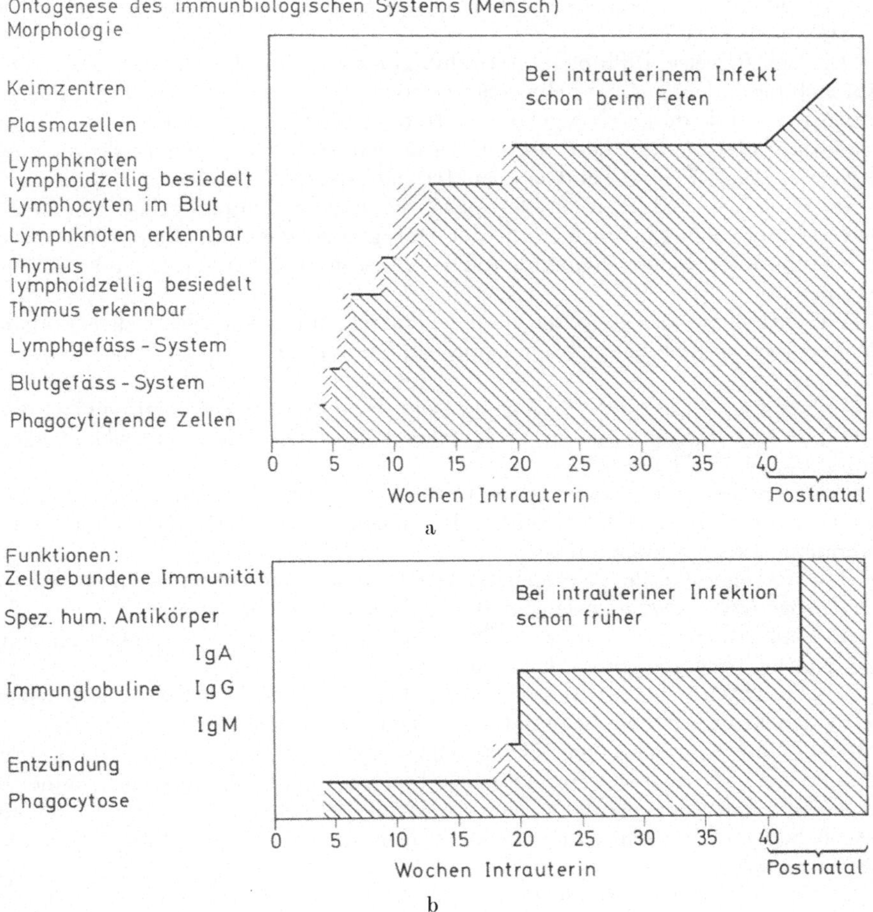

Abb. 7a u. b. Übersicht über die ontogenetische Entwicklung des immunbiologisch aktiven Systems beim Menschen

bildeten Immunglobulinen dürfte es sich vor allem um M(IgM)-Globuline handeln, wie aus Beobachtungen an menschlichen Feten[78] und Neugeborenen[79] hervorzugehen scheint. Das weitgehende Fehlen typischer Marschalkó-Plasmazellen beim Neugeborenen läßt sich damit durchaus in Einklang bringen[80].

Diese Erkenntnisse aus neuerer Zeit machen es unwahrscheinlich, daß die sog. „immunbiologische Reifung", falls diese Bezeichnung überhaupt zu Recht besteht, erst in den letzten Phasen des Fetallebens oder gar erst nach der Geburt zustande kommt[81]. Der Nachweis von Antikörpern gegen IgG-Globuline (anti-Gm) im Serum von Kleinkindern hatte SPEISER (1963, 1965) schon früher zu Zweifeln an der Richtigkeit oder Vollgültigkeit der Auffassung veranlaßt, daß ein Antigenkontakt während des größten Teils der fetalen Entwicklungsperiode notwendigerweise zu einer spezifischen Immuntoleranz führe. Bekanntlich treten ja mütterliche IgG-Globuline schon in der 12. Schwangerschaftswoche auf den Feten über. Nebenbei sei hier bemerkt, daß auch das Komplementsystem (C′), wenigstens bei

[78] EPSTEIN 1965, VAN FURTH, SCHUIT und HIJMANS 1965.
[79] SMITH 1960. [80] SMITH 1960. [81] SILVERSTEIN, PARSHALL und UHR 1966.

einem Teil der Säugerspecies, schon ziemlich früh im Fetalleben eine gewisse Aktivität aufweist[82].

Die schrittweise Bildung von Immunglobulinen im Verlauf der Ontogenese läßt sich besonders gut bei Schweinen verfolgen, die eine sechsschichtige Placenta aufweisen, und deren Neugeborene fast agammaglobulinämisch sind. Nach Primärstimulation mit bestimmten Antigenen treten bei diesen Tieren zuerst 19 S-γG-, dann 7 S-γG- und erst später γM- sowie γA-Immunglobuline auf[82a].

In Abb. 7 ist die hier geschilderte Entwicklung der lymphoretikulären Organe, Gewebe und Zellarten im Verlauf der Ontogenese von Säugetieren vereinfacht dargestellt und mit dem Ingangkommen der diesen Strukturen eigenen Funktionen verglichen.

Wesentlich für das Verständnis regenerativer und hyperplastischer Vorgänge am ausgewachsenen Säugerorganismus sind unter anderem die folgenden Feststellungen:

1. Ähnlich wie in der Phylogenese der lymphoretikulären Organe wird die Fähigkeit zur Phagocytose im Verlauf der Ontogenese früher entwickelt als die immunbiologische Kompetenz.

2. Das Vermögen des fetalen Organismus, eine immunbiologische Reizbeantwortung zu vollziehen, stellt sich erst ein, nachdem die Lymphopoiese im Thymus in Gang gekommen ist.

3. Im Gegensatz zur phylogenetischen Entwicklung werden Lymphknoten in der Ontogenese früher angelegt als die Plasmazellbildung einsetzt.

4. Beim Säugerorganismus fehlen Anhaltspunkte für das Bestehen einer aus dem Epithel hervorgehenden Lymphopoiese im Darmbereich.

5. Der Thymus behält weitgehend unabhängig vom Ausmaß der den Körper treffenden antigenischen Stimulation seine Lymphopoiese bei, während — wie sich bei keimfrei aufgezogenen Tieren zeigen läßt — die Masse des in Milz, Lymphknoten und Darmwand vorhandenen lymphatischen Parenchyms, ohne die physiologischerweise von Bakterien des Darminhalts und der äußeren Umgebung ausgehende antigenische Stimulation, weit unter derjenigen keimhaltiger Individuen bleibt.

6. Ein voll entwickeltes Keimzentren- und Plasmazellsystem tritt erst postnatal auf, nachdem die bakterielle Besiedlung des Darms erfolgt ist.

C. Die räumliche Verteilung des lymphoretikulären Systems im jugendlichen und alternden Säugerorganismus

Eine Beurteilung regenerativer und hyperplastischer Vorgänge im Rahmen des lymphoretikulären Systems muß stets mit Bezug auf das Alter des betreffenden Individuums erfolgen. Ferner hat sie der Lokalisation des untersuchten Gewebes Rechnung zu tragen. Seit langem weiß man, daß sowohl die Zahl der Zellen als auch deren Tätigkeit (Zellteilung, spezifische Leistungen wie Antikörperbildung und Phagocytose) im Verlauf des Lebens eine Änderung erfahren und auch von Organ zu Organ Unterschiede aufweisen. Nachfolgend soll versucht werden, einen kurzen Überblick über neuere Erkenntnisse auf diesem Gebiet zu geben.

Der Begriff des reticuloendothelialen Systems (RES), wie er seinerzeit von ASCHOFF (1913, 1924) geprägt wurde, hat in mancher Hinsicht seine Bedeutung und Berechtigung beibehalten. Im engeren Sinn bezieht er sich jedoch nur auf einen Teil der in lymphatischen Organen enthaltenen Strukturelemente, ähnlich wie die von ROHR (1960) verwendete Bezeichnung des reticulohistiocytären

[82] Übersicht bei GEWURZ, SOUTH und GOOD 1966.
[82a] KIM, BRADLEY und WATSON 1968.

Systems (RHS). Im Hinblick auf die engen funktionellen Beziehungen, die zwischen retikulären, histiocytären, endothelialen, lymphoiden und plasmocytoiden Zellen bestehen, ziehen es in neuerer Zeit manche Autoren vor, von einem lymphoreticuloendothelialen oder kurz von einem lymphoretikulären System zu sprechen. Darin sind alle oben erwähnten Einzelelemente und ihre Spielarten eingeschlossen.

Es mag nützlich sein, die vielen im Säugerorganismus enthaltenen lymphoretikulären Organe und Strukturen in einzelne Gruppen mit gewissen, kennzeichnenden Eigenschaften zu unterteilen.

I. Die verschiedenen Arten lymphoretikulärer Organe und Gewebe

Der *Thymus* als ein gefäßhaltiges lympho-epithelio-retikuläres Organ nimmt, wie schon aus phylogenetischen und ontogenetischen Überlegungen hervorgeht, eine besondere Stellung ein. Unter der Kapsel der Thymusläppchen finden sich besondere Zellen, von denen möglicherweise Vorläufer der Thymuslymphocyten gebildet werden[83]. Die Thymusrinde ist nicht an ein erkennbares afferentes Lymphgefäßsystem angeschlossen, enthält unter physiologischen Bedingungen keine Vertreter der Plasmazellreihe und besitzt perivasculäre epitheliale Zellscheiden, die eine gewisse, wenn auch nicht vollständige Abgrenzung des Parenchyms gegen das Blut bewirken[84]. Ferner beherbergt die Rinde eine ganz unreife Lymphocytenpopulation von einer Einheitlichkeit, wie sie in anderen lymphoretikulären Organen konventionell aufgezogener Tiere nicht gefunden wird (Abb. 8, 9)[85]. Die mögliche Bedeutung dieses besonderen Aufbaus des Organs wird später noch zur Sprache kommen.

Unter Vorbehalt gewisser Einschränkungen ist es wahrscheinlich richtig, auch das *Knochenmark* zum lymphoretikulären System zu zählen[86]. Seine Hauptaufgabe besteht in der Myelo- und Erythropoiese, möglicherweise auch in der Bildung und Abgabe sog. Stammzellen für weitere Zellinien (s. u.). Eigentliche lymphatische Strukturen, wie Lymphfollikel, gehören aber nicht zum physiologischen Strukturbild des Knochenmarks. Seine engen Beziehungen zu lymphatischen Organen äußern sich u. a. in der Tatsache, daß bei verschiedenen Säugerspecies die Neubildung von Granulocyten, Erythrocyten und Thrombocyten auch in der Milz erfolgt (Beispiel: Maus).

Als weitere Gruppe lymphoretikulärer Organe können diejenigen bezeichnet werden, die in die *Blutbahn* eingeschaltet sind, nämlich die *Milz*, die *Nebenmilzen* und — bei einzelnen Species — die sog. *Hämolymphknoten*. Ähnlich wie im Knochenmark[87] liegen hier, wenigstens auf einer gewissen Strecke der Blutstrombahn, die die Gefäße auskleidenden Endothelien nicht einer ringsum geschlossenen Basalmembran an, sondern überlappen oder berühren sich lediglich, bilden Fenestrationen und können, je nach dem Ausmaß der sog. Fluktuation der Sinusoiden[88], beträchtlich auseinanderweichen. Gegen die Markstränge zu stehen sie mit Reticulumzellen in Verbindung. Diese besondere Anordnung des reticuloendothelialen Zellgefüges ermöglicht aktiv beweglichen Zellen einen besonders raschen Durchtritt in der einen oder anderen Richtung, gestattet aber auch ein passives Durchschleusen von Elementen ohne nennenswerte Eigenmotilität (z.B. Erythrocyten). Für das Erkennen und Abfangen im Blut zirkulierender partikulärer oder gelöster Antigene und die immunbiologische Antwort auf einen auf

[83] Chan und Sainte-Marie 1968. [84] Übersicht bei Clark 1964a, b, Smith 1964.
[85] Heiniger, Riedwyl, Giger, Sordat und Cottier 1967.
[86] Übersicht bei Harris 1965, Zacharski, Hill und Maldonado 1967.
[87] Übersicht bei Zamboni und Pease 1961, Yoffey 1965, Hudson und Yoffey 1966.
[88] Burkhardt 1952.

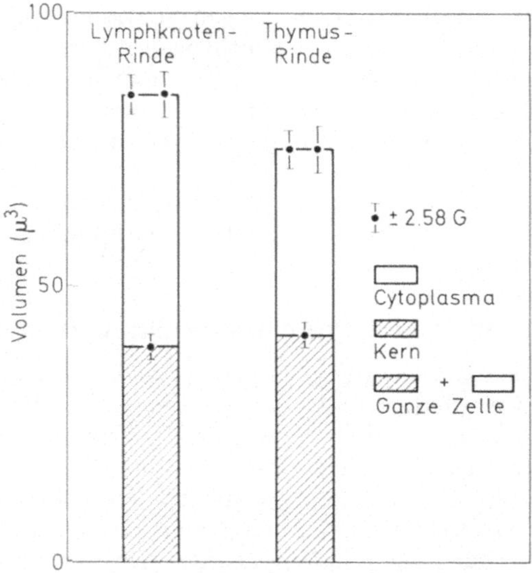

Abb. 8. Kern- und Zellgröße kleiner Lymphocyten der Lymphknoten- und Thymusrinde jugendlicher erwachsener Schweizer Albinomäuse (HEINIGER, RIEDWYL, GIGER, SORDAT und COTTIER 1967). Das mittlere Cytoplasmavolumen der kleinen Thymuslymphocyten ist signifikant geringer als dasjenige der Lymphknotenlymphocyten

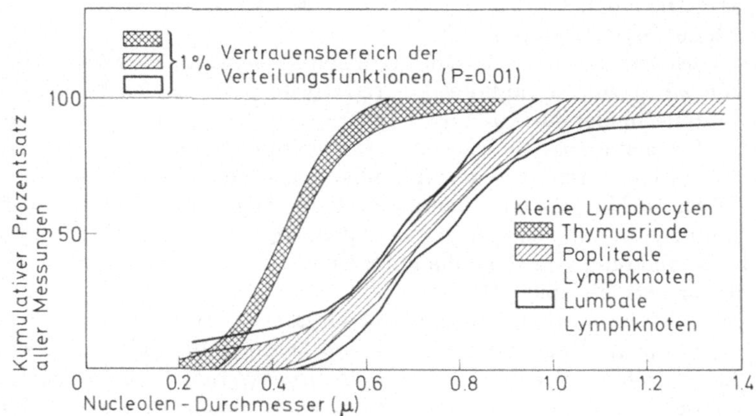

Abb. 9. Die Nucleolengröße kleiner Lymphocyten der Thymusrinde von Mäusen ist geringer und einheitlicher als die kleiner Lymphocyten der Lymphknotenrinde. (HEINIGER, RIEDWYL, GIGER, SORDAT und COTTIER 1967)

diesem Weg erfolgten Stimulus hat diese besondere Verbindung von Blutsinusoiden und lymphoretikulärem Gewebe in der Milz große Bedeutung. Auch die Leber enthält in der Form der Kupfferschen Sternzellen die Blutbahn durchspannende phagocytierende Elemente; nur fehlt hier unter physiologischen Bedingungen das benachbarte lymphatische Parenchym.

Ähnlich wie die Milz in die Blutbahn, sind die *Lymphknoten* auf bekannte Weise in das System der *Lymphgefäße* eingeschaltet. Damit vermag der Organismus Fremdmaterial, das auf beliebigem Wege ins Körperinnere gelangt ist, mit lymphoretikulärem Gewebe in engen Kontakt zu bringen, abzufangen und die immunbiologische Reizbeantwortung einzuleiten, bevor diese Substanzen oder

Partikeln den Blutstrom erreichen. Für das Studium regenerativer und hyperplastischer Vorgänge in Lymphknoten ist es von großer Wichtigkeit, die Verhältnisse des Lymphflusses und ihre Beziehung zu den Lymphknoten genau zu kennen. Diese lassen sich im Tierversuch u. a. durch Farbstoffinjektion darstellen[89]. Seit der Einführung der Lymphangiographie zum Zweck der klinischen Diagnostik sind auch die Lymphgefäßbahnen des Menschen und ihre Variationen besser bekannt geworden[90].

In eine weitere Gruppe können die im Bereich des Nasopharynx und des Digestionstrakts gelegenen lymphoretikulären Strukturen, wie *Tonsillen*, *Solitärfollikel*, *Peyersche Plaques*, *Appendix* und andere ähnliche Ansammlungen lymphoretikulären Gewebes zusammengefaßt werden. Ihr gemeinsames Merkmal liegt darin, daß sie sich in der Wand von *Hohlorganen* befinden, die reichlich Bakterien und anderes Fremdmaterial enthalten. Durch das Epithel gelangen antigenisch wirksame Substanzen und oft auch Erreger unmittelbar in das lymphoretikuläre Gewebe hinein, womit ein fortwährender immunbiologischer Reiz gesetzt und/oder unterhalten wird. Umgekehrt treten dauernd zahlreiche Zellen, vor allem Lymphocyten, durch das Epithel ins Lumen. Wie in gewissen drüsigen Organen, werden auch längs des Digestionstrakts besonders reichlich Immunglobuline vom IgA-Typ gebildet[91]. Wie die Lymphknoten enthalten auch die lymphoretikulären Strukturen im Tonsillen- und Darmbereich charakteristische postcapilläre Venolen mit kubischem oder sogar zylindrischem Endothel. In der Blutbahn zirkulierende Lymphocyten treten besonders in diesem Gefäßbereich ins lymphatische Gewebe über[92].

Lymphoretikuläre Knötchen, nicht aber eigentliche Lymphknoten, können auch *irgendwo im Bindegewebe* gebildet werden, besonders im Rahmen chronischer Entzündungen. Der Aufbau dieser Gebilde, die oft auch Lymphfollikel mit Keimzentren enthalten, geschieht in enger Anlehnung an das Blutgefäßsystem[93].

Eine interessante Ausnahme macht der Gefäßbindegewebsapparat innerhalb des Zentralnervensystems. So ließ sich zeigen, daß bei der experimentellen allergischen Encephalomyelitis des Hühnchens[94] wie auch verschiedener Säugetierspecies die Bildung von Lymphfollikeln und Keimzentren weitgehend auf den Plexus chorioideus beschränkt ist.

II. Seßhafte und wandernde Zellen des lymphoretikulären Systems

Zu den wesentlichen Merkmalen des immunbiologisch aktiven Systems gehört die Tatsache, daß dieses ein komplexes Aggregat ortsständiger („fixierter") und wandernder („zirkulierender") Zellen darstellt[95]. Während sich die Auffassungen über das reticuloendotheliale System im engeren Sinn in den letzten 10 Jahren wenig verändert haben, erlebten wir in diesem Zeitraum einen eigentlichen Umsturz der Vorstellungen, die sich viele Autoren von der Lebensgeschichte und den Funktionen der zirkulierenden Rundzellen, vor allem der *Lymphocyten*, gemacht hatten. Es sind in diesem Zusammenhang vor allem drei Gesichtspunkte, die einer grundsätzlichen Neuüberprüfung bedürfen: 1. der Differenzierungsgrad der kleinen Lymphocyten, 2. ihre Lebensdauer und 3. ihre Möglichkeit, wiederholt vom Blut in verschiedene lymphoretikuläre Organe überzutreten und von dort, sei es auf dem Lymphweg (Lymphknoten), sei es direkt (Milz), wieder in die Blut-

[89] Ratte: Miotti 1965, Maus: Kawashima, Sugimura, Hwang und Kudo 1964.
[90] Fuchs 1965.
[91] Übersicht über das sog. sekretorische IgA-System bei Schultze und Heremans 1966.
[92] Gowans und Knight 1964. [93] Übersicht bei Kühne 1960. [94] Janković 1967.
[95] Übersicht bei Gowans 1965, Yoffey 1967a, vgl. dazu auch die früheren Arbeiten von Ehrich 1946.

bahn zu gelangen („Rezirkulation“). Wir werden in späteren Abschnitten (S. 563) auf die entscheidende Bedeutung dieser Fragen für das Verständnis der Herkunft immunbiologisch kompetenter Zellen, ihrer Sensibilisierung, ihrer Ausbreitung im Körper und ihrer Fähigkeit zur anamnestischen Reizbeantwortung zurückkommen. Vorläufig mag es genügen festzuhalten, daß bei der Beurteilung histologischer Bilder regenerativer und hyperplastischer Vorgänge im Rahmen des lymphoretikulären Systems die Existenz wandernder neben seßhaften Zellen stets mitberücksichtigt werden muß. Beispielsweise darf eine durch örtliche Stimulation eingeleitete Verschiebung zahlreicher solcher Wanderzellen von einem Organ ins andere nicht mit einer Neubildung an Ort und Stelle verwechselt werden. Ferner kann bei einer histologisch deutlich wahrnehmbaren kräftigen Zellteilungstätigkeit im lymphatischen Parenchym nicht ausgeschlossen werden, daß diese Proliferation von eingewanderten Zellen ausging. Schließlich bleibt hervorzuheben, daß einzelne Zellindividuen in verschiedenen Phasen ihrer Entwicklung im Wechsel seßhaft sein und wandern können.

III. Die räumliche Verteilung der Zellteilungs- und Differenzierungsvorgänge im lymphoretikulären System

Wir haben schon früher feststellen können, daß in der letzten Phase des Fetallebens und beim Neugeborenen der Thymus im Vergleich zu den übrigen lymphoretikulären Organen die weitaus größte Masse lymphoider Zellen enthält und in seinem Rindenbereich auch die stärkste Mitosetätigkeit aufweist (S. 548). Interessanterweise wird dieser Zustand bei keimfreien Tieren im postnatalen Leben im wesentlichen beibehalten[96], während bei konventioneller Aufzucht je nach dem Ausmaß der antigenischen Stimulation auch in zahlreichen peripheren lymphatischen Organen und Strukturen eine lebhafte Lymphopoiese einsetzt. Zudem tritt in diesem Fall in den lymphoretikulären Geweben des Darmtrakts, in den Tonsillen, in der Milz und in zahlreichen Lymphknoten auch eine deutliche Plasmazellbildung in Erscheinung. Daraus ergeben sich beträchtliche regionäre Unterschiede hinsichtlich Dichte und Ausmaß der lymphocytären Besiedlung, Anzahl und Größe der Keimzentren, Grad der Mitosetätigkeit sowie Gehalt an unreifen und reifen Plasmazellen. Auf diese Weise lassen sich beispielsweise die Lymphknoten nach der relativen Zahl von Zellen, die Thymidin-^{3}H in DNS einbauen, in sog. „oligosynthetische“ (Beispiel: Popliteallymphknoten) und „polysynthetische“ (Beispiel: Mesenteriallymphknoten) unterteilen[97]. Aber auch innerhalb eines einzelnen lymphatischen Organs können Bezirke mit kräftiger Zellteilungstätigkeit[98] oder Plasmazellbildung von solchen mit geringer Aktivität abgegrenzt werden[99]. Wir erkennen daraus das folgende:

1. Polysynthetische Lymphknoten sind vor allem dort zu finden, wo das Einzugsgebiet antigenreiche Hohlorgane umfaßt.

2. Die größte örtliche Konzentration proliferierender Zellen (gemessen am Mitoseindex, Markierungsindex 1 Std nach Injektion von Thymidin-^{3}H) tritt in Keimzentren auf, gefolgt von den äußeren Zonen der Thymusrinde und den Marksträngen polysynthetischer Lymphknoten (Abb. 10—12).

3. Die Proliferationstätigkeit im lymphoretikulären Gewebe stimmt nicht genau mit dem Gehalt an Plasmazellen überein, da eine ausgesprochene Plasmocytose eher in den sekundären als den primären lymphatischen Stationen zu

[96] Gordon 1959. [97] Olson und Yoffey 1967. [98] Vgl. dazu Hinrichsen 1963.

[99] Andreasen und Christensen 1949, Ito 1959a, b, Osogoe, Awaya, Kawamura und Yoshimatsu 1960, Kawamura 1960a, b, Fujii 1960a, b, Edwards und Klein 1961, Yoffey, Reinhardt und Everett 1961.

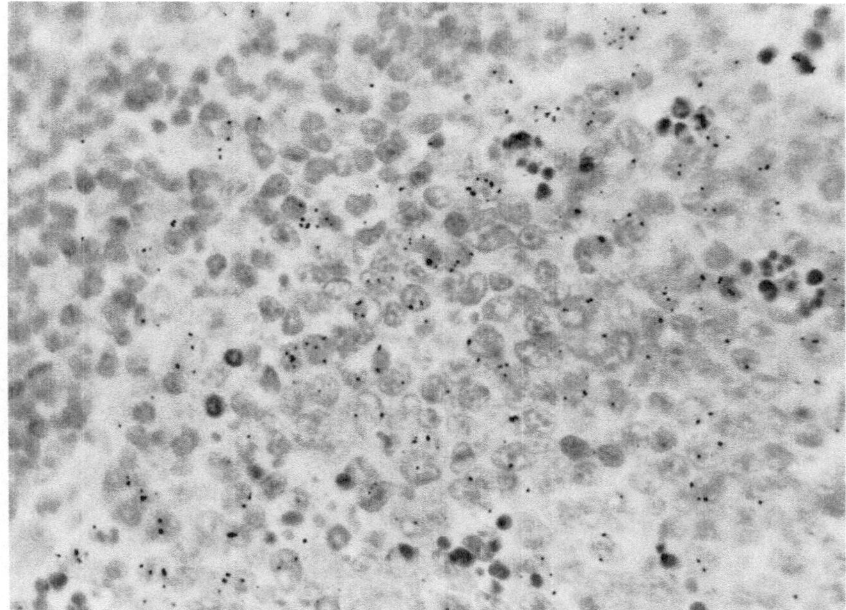

Abb. 10. Keimzentrum eines polysynthetischen Mäuselymphknotens: 1 Std nach i.v. Injektion von Thymidin-^{3}H zahlreiche Germinoblasten und Germinocyten markiert, mittlere Markierungsintensität aber nur gering. (Autoradiogramm. Kernechtrot. 500 ×) (COTTIER 1963)

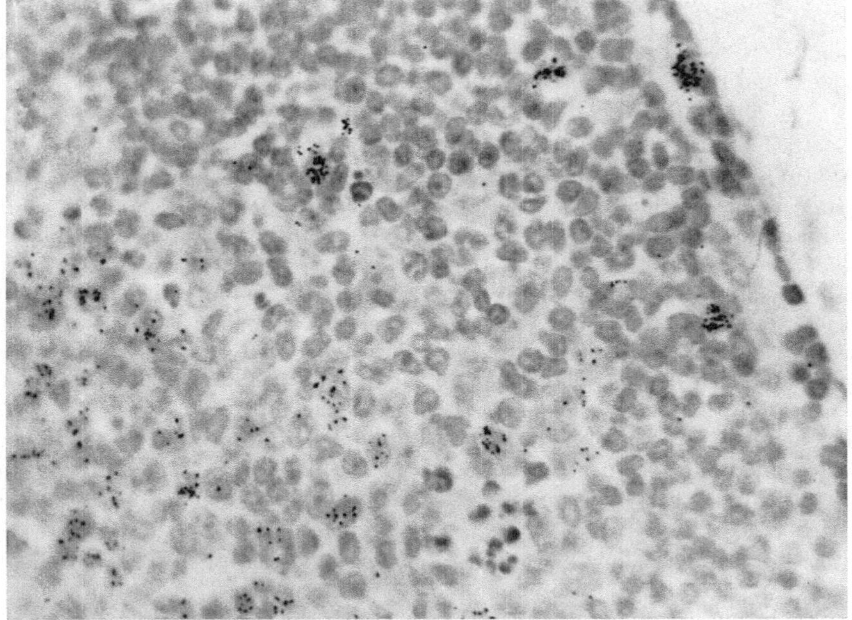

Abb. 11. Thymusrinde einer jugendlichen erwachsenen Maus: 1 Std nach i.v. Injektion von Thymidin-^{3}H ziemlich hoher Markierungsindex der lymphoiden Zellen, bei stellenweise eher geringer Markierungsintensität. Gleiches Tier wie Abb. 10. (Autoradiogramm, Kernechtrot. 500 ×) (COTTIER 1963)

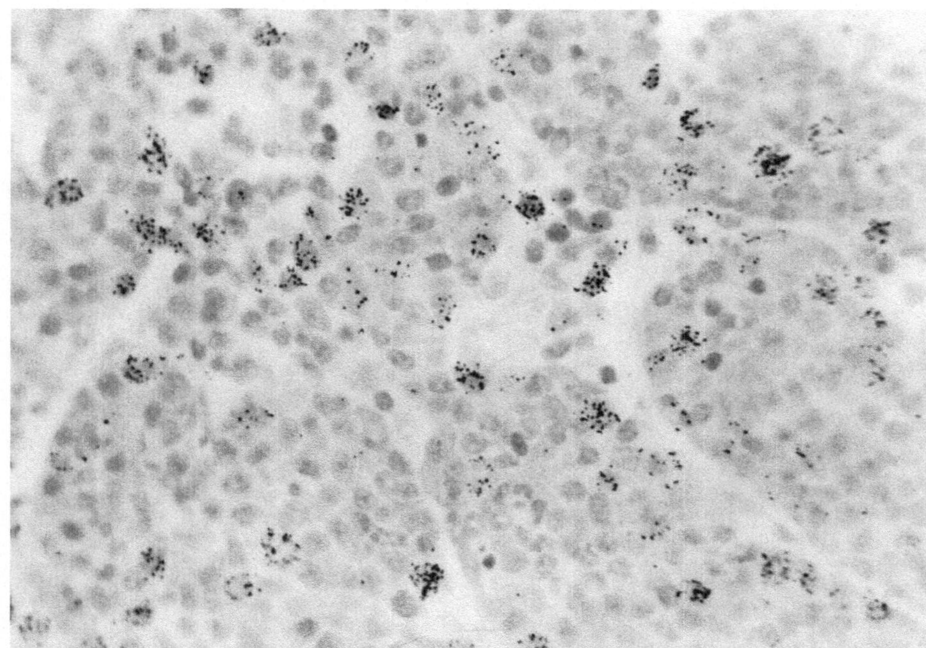

Abb. 12. Markstränge eines polysynthetischen Mäuselymphknotens: 1 Std nach i.v. Injektion von Thymidin-^{3}H mittlerer Markierungsindex der lymphoiden und plasmocytoiden Zellen, bei allgemein guter Markierungsintensität. Gleiches Tier wie Abb. 10 und 11. (Autoradiogramm, Kernechtrot. 500 ×) (COTTIER 1963)

finden ist (Beispiel: Mesenteriallymphknoten im Vergleich zu den Peyerschen Plaques) und in der Thymusrinde überhaupt fehlt.

4. Die Milz macht in gemäßigterem Rahmen die Proliferationstätigkeit und Plasmazellbildung in peripheren lymphatischen Stationen, vor allem des Darmtrakts, mit.

Ganz ähnliche Beobachtungen können auch am Menschen gemacht werden. Das Maß der proliferativen Tätigkeit des lymphatischen Parenchyms und der Plasmazellreihe kann, abgesehen vom Mitoseindex und der initialen Markierung durch Thymidin-^{3}H, auch an der relativen Zahl von Zellen mit einem DNS-Gehalt von mehr als 2n eingeschätzt werden[100]. Der initiale Einbau von Uridin-^{3}H und Cytidin-^{3}H (Abb. 13) in Zellen des lymphoretikulären Systems[101] ergibt nur für diejenigen Zellen ein verwertbares Maß für die RNS-Synthese, die sich nicht in DNS-Synthese befinden, da diese Vorläufer sowohl in die DNS als auch in die RNS eingebaut werden. Für die Beurteilung der Zell- und Gewebeaktivität sind Markierungsresultate nach Anwendung von Cytidin-^{3}H und Uridin-^{3}H insofern brauchbar, als sie sowohl die DNS- wie die RNS-Synthese widerspiegeln (Abb. 14).

Auch die Proteinsynthese, gemessen am Einbau radioaktiv markierter Aminosäuren[102], geht der Zellneubildungsrate einigermaßen parallel, weil ja nicht nur sog. Exportproteine, wie Immunglobuline, sondern auch Strukturproteine für neuentstehende Elemente aufgebaut werden.

[100] Vgl. dazu HALE und WILSON 1961.

[101] COTTIER und JOST 1962, COTTIER, ODARTCHENKO und STONER 1962, COTTIER, ODARTCHENKO, KEISER, HESS und STONER 1964.

[102] TISCHENDORF und LINNARTZ-NIKLAS 1958, SCHULTZE, OEHLERT und MAURER 1960.

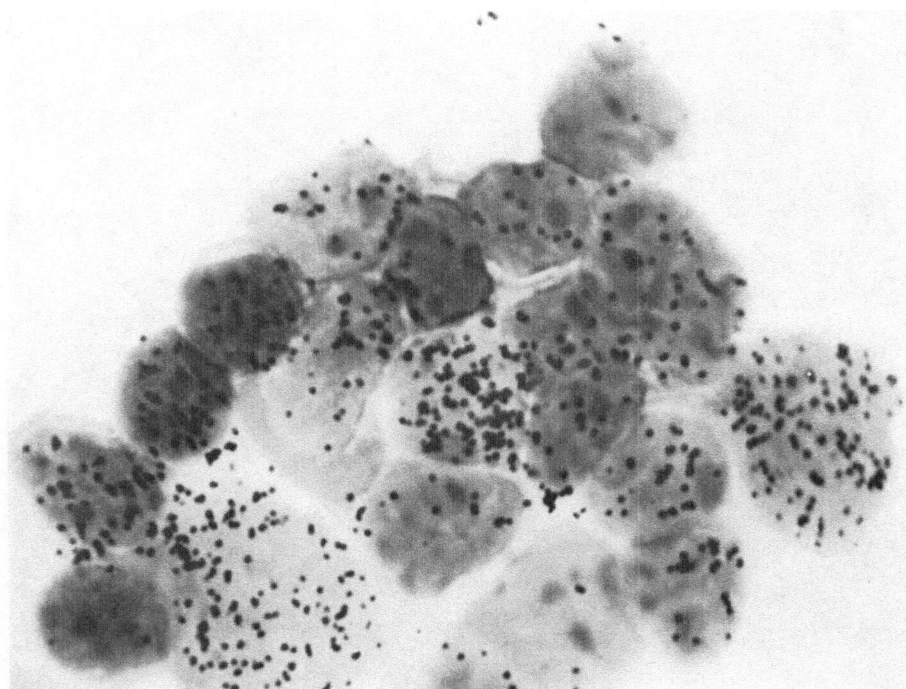

Abb. 13. Autoradiogramm eines Ausstrichs von Lymphknotenzellen der Maus, 1 Std nach i.v. Injektion von Cytidin-^{3}H. Da dieser Vorläufer sowohl in RNS als auch in DNS eingebaut wird, sind fast alle Zellen markiert, allerdings mit sehr unterschiedlicher Intensität. (Giemsa. 2000 ×)

Die bisher erwähnten Methoden vermögen wohl Auskunft über das Ausmaß der Proliferation sowie der RNS- und Proteinsynthese in verschiedenen Gebieten des lymphoretikulären Systems zu geben, sie gestatten jedoch keinen Einblick in die immunologische Spezifität dieser Vorgänge. Soll die letztere geprüft werden, sind zusätzliche Untersuchungen notwendig. Der Gehalt einzelner Zellen oder Gewebe an spezifischen Antikörpern läßt sich aufgrund der bekannten immunohistochemischen Methoden[103] beurteilen (Abb. 15, 16). Auch die Agar-Plaque-Technik von Jerne zur Erkennung antikörperhaltiger Einzelzellen[104] sowie diejenige von Friedman und Young (1966) zum Nachweis antikörperhaltiger Gewebspartien gestatten einen Überblick über die Verteilung derselben in den verschiedenen Gebieten des lymphoretikulären Systems. Man hat dabei allerdings zu berücksichtigen, daß auf diese Weise nur die *Anwesenheit* eines spezifischen Antikörpers in bestimmter Lokalisation gezeigt werden kann, nicht aber dessen *Produktion*. Diese läßt sich lediglich durch kombinierte Methoden erfassen, wie etwa durch in vitro-Inkubation des zu untersuchenden Gewebes mit ^{14}C-markierten Aminosäuren und anschließende Autoradiographie des Immunoelektrophoretogramms[105]. Übereinstimmend kann mit diesen Techniken gezeigt werden, daß die relative Zahl antikörperhaltiger Zellen in denjenigen lymphatischen Organen am höchsten ist, die das anfallende Antigen in stärkster Konzentration angeboten erhalten (z. B. Milz nach intravenöser, regionäre Lymphknoten nach subcutaner

[103] Coons, Leduc und Connolly 1955, Leduc, Coons und Connolly 1955.
[104] Jerne und Nordin 1963, Jerne, Nordin und Henry 1963.
[105] Hochwald, Thorbecke und Asofsky 1961, Asofsky und Thorbecke 1961.

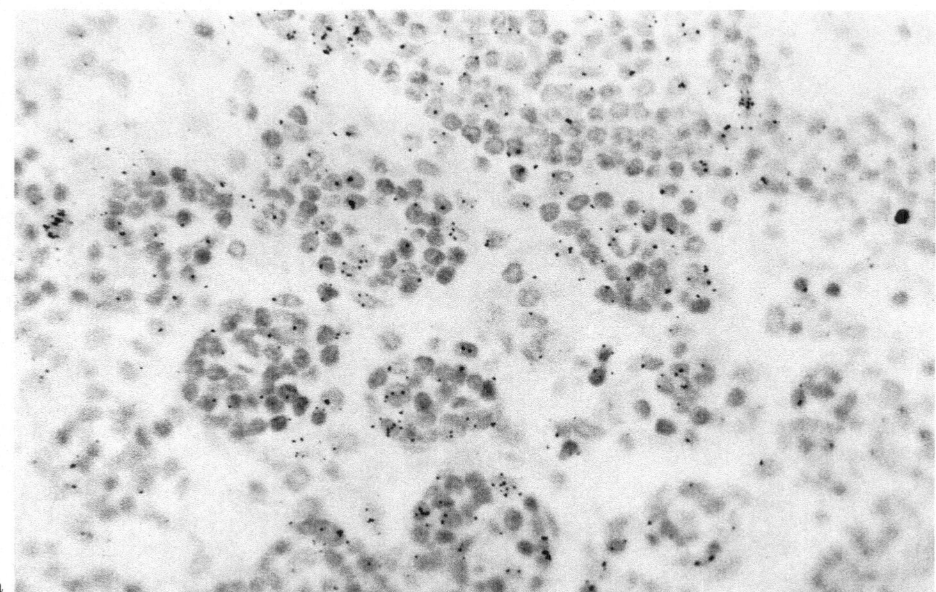
a

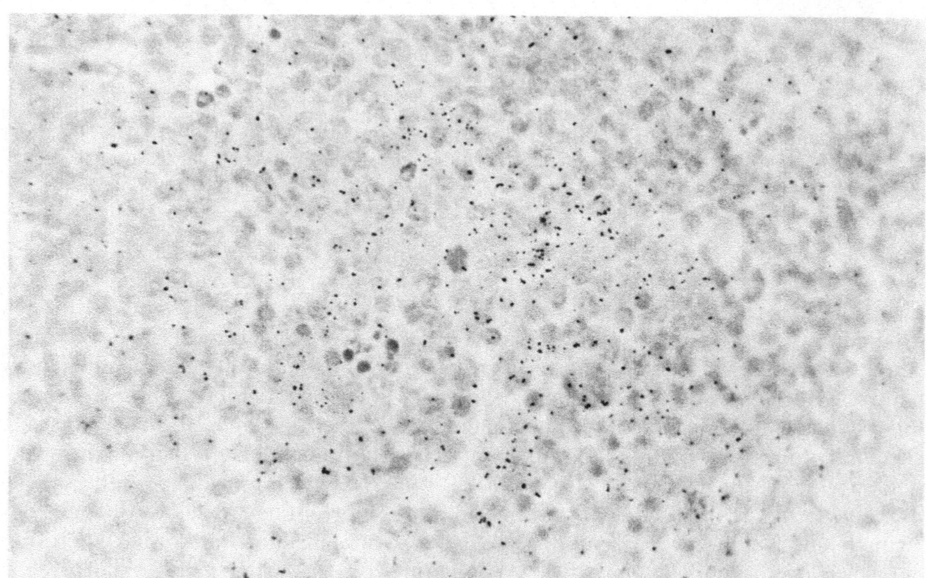
b

Abb. 14a u. b. Ausschnitt eines Keimzentrums (a) und von Marksträngen (b) eines polysynthetischen Mäuselymphknotens, 1 Std nach i.v. Injektion von Cytidin-^{3}H. (Autoradiogramm, Kernechtrot. 500×, verkleinert auf $^6/_7$)

Injektion des Antigens). Aus derartigen Untersuchungen ging aber auch hervor, daß sich die mit spezifischem Antikörper beladenen Zellen rasch auf die verschiedensten lymphatischen Stationen des Körpers verteilen (s. S. 571).

Immunbiologisch aktive Zellen, die sich mit den oben geschilderten Methoden darstellen lassen, haben bereits einen erheblichen Differenzierungsgrad erreicht. Die Vorläufer derselben, die noch keine nachweisbaren Antikörper enthalten,

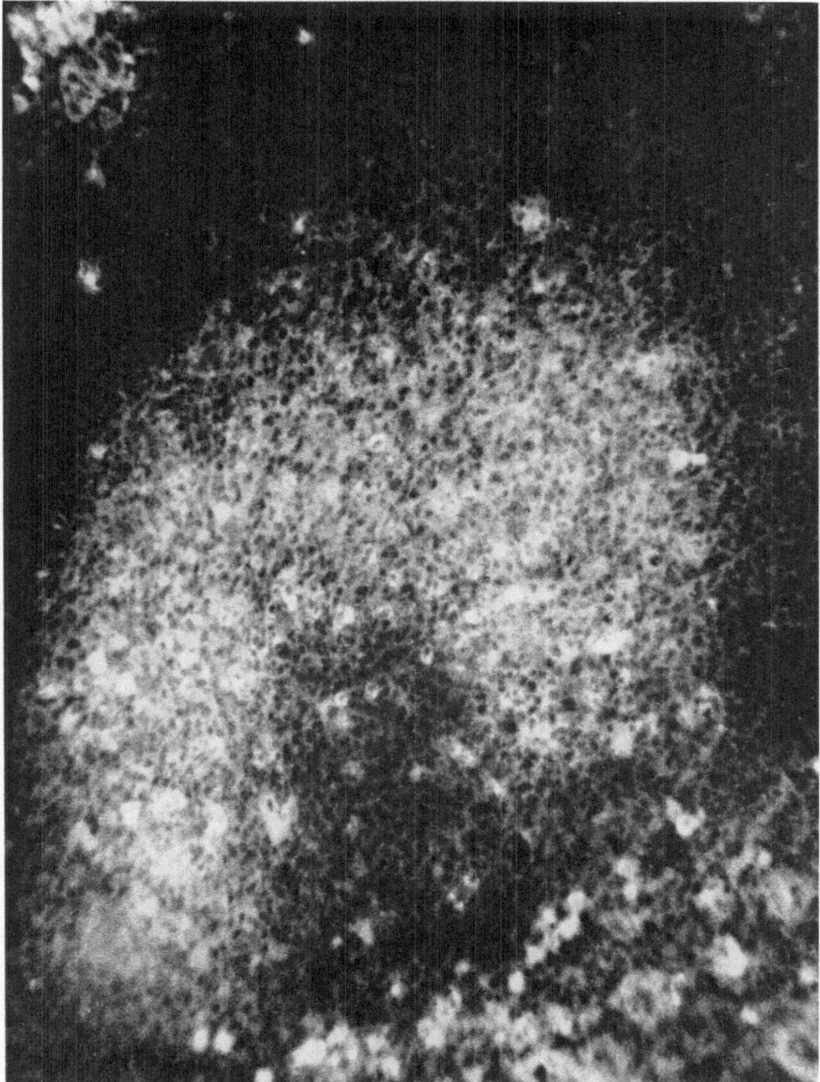

Abb. 15. Keimzentrum einer menschlichen Tonsille: positive Reaktion auf Fluorescein-konjugiertes Kaninchen-Antihuman-IgG in einer sichelförmigen, dem Epithel zugekehrten Zone (u.v.-mikroskopische Aufnahme SORDAT, Pathologisches Institut der Universität Bern. 140 ×)

sind auf diese Weise jedoch nicht zu erfassen. Die Zahl der in einem lymphoretikulären Organ vorhandenen immunologisch kompetenten, aber noch nicht sensibilisierten („noncommitted") oder sensibilisierten, aber noch nicht aktiven Zellen („memory cells") kann am besten durch Transplantation ganzer Organe oder Zellsuspensionen derselben auf nichtsensibilisierte, ganzkörperbestrahlte, isologe Empfängertiere und nachfolgende antigenische Stimulation der letzteren nachgewiesen werden[106]. Das Ausmaß der von solchen in vivo-Kulturen immunologisch

[106] HALE und STONER 1953, STONER und HALE 1955, MAKINODAN, GENGOZIAN und SHEKARCHI 1958, PERKINS und MAKINODAN 1959, MAKINODAN, CELADA und CAPALBO 1960, CAPALBO, URSO und GUDE 1961.

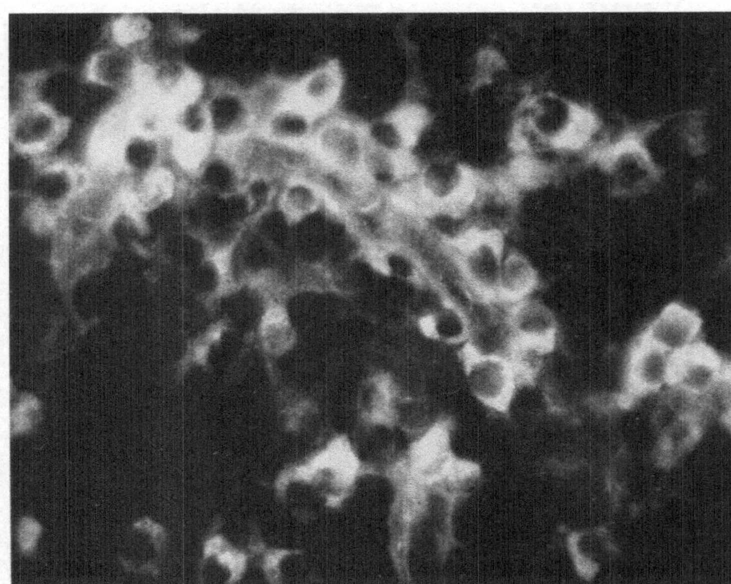

Abb. 16. Mit Fluorescein-konjugiertem Kaninchen-Antihuman-IgG positiv reagierende, perivasculär gelagerte Plasmazellen in einer menschlichen Tonsille. (u.v.-mikroskopische Aufnahme Sordat, Pathologisches Institut der Universität Bern. 700 ×)

kompetenter Zellen ausgehenden Antikörperproduktion erlaubt eine recht zuverlässige Schätzung ihrer Zahl. Auf diese Weise ließ sich zeigen, daß alle lymphatischen Organe, ferner auch der Ductus thoracicus und das Blut, derartige Elemente enthalten. Bevorzugte Organlokalisationen von Memory-Zellen sind eher Milz und Lymphknoten als das Knochenmark[106a].

Die Verteilung phagocytierender histiocytärer und reticuloendothelialer Elemente in den verschiedenen Körperorganen läßt sich mit Hilfe intravenös injizierter radioaktiver Partikeln, wie z. B. ^{99}mTc-markiertem, gelatinestabilisiertem Schwefel[107], abschätzen. Die mengenmäßige Verteilung des RES oder RHS wird damit aber nicht richtig wiedergegeben, da die Kupfferschen Sternzellen der Leber wegen ihrer Lage mitten im Capillarbett pro Zeiteinheit wesentlich mehr Partikeln aufnehmen als an sich phagocytosefähige Elemente anderer Lokalisation.

IV. Zusammensetzung, Verteilung und Leistungsfähigkeit des lymphoretikulären Systems in Abhängigkeit vom Alter des Säugerorganismus

Wie wir bereits bei der kurzen Betrachtung der ontogenetischen Entwicklung des lymphoretikulären Systems gesehen haben, erreichen die Maße des lymphatischen Parenchyms und dessen proliferative Tätigkeit in peripheren lymphatischen Organen erst längere Zeit nach der Geburt ihren Höhepunkt. Der Geburtstermin liegt dabei nicht für alle Species auf derselben Stufe der ontogenetischen Entwicklung. Bei der neugeborenen Maus sind beispielsweise die Lymphknoten noch ganz primitive, vorwiegend von Reticulumzellen und Endothelien aufgebaute, aber noch lymphocytenarme Anlagen, die erst im Verlauf der ersten drei postnatalen Wochen ein lymphatisches Parenchym erhalten, das mengenmäßig

[106a] Chaperon, Selner und Claman 1968. [107] Greenberg, Atkins und Schiffer 1967.

demjenigen des menschlichen Neugeborenen verglichen werden kann[108]. Die Entwicklung einzelner Hauptvertreter der lymphoretikulären Organe und ihrer Teilstrukturen und -elemente sind in Abb. 17 am Beispiel der Maus als Funktion des Lebensalters halbschematisch dargestellt[109]. Aus dieser Übersicht gehen die folgenden Tatsachen deutlich hervor:

1. Der Thymus als erstes lymphatisches Organ entwickelt bereits vor der Geburt eine beträchtliche Größe, erreicht um den dritten Lebensmonat herum das Höchstgewicht und fällt dann allmählich einer Involution anheim, lange bevor die Lymphocytenmasse in den peripheren Organen abzunehmen beginnt.

2. Die Menge des lymphatischen Parenchyms in den peripheren lymphatischen Organen hält sich in der Zeit zwischen dem 3. und 12. Lebensmonat auf annähernd gleicher Höhe, um dann schrittweise zurückzugehen.

3. Nach einem Maximum um den 3. Lebensmonat herum beginnt die durchschnittliche Größe der Keimzentren bereits nach einem halben Jahr abzunehmen.

4. Die relative Zahl der in Milz, inneren Wandschichten des Darmtrakts, Tonsillen und Lymphknoten vorhandenen Plasmazellen steigt im Verlauf des Lebens stetig an.

Bei sehr alten Mäusen finden sich oft mächtige mesenteriale Lymphknoten („mesenteric lymph node disease") mit einer eindrücklichen Plasmocytose, während die meisten übrigen Lymphknoten nur mehr einen schmalen lymphocytenhaltigen Cortex, fast keine Keimzentren, vermehrt Plasmazellen und sog. plasmatische Lymphocyten in den Marksträngen sowie eine Verdichtung des Reticulummaschennetzes aufweisen. Wie Splenektomieversuche zeigen, scheint bei solchen Tieren die Milz der beste Speicher immunbiologisch kompetenter Zellen zu sein. Bei 3 Jahre alten $BC3F_1$-Mäusen beträgt die Kapazität zur Agglutininbildung nach Stimulation mit Rattenerythrocyten nur mehr 10% des bei jungen erwachsenen Kontrollen gefundenen Werts[110]. Die Fähigkeit zur anamnestischen immunbiologischen Reizbeantwortung läßt einen ähnlichen, altersabhängigen Abfall erkennen mit angenähert exponentiellem Verlauf und einer Halbwertzeit von ungefähr 10 Monaten[111]; sie steht in Beziehung zum Ausmaß der Antikörperbildung nach primärer Stimulation desselben Tieres. Von Interesse ist ferner, daß bei ganz alten Mäusen relativ weniger merkaptoäthanolresistente Antikörper gebildet werden als merkaptoäthanolempfindliche. Vieles spricht dafür, daß diese Altersabhängigkeit der immunbiologischen Fähigkeiten mit der Zahl der noch zur Verfügung stehenden Vorläuferzellen (immunbiologische „Stammzellen" bzw. „memory cells") in Beziehung steht. Ob darüber hinaus eine Alterung im Sinn der herabgesetzten Leistungsfähigkeit der Einzelzelle mitspielt, ist noch nicht abgeklärt[112].

Schließlich bleibt hervorzuheben, daß der Thymus weit über die Neonatalperiode hinaus eine gewisse Bedeutung für die Aufrechterhaltung der immunbiologischen Kapazität beibehält. Im Alter von 4 Wochen thymektomierte Mäuse zeigen 4—10 Wochen später eine beeinträchtigte Fähigkeit zur Antikörperbildung und zur GVHR (graft versus host reaction). Findet die Thymektomie zu einem noch späteren Zeitpunkt statt, ist der Unterschied zwischen der immunbiologischen Leistungsfähigkeit thymektomierter Mäuse und derjenigen der Kontrolltiere deutlich verringert[113].

Beim Menschen verhält sich die altersabhängige Entwicklung des lymphatischen Gewebes ganz ähnlich. Der Phase des Aufbaus in den frühkindlichen

[108] Masshoff und Gross 1962. [109] Cottier 1961a.
[110] Hanna, Nettesheim, Ogden und Makinodan 1967.
[111] Makinodan und Peterson 1966a, b. [112] Cole 1962. [113] Taylor 1965.

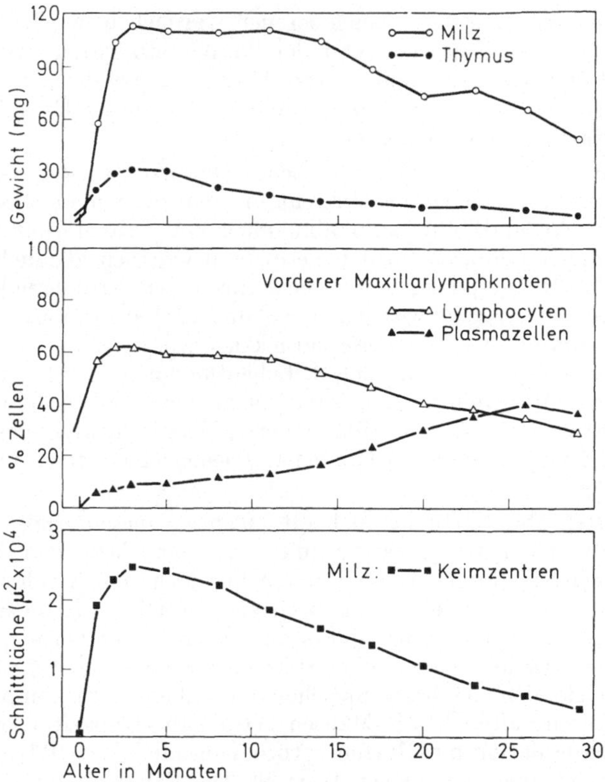

Abb. 17. Veränderung des Gewichts von Milz und Thymus, des Gehalts an Lymphocyten und Plasmazellen der vorderen Maxillarlymphknoten sowie der Keimzentrengröße der Milz bei Mäusen, in Abhängigkeit vom Alter der Tiere

Jahren und der fortgesetzten Entfaltung bis zur Pubertät folgt die erste „puberale" Involution mit Schwund des Thymus und leichter Verkleinerung der Lymphknoten. Bei der Frau folgt eine zweite „postmenopausische" Involution um das 50. Lebensjahr herum, häufig gekennzeichnet durch einen allmählichen Ersatz des lymphatischen Gewebes durch Fettgewebe (lipomatöse Atrophie)[114].

Über die Alterung des RES ist wenig bekannt, außer gewisser Veränderungen im Metabolismus der Stützgewebefasern[115].

D. Die zum lymphoretikulären und plasmacellulären System gehörenden Gewebestrukturen und Zellarten

Da der Begriff der Regeneration einen Ersatz verloren gegangener lebender Strukturen durch Elemente genau derselben Art in sich schließt, erlangen im Rahmen dieser Besprechung nicht nur der Begriff der „*Zellarten*", sondern auch derjenige der „*Zellinien*" des lymphoretikulären Systems größte Bedeutung.

Eine sinnvolle und endgültige Einteilung der zum lymphoretikulären und plasmacellulären System gehörenden Gewebestrukturen und Einzelzellen wäre dann möglich, wenn es gelänge, jedes Element aufgrund morphologischer, cytochemischer und immunocytochemischer Eigenschaften mit Sicherheit einer be-

[114] Übersicht bei UEHLINGER 1963.

[115] Vgl. dazu DAVIDSON, SMALL, PERCHEMLIDES und BAXLEY 1961.

stimmten Zellinie zuzuordnen und außerdem seinen Differenzierungsgrad innerhalb derselben zu bestimmen. Unter den lymphoiden und plasmocytoiden Zellarten wären beispielsweise nichtsensibilisierte und sensibilisierte Elemente, solche ohne und mit Antikörperproduktion sowie schließlich unter den letzteren solche mit Bildung der einen oder anderen Spezifität bzw. Immunglobulinart auseinanderzuhalten. Obwohl in den letzten Jahren große Fortschritte erzielt wurden, sind wir noch weit von der Möglichkeit einer derartigen Klassifizierung entfernt. Somit wird es bis auf weiteres richtig sein, die zur Zeit gebräuchlichen Bezeichnungen beizubehalten. Zu diesem Zweck sei auf einige der zahlreichen Übersichtsarbeiten hingewiesen[116]. Die gegenwärtig verwendete Nomenklatur stützt sich aus praktischen Gründen im wesentlichen auf morphologische und färberische Eigenschaften der Zellen, die mit Hilfe einfacher Methoden und des Lichtmikroskops erkannt werden können. Ohne die Notwendigkeit derartiger Einteilungen zum Zweck der gegenseitigen Verständigung schmälern zu wollen, muß doch an dieser Stelle auf einige mögliche Ursachen von Mißverständnissen hingewiesen werden:

1. Es besteht eine ganze Reihe von Klassifizierungen, die von Land zu Land verschieden gehandhabt werden. Allen haften gewisse Mängel an, aber aus den oben geschilderten Gründen lohnt es sich vorläufig kaum, sie zu ändern. Wesentlich ist nur, daß man eine *Bezeichnung* nicht mit dem *Begriffswert* verwechselt. Ein „alter" Lymphocyt ist, wie wir sehen werden, unter Umständen undifferenziert und kommt sogar als Stammzelle in Frage. Eine „Stammzelle" oder ein „Hämohistioblast" entspricht in der Regel einer wenig differenzierten in aktiver Proliferation begriffenen Zelle, ohne daß sie der Definition einer Stammzelle zu entsprechen braucht.

2. Im Hinblick auf die neueren Erkenntnisse auf dem Gebiet der Zellkinetik und Immunologie mag es nützlich sein, eine zu sehr in die Einzelheiten gehende, rein deskriptive Nomenklatur aufzugeben und eine gewisse Einfachheit in der Ausdrucksweise anzustreben. Da die Zuordnung einer bestimmten „mononucleären" Zelle zu der einen oder anderen Zellklasse mitunter große Schwierigkeiten bereitet oder kaum möglich ist, ziehen es heute viele Autoren vor, in solchen Fällen Bezeichnungen wie „histiocytoid", „lymphoid" und „plasmocytoid" zu verwenden. Damit wird ausgedrückt, daß ein bestimmtes Element einer gewissen Zellart ähnlich sieht, ohne notwendigerweise mit ihr identisch zu sein.

3. Begriffe wie „blastische Reticulumzelle", „große lymphoide Reticulumzelle" und „kleine lymphoide Reticulumzelle" stützen sich auf die früher weitverbreitete Auffassung, daß die Blutzellvorläufer und das lymphatische Parenchym aus den Reticulumzellen hervorgehen. Wir werden später noch zu besprechen haben, wie fragwürdig diese Meinung ist.

4. Der Ausdruck „reife Plasmazelle" läßt vermuten, daß wir es mit einem Element zu tun haben, das nicht nur seine volle Differenzierung, sondern auch seine höchste Leistungsfähigkeit im Sinn der Antikörperbildung erreicht hat. Neuere Untersuchungen haben aber gezeigt, daß die stärkste Produktion von Immunglobulinen auf der Stufe sog. „unreifer Plasmazellen" stattfindet.

Es ließen sich noch viele derartige Beispiele anführen. Im Rahmen einer Besprechung der regenerativen und hyperplastischen Vorgänge am lymphoretikulären System geht es aber darum, Zellinien und Zellfamilien, also auch die

[116] Nägeli 1931, Klima 1938, Sandkühler 1949, Heilmeyer und Begemann 1951, Lennert 1952, Bessis 1954, Marshall 1956, Yoffey und Courtice 1956, Grundmann 1958a, b, Bernard und Bessis 1958, Gall 1958, Rind 1958, Braunsteiner 1959, Heilmeyer und Hittmair 1959, Rebuck 1960, Rohr 1960, Wissler, Fitch und La Via 1960, Yoffey 1960, Leiber 1961, Lennert 1961, Rebuck und LoGrippo 1961, Wintrobe 1961, Rapoport 1962, Cottier 1963a, Merker 1963, Begemann, Rastetter und Fink 1963, Gowans und McGregor 1965, Lennert 1966, Zacharski, Hill und Maldonado 1967.

Vorläufer der Einzelzellen, auseinanderzuhalten und zu versuchen, das zur Zeit Bekannte über Herkunft, Proliferationseigenschaften, Differenzierungsmöglichkeiten, Wanderung, Lebensdauer und schließliches Schicksal der verschiedenen, nicht nur nach morphologischen sondern auch nach funktionellen Gesichtspunkten definierten Zellarten in ein Gesamtbild zu fügen.

I. Die Zellarten des lymphatischen Parenchyms im engeren Sinn und der Plasmazellreihen

Die Berechtigung, das lymphatische Parenchym und die Plasmazellreihen im gleichen Abschnitt zu behandeln, ergibt sich aus zellkinetischen Befunden (s. S. 554). Aus denselben Gründen scheint es richtig zu sein, das reticuloendotheliale System (RES) als solches gesondert zu betrachten.

Die meisten Autoren sind sich heute darüber einig, daß die *kleinen Lymphocyten* eine bezüglich Herkunft, Entwicklungsmöglichkeiten, spezifischen Leistungen und Lebensdauer heterogene Population darstellen[117]. Eine besondere Stellung nehmen die in der *Thymusrinde* jugendlicher Individuen enthaltenen lymphoiden Zellen ein. Diese werden durch eine rege Proliferationsmöglichkeit vor allem in den äußeren corticalen Zonen in großer Zahl stetig neu gebildet[118] und wandern dann gegen die Rindenmarkgrenze zu, wo sie bald verschwinden (das Organ verlassen)[119]. Die meisten dieser lymphoiden Zellen haben nach Abschluß ihrer Wanderung aus den äußeren Rindenzonen die Gestalt kleiner Lymphocyten angenommen. Verschiedenes spricht aber dafür, daß es sich hier um eine besondere und — wenigstens hinsichtlich Differenzierungsgrad und Funktionszustand — mit der Mehrzahl der in den peripheren lymphoretikulären Organen vorhandenen kleinen Lymphocyten nicht identische Zellart handelt. Elektronenoptisch zeigen sie nämlich eine ungewöhnlich primitive Strukturierung, enthalten im Cytoplasma fast keine Polysomen oder α-Cytomembranen[120]; ferner besitzen sie eine sehr geringe Cytoplasmamasse und kleine Nucleolen von auffallend einheitlicher Größe (Abb. 18)[121]. Es ist verlockend zu vermuten, daß es sich um nichtsensibilisierte, ganz unreife Zellen handelt, die durch den zusätzlichen, die Blutgefäße umschließenden epithelialen Zellmantel[122] von einem Kontakt mit im Blut zirkulierenden Antigenen weitgehend verschont bleiben. Die Eigenart dieser Zellen geht auch daraus hervor, daß der größte Teil der menschlichen Thymocyten in vitro ein vom Zusatz von Phythämagglutinin (PHA) weitgehend unabhängiges Wachstum zeigt[123] und sich somit von der Mehrzahl der im Blut und in Lymphknoten vorhandenen kleinen Lymphocyten unterscheidet. Eine zweite, kleinere Fraktion von Thymuslymphocyten spricht dagegen auf die Stimulation durch PHA in üblicher Weise an; wahrscheinlich handelt es sich dabei um im Thymusmark gelegene Zellen[124]. Das Thymusmark unterscheidet sich auch in manch anderer Hinsicht von der Rinde, indem es beispielsweise Plasmazellen enthalten kann[125], eine geringere proliferative Tätigkeit aufweist und keine so einheitliche Population kleiner Lymphocyten beherbergt, wie sie für den Cortex typisch ist.

[117] Übersicht bei Yoffey 1967b.
[118] Übersicht bei Hinrichsen 1963, Gaudecker und Hinrichsen 1965, Murray, Murray und Pizzo 1965, Gaudecker 1966, Chan und Sainte-Marie 1968.
[119] Hinrichsen 1965.
[120] Cottier und Jost 1962, vgl. dazu entsprechende Befunde am Hühnchen: Clawson, Cooper und Good 1967.
[121] Heiniger, Riedwyl, Giger, Sordat und Cottier 1967.
[122] Clark 1964, Lundin und Schelin 1965. [123] Winkelstein und Craddock 1967.
[124] Beobachtungen an Schweinen: Weber 1966.
[125] Vgl. Heiniger, Cottier, Hess und Stoner 1965.

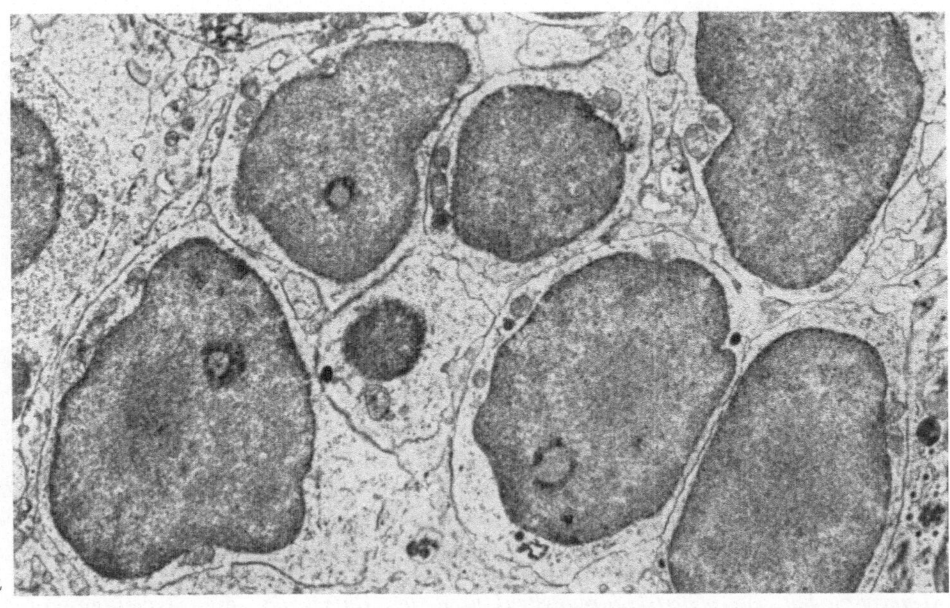

a

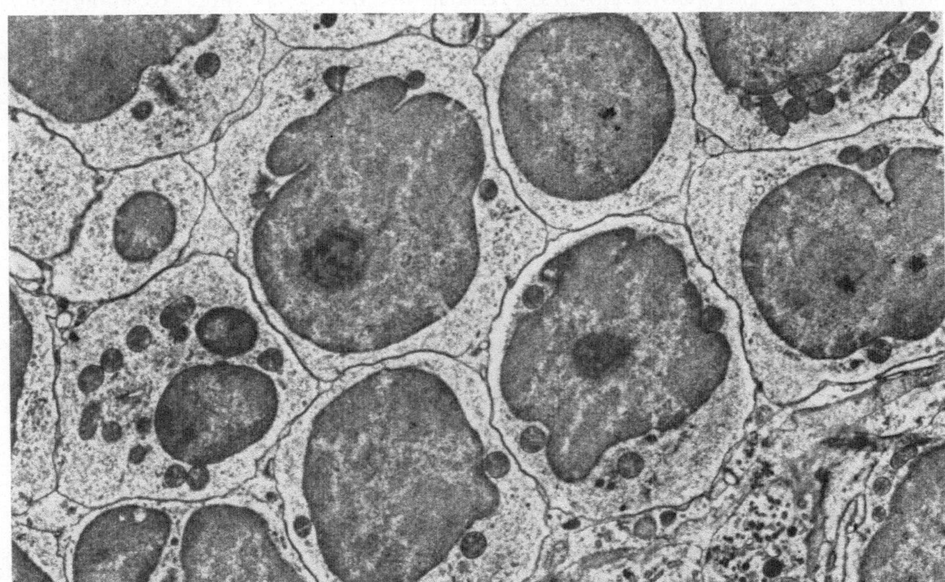

b

Abb. 18. Elektronenmikroskopische Übersichtsaufnahme der Thymusrinde (a) und der corticalen Lymphknotenzone (b) einer jugendlichen erwachsenen Maus. Zu beachten die Unterschiede zwischen kleinen Lymphocyten in a und b hinsichtlich Größe und Form der Nucleolen sowie der Cytoplasmamenge. (Vgl. dazu Abb. 8 und 9. 9000 ×, verkleinert auf $^{9}/_{10}$. (HEINIGER, RIEDWYL, GIGER, SORDAT und COTTIER 1967)

Die im Mark vorhandenen Zelltypen entsprechen somit annähernd denjenigen in Lymphknoten, nur daß Keimzentren selten zu finden sind (vgl. S. 650). Für das Gedeihen der Rindenlymphocyten des Thymus bietet das epitheliale und angiomesenchymale Grundgerüst offenbar ein besonders günstiges und in gewissem Sinn einmaliges Milieu. Ob dafür die in der Rinde vorhandenen PAS-positiven

Zellen[126] oder die zum mindesten bei der Ratte elektronenoptisch nachgewiesenen „Parathyreoidea-ähnlichen" Strukturen, Stränge und Schläuche verantwortlich sind[127], bleibt noch weiter abzuklären.

Eine zweite Gruppe kleiner lymphoider Zellen („kleine Lymphocyten")[128] mit ähnlichen ultrastrukturellen Eigenschaften, wie diejenigen der kleinen Lymphocyten der Thymusrinde, kommt im *Knochenmark* vor. Diese Zellen lassen sich wegen ihres leptochromatischen, feinretikulären Kernchromatins auch lichtmikroskopisch gegen die klassischen kleinen Lymphocyten des peripheren Blutes abgrenzen[129]. Verschiedene Gründe machen es wahrscheinlich, daß wenigstens ein Teil dieser Elemente Vorläufer der Erythropoiese sind[130]. Es ist nicht bekannt, ob in dieser — rein morphologisch definierten — Gruppe von Zellen auch solche enthalten sind, die als Vorläufer von Thymusrindenlymphocyten in Frage kommen (s. S. 540), und umgekehrt, ob ein Teil dieser Elemente aus dem Thymus stammt.

Die bereits gemachte Feststellung, es handle sich bei den kleinen Lymphocyten um eine heterogene Population, gilt, abgesehen von den bereits erwähnten Formen im Thymus und im Knochenmark, vor allem auch für die im *Blut* zirkulierenden und in den verschiedenen übrigen lymphoretikulären Organen vorhandenen Vertreter. Wieviele von den Blutlymphocyten aus dem Thymus und dem Knochenmark stammen, ist noch umstritten. Mit guten Gründen darf angenommen werden, daß die überwiegende Mehrzahl derselben ebenso wie die meisten der in *Milz, Lymphknoten, lymphoretikulären Strukturen des Darmtrakts* und *Tonsillen* vorhandenen kleinen Lymphocyten immunbiologische Aufgaben erfüllen. Aber sogar unter diesen ist mit einer großen Heterogenität zu rechnen. Mit geeigneten Methoden lassen sich schon lichtmikroskopisch mindestens zwei Arten kleiner Lymphocyten auseinanderhalten, sog. „Follikellymphocyten" und „Pulpalymphocyten", die sich durch eine ungleiche Nucleolenzahl und -größe sowie cytoplasmatische Besonderheiten unterscheiden lassen[131]. Elektronenoptisch kommt die Vielgestaltigkeit der in Lymphknoten gelegenen kleinen Lymphocyten noch deutlicher zum Ausdruck[132]. Vor allem an menschlichem, z. T. aber auch an tierischem Gewebe durchgeführte *cytochemische* Untersuchungen ergaben ebenfalls ein uneinheitliches Bild[133]. Abgesehen von den Keimzentren, enthält die überwiegende Mehrzahl der in Milz, Lymphknoten und Tonsillen vorhandenen lymphoiden Zellen unter physiologischen Bedingungen einen DNS-Gehalt von 2n, entsprechend dem Vorherrschen der kleinen Lymphocyten, die sich ja — mit wenigen zweifelhaften Ausnahmen — nicht in DNS-Synthese befinden[134]. Zweikernige Lymphocyten mit tetraploidem Chromosomensatz wurden wohl festgestellt, sind aber selten[135]. RNS- und Proteingehalt der kleinen Lymphocyten können erheblich schwanken, was aus immunbiologischen Gründen nicht verwundern kann (s. u.). Reaktionen auf Glykogen, Mucopolysaccharide und Lipoide fallen, sofern keine Entzündung vorliegt, fast immer negativ aus; allerdings sind hier gewisse Species-

---

[126] Übersicht bei METCALF 1966, CLARK 1966.

[127] CHERRY, EISENSTEIN und GLÜCKSMANN 1967. [128] Nach YOFFEY und COURTICE 1956.

[129] YOFFEY 1960, KEISER, COTTIER, ODARTCHENKO und BOND 1964, KEISER 1965, KEISER, COTTIER, BRYANT und BOND 1967.

[130] Übersicht über frühere Arbeiten bei YOFFEY 1960, vgl. auch CUDKOWICZ, UPTON, SMITH, GOSSLEE und HUGHES 1964, SMITH 1964, YOFFEY 1964, CUDKOWICZ, BENNETT und SHEARER 1964, BENNETT und CUDKOWICZ 1967, HARRIS und KUGLER 1967, HUDSON und YOFFEY 1967, OSMOND 1967.

[131] GRUNDMANN 1958a, b, 1959, 1961, 1963.

[132] Übersicht bei LOW 1960, BROOKS und SIEGEL 1966.

[133] Übersicht bei BRAUNSTEIN, FREIMAN und GALL 1958, ACKERMAN 1960, LEIKIN 1961, LÖHR 1961, MÄHR 1961, SCHUBERT, RINNEBERG und LENNERT 1961, GOUGH und ELVES 1966, 1967, ASTALDI und MICU 1967.

[134] HALE und WILSON 1961. [135] QUEISSER, NÖSKE, SANDRITTER und LENNERT 1966.

unterschiede zu erkennen, und die Befunde hängen stark von der Empfindlichkeit der Methode ab[136]. Die Enzymketten der Glykolyse, des Hexosemonophosphatcyclus, des Tricarbonsäurecyclus und der Atmungskette scheinen vorhanden zu sein. Im allgemeinen fällt aber das lymphatische Parenchym durch eine überaus geringe Enzymaktivität auf, die sich cytochemisch in der Regel überhaupt nicht oder nur ganz schwach und/oder in vereinzelten Zellen nachweisen läßt. Die großen lymphoiden Zellen („Lymphoblasten", „Hämocytoblasten") ergeben dabei noch eher eine positive Reaktion als die kleinen Lymphocyten[137]. Interessanterweise zeigen lymphoide Zellen beim Down-Syndrom eine verstärkte Aktivität der sauren und alkalischen Phosphatase sowie der Glucose-6-phosphat-Dehydrogenase; die Gründe für dieses Phänomen sind noch nicht klar[138]. Bei histochemischen Untersuchungen an Schnittpräparaten bereitet oft die genaue Lokalisation der Enzymaktivität Schwierigkeiten, da die lymphoiden Zellen häufig von cytoplasmatischen Ausläufern der reticulohistiocytären Elemente umschlossen werden[139].

An sich ist es nicht verwunderlich, daß die Lymphocyten meist keine oder nur schwache positive Enzymreaktionen erkennen lassen, da sie — wie aus elektronenoptischen Befunden und kinetischen Untersuchungen hervorgeht — in der Regel sehr wenig differenziert sind und zu weiterer Proliferation und Differenzierung befähigt erscheinen (s. S. 640). Am Beispiel der Granulocytenreihe hat ACKERMAN (1964) zeigen können, wie die Enzymaktivität mit der steigenden Differenzierung nur schrittweise in Erscheinung tritt und sich verstärkt. Zudem kann auch an dieser Stelle wiederholt werden, daß sich die kleinen Lymphocyten in einem Zustand relativer Inaktivität befinden. Werden sie in entzündliche Vorgänge einbezogen, kann mitunter die Zahl der Zellen, die eine positive cytochemische Reaktion bestimmter Art ergeben, zunehmen[140]. Wir haben somit im cytochemischen Verhalten der Lymphocyten weniger einen Beleg für deren Zugehörigkeit zu der einen oder anderen Zellfamilie zu suchen als vielmehr einen Hinweis auf den Funktionszustand des untersuchten Elements. Die Spezifität lymphoider Zellen, die sich schon in Richtung der immunbiologischen Leistungsfähigkeit differenziert haben, und damit deren Beziehung zu bestimmten Zellinien, lassen sich eher *immunocytochemisch* als enzymcytochemisch erfassen. Es gelingt nämlich, sowohl mit der Methode von COONS[141] als auch mit der Jerneschen Technik[142] und elektronenoptischen Untersuchungen der antikörperhaltigen Zellen zu zeigen, daß ein Teil derselben den lichtmikroskopischen Kriterien von Lymphocyten entsprechen[143]. Für diese nicht mehr ganz unreifen Typen von Lymphocyten, die in ihrem Cytoplasma stets Polysomen und zum Teil ein rudimentär entwickeltes Ergastoplasma aufweisen, gelten in bezug auf die Spezifität ihrer Leistung und somit ihre Beziehung zu einer ganz bestimmten Gruppe von Zellinien die gleichen Überlegungen wie für die Plasmazellreihe (s. u.). Wie bereits früher erwähnt wurde, sind lymphoide Zellen mit Polysomen vor allem nach antigenischer Stimulation zu treffen[144]. Es ist noch nicht bekannt, ob in der sog. „thymusabhängigen Zone" der Lymphknoten und der Milz von Mäusen[145] kleine Lymphocyten mit Polysomen im Vergleich mit anderen Bereichen des lymphatischen Parenchyms vermindert oder vermehrt vorkommen.

---

[136] ACKERMAN 1960, MAURI 1963. [137] ACKERMAN 1960.
[138] NADLER, MONTELEONE, INOUYE und YI-YUNG HSIA 1967.
[139] Vgl. BROOKS und SIEGEL 1966. [140] Vgl. dazu ASTALDI und MICU 1967.
[141] COONS, LEDUC und CONNOLLY 1955, LEDUC, COONS und CONNOLLY 1955, SORDAT 1965.
[142] JERNE, NORDIN und HENRY 1963, BUSSARD 1965.
[143] VAZQUEZ 1961, BURTIN und BUFFE 1966, HARRIS, HUMMELER und HARRIS 1966.
[144] Vgl. dazu LA VIA, VATTER, HAMMOND und NORTHUP 1967.
[145] PARROTT, DE SOUSA und EAST 1966.

Die *mittelgroßen und großen lymphoiden Zellen* („mittlere" und „große Lymphocyten", „junge Lymphocyten" und „Lymphoblasten") unterscheiden sich von den kleinen Lymphocyten in erster Linie durch die Fähigkeit, in DNS-Synthese überzugehen und sich zu teilen. Wie wir im Abschnitt über Stammzellprobleme und Zellkinetik (S. 537) besprechen werden, heißt dies jedoch nicht, daß diese Elemente in jedem Fall unreifer sind als die kleinen Lymphocyten. Die Einteilung der lymphoiden Zellen in große, mittelgroße und kleine Zellen ist im übrigen rein arbiträr. Größen-Häufigkeitskurven lassen beispielsweise beim Kalb nur zwei Populationen mit Sicherheit erkennen[146]. Enzymcytochemisch verhalten sich die großen Elemente ähnlich wie die kleinen und zeigen sogar etwas häufiger eine gewisse Aktivität (z. B. saure und alkalische Phosphatase[147]). Ferner können auch sie Immunglobuline enthalten. Im Ductus thoracicus von Ratten lassen sich mit Hilfe der Zellelektrophorese mindestens zwei Gruppen kleiner Lymphocyten auseinanderhalten[148].

Eine besondere Erwähnung verdienen die in den Keimzentren des lymphatischen Parenchyms gelegenen Zellen, die Lennert (1961) als *Germinoblasten* und *Germinocyten* bezeichnet. Wie bereits erwähnt, bilden sich Keimzentren offenbar erst nach wiederholtem oder länger dauerndem Antigenkontakt, und zwar vor allem dann, wenn Antikörper vom IgG-Typ gebildet werden. Die Keimzentren können als bipolare, sphäroide Gebilde angesehen werden, deren oberflächlicher, etwas weniger zellreicher Pol dem Ort des Antigenzustroms zugewandt ist[149] und die in der Tiefe eine Gruppe von in starker Proliferation begriffenen „Germinoblasten" enthalten. In Tonsillen und im Darmtrakt liegen die Keimzentren dichtsubepithelial, in der Milz in der Nachbarschaft der Zentralarterien und in Lymphknoten im corticalen Bereich; allerdings treten sie, zum mindesten bei einzelnen Species, mitunter auch in den Marksträngen auf[150]. Elektronenoptische Untersuchungen[151] haben erkennen lassen, daß es sich bei den Germinoblasten und Germinocyten um wenig differenzierte lymphoide Elemente handelt, die im einfach strukturierten Cytoplasma ziemlich reichlich Polysomen und sogar vereinzelt ergastoplasmatische Bildungen (rauhes endoplasmatisches Reticulum) aufweisen (Abb. 19). Die zwischen den rundlichen Keimzentrenzellen liegenden retikulären Elemente zeigen oft dendritische Fortsätze und sind durch sog. zonulae adhaerentes, zonulae occludentes und desmosomenähnliche Bildungen miteinander verbunden. Die Ultrastruktur der Germinoblasten und Germinocyten ist mit der Annahme, daß es sich bei diesen Elementen um Vorstufen antikörperbildender Zellen handelt, durchaus vereinbar. Histochemisch ließ sich im Bereich der Keimzentren, vor allem im umgebenden Lymphocytenwall, eine 5-Nucleotidaseaktivität feststellen[152], nicht aber positive Reaktionen auf ATPase und Glycerophosphatase[153]. Ob die Germinoblasten und Germinocyten bereits kleine Mengen von Antikörpern bilden, steht noch nicht fest. Die mit immunohistochemischen Methoden nachweisbaren Immunglobuline im Bereich der Keimzentren liegen vor allem intercellulär[154], zum Teil aber auch in lymphoiden Keimzentrenzellen[154a]. Mindestens ein Teil der Immunglobuline dürfte aber von außen in die Keimzentren gelangt und dort fixiert worden sein[155], vermutlich aufgrund eines noch

[146] Sipe, Chanana, Cronkite, Joel und Schiffer 1966.

[147] Ackerman 1960. [148] Ruhenstroth-Bauer und Lücke-Huhle 1968.

[149] Millikin 1966. [150] Yoffey und Olson 1967.

[151] Swartzendruber und Congdon 1963, Swartzendruber und Hanna 1965, Swartzendruber 1965, Milanesi 1966, Lennert, Caesar und Müller 1967, vgl. auch Clawson, Cooper und Good 1967.

[152] Ackerman 1960, Schubert, Rinneberg und Lennert 1961.

[153] Schubert, Rinneberg und Lennert 1961. [154] Maruyama 1964.

[154a] Sordat, Sordat und Cottier 1969.

[155] Pernis, Chiappino, Kelus und Gell 1965.

nicht ganz abgeklärten „Abfangmechanismus“[156]. Aufschlußreich ist die Beobachtung von BURTIN und BUFFE (1966, 1967), daß in der menschlichen Tonsille Zellen mit $\varkappa$- und solche mit λ-kettenhaltigen Immunglobulinen nicht in denselben Follikeln vorliegen. Aus Versuchen an Überlebendkulturen von Milzgewebe des Kaninchens geht hervor, daß nach Stimulation mit Schaferythrocyten Antikörper in der weißen Pulpa früher erscheinen als in der roten[157]. Es bleibt noch zu klären, ob und in welchem Ausmaß wenigstens während der anamnestischen immunbiologischen Reizbeantwortung Keimzentrenzellen für dieses Phänomen mitverantwortlich sind. Die meisten Keimzentren zeigen in der Regel an einer Stelle ihrer Oberfläche eine unscharfe Begrenzung; in diesem Bereich scheinen Keimzentrenzellen in erheblicher Zahl auszutreten[158], während ein Einwandern intravenös injizierter, markierter Lymphocyten in die Keimzentren hinein nur ausnahmsweise gesehen wird[159]. Sichere Plasmazellen oder deren direkte Vorstufen können dann und wann in Keimzentren vorkommen, am ehesten noch in Tonsillen, ferner gegen Ende einer anamnestischen immunbiologischen Reizbeantwortung.

Es ist vor allem immunohistochemischen und elektronenoptischen Untersuchungen zu verdanken, daß die Grenze zwischen *Lymphocyten* und *Plasmazellen* heute nicht mehr so streng gezogen wird, wie das früher der Fall war. Tatsächlich zeigen immunglobulinhaltige Zellen alle möglichen Übergänge von runden Zellen mit eher spärlich Cytoplasma bis zu den retikulären Plasmazellen der älteren Literatur. Das ultrastrukturelle Bild läßt ebenfalls Zwischenformen erkennen, nämlich von solchen mit spärlichen ergastoplasmatischen Organellen bis zu solchen mit dem klassischen Bild des dichtgefügten, rauhen endoplasmatischen Reticulums[160]. Der Gehalt bestimmter Gewebe an Plasmazellen und lymphatischen Plasmazellen stimmt gut mit deren Gesamtproduktion an IgG, IgA und/oder IgM überein. Dies konnte an Lymphknoten, Knochenmark und Milzgewebe von Menschen und Affen gezeigt werden[161], besonders überzeugend durch eine in vitro-Kultur unter Zusatz ^{14}C-markierter Aminosäuren und nachfolgende Autoradiographie des Immunoelektrophoretogramms[162]. Neuere Untersuchungen an der Maus haben erkennen lassen, daß gewisse Zellen des Ductus thoracicus in vitro Immunglobuline herstellen, im besonderen IgA und IgM[163]. Immunocytochemische Methoden haben ferner die Feststellung gestattet, daß im allgemeinen eine plasmocytoide Zelle, von wenigen fraglichen Ausnahmen abgesehen, nur Immunglobuline einer Klasse (d. h. IgG, IgA, IgM u.a.) enthält. Nach BURTIN und BUFFE (1966) besteht keine zuverlässige Beziehung zwischen der Morphologie der Zelle und der darin enthaltenen Immunglobulinart. Allerdings wird allgemein anerkannt, daß IgM vor allem in lymphoplasmocytoiden Elementen gefunden wird[164]. Besonders viele IgA-produzierende plasmocytoide Zellen liegen in der Schleimhaut des Magendarmtrakts und in gewissen drüsigen Organen; es wird hier von sekretorischem IgA gesprochen, wobei ein Teil desselben vom bedeckenden oder

---

156 Übersicht bei COTTIER, ODARTCHENKO, SCHINDLER und CONGDON 1967.
157 COHEN, JACOBSON und THORBECKE 1966.
158 HANNA 1964.
159 DE SOUSA und PARROTT 1967.
160 Übersicht bei BRAUNSTEINER und PAKESCH 1960, BERNHARD und GRANBOULAN 1960, VAZQUEZ 1961, BESSIS 1961, BUSSARD und HANNOUN 1965, BROOKS und SIEGEL 1966, HARRIS, HUMMELER und HARRIS 1966.
161 ASOFSKY und THORBECKE 1961.
162 Befunde an der Mäusemilz: HOCHWALD, THORBECKE und ASOFSKY 1961.
163 MANDEL und ASOFSKY 1968.
164 ZUCKER-FRANKLIN, FRANKLIN und COOPER 1962, CRUCHAUD, ROSEN, CRAIG, JANEWAY und GITLIN 1962.

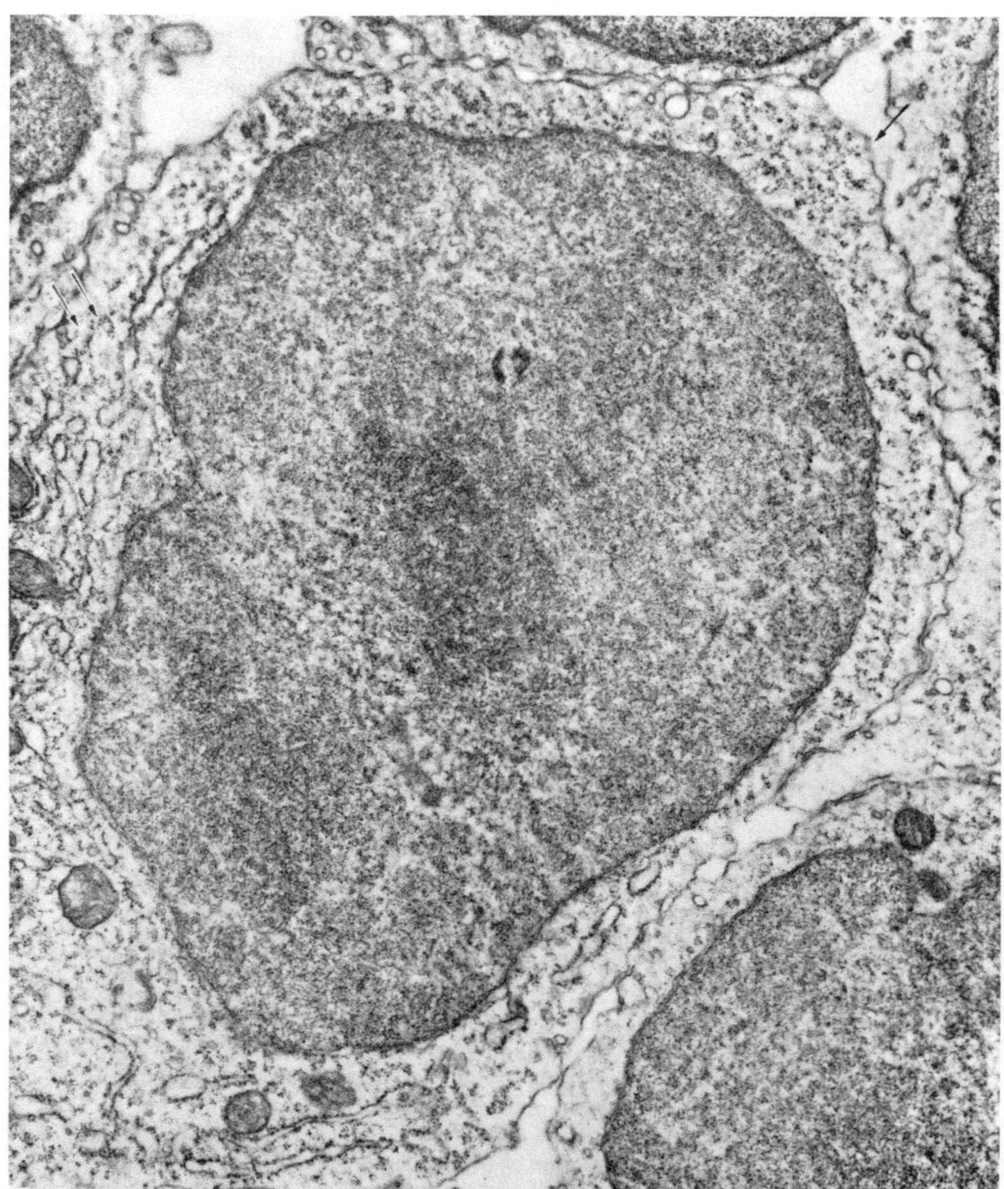

Abb. 19. Elektronenmikroskopische Aufnahme einer lymphoiden Keimzentrenzelle (Maus, Peyersche Plaque): im Cytoplasma neben zahlreichen Polyribosomen (↓) spärlich entwickeltes rauhes endoplasmatisches Reticulum (↓↓). (30000 ×, verkleinert auf $^4/_5$) (COTTIER 1963)

benachbarten Epithel geliefert sein soll[165]. Ob diesen Immunglobulinen die Bedeutung eines „Oberflächenantikörpers" zukommt, bleibt noch weiter abzuklären[166].

---

165 TOMASI 1967.

166 HEREMANS 1967. Übersicht der neueren Literatur bei TOURVILLE, ADLER, BIENENSTOCK und TOMASI 1969.

L- und H-Ketten finden sich jeweils in ein und derselben Zelle, allerdings zunächst in verschiedenen Regionen des Cytoplasmas; offenbar werden sie erst spät im Lauf der Immunglobulinsynthese innerhalb des Zelleibs zusammengefügt[167]. Die L-Ketten $\varkappa$ und λ (I und II) des Menschen[168] wurden demgegenüber nur in verschiedenen, nicht aber innerhalb einer einzelnen plasmocytoiden Zelle nachgewiesen. Dasselbe ließ sich auch bei heterocygoten Kaninchen mit zwei allotypischen Immunglobulinarten zeigen[169]. Diese Beobachtungen deuten auf das Bestehen verschiedener Plasmazellreihen hin, ganz abgesehen von der antigengerichteten Spezifität der von ihnen gebildeten Antikörper.

Die lymphoiden *Zellen, die für die Abstoßung von Homotransplantaten verantwortlich* sein sollen, haben eine von den Plasmazellen abweichende Struktur[170].

II. Die Zellarten des reticuloendothelialen und histiocytären Systems im engeren Sinn

Zu den Elementen, die mit guten Gründen diesem System zugeordnet werden dürfen, gehören die *Reticulumzellen* im Sinn von UNDRITZ (1961), die *Blut- und Lymphgefäßendothelien* sowie die sog. Uferzellen in Lymphsinusoiden, die *Kupfferschen Sternzellen der Leber*, die *Monocyten* im Blut und die *Histiocyten* in den Geweben. Von manchen Autoren werden auch die unter pathologischen Bedingungen vermehrt auftretenden *freien Makrophagen*, ferner die *epitheloiden Zellen* und *mehrkernigen Riesenzellen vom Langhans- und Fremdkörpertyp* dazugezählt. Vieles spricht dafür, daß auch die *Mikroglia* des Gehirns, die beim Abbau von Myelin und Hämoglobin in Form von Fettkörnchen- und Pigmentkörnchenzellen in Erscheinung tritt, zu diesen Zellen gehört[171]. Das RES bzw. RHS liefert somit sowohl das retikuläre und vasculäre Grundgefüge mit sog. ortsständigen Makrophagen als auch freie Makrophagen. Die enge Verbundenheit dieser Zelltypen mit dem lymphatischen Parenchym und der Plasmazellreihe äußert sich auch morphologisch, beispielsweise an der immer wieder feststellbaren Anordnung lymphoider Zellen um eine Reticulumzelle oder einen Makrophagen herum (vgl. Abb. 44)[172], ähnlich wie dies für Erythroblastennester im Knochenmark, die sog. „Erythronen", beschrieben wurde[173]. Der enge Kontakt zwischen lymphoiden Zellen einerseits und Makrophagen oder Reticulumzellen andererseits dürfte nicht nur für den Stoffwechsel wichtig sein, sondern auch immunbiologische Bedeutung haben (S. 628). Im elektronenmikroskopischen Bild zeigen die Makrophagen eine andere Struktur als die Vertreter der Lymphocyten- und Plasmazellreihe, indem sie im reichlich vorhandenen Cytoplasma vor allem glattes endoplasmatisches Reticulum mit vielen Bläschen, Lysosomen[174] und nur wenige frei in der Matrix liegende Ribosomen enthalten (Abb. 20)[175], ganz abgesehen von den vielen Cytoplasmafortsätzen und den Zeichen der Faserbildung bei den Reticulumzellen im engeren Sinn. Histochemische Untersuchungen ließen erkennen, daß sich die enzymatische Aktivität der verschiedenen Vertreter des RES nicht gleich verhält[176]. So zeigen beispielsweise Endothelien von Arterien und Capillaren ebenso

[167] Übersicht bei ASKONAS und WILLIAMSON 1967.
[168] BURTIN und BUFFE 1966.
[169] PERNIS, CHIAPPINO, KELUS und GELL 1965.
[170] Übersicht bei BINET und MATHÉ 1961.
[171] KONIGSMARK und SIDMAN 1963, HUNTINGTON und TERRY 1966.
[172] Vgl. BROOKS und SIEGEL 1966.
[173] BESSIS 1958, WEICKER 1964, NAGAI und LENNERT 1965.
[174] Vgl. BOWERS und DE DUVE 1967a, b.
[175] Übersicht bei COTTIER 1963, BROOKS und SIEGEL 1966, LENNERT, CAESAR und MÜLLER 1967.
[176] Übersicht bei ACKERMAN 1960, SCHUBERT, RINNEBERG und LENNERT 1961, MIDORIKAWA und SCHAUER 1962, LEDER und NICOLAS 1963, STUTTE 1965, LENNERT 1966.

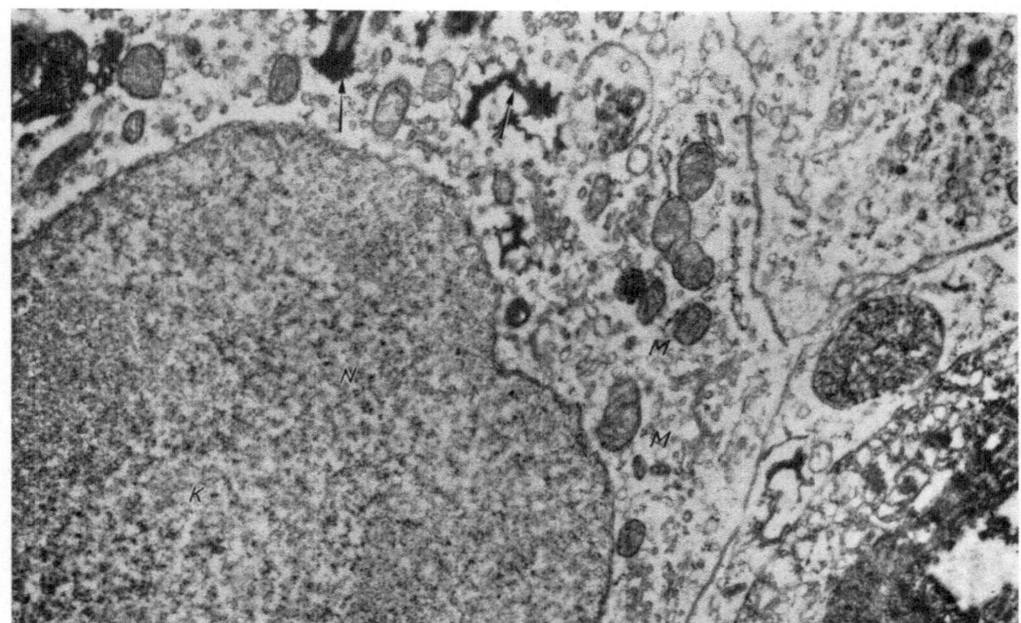

Abb. 20. Elektronenmikroskopische Aufnahme eines Makrophagen (Maus, Lymphknoten): Kernstruktur (*K*) locker, große, unscharf abgegrenzte Nucleolarzone (*N*), Cytoplasma reichlich, mit vielen Mitochondrien (*M*), einem an Bläschen reichen, glatten endoplasmatischen Reticulum, Lysosomen und Einschlüssen (↑). (30000 ×) (COTTIER 1963)

wie Reticulumzellen, Histiocyten und Makrophagen eine deutlich positive ATPase-, 5-Nucleotidase- und Glycerophosphataseaktivität, während Endothelien von Venen eine Aktivität der letzteren Enzyme nicht oder kaum erkennen lassen. Sinusendothelien verhalten sich noch anders, indem sie von diesen drei Enzymen nur Glycerophosphatase in gut nachweisbaren Mengen aufweisen[177]. Umgekehrt haben sowohl die Monocyten als auch die Sinusendothelien der Milz einen hohen Gehalt an Naphthol-AS-Esterase, obwohl es sich offensichtlich nicht um identische Zellen handelt[178]. Für die cytochemische Charakterisierung einer bestimmten Zellart bedarf es somit einer ganzen Reihe enzymatischer Reaktionen, wie beispielsweise der Prüfung auf alkalische und saure Phosphatase, Glucose-6-Phosphatase, Bernsteinsäure-Dehydrogenase, Peroxydasen[179], Chloracylesterase, „unspezifische Esterasen", α-Naphthyl-Acetat-Esterase, Naphthol-AS-Chloracetat-Esterase[180] und der Diphenylthiocarbazon-Reaktion[181]. Die letztere fällt besonders bei den Monocyten stark positiv aus. Im übrigen haben auch biochemische in vitro-Untersuchungen an Zellsuspensionen von Kaninchen und Meerschweinchen gezeigt, daß die metabolischen Eigenschaften der gesamthaft als Makrophagen bezeichneten Elemente durchaus nicht identisch sind. Beispielsweise stützen sich Alveolarmakrophagen der Lunge für die Energiebeschaffung zur Phagocytose zu einem guten Teil auf die oxydative Phosphorylierung, während die aus dem Peritonäalraum gewonnenen Makrophagen fast ausschließlich von der Glykolyse abhängen[182]. Wir gewinnen den Eindruck, daß die Elemente des reticuloendothelialen und

[177] SCHUBERT, RINNEBERG und LENNERT 1961.
[178] STUTTE 1965. [179] Vgl. dazu ASTALDI und MICU 1967.
[180] LEDER und NICOLAS 1963. [181] MIDORIKAWA und SCHAUER 1962.
[182] OREN, FARNHAM, SAITO, MILOFSKY und KARNOVSKY 1963, OUCHI, SELVARAJ und SBARRA 1965, KARNOVSKY, SHAFER, CAGAN, GRAHAM, KARNOVSKY, GLASS und SAITO 1966.

histiocytären Systems, je nach Lokalisation, Zellart und Funktionszustand, unterschiedliche metabolische Eigenschaften aufweisen. Ob es sich dabei um den Ausdruck der Zugehörigkeit zu der einen oder anderen Zellinie handelt, wie auch schon angenommen wurde[183] oder ob hier lediglich ungleiche Aktivitäten in Anpassung an das umgebende Medium vorliegen, bleibt noch zu klären.

In diesem Zusammenhang ist darauf hinzuweisen, daß die Fähigkeit zur Aufnahme partikulären Materials nicht einer Eigenschaft ausschließlich der als Mikrophagen und Makrophagen bekannten Zelltypen entspricht. Unter anderem vermögen auch gewisse kleine Lymphocyten, im besonderen solche mit hellem Cytoplasma, Partikeln zu phagocytieren[183a].

Die *Blutgefäße* der Milz wie des Knochenmarks[184] zeichnen sich durch einen auf sehr kurzer Strecke erfolgenden Übergang von den kleinen Arterien in die Sinusoiden aus. In Lymphknoten, Tonsillen und Follikeln des Darmtrakts verdienen die postcapillären Venolen mit hohem Endothel besondere Erwähnung, treten doch besonders an dieser Stelle Lymphocyten vom Blut ins lymphoretikuläre Gewebe über[185].

E. Die physiologische Regeneration des lymphoretikulären Systems

Im Verlauf der Ontogenese durchläuft das lymphoretikuläre System, ähnlich wie die übrigen Körperorgane, Phasen „exponentiellen" und „halbexponentiellen" Wachstums, bevor der Zustand des sog. „Ersatzwachstums" erreicht ist. Im höheren Alter folgt die Involution. Wir erkennen daraus, daß in früheren Stadien der Entwicklung die Neubildung von Zellen ihren Untergang überwiegt, daß sich ein Gleichgewicht einstellt, und daß schließlich die Zahl der in einer Zeiteinheit verlorengehenden Einzelzellen diejenige der neugebildeten zunehmend übertrifft.

Die im folgenden aufgeführten Befunde wurden zum größten Teil an kleinen Laboratoriumstieren (Säugern) erhoben. Wo sich Speciesunterschiede zeigten, wird dies besonders vermerkt.

I. Stammzellprobleme

Der *Begriff der „Stammzelle"* ist mit demjenigen der Regeneration aufs engste verknüpft, da ja die letztere als Ersatz verlorengegangener lebender Zellen oder Zellteile aus Vorläufern der *gleichen* Zellen definiert ist. Bezogen auf die Regeneration von Zellinien und Geweben heißt dies, daß die Stammzelle als erster, unreifster, teilungsfähiger Vertreter einer bestimmten Zellinie umschrieben werden kann, der den Zellnachschub unterhält. Diese Begriffsbildung[186] entspringt einem theoretischen Postulat und kann naturgemäß ganz verschieden gedeutet werden. Es wäre beispielsweise falsch, den Stammzellen des erwachsenen Organismus omnipotente Entwicklungsmöglichkeiten zuzuerkennen; solche haben nur die befruchtete Eizelle und die ersten daraus hervorgehenden Furchungszellen. Beim erwachsenen Organismus geht es vielmehr darum zu ermitteln, 1. welche verschiedenartigen Differenzierungsmöglichkeiten gewisse unreife, teilungsfähige Elemente noch besitzen und 2. für welche Stufen der im Verlauf der Ontogenese zunehmend eingeschränkten Multipotentialität das für Stammzellgruppen postulierte kinetische Verhalten zutrifft. Kennzeichnend für ein sog. Stammzellkompartiment muß definitionsgemäß sein, daß es die Neubildung von Zellen bestimmter Differen-

[183] Vgl. LEDER 1964, 1965a, b, 1966a, b.
[183a] Übersicht bei TREPEL, WAUBKE und BEGEMANN 1966.
[184] YOFFEY 1965. [185] Übersicht bei GOWANS und MCGREGOR 1965.
[186] Vgl. LAJTHA 1960, LAJTHA, GILBERT, PORTEOUS und ALEXANIAN 1964, LAJTHA 1967.

zierungsrichtung dauernd zu besorgen imstande ist, sei es dank einer großen Reserve an zunächst inaktiven Stammzellen, sei es durch fortwährende Teilungstätigkeit, ohne daß sich aber alle daraus hervorgehenden Elemente endgültig auf den Weg der Differenzierung und des schließlichen Zelltodes begeben. Es müssen ferner Mechanismen postuliert werden, die eine Anpassung des Zellnachschubs an das vorhandene Bedürfnis gewährleisten (Abb. 21).

Diese Überlegungen führen uns zum wichtigen Schluß, daß der *Begriff der Stammzellen theoretischer Natur ist und nicht für morphologisch definierte Zellarten verwendet werden sollte, falls nicht sicher ist, daß diese tatsächlich die geschilderten Stammzelleigenschaften besitzen* (vgl. dazu Bezeichnungen wie „Stammzellhyperplasie" für bestimmte histologische Zustandsbilder).

Die Schwierigkeiten bei der Behandlung der Stammzellfragen liegen im faktischen Nachweis der zu Stammzellkompartimenten gehörenden Elemente sowie deren Verhalten. Bei seßhaften Zellfamilien, wie etwa Epithelien, ist es eher möglich, diese morphologisch zu erfassen. Bei Zellinien aber, die sich auf dem Blut- und Lymphweg im ganzen Organismus verteilen, bedarf es zum Versuch eines Stammzellnachweises besonderer Kunstgriffe. Dies gilt sowohl für das hämopoietische wie für das immunbiologisch kompetente System.

Zum Nachweis *hämopoietischer Stammzellen* kommen u. a. folgende experimentelle *Methoden* in Frage:

1. Drosselung der Erythropoiese durch Hypertransfusion und nachfolgende Stimulation durch Erythropoietin, mit oder ohne vorherige Ganzkörperbestrahlung[187].

2. Schädigung des hämopoietischen Gewebes durch ionisierende Ganzkörperbestrahlung[188] oder Senfgas[189] und nachfolgende Prüfung des regenerierenden Parenchyms hinsichtlich seines protektiven Effekts auf ganzbestrahlte Empfängertiere, kombiniert mit cytologischer Untersuchung des Regenerats[190].

3. Anreicherung bestimmter Zelltypen durch Glaswolle-Filtration des blutbildenden Parenchyms und Prüfung der Wirkung dieser Zellsuspensionen auf ganzbestrahlte, normale oder hypertransfundierte Empfänger[191].

4. Injektion von Zellsuspensionen in ganzbestrahlte Tiere und Zählen der in der Milz entstehenden hämopoietischen Knötchen[192]. Diese Methode gibt ziemlich gut reproduzierbare Resultate hinsichtlich der Zahl der im Inoculum enthaltenen „koloniebildenden Einheiten" (CFU = colony forming units).

5. Abdecken einzelner knochenmarkhaltiger Körperteile und Zählen der CFU in der Milz[193].

6. Verwendung von histokompatiblen Zellsuspensionen mit Markierchromosomen (s. u.).

Für die quantitative Erfassung der Zahl *immunbiologisch kompetenter oder aktiver Zellen* in einem bestimmten Gewebe, im Blut oder in der Lymphe eignen sich u. a. die nachstehenden Techniken:

1. Übertragung isologer Zellsuspensionen oder Organe auf ganzbestrahlte Empfänger, mit nachfolgender antigenischer Stimulation der letzteren und Messung ihrer immunologischen Reizbeantwortung[194].

---

[187] GURNEY, WACKMAN und JACOBSON 1961.
[188] BAUM 1966, HARRIS und KUGLER 1967. [189] Übersicht bei CRONKITE 1966.
[190] Vgl. auch LAJTHA, GILBERT, PORTEOUS und ALEXANIAN 1964.
[191] CUDKOWICZ, UPTON, SMITH, GOSSLEE und HUGHES 1964, CUDKOWICZ, BENNETT und SHEARER 1964, BENNETT und CUDKOWICZ 1967.
[192] TILL und MCCULLOCH 1961, 1963. [193] ROBINSON 1967.
[194] HALE und STONER 1953, STONER und HALE 1955, 1962, DIXON 1958, GOODMAN 1961, PERKINS und MAKINODAN 1964, vgl. dazu BARNES, BRECKON, FORD, MICKLEM und OGDEN 1967.

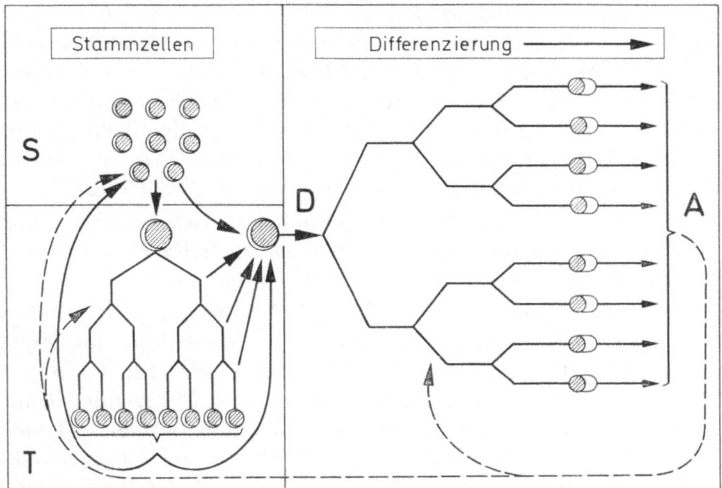

Abb. 21. Vereinfachtes Schema zur Illustration der Hypothesen über die Stammzellfunktion: *S* ruhender Stammzellpool; *D* auf dem Weg der Differenzierung begriffene Zellen. → Entwicklungsmöglichkeiten der Zellen; — —, — → Möglichkeiten der Selbstregulation von Zellproliferation und -differenzierung durch Produkte differenzierter Zellen

2. Abdecken bestimmter lymphoretikulärer Organe während einer ionisierenden Ganzkörperbestrahlung und nachfolgende Prüfung der Wiederbesiedlung und immunbiologischen Kapazität anderer Organe[195].

3. Injektion von Zellsuspensionen, die aus lymphoretikulären Organen phythämagglutininstimulierter Tiere gewonnen wurden, in ganzbestrahlte, isologe Empfänger und Zählen der lymphoidzelligen und plasmocytoiden Kolonien in der Milz[196].

4. Übertragung von in vitro radioaktiv markierten kleinen Lymphocyten aus dem Ductus thoracicus auf F_1-Hybriden. Diese Zellen wandeln sich im Empfängertier in große, pyroninophile Blasten um und können ein tödliches „Wasting-Syndrom" auslösen[197].

5. Injektion von Zellsuspensionen aus verschiedenen Organen homozygoter Spendertiere (A) in ganzbestrahlte F_1-Hybriden (A × B), nach längerer Zeit erneute Übertragung von Zellen dieser Hybriden auf andere F_1-Hybriden (A × C) und Prüfung der GVHR (graft versus host reaction) sowie der vorhandenen Markierchromosomen (z. B. CBA-T_6T_6)[198].

6. Verwendung histokompatibler Tierstämme mit unterschiedlichen Markierchromosomen (z. B. CBA-T_6T_6, CBA und CBA-T_6)[199] oder anderer ähnlicher Kombinationen[200].

7. Züchtung von Zellen und Geweben in Millipore-Kammern, die letal ganzbestrahlten Wirtstieren implantiert werden, „in vivo"-Kultur: Holub und Riha (1960)[201].

195 Sussdorf 1960, Jacobson, Marks, Gaston und Simmons 1961, Popp 1961.

196 Feldman und Mekori 1966.

197 Gowans 1962, vgl. dazu auch Porter und Cooper 1962a, b, Ford, Gowans und McCullagh 1966.

198 Tyan und Cole 1965.

199 Übersicht bei Micklem, Ford, Evans und Gray 1966, Barnes, Breckon, Ford, Micklem und Ogden 1967.

200 Vgl. Koller, Davies, Leuchars und Wallis 1967.

201 Übersicht bei Perkins und Makinodan 1964, Hoppe 1965.

8. In vitro-Kultur lymphoidzelliger Zellsuspensionen unter Zusatz von Phythämagglutinin (PHA)[202] und/oder homologer Zellen[203] oder Antigen[204]. Das Phänomen der durch PHA ausgelösten Stimulation der Lymphocyten gilt als teilweise reversibel[205]. Bei gewissen Species gelingt es, in vitro auch ohne Zusatz von PHA eine Transformation der Lymphocyten in große Blasten zu erzielen[206]. Von besonderem Interesse ist die Mitteilung von WINKELSTEIN und CRADDOCK (1967), daß dies auch mit menschlichem Thymusgewebe gelingt.

Die aus derartigen Untersuchungen gewonnenen Erkenntnisse über *Art und Herkunft der Vorläufer verschiedener blutbildender Zellinien sowie des lymphoplasmocytären Systems* lassen sich wie folgt zusammenfassen:

Zellen mit *erythropoietischen*, *granulopoietischen* und *megakaryocytopoietischen* Fähigkeiten sind nicht nur im Knochenmark und in der Milz derjenigen Species vorhanden, die physiologischerweise eine intrasplenische Blutbildung aufweisen (Beispiel: Mäuse), sondern zum mindesten auch im zirkulierenden Blut. Bei den letzteren handelt es sich wahrscheinlich nicht nur um die wenigen Elemente, die in Proliferation begriffen sind und sich initial mit Thymidin-^{3}H markieren lassen[207]; vielmehr darf angenommen werden, daß sich ein erheblicher Teil dieser Vorläufer nicht in DNS-Synthese befindet. Vieles spricht dafür, daß die hinsichtlich DNS-Synthese inaktiven, unreifen Vorstufen — wenigstens der Erythropoiese — die Gestalt kleiner lymphoider Zellen besitzen[208]; diese Auffassung wurde schon früher von verschiedenen Autoren vertreten[209]. Es konnte auch gezeigt werden, daß kleine lymphoide Zellen aus dem Blut in das Knochenmarksparenchym eintreten[210]; allerdings ergaben Versuche mit in vivo-Markierung durch radioaktive Nucleinsäurevorläufer nur indirekte Hinweise auf die Möglichkeit einer erythropoietischen Differenzierung der ins Knochenmark eingetretenen kleinen lymphoiden Zellen[211]. Über die Morphologie der granulopoietischen und megakaryocytopoietischen[212] Vorstufen liegen noch keine gut verwertbaren Angaben vor.

Über die Herkunft der unreifsten Vorstufen der *Lymphopoiese* und *Plasmocytopoiese* gehen die Meinungen noch auseinander. Einige Autoren nehmen an, daß die Vorläufer dieser Zellinien mit denjenigen der Hämopoiese identisch sind[213]. Eine ganz besonders wenig differenzierte Gruppe lymphoider Zellen findet sich in der Thymusrinde[214]; diese trägt zweifellos zum Lymphocytenbestand im zirkulierenden Blut und in anderen lymphoretikulären Organen bei (S. 565), nur bleibt noch besser abzuklären, wie groß dieser Beitrag ist. Unter bestimmten, allerdings sehr unphysiologischen Bedingungen kann die Besiedlung des Thymus durch proliferierende lymphoide Zellen von Elementen aus anderen Organen, vor allem dem Knochenmark, her erfolgen[215]. Die Wiederherstellung der immunbio-

[202] NOWELL 1960, Übersicht bei BENDER und PRESCOTT 1962, MACKINNEY, STOHLMAN und BRECHER 1962, LING und HOLT 1967.
[203] BACH und HIRSCHHORN 1964.
[204] HIRSCHHORN, BACH, KOLODNY und FIRSCHEIN 1963, BACH und HIRSCHHORN 1965.
[205] YAMAMOTO 1966. [206] SABESIN 1965.
[207] BOND, FLIEDNER, CRONKITE, RUBINI, BRECHER und SCHORK 1959a, b.
[208] BENNETT und CUDKOWICZ 1967.
[209] Übersicht bei YOFFEY und COURTICE 1956, YOFFEY 1962, 1964, HARRIS 1961, HARRIS und KUGLER 1967, OSMOND 1967.
[210] BOND, FEINENDEGEN, HEINZE und COTTIER 1964, KEISER, COTTIER, ODARTCHENKO und BOND 1964, KEISER 1965, HUDSON und YOFFEY 1967.
[211] KEISER, COTTIER, BRYANT und BOND 1967.
[212] FEINENDEGEN, ODARTCHENKO, COTTIER und BOND 1962.
[213] WU, TILL, SIMINOVITCH und MCCULLOCH 1968.
[214] HEINIGER, RIEDWYL, GIGER, SORDAT und COTTIER 1967.
[215] Übersicht bei MICKLEM, FORD, EVANS und GRAY 1966, vgl. dazu auch FIELD und STANLEY 1966.

logischen Fähigkeiten eines ganzbestrahlten Tieres gelingt allerdings besser durch die Übertragung von Knochenmarks- *und* Thymuszellen als durch Knochenmarkszellen allein[216]. Nach einer neueren Hypothese[216a] sollen bei Mäusen an der Beantwortung einer erstmaligen Injektion gewisser Antigene zwei Zellpopulationen beteiligt sein: 1. sog. antigenreaktive Zellen (ARZ) und 2. Vorläufer antikörperbildender Elemente (ABZ). Nach dieser Vorstellung enthielte der Thymus nur ARZ, das Knochenmark nur ABZ; die ersteren würden mit dem Antigen in Reaktion treten und auf unbekannte Weise die Differenzierung der ABZ-Vorläufer in antikörperbildende Zellen auslösen. Vorläufig ist in der Beurteilung dieser Fragen Zurückhaltung geboten. Bei all diesen Versuchen ist zu berücksichtigen, daß die Zahl der nichtsensibilisierten („non-committed"), immunbiologisch kompetenten Zellen, die auf ein bestimmtes Testantigen ansprechen und die Reizbeantwortung einleiten können, sehr wahrscheinlich überaus klein ist. Es wird die Möglichkeit erwogen, daß die Fähigkeit, Antikörper einer bestimmten Spezifität zu erzeugen, vererbt sein könnte[217], was die Annahme einer Vielzahl verschiedenartig spezialisierter Zellinien nahelegen würde. ALBRIGHT, MAKINODAN und CAPALBO (1964) sowie NETTESHEIM und MAKINODAN (1965) schätzen eine „Stammzelle" auf 10^6 bis 10^7 Zellen. Die Stammzellen nachzuweisen und morphologisch zu charakterisieren, dürfte daher kaum möglich sein. Etwas übersichtlicher liegen die Verhältnisse bei der Plasmazellbildung, die ja erst auf einer höheren Stufe der Differenzierung faßbar wird. NOSSAL und MÄKELÄ (1961) haben festgestellt, daß bei Ratten nach einmaliger i.v. Injektion von Thymidin-^{3}H und nachfolgender antigenischer Stimulation die neuentstehenden plasmocytoiden Zellen einen hohen Markierungsindex erreichen. Die Autoren schließen daraus, daß die Vorläufer dieser Plasmazellen schon vor der antigenischen Stimulation in ständiger Proliferation begriffen waren. Das Resultat könnte jedoch vor allem durch Reutilisation von Markiersubstanz bedingt gewesen sein, indem die Proliferation spezifisch sensibilisierter lymphoider Zellen in der Regel erst nach der antigenischen Stimulation deutlich wird. Jedenfalls bestehen gute Gründe für die Annahme, daß auch kleine Lymphocyten, die sich als solche nicht teilen, Vorläufer von Plasmazellen sein können[218]. Offenbar ist diese Differenzierung jedoch in der Regel nur über den Weg wiederholter Zellteilungen möglich, da die nach antigenischer Stimulation und anschließend wiederholten Injektionen von Thymidin-^{3}H auftretenden, mit spezifischem Antikörper beladenen unreifen und reifen Plasmazellen fast alle markiert erscheinen und somit aus Vorläufern hervorgegangen sein müssen, die sich irgendwann zwischen antigenischer Stimulation und Probeentnahme in DNS-Synthese befanden[219].

Die Vertreter des *reticuloendothelialen Systems im engeren Sinn* (RES bzw. RHS) können, soweit sie als solche morphologisch erkennbar sind, kaum als „Stammzellen" in Betracht kommen. Diese wichtige Feststellung hat sich aus kinetischen Untersuchungen mit Hilfe radioaktiv markierter Vorläufer ergeben[220] und steht im Widerspruch zur früher oft vertretenen Auffassung, die Reticulumzellen seien Vorläufer blutbildender Zellen, Lymphoblasten, Lymphocyten und Plasmazellen[221]. Als Vorläufer dieser Elemente kommen vielmehr auch Zellen

---

216 CLAMAN, CHAPERON und SELNER 1968.
216a MITCHELL und MILLER 1968, NOSSAL, CUNNINGHAM, MITCHELL und MILLER 1968.
217 RASKA und COHEN 1968.
218 NEIL und DIXON 1959, BRAAMS 1961, MCGREGOR und GOWANS 1963, GENGOZIAN 1964.
219 BANEY, VAZQUEZ und DIXON 1962.
220 COTTIER, ODARTCHENKO, KEISER, HESS und STONE 1964, ROOS 1965, CAFFREY, EVERETT und RIEKE 1966, EVERETT und TYLER 1967.
221 Übersicht der früheren Literatur bei YOFFEY und COURTICE 1956, BERNHARD und GRANBOULAN 1960, LENNERT 1961, YOFFEY 1964.

von lymphoidem Aspekt in Frage[222]. Ähnliches gilt für das blutbildende Knochenmark[223]. Die Herkunft der Blutmonocyten steht noch in Zweifel; verschiedene Gründe lassen daran denken, daß sie vor allem aus dem Knochenmark stammen (S. 657). Histiocyten, Makrophagen, Fibroblasten und Fibrocyten scheinen sich — soweit dies auf Grund der vorliegenden Untersuchungsergebnisse beurteilt werden kann — wenigstens teilweise aus im Blut zirkulierenden Elementen herzuleiten[224]. Manche Autoren sind der Meinung, daß es sich hierbei nur um Monocyten handeln könne, da bei diesen Versuchen derartige Transformationen nur mit Blutzellen, nicht aber mit Ductus thoracicus-Zellen, die fast ausschließlich lymphoiden oder plasmocytoiden Charakter haben, erzielt werden konnten[225]. Howard, Boak und Christie (1967) zeigten aber kürzlich an Mäusen, daß phagocytierende, kupfferzellartige Elemente in der Leber auch aus dem Ductus thoracicus stammen können, besonders nach geeigneter Stimulation[226]. Im übrigen glaubt Volkman (1966) neuerdings, auch bei den Peritonealmakrophagen kleine lymphoide Zellen als Vorläufer nicht ausschließen zu können[227].

Ob sich Thymuslymphocyten in Mastzellen umwandeln können[228], bleibt noch zu prüfen.

Zusammenfassend betrachtet ergeben sich beim Versuch, die ,,Stammzellen" im Sinn der eingangs gegebenen Definition zu erfassen und morphologisch zu beschreiben, sehr große Schwierigkeiten. Manches deutet darauf hin, daß nicht in Proliferation begriffene Stammzellen verschiedener Zellinien das Aussehen ,,kleiner lymphoider Zellen" haben, die dann bei Aufnahme einer proliferativen Tätigkeit mehr ,,mittelgroßen und großen lymphoiden Zellen" gleichen. Solche nicht oder kaum faßbar differenzierten Elemente mit ähnlicher Morphologie stellen sehr wahrscheinlich eine heterogene Population mit unterschiedlichen Entwicklungsmöglichkeiten dar. Ob ihnen übergeordnet sog. ,,multipotentielle Stammzellen"[229] mit der Fähigkeit, sich in mehrere oder alle Blutzellinien zu differenzieren[230], im erwachsenen Säugerorganismus vorkommen, bleibt immer noch ungeklärt. Eine völlig einheitliche Population von Stammzellen ist vermutlich nicht einmal bei den immunbiologisch kompetenten Zellen vorhanden (vgl. ,,clonal selection theory"[231] und ,,elektive Theorie"[232]). Diese Gesichtspunkte erhalten im Hinblick auf die den ,,Stammzellen" übergeordneten Regulationsmechanismen eine besondere Bedeutung. Theoretisch erscheint es vernünftig anzunehmen, daß die für das Ausmaß des Zellnachschubs längs einer bestimmten Differenzierungslinie verantwortlichen Regulationsmechanismen und/oder -substanzen wenigstens auf einen Teil des Stammzellkompartiments Einfluß haben. Ein gutes Beispiel dafür liefern die Stammzellen der Erythropoiese, von denen nicht bekannt ist, ob sie eine gewisse Vordifferenzierung erfahren müssen, bevor sie auf Erythropoietin ansprechen[233]. Erythropoietin greift nach Remmele (1963, 1966) auch an Erythroblasten an. Im Rahmen des immunbiologisch aktiven Systems spielen sehr wahrscheinlich Antigene die Rolle eines spezifischen Stimulus zur Differenzierung, wobei unter anderem eine größere Zahl langlebiger ,,memory"-Zellen zu entstehen

[222] Roos 1965, Cottier, Roos, Dübi, Odartchenko, Keiser, Hess und Stoner 1967.
[223] Fliedner, Haas, Stehle und Adams 1968.
[224] Allgöwer 1956, Cronkite, Bond, Fliedner und Killmann 1960, Petrakis 1961, Hulliger und Allgöwer 1961, Petrakis, Davis und Lucia 1961, Rabinowitz und Schrek 1962, Pinkett, Cowdry und Nowell 1966.
[225] Allgöwer 1956, Hulliger 1956, Hulliger und Allgöwer 1961, Volkman und Gowans 1965a, b.
[226] Boak, Christie, Ford und Howard 1968.
[227] Vgl. dazu auch Kosunen, Waksman, Flax und Tihen 1963.
[228] Burnet 1966. [229] Vgl. Maximow 1909.
[230] Vgl. Loutit 1960, Harris 1961, Carstairs 1962, Bryant und Cole 1967.
[231] Burnet 1957, 1961, 1962. [232] Jerne 1962. [233] Alpen 1966.

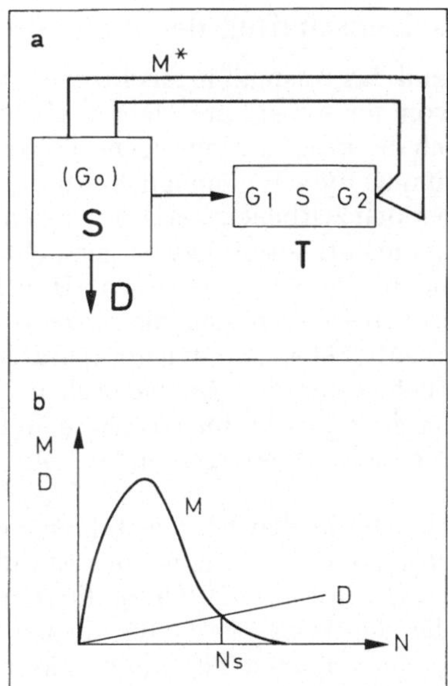

Abb. 22a u. b. Darstellung einer der Hypothesen zum Verhalten einer Stammzellpopulation (LAJTHA, GILBERT, PORTEOUS und ALEXANIAN 1964): a Aus dem ruhenden Stammzellpool (S) könnten einzelne Elemente in den proliferierenden Stammzellpool (T) übertreten und so nach Durchlaufen eines oder mehrerer Teilungscyclen (G, klein S, G_2, M^*) den gesamten Stammzellpool vergrößern; oder es könnten sich Zellen auf den Weg der Differenzierung begeben (D). b Je nach der Zahl der pro Zeiteinheit aus dem ruhenden Stammzellpool (S) ohne Differenzierung in Mitose tretenden (M) oder den Differenzierungsweg beschreitenden (D) Stammzellen ergeben sich unterschiedliche Zahlen für die Größe der gesamten Stammzellpopulation (N). Die in a und b dargestellten Beziehungen lassen sich nach den oben erwähnten Autoren wie folgt ausdrücken:

$$\dot{S} = \frac{dS}{dt} = -D - M + 2M^*$$

$$\dot{T} = M - M^*$$

wobei $t =$ Zeit,
$M^* =$ Anzahl Stammzellen, die nach vollzogener Proliferation wieder in einen hinsichtlich DNS-Synthese inaktiven Zustand (G_0) treten.

Der Quotient $\alpha = \frac{M}{D+M}$ ist dabei

$= 0{,}5$ bei einem "steady state" (Zellzahl: N_s)
$> 0{,}5$ bei Wachstum der Stammzellpopulation;
$< 0{,}5$ bei Verminderung (Involution) der Stammzellpopulation.
Für Einzelheiten der mathematischen Bearbeitung solcher Hypothesen sei auf die im Text erwähnten Autoren hingewiesen.

scheint. Die letzteren sind dann in der Lage, auf einen erneuten Kontakt mit dem Antigen eine viel raschere und wirksamere immunbiologische Reizbeantwortung einzuleiten als dies bei der ersten Stimulation möglich ist.

So sehr das Stammzellproblem noch in den Bereich der Spekulationen gehört, so reizvoll mag es sein, sich dazu gewisse hypothetische Modellvorstellungen zu machen[234]. LAJTHA (1966) versuchte, Berechnungen anzustellen und die Resultate mit Versuchsergebnissen zu vergleichen. Ein derartiges Schema ist in Abb. 22 wiedergegeben.

[234] Vgl. dazu LAJTHA 1960, LAJTHA, GILBERT, PORTEOUS und ALEXANIAN 1964, ALBRIGHT, MAKINODAN und CAPALBO 1964, LAJTHA 1967.

II. Die Proliferationseigenschaften der lymphoretikulären Zellinien

Die Geschwindigkeit und das Ausmaß regenerativer und hyperplastischer Vorgänge hängen nicht nur von der Anzahl und dem Verhalten der Stammzellen ab, sondern werden auch durch die Proliferationseigenschaften der sich differenzierenden Zellfamilien mitbestimmt. Bevor es möglich wurde, DNS stabil radioaktiv zu markieren, konnten über den zeitlichen Verlauf der sich folgenden Zellteilungen in vivo meistens keine quantitativen Angaben gemacht werden. Man war auf Beobachtungen am lebenden Gewebe angewiesen (Hautfenster[235], Mesenterium kleiner Laboratoriumstiere), bei denen sich die einzelnen Zellarten weniger gut erkennen lassen als in konventionellen Ausstrichpräparaten. Eine weitere Möglichkeit bestand darin, in zeitlich gestaffelten histologischen Untersuchungen die Zellvermehrung und den Mitoseindex zu verfolgen. Diese Methoden haben aber ohne Kenntnis des Ausmaßes von Zellwanderungen und der Mitosezeit nur beschränkten Wert.

Die großen Fortschritte, die in den letzten Jahren auf dem Gebiet der Zellkinetik erzielt wurden, verdanken wir vor allem der Einführung des *Thymidin-³H* durch TAYLOR, WOODS und HUGHES (1957). Thymidin, ein spezifischer, wenn auch nicht natürlicher Vorläufer der DNS, wird von allen in DNS-Synthese befindlichen Zellen, die über die notwendigen Thymidinkinasen verfügen[236], in makromolekulare DNS eingebaut. Dank der geringen Reichweite der ^{3}H-β-Strahlung läßt sich diese autoradiographisch gut lokalisieren [neuere deutschsprachige Übersichtsarbeiten über die Autoradiographie bei MAURER und KOBURG (1964) sowie vor allem bei SCHULTZE (1968)]. Die Aktivität ist meistens über das ganze Chromatinmaterial des Interphasenkerns verstreut zu erkennen; über die Lagerung der fadenförmigen DNS-Moleküle[237] im Intermitose- oder Postmitosestadium ist noch wenig bekannt. In Ausnützung dieser Feststellungen sind in den vergangenen Jahren verschiedene *Methoden* entwickelt worden, die es gestatten sollen, die Gesetzmäßigkeiten der Proliferation sowie die zeitlichen Verhältnisse des Zellcyclus und seiner Phasen in den verschiedensten Zellinien des Körpers in vivo zu bestimmen. Diese Methoden sollen im folgenden kurz geschildert und ihre Brauchbarkeit sowie Schwierigkeiten bei ihrer Anwendung besprochen werden.

1. Markierte Zellen geben bei jeder Zellteilung je ungefähr die Hälfte ihrer Markiersubstanz an die Tochterzellen ab. Bei einem idealen Zellsystem, dessen Einzelelemente in der DNS-Synthesephase jeweils dieselbe Menge von Thymidin-^{3}H in ihre DNS einbauen würden, fände man demnach in den Tochterzellen der ersten Filialgeneration im Mittel nur die Hälfte der Menge radioaktiver Markiersubstanz, die in den Parentalzellen vorhanden war. Es wurde daher versucht, aus dem *Abfall der mittleren Körnerzahl*[238] oder der höchsten Körnerzahl[239] pro markierte Zelle einer bestimmten, morphologisch definierten Zellgruppe, als *Funktion der Zeit nach Injektion des Thymidin-³H* auf die durchschnittliche Generationszeit zu schließen. Diese Methode bringt aber große Nachteile mit sich. Ein typisches Beispiel einer solchen Kurve der mittleren Körnerzahl als Funktion der Zeit nach Injektion von Thymidin-^{3}H ist in Abb. 23 wiedergegeben. Es ist offensichtlich, daß je nach Wahl der Zeitintervalle ganz verschiedene Schätzungen für die Halbwertszeit der mittleren Körnerzahl erhalten werden; dies ergibt sich

[235] REBUCK, BOYD und RIDDLE 1960.
[236] Vgl. BIANCHI, BUTLER, CRATHORN und SHOOTER 1961, BIANCHI, CRATHORN und SHOOTER 1961.
[237] Vgl. SASAKI und NORMAN 1966.
[238] CRONKITE, BOND, FLIEDNER und KILLMAN 1960.
[239] KILLMAN, CRONKITE, FLIEDNER und BOND 1962.

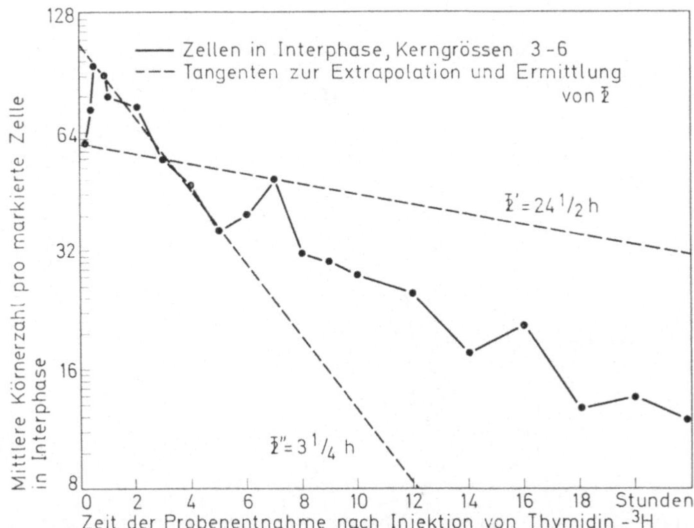

Abb. 23. Autoradiographisch festgestellte mittlere Körnerzahl über den Kernen markierter lymphoider Zellen des Ductus thoracicus des Kalbes als Funktion der Zeit nach einmaliger i.v. Injektion von Thymidin-^{3}H. Je nach der Wahl der Zeitintervalle könnten für die Ermittlung der sog. Halbwertszeit ganz unterschiedliche Werte vorgetäuscht werden. Tatsächlich handelt es sich nicht um eine einfache negative exponentielle, sondern um eine komplexe Funktion (Janett, Wagner, Jansen, Cottier und Cronkite 1966)

aus der Tatsache, daß wir es hier nicht mit einer rein exponentiellen, sondern mit einer sehr komplexen Funktion zu tun haben[240].

2. Da in einem proliferierenden Zellsystem die sich teilenden Einzelelemente einige Zeit vor Eintritt in die morphologisch nachweisbare Mitose ihre DNS-Synthesetätigkeit einstellen, sind die Zellteilungsfiguren unmittelbar nach der Pulsmarkierung mit Thymidin-^{3}H nicht markiert. Markierte Mitosefiguren erscheinen erst später, nämlich dann, wenn sich die Zellen, die zur Zeit der Verfügbarkeit des Thymidin-^{3}H in DNS-Synthese waren, weiterentwickelt haben und in die Mitose eingetreten sind. Aus dem *Verlauf der Kurve des Markierungsindex von Mitosefiguren, als Funktion der Zeit nach Pulsmarkierung mit Thymidin-^{3}H*, lassen sich daher mit guten Gründen Rückschlüsse auf die Dauer der einzelnen Phasen des Zellcyclus und auf die Generationszeit (Intermitosezeit) ziehen[241]. Durch getrennte Ermittlung des Markierungsindex der einzelnen Mitosephasen, als Funktion der Zeit nach Injektion von Thymidin-^{3}H, kann auch die Mitosezeit in vivo bestimmt werden (Abb. 24)[242]. Bei Anwendung dieser Technik besteht eine Schwierigkeit darin, daß Mitosefiguren morphologisch bedeutend schwieriger zu klassifizieren sind als Zellen in der Interphase. Ferner ist zu berücksichtigen, daß im lymphatischen Gewebe früh nach Injektion von Thymidin-^{3}H markierte Zelltrümmer erscheinen[243], so daß schon kurze Zeit nach in vivo-Markierung die Voraussetzung für eine Reutilisation von ^{3}H-haltigen Abbauprodukten der DNS durch benachbarte, DNS-synthetisierende Elemente besteht. Dies kann dazu führen, daß der Markierungsindex der Mitosefiguren,

240 Janett, Wagner, Jansen, Cottier und Cronkite 1966.
241 Cronkite, Bond, Fliedner und Rubini 1959.
242 Odartchenko, Cottier, Feinendegen und Bond 1964, Cunningham, Wagner, Safier, Cottier, Jansen, Rai und Cronkite 1967.
243 Cottier 1961, Fliedner, Kesse, Cronkite und Robertson 1964.

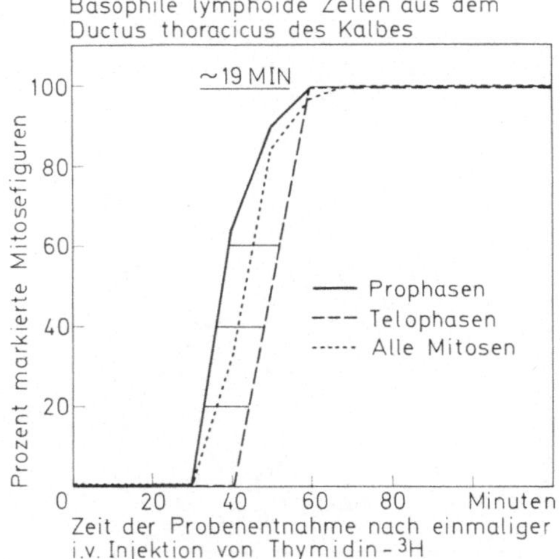

Abb. 24. Markierungsindex lymphoider Zellen in Pro- und Telophase als Funktion der Zeit nach einmaliger i.v. Injektion von Thymidin-^{3}H (Autoradiographie, Zellen des Ductus thoracicus des Kalbes). Aus diesen Kurven läßt sich die Mitosezeit in vivo berechnen (CUNNINGHAM, WAGNER, SAFIER, COTTIER, JANSEN, RAI und CRONKITE 1967)

sobald er einmal angestiegen ist, über längere Zeit auf 100% verbleibt[244]. Die Kenntnis der Mitosezeit in vivo gestattet eine Schätzung der Zellproduktionsrate:

$$\frac{dN}{dt} = \frac{N_M}{t_M}$$

wobei: N = Zahl der Zellen; t = Zeit; N_M = Zahl der Zellen in Mitose, t_M = Mitosezeit.

3. *An Stelle der Mitose kann auch ein anderes, kurzdauerndes und morphologisch faßbares Stadium der Zellentwicklung, das sich durch Fehlen einer DNS-Synthesetätigkeit auszeichnet,* als Kriterium zur Analyse der Kinetik mit Thymidin-^{3}H markierter Zellen dienen. Als Beispiel sei die Kernausstoßung der Erythroblasten erwähnt, anhand welcher auch Aussagen über die Dauer der Zellentwicklung *nach* Durchlaufen der letzten Mitose gemacht werden können[245]. Ähnliches gilt für die tingiblen Körper in Keimzentren[246].

4. Im Verlauf der Zellproliferation entsteht oft eine morphologisch erkennbare Zellart, die als solche keine DNS-Synthesetätigkeit aufweist (z. B. orthochromatische Normoblasten, kleine Lymphocyten). Aus dem *Gradienten der Kurve des Markierungsindex* dieser Zellart, als Funktion der Zeit nach Pulsmarkierung mit Thymidin-^{3}H, lassen sich brauchbare Rückschlüsse auf die zeitlichen Verhältnisse der Zellentwicklung in der vorangehenden Generation und den Umsatz der nachfolgenden ziehen[247].

5. Wie aus dem über längere Zeit ziemlich konstant bleibenden Mitoseindex einer bestimmten Zellgruppe hervorgeht, entwickeln sich die meisten Zellinien in fast vollständiger Asynchronie. Bei einem im Fließgleichgewicht („steady state") befindlichen System treten somit in der Zeiteinheit ungefähr gleich viele neue

[244] JANETT, WAGNER, JANSEN, COTTIER und CRONKITE 1966.
[245] COTTIER, ODARTCHENKO, FEINENDEGEN, KEISER und BOND 1963.
[246] COTTIER 1961, FLIEDNER, KESSE, CRONKITE und ROBERTSON 1964.
[247] CRONKITE, FLIEDNER, BOND, RUBINI, BRECHER und QUASTLER 1959.

Zellen in die DNS-Synthesephase ein. *Bei kurzfristig wiederholter Injektion*[248] *oder fortgesetzter Infusion*[249] *von Thymidin-*^{3}*H* wird demnach der Markierungsindex einer bestimmten, morphologisch faßbaren und teilungsfähigen Zellgruppe ständig ansteigen. Aus dem *Gradienten dieser Markierungsindexkurve*, als Funktion der Zeit nach Beginn der Infusion von Thymidin-^{3}H, lassen sich wiederum Aussagen über die mittlere Generationszeit der betreffenden Zellgruppe machen.

6. Ähnliches gilt für die *zeitlich gestaffelte, sog. Doppelmarkierung mit Thymidin-*^{3}*H und Thymidin-*^{14}*C*, wobei die ^{3}H- und ^{14}C-β-Strahlung mit Hilfe der Doppelschichtautoradiographie ziemlich gut auseinandergehalten werden kann[250].

Diese und andere Methoden können auch zur Bestimmung der Proliferationseigenschaften lymphoretikulärer Zellinien herangezogen werden. Allerdings hat man sich bei dieser Art von Analysen gewisser Fehlermöglichkeiten und Grenzen bewußt zu bleiben. Die gebietsweise unterschiedliche Verfügbarkeitsdauer und Konzentration des injizierten Thymidin-^{3}H, metabolische Eigenheiten gewisser Zelltypen, autoradiographische Unzulänglichkeiten, die fragwürdige Erkennbarkeit einzelner Zelltypen (z. B. lymphoide Interphasenzellen und zugehörige Mitosefiguren), die meist unbekannte DNS-Syntheserate und der DNS-Gehalt der untersuchten Elemente, die Zellwanderung, der oft ungewisse Proliferationsmodus (z. B. Anzahl der Teilungen von Stammzelle bis Endzelle), Tagesschwankungen in der Proliferationstätigkeit, unterschiedliche Proliferationsgeschwindigkeit, toxische und/oder pharmakologische Wirkungen des Thymidin-^{3}H sowie die Möglichkeit einer Reutilisation der Markiersubstanz haben zur Folge, daß für die Auswertung der Ergebnisse und ihre Deutung eine gewisse Zahl von Annahmen gemacht werden müssen[251]. Die zuverlässigsten Resultate für lymphoide Zellfamilien erzielt man mit einer kombinierten Ermittlung des Markierungsindex und der Markierungsintensität von Mitosefiguren, als Funktion der Zeit nach einer einmaligen Injektion von Thymidin-^{3}H[252]. Neuerdings wird auch versucht, die Proliferationseigenschaften einer Zellfamilie mathematisch zu erfassen und verschiedene stochastische Modelle mit den Versuchsergebnissen zu vergleichen[253].

Der Aussagewert der Ergebnisse hängt aber nicht nur von der verwendeten Methode der Markierung, der Häufigkeit der Probenentnahme und der Art der Analyse, sondern auch vom untersuchten System ab. Am übersichtlichsten liegen die Verhältnisse beim Gebrauch von in vitro-Überlebendkulturen[254], nur sind die Resultate nicht ohne weiteres auf in vivo-Bedingungen übertragbar. Eher kommen dafür sog. in vivo-Kulturen in Frage, bei denen eine bestimmte Zahl von Zellen in eine Millipore-Kammer verbracht und diese in letal ganzbestrahlte, isologe Wirtstiere implantiert werden[255]. Als Implantationsstelle können beispielsweise die Peritonealhöhle, das Subcutangewebe oder die Backentasche ganzbestrahlter Hamster gewählt werden[256]. Mit diesen Techniken gelingt es, den Einfluß von

248 Cronkite, Bond, Fliedner und Killmann 1960, Murray und Murray 1961, Caffrey, Rieke und Everett 1962, Odartchenko, Bond, Feinendegen und Cottier 1963, Montgomery, Hughes und Frenkel 1965, Everett und Caffrey 1967.

249 Maloney, Patt und Weber 1962, Little, Brecher, Bradley und Rose 1962, Robinson, Brecher, Lourie und Haley 1965.

250 Dawson und Field 1964.

251 Übersicht bei Cottier, Odartchenko, Feinendegen und Bond 1964, Craddock, Nakai, Fukuta und Vanslager 1964, Cottier, Laissue und Roos 1964, Caffrey, Everett und Rieke 1966.

252 Janett, Wagner, Jansen, Cottier und Cronkite 1966.

253 Übersicht bei Paskin, Bronk und Dienes 1967.

254 Vgl. dazu Dutton und Pearce 1962, Bender und Prescott 1962.

255 Capalbo, Celada und Makinodan 1962, Sado und Makinodan 1964, Capalbo, Albright und Bennett 1962.

256 Zlotnik 1967.

Zellwanderungen auszuschalten, man nimmt aber einen erheblichen und unphysiologischen Zelluntergang in Kauf. Am schwierigsten gestalten sich die Untersuchungen am intakten Organismus. Zunächst bedingen die meisten der oben erwähnten Methoden zur Verwendung von Thymidin-^{3}H eine häufig wiederholte Probenentnahme; beim Kalb kann das Zellmaterial in fast beliebig kurzen Zeitabständen, ohne nennenswerte Störung des Allgemeinzustandes und ohne Narkose, aus dem Ductus thoracicus gewonnen werden[257]. Für gewisse Zwecke eignen sich auch wiederholte Blutentnahmen, nur finden sich im peripheren Blut fast keine Zellen in Mitose. In der Regel ist man auf die Verwendung einer großen Zahl von Laboratoriumstieren angewiesen, wobei an Stelle der Probenentnahme Tiergruppen zu verschiedenen Zeiten nach Injektion von Thymidin-^{3}H getötet werden. Weiter stellt sich die Frage, ob sich die zu untersuchende Zellfamilie in zunehmendem Wachstum befindet (Beispiel: Zellproliferation nach antigenischer Stimulation) oder ob sie ein „steady state" innehält (Beispiele: chronische Entzündung[258], Hyperimmunzustand[259]). Selbst bei Bestehen eines Fließgleichgewichts ist mit Tagesschwankungen in der proliferativen Tätigkeit zu rechnen, indem beispielsweise in Milzfollikeln der Maus der höchste Mitoseindex und der größte initiale Markierungsindex nach Injektion von Thymidin-^{3}H um 1800, die niedrigsten entsprechenden Werte dagegen um 1130 festgestellt wurden[260].

Bei allen kinetischen Untersuchungen an lymphoretikulären Geweben und Zellen ist es von großer Wichtigkeit, nicht nur die Gesamtpopulation, sondern auch spezifisch stimulierte Zellinien zu erfassen. Dies kann für immunbiologisch aktive Zellfamilien dadurch geschehen, daß man die Autoradiographie mit immunohistochemischen Methoden kombiniert[261] oder daß die proliferativen Vorgänge in oligosynthetischen Lymphknoten, d. h. solchen mit normalerweise nur sehr geringer Zellteilungstätigkeit, ausgelöst werden[262]. Für die lymphoiden Zellen der Thymusrinde stellt sich dieses Problem kaum, da eine spezifische Differenzierung dieser Elemente bisher nicht nachgewiesen werden konnte.

Die mit einer oder mehreren der oben erwähnten Methoden bisher *ermittelten Werte für die Dauer der einzelnen Phasen des Generationscyclus lymphoider und plasmocytoider Zellinien* stimmen z. T. nicht gut überein. Aus den Berichten geht hervor, daß die erhaltenen Resultate je nach der verwendeten Methode voneinander abweichen, und daß wahrscheinlich Speciesunterschiede bestehen. Von Interesse ist die Feststellung, daß die Dauer des Generationscyclus der in der *Thymusrinde* proliferierenden lymphoiden Zellen sowohl bei neugeborenen (Abb. 25)[263], als auch bei jungen erwachsenen Mäusen[264] diejenige der Keimzentrenzellen übertrifft[265]. Bei Ratten fanden sich bei Anwendung ähnlicher Methoden Hinweise auf eine entsprechend kurze Generationszeit der Germinoblasten[266], allerdings nur, wenn der Markierungsindex und die Markierungsintensität der Mitosefiguren oder die sog. Verdoppelungszeit bestimmt wurden, nicht aber bei Schätzung der Generationszeit aufgrund der sog. Halbwertzeit der mittleren Körnerzahl von Interphasenzellen. Der Unterschied in der Proliferations-

[257] Übersicht bei JANETT, WAGNER, JANSEN, COTTIER und CRONKITE 1966.
[258] HEINIGER, COTTIER, HESS und STONER 1965.
[259] SCHOOLEY 1961.
[260] PILGRIM, LENNARTZ, WEGENER, HOLLWEG und MAURER 1965.
[261] BANEY, VAZQUEZ und DIXON 1962, BALFOUR, COOPER und MEEK 1965a, b.
[262] COTTIER, ODARTCHENKO, KEISER, HESS und STONER 1964.
[263] COTTIER 1965, MICHALKE, COTTIER, HESS, RIEDWYL und STONER 1967.
[264] METCALF 1966, 1967.
[265] COTTIER, ODARTCHENKO, KEISER, HESS und STONER 1964, COTTIER, KEISER, ODARTCHENKO, HESS und STONER 1967, COTTIER, ROOS, DÜBI, ODARTCHENKO, KEISER, HESS und STONER 1967.
[266] FLIEDNER, KESSE, CRONKITE und ROBERTSON 1964, HANNA 1964.

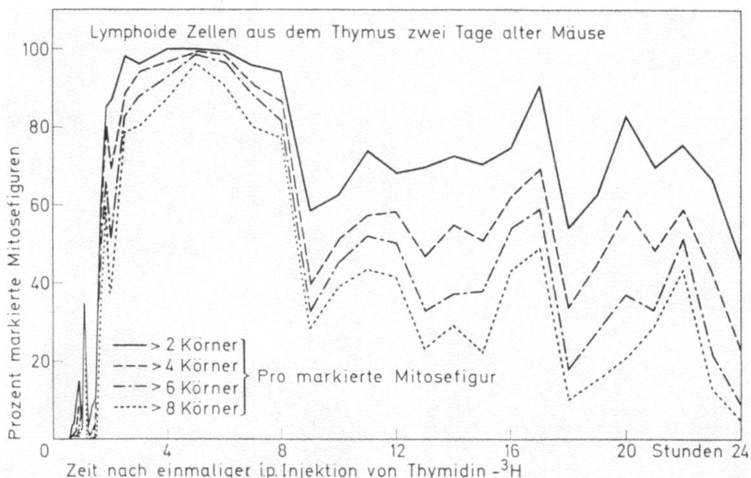

Abb. 25. Markierungsindex lymphoider Mitosefiguren im Thymus 2 Tage alter Mäuse als Funktion der Zeit nach einmaliger i.p. Injektion von Thymidin-^{3}H. G_2+S dauern ungefähr 8 Std, die Generationszeit beträgt wenig mehr als 9 Std (Michalke, Cottier, Hess, Riedwyl und Stoner 1967)

geschwindigkeit zwischen Thymus- und Keimzentrenzellen könnte darauf hinweisen, daß nichtsensibilisierte Elemente der Lymphocytenreihen (Thymus) längere Intermitosezeiten aufweisen als sensibilisierte. Diese Vermutung erscheint deshalb berechtigt, weil Keimzentren erst nach längerem und/oder wiederholtem Kontakt mit einem Antigen vermehrt auftreten und sich vergrößern[267]. Im Verlauf einer anamnestischen immunbiologischen Reizbeantwortung erfolgen die Neubildung und das Wachstum der Keimzentren sehr rasch, ganz im Gegensatz zu den Vorgängen, die sich nach erstmaliger Antigeninjektion abspielen[268]. Schon kurze Zeit nach Injektion von Thymidin-^{3}H finden sich in den Keimzentren markierte tingible Körper[269]. Da die zugrunde gehenden Elemente in der Regel einen DNS-Gehalt von nahezu 4n aufweisen, darf angenommen werden, daß es sich hier vorwiegend um einen mitosenahen oder sogar mitosegebundenen Zelltod handelt[270]. Die Ursache dieser nekrobiotischen Vorgänge in Keimzentren ist noch unklar. Die kürzesten Zeiten für das Durchlaufen der DNS-Synthese und Zellgeneration[271], ebenso wie die rascheste Zellteilung[272] wurden bei basophilen lymphoiden Zellen des Ductus thoracicus des Kalbes gemessen (Abb. 26, 27). Vieles spricht dafür, daß es sich auch hier um sensibilisierte Elemente handelt. Am gleichen Tier ließ sich auch zeigen, daß im Ductus thoracicus mindestens zwei, wahrscheinlich aber noch mehr Populationen lymphoider Zellen mit unterschiedlichen Generationszeiten vorhanden sind[273]. Auch dieser Befund deutet auf die Heterogenität der Lymphocyten hin. Früher hatten Caffrey, Rieke und Everett (1962) darauf hingewiesen, daß im Ductus thoracicus der Ratte mindestens zwei Populationen lymphoider Zellen mit ungleicher Umsatzgeschwindigkeit zirkulieren. Die Steilheit des Gradienten der Kurve, die sich aus dem Markierungs-

[267] Sjövall und Sjövall 1930.
[268] Cottier, Keiser, Odartchenko, Hess und Stoner 1967.
[269] Cottier 1961, Fliedner, Kesse, Cronkite und Robertson 1964, Fliedner 1967.
[270] Odartchenko, Lewerenz, Sordat, Roos und Cottier 1967.
[271] Wagner, Cottier, Cronkite, Cunningham, Jansen und Rai 1967.
[272] Cunningham, Wagner, Safier, Cottier, Jansen, Rai und Cronkite 1967.
[273] Safier, Wagner, Cottier, Rai, Jansen und Cronkite 1967.

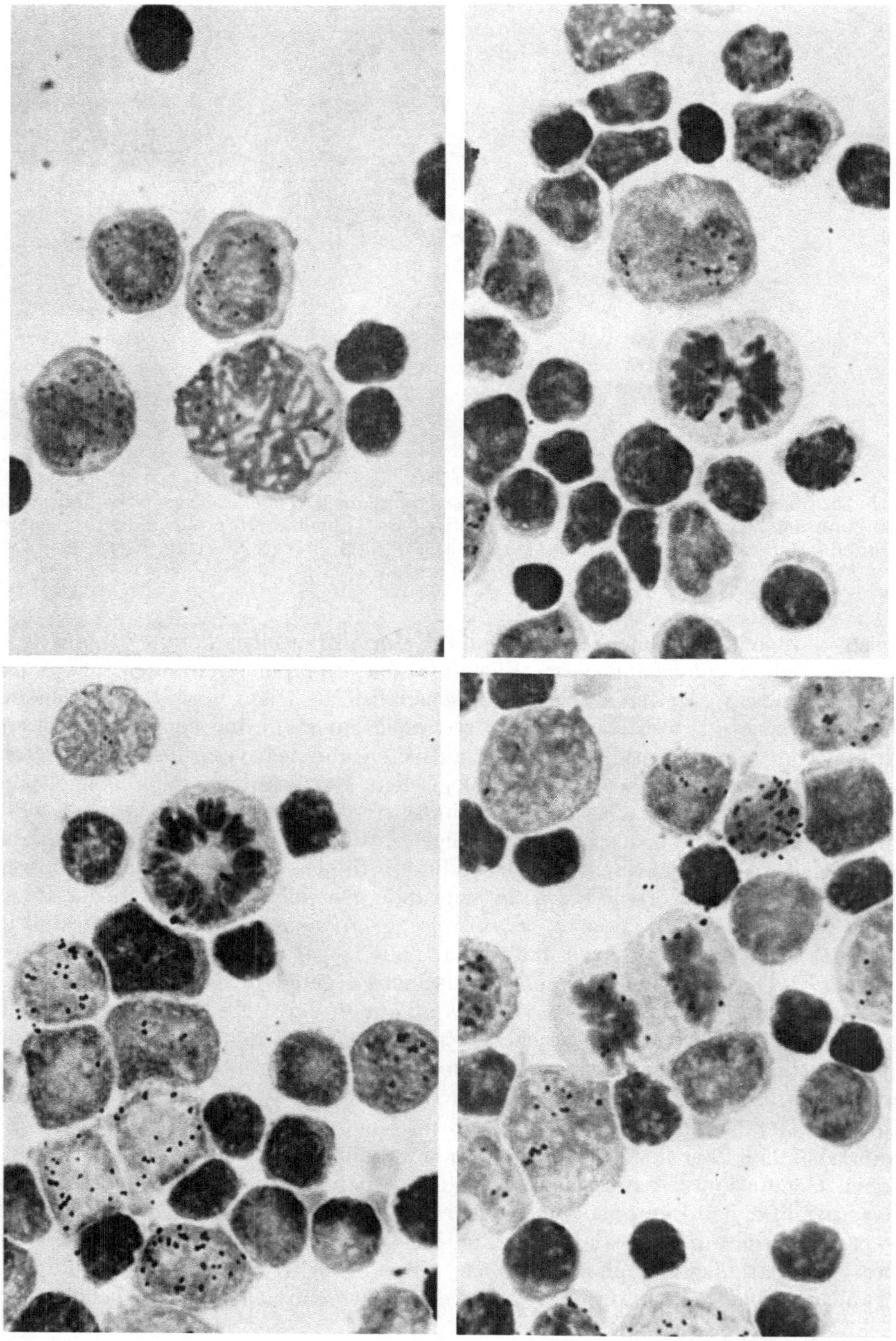

Abb. 26. Markierte lymphoide Mitosefiguren im Ductus thoracicus des Kalbes, einige Stunden nach i.v. Injektion von Thymidin-^{3}H. (Autoradiogramm, Giemsa. 2000 ×) (CUNNINGHAM, WAGNER, SAFIER, COTTIER, JANSEN, RAI und CRONKITE 1967)

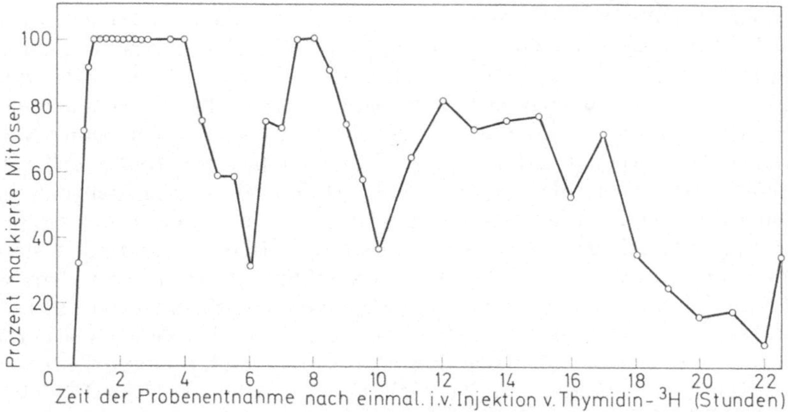

Abb. 27. Markierungsindex basophiler lymphoider Mitosefiguren im Ductus thoracicus des Kalbes, als Funktion der Zeit nach einmaliger i.v. Injektion von Thymidin-^{3}H. Intermitosezeit $5^1/_2$—6 Std (WAGNER, COTTIER, CRONKITE, CUNNINGHAM, JANSEN and RAI 1967)

index kleiner Lymphocyten als Funktion der Zeit nach einmaliger Injektion von Thymidin-^{3}H ergibt, zeigt auch Unterschiede von Organ zu Organ. Ein rasch und hoch ansteigender Kurvenverlauf wird für die kleinen lymphoiden Zellen der Thymusrinde und des Knochenmarks gefunden, während die kleinen Lymphocyten im zirkulierenden Blut und in den übrigen lymphoretikulären Organen sich nur langsam umsetzen und nach einmaliger Injektion von Thymidin-^{3}H einen wesentlich geringeren maximalen Markierungsindex erreichen[274]. Dieses unterschiedliche Verhalten steht nicht notwendigerweise, wie dies von einigen Autoren vorgeschlagen wurde, mit einer ungleichen Lebensdauer der betreffenden kleinen lymphoiden Zellen in Beziehung, sondern könnte ebensogut durch eine verschieden lange Verweildauer in den Organen oder in Zirkulation erklärt werden. Da alle diese Versuche oftmals wiederholte Probenentnahmen bedingen, ist es verständlich, daß sie vor allem an kleinen Laboratoriumstieren oder am Kalb, dessen Ductus thoracicus sich ohne nennenswerte Störung des Befindens des Tieres kanülieren läßt, durchgeführt wurden. Entsprechende Angaben über die zeitlichen Verhältnisse der Proliferation lymphoider Zellen beim Menschen liegen noch nicht vor. Die lange Dauer des Generationscyclus in vitro kultivierter und durch Phythämagglutinin stimulierter lymphoider Blutzellen des Menschen (G_1: 24 Std, S: mindestens 12 Std, G_2: mindestens 6 Std)[275] dürfte kaum auf in vivo-Verhältnisse übertragen werden.

Sehr schwer ist die Frage nach der Anzahl von Teilungen zu beantworten, die zwischen dem Beginn der proliferativen Tätigkeit eines undifferenzierten Vorläufers bis zur Entstehung kleiner Lymphocyten stattfinden. Für die thymische Lymphopoiese haben SAINTE-MARIE und LEBLOND (1958, 1964) 8 aufeinanderfolgende „reduktive" Teilungen vorgeschlagen. Sie stützten sich bei dieser Hypothese auf Kerngrößenmessungen und den Mitoseindex. Diese Argumentation kann jedoch kaum als stichhaltig bezeichnet werden.

Da die Zellteilungsvorgänge im lymphatischen Parenchym eng mit dem Ausmaß und der Art der antigenischen Stimulation in Beziehung stehen, läßt sich die *proliferative Tätigkeit* lymphoider Zellen nicht sicher von derjenigen erkennbar *plasmocytoider Elemente* trennen; die letzteren dürften in vielen Fällen einfach

[274] Übersicht bei METCALF 1966, EVERETT und CAFFREY 1967.
[275] BENDER und PRESCOTT 1962.

einem höheren Differenzierungsgrad derselben Zellfamilie entsprechen. Eine Umwandlung kleiner Lymphocyten in große lymphoide Elemente und nachfolgende Teilung und Differenzierung in Plasmoblasten und junge Plasmazellen anläßlich einer primären immunbiologischen Reizbeantwortung läßt sich schon rein histologisch vermuten[276]. Immunohistochemische Untersuchungen zum Nachweis spezifischer Antikörper innerhalb lymphoider oder plasmocytoider Zellen tragen zur Abklärung der allerfrühesten Stadien der Differenzierung in Richtung immunglobulinproduzierender Elemente deshalb nicht viel bei, weil in der ersten Entwicklungsphase noch gar keine nachweisbaren Antikörper zu finden sind. Die Befunde von Baney, Vazquez und Dixon (1962) gestatten aber den Schluß, daß alle im Anschluß an eine wiederholte antigenische Stimulation auftretenden und mit spezifischem Antikörper beladenen plasmocytoiden Zellen aus Vorläufern hervorgehen, die sich zu irgendeiner Zeit zwischen Stimulation und Untersuchung in DNS-Synthese befanden. Es hat sich ferner gezeigt, daß die Fähigkeit zur Antikörperbildung schon in den sich noch teilenden Zellen beginnt[277]. Die Intermitosezeit der sich teilenden und differenzierenden Plasmazellvorläufer wird je nach der verwendeten Methode unterschiedlich geschätzt. In einer Millipore-Kammer gehaltene Milzzellen von Mäusen sollen während der sog. logarithmischen Phase der Antikörperbildung nach erstmaligem Kontakt mit Schaferythrocyten eine Verdoppelungszeit von 14 Std aufweisen[278]. Während mindestens 12 Tagen hält sich dann die Zellzahl konstant, um schließlich allmählich abzufallen[279]. Nach Sado und Makinodan (1964)[280] soll der Generationscyclus der in Millipore-in vivo-Kultur gehaltenen Milzzellen von Kaninchen während des Überganges von der latenten zur exponentiellen Phase einer anamnestischen immunbiologischen Reizantwort auf Rinderserumalbumin 8—9 Std betragen (G_1: 0—1 Std, S: 5—6,8 Std, G_2: 0,7 Std und M: 0,5 Std). Bei nichtstimulierten Tieren fanden Capalbo, Celada und Makinodan (1962) Verdoppelungszeiten für Thymidin-^{3}H-markierte Milzzellen, die mehr als das Zweifache dieses Werts betragen. Aufgrund des Abfalls der mittleren Körnerzahl als Funktion der Zeit nach Injektion von Thymidin-^{3}H glaubten Balfour, Cooper und Alpen (1965), für die nach einer Zweitstimulation mit Diphtherietoxoid in regionären Rattenlymphknoten proliferierenden, antikörperhaltigen lymphoiden Zellen eine Generationszeit von 17 Std errechnen zu können. Wahrscheinlich ist dieser Wert erheblich zu hoch geschätzt. Wir haben früher schon betont, daß dieser Art der Analyse erhebliche Fehlerquellen innewohnen. Dasselbe gilt für die Befunde von Nossal und Mäkelä (1962)[281], die bei Ratten nach einer Stimulation mit *Salmonella adelaide* ebenfalls Verdoppelungszeiten der sich teilenden und mit spezifischem Antikörper beladenen Zellen von ungefähr 12 Std feststellten. Wahrscheinlich sind die Generationszeiten der Plasmazellvorläufer bei kleinen Laboratoriumstieren noch kürzer. Capalbo und Makinodan (1964) nennen den Wert von 7 Std, was sich gut mit den für Keimzentrenzellen beobachteten Intermitosezeiten von ungefähr 6 Std vergleichen läßt (S. 633). Die Untersuchungen von Balfour, Cooper und Meek (1965a, b) mit Hilfe einer kombinierten immunohistochemischen, autoradiographischen und feulgendensitometrischen Methode weisen auf kurze Generationszeiten der antikörperhaltigen, proliferierenden Zellen von Rattenlymphknoten hin, da sich nur wenige Zellen in G_1 oder G_2 befinden. Die oben erwähnte Zeitdauer von 6—7 Std entspricht auch der Verdoppelungszeit Plaques-bildender Zellen aus

---

[276] Übersicht bei Langevoort, Keuning, van den Meer, Nieuwenhuis und Oudendijk 1961.
[277] Urso und Makinodan 1961. [278] Capalbo und Makinodan 1964.
[279] Capalbo, Albright und Bennett 1964. [280] Makinodan 1965.
[281] Vgl. auch Mäkelä und Nossal 1962a, Nossal, Ada und Austin 1964.

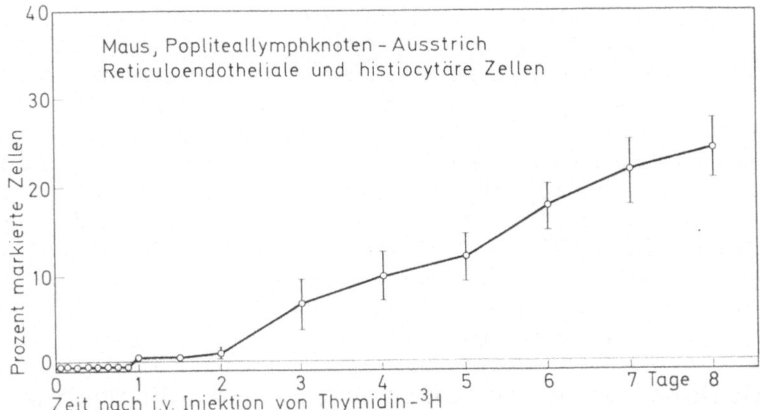

Abb. 28. Markierungsindex der im Ausstrich als solche erkennbaren reticuloendothelialen und histicyotären Zellen im nichtstimulierten Popliteallymphknoten der Maus, als Funktion der Zeit nach einmaliger i.v. Injektion von Thymidin-^{3}H (ROOS, ODARTCHENKO, HESS, STONER und COTTIER 1965)

lymphoretikulären Organen von Mäusen, die mit Schaferythrocyten stimuliert worden waren[281a].

Über die Proliferationseigenschaften der *reticuloendothelialen und histiocytären Zellarten* ist aufgrund der hier geschilderten und als zuverlässig erachteten Markierungs-Analysemethoden noch nicht viel bekannt geworden[282]. *Reticulumzellen* in oligosynthetischen Mäuselymphknoten befinden sich, sobald sie als solche erkennbar sind, fast nie in DNS-Synthese[283]. Sie zeigen ebenso wie histiocytäre und endotheliale Elemente nach einmaliger Injektion von Thymidin-^{3}H einen nur flachen Anstieg der Markierungsindexkurve, was für einen langsamen Umsatz spricht[284]. Ein ähnliches Bild zeigt sich nach multiplen Injektionen von Thymidin-^{3}H[285], wonach manche retikulären Zellen über Monate ihre Markierungsintensität beibehalten und auch während der Regenerationsphase nach ionisierender Ganzkörperbestrahlung nicht verlieren[286]. Diese Feststellungen beziehen sich indessen mehr auf die Lebensdauer der Zellen als auf die Proliferationseigenschaften ihrer Vorläufer. *Makrophagen*, die sich bei Ratten nach Anbringen eines sog. Hautfensters an Glas anheften, zeigen zunächst fast keine initiale Markierung durch Thymidin-^{3}H; mit zunehmendem Zeitabstand zwischen Markierung und Probenentnahme steigt aber der Markierungsindex rasch und hoch an. Diese Beobachtung spricht dafür, daß die Vorläufer der Makrophagen eine rasch und dauernd proliferierende Zellgruppe darstellen[287]. VOLKMAN und GOWANS (1965b) nehmen an, daß das Knochenmark die Hauptquelle der Makrophagen ist. Zu ähnlichen Schlußfolgerungen kam VOLKMAN (1966) hinsichtlich der Herkunft der Peritonealmakrophagen. Diese verhalten sich im übrigen insofern anders als die an Hautfenstern dem Glas anhaftenden Makrophagen, als ein Teil derselben DNS synthetisiert[288]. Der Verlauf des Markierungsindex und der Markierungsintensität von Mitosefiguren dieser Elemente, als Funktion der Zeit nach Injektion

[281a] ROWLEY, FITCH, MOSIER, SOLLIDAY, COPPLESON und BROWN 1968.
[282] Übersicht früherer Arbeiten bei ALTSCHUL 1961, WEISS 1962.
[283] COTTIER, ODARTCHENKO, KEISER, HESS und STONER 1964.
[284] ROOS, ODARTCHENKO, HESS, STONER und COTTIER 1965, COTTIER, ROOS, DÜBI, ODARTCHENKO, KEISER und HESS 1967.
[285] CAFFREY, EVERETT und RIEKE 1966. [286] EVERETT und TYLER 1967.
[287] VOLKMAN und GOWANS 1965a, TREPEL und BEGEMANN 1966.
[288] ARONSON und ELBERG 1962, WIENER 1967, JOOS und ROOS 1967.

von Thymidin-^{3}H, wurde aber unseres Wissens bisher nicht ermittelt. Ebenso wenig wissen wir über die sich teilenden Vorläufer der Gefäßendothelien ruhender Gewebe, die — sobald sie als solche erkennbar sind — meistens auch kein Thymidin-^{3}H mehr einbauen. Mit zunehmendem Zeitintervall zwischen Markierung und Untersuchungen läßt sich aber auch hier ein Anstieg des Markierungsindex erkennen (Abb. 28), was auf das Vorhandensein morphologisch schlecht definierbarer, proliferierender Vorläufer hinweist[289]. Anders verhält sich naturgemäß Granulationsgewebe, in dem sich die Teilungstätigkeit der Capillarendothelien nicht nur mit Hilfe von Thymidin-^{3}H, sondern direkt am Mitoseindex nachweisen läßt. Die Vorläufer des Granulationsgewebes sind schwierig zu erkennen, da einwandernde markierte Zellen zugrunde gehen und ihre Markiersubstanz an proliferierende Fibroblasten abgeben können[290].

III. Differenzierungsvorgänge am lymphoretikulären System

Regenerative Vorgänge erfüllen nur dann ihre physiologische Aufgabe, wenn mit dem Zellnachschub und der Zellvermehrung eine Differenzierung der neugebildeten Elemente zu voller spezifischer Leistungsfähigkeit einhergeht. Im Rahmen des lymphoretikulären Systems handelt es sich dabei um die Entwicklung von Zellfunktionen, die nicht alle von derselben Zellinie ausgeübt werden: es lassen sich mindestens Makrophagen, antikörperbildende lymphoide und plasmocytoide Zellen und faserbildende Elemente sowie Endothelien auseinanderhalten.

Die allerersten Schritte der Differenzierung sind schwer zu beurteilen. Vieles spricht dafür, daß bei diesen Vorgängen, ähnlich wie bei Bakterien[291], eine Induktion oder Derepression verschiedenartiger Enzymsysteme eine Rolle spielen. Einzelheiten dieses Geschehens an lymphoretikulären Stammzellen und ihren differenzierten Abkömmlingen sind aber kaum bekannt. Wie an manchen anderen Zellinien hat man auch an Vertretern des lymphatischen Systems die vollständige Abhängigkeit der RNS-Synthese von der DNS zeigen können[292]. Es ist aber noch nicht entschieden, wo die Stammzellen des lymphoretikulären Systems im Verlauf der Ontogenese gebildet werden; daher weiß man nicht einmal, an welchem Objekt die allerersten Differenzierungsvorgänge zu prüfen wären.

Hinsichtlich der *immunbiologisch kompetenten Zellen* bestehen verschiedene Arbeitshypothesen. Während in der Embryogenese dem Thymus von den meisten Autoren die führende Rolle zuerkannt wird, vertreten einige Untersucher die Auffassung, die eigentlichen Stammzellen entstünden außerhalb des Thymus (z. B. im Knochenmark), wanderten dann in die Thymusrinde ein, erführen dort eine erste Differenzierung zu immunbiologischer Kompetenz[293] und würden in sinnvoller Weise zur „recognition of self" erzogen oder teilweise eliminiert[294]. Die Arbeitsgruppe von GOOD (S. 587)[295] nimmt an, daß neben dem thymischen noch ein anderes lymphopoietisches System („Bursa-Äquivalent") mit Sitz im Darmbereich eine zentrale Bedeutung habe und weitgehend unabhängig vom ersteren, vor allem zur Entwicklung antikörperbildender Elemente bestimmt sei. Die möglichen Einwände gegen diese anregende Hypothese wurden bereits besprochen (S. 510).

---

[289] ROOS, ODARTCHENKO, HESS, STONER und COTTIER 1965, vgl. dazu auch MURATA, QUILLIGAN und MORRISON 1965.

[290] Übersicht bei MONTGOMERY, HUGHES und FRENKEL 1965.

[291] Übersicht bei MONOD und JACOB 1961.

[292] Untersuchungen an isolierten Thymuskernen: ALLFREY und MIRSKY 1962, vgl. auch SCHULTZE und MAURER 1963.

[293] LEVEY, TRAININ und LAW 1963, OSOBA und MILLER 1963, Übersicht bei FELDMAN und MEKORI 1966, FORD 1966, MILLER und MITCHELL 1967, OSOBA 1968.

[294] Übersicht bei BURNET 1957, 1961, 1962.

[295] Vgl. auch PETERSON und GOOD 1965.

Gewisse Fragen der Differenzierung lassen sich besonders gut an überlebenden und in vitro kultivierten Lymphocyten prüfen[296], obschon keineswegs feststeht, daß die in vitro durch Phythämagglutinin (PHA) bewirkte Stimulation eines erheblichen Teils der Blutlymphocyten einer in vivo-Differenzierung von „Stammzellen" vergleichbar ist. Zu den ersten Ereignissen nach Beginn der Stimulation durch PHA gehören eine Beschleunigung der Phosphorylierungs- und Dephosphorylierungsvorgänge an Kernproteinen[297] und eine Verstärkung der Proteinsynthese[298].

Es ist möglich, daß Phosphoproteide auch in vivo für die Aktivierung gewisser Bereiche der DNS [z. B. funktionelle Gene (Cistrone)] Bedeutung haben. Bald danach nimmt die RNS-Synthese zu, wobei auch die Zellstruktur eine Änderung erfährt: Die Kerne werden größer, das Chromatin lockert sich zu einem feinretikulären Gerüst auf, die Nucleolen nehmen an Volumen zu, und in kurzer Zeit stellt sich eine verstärkte cytoplasmatische Basophilie ein[299]. Von Interesse ist die Angabe von Cooper und Rubin (1966), daß bei PHA-Stimulation vor allem nichtribosomale RNS, bei Stimulation durch Streptolysin-O dagegen in erster Linie ribosomale RNS gebildet werde. Noch bevor die ersten Zellteilungen stattfinden, läßt sich bereits eine verstärkte enzymatische Tätigkeit feststellen, nämlich diejenige der sauren β-Glycerophosphatase, der sauren Phenolphthaleinphosphatase und der Arylsulfatase[300]. Mit zunehmender Umwandlung der lymphoiden Zellen vermehrt sich ihr Trockengewicht[301], und als Ausdruck steigender Differenzierung der sich vergrößernden und zum Teil proliferierenden Elemente können die Bildung kleiner Mengen von Immunglobulinen[302], eine verstärkte Tätigkeit des thymidinabbauenden Systems[303] sowie die Entwicklung gewisser Phagocyteneigenschaften beobachtet werden. Phagocytierende Rundzellen treten vor allem in PHA-stimuliertem Knochenmark auf, während PHA-stimulierte Thymus- und Lymphknotenzellen mehr sog. Blasten, aber weniger Makrophagen hervorbringen[304]. Auf dem Weg der Vergrößerung und Proliferation sollen die Zellen die immunbiologische Kompetenz im Sinn der nichtsensibilisierten, aber sensibilisierungsfähigen unreifen Vorstufen verlieren[305]. Mit anderen Worten: Die kleinen Lymphocyten sind zu differenzierteren „Blasten" geworden. Ob es unter physiologischen Bedingungen zu einer Entdifferenzierung oder zum mindesten einer Reaktivierung des Kerns differenzierter Elemente kommen kann[306], ist noch ungewiß. Ein bestimmtes Maß von Reversibilität der durch PHA ausgelösten Zellveränderungen wird von Yamamoto (1966) angenommen. Inaktivierungen und Reaktivierungen lassen sich auch an einzelnen Chromosomen beobachten (z. B. an den beiden X-Chromosomen von PHA-stimulierten Lymphocyten weiblicher Personen[307]).

Es wäre irreführend, die an in vitro PHA-stimulierten Lymphocyten gemachten Feststellungen ohne Kritik auf physiologische *in vivo*-Verhältnisse zu übertragen. Beim immunbiologisch kompetenten System stellt sich ja immer die Frage nach der Spezifität im Sinn der Bildung von Antikörpern und sensibilisierten Zellen, die gegen bestimmte Antigene gerichtet sind. Diese Frage läßt sich aufgrund der in vitro-Stimulation durch PHA, dessen Antigeneigenschaften noch

---

296 Übersicht bei Ling und Holt 1967.

297 Kleinsmith, Allfrey und Mirsky 1966. 298 Sell, Rowe und Gell 1965.

299 Übersicht bei Fliedner, Kretschmer, Hillen und Wendt 1965, Kleinsmith, Allfrey und Mirsky 1966, Holub 1967.

300 Hirschhorn, Hirschhorn und Weissmann 1967.

301 Darzynkiewicz, Dokov und Pieńkowski 1967.

302 Übersicht bei Huber, Winkler, Huber, Gabl und Braunsteiner 1967.

303 Cooper 1966. 304 Metcalf 1967. 305 Holub 1967.

306 Vgl. dazu Harris 1965, 1967. 307 Back und Dörmer 1967.

umstritten sind, kaum beurteilen. Die Erforschung der cellulären Prozesse in vivo im Frühstadium nach Einwirkung eines Antigens begegnet deshalb großen Schwierigkeiten, weil die Spezifität der stimulierten Elemente in dieser Phase der beginnenden Differenzierung mit den heute zur Verfügung stehenden Methoden noch nicht erfaßt werden kann. Wahrscheinlich ist überdies die Zahl der durch Kontakt mit einem neuartigen Antigen aktivierten und zur Proliferation gebrachten Zellen so klein[308], daß es Mühe bereiten dürfte, diese Elemente in vivo überhaupt zu finden[309]. Es kann daher nicht verwundern, daß die überwiegende Mehrzahl kleiner Lymphocyten regionärer Lymphknoten nach antigenischer Stimulation keine Änderung in der Einbaurate von Cytidin-^{3}H und DL-Leucin-^{3}H erkennen läßt[310], ganz abgesehen von entfernt gelegenen Lymphocyten[311]. Man hat dabei zu berücksichtigen, daß sehr wahrscheinlich eine bestimmte Zellinie in der Regel nur *einen* spezifischen Antikörper produziert[312], unter Umständen sogar nur Antikörper, die gegen *eine* oder wenige Determinanten des angebotenen Antigens gerichtet sind[313]. Ferner wird von verschiedenen Autoren vermutet, daß immunbiologisch kompetente Zellen zur Sensibilisierung der Anwesenheit von Makrophagen bedürfen[314], was auch nicht für alle an sich geeigneten ,,Stammzellen" zutreffen dürfte. Die Bedeutung der Makrophagen in der Frühphase der Sensibilisierung steht im übrigen noch zur Diskussion, im Besonderen auch die Frage, ob Antigene in den Makrophagen zu ,,Immunogenen" umgewandelt werden müssen, um auf die immunbiologisch kompetenten Zellen ihre Wirkung ausüben zu können. Auch die von FISHMAN[315] postulierte Übertragung von RNS bzw. RNS-Antigenkomplexen von Makrophagen auf immunkompetente Zellen gilt noch nicht für alle Autoren als erwiesen. Während somit die allerfrühesten Differenzierungsvorgänge im Anschluß an eine antigenische Stimulation nur sehr lückenhaft bekannt sind[316], besteht über die weitere Entwicklung und Proliferation der stimulierten Zellinien weniger Zweifel. Die Zellen nehmen in weniger als einem Tag nach Antigeninjektion an Größe zu, bilden umfangreiche Nucleolen und vermehren den Ribosomenbestand im Cytoplasma[317].

Die im vorangehenden Abschnitt geschilderten Proliferationsvorgänge im Sinn der DNS-Synthese und fortgesetzter Zellteilungen setzen später ein als die Steigerung der RNS-Synthese. Dies gilt sowohl für die primäre als auch für die anamnestische immunbiologische Reizbeantwortung[318]. Die Antikörperproduktion ihrerseits erfolgt erst, nachdem die Zellvermehrung schon begonnen hat.

In den Vorläufern der antikörperbildenden Zellinien entstehen Polysomen (Polyribosomen), deren Größe offenbar mit der Bildung von H- bzw. L-Ketten der Immunglobuline in Beziehung steht[319]. Die Anwesenheit von Polysomen ist aber nicht einer bereits begonnenen Antikörperproduktion gleichzusetzen[320]. Vielmehr geht jede mitotische Vermehrung von Zellen mit einer Anreicherung von Polysomen im Cytoplasma einher[321]. L- und H-Ketten finden sich, soweit aus

---

[308] NETTESHEIM und MAKINODAN 1965: 1 auf 10^6 Zellen.
[309] PC_1-Zellen nach VAZQUEZ und MAKINODAN 1966.
[310] COTTIER, ODARTCHENKO und STONER 1962.
[311] Vgl. dazu OPPENHEIM, WOLSTENCROFT und GELL 1967.
[312] NOSSAL und LEDERBERG 1958, NOSSAL und MÄKELÄ 1961, Übersicht bei NOSSAL 1967, OSOBA 1969. [313] MÄKELÄ 1967. [314] Übersicht bei BUSSARD 1966.
[315] FISHMAN 1961, FISHMAN und ADLER 1963, FISHMAN, HAMMERSTROM und BOND 1963, ADLER, FISHMAN und DRAY 1966.
[316] Vgl. dazu EISEN 1966.
[317] Übersicht bei ROOS und COTTIER 1962, HANNA, SWARTZENDRUBER und CONGDON 1966.
[318] Übersicht bei COTTIER und JOST 1961, COTTIER, ODARTCHENKO, KEISER, HESS und STONER 1964. [319] BECKER und RICH 1966.
[320] DENT und GOOD 1965, JOHNSON, SCHNAPPAUF, CHANANA und CRONKITE 1966.
[321] Übersicht bei ALTMANN 1966, SASAKI und BÜCHNER 1966, RICKERS und KRONE 1967.

Beobachtungen an menschlichen Zellen geschlossen werden kann, in ein und derselben Zelle, werden aber nach den Angaben von BURTIN und BUFFE (1966) an verschiedenen Stellen des Cytoplasmaleibs produziert. Eine Zusammenfassung neuerer Erkenntnisse über den Mechanismus der Antikörperbildung innerhalb der Zelle findet sich bei ASKONAS und WILLIAMSON (1969). Danach werden L- und H-Ketten an verschiedenen Polyribosomen gebildet, zunächst als einfache Polypeptidketten. L-Ketten gelangen rasch in den intracellulären Pool. Disulfidbrücken zwischen H-Ketten entstehen, bevor sich die letzteren mit den L-Ketten verbinden. Unter physiologischen Bedingungen, beispielsweise in Plasmazellen hyperimmunisierter Tiere, werden gleich viele H- wie L-Ketten produziert, d. h. es kommt nicht zu einem L-Ketten-Überschuß wie bei gewissen plasmocytoiden Myelomen.

Sowohl beim Menschen wie bei Tieren hat man feststellen können, daß eine plasmocytoide Einzelzelle nur Immunglobulin ein und derselben genetisch determinierten und aufgrund der Antigeneigenschaften erkennbaren Art enthält. Bei heterozygoten Tieren findet sich dementsprechend ein sog. phänotypisches Mosaik[322]. Ähnliche Beobachtungen wurden auch am Menschen gemacht[323].

Die in Entstehung begriffene Antikörperproduktion findet ihr strukturelles Korrelat im Auftreten zunächst primitiver α-Cytomembranen, dann ergastoplasmatischer Zisternen (Abb. 29)[324] und schließlich des charakteristischen rauhen endoplasmatischen Reticulums (Ergastoplasma; Abb. 30). Mit besonderen Methoden lassen sich elektronenoptisch spezifische Antikörper auch im perinucleären Spaltraum plasmocytoider Vorstufen erkennen[325]. Diese Differenzierungsvorgänge sind in ähnlicher Weise sowohl nach erstmaliger wie nach wiederholter antigenischer Stimulation zu sehen, nur laufen sie bei der letzteren wesentlich rascher ab, sind mit einer verstärkten Zellproliferation verbunden und gipfeln in der Produktion viel größerer Mengen von Antikörpern. Die nach wiederholter Stimulation gebildeten Antikörper sind in der Regel vom 7S-Typ, im Gegensatz zu den 19S-Antikörpern, die als erste und in nur geringen Mengen nach Primärstimulation gebildet werden[326]. Nach Primärstimulation kommt es, allerdings zeitlich nachhinkend, ebenfalls zum Auftreten von 7S-Antikörpern[327]. Umgekehrt erfolgt bei Verwendung gewisser Antigene, wie Salmonellenflagellin, auch bei der anamnestischen Reaktion eine kurzdauernde Produktion von 19S-Antikörpern[328]. Es ist immer noch nicht entschieden, ob 19S- und 7S-Antikörper von verschiedenen Zellinien gebildet werden[328a], oder ob Vertreter derselben Zellinie entweder 19S- oder 7S-Antikörper bilden können. In bestimmten Systemen läßt sich die Produktion von 19S-Antikörper von derjenigen von 7S-Antikörper dissoziieren, indem die erstere nicht notwendigerweise zur zweiten führt und eine passive Immunisierung unter gewissen Bedingungen die Entstehung von 19S-, nicht aber diejenige von 7S-Antikörper unterdrückt[329]. Es wurde bereits erwähnt, daß die Fähigkeit der Säugetiere, eine kräftige anamnestische Reaktion zu vollziehen, eng mit der Entwicklung von Keimzentren verbunden ist (S. 532). In den unreifsten Keimzentrenzellen konnten bisher allerdings immunhistochemisch Immunglobuline nicht mit Sicherheit nachgewiesen werden. Trotzdem kann es sich bei

---

322 Vgl. dazu WEILER 1965, PERNIS, CHIAPPINO, KELUS und GELL 1965, CEBRA, COLBERG und DRAY 1966.

323 Übersicht bei PUTNAM, TOMINAGA, BERNIER und EASLEY 1964, BERNIER, BALLIEUX, TOMINAGA und PUTNAM 1967.

324 COTTIER 1961, ROOS und COTTIER 1962.

325 SCOTT, AVRAMEAS und BERNHARD 1968.

326 Übersicht bei BLINKOFF 1966.

327 VISCHER, STASTNY und ZIFF 1967.

328 NOSSAL, AUSTIN und ADA 1965.

328a Übersicht bei SHEARER, CUDKOWICZ und PRIORE 1969, STERZL 1969.

329 Übersicht bei BRUNNER, MAUEL, RUDOLF und CHAPUIS 1968.

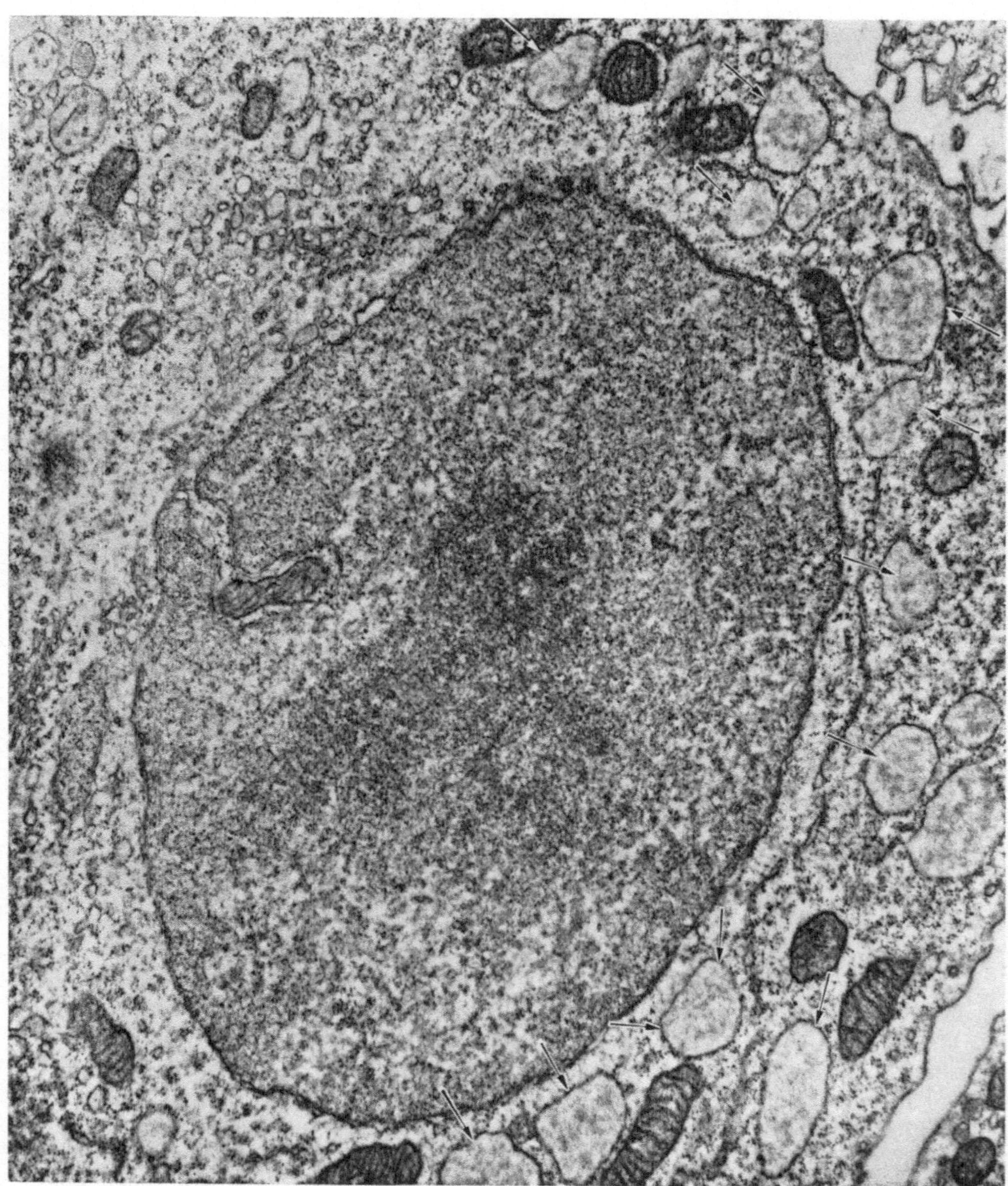

Abb. 29. Plasmoblast in einem stimulierten Mäuselymphknoten. Zwischen den ausgeweiteten ergastoplasmatischen Zisternen (↓) zeigt das Cytoplasma eine Struktur, wie sie bei großen lymphoiden Zellen oft gefunden wird. (30000 ×) (COTTIER 1963)

diesen Zellen um Vorläufer antikörperbildender Elemente handeln[330], und es ist nicht nötig zu postulieren, daß sie lediglich anderen Zellen bei der Differenzierung zu Plasmazellen „behilflich" sind[331]. Die stärkste Antikörperproduktion findet sehr wahrscheinlich auf der Stufe mittelgroßer plasmocytoider Zellen und nicht

[330] Vgl. dazu THORBECKE, ASOFSKY, HOCHWALD und SISKIND 1962.
[331] CRADDOCK, WINKELSTEIN, MATSUYUKI und LAWRENCE 1967.

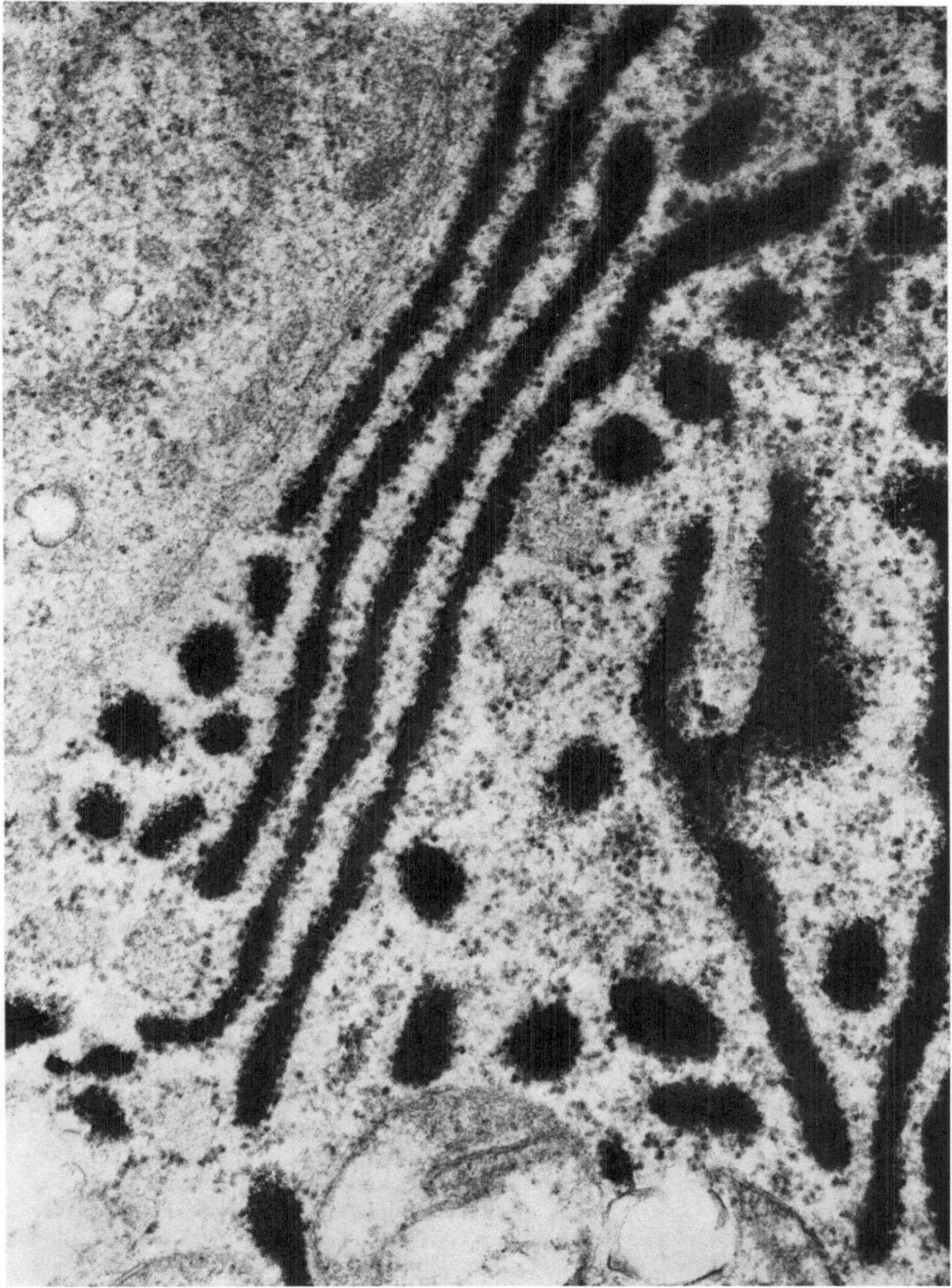

Abb. 30. Elektronenmikroskopische Darstellung eines spezifischen Antikörpers (Anti-Meerrettich-Peroxydase-Antikörper) in den ergastoplasmatischen Spalträumen einer jungen Plasmazelle aus der Milz eines mit Meerrettich-Peroxydase hyperimmunisierten Kaninchens. (60000 ×, verkleinert auf $^4/_5$.) (Die Aufnahme verdanken wir der Freundlichkeit von Dr. S. AVRAMEAS, Villejuif, France; vgl. dazu AVRAMEAS und LESPINATS 1967)

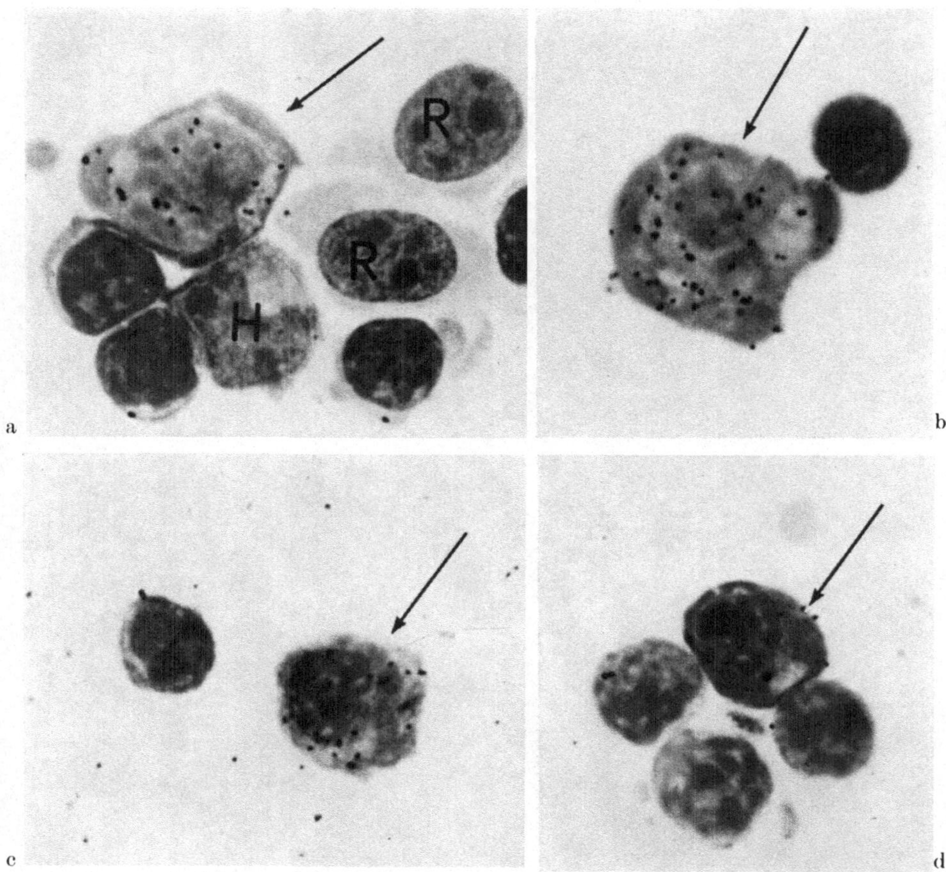

Abb. 31a—d. Ausstrich-Autoradiogramme lymphoider und plasmocytoider Zellen eines stimulierten Mäuselymphknotens, 30 min nach i.v. Injektion von DL-Leucin-^{3}H. (Giemsa. 2000×) a Große lymphoide Zelle (↓) mit mäßiger Markierungsintensität. b Plasmoblast (↓) mit deutlicher Markierung. c Proplasmocyt (↓) mit guter Markierung. d Reife Plasmazelle (↓) mit spärlicher Markierung. R = Reticulumzellen; H = Histocyt

in alten Plasmazellen vom Marschalkó-Typ statt[332]. Dies geht vor allem daraus hervor, daß „reife" Plasmazellen im Verlauf einer sekundären immunbiologischen Reizbeantwortung erst vermehrt auftreten, wenn die logarithmische Phase der Antikörperbildung schon im Gang ist. Das Ausmaß des Einbaus radioaktiv markierter Aminosäuren in Einzelzellen (Abb. 31) gibt dagegen keinen zuverlässigen Hinweis auf die Immunglobulinproduktion, da bei großen lymphoiden Zellen die Proteinsynthese in erster Linie der Neubildung von Strukturproteinen dient[333]. Elektronenoptische Untersuchungen von Autoradiogrammen lassen erkennen, daß die Immunglobulinsynthese im Bereich des Ergastoplasmas erfolgt, daß sich die Aktivität dann in den Bereich der Golgiregion verschiebt[334] und schließlich, vermutlich durch Emeiocytose (Exocytose), die Antikörper nach außen abgegeben werden. Ob eine nennenswerte Freisetzung von Antikörpern auch durch Abtren-

[332] COTTIER, ODARTCHENKO, KEISER, HESS und STONER 1964.
[333] EVERETT, CAFFREY, RIEKE und SCHWARZ 1965.
[334] CLARK und HELMREICH 1967.

nung von Cytoplasmateilen möglich ist („cytoplasmic shedding“)[335], steht noch zur Diskussion.

Es hat sich also gezeigt, daß die Differenzierungsvorgänge im Rahmen des immunbiologisch aktiven Systems in der Regel mit einer Zellproliferation verbunden sind und schon einsetzen, lange bevor die Teilungstätigkeit ihren Abschluß gefunden hat. Die immunologische Aktivität geht aber der proliferativen nicht ganz parallel und hängt vielleicht auch nicht immer vollständig von dieser ab[336]. Von einem Ausschließungsverhältnis zwischen DNS-Synthese und Antikörperproduktion zu sprechen[337], wäre aber aus den oben geschilderten Gründen zu weit gegangen. Ein gutes Beispiel dazu liefern die Russellschen Körperchen, die kristalloiden Coacervaten von Immunglobulinen innerhalb der ergastoplasmatischen Zisternen entsprechen. Sogar diese bilden sich, während die Zellen noch in Proliferation begriffen sind[338].

Aus einer mit Antikörperbildung und/oder der Entstehung spezifisch sensibilisierter Zellen verbundenen immunbiologischen Reizbeantwortung gehen auch sog. „Memory“-Zellen hervor. Diese können offenbar auch die Gestalt kleiner Lymphocyten annehmen und bei erneutem Kontakt mit dem Antigen in Proliferation übergehen[339]. Was die einzelne Zellinie dazu bestimmt, den Weg der Differenzierung zur Plasmazelle und zum baldigen Untergang („suicidal pathway“)[340] einzuschlagen oder umgekehrt „Memory“-Zellen von langer Lebensdauer zu bilden, konnte bisher noch nicht abgeklärt werden.

Da über die Vorläufer der *reticuloendothelialen und histiocytären Zelltypen* im engeren Sinn noch wenig bekannt ist, können über die ersten Vorgänge der Differenzierung in diesem System nur Vermutungen geäußert werden. In vivo-Kulturen von durch Punktion von Gefäßen oder des Herzens gewonnenen, in Millipore-Kammern gehaltenen, tierischen und menschlichen Blutzellen können nach Ablauf mehrerer Wochen kollagenbildende Fibroblasten, Fettzellen und Histiocyten enthalten (Abb. 32)[341]. Falls in diesen Versuchen die Dichtung der Kammern tatsächlich keinen Zelldurchtritt gestattete, muß angenommen werden, daß die Vorläufer der genannten Elemente aus dem Punktat stammten. Die Frage, ob eine solche Entwicklungsmöglichkeit nur den Monocyten innewohnt[342], kann noch nicht als entschieden gelten. Es ist daran zu erinnern, daß verschiedene Autoren an Tieren mit Hilfe der Hautfenstertechnik bei dauernder Direktbetrachtung eine Umwandlung von Lymphocyten in Histiocyten und Makrophagen gesehen haben wollen[343]. Eine in vitro-Transformation von Lymphocyten in Makrophagen wird auch von ELVES, GOUGH und ISRAELS (1966) erwähnt, wobei die Anwesenheit neutrophiler Granulocyten auf diesen Vorgang einen begünstigenden Einfluß haben soll. Eine Vermehrung verschiedener Enzymaktivitäten histiocytärer Elemente, wie sie bei der Phagocytose oder nach Einwirkung von Endotoxin oder Desoxycholat beobachtet wird[344], kann nicht ohne weiteres als Differenzierungsvorgang bezeichnet werden. Auch der unterschiedlich starke Einbau radioaktiv markierter Aminosäuren in epitheloide Riesenzellen, Reticulumzellen, Histiocyten und Lymphocyten, wie er bei der experimentellen Aspergillose der Ratte

---

[335] SHIELDS 1961. [336] NISBET und SIMONSEN 1967.
[337] MÄKELÄ und NOSSAL 1962. [338] HEINIGER, COTTIER, HESS und STONER 1965.
[339] GOWANS und UHR 1966. [340] MAKINODAN und ALBRIGHT 1962.
[341] PETRAKIS, DAVIS und LUCIA 1961, PETRAKIS 1961.
[342] Übersicht bei LEDER und NICOLAS 1963.
[343] Vgl. SIERACKI und REBUCK 1960, BAILLIF 1960, REBUCK, COFFMAN, BLUHM und BARTH 1964.
[344] Übersicht bei GRAHAM, KARNOVSKY, SHAFER, GLASS und KARNOVSKY 1967, vgl. dazu auch TREPEL und RASTETTER 1967.

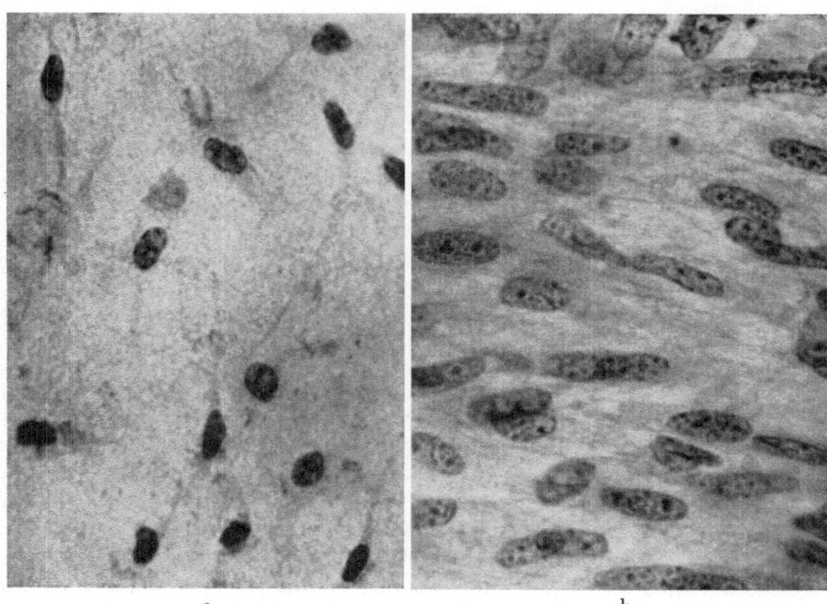

Abb. 32a u. b. In vivo Millipore-Kammerkultur von durch Gefäßpunktion gewonnenen autologen peripheren Blutzellen beim Meerschweinchen: a 10 Tage nach Anlegen der Kultur: lockeres Netzwerk kleiner, rundlicher oder länglicher Zellen mit zipflig ausgezogenem Cytoplasma. b Gleiche Kultur am 30. Tag: dichtgelagerte fibroblastenartige Zellen. Das faserige Zwischenmaterial ließ sich teilweise durch van Gieson-Färbung rot darstellen. Anmerkung: Es läßt sich nicht sicher entscheiden, ob diese Zellen tatsächlich aus zirkulierenden Blutzellen hervorgegangen sind, da beim Anstechen des Blutgefäßes auch Bindegewebeszellen in die Kultur gelangt sein könnten. (Hämatoxylin-Eosin. 300 ×. Die Aufnahmen verdanken wir Prof. N. L. Petrakis, University of California Medical School, San Francisco.) (Cottier 1963)

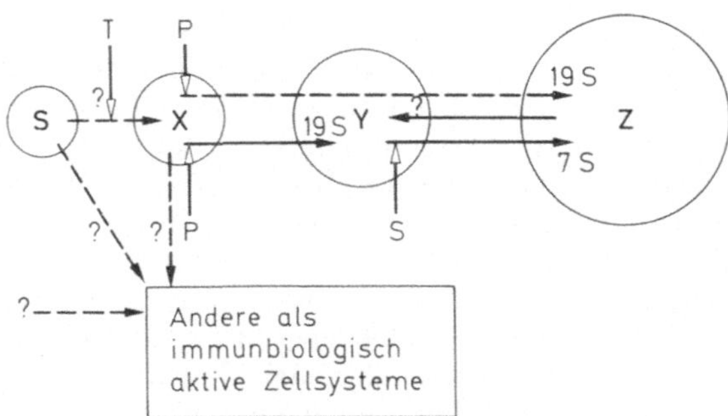

Abb. 33. Schematische Darstellung heute geltender Vorstellungen über die wesentlichen Differenzierungsvorgänge am immunbiologisch kompetenten und aktiven System. *S* Hypothetische Vorläufer („Stammzellen"), die noch nicht immunkompetent sind. *T* Fragliche Einflüsse des Thymus bei der Erlangung der Immunokompetenz. *X* Immunokompetente, aber noch nicht sensibilisierte Zellen. *P* Primäre antigenische Stimulation. *S* Sekundäre antigenische Stimulation. *Y* Sensibilisierte, aber nicht notwendigerweise antikörperbildende Zellen. *Z* Antikörperbildende Zellen. Gestrichelte Pfeile: fragliche oder noch nicht genügend geklärte Entwicklungs- und Differenzierungswege (vgl. dazu Vazquez und Makinodan 1966)

festgestellt wurde[345], dürfte — wenigstens zum Teil — andere Gründe als die einer ungleichen Differenzierung haben.

[345] Oehlert 1959.

Die heute vorherrschenden Ansichten über die Differenzierungsvorgänge am lymphoretikulären System sind in Abb. 33 schematisch dargestellt.

IV. Wanderung und Rezirkulation von Zellen des lymphoretikulären Systems im Organismus

Bei der Beurteilung regenerativer Vorgänge im Rahmen des lymphoretikulären Systems hat man stets zu berücksichtigen, daß dieses viele Wanderzellen umfaßt, die auf dem Lymph- und Blutweg zirkulieren, in die verschiedensten Organe eintreten und sie wieder verlassen können[346]. Ein örtlich geschädigtes lymphoretikuläres Organ wird zu einem guten Teil durch aus dem Blut stammende Zellen wiederbesiedelt, was den falschen Eindruck einer raschen Regeneration erwecken kann (Pseudoregeneration). Wir haben uns daher kurz mit den heutigen Kenntnissen über die Wege und das Ausmaß solcher Zellmigrationen auseinanderzusetzen.

Zur besseren Erfassung dieser Vorgänge wurden in den letzten Jahren vor allem die folgenden *experimentellen Methoden* benützt:

1. Entfernung einzelner lymphoretikulärer Organe, wie des Thymus (S. 583), der Milz und der Lymphknoten[347], mit nachfolgender Prüfung des Bestandes an lymphoiden und monocytoiden Zellen in Blut, Lymphe und Geweben.

2. Drainage von Lymphgefäßen, im besonderen des Ductus thoracicus[348]. Bei größeren Tieren lassen sich auch die efferenten Lymphgefäße der Lymphknoten kanülieren[349].

3. Zerstörung zirkulierender Lymphocyten durch extrakorporale Bestrahlung strömenden Bluts[350] oder der Lymphe[351].

4. Abdecken einzelner lymphoretikulärer Organe während einer ionisierenden Ganzkörperbestrahlung[352].

5. Intravenöse Injektion radioaktiv[353] oder durch Markierchromosomen markierter Zellen aus lymphoretikulären Organen[354].

6. Regionale in vivo-Markierung der Zellen einzelner lymphoretikulärer Organe durch Thymidin-^{3}H[355] oder andere tritiierte Nucleoside[356] mit nachfolgender Prüfung der Verteilung stark markierter Elemente in entfernt liegenden Organen.

7. Vorübergehendes Unterbinden der Blutzirkulation in einzelnen Organen oder Körperteilen während der in vivo-Markierung mit einem tritiierten Nucleosid,

[346] Übersicht bei Bos 1967, Ford und Gowans 1969.

[347] Übersicht bei Yoffey 1960.

[348] Mann und Higgins 1950, Übersicht der neueren Literatur bei Reinhardt und Yoffey 1957, Gesner und Gowans 1962, McGregor und Gowans 1963, Yoffey, Rich, Tidman, Cummins und Roy 1964.

[349] Hall und Morris 1964.

[350] Cronkite, Jansen, Mather, Nielsen, Usenik, Adamik und Sipe 1962, Cronkite, Jansen, Rai, Cottier und Fliedner 1963, Abramoff, Choe und Sanfelippo 1963, Abramoff und Choe 1963, Cottier, Cronkite, Jansen, Rai, Singer und Sipe 1964, Cronkite, Chanana, Stoner, Schnappauf, Cottier, Jansen und Rai 1965).

[351] Chanana, Cronkite, Cottier, Greenberg, Schiffer und Stryckmans 1965, Chanana, Brecher, Cronkite, Joel und Schnappauf 1966, Cronkite, Chanana, Joel, Rai und Schiffer 1968.

[352] Jacobson, Marks, Gaston und Simmons 1961, Cannon und Wissler 1967a, b.

[353] Diderholm und Fichtelius 1959, Bauer und Stone 1961, Turk 1962, Gowans und Knight 1964, Borum 1965, Parrott, de Sousa und East 1966, Parrott 1967a.

[354] Ford 1966, Koller, Davies, Leuchars und Wallis 1967, Barnes, Breckon, Ford, Micklem und Ogden 1967.

[355] Nossal und Gorrie 1964, Linna und Stillström 1966, Lidén und Linna 1965, 1966, Everett und Caffrey 1967, Weissman 1967.

[356] J. J. Miller 1965, Weissman 1967, Molleyres, Cottier, Hess und Stoner 1967.

mit nachfolgendem Öffnen der Klemme und Prüfen des Eintritts markierter Zellen in das betreffende Gebiet[357].

8. Parabioseversuche, bei denen die Zellen des einen Partners durch radioaktive Nucleinsäurevorläufer markiert werden[358] oder durch Markierchromosomen gekennzeichnet sind[359].

9. Berechnung der Zellauswanderung aus einem Organ (z. B. dem Thymus) aufgrund der Veränderungen des Organgewichts, der Generationszeiten, des proliferativen Anteils und der Zelluntergangsrate innerhalb des Organs[360].

Alle diese Methoden haben ihre Vor- und Nachteile. Sie können einander in der Regel nicht ersetzen, sondern bedürfen der gegenseitigen Ergänzung. So lassen sich beispielsweise durch Markierchromosomen jeweils nur diejenigen Zellen nachweisen, die sich in Zellteilung befinden; auf diese Weise werden aber kleine Lymphocyten nicht erfaßt. Ferner müssen Markierchromosomen an Ausstrichpräparaten gesucht werden, in denen eine topographische Lokalisation kaum möglich ist (z. B. Thymusrinde oder -mark). An derartigen Präparaten besteht oft auch nicht die Möglichkeit, die Zellart zu bestimmen, zu der eine bestimmte Chromosomengruppe gehört. Bei Organtransplantationen sollte berücksichtigt werden, daß mit dem Organ immer auch Blut übertragen wird, in dem sich ja — wie erwähnt wurde — Stammzellen mit verschiedenen Entwicklungsmöglichkeiten befinden können. Die Verwendung radioaktiv markierter Zellen bringt den Nachteil mit sich, daß die Markiersubstanz bei fortgesetzter Teilung „verdünnt" wird, und daß radioaktiv markierte Abbauprodukte zugrunde gehender Zellen von benachbarten, proliferierenden Elementen eingebaut werden können (S. 576). Zudem darf nur bei DNS-Markierung von einem stabilen Einbau gesprochen werden, nicht aber bei Gebrauch von RNS- oder Proteinvorläufern, die dauernd umgesetzt werden. Eine weitere Fehlerquelle beim Gebrauch radioaktiv markierter Nucleinsäurevorläufer liegt darin, daß die Markierung zu schwach ausfallen kann (Beispiel: Thymus), oder bei Injektion größerer Mengen dieser Substanzen mit radiotoxischen und/oder pharmakologischen Wirkungen derselben zu rechnen ist.

Unter Berücksichtigung dieser und weiterer Fehlermöglichkeiten lassen sich die bisherigen *experimentellen Befunde* an zahlreichen Species zur Frage der Zellwanderungen wie folgt zusammenfassen:

Mit den verschiedensten Methoden konnte gezeigt werden, daß kleine lymphoide Zellen aus dem Blut ins *Knochenmark* übertreten[361], und daß hämatogene Elemente sich dort teilen können[362]. Als Herkunftsort dieser Zellen kommen u. a. das Knochenmark anderer Skeletteile[363], der Thymus[364] und zu einem vermutlich kleineren Teil auch periphere lymphatische Organe, wie Milz und Lymphknoten, in Frage[365]. Aus dem Gesagten und auch aus anderen Beobachtungen geht ferner hervor, daß das Knochenmark lymphoide Zellen ins Blut abgibt[366]. VOLKMAN und GOWANS (1965a, b) vermuten, daß sich darunter Vorläufer von Makrophagen befinden.

---

357 Übersicht bei KEISER, COTTIER, ODARTCHENKO und BOND 1964, KEISER 1965, KEISER, COTTIER, BRYANT und BOND 1967.

358 VOLKMAN und GOWANS 1965, BRUMBY und METCALF 1967.

359 FORD 1966, BARNES, BRECKON, FORD, MICKLEM und OGDEN 1967, BRUMBY und METCALF 1967.

360 COTTIER 1965, MICHALKE, COTTIER, HESS, RIEDWYL und STONER 1967.

361 Übersicht bei BOND, FEINENDEGEN, HEINZE und COTTIER 1964. 362 FORD 1966.

363 KEISER, COTTIER, ODARTCHENKO und BOND 1964, KEISER 1965, KEISER, COTTIER, BRYANT und BOND 1967, EVERETT und CAFFREY 1967.

364 WEISSMAN 1967.

365 YOFFEY, RICH, TIDMAN, CUMMINS und ROY 1964, MICKLEM 1966, HUDSON und YOFFEY 1966.

366 Vgl. dazu BARNES, BRECKON, FORD, MICKLEM und OGDEN 1967.

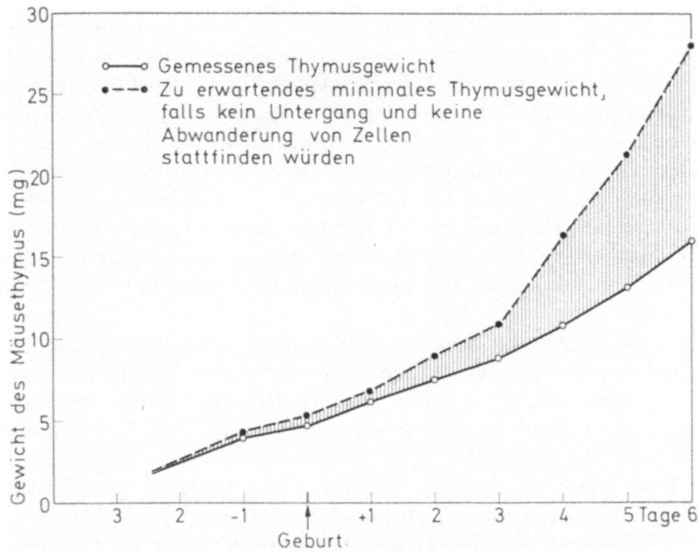

Abb. 34. Gemessenes Thymusgewicht von Mäusen in der Perinatalperiode, verglichen mit dem zu erwartenden Wachstum, falls kein Untergang und keine Abwanderung von Zellen stattfinden würden. Schraffierte Fläche: kumulativer, vor allem durch Auswanderung der Zellen bedingter „Zellverlust". (Übersicht bei COTTIER 1965)

Lymphoide Blutzellen können sich auch im *Thymus* ansiedeln[367], allerdings scheinen sie vor allem ins Mark und nur ausnahmsweise in perivasculäre Bereiche der Rinde zu gelangen[368]. Eine Einwanderung von Wirtszellen in syngeneische Thymustransplantate konnte bei Mäusen mit Hilfe von Markierchromosomen nachgewiesen werden[369]. Unter gewissen pathologischen Bedingungen, wie etwa nach Bestrahlung, kann der Thymus durch Knochenmarkszellen wieder bevölkert werden[370]. Der auf diese Weise „regenerierte" Thymus scheint nach Angaben von FORD (1966) nicht zur Wiederbesiedlung zerstörten Knochenmarks befähigt zu sein. Beim Hühnchen wurde auch eine Wanderung von Zellen der Bursa Fabricii in den Thymus festgestellt[371]. Bei Säugern gilt dasselbe für Lymphknotenzellen[372]. Innerhalb des Thymus findet ein stetiger Zellstrom von den äußeren Rindenzonen gegen die Rinden-Mark-Grenze statt[373]. An neugeborenen Mäusen konnte gezeigt werden, daß der aufgrund der Proliferationseigenschaften, des proliferativen Anteils und der Zelluntergangsrate der lymphoiden Thymuszellen berechnete Gewichtszuwachs des Thymus den tatsächlich gemessenen weit übertrifft (Abb. 34)[374], was ein starkes Argument für eine sehr erhebliche Zellauswanderung aus dem Thymus in dieser Periode der Ontogenese darstellt. Dieses Resultat steht in Übereinstimmung mit neueren Befunden von WEISSMAN (1967), der sowohl bei neugeborenen als auch bei erwachsenen Mäusen mit Hilfe einer lokalen in vivo-Markierung der Thymuszellen eine Wanderung derselben in die weiße Milzpulpa, in die Lymphknoten und ins Knochenmark zeigen konnte. Im gleichen Sinn sprechen auch andere mit Markiermethoden erhaltene Befunde[375]. Ob — wie einige Autoren meinen — der Zellaustritt aus dem Thymus vor allem auf dem Blutweg[376] oder auf dem Lymphweg erfolgt, bleibt noch weiter zu prüfen.

[367] FIELD und STANLEY 1966, MICKLEM 1966, FORD 1966. [368] BRUMBY und METCALF 1967.
[369] LEUCHARS, MORGAN, DAVIES und WALLIS 1967. [370] POPP 1961.
[371] WOODS und LINNA 1965. [372] GALTON und REED 1966. [373] HINRICHSEN 1965.
[374] COTTIER 1965b, MICHALKE, COTTIER, HESS, RIEDWYL und STONER 1967.
[375] LINNA und STILLSTRÖM 1966, FORD 1966.
[376] ERNSTRÖM und LARSSON 1965b, ERNSTRÖM, GYLLENSTEN und LARSSON 1965.

Die *Milz*, als ein in die Blutbahn eingeschaltetes lymphoretikuläres Organ, beherbergt besonders viele Wanderzellen. Diese können aus dem Knochenmark[377], dem Thymus[378], den Lymphknoten[379], der Appendix[380], den Peyerschen Plaques[381] oder aus anderen lymphoretikulären Organen stammen. Umgekehrt gibt die Milz viele lymphoide Zellen in die Blutbahn ab, die sich dann in den verschiedensten lymphatischen Organen erneut festsetzen können. Dies gilt u. a. auch für sensibilisierte, immunbiologisch aktive Lymphocyten[382]. Intravenös injizierte, markierte Lymphocyten treten zunächst in der Mantelzone der Lymphfollikel ins Gewebe aus und finden sich später vorwiegend in den periarteriolären Bezirken. Eine Einwanderung von Lymphocyten in Keimzentren wird nur ausnahmsweise beobachtet[383].

Besonders gut wurde das Problem der Lymphocytenzirkulation und -rezirkulation an den *Lymphknoten* und den damit verbundenen Lymphgefäßen, vor allem dem Ductus thoracicus, untersucht. Innerhalb der Keimzentren scheint eine Zellwanderung vom dicht zum weniger dicht besiedelten Teil stattzufinden[384]; über das weitere Schicksal der Keimzentrenzellen weiß man nur ungenügend Bescheid. Sicher aber ist, daß die Lymphknoten dauernd eine große Zahl von Lymphocyten in die efferenten Lymphbahnen abgeben (vgl. Abb. 35). Dies läßt sich durch Kanülierung sowohl der aus den Lymphknoten austretenden Lymphgefäße[385] als auch des Ductus thoracicus zeigen[386]. Bei der großen Mehrzahl dieser Elemente handelt es sich um rezirkulierende Zellen. In der peripheren Lymphe, die noch keinen Lymphknoten passiert hat, finden sich nur wenige Zellen; meistens handelt es sich dabei um Makrophagen. Interessanterweise enthält die Lymphe aus der Leber zehnmal mehr solche Zellen als die periphere Lymphe aus anderen Körperteilen (beim Schaf ungefähr $55 \cdot 10^6$ Zellen pro Stunde)[387]. Es ist gut verständlich, daß bei fortgesetzter Drainage des Ductus thoracicus die Zahl der im Blut zirkulierenden Lymphocyten erheblich abfällt[388]. Wichtig und erst in den letzten Jahren gut bekannt geworden ist aber die Tatsache, daß bei Entfernung der Lymphocyten aus dem zirkulierenden Blut (z. B. durch extrakorporale Bestrahlung des strömenden Bluts beim Kalb[389]) die Zahl der aus dem Ductus thoracicus austretenden Lymphocyten ebenfalls rasch absinkt. Dieses Phänomen beruht aller Wahrscheinlichkeit nach auf einer Rezirkulation der Lymphocyten vom Blut über die Lymphknoten in die Lymphe, wie sie besonders von GOWANS (1959) postuliert und später experimentell nachgewiesen wurde[390]. Der Übertritt der Blutlymphocyten in das Lymphknotengewebe erfolgt vor allem im Bereich der postcapillären Venolen, die ein auffällig hohes Endothel besitzen[391]. Nach den Untersuchungen von WILLIAMSON und GRISHAM (1961) dürften sich die Endothelzellen am Vorgang der Emigration aktiv beteiligen. Allerdings besitzen die Lymphocyten eine besondere Fähigkeit, in Zellen hinein- und durch sie hindurchzutreten[392]. Intravenös injizierte kleine Thymuslymphocyten zeigen eine geringere Neigung, aus dem Blutstrom ins lymphoretikuläre Gewebe auszutreten als Zellen aus dem Ductus thoracicus. Eine vorausgehende Behandlung der

377 EVERETT und CAFFREY 1967. 378 WEISSMAN 1967.
379 BARNES, BRECKON, FORD, MICKLEM und OGDEN 1967. 380 SUSSDORF 1960.
381 JACOBSON, MARKS, GASTON und SIMMONS 1961.
382 CANNON und WISSLER 1967a, b. 383 PARROTT 1967b. 384 HANNA 1964.
385 HALL und MORRIS 1964, 1965, ENGESET und NESHEIM 1966.
386 Übersicht bei YOFFEY und COURTICE 1956, YOFFEY 1960, AWAYA, INADA und TANAKA 1960, GESNER und GOWANS 1962, CRONKITE, JANSEN, COTTIER, RAI und SIPE 1964.
387 MORRIS 1968. 388 Übersicht bei YOFFEY 1960.
389 CRONKITE, JANSEN, COTTIER, RAI und SIPE 1964.
390 GOWANS und KNIGHT 1964.
391 POLICARD, COLLET und MARTIN 1962, GOWANS und KNIGHT 1964.
392 Vgl. die sog. „Emperipolesis", IOACHIM 1965.

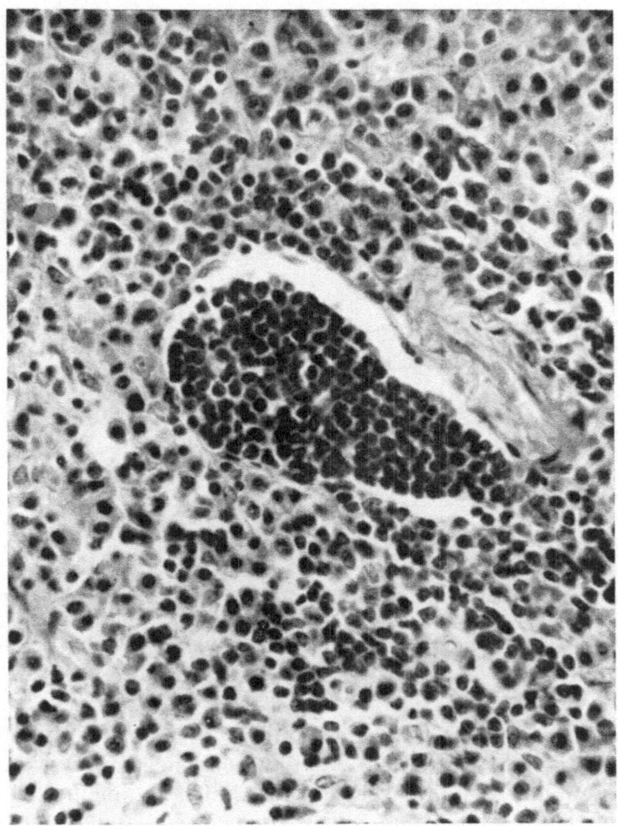

Abb. 35. Mit kleinen Lymphocyten ausgefüllter Lymphsinus in einem cervicalen Mäuselymphknoten: diese Zellen waren zur Zeit der Fixation sehr wahrscheinlich in Abwanderung begriffen. (Hämalaun-Eosin. 480 ×)

Lymphocyten in vitro mit Neuraminidase hat zur Folge, daß sich diese nach intravenöser Injektion anders verteilen und zunächst vor allem in der Leber liegen bleiben[392a].

Nach regionärer antigenischer Stimulation nimmt die Zahl der im drainierenden Lymphknoten enthaltenen Lymphocyten so rasch zu[393], daß eine ortständige Proliferation[394] als Erklärung dieses Zellzuwachses bei weitem nicht genügt. Offenbar haben wir es hier mit einer zum mindesten relativen Verstärkung der Zelleinwanderung zu tun. An diesem Geschehen scheinen sich besonders auch langlebige Lymphocyten zu beteiligen[394a].

Der Umstand, daß bei extrakorporaler Bestrahlung des zirkulierenden Blutes die Zahl der Blut- und Ductus thoracicus-Lymphocyten wesentlich rascher und tiefer abfällt als in den Lymphknoten (Abb. 36), spricht dafür, daß die rezirkulierenden Lymphocyten nur einen Teil der gesamten Lymphocytenpopulation ausmachen[395]. Nach TOMPKINS (1966) sollen sie sich durch gewisse färberische Eigenheiten der Kerne auszeichnen. Ob es sich dabei vorwiegend um sensibilisierte

392a WOODRUFF und GESNER 1969.

393 Beobachtungen an Ratten nach Injektion von Pertussis-Vaccine: SLONECKER und RIEKE 1965.

394 Vgl. dazu PIERCE, MEEKER und VARCO 1961. 394a MILLER und COLE 1968.

395 COTTIER, CRONKITE, JANSEN, RAI, SINGER und SIPE 1964.

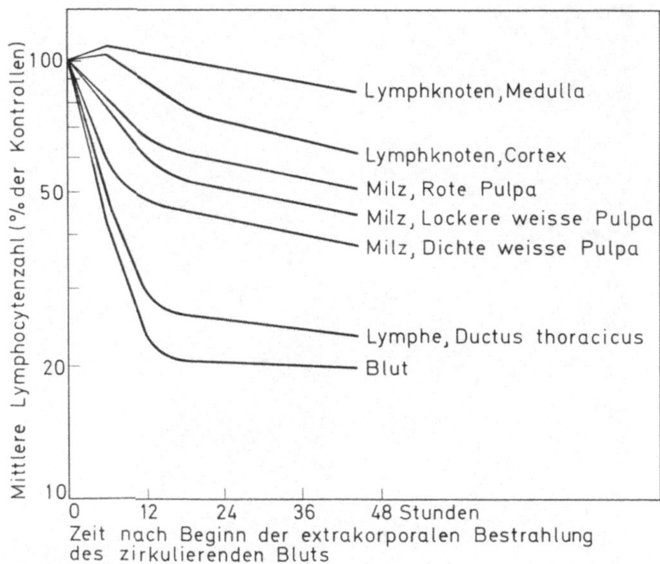

Abb. 36. Gehalt verschiedener lymphoretikulärer Organe und Organbereiche an Lymphocyten im Vergleich zur Lymphocytenzahl in Blut und Lymphe, als Funktion der Zeit nach Beginn einer extrakorporalen Bestrahlung des zirkulierenden Blutes beim Kalb (COTTIER, RUCHTI, SORDAT und CRONKITE 1968)

oder nichtsensibilisierte („non-committed") Lymphocyten handelt, steht noch nicht fest. Bei Ratten scheint der Ductus thoracicus mindestens zwei Populationen von Lymphocyten zu enthalten, eine mit langsamem Umsatz und einer mittleren Rezirkulationsdauer von 8 Wochen und eine andere mit rascherer Erneuerung und einer durchschnittlichen Zirkulationsdauer von nur 2 Wochen[396]. Ferner sei daran erinnert, daß in den großen Lymphgefäßen auch Makrophagenvorläufer enthalten sind[397]. Schließlich erreichen beim Tier[398] wie beim Menschen[399] auch antikörperbildende Zellen von plasmocytoider Struktur über die Lymphgefäße den Blutkreislauf.

In den Ductus thoracicus des Kalbes wie auch anderer Tierarten treten im übrigen auch zahlreiche noch in Proliferation begriffene Zellen über[400]. Aufgrund der Generationszeiten dieser Elemente lassen sich mindestens zwei Populationen auseinanderhalten[401]. Das weitere Schicksal dieser Zellen ist noch ungewiß; im venösen Blut finden sich jedenfalls nur noch äußerst selten lymphoide Zellen, die sich initial mit Thymidin-^{3}H markieren lassen.

Auf dem Lymphweg abwandernde Zellen dürfen somit mit guten Gründen als eine heterogene Population angesehen werden. Da sowohl bei extrakorporaler Bestrahlung des zirkulierenden Bluts als auch bei fortgesetzter Drainage des Ductus thoracicus beim Kalb eine Entvölkerung vor allem in den inneren Zonen der Lymphknotenrinde und im paracorticalen Gebiet festgestellt wird (Abb. 37)[402], drängt sich die Annahme auf, daß Wanderzellen vorwiegend diese Bezirke durchlaufen und/oder vorübergehend besiedeln. Merkwürdigerweise wird bei Mäusen

[396] CAFFREY, RIEKE und EVERETT 1962. [397] HOWARD und BOAK 1967.
[398] HULLIGER und SORKIN 1965, SORKIN und HULLIGER 1965.
[399] BRAUNSTEINER und PAKESCH 1960.
[400] WAGNER, COTTIER, CRONKITE, CUNNINGHAM, JANSEN und RAI 1967.
[401] SAFIER, COTTIER, CRONKITE, JANSEN, RAI und WAGNER 1967.
[402] COTTIER, CRONKITE, JANSEN, RAI, SINGER und SIPE 1964.

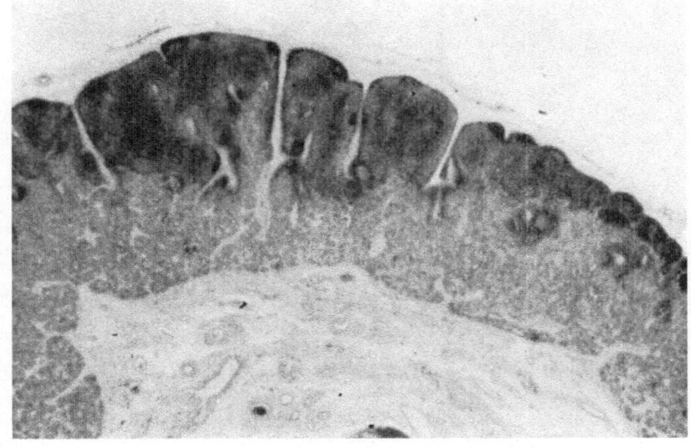

a

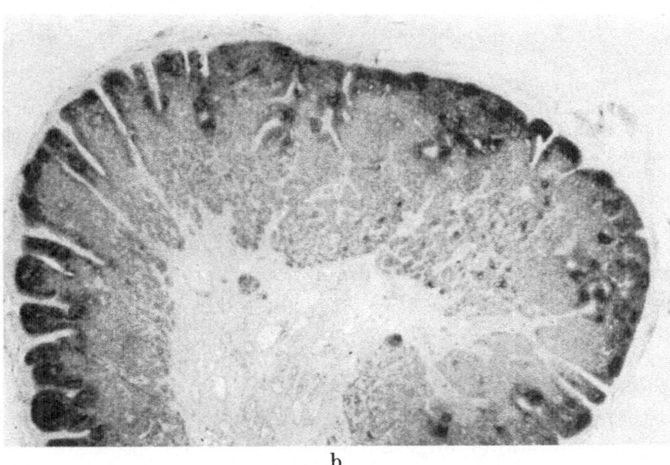

b

Abb. 37a u. b. Ausschnitte präfemoraler Lymphknoten des Kalbes vor (a) und nach (b) mehr als 40stündiger extrakorporaler Bestrahlung des zirkulierenden Blutes: Schwund von Lymphocyten in der paracorticalen Zone (COTTIER, CRONKITE, JANSEN, RAI, SINGER und SIPE 1964)

dieselbe paracorticale Zone als ,,thymusabhängig" bezeichnet[403]. Diese Auffassung stützt sich vor allem auf die Beobachtung, daß sich radioaktiv markierte Thymuszellen nach intravenöser Injektion in diesem Bereich der Lymphknoten festsetzen, während Lymphknotenlymphocyten auch in die äußeren Rindengebiete gelangen. Man hat dabei zu berücksichtigen, daß die für den Übertritt der Blutlymphocyten in das Lymphknotengewebe wichtigen postcapillären Venolen besonders paracortical liegen. Ob die von PARROTT, DE SOUSA und EAST (1966) festgestellten Unterschiede in der Lokalisation intravenös injizierter Thymus- und Lymphknotenlymphocyten auf einer ungleichen Motilität der Zellen beruhen, bleibt noch zu prüfen. Jedenfalls spricht vieles dafür, daß die leicht mobilisierbaren Lymphocyten der Lymphknoten vor allem in den inneren Rindenschichten angehäuft sind. Die durch Heparin ausgelöste Vermehrung der Blutlymphocyten[404] hat ebenfalls

[403] PARROTT, DE SOUSA und EAST 1966, PARROTT 1967a.
[404] GODLOWSKI 1951, JANSEN, CRONKITE, MATHER, NIELSEN, RAI, ADAMIK und SIPE 1962.

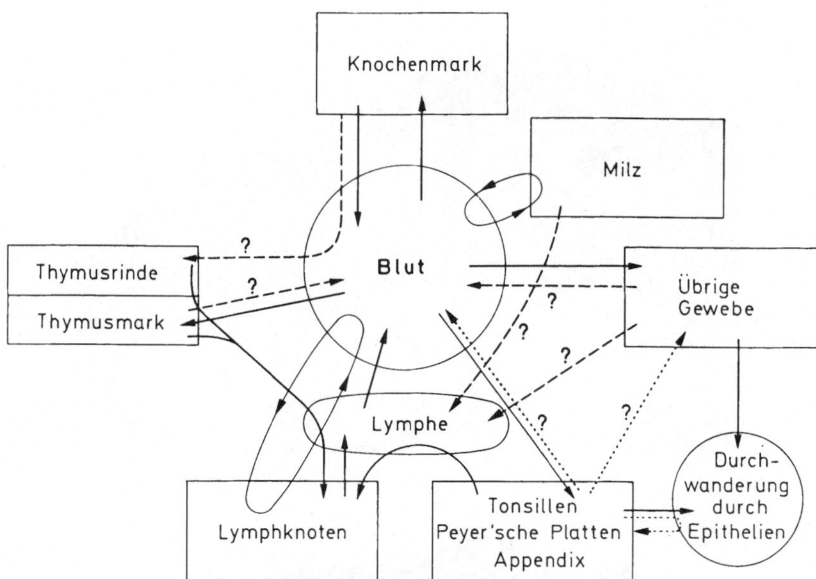

Abb. 38. Schematische Übersicht über die heutigen Auffassungen zur Frage der Wanderung, Zirkulation und Rezirkulation von Lymphocyten. Rechteckige Kompartimente: Hauptbildungsstätten der Lymphocyten. Geschlossene Pfeile: (Re-)Zirkulationswege. Unterbrochene Pfeile: fragliche und/oder noch nicht genügend geklärte Migrationswege

eine Lockerung der Zelldichte im paracorticalen Bereich zur Folge. Die wenigen bisher bekannten Befunde über Lymphocytenwanderungen beim Menschen[405] sprechen dafür, daß hier ähnliche Verhältnisse vorliegen wie bei den übrigen Säugern.

Die rezirkulierenden Lymphocyten treten offenbar mit Vorliebe in denjenigen lymphoretikulären Organen in die Lymphe über, die einerseits die bereits erwähnten postcapillären Venolen mit hohem Endothel aufweisen und andererseits an efferente Lymphbahnen angeschlossen sind. Dies kann auch in gewissen chronisch-entzündlich veränderten Geweben mit Lymphfollikelbildung der Fall sein. Ein *Austritt der Lymphocyten aus der Blutbahn in andere Gewebe* dürfte aber häufig nicht von einer nennenswerten Rezirkulation gefolgt sein. Dies gilt u. a. für die Emigration lymphoider Blutzellen in seröse Höhlen[406], die Haut[407] und das Gehirn[408]. Die Lymphocyten, die durch ein bedeckendes Epithel in ein bakterienhaltiges Hohlorgan austreten[409], gehen einem raschen Zerfall entgegen. Die immunbiologische Bedeutung dieses Vorgangs ist noch schlecht geklärt.

Zusammenfassend betrachtet, befindet sich somit ein erheblicher Teil der Lymphocyten und anderer lymphoider Zellen teilweise über längere Zeit oder mit Unterbrechungen auf der Wanderschaft. An diesem Austausch von Zellen beteiligen sich, wie in Parabioseversuchen gezeigt werden konnte[410], die Milz und die Lymphknoten wesentlich lebhafter als etwa der Thymus und das Knochenmark. Die Zweckmäßigkeit des Phänomens der Rezirkulation liegt auf der Hand: Sowohl

[405] Vgl. AWAYA, INADA und TANAKA 1960, PERRY und IRVIN 1967, PERRY, IRVIN und WHANG 1967a, b.
[406] Vgl. dazu VOLKMAN 1966.
[407] Vgl. BAUER und STONE 1961, TURK 1962, NAJARIN und FELDMAN 1962.
[408] KONIGSMARK und SIDMAN 1963, HUNTINGTON und TERRY 1966.
[409] Vgl. Tonsillen: KOBURG 1963, 1964, 1965a, b, 1967.
[410] FORD 1966.

sensibilisierte als vermutlich auch nichtsensibilisierte Zellen stehen damit zu jeder Zeit und in jeder Körperregion, wo sich ein Antigenanfall bemerkbar macht, zur Verfügung und können rasch nachgeliefert werden. Besonders eindrücklich lassen sich diese Zusammenhänge am Beispiel der Homotransplantatabstoßung veranschaulichen. Beim Rind genügt die extrakorporale Bestrahlung der Ductus thoracicus-Lymphe, um die Abstoßung eines im Einzugsgebiet des Ductus thoracicus angebrachten, homologen Hauttransplantats hinauszuzögern[411]. Diese Beobachtung läßt sich am besten dadurch erklären, daß die Sensibilisierung der Lymphocyten vor allem in den regionären Lymphknoten stattfindet, und die für die Abstoßung wichtigen sensibilisierten Lymphocyten den Ort der Transplantation üblicherweise über den Weg des Ductus thoracicus und das periphere Blut erreichen. Unter den Wanderzellen befinden sich auch antikörperbildende Elemente. Im Ductus thoracicus der Maus fanden Mandel und Asofsky (1968) Zellen, die in vitro IgA und IgM, kaum jedoch 7 S-γ_1 oder 7 S-γ_2 produzierten. Offenbar sind die im Ductus thoracicus enthaltenen lymphoiden Zellen nicht für das ganze lymphatische Parenchym des Körpers repräsentativ.

Wichtig ist die Feststellung, daß wenigstens ein Teil der Kupfferschen Sternzellen der Leber auch zu den Wanderzellen gehört, die auf dem Lymphweg abtransportiert werden[412].

Abb. 38 vermittelt eine schematische Übersicht über die heutigen Auffassungen zur Frage der Wanderung und Rezirkulation der Lymphocyten.

V. Sogenannte G_0-Zeit der proliferationsfähigen Zellen und Lebensdauer der Endzellen des lymphoretikulären Systems

Unter den nicht in Proliferation begriffenen Zellen sind solche, die sich in einem — hinsichtlich DNS-Synthese — inaktiven Zustand befinden, die Fähigkeit zu erneuter proliferativer Tätigkeit jedoch beibehalten (G_0-Phase) von jenen zu unterscheiden, die unter physiologischen Bedingungen zu keiner Zellteilung mehr fähig sind (Endzellen). Es wurde wiederholt hervorgehoben, daß sich viele, wenn nicht alle, kleine Lymphocyten auf geeignete Stimulation hin wieder vergrößern und in Mitose treten können. Diese Zellen befinden sich demnach definitionsgemäß in der G_0-Phase und sind nicht als Endzellen zu bezeichnen. Der Ausdruck „Lebensdauer" wird von verschiedenen Autoren nicht ganz einheitlich verwendet; man spricht von einer „Lebensdauer" sowohl der kleinen Lymphocyten als auch der orthochromatischen Erythroblasten, meint aber bei den ersteren nicht notwendigerweise die Zeitspanne zwischen letzter Teilung und Untergang, wie dies für postmitotische Erythroblasten und Erythrocyten (echte Endzellen) zutrifft. Wir wollen im folgenden bei inaktiven, aber noch teilungsfähigen Zellen von einer G_0-Zeit, bei echten Endzellen von einer Lebensdauer sprechen.

Die Gesamtzahl der Einzelelemente einer hinsichtlich Differenzierungsrichtung und spezifischer Leistung einheitlichen Zellpopulation (z. B. Vorläufer und Endzellen der Erythropoiese) ist weitgehend auch durch die Lebensdauer der Endzellen bestimmt. Von allen Zellen der Reihe der roten Blutkörperchen sind die kernlosen Erythrocyten deshalb am zahlreichsten, weil ihre Lebensdauer verhältnismäßig lang ist. Dementsprechend finden sich unter allen lymphoiden Zellen des Körpers deswegen viele kleine Lymphocyten, weil ihre G_0-Zeit zum Teil viele Wochen und Monate beträgt. Für die Beurteilung regenerativer Vorgänge am lymphoretikulären System haben diese Überlegungen große Bedeutung; je länger nämlich die durchschnittliche und maximale G_0-Zeit bzw. Lebensdauer ihrer nichtproliferierenden Vertreter ist, desto länger wird es dauern, bis nach tiefgreifender

[411] Chanana, Brecher, Cronkite, Joel und Schnappauf 1966. [412] Morris 1968.

Schädigung des Systems die Gesamtzahl der Einzelelemente wieder den Ausgangswert erreicht. Naturgemäß haben auch Änderungen im Zellnachschub einen Einfluß auf die Dauer dieses Geschehens.

Zur Schätzung der minimalen, mittleren und maximalen G_0-Zeit oder der Lebensdauer bestimmter Zellarten in vivo wurden verschiedene *Methoden* benützt, deren Aussagewert einer Kritik allerdings nicht immer in gleichem Maß standhält:

1. Am zuverlässigsten sind wohl über lange Zeit fortgesetzte, kontinuierliche Infusionen[413] oder in kurzen Zeitabständen verabreichte Injektionen von Thymidin-^{3}H[414], wobei die relative Zahl der *unmarkierten* Zellen als Funktion der Zeit nach Beginn der Verabreichung von Thymidin-^{3}H verfolgt wird. Bei diesen Methoden sind die Möglichkeit einer ungenügenden autoradiographischen Wirksamkeit, ferner radiotoxische und pharmakologische Einflüsse des Thymidin-^{3}H zu berücksichtigen[415].

2. Nach einmaliger oder wiederholter Injektion von Thymidin-^{3}H kann geprüft werden, über wie lange Zeit stark markierte Vertreter einer bestimmten Zellart noch zu finden sind[416]. Bei der Bewertung „stark" und „weniger stark" markierter Zellen ergeben sich naturgemäß gewisse Schwierigkeiten.

3. Bei bestrahlten Individuen kann untersucht werden, wie lange nach Exposition Lymphocyten, die in vitro zur Proliferation gebracht werden, unstabile Chromosomenaberrationen, wie azentrische oder dizentrische Chromosomen und Ringchromosomen, aufweisen[417]. Die Zuverlässigkeit dieser Methode ist an die Annahme gebunden, daß a) die Chromosomenaberrationen nicht erst während der in vitro-Kultur zustande kamen, sondern vorbestanden, und b) es sich bei der untersuchten Zelle um die erste Teilung nach Bestrahlung handelt. Beide Annahmen lassen sich nur schwer beweisen.

4. Durch Ermittlung der Zeitspanne, die nach schwerwiegender Schädigung eines bestimmten Systems bis zu dessen vollständiger Wiederbevölkerung benötigt wird[418], läßt sich die G_0-Zeit bzw. die Lebensdauer der nichtproliferierenden Zellen ebenfalls abschätzen. Voraussetzung für die Zuverlässigkeit dieser Methode wäre allerdings die Annahme, daß der Zellnachschub unverändert bleibt und der Zelluntergang gemessen werden kann; beides sind nicht leicht beurteilbare Parameter.

Bei all diesen Untersuchungen darf die sog. Umsatzrate einer bestimmten Zellart innerhalb eines Organs, der Blutstrombahn oder der Lymphe nicht mit der G_0-Zeit oder der Lebensdauer der Einzelelemente verwechselt werden. In Abb. 39 sind die Markierungsindices kleiner lymphoider Zellen des Thymus, des Knochenmarks, des venösen Bluts und des Ductus thoracicus der Ratte als Funktion der Zeit nach Beginn kurzfristig wiederholter Injektionen von Thymidin-^{3}H aufgetragen[419]. Aus der Tatsache, daß die Kurven für die kleinen lymphoiden Zellen in Knochenmark und Thymus steil ansteigen und innerhalb weniger

[413] LITTLE, BRECHER, BRADLEY und ROSE 1962, ROBINSON, BRECHER, LOURIE und HALEY 1965, BLENKINSOPP 1967.

[414] ODARTCHENKO, LEWERENZ, SORDAT, ROOS und COTTIER 1967, SCHAER, ROOS, COTTIER, RAI und CRONKITE 1967.

[415] Vgl. FEINENDEGEN 1967, GREULICH, CAMERON und THRASHER 1961, FIRKET und MATHIEU 1967.

[416] Übersicht bei EVERETT und CAFFREY 1967, MILLER und COLE 1967, PARROTT und DE SOUSA 1967, EVERETT und TYLER 1967.

[417] BUCKTON und PIKE 1964, NOWELL 1965, NORMAN, SASAKA, OTTOMAN und FINGERHUT 1965.

[418] Zum Beispiel nach Verabreichung hoher Corticosteroiddosen: BASERGA und MORSIANI 1961, nach extrakorporaler Bestrahlung des zirkulierenden Bluts: CRONKITE, JANSEN, MATHER, NIELSEN, USENIK, ADAMIK und SIPE 1962.

[419] Vgl. dazu EVERETT und CAFFREY 1967.

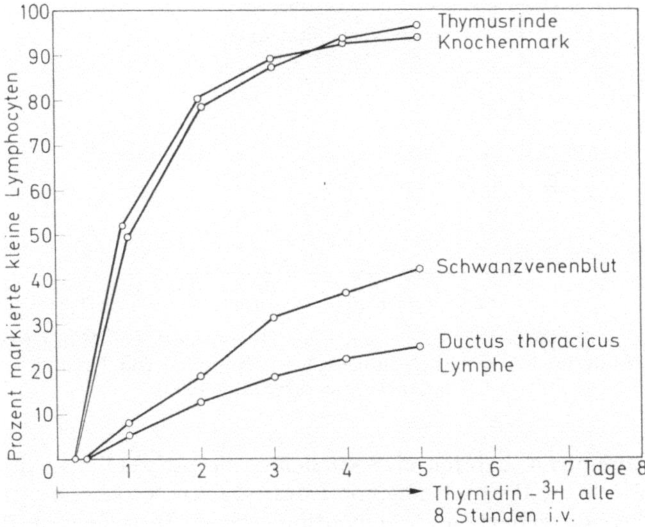

Abb. 39. Markierungsindices kleiner lymphoider Zellen in Thymus, Knochenmark, venösem Blut und Ductus thoracicus der Ratte, als Funktion der Zeit nach Beginn kurzfristig wiederholter i.m. Injektion von Thymidin-^{3}H

Tage 100% erreichen, während in Blut und Thoracicuslymphe die Markierungsindices nur langsam zunehmen, kann nicht eine „kurze G_0-Zeit" der Knochenmark- oder Thymuslymphocyten abgeleitet werden. Es ist nämlich möglich, für den Thymus sogar wahrscheinlich, daß diese Zellen im betreffenden Organ rasch nachgebildet werden und dann auswandern *ohne* zugrunde zu gehen. Der Verlauf der Markierungsindices gibt daher unter diesen Verhältnissen nur Auskunft darüber, wie rasch unmarkierte kleine lymphoide Zellen im betreffenden Organ oder Kreislaufsystem durch markierte ersetzt werden.

Es wurde verschiedentlich vorgeschlagen, zwei Populationen kleiner Lymphocyten auseinanderzuhalten, eine „kurzlebige" und eine „langlebige"[420]. Es ist aber ebenso wahrscheinlich, daß die ganz „kurzlebigen" und die „sehr langlebigen" kleinen Lymphocyten nur die beiden Extreme einer kontinuierlichen Häufigkeitsverteilung verschieden langer G_0-Zeiten oder ungleicher Lebensdauer darstellen. In der Tat fällt es schwer, aus der in Abb. 39 dargestellten Kurve der Markierungsindices kleiner Blutlymphocyten nur zwei und nicht eine beliebige Anzahl von Komponenten mit verschieden steilen Gradienten herauszulesen. Diese Vorstellung wäre auch besser mit der von vielen Autoren geteilten Annahme vereinbar, daß die kleinen Lymphocyten vor allem deshalb keine einheitliche G_0-Zeit oder Lebensdauer aufweisen, weil sie je nach örtlichen Gegebenheiten und Stimulationen verschiedener Art zu irgendeiner Zeit nach ihrer Entstehung wieder zur Proliferation oder zum Untergang gebracht werden können. Ob dies in erster Linie nicht sensibilisierte („non-committed") oder sensibilisierte (u. a. „memory cells") Lymphocyten betrifft, ist noch nicht klar. Vieles spricht dafür, daß langlebige „Memory"-Zellen die Gestalt kleiner Lymphocyten haben können[421]. Merkwürdigerweise werden aber gerade die Abkömmlinge der Keimzentren

[420] Everett, Caffrey und Rieke 1964, Lundmark und Fichtelius 1965, Miller und Cole 1967, Everett und Tyler 1967, Craddock, Winkelstein, Matsuyuki und Lawrence 1967.

[421] Übersicht bei Gowans und Uhr 1966.

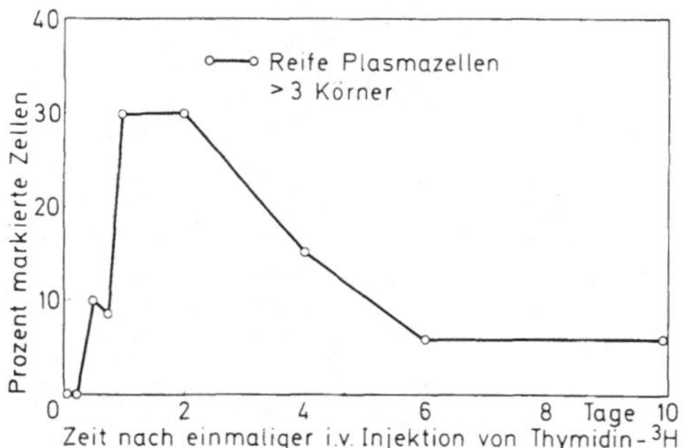

Abb. 40. Markierungsindex reifer Plasmazellen im Thymusmark von Mäusen mit chronischer Trichinose, als Funktion der Zeit nach einmaliger i.v. Injektion von Thymidin-^{3}H (HEINIGER, COTTIER, HESS und STONER 1965)

(s. S. 566) von einigen Autoren als „kurzlebig" betrachtet[422]. In diesem Zusammenhang verdient die Beobachtung von ROBINSON, BRECHER, LOURIE und HALEY (1965) Beachtung, wonach die bei kontinuierlicher Infusion von Thymidin-^{3}H stärker markierten kleinen Blutlymphocyten sich rascher umsetzen als die schwach markierten. Man weiß aber, daß gerade in den Keimzentren, wie übrigens auch im Thymus, schwach markierte lymphoide Zellen entstehen. Vorläufig scheint es deshalb richtig zu sein, weder die nichtsensibilisierten noch die sensibilisierten Elemente von den kleinen lymphoiden Zellen mit langer G_0-Zeit auszuschließen.

Unter Berücksichtigung der erwähnten Unklarheiten darf mit guten Gründen angenommen werden, daß die G_0-Zeit bzw. die Lebensdauer kleiner Lymphocyten sehr lang sein kann. Tatsächlich kennt man die oberste Grenze noch gar nicht. Aufgrund der bei kontinuierlicher Infusion von Thymidin-^{3}H an Ratten gemachten Feststellungen darf angenommen werden, daß die mittlere G_0-Zeit bzw. Lebensdauer der im Blut zirkulierenden kleinen Lymphocyten etwa 30 Tage beträgt, und daß 5—9% der kleinen Blutlymphocyten länger als 9 Monate leben, ohne sich zu teilen[423]. Dabei ist zusätzlich zu betonen, daß die Blutlymphocyten nur einen kleinen Teil aller kleinen Lymphocyten im Körper darstellen, beim Kalb beispielsweise nur etwa 2,5% [424], und daß sich in den Lymphknoten eine große Anzahl schwer mobilisierbarer Lymphocyten befindet, deren G_0-Zeit noch kaum bekannt ist[425]. Die kleinen Lymphocyten des Menschen scheinen — soweit sich dies aufgrund des Auftretens unstabiler Chromosomenaberrationen bei in vitro-Kulturen zu verschiedenen Zeiten nach therapeutischer Bestrahlung beurteilen läßt — Monate bis mehrere Jahre ohne Teilung überleben zu können[426].

Über die G_0-Zeit oder Lebensdauer ins Gewebe ausgetretener kleiner Lymphocyten besitzen wir nur wenige Angaben.

Die *Plasmazellen* scheinen nach allem, was man bisher weiß, echte Endzellen zu sein, so daß man hier mit Recht von einer Lebensdauer sprechen darf. Im Verlauf einer immunbiologischen Reizbeantwortung bei Ratten beträgt sie für die Mehrheit der Zellen ungefähr 48 Std[427]. Bei Mäusen mit chronischer Trichinose

[422] CRADDOCK, WINKELSTEIN, MATSUYUKI und LAWRENCE 1967.
[423] LITTLE, BRECHER, BRADLEY und ROSE 1962, ROBINSON, BRECHER, LOURIE und HALEY 1965.
[424] CRONKITE, JANSEN, COTTIER, RAI und SIPE 1964.
[425] COTTIER, CRONKITE, JANSEN, RAI, SINGER und SIPE 1964.
[426] BUCKTON und PIKE 1964, NOWELL 1965, NORMAN, SASAKA, OTTOMAN und FINGERHUT 1965.
[427] MÄKELÄ und NOSSAL 1962, vgl. auch NOSSAL, AUSTIN und ADA 1965.

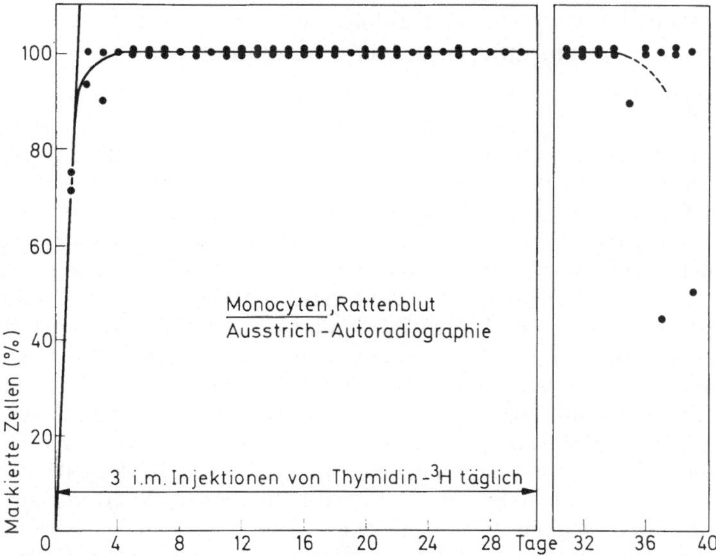

Abb. 41. Markierungsindex von Blutmonocyten der Ratte, als Funktion der Zeit nach Beginn kurzfristig wiederholter i.m. Injektionen von Thymidin-^{3}H (SCHÄR und ROOS, nicht publizierte Befunde 1966)

wurde für reife Plasmazellen im Mittel eine Lebensdauer von 3—4 Tagen festgestellt (Abb. 40)[428]. Ein Teil der Plasmazellen soll nach MILLER und COLE (1967) eine wesentlich längere Lebensdauer erreichen können.

Über die Lebensdauer der verschiedenen Vertreter des *reticuloendothelialen und histiocytären Systems* im engeren Sinn liegen nur wenige quantitative Angaben vor. Blutmonocyten werden beim Tier (Abb. 41)[429] wie beim Menschen[430] innerhalb eines bis weniger Tage umgesetzt. „Hautfenster-Makrophagen" der Ratte scheinen, jedenfalls nach Angaben von VOLKMAN und GOWANS (1965), kurzlebig zu sein. Demgegenüber wurde für Reticulumzellen in nichtstimulierten, oligosynthetischen Mäuselymphknoten eine Umsatzrate von 5% pro Tag bestimmt (vgl. Abb. 28)[431]. Ähnliche Werte konnten für Blut- und Lymphgefäßendothelien ermittelt werden[432]. Die hier erwähnten Umsatzraten treffen wahrscheinlich nur für einen Teil der Zellen zu; in der Tat ließen sich im Tierversuch nach wiederholten Injektionen von Thymidin-^{3}H noch über Wochen und Monate stark markierte Reticulumzellen in Lymphknoten und im Thymus nachweisen[433]. Die Annahme einer einheitlichen Lebensdauer scheint daher auch für diese Elemente nicht berechtigt zu sein.

Die *Mastzellen* leben offenbar sehr lange; ob allerdings die Annahme von BLENKINSOPP (1967) zu Recht besteht, es gäbe keinen eigentlichen Mastzellumsatz, erscheint mehr als fraglich.

---

[428] HEINIGER, COTTIER, HESS und STONER 1965.
[429] Ratten: WHITELAW 1966, Mäuse: ODARTCHENKO, LEWERENZ, SORDAT, ROOS und COTTIER 1967.
[430] FLIEDNER, CRONKITE und BOND 1961.
[431] ROOS, ODARTCHENKO, HESS, STONER und COTTIER 1965, COTTIER, DÜBI, ODARTCHENKO, KEISER, HESS und STONER 1967.
[432] ROOS, ODARTCHENKO, HESS, STONER und COTTIER 1965.
[433] EVERETT und TYLER 1967, PARROTT und DE SOUSA 1967.

VI. Reutilisation von Zellabbauprodukten nach Untergang lymphoretikulärer Einzelelemente

Seit langem wurde vermutet, daß Abbauprodukte zugrundegehender Zellen (z. B. tingible Körper in Keimzentren, Abb. 42) für den Aufbau neugebildeter Elemente wiederbenützt werden können. Diesem Vorgang der „Reutilisation" kommt im Rahmen der Beurteilung regenerativer Vorgänge besondere Bedeutung zu, sowohl für die richtige Bewertung von Versuchsresultaten bei Verwendung radioaktiv markierter Substanzen als auch für das Verständnis damit verbundener Mechanismen. Auf Reutilisation von Nucleinsäuren oder Nucleinsäureabbauprodukten wiesen schon frühere Beobachtungen hin, die nach in vivo-Markierung durch ^{32}P gemacht wurden[434]. Ein Wiedereinbau von DNS-Abbauprodukten in proliferierende Zellen läßt sich besonders deutlich bei Verwendung von Thymidin-^{3}H zeigen[435]. In Versuchen am Hundeknochenmark konnte festgestellt werden, daß mindestens 30—40% des beim Zellabbau freiwerdenden, durch Thymidin-^{3}H markierten Materials physiologischerweise reutilisiert werden[436]. Bei besonders nahem Kontakt der zugrundegehenden Zellen mit DNS-synthetisierenden Elementen[437] könnte dieser Prozentsatz noch höher liegen. Nicht alle spezifischen Vorläufer der DNS eignen sich in gleicher Weise für einen Wiedereinbau: Aus 5-jododesoxyuridin-markierter DNS beispielsweise werden beim Zellzerfall nur geringe Mengen von Markiersubstanz für den Einbau in die DNS proliferierender Nachbarzellen frei (Abb. 43)[438]. Abbauprodukte von mit Cytidin-^{3}H markierter DNS oder RNS können dagegen in ausgedehntem Maß für den Einbau in neugebildete DNS und RNS Verwendung finden[439]. Während früher vermutet wurde, makromolekulare DNS oder makromolekulare Polydesoxyribonucleotide könnten als solche reutilisiert werden, gilt es heute als wahrscheinlich, daß die Reutilisation von DNS-Abbauprodukten vorwiegend, wenn nicht ausschließlich, auf der Stufe der Nucleoside stattfindet; eine Reutilisation von Abbauprodukten mit Thymidin-^{3}H markierter DNS läßt sich nämlich durch Verabreichung großer Mengen nicht markierten („kalten") Thymidins weitgehend verhindern[440]. Diese Feststellung ist um so wichtiger, als eine Reutilisation von DNS-Abbauprodukten in künstlichen Systemen auch zwischen Zellen mit unterschiedlicher Struktur der DNS-Moleküle vorkommen kann. Dasselbe gilt wahrscheinlich auch für die an der DNS-Oberfläche neugebildete RNS, obschon wiederholt mitgeteilt wurde, RNS könne in makromolekularer Form von anderen Zellen „aufgenommen" werden[441]. Neben den Substanzen, die aus dem Katabolismus von Nucleinsäuren hervorgehen, kommen für die Reutilisation naturgemäß auch andere Abbauprodukte in Frage (Aminosäuren u. a.). Der Zellabbau findet häufig in Makrophagen statt.

Die biologische Bedeutung des Reutilisationsphänomens kann verschiedener Art sein. Zunächst liegt darin ein Sparprinzip, indem die zugrunde gehenden Zellen ihre Bausteine wieder zur Verfügung stellen und somit proliferierenden Nachbarelementen Vorläufer für den Aufbau von Nucleinsäuren, Proteinen und anderen Makromolekülen liefern. Dies kann besonders dort entscheidenden Einfluß haben, wo etwa ein Granulationsgewebe rasch entstehen oder verlorengegangenes Gewebe in nützlicher Frist ersetzt werden soll. In solchen Fällen finden sich oft reichlich eingewanderte Blutleukocyten, die an Ort und Stelle

[434] Übersicht bei HILL und DRÁSIL 1960.
[435] FICHTELIUS 1961, FICHTELIUS und DIDERHOLM 1961, BRYANT 1962, RIEKE 1962.
[436] FEINENDEGEN, BOND und HUGHES 1966.
[437] Vgl. RIEKE 1962. [438] FEINENDEGEN, BOND und HUGHES 1966.
[439] FEINENDEGEN, BOND, CRONKITE und HUGHES 1964.
[440] ROBINSON, BRECHER, LOURIE und HALEY 1965.
[441] Übersicht bei BISHOP und ABRAMOFF 1965.

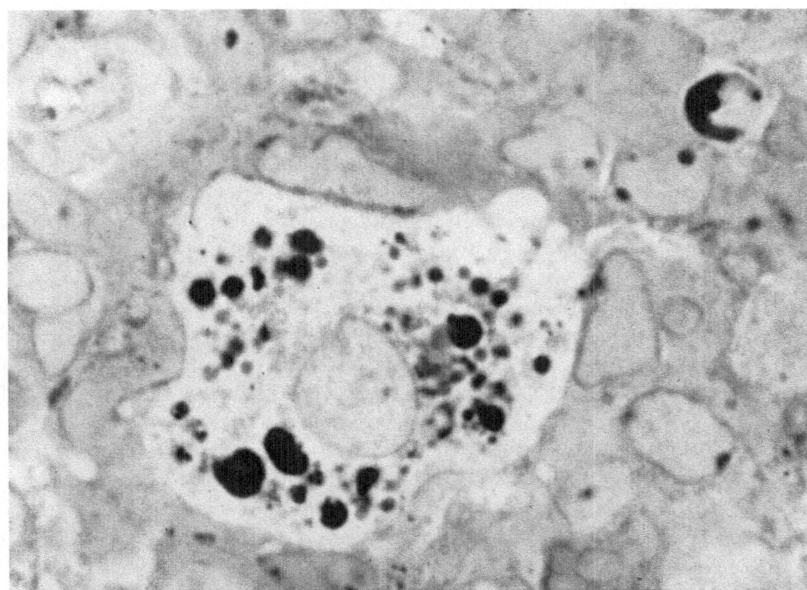

Abb. 42. Zelltrümmer (vor allem Kerntrümmer = tingible Körperchen) in einem Makrophagen. Keimzentrum einer menschlichen Tonsille. (Epon-Einbettung, Dünnschnitt, Giemsa. 2000 ×

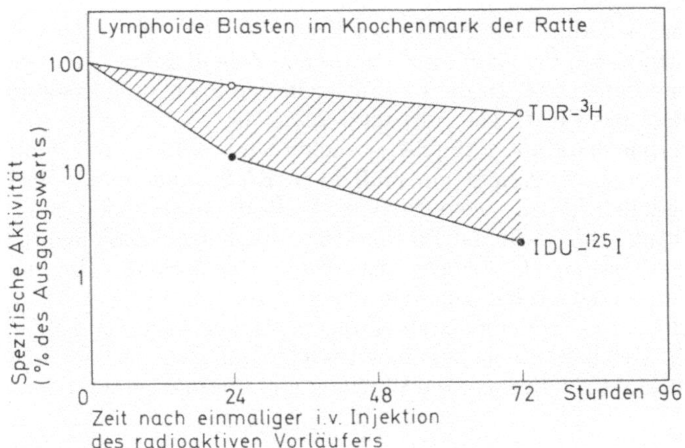

Abb. 43. Spezifische Aktivität lymphoider Blasten im Knochenmark der Ratte, als Funktion der Zeit nach i.v. Injektion von a Thymidin-^{3}H (TDR-^{3}H), oder b Iododesoxyuridin-^{125}I (IDU-^{125}I). Die Differenz beider Kurven gibt ein ungefähres Maß für die Reutilisation von DNS-Abbauprodukten, da IDU-^{125}I-markierte DNS-Katabolite für die Neusynthese von DNS kaum wieder verwendet werden. (Diese Kurve verdanken wir Prof. L. E. Feinendegen und Dr. H. J. Heiniger, KFA Jülich, Nordrhein-Westfalen)

zugrunde gehen und so die Voraussetzung für eine wirksame Reutilisation schaffen können. Eine solche „*trophische*" *Funktion*, gleichsam der Tod als Lebensaufgabe, wurde verschiedentlich besonders den Lymphocyten zugeschrieben. Es hat sich aber gezeigt, daß alle zugrunde gehenden Zellen diese Aufgaben erfüllen können, u. a. auch die oft in großer Zahl vorhandenen und häufig zerfallenden

Granulocyten[442] sowie die ausgestoßenen Erythroblastenkerne[443]. Es fragt sich daher, ob es richtig ist, die Lymphocyten als „Trephocyten" zu bezeichnen[444]

Eine sehr wesentliche Frage bezieht sich auf die *Wiederverwendung makromolekularer Nucleinsäure oder Polynucleotide.* Bezogen auf die DNS würde dies in der Regel einer Änderung der genetischen Information gleichkommen. Ein abschließendes Urteil ist hier noch verfrüht; es sei höchstens darauf hingewiesen, daß an Säugerzellen ein Zuwachs an genetischer Information infolge Einbaus fremder DNS, die dann auch von allen nachfolgenden Zellgenerationen beibehalten würde, bisher nicht nachgewiesen werden konnte. Etwas anders verhält es sich vielleicht mit der RNS. Auf die von FISHMAN (1961) postulierte Übertragung von Makrophagen-RNS auf immunkompetente Zellen wurde schon hingewiesen (S. 556). Andere Autoren, wie MANNICK und EGDAHL (1962), glauben gezeigt zu haben, daß nichtsensibilisierte Lymphoblasten und Lymphocyten aus Lymphknoten durch Aufnahme und Einbau von RNS sensibilisierter Zellen zu spezifisch sensibilisierten Elementen transformiert werden können. Bekanntlich hat in den letzten Jahren TIEDEMANN (1966a, b) die Auffassung entwickelt, daß auch bei der Organisatorwirkung beispielsweise von unterlagertem Entomesoderm auf das überlebende Ektoderm im Sinn der Induktion der Entwicklung des Ektoderms zum Zentralnervensystem RNS der unterlagernden Zellen freigesetzt und an dem Ektoderm wirksam wird, und zwar auch hier im Sinne spezifischer Differenzierung. Neuere Untersuchungen über die Effektormechanismen bei der Transplantationsimmunität machen es indessen unwahrscheinlich, daß eine Übertragung makromolekulärer RNS eine wesentliche Rolle spielt[445]. Immerhin erscheint es richtig, auf diesem wichtigen Gebiet keine endgültigen Schlüsse zu ziehen. Es sei auch daran erinnert, daß unter „Einbau" makromolekularer RNS verschiedenerlei verstanden werden kann: Ein Eintritt zellfremder RNS (mit erhaltener Fähigkeit zur Proteinsynthese) in den cytoplasmatischen Zelleib kommt ja in gewissem Sinn bei Virusinfektionen vor. In diesem Fall behalten aber diese zusätzlich erzeugten Proteine die Eigenschaft von Virusproteinen bei.

Es sei ferner erwähnt, daß gewisse Zellabbauprodukte, wie makromolekulare DNS und Histone, in geringerem Maß auch RNS, eine *radioprotektive Wirkung* auf Thymuszellen haben sollen[446]. Beim Zelltod freiwerdende Substanzen üben nach TROWELL (1957) auf die Proliferation überlebender Elemente anscheinend auch einen *stimulierenden Effekt* aus. Diese Eigenschaft wird besonders den Oligodesoxyribonucleotiden zugeschrieben[447], die im übrigen auch die Phagocytosetätigkeit des reticulohistiocytären Systems anregen sollen[448]. Ein abschließendes Urteil ist auch auf diesem Gebiet noch nicht möglich. Neuerdings wird der Interferon-induzierenden Wirkung von Polynucleotiden große Beachtung geschenkt.

VII. Die dem lymphoretikulären System innewohnenden und übergeordneten Regulationsmechanismen

Mit Ausnahme des Thymus zeigen keimfrei aufgezogene Tiere eine nur spärliche Entwicklung des lymphoretikulären Gewebes[449]. Diese Tatsache gibt einen guten Hinweis auf die Abhängigkeit des immunbiologisch aktiven Systems von

[442] FICHTELIUS und DIDERHOLM 1961.
[443] COTTIER, ODARTCHENKO, FEINENDEGEN, KEISER und BOND 1963.
[444] Vgl. HILL und JAKUBÍCKOVÁ 1962, MONTGOMERY, HUGHES und FRENKEL 1965, LINNA 1967.
[445] Übersicht bei NAJARIN 1967 [446] CONSTANTIN 1966.
[447] BRAUN und NAKANO 1965. [448] FREEDMAN und BRAUN 1965.
[449] GORDON 1959, BAUER, PARONETTO, BURNS und EINHEBER 1966.

exogenen Faktoren, im besonderen von antigenischen Stimulationen verschiedener Art. Natürlich beschränken sich die dem lymphoretikulären Gewebe übergeordneten Regulationsmechanismen nicht auf immunbiologische Vorgänge, sondern umfassen eine Vielzahl anderer Kontrollsysteme, die für die verschiedensten Gewebe Gültigkeit haben[450]. So ist zu vermuten, daß die an Bakterien gemachten Feststellungen über die Induktion oder Repression von Enzymsystemen[451] auch für die Entwicklung und Leistung der lymphoretikulären Zellfamilien zutreffen; nur sind diese Zusammenhänge an Säugerzellen bisher ungenügend abgeklärt worden und würden den Rahmen dieser Besprechung überschreiten. Im übrigen sei auf das Kapitel über die Biochemie der Regeneration in diesem Band hingewiesen[452].

Bei der Beurteilung einer von *antigenischen Stimulationen* ausgehenden Regulation der Kinetik lymphoretikulärer Zellen darf zunächst hervorgehoben werden, daß es sich hier nicht um stets gleichgerichtete und in ihrer Intensität konstante Reizwirkungen handelt. Die Art der Reaktion und die damit verbundenen geweblichen und cellulären Besonderheiten hängen von einer Reihe von Faktoren ab. Zu den Gegebenheiten, die es in diesem Zusammenhang zu berücksichtigen gilt, gehören u. a.:

die Menge und Beschaffenheit der Antigene (chemische Struktur, Molekülgröße, Antigenizität, physikalische Form, biologische Aktivität),

die Eintrittspforten und unterschiedliche Lokalisation der Antigene bei nichtimmunisierten und immunisierten Individuen[453],

der Grad der Opsonisierung partikulärer Antigene[454],

die gegenseitige Kompetition verschiedenartiger Antigene[455],

Kreuzreaktionen zwischen Antigenen und Antikörpern[456],

die Wirkung von Immunkomplexen[457],

Fragen des passiven und aktiven Proteintransports[458],

das Verhältnis zwischen Antigenmenge und Zahl der zur Verfügung stehenden immunkompetenten Zellen[459], sowie

Unterschiede zwischen der primären und anamnestischen immunbiologischen Reizbeantwortung[460].

Diese kurze Aufzählung läßt erkennen, daß allein die Art und das Ausmaß einer antigenischen Stimulation von so vielen Faktoren mitbestimmt werden, daß eine einheitliche Reaktion der Gewebe und Zellen auf anfallende Reize nicht zu erwarten ist. Überdies gesellen sich zu diesen Imponderabilien bei konventionell gehaltenen Tieren wie beim Menschen noch Episoden von Infektionskrankheiten, inapperzepten Infekten und andersartigen, kurz oder länger dauernden antigenischen Stimulationen. Es kann somit nicht verwundern, daß ein streng gesetzmäßiges „steady state" im Rahmen des lymphoretikulären Systems kaum besteht. Vielmehr spiegeln sich die Fluktuationen der äußeren Einflüsse in einem erheblichen Wechsel der Reaktionsart und -intensität der Gewebe und Zellen, dem wir

---

[450] Vgl. dazu Brachet und Mirsky 1960, Mazia 1960.

[451] Monod und Jacob 1961. [452] Schindler s. S. 1ff.

[453] Übersicht bei Roberts und Haurowitz 1961, 1962, Speirs 1961, Buyukozer, Mutlu und Pepe 1965, Mitchell und Abbott 1965, Cohen, Vassalli, Benacerraf und McCluskey 1966, Humphrey und Frank 1967, Humphrey, Askonas, Auzins, Schechter und Sela 1967.

[454] Vgl. dazu Parish 1965. [455] Miller, Martinez und Good 1964.

[456] Vgl. dazu Weigle 1961a, b, c, Weigle und McConahey 1962.

[457] Übersicht bei Ishizaka, Ishizaka und Sugahara 1962, Stoner und Terres 1963.

[458] Vgl. dazu Hyman und Paldino 1960.

[459] Übersicht bei Albright, Makinodan und Capalbo 1964.

[460] Übersicht bei Stoner und Hale 1962, Cottier, Odartchenko, Schindler und Congdon 1967.

bei der Beurteilung regenerativer Vorgänge Rechnung zu tragen haben. Trotz dieser Einschränkungen darf festgestellt werden, daß der gesunde Organismus über Regulationsmechanismen verfügt, welche die durch antigenische Stimulationen ausgelösten Zellproliferationen und -leistungen in einem gewissen Gleichgewicht zu halten vermögen. Das Wesen dieser Mechanismen ist in mancher Hinsicht noch unklar.

Eine Art von Selbstregulation scheint darin zu bestehen, daß die im Verlauf einer spezifischen immunbiologischen Reizbeantwortung gebildeten *Antikörper* die Proliferation und Differenzierung von Zellen, die diese Antikörper produzieren, zu drosseln vermögen[461]. Das Ausmaß dieses Hemmeffektes scheint von der Affinität des Antikörpers zum Antigen abzuhängen (WALKER und SISKIND 1968). Im besonderen spricht manches dafür, daß die im Verlauf einer immunbiologischen Reizbeantwortung gebildeten 7 S-Antikörper unter anderem an der Drosselung der vorausgehenden Produktion gegen das gleiche Antigen gerichteter 19 S-Antikörper beteiligt sind (MORRIS und MÖLLER 1968). Der Angriffsort der Antikörper liegt vermutlich am Immunogen selbst oder am Transportmechanismus, der das Immunogen den immunbiologisch kompetenten Zellen zuführt[462]. Eine solche spezifische Hemmung der Antikörperproduktion ist vielleicht auch an der Drosselung der immunbiologischen Reizantwort beteiligt, wie sie durch Injektion großer Mengen gepoolter γ-Globuline erzielt werden kann[463]. Worauf demgegenüber die permissive Wirkung von γ-Globulin auf in vitro-Kulturen von Tonsillen[464] beruht, steht noch im Zweifel. Es bedarf keiner besonderen Erklärung, daß die Fähigkeit, genügende Mengen von Antikörpern zu erzeugen, bei proteinarmer Diät[465] oder bei Verabreichung von L-Phenylalanin im Überschuß[466] absinkt. Im übrigen erscheint es wenig glaubhaft, daß *nutritive Faktoren* bei gesunden Individuen an der Regulation des lymphoretikulären Systems wesentlich beteiligt sind.

Eine größere Bedeutung kommt sehr wahrscheinlich auch unter physiologischen Bedingungen der *hormonalen Regulation* zu. Seit längerer Zeit weiß man, daß höhere Dosen von Corticosteroiden die Aktivität des lymphoretikulären Systems hemmen, andere Hormone, wie Wachstumshormon[466a], Oestrogene und Schilddrüsenhormon, dagegen einen stimulierenden Effekt haben[467]. Wirkungen hochdosierter Hormongaben dürfen aber nicht ohne weiteres der physiologischen Bedeutung des betreffenden endokrinen Systems gleichgesetzt werden. Dies geht besonders deutlich aus dem Beispiel des Cortisols hervor, das nach SNELL (1960) bei der Ratte in Dosen unter 5 mg/kg Körpergewicht die Clearance intravenös injizierter Partikeln steigert, in höheren Dosen jedoch senkt. Eine derartig dosisabhängige bimodale Wirkung könnte auch bei anderen Hormonen in Betracht zu ziehen sein. Die Strukturbesonderheiten von Chemikalien, die auf die Leistungsfähigkeit des lymphoretikulären Systems einen günstigen Einfluß haben, wurden u. a. von BILBEY und NICOL (1963) diskutiert. Am Beispiel des Cortisols konnte gezeigt werden, daß die Wirkung auf cellulärer Ebene sehr rasch und in einer Weise erfolgt, die an die Steuerung der Induktion und Repression von Enzymleistungen durch Effektor-

---

461 UHR und BAUMANN 1961, ALBRIGHT, MAKINODAN und CAPALBO 1964, TAO und UHR 1966, WIGZELL 1966, BRODY, WALKER und SISKIND 1967.

462 WIGZELL 1966, DIXON, JACOT-GUILLARMOD und McCONAHEY 1967.

463 HODGES, BEAN, OHLSON und BLEILER 1962, vgl. dazu BRITTON und MÖLLER 1968.

464 GOLDFARB und ULLAL 1965.

465 HODGES, BEAN, OHLSON und BLEILER 1962.

466 RYAN und CARVER 1964. 466a PIERPAOLI und SORKIN 1969.

467 Übersicht bei LURIE 1960, NICOL und BILBEY 1960, SNELL 1960, KELLY, DOBSON, FINNEY und HIRSCH 1960, KELLY, BROWN und DOBSON 1962, DOUGHERTY, BERLINER, SCHNEEBELI und BERLINER 1964, RUTH, HOHN und LAW 1965.

moleküle erinnert[468]. Über die Bedeutung von *Neurohormonen* sowie überhaupt des Nervensystems auf die Leistungen und Regeneration des lymphoretikulären Gewebes besitzen wir noch wenig Kenntnisse. Substanzen, welche die Vaguswirkung nachahmen, entfalten bei Tieren in der Regel einen begünstigenden, sympathicomimetische Mittel dagegen einen hemmenden Effekt auf die Tätigkeit des lymphoretikulären Systems[469]. Beim Menschen konnte sich MÄRKI (1961) von der Existenz einer nervösen Regulation des lymphoretikulären Systems bisher allerdings nicht überzeugen.

In neuerer Zeit wurde dem Thymus verschiedentlich die Eigenschaft zugeschrieben, durch Produktion eines oder mehrerer *humoraler Faktoren* Entwicklung, Proliferationstätigkeit und Leistung der peripheren lymphoretikulären Organe entscheidend zu beeinflussen[470]. Bevor es gelingt, derartige Faktoren zu isolieren und deren Wirksamkeit unter physiologischen Bedingungen nachzuweisen, mag ein Urteil über diese Fragen verfrüht erscheinen[471]. Dasselbe gilt beispielsweise auch für den aus Schafmilz gewonnenen RLP-Faktor, der die Regeneration des geschädigten Thymus günstig beeinflussen soll[472], ferner für den angeblich mitosestimulierenden Faktor im Serum bestrahlter Ratten[473] sowie für den aus Lymphknotenzellen gewonnenen Permeabilitätsfaktor[474]. Das von BIERMAN (1964) postulierte Leukopoietin G soll vor allem auf die Granulocytenreihe wirken. Vom sog. leukocytoseinduzierenden Faktor (LIF)[475] ist nicht genau bekannt, wie er auf das lymphoretikuläre Gewebe einwirkt. Bei allen diesen Hypothesen hat man sich daran zu erinnern, daß viele unspezifische Reize das Verhalten der Lymphocyten mitbestimmen[476]. Humorale, nicht antigenisch wirksame Faktoren mit der Eigenschaft, den Generationscyclus der lymphoretikulären Zellen zu ändern[477], konnten bisher nicht gefunden werden. Die Fähigkeit, auf einen bestimmten Reiz hin in Proliferation überzugehen, ist wahrscheinlich in der Zelle verankert und wird nicht in erster Linie durch konditionierende Faktoren im umgebenden Milieu vermittelt[478]. Daß dem Milieufaktor trotzdem eine gewisse Bedeutung zukommt, darf aus den Beobachtungen an neugeborenen Tieren vermutet werden. Diese scheinen für die Proliferation lymphoider Zellen nicht dieselben Voraussetzungen zu bieten wie ältere Individuen[479]. In Anbetracht der mitosebegünstigenden Wirkung von Calciumionen und des hemmenden Effekts von Phosphat[480] könnte man sich fragen, ob unter physiologischen Bedingungen die Zellerneuerung im lymphoretikulären System auch durch den Elektrolythaushalt mitbeeinflußt wird. Darüber ist aber zur Zeit noch nichts Schlüssiges bekannt. Auch über eine Vitaminwirkung auf das immunbiologisch aktive Gewebe haben wir nur sehr lückenhafte Kenntnisse (vgl. dazu die stimulierende Wirkung der Ascorbinsäure auf die Differenzierung[481] und die RNS-Synthese anderer Zellsysteme[482]).

[468] KIDSON 1967.
[469] Übersicht bei OGATA, KUNIGOSHI und FUKUSHI 1965, UMEHARA, ITO, TAKAHASHI und INAFUKA 1965, YAMAGATA und MIURA 1965.
[470] Lymphocytosestimulierender Faktor (LSF): METCALF 1956, postulierte Faktoren von OSOBA und MILLER 1964, Thymosin: GOLDSTEIN, SLATER und WHITE 1966.
[471] Vgl. dazu die negativen Resultate von GLOBERSON 1966.
[472] CIVIDALLI und KNYSZINSKI 1967.
[473] ITO und WEINSTEIN 1962.
[474] BOUGHTON 1965, CAWLEY und WILLOUGHBY 1966.
[475] GORDON, HANDLER, SIEGEL, DORNFEST und LOBUE 1964, vgl. auch GORDON und MACLEAN 1965.
[476] Vgl. dazu TOMPKINS 1964.
[477] Vgl. dazu BECKER, MCCULLOCH, SIMINOVITCH und TILL 1965.
[478] BRIDGES, CONDIE, ZAK und GOOD 1959.
[479] MARK und DIXON 1963.
[480] WHITFIELD und DIXON 1962, WHITFIELD und YOUDALE 1966b.
[481] PETRAKIS 1961. [482] PRICE 1966.

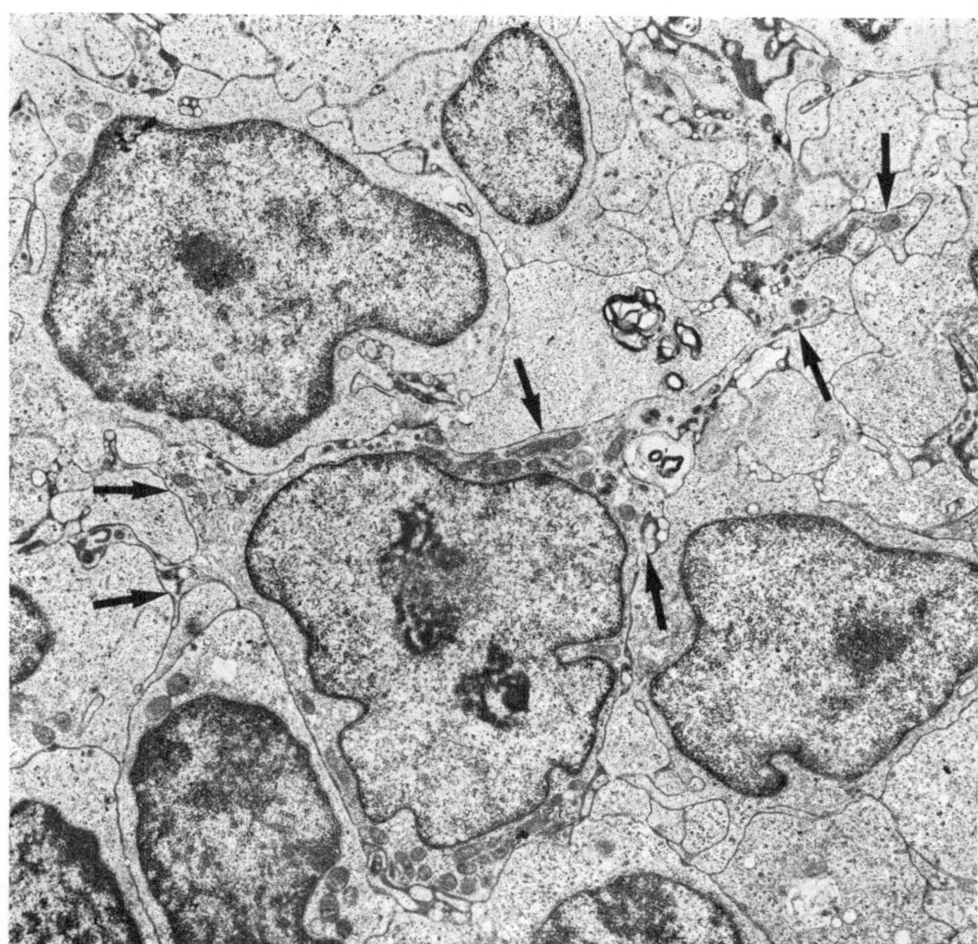

Abb. 44. Elektronenoptische Übersichtsaufnahme eines Keimzentrenausschnitts einer menschlichen Tonsille: Reticulumzelle die benachbarten lymphoiden Keimzentrenzellen mit ihren dendritischen Fortsätzen (↓) umgebend. (9600 ×, verkleinert auf $^3/_4$)

Während über allgemein-humorale Regulationsmechanismen nicht hormonaler Art nur wenige zuverlässige Angaben gemacht werden können, weiß man über *celluläre Faktoren* etwas besser Bescheid. Die oftmals anzutreffende Gruppierung lymphoider Zellen um Reticulumzellen bzw. Makrophagen herum wurde bereits erwähnt und dürfte kaum einem Zufall entsprechen (Abb. 44). Ob diese besondere Anordnung verschiedenartiger Elemente des lymphoretikulären Systems vor allem dem Austausch von Metaboliten, der Übertragung von Immunogenen[483] oder mehreren Funktionen dient, bleibt noch abzuklären. Jedenfalls konnte ein Übergang von Material von den Makrophagen auf die lymphoiden Zellen am lebenden Objekt verfolgt werden[484]. Wie die Beobachtungen von PERKINS und MAKINODAN (1964) zeigen, wirkt sich indessen die Anwesenheit von Makrophagen auf die immunbiologische Reizbeantwortung nicht unter allen Umständen günstig aus. Bei der Transformation kleiner Lymphocyten in größere Zellen scheint auch die

[483] FISHMAN 1961, COHEN 1967.

[484] ROBINEAUX, PINET und KOURILSKY 1962, MARMONT und DAMASIO 1965, BERMAN 1966.

Anwesenheit neutrophiler Granulocyten nicht unwesentlich zu sein[485]. Abgestorbene Zellen scheinen auf die Zellteilungstätigkeit überlebender benachbarter Elemente eine stimulierende Wirkung auszuüben[486], nämlich durch Abgabe von Nucleinsäureabbauprodukten[487], Histonen[488] und/oder anderen Zellbestandteilen.

Daß die Leistungen des lymphoretikulären Gewebes auch von *physikalischen Faktoren*, wie etwa der Temperatur, abhängen, braucht kaum erwähnt zu werden. Der günstige Einfluß niedriger Temperatur auf die Resistenz der Lymphocyten, beispielsweise gegenüber ionisierenden Strahlen, ist seit langem bekannt[489]. Es gelingt ja auch, immunbiologisch kompetente Zellen während längerer Zeit tiefgefroren ohne Verlust der Lebens- und Leistungsfähigkeit aufzubewahren (—196° C)[490]. Umgekehrt genügen 2 Std bei 37° C, um die immunbiologische Kapazität einer in vitro-Zellsuspension einzuschränken[491]. Zu den durch physikalische Gegebenheiten vermittelten Regulationen gehören auch die bereits erwähnten tageszeitlichen Schwankungen, denen die Proliferationstätigkeit des lymphoretikulären Gewebes unterworfen ist[492].

Aus dem Vergleich der immunbiologischen Fähigkeiten verschiedener ingezüchteter Tierarten und -stämme geht deutlich hervor, daß Menge und Leistungsfähigkeit des lymphoretikulären Gewebes zu einem guten Teil durch *genetisch fixierte Gegebenheiten* bestimmt werden (z. B. ,,dominant defensive factor'')[493]. Als Beispiel seien die 129/I-Mäuse angeführt, ungewöhnlich schlechte Antikörperbildner, die über ein nur kümmerlich entwickeltes lymphatisches System verfügen. Ob der Grund für diese Minderwertigkeit im immunbiologisch kompetenten Zellsystem, in den Regulationsmechanismen oder in beiden liegt, bleibt ungewiß.

F. Die pathologische Regeneration des lymphoretikulären Systems

Wie eingangs erläutert wurde, hat man unter dem Begriff der pathologischen Regeneration Vorgänge der Zellerneuerung zu verstehen, die das Ausmaß der physiologischen Regeneration entweder überschreiten oder nicht erreichen, bzw. wesensmäßig davon abweichen. Die Gründe dafür können sowohl in einem ungewöhnlichen Ausmaß des Schadens als auch in Störungen der Funktion und Regulation des lymphoretikulären Gewebes liegen. Wir werden im folgenden wiederum vorwiegend experimentelle Ergebnisse berücksichtigen, da sie für das Verständnis dieser Zusammenhänge besonders nützlich sind, und in Kauf nehmen, daß die Versuchsbedingungen oft mit den in der Humanmedizin anzutreffenden Verhältnissen nicht viel Gemeinsames haben.

I. Regeneration nach mechanischer Entfernung von Organen, Organteilen oder Zellen des lymphoretikulären Systems

1. Thymektomie

Aus den bisher gemachten Feststellungen geht hervor, daß dem Thymus im Rahmen immunbiologischer Vorgänge sehr wahrscheinlich eine zentrale Bedeutung zukommt. Es ist daher von großem Interesse zu wissen, welche Folgen die

485 ELVES, GOUGH und ISRAELS 1966. 486 TROWELL 1957.
487 TALIAFERRO und JAROSLOW 1960, BRAUN und NAKANO 1965.
488 HOLOUBEK 1962. 489 Übersicht bei MYERS und SUTHERLAND 1962.
490 ALBRIGHT, MAKINODAN und MAZUR 1963, SYMES, MEEK und RIDDELL 1967.
491 MATHÉ, AMIEL, SCHWARZENBERG, DORÉ, GOLSTEIN, SEKIGUCHI und BECHET 1967.
492 PILGRIM, LENNARTZ, WEGENER, HOLLWEG und MAURER 1966.
493 Übersicht bei OGATA, KUNIGOSHI und FUKUSHI 1966.

Thymektomie nach sich zieht. Besondere Aufmerksamkeit haben die kurze Zeit nach der Geburt durchgeführte operative Entfernung des Organs (*neonatale Thymektomie*) und deren Auswirkungen erweckt[494]. Es sah zunächst danach aus, als würde diese Maßnahme das Individuum seiner immunbiologischen Fähigkeiten im späteren Leben weitgehend berauben[495]. Bei *nicht spezifisch-pathogenfrei* (= „konventionell") *gehaltenen kleinen Laboratoriumstieren* hatte nach den ersten Berichten die neonatale Thymektomie einen fast völligen Verlust der Fähigkeit zur Homotransplantatabstoßung und auch zur Antikörperbildung gegen eine Reihe von Antigenen zur Folge. Neonatal thymektomierte Ratten entwickelten trotz starker Stimulation keine Überempfindlichkeit vom Spättyp[496]. Wie früher schon Schooley und Kelly (1961) bemerkt hatten, zeigen sich bei den thymuslosen, konventionell gehaltenen Tieren eine Verminderung des Lymphocytenbestandes in Geweben und Blut sowie eine Herabsetzung der Zahl der pro Zeiteinheit aus dem Ductus thoracicus austretenden lymphoiden Zellen[497]. Zur Lymphopenie soll vor allem das Fehlen von Lymphocyten mit niedriger Mitochondrienzahl beitragen[498]. Obwohl sich die Lymphocyten thymektomierter Tiere durch PHA stimulieren lassen, machen sich doch einige metabolische Unterschiede gegenüber intakten Kontrollen bemerkbar, wie beispielsweise ein verminderter Einbau radioaktiver Purin- und Pyrimidinbasen in RNS[499]. Auch das Ausmaß der Proteinsynthese scheint herabgesetzt zu sein[500]. Ohne Kenntnis allfälliger Veränderungen in der Zellpopulation ist man allerdings kaum berechtigt, aus diesen Befunden eine Minderwertigkeit der vorhandenen Einzelzellen herauszulesen. In späteren Arbeiten konnte außerdem festgestellt werden, daß die Antikörperbildung nach Stimulation mit bestimmten Antigenen (z. B. Schaferythrocyten) bei neonatal thymektomierten Tieren nicht nur vermindert ausfällt, sondern im Vergleich zu den Kontrollen auch verspätet einsetzt[501]. Bei Verwendung desselben Systems wurde auch berichtet, daß die primäre immunbiologische Reizbeantwortung durch eine neonatale Thymektomie relativ stärker betroffen wird als die sekundäre[502]. Die Einschränkung der Antikörperproduktion darf, wie aus Versuchen mit Hilfe der Jerneschen Technik hervorgeht, vor allem auf eine Verminderung der *Zahl* immunbiologisch aktiver Zellen[503] und nicht oder weniger auf eine herabgesetzte Leistung der antikörperproduzierenden Einzelzellen zurückgeführt werden. Milieufaktoren scheinen bei thymektomierten Tieren von untergeordneter Bedeutung zu sein, da auf thymektomierte Empfänger übertragene, isogene, sensibilisierte und stimulierte lymphoide Zellen ebensogut proliferieren wie in intakten Kontrollmäusen[504]. Die Beurteilung der immunbiologischen Fähigkeiten neonatal thymektomierter Tiere hängt im übrigen auch wesentlich von der Art der zur Stimulation verwendeten Antigene ab; phylogenetisch nah verwandte Fremdproteine, wie Rinderserumalbumin, scheinen beispielsweise bei neonatal thymektomierten Ratten zum Nachweis einer reduzierten Antikörperbildung besser geeignet zu sein als etwa Flagellenantigene von Salmonellen[505]. Haut-

[494] Übersicht bei Hess 1968.

[495] Miller 1961, Archer und Pierce 1961, Martinez, Kersey, Papermaster und Good 1962, Arnason, Janković und Waksman 1962, Janković, Waksman und Arnason 1962, Übersicht bei Miller 1964a, b, Miller und Dukor 1964, Miller und Osoba 1967, Miller, Mitchell und Weiss 1967.

[496] Arnason, Janković, Waksman und Wennersten 1962.

[497] Übersicht bei Miller 1961, Waksman, Arnason und Janković 1962, Literatur bei Miller, Mitchell und Weiss 1967, Rieke und Schwarz 1967, Schooley und Shrewsbury 1967.

[498] Ernström und Larsson 1966, 1967a. [499] Rieke 1966.

[500] Slonecker und Rieke 1967. [501] Sinclair 1965, 1967a. [502] Sinclair 1967b.

[503] Miller, de Burgh und Grant 1965. [504] Miller, Mitchell und Weiss 1967.

[505] Pinnas und Fitch 1966.

transplantate überleben auf neonatal thymektomierten Mäusen vor allem dann längere Zeit, wenn der Spenderstamm sich von dem für die Histokompatibilität wesentlichen H-2-Locus vom Wirtsstamm nicht unterscheidet[506]. Mit einer Immuntoleranz darf der Zustand thymektomierter Tiere nicht verglichen werden, da sich eine echte Toleranz ziemlich unabhängig vom Vorhandensein des Thymus durchbrechen läßt[507]. Verschiedentlich wurde ferner berichtet, daß die neonatale Thymektomie Überempfindlichkeitsreaktionen vom Spättyp stärker in Mitleidenschaft ziehe als die Antikörperbildung, und daß sich dies auch im histologischen Bild erkennen lasse[508]. In diesen Zusammenhang gehört auch die Angabe, daß bei neonatal thymektomierten Kaninchen die Appendix über einen ebenso großen Lymphocytenbestand verfüge wie bei Kontrolltieren[509]. Ob dieser Befund als Argument für die Annahme zweier voneinander unabhängiger zentraler lymphoider Organe gelten kann, erscheint zweifelhaft[510]. Es ist daran zu erinnern, daß bei Kaninchen die peripheren lymphoretikulären Organe, wie auch der Darmtrakt, in der Ontogenese wesentlich früher lymphocytär besiedelt werden als etwa bei Mäusen. Im übrigen muß auch berücksichtigt werden, daß das in der Darmwand gelegene lymphatische Parenchym schon bald nach der Geburt von Antigenen des Darminhalts stimuliert wird, und dies der Grund für seine kräftige Entwicklung sein könnte.

Zu den üblichen Erscheinungen bei neonatal thymektomierten, konventionell aufgezogenen kleinen Laboratoriumstieren gehört, daß sie im Alter von wenigen Monaten an Gewicht verlieren, kränklich werden und schließlich unter dem Bild eines sog. „Wasting-Syndroms“ sterben[511]. Es wurde zunächst vermutet, daß es sich hierbei um eine durch die Thymektomie regelmäßig ausgelöste Erscheinung handelt[512]. Später zeigte sich jedoch, daß neonatal thymektomierte Mäuse *spezifisch-pathogenfreier Zuchten* dem „Wasting-Syndrom“ nicht verfallen und nach Stimulation mit Tetanustoxoid in der Regel nur unerheblich weniger Antitoxin bilden als die Kontrolltiere[513]. Die Tatsache, daß sich das „Wasting-Syndrom“ durch Antibiotica bekämpfen läßt[514] und bei keimfrei aufgezogenen Mäusen nicht auftritt[515], weist darauf hin, daß Infektionen dabei eine entscheidende Rolle spielen. Sehr wahrscheinlich sind infektiöse Komplikationen mit Begleitlymphopenie auch für einen guten Teil der Beeinträchtigung der immunbiologischen Leistungen neonatal thymektomiert, konventionell gehaltener Tiere verantwortlich. Jedenfalls sind bei spezifisch-pathogenfreien[516] wie bei keimfreien, perinatal thymektomierten Mäusen[517] — abgesehen von einigen unerklärten Ausnahmen — die peripheren lymphoretikulären Organe nicht sehr viel ärmer an Lymphocyten als diejenigen intakter Kontrolltiere, und die primäre immunbiologische Reizbeantwortung, wie die Abstoßung homologer Fremdgewebe und -zellen erfolgt im Vergleich zu den letzteren nur mäßig verzögert und/oder eingeschränkt. Auch hier hängen allerdings die Versuchsresultate weitgehend von den verwendeten Antigenen ab[518]. Es scheint somit, daß es die neonatale Thymektomie nicht gestattet, das Tier der überwiegenden Mehrzahl seiner immunbiologisch kompetenten Zellen zu berauben, möglicherweise deshalb, weil die im Thymus entstandenen Lymphocyten bei den untersuchten Species zur Zeit der Geburt

[506] MARTINEZ, KERSEY, PAPERMASTER und GOOD 1962. [507] WEIGLE 1964.
[508] PARROTT 1967. [509] ARCHER, SUTHERLAND und GOOD 1964.
[510] Vgl. dazu SIMMONS 1967.
[511] Übersicht bei HILGARD, YUNIS, SJODIN, MARTINEZ und GOOD 1964, YUNIS, HONG, GREWE, MARTINEZ, CORNELIUS und GOOD 1967.
[512] MILLER 1961. [513] HESS, COTTIER und STONER 1963.
[514] AZAR, WILLIAMS und TAKATSUKI 1964. [515] WILSON, SJODIN und BEALMEAR 1964.
[516] HESS und STONER 1966, 1967. [517] BEALMEAR und WILSON 1967.
[518] Vgl. dazu MILLER, DUKOR, GRANT, SINCLAIR und SACQUET 1967.

in großer Zahl bereits ausgewandert sind und periphere lymphoretikuläre Organe besiedelt haben.

Es kann nicht verwundern, daß bei konventionell gehaltenen, neonatal thymektomierten Tieren eine besondere Anfälligkeit gegenüber Infektionskrankheiten besteht[519] und eine Reihe spontaner oder induzierter Krankheiten früher und/oder in größerer Zahl auftreten als bei den Kontrollen. Dazu gehören u. a. Coombs-positive Anämien[520], die Amyloidose[521], die strahleninduzierte Glomerulosklerose[522], eine erhöhte Anfälligkeit gegenüber GVHR (graft versus host reactions)[523], eine verminderte Entgiftungsfähigkeit, beispielsweise gegenüber Curare[524] sowie eine verstärkte Bereitschaft, durch chemische Substanzen oder Viren induzierte Neoplasmen zu entwickeln[525]. Interessanterweise hat eine Gravidität für perinatal thymektomierte Tiere schützende Wirkung[526]; es bleibt zu prüfen, ob dieses Phänomen durch diaplacentaren Zellübertritt oder auf humoraler Grundlage erklärt werden kann. Von Interesse ist die Mitteilung, daß neonatal thymektomierter Mäuse durch Transplantation spindelzelliger („nicht-lymphoider") Thymome desselben Stammes eine Verbesserung ihrer immunbiologischen Leistungsfähigkeit erfahren[526a]. Der Mechanismus, über den diese Wirkung erzielt wird, bedarf einer weiteren Klärung.

Ob die neonatale Thymektomie eine Veränderung der Phagocytosefähigkeit des reticuloendothelialen Systems nach sich zieht, kann zur Zeit noch nicht mit Bestimmtheit entschieden werden. CORSI und GIUSTI (1967) fanden bei neonatal thymektomierten Tieren eine erhöhte Partikelclearance; es fragt sich aber, ob und inwieweit dieses Phänomen mit einem „Wasting-Syndrom" oder anderen Faktoren in Beziehung stehen könnte[527].

Die *Thymektomie bei erwachsenen Tieren* hat in der Regel keine tiefgreifenden unmittelbaren Folgen, doch macht sich eine Verminderung der immunbiologischen Fähigkeiten mit zunehmendem Zeitintervall nach Thymektomie deutlicher bemerkbar[528]. Wichtig ist die Feststellung, daß thymektomierte Tiere sich von der durch eine ionisierende Ganzkörperbestrahlung verursachten Schädigung der Immunkapazität nicht oder nur sehr langsam und unvollständig erholen[529]. Man gewinnt den Eindruck, daß der Thymus für die Regeneration des geschädigten lymphatischen Parenchyms eine wesentliche Bedeutung hat, daß aber umgekehrt das Fehlen des Thymus vom restlichen lymphoretikulären System nicht oder nur unvollständig wettgemacht werden kann.

Über immunbiologische Auswirkungen einer Thymektomie beim Menschen stehen noch keine zuverlässigen Angaben zur Verfügung. Man weiß allerdings, daß bei Myasthenia gravis die Entfernung des Organs eine Verminderung der Lymphocytenzahl im Blut und in den Geweben bewirken kann[530].

2. Splenektomie

Wie aus der Humanmedizin zur Genüge bekannt ist, hat die Splenektomie in der Regel keine schwerwiegenden Folgen. Dies beruht teilweise darauf, daß das

519 JANKOVIĆ, WAKSMAN und ARNASON 1962, CRISPENS und REY 1967.
520 KELLUM, SUTHERLAND, ECKERT, PETERSON und GOOD 1965.
521 SUTHERLAND, ARCHER, PETERSON, ECKERT und GOOD 1965.
522 GUTTMAN und BAILEY 1965. 523 YUNIS, MARTINEZ und GOOD 1967.
524 BLAW, GOOD und PETERSON 1966.
525 GRANT, ROE und PIKE 1966, LAZAR 1966, DIDERHOLM, ESTOLA und WESSLÉN 1966, LAW 1966, AGNEW 1967.
526 ELDERS, PARHAM und HUGHES 1968. 526a STUTMAN, YUNIS und GOOD 1968.
527 Vgl. dazu FRIDRICH und SCHÄFER 1966, VAN HOOSIER, GIST und TRENTIN 1968.
528 Übersicht bei MONACO, WOODS und RUSSELL 1965, TAYLOR 1965, METCALF 1965, FOLLETT, BATTISTO und BLOOM 1966, CAMPBELL, ROWLANDS, HARRINGTON und KIND 1966.
529 MILLER 1962, SLJIVIĆ und PETROVIĆ 1967. 530 JOSKE 1958.

Fehlen der Milz durch eine gewisse „kompensatorische" Hyperplasie lymphoretikulären Gewebes an anderer Stelle ausgeglichen werden kann[531]. Es ist daran zu erinnern, daß Milzzellen sehr aktiv an Wanderungen im Blutstrom (Zirkulation und Rezirkulation) teilnehmen[532] und somit in der Lage sind, andere lymphatische Organe zeitweilig oder für längere Dauer zu besiedeln. Von Beobachtungen am Menschen weiß man, daß die Splenektomie eine längerdauernde Blutlymphocytose nach sich zieht[533].

3. Entfernung von Lymphknoten

Die operative Entfernung von Lymphknoten kann — soweit wir heute unterrichtet sind — vom Organismus nicht durch die Neubildung echter Lymphknoten wettgemacht werden[534]. Im übrigen lassen sich die Auswirkungen einer Lymphknotenexstirpation wesensmäßig denjenigen einer Splenektomie zur Seite stellen.

4. Entfernung lymphoretikulären Gewebes des Magen-Darmtraktes

Während beim Hühnchen die Bursektomie kurz nach dem Ausschlüpfen von einer langdauernden Beeinträchtigung der Antikörperbildungsfähigkeit gefolgt ist[535], konnte bei Säugern eine entsprechend zentrale Bedeutung des im Bereich des Darmtrakts liegenden lymphoretikulären Gewebes bisher nicht nachgewiesen werden. Im Tierversuch kann mitunter die Appendektomie eine leichte Verminderung der immunbiologischen Leistungsfähigkeit zur Folge haben[536]. Werden bei Kaninchen kurz nach der Geburt sowohl der Thymus als auch die Appendix entfernt, fällt die Antikörperproduktion nach Stimulation mit Rindergammaglobulin im Alter von 7—9 Wochen allerdings deutlich schwächer aus als nach Thymektomie bzw. Appendektomie allein[537]. Durch perinatale Entfernung großer Teile des lymphoretikulären Gewebes des Darmtrakts konnten bei Kaninchen eine Hypogammaglobulinämie und ein Antikörpermangelsyndrom erzielt werden[538]. Diese Maßnahme hat allerdings aus verschiedenen Gründen eine Beeinträchtigung der Lebensfähigkeit zur Folge.

Es ist an dieser Stelle darauf hinzuweisen, daß die Bedeutung der Bursa Fabricii der Vögel, bzw. eines allfälligen Bursa-Äquivalents bei Säugern, für die immunbiologische Kapazität des Organismus nicht ohne Berücksichtigung der bakteriellen Darmflora gewürdigt werden kann. Dies geht besonders deutlich aus Versuchen hervor, die kürzlich von Dent, Perey, Cooper und Good (1968) durchgeführt wurden. Diese Autoren haben festgestellt, daß sich bei bursektomierten Hühnchen die Fähigkeit der Antikörperbildung gegen Schaferythrocyten durch Implantation einer bakteriell kontaminierten Bursa innerhalb einer Millipore-Kammer verbessern läßt; ähnliche Ergebnisse erhält man auch, wenn an Stelle der Bursa bakterienhaltige Darmstücke in der Millipore-Kammer implantiert werden. Interessanterweise hat aber die Implantation einer Millipore-Kammer mit keimfreiem Bursagewebe 19 Tage alter Hühnchenfeten keine derartige Wirkung. Diese Befunde lassen sich in der Weise deuten, daß die Stimulation unter solchen Bedingungen vor allem von Antigenen der Darmbakterien ausging.

---

[531] Tierexperimentelle Befunde von Sanders und Florey 1940, Ambrus, Ambrus, Pickren, Amos, Neter und Helm 1964.
[532] Wissler, Robson, Fitch, Nelson und Jacobson 1953.
[533] Übersicht bei McBride, Dacie und Shapley 1968.
[534] Sanders und Florey 1940.
[535] Übersicht bei Janković und Isaković 1966b.
[536] Konda und Harris 1966.
[537] Sutherland, Archer und Good 1964.
[538] Cooper, Perey, Gabrielsen, Sutherland, McKneally und Good 1968.

5. Operative Entfernung großer Teile des lymphoretikulären Systems

Aus den Ergebnissen vereinzelter Versuche, möglichst viele lymphoretikuläre Organe in der gleichen Sitzung zu entfernen[539], geht hervor, daß eine völlige Eliminierung des immunbiologisch kompetenten und aktiven Systems auf diese Weise nicht zu erzielen ist. Zudem erscheint es fragwürdig, ob derart schwerwiegende Eingriffe eine Aussage über die physiologische Funktion der exstirpierten Organe zulassen.

6. Entfernung zirkulierender lymphoider Zellen durch fortgesetzte Drainage des Ductus thoracicus

Mit dieser Maßnahme soll es bei einzelnen Species und bei Verwendung bestimmter immunologischer Testsysteme gelungen sein, eine Herabsetzung der Fähigkeit zur immunbiologischen Reizbeantwortung zu erzielen[540]. Wie eigene Versuche an Kälbern gezeigt haben, sind die Auswirkungen einer fortgesetzten Thoracicusdrainage auf die Antitoxinbildung nach Stimulation mit Tetanustoxoid jedoch nicht sehr eindrücklich. Daß die Lymphdrainage im Gebiet von Homotransplantaten wirkungsvoller sein kann, wurde bereits erwähnt (S. 571).

7. Weitere Beobachtungen

Es sei an dieser Stelle nur kurz erwähnt, daß nach jeder Wundsetzung regenerative Vorgänge von seiten des lymphoretikulären Systems einsetzen, die für den Verlauf der Heilung mitbestimmend sind[541]. Über die pathologische Regeneration von Gefäßendothelien haben Poole, Sanders und Florey (1958) berichtet.

II. Regenerative Vorgänge im lymphoretikulären System nach Einwirkung ionisierender Strahlen

Für Versuche bietet die ionisierende Strahlung als schädigendes Agens den Vorteil, daß sie sich gut dosieren läßt und die lebende Materie ohne Rücksicht auf Gewebeschranken, Zellgrenzen und intracelluläre Membranen zu stören vermag. Manche Zellarten des lymphoretikulären Systems zeichnen sich durch eine ausgesprochene Radiovulnerabilität aus, auch wenn sie sich nicht in Proliferation befinden[542] (Abb. 45). In ihrer immunosuppressiven Wirkung ist die ionisierende Ganzkörperbestrahlung denn auch den meisten cytostatischen Mitteln überlegen. Es lohnt sich daher, die Regeneration des immunbiologisch kompetenten und aktiven Gewebes im Anschluß an einen Strahleninsult gesondert zu besprechen. Der Mechanismus der radiogenen Schädigung lebender Zellen und Gewebe ist überaus komplex und kann hier nicht im einzelnen erläutert werden. Es genügt vielleicht festzuhalten, daß die von der Strahlung ausgelösten Ionisationsereignisse direkt oder über den Weg radiochemischer Reaktionen unter anderem zu Veränderungen an lebenswichtigen Makromolekülen führen. Häufig zeigen sich am be-

539 Swartzendruber, Bigelow, Congdon und Makinodan 1961.

540 McGregor und Gowans 1963.

541 Übersicht bei Fernando und Movat 1961, Cole, Nowell und Davies 1962.

542 Übersicht bei Bloom 1948, de Bruyn 1948, Trowell 1952, Patt 1955, Williams, Stoner und Hale 1956, Kaplan und Brown 1957, Sheveler und Prudnikova 1960, *National Research Council Publication Nr.* 875 1961, Cottier 1961, Hamburger, Vaysse, Crosnier, Auvert, Lalanne und Dormont 1962, Stoner und Hale 1962, Kurnick und Nokay 1962, Makinodan, Kastenbaum und Peterson 1962, Webber 1964, Makinodan, Albright, Perkins und Nettesheim 1965, Makinodan 1966, Cottier 1966, Bürki und Cottier 1966, Jordan 1967, Miller und Cole 1967a, Waubke, Gerstmair, Trepel, Pichlmaier und Begemann 1967.

strahlten Gewebe innerhalb kurzer Zeit Störungen der Aktivität verschiedener Enzyme; man weiß aber im einzelnen noch nicht sicher, ob es sich dabei um primäre oder sekundäre Erscheinungen im Gefolge andersartiger Läsionen handelt[543]. Soweit sich aufgrund elektronenoptischer Untersuchungen am lymphatischen Parenchym beurteilen läßt, äußern sich die Strahlenwirkungen zuerst in Veränderungen der Kernstruktur und deren unmittelbarer Umgebung[544]. Wie bereits erwähnt wurde, zeichnen sich die meisten *kleinen Lymphocyten* durch einen geringen Differenzierungsgrad aus und sind in der Lage, auf eine geeignete Stimulation hin in Proliferation zu gehen. Es kann daher nicht verwundern, daß sie — ebenso wie die Lymphoblasten — den strahlenempfindlichen Zellarten angehören. Vieles spricht allerdings dafür, daß die kleinen Lymphocyten auch hinsichtlich Radiovulnerabilität eine heterogene Population darstellen; der Thymus beispielsweise enthält mindestens zwei verschiedene Arten von Lymphocyten[545], die sich durch ungleiche Verwundbarkeit durch ionisierende Strahlen auszeichnen[546]. Sehr wahrscheinlich sind die Rindenlymphocyten des Thymus empfindlicher als die im Mark gelegenen[547], auch wenn sie in vitro nach den Angaben von Otani (1960) eine Bestrahlung durch ^{32}P länger überleben als etwa Lymphknotenlymphocyten. Der Nachweis des Zelluntergangs hängt im übrigen wesentlich von der verwendeten Untersuchungsmethode ab; z. B. behalten in vitro bestrahlte Thymuslymphocyten ihre Motilität bis zu 15 Std bei, bevor sie zugrunde gehen[548]. Verschiedene Beobachtungen machen es ferner wahrscheinlich, daß sensibilisierten[549] und langlebigen Lymphocyten[550] eine größere Strahlenresistenz eigen ist als nichtsensibilisierten und/oder kurzlebigen Lymphocyten. Bei den in Proliferation befindlichen *großen lymphoiden Zellen („Lymphoblasten")* hängt die Strahlenempfindlichkeit zusätzlich davon ab, ob der Strahleninsult in eine mehr oder weniger sensible Phase des Generationscyclus fällt. Hinsichtlich Überleben sollen nach Sinclair (1967) Zellen mit kurzer G_1-Phase vor allem in der G_2- und der Mitosephase anfällig sein, während sie sich in der G_1-Phase und besonders im letzten Stadium der S-Phase als resistenter erweisen. Anders verhält es sich, wenn nicht die Unfähigkeit zu überleben, sondern der verzögerte Eintritt in Mitose als Kriterium des Strahlenschadens gewählt wird: In diesem Fall ist die S-Phase durch eine höhere Strahlensensibilität gekennzeichnet als die G_2- und Mitosephasen sowie die ziemlich resistente G_1-Phase. Es ergibt sich also bei einem proliferierenden Zellsystem schon aus diesen Gründen ein *komplexes Schädigungsmuster*. Dieses wird noch durch eine Reihe weiterer Faktoren beeinflußt, wie Ionisationsereignisse in unterschiedlich sensiblen Zonen der Einzelzellen[551], mehr oder weniger folgenschwere Chromosomenaberrationen[552], unspezifische und teilweise reversible Strahlenfolgen[553], Veränderungen der Ionenkonzentration im umgebenden Milieu[554], Temperatur, Sauerstoffversorgung[555], mitosehemmende humorale Fernwirkungen[556] sowie andere sog. abskopische Effekte[557], hormonale Einflüsse[558] und andere Mechanismen, die der Erhaltung der Homöostase dienen.

---

543 Beispiele bei Cooper und Alpen 1959, Friedberg und Hayden 1962, Chambon, Mandel, Weill und Busch 1962, Cottier 1966, Campagnari, Whitefield und Bertazzoni 1966, Whitfield und Youdale 1966a, Elkind, Moses und Sutton-Gilbert 1967.

544 Cottier, Roos und Barandun 1962, Braun 1963a, b, Klug 1965.

545 Kallman und Kohn 1955. 546 Hofman, Stanković und Allegretti 1961.

547 Trowell 1961. 548 Schrek und Ott 1952.

549 Cottier und Jost 1962. 550 Miller und Cole 1967b.

551 Übersicht bei Makinodan 1966. 552 Vgl. dazu Bell und Baker 1962.

553 Übersicht bei Hanaoka 1960, Harding, Stein und Mauro 1961, Dienstbier, Pospisil und Arient 1962, Spangler und Cassen 1967.

554 Whitfield und Youdale 1966. 555 Übersicht bei Cottier 1966.

556 Maurice und Jeanrenaud 1963. 557 Law und Mole 1961.

558 Übersicht bei Betz 1955, Hochman, Feige und Stein 1961.

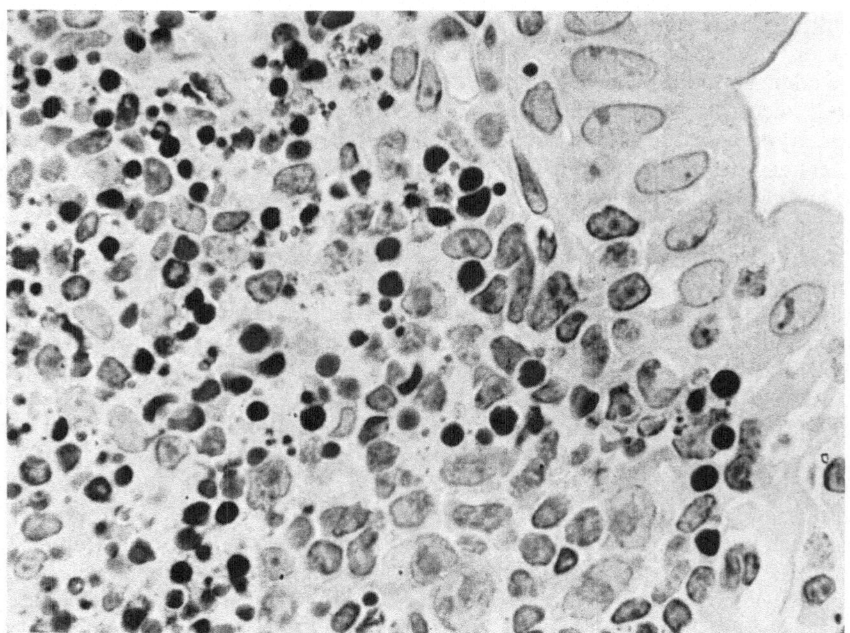

Abb. 45. Zahlreiche Zelltrümmer in einem Lymphfollikel des Mäusedarms, 6 Std nach Röntgen-Ganzkörperbestrahlung mit 600 R (Methacrylateinbettung, Dünnschnitt, HE. 1000 ×)

In Anbetracht des lebhaften Austausches von Zellen zwischen verschiedenen Organen des lymphoretikulären Gewebes (s. S. 563) kann ein lymphocytenhaltiges Organ nach örtlicher Bestrahlung rasch von der Blutbahn her wieder besiedelt werden. Diese durch eine Einwanderung unbestrahlter Zellen vorgetäuschte „Regeneration" verfälscht daher das Bild der Erholung tatsächlich bestrahlter Zellen. Um über die letztere Auskunft zu erhalten, sind entweder eine Ganzkörperbestrahlung oder eine Lokalbestrahlung von Zellen und Geweben, die in einer Millipore-Kammer eingeschlossen wurden, notwendig (sog. in vivo-Kultur)[559].

Es sei an dieser Stelle erwähnt, daß sich auch die UV-Bestrahlung zur Zerstörung von Lymphocyten eignet. Bei Belastung mit geringeren Dosen von UV-Strahlen (z. B. 25 erg/mm^2) kommt es zu einem reparativen Einbau von DNS-Vorläufern, wie etwa Thymidin, in den Kern (repair synthesis), ohne daß die Zellen zugrundegehen müssen[559a].

1. Regeneration des lymphoretikulären Gewebes nach ionisierender Ganzkörperbestrahlung

Durch eine *kurzfristige ionisierende Ganzkörperbestrahlung* mit genügender Dosis wird ein großer Teil des lymphatischen Parenchyms und der zirkulierenden Lymphocyten zerstört. Das dabei erlittene Schadensmaß läßt sich sowohl funktionell, beispielsweise durch Prüfung der noch erhaltenen Fähigkeit zur immunbiologischen Reizbeantwortung, als auch histologisch beurteilen. Bei einer *Prüfung der immunologischen Kapazität bestrahlter Tiere* ist es sehr wichtig, ein System zu wählen, das sowohl eine klare Trennung zwischen primärer und sekundärer Reizbeantwortung als auch eine genügend empfindliche Messung der Antikörpermenge

[559] MAKINODAN, KASTENBAUM und PETERSON 1962, MAKINODAN, ALBRIGHT, PERKINS und NETTESHEIM 1965, MAKINODAN 1966, EVANS, OGDEN, FORD und MICKLEM 1967.

[559a] Übersicht bei EVANS und NORMAN 1968.

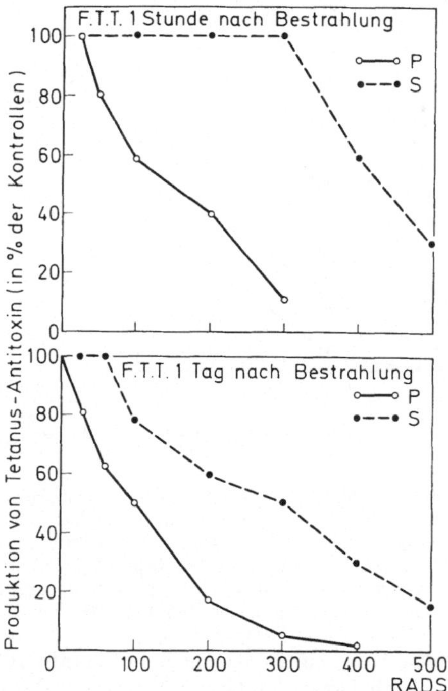

Abb. 46. Hemmwirkung einer kurzfristigen ionisierenden Ganzkörperbestrahlung von Mäusen auf die Tetanus-Antitoxinproduktion nach primärer (*P*) oder sekundärer (*S*) Stimulation mit flüssigem Tetanustoxoid (*F.T.T.*), als Funktion der Strahlendosis. Man beachte die Unterschiede, wenn die antigenische Stimulation 1 Std oder 1 Tag nach Bestrahlung erfolgt. (Übersicht bei STONER und HALE 1963)

gestattet. Diese Forderungen werden bei Verwendung von Tetanustoxoid als Antigen und Titration des Tetanusantitoxins nach dem Neutralisationstest von EHRLICH erfüllt. Mit Hilfe dieser Methode konnten STONER und HALE (1962)[560] sowie HESS, TERRES und STONER (1965) eine Reihe wesentlicher Feststellungen machen, die im folgenden kurz zusammengefaßt werden sollen. Die strahlenbedingte Hemmung der Antikörperbildung zeigt eine deutliche Dosisabhängigkeit sowohl für die primäre als auch für die sekundäre Beantwortung einer Stimulation durch Tetanustoxoid. Die Dosis-Effekt-Kurven ihrerseits stehen in Beziehung zum gewählten Zeitintervall zwischen Ganzkörperbestrahlung und antigenischer Stimulation: Wird Tetanustoxoid 1 Std nach Ganzkörperbestrahlung injiziert, ist die hemmende Wirkung der letzteren geringer als bei eintägigem Zeitabstand zwischen Strahlenexposition und Stimulation (Abb. 46). Ob diesem Phänomen eine durch die antigenische Stimulation vermittelte Schutzwirkung auf bestrahlte, aber noch nicht zugrunde gegangene immunbiologisch kompetente bzw. aktive Zellen zugrunde liegt, bleibt noch ungeklärt[561]. Der Verlauf der Kurven entspricht, wie dies auch von anderen Autoren[562] unter Verwendung verschiedener Systeme bei Mäusen gefunden wurde, einer einfachen negativen Exponentialfunktion. Bei Wahl eines eintägigen Intervalls zwischen Bestrahlung und Stimulation liegt der

---

[560] HALE und STONER 1954, 1956, STONER und HALE 1962, 1963.

[561] Vgl. dazu COTTIER und JOST 1962, BERENBAUM 1966, MORSE 1966.

[562] MAKINODAN, KASTENBAUM und PETERSON 1962, KENNEDY, TILL, SIMINOVITCH und MCCULLOCH 1965.

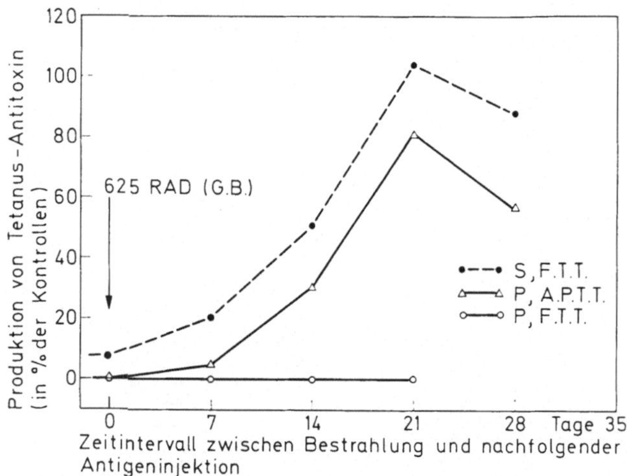

Abb. 47. Bildung von Tetanus-Antitoxin bei Mäusen nach primärer (*P*) oder sekundärer (*S*) Stimulation mit flüssigem (*F.T.T.*) oder Aluminiumphosphat-adsorbiertem Tetanustoxoid (*A.P.T.T.*), als Funktion des Zeitintervalls zwischen kurzfristiger ionisierender Ganzkörperbestrahlung mit 625 RAD und nachfolgender Antigeninjektion. Diese Kurven ermöglichen eine Beurteilung der Zeit, die zur Erholung des strahlengeschädigten immunbiologisch kompetenten oder aktiven Zellsystems notwendig ist. (Übersicht bei STONER und HALE 1963)

D_{50}-Wert für die primäre Reizbeantwortung bei ungefähr 100 RAD, für die sekundäre bei 300 RAD. Je nach Dosis der Ganzkörperbestrahlung hat eine Änderung dieses Zeitabstandes eine geringere oder stärkere Hemmung der Antikörperbildung zur Folge (Abb. 47). Einen entscheidenden Einfluß auf das Ausmaß der strahlenbedingten Drosselung der Antikörperbildung haben auch Antigendosis[563] und -beschaffenheit; mit stärkeren Dosen von Antigen oder Adsorption desselben an partikuläres Material, z. B. Aluminiumphosphat, läßt sich eine Antikörperbildung nach primärer Stimulation trotz vorangehender Bestrahlung noch erzielen[564]. In solchen Fällen steigen die Antitoxintiter später an als bei unbestrahlten Kontrollen, erreichen aber fast gleich hohe Werte. Es stellt sich hier die Frage, ob das adsorbierte — im Gegensatz zum flüssigen — Antigen so lange in genügender Konzentration im lymphoretikulären Gewebe verbleibt, bis die Regeneration des lymphatischen Parenchyms eingesetzt hat[565]. Ähnliche Überlegungen gelten für die Verwendung von Tetanustoxin-Antitoxin-Komplexen, deren Schwellendosis zur Auslösung einer Antitoxinbildung nach primärer Stimulation bestrahlter Mäuse bis 1900mal geringer sein kann als diejenige des flüssigen Tetanustoxoids[566]. Zur wirksamen Sekundärstimulation eignet sich dagegen flüssiges Tetanustoxoid besser als adsorbiertes[567]. Bei Betrachtung der Abb. 46 und 48 fällt auf, daß die Dosis-Effekt-Kurven für die primäre und sekundäre Reizantwort annähernd parallel verlaufen. Daß dies, wie MAKINODAN und ALBRIGHT (1962) vermuten, ausschließlich auf einer unterschiedlichen *Zahl* der vor der Bestrahlung verfügbaren immunbiologisch kompetenten bzw. aktiven Zellen, und nicht auf einer unterschiedlichen *Strahlenempfindlichkeit* nichtsensibilisierter im Vergleich zu sensibilisierten Lymphocyten beruhen soll, erscheint fragwürdig. Jedenfalls sprechen viele Befunde dafür, daß die Strahlenresistenz des immunbiologisch aktiven Gewebes mit zunehmender Differenzierung in Richtung der Antikörperbildung zunimmt. Dies läßt sich besonders eindrücklich an Hand einer anamnestischen

[563] Vgl. dazu RITTENBERG und NELSON 1961. [564] STONER und HALE 1962.
[565] Vgl. dazu TORRIGIANI und ROITT 1965. [566] HESS, TERRES und STONER 1965.
[567] Übersicht bei STONER und HALE 1963.

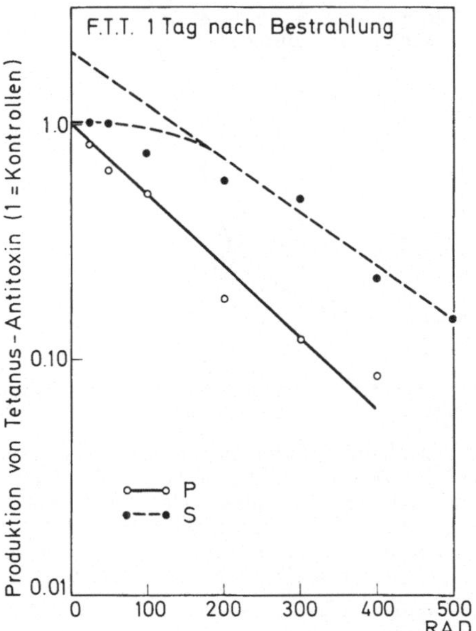

Abb. 48. Dosisabhängige Hemmwirkung einer kurzfristigen ionisierenden Ganzkörperbestrahlung von Mäusen auf die Produktion von Tetanus-Antitoxin nach primärer (*P*) oder sekundärer (*S*) Injektion von flüssigem Tetanustoxoid (*F.T.T.*) 1 Tag nach Exposition. Die Kurve für die sekundäre Reizbeantwortung zeigt eine Schulter mit einem Extrapolationspunkt bei ungefähr 2 (umgezeichnet nach Abb. 46, unten)

Reaktion auf Tetanustoxoid zeigen: Werden die Mäuse nämlich nicht kurze Zeit, sondern vier Tage nach Sekundärstimulation einer Ganzkörperbestrahlung von 800 RAD unterzogen, erfolgt eine annähernd normale Antitoxinproduktion (Abb. 49). Daß es sich hierbei nicht etwa um vorgebildeten Antikörper handelt, der durch Zellzerstörung freigesetzt worden wäre, kann durch den Nachweis eines fortgesetzten Einbaus radioaktiv markierter Aminosäuren in das neugebildete Antitoxin gezeigt werden (Abb. 50)[568]. Es ist daher gut verständlich, daß eine durch Übertragung von Antikörpern vermittelte passive[569] oder lange Zeit vorbestehende Immunität[570] durch eine ionisierende Ganzkörperbestrahlung kaum beeinträchtigt wird. Die im Verlauf von 2—7 Tagen nach kurzfristiger ionisierender Ganzkörperbestrahlung bei immunisierten Mäusen auftretende erhöhte Empfindlichkeit gegenüber anaphylaktischem Schock[571] bedarf weiterer Abklärung; es sei lediglich daran erinnert, daß zur Beseitigung der für die Entstehung des anaphylaktischen Schocks wesentlichen Immunkomplexe u. a. neutrophile Granulocyten benötigt werden, die in dem genannten Zeitpunkt nach Bestrahlung zahlenmäßig stark vermindert sind.

Mit guten Gründen darf angenommen werden, daß die im Anschluß an eine kurzfristige ionisierende Ganzkörperbestrahlung einsetzende *Regeneration* des lymphoretikulären Systems von überlebenden und noch teilungsfähigen Elementen ausgeht. In diesem Zusammenhang sind ähnliche Überlegungen gestattet, wie sie sich für Stammzellfragen anstellen lassen[572]. Es wurde bereits erwähnt,

568 Stoner und Hale 1962, vgl. dazu auch Makinodan, Nettesheim, Morita und Chadwick 1967.

569 Hale und Stoner 1953a. 570 Rittenberg und Nelson 1962.

571 Stoner und Hale 1954

572 Vgl. dazu Gurney, Wackman und Jacobson 1961, Lajtha 1966, Baum 1966.

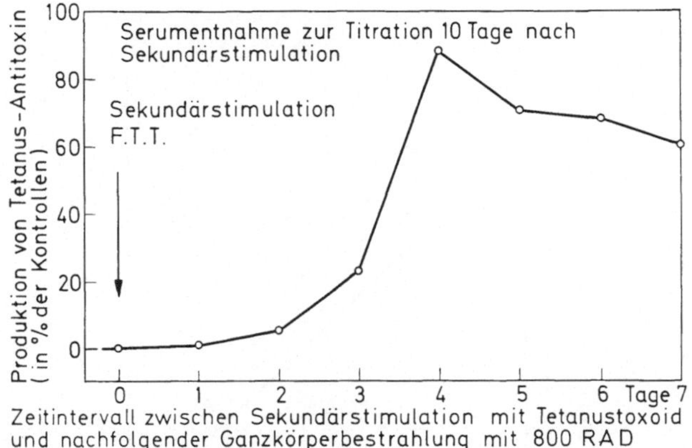

Abb. 49. Abhängigkeit der strahlenbedingten Hemmung der Tetanus-Antitoxin-Produktion bei Mäusen als Funktion des Zeitintervalls zwischen Sekundärstimulation mit flüssigem Tetanustoxoid (*F.T.T.*) und nachfolgender ionisierender Ganzkörperbestrahlung mit 800 RAD. Beachte die fast normale Antikörperbildung, wenn die Bestrahlung 4 Tage nach Sekundärstimulation erfolgt (Serumentnahme zur Titration 10 Tage nach Sekundärstimulation). (Übersicht bei STONER und HALE 1963)

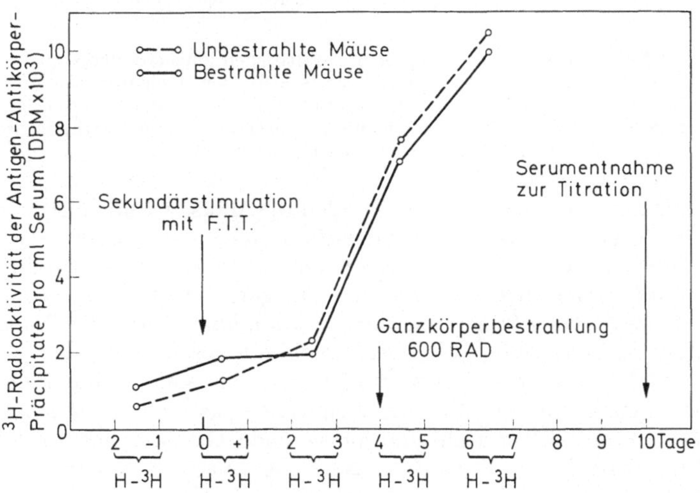

Abb. 50. Einbau von Histidin-^{3}H in Tetanus-Antitoxin bei Mäusen im Anschluß an eine Sekundärstimulation mit flüssigem Tetanustoxoid (*F.T.T.*): kein signifikanter Hemmeffekt einer ionisierenden Ganzkörperbestrahlung 4 Tage nach Antigeninjektion. (Übersicht bei STONER und HALE 1963)

daß die als solche erkennbaren Reticulumzellen mit großer Wahrscheinlichkeit als Vorläufer der immunbiologisch aktiven Elemente nicht in Frage kommen[573]. Vielmehr dürfte es sich dabei um lymphoide Elemente handeln, wie sie u. a. im regenerierenden Thymus schon einen Tag nach Bestrahlung in vermehrter Zahl angetroffen werden[574]. Nach den Befunden von KEUNING und BOS (1967) an der bestrahlten Kaninchenmilz kommen als Vorläufer vor allem kleine Lymphocyten in Frage. Der zeitliche Verlauf der Erholung vom Strahleninsult läßt sich wiederum sowohl funktionell, anhand der Fähigkeit zum Vollzug einer immunbiologischen

[573] ROOS 1965, CAFFREY, EVERETT und RIEKE 1966.
[574] ALPEN, COOPER und BARKLEY 1960.

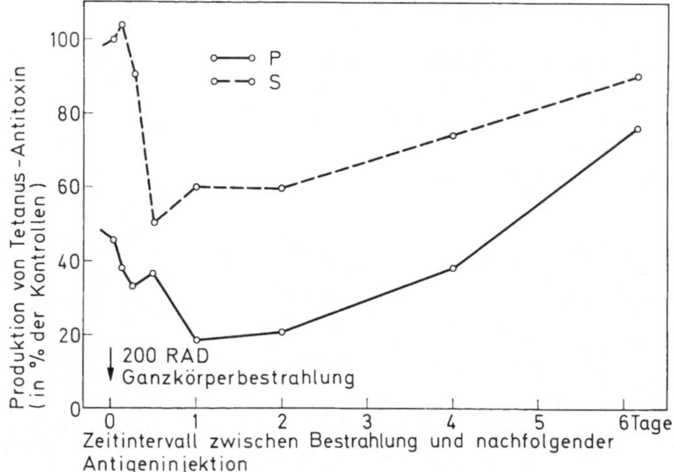

Abb. 51. Produktion von Tetanus-Antitoxin bei Mäusen nach primärer (*P*) oder sekundärer (*S*) Stimulation mit flüssigem Tetanustoxoid, als Funktion des Zeitintervalls zwischen kurzfristiger ionisierender Ganzkörperbestrahlung mit 200 RAD und nachfolgender Antigeninjektion. (Übersicht bei STONER und HALE 1962)

Reizbeantwortung, als auch histologisch verfolgen. In Abb. 51 ist die Auswirkung eines zunehmenden Zeitabstandes zwischen der antigenischen Stimulation mit flüssigem Tetanustoxoid und einer Ganzkörperbestrahlung von Mäusen mit 200 RAD auf die Hemmung der Antitoxinbildung dargestellt[575]. Es geht daraus deutlich hervor, daß 1. das für die primäre immunbiologische Reizbeantwortung zuständige Zellsystem durch die genannte Strahlendosis stärker geschädigt wird als die sog. Memory-Zellen und 2. die letzteren früher als das erstere, nämlich schon um den ersten postirradiativen Tag herum, eine beginnende funktionelle Regeneration erkennen lassen. Aus dem gleichen Diagramm ergibt sich ferner, daß die Regeneration mit 6 Tagen noch nicht abgeschlossen ist. Nach den Angaben von NETTESHEIM und WILLIAMS (1968) soll die Regeneration von Memory-Zellen allerdings auch von nicht-sensibilisierten, immunokompetenten Zellen ausgehen können, die bei Anwesenheit von Antigen erneut spezifisch sensibilisierte Elemente hervorbringen sollen.

Die in Abb. 47 und 51 zusammengefaßten Befunde zeigen schließlich, daß sich die Fähigkeit des Organismus zur Antikörperbildung nach Sekundärstimulation mit Tetanustoxoid mit zunehmendem Zeitabstand nach ionisierender Ganzkörperbestrahlung durchaus erholen kann (vgl. dazu gegenteilige Beobachtungen bei Verwendung von heterologen Erythrocyten als Testantigen[576]). Der zeitliche Verlauf der Erholung hängt im übrigen weitgehend von der verabreichten Strahlendosis und damit vom Ausmaß des gesetzten Schadens ab; je schwerer dieser war, desto später setzt die faßbare Regeneration ein, und desto länger dauert es bis zur Wiederherstellung der immunologischen Leistungsfähigkeit[577] (Abb. 52). Die Erholung der immunbiologischen Fähigkeiten nach ionisierender Ganzkörperbestrahlung scheint, soweit sich dies aufgrund der vorliegenden Daten beurteilen läßt, nicht streng exponentiell zu erfolgen. Dies ist auch aus theoretischen Überlegungen heraus zu erwarten. Nach CORP und MOLE (1966) beginnt die Regeneration schon kurze Zeit nach dem Strahleninsult, durchläuft eine erste, von der

575 Übersicht bei STONER und HALE 1962.

576 NETTESHEIM, MAKINODAN und WILLIAMS 1967. 577 Vgl. dazu HØST 1966.

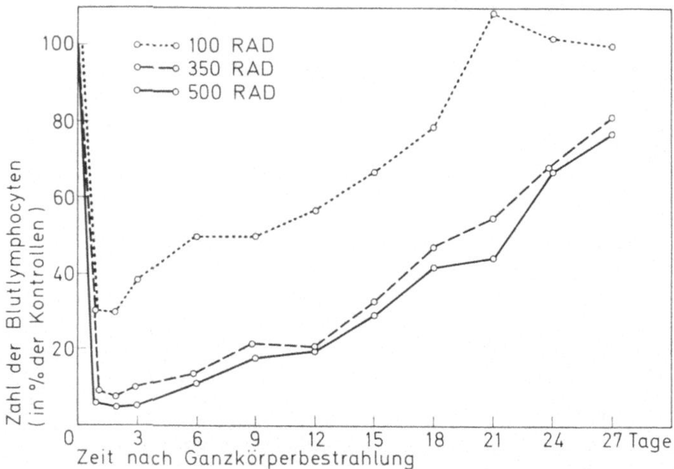

Abb. 52. Relative Zahl der Blutlymphocyten bei der Ratte als Funktion der Zeit nach einmaliger, kurzfristiger ionisierender Ganzkörperbestrahlung mit verschiedenen Dosen. (Vgl. HØST 1966)

Strahlendosis weitgehend unabhängige Phase von wenigen Stunden, tritt dann in eine zweite, u. a. von der Strahlendosis und der Generationszeit der sich erholenden Zellfamilien abhängige Periode und erreicht schließlich nach mehreren Schwankungen annähernd den Ausgangswert. Im Verlauf dieses Geschehens beobachtet man mitunter Änderungen in der Aktivität der an der Nucleinsäuresynthese beteiligten Enzyme[578]. Am Beispiel des regenerierenden, bestrahlten Mäusethymus konnte ferner gezeigt werden, daß gewisse Enzyme, wie die alkalische Phosphatase, die Alanylamidase und die Leucylamidase, zwischen dem 5. und 7. Tag nach Exposition eine bis 10fache Aktivitätssteigerung aufweisen[579].

Die *histologisch wahrnehmbare Regeneration* des bestrahlten lymphoretikulären Gewebes geht der Erholung der immunbiologischen Fähigkeit des Organismus einigermaßen parallel oder ist sogar schon früher zu erkennen. Unter gewissen Umständen kann die Wiederherstellung der funktionellen Leistungsfähigkeit zeitlich erheblich hinter der morphologischen Regeneration nachhinken[580]. Es läßt sich ohne weiteres denken, daß eine Lymphocytenfamilie mit bestimmter, gerichteter Kompetenz und/oder Spezifität fehlen könnte, ohne daß dies im histologischen Bild erkennbar wäre. Wegen der stattfindenden Zellwanderungen kann im Einzelfall nicht entschieden werden, ob die nach Ganzkörperbestrahlung in einem bestimmten Organ wieder auftretenden lymphoiden Zellen dort entstanden oder eingewandert waren. Ein sicheres Urteil in dieser Frage kann nicht einmal im Fall der Keimzentren abgegeben werden, die sich nach postirradiativer antigenischer Stimulation beim Kaninchen innerhalb von 5 Tagen neu bilden können[581]. Die Fähigkeit der Keimzentren, injiziertes Antigen abzufangen, ist — wenigstens teilweise — an die Anwesenheit intakter Germinoblasten und Germinocyten gebunden, da sie nach Ganzkörperbestrahlung stark absinkt, und die in den Keimzentren enthaltenen Reticulumzellen ja ausgesprochen strahlenresistent sind[582].

[578] FRENKEL, SUGINO, BISHOP und POTTER 1963, SUGINO, FRENKEL und POTTER 1963.
[579] GREENBERG, COLE und MARTIN 1965.
[580] GALLILY und FELDMAN 1967.
[581] KEUNING und BOS 1967.
[582] WILLIAMS 1966.

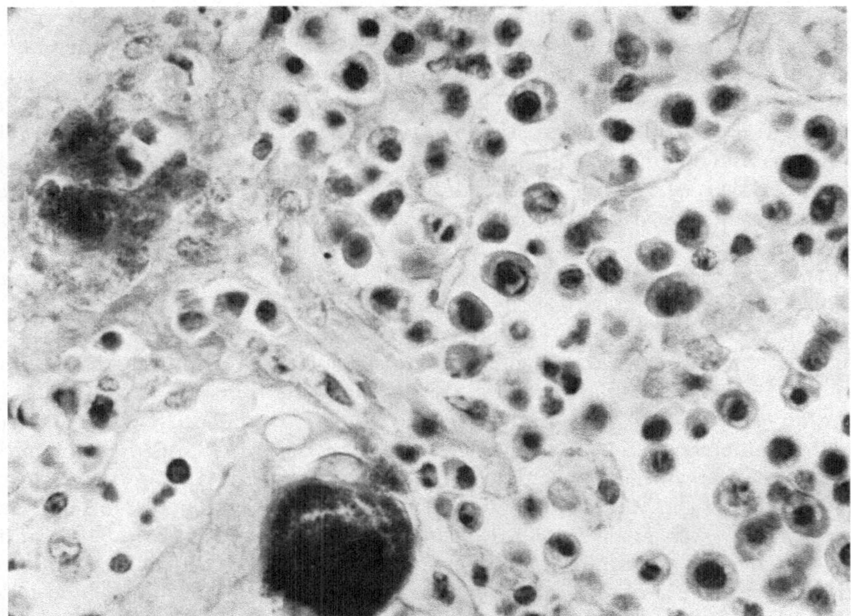

Abb. 53. Zahlreiche Plasmazellen mit unterschiedlicher Kerngröße in einem cervicalen Mäuselymphknoten, 12 Tage nach kurzfristiger ionisierender Ganzkörperbestrahlung mit 600 R. Tod des Tieres unter dem Bild einer Sepsis. Links und unten Bakterienhaufen. (PAS-Trichrom. 720 ×)

Die *Plasmazellreihe* zeichnet sich durch eine erhebliche Widerstandskraft gegenüber ionisierenden Strahlen aus[583]. Diese Eigenschaft steht in Übereinstimmung mit ihrem fortgeschrittenen Differenzierungsgrad. Ob die nach ionisierender Ganzkörperbestrahlung oftmals anzutreffende Plasmocytose (Abb. 53) einer Hyperregeneration, der Auswirkung einer verstärkten antigenischen Stimulation infolge Niederbruchs der granulocytären Infektabwehr oder anderen Mechanismen zuzuschreiben ist, bleibt noch zu klären.

Die für die *Überempfindlichkeitsreaktionen vom Spättyp* und die Homotransplantatabstoßung verantwortlichen Zellinien („Lymphocyten") sind ebenso strahlenempfindlich wie die Vorläufer der antikörperbildenden Elemente[584]. Für die regenerativen Vorgänge dieses Systems gelten entsprechende Überlegungen.

Das *differenzierte reticuloendotheliale und histiocytäre System* gilt als erheblich strahlenresistent[585]. Funktionelle Untersuchungen nach intravenöser Injektion radioaktiver Partikeln ließen erkennen, daß die Clearance des zirkulierenden Bluts von partikulärem Material durch eine vorausgehende Ganzkörperbestrahlung nur wenig gestört oder sogar leicht gesteigert wird[586], während die „totale Phagocytosekapazität" etwas abzusinken scheint[587]. Es ist bei diesen Versuchen zu

[583] Wohlwill und Jetter 1953, Ansari, Eder und Nägele 1962, Übersicht bei Cottier 1966.

[584] Übersicht bei Cosgrove, Upton und Congdon 1962.

[585] Übersicht bei Tullis 1949, Taplin, Grevior, Finnegan, Lanier und Dunn 1952, Graul, Hundeshagen und Joseph 1961, Konstantinova, Marzina und Reidler 1961, Cottier 1966.

[586] Übersicht bei Barrow, Tullis und Chambers 1951, Taplin, Grevior, Finnegan, Lanier und Dunn 1952, Gabrieli und Auskaps 1953, di Luzio 1955, di Luzio, Simon und Upton 1957.

[587] Gabrieli und Auskaps 1953.

berücksichtigen, daß es bis heute noch keine Methode gibt, die eine zuverlässige Messung der Gesamtleistung des Makrophagensystems gestatten würde. Ferner muß bedacht werden, daß bei ganzbestrahlten Tieren die Capillardurchlässigkeit zunimmt[588]. Dies könnte auf die Eliminierung von Partikeln aus dem Blut einen Einfluß haben. Im übrigen hat die Injektion von partikulärem Material an sich unter Umständen eine stimulierende Wirkung auf das Makrophagensystem[589]. Man wird daher in der Beurteilung dieser Befunde eine gewisse Zurückhaltung üben. Immerhin bestätigt sich die Strahlenresistenz des reticuloendothelialen und histiocytären Systems auch bei histologisch-morphologischen Untersuchungen. Promonocyten sind dagegen strahlenempfindlich. Über die postirradiative Regeneration dieser Zellart finden sich in der Literatur nur wenig Angaben.

Die *Mechanismen*, über die nach erfolgtem Strahleninsult die Regeneration in Gang gesetzt wird, sind wahrscheinlich komplexer Natur und konnten im einzelnen noch nicht genau abgeklärt werden. Es wurde bereits erwähnt, daß die nach Bestrahlung in großer Menge freiwerdenden Polydesoxyribonucleotide[590] auf die überlebenden benachbarten Zellen einen stimulierenden Effekt ausüben können[591]. Ein in der Milz vorhandener, hochmolekularer Schutzstoff wurde von FORD, DONALDSON und ALLEN (1968) beschrieben. Auch hochpolymere Nucleinsäuren sowie Adenin sollen einen solchen Einfluß haben[592], ferner im Serum bestrahlter Tiere enthaltene, nicht näher definierte Faktoren[593] und Substanzen, die von bestrahlten Zellen stammen und bei direktem Kontakt mit überlebenden Elementen die DNS-Synthese einzuleiten und/oder zu begünstigen vermögen[594]. Wie kürzlich berichtet wurde, soll an Mäusen z. B. menschliches 19S-α_2-Globulin eine solche Wirkung entfalten[595]. Die bisher erwähnten, für die Einleitung und/oder Begünstigung der Regeneration in Betracht kommenden Faktoren wirken auch nach erfolgtem Strahleninsult; anders verhält es sich mit chemischen Radioprotektoren, die nur bei präirradiativer Gabe einen Schutzeffekt zeigen[596]. Im übrigen sei hier auf das Kapitel über die Biochemie regenerativer Vorgänge in diesem Band[597] hingewiesen. Darin findet sich auch eine Besprechung der noch weitgehend ungeklärten Regulationsmechanismen, die nach abgeschlossener Erholung vom Strahleninsult ein Überschießen der proliferativen Tätigkeit verhindern und das lymphoretikuläre Gewebe wieder in ein Gleichgewicht überführen.

Es ist seit langem bekannt, daß ganzkörperbestrahlte Tiere vorübergehend eine ausgesprochene *Infektanfälligkeit* aufweisen. Diese beruht vor allem auf dem Mangel an Granulocyten[598] und nicht auf einem immunbiologischen Versagen. Virusinfekten gegenüber verhalten sich bestrahlte Tiere oft recht resistent, vor allem, wenn sie schon vor der Exposition immunisiert waren[599]. Kleine Strahlenmengen sollen sich auf die Infektabwehr sogar günstig auswirken können[600].

Ob eine bestehende Immuntoleranz durch Ganzkörperbestrahlung durchbrochen werden kann, erscheint fraglich[601].

Wenn auch nach ionisierender Ganzkörperbestrahlung eine weitgehende Erholung möglich ist, bleibt ein gewisses, irreparables Schadensmaß doch erhalten. Dies zeigt sich in einer dosisabhängigen *Lebensverkürzung*, die ihre Ursache in einer Reihe auch natürlicherweise vorkommender, aber durch die Bestrahlung in

---

[588] Vgl. dazu auch WINNE und KOLL 1961, STAAB, GOOD und CONDIE 1965.
[589] Vgl. dazu DI LUZIO, SIMON und UPTON 1957, JENKIN, AUZINS und READE 1965.
[590] SWINGLE und COLE 1967. [591] Vgl. SHAPIRO 1961. [592] CONSTANTIN 1966.
[593] ITO und WEINSTEIN 1962. [594] DUTTON und HARRIS 1963.
[595] BERENBLUM, BURGER und KNYSZYNSKI 1968. [596] Übersicht bei MAISIN 1968.
[597] SCHINDLER, S. 1ff. [598] Übersicht bei COTTIER 1966, WEBSTER 1966.
[599] HALE und STONER 1953. [600] MILLER, ANDERLE und HAMMOND 1961.
[601] NOSSAL und LARKIN 1959, MÄKELÄ und NOSSAL 1962b, WEIGLE 1964.

ihrem Auftreten beschleunigter und/oder induzierter Krankheiten haben kann[602]. Dazu gehören u. a. Infektionskrankheiten, Amyloidose[603], degenerative Gefäßveränderungen und Neoplasien. Von einer vollständigen Regeneration nach Ganzkörperbestrahlung kann daher nicht die Rede sein. Die strahlenbedingten Schäden brauchen sich nicht im raschen Zelltod zu äußern, sondern können somatische Mutationen, eine verminderte Leistungsfähigkeit und — bei sich nur langsam umsetzenden Geweben — noch lange Zeit nach Exposition durch Chromosomenaberrationen bedingte, mitosegebundene Zelluntergänge zur Folge haben. Über die immunbiologischen Spätfolgen der Ganzkörperbestrahlung ist erst wenig bekannt.

Eine *fortgesetzte ionisierende Ganzkörperbestrahlung mit geringen Dosen* kann eine anamnestische immunbiologische Reizbeantwortung unter Umständen nachhaltiger hemmen als die Verabfolgung derselben Strahlenmenge innerhalb kurzer Zeit[604]. Dieses Phänomen beruht vermutlich auf strahlenbedingten Störungen des Generationscyclus der sich teilenden Zellen[605].

2. Regeneration des lymphoretikulären Gewebes nach ionisierender Teilkörper- und Organbestrahlung

Die kurzfristige Bestrahlung einzelner Organe mit Dosen, die bei Ganzkörperbestrahlung den Tod des Individuums herbeiführen würden, haben in der Regel keine nachhaltigen morphologischen und funktionellen Folgen[606]. Dies beruht in erster Linie auf der Einwanderung unbestrahlter Zellen ins bestrahlte Gebiet und der dadurch bedingten Pseudoregeneration. Aus Beobachtungen an in vitro-Kulturen überlebender Organe nach ionisierender Ganzkörperbestrahlung scheint hervorzugehen, daß die Milz an sich wenig Regenerationskraft besitzt, sich in der Nachbarschaft von Thymusgewebe besser erholt und für die Wiederbesiedlung verantwortliche Zellen u. a. aus dem Knochenmark erhält[607]. Für medizinische Belange von Bedeutung ist die Tatsache, daß die Filter- und Schrankenfunktion der Lymphknoten durch Lokalbestrahlung beeinträchtigt werden kann[608]. Eine neuere Übersicht über die Folgen einer Lokalbestrahlung von Lymphknoten mit mittleren Dosen findet sich bei Benninghoff, Tyler und Everett (1969). Nach diesen Autoren hat eine Belastung mit 300 RAD bei Lokalbestrahlung von Versuchstieren keine erhebliche Verarmung der exponierten Lymphknoten an Lymphocyten zur Folge, während eine Ganzkörperbestrahlung mit derselben Dosis eine schwere Lymphopenie nach sich zieht. Die nach Lokalbestrahlung zerstörten Zellen werden offensichtlich stetig durch Blutlymphocyten ersetzt. Unter diesen Bedingungen kommt es in exponierten Lymphknoten innerhalb von 48 Std auch zu einer Regeneration der Keimzentren.

Schwere Organstörungen können durch injizierte radioaktive Partikeln erzeugt werden, die sich in bestimmten Organen, wie etwa Lymphknoten, anhäufen (Beispiel: $Cr^{32}PO_4$)[609]. In solchen Fällen verhindert die Nekrose und anschließende Vernarbung eine Wiederbesiedlung durch einwandernde Zellen. Durch radioaktive Fremdkörper ausgelöste Granulome eignen sich zum Studium der strahlenbedingten Störung des Granulationsgewebes, an dessen Aufbau Elemente des reticulohistiocytären Systems ja beteiligt sind[610].

---

602 Übersicht bei Cottier 1961. 603 Vgl. dazu Christensen und Hjort 1960.
604 Stoner und Hale 1958, Stoner und Hale 1963.
605 Vgl. dazu Lesher, Fry und Sacher 1961.
606 Vgl. dazu Wang und Kereiakes 1962, Hall 1964.
607 Globerson 1966, Globerson und Auerbach 1967, vgl. dazu auch Šljivić und Petrović 1967.
608 Übersicht bei Fisher und Fisher 1967. 609 Burger 1964.
610 Übersicht bei Nimni, Gerth und Bavetta 1965.

3. Regeneration des lymphoretikulären Gewebes nach extrakorporaler Bestrahlung des zirkulierenden Bluts und der Lymphe

Mit Hilfe der extrakorporalen Bestrahlung des zirkulierenden Bluts[611] und der strömenden Lymphe[612] lassen sich die Wanderzellen des lymphoretikulären Systems, vor allem die Lymphocyten, zerstören, ohne daß der Körper vom Strahleninsult direkt getroffen wird. Es ist allerdings nicht sicher, ob die Regeneration des lymphatischen Parenchyms, das durch diese Maßnahme bis zu einem gewissen Grad von Lymphocyten entblößt wird, ausschließlich von unbestrahlten Zellen ausgeht. Immerhin eignet sich diese Methode gut zur Prüfung der proliferativen Vorgänge, die schließlich zu einer normalen Wiederbesiedlung der lymphoretikulären Organe führt. Durch Markierungsversuche mit Thymidin-^{3}H konnte gezeigt werden, daß die Generationszeit der Thoracicus-Lymphoblasten unmittelbar nach abgeschlossener extrakorporaler Bestrahlung des zirkulierenden Bluts beim Kalb im Vergleich zu unbestrahlten Kontrollen unverändert bleibt[613] (Abb. 27). Ferner läßt sich an Hand dieses Systems zeigen, daß die Regeneration des durch die extrakorporale Bestrahlung des zirkulierenden Bluts zerstörten Lymphocytenbestandes mehrere Monate dauern kann. Dies hängt einerseits mit der Strahlenempfindlichkeit, andererseits mit der sehr langen G_0-Zeit einer erheblichen Fraktion der kleinen Lymphocyten zusammen.

4. Regeneration in vitro bestrahlter Zellen des lymphoretikulären Systems

In vitro bestrahlte Lymphoblasten und Lymphocyten ertragen aus bisher nicht geklärten Gründen erheblich größere Strahlenmengen als in vivo[614] (s. S. 590). Vor einer kritiklosen Übertragung derartiger in vitro-Befunde auf in vivo-Verhältnisse muß gewarnt werden. Noch bemerkenswerter ist die Strahlenresistenz von in vitro betrahlten Makrophagen, die bis zu 50000 R überleben, ohne ihre Fähigkeit, Partikeln aufzunehmen und abzubauen, einzubüßen[615]. Der Einbau von Thymidin-^{3}H mit hoher spezifischer Aktivität in die DNS immunbiologisch kompetenter und/oder aktiver Zellen kann eine strahlenbedingte Störung der immunbiologischen Reizbeantwortung zur Folge haben[615a].

III. Regeneration des lymphoretikulären Systems nach Behandlung mit sog. Antilymphocytenserum (ALS)

Durch Injektion lymphoider Zellen aus dem Ductus thoracicus oder zerriebener Lymphknoten und anderer lymphoretikulärer Organe in heterologe Empfänger geling es, ein heterologes sog. Antilymphocytenserum (ALS) zu gewinnen[616].

[611] CRONKITE, JANSEN, MATHER, NIELSEN, USENIK, ADAMIK und SIPE 1962, CRONKITE, JANSEN, RAI, COTTIER und FLIEDNER 1963, ABRAMOFF, CHOE und SANFELIPPO 1963, ABRAMOFF und CHOE 1963, COTTIER, CRONKITE, JANSEN, RAI, SINGER und SIPE 1964, CRONKITE, CHANANA, STONER, SCHNAPPAUF, COTTIER, JANSEN und RAI 1965, CAUCHI und FIELD 1967, STONER, COTTIER, SIPE, CHANANA, JOEL und CRONKITE 1969.

[612] CHANANA, CRONKITE, COTTIER, GREENBERG, SCHIFFER und STRYCKMANS 1965, CHANANA, BRECHER und CRONKITE 1966, CHANANA, BRECHER, CRONKITE, JOEL und SCHNAPPAUF 1966.

[613] WAGNER, COTTIER, CRONKITE, CUNNINGHAM, JANSEN und RAI 1967.

[614] Vgl. dazu auch CELADA und CARTER 1962.

[615] Versuche an Peritonäalmakrophagen von Mäusen: PERKINS, NETTESHEIM und MORITA 1966.

[615a] Übersicht bei HARRIS 1968.

[616] Übersicht bei WAKSMAN, ARBOUYS und ARNASON 1961, WOODRUFF, ANDERSON und ABAZA 1967, TURK und WILLOUGHBY 1967, JAMES und MEDAWAR 1967, PICHLMAYR 1967, WOODRUFF 1969.

Durch besondere Maßnahmen kann ALS in gereinigter Form erhalten werden[617]. Obwohl dieses ALS nicht nur gegen Lymphocyten gerichtet ist, sondern sich auch mit anderen Körperzellen verbindet[618], besteht seine auffälligste Wirkung nach einmaliger Injektion größerer Dosen oder nach wiederholter Verabreichung doch in einer eindrücklichen Verminderung der Lymphocytenzahl in Blut und Geweben. Der aktive Anteil des ALS ist vor allem in den Immunglobulinen vom 7S-Typ enthalten; es handelt sich um cytotoxische, agglutinierende und präcipitierende Antikörper, deren Fab-Papain-Fragmente ebenfalls eine erhebliche Aktivität entwickeln können, sofern sie bivalent sind [Beispiel: ($F(ab')_2$) des Pferde-anti-Ratten-LS][619]. Der Wirkungsmechanismus des ALS ist im einzelnen noch nicht genau geklärt: es werden vor allem die zirkulierenden Lymphocyten betroffen, möglicherweise unter Mitbeteiligung des Fc-Fragments im Sinn einer cytophilen Aktivität[620]. Der lymphopenische Effekt scheint nicht das einzig Maßgebende zu sein. Es besteht nämlich zudem die Möglichkeit, daß die überlebenden Lymphocyten eine Bedeckung („coating") durch die korrespondierenden Antikörper erfahren und auf diese Weise an der Ausübung ihrer immunbiologischen Funktionen behindert werden[621]. Säurebehandlung vermag den lymphocytotoxischen Effekt von ALS aufzuheben[622]. Makrophagen verhalten sich gegen ALS offenbar resistent, ohne daß der Grund dafür klar wäre. Ähnlich wie Phythämagglutinin (PHA) übt ALS in vitro unter bestimmten Bedingungen auf in vitro kultivierte Lymphocyten sowohl einen transformierenden (blastoide Reaktion) als auch einen cytotoxischen Effekt aus[623]. Vorbehandlung mit ALS kann die Reaktion der Lymphocyten auf PHA hemmen[624]. Die Antigenizität des ALS soll nach LANCE und DRESSER (1967) von untergeordneter Bedeutung sein, wenn auch erwartungsgemäß die behandelten Tiere in einem beschränkten Ausmaß Antikörper gegen das heterologe ALS bilden[625]. Es ist daher nicht erstaunlich, daß ALS bei Tieren, die gegen die Globuline der ALS-Spender tolerant gemacht worden waren, einen deutlicheren lymphopenischen Effekt zeigt[626]. Die einmalige oder wiederholte Injektion von ALS in genügender Menge hat eine deutlich verminderte Fähigkeit des behandelten Tieres zur Folge, Überempfindlichkeitsreaktionen vom Spättyp zu vollziehen, allogene Transplantate abzustoßen und Antikörper zu produzieren[627]. Die Antikörperbildung nach primärer antigenischer Stimulation wird unter dem Einfluß von ALS oft stärker betroffen als diejenige nach Sekundärstimulation[628]. Trotz der erheblichen und lang anhaltenden cytotoxischen Wirkung des ALS auf Lymphocyten finden sich in den lymphoretikulären Organen der so behandelten Tiere viele Zellen in DNS-Synthese; die Natur der proliferierenden Zellen bleibt noch weiter zu klären[629].

Die Behandlung mit ALS macht es möglich, beispielsweise menschliche Neoplasmen auf Mäusen zum Anwachsen zu bringen[630] und die experimentelle

---

617 WOODRUFF 1968.
618 MONACO, WOOD, GRAY und RUSSELL 1966, LAWRENCE, BARNETT und CRADDOCK 1968.
619 WOODRUFF, REID und JAMES 1967.
620 RIETHMÜLLER, RIETHMÜLLER, STEIN und HAUSEN 1968.
621 WOODRUFF, ANDERSON und ABAZA 1967.
622 ANDERSON, JAMES und WOODRUFF 1968.
623 HUMPHREY, KAUFFMAN und DUNN 1967.
624 MOSEDALE, FELSTEAD und PARKE 1968.
625 Übersicht bei JASIN, LOURIE, CURREY und ZIFF 1968.
626 DENMAN und FRENKEL 1967.
627 Übersicht bei WAKSMAN, ARBOUYS und ARNASON 1961, MONACO, WOOD, GRAY und RUSSELL 1966, HARRIS und HARRIS 1966, ANDERSON, JAMES und WOODRUFF 1967, JAMES und MEDAWAR 1967.
628 JAMES und JUBB 1967, MONACO, WOOD, GRAY und RUSSELL 1967.
629 DENMAN, DENMAN und HOLBOROW 1968.
630 PHILLIPS und GAZET 1967.

sog. Adjuvansarthritis zu unterdrücken[631]. Versuche, die bei gewissen Mäusestämmen ((N.Z.B. × N.F.W.)F_1) spontan auftretende und möglicherweise durch Autosensibilisierung bedingte Nierenerkrankung durch Behandlung mit ALS am Ausbruch zu verhindern, schlugen allerdings bisher fehl[632]. Besondere Beachtung ist neueren Befunden zu schenken, nach denen thymektomierte und mit ALS sowie Mycobacterium leprae behandelte Mäuse eine ungewöhnlich hohe Incidenz von Neoplasmen aufweisen[632a].

Die Regeneration des immunbiologisch aktiven Gewebes nach Einwirkung von ALS hängt u. a. von der Verweildauer des letzteren im Organismus ab. Aus diesem Grund und in Anbetracht der Möglichkeit eines „Coating" der Lymphocyten durch ALS braucht die Wiederbesiedlung der lymphoretikulären Organe nicht sogleich nach Abschluß der Injektionen von ALS einzusetzen und der funktionellen Erholung auch nicht unbedingt parallel zu gehen. Zudem können sich zum Bild der Regeneration proliferative Vorgänge hinzugesellen, die ihre Ursache in der antigenen Wirkung des ALS haben. Die morphologischen Befunde an den lymphoretikulären Organen nach Abschluß der Behandlung mit ALS sind denn auch nicht ohne weiteres verständlich; die Lymphopenie dauert manchmal während 2 Wochen in ungefähr gleichem Maß fort, und noch nach 6 Wochen, wenn das lymphatische Parenchym zu einem guten Teil wieder aufgebaut ist, können Gewebsnekrosen gefunden werden[633]. Zum Teil allerdings wird die langdauernde Wirkung von ALS dadurch erklärt, daß in erster Linie zirkulierende langlebige Lymphocyten betroffen werden[634]. Der Grund, weshalb ALS in erster Linie die in der Blutbahn vorhandenen Zellen schädigt, liegt wahrscheinlich zu einem guten Teil darin, daß i.v. injiziertes ALS nur beschränkt in den Extravasculärraum lymphoretikulärer Organe austritt[634a]. Verschiedene Autoren nehmen an, daß ALS vor allem die vom Thymus hergeleiteten Lymphocyten zerstört[634b] und die celluläre Immunität stärker beeinträchtigt als die Bildung humoraler Antikörper[634c].

IV. Regeneration des lymphoretikulären Gewebes nach Behandlung mit hohen Dosen von Corticosteroiden und anderen lymphopenisch wirkenden Hormonen

Während im Tierversuch kleine Mengen von Hydrocortison zum mindesten auf die Phagocytoseleistung der reticuloendothelialen Gewebe eine stimulierende Wirkung haben können[635], zieht die Verabreichung hoher Dosen regelmäßig eine deutliche Lymphopenie und eine Verminderung der funktionellen Kapazität des Makrophagensystems nach sich. Über die Wirkungsweise der Corticosteroide besteht noch nicht volle Klarheit. Intravenös injiziertes Cortisol-^{3}H findet sich angeblich nach kurzer Zeit in PAS-positiven Zellen der lymphatischen Organe angereichert, und etwas später zeigen die Mastzellen erhöhte Radioaktivität[636]. Am Beispiel des Corticosteron-^{3}H ließ sich feststellen, daß bereits 30 min nach intravenöser Injektion die Aktivität in allen Zellbestandteilen verschiedenster Organe vorhanden ist; angehäuft wird das markierte Material vor allem in der Leber[637]. Der intracelluläre Angriffspunkt des Cortisols steht noch zur Diskussion;

631 CURREY und ZIFF 1966. 632 DENMAN, DENMAN und HOLBOROW 1966.
632a GAUGAS, CHESTERMAN, HIRSCH, REES, HARVEY und GILCHRIST 1969.
633 GRAY, MONACO, WOOD und RUSSELL 1966.
634 DENMAN, DENMAN und EMBLING 1968.
634a DENMAN und FRENKEL 1968. 634b MARTIN und MILLER 1968.
634c Übersicht bei HIRSCH, NAHMIAS, MURPHY und KRAMER 1968.
635 SNELL 1960. 636 CSABA, KISS und DUNAY 1967.
637 BOTTOMS und GOETSCH 1967.

im besonderen weiß man noch nicht sicher, ob es die Synthese der Messenger-RNS stört, die Bildung von Repressoren behindert[638], über den Weg einer Stabilisierung der Membran von Zellen und Zellorganellen wirkt oder die Enzymsynthese direkt beeinflußt. In vitro wird die cytotoxische Wirkung sensibilisierter Lymphocyten auf Erfolgszellen durch die Zugabe von Cortison nur leicht behindert[639].Gut bekannt sind die morphologisch faßbaren Folgen einer hochdosierten Corticosteroidbehandlung: Sie umfassen u. a. einen *Untergang von Lymphocyten*, eine Beeinträchtigung der Mitosetätigkeit der Lymphoblasten und Germinoblasten sowie vermehrte Cytoplasmaabtrennung[640]. Funktionell soll eine Behinderung der DNS-Synthese und anderer metabolischer Leistungen der Zelle beobachtet worden sein[641]. Als gegenüber Corticosteroiden besonders empfindlich erweisen sich die Lymphocyten der Thymusrinde[642]. Bei Dihydrotachysterol-vorbehandelten Ratten löst eine einmalige Gabe von 20 mg Prednisolon eine akute partielle Nekrose der Thymusrinde mit nachfolgender dystrophischer Verkalkung aus, während der Schaden in anderen lymphoretikulären Organen weniger schwerwiegend ist[643]. Der lymphocytolytische Effekt der Corticosteroide läßt sich auch elektronenoptisch leicht verfolgen[644]. Langlebige Lymphocyten erleiden durch Corticosteroide anscheinend geringeren Schaden als kurzlebige[645]. Zum mindesten in bezug auf die DNS-Synthese kann sich im Verlauf einer fortgesetzten Verabreichung von Corticosteroiden bei den überlebenden Lymphoblasten eine gewisse Resistenz bemerkbar machen[646]. Beachtenswert ist die Angabe von Harris (1961), daß die kleinen lymphoiden Zellen des Knochenmarks auf Corticosteroide ähnlich empfindlich sein sollen wie die kleinen Lymphocyten der lymphatischen Organe. Da eine Anämie nicht zu den üblichen Folgen der Corticosteroidbehandlung gehört, und umgekehrt die kleinen lymphoiden Zellen des Knochenmarks als Vorläufer der Erythropoiese in Betracht kommen[647], bedarf diese Feststellung einer weiteren Überprüfung. In durch Corticosteroide geschädigten lymphoretikulären Organen lassen sich ähnliche Veränderungen der Enzymaktivität nachweisen wie nach ionisierender Bestrahlung[648]. An Mäusen konnten Elliott und Sinclair (1968) zeigen, daß eine einmalige Injektion von Cortisonacetat in einer Dosis von 400—500 mg/kg Körpergewicht die Bildung von Antikörper gegen Schaferythrocyten dann am meisten beeinträchtigt, wenn sie 3—4 Tage vor der antigenischen Stimulation erfolgt. Unter diesen Bedingungen wird die Produktion sowohl der 19 S- als auch der 7 S-Antikörper gehemmt. Eine entsprechende Dosis von Cortisonacetat, einige Tage nach Antigengabe verabreicht, führt nur noch zu einer Verminderung der Produktion von 7 S-Antikörper.

Die Regeneration des lymphatischen Parenchyms nach Einwirkung von Corticosteroiden setzt, entsprechend dem im Vergleich zu Bestrahlungsfolgen etwas langsameren Abbau, leicht verzögert ein; am Rattenthymus können sichere Zeichen einer Zellerneuerung und -vermehrung zwischen dem 5. und 7. Tag nach Corticosteroidgabe gesehen werden, nachdem zwischen dem 4. und 6. Tag der Bestand der Rinde an lymphoiden Zellen einen Tiefpunkt erreicht hat (Abb. 54)[649]. In den peripheren lymphoretikulären Organen findet sich ein ähnlicher zeitlicher

---

638 Kidson 1967. 639 Brunner, Mauel, Rudolf und Chapuis 1968.

640 Dougherty, Berliner und Berliner 1960, 1962, Dougherty, Berliner, Schneebeli und Berliner 1964, vgl. dazu auch Shields 1961, 1966.

641 Stevens und Dougherty 1967.

642 Übersicht bei Ernström und Larsson 1967b.

643 Levine, Strebel, Payan und Wagner 1967.

644 Übersicht bei Trowell 1966, van Haelst 1967.

645 Miller und Cole 1967b. 646 Stevens und Dougherty 1967.

647 Cudkowicz, Bennett und Shearer 1964, Bennett und Cudkowicz 1967.

648 Nakagawa und White 1966, Bowers und de Duve 1967. 649 van Haelst 1967.

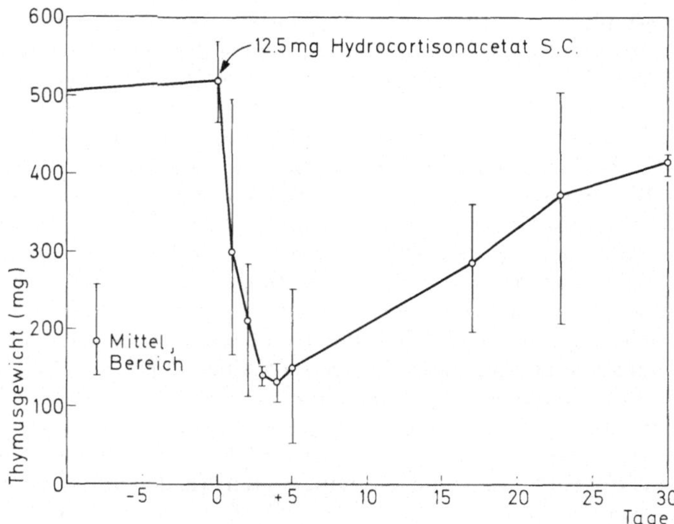

Abb. 54. Thymusgewicht 40—50 Tage alter männlicher Ratten als Funktion der Zeit nach s.c. Injektion von Hydrocortisonacetat. (Nach van Haelst 1967)

Verlauf, unter Umständen auch etwas verzögert. Bei thymektomierten Tieren stellt man nach corticosteroidinduzierter Lymphopenie eine deutlich eingeschränkte Regeneration der Lymphocyten fest, vor allem in oligosynthetischen Lymphknoten, weniger in der Milz und den stärkeren antigenischen Reizen ausgesetzten cervicalen Lymphknoten[650]. Bei intakten Mäusen erfolgt nach den Berichten von Baserga und Morsiani (1961) die Regeneration nach corticosteroidbedingtem Lymphocytenschwund etwas früher als bei Ratten, indem sich eine erste Mitosewelle schon am 6. Tag erkennen läßt. Die gleichen Autoren bemerkten im übrigen, daß es bei dieser Species mehr als 200 Tage dauert, bis der Lymphocytenbestand des Organismus wiederhergestellt ist. In Anbetracht der langen Lebensdauer eines Teils der kleinen Lymphocyten ist diese Beobachtung gut verständlich. Daß die durch Corticosteroide am lymphatischen Parenchym gesetzten Schäden nicht das Ausmaß derjenigen nach genügend dosierter Ganzkörperbestrahlung erreichen (vgl. dazu Abb. 45), geht u. a. aus folgender Feststellung hervor: Wird Kaninchen im Sinn einer Primärstimulation Rindergammaglobulin zusammen mit Endotoxin injiziert, kommt es sogar unter Corticosteroidbehandlung zu einer ansehnlichen Antikörperbildung und zur Entwicklung von Keimzentren um den 12. Tag herum[651]. Aber auch ohne den zusätzlichen Reiz durch Endotoxin vermögen corticosteroidbehandelte Tiere eine meßbare immunbiologische Reizbeantwortung zu vollziehen[652].

Corticosteroide haben offenbar auf die Leistungsfähigkeit des *reticulohistiocytären Systems* im engeren Sinn eine stärker hemmende Wirkung als ionisierende Strahlen, während für das lymphatische Parenchym gerade das Gegenteil zutrifft. Dies geht aus der eingeschränkten Clearance intravenös injizierter Partikeln[653] sowie aus der Hemmung der Granulomentwicklung nach künstlich gesetztem Fremdkörperreiz bei cortisonbehandelten Tieren hervor[654]. Die Gründe

650 Beobachtungen am Meerschweinchen: Ernström und Gyllensten 1965.
651 Ward, Abell und Johnson 1961. 652 Vgl. dazu Morse 1966.
653 Übersicht bei Nicol und Bilbey 1960, Umehara, Ito, Takahashi und Inafuka 1965, Heller 1965.
654 Nocenti, Lederman, Furey und Lopano 1964.

hierfür scheinen noch nicht gänzlich abgeklärt zu sein; möglicherweise üben die Corticosteroide einen allgemein membranstabilisierenden Einfluß auf die Zellen aus, der sich beispielsweise in einer erschwerten Freisetzung von Lysosomenenzymen äußern kann[655]. Nach Angaben anderer Autoren soll allerdings Cortison die Verdauung phagocytierter Hühnererythrocyten durch Mäusemakrophagen nicht hemmen[656]. Es kommen aber noch andere Mechanismen in Betracht. In diesem Zusammenhang darf u. a. erwähnt werden, daß die Aktivität von Meerschweinchenkomplement durch Cortisol gehemmt und damit auch die Immunadhärenz gestört wird[657]. Am wichtigsten erscheint die Tatsache, daß die als Makrophagenvorläufer geltenden Promonocyten des Knochenmarks durch Corticosteroide geschädigt werden.

Aus der Humanmedizin wie aus Tierversuchen gut bekannt ist die Erfahrung, daß eine fortgesetzte Behandlung mit Corticosteroiden in hohen Dosen eine erhöhte Infektanfälligkeit zur Folge hat[658].

Zu den weiteren Hormonen mit einem gewissen lymphopenischen Effekt gehören u. a. ACTH[659] und *Testosteron*[660]. Zwischen den Geschlechtshormonen und dem lymphatischen Parenchym scheinen eigenartige Wechselbeziehungen zu bestehen; so läßt sich beispielsweise die durch eine Androgen- und Oestrogenbehandlung 5 Tage alter Ratten verursachte Gonadendysplasie mit Hilfe einer Injektion von Thymuslymphocyten verhindern[661]. Der diesem Phänomen zugrunde liegende Mechanismus ist nicht bekannt.

V. Regeneration des lymphoretikulären Gewebes nach Einwirkung von Cytostatica und anderen Hemmstoffen

Die Wirkung der *Radiomimetica* erinnert in gewisser Hinsicht an diejenige ionisierender Strahlen, wenn auch der lymphocytolytische Effekt weniger tiefgreifend zu sein scheint. An proliferierenden Zellsystemen hemmen alkylierende Stoffe, wie Stickstofflost und seine Derivate, vor allem die DNS-Synthese, weniger die RNS- und Proteinsynthese. Daß die Folgen einer solchen Behandlung von Mittel zu Mittel etwas verschieden sein können, zeigt sich am Beispiel des HN_6, das in einer LD 50/30 verabreicht, bei Ratten infolge schwerer Gastrointestinalschäden eine Woche früher zum Tod führt als eine entsprechend dosierte ionisierende Ganzkörperbestrahlung oder eine LD 50/30 von Cyclophosphamid[662]. Im übrigen üben diese Substanzen auf das immunbiologisch aktive Gewebe einen hemmenden und teilweise zerstörenden Einfluß aus, der sich demjenigen ionisierender Strahlen in mancher Beziehung zur Seite stellen läßt[663]. Hinsichtlich der Regeneration nach Einwirkung radiomimetischer Mittel gelten ähnliche Überlegungen wie für die Erholung von einem Strahleninsult; im besonderen muß beachtet werden, daß eine völlige Wiederherstellung vermutlich nicht zustande kommt. Einen Hinweis dafür liefern die Berichte über einen lebensverkürzenden Effekt und mutagene Wirkungen der Radiomimetica[664].

Von besonderem Interesse ist der Einfluß, den sog. *Antimetabolite* auf das lymphoretikuläre Gewebe haben. Diese Substanzen (Folsäureantagonisten, Purin-

---

655 Weissmann 1967. 656 Ko Ko Gyl, Donaldsen und Marcus 1955.
657 Gewurz, Wernick, Quie und Good 1965.
658 Übersicht über tierexperimentelle Befunde bei Lurie 1960, Ogata, Kunigoshi und Fukushi 1965, Duhig 1965.
659 Übersicht bei Herrmann 1967.
660 Übersicht bei Szenberg und Warner 1962, Friedman, Bomze, Rothman und Drutz 1964.
661 Kincl, Oriol, Folch Pi und Maqueo 1965. 662 Høst 1966.
663 Übersicht bei Harris 1961, Kahri, Salmi, Hannuksela und Karaharju 1965, Hashimoto, Sudo und Ishidate 1966, Aisenberg und Wilkes 1967.
664 Übersicht bei Alexander und Connell 1960.

und Pyrimidinanaloge) schädigen die immunbiologisch aktiven Gewebe vor allem durch eine Blockierung der DNS-Synthese; in manchen Fällen kann diese Hemmwirkung durch Zugabe natürlicher Vorläufer im Überschuß, sei es kompetitiv, sei es nicht kompetitiv, wieder durchbrochen werden[665]. Tiere, die unter dem Einfluß solcher Antimetabolite stehen, zeigen verständlicherweise eine Einbuße ihrer immunbiologischen Fähigkeiten, ein Umstand, den man sich in der Humanmedizin für Zwecke der Homotransplantation zunutze macht. Der Wirkungsmechanismus ist im einzelnen noch nicht ganz klar, da noch verschiedene Fragen offen bleiben. So soll nach Speirs (1965) Amethopterin (Methotrexat) die primäre immunbiologische Reizbeantwortung deutlich hemmen, bei wiederholter Gabe zusammen mit dem Antigen jedoch geringere Auswirkungen auf die Antikörperbildung haben. Umgekehrt berichten Borel, Fauconnet und Miescher (1965), daß 6-Mercaptopurin bei Mäusen und Kaninchen anläßlich einer Primärstimulation durch Fremderythrocyten zu einer verlängerten Produktion von 19S-Antikörpern führt, während die Bildung von 7S-Antikörpern verzögert und gehemmt wird. Dieser Befund würde an sich gut zu der Vorstellung passen, daß die Antimetabolite vor allem die stark proliferierenden Zellgruppen treffen: Wir haben ja bereits festgestellt, daß die anamnestische immunbiologische Reizantwort durch eine lebhaftere Zellteilungstätigkeit gekennzeichnet ist als die primäre. Diese Hypothese muß aber mit Zurückhaltung aufgenommen werden, da bei Kaninchen 6-Mercaptopurin die primäre Antikörperbildung gegen Rindergammaglobulin stärker zu schädigen scheint als die sekundäre[666]. Offenbar spielt hier auch der Differenzierungsgrad der sich teilenden Zellen eine Rolle, der bei bereits sensibilisierten Elementen höher sein dürfte als bei nicht sensibilisierten[667]. Erste Versuche, die immunodepressorische Wirkung der Antimetabolite für klinische Zwecke nutzbar zu machen, z. B. zur Bekämpfung der proliferativen Glomerulonephritis und des disseminierten Lupus erythematodes, scheinen ermutigende Resultate gebracht zu haben[668]. Man muß sich allerdings der Gefahren bewußt bleiben, denen das Individuum damit ausgesetzt wird (s. S. 598). Die Zeit, die zwischen Entzug des Hemmstoffes und dem Einsetzen der Regeneration verstreicht, hängt u. a. von der Verweildauer („Halbwertszeit“) des Antimetaboliten in Geweben und Zellen ab. Soweit sich beurteilen läßt, läuft die Regeneration dann in üblicher Weise ab.

Neben den Antimetaboliten können auch *Nucleinsäurevorläufer in höherer Konzentration* auf das lymphoretikuläre System eine hemmende Wirkung ausüben, beispielsweise Thymidin in größeren Mengen[669].

Eine besondere Stellung unter den Hemmstoffen nehmen gewisse *Antibiotica* ein. Actinomycin D und Mitomycin C blockieren die RNS-Synthese an der „Oberfläche“ der DNS, Actinomycin D möglicherweise durch eine spezifische Bindung mit Guanin[670]. Erwartungsgemäß unterscheidet sich demnach ihre Wirkung von denjenigen Hemmstoffen, die die DNS-Synthese einschränken oder zum Stillstand bringen. Es kommt nämlich nach den Angaben verschiedener Autoren[671] vor allem zu einer Einschränkung der Antikörperproduktion, während die DNS-Synthese an sich noch möglich ist. Allerdings kann es nicht verwundern, daß auch nach Verabreichung von Actinomycin D ein erheblicher Zelluntergang

---

665 Übersicht bei Schindler 1965. 666 Hurlimann, Wakefield und Thorbecke 1967.
667 Vgl. dazu Miller und Cole 1967.
668 Michael, Vernier, Drummond, Levitt, Herdman, Fish und Good 1967.
669 Übersicht bei Schachtschabel, Lazarus, Farber und Foley 1966.
670 Übersicht bei Bloom, Hamilton und Chase 1964, Speirs 1965, Cline 1966, Tawde, Scharff und Uhr 1966.
671 Übersicht bei Svehag 1964, Speirs 1965, Kay 1967a, Geller und Speirs 1968, Harris 1968.

zu verzeichnen ist, beispielsweise in den Keimzentren, die einen großen Teil der Germinoblasten verlieren können[672]. Stark lymphocytolytisch wirkt auch Oligomycin, möglicherweise über eine Hemmung der oxydativen Phosphorylierung bei fortgesetzter Phosphataufnahme[673]. Puromycin soll über eine vorzeitige Freisetzung unvollständig synthetisierter Polypeptide aus dem Ribosomenbereich ein relativ spätes Stadium der Proteinsynthese stören[674]. Chloromycetin scheint bei Kaninchen nach Primärstimulation mit Rindergammaglobulin die Entstehung von „Memory-Zellen" mehr zu behindern als die Antikörperbildung[675]. Die Regeneration des lymphatischen Parenchyms nach Einwirkung dieser Substanzen erfolgt ziemlich rasch. Unter antigenischer Stimulation stehende Kaninchen zeigen innerhalb einer Woche nach Entzug des Hemmstoffs wieder eine kräftige Keimzentrenentwicklung. Eine durch Chloromycetin verursachte Blockade der Antikörperproduktion kann bereits 4—5 Tage nach Abschluß der Behandlung wieder in Gang kommen[676]. Gesamthaft betrachtet, ist die Wirkungsweise antibiotischer Mittel auf das immunbiologisch aktive System noch in vielen Teilen unklar. Man braucht nur auf die kürzlich mitgeteilte Beobachtung hinzuweisen, daß bei Mäusen Actinomycin D die Produktion gegen Schaferythrocyten gerichteter, hämolysierender 19 S-Antikörper zu steigern vermag, während die Bildung von 7 S-Antikörper gehemmt wird. Großes Gewicht ist bei der Beurteilung solcher Versuche auf die Dosis und die Zeitintervalle zwischen Verabreichung des Antibioticums und antigenischer Stimulation zu legen[676a].

Über die Wirkung sog. *Spindelgifte* auf das lymphoretikuläre System stehen nur wenige Angaben zur Verfügung. Der Wirkungsmechanismus dieser Substanzen ist noch umstritten; immerhin darf angenommen werden, daß sie vorwiegend, wenn nicht ausschließlich, in Proliferation begriffene Zellen schädigen. In diesem Zusammenhang verdient die Mitteilung Beachtung, daß bei Kaninchen Colchicin die Antikörperbildung nach sekundärer Stimulation mit Rindergammaglobulin stärker beeinträchtigt als diejenige nach erstmaliger Injektion[677]. Dieser Befund entspricht den theoretischen Erwartungen. PHA-stimulierte menschliche Blutzellen werden durch Colchicin in der Prämetaphase blockiert, die Umwandlung kleiner Lymphocyten in große Blasten erfolgt unter der Einwirkung dieses Spindelgifts jedoch ungestört[678].

Eine Schädigung und/oder Hemmung der immunbiologisch aktiven Zellen und Gewebe kann durch eine *Vielzahl weiterer Substanzen* verschiedenster Art erzielt werden, so durch Acriflavinhydrochlorid[679], L-Phenylalanin im Überschuß[680], Leberextrakt in Freundschem Adjuvans[681], saure Hydrolasen aus Leukocytengranula[682], ε-Aminocapronsäure[683], bestrahlte organische Substanzen[684] sowie isotonische Kochsalz- und Glucoselösung[685]. Ferner sind zu erwähnen: RNase[685a], PHA[685b] und andere pflanzliche Stoffe mit mitogener Wirkung[685c]. Diese mit Absicht bunt gemischten Beispiele sollen uns lediglich in Erinnerung rufen, wie groß die Zahl der Stoffe ist, die sich auf das überaus empfindliche lymphatische Parenchym nachteilig auswirken können. Elektronenoptisch lassen sich an den Lymphocyten nach TROWELL (1966) 4 Haupttypen initialer Schädigung auseinanderhalten:

---

672 SWARTZENDRUBER 1966. 673 WHITFIELD und YOUDALE 1966.
674 Übersicht bei DAVID 1965. 675 HURLIMANN, WAKEFIELD und THORBECKE 1967.
676 SVEHAG 1964. 676a Übersicht bei DOBBS, RIVERO, SABB und LEE 1968.
677 HURLIMANN, WAKEFIELD und THORBECKE 1967. 678 ASTALDI, GOCIU und AIRÒ 1967.
679 FARR, SAMUELSON und STEWART 1965. 680 RYAN und CARVER 1964.
681 SOERGEL und FRIEDELL 1964. 682 THOMAS 1964.
683 MUSIATOWICZ, JEZUITA und BIELECKI 1965. 684 SHAW und HAYES 1966.
685 TOMPKINS 1964. 685a MOWBRAY, BOYLSTON, MILTON und WEKSLER 1969.
685b JASIN und ZIFF 1968. 685c LANDY und CHESSIN 1969.

1. Bei anoxischem Schaden kommt es zu einer Schwellung zahlreicher cytoplasmatischer Organellen sowie einem Zerfall im Kerninnern.

2. SH-Gifte ziehen eine Matrixschwellung und Membranschäden nach sich.

3. Lytisch wirksame Substanzen, wie Tränengas und Chloroform, erzeugen eine rasche Zellauflösung.

4. Radiomimetische Läsionen sind durch initiale Kernschäden gekennzeichnet.

Mit dieser kurzen Liste soll angedeutet werden, wieviel wir über den Angriffsort und das Schädigungsmuster nach Einwirkung verschiedener Agentien noch zu lernen haben. Es ist offensichtlich, daß die sich an die Läsion anschließende Regeneration auf cellulärer und schließlich auch geweblicher Stufe ohne bessere Kenntnis dieser Zusammenhänge nur ungenügend verstanden werden kann.

VI. Regeneration des lymphoretikulären Gewebes bei verschiedenartigen Krankheitszuständen

Eine Reihe krankhafter Prozesse geht mit einer verminderten Leistungsfähigkeit des lymphoretikulären Gewebes einher[686]. Im besonderen sind lymphopenische Zustände aus der Humanmedizin sehr gut bekannt; sie können die verschiedenartigsten Ursachen haben. Neben einem abnormen Verlust oder einer direkten Schädigung der Lymphocyten durch endogene oder exogene schädigende Agentien spielen auch hormonale Mechanismen hinein, wie aus den Beispielen des Lymphocytenmangels bei der Cushingschen Krankheit oder der athyreotischen Idiotie deutlich hervorgeht.

In einigen Fällen sog. „essentieller Hypoproteinämie“ mit schwerer Lymphopenie[687] konnte als Ursache des Leidens das Bestehen einer *Lymphgefäß-Dünndarmfistel* nachgewiesen werden[688]. Wird die Fistel unterbunden, normalisiert sich der Zustand allmählich, entsprechend der Neubildungsrate für Lymphocyten und Proteine.

Sogenannte *endogene Intoxikationen*, wie schwere Elektrolytstörungen, Urämie und Cholämie, haben in der Regel einen erheblichen Schwund des lymphatischen Parenchyms zur Folge. Der Wirkungsmechanismus, der zu diesen Formen von Lymphopenie führt, bleibt allerdings in mancher Hinsicht noch unklar; es ist nicht wahrscheinlich, daß der lymphocytolytische Effekt bei diesen Zuständen nur über eine vermehrte Ausschüttung von Nebennierenrindenhormonen erfolgt. Die in solchen Fällen überlebenden Lymphocyten lassen meistens keine Einbuße ihrer Transformationsfähigkeit in vitro erkennen[689].

Schockzustände können nach vorübergehender Ausschwemmung unreifer Blutzellen in die Blutbahn[690] auch eine Lymphopenie sowie eine Beladung des reticuloendothelialen Systems mit Zellabbauprodukten nach sich ziehen. Die ursächlichen Zusammenhänge sind in solchen Fällen nur schwer zu überblicken. Ähnliches gilt für das Sanarelli-Shwartzman-Phänomen.

Die *Kälte* an sich scheint, soweit sich aufgrund von Kaninchenversuchen beurteilen läßt[691], die immunbiologische Kapazität des Organismus nicht oder nicht schwerwiegend zu beeinträchtigen.

Wie man aus der Humanpathologie weiß, geht langdauernder *Hunger* oft mit einem Mangel an lymphatischem Parenchym und einer Verminderung der immun-

[686] Übersicht bei YOFFEY und COURTICE 1956, LENNERT 1961, WINTROBE 1961, UEHLINGER 1963.
[687] Übersicht bei GIRARDET, FREI, GRANDGUILLAUME, BOREL und DORTA 1958.
[688] VESIN, ROBERTI, BISMUTH, DESPREZ-CURELY, DESBUQUOIS und VIGUIÉ 1965.
[689] Beobachtungen an urämischen Affen: MOYNIHAN und JACKSON 1966.
[690] REMMELE, LEDER und GRAUL 1964, REMMELE, BLEYL und LÖFFLER 1964.
[691] NORTHEY 1965.

biologischen Leistungsfähigkeit einher[692]. Dasselbe gilt für alle Formen von *Kachexie*. Bei Ratten bewirkt eine proteinarme Diät eine Verminderung von Zahl und Größe der Lymphocyten[693] sowie eine mäßige Herabsetzung der Immunglobulinkonzentration im Blut[694], beides Veränderungen, die sich nach Wiederbeginn einer genügenden Ernährung nur verzögert zurückbilden. Es ist nicht erstaunlich, daß aus einem Zustand der Inanition heraus die Regeneration nur allmählich einsetzt. Bezeichnenderweise erfolgt dieser Wiederaufbau ebenso wie die Nachbildung vermehrter Mengen von Immunglobulinen bei thymektomierten Hungertieren nach Absetzen der proteinarmen Diät noch langsamer als bei nicht thymektomierten[695]. Das Fehlen der Aminosäuren Valin und Histidin in der Nahrung ist für die Aufrechterhaltung des lymphatischen Parenchyms besonders abträglich[696]. Ob die Regeneration des lymphoretikulären Gewebes nach Hunger durch überreiche Fütterung beschleunigt werden kann, scheint noch nicht sicher erwiesen zu sein. Interessanterweise gelingt es, durch eine caseinreiche Diät, in geringerem Ausmaß auch durch aminosäurereiche Nahrung, eine Vergrößerung der Lymphocyten zu erreichen[697]. Es ist allerdings fraglich, ob es sich hier um ein rein nutritives Phänomen handelt.

Der spontanen und tierexperimentell erzeugten *Amyloidose* (Abb. 55) geht regelmäßig ein Absinken der Lymphocytenzahlen in den Geweben und meistens auch im Blut voraus, während sich die relative Zahl der Reticulumzellen erhöht. Durch eine experimentell erzeugte Lymphopenie kann die Entwicklung der Amyloidose beschleunigt werden[698]. Eine Ausnahme bildet die Beobachtung von Ranløv (1967), der bei Mäusen durch gleichzeitige Verabreichung von Antilymphocytenserum (ALS) und Casein die Ausbildung einer caseininduzierten Amyloidose vermeiden konnte. Es fragt sich, ob durch ALS die Vermehrung und/oder Differenzierung derjenigen Zellen behindert werden, die sonst für die Produktion der im Amyloid enthaltenen Globuline[699] verantwortlich sind. Amyloidose läßt sich bei Versuchstieren, im besonderen Mäusen, durch intraperitoneale (nicht subcutane!) Injektion verschiedener Antigene in Freundschem Adjuvans hervorrufen[700]. Sie kann auch durch Zellmaterial übertragen werden[701]. Mit zunehmender Ablagerung der Amyloidmassen im lymphoretikulären Gewebe vermindert sich die immunbiologische Fähigkeit des Organismus; eine völlige Regeneration aus diesem Zustand heraus ist — soweit man bis heute beurteilen kann — nicht mehr möglich.

Eine Reihe von *Infektionskrankheiten* ist durch eine Begleitlymphopenie und eine damit verbundene Herabsetzung der Immunabwehr gekennzeichnet[702]. Meistens handelt es sich dabei um infektiös-toxische lymphocytolytische Effekte, wie sich am Beispiel der bakteriämischen Phase der Tuberkulose und des Typhus abdominalis zeigen läßt. Die Bakterientoxine greifen zum Teil in den Proteinstoffwechsel der Zellen ein; so soll nach Collier (1967) Diphtherietoxin die Übertragung der Aminosäuren vom Aminacyl-sRNS-Komplex zu den Ribosomen hemmen, vermutlich über eine Inaktivierung des (der) dafür verantwortlichen Faktors(en). Lymphocyten von Patienten mit chronischer Histoplasmose zeigen

---

692 Vgl. dazu Hodges, Bean, Ohlson und Bleiler 1962.
693 Aschkenasy 1964.
694 Aschkenasy und Courcon 1967.
695 Aschkenasy 1965, Aschkenasy, de Vaux-St. Cyr und Courcon 1967.
696 Aschkenasy 1966. 697 Aschkenasy 1966.
698 Übersicht bei Cottier 1961, Druet und Janigan 1966.
699 Vgl. dazu Cathcart, Wollheim und Cohen 1967.
700 Sri Ram, Glenner und de Lellis 1968.
701 Übersicht bei Werdelin und Ranløv 1968, Werdelin 1968.
702 Übersicht bei Barandun, Cottier, Hässig und Riva 1959, Barandun 1964.

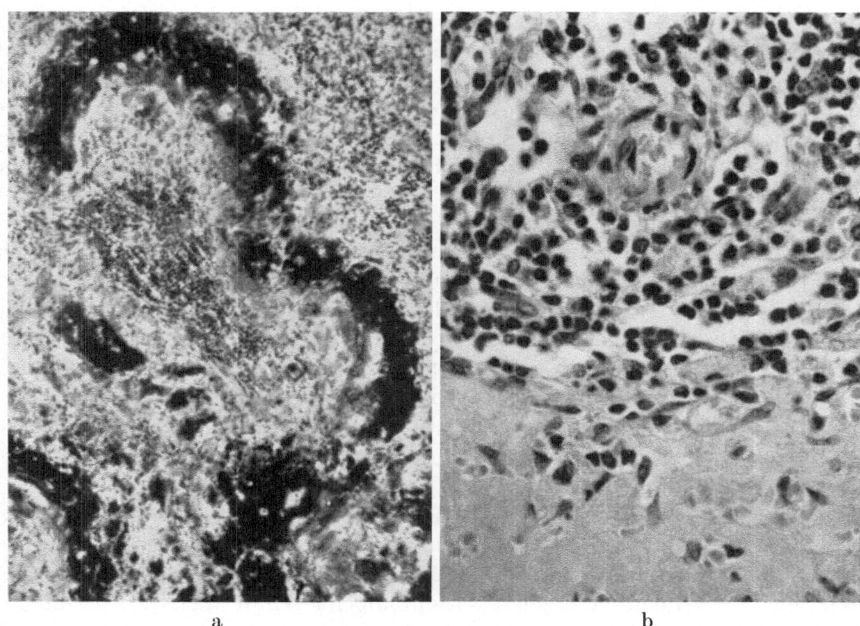

Abb. 55a u. b. Amyloidose und Lymphopenie der Milz bei einer Maus, $8^2/_3$ Monate nach kurzfristiger ionisierender Ganzkörperbestrahlung mit 600 R (a Fettrotfärbung am Gefrierschnitt, 95 ×. b HE. 465 ×) (Cottier 1961)

in vitro eine verminderte Transformierbarkeit durch Histoplasmin[703]. Besonders hervorzuheben ist auch die immunorepressive Wirkung gewisser bakterieller Endotoxine[703a] und Viren[703b].

VII. Die Leistungsfähigkeit und Regenerationskraft des lymphoretikulären Gewebes im Alter

Ein zunehmender Schwund des lymphatischen Parenchyms gehört zu den regelmäßigen Alterserscheinungen (Abb. 56). Teilweise, wie etwa im Fall der postmenopausischen lipomatösen Atrophie der Lymphknoten beim Menschen[704], dürften hormonale Faktoren mitverantwortlich sein. Abgesehen von Einflüssen der Geschlechtshormone scheint aber die Involution des immunbiologischen Gewebes in erster Linie in den Rahmen der komplexen Alterungsprozesse zu gehören. Es würde zu weit führen, hier die möglichen Mechanismen, die zur Seneszenz und schließlich zu einer Beschränkung der Lebensdauer führen, aufzuzählen und zu besprechen. Es ist noch keineswegs klar, welches System den wesentlichsten limitierenden Faktor darstellt. Man weiß auch nicht, ob eine Verarmung des Organismus an verschiedenartigen, u. a. auch immunbiologisch kompetenten, Stammzellen, Veränderungen und eine Zunahme der Intercellulärsubstanz, eine Summation somatischer Mutationen, eine Verminderung postmitotischer Zellen, wie etwa der Ganglienzellen, eine genetisch determinierte, beschränkte Zahl von Zellteilungen im Rahmen der einzelnen Zellfamilien, eine eigentliche celluläre Minderwertigkeit oder eine Kombination dieser und anderer Faktoren die Alterung

[703] Newberry, Chandler, Chin and Kirkpatrick 1968.
[703a] Übersicht bei Franzl und McMaster 1968.
[703b] Übersicht bei Salaman 1969. [704] Übersicht bei Uehlinger 1963.

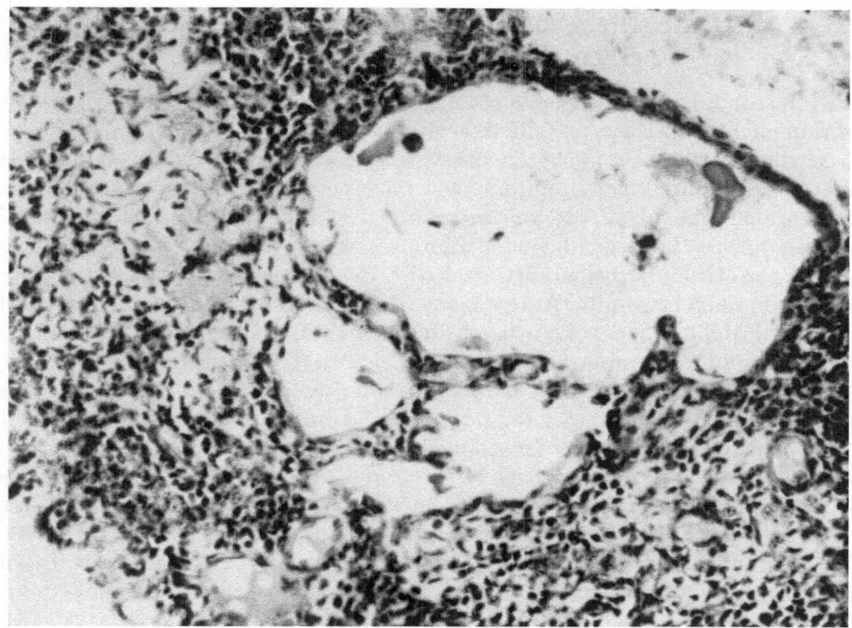

Abb. 56. Cyste und Atrophie des Thymus bei einer 530 Tage alten weiblichen Maus, 400 Tage nach kurzfristiger Röntgen-Ganzkörperbestrahlung mit 600 R. (PAS-Trichrom. 300 ×) (COTTIER 1966)

maßgebend bestimmen[705]. Ein „Altern auf cellulärer Ebene", wie sich COLE (1962) ausdrückt, scheint für das lymphoretikuläre System nicht ganz ausgeschlossen zu sein, auch wenn die geringere immunbiologische Regenerationskraft transplantierter lymphoider Zellen alter Tiere im Vergleich zu jungen[706] nicht ohne weiteres in diesem Sinn gedeutet werden darf. Prüft man die Fähigkeit von Mäusen, eine antigenische Stimulation durch heterologe Erythrocyten mit der Bildung von Antikörpern zu beantworten, in Abhängigkeit von ihrem Alter, gelangt man zu folgenden Schlüssen[707]: Die im Verlauf einer primären immunbiologischen Reizbeantwortung gebildete Antikörpermenge als Funktion des Alters der Testtiere steigt nach der Geburt während ungefähr 40 Wochen stetig an. Danach sinkt die Kurve annähernd im Sinn einer einfachen Exponentialfunktion wieder ab. Für die Sekundärstimulation liegen die Verhältnisse ganz ähnlich, nur zeigt sich hier ein steilerer Abfall. Die Fähigkeit, 7S-Antikörper zu produzieren, nimmt mit dem Alter stärker ab als diejenige zur Bildung von 19S-Antikörpern. In dieser Hinsicht scheinen sich die immunbiologischen Eigenschaften des Organismus im Alter wieder denjenigen neugeborener Tiere zu nähern. Es ist dabei zu bedenken, daß mit zunehmendem Alter die relative, teilweise auch die absolute Zahl von Plasmazellen in den verschiedenen Organen zunimmt, möglicherweise als Ausdruck einer Kumulation der im Verlauf des Lebens anfallenden antigenischen Reize. In welchem Ausmaß der im Senium festzustellende Mangel an kleinen Lymphocyten einer Nachschubinsuffizienz, u. a. infolge Involution des Thymus, entspringt, bleibt noch zu klären. Jedenfalls wurde bereits der originelle Vorschlag gemacht, Jugendlichen Thymuslymphocyten zu entnehmen, tiefgekühlt zu konservieren und im Alter im Sinn einer immunbiologischen Verjüngungskur wieder zu injizieren[708].

[705] Übersicht bei COTTIER 1961. [706] COLE 1962.
[707] MAKINODAN und PETERSON 1965, 1966a, b. [708] MAKINODAN und PETERSON 1966a.

VIII. Regeneration des lymphoretikulären Gewebes bei Zuständen von Immuntoleranz

Ein Zustand, bei dem ein sonst als Antigen wirksames Agens trotz wiederholter Injektion nicht zur Bildung faßbarer Mengen von Antikörpern und/oder spezifisch sensibilisierter Lymphocyten führt, wird vielleicht am besten mit der englischen Bezeichnung einer „immunologic unresponsiveness" charakterisiert. Wie in den vorausgegangenen Abschnitten erläutert wurde, kann eine solche Situation durch eine große Zahl schädigender Einflüsse, wie ionisierende Bestrahlung und cytostatische Mittel, herbeigeführt werden[709]. Bei Verwendung schwacher und/oder dem Testtier nah verwandter Antigene sowie wenig empfindlicher immunologischer Titrier- und Meßmethoden kann auch die neonatale Thymektomie eine ähnliche Beeinträchtigung der immunbiologischen Leistungsfähigkeit zur Folge haben[710]. Diese durch eine Schädigung des *gesamten* immunbiologisch kompetenten und/oder aktiven Systems gekennzeichnete „immunologic unresponsiveness" darf nicht mit der eigentlichen spezifischen Immuntoleranz verwechselt werden, ebensowenig wie ein Überleben immunbiologisch kompetenter und/oder aktiver Zellen in einem nicht isologen *allgemein* stark geschwächten Wirtsorganismus („Chimärismus") unter diesen Begriff fällt[711]. Zum Wesen der Immuntoleranz gehört ein *immunologisch* bedingter, *spezifischer* Ausfall der humoralen und cellulären Immunreaktionen. Es wurde oft postuliert, eine Immuntoleranz sei die regelmäßige Folge eines Kontakts zwischen Antigenen und dem lymphoretikulären System des fetalen Organismus und stelle als solche eine Voraussetzung für die Verhütung von Autosensibilisierungsvorgängen im späteren Leben dar. Man weiß aber heute, daß bei geeigneter Antigendosierung der Säugerfetus durchaus in der Lage ist, gegen eine Reihe von Antigenen Antikörper zu bilden[712] und auch Haut-Homotransplantate abzustoßen[713]. Diese Feststellungen lassen erkennen, wie wichtig bei der Beurteilung des Phänomens der Immuntoleranz die Frage nach Art und Menge des Antigens im Verhältnis zur Zahl der immunbiologisch kompetenten Zellen ist. Es hat sich nämlich immer wieder gezeigt, daß eine Immuntoleranz um so eher induziert werden kann,

a) je näher die als Antigen benützten Substanzen dem Testorganismus verwandt sind (z. B. Plasmaproteine verschiedener Säugerarten)[714] und

b) je höher die benützte Antigendosis im Verhältnis zum Lymphocytenbestand des Organismus ist (z. B. genügende Mengen heterologer Plasmaproteine bei Neugeborenen)[715].

Ein durch „Überschwemmung" des Organismus mit einem bestimmten Antigen verursachtes Ausbleiben der Produktion zugehöriger spezifischer Antikörper wird auch als „Immunparalyse" bezeichnet. Dieser Begriff läßt sich aber wesensmäßig nicht unbedingt von dem der „Immuntoleranz" trennen.

Der Ausbildung der Toleranz geht eine bestimmte Induktionsperiode von einigen Tagen voraus, während der, zumindest bei gewissen Systemen, extracelluläres Antigen vorhanden sein muß[716]. Unter Umständen gelingt es allerdings

[709] Vgl. dazu auch STONER 1965, CRUCHAUD 1965, JANKOVIĆ, DRASKOCI, JANJIĆ und ISVANESKI 1965.

[710] Vgl. dazu MILLER 1965, ISAKOVIĆ und JANKOVIĆ 1965, FILIPP 1965.

[711] Vgl. dazu TRENTIN und SESSION 1961, VOS und WEYZEN 1962, MILLER, MARTINEZ und GOOD 1964a, b, JANKOVIĆ und ISAKOVIĆ 1966a.

[712] SILVERSTEIN und LUKES 1962, SILVERSTEIN 1964, STERZL und SILVERSTEIN 1967.

[713] SCHINKEL und FERGUSON 1953, SILVERSTEIN 1964.

[714] Übersicht bei WEIGLE 1961a, b, c, 1962, DIETRICH 1965, DRESSER 1965, LIACOPOULOS 1965, GERY und WAKSMAN 1967, ROSE und CINADER 1967, vgl. dazu auch TEMPELIS 1965.

[715] Übersicht bei WEIGLE 1961a, b, SISKIND und THORBECKE 1961.

[716] WEIGLE und GOLUB 1967.

auch, mit wiederholten „unterschwelligen" Antigendosen eine Immuntoleranz zu erzielen. Toleranzerzeugung ist bei erwachsenen Tieren ebenfalls möglich[717]. Wie sich u. a. anhand der Übertragung lymphoider Zellen toleranter Spendertiere auf ganzkörperbestrahlte Empfänger zeigen läßt, stellt die Immuntoleranz ein zellgebundenes Phänomen dar (sog. „adoptive Toleranz")[718]. Nach Injektion eines „tolerogenen" Antigens bleiben die für die immunbiologische Reizbeantwortung bezeichnenden proliferativen Vorgänge am lymphatischen Parenchym aus, abgesehen von einer geringfügigen und wahrscheinlich unspezifischen Reizwirkung[719]. Auch das Abfangen der tolerogenen Substanz im lymphoretikulären Gewebe erfolgt nicht wie bei immunisierten Tieren[720]. Eine Immuntoleranz beschränkt sich nicht notwendigerweise auf ein Ausbleiben der Bildung spezifischer Antikörper, sondern kann sich auch auf Überempfindlichkeitsreaktionen vom Spättyp und die Homotransplantatabstoßung erstrecken[721].

Die *Mechanismen*, die in einen Zustand der Immuntoleranz überleiten, sind immer noch weitgehend ungeklärt und bilden zur Zeit den Gegenstand lebhafter Diskussionen. Es werden verschiedene Möglichkeiten ins Auge gefaßt. Nach der „Stammzellentheorie" könnte das Antigen die immunkompetenten, nicht sensibilisierten Zellen auf ungeklärte Weise daran hindern, sich in Richtung einer Sensibilisierung zu differenzieren und „Memory-Zellen" zu bilden, so daß bei erneutem Kontakt mit dem Antigen keine spezifisch sensibilisierte, reaktionsbereite Zellpopulation bereitsteht. Es fragt sich, ob und in welchem Ausmaß mit diesem Geschehen Zelluntergänge verbunden sind. Nach einer zweiten, der „Makrophagen-Theorie", sollen zur Umwandlung von Antigenen in „Immunogene" Makrophagen notwendig sein; bei deren Ausfall erführen die immunbiologisch kompetenten Zellen durch einen direkten Kontakt mit dem unveränderten Antigen eine Umwandlung, die eine weitere immunologische Differenzierung nicht gestatten würde[722]. Nach einer dritten Hypothese sollen die meisten Antigene eine Reizantwort hervorrufen, die nicht nur aus der Sensibilisierung kompetenter Zellen, sondern auch aus einer Paralyse eines Teils derselben resultiert[723]. So lassen sich beispielsweise Thymuszellen durch wiederholte Antigengaben inaktivieren[724]. Bei zeitlich verlängerter Verfügbarkeit des Antigens wäre es somit möglich, daß die „paralysierte" Zellpopulation immer mehr die sensibilisierte ersetzt. Nach MITCHISON (1965) könnte die Paralyse einzelner Zellen durch Verbindung des Antigens mit bestimmten „paralytogenen" Stellen der Zelloberfläche bedingt sein, wonach dann eine Sensibilisierung des betreffenden Lymphocyten nicht mehr möglich wäre. NOSSAL und MITCHELL (1966) schließlich schlagen im Sinn einer Modellvorstellung von der Toleranzentstehung vor, daß Lymphocyten eines „spezifischen Clones"[725] an ihrer Oberfläche eine geringe Menge von IgM-Antikörpern tragen; wenn dieser mit Antigen in Verbindung tritt, soll es dann zur Cytolyse kommen. Zur immunologischen Stimulation im Gegensatz zur Immunparalyse bedürfte es auch nach Auffassung dieser Autoren einer Vorbereitung des Antigens durch Makrophagen. In diesem Zusammenhang wird immer wieder auf den funktionellen Schutz hingewiesen, der den „nicht sensibilisierten" Lymphocyten der Thymusrinde durch die epitheliale Blut-Gewebe-Schranke vor anfallenden Antigenen geboten werden soll.

---

717 Vgl. dazu DVORAK, BILLOTE, MCCARTHY und FLAX 1965, SÖRÉN 1967.

718 DIETRICH und WEIGLE 1964. 719 CERNÝ und VIKLICKÝ 1967.

720 BALFOUR und HUMPHREY 1967, AZAR 1967.

721 Übersicht bei FREY, GELEICK und DE WECK 1964, HOWARD, GORDON, POLLARA, MARTINEZ und GOOD 1964, BATTISTO und BLOOM 1966.

722 MEDAWAR 1965. 723 MITCHISON 1965.

724 GERSHON, WALLIS, DAVIES und LEUCHARS 1968.

725 BURNET 1959.

Wir sind uns im klaren darüber, daß derartige Überlegungen, so anregend sie auch sind, in den Bereich des Spekulativen gehören. Es muß zunächst daran erinnert werden, daß es bei Verwendung kräftiger, dem Testtier phylogenetisch wenig oder nicht verwandter Antigene, wie Tetanustoxoid, bisher überhaupt nicht gelang, eine Immuntoleranz zu erzeugen[726]. Ferner weiß man nicht einmal, ob die „Zelllinie", die bei spezifischer Immuntoleranz nur am Fehlen ihrer Leistungen (Ausbleiben der Proliferation, Fehlen von Antikörperbildung und/oder Überempfindlichkeitsreaktionen vom Spättyp) vermutet werden kann, vorhanden, aber „paralysiert" ist oder ob sie fehlt. MCCULLAGH und GOWANS (1967) glauben, einen Hinweis darauf gefunden zu haben, daß spezifisch tolerante Zellen wirklich vorhanden sind und sich durch Inkubation in vitro auf unbekannte Art „aktivieren" lassen. Ob die Anwesenheit von Antigen zur Aufrechterhaltung der Immuntoleranz notwendig ist, bleibt zweifelhaft. Wahrscheinlich wird es erst dann möglich sein, über das Wesen der Immuntoleranz bessere Auskunft zu erhalten, wenn einmal die sterische Chemie der Antigen-Antikörperreaktionen ganz allgemein genügend abgeklärt ist[727].

Wesentlich für die Beurteilung der *Regeneration aus dem Zustand der Immuntoleranz* heraus sind alle Beobachtungen, die sich auf ein „Durchbrechen" der Toleranz beziehen, gleichgültig, ob es dabei um eine „Aktivierung paralysierter" oder um eine Neubildung nicht oder kaum vorhandener immunbiologisch kompetenter Zellinien geht. Eine Aufhebung der Immuntoleranz gelingt mit einer Reihe von Kunstgriffen, wie etwa der Injektion von Antigenen, die dem tolerogenen Stoff verwandt, aber mit ihm nicht identisch sind (Beispiele: entfernt verwandte heterologe Plasmaproteine[728], chemisch abgeänderte Antigene, wie Picryl-Rinderserumalbumin[729] und ähnlich umgewandelte Proteine, mit denen bei Kaninchen die Immuntoleranz beendet werden kann[730]). Die toleranzbrechenden Eigenschaften solcher Substanzen hängen aber offenbar nicht nur von Art und Ausmaß der chemischen Alteration der Antigene sondern auch von Faktoren ab, die der genetischen Kontrolle des Testtieres unterstehen[731]. Unter bestimmten Bedingungen wird eine Aufhebung der Immuntoleranz auch durch Injektion von Immunkomplexen erreicht[732]. Durch unspezifische Reize, wie Endotoxin[733], läßt sich die Induktion einer Immuntoleranz durch sonst tolerogene Mengen eines Fremdproteins verhüten. Diese Wirkung von Endotoxin hängt aber vom Zeitintervall der Injektionen ab und ist nur unter gewissen Bedingungen nachzuweisen[734]. Beimengungen zellfreier Milzextrakte und DNS oder von DNS-Abbauprodukten[735] zum Antigen können ebenfalls eine toleranzbrechende Wirkung haben. Das Bestehen einer spezifischen Immuntoleranz kann vielfach am gewöhnlichen histologischen Bild der lymphoretikulären Organe nicht erkannt werden, da ja nur ein kleiner Teil des immunbiologisch aktiven Systems betroffen ist. Die fehlende Fähigkeit zur Reizbeantwortung äußert sich aber im Ausbleiben einer typischen proliferativen Reaktion und kann auch daran erkannt werden, daß trotz wiederholter Antigeninjektionen in regionären Lymphknoten kein Abfangen des Antigens in Keimzentren zu verzeichnen ist[736].

---

[726] Übersicht bei STONER 1965.
[727] Zusammenfassende Übersichten zu diesen Problemen finden sich auch bei BRENT 1965, CINADER, ROSE und YOSHIMURA 1965, FELDMAN und NACHTIGAL 1965, FREY, DE WECK und GELEICK 1965, HASEK 1965, NOSSAL 1965a, b, SELA 1965, WOODRUFF 1965.
[728] WEIGLE 1962. [729] WEIGLE 1964a, b, c, d.
[730] Vgl. auch WEIGLE 1964a, b. [731] ROSE und CINADER 1967.
[732] HEMPHILL, SEGRE und MYERS 1966. [733] GOLUB und WEIGLE 1967.
[734] Vgl. dazu FREEDMAN, NAKANO und BRAUN 1966.
[735] Vgl. dazu FELDMAN, GLOBERSON und NACHTIGAL 1961.
[736] BALFOUR und HUMPHREY 1967.

IX. Immunbiologische Defektkrankheiten als Beispiele einer gestörten Regenerationsweise des lymphoretikulären Systems

Im Verlauf der vergangenen 15 Jahre wurde in der Humanmedizin eine ganze Zahl neuer Krankheitsbilder entdeckt, die durch eine Unfähigkeit des Organismus gekennzeichnet sind, auf antigenische Stimulation hin eine in allen Teilen normale Reizbeantwortung zu vollziehen[737]. Das besondere Interesse, das diese „Naturexperimente" verdienen, liegt weniger in dem Seltenheitswert dieser Defektimmunopathien als vielmehr in der Möglichkeit, aus dem Fehlen einer, mehrerer oder aller Komponenten des immunbiologisch aktiven Systems Rückschlüsse auf deren physiologische Funktionen ziehen zu können.

Möglicherweise stellt die sog. *retikuläre Dysgenesie*[738] den schwersten beim Menschen bekannten Defekt des lymphoretikulären Gewebes dar. Immunbiologische Untersuchungen wurden bei den 3 bis heute bekannten Fällen jedoch nicht durchgeführt. Abgesehen von diesem äußerst seltenen und ganz ungenügend geklärten Leiden kann als schwerste und umfassendste dieser Defektimmunopathien die *Schweizer Form der Agammaglobulinämie* bezeichnet werden, von der bereits über 50 Fälle bekannt geworden sind[739]. Die ursprünglich von GLANZMANN und RINIKER (1950) als familiär auftretende „essentielle Lymphocytophthise" bezeichnete Krankheit wurde von diesen Autoren im Sinn einer ungewöhnlichen Anfälligkeit des lymphatischen Parenchyms gegenüber Noxen bestimmter Art, wie etwa der Monilieninfektion, verstanden. Erst später zeigte sich, daß es sich um eine besondere, mit Agammaglobulinämie einhergehende Defektimmunopathie handelt, die durch eine frühfetale Entwicklungsstörung des Thymus, eine Unfähigkeit zur Antikörperbildung und zum Vollzug von Überempfindlichkeitsreaktionen des Spättyps sowie einen sehr wahrscheinlich einfach-autosomal recessiven Erbgang charakterisiert ist[740]. Die bei diesem Leiden auffällige Dys- und Hypoplasie des unvollständig descendierten Thymus (Abb. 57), verbunden mit der Unfähigkeit, Plasmazellen und Antikörper zu bilden, stellt nach wie vor ein schwerwiegendes und durch Tierexperimente kaum zu widerlegendes Argument dafür dar, daß der Thymus zum mindesten in frühen Stadien der Ontogenese auch am Aufbau der Immunglobulin-produzierenden Zellinien und nicht nur an der Entwicklung der sog. zellgebundenen Immunität beteiligt ist. Bei der Schweizer Agammaglobulinämie ließen sich bisher die wenigen vorhandenen Lymphocyten in vitro weder durch Antigene noch durch PHA in üblicher Weise stimulieren[741]. In einzelnen Fällen reagieren die Lymphocyten auf allogene Zellen mit einer blastoiden Transformation, nicht aber oder verspätet auf PHA[742].

Die sog. *„thymische Alymphoplasie"*[743] stellt eine Spielart der Schweizer Agammaglobulinämie dar, bei der ein geschlechtsgebundener recessiver Erbgang vermutet wird. Es sind noch zu wenig Fälle bekannt, um sich darüber ein Urteil bilden zu können. Vor kurzer Zeit wurde auf ein autosomal-recessiv vererbbares

[737] Übersicht bei GOOD 1954, GOOD und VARCO 1955, BARANDUN, COTTIER, HÄSSIG und RIVA 1959, COTTIER und BARANDUN 1959, BARANDUN, STAMPFLI, SPENGLER und RIVA 1959, DAMESHEK 1962, COTTIER 1962a, COTTIER 1963b, HITZIG und COTTIER 1963, PETERSON, COOPER und GOOD 1965, JANEWAY 1966, COOPER, GABRIELSEN und GOOD 1967, GOOD, COOPER, PETERSON, HOYER und GABRIELSEN 1967, HOYER, COOPER, GABRIELSEN und GOOD 1968.

[738] DE VAAL und SEYNHAEVE 1959.

[739] Übersicht bei HITZIG, BARANDUN und COTTIER 1968.

[740] COTTIER 1958, TOBLER und COTTIER 1958, HITZIG, BIRO, BOSCH und HUSER 1958, HITZIG und WILLI 1961, BLACKBURN und GORDON 1967.

[741] HITZIG, KAY und COTTIER 1965. [742] MEUWISSEN, BACH, HONG und GOOD 1968.

[743] GITLIN, ROSEN und JANEWAY 1964.

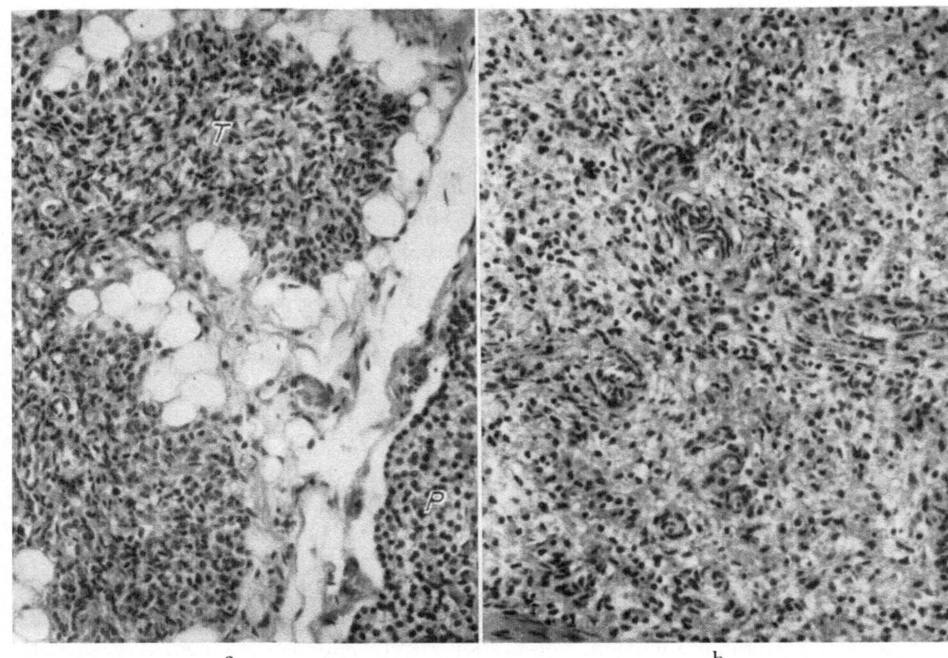

Abb. 57. a Läppchen des überaus kleinen und lymphocytenarmen Thymus (*T*) bei der Schweizer Form von Agammaglobulinämie. Das Organ besitzt keine deutlichen Hassallschen Körperchen und ist unvollständig descendiert. *P* Glandula parathyreoidea (HE. 220×) b Lymphocytenarme Milz ohne Follikel bei der Schweizer Form von Agammaglobulinämie. (HE. 180×) (COTTIER 1963)

Leiden bei Mäusen aufmerksam gemacht, das durch „Thymusaplasie" und frühzeitiges Absterben gekennzeichnet ist[744]. Vielleicht eignen sich diese Tiere zum Studium solcher Formen von Defektimmunopathien.

Beim *DiGeorge-Syndrom*[745] soll der Thymus fehlen und trotzdem eine Plasmazellbildung mit zugehöriger Immunglobulinproduktion vorhanden sein. Es muß daran erinnert werden, daß eine Organ-„Aplasie" immer nur bedeutet, daß ein bestimmtes Organ bei der Autopsie nicht gefunden wurde. Ohne sorgfältige Überprüfung zahlreicher Stufenschnitte kann die Anwesenheit eines ektopischen Thymus nicht mit Sicherheit ausgeschlossen werden. Im übrigen läßt sich, wie in den Fällen von NEZELOF, JAMMET, LORTHOLARY, LABRUNE und LAMY (1964), ohne chromosomale Analyse nicht entscheiden, ob es bei der Areaktivität des Wirtsorganismus zu einer Übertragung mütterlicher Lymphocyten auf das Kind und zu einem entsprechenden Chimärismus gekommen ist. Vereinzelt konnten derartige Befunde schon erhoben werden[746]. Es ist auch beizufügen, daß bei der Schweizer Form der Agammaglobulinämie Homotransplantate von Thymusgewebe über viele Monate ohne die geringsten Zeichen einer Abstoßung überleben können[747]. Die Implantation von fetalem Thymusgewebe kann auch bei Fällen von Di George-Syndrom eine günstige Wirkung haben[747a].

[744] PANTELOURIS 1968.
[745] DI GEORGE, LISCHNER, DACOU und AREY 1967.
[746] KADOWAKI, THOMPSON, ZUELZER, WOOLLEY, BROUGH und GRUBER 1965, HARBOE, PANDE, BRANDTZAEG, TVETER und HYORT 1966.
[747] COTTIER, BÜRKI, HESS und HÄSSIG 1967.
[747a] CLEVELAND, FOGEL, BROWN und KAY 1968.

Bei der *Ataxia teleangiectatica* (Louis-Bar-Syndrom) werden mitunter auch Veränderungen am Thymus angetroffen, verbunden mit Lymphopenie und einer immunbiologischen Minderwertigkeit[748]. Wegen der bei diesem Leiden oft schwerwiegenden Schäden am Zentralnervensystem ist in der Beurteilung dieser Befunde jedoch Zurückhaltung geboten.

Bei der *klassischen Agammaglobulinämie mit geschlechtsgebunden-recessivem Erbgang*[749] fehlt es dem lymphoretikulären Gewebe, bei recht guter Entwicklung des Thymus, vor allem an der Fähigkeit, auf antigenische Stimulation hin humorale Antikörper zu erzeugen. Dementsprechend wird im histologischen Bild ein Fehlen der Keimzentren und der Plasmazellinie festgestellt, während das lymphatische Parenchym an sich in erheblicher Menge vorhanden sein kann (Abb. 58), und auch die Fähigkeit zum Vollzug von Überempfindlichkeitsreaktionen vom Spättyp sowie zur Abstoßung von Homotransplantaten bis zu einem gewissen Grad entwickelt ist. Vermutlich liegt hier ein cellulärer Defekt vor, der sich u. a. auch in einem verringerten RNS-Umsatz zu äußern scheint[750]. In vitro lassen sich Lymphocyten von Patienten mit dieser Form von Agammaglobulinämie durch PHA, nicht aber durch Antigene stimulieren[751].

Die Gruppe der sog. *sporadischen, kongenitalen oder „acquirierten" Formen von Hypo- oder Agammaglobulinämie* umfaßt eine Reihe von immunbiologischen Mangelzuständen, deren Wesen noch nicht genügend abgeklärt werden konnte[752]. Lymphocyten von Patienten mit primärer Hypogammaglobulinämie reagieren in vitro auf Phytohämagglutinin und zahlreiche Antigene oft in üblicher Weise mit einer blastoiden Transformation und Proliferation[753].

Dysgammaglobulinämien ohne Lymphopenie sind durch eine mengenmäßige Einschränkung oder das Fehlen eines oder mehrerer Typen von Immunglobulinen gekennzeichnet, während andere in üblicher Weise oder sogar verstärkt gebildet werden[754]. Ob es sich hier um genetisch bedingte Enzymstörungen handelt, bleibt noch abzuklären[755]. Entsprechende Probleme ergeben sich beim Studium der Zustände mit IgA-Mangel[756].

Auch die Natur des *normogammaglobulinämischen Antikörpermangelsyndroms*[757], bei dem trotz Vorhandenseins normaler Mengen von Immunglobulinen im Blut eine Unfähigkeit besteht, antigenische Stimulationen mit der Bildung spezifischer Antikörper zu beantworten, bleibt vorläufig ungeklärt.

Beim *Wiskott-Aldrich-Syndrom*[758] liegt möglicherweise eine Störung des Makrophagensystems vor, was mit einer verminderten Leistungsfähigkeit des „afferenten Schenkels" des für die immunbiologische Reizbeantwortung verantwortlichen Systems verglichen wurde. Es wird vermutet, daß der Defekt in der Handhabung gewisser Polysaccharid-Antigene liegt, und deshalb keine normale immunbiologische Reizbeantwortung zustande kommt[759].

Patienten mit sog. *atopischer Dermatitis* zeigen einen interessanten Funktionsdefekt der Lymphocyten, die sich nämlich wohl durch PHA, nicht aber durch homologe Hautextrakte stimulieren lassen[760].

[748] Thieffry, Arthuis, Aicardi und Lyon 1961, Peterson, Kelly und Good 1964.
[749] Bruton 1952. [750] Cottier 1962b, Cline und Fudenberg 1965.
[751] Bach 1967. [752] Übersicht bei Barandun, Cottier, Hässig und Riva 1959.
[753] Bradley und Oppenheim 1967.
[754] Rosen, Kevy, Merler, Janeway und Gitlin 1961.
[755] Vgl. dazu Hong und Good 1967.
[756] South, Cooper, Wollheim und Good 1968.
[757] Barandun, Cottier, Hässig und Riva 1959.
[758] Aldrich, Steinberg und Campbell 1954, Cooper, Chase, St. Geme, Krivit und Good 1964.
[759] Cooper, Chase, Lowman, Krivit und Good 1968.
[760] Pass, Larsen und Lobitz 1966.

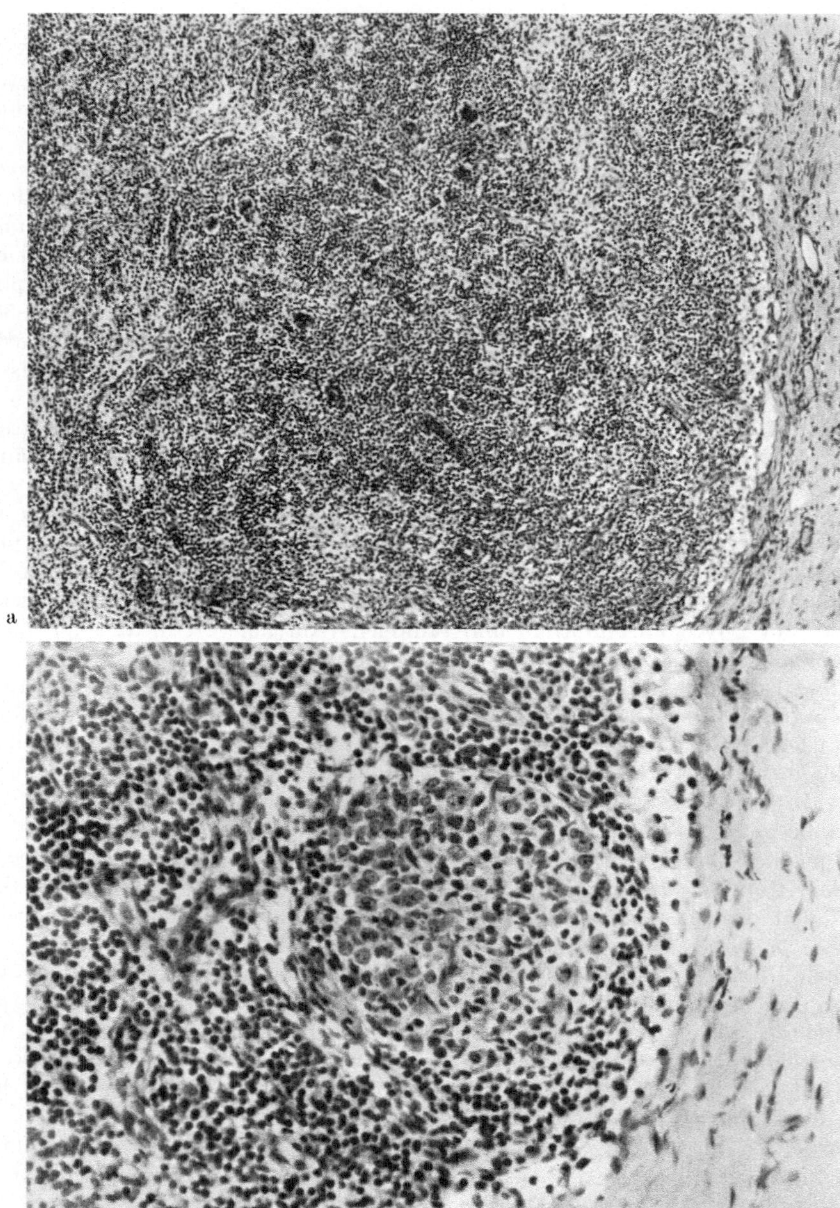

Abb. 58. a Inguinaler Lymphknoten eines Knaben mit kongenitaler Agammaglobulinämie vom Typus Bruton: in der ziemlich dicht mit Lymphocyten besetzten Rinde finden sich keine Keimzentren. Außerdem sind fast keine Plasmazellen vorhanden. (HE. 80 ×) b Lymphknoten bei kongenitaler Hypogammaglobulinämie: vereinzelt kleine Keimzentren. (HE. 280 ×)

Die Defektimmunopathien eignen sich in besonderer Weise zur Prüfung der Funktion, die das eine oder andere Element des immunbiologisch aktiven Systems bei Krankheiten verschiedenster Art ausüben kann. So war es beispielsweise überraschend, bei agammaglobulinämischen Patienten eine Form von Gelenkentzündung vorzufinden, die der rheumatoiden Arthritis sehr ähnlich sieht[761]. Es ließen sich noch viele derartige Beispiele anführen[762].

Bei der sog. *essentiellen Hypokomplementämie* (C'_2-Mangel) fällt das Wohlbefinden der Patienten auf, trotz deutlich gestörter chemotaktischer Funktionen der Leukocyten in vitro und herabgesetzter Hämolysefähigkeit. Offenbar wird für die Immunadhärenz und die bactericiden Eigenschaften weniger C'_2 benötigt als für die Hämolyse[763].

Beim *Chediak-Higashi-Syndrom* (hereditary gigantism of cytoplasmic organelles) fallen im Cytoplasma zahlreicher Zelltypen, Riesenbläschen auf, die Zeichen einer funktionellen Minderwertigkeit erkennen lassen. Hinsichtlich des lymphoretikulären Systems interessiert vor allem die Tatsache, daß Phagocyten dieser Patienten intracellulär aufgenommene Bakterien nicht in üblicher Weise abzubauen vermögen[764].

Bei allen hier geschilderten Defekten sind — soweit es sich um genetisch bedingte Störungen handelt — *regeneratorische Prozesse* nicht oder nur im Rahmen des aufgrund der enzymatischen Ausrüstung des immunbiologisch aktiven Gewebes Möglichen überhaupt denkbar. Meistens ist man gezwungen, zu einer Ersatztherapie zu greifen, bei Agammaglobulinämie mit Hilfe von zugeführten Immunglobulinen[765], bei der Schweizer Form der Agammaglobulinämie möglicherweise durch Transplantation von fetalem Thymusgewebe und/oder Lebergewebe[766]. In Anbetracht der Infektanfälligkeit dieser Patienten kann durch solche Maßnahmen ein gewisser Schutz geboten werden, was die dem Organismus noch zur Verfügung stehenden Abwehrmechanismen schont und somit eine gewisse Erholung gestattet.

X. Regeneratorische Vorgänge nach sog. „Blockade" des reticuloendothelialen Systems

Trotz ermutigender Versuche, die gesamte Phagocytosetätigkeit des reticuloendothelialen Systems quantitativ zu erfassen[767], haften den zu diesem Zweck vorgeschlagenen Methoden immer noch große Mängel an. In geringer Menge intravenös injizierte Partikeln werden nach einmaliger Passage der Leber bis zu 90% von den Kupfferschen Sternzellen aufgenommen; der Rest verteilt sich auf Milz, Lungen und zu einem kleinen Teil auch auf andere Organe[768]. Offenbar sind die Sternzellen, vor allem wegen ihrer Zahl und ihrer Lage mitten im Blutstrom, diejenigen Elemente, die an der Clearance des Bluts von partikulärem Material am meisten beteiligt sind. Ihre Phagocytosekapazität ist so groß, daß es mit einer Verabreichung kleiner Mengen von Partikeln gar nicht gelingt, dosisabhängige Clearancewerte zu erhalten. Man müßte zu diesem Zweck schon die intrahepatische Verteilung des injizierten Materials in bezug auf dessen Lage in der Peripherie oder im Zentrum der Leberläppchen prüfen. Dosisabhängige Kurven erhält man erst bei Injektion großer Mengen von Partikeln, durch die das reticuloendotheliale System der Leber übersättigt wird; der Nachteil dieser häufig verwendeten Methode liegt aber darin, daß damit gar nicht die Phagocytosetätigkeit

---

761 Good und Rotstein 1960.
762 Übersicht bei Barandun, Cottier, Hässig und Riva 1959, Barandun 1964.
763 Gewurz, Pickering, Muschel, Mergenhagen und Good 1966.
764 Windhorst, Zelickson und Good 1966. 765 Übersicht bei Barandun 1964.
766 Übersicht bei Hitzig, Kay und Cottier 1965, Cottier, Bürki, Hess und Hässig 1967, Hitzig, Barandun und Cottier 1967.
767 Übersicht bei Dobson und Jones 1952, Halpern 1957, Biozzi, Benacerraf, Halpern, Stiffel und Hillemand 1958.
768 Vgl. dazu Baillif 1960.

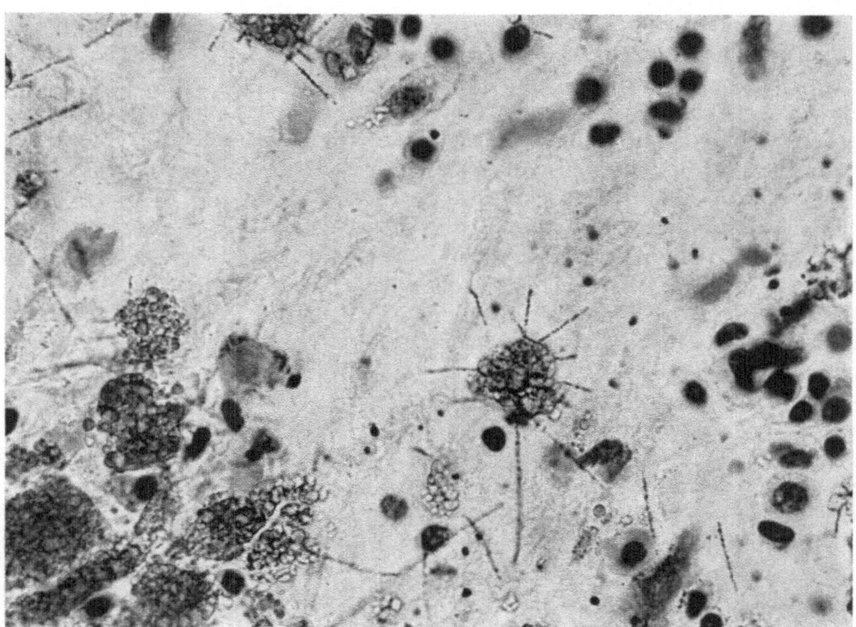

Abb. 59. Narbenmilz 20 Jahre nach Thorotrastinjektion. (Mensch, autoradiographische Darstellung der α-Strahlen im Verlauf einer 3wöchigen Exposition, Hämalaun. 750 ×.) (Cottier 1966)

der aktivsten Phagocyten, nämlich der Sternzellen, sondern der übrigen im Körper verteilten reticuloendothelialen Elemente gemessen wird[769]. Die nachfolgend aufgeführten Versuchsergebnisse sind unter Vorbehalt dieses Einwandes zu beurteilen. Ein weiterer Nachteil der heute verwendeten Techniken besteht darin, daß zur Stabilisierung der Partikelsuspension oft Gelatine verwendet wird, deren Bedeutung für die Partikelaufnahme keineswegs klar ist. Im besonderen steht zur Diskussion, ob mit der Clearance des Bluts von partikulärem Material tatsächlich die Funktion und Kapazität des reticuloendothelialen Systems erfaßt wird[770], oder ob darin nicht oder nicht auch ein Verbrauch von im Blutplasma vorhandenen Opsoninen zum Ausdruck kommt[771]. Die erhaltenen Resultate hängen im übrigen auch stark vom verwendeten partikulären Material ab. Nicht antigene, hitzedenaturierte Serumalbuminflöckchen derselben Species oder sogar desselben Individuums[772] werden von den Phagocyten offenbar rasch abgebaut, während etwa Tuschepartikeln, Thorotrast und Polystyren-Latexpartikeln unverdaut im Körper verbleiben. Bei einer Beurteilung regeneratorischer Vorgänge am reticuloendothelialen System hat man diesen unterschiedlichen Verhältnissen Rechnung zu tragen.

Zur Frage der cellulären Erholungsprozesse („Regeneration") nach Überlastung („Blockade") des reticuloendothelialen Systems mit unverdaulichen Partikeln konnten wir im Schrifttum keine quantitativen Angaben finden. Die Phagocytose einer großen Zahl von Bakterien durch das gefäßständige reticuloendotheliale System kann nicht ohne weiteres einer „Blockade" verglichen werden,

[769] Übersicht bei Fred, Harris, Parker und Shore 1967, Fred und Shore 1967.
[770] Biozzi und Stiffel 1963.
[771] Jenkin und Rowley 1963.
[772] Benacerraf, Mouton, Biozzi, Halpern und Stiffel 1957, Taplin, Griswold und Dore 1961, Taplin, Dore und Johnson 1961.

da die Zellen dabei — je nach der Virulenz der Erreger — Schaden nehmen und aus diesem Grund zerstört werden können. Im übrigen hat die Beladung des reticuloendothelialen Systems mit Partikeln auf die immunbiologische Leistungsfähigkeit des Organismus häufig einen vorübergehenden stimulierenden Effekt[773]. Dagegen sind die Spätfolgen der Thorotrastinjektionen aus der Humanpathologie zur Genüge bekannt; sie umfassen ausgedehnte Vernarbungen (Abb. 59) und Neoplasien.

XI. Pathologische Regeneration und Pseudoregeneration nach Transplantation von Zellen, Geweben und Organen des lymphoretikulären Systems

Autologe Transplantationen von Zellen, Geweben und Organen des lymphoretikulären Systems sind ohne Schwierigkeit möglich. In gewissem Sinn stellt ja die autologe ,,Transplantation" (= Wanderung) von Stammzellen von einem Organ ins andere mit nachfolgender Proliferation am neuen Ansiedlungsort ein physiologisches Phänomen dar[774].

Fast ebenso leicht lassen sich *isologe Transplantationen* immunbiologisch kompetenter und/oder aktiver Zellen, Gewebe und Organe durchführen[775]. Die Übertragung lymphoider Zellen von einem Tier auf ein anderes desselben Inzuchtstammes läßt sich besonders gut am Beispiel der Parabiose verfolgen[776]. Mit dieser Methode läßt sich beispielsweise zeigen, daß die Fähigkeit, eine Überempfindlichkeitsreaktion vom Spättyp zu vollziehen, bei neonatal thymektomierten Ratten durch Parabiose mit einem intakten Partner desselben Stammes wiederhergestellt werden kann[777]. Ein ähnliches Resultat, zudem auch eine Wiederherstellung der Antikörperbildungsfähigkeit, läßt sich durch Transplantation des Thymus auf neonatal thymektomierte Tiere erzielen[778]. Dieser Effekt beruht vorwiegend, wenn nicht ausschließlich, auf einer Übertragung immunbiologisch kompetenter und aktiver *Zellen;* dies geht daraus hervor, daß eine entsprechende Wirkung auch durch Übertragung gewaschener Thymuszellen erreicht wird[779], die sich nach intravenöser Injektion in die verschiedensten lymphoretikulären Organe verteilen[780]. Allerdings ist im Fall der isologen Thymustransplantation zu berücksichtigen, daß das retikuläre (z. T. epitheliale) Grundgerüst des Organs offenbar ein günstiges Milieu für die Proliferation von Thymuslymphocyten liefert[781] und auch von den Wirtszellen besiedelt wird[782]. Zellsuspensionen aus dem Peritonealraum[783] und dem Ductus thoracicus[784] enthalten ebenfalls immunbiologisch kompetente und aktive Zellen, die mit Erfolg übertragen werden können. Es sei hier nebenbei erwähnt, daß sich auch die Immunabwehr ,,hormonal" bursektomierter Hühnchen durch Injektion von Zellen der Bursa Fabricii wiederherstellen läßt[785]. Abgesehen von der Möglichkeit einer gewissen geschlechtsgebundenen Histoinkompatibilität zwischen Männchen und Weibchen desselben Stammes[786] scheinen somit isologe lymphoide Zellen im Wirtsorganismus ohne weiteres zu überleben. Nach Übertragung des Thymus neugeborener CBA-Mäuse unter die Nierenkapsel erwachsener Tiere konnten regenerative Verände-

[773] Übersicht bei FISHER 1966, vgl. dazu auch BENACERRAF und MIESCHER 1960.
[774] Vgl. dazu C. V. ROBINSON 1967. [775] Übersicht bei COCHRANE und DIXON 1962.
[776] Übersicht bei FORD 1966, BRUMBY und METCALF 1967, BARNES, BRECKON, FORD, MICKLEM und OGDEN 1967.
[777] JANKOVIĆ und JANJIĆ 1966. [778] JANKOVIĆ, ISAKOVIĆ und VUJIĆ 1966.
[779] Vgl. dazu HILGARD, YUNIS, SJODIN, MARTINEZ und GOOD 1964.
[780] Vgl. dazu MURRAY und MURRAY 1967. [781] MILLER 1966.
[782] HAYS 1967. [783] COCHRANE und DIXON 1962. [784] DELMORE 1961, AGNEW 1967.
[785] ST. PIERRE und ACKERMAN 1966. [786] Übersicht bei HARAN-GHERA 1965.

rungen nach anfänglicher Nekrobiose bereits im Verlauf von 24 Std beobachtet werden; nach 4 Tagen war der Wiederaufbau des Organs schon weit fortgeschritten, und es hatten sich auch Plasmazellen gebildet, vermutlich aus dem Transplantat[787].

Die isologe Transplantation lymphoider Zellen kranker Tiere auf gesunde Empfänger kann eine Übertragung bestimmter Krankheiten zur Folge haben, beispielsweise der experimentellen Amyloidose[788] und gewisser sog. Autoimmunleiden[789].

Die *homologe Transplantation* immunbiologisch kompetenter und/oder aktiver Zellen, Gewebe und Organe ist in der Regel nicht von einem erfolgreichen Anwachsen des Transplantats im Wirtsorganismus gefolgt. Je nach den Histokompatibilitätsverhältnissen, der Menge des übertragenen Zellmaterials und dem Zustand des Wirts kann es zu einer Abstoßung des Transplantats, zu einer schweren Schädigung des Wirtstiers („Runt disease") oder — bei Empfängern mit defekter Immunabwehr — auch zur Entwicklung eines sog. homologen Chimärismus kommen[790]; erfolgreiche Transplantate sind ohne künstliche Schädigung der immunbiologischen Fähigkeit des Wirtsorganismus (ionisierende Ganzkörperbestrahlung, Verabreichung immunosuppressiver Substanzen) unter solchen Bedingungen eine große Seltenheit. Zur Prüfung der Verträglichkeit wurden verschiedene sog. Histokompatibilitätstests ausgearbeitet[791], die in vitro oder in vivo durchgeführt werden und in der Regel auf dem Nachweis einer Zellproliferation und/oder entzündlichen Reaktion bei fehlender oder ungenügender antigenischer Übereinstimmung der Probanden beruhen[792].

Heterologe Transplantate lymphoretikulärer Zellen, Gewebe und Organe werden vom Wirtsorganismus bald abgestoßen, falls dieser nicht durch massive immunosuppressive Maßnahmen vorbehandelt oder sonst in seiner Immunabwehr stark geschwächt ist. Dementsprechend kann durch Übertragung heterologer immunbiologisch kompetenter Zellen selbst auf Empfänger mit beschränkten immunbiologischen Fähigkeiten (z. B. thymektomierte Neugeborene) kein günstiger Effekt erzielt werden[793]. Im gleichen Zusammenhang kann es nicht verwundern, daß die Fähigkeit zur Bildung humoraler Antikörper in Hühnchen durch Transplantation eines Kaninchenthymus nicht verbessert wird[794]; diese negativen Resultate zeigen aber auch, daß der implantierte Thymus unter diesen Bedingungen keinen wirksamen humoralen Einfluß auf das immunglobulinproduzierende System ausübt.

Während bei heterologer Transplantation also die übertragenen Zellen ohne schwere vorausgehende Schädigung des immunbiologisch aktiven Systems nicht lange überleben, kann es bei homologer Transplantation zu einer immunbiologischen Auseinandersetzung zwischen den injizierten Zellen und dem Wirtsorganismus kommen. Die Tiere nehmen an Gewicht ab, entwickeln eine progressive Lymphopenie sowie eine Hyperplasie der Reticulumzellen und Makro-

---

787 BLACKBURN und MILLER 1967.

788 WERDELIN und RANLOV 1966, HULTGREN, DRUET und JANIGAN 1967.

789 Übersicht bei FEDERLIN, LEINWEBER und PFEIFFER 1966.

790 Übersicht bei VAN BEKKUM und VOS 1959, GOODMAN und CONGDON 1961, MAKINODAN 1961, BAIN und ALTON 1964, CAUCHI 1966, GABL, RIETHMÜLLER, SCHUMACHER und ZEISS 1967.

791 Übersicht bei DAUSSET, COLOMBANI, IVANYI und FEINGOLD 1967.

792 Übersicht bei CELADA und MAKINODAN 1961, MERRILL, FRIEDMAN, WILSON und MARSHALL 1961, MATHÉ, AMIEL und NIEMETZ 1961, BRENT und MEDAWAR 1961, SETO und ALBRIGHT 1965, NELSON, BRIDGES und MCGEOWN 1965, DUTTON 1965, 1966, JOHNSON und RUSSELL 1967, FORD 1967, RAPAPORT und DAUSSET 1968.

793 Übersicht bei YUNIS, MARTINEZ und GOOD 1964.

794 ACKERMAN, MCCARTY und ST. PIERRE 1966.

phagen und zeigen eine steigende Infektanfälligkeit. Dieser „*Runt-disease*“[795] beruht auf einer gegenseitigen Beeinträchtigung der immunbiologisch kompetenten und aktiven Zellen sowohl des Spenders als auch des Empfängers[796]. Ob es sich dabei um ein rein celluläres Geschehen im Sinn eines Aufeinanderstoßens gegenseitig sensibilisierter Lymphocyten handelt, oder ob auch zellfreie „Faktoren“ mitbeteiligt sind[797], bleibt noch weiter abzuklären. „Runt-disease“ kann auch durch Parabiose inkompatibler Partner ausgelöst werden (z. B. $A+(A\times C57Bl/1)F_1$)[798]. Die interessante Beobachtung einer Polycytämie beim einen und einer Anämie beim anderen Symbionten zeigt, daß bei einer Parabioseintoxikation nicht beide Tiere dasselbe Schadensmaß zu erleiden brauchen.

Wird der Empfänger durch einschneidende *immunodepressive Maßnahmen*, wie z. B. eine ionisierende Ganzkörperbestrahlung mit hohen Dosen, seiner Fähigkeit zur immunbiologischen Reizbeantwortung weitgehend oder vollständig beraubt, so kann er gleichsam als Nährboden für eine „In vivo-Kultur“ homo- wie heterologer Transplantate dienen[799]. Als Ort der Transplantation kann u. a. die vordere Augenkammer gewählt werden, die eine direkte Betrachtung der Transplantatveränderungen gestattet[800]; allerdings treten bei diesem System erhebliche Gewebsnekrosen auf, bis die Vascularisation des übertragenen Gewebes erfolgt ist. Die Fähigkeit des Transplantats zu proliferieren und sich in Richtung auf antikörperproduzierende Zellen zu differenzieren, läßt sich auf verschiedene Weise prüfen. Gewebe von vorimmunisierten Spendern kann im nicht immunisierten, bestrahlten Empfänger durch eine antigenische Stimulation zum Vollzug einer typischen anamnestischen Reizantwort gebracht werden, zu der die wirtseigenen Zellen aus zwei Gründen (keine Vorimmunisierung, Ganzkörperbestrahlung), nicht fähig wären. Die proliferative Tätigkeit der übertragenen Zellen läßt sich ferner aufgrund von Zellmarkierungen nachweisen[801]. Setzt nach einer erfolgreichen Transplantation homo- oder heterologer, immunbiologisch kompetenter und aktiver Zellen auf einen bestrahlten Empfänger die Regeneration des lymphoretikulären Wirtsgewebes wieder ein, so kann es zur sog. „Zweitkrankheit“ („secondary disease“)[802] kommen. Es ergeben sich hier ganz ähnliche Probleme wie bei dem oben besprochenen „Runt-disease“.

Nach allen erfolgreichen Homo- und Heterotransplantationen lymphoretikulärer Gewebe und Zellen kommt es, wenigstens vorübergehend, zu einem *immunbiologischen Chimärismus*[803], bei dem die von genetisch verschiedenen Individuen stammenden immunbiologisch aktiven Zellen in gegenseitigen Wettstreit treten[804]. Der Chimärismus läßt sich auch an der Art der produzierten Immunglobuline erkennen[805]. Die Frage, ob die in einer Chimäre vorhandenen immunbiologisch aktiven Zellen vor allem vom Wirt oder vom Spender stammen, kann aufgrund der Fähigkeit oder Unfähigkeit der Chimärenlymphocyten beim

---

795 Übersicht bei Fiscus, Morris, Session und Trentin 1961, Vos und Weyzen 1962, Loutit und Micklem 1962, Fox 1962, Heim, Martinez und Good 1967.

796 Vgl. dazu Hilgard, Martinez und Good 1965.

797 Mathé 1966. 798 Hilgard, Cornelius, Dalmasso, Martinez und Good 1964.

799 Übersicht bei Hale und Stoner 1953, Stoner und Hale 1955, van Bekkum und Vos 1957, Congdon und Duda 1961, Gengozian, Makinodan und Shekarchi 1961, Nowell und Cole 1961, Michie und Woodruff 1962, Balner, Simmel und Clarke 1962, Skalka 1962, Micklem 1962, Wolf und Nishimura 1962, Cooper, Schwartz und Good 1966.

800 Hale und Stoner 1953, Stoner und Hale 1955.

801 Vgl. dazu Koller, Davies, Leuchars und Wallis 1967.

802 Übersicht bei Loutit und Micklem 1962.

803 Übersicht bei Cudkowicz und Cosgrove 1960, Goodman und Congdon 1961, Gengozian, Carter und Peterson 1961, Cudkowicz 1961a, b, c, Brooke und Lee 1962.

804 Übersicht bei van Putten 1962, Seto und Albright 1965.

805 Amiel, Mathé und Pays 1961.

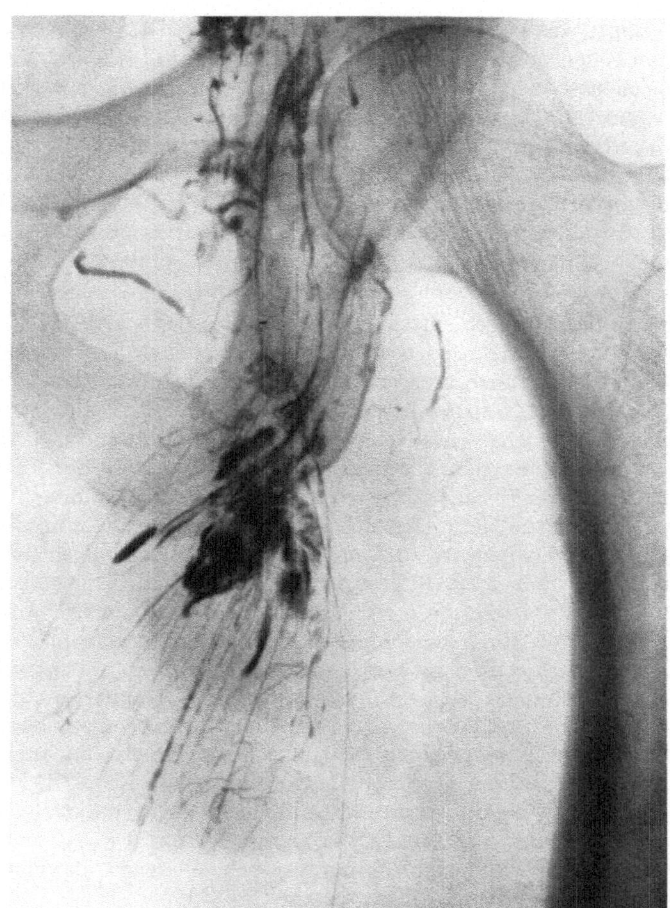

Abb. 60. 2 Jahre und 8 Monate nach operativer Ausräumung der linksseitigen inguinalen Lymphknoten wegen Plattenepithelcarcinom der Urethra deutliche Überbrückung der Lymphzirkulation im Bereich der Operationsstelle. Die Lymphographie zeigt Kontrastmittelaustritt in die Operationshöhle, in die afferente Lymphgefäße einmünden und aus der zahlreiche efferente Lymphgefäße austreten. 64jährige Frau; wir verdanken diese Aufnahme Herrn Prof. Dr. W. Fuchs, Radiologisches Institut der Universität Bern

Spender einen „Runt-disease" auszulösen, geprüft werden[806]. Sogenannte Bestrahlungschimären zeigen manchmal eine Störung der Antikörperbildung[807] und weisen auch schwere Veränderungen im histologischen Bau der lymphoretikulären Organe auf, wie Lymphopenie, Hyperplasie basophiler histiocytenartiger Elemente und Reticulumzellvermehrung[808]. Der bei solchen Chimären vorliegende Zustand sollte nicht mit einer Immuntoleranz im eigentlichen Sinn verwechselt werden[809].

XII. Regeneration geschädigter Blut- und Lymphgefäße

Die Regeneration von Blutgefäßen nach Schädigungen verschiedenster Art ist in der vorhandenen Literatur eingehend beschrieben und braucht hier nicht

[806] Hilgard, Martinez und Good 1965.
[807] Gengozian, Rabette und Congdon 1965.
[808] Mathé und Amiel 1961.
[809] Vgl. dazu Argyris 1962, Smith, Isaković und Waksman 1966, Argyris 1966.

in Einzelheiten besprochen zu werden[810]. Über den Umsatz und das übrige kinetische Verhalten der Blutgefäßendothelien liegen jedoch noch keine gut verwertbaren Resultate vor.

Ebenso wenige quantitative Angaben sind über den Proliferationsmodus, die Lebensdauer der Einzelzellen und die Kinetik pathologisch-regenerativer Vorgänge am Lymphgefäßsystem vorhanden[811]. Die Lymphangiographie beim Menschen hat allerdings in neuerer Zeit wesentlich zum besseren Verständnis dieser Vorgänge beigetragen[812]. So ist es beispielsweise möglich, mit diesen Methoden nach Unterbrechung der Lymphbahnen den Zeitraum bis zur Ausbildung eines kollateralen Kreislaufs zu erfassen (Abb. 60).

G. Die Hyperplasie des lymphoretikulären Systems

Als Hyperplasie kann eine Gewebevermehrung bezeichnet werden, die auf einer Zunahme der Zahl von Einzelzellen beruht; der Begriff der Hyperplasie bezieht sich, ähnlich wie derjenige der Regeneration, auf proliferative Vorgänge nicht-neoplastischer Natur, die sich innerhalb *einer* Zellfamilie abspielen und von Elementen ausgehen, die physiologischerweise zu den Bestandteilen des betreffenden Organs gehören. Versucht man, diesen Begriff auf das lymphoretikuläre System und seine einzelnen Organe anzuwenden, begegnet man wiederum den bereits besprochenen Schwierigkeiten, die sich aus der Zellwanderung und -differenzierung ergeben. Nehmen wir als Beispiel die Lymphknotenvergrößerung, die sich innerhalb eines Tages nach regionärer Stimulation mit Pertussis-Vaccine einstellt: Hier erklärt sich die rasche Zunahme der Zahl lymphoider Zellen vor allem durch eine Einwanderung aus dem Blutstrom und nicht durch eine ortsständige Proliferation[813]. Bei derartigen Zellverschiebungen spricht man daher mit Vorteil von einer Pseudohyperplasie, um sie von der aus Zellteilungen hervorgehenden Gewebevermehrung abzugrenzen. Ferner ist zu berücksichtigen, daß die aus der Proliferation einer Zellfamilie entstehenden Elemente im Zug der fortschreitenden Differenzierung schließlich strukturelle und färberische Eigenschaften annehmen, die sich von denjenigen der Vorläufer deutlich unterscheiden; trotzdem ist sinngemäß die ganze Zellfamilie gesamthaft zu betrachten. Als Beispiel kann die Plasmazellvermehrung erwähnt werden, die ihren Ausgang von wenig differenzierten, „lymphoiden“ Vorstufen nimmt. Die im nachfolgenden Abschnitt besprochenen Veränderungen sollten demnach unter Berücksichtigung dieser und ähnlicher Schwierigkeiten beurteilt werden. Wir haben auch zu bedenken, daß in vielen Fällen von Hyperplasie des lymphoretikulären Systems nichts anderes vorliegt als die durch verstärkte Stimulation hervorgerufene kräftige Reaktion eines an sich gesunden und immunbiologisch leistungsfähigen Organismus.

I. Hyperplasie des lymphoretikulären Gewebes im Verlauf einer zur Bildung humoraler Antikörper führenden immunbiologischen Reizbeantwortung

Die meisten Antigene bewirken im Organismus nicht nur die Produktion nachweisbarer humoraler Antikörper, sondern haben auch die Entwicklung einer Bereitschaft zu Überempfindlichkeitsreaktionen vom Spättyp zur Folge. Demnach

[810] Übersicht bei Shields 1960, Dihlmann, Liebaldt und Undeutsch 1961, Heite und Macher 1961.
[811] Übersicht bei Rusznyák, Földi und Szabó 1957.
[812] Übersicht bei Fuchs 1965. [813] Slonecker und Rieke 1967.

kann die durch das Antigen ausgelöste Hyperplasie des antikörperbildenden Zellsystems in den meisten Fällen im Gewebebild nicht klar von den proliferativen Vorgängen getrennt werden, welche die Entstehung spezifisch sensibilisierter Lymphocyten einleiten[814]. Es fragt sich überhaupt, ob eine scharfe Unterscheidung dieser beiden Formen von Immunreaktionen gerechtfertigt ist. Im folgenden sollen die mit einer Antikörperbildung verbundenen hyperplastischen Veränderungen nur deshalb getrennt besprochen werden, weil sie mit der Entwicklung besonderer Gewebestrukturen und Zellarten einhergehen.

Vollantigene sind in der Regel hochmolekulare Proteine, Kohlehydrate oder seltener auch Lipide mit einem Mindestmolekulargewicht von ungefähr 4000. Sie gelten als multivalent und besitzen dementsprechend mehrere determinierende Gruppen, die je eine ganze Zahl von Aminosäureresten (Beispiel: 8 bis 12 bei Seidenfibroin) bzw. Monosaccharidresten (Beispiel: 3 bis 6 Glucosereste bei Dextran) umfassen. Die *Art des Antigens* (belebt oder unbelebt; corpusculär oder löslich, chemische Beschaffenheit, Molekulargewicht, Art und Anzahl der determinierenden Gruppen) hat für die Gewebereaktion und ihre Beurteilung größte Bedeutung[815]. Die Beschaffenheit der als Antigen wirkenden Moleküle bestimmt deren hämodynamische Diffusionsmöglichkeiten und hat deshalb auch eine große Bedeutung hinsichtlich der Konzentration, in der ein Antigen an die immunkompetenten Zellen herangebracht werden kann[815a]. Vor allem bei erstmaliger Injektion kann der Antigenreiz durch die Beimengung partikulären Materials wesentlich erhöht werden, wahrscheinlich deshalb, weil damit das Antigen über längere Zeit in genügender Konzentration im lymphoretikulären Gewebe zurückgehalten wird[816]. Die im Vergleich zu flüssigem Tetanustoxoid wesentlich stärkere antigenische Wirkung einer erstmaligen Injektion von Toxin-Antitoxinkomplexen[817] erklärt sich vermutlich, wenigstens zum Teil, durch einen ähnlichen Mechanismus. Für eine Reihe unlöslicher, aus heterologen Proteinantigenen und homologen Antikörpern gewonnener Immunkomplexe gilt, daß sie in niedrigen Dosen vorimmunisierte lymphoide Zellen zu starker Proliferation bringen (spezifischer Effekt), in hohen Dosen dagegen hemmen (unspezifischer Effekt)[818]. Das durch Ultrazentrifugierung erhaltene Sediment gewisser Antigene, wie Humanserumalbumin oder γ-Globulin, wirkt nach den Angaben von Harris und Cramp (1968) in vitro auf lymphoide Zellen immunisierter Kaninchen wesentlich mehr proliferationsfördernd als das Ausgangsmaterial. Bakteriellem Endotoxin kommt ebenfalls eine verstärkende Wirkung zu[819]. Eine Übersicht über die mit Antigenkompetition zusammenhängenden Probleme findet sich bei Eidinger, Khan und Millar (1968). Das Ausmaß der immunbiologischen Reizbeantwortung hängt ferner von der *Antigendosis* ab; diese Beziehung scheint nicht einem Alles-oder-nichts-Gesetz zu folgen, vielmehr erweisen sich sowohl das Zeitintervall zwischen Stimulation und erstem Anstieg des Antikörpertiters als auch die maximale Antikörperkonzentration im Blut nach einmaliger Injektion als dosisabhängig, zum mindesten bis zu einer gewissen „Optimaldosis". Für die Immunisierung bedarf es in der Regel einer so geringen Dosis von Antigen, daß es kaum möglich erscheint, kleinste Mengen desselben durch Markierungsmethoden in Zellen und Geweben

[814] Übersicht der früheren Literatur bei Masshoff und Rieckert 1954, Masshoff und Frosch 1958.
[815] Vgl. dazu McBride und Schierman 1966.
[815a] Übersicht bei Nakamura, Spiegelberg, Lee und Weigle 1968.
[816] Übersicht bei Torrigiani und Roitt 1965, Richou, Lallouette und Richou 1968, Herbert 1968.
[817] Stoner und Terres 1963.
[818] Harris 1968.
[819] Übersicht bei Ward, Johnson und Abell 1959.

nachzuweisen[820]. Die Steilheit des Anstiegs der Antikörperkonzentration im Blut, als Funktion der Zeit, scheint dagegen nicht von der Antigendosis abzuhängen[821]. Supraoptimale[822] sowie wiederholte minimale Antigendosen können anscheinend auf die Antikörperbildung einen hemmenden Einfluß ausüben, möglicherweise durch eine Beeinträchtigung der Proliferations- und/oder Leistungsfähigkeit der Plasmazellvorläufer. Ob die Antigendosis die Zahl der zur Proliferation und Differenzierung gebrachten immunbiologisch kompetenten „Stammzellen" und/ oder die Zahl der sich folgenden Zellteilungen mitbestimmt, bleibt noch weiter abzuklären. STERZL (1969) berichtet, daß bei hoher Konzentration und langer Verweildauer bestimmter Antigene eine Differenzierung zahlreicher immunokompetenter Zellen (X-Zellen) in antikörperbildende Elemente vom Typ der Z-Zellen erfolgen kann, ohne daß es dabei zu einer nennenswerten Proliferation von Y-Zellen kommt (vgl. dazu Abb. 33). Supraoptimale Antigendosen sollen nach BYERS und SERCARZ (1968a, b) zu einer „Erschöpfung" von Memory-Zellen führen.

Von der *Eintrittspforte* (Ort der Injektion) hängt es ab, wo der erste Kontakt *des Antigens* mit dem immunbiologisch kompetenten und/oder aktiven Gewebe und somit die stärkste Stimulation zustandekommen. Nach intravenöser Injektion des Antigens beobachtet man die tiefstgreifenden geweblichen Veränderungen in der Milz, nach parenteraler, nicht intravasculärer Verabreichung jedoch in den regionären Lymphknoten. Obwohl nach erfolgter antigenischer Stimulation die proliferative Tätigkeit in diesen „ersten Stationen" stärker bleibt als in den übrigen lymphoretikulären Organen, nehmen die letzteren an dem Vorgang in beschränktem Maß doch auch teil. Zunächst werden auch sie vom Antigen in geringerer Konzentration erreicht, und außerdem können die im Verlauf der immunbiologischen Reizbeantwortung entstandenen „sensibilisierten" Zellen auf dem Lymph- und Blutweg in die übrigen lymphoretikulären Organe gelangen.

Das *Schicksal des injizierten Antigens* hängt, abgesehen von seiner Beschaffenheit, weitgehend auch davon ab, ob das Individuum schon vorimmunisiert ist oder nicht. Dies läßt sich besonders gut an den in utero durch eine 6-schichtige Placenta vom mütterlichen Gewebe getrennten, durch sectio caesarea geborenen, keimfrei gehaltenen und ohne Colostrum ernährten Schweinchen zeigen. Solche, in immunbiologischer Hinsicht „jungfräuliche" Organismen sind nach *passiver* Immunisierung imstande, injizierte korrespondierende Antigene rascher aus der Zirkulation zu entfernen als nicht immunisierte Kontrolltiere; damit wird deutlich belegt, daß spezifische Antikörper das Abfangen von Antigen (vor allem durch das RES) zu beschleunigen imstande sind[823]. Fast ebenso wichtig erscheint die Frage, ob nicht zum Zeitpunkt der Erstinjektion eines Antigens im Organismus schon Antikörper zirkulieren, die durch früheren Kontakt mit anderen, aber in ihrer Antigenstruktur ähnlichen Substanzen entstanden sind und mit diesem Antigen eine Kreuzreaktion eingehen. Bei vorimmunisierten Tieren und solchen, die derartige „cross-reacting antibodies" aufweisen, lokalisiert sich das injizierte Antigen an anderen Stellen des lymphoretikulären Systems als bei einer echten Primärstimulation. Auch die morphologischen Veränderungen und die funktionellen Leistungen des immunbiologisch kompetenten Gewebes sind bei der Erstantwort ganz anders als anläßlich einer anamnestischen Reaktion. Bei nicht immunisierten Tieren gelangt intravenös injiziertes, lösliches Antigen rasch in Makrophagen der Leber, der Milz und, in geringerem Ausmaß, der Lymphknoten, ferner in Granulocyten[824], Gefäßendothelien, Leberzellen, je nach Molekülgröße

[820] MCCONAHEY, CEROTTINI und DIXON 1968. [821] ALBRIGHT und EVANS 1965.
[822] MAKINODAN, HOPPE, SADO, CAPALBO und LEONARD 1965.
[823] KIM, BRADLEY und WATSON 1967. [824] Übersicht bei SPEIRS 1967.

und Nierengängigkeit auch in Epithelien der Nierentubuli[825]. Subcutan injiziertes Antigen gelangt bei nicht immunisierten Tieren und solchen, die mit Sicherheit keine eine Kreuzreaktion mit dem Antigen eingehenden Antikörper enthalten, in erster Linie in sinusnah gelegene Makrophagen der regionären Lymphknoten, zunächst aber nicht in die Keimzentren der Lymphfollikel[826]. Elektronenoptische Untersuchungen an Makrophagen ließen erkennen, daß markiertes Antigen von aus dem Golgi-Komplex abgeleiteten „Protolysosomen" umringt wird, aus denen dann durch Fusion Phagolysosomen entstehen[827]. Ob Makrophagen zur „Umwandlung von Antigenen in Immunogene" notwendig sind[828], ist noch nicht entschieden. Nach Mitchison (1969) spielen die Makrophagen im Rahmen einer anamnestischen immunbiologischen Reizbeantwortung höchstens eine untergeordnete Rolle. Von einigen Autoren wird angenommen, daß die Makrophagen nach dem Kontakt mit dem Antigen eine „immunogene RNS" abgeben[829]. Han und Johnson (1966) berichten, daß injiziertes heterologes, ^{131}I-markiertes Ferritin innerhalb kurzer Zeit in ganz geringen Mengen elektronenoptisch auch in lymphoiden Zellen gefunden werden konnte, eine Beobachtung, die im Gegensatz zu früheren Angaben steht[830]. Falls, wie dies bei Verwendung von ^{125}I-markiertem Salmonella-adelaide-Antigen an Ratten gesehen wurde, die Aktivität schon nach erstmaliger Injektion in den Keimzentren der regionären Lymphknoten gehäuft auftritt („follicular trapping")[831], erhebt sich die Frage einer — vielleicht nicht erfaßten — Vorimmunisierung und/oder des Vorhandenseins kreuzreagierender Antikörper. Bei Verwendung anderer, besser definierter Antigene wird nämlich ein rasches „follicular trapping" erst bei der anamnestischen immunbiologischen Reizbeantwortung festgestellt[832]. Befunde von Hanna, Francis und Peters (1968) lassen im übrigen erkennen, daß Keimzentren, wenigstens für eine gewisse Zeitdauer, dasjenige Antigen spezifisch fixieren, das ihre Entwicklung ausgelöst hat.

Das Problem von Kreuzreaktionen stellt sich im übrigen für eine ganze Reihe von Antigenen, beispielsweise auch für die häufig verwendeten Schaferythrocyten. Diese werden bei der Jerne-Technik zum Teil auch von lymphoiden Zellen nicht immunisierter Mäuse hämolysiert[833]. Überdies werden nach erstmaliger Injektion von Schaferythrocyten oft eine so rasche „Reaktion" der Keimzentren und ein so früher Anstieg des Antikörpertiters festgestellt[834], wie sie bei Verwendung von Tetanustoxoid als Antigen nur im Verlauf anamnestischer Reaktionen anzutreffen sind[835]. Aus diesen Darlegungen geht hervor, daß das gewählte System für die Beurteilung hyperplastischer Vorgänge nach antigenischer Stimulation von ausschlaggebender Bedeutung ist. Eine Prüfung der Frage, ob durch ein bestimmtes Antigen bei erstmaliger Injektion eine echt primäre immunbiologische Reizbeantwortung ausgelöst wird, ist nur dann möglich, wenn zur Titration der Antikörper hochempfindliche Methoden zur Ver-

---

825 Coons, Leduc und Kaplan 1951, vgl. dazu auch Coons und Kaplan 1950, Campbell und Garvey 1961.

826 Übersicht bei Humphrey und Frank 1967, Humphrey, Askonas, Auzins, Schechter und Sela 1967, Balfour und Humphrey 1967.

827 Nossal, Abbot und Mitchell 1968.

828 Fishman 1959, Übersicht bei Mosier 1967, Feldman 1969.

829 Übersicht bei Bishop, Pisciotta und Abramoff 1967.

830 Buyukozer, Mutlu und Pepe 1965.

831 Nossal, Ada, Austin und Pye 1965, Jaroslow und Nossal 1966.

832 Humphrey, Askonas, Auzins, Schechter und Sela 1967, Balfour und Humphrey 1697.

833 Bussard 1966, Bendinelli und Wedderburn 1967.

834 Übersicht bei Congdon und Makinodan 1961, Hanna, Congdon und Wust 1966, Bussard und Anderson 1966.

835 Übersicht bei Stoner und Hale 1963, Cottier, Odartchenko, Keiser, Hess und Stoner 1964.

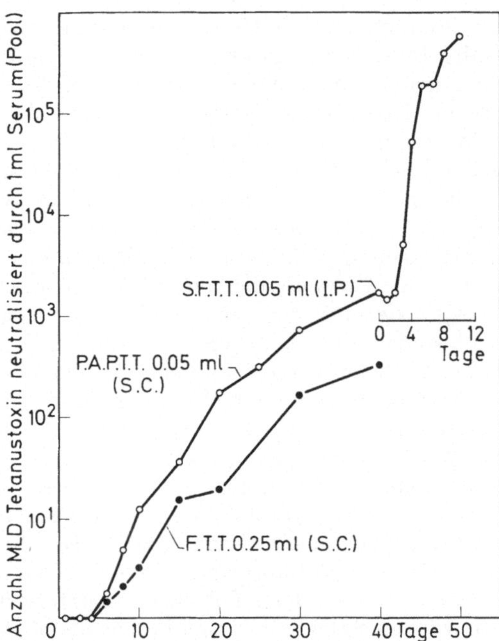

Abb. 61. Konzentration von Tetanus-Antitoxin im Mäuseserum nach primärer (*P*) oder sekundärer (*S*) Stimulation mit Aluminiumphosphat-adsorbiertem (*A.P.T.T.*) bzw. flüssigem (*F.T.T.*) Tetanustoxoid (STONER und HALE 1962)

fügung stehen. Dies trifft für den Neutralisationstest von EHRLICH im Fall der Tetanusantitoxintitration zu, kann aber von manchen Präcipitations- und Hämagglutinationsmethoden nicht oder nicht mit der gleichen Zuverlässigkeit behauptet werden. Die Unterscheidung zwischen einer primären und sekundären immunbiologischen Reizbeantwortung erhält deshalb so großes Gewicht, weil bei der ersteren die Serumantikörpertiter wesentlich später ansteigen und vielfach geringere Werte erreichen als bei einer anamnestischen Reaktion (bis 1000fache Unterschiede, Abb. 61) und die zugehörigen cellulären Vorgänge entsprechend diskreter sind.

Die nach Antigeninjektion in den lymphoretikulären Organen oftmals festgestellte frühzeitige Vermehrung *eosinophiler Granulocyten* stellt in mancher Beziehung noch ein Rätsel dar. Ihre Zahl hängt nach Angaben von COHEN und SAPP (1967) vor allem von der *Zahl* (Konzentration) der einzelnen Antigenmoleküle ab, nicht oder weniger von der Molekülgröße. Ob die Eosinophilen beim Abfangen der Antigene eine Rolle spielen und welcher Art ihre Funktion im Rahmen dieses Geschehens ist, bleibt noch weiter zu klären.

Bei der Beurteilung einer *primären immunbiologischen Reizbeantwortung* gilt es, neben den cellulären und geweblichen Veränderungen immer auch die Antikörperbildung zu verfolgen. Daß die für den Antikörpernachweis an Einzelzellen zur Verfügung stehenden Methoden dem Postulat nach strenger Spezifität und großer Empfindlichkeit nicht immer ausreichend gerecht werden, wurde bereits erwähnt[836]. Eine wesentlich verfeinerte Technik zum Nachweis von Antikörpern

[836] Übersicht bei COONS, LEDUC und CONNOLLY 1955, NOSSAL und LEDERBERG 1958, GUNDERSON, JURAS, LAVIA und WISSLER 1962, BUSSARD 1966, MERCHANT und HRABA 1966, NETTESHEIM, MAKIDONAN und CHADWICK 1966, BURTIN und BUFFE 1966, ZAALBERG, VAN DER MEUL und VAN TWISK 1966, CRUCHAUD und FREI 1967, CLAFLIN und SMITHIES 1967, ZAALBERG, VAN DER MEUL und VAN TWISK 1968.

in immunbiologisch kompetenten Zellen wurde kürzlich von AVRAMEAS und LESPINATS (1967) mitgeteilt. Diese Autoren haben Tiere mit Enzymen immunisiert. Die spezifischen, gegen die entsprechenden Enzyme gerichteten Antikörper bilden mit den Enzymen Komplexe, die eine katalytische Wirkung entfalten und dadurch gestatten, in den immunbiologisch aktiven Zellen auch kleinste Mengen von Antikörper nachzuweisen. Bei Kombination dieser Methode mit Elektronenmikroskopie konnte beispielsweise gezeigt werden, daß im Verlauf der plasmacellulären Differenzierung Antikörper zuerst in dem von rauhem endoplasmatischem Reticulum umgebenen, perinucleären Spaltraum erscheinen[837] (Abb. 62). Möglicherweise hängt es mit Unzulänglichkeiten früher benützter Methoden und/ oder mit den oben besprochenen Fragen einer nicht erkannten Vorimmunisierung sowie nicht ausgeschlossener Kreuzreaktionen zusammen (vgl. dazu „natürliche Antikörper"), daß der zeitliche Verlauf und das Ausmaß der nach erstmaliger Antigeninjektion auftretenden cellulären Vorgänge und Antikörperbildung je nach Art der Stimulation und je nach der verwendeten Technik ein unterschiedliches Bild ergeben. Nach erstmaliger Injektion von Tetanustoxoid bei nicht immunisierten Mäusen dauert es mindestens 5, in der Regel sogar 7—8 Tage, bis sich — trotz Anwendung sehr empfindlicher Titrationsmethoden — im Blut zirkulierendes Tetanusantitoxin nachweisen läßt[838]. Bei Verwendung anderer Antigene kann ein Anstieg des Antikörpertiters unter Umständen schon 2 Tage nach Stimulation beobachtet werden (Beispiele: Schaferythrocyten[839], Salmonellenantigene[840]). In solchen Fällen stellt sich immer die oben besprochene Frage nach dem Vorliegen von Kreuzreaktionen (s. S. 627). Die histologischen und cellulären Veränderungen nach echter Primärstimulation sind zunächst wenig dramatisch[841]. Es bilden sich kleine Gruppen vorerst mittelgroßer, dann großer lymphoider Zellen, bis schließlich sowohl immunohistochemisch als auch elektronenoptisch erkennbare plasmocytoide Vorstufen in vermehrter Zahl auftreten. In der Milz beginnt dieser Prozeß, falls das Antigen intravenös injiziert wurde, in den periarteriolären Scheiden des lymphatischen Parenchyms. In den Lymphknoten spielen sich entsprechende Vorgänge je nach dem Weg, über den das Antigen den Lymphknoten erreicht, in der Nachbarschaft der Lymphsinus und in der inneren Rindenzone (falls das Antigen mit den afferenten Lymphgefäßen herangetragen wurde) oder perivasculär im paracorticalen Bereich ab (falls das Antigen den Lymphknoten über den Blutstrom erreichte). Wie früher schon erwähnt wurde, spricht vieles dafür, daß die großen lymphoiden Zellen, die im Verlauf einer primären immunbiologischen Reizbeantwortung in vermehrter Zahl auftreten, aus kleinen Lymphocyten hervorgehen[842]. Die nach Primärstimulation zuerst erscheinenden antikörperhaltigen Zellen unterscheiden sich von typischen Plasmazellen, wie sie nach wiederholter Antigeninjektion auftreten, insofern, als sie eine gewisse Ähnlichkeit mit lymphoiden oder histiocytoiden Elementen besitzen; es scheint, daß diese morphologischen und färberischen Eigenschaften recht bezeichnend sind für Zellen, die 19S-Antikörper produzieren[843]. Keimzentren entwickeln sich im Verlauf einer primären immunbiologischen Reizbeantwortung erst später, d. h. erst nachdem sowohl plasmocytoide Zellen als auch humorale

[837] LEDUC, AVRAMEAS und BOUTEILLE 1968.
[838] Übersicht bei STONER und HALE 1963, STONER und TERRES 1963.
[839] EHRICH und HARRIS 1942, MAKINODAN 1961, 1965, MISHELL und DUTTON 1966.
[840] VAN BUCHEM 1961, 1962, NOSSAL und MÄKELÄ 1962.
[841] Vgl. dazu WARD, JOHNSON und ABELL 1963.
[842] Übersicht über diese geweblichen Veränderungen bei RINGERTZ und ADAMSON 1950, WARD, JOHNSON und ABELL 1959, WHITE, 1960, WARD, JOHNSON und ABELL 1963.
[843] Übersicht bei MOORE, MUMAW und SCHOENBERG 1965, TAYLOR, WORTIS und DRESSER 1967.

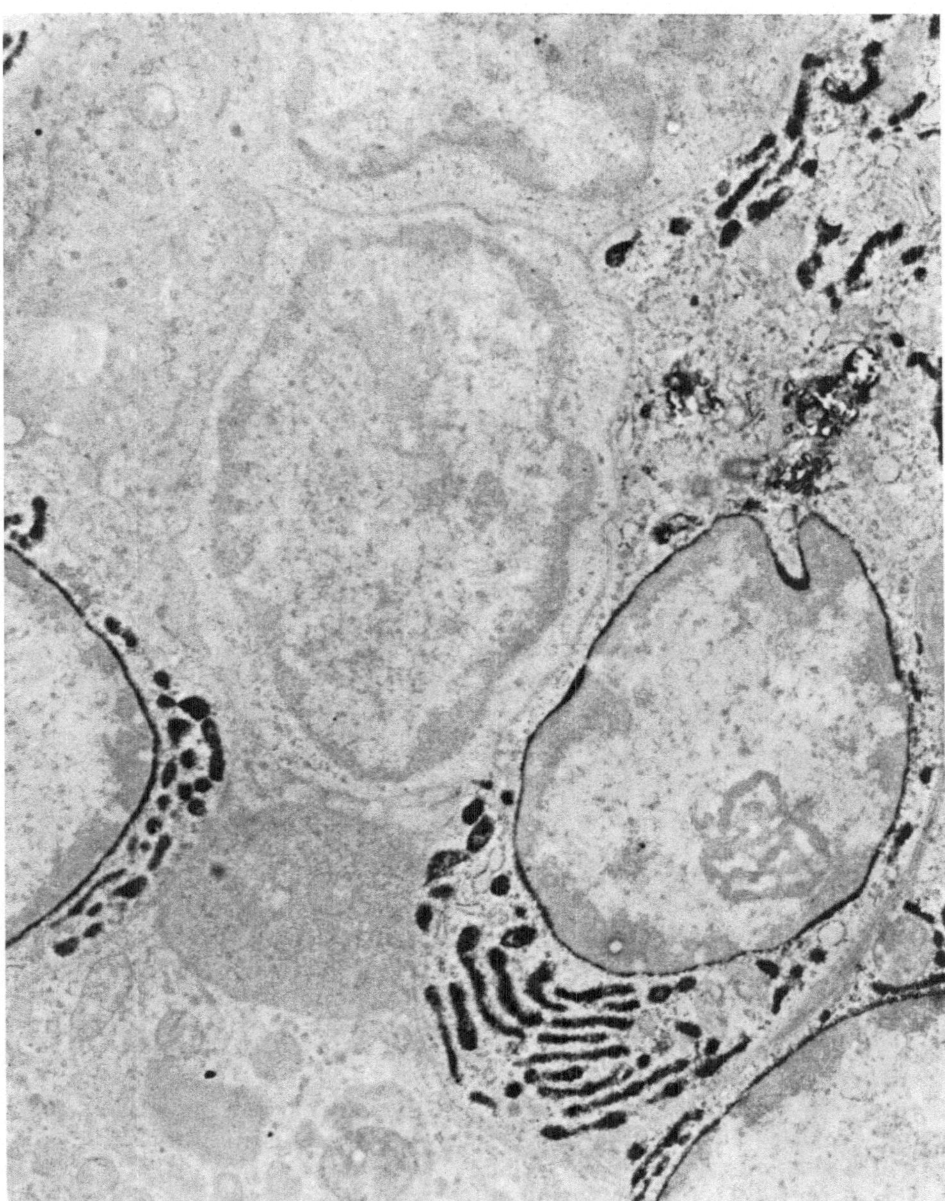

Abb. 62. Elektronenmikroskopische Darstellung von Anti-Meerrettich-Peroxydase-Antikörper in unreifen Plasmazellen der Milz eines mit Meerrettich-Peroxydase hyperimmunisierten Kaninchens: spezifische Antikörper in den ergastoplasmatischen Spalträumen und im Perinucleärraum. (12000 ×, verkleinert auf $^9/_{10}$. Die Aufnahme verdanken wir der Freundlichkeit von Herrn Dr. AVRAMEAS, Villejuif, France; vgl. dazu AVRAMEAS und LESPINATS 1967)

Antikörper vom 19S-Typ schon vorhanden sind[844]. Es konnte bisher nicht mit Sicherheit gezeigt werden, daß die in kräftiger Proliferation begriffenen Germino-

[844] Vgl. dazu HELLMAN und WHITE 1930, EHRICH, DRABKIN und FORMAN 1949, MARSHALL und WHITE 1950, GYLLENSTEN, RINGERTZ und RINGERTZ 1956, VAN BUCHEM 1961, 1962, COTTIER, KEISER, ODARTCHENKO, HESS und STONER 1967.

blasten und Germinocyten immer Antikörper herstellen[845]. Allerdings fällt das Auftreten von 7S-Antikörpern zeitlich ziemlich gut mit der Entwicklung der Keimzentren zusammen. Die Zahl der im Verlauf einer primären immunbiologischen Reizbeantwortung auftretenden und spezifischen Antikörper enthaltenden plasmocytoiden Elemente ist um ein Vielfaches geringer als nach Sekundärstimulation.

MAKINODAN und ALBRIGHT (1963)[846] haben anhand einer sog. „in vivo-Kultur" versucht, die Beziehung zwischen der Zahl der vorhandenen immunbiologisch kompetenten Zellen (N_0) sowie der Antigenmenge (Ag) einerseits und der gebildeten Antikörpermenge (Ak) andererseits mathematisch auszudrücken. Nach diesen Autoren wäre

$$\mathrm{Ak} = (\mathrm{Konstante})\,(\mathrm{N}_0)K_1\,(\mathrm{Ag})K_2,$$

wobei bei Mäusen für die Antikörperbildung nach Stimulation mit Schaferythrocyten die Werte $K_1 = 1{,}0$ und $K_2 = 0{,}37$ betragen würden. Diese Zahlen wurden bei Verwendung „optimaler" Antigenmengen errechnet. Ob sich solche mathematische Beziehungen auf in vivo-Verhältnisse bei intakten Tieren übertragen lassen, bleibt noch zu prüfen. Es ist zu bedenken, daß in Millipore-Kammern, wie sie für „in vivo-Kulturen" Verwendung finden, ein erheblicher und schwer überblickbarer Zelluntergang stattfindet. An intakten Tieren lassen sich demgegenüber die zahlenmäßigen Verhältnisse zwischen Stammzellen, Differenzierungs- und Proliferationsvorgängen einerseits und Antikörperbildung andererseits wegen der Zellwanderungen weniger gut erfassen als in einem geschlossenen System. Eine neue Technik zur Ermittlung der Zahl sog. antigenreaktiver Zellen (ARZ) haben kürzlich ARMSTRONG und DIENER (1969) angegeben. Bei Verwendung gereinigter Proteine als Antigen errechneten diese Autoren, daß in der Mäusemilz im Mittel ungefähr 2400 ARZ vorhanden sind.

Mit zunehmendem Zeitintervall zwischen Primärstimulation und Untersuchung stellt man ein allmähliches Absinken der proliferativen Tätigkeit fest; die Zahl der mit spezifischem Antikörper beladenen Zellen vermindert sich ebenfalls, sinkt aber selbst über Monate bis Jahre nicht ganz auf Null. Auch spezifisch sensibilisierte Zellen, die auf einen erneuten Kontakt mit dem Antigen hin in Proliferation treten und damit die für eine sekundäre immunbiologische Reizbeantwortung bezeichnenden Vorgänge einleiten könnten („Memory"-Zellen), bleiben noch sehr lange erhalten und befinden sich, wenigstens zu einem Teil und mindestens zeitweise, in Zirkulation oder Rezirkulation. Ob, wie eine Gruppe von Autoren annimmt[847], die Erhaltung einer gewissen Konzentration spezifischer Antikörper im Blut an die Persistenz von Antigen im Gewebe gebunden ist, bleibt noch weiter zu prüfen. Mit guten Gründen darf angenommen werden, daß wenigstens ein Teil der Memory-Zellen die morphologischen und färberischen Eigenschaften kleiner Lymphocyten besitzt[847a].

Gegenüber der echten primären ist die *anamnestische immunbiologische Reizbeantwortung* durch ein viel rascheres Einsetzen einer kräftigen Proliferation zunächst lymphoider, dann plasmocytoider Zellen sowie einen nach kurzer Latenzzeit von 2—3 Tagen rasch erfolgenden Anstieg des Antikörpertiters im Blut gekennzeichnet[848]. Oft wird während der anamnestischen Reaktion vor allem 7S- und nicht — wie bei der primären — 19S-Antikörper gebildet. Im übrigen konnte an in vitro-Kulturen sensibilisierter Kaninchenlymphocyten gezeigt wer-

[845] Vgl. dazu WHITE, COONS und CONNOLLY 1955. Übersicht bei WHITE 1969.
[846] Vgl. dazu auch ALBRIGHT und MAKINODAN 1964.
[847] RICHTER, ZIMMERMANN und HAUROWITZ 1965.
[847a] Übersicht bei ELLIS, GOWANS und HOWARD 1969.
[848] Vgl. dazu INGRAHAM 1961.

den, daß die Kinetik der anamnestischen Reaktion ebenso wie die Art des produzierten Antikörpers vom Verhältnis der Antigendosis (Poliovirus) zur Zellzahl (sog. Antigenmultiplizität) abhängt. Geringe Antigenmultiplizitäten führen zu einer vorübergehenden Produktion von 19S-Antikörper mit Maximum um den 10. Tag herum, während relativ größere Antigenmengen auch die Bildung von 7S-Antikörper hervorrufen, mit Maximum ungefähr 3 Wochen nach Stimulation[849]. Schon früher war festgestellt worden, daß eine „Keimzentrenhyperplasie" innerhalb kurzer Frist nur nach wiederholter, nicht aber nach erstmaliger antigenischer Stimulation auftritt[850]. Neuere Untersuchungen an Mäusen haben ergeben, daß im Anschluß an eine, lange Zeit nach Primärstimulation mit Tetanustoxoid durchgeführte, zweite Injektion desselben Antigens in regionären Lymphknoten neue Keimzentren schon nach 2 Tagen, d. h. vor der Vermehrung des Antitoxins im Blut, entstehen (Abb. 63) und rasch an Größe zunehmen[851]. In den ersten Tagen nach De-novo-Bildung von Keimzentren beträgt die Volumenverdoppelungszeit ungefähr 6 Std[852]. Eine vermehrte Proliferation zunächst lymphoider, dann auch plasmocytoider Blasten macht sich zu einem ähnlich frühen Zeitpunkt nach Sekundärstimulation, aber auch außerhalb der Keimzentren, vor allem in den Marksträngen, bemerkbar. Hin und wieder kommt es im Verlauf dieser proliferativen Tätigkeit zu Aneuploidien im diploiden Bereich[853]. Typische Plasmazellen vom Marschalkó-Typ erscheinen erst vom 4. Tag nach Sekundärstimulation an in signifikant größerer Zahl, d. h. *nachdem* der Antikörpertiter im Blut schon zu steigen begonnen hat (Abb. 64). Die Keimzentrengröße erreicht um den 6. Tag nach Sekundärstimulation ihr Maximum und nimmt dann allmählich wieder ab; die neugebildeten Keimzentren bleiben aber z. T. über Wochen und Monate bestehen. Die nach Ablauf einer Woche in großer Zahl vorhandenen Plasmazellen werden ebenfalls über lange Zeit nachgebildet, später allerdings in beschränktem Maß. Über das Schicksal der Keimzentrenzellen besteht noch keine Klarheit; teils könnten aus ihnen „Memory-Zellen" hervorgehen, die sich in den verschiedensten lymphoretikulären Organen und anderen Stellen des Organismus verteilen[854], teils kommen sie als Vorläufer von Plasmazellen in Frage[855]. In vitro-Beobachtungen an lebenden Zellen[856] stehen mit den am intakten Tier gemachten Feststellungen in guter Übereinstimmung.

Während somit im lymphatischen Parenchym nach Sekundärstimulation eine dramatische und in einer Hyperplasie sowohl der Keimzentren als auch der Plasmazellinien resultierende proliferative Tätigkeit einsetzt, kann am reticuloendothelialen und histiocytären System in der gleichen Zeit höchstens eine leichte Beschleunigung des Zellumsatzes festgestellt werden[857].

Bei *Hyperimmunisierung* steigern sich die hier geschilderten Vorgänge und führen zur Bildung mächtiger Keimzentren sowie zahlreicher Vorstufen und reifer Vertreter der Plasmazellreihe. Wird die antigenische Stimulation stetig fortgesetzt, kommt es zu einer Dissoziation der Keimzentren, einer fortschreitenden Verminderung der Lymphocytenzahl und einer schweren Plasmocytose. Im Spät-

849 Svehag, Chesebro und Kvarnfors 1968.
850 Österlind 1938, White 1960, Ward, Johnson und Abell 1963.
851 Cottier, Odartchenko, Keiser, Hess und Stoner 1964, Cottier 1965a, Cottier, Roos, Dübi, Odartchenko, Keiser, Hess und Stoner 1967, vgl. dazu auch Jacobson und Thorbecke 1968.
852 Cottier, Keiser, Odartchenko, Hess und Stoner 1967.
853 Masshoff und Schleiermacher 1961.
854 Vgl. dazu Thorbecke, Asofsky, Hochwald und Siskind 1961.
855 Vgl. dazu Capalbo, Makinodan und Gude 1962.
856 Dutton und Eady 1962, Robineaux 1964.
857 Roos, Odartchenko, Hess, Stoner und Cottier 1965, Cottier, Roos, Dübi, Odartchenko, Keiser, Hess und Stoner 1967.

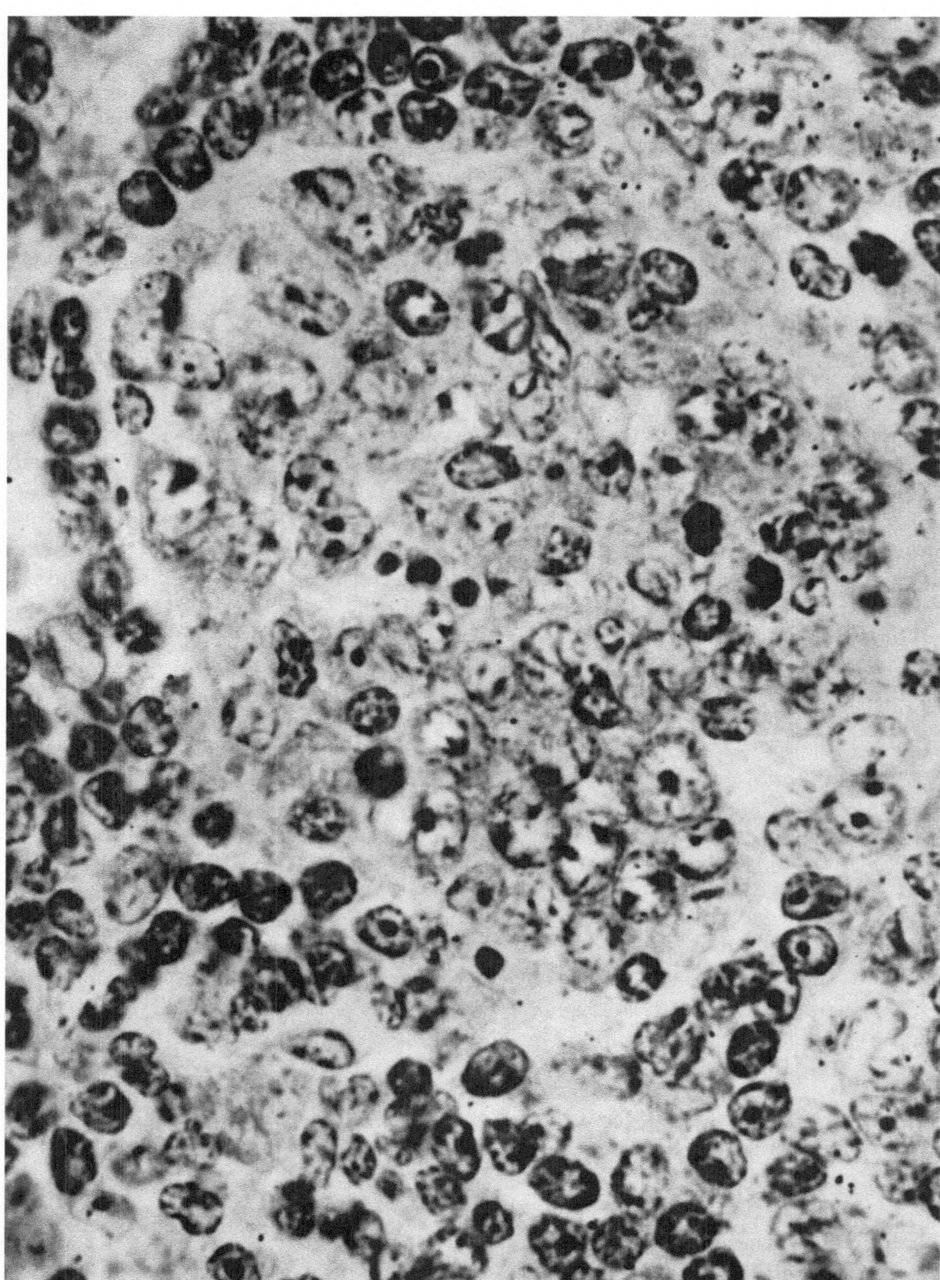

Abb. 63. In Entwicklung begriffenes kleines Keimzentrum in einem oligosynthetischen (poplitealen) Mäuselymphknoten, 2 Tage nach Sekundärinjektion von Tetanustoxoid in die Fußsohlen. (Hämalaun-Eosin, 2000 ×, verkleinert auf $^3/_4$) (COTTIER, ODARTCHENKO, KEISER, HESS und STONER 1964)

stadium nach dauernder Hyperimmunisierung weichen die lymphoplasmocytären Infiltrate immer mehr einer relativen Reticulumzellhyperplasie[858]. Mitunter ent-

[858] Übersicht über die Reaktionsformen des faserbildenden Reticulums bei GIESEKING 1966.

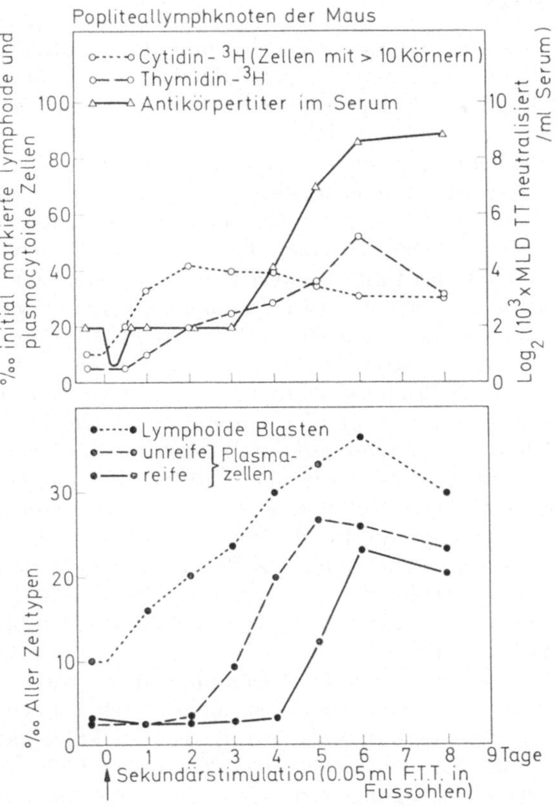

Abb. 64. Celluläre Veränderungen im Popliteallymphknoten der Maus und Auftreten von Tetanus-Antitoxin im Serum, als Funktion der Zeit nach Sekundärstimulation durch Injektion flüssigen Tetanustoxoids (TT) in die Fußsohlen

wickelt sich ein Zustand, der dem disseminierten Lupus erythematodes täuschend ähnlich sieht[859]. Die Schäden, die eine Hyperimmunisierung für den Organismus nach sich ziehen kann, umfassen u. a. „immunkomplexinduzierte“ Gefäßveränderungen[860]. Wahrscheinlich gehört auch die klassische, sekundäre Amyloidose zu den besonderen Folgekrankheiten einer fortwährenden Hyperimmunisierung (vgl. dazu die Amyloidose hyperimmunisierter Pferde).

II. Hyperplasie des lymphoretikulären Gewebes im Verlauf der Überempfindlichkeitsreaktionen vom Spättyp sowie nach Homo- und Heterotransplantation („zellgebundene Immunität“)

Die Überempfindlichkeit vom Spättyp (delayed type of hypersensitivity, Tuberkulintyp der Allergie) ist dadurch gekennzeichnet, daß sie sich nur durch sensibilisierte Zellen (Lymphocyten), nicht aber durch zellfreies Blutplasma auf ein anderes Individuum übertragen läßt. Sie wird deshalb auch als „zellgebundene“

859 Okabayashi 1964.

860 Übersicht bei Cochrane, Weigle und Dixon 1959, Feldman, Hammer und Dixon 1963, Cochrane 1963, Dixon 1963, Ward und Cochrane 1965, Dixon 1968, Lambert und Dixon 1968.

oder „celluläre Immunität" bezeichnet[861]. Die meisten Antigene lösen im Testorganismus nicht nur die Bildung spezifischer humoraler Antikörper mit der damit verbundenen Überempfindlichkeit vom Soforttyp aus (Sofortreaktionen, immediate type of hypersensitivity), sondern haben auch eine Überempfindlichkeit vom Spättyp zur Folge. Es ist daher zu erwarten, daß die geweblichen und cellulären Reaktionen im Anschluß an eine antigenische Stimulation in den meisten Fällen einer Überlagerung dieser beiden Hauptformen der immunbiologischen Reizbeantwortung entsprechen. Allerdings kann, je nach der Art des Antigens und der untersuchten Species, die eine oder andere der beiden Reaktionsformen im Vordergrund stehen. So führt beispielsweise Oxazolon fast ausschließlich zu einer Spättypreaktion, während etwa Pneumokokkenpolysaccharide in erster Linie eine Bildung humoraler Antikörper hervorrufen[862]. Antigene von Homo- oder Heterotransplantaten lösen in der Regel sowohl eine Überempfindlichkeit vom Spättyp als auch die Produktion humoraler Antikörper aus, nur kommt offenbar bei der Transplantatabstoßung der ersteren die größere Bedeutung zu[863]. In neuerer Zeit wurde die Hypothese aufgestellt, daß für die Überempfindlichkeitsreaktion vom Spättyp vor allem die vom Thymus hergeleiteten Lymphocyten verantwortlich seien[864]. Diese Auffassung wird aber nicht von allen Autoren geteilt; es fragt sich sogar, ob die für die eine oder andere der beiden immunbiologischen Reaktionsformen zuständigen Zellen zwei grundsätzlich verschiedenen Systemen angehören. Erwähnenswert ist, daß bei Vögeln die lymphoiden Zellen von Milz und Thymus eine stärkere „graft-versus-host"-Aktivität zeigen als diejenigen der Bursa Fabricii[865].

Die *Art der Sensibilisierung* bei der Ausbildung einer Überempfindlichkeit vom Spättyp unterscheidet sich möglicherweise nicht wesentlich von derjenigen, die eine Produktion spezifischer humoraler Antikörper zur Folge hat. Ob eine Transplantationsimmunität, wie MANNICK und EGDAHL (1962) gezeigt zu haben glauben, durch die Übertragung von RNS sensibilisierter Lymphknotenzellen auf nicht sensibilisierte Zellen möglich und in vivo von Bedeutung ist, bleibt noch zu klären. Die Zeit, die zur Sensibilisierung notwendig ist, hängt u. a. von der Zahl immunkompetenter Lymphocyten ab, die pro Zeiteinheit mit den Antigenen in Berührung gebracht werden. Unter in vitro-Verhältnissen (Perfusion von Ductus thoracicus-Zellen durch eine homologe Niere[866]) kann eine befriedigende Sensibilisierung bereits im Verlauf einer Stunde erfolgen. Durch Bestimmung der Leukocytenantigene, beim Menschen vor allem derjenigen des Hu-I-Systems, läßt sich das Ausmaß der Verträglichkeit eines Homotransplantats einigermaßen abschätzen[867]. Bei Homotransplantationen ist immer auch zu beachten, daß gewisse Bakterienantigene beim Wirtsorganismus zu einer Sensibilisierung gegenüber dem Homotransplantat führen können[868].

Die für die Überempfindlichkeitsreaktionen vom Spättyp verantwortlichen Zellen, die durch den Antigenkontakt zur Ansammlung und Proliferation gebracht werden, befinden sich nach neueren Untersuchungen mit Vorliebe in bestimmten Zonen der lymphoretikulären Organe angehäuft: In Lymphknoten beispielsweise liegen sie vor allem im paracorticalen Gebiet[869]. Vieles spricht dafür, daß die

---

[861] Übersicht bei FICHTELIUS 1962, CONGDON 1962, LAWRENCE 1962, DE WECK 1965, TURK und OORT 1967, TREPEL, GERSTMAIR, WAUBKE, PICHLMAIER und BEGEMANN 1967.
[862] TURK und OORT 1967, vgl. dazu auch GELL und BENACERRAF 1961, DE WECK 1965.
[863] Vgl. dazu auch DVORAK und WAKSMAN 1962.
[864] Übersicht bei HILGARD, SOSIN, MARTINEZ und GOOD 1965.
[865] CAIN, COOPER und GOOD 1968. [866] STROBER und GOWANS 1965.
[867] Übersicht bei DAUSSET, RAPAPORT und LEGRAND 1967, DAUSSET, IVANYI, COLOMBANI und FEINGOLD 1967.
[868] RAPAPORT und CHASE 1966. [869] Übersicht bei TURK und OORT 1967

Reaktion von kleinen Lymphocyten ausgeht, die sich nach Beginn der antigenischen Stimulation vergrößern und in lymphoide Blasten umwandeln[870], um sich dann zu teilen und zu differenzieren. Wie aus elektronenoptischen Untersuchungen hervorgeht, entstehen dabei ziemlich große lymphoide Elemente, die im Cytoplasma reichlich Polyribosomen, aber kein sehr deutlich ausgebildetes Ergastoplasma aufweisen[871]. Die sog. „graft rejection cells" haben in ultrastruktureller Hinsicht weder einen reinen Lymphocyten- noch einen Histiocyten- oder Plasmazellcharakter[872]. Sie besitzen aber, wie viele Lymphocyten[873], die Fähigkeit, einzelne, vermutlich zur Festhaftung, Kontaktnahme und/oder Fortbewegung bestimmte Fortsätze (Uropodien) auszustrecken. Diese Uropodien sollen nach McFarland, Heilman und Moorhead (1966) nicht mit Pseudopodien identisch sein. Der Ort der stärksten Proliferation dieser Art lymphoider Zellen richtet sich nach der Eintrittspforte und dem Anfallsweg des oder der Antigene. Nach Homo- oder Heterotransplantation von Haut beispielsweise, findet der wesentliche Teil der Sensibilisierung wie auch der Zellproliferation in den regionären Lymphknoten und nicht etwa im angrenzenden Hautbereich statt. Dies ließ sich am Kalb dadurch zeigen, daß eine Entfernung oder Zerstörung der Ductus thoracicus-Zellen (Drainage und Abzentrifugieren der Zellen oder extracorporale Bestrahlung der Lymphe) zu einem erheblich verlängerten Überleben des Homotransplantats im Einzugsgebiet dieser Lymphbahn führt. Liegt das Homotransplantat dagegen außerhalb des Einzugsgebiets des Ductus thoracicus, wird es in der üblichen Frist abgestoßen[874]. Aus diesen Beobachtungen kann abgeleitet werden, daß die meisten für die Überempfindlichkeitsreaktionen vom Spättyp verantwortlichen Zellen in den regionären lymphoretikulären Organen (meistens Lymphknoten) sensibilisiert werden, wenigstens teilweise auch schon dort in Proliferation treten[875] und dann über den Lymph- und Blutweg an den Ort der stärksten Antigenkonzentration (Transplantat, Injektionsstelle) gelangen. Dort verlassen sie die Blutbahn, treten ins Gewebe über, können noch weiter proliferieren und so schrittweise den Aufbau des für die Spättypreaktion charakteristischen rundzelligen Infiltrats einleiten. Die Resultate von *Übertragungsversuchen* mit Thymidin-^{3}H-markierten sensibilisierten Lymphocyten auf nicht sensibilisierte Tiere stehen mit diesen Feststellungen in Übereinstimmung. Es muß beigefügt werden, daß an den Infiltraten viele „nicht-sensibilisierte" Elemente beteiligt zu sein scheinen[876].

Der *Mechanismus der Überempfindlichkeitsreaktion vom Spättyp* und im besonderen der *Homotransplantatabstoßung* ist zur Zeit Gegenstand eingehender Untersuchungen[877]. Die vieldiskutierte Angabe von Najaran und Feldman (1962), eine Homotransplantatabstoßung könne auch durch in Millipore-Kammern eingeschlossene und vom Transplantat etwas entfernte „sensibilisierte Lymphocyten" ausgelöst werden, bietet einen Hinweis auf die Kernfragen dieses Problems: Sind bei der Homotransplantatabstoßung auch humoral beschränkt übertragbare „Substanzen" wesentlich mitbeteiligt? Wenn ja, handelt es sich dabei wenigstens

870 Gowans 1962. 871 Binet und Mathé 1961.

872 Wiener, Spiro und Russell 1964, Chanana, Brecher und Cronkite 1966.

873 Übersicht bei McFarland, Heilman und Moorhead 1966.

874 Cronkite, Chanana, Stoner, Schnappauf, Cottier, Jansen und Rai 1965, Chanana, Cronkite, Cottier, Greenberg, Schiffer und Stryckmans 1965, Cronkite, Chanana und Schnappauf 1965, Chanana, Brecher und Cronkite 1966, Chanana, Brecher, Cronkite, Joel und Schnappauf 1966, Joel, Chanana, Cronkite und Schiffer 1967.

875 Vgl. dazu Kosunen, Waksman, Flax und Tihen 1963, Kosunen, Waksman und Samuelson 1963, Turk und Polák 1967.

876 Übersicht bei Bauer und Stone 1961, Hamilton und Chase 1962, Najarian und Feldman 1962, Turk 1962.

877 Übersicht bei Rapaport und Dausset 1968.

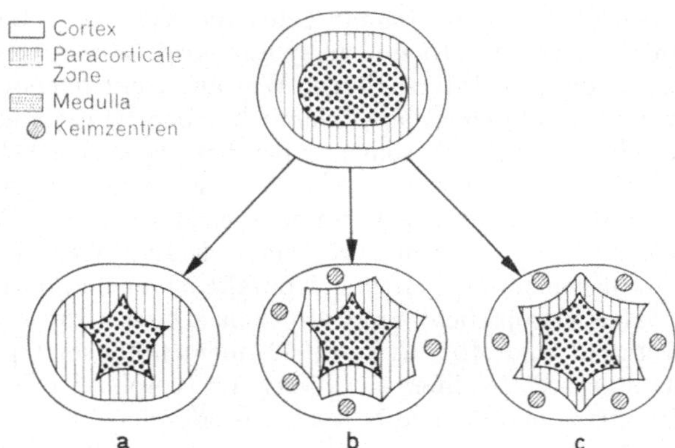

Abb. 65a—c. Strukturelle Veränderungen regionärer Lymphknoten nach antigenischer Stimulation. a Bei Bildung vorwiegend spezifisch sensibilisierter Lymphocyten (celluläre Immunität, Überempfindlichkeitsreaktion vom Spättyp), b bei Mischformen von a und c, c bei Vorwiegen der Produktion humoraler Antikörper (Überempfindlichkeitsreaktion vom Soforttyp). (Modifiziert nach TURK und OORT 1967)

teilweise um besondere Antikörper? Es scheint, daß die meisten Autoren diese Frage in bejahendem Sinn beantworten möchten. Ein endgültiges Urteil ist indessen noch verfrüht. Vermutlich handelt es sich um ein komplexes Geschehen, bei dem auch unspezifische celluläre Funktionen[878], in einem Teil der Fälle eine Komplementaktivierung, Gerinnungsvorgänge, celluläre Kontaktphänomene und andere Mechanismen eine Rolle spielen könnten[879]. Es wurde auch schon von einer unspezifischen Beteiligung lymphoider Zellen bei der Immuncytolyse gesprochen; zumindest in bestimmten Systemen scheint aber die Zugabe nichtsensibilisierter Lymphocyten die cytotoxische Wirkung sensibilisierter Zellen nicht zu verstärken[880]. Auf cytotoxische Nebenwirkungen der Reaktion zwischen spezifisch sensibilisierten Lymphocyten und dem Antigen haben kürzlich RUDDLE und WAKSMAN (1967) aufmerksam gemacht; diese Autoren konnten zeigen, daß Lymphknotenzellen immunisierter Ratten in Gegenwart des zur Immunisierung verwendeten Antigens (lösliche Fremdproteine) in vitro das Wachstum syngeneischer Fibroblasten hemmen.

Von besonderem Interesse ist die Beobachtung, daß isologe, gegen die gleichen Fremdzellen gerichtete humorale Antikörper auf den cytotoxischen Effekt spezifisch sensibilisierter Lymphocyten einen hemmenden Einfluß ausüben können[881]. Diese Eigenschaft besitzen sowohl die 19S- als auch die 7S-Isoantikörper[882]. Die durch sensibilisierte Lymphocyten vollzogene Immuncytolyse läßt sich durch Aktinomycin D unterdrücken[883]. Ein hemmender Effekt wird auch durch EDTA erzielt; dieser läßt sich durch Zugabe von Calcium- und Magnesiumionen wieder aufheben[884].

In Abb. 65 sind die verschiedenartigen Muster hyperplastischer Vorgänge in Lymphknoten nach regionärer Stimulation schematisch wiedergegeben. Es zeigt sich darin das folgende:

[878] Vgl. dazu MÖLLER 1967.
[879] Übersicht bei BLOOM und BENNETT 1966, PRUZANSKY und PATTERSON 1966, NAJARIAN 1967, GORDON 1967.
[880] BRUNNER, MAUEL, RUDOLF und CHAPUIS 1968.
[881] BRUNNER, MAUEL und SCHINDLER 1966, 1967a, b.
[882] BRUNNER, MAUEL, CEROTTINI, RUDOLF und CHAPUIS 1967.
[883] BRUNNER, MAUEL, CEROTTINI und CHAPUIS 1968.
[884] BRUNNER, MAUEL, RUDOLF und CHAPUIS 1968.

a) Die „reine" Überempfindlichkeitsreaktion vom Spättyp ist durch eine infolge Einwanderung und Proliferation entstandene Lymphocytenvermehrung vor allem in den paracorticalen Zonen gekennzeichnet; sie geht dagegen nicht mit einer Keimzentrenbildung und -vergrößerung und mit dem Auftreten typischer Plasmazellen einher.

b) Die „reine" Überempfindlichkeitsreaktion vom Soforttyp (Produktion humoraler Antikörper, vor allem auch vom 7S-Typ) ist mit einer Proliferation lympho-plasmocytoider Elemente verbunden, bringt eine Neubildung und Vergrößerung von Keimzentren mit sich und resultiert in der Entwicklung zahlreicher Plasmazellen.

c) In vielen Fällen hat die Antigenstimulation eine Kombination der unter a) und b) erwähnten Reaktionstypen zur Folge.

Die Kenntnisse über die Bedeutung der Makrophagen im Rahmen der cellulären Immunität konnten in den letzten Jahren erheblich erweitert werden. Nach neueren Befunden von MACKANESS (1964a, b, 1969) und seiner Arbeitsgruppe scheint es sowohl bei der antiinfektiösen, cellulären Immunität wie bei den Überempfindlichkeitsreaktionen vom Spättyp zu einer Aktivierung von Makrophagen durch Substanzen (Proteine ?) zu kommen, die von sensibilisierten Lymphocyten abgegeben werden Somit sind auch die Monocyten, die Vorläufer der meisten freien Makrophagen, in diese Prozesse eingeschaltet.

III. Hyperplasie von Zellen des lymphoretikulären Systems nach Einwirkung sog. mitogener Substanzen

1. Die mitogene Wirkung von Phythämagglutinin aus Phaseolus vulgaris

Die von NOWELL, HUNGERFORD und BROOKS (1958) gemachte Beobachtung, daß *menschliche Blutzellen* unter dem Einfluß eines Extrakts der grünen Gartenbohne (Phaseolus vulgaris) zu proliferieren und sich zu teilen beginnen, hat entscheidend mitgeholfen, die Entwicklungsmöglichkeiten der Lymphocyten besser kennen zu lernen[885]. Die mitogene Wirkung des aus der Bohne gewonnenen *Phythämagglutinins* (PHA), eines Mucoproteids[886], soll nach RIGAS und JOHNSON (1964) vor allem dem Proteinanteil zuzuschreiben sein. Zur Stimulation der Blutzellen bedarf es nur einer kurzen Einwirkungszeit des PHA[887]. Wie CONARD (1967) mit Hilfe von tritiiertem PHA zeigen konnte, gelangt das radioaktive Material in erheblicher Menge in die durch Transformation entstandenen Blasten und läßt sich im Verlauf von 2—3 Tagen auch im Kern nachweisen. Der mitogene Effekt ist dosisabhängig: Nach Verabreichung kleinerer Mengen von PHA setzt die proliferative Reaktion verzögert ein, dauert aber auch länger[888]. Der Wirkungsmechanismus des PHA konnte noch nicht genügend abgeklärt werden; obschon PHA Antigeneigenschaften zu besitzen scheint und beim Menschen wie beim Tier zur Bildung humoraler Antikörper[889] und zur Entstehung einer Überempfindlichkeit vom Spättyp führen soll[890], wird von verschiedenen Autoren bezweifelt, daß es sich beim mitogenen Effekt dieser Substanz ausschließlich um die Folgen einer Stimulation durch ein „Universalantigen" handelt[891]. Im übrigen scheint die hämagglutinierende und präcipitierende Wirkung von PHA nicht mit seiner lymphocytenstimulierenden Eigenschaft verbunden zu sein[892]. Die Beurteilung der

[885] Übersicht bei NOWELL 1960, MARSHALL und ROBERTS 1963, SCHREK 1964a, GROPP und FISHER 1964a, b, QUAGLINO und HAYHOE 1965, ASTALDI und AIRÒ 1966, LENNERT 1966, AIRÒ und ASTALDI 1967, CZERSKI 1967, LING und HOLT 1967, STEWART und INGRAM 1967.

[886] NOWELL 1960. [887] KAY 1967b. [888] LING und HOLT 1967.

[889] MARSHALL und MELMAN 1966. [890] AIRÒ, MIHAILESCU, ASTALDI und MEARDI 1967.

[891] HOLLAND und HOLLAND 1965. [892] HOLLAND und HOLLAND 1965.

Wirkungsweise von PHA wird überdies dadurch erschwert, daß in Blutkulturen anscheinend auch von den Zellen wachstumsfördernde Substanzen abgegeben werden (mitogenic principle, lymphocyte growth promoter)[892a]. Verschiedene Autoren nehmen an, daß zur blastoiden Transformation von Lymphocyten in Blutkulturen eine Mitbeteiligung von Makrophagen notwendig ist[892b].

Daß es sich bei den nach in vitro-Inkubation des Bluts mit PHA auftretenden Blasten um Abkömmlinge von *Lymphocyten* handelt, geht aus den kinetischen Studien von MACKINNEY, STOHLMAN und BRECHER (1962) hervor. Eine blastische Transformation kleiner Lymphocyten wird auch in PHA-haltigen Kulturen lymphoretikulärer Organe, wie Lymphknoten, Tonsillen und Appendix, festgestellt[893]. Eine Ausnahme scheint lediglich eine Lymphocytenpopulation des Thymus zu machen (wahrscheinlich Rindenlymphocyten), die in vitro von Anfang an und auch ohne Zusatz von PHA proliferiert, und deren Zellteilungstätigkeit sich von derjenigen PHA-stimulierter Blutzellen unterscheidet. Die Eigenart dieser Thymuslymphocyten äußert sich auch in dem Umstand, daß sie bei in vitro-Kultur keine Immunglobuline zu bilden scheinen[894].

Schon kurze Zeit nach Beginn der Stimulation durch PHA machen sich in den Lymphocyten verschiedene Veränderungen bemerkbar. Die Beweglichkeit der Zellen nimmt zu, es bilden sich Agglomerate[895]. Das Kernchromatin erhält eine mehr retikuläre, aufgelockerte Struktur, und es treten deutlich sichtbare Nucleolen hervor[896]. Diese morphologisch erkennbaren Umwandlungen sind mit einer Umstellung und *Aktivierung verschiedener metabolischer Leistungen* verknüpft, u. a. auch im Energiestoffwechsel der Zelle[897]. Zu den ersten Vorgängen soll eine verstärkte Rate der Histonacetylierung gehören[898]. Schon kurze Zeit nach Beginn der Stimulation wird ferner eine gewisse Steigerung der Proteinsynthese festgestellt[899]. Wie sich schon aufgrund der zunehmenden cytoplasmatischen Basophilie der stimulierten Zellen vermuten läßt, kommt es bald zu einer *Verstärkung der RNS-Synthese*, die sich beispielsweise am vermehrten Einbau von Uridin-5-^{3}H erkennen läßt[900]. Während bei ruhenden Lymphocyten nur kleine Mengen ribosomaler RNS synthetisiert werden, erfolgt innerhalb einer Stunde nach Beginn der Stimulation durch PHA eine dramatische Neubildung von 4S-RNS. Der Aufbau größerer Mengen ribosomaler RNS geschieht langsamer und kommt erst im Verlauf mehrerer Stunden in Gang, bleibt aber über die ganze Zeit proliferativer Tätigkeit, dem Zellwachstum entsprechend, erhalten[901]. Daß es sich bei der durch PHA ausgelösten Vergrößerung der Lymphocyten nicht nur um eine Schwellung handelt, geht aus dem zunehmenden Trockengewicht der Einzelelemente hervor[902]. Die *DNS-Synthese* setzt, zeitlich hinter der gesteigerten RNS-Synthese nachhinkend, ungefähr 24 Std nach Beginn der Stimulation ein[902a]. Das Maximum der Proliferation wird nach 2—3 Tagen erreicht, dann, wenn sich bis zu 30% der inkubierten und überlebenden Zellen in DNS-Synthese befinden und sich dementsprechend durch Thymidin-^{3}H markieren lassen (Abb. 66). Der Generationscyclus der sich teilenden Elemente ist im Vergleich zu gewissen

[892a] Übersicht bei IMRIE und MUELLER 1968.
[892b] Übersicht bei HERSH und HARRIS 1968. [893] Übersicht bei SCHWARZ 1967.
[894] WINKELSTEIN und CRADDOCK 1967. [895] GROPP und FISCHER 1964a, b.
[896] Übersicht bei FLIEDNER, KRETSCHMER, HILLEN und WENDT 1965.
[897] Übersicht bei MACHAFFIE und WANG 1967.
[898] OPPENHEIM 1968. [899] SELL, ROWE und GELL 1965.
[900] Übersicht bei WINTER und YOFFEY 1965, 1966, SALZMAN, PELLEGRINO und FRANCESCHINI 1966, HOLUB 1967.
[901] Übersicht bei RUBIN und COOPER 1965, TORELLI, HENRY und WEISSMAN 1968.
[902] DARZYNKIEWICZ, DOKOV und PIENKOWSKI 1967.
[902a] Übersicht bei LOEB, AGARWAL und WOODSIDE 1968.

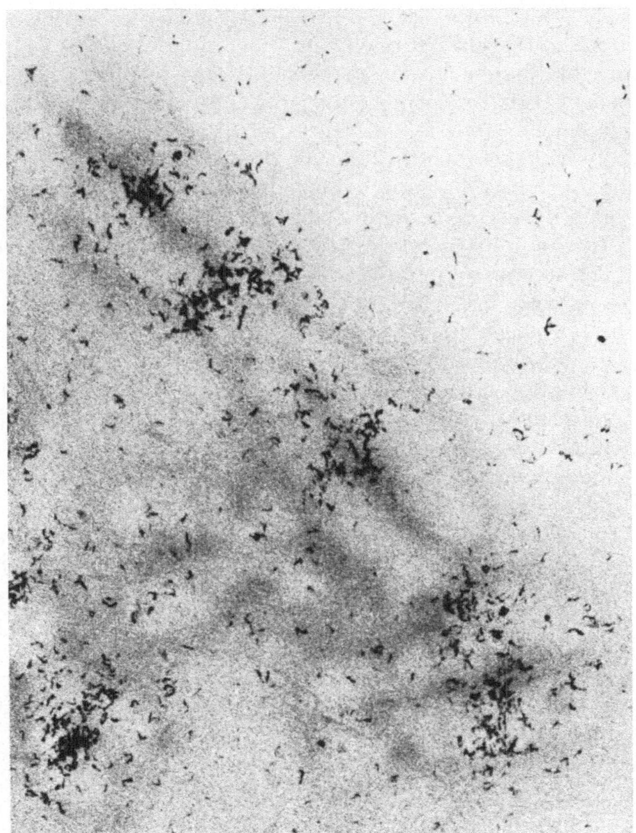

Abb. 66. Elektronenmikroskopische Aufnahme eines Autoradiogramms ausgebreiteter, ganzer menschlicher Chromosomen. (Phythämagglutinin-stimulierte Blutzellenkultur nach kurzfristiger Inkubation mit Thymidin-^{3}H. 8300×) (ZWILLENBERG, GLOOR und AUFDERMAUR 1967)

lymphoiden Säugerzellen in vivo ziemlich lang; nach BENDER und PRESCOTT (1962) dauern die G_1-Phase ungefähr 24 Std, die S-Phase mindestens 12 Std und die G_2-Phase höchstens 6 Std[903]. Die Zahl der Teilungen, die eine Zellinie unter diesen Bedingungen vollzieht, scheint nicht unbeschränkt zu sein; viele Zellen lassen es bei einer *Mitose* bewenden, bei anderen können bis 4, selten noch mehr Teilungen aufeinanderfolgen. Bei Verwendung üblicher Methoden beträgt die Lebensdauer einer PHA-stimulierten Blutzellkultur selten mehr als einige Wochen[904]. Die Induktion der DNS-Synthese in Lymphocyten hängt u. a. von der Zellzahl, der Dauer der Kultur und Möglichkeiten der Kontaktnahme zwischen den Einzelelementen ab („Uropodapsis": Transformation kleiner Lymphocyten in Blasten in der Gegenwart von Lymphoblasten und/oder Makrophagen)[905]. Im Verlauf der Proliferation machen sich auch *Differenzierungsvorgänge* bemerkbar. Elektronenoptisch läßt sich zeigen (Abb. 19), daß die Zahl der freien Ribosomen und Polysomen sowie der Mitochondrien zunimmt, die Matrix und das

[903] Vgl. dazu auch QUAGLINO und HAYHOE 1965, SARKANY und GELL 1966, ASTALDI, GOCIU und AIRÒ 1967.

[904] BENDER und PRESCOTT 1962.

[905] MOORHEAD, CONNOLLY und MCFARLAND 1967.

endoplasmatische Reticulum sich vermehren, ergastoplasmatische Primitivstrukturen auftreten, Bläschen entstehen und der Golgi-Apparat sich ausdehnt[906]. Mit der strukturell faßbaren cytoplasmatischen Umgestaltung gehen auch Zeichen einer funktionellen Differenzierung einher: Die ATPase-Aktivität nimmt zu[907], es treten Lipidtröpfchen (vor allem Neutralfette) auf, es bilden sich lysosomenartige Granula mit hohem Hydrolasengehalt, und vor allem im Golgibereich steigert sich die Aktivität der sauren Phosphatase[908]. Zum mindesten einige der in Kultur lebenden Zellen produzieren auch kleine Mengen von Immunglobulinen, im besonderen IgG und spärlich IgM[909]. Ein Teil der PHA-stimulierten Lymphocyten scheint sich somit zu immunbiologisch aktiven Zellen („plasmocytoiden Elementen") zu entwickeln. Mehrere der im Verlauf der Kultur entstehenden und manchmal recht cytoplasmareichen „Blasten" (Abb. 67) sind auch zur Aufnahme von partikulärem Material befähigt; ob diese Art von Umwandlung mit Recht als lymphohistiocytäre Transformation bezeichnet werden kann[910], erscheint zweifelhaft[911]. Obwohl die genannten Zellveränderungen mit einer Resistenzerhöhung gegenüber den Auswirkungen ionisierender Strahlen und Corticosteroiden verbunden sind[912], bleibt eine gewisse Radiosensibilität bestehen[913].

Die durch PHA ausgelöste Proliferation klingt allmählich wieder ab. Ob man darin ein Zeichen echter Reversibilität des Prozesses[914] erblicken darf, ist nach dem oben Gesagten fragwürdig. Auch die Tatsache, daß PHA-stimulierte Kulturen bis zu einem gewissen Grad die Fähigkeit besitzen, auf andersartige antigenische Reize mit erneuter Proliferation zu reagieren[915], heißt nicht zwingend, daß es sich dabei um dieselben Elemente handelt, die durch PHA stimuliert worden waren. Es ist nämlich gut bekannt, daß durch PHA nicht alle Lymphocyten zur Proliferation gebracht werden. Holub (1967) meint, daß PHA-stimulierte Zellen ihre Immun*kompetenz* verloren haben.

PHA scheint öfters auch *in vivo* auf das lymphoretikuläre System einen stimulierenden Effekt auszuüben, beim Menschen[916] wie beim Tier[917]. Allerdings kann es dabei zu unerwünschten Nebenfolgen, wie Lebernekrosen, Leukopenie[918] und Herabsetzung der Antikörperproduktion[919] kommen. Die intravenöse Injektion von PHA kann bei Menschen nach einiger Zeit auch eine Herabsetzung der PHA-Stimulierbarkeit der kleinen Lymphocyten in vitro nach sich ziehen, möglicherweise infolge Bildung von Anti-PHA-Antikörpern[920].

Seitdem es gelungen war, nicht nur menschliche, sondern auch *tierische Zellen* durch PHA zur Proliferation zu bringen[921], steht dieser Fragenkreis weiteren Experimenten offen. Am Beispiel des Schweinethymus konnte gezeigt werden, daß die durch PHA stimulierbaren Lymphocyten aus dem Mark stammen[922]. Von Interesse ist ferner die Beobachtung, daß sich Milzlymphocyten von Hühnchen durch PHA stimulieren ließen, nicht aber lymphoide Zellen aus der Bursa

[906] Übersicht bei Tanaka, Epstein, Brecher und Stohlman 1963, Cottier 1963, Inman und Cooper 1963, Elves 1965, Parker, Wakasa und Lukes 1965.
[907] Fischer und Gropp 1964.
[908] Übersicht bei Tanaka und Liddy 1966, Hirschhorn, Hirschhorn und Weissmann 1967.
[909] Bach und Hirschhorn 1963, Huber, Winkler, Huber, Gabl und Braunsteiner 1967, Greaves und Roitt 1968.
[910] Metcalf 1967, Holub 1967.
[911] Vgl. dazu Fikrig, Gordon und Uhr 1966.
[912] Fliedner, Kretschmer, Hillen und Wendt 1965.
[913] Astaldi und Costa 1965. [914] Yamamoto 1966. [915] Ling und Holt 1967.
[916] Übersicht bei Airò, Mihailescu, Astaldi und Meardi 1967.
[917] Mekori, Chieco-Bianci und Feldman 1965, Micklem 1966.
[918] Micklem 1966. [919] Elves 1967.
[920] Astaldi, Airò, Rodriguez-Paradisi, Novelli und Lisino 1967.
[921] Übersicht bei Sabesin 1966. [922] Weber 1966.

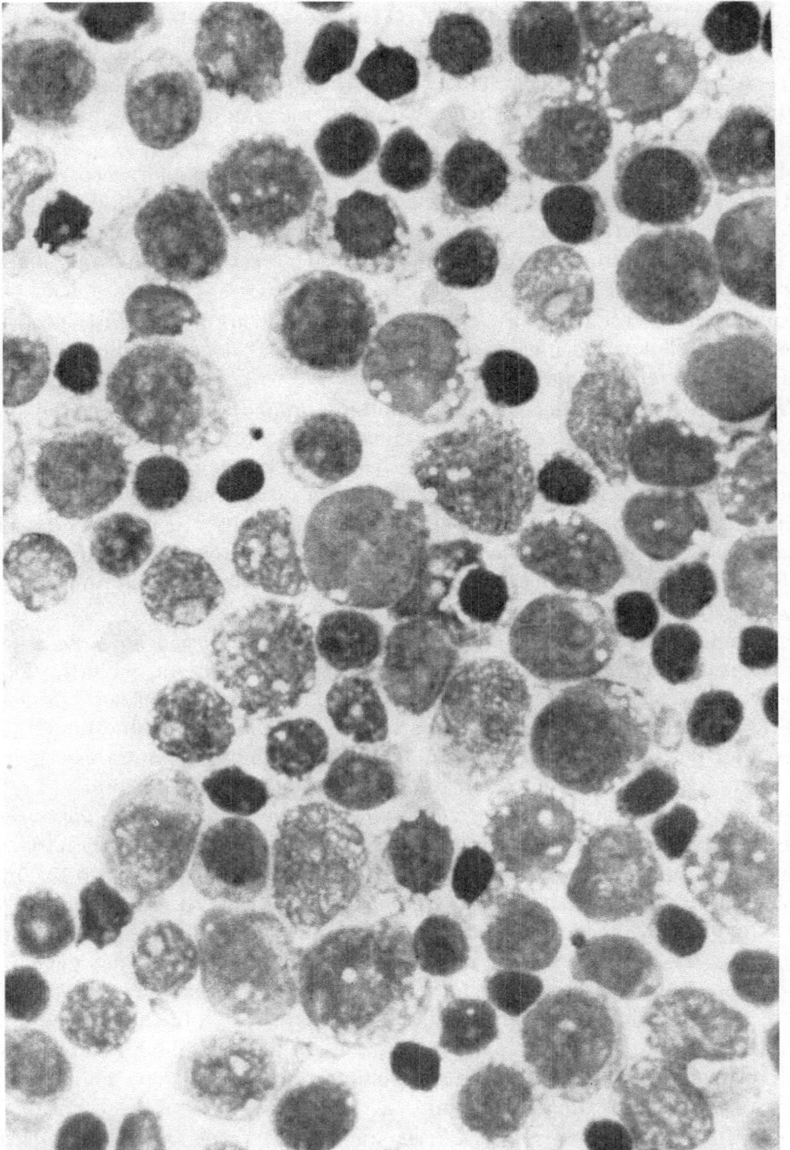

Abb. 67. In vitro-Kultur peripherer menschlicher Blutzellen, 48 Std nach Inkubation mit Phythämagglutinin: zahlreiche große, teilweise vacuolisierte, basophile Rundzellen. (Giemsa. 1000 ×) (COTTIER 1963)

Fabricii[923]. *Makrophagen* mit der Fähigkeit, opsonisierte Salmonellen zu phagocytieren, sind nach den Angaben von FIKRIG, GORDON und UHR (1966) in PHA-stimulierten Kulturen von Kaninchenblut und -lymphe nur dann enthalten, wenn im Ausgangsmaterial Monocyten vorhanden waren. Makrophagen werden im übrigen besonders aus Kulturen von PHA-stimuliertem Knochenmark in großer Zahl gewonnen[924], weniger aus Thymus-, Milz- und Lymphknotenkulturen. Ob man berechtigt ist, daraus zu schließen, Knochenmarkzellen und Monocyten seien auch in vivo die einzigen Makrophagenvorläufer, bleibt ungewiß.

[923] WEBER 1967.
[924] METCALF 1967.

2. Weitere mitogen wirksame Substanzen

Es hat sich gezeigt, daß eine der Wirkung von PHA auf Blutkulturen vergleichbare Stimulation der Blutzellen auch durch verschiedene andere mitogene Substanzen sowie durch lösliche Antigene und Fremdzellen erzielt werden kann.

Von besonderem Interesse ist die Wirkung von *PWM* („poke weed mitogen" aus Phytolacca americana), das neben einer hämagglutinierenden und leukagglutinierenden Wirkung einen davon weitgehend unabhängigen mitogenen Effekt zeigt[925]. Die PWM-stimulierten Zellen haben nämlich öfters einen deutlich plasmocytoiden Charakter[926].

Dagegen haben vereinzelte Versuche, in Blutkulturen von Patienten mit Pollinosis durch Pollen, beispielsweise von Festuca elatior, eine Zellproliferation auszulösen, bisher fehlgeschlagen[927].

Mit *Haptenen* verschiedener Art, im besonderen auch *Medikamenten* (Beispiele: Tetracyclin, Penicillin), lassen sich unter gewissen Bedingungen in Blutkulturen entsprechend sensibilisierter Individuen mitogene Wirkungen erzielen[928]. Dasselbe gilt für eine Reihe von *Vollantigenen*, durch die in vitro eine eigentliche immunbiologische Reizbeantwortung hervorgerufen werden kann[929]. Stimulierend wirken ferner *hitze-getötete Viren* (Beispiel: Vaccinia-Virus)[930], sowie verschiedene *bakterielle Antigene*[931], im besonderen auch *Endotoxine*[932] und gewisse anorganische Substanzen, unter anderem Schwermetalle.

Bemerkenswert ist die Beobachtung, daß auch *Antilymphocytenserum* sowie *gegen die Immunglobuline des Testtieres gerichtete Antiseren* eine lebhafte Transformation von bis 90% der lymphoiden Blutzellen zu Blasten auslösen können[933]. Sell (1967) leitet daraus die Vermutung ab, daß die kleinen Blutlymphocyten die antigenischen Spezifitäten ganzer IgG-Moleküle auf sich tragen und deswegen bei der Erkennung der Antigene eine zentrale Bedeutung haben könnten.

In gewissem Sinn können die zur *Stimulation des reticuloendothelialen Systems* verwendeten Hefeextrakte, wie Zymosan und das gereinigte Glucan[934], den mitogenen Substanzen zur Seite gestellt werden. Die beiden genannten Agentien führen nämlich im Tierversuch nach intravenöser Injektion zu einer Proliferation reticulohistiocytärer Zellen. Interessanterweise kommt es dabei, trotz der Stimulation der phagocytierenden Elemente, zu einer erhöhten Anfälligkeit gegenüber Endotoxin. Dies steht im Gegensatz zur Wirkung des aus Haifischleber gewonnenen „Restim", das nach den Angaben von Lemperle (1966) wohl die Phagocytoseaktivität des reticuloendothelialen Systems steigert, jedoch nicht zur nachweisbaren Zellvermehrung Anlaß gibt. Die so behandelten Tiere zeigen sich gegenüber Endotoxin resistenter als die Kontrollen.

Pyrrolizidin-Alkaloide von Crotalaria spectabilis rufen nach den Untersuchungen von Diener und Dick (1965) eine Mastzellproliferation hervor.

---

925 Börjeson, Reisfeld, Chessin, Welsh und Douglas 1966, Schwarz 1967, elektronenoptische Befunde bei Douglas, Hoffman, Börjeson und Chessin 1967.

926 Chessin, Börjeson, Welsh, Douglas und Cooper 1966.

927 Ricci, Passaleva und Ricca 1966.

928 Übersicht bei Ripps, Fellner und Hirschhorn 1965, Mills 1966.

929 Hirschhorn, Bach, Kolodny, Firschein und Hashem 1963, Bach und Hirschhorn 1965, Dresser 1965.

930 Caron und Sarkany 1966.

931 Übersicht bei Sell, Rowe und Gell 1965, Caron und Sarkany 1966.

932 Vgl. dazu Campbell, Rowlands, Harrington und Kind 1966.

933 Sell und Gell 1965, Woodruff, Reid und James 1967, Humphrey, Kauffman und Dunn 1967, Denman, Denman und Holborow 1968.

934 Übersicht bei Ringle, Herndon und Bullis 1966.

3. Die mitogene Wirkung von Fremdzellen

Dieses Problem wurde bereits im Rahmen der Besprechung sog. Histokompatibilitätsteste[935] erläutert (S. 622). Die Transformation von Lymphocyten in vitro läßt sich besonders gut auf Monolayer-Kulturen embryonaler Zellen verfolgen[935a].

IV. Hyperplasie des lymphoretikulären Systems im Verlauf von Infektionskrankheiten

Die Auswirkungen einer Infektionskrankheit auf das lymphoretikuläre Gewebe hängen zu einem guten Teil davon ab, ob die durch den damit verbundenen antigenischen Reiz hervorgerufene Stimulation oder die infektiös-toxisch und/oder allergisch bedingten Schädigungen überhand nehmen. Je nachdem kann es zu einer mächtigen Vermehrung oder zu einer zahlenmäßigen Reduktion des lymphatischen Parenchyms, der Plasmazellen und der Elemente des reticulohistiocytären Systems kommen. Der Zustand des immunbiologisch kompetenten und aktiven Gewebes kann geradezu als diagnostischer Hinweis auf die Art der Infektion dienen[936].

Die Bedeutung der Mikroorganismen für die Entwicklung des lymphoplasmacellulären Parenchyms geht besonders eindrücklich aus experimentellen Studien an sog. „*keimfreien*" *Tieren* hervor[937]. Dabei hat man zu berücksichtigen, daß diese durchaus nicht immer virusfrei zu sein scheinen[938] und überdies antigenische Stimulationen nicht bakterieller Herkunft erfahren können. Bei keimfreien Mäusen und Ratten kann es beispielsweise nach Bestrahlung[939] oder lokalen Verbrennungen[940] zu deutlichen plasmacellulären Reaktionen und zu vermehrter Produktion von Immunglobulinen kommen. Die letzteren besitzen möglicherweise Antikörperspezifität gegen gewebseigene Abbauprodukte. Werden keimfreie Tiere mit abgetöteten Bakterien[941] stimuliert, sind innerhalb von 4 Tagen gegen die betreffenden bakteriellen Antigene gerichtete, spezifische Antikörper nachweisbar, und im Verlauf von 7—14 Tagen entwickeln sich Keimzentren. Allerdings scheint bei keimfreien Tieren die Hyperplasie des lymphatischen Parenchyms und der Abbau der phagocytierten Keime im Vergleich zu konventionell gehaltenen Mäusen etwas verzögert einzutreten. Grundsätzlich herrscht aber Übereinstimmung darüber, daß humorale Antikörper von antigenisch stimulierten, keimfreien Tieren in ähnlichen Mengen gebildet werden wie von normalen Kontrollen[942].

Virusinfekte haben auf das lymphoretikuläre Gewebe oft tiefgreifende und vielgestaltige Auswirkungen[943], besonders wenn es sich um sog. „lymphotrope" Viren handelt. Das Wesen der cellulären Veränderungen ist nicht einheitlich und kann ohne Zuhilfenahme besonderer Methoden, wie des histochemischen Nachweises der Viren und antiviraler Antikörper sowie elektronenoptischer Untersuchungen, nur unzulänglich beurteilt werden. Man hat ferner zu berücksichtigen, daß Viren auch einen Adjuvanseffekt auf die gegen nicht-virale Antigene gerichtete

---

935 Übersicht bei BACH und HIRSCHHORN 1964, SCHWARZ 1968, HARRISON, OWEN und RITTER 1968.

935a GINSBURG und LAGUNOFF 1968.

936 Übersicht bei LENNERT 1961, KLIMA 1961, JORKE 1963, MASSHOFF 1965.

937 GLIMSTEDT 1936.

938 Vgl. dazu EAST, PROSSER, HOLBOROW und JAQUET 1967.

939 BAUER, HOROWITZ, PARONETTO, EINHEBER, ABRAMS und POPPER 1963.

940 ROSENTHAL, WARD, LINDHOLM und SPURRIER 1961.

941 Zum Beispiel E. coli: HOROWITZ, BAUER, PARONETTO, ABRAMS, WATKINS und POPPER 1964.

942 PLATT, BICANOVSKY, DALBOW und THONARD 1966.

943 Übersicht bei LENNERT 1961, KLIMA 1961, VAUGHN und GREENBERG 1962, JORKE 1963, INMAN und COOPER 1965, JORKE 1966.

Antikörperbildung ausüben und auf diesem Weg zu einer Keimzentrenhyperplasie und verstärkten Plasmazellentwicklung beitragen können[944]. Die Adjuvanseigenschaften pflanzlicher Viren kennt man schon seit längerer Zeit[945]. Überdies ist in Erwägung zu ziehen, daß Viren in Zellen des lymphoretikulären Gewebes die Produktion von Interferon zu induzieren vermögen, was seinerseits eine abschwächende Wirkung auf das Ausmaß der immunbiologischen Reizantwort, im besonderen derjenigen vom Spättyp, haben könnte[946]. Schließlich hat die Besiedlung einer Zelle durch Viren an sich eine Änderung der morphologischen, färberischen und cytochemischen Eigenschaften zur Folge, ohne daß diese Umwandlung notwendigerweise mit einem immunbiologischen Geschehen in Beziehung zu bringen wäre. Abgesehen von einer virusinduzierten Steigerung der RNS-Synthese[947], die sich u. a. in einer Vermehrung der Ribosomen äußert (Beispiel: Röteln)[948], werden auch manche anderen Zelleistungen und Strukturen beeinflußt. Bei der Mononucleosis infectiosa (Pfeiffersches Drüsenfieber) beispielsweise macht sich auch eine Vermehrung und Veränderung der Mitochondrien bemerkbar[949]. Von Interesse sind auch die cytoplasmatischen Fibrillen, die in Riederzellen auftreten und möglicherweise mit der Entrundung des Kerns in Beziehung stehen[950]. Eine durch Viren ausgelöste Vermehrung der DNS scheint nicht immer von einer Zellteilung gefolgt zu sein[951]. Untersuchungen an Patienten mit Pfeifferschem Drüsenfieber haben gezeigt, daß bei den für diese Krankheit typischen großen lymphoiden und monocytoiden Zellen (Abb. 68) der Eintritt in die DNS-Synthesephase beschleunigt erfolgt, eine Verdoppelung der DNS-Menge aber in vielen Fällen nicht zustande kommt[952].

Neben stimulierenden Einflüssen können Virusinfekte aber auch eine Beeinträchtigung der immunbiologischen Fähigkeiten des Organismus nach sich ziehen. In diesem Zusammenhang sei beispielsweise an die Beobachtung von OLSON, SOUTH und GOOD (1967) erinnert, die an Lymphocyten von Neugeborenen mit konnatalen Röteln mit PHA keine Stimulation erzielen konnten. In Gegenwart von lebenden Masernviren zeigen Lymphocyten von tuberkulinpositiven Individuen in vitro eine verminderte Reaktivität auf PHA[953]. Dieser Befund steht in guter Übereinstimmung mit der seit langem gemachten Erfahrung, daß die Masernkrankheit zu einer schwerwiegenden Störung der Immunabwehr führen kann. Gewisse Viren vermögen offenbar auch das Makrophagensystem zu schädigen. Entsprechende Beobachtungen konnten an Mäusen gemacht werden, die mit MHV3-, Ektromelie- oder LCM-Viren infiziert waren. Demgegenüber scheinen die Friend- und Moloney-Leukämie-Viren, soweit sich dies aufgrund des sog. Phagocytenindex beurteilen läßt, das reticuloendotheliale System zu stimulieren[954]. Wir schließen daraus, daß die Reaktion des Organismus auf Virusinfekte mit sehr unterschiedlichen Gewebeveränderungen verbunden sein und — je nach der Virusart und Intensität der Infektion — eine Hyperplasie oder Involution der einen oder anderen Komponente des lymphoretikulären Gewebes umfassen kann. Ein besonders anschauliches Beispiel dafür bietet eine auf den Aleuten unter den Nerzen endemische Krankheit (Aleutian mink disease). Das für dieses Leiden verantwortliche Virus scheint zu einer selektiven Stimulation der Plasmazellbildung, einer starken Vermehrung der zirkulierenden Immunglobuline und einer damit verbundenen Blutgefäßschädigung zu führen[955].

[944] NOTKINS, MERGENHAGEN, RIZZO, SCHEELE und WALDMANN 1966.
[945] Übersicht bei MOORHEAD 1961.
[946] Übersicht bei GROSSBERG 1962, SVET-MOLDAVSKY und CHERNYAKHOVSKAYA 1967.
[947] Übersicht bei RUBIN 1966. [948] JORKE 1966. [949] PAEGLE 1961.
[950] BESSIS und BRETON-GORIUS 1965. [951] Übersicht bei KARÁ und WEIL 1967.
[952] COOPER, HALS und MILTON 1967. [953] SMITHWICK und BERKOVICH 1966.
[954] GLEDHILL, BILBEY und NIVEN 1965. [955] PORTER, DIXON und LARSEN 1965.

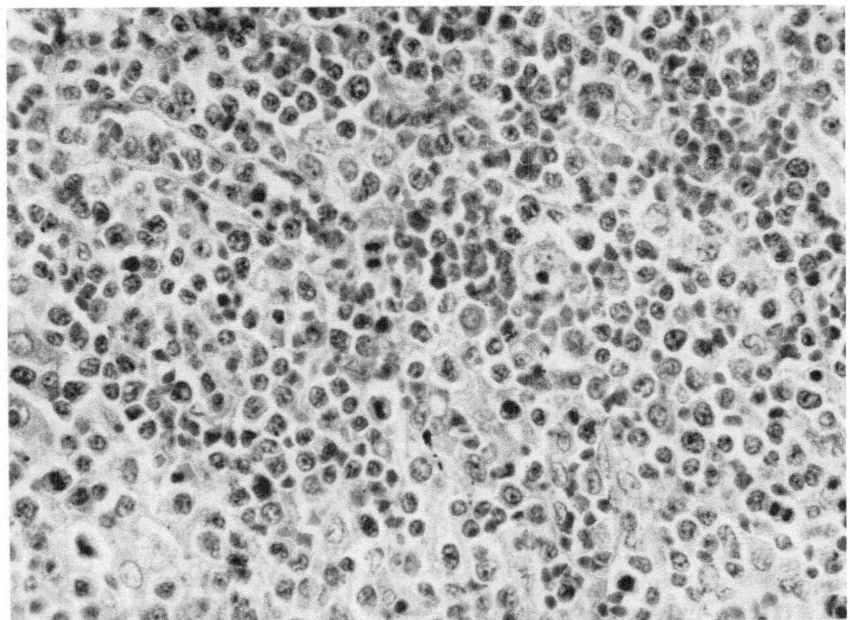

Abb. 68. Menschliche Milz bei Mononucleosis infectiosa. Das Organ wurde wegen Spontanruptur entfernt. Zahlreiche mittelgroße bis große lymphoide Zellen. (HE. 480 ×)

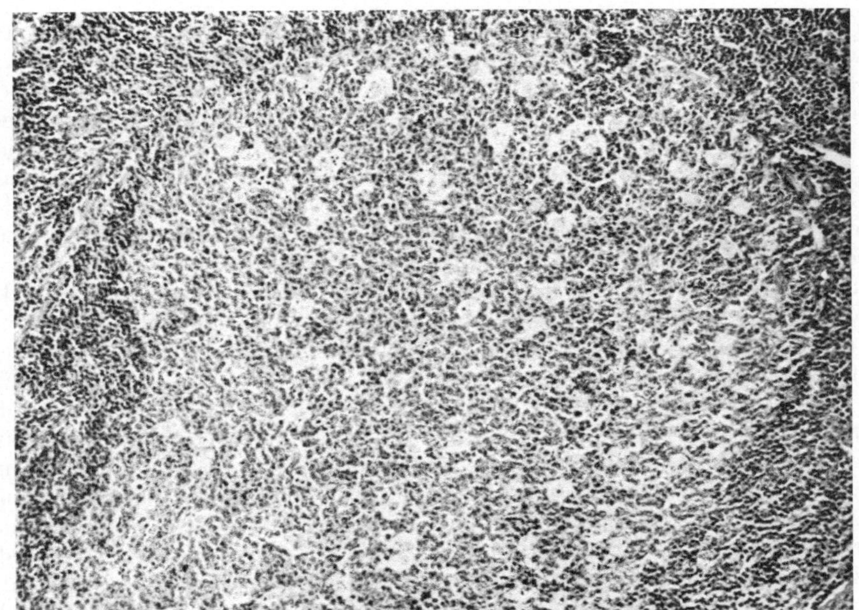

Abb. 69. Follikuläre lymphatische Hyperplasie menschlicher inguinaler Lymphknoten bei Lues I—II mit Bildung mächtiger Keimzentren. (HE. 120 ×)

Ebenso vielfältige, von der Art der Erreger sowie deren Zahl und Virulenz abhängige Formen der Gewebereaktion finden sich bei *bakteriellen Infekten* (s. S. 638) und *Spirochaetosen* (Abb. 69). Diese sind aus der Humanpathologie sehr

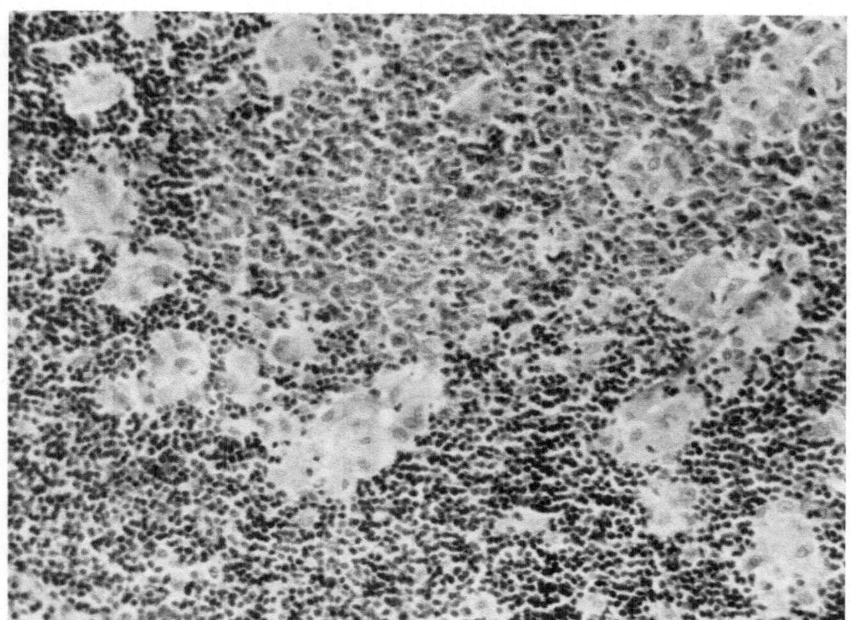

Abb. 70. Herdförmige epitheloidzellige Reaktion im menschlichen nuchalen Lymphknoten bei Toxoplasmose. (HE. 200 ×)

gut bekannt und brauchen hier nicht im einzelnen aufgezählt zu werden[956]. Gewisse Keime, wie Haemophilus pertussis, verursachen eine rasche, zunächst auf Einwanderung, dann auch auf Proliferation beruhende, örtliche Vermehrung der Lymphocyten, die zudem vermehrt Protein synthetisieren[957] und zu einem erheblichen Teil in Proliferation übergehen[958]. Bei der experimentellen Listeriose (Listeria monocytogenes) steht eine massive Ausschwemmung in die Blutbahn und eine lympho-monocytoide Transformation der Lymphocyten im Vordergrund, während eine Plasmazellvermehrung kaum festzustellen ist. Dementsprechend erfahren die im Blut vorhandenen Immunglobuline zunächst keine nennenswerten Veränderungen, während die Konzentration der α- und β-Glykoproteine, der α_2-Makroglobuline und β_{1D}-Globuline zunimmt[959]. Beispiele von Hyperplasie der Keimzentren und der Plasmazellreihe bieten dagegen zahlreiche andere bakterielle Infekte, wie etwa die durch Staphylokokken bedingten[960] und die Lues. Auch bei diesen Krankheiten bleiben das reticuloendotheliale und das histiocytäre System im engeren Sinn nicht unbeteiligt. Der Phagocytoseindex kann sowohl ansteigen als auch absinken, je nach der Art des Keims, der Keimzahl und der Virulenz[961]. Virulente Erreger werden in der Regel von den Makrophagen ungefähr gleich rasch aufgenommen wie nicht-virulente, vermehren sich dann aber intracellulär, anstatt abgebaut zu werden. Später können sie in großer Zahl wieder in Zirkulation gelangen. Gewisse Keime, z. B. viele gramnegative Erreger, werden ohne vorangehende Opsonisierung nur schlecht phagocytiert[962]. Das Problem der Opsonisierung und der Phagocytose von Erregern ist in mancher Hinsicht noch un-

[956] Übersicht bei Lennert 1961, Uehlinger 1963.

[957] Vgl. dazu Slonecker und Rieke 1965, Ernström und Larsson 1967.

[958] Ambs 1967. [959] Sword 1966. [960] Lieberman und Mantel 1961.

[961] Übersicht bei Benacerraf und Miescher 1960, Halpern, Prévot, Biozzi, Stiffel, Mouton, Morard, Bouthillier und Decreusefond 1963.

[962] Benacerraf und Miescher 1960.

geklärt, im besonderen auch die Fragen nach der Spezifität von Opsoninen und nach dem Wesen einer, vor allem auf Makrophagentätigkeit beruhenden (spezifischen?) „cellulären Immunität"[963]. Am Beispiel der Tuberkulose, bei der eine histiocytäre Reaktion und die Bildung epitheloidzelligen Granulationsgewebes ja meistens im Vordergrund der Gewebereaktion stehen, wurden entsprechende Hypothesen vielfach diskutiert, ohne daß ein abschließendes Urteil schon möglich wäre[964]. Vermutlich wird man aufgrund von in vitro-Versuchen bald besseren Einblick in diese Vorgänge erhalten[965] (vgl. S. 639).

Ob die im Ductus thoracicus von Ratten schon eine Stunde nach i.p. Injektion von Salmonella enteritidis in vermehrter Zahl auftretenden und vielfach in DNS-Synthese befindlichen großen lymphoiden Zellen[966] einer selektiven Ausschwemmung oder einer echten Stimulation entspringen, bleibt noch zu klären.

Beim Befall des Organismus durch *Pilze* und *tierische Parasiten* stellen sich ganz ähnliche Probleme (Beispiel: Toxoplasmose, Abb. 70)[967].

Von besonderem Interesse ist die Tatsache, daß beim Wiskott-Aldrich-Syndrom (s. S. 617) die Anfälligkeit gegenüber Infektionskrankheiten mit einer Hyperplasie der reticulohistiocytären Zellen einhergeht[968].

V. Hyperplasie des lymphoretikulären Gewebes im Rahmen sog. Autosensibilisierungsvorgänge

Als Autoimmunisierung (besser: Autosensibilisierung) kann die Bildung sensibilisierter Zellen und/oder humoraler Antikörper gegen unveränderte oder veränderte, genetisch determinierte körpereigene Substrate definiert werden. Das Wesen dieser abnormen Immunreaktionen ist in mancher Hinsicht noch unbekannt. Grundsätzlich bestehen verschiedene Erklärungsmöglichkeiten dafür, daß immunbiologisch kompetente Zellen körpereigene Strukturen als „fremd" erkennen:

ein Kontakt mit Autoantigenen, die erst im Verlauf des späteren Lebens gebildet werden (Beispiele: Milch, Spermien);

ein Kontakt mit Autoantigenen, die physiologischerweise anatomisch abgeschlossen bleiben (Beispiele: Thyreoglobulin, Linsenproteine);

die Bildung von Antikörpern und/oder sensibilisierten Zellen gegen Antigene, die eine teilweise Antigengemeinschaft mit körpereigenen Substraten aufweisen (Beispiel: Luesantikörper gegen Cardiolipin);

ein Verlust der postulierten physiologischen Toleranz des immunbiologisch kompetenten Systems gegen körpereigene Substanzen, wobei der Grund hierfür vielleicht in der Bildung abnormer Lymphocytenlinien („forbidden clones") liegt.

Wir erkennen aus dieser kurzen Zusammenstellung, daß nach den heute geltenden Hypothesen der Anstoß zur Einleitung von Autosensibilisierungsprozessen sowohl vom Antigen als auch von immunbiologisch kompetenten Zellen ausgehen könnte[969]. Für den Fall, daß das letztere zutreffen sollte, wäre die

---

963 Übersicht bei ROWLEY 1962, BERK und NELSON 1962, BIOZZI und STIFFEL 1963, JENKIN und ROWLEY 1963, FAUVE, BOUANCHAUD und DELAUNAY 1964, STIFFEL, BIOZZI, MOUTON, BOUTHILLIER und DECREUSEFOND 1964, FAUVE 1964, FAUVE und DELAUNAY 1966, FAUVE, BOUANCHAUD und DELAUNAY 1966.

964 Übersicht bei FONG, CHIN und ELBERG 1961, HENDERSON, DANNENBERG und LURIE 1963.

965 Übersicht bei HEILMAN und MCFARLAND 1966.

966 HAEMMERLI und LANDY 1967.

967 Übersicht bei KEISER 1961.

968 Übersicht bei COOPER, CHASE, LOWMAN, KRIVIT und GOOD 1968.

969 Übersicht bei DAMESHEK 1962, WISSLER 1962, DIXON 1963, GLYNN und HOLBOROW 1965, ASHERSON 1965, WEIGLE 1965a—e, HOLMES und BURNET 1966, DAMESHEK 1966a, b, WITEBSKY 1967.

Entstehung einer neuen Zellrasse aus immunbiologisch kompetentem Gewebe eine naheliegende Erklärung. Ein derartiges Geschehen hätte eine gewisse Ähnlichkeit oder sogar eine wesensmäßige Verwandtschaft mit neoplastischen Prozessen („immunproliferative Störungen")[970]. Folgezustände, die sich denjenigen nach Autosensibilisierung zur Seite stellen lassen (Beispiele: hämolytische Anämie, idiopathische thrombocytopenische Purpura, Thyreoiditis), werden ja manchmal auch bei Neoplasien des lymphoretikulären Gewebes, wie der chronischen lymphatischen Leukämie, dem Lymphosarkom und der Makroglobulinämie Waldenström, beobachtet. Es steht aber durchaus noch nicht fest, ob und bei welchen Krankheiten ein derartiger Mechanismus zutrifft[971]. Burnet und Holmes (1962) hatten die Vermutung geäußert, die im Thymus von NZB/BL-Mäusen, einem für die spontane Entwicklung von Autoimmunkrankheiten bekannten Stamm[972], auftretenden Keimzentren könnten Ausdruck von „forbidden clones" sein. Es hat sich aber bald gezeigt, daß diese morphologische Veränderung im Thymus in den Rahmen einer allgemeinen, nicht auf den Thymus beschränkten Hyperplasie von Keimzentren und Plasmazellen gehört[973], und es scheint, daß der Thymus in diesem Geschehen wahrscheinlich keine führende Rolle spielt[974]. Aus diesem und anderen Gründen ist bei der Beurteilung entsprechender Befunde am menschlichen Thymus eine gewisse Zurückhaltung geboten[975]. Aus Tierversuchen ist bekannt, daß gerade die Thymektomie geeignet ist, ein vorzeitiges und/oder vermehrtes Auftreten von Krankheitszuständen hervorzurufen, denen eine Autosensibilisierung zugrunde liegen könnte[976]. Wie schon erwähnt, hat die neonatale Thymektomie bei konventioneller Tierhaltung eine erhöhte Infektanfälligkeit zur Folge. Es ist durchaus möglich, daß diese Komplikation den wesentlichsten pathogenetischen Faktor bei der Entstehung des Postthymektomiesyndroms darstellt, da Mikroorganismen die Bildung von Autoantikörpern zu induzieren vermögen[977]. Andererseits gestattet der Nachweis von Autoantikörpern oder gegen körpereigene Substrate gerichteter sensibilisierter Zellen nicht ohne weiteres den Schluß, diese hätten eine krankmachende Wirkung. Eine solche läßt sich tierexperimentell nur in einem Teil der Fälle regelmäßig nachweisen, so z. B. bei der allergischen Encephalomyelitis (Abb. 71)[978], der chronischen Thyreoiditis (Abb. 72)[979] und der granulomatösen Orchitis[980]. Bei allen diesen Krankheiten steht eine Kombination von dichten lympho-plasmacellulären Infiltraten mit deutlichem Parenchymuntergang im Vordergrund des histologischen Bildes. Besonders in Frühstadien der Autoantikörperbildung treten auch kräftig entwickelte Keimzentren in Erscheinung; Histiocyten sind ebenfalls vorhanden. Im späteren Verlauf wird die Keimzentrenbildung und -hyperplasie durch eine zunehmende Plasmazellinfiltration und fibrosierende Prozesse abgelöst. Für andere menschliche Krankheitsbilder, die von den meisten Autoren auch zu den sog. *organspezifischen Autoimmunkrankheiten* gezählt werden, wie die Perniciosa, die idiopathische Atrophie der Nebennierenrinde (lymphocytäre Adrenalitis), die Endophthalmitis phacoanaphy-

[970] Dameshek 1966a, b.
[971] Übersicht bei Witebsky 1967.
[972] Vgl. dazu East, de Sousa und Parrott 1965.
[973] Siegler 1965. [974] Holmes und Burnet 1966.
[975] Übersicht bei Grenzmann und Vorländer 1964, Ehrich und Küchenmann 1965, Tolnai 1965, Mackay 1966.
[976] Übersicht bei Kellum, Sutherland, Eckert, Peterson und Good 1965, Good, Gabrielsen, Cooper, Peterson und Finstad 1966, Howie und Helyer 1966, Yunis, Hong, Grewe, Martinez, Cornelius und Good 1967.
[977] Übersicht bei Asherson 1965.
[978] Übersicht bei Allegretti und Matošić 1961.
[979] Übersicht bei Witebsky und Rose 1956, Weigle 1965a, b, c, d, e, Weigle und High 1967.
[980] Übersicht bei Glynn und Holborow 1965.

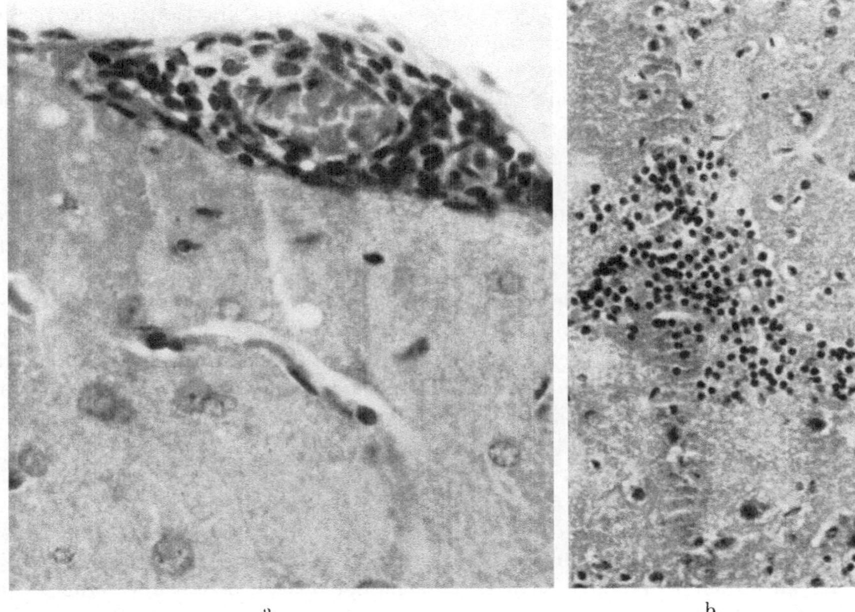

Abb. 71a u. b. Allergische Encephalomyelitis der Maus. a Lymphocytäre Infiltrate in den Meningen. (HE. 480 ×) b Perivasculäre lymphocytäre Infiltrate im Gehirn. (HE. 225 ×)

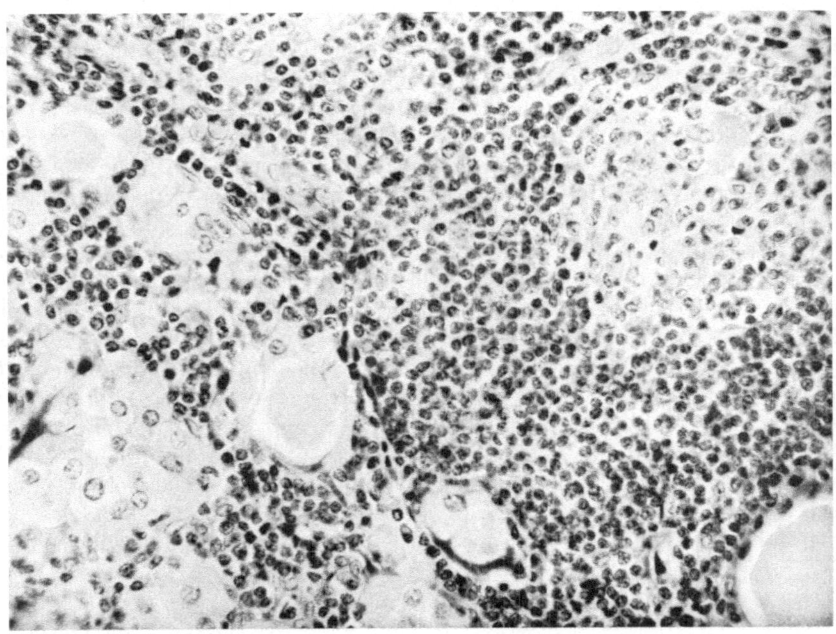

Abb. 72. Struma lymphomatosa (Hashimoto) beim Menschen: dichte lymphocytäre Infiltrate und Bildung von Keimzentren. Herdförmige großzellige (onkocytäre) Umwandlung der Schilddrüsenepithelien. (HE. 320 ×)

lactica und die Myasthenia gravis[981], sind zur Zeit noch keine tierexperimentellen Modelle bekannt. Warum sich eine organspezifische Autoimmunkrankheit bei Unterbrechung der physiologischen Segregation bestimmter, als Autoantigene in Betracht kommender Körpersubstanzen nicht regelmäßig einstellt, bleibt eine noch weitgehend unbeantwortete Frage. Die strahleninduzierte experimentelle Thyreoiditis beispielsweise soll nach den Angaben von Taylor und Sclare (1961), trotz Läsionen an den Schilddrüsenfollikeln, nicht zur Bildung von Anti-Thyreoglobulin-Antikörpern führen. Aus der Humanpathologie weiß man, daß Verletzungen der Schilddrüse, etwa anläßlich einer Strumektomie, fast nie zur Entwicklung einer Struma lymphomatosa (Hashimoto) überleiten, auch wenn vorübergehend Autoantikörper gebildet werden können. Von einer krankmachenden Wirkung der Autoantikörper an sich konnte man sich bisher im Tierversuch noch nicht endgültig überzeugen; auch die experimentelle Glomerulonephritis macht hier keine erwiesene Ausnahme, da sich zur Induktion der Glomerulumveränderungen fast nur heterologes nephrotoxisches Serum eignet[982]. Bei vielen organspezifischen Autoimmunkrankheiten dürften celluläre oder zellgebundene Überempfindlichkeitsmechanismen für die Herbeiführung der Läsionen in erster Linie verantwortlich sein.

Es wäre irreführend, alle im Rahmen einer sog. organspezifischen Autoimmunkrankheit auftretenden Infiltratzellen mit einer Autoaggression in Beziehung zu bringen. Vielmehr dürfte es sich bei diesen Zellansammlungen und -vermehrungen wenigstens teilweise auch um eine Folgeerscheinung der primären Läsionen handeln, ähnlich wie dies bei manchen durch Immunkomplexe induzierten und über eine Komplementaktivierung sowie eine Freisetzung von Granulocytenenzymen ausgelösten Gewebsnekrosen der Fall ist[983].

Noch schwieriger als im Fall organspezifischer Autoimmunkrankheiten gestaltet sich die Beurteilung der pathogenetischen Vorgänge *bei allgemeinen, nicht organspezifischen Autoaggressionsprozessen*, bei denen die als Autoantigene in Betracht kommender Strukturen und Substanzen in keiner Phase der Ontogenese anatomisch von den immunbiologisch kompetenten Zellen abgetrennt sind. Als klassisches Beispiel hierfür kann der disseminierte Lupus erythematodes (D.L.E.) genannt werden, bei dem sich gegen verschiedenste Körpersubstrate gerichtete Autoantikörper nachweisen lassen, u. a. auch gegen Kernantigene[984]. Im Zusammenhang mit den Befunden an NZB/BL-Mäusen wurde in neuerer Zeit auch beim Menschen nach Thymusveränderungen bei solchen Krankheiten gesucht. Die hierbei erhobenen Befunde lassen sich aber ohne weiteres auch als Stress-Involution deuten und geben als solche keinen Hinweis auf primäre Störungen in diesem Organ[985]. Der D.L.E. ist histologisch, abgesehen von der wenig bekannten Frühphase mit möglicher Keimzentrenhyperplasie, vor allem durch eine relative Vermehrung von Plasmazellen und retikulären Elementen gekennzeichnet. Das lymphatische Parenchym zeigt in fortgeschrittenen Stadien regelmäßig einen erheblichen Schwund.

Der auffälligen familiären Häufung gewisser Autoimmunkrankheiten wird in neuerer Zeit vermehrt Aufmerksamkeit geschenkt. Ob es sich dabei um eine genetisch festgelegte Bereitschaft zu Autosensibilisierungsvorgängen handelt[986], oder ob sich dahinter andere Mechanismen verbergen, bleibt noch ungewiß.

[981] Übersicht bei Joske 1958, Strauss und van der Geld 1966, Witebsky 1967.
[982] Übersicht bei Feldman, Hammer und Dixon 1963.
[983] Übersicht bei Cochrane, Weigle und Dixon 1959, Ward und Cochrane 1965, Fish, Michael, Gewurz und Good 1966.
[984] Übersicht bei Sturgill, Carpenter, Strauss und Goodman 1964.
[985] Übersicht bei Goldstein und Mackay 1967.
[986] Übersicht bei Witebsky 1967.

VI. Hyperplasie des lymphoretikulären Gewebes als Reaktion auf neoplastische Prozesse

Seit langem bestehen gute Gründe für die Annahme, daß die Progredienz, das invasive Wachstum und die Metastasierung bösartiger Neoplasien nicht nur von den diesen selbst innewohnenden Eigenschaften („Aggressivität") abhängen, sondern auch durch die Art, das Ausmaß und die Wirksamkeit der wirtseigenen Abwehrmechanismen bestimmt werden. Die neueren Erkenntnisse auf dem Gebiet der Tumor-Wirt-Beziehungen stützen sich in erster Linie auf tierexperimentelle Befunde, die an Mäusen, zu einem kleineren Teil auch an Ratten, erhoben wurden. Es darf als erwiesen gelten, daß die Zellen der meisten durch chemische Carcinogene oder onkogene Virusarten experimentell *induzierten* Neoplasien antigene Eigenschaften besitzen, die den Wirt — unter bestimmten Bedingungen — zu einer immunbiologischen Reaktion veranlassen können. Demgegenüber muß aber hervorgehoben werden, daß bei spontanen Neoplasien des Tieres und des Menschen nur ausnahmsweise tumorspezifische Antigene nachzuweisen sind und es somit nicht ohne weiteres gestattet ist, die an induzierten Tumoren gewonnenen Erkenntnisse auf die natürlichen Verhältnisse beim Menschen zu übertragen. Vieles spricht dafür, daß die dem Organismus zur Verfügung stehenden Abwehrmechanismen teils immunbiologischer, teils aber anderer Natur sind[987]. Bei jeder Besprechung der immunbiologischen Hintergründe solcher Abwehrmechanismen muß hervorgehoben werden, daß Transplantationsversuche bestenfalls als Modelle zum Verständnis der Tumor-Wirt-Beziehungen aufgefaßt werden können und nicht oder nicht notwendigerweise einen Einblick in die Vorgänge bei der Onkogenese gestatten[988]. Auf einen Wirtsorganismus übertragene Tumorzellen können zwei verschiedene Arten von antigenischen Reizen vermitteln, solche, die von gewöhnlichen *Histokompatibilitätsantigenen* ausgehen und solche, die als *„tumorspezifische" antigenische Stimulation* bezeichnet werden. Aus Mäuseversuchen ist über die gegen Histokompatibilitätsantigene vom H-2-Typ gerichteten Abstoßungsmechanismen wesentlich mehr bekannt als über irgendein anderes System. Die Erforschung der tumorspezifischen Antigene, die in der Regel nur mit schwachen Histokompatibilitätsantigenen zu vergleichen sind, steht immer noch in den Anfängen. Chemisch, beispielsweise durch 3,4-Benzpyren induzierte Neoplasmen zeigen nach allem bisher Bekannten eine individuelle tumorspezifische Antigenizität, während die durch ein und dasselbe Virus hervorgerufenen Neubildungen, selbst bei unterschiedlicher Morphologie, eine Kreuzreaktivität aufweisen[989]. Als Beispiel können die durch Polyoma-Virus induzierten Tumoren angeführt werden, die sich durch gemeinsame spezifische celluläre Antigene auszeichnen[990]. Die virusinduzierten Neoplasien bieten auch in anderer Hinsicht besonderes Interesse; bei sog. „vertikaler Transmission" der Viren kann es frühzeitig in der Ontogenese zur Ausbildung einer eigentlichen Toleranz kommen, wie etwa bei den leukämieanfälligen AKR-Mäusen, die das Groß-Virus über Generationen auf die Nachkommenschaft übertragen[991] (vgl. auch S. 668). Diese Situation läßt sich mit den Befunden von Rubin (1962) vergleichen, der nach Injektion von Vogellymphomatosevirus durch die Eischale noch nicht ausgeschlüpfter Tiere eine Dauervirämie, ein Ausbleiben antiviraler Antikörper und eine sechsfache Inzidenzerhöhung der visceralen Lymphomatose feststellen konnte. Bei Mäusen führt

987 Übersicht bei Wissler, Barker, Flax, LaVia und Talmage 1956, Wissler und Flax 1957, Klein, Klein und Hellström 1960, Rubin 1962, Möller und Möller 1962, Jonsson und Sjögren 1966, Klein 1966, Gershon, Carter und Kondo 1968.

988 Klein 1966. 989 Sjögren 1967.

990 Übersicht bei Ting 1966, Law, Ting und Leckband 1966.

991 Axelrod 1965, Furth, Kunii, Ioachim, Sanel und Moy 1966.

Antithymocytenserum zu einer Verstärkung der durch Rauscher-Virus bedingten Splenomegalie, falls es vor oder unmittelbar nach Inoculation des Virus gegeben wird[992].

Die Intensität der gegen Tumorzellen gerichteten immunbiologischen Reaktion hängt, abgesehen vom Zustand des lymphoretikulären Gewebes des Wirtsorganismus und der anatomischen Zugänglichkeit der neoplastischen Elemente, von der Menge und der Stärke der Tumorantigene ab. Am Beispiel des H-2-Systems bei Mäusen hat es sich gezeigt, daß die Zahl der pro Einheit der Zelloberfläche vorhandenen Antigendeterminanten von entscheidender Bedeutung ist[993]. Davon scheint nicht nur das Ausmaß der antigenischen Stimulation, sondern auch die Empfindlichkeit der Tumorzellen gegenüber spezifischen cytotoxischen Einflüssen von seiten des Wirts abzuhängen[994]. Die letzteren lassen sich, ähnlich wie im Fall der Homo- und Heterotransplantatabstoßung, in zellgebundene und humorale Effektormechanismen unterteilen. Spezifisch sensibilisierte Zellen (meistens mittelgroße, pyroninophile, lymphoide „rejection cells")[995], scheinen dabei die wichtigste Rolle zu spielen, wenn auch Makrophagen[996], nicht sensibilisierte lymphoide Zellen[997] und (eosinophile) Granulocyten[998] mitbeteiligt sein können. Die Bedeutung der gegen spezifische Tumorantigene gerichteten humoralen Antikörper für die Tumorabwehr steht noch zur Diskussion. Einerseits weiß man aus Versuchen an Mäusen, daß Anti-H-2-Isoantiseren in der Gegenwart von Komplement auf Tumorzellen einen cytotoxischen Effekt haben können[999], andererseits geht aus verschiedenen Berichten hervor, daß infolge Abdeckung der antigenischen Receptoren an der Tumorzelloberfläche durch Isoantikörper die spezifisch sensibilisierten Zellen unter Umständen an der Entfaltung ihrer cytolytischen Wirkung behindert werden[1000].

Je nachdem, ob das lymphoretikuläre Gewebe auf den antigenischen Reiz der Tumorzellen mehr mit der Bildung spezifisch sensibilisierter Zellen oder der Produktion spezifischer Antikörper antwortet, finden sich in den zugehörigen lymphatischen Organen eher eine diffuse lymphatische Hyperplasie oder eine Proliferation von Keimzentren und Plasmazellvorläufern (s. S. 638). In der Regel wird es sich um Mischformen dieser beiden Reaktionstypen handeln. Ähnlich wie im Fall der Homotransplantatabstoßung darf angenommen werden, daß spezifisch sensibilisierte Zellen vor allem in den regionären lymphoretikulären Organen (z. B. regionäre Lymphknoten) gebildet werden und das neoplastische Gewebe über den Lymph- und Blutweg erreichen (Abb. 73). Eine Ausnahme zu dieser Regel dürfte dann vorliegen, wenn neoplastisches Gewebe inmitten eines immunbiologisch kompetenten lymphoretikulären Organes entsteht, bzw. dorthinein injiziert wird.

Die Bedeutung des immunbiologisch kompetenten Systems für die Abwehr neoplastischer Zellinien geht besonders eindrücklich aus den Folgen *immunodepressiver Maßnahmen* hervor. Durch eine neonatale Thymektomie kann im Tierexperiment die Incidenz sowohl virusinduzierter[1001] als auch durch chemische Carcinogene hervorgerufener Neubildungen[1002] erheblich gesteigert werden. Mit Hilfe dieses Eingriffs gelingt es auch, sonst histoinkompatible Tumoren zum Anwachsen und zur Proliferation im Wirtsorganismus zu bringen[1003]. Ähnliche

---

992 Hirsch und Murphy 1968. 993 Möller und Möller 1962.
994 Übersicht bei Klein 1966. 995 Alexander, Delorme und Hall 1966.
996 Bennett 1965. 997 Übersicht bei Klein 1966.
998 Vgl. dazu Ciembroniewicz und Kolar 1967. 999 Übersicht bei Klein 1966.
1000 Übersicht bei Brunner, Mauel und Schindler 1966, 1967a, b.
1001 Ting 1966, Law, Ting und Leckband 1966, Diderholm, Estola und Wesslén 1966, Gasser und Loeffler 1967.
1002 Grant, Roe und Pike 1966. 1003 Azar 1966.

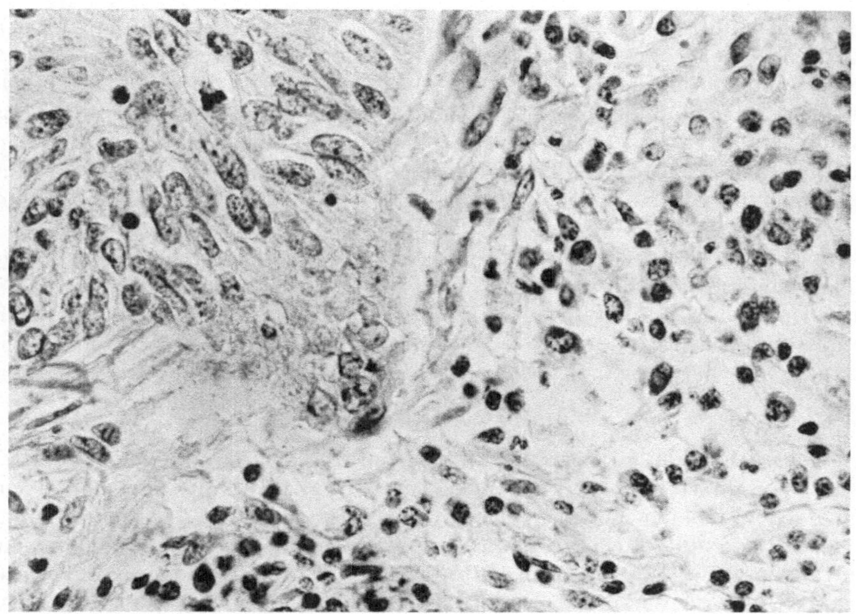

Abb. 73. Infiltrate von Lymphocyten und Plasmazellen in der Umgebung eines wenig differenzierten Plattenepithelcarcinoms der Portio vaginalis cervicis uteri beim Menschen. (HE. 480×)

Resultate werden durch eine Behandlung mit cytostatischen Mitteln[1004] oder mit Antilymphocytenserum[1005] erzielt. Auch die neoplasiefördernde Wirkung der ionisierenden Strahlen könnte zum Teil, abgesehen von einem direkt cancerogenen Effekt, auf einer Beeinträchtigung der Abwehrmechanismen beruhen[1006]. Ein erstaunliches Beispiel solcher Zusammenhänge in der Humanmedizin wurde kürzlich mitgeteilt: Bei einem Patienten traten einige Zeit nach Homotransplantation einer Niere multiple Metastasen eines bronchogenen Plattenepithelcarcinoms auf, das im Transplantat enthalten war und in dem durch immunodepressorische Maßnahmen geschwächten Wirtsorganismus zu wachsen und sich auszubreiten begann. Sobald die immunodepressiven Mittel abgestellt wurden, bildeten sich die meisten Metastasen spontan zurück[1007]. Des weiteren kann in diesem Zusammenhang auch die mit einem Defekt des immunbiologisch aktiven Gewebes einhergehende Ataxia teleangiectatica erwähnt werden (s. S. 617), bei der eine ungewöhnlich hohe Incidenz neoplastischer Prozesse beobachtet wird. Es ist durchaus denkbar, daß auch beim Fortschreiten und bei der Metastasierung spontan entstandener Neoplasmen ein Versagen der immunbiologischen Abwehr mitspielt[1008]. In diese Richtung weist auch die kürzlich mitgeteilte Beobachtung von Robinson (1967), der bei Krebspatienten mit ausgedehnter Metastasierung eine verminderte Reaktivität der Blutlymphocyten im Lymphocyten-Übertragungstest bei erhaltener Stimulierbarkeit durch PHA feststellte. Theoretisch könnte neben einem solchen „unspezifischen" Leistungsabfall des immunbiologisch aktiven Gewebes auch eine Toleranz gegenüber den tumorspezifischen Antigenen für die Propagation der Neoplasie mitverantwortlich sein. Dies dürfte

[1004] Übersicht bei Hashimoto, Sudo und Ishidate 1966.
[1005] Phillips und Gazet 1967. [1006] Übersicht bei Ilbery 1965.
[1007] Wilson, Hager, Merrill, Corson und Murray 1967.
[1008] Vgl. dazu Gershon und Carter 1967.

vor allem dann in Betracht kommen, wenn sich bei einem spontan entstandenen malignen Neoplasma ein hohes Maß von autonomem Wachstum mit einer geringen tumorspezifischen Antigenizität verbindet[1009]. Die Diskussion um die Möglichkeiten, die immunbiologische Tumorabwehr des Wirtsorganismus durch Immunisation[1010], Übertragung sensibilisierter[1011] oder nicht sensibilisierter Lymphocyten[1012], Injektion von Knochenmarkzellen[1013] oder auch nur durch Verabreichung von Nucleinsäuren sensibilisierter Zellen[1014] zu stärken, steht erst in den Anfängen.

Aus Tierversuchen ist bekannt, daß sich bei der immunbiologischen Reaktion des Wirtsorganismus auf implantiertes Tumorgewebe auch *Geschlechtsunterschiede* geltend machen; dies hat sich beispielsweise bei Mäusen gezeigt, denen Ehrlich-Ascitestumorzellen s.c. injiziert worden waren: Sowohl das Ausmaß der lymphoretikulären Hyperplasie in den regionären Lymphknoten als auch die Behinderung des Tumorwachstums war bei weiblichen Tieren deutlicher ausgeprägt als bei männlichen[1015].

Es wäre irreführend oder zum mindesten voreilig, immunbiologischen Prozessen im Rahmen der zur Abwehr neoplastischer Zellen vorhandenen Mechanismen in jedem Fall den Vorrang zu geben. Vieles spricht dafür, daß mehrere weitere *unspezifische, celluläre wie humorale Faktoren* zusätzlich beteiligt sind und unter Umständen sogar eine größere Bedeutung haben[1016]. Eine Hyperplasie des lymphoretikulären Gewebes kann auch infolge einer durch Tumorwachstum verursachten Gewebsnekrose zustande kommen. Immunbiologische Vorgänge brauchen dabei keine führende Rolle zu spielen. Als Beispiele seien die Bildung von Granulationsgewebe und die Entstehung epitheloidzelliger Granulome in der Nachbarschaft neoplastischer Herde oder in regionären Lymphknoten aufgeführt. Die Filter- und Schrankenfunktion der Lymphknoten gegenüber lymphogen verschleppten Tumorzellen ist seit langem bekannt[1017].

VII. Hyperplasie von Teilen des lymphoretikulären Systems als Reaktion auf Fremdmaterial ohne nachweisbare Antigeneigenschaften

Es ist seit langem bekannt, daß auch die meisten nicht antigenischen und nicht toxischen gasförmigen, löslichen oder partikulären Stoffe, die mit lebendem Gewebe in Kontakt gebracht werden, verschiedenartige celluläre Reaktionen hervorrufen. Dies gilt sowohl für Fremdmaterial, das von außen her ins Körperinnere gelangt, als auch für körpereigene Substanzen, die physiologischerweise vom Gefäßbindegewebsapparat segregiert sind und/oder im Verlauf katabolischer Prozesse, in abnormen Mengen angehäuft, einen Fremdreiz ausüben.

Die Gewebereaktionen auf *gasförmige Stoffe* lassen sich am Beispiel des interstitiellen Emphysems und der Pneumatosis cystoides intestini in Erinnerung rufen. Meistens entwickelt sich an der Grenzzone zwischen Gas und Gewebe eine Lage besonderer, histiocyten- oder fibroblastenähnlicher Zellen, deren biochemisches Verhalten wir noch schlecht kennen. Diese Elemente können sich ortsständig vermehren, Synzytien bilden und auch eine fibroblastische Tätigkeit entfalten. Es ist nicht bekannt, ob diese Zellen von Blutzellen stammen oder örtlich entstehen.

[1009] Vgl. dazu ROSENAU 1967. [1010] Vgl. dazu BARSKI und YOUN 1965.
[1011] ALEXANDER, DELORME und HALL 1966. [1012] CALDWELL und WRIGHT 1966.
[1013] ILBERY 1965. [1014] ALEXANDER, DELORME, HAMILTON und HALL 1967.
[1015] SVEIN 1967, THUNOLD 1967.
[1016] Übersicht bei KLEIN 1966, CALDWELL und WRIGHT 1966, STRÄULI 1967.
[1017] Übersicht bei FISHER und FISHER 1967.

Viele *lösliche Stoffe oder Lösungsmittel*, selbst so harmlose wie „physiologische" Kochsalzlösung, rufen ebenfalls eine Zellvermehrung in dem Körperteil hervor, in den sie injiziert wurden. Die Gewebereaktion erfolgt ziemlich rasch und besteht vorerst in einer Auswanderung von Blutzellen, namentlich von Granulocyten, Lymphocyten und Monocyten. Nicht toxische, wässrige Lösungen werden bald resorbiert, ölige Substanzen bleiben dagegen längere Zeit liegen und führen zur Entwicklung sog. Ölgranulome (Abb. 74). Es hat sich in Tierexperimenten mit Thymidin-^{3}H gezeigt, daß an der Zellvermehrung um Öltropfen herum nicht nur eine Einwanderung von Blutzellen, sondern auch eine ortsständige Proliferation lymphoider und histiocytärer Elemente beteiligt sind (Abb. 75)[1018]. Die Frage nach den Vorläufern dieser Zellen steht noch zur Diskussion. Die meisten Autoren halten es für wahrscheinlich, daß sie sich, abgesehen von der Möglichkeit einer autochthonen Bildung, aus Blutmonocyten herleiten. Es liegen aber noch keine quantitativen Resultate von Versuchen mit stabiler Zellmarkierung vor, die es gestatten würden, lymphoide Zellen als Vorläufer von Histiocyten mit Sicherheit auszuschließen. Mehrkernige Riesenzellen innerhalb von Ölgranulomen entstehen, wie Markierungsversuche erkennen ließen, vorwiegend, wenn nicht ausschließlich, durch Konfluenz einkerniger Elemente[1019]. Lösliche, stark toxische Stoffe, beispielsweise Terpentinöl, haben eine Gewebsnekrose mit steriler Absceßbildung und den damit verbundenen, gut bekannten Veränderungen zur Folge. Derartige Läsionen ziehen u. a. eine deutliche Vermehrung der α_1-Glykoproteine im Blut nach sich. Ob diese Veränderung im Blutchemismus einer Hyperplasie von Bestandteilen des lymphoretikulären Gewebes entspringt, wurde unseres Wissens noch nicht untersucht. Interessanterweise führt eine wiederholte Injektion von Terpentinöl zu einem verstärkten und rascheren Ablauf der eben geschilderten Vorgänge[1020]. Worauf dieses sog. „Rebound"-Phänomen beruht, ist noch unklar. Es wird u. a. diskutiert, ob Gewebsnekrosen über den Weg der Entstehung antigenisch wirksamer Abbauprodukte einen Reiz auf das lymphoretikuläre System ausüben könnten. Die Anwesenheit von Plasmazellen in der Umgebung „steriler" Abscesse ließe sich in diesem Sinn verstehen.

Geformtes Fremdmaterial ohne nachweisbar antigenische oder toxische Eigenschaften erzeugt ebenfalls komplexe Gewebeveränderungen. Am Beispiel des sog. „Hautfensters" der Ratte konnten VOLKMAN und GOWANS (1965a, b) zeigen, daß sich die am Glas adhärenten „Makrophagen" nicht in DNS-Synthese befinden, jedoch ziemlich rasch umgesetzt werden und von rasch proliferierenden Vorläufern abstammen. Ob es sich dabei, wie diese Autoren meinen, immer und ausschließlich um Blutmonocyten handelt, ist noch nicht endgültig entschieden. Ebenso unbewiesen erscheint die Annahme, daß die Proliferation der Makrophagenvorläufer nur im Knochenmark stattfindet (s. S. 542). Für quantitative Untersuchungen über Herkunft und kinetische Eigenschaften von Makrophagen eignet sich die Injektion von Fremdmaterial in die Peritonealhöhle besser als die Hautfenstertechnik[1021]. Es hat sich gezeigt, daß ein kleiner Teil der nach i.p. Injektion einer Suspension von Polystyren-Latexpartikeln in physiologischer Kochsalzlösung auftretenden Makrophagen, im Gegensatz zu den Hautfenstermakrophagen und den in ruhenden Mäuselymphknoten vorhandenen reticulohistiocytären Elementen[1022], in DNS-Synthese begriffen ist. Der relative Anteil proliferierender Zellen bleibt indessen derselbe wie in der nicht stimulierten Bauchhöhle, mit Ausnahme eines kurzdauernden Anstiegs des initialen Markierungsindex großer, rundkerniger Zellen eine Stunde nach Injektion von Thymidin und wenige Stunden nach Injektion der Partikelsuspension (Abb. 76)[1023]. Damit ist gezeigt, daß Makrophagen sich auch unter diesen Bedingungen am Ort der Stimulation noch vermehren können. Allerdings erfolgt die Zunahme der Zellzahl in den ersten Stunden nach Injektion der Latexpartikeln so rasch, daß es sich dabei vor allem um die Folge einer Zelleinwanderung handeln dürfte. Von besonderem Interesse ist die Tatsache, daß kleine Lymphocyten annähernd so rasch in die freie Bauchhöhle eintreten wie Granulocyten, und daß anschließend zwischen der 16. und 24. Std nach Injektion der Latexpartikeln ein signifikanter Sturz der Lymphocytenzahl eintritt, der von einer entsprechend raschen Zunahme phagocytierender Zellen begleitet ist[1024]. Aufgrund dieses und anderer Befunde scheint es richtig zu sein, kleine lymphoide Zellen als mögliche Vorläufer wenigstens eines Teils phagocytierender Elemente noch nicht mit Bestimmtheit auszuschließen[1025]. Nach den Angaben von CLINE (1966a, b, c) ist der Vorgang der Phagocytose ganz allgemein mit einer Reihe biochemischer Umstellungen im Zellinneren verbunden, so u. a. mit einem verstärkten Einbau von Pyrimidin-Nucleosiden in makromolekuläre RNS, einer Verminderung des Nucleotid-Pools, einem beschleunigten Abbau vorbestehender RNS sowie einer verstärkten Synthese verschiedener RNS-Klassen und Proteine.

[1018] KISSLING und ROOS 1967. [1019] Übersicht bei KISSLING und ROOS 1967.
[1020] DARCY 1966. [1021] VOLKMAN 1966.
[1022] ROOS, ODARTCHENKO, HESS, STONER und COTTIER 1965, COTTIER, ROOS, DÜBI, ODARTCHENKO, KEISER, HESS und STONER 1967.
[1023] JOOS und ROOS 1967. [1024] JOOS und ROOS 1967.
[1025] Vgl. dazu auch VOLKMAN 1966.

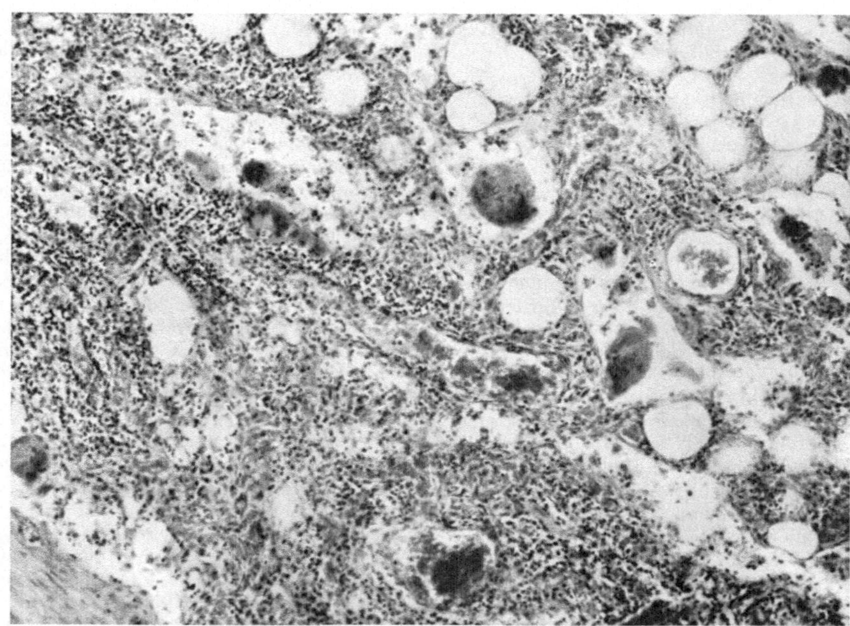

Abb. 74. Ölgranulom mit Bildung mehrkerniger Riesenzellen in einem menschlichen inguinalen Lymphknoten. (Zustand nach Lymphangiographie. HE. 120 ×)

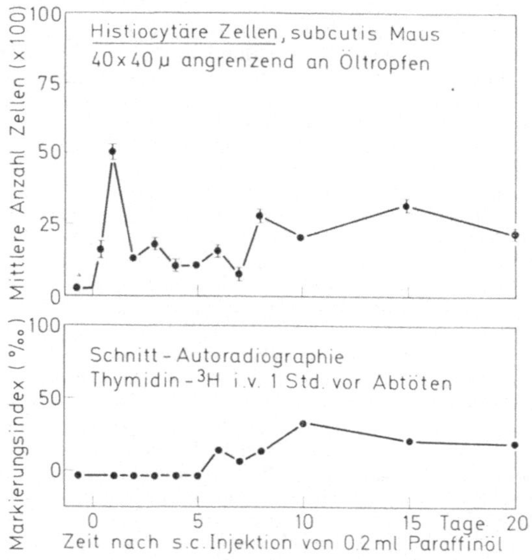

Abb. 75. Anzahl von Histiocyten und deren initialer Markierungsindex 1 Std nach i.v. Injektion von Thymidin-^{3}H, beides als Funktion der Zeit nach s.c. Injektion von Paraffinöl (experimentell erzeugtes Ölgranulom der Maus). (KISSLING und ROOS 1967)

Die hier geschilderten Vorgänge entsprechen zu einem guten Teil nur einer örtlichen und zudem sehr bescheidenen Hyperplasie des Makrophagensystems; die durch Partikelinjektion ausgelöste Veränderung der Zellzahl ist dagegen — wie erwähnt wurde — vor allem auf Zellwanderungen zurückzuführen. Ob im Rahmen dieses Geschehens auch eine Hyperplasie der Makrophagenvorläufer am Ort ihrer Entstehung zustande kommt, bleibt noch ungewiß.

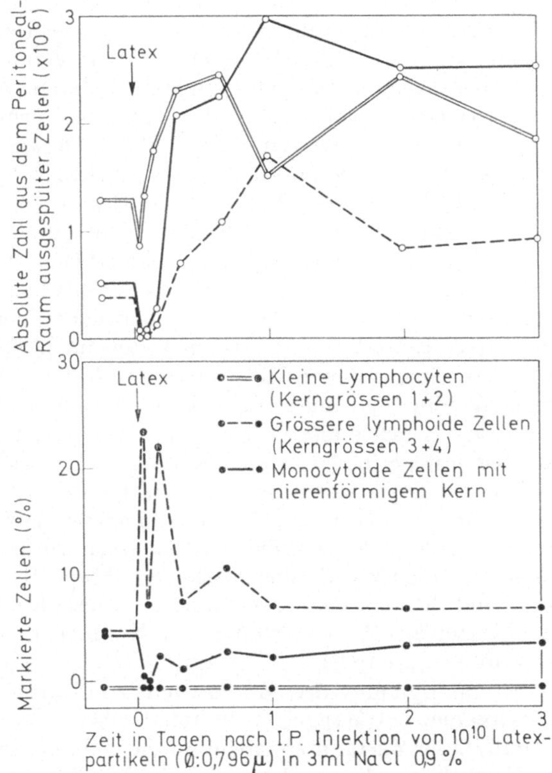

Abb. 76. Absolute Zahlen verschiedener Zellarten und deren initialer Markierungsindex 1 Std nach i.v. Injektion von Thymidin-^{3}H, beides als Funktion der Zeit vor und nach Injektion von Latex-Partikeln in die Peritonealhöhle der Maus (Joos und Roos 1967)

Es wurde schon früher erwähnt, daß die Injektion von Partikeln verschiedenster Art auch einen Adjuvans-Effekt im Rahmen antigenischer Stimulationen haben kann[1026]. Ob dieses Phänomen auf einer Vermehrung der für das Antigen zugänglichen Makrophagen, einer Aktivierung derselben und/oder einer längeren Verweildauer des Antigens in Verbindung mit den im lymphoretikulären Gewebe zurückgehaltenen Partikeln beruht, bleibt noch weiter zu klären.

Gute Beispiele für durch Partikeln ausgelöste hyperplastische Vorgänge bieten auch die verschiedenartigen Fremdkörpergranulome[1027].

VIII. Hyperplasie des lymphoretikulären Systems infolge hormonaler Einwirkungen

Seit langem weiß man aus der Humanpathologie, daß besondere Störungen des hormonalen Gleichgewichts mit einer Vermehrung des lymphoretikulären Gewebes, vor allem des lymphatischen Parenchyms, einhergehen. Beispiele sind der Hyperthyreoidismus und die Unterfunktion der Nebennierenrinde[1028].

Unter den stimulierend wirkenden Hormonen stehen nach allem bisher Bekannten die *Schilddrüsenhormone* im Vordergrund[1029]. Aus Versuchen am Meerschweinchen geht hervor[1030], daß die Wirkung von Thyroxin eine deutliche Dosis-

[1026] Übersicht bei Jenkin, Auzins und Reade 1965, Fisher 1966.
[1027] Übersicht bei Clerici, Mocarelli und Bairati 1965.
[1028] Übersicht bei Uehlinger 1963. [1029] Übersicht bei Ernström 1965a—d.
[1030] Ernström 1965a.

abhängigkeit zeigt. Mäßige Dosen führen zu einem verstärkten Lymphocytenaustritt aus dem Thymus, ohne daß sich dessen Gewicht verändert, und haben eine lymphatische Hyperplasie der übrigen lymphoretikulären Organe zur Folge. Höhere Dosen bewirken eine Verkleinerung des Thymus, verbunden mit einer noch dichteren Besiedlung der übrigen lymphoretikulären Organe durch Lymphocyten, vor allem im Bereich der mesenterialen und cervicalen Lymphknoten[1031]. Eine Erklärungsmöglichkeit für diesen Befund sieht ERNSTRÖM (1965a) in einer verstärkten Lymphocytenabgabe aus dem Thymus, wobei die Verminderung der Organgröße durch eine Herabsetzung der durchschnittlichen Verweildauer der Lymphocyten im Thymus bedingt sein könnte. Bei Weibchen macht sich der lymphopoiesestimulierende Effekt des Thyroxins deutlicher bemerkbar als bei Männchen[1032]. Unter dem Einfluß von Thyroxin treten im peripheren Blut vermehrt Lymphocyten mit einer höheren Mitochondrienzahl auf[1033]. Diese Veränderung scheint wenigstens zum Teil unabhängig vom Thymus zu erfolgen, da die periphere Lymphopenie thymektomierter Tiere auf einer zahlenmäßigen Reduktion der Lymphocyten mit geringem Mitochondriengehalt beruht[1034]. Über den Mechanismus, der diesen Thyroxinwirkungen zugrunde liegt, weiß man noch wenig Bescheid. ERNSTRÖM und HEDBÄCK (1965) nehmen an, daß die Generations- und Mitosezeiten der Lymphopoiese verkürzt werden, doch wurde diese Hypothese bisher nicht durch zuverlässige Markierungsmethoden überprüft. Unter Thyroxin- und TIT-Einfluß stehende Tiere zeichnen sich durch eine erhöhte Resistenz gegenüber Infektionskrankheiten aus (Untersuchungen an Kaninchen, die mit Tuberkelbakterien infiziert worden waren)[1035].

Bei recessiv vererbtem hypophysären Zwergwuchs von Mäusen besteht in allen lymphoretikulären Organen ein Mangel an lymphatischem Parenchym. Es darf vermutet werden, daß dieser Zustand zu einem guten Teil auf einem durch TSH-Mangel bedingten Hypothyreoidismus beruht; jedenfalls ist die Schilddrüse bei diesen Tieren sehr klein[1036]. Über eine direkte Wirkung von *Hypophysenhormonen* auf das immunbiologisch kompetente und aktive Gewebe ist nichts Zuverlässiges bekannt. ACTH scheint die Aktivität des reticuloendothelialen Gewebes zu steigern, vermutlich aber über den Weg einer Stimulation der Nebennierenrinde[1037]. Es wurde schon erwähnt, daß im Tierversuch Hydrocortison in Dosen unter 5 mg/kg Körpergewicht die Leistungsfähigkeit des Makrophagensystems zu steigern vermag[1038]. Wir wissen auch, daß Cortison Mäuse vor sonst tödlichen Endotoxinwirkungen schützen kann, wenn auch die Frage nach dem Wirkungsmechanismus noch offen bleibt[1039].

Ob zwischen der *Epiphyse* und dem Thymus Wechselbeziehungen bestehen[1040], bleibt noch weiter abzuklären.

Ohne Zweifel üben *Oestrogene* auf das lymphoretikuläre Gewebe einen stimulierenden Effekt aus, der sich in vermehrter Proliferationstätigkeit und verbesserter Leistungsfähigkeit vor allem des Makrophagensystems äußert[1041]. Von Androgenen ist eine entsprechende Wirkung nicht bekannt[1042].

Der Einfluß der *Neurohormone* auf das immunbiologisch aktive Gewebe wurde schon besprochen (s. S. 581).

1031 ERNSTRÖM 1965a, b. 1032 ERNSTRÖM 1966.

1033 ERNSTRÖM und GYLLENSTEN 1959. 1034 ERNSTRÖM und LARSSON 1965a.

1035 LURIE 1960. 1036 Übersicht bei BARONI und TIEPOLO 1967.

1037 UMEHARA, ITO, TAKAHASHI und INAFUKA 1965.

1038 SNELL 1960. 1039 Vgl. dazu BERRY und SMYTHE 1963.

1040 CSABA, BODOKY, FISCHER und ÁCS 1966.

1041 Übersicht bei HALPERN 1957, NICOL und BILBEY 1960, KELLY, DOBSON, FINNEY und HIRSCH 1960, KELLY, BROWN und DOBSON 1962, THOMPSON, SEVERSON und REILLY 1966.

1042 NICOL und BILBEY 1960.

IX. Weitere humorale Faktoren, denen eine stimulierende Wirkung auf das lymphoretikuläre Gewebe zugeschrieben wurde

Verschiedentlich wurde mitgeteilt, daß im *Thymus* humorale Stoffe gebildet würden, die eine stimulierende Wirkung auf das lymphoretikuläre Gewebe hätten (s. S. 581). Die Diskussion um die Existenz und die allfällige physiologische Bedeutung dieser Faktoren ist noch nicht abgeschlossen. Eine Steigerung der Lymphopoiese soll u. a. durch Thymusextrakte[1043], bei Mäusen durch den sog. lymphocytosestimulierenden Faktor (LSF)[1044], bei verschiedenen Species durch Substanzen, die von in Millipore eingeschlossenem Thymusgewebe abgegeben werden[1045], sowie durch das mucopolysaccharidhaltige „Thymosin"[1046] erzielt worden sein. Diesen Angaben stehen aber auch negative Versuchsresultate gegenüber[1047]. Ebensowenig abgeklärt ist die Frage nach dem Bestehen eines „allgemein wachstumsfördernden" Faktors im Thymus („Promin")[1048]. Bisher gelang es nicht zu zeigen, daß derartige Substanzen im intakten, gesunden Organismus eine Vermehrung der Lymphocytenzahl, d. h. eine echte lymphatische Hyperplasie hervorrufen können.

Es wäre auch verfrüht, sich ein Urteil über die Bedeutung des von Holmes (1967) beschriebenen α_1-Globulins mit wachstumsfördernder Wirkung auf in vitro kultivierte Zellen, ferner der „lymphocytosestimulierenden Substanz" im Blutplasma mongoloider Individuen[1049] sowie des bei Tieren postulierten „dominant defensive factor"[1050] zu bilden.

X. Kompensatorische Hyperplasie des lymphoretikulären Gewebes

Eine kompensatorische Hyperplasie des lymphoretikulären Gewebes nach *Entfernung des Thymus* wurde bisher nie beobachtet (s. S. 583). Demgegenüber scheint der Verlust eines Teils sog. „peripherer" lymphoretikulärer Organe, wie der Milz[1051], von einer Vergrößerung der verbleibenden Organteile und Lymphknoten gefolgt sein zu können. Sanders und Florey (1940) vertraten allerdings die Ansicht, daß eine „kompensatorische Hyperplasie" lymphoretikulärer Organe bei vollständig splenektomierten Tieren nicht zustande käme. Ob die bei Ratten während 23 Tagen nach Splenektomie bis vierfach erhöhte relative Zahl DNS-synthetisierender Blutlymphocyten[1052] einer echten kompensatorischen Hyperplasie entspricht, kann noch nicht entschieden werden. Es könnte nämlich auch sein, daß es sich hier lediglich um einen vermehrten Übertritt proliferierender lymphoider Zellen aus den Geweben ins Blut handelt.

Der Begriff der „kompensatorischen Hyperplasie" sollte im übrigen nur dann verwendet werden, wenn sich nachweisen läßt, daß ein Verlust an lymphoretikulärem Gewebe durch eine Vermehrung der Zellzahl in den verbleibenden Organen wenigstens teilweise wettgemacht wurde.

1043 Grégoire und Duchâteau 1956.
1044 Metcalf 1956, 1958.
1045 Osoba und Miller 1964, Levey, Trainin und Law 1963.
1046 Goldstein, Slater und White 1966.
1047 Huvos, Cali und Azar 1966.
1048 Szent-Gyorgyi, Hegyeli und McLaughlin 1964.
1049 Gruter, Trapp und Sanger 1965.
1050 Ogata, Kunigoshi und Fukushi 1966.
1051 Übersicht bei Ambrus, Ambrus, Pickren, Amos, Neter und Helm 1964.
1052 Chan, Johnson, Monette, LoBue und Gordon 1967.

H. Onkogenese des lymphoretikulären Gewebes

Solange Ätiologie und Pathogenese der Neubildungen nicht in allen Teilen bekannt sind, können wir keine wesensmäßige, sondern höchstens eine beschreibende *Definition* dieser Prozesse geben. In diesem Sinn lassen sich *Neoplasien* als mehr oder weniger irreversible, übergeordneten Kontrollmechanismen nicht oder nur beschränkt gehorchende, lokalisierte oder diffuse Wachstumsexzesse von Zellinien oder Geweben bezeichnen, die — mit Ausnahme des Chorionepithelioms — aus körpereigenen Elementen hervorgehen. Handelt es sich dabei um örtlich begrenzte Vorgänge, sprechen wir von *Neoplasmen* oder *Geschwülsten*. *Maligne Neoplasien* unterscheiden sich von den gutartigen dadurch, daß sie, falls keine wirksame Therapie erfolgt, und falls der Träger der Krankheit nicht vorher einem andersartigen Leiden erliegt, schließlich den Tod des Individuums zur Folge haben. Abgesehen von den Hirngeschwülsten, die wegen ihrer besonderen Lokalisation auch allein durch expansives Wachstum lebensgefährdend sein können, hängt der Begriff der Bösartigkeit einer Neubildung sowohl mit einem mehr oder weniger progressiven Wachstum als auch mit der Fähigkeit zur Infiltration der Umgebung und zur Fernmetastasierung eng zusammen. Dies trifft in ganz besonderem Maß auch für die Leukämien zu.

Daß derartige deskriptive Definitionen nicht in jeder Hinsicht befriedigen können und uns in vielen Fällen im Zweifel lassen, liegt auf der Hand. Vielleicht wird es in Zukunft einmal gelingen, zwischen Wachstumsexcessen mutierter und nicht mutierter Zellinien zu unterscheiden und auf diese Weise zu einer klaren Trennung von Hyperplasie und Neoplasie zu gelangen. Als Beispiel sei hier die mit einer Vermehrung von Makroglobulinen im Blut einhergehende, chronische Kälteagglutininkrankheit angeführt, der möglicherweise eine relativ gutartige, nicht oder wenig progrediente Neoplasie zugrunde liegt[1053]. Zelltransformationen ohne Auftreten neoplastischer Eigenschaften im Sinn der eingangs erwähnten deskriptiven Definition sind auch aus Beobachtungen an Zellkulturen bekannt[1054], ebenso wie Tumorzellstämme in vitro die Fähigkeit verlieren können, in vivo wie Neoplasien zu wachsen[1055].

Obwohl die Ätiologie und der Entstehungsmechanismus maligner neoplastischer Prozesse weitgehend unbekannt geblieben sind, glaubt doch die Mehrzahl der Untersucher annehmen zu dürfen, daß es sich dabei um das fortgesetzte Wachstum von Abkömmlingen einer *einzelnen* Zelle (Clone) handelt[1056]. Das Zustandekommen eines progredienten, autonomen Wachstums in vivo hängt aber nicht nur von den Eigenschaften der neoplastischen Zelle ab, sondern in hohem Maße auch von den Wechselwirkungen zwischen diesen und dem Wirtsorganismus. So betrachten manche Autoren die Entstehung einer Neubildung als einen Vorgang, der in mindestens zwei Phasen abläuft, nämlich einem Primärereignis [„Initiation“ (Mutation?)] und einer anschließenden, „permissiven“ Wachstumsförderung („Promotion“)[1057].

Wie in vitro-Versuche gezeigt haben, kann das Primärereignis, d. h. die Bildung von Zellen mit neoplastischen Eigenschaften in vivo, in normalem Gewebe spontan stattfinden[1058]; es läßt sich aber auch durch eine Reihe sog. carcinogener oder leukämogener Agentien auslösen[1059]. Unter in vivo-Bedingungen fällt es

---

1053 SCHUBOTHE, BAUMGARTNER und YOSHIMURA 1961.
1054 BARSKI und CASSINGENA 1963. 1055 DAWE, POTTER und LEIGHTON 1958.
1056 Übersicht bei LOUTIT 1964, REISMAN, MITANI und ZUELZER 1964, JONEJA und STICH 1965.
1057 Übersicht bei KAPLAN und HIRSCH 1956, UPTON 1967.
1058 GEY, GEY, FIROR und SELF 1949.
1059 Übersicht bei BERWALD und SACHS 1963, POEL 1964, SCHINDLER 1965, LWOFF 1966, KIRSTEN 1966, UPTON 1967.

allerdings schwer, das carcinogene Primärereignis getrennt von anderen permissiven oder fördernden Einflüssen zu beurteilen.

I. Hereditäre Faktoren bei der Onkogenese des lymphoretikulären Gewebes

Bei einer Reihe von Krankheiten, die zur Ausbildung maligner neoplastischer Prozesse prädisponieren, gilt die Heredität als gesichert. Dies trifft im besonderen für die dominant vererbbare familiäre Polyposis des Dickdarms, das Xeroderma pigmentosum, das Gardner-Syndrom, die von Recklinghausensche Neurofibromatose und eine ganze Zahl anderer Leiden zu. In den meisten Fällen ist aber noch nicht entschieden, ob und in welchem Ausmaß genetisch fixierte Eigenschaften des Individuums eine neoplasiebegünstigende Wirkung haben können. Das familiäre Auftreten eines bestimmten bösartigen Prozesses beim Menschen, wie etwa der Leukämie[1060], sagt an sich nichts über hereditäre Einflüsse aus, vor allem auch deshalb nicht, weil aus der Humanmedizin über eine allfällige Virusätiologie noch nichts Schlüssiges bekannt ist. Aus Beobachtungen an Mäusen geht deutlich hervor, daß wenigstens ein Teil der bei einzelnen Stämmen gehäuft auftretenden malignen Neoplasien auf einer Virusätiologie beruht, wobei die Viren in der Regel durch eine vertikale Übertragung in den Organismus gelangen (s. S. 669). Untersuchungen über Art und Incidenz maligner neoplastischer Prozesse bei monozygoten Zwillingen haben bisher zu keiner klaren Erfassung hereditärer Faktoren bei der Onkogenese und Leukämogenese geführt[1061]. LYNCH (1967) kommt aufgrund einer kritischen Überprüfung des bisher Bekannten zum Schluß, daß Umgebungsfaktoren bei der Entstehung maligner Neoplasien wahrscheinlich eine größere Bedeutung zukommt als der Heredität.

In bezug auf Neubildungen des lymphoretikulären Gewebes konnten bisher keine sicheren hereditären Einflüsse aufgedeckt werden.

II. Die Bedeutung onkogener und leukämogener Agentien bei der Entstehung maligner Neoplasien des lymphoretikulären Systems

Von den sehr zahlreichen cancerogenen Agentien seien im folgenden nur einzelne Beispiele herausgegriffen, die geeignet erscheinen, die Problematik der Onkogenese und Leukämogenese zu beleuchten.

1. Onkogene und leukämogene Viren

a) Beobachtungen in vitro

Obwohl definitionsgemäß Zellen und Gewebe nur in vivo auf ihre neoplastischen Eigenschaften geprüft werden können, haben in vitro-Versuche doch wesentlich dazu beigetragen, die Wechselwirkungen zwischen Viren und Zellen und den Vorgang der neoplastischen Transformation besser kennenzulernen[1062].

Zu den aus Tierversuchen besonders gut bekannten *RNS-Viren* gehören u. a. das Rous-Virus, die Viren der Hühnerleukosen, verschiedene Mäuseleukämieviren und das Bittner-Virus. In vitro-Untersuchungen wurden vor allem an dem aus

[1060] Übersicht bei GUNZ, FITZGERALD, CROSSEN, MCKINSEY, POWELS und JENSEN 1965.

[1061] JARVIK und FALEK 1961, 1962.

[1062] Übersicht bei GROSS 1961, DULBECCO 1962, BEARD 1963, SCHINDLER 1965, SINKOVICS 1965, SABIN 1966, KIRSTEN 1966, MACPHERSON 1966, IOACHIM 1967, HUEBNER 1967, DULBECCO 1967.

dem Rous-Sarkom[1063] gewonnenen Rous-Virus angestellt. Dieses auf Vogelzellen wachsende Virus vollzieht seine Reifung nahe der Zelloberfläche[1064]; es ist noch nicht entschieden, ob der bei virusbedingt transformierten Zellen oftmals anzutreffende Verlust der Kontaktinhibition mit dieser Lokalisation der reifenden Viren in Beziehung steht. Zur Bildung infektionsfähiger Virionen bedarf das Rous-Virus eines Proteinmantels, den es dank dem Einfluß des Genoms eines „Hilfsvirus" in der Wirtszelle erhält[1065]. Nach erfolgter Infektion setzt die intracelluläre Replikation des Virusgenoms ein und dauert meistens fort. Es ist deshalb möglich, isolierte transformierte Zellen zu züchten, in denen sich eine Produktion infektiöser Rous-Viren nicht mehr nachweisen läßt; in der Regel tritt diese aber nach einiger Zeit wieder in Erscheinung, vermutlich nur nach Superinfektion mit einem verwandten Virus[1066]. Diese durch Zusatz antiviraler Antikörper zum Nährmedium nicht zu unterdrückende, intracelluläre Replikation des Virusgenoms läuft somit während der Teilungstätigkeit der Wirtszellen weiter, auch wenn das Virus den Vorläufer derselben transformiert hatte[1067]; als bezeichnend für die meisten bisher in vitro geprüften RNS-Viren gilt das Fehlen einer rasch zelltötenden Wirkung[1068]. Der Mechanismus der Zelltransformation durch RNS-Viren konnte noch nicht geklärt werden. Eine Integration zwischen dem (RNS-!) Genom der Viren oder Teilen desselben und demjenigen der Wirtszelle[1069] läßt sich hier weniger leicht vorstellen als im Fall der DNS-Viren. So oder so scheint jedoch die fortgesetzte Virusproduktion auf DNS-abhängige Prozesse im Zellinnern angewiesen zu sein[1070]. Durch den Schmidt-Ruppin-Stamm des Rous-Virus werden in vitro auch Säugetierzellen besiedelt und — nach erfolgter Infektion — zur Entwicklung von Chromosomenbrüchen und -fusionen gebracht; wahrscheinlich handelt es sich dabei aber oft um einen Sekundäreffekt, der nach Einwirkung gewisser nicht-onkogener Viren ebenfalls beobachtet wird[1071]. Mit dem Virus der Hühnermyeloblastose lassen sich in vitro die verschiedensten Zellarten infizieren, u. a. embryonale Hühnchenfibroblasten; eine neoplastische Transformation ließ sich aber bisher nur bei Vorläufern der Granulopoiese sicherstellen[1072]. Die verschiedenen Mäuseleukämieviren eignen sich offenbar wenig zum Nachweis einer neoplastischen Transformation in vitro[1073]. Möglicherweise hängt dies jedoch nur mit dem gewählten System zusammen, da Ioachim (1967) kürzlich berichtete, er hätte das Mäuseleukämievirus von Gross in vitro auf embryonalem Rattenthymus über 20 Monate züchten können und eine dauernde Virusproduktion festgestellt. Die aus dieser Kultur gewonnenen Zellen zeigten morphologische Veränderungen und erzeugten nach Isotransplantation in vivo maligne Tumoren, die ihrerseits übertragbar waren und stets von Viren besiedelt blieben.

Zu den in vitro vielfach geprüften onkogenen *DNS-Viren* gehören u. a. das aus Mäusen isolierte Polyoma-Virus, das SV40-(Simian virus 40) und die menschlichen Adenoviren. Soweit sich bis jetzt beurteilen läßt, unterscheiden sich diese Viren von den oben erwähnten RNS-Viren nicht nur durch ihre Beschaffenheit, sondern auch in ihrem Verhalten und in ihrer Wirkung. Zudem haben sie sich auf Säuger als Wirtstiere spezialisiert. Für in vitro-Versuche eignen sich verschiedene Säugerzellinien, u. a. die durch Polyoma-Virus leicht transformierbaren, von einem Hamster gewonnenen „BHK"-Zellen[1074]. In entsprechender Weise werden die von einer Maus hergeleiteten „3T3"-Zellen[1075] verwendet, um die

---

[1063] Vgl. dazu Carrel 1926. [1064] Vogt und Rubin 1962.
[1065] Hanafusa, Hanafusa und Rubin 1963, 1964. [1066] Prince 1960, Temin 1962.
[1067] Rabin, Heijen, Foard und Bang 1962. [1068] Übersicht bei Sabin 1966.
[1069] Vgl. dazu Rubin und Temin 1959. [1070] Vigier und Goldé 1964.
[1071] Nichols 1966. [1072] Baluda 1962. [1073] Sabin 1966.
[1074] Macpherson und Stoker 1962. [1075] Todaro, Nilausen und Green 1963.

Transformation durch SV40 zu studieren. Im Gegensatz zu den meisten RNS-Viren erzeugen die onkogenen DNS-Viren in vitro deutliche cytopathische Veränderungen, wie sie auch nach Einwirkung anderer, nicht onkogener Viren beobachtet werden[1076]. Je nach dem gewählten System führt daher die Infektion mit diesen Viren neben der Transformation einzelner Zellen auch zu einer mehr oder weniger ausgeprägten produktiven Infektion mit Zelluntergang (Abb. 77)[1077]. In vitro scheinen ältere Zellen einer neoplastischen Transformation eher zugänglich zu sein als junge[1078]. Durch Polyoma-Virus und SV40 transformierte Zellen unterscheiden sich von den durch Vogel-Tumorviren veränderten dadurch, daß sie sich weiterzüchten lassen, ohne daß das vollständige Virus in oder außerhalb der Zellen noch nachweisbar wäre[1079]. Nach Injektion transformierter Zellen in geeignete Versuchstiere entstehen Tumoren, die nicht auf die Wirkung mitinjizierter, infektiöser Viren zurückgeführt werden können[1080]. An embryonalen Mäusezellen konnte gezeigt werden, daß eine massive Vermehrung vollständiger Polyoma-Viruspartikeln in Zellen erfolgt, die durch das Virus nicht transformiert wurden; in solchen Fällen bilden sich im Kern der betroffenen Elemente Einschlußkörper, und die Zelle geht in der Regel zugrunde[1081]. Abgesehen von der virusbedingten Transformation und dem mit starker Virusvermehrung verbundenen Zelltod können durch Polyoma-Virus infizierte embryonale Mäusezellen auch in einen Gleichgewichtszustand geraten, in dem intracellulär nur geringe Mengen vollständiger Viren erhalten bleiben, möglicherweise dank der Wirkung von Interferon[1082].

Die Tatsache, daß durch Polyoma-Virus und SV40 transformierte Zellen sich weiterzüchten lassen, ohne daß ein direkter Virusnachweis noch möglich wäre, hatte zunächst zu der Hypothese geführt, daß das Virus nur als transformierendes Agens, nicht aber für das Fortbestehen und Weiterwachsen transformierter Zelllinien von Bedeutung sei[1083]. Nach dieser Auffassung würde die Transformation nicht-neoplastischer in neoplastische Zellen in zwei Stufen erfolgen: Aufgrund einer durch die Virusinfektion verursachten Erhöhung der Mutabilität würde in einer späteren Phase, „vermutlich ohne weitere Beteiligung des Virus", die Transformation erfolgen. Diese Vorgänge könnten sich möglicherweise aber auch in einem Schritt abspielen[1084]. In der Tat ist der Mechanismus der Transformation noch heute nicht geklärt. Es mehren sich Hinweise darauf, daß ein Teil des viralen Genoms in transformierten Zellen erhalten und zur Replikation befähigt bleibt[1085]. Eine Reihe von Autoren nimmt an, daß es dabei zu einer Verbindung von Teilen der Virus-DNS mit der Zell-DNS kommt[1086]. Die für Polyoma-Virus- oder SV40-induzierte Tumoren spezifischen, neuen Antigene an der Zelloberfläche könnten möglicherweise dank einem solchen Mechanismus stets nachgebildet werden[1087].

[1076] Übersicht bei SABIN 1966.

[1077] Übersicht bei SACHS und MEDINA 1961, STOKER und MACPHERSON 1961, RABSON und KIRSCHSTEIN 1962, ASHKENAZI und MELNICK 1963, BLACK und ROWE 1963a, b, SABIN 1966.

[1078] DEFENDI 1966.

[1079] ASHKENAZI und MELNICK 1963, BLACK und ROWE 1963a, SHEIN, ENDERS, LEVINTHAL und BURKET 1963.

[1080] SANFORD, DUNN, COVALESKY, DUPREE und EARLE 1961.

[1081] BERECZKY, DMOCHOWSKY und GREY 1961.

[1082] DULBECCO 1965.

[1083] DULBECCO und VOGT 1960, DULBECCO 1961, VOGT und DULBECCO 1962, 1963, TODARO, NILAUSEN und GREEN 1963.

[1084] MACPHERSON und STOKER 1962, VOGT und DULBECCO 1963, vgl. dazu auch SACHS, MEDINA und BERWALD 1962.

[1085] Übersicht bei DULBECCO, HARTWELL und VOGT 1965, POETSCHKE und KLAMERTH 1965.

[1086] AXELROD, HABEL und BOLTON 1964, Übersicht bei DULBECCO 1965, DULBECCO, HARTWELL und VOGT 1965, SABIN 1966.

[1087] Vgl. dazu HABEL 1962, BLACK, ROWE, TURNER und HUEBNER 1963, RAPP 1966, BLACK und IGEL 1966, HABEL 1966.

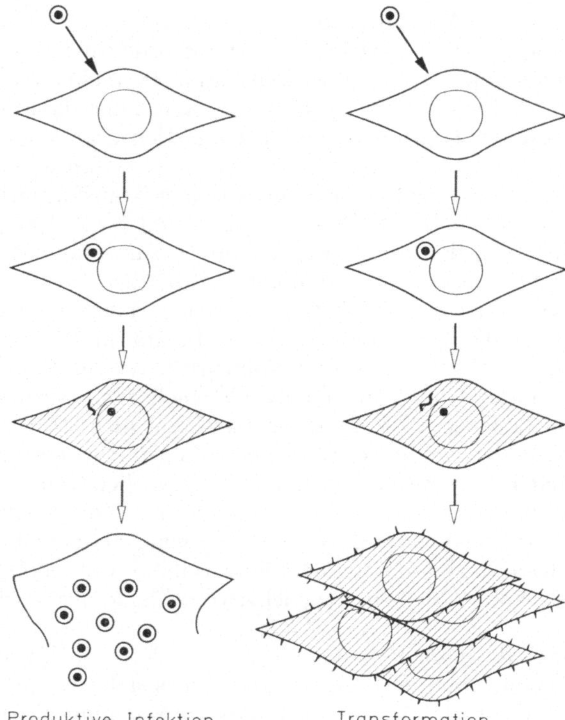

Abb. 77. Schematische Darstellung der produktiven Virusinfektion und der virusbedingten Transformation von in vitro kultivierten Zellen (DULBECCO 1967)

In neuerer Zeit bildet auch die in den Wirtszellen durch das Virus ausgelöste Aktivierung der wirtseigenen DNS-Synthese Gegenstand eingehender Untersuchungen. An in vitro gezüchteten, kontaktinhibierten Mäusenierenzellen scheint die Infektion mit Polyoma-Virus eine spezifische Aktivierung des für die DNS-Synthese der Zelle verantwortlichen Apparats nach sich zu ziehen, ohne notwendigerweise den Mitosevorgang auszulösen[1088]. Falls in den transformierten Wirtszellen verbleibende Teile des Virusgenoms eine Gruppe zelleigener, für die DNS-Synthese maßgebender Gene, beispielsweise über den Weg einer Derepression, dauernd aktivieren würden, wäre das progredient und ohne wirksame Kontrolle fortschreitende Wachstum transformierter Zellinien einigermaßen verständlich[1089]. Es ist jedoch hervorzuheben, daß eine virusbedingte Aktivierung der wirtseigenen DNS-Synthese bisher nur bei der lytischen Zellreaktion nach Virusinfektion beobachtet wurde. Derartige Überlegungen gehören zur Zeit aber noch in den Bereich des Hypothetischen. In vitro transformierte Zellen zeigen oftmals einen Verlust der Kontaktinhibition[1090], wonach sich mehrschichtige Kulturen bilden. Ob diese Eigenschaft eines großen Teils transformierter Zellen mit der von DEFENDI und GASIC (1963) festgestellten Vermehrung von Mucopolysacchariden an der Zelloberfläche in Beziehung steht, ist noch nicht entschieden. Der Verlust der Kontaktinhibition scheint im übrigen auch kein zuverlässiges Kriterium einer Transformation in vitro zu sein, da neoplastische Zellinien bekannt wurden, bei denen die Kontaktinhibition in vitro erhalten geblieben ist[1091]. Chromosomen-

[1088] PÉTURSSON und WEIL 1968. [1089] Übersicht bei EAGLE 1967.
[1090] VOGT und DULBECCO 1962, BLACK und ROWE 1963b.
[1091] DEFENDI, LEHMAN und KRAEMER 1963.

aberrationen stellen ebenfalls keinen verwertbaren Hinweis auf in vitro-Transformation dar[1092], denn einerseits können sie in beschränktem Maß in Zellkulturen auch ohne Transformation auftreten[1093], andererseits braucht eine Transformation nicht mit einer sichtbaren Chromosomenanomalie einherzugehen[1094]. Dasselbe gilt auch für in vitro-Transformationen menschlicher Zellen[1095]. Wie die Beispiele der chronischen myeloischen Leukämie und des Mongolismus zeigen, können allerdings aufgrund der erwähnten in vitro-Befunde Chromosomenanomalien ganz allgemein als mögliche Ursache neoplastischer Transformationen nicht sicher ausgeschlossen werden. Dies gilt im besonderen für kleine telozentrische Chromosomen, die nach in vitro-Transformation bei Verwendung bestimmter Systeme in ungewöhnlicher Häufigkeit angetroffen werden können[1096] und deren Bedeutung noch ungeklärt bleibt. Mit den hier aufgeführten Befunden sei lediglich darauf hingewiesen, daß es bisher nicht gelang, nicht-neoplastische und neoplastische Zellen in vitro mit Sicherheit zu unterscheiden. Um dies zu tun, bedarf es nach wie vor eines in vivo-Tests, wobei oft die Zahl der auf geeignete Wirtstiere übertragenen Zellen maßgebend ist[1097]. Soweit sich bis heute überblicken läßt, muß eine unter Viruseinfluß transformierte Zelle mindestens eine oder sogar mehrere Zellteilungen durchlaufen, bis sich die Transformation als vererbbare Eigenschaft überhaupt erkennen läßt[1098].

Seit langem ist aus in vivo-Versuchen bekannt, daß das Polyoma-Virus ganz verschiedenartige Tumoren hervorruft. Ähnliche Beobachtungen wurden kürzlich auch an gemischtzelligen Gewebekulturen gemacht, indem beispielsweise in vitro gezüchtetes metanephrisches Gewebe auf eine Infektion durch Polyoma-Virus mit der Bildung sowohl tubulärer Wucherungsformen als auch sarkomähnlicher Gewebsteile reagieren kann[1099]. Über zwischenzellige Beziehungen im Rahmen der virusbedingten Onkogenese weiß man noch wenig. Verschiedene Autoren vermuten, daß beispielsweise mesenchymale Elemente als „Helferzellen" bei der neoplastischen Transformation benachbarter Epithelien wirken können.

b) Beobachtungen in vivo

α) Tierexperimentelle Befunde zur Frage der Virusätiologie lymphoretikulärer Neoplasien

Der größte Teil unserer heutigen Kenntnisse über das Problem der Virusätiologie lymphoretikulärer Neoplasien bezieht sich auf *RNS-Viren*[1100]. Abgesehen von dem seit langem bekannten Rous-Sarkom-Virus[1101] waren vor allem die Viren der Vogelhämoblastosen und -sarkome und die Mäuse-Leukämie-Viren Gegenstand eingehender Untersuchungen. Die ersteren (avian leukosis viruses) bilden eine Gruppe von Agentien, die den Myxoviren nahestehen, und die bei verschiedenen Vogelarten eine ganze Reihe neoplastischer Prozesse zu induzieren vermögen, u. a. die Erythroblastose, die Myeloblastose, die viscerale Lymphomatose und die Neurolymphomatose[1102]. Zu einem noch wichtigeren Instrument der onkologischen Virusforschung sind die vor wenig mehr als 10 Jahren entdeckten

[1092] Übersicht bei SABIN 1966, NICHOLS 1966.
[1093] PAUL 1962. [1094] MACPHERSON 1963.
[1095] Übersicht bei KOPROWSKI, PONTEN, JENSEN, RADVIN, MOORHEAD und SAKSELA 1962, SHEIN und ENDERS 1962, TODARO, WOLMAN und GREEN 1963.
[1096] BORENFREUND, KRIM, SANDERS, STERNBERG und BENDICH 1966, Übersicht bei PFEIFFER 1968.
[1097] FOLEY und HANDLER 1957. [1098] GREEN 1966. [1099] KIRSTEN und WEIS 1966.
[1100] Übersicht bei KAPLAN 1962, SACHS 1962, DULBECCO 1963, GROSS 1964, 1965a, b, SINKOVICS 1965, 1967.
[1101] Übersicht bei RAUSCHER und GROUPÉ 1960.
[1102] Übersicht bei BEARD, BONAR, HEINE, DE THE und BEARD 1963.

Mäuse-Leukämie-Viren geworden[1103]. Auch sie können die Entwicklung ganz verschiedenartiger Neoplasien hervorrufen, wie Erythroblastose, myeloische Leukämie, Monocytenleukämie, Retikulose, lymphatische Leukämie, thymisches Lymphosarkom, extrathymisches Lymphosarkom und Hodgkin-ähnliche Lymphome[1104]. Je nach dem Entstehungsort werden diese Prozesse in primäre Neubildungen des Thymus, des Knochenmarks und der Milz unterteilt. Eine solche Klassifizierung dient indessen vor allem praktischen Zwecken und sagt nichts Bindendes über die Art der Stammzellen aus, an denen die Viren eine neoplastische Transformation zu vollziehen imstande sind. Ein gutes Beispiel zu dieser Frage liefert die Beobachtung von Gross (1961), der mit dem ursprünglich von AKR-Mäusen mit lymphatischer Leukämie gewonnenen Gross-Passage-Virus bei thymektomierten Mäusen eine myeloische Leukämie erzeugen konnte. Neben der Vielfalt neoplastischer Prozesse, die eine einzelne Virusart auszulösen vermag, bleibt zu berücksichtigen, daß umgekehrt eine und dieselbe — morphologisch definierte — Neoplasie durch verschiedenartige Viren induziert werden kann. Die Art des neoplastischen Prozesses, der durch ein bestimmtes Virus hervorgerufen wird, hängt überdies vom verwendeten Mäusestamm ab[1105]. Zellfreie Extrakte aus Tumorgewebe leukämischer AkR-Mäuse verursachen bei neugeborenen Tieren desselben Stammes ein vorzeitiges Entstehen derselben, nämlich der lymphatischen Leukämie[1106]. Dieses als „Enhancement" bezeichnete Phänomen wirft die Frage auf, ob onkogene und/oder leukämogene Viren in vivo stets nur als induzierende Agentien im Sinn der neoplastischen Transformation einzelner Zellen neoplasiefördernd wirken, oder ob sie dies auch als sog. Promotoren tun können. Die Diskussion über dieses Problem kam noch zu keinem Abschluß. Obwohl nach dem bisher Gesagten eine strenge Zuordnung bestimmter Neoplasietypen zu gewissen, wohl definierten Viren kaum möglich ist, scheinen doch einzelne Gruppen von Viren mit Vorliebe die eine oder andere Form von Neubildung zu induzieren. Werden z. B. neugeborenen AKR-Mäusen Rauscher- oder Friend-Viren injiziert, entwickelt sich nicht die sonst für diesen Tierstamm charakteristische lymphatische, sondern eine monocytäre Leukämie und/oder eine von der Milz ausgehende maligne Retikulose[1107]. Ähnliche Beobachtungen wurden bei der virusbedingten Sarkomentwicklung gemacht[1108]. Die Friend- und Rauscher-Viren sind in bezug auf ihre Antigeneigenschaften nah verwandt und haben auch mit dem Moloney-Virus gemeinsame Antigendeterminanten, unterscheiden sich aber deutlich vom Gross-Virus[1109]. Die Zellen der durch das letztere induzierten Mäuseleukämie besitzen auch keine Antigengemeinschaft mit denjenigen der Graffi-Mäuse-Leukämie. Die Bedeutung solcher immunbiologischer Unterschiede zwischen verschiedenen onko- und leukämogenen Viren für die Entwicklung einer Resistenz oder Toleranz nach Infektion von Mäusen mit mehreren Viren oder nach Infektion virustragender Mäuse mit einem neuen Virus liegt auf der Hand („virale Interferenz")[1110]. Die Analyse der viralen Antigeneigenschaften ist, wenigstens bis heute, zur Typisierung der onkogenen Viren weit eher geeignet als die chemische oder elektronenoptische Untersuchung[1111].

[1103] Übersicht bei Gross 1961.
[1104] Vgl. dazu Merwin und Redmon 1964, Sinkovics, Shullenberger und Howe 1964.
[1105] Dmochowsky, Recher, Tanaka, Yumoto, Sykes und Young 1966.
[1106] Kirsten, Carter und Pierce 1962.
[1107] Sinkovics, Shullenberger und Howe 1964.
[1108] Vgl. dazu Hartley und Rowe 1966.
[1109] Stück, Old und Boyse 1964, Bryan, Moloney, O'Connor, Find und Dalton 1964.
[1110] Übersicht bei Rowe 1963.
[1111] Vgl. dazu Duesberg und Robinson 1966, Mora, McFarland und Luborsky 1966, Papadimitriou 1966.

Am Beispiel der Mäuseleukämie konnte gezeigt werden, daß die Übertragung der Viren von der Parental- auf die Filialgeneration auf verschiedene Weise erfolgen kann. Als Überträgermedien kommen u. a. die Eizellen, die Spermien und in geringerem Ausmaß auch die Milch in Betracht[1112]. Es besteht auch die Möglichkeit einer diaplacentaren Transmission. Die pränatale Übertragung scheint die größere Rolle zu spielen, da onkogene und leukämogene Viren auch bei durch sectio geborenen und sog. „keimfrei" aufgezogenen Mäusen vorhanden und wirksam sind[1113], und einer postnatalen Infektion der Jungen durch die Mutter oder durch Milch von Ammen eines leukämieanfälligen Stammes für die Entwicklung eines Mäusestammes mit hoher Leukämieincidenz eine geringe oder keine Bedeutung zuzukommen scheint[1114]. Im Vergleich zu einer solchen „vertikalen Transmission" weiß man über die Möglichkeiten einer postnatalen Erstinfektion oder Superinfektion durch onkogene oder leukämogene Viren von Tier und Tier wenig („horizontale Transmission"). Sie scheint bei Neugeborenen vorzukommen, die in nahem Kontakt zusammenleben[1115] und spielt vielleicht auch beim Zustandekommen des sog. „cage-effect" mit. Darunter versteht man das gehäufte Auftreten von Leukämie oder anderen malignen Neoplasien unter beliebig zusammengewürfelten Tieren, die zu Versuchszwecken während langer Zeit in demselben Käfig gehalten wurden. Wir wissen nicht, ob der Kannibalismus dabei von Bedeutung ist.

Abgesehen von den bekannten Mäuseleukämie-Viren eignen sich auch andere Viren zur Induktion lymphoretikulärer Neoplasien[1116].

Über den Entstehungsmechanismus der virusbedingten Neoplasien in vivo weiß man naturgemäß weniger Bescheid als über die durch Viren ausgelöste Zelltransformation in vitro. Mit Hilfe fluoresceierender Antikörper konnte gezeigt werden, daß nach erfolgter Infektion Leukämievirusmaterial zuerst im Kern oder zum mindesten in Kernnähe der Zellen liegt[1117]. Die Ausbildung vollständiger Viruspartikeln mit Proteinkapsel (Reifung) erfolgt, wie sich elektronenoptisch zeigen läßt, in der Nähe der Zellmembran (Abb. 78)[1118]. Diese Art der intracellulären Virusvermehrung gleicht derjenigen bei Influenza und unterscheidet sich von dem ausschließlich intracytoplasmatischen Wachstum anderer Myxoviren, wie etwa des Virus der Newcastle-Krankheit. Obwohl diese Beobachtungen über den Transformationsmechanismus keine Auskunft geben, haben sie doch zu der Vermutung geführt, die RNS-Synthese der Mäuseleukämieviren sei von der DNS der Wirtszelle abhängig[1119]. In Analogie zu den Beobachtungen in vitro wird auch die Hypothese vertreten, das RNS-Genom der Mäuseleukämieviren oder Teile desselben hätten auf nicht geklärte Weise eine Blockierung der normalen regulatorischen Funktionen in der Zelle zur Folge, wodurch deren Reifung gestört und eine fortgesetzte Proliferation ausgelöst würde[1120]. Morphologische Serienuntersuchungen nach Injektion von Rich-Virus in den einen Thymuslappen von Ha/ICR-Mäusen haben gezeigt, daß der Tumor am Ort der Injektion entsteht. Siegler und Rich (1966) leiten aus dieser Feststellung die Annahme ab, daß die Viren als onkogene oder leukämogene Agentien direkt und nicht, wie im Fall der radiogenen Thymusleukose (s. S. 674), indirekt wirken. In diesem Sinn spricht auch die Beobachtung, daß bei AKR-Mäusen durch Thymektomie in verschie-

[1112] Übersicht bei Gross 1961, Gross und Dreyfuss 1967.
[1113] Pollard und Matsuzawa 1964, Pollard, Kajima und Teah 1965, Kajima und Pollard 1965.
[1114] Vgl. dazu Graffi und Krischke 1962. [1115] Gross und Dreyfuss 1967.
[1116] Übersicht bei Stanley, Walters, Leak und Keast 1966.
[1117] Friend und Rapp 1962, Fink und Malmgren 1963.
[1118] Übersicht bei de Harven 1961.
[1119] Sinkovics 1965. [1120] Sinkovics 1967.

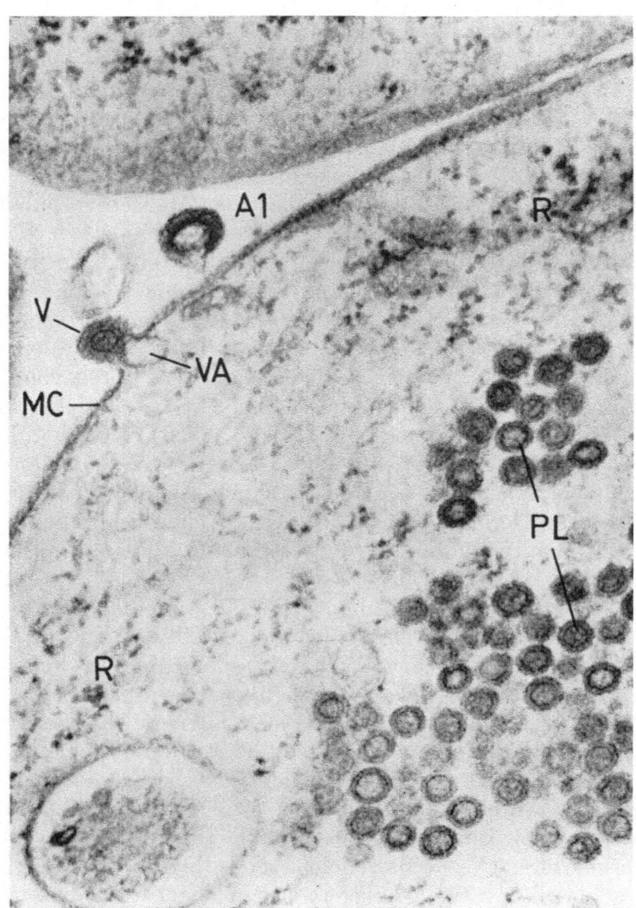

Abb. 78. Lymphatische Leukämie der Maus (Typus Friend): Im Hyaloplasma der Lymphomzellen zahlreiche Viruspartikeln (*PL*) neben vielen Ribosomen (*R*). An einer Stelle Zellmembran (*MC*) ausgebuchtet (*V*), unter Bildung einer darunterliegenden Vacuole (*VA*). Im Intercellulärraum ein Viruspartikel vom sog. Typ A_1 (DE HARVEN 1961)

denem Alter die Entwicklung einer Leukämie verhindert werden kann[1121]. Zu der strahleninduzierten Thymusleukose ist im übrigen zu sagen, daß sie sich in einem erheblichen Teil der Fälle ebenfalls als virusbedingt erwiesen hat[1122]. Wie schon hervorgehoben wurde, hängt die Entwicklung einer malignen Neoplasie auch von dem Fehlen oder vom Vorhandensein einer wirksamen Abwehr von seiten des Wirtsorganismus ab. Diese dürfte zu einem guten Teil auf immunbiologischer Grundlage zustande kommen, wobei Menge und Stärke der tumoreigenen Antigene ebenso wie der Zustand des wirtseigenen lymphoretikulären Gewebes von entscheidender Bedeutung sein könnten[1123]. In diesem Sinn sprechen auch neuere Befunde an Inzuchtmäusen, bei denen durch Rous-Virus Sarkome erzeugt worden waren. In diesem System lassen sich, nach Angaben von KOLDOVSKY und BUBENIK (1967), durch Injektion subminimaler Dosen von Tumorzellen, Ligatur intradermal wachsender Tumoren und sogar gereinigtes Rous-Virus die tumorspezifischen Transplantationsantigene feststellen und eine entsprechende Resistenz im Wirts-

1121 NAKAKUKI, SHISA und NISHIZUKA 1967. 1122 Übersicht bei KAPLAN 1966.
1123 Übersicht bei TENNANT 1967, MCKHANN und HARDER 1967.

organismus induzieren. Nach dem Bericht dieser Autoren kann das Rous-Virus auch bei immunbiologisch „gereiften" (voll leistungsfähigen) Tieren einzelne Zellen transformieren; diese Zellen sollen aber aufgrund ihrer neuen Antigene vom Wirtsorganismus als fremd erkannt und abgestoßen werden. Die immunbiologische Reaktion von seiten des Wirts gestattet es auch, die an der Leukämieentstehung beteiligten Viren zu identifizieren[1124]. Virusantigene lassen sich ferner anhand der Bildung spezifischer Antikörper durch homologe Wirtsorganismen bestimmen, die durch entsprechendes Material stimuliert worden waren[1125].

Abgesehen von der neoplastischen Transformation, die durch Viren bewirkt werden kann, vermag eine Virusinfektion den Organismus auch zusätzlich zu schädigen. In diesem Zusammenhang verdient die Beobachtung von Dent, Peterson und Good (1965) Erwähnung, die bei neonatal durch Gross-Virus infizierten Mäusen im Alter von 6 Wochen eine herabgesetzte Fähigkeit zur Abstoßung von Homotransplantaten feststellen konnten, eine Leistungseinbuße des lymphoretikulären Apparats, die derjenigen nach neonataler Thymektomie verglichen werden darf. Leukämogene Viren könnten daher den neoplastischen Prozeß sowohl auslösen, als auch über eine Schädigung des immunbiologisch aktiven Gewebes in seinem Wachstum begünstigen[1126]. Die Bedeutung der kürzlich beschriebenen und bei leukämischen AKR-Mäusen in Thymus und Lymphknoten in vermehrter Zahl vorhandenen „dichten retikulären Zellen" ist noch unklar[1127].

Über eine onkogene oder leukämogene Wirkung von Viren an größeren Säugetieren weiß man zur Zeit noch wenig. Von Interesse ist, daß sich nach einem kürzlich erschienenen Bericht[1128] bei 26 an boviner Leukämie erkrankten Kühen nachträglich ein früherer Kontakt mit einem und demselben Stier nachweisen ließ. Derartige Beobachtungen berechtigen an sich zu keinen Schlußfolgerungen; sie weisen aber auf mögliche Zusammenhänge hin, die es in Zukunft vermehrt zu beachten gilt.

Die onkogenen *DNS-Viren* haben für die Entwicklung lymphoretikulärer Neoplasien bei Säugetieren nach allem bisher Bekannten eine geringere Bedeutung als die RNS-Viren. Kürzlich wurde allerdings bei Hamstern nach Infektion durch Adenovirus (Typ 7) erstmals die Entwicklung eines Lymphosarkoms beobachtet[1129]; in der Regel verursachen diese Viren jedoch andere Tumorarten[1130]. Die durch DNS-Viren, wie das SV40[1131] und das Polyoma-Virus[1132], induzierten Neoplasien verdienen indessen in immunologischer Hinsicht besondere Beachtung. Polyoma-Tumoren bei Hamstern, Ratten und Mäusen zeichnen sich durch das Vorhandensein tumorspezifischer Transplantationsantigene aus, die mit den korrespondierenden Antikörpern Kreuzreaktionen ergeben, jedoch mit keinem der nachweisbaren Virionantigene identisch sind. Diese Befunde sind mit der Annahme vereinbar, daß die spezifischen Transplantationsantigene unter dem Einfluß des in der Tumorzelle weiter erhaltenen Virusgenoms (bzw. Teilen desselben) gebildet werden, auch wenn vom Tumorgewebe keine nachweisbaren Viren freigesetzt werden[1133]. Es stehen heute in vitro-Methoden zur Verfügung, um die tumorspezifischen Antigene sowie die vom Wirt dagegen gebildeten Antikörper und zellgebundene Immunität zu prüfen, selbst für den primären autologen Wirtsorganismus[1134].

[1124] Übersicht bei Sinkovics 1967. [1125] Sibal, Fink, Vice, Brandt und O'Connor 1966.
[1126] Vgl. dazu Stutman, Yunis und Good 1967. [1127] Izard und de Harven 1968.
[1128] Dutcher, Larkin, Tumilowicz, Nazerian, Marshak und Stock 1967.
[1129] Larson, Girardi, Hilleman und Zwickey 1965.
[1130] Übersicht bei Pereira, Pereira und Clarke 1965.
[1131] Übersicht bei Sabin und Koch 1964, Pope und Rowe 1964.
[1132] Übersicht bei Sjögren 1967, Bonneau, Meyer, Lherisson und Cesarini 1967.
[1133] Sjögren 1967. [1134] Hellström und Hellström 1967.

β) Das Problem der Virusätiologie lymphoretikulärer Neoplasien beim Menschen

Trotz eingehender Bemühungen ist es bis heute nicht gelungen, die Erforschung allfälliger Zusammenhänge zwischen Viren und Neoplasie beim Menschen über das Stadium der Hypothesen hinauszubringen[1135]. In der Tat wurde darüber noch sehr wenig Greifbares bekannt. Zum vollgültigen Nachweis der Virusätiologie einer Neoplasie gehört allerdings die Erfüllung von Postulaten, die am Menschen als Gegenstand der Untersuchung nicht einmal alle geprüft werden können. Es genügt nicht zu zeigen, daß im Tumorgewebe oder in den leukämischen Zellen Viren vorhanden sind, und daß sich diese in vitro und auf Tieren züchten lassen. Stichhaltig wäre die Beweisführung erst dann, wenn die neoplasieinduzierende Wirkung derselben Viren nachgewiesen werden könnte und sich eine ätiologische Verbindung zwischen Viren und menschlichen Leukämien sowie anderen Neoplasien herstellen ließe[1136]. Bis heute ist es, abgesehen von wenigen Ausnahmen[1137], nicht einmal gelungen, mit aus menschlichem Tumor- oder Leukämiematerial gezüchteten Viren im Tierversuch eine verwertbare Zahl neoplastischer Prozesse auszulösen[1138]. Immerhin lohnt es sich, die folgenden Beobachtungen in Erinnerung zu rufen:

Sowohl in Fällen von Leukämie[1139] als auch in dem vor allem bei Kindern in Afrika beobachteten Burkitt-Tumor[1140] konnten *elektronenoptisch virusartige Partikeln* nachgewiesen werden. Schwierigkeiten ergeben sich bei der morphologischen Abgrenzung gewisser Virusarten gegen Zellfragmente und Elementarkörperchen von Mycoplasmen[1141].

Eine *Isolierung und in vitro-Züchtung von Viren* aus menschlichem neoplastischem Gewebe ist verschiedentlich gelungen. Am meisten ist in dieser Beziehung über den Burkitt-Tumor bekannt geworden, aus dem sich häufig Viren vom Herpes-Typ gewinnen ließen[1142]. Diese sollen sich nach Angaben von Dalton und Manaker (1967) von den bekannten Viren des Herpes simplex, der Pseudorabies und der Cytomegalie unterscheiden. Außerdem wurden auch Reovirus Typ 3 oder verwandte Viren nachgewiesen[1143], wobei es nach Angaben von Bell (1967) möglich erscheint, daß sowohl ein herpesartiges Virus als auch ein Reovirus für die Induktion des Neoplasmas notwendig sind. Stanley (1967) hält das Reovirus Typ 3 für das entscheidende induzierende Agens und schreibt dem herpesartigen Virus nur die Bedeutung eines „Passagiervirus" zu. Schließlich wurde ein schwer einzustufendes Virus von Epstein, Achong und Barr (1964) aus Kulturen eines Burkitt-Tumors isoliert, dessen Bedeutung noch geprüft wird (Abb. 79)[1144]. Überblickt man die zur Zeit vorliegenden Daten, scheint ein Zusammenhang zwischen Viren und Burkitt-Tumor wahrscheinlich zu sein; daß die Viren dabei eine ursächliche Rolle spielen, kann indessen noch nicht als bewiesen gelten[1145]. Viren konnten verschiedentlich auch aus anderen menschlichen Neoplasien isoliert werden, beispielsweise Adenovirus vom Typ I[1146]. Derartige Befunde ließen sich aber nur in Einzelfällen erheben.

Träger eines Burkitt-Tumors weisen in einem signifikant höheren Prozentsatz (73%) humorale *Antikörper* gegen Reovirus Typ 3 auf als gesunde Kontroll-

[1135] Übersicht bei Sabin 1967, Grace 1967. [1136] Fink und Sibal 1967.
[1137] Yabe, Samper, Bryan, Taylor und Trentin 1964.
[1138] Übersicht bei Sinkovics und Bertin 1965. [1139] Dmochowski 1960, 1965.
[1140] Übersicht bei Hummeler, Henle und Henle 1966.
[1141] Arnoult und Haguenau 1966.
[1142] Übersicht bei Clift, Wright und Clifford 1963, Stewart und Ferreira 1967, Hinz, Bowles, Conner, Mitchell und Anderson 1968.
[1143] Bell, Massie, Ross und Williams 1964.
[1144] Epstein 1967. [1145] Übersicht bei Burchenal und Burkitt 1967.
[1146] McAllister, Landing und Goodheart 1964.

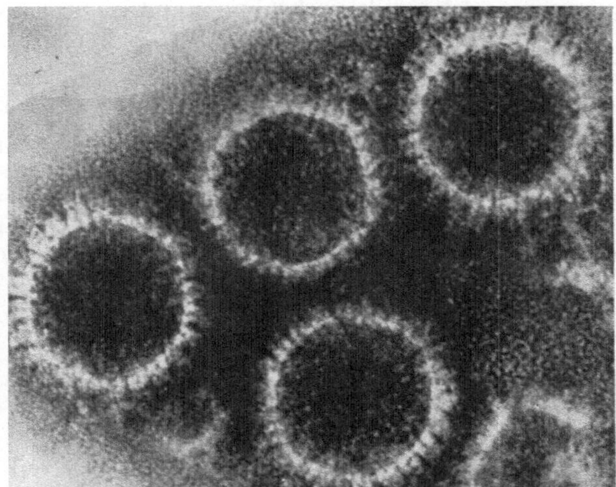

Abb. 79. Elektronenmikroskopische Aufnahme unreifer Viruspartikeln aus einer Kultur von Burkitt-Tumorzellen. (Phosphorwolframsäure-Negativkontrastierung. 390000 ×) (EPSTEIN 1967)

personen (18%)[1147]. Diese Beobachtung unterstreicht die besondere Bedeutung des Burkitt-Tumors für die onkologische Forschung, da entsprechende Befunde bei anderen neoplastischen Prozessen nicht mit der gleichen Regelmäßigkeit erhoben werden konnten. Allerdings fanden sich Serumantikörper gegen Rauscher-Virus bei Leukämiepatienten[1148], und fluoresceinmarkierte Antikörper gegen Blutplasma von Leukämikern, bei denen virusartige Partikeln nachzuweisen waren, reagierten in einem erheblichen Teil dieser Fälle mit den neoplastischen, nicht aber mit normalen Zellen[1149]. Umgekehrt zeigten Kinder wie Erwachsene keine Antikörperbildung gegen Vogel-Leukosevirus, das in einem Masernimpfstoff enthalten war[1150].

Eine Prüfung der *geographischen Verteilung bestimmter Neoplasien* hat wiederum am Beispiel des Burkitt-Tumors erstaunliche Zusammenhänge an den Tag gebracht. Dieses Lymphosarkom tritt, mit wenigen Ausnahmen, nur im warmfeuchten Klima Afrikas auf[1151]. Es wird vermutet, daß Arthropoden an der „horizontalen Transmission" eines onkogenen Agens teilhaben[1152]. In diesem Zusammenhang verdienen auch die Berichte über eine örtliche Häufung von Leukämiefällen („clusters") Beachtung, um so mehr, als es sich — wie im Fall von Niles im nordamerikanischen Staat Illinois — um Spielgefährten handelte[1153]. Teilweise fand sich im Rahmen solcher „clusters" von Leukämiefällen auch eine ungewöhnliche Häufung von Mißbildungen[1154].

Zusammenfassend scheint es, daß sich die Hinweise auf die Möglichkeit einer Virusätiologie wenigstens eines Teils lymphoretikulärer Neoplasien in den letzten Jahren verdichtet haben. Die Beweisführung gestaltet sich aber im Fall der menschlichen Tumoren und Leukämien sehr schwierig, vor allem wegen der Unmöglichkeit, alle Kochschen Postulate zu erfüllen. Man versteht daher, daß vor einer kritiklosen Überschätzung der Virusätiologie neoplastischer Prozesse gewarnt wird[1155].

[1147] BELL 1967. [1148] FINK, MALMGREN, RAUSCHER, ORR und KARON 1964.
[1149] FINK, KARON, RAUSCHER, MALMGREN und ORR 1965.
[1150] MARKHAM und LEVINE 1965. [1151] BURKITT 1958, 1962a, b.
[1152] Übersicht bei BURKITT 1967a, b. [1153] SCHWARTZ, GREENSPAN und BROWN 1963.
[1154] HEATH, MANNING und ZELKOWITZ 1964. [1155] DAMESHEK 1967.

2. Mycoplasmen und Neoplasien des lymphoretikulären Systems

In neuerer Zeit mehren sich die Berichte über das Vorhandensein von Mycoplasmen (pleura-pneumonia-like organisms = PPLO) in Geweben leukämischer Patienten[1156]. Ähnlich wie onkogene Viren sind gewisse Mycoplasmen imstande, in vitro Hamsterzellen zu transformieren[1157]. Über eine Korrelation zwischen dem Auftreten von Mycoplasmen, im besonderen Mycoplasma pulmonis und Mycoplasma hominis, einerseits und menschlicher Leukämie andererseits scheinen heute keine ernsthaften Zweifel mehr zu bestehen[1158]; wir besitzen jedoch keine Beweise dafür, daß diesen Organismen tatsächlich eine ätiologische Bedeutung zukommt[1159].

3. Radiogene Einflüsse bei der Entstehung lymphoretikulärer Neoplasien

a) Tierexperimentelle Befunde

Die erste Mitteilung über strahlenbedingte Neoplasien bei Tieren stammt von KREBS, WAGNER und RASK-NIELSEN (1930) und bezieht sich auf die Lymphosarkomatose der Maus. Es hat sich bald gezeigt, daß viele verschiedenartige Tumoren und Leukämieformen durch *ionisierende Strahlen* induziert oder in ihrer Entwicklung beschleunigt werden können[1160]. Die Art der strahlenbedingten neoplastischen Prozesse hängt in hohem Maß von der Species und vom Stamm der Versuchstiere ab[1161]. Bei Wistarratten beispielsweise hat die ionisierende Ganzkörperbestrahlung keine signifikante Erhöhung der Neoplasieincidenz zur Folge[1162], während sie bei vielen anderen Tierarten und -stämmen zu einer Häufung und/oder einem vorzeitigen Erscheinen vor allem derjenigen Tumor- und Leukämieformen führt, die bei dem betreffenden Stamm spontan, d. h. auch ohne Bestrahlung in erheblicher Zahl gefunden werden.

Daß es sich bei der Entstehung radiogener Neoplasien um ein komplexes Geschehen handelt, geht u. a. aus der Vielzahl von Faktoren hervor, die sich dabei geltend machen[1163]. Besonders eingehend wurden diese Verhältnisse am Beispiel der thymischen Leukose der Maus untersucht[1164] (Abb. 80, 81):

Ganzkörperbestrahlungen wirken in der Regel auf das lymphoretikuläre Gewebe stärker onkogen oder leukämogen als Lokalbestrahlungen mit der gleichen Dosis[1165]. Ob dieser Unterschied u. a. mit der nach Ganzkörperbestrahlung viel stärker ausgeprägten Schädigung des immunbiologisch aktiven Gewebes zusammenhängt, bleibt noch abzuklären.

Die *Strahlenqualität* ist von erheblicher Bedeutung, da beispielsweise die Incidenz der thymischen Leukose nach Neutronenbestrahlung weniger von der Dosisleistung abhängt als bei Verwendung von Röntgen- oder Gammastrahlen[1166].

Zwischen der verabreichten *Strahlenmenge* und der relativen Häufigkeit der thymischen Leukose besteht keine strenge, allgemein gültige Beziehung, obwohl innerhalb gewisser Dosisgrenzen eine kurvilineare Abhängigkeit der Leukoseincidenz von der Dosis und eine umgekehrte Proportionalität zwischen Dauer der Induktionsperiode und der verabreichten Strahlenmenge beobachtet werden

---

[1156] STIM, GRACE und MOORE 1963, Übersicht bei GIRARDI, HAYFLICK, LEWIS und SOMERSON 1965, HAYFLICK und KOPROWSKI 1965, FALLON, GRIST, INMAN, LEMCKE, NEGRONI und WOODS 1965.

[1157] MACPHERSON und RUSSELL 1966.

[1158] MACPHERSON und RUSSELL 1966. [1159] Übersicht bei NEGRONI 1967.

[1160] Übersicht bei FURTH und FURTH 1936, FURTH und UPTON 1954, COTTIER 1961a, 1966, LWOFF 1966, UPTON 1967.

[1161] Vgl. dazu KIRSCHBAUM 1956. [1162] LAMSON, MEEK und BENNETT 1957.

[1163] Übersicht bei FURTH und UPTON 1954, COTTIER 1961, UPTON 1967.

[1164] KAPLAN 1947. [1165] KAPLAN 1949. [1166] UPTON 1967.

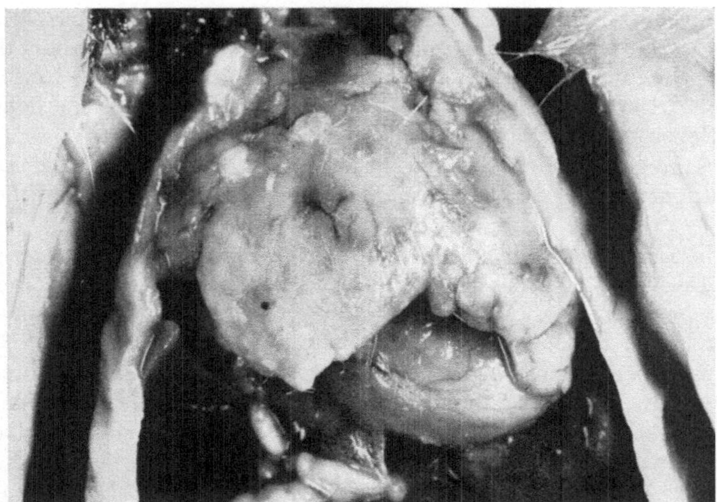

Abb. 80. Thymustumor bei thymischer Leukose einer Maus, 6 Monate nach Röntgen-Ganzkörperbestrahlung mit 600 R. (5 ×) (COTTIER 1961)

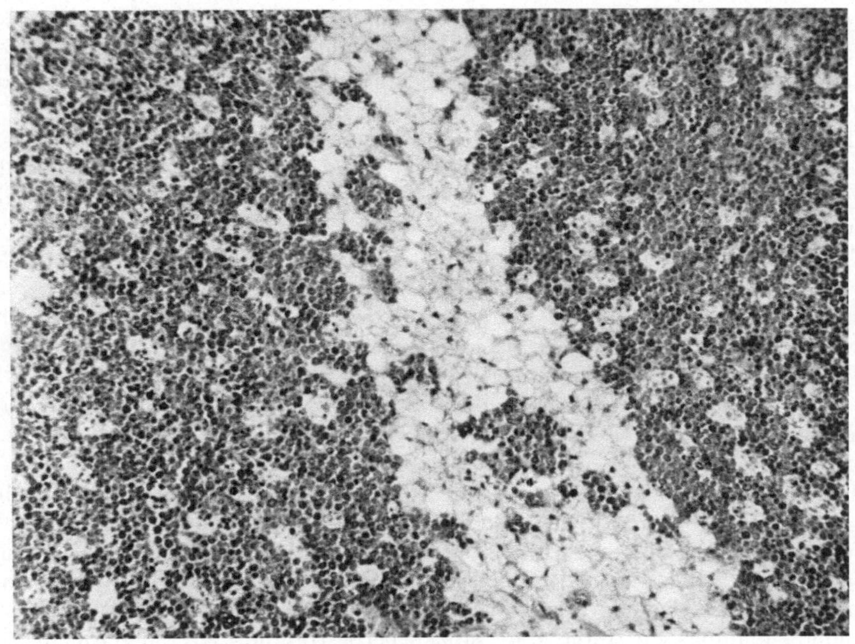

Abb. 81. Thymische Leukose einer Maus, 10 Monate nach Röntgen-Ganzkörperbestrahlung mit 600 R: die Tumormassen bestehen aus mittelgroßen bis großen lymphoiden Zellen, durchsetzt von Makrophagen mit zahlreichen Kerntrümmern. (HE. 150 ×)

können[1167]. Die Zusammenhänge zwischen Strahlendosis und Häufigkeit neoplastischer Prozesse sind aber in manchen Fällen wenig übersichtlich; es scheint, daß sich eine bessere Korrelation zwischen Dosis und Wirkung dann ergibt, wenn

[1167] KAPLAN und BROWN 1951, UPTON, KIMBALL, FURTH, CHRISTENBERRY und BENEDICT 1960, UPTON 1961 b.

nicht die absolute Zahl der strahleninduzierten Neoplasien mit der Dosis in Beziehung gesetzt wird, sondern der Multiplikationsfaktor, der sich aus dem Verhältnis zwischen der Zahl der radiogenen zur Zahl der spontanen Neubildungen bestimmter Art ergibt[1168]. Wird die Strahlendosis mehr und mehr erhöht, kommt es in der Regel wieder zu einem Absinken der Leukoseincidenz[1169].

Interessanterweise wird bei *Mäusestämmen mit hoher spontaner Leukoseincidenz* die Induktionsperiode durch ionisierende Ganzkörperbestrahlung nicht verkürzt[1170].

Auch die *Dosisleistung* hat ihre Bedeutung[1171]: Eine innerhalb kurzer Zeit verabreichte Dosis hat meistens einen stärker leukämogenen Effekt als eine fortgesetzte Belastung mit ganz geringer Dosisleistung. Allerdings kann auch die letztere noch eine Erhöhung der Leukosehäufigkeit zur Folge haben[1172].

Durch eine geeignete *Fraktionierung der Bestrahlung* kann bei Mäusen eine Erhöhung der Incidenz von Thymuslymphosarkomen sogar über diejenige hinaus erzielt werden, die nach einmaliger, kurzfristiger Exposition mit derselben Dosis beobachtet wird[1173].

In der Regel erkranken nicht alle ganzbestrahlten Tiere an Leukose; es macht sich somit ein noch nicht abgeklärtes *Selektionsprinzip* geltend.

Eine Erhöhung der Neoplasieincidenz kann schon nach Ganzkörperbestrahlung in utero festgestellt werden[1174]. Die größte relative Zahl von Leukämiefällen wird indessen bei Mäusen beobachtet, die im jugendlichen *Alter*, d. h. vor Erreichen der Geschlechtsreife, bestrahlt worden sind[1175]. Erfolgt die Exposition im höheren Alter, wenn der Thymus schon eine Involution erfahren hat, fällt die Zahl der Fälle mit strahleninduzierter thymischer Leukose wieder ab[1176].

Die Bereitschaft der Tiere, radiogene Thymuslymphosarkome und -leukosen zu entwickeln, hängt außerdem von *hormonalen Einflüssen* ab: So sind geschlechtsreife Weibchen anfälliger als Männchen[1177], und durch Ovariektomie läßt sich die onkogene Wirkung der Strahlen vermindern[1178].

Wird thymektomierten bestrahlten Mäusen nachträglich ein unbestrahlter Thymus implantiert, kommt es ebenfalls zur vermehrten Entwicklung von thymischer Leukose[1179]. Dieser Befund gab zur Auffassung Anlaß, daß die ionisierenden Strahlen den neoplastischen Prozeß auf indirektem Weg induzieren. In Anbetracht der Zellwanderungen zwischen lymphoretikulären Organen heißt dies jedoch nicht, daß der in einem unbestrahlten, auf einen bestrahlten Empfänger transplantierten Thymus auftretende Tumor von unbestrahlten Zellen ausgegangen sein muß.

Das Problem der strahleninduzierten Leukosen erschien in einem neuen Licht, als gezeigt werden konnte, daß diese durch zellfreie, aus dem leukämischen Zellmaterial gewonnene Filtrate übertragen werden können[1180]. In der Tat läßt sich aus dem Thymus noch nicht leukämischer Mäuse schon wenige Tage nach Ganzkörperbestrahlung leukämogenes Virus gewinnen[1181]. Nach der heute vorherrschenden Meinung soll durch die Ganzkörperbestrahlung sowohl Virus in die Blutbahn freigesetzt, als auch durch die postirradiative Regeneration des Thymus eine besonders günstige Voraussetzung für eine virusbedingte Transformation der

---

[1168] UPTON 1967. [1169] FURTH, UPTON und KIMBALL 1959. [1170] UPTON 1963.
[1171] Vgl. dazu SACHER 1960. [1172] LORENZ, HESTON und ESCHENBRENNER 1949.
[1173] KAPLAN und BROWN 1952. [1174] PORTEDUS 1961. [1175] KAPLAN 1947.
[1176] UPTON, ODELL und SNIFTEN 1960, Übersicht über Alterseinflüsse bei RIVIÈRE, CHOUROULINKOV, MARTY und GUÉRIN 1962a.
[1177] Übersicht bei UPTON und FURTH 1957, UPTON 1959.
[1178] KIRSCHBAUM 1957. [1179] KAPLAN, CARNES, BROWN und HIRSCH 1956.
[1180] LATARJET und DUPLAN 1962. [1181] HARAN-GHERA 1967.

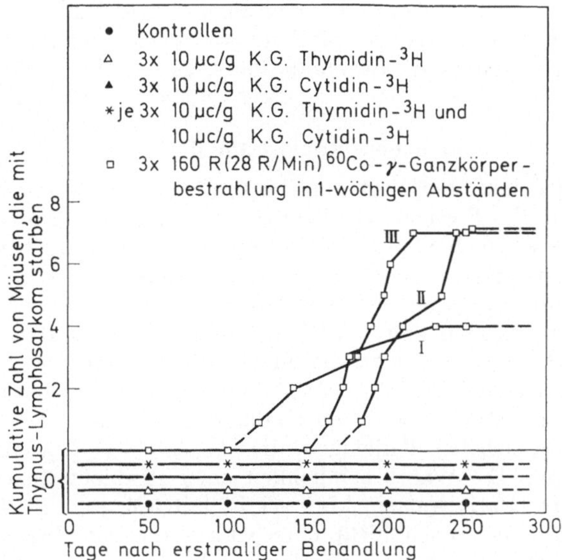

Abb. 82. Im Gegensatz zu einer fraktionierten ^{60}Co-γ-Ganzkörperbestrahlung hat die Verabreichung hoher Dosen von Thymidin-^3H und/oder Cytidin-^3H in gleichen Zeitabständen bei weiblichen C57BL-Mäusen im Verlauf eines Jahres keine Erhöhung der Incidenz der thymischen Leukose zur Folge. Dosierung der radioaktiv markierten Pyrimidin-Nucleoside so, daß ein Gonadenschaden entstand, der dem durch die hier angegebene Bestrahlung ausgelösten ungefähr entsprach. (COTTIER, CRONKITE, TONNA und NIELSEN 1962)

lymphoiden Zellen geschaffen werden[1182]. Es ist in diesem Zusammenhang daran zu erinnern, daß bei Ratten durch Übertragung von Blut bestrahlter Tiere ebenfalls eine Erhöhung der Neoplasieincidenz erreicht werden kann[1183].

Auch abgesehen von den virusbedingten Neoplasien herrscht unter den Autoren über den Mechanismus der Onkogenese nach Einwirkung ionisierender Strahlen noch keine Übereinstimmung. Teilkörperbestrahlungen an Ratten lassen erkennen, daß induzierte Geschwülste fast ausschließlich in bestrahlten Geweben auftreten[1184]. Andererseits wurde hervorgehoben, daß die Ganzkörperbestrahlung häufiger zu Neubildungen führt als die Lokalbestrahlung[1185]. Die je nach dem verwendeten System unterschiedlichen Dosiswirkungskurven lassen vermuten, daß selbst bei Annahme eines direkt onkogenen Effekts der ionisierenden Strahlen die Auslösung neoplastischer Transformationen nicht immer den Gesetzmäßigkeiten einer Ein-Treffer-Kinetik folgt[1186].

Bei einzelnen Mäusestämmen konnte auch durch Injektion von Thymidin-^3H eine Vermehrung neoplastischer Prozesse ausgelöst werden[1187]. Demgegenüber fand sich bei C57BL-Mäusen weder nach Injektion hoher Dosen dieses radioaktiv markierten DNS-Vorläufers noch nach Verabreichung großer Mengen von Cytidin-^3H eine signifikant erhöhte Incidenz thymischer Leukosen[1188] (Abb. 82). Diese Befunde sind schwer zu beurteilen, da sich die Gesamtdosis kaum berechnen läßt, die durch in Zellen eingebautes Tritium auf die lebende Materie eingestrahlt

[1182] Übersicht bei RIVIÈRE, CHOUROULINKOV, MARTY und GUÉRIN 1962b, KAPLAN 1964, 1966.
[1183] SOUTO 1962. [1184] MAISIN, MALDAGUE. DUNJIC und MAISIN 1957.
[1185] Übersicht bei HUG 1957. [1186] Übersicht bei UPTON 1961a, b.
[1187] BASERGA, LISCO und KISIELESKI 1962, MÉWISSEN 1965, BASERGA, LISCO und KISIELESKI 1966.
[1188] COTTIER, CRONKITE, TONNA und NIELSEN 1962, JOHNSON und CRONKITE 1967.

wird. Eine leukämogene Wirkung können auch andere Radioisotopen entfalten, u.a. das ^{90}Strontium[1189], das bei RF-Mäusen nach einmaliger i.v. Injektion (0,2 μC/g Körpergewicht) eine Erhöhung der Incidenz thymischer Leukosen zur Folge hat[1190].

b) Beobachtungen am Menschen

Auf Grund der heute zur Verfügung stehenden Informationen darf angenommen werden, daß alle Formen von Leukose, vielleicht mit Ausnahme der chronischen lymphatischen Leukämie, bei bestrahlten menschlichen Populationen häufiger vorkommen als bei unbestrahlten[1191]. Diese Aussage stützt sich vor allem auf die Feststellungen, die an überlebenden Opfern der Atombombenexplosionen in Japan gemacht werden konnten[1192]. Bei diesen entwickelten sich chronische und akute Leukosen, vorwiegend der myeloischen Reihe, in einem signifikant höheren Prozentsatz als bei der unbestrahlten Vergleichsbevölkerung. Das männliche Geschlecht war stärker betroffen als das weibliche, und der größte leukämogene Effekt zeigte sich bei denjenigen, die zur Zeit der Exposition weniger als 20 Jahre alt waren. Die Wahrscheinlichkeit einer strahleninduzierten Leukämie errechnete Lewis (1957) auf ein bis zwei Fälle/REM/Jahr/10^6 bestrahlte Individuen[1193]. Es läßt sich noch nicht entscheiden, ob eine Schwellendosis anzunehmen ist[1194]. Soweit beurteilt werden kann, scheint — zum mindesten innerhalb eines bestimmten Dosisbereichs — eine annähernd lineare Beziehung zwischen Dosis und Incidenz von Leukosen zu bestehen[1195] (Abb. 83).

Im Vergleich zu den Schlüssen, die sich aus den Beobachtungen an Atombombenopfern ziehen ließen, erlauben die übrigen Erfahrungen hinsichtlich strahleninduzierter Neoplasien des blutbildenden und lymphoretikulären Systems beim Menschen nur sehr beschränkte Aussagen. Am ehesten können noch die Angaben über die Häufigkeit von Leukämien bei Patienten, die wegen Spondylitis ankylopoetica im ganzen Wirbelsäulenbereich bestrahlt worden waren, verwertet werden[1196]. Das Verhältnis zwischen Dosis und Wirkung gestaltet sich hier ähnlich wie bei den Atombombenopfern in Japan. Eine weitere Gruppe von Untersuchungen bezieht sich auf ältere Radiologen, die einer über Jahre wiederholten, geringfügigen Strahlenbelastung ausgesetzt waren, und von denen dreimal mehr als bei der Kontrollpopulation an Leukämie erkrankt sein sollen. Auch multiple Myelome traten bei Vertretern dieser Berufsgruppe gehäuft in Erscheinung, während Hinweise auf strahleninduzierte Fälle von Lymphogranuloma Hodgkin, Lymphosarkom sowie akute und chronische lymphatische Leukämie fehlen[1197]. Es scheint, daß auch bei Kindern, die aus diagnostischen Gründen in utero bestrahlt worden waren, die Leukämieincidenz etwas größer sein könnte als bei der Kontrollpopulation[1198]. Es wird jedoch noch bezweifelt, daß die Korrelation zwischen pränataler diagnostischer Bestrahlung und Leukämie im Kindesalter einer solchen von Ursache und Wirkung entspricht[1199]. Die Strahlendosen, denen im zutreffenden Fall eine leukämogene Wirkung auf den Fetus zugeschrieben werden müßte, liegen in der Größenordnung von nur 5 RAD! Offensichtlich bedürfen diese Zusammenhänge dringend einer Klärung.

[1189] Andersen und Goldman 1962. [1190] Cosgrove und Upton 1962.
[1191] Vgl. dazu den Bericht der UNSCEAR 1964.
[1192] Übersicht bei Heyssel, Brill, Woodbury, Nishimura, Ghose, Hoshino und Yamasaki 1960.
[1193] Übersicht bei Upton 1967. [1194] Brues 1959. [1195] Upton 1967.
[1196] Übersicht bei Court Brown und Doll 1965. [1197] Übersicht bei Lewis 1963.
[1198] Übersicht bei Wells und Steer 1961, Graham, Levin, Lilienfeld, Schuman, Gibson, Dowd und Hempelmann 1967.
[1199] MacMahon und Hutchinson 1964.

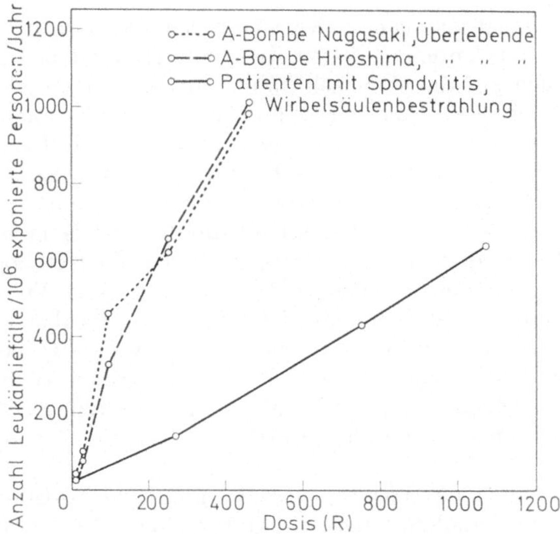

Abb. 83. Häufigkeit von Leukämiefällen bei Menschen nach ionisierender Ganz- oder Teilkörperbestrahlung als Funktion der geschätzten kumulativen Dosis. (Übersicht bei UPTON 1967)

Die Neoplasmen, bei denen eine radiogene Entstehung als gesichert angenommen wird, betreffen meistens nicht das lymphoretikuläre System. Dies gilt im besonderen für die Röntgencarcinome der Haut, die Bronchialcarcinome bei Bergarbeitern in Gruben mit hohem Gehalt an radioaktivem Material, die Knochensarkome bei Angestellten der Leuchtzifferblattindustrie und eine Reihe weiterer Beispiele. Im Rahmen dieser Übersicht können auch die malignen Hämangioendotheliome und Sarkome nach Ablagerung von Thorotrast im Gewebe erwähnt werden[1200]. Ob eine Thymusbestrahlung im Kindesalter zu einer erhöhten Incidenz lymphoretikulärer Neoplasien führen kann, ist noch nicht sicher entschieden[1201].

4. Einflüsse von Chemikalien auf die Onkogenese und Leukämogenese am lymphoretikulären System

Die onkogene Wirkung gewisser Chemikalien, wie 1,2,5,6-Dibenzanthrazen, 3,4-Benzpyren, Methylcholanthren, Anilin, o-Amidoazotoluol, 4-Dimethylaminoazobenzol, Dimethylnitrosamin, Diäthylnitrosamin, organischer Peroxyde, Arsen, Chromatstaub und vieler anderer Substanzen ist aus der früheren Literatur gut bekannt und ließ sich in den meisten Fällen auch tierexperimentell bestätigen. Die Liste der geprüften Cancerogene umfaßt heute eine sehr große Zahl organischer und anorganischer Stoffe. Es kann hier nicht darum gehen, eine vollständige Übersicht über diese Agentien zu bringen; vielmehr soll an einzelnen Beispielen die Problematik der chemischen Onkogenese und Leukämogenese skizziert werden[1202], soweit sie das lymphoretikuläre Gewebe berührt. Allerdings sind die Erfahrungen mit der Wirkung chemischer Cancerogene auf dieses System sehr spärlich und lückenhaft, verglichen mit denjenigen über virusbedingte und durch ionisierende Strahlen induzierte Neoplasien.

1200 Übersicht bei COTTIER 1966.
1201 Übersicht bei PIFER, HEMPELMANN, DODGE und HODGES 1968.
1202 Übersicht bei LWOFF 1966.

Über den Wirkungsmechanismus der chemischen Cancerogene weiß man noch sehr wenig; die meisten Untersuchungen, die eine Klärung dieser Fragen zum Ziel hatten, beziehen sich auf die chemisch induzierte, experimentelle Carcinogenese der Haut[1203]. Die hierbei erhobenen Befunde lassen sich aber nicht ohne weiteres auf das lymphoretikuläre Gewebe übertragen. Stoffe, wie Methylcholanthren und Benzpyren, sollen in virusfreien in vitro-Kulturen zur Auslösung von Zelltransformationen geeignet sein[1204]. Durch Dimethylbenzanthrazen induzierte thymische Lymphosarkome bei Mäusen ließen sich aber durch zellfreie Tumorfiltrate übertragen[1205], so daß sich auch hier die Frage nach der Virusätiologie erhebt. Die Wechselwirkungen zwischen chemischen Cancerogenen und Viren sind noch so wenig abgeklärt, daß zur Zeit keine gültigen Aussagen darüber gemacht werden können, welchem der beiden Agentien bei der Entwicklung bestimmter Neoplasien die größere Bedeutung zukommt[1206]. Es wurde auch schon in Erwägung gezogen, daß Viren, beispielsweise gewöhnliche Enteroviren, gleichsam als „Träger" onkogen wirksame chemische Substanzen in die Zellen hineinbringen könnten[1207].

Selbst für die onkogene Wirkung des als mutagene Substanz anerkannten Mylerans scheint die Annahme eines direkt transformierenden Effekts auf das Genom der Zellen keine volle Erklärung für die Entstehung von Neubildungen zu bieten; auch hier hat man mit komplexen Wechselwirkungen zwischen größtenteils unbekannten Faktoren zu rechnen.

Von besonderem Interesse ist der leukämogene und onkogene Effekt von Urethan bei Mäusen; diese Substanz führt besonders dann zu einer Induktion der thymischen Leukose, wenn sie kurz nach der Geburt verabreicht wird. Die besondere Anfälligkeit der Neugeborenen könnte mit der Feststellung in Beziehung stehen, daß Urethan in diesem Alter zehnmal langsamer abgebaut wird als bei erwachsenen Tieren[1208]. N-Hydroxyurethan, das in vivo in Urethan umgewandelt werden kann, hat eine ähnliche Wirkung[1209]. Durch eine vorausgehende Thymektomie läßt sich die Tumorausbeute stark vermindern, und im Gegensatz zur strahleninduzierten Thymusleukose soll sich diese neoplasiehemmende Folge der Thymektomie durch eine nachträgliche Injektion von Knochenmarkszellen nicht beheben lassen[1210]. Berenblum, Boiato und Trainin (1966a, b) nehmen deshalb an, daß Urethan direkt am Thymus angreift. Thymome können bei Mäusen durch intrathymische Injektion von 7,12-Dimethylbenzanthracen oder anderen Carcinogenen induziert werden (Übersicht bei Stutman, Yunis und Good 1968).

Abgesehen von der Möglichkeit einer Induktion neoplastischer Prozesse können chemische Agentien auch als Promotoren andersartig, beispielsweise durch ionisierende Strahlen, ausgelöster Neubildungen wirken[1211]. Diese Beobachtungen haben wesentlich zur Aufstellung der Hypothese beigetragen, die Onkogenese und Leukämogenese erfolgen in zwei Phasen, einem transformierenden Initialereignis und einer nachfolgenden Begünstigung des Wachstums der mutierten Zellinie. Dies ist nicht notwendigerweise identisch mit einem additiven oder potenzierenden Effekt zweier verschiedener, gleichzeitig verabreichter onkogener Agentien, wie etwa ionisierender Strahlen und Methylcholanthren[1212].

[1203] Übersicht bei Iversen 1964. [1204] Berwald und Sachs 1963.
[1205] Toth 1963, vgl. dazu Haran-Ghera 1967. [1206] Übersicht bei Sinkovics 1965.
[1207] Martin, Magnusson, Goscienski und Hanson 1961.
[1208] Cividalli, Mirvish und Berenblum 1965.
[1209] Boiato, Mirvish und Berenblum 1966.
[1210] Berenblum, Boiato, Fiore-Donati und Trainin 1964.
[1211] Übersicht bei Kaplan, Nagareda und Brown 1954, Upton und Furth 1954, Berenblum und Trainin 1960.
[1212] McEndy, Boon und Furth 1942.

Hinsichtlich chemisch induzierter Neoplasien des lymphoretikulären Gewebes beim Menschen ist man bis heute über ungenügend begründete Hypothesen nicht hinausgekommen. So wurde eine langdauernde Verwendung von Anticonvulsiva mit der Entwicklung von Lymphosarkomen und der Hodgkinschen Krankheit in Beziehung gebracht[1213] und die Ernährung mit Bohnen als mögliches ätiologisches Moment bei der Entstehung des Burkitt-Tumors in Betracht gezogen[1214]. Es wird Aufgabe zukünftiger Untersuchungen sein, derartigen Fragen nachzugehen.

5. Weitere ätiologische und pathogenetische Möglichkeiten bei der Entstehung lymphoretikulärer Neoplasien

Neben den bereits erwähnten ätiologischen Möglichkeiten fallen noch mehrere weitere in Betracht. Für die in der Humanpathologie seit langem anerkannten Beispiele *dysgenetischer Geschwülste* bieten sich im Rahmen des lymphoretikulären Systems nur wenige Beispiele; in der Regel handelt es sich um gutartige Bildungen, wie etwa Angiome und das schlecht definierte Splenom. Maligne Neoplasien lassen sich kaum allein auf dysgenetischer Grundlage erklären. Die Mehrzahl der Autoren stimmt heute in der Auffassung überein, daß maligne neoplastische Zellinien aus einer neoplastischen Transformation, d.h. sehr wahrscheinlich aus einer *Mutation* hervorgehen. Damit liegt das Schwergewicht der Problematik bei den Fragen, unter welchen Umständen eine vermehrte Zahl neoplastisch mutierter Zellen entstehen könnte, und unter welchen Bedingungen einmal transformierte Elemente in ihrem Wachstum begünstigt werden. In diesem Zusammenhang ist es von größtem Interesse zu wissen, daß in vitro eine Zelltransformation auch „spontan", d.h. ohne erkennbare Ursache erfolgen kann (s. S. 663). Die verschiedenen Voraussetzungen besser kennenzulernen, die zu einer Änderung des Genoms führen, gehört zu den wichtigsten Aufgaben der onkologischen Forschung. Es wäre zu prüfen, ob die Mutationsrate ganz allgemein mit dem Alter zunimmt; vielleicht hängt die altersabhängige Häufigkeit gewisser neoplastischer Prozesse damit zusammen[1215]. Die meisten Untersucher lehnen heute die von Warburg (1956) vorgebrachte Hypothese ab, wonach die Krebsursache in einem Sauerstoffmangel zu suchen sei. Über den Einfluß des Sauerstoffmangels auf die Mutationsrate bei Säugern in vivo besitzen wir indessen noch keine zuverlässigen Angaben. Wir wissen nur, daß die Empfindlichkeit eines Neoplasmas gegenüber schädigenden Agentien verschiedener Art von der Vascularisation mitbestimmt wird[1216]. Ob die Blutversorgung auch für die Entstehung der Neubildung eine Bedeutung hat, ist weitgehend unbekannt. Diese Frage wurde im Zusammenhang mit der onkogenen Wirkung inerter Fremdkörper aufgeworfen, die über den Weg von Granulombildung und Vernarbung mit signifikanter Häufigkeit zur Sarkombildung führen können[1217]. Es ist seit längerem bekannt, daß die Entstehung gewisser strahleninduzierter Sarkome durch eine örtliche Entzündung begünstigt wird[1218]. Die Bedeutung von Bakterien bei der Onkogenese ist ebenfalls unklar[1219]. Eine weitere Frage bezieht sich auf den Zustand, in dem eine Zelle eine besonders große „*Mutabilität*" besitzt. Definitionsgemäß können nur teilungsfähige Elemente eine auf Tochterzellen vererbbare Mutation erfahren; echte, ausdifferenzierte Endzellen fallen außer Betracht. Ob und in welchem Sinn der Differenzierungsgrad proliferationsfähiger Vorläufer die Mutationsbereitschaft mitbestimmt, ist nicht geklärt; es braucht sich nicht notwendigerweise immer um Stammzellmutationen zu handeln. Ebenso wenig Bescheid wissen wir über den Einfluß, den der Proliferations-

[1213] Hyman und Sommers 1966. [1214] Pulvertaft 1964.
[1215] Übersicht bei Cottier 1961a. [1216] Übersicht bei Day 1964.
[1217] Übersicht bei Bischoff und Bryson 1964.
[1218] Burrows und Clarkson 1943. [1219] Übersicht bei Lwoff 1966.

zustand auf die Mutabilität einer teilungsfähigen Zelle ausübt. In bezug auf das lymphoretikuläre System wäre es z.B. von Interesse zu wissen, ob die durch PHA stimulierbaren kleinen Lymphocyten[1220] oder die mittelgroßen und lymphoiden Zellen eine größere Mutationsbereitschaft zeigen. Auch hierüber fehlen Angaben.

III. Die Bedeutung der Homöostase und der Resistenz des Organismus für die Entwicklung lymphoretikulärer Neoplasien

Ist eine potentiell neoplastische Zellinie einmal entstanden, hängt ihre Entwicklung zu einer wahrnehmbaren malignen Neoplasie davon ab, ob sich die neugebildeten Elemente im Organismus behaupten und zum Wachstum gelangen können. Die meisten neoplastischen Prozesse zeigen keine völlig autonome Zellvermehrung, sondern unterstehen in beschränktem Maß den verschiedensten Einflüssen, seien diese immunologischer, hormonaler oder anderer Art[1221].

Voraussetzung für die Auslösung einer spezifischen *immunbiologischen Abwehrreaktion* des Organismus gegen das neoplastische Gewebe ist die Existenz tumorspezifischer Antigene (s. S. 653). In diesem Sinn hat die immunbiologische Abwehr gegen Tumorgewebe eine gewisse Verwandtschaft mit den Autosensibilisierungskrankheiten (Autoimmunkrankheiten); interessanterweise neigen die für eine hohe Incidenz von Autoimmunkrankheiten bekannten NZB-Mäuse auch in besonderem Maß zur Entwicklung plasmacellulärer und retikulärer Neoplasien[1222]. Es ließe sich vermuten, daß eine bösartige Neubildung in ihrem Wachstum um so weniger behindert wird, a) je schwächer ihre tumorspezifischen Antigene ausgebildet sind und b) je geringer die Leistungsfähigkeit des wirtseigenen immunbiologisch aktiven Gewebes ist. Mit solchen Gegebenheiten wäre die Voraussetzung für die Entwicklung einer spezifischen Toleranz geschaffen; vereinzelte neuere Befunde lassen sich mit einem derartigen Mechanismus in Einklang bringen[1223]. Spontane, virus- und/oder strahleninduzierte Neoplasien werden in ihrer Entstehung und Entwicklung durch eine Reihe immunodepressorischer Maßnahmen gefördert, z.B. durch neonatale Thymektomie[1224]. Im Rahmen der Humanpathologie wurde beispielsweise erwogen, daß die signifikant höhere Incidenz von Dickdarmcarcinomen bei appendektomierten Patienten mit dem Mangel an lymphoretikulärem Gewebe in geeigneter Lokalisation zusammenhängen könnte[1225]. Umgekehrt ist gut verständlich, daß nach Entfernung eines lymphoretikulären Organs die Häufigkeit der sonst in dieser Lokalisation entstehenden neoplastischen Prozesse abnimmt; dies gilt im besonderen für die thymische Leukose bei thymektomierten Mäusen[1226] und die viscerale Lymphomatose bei bursektomierten Hühnchen[1227]. Im übrigen muß berücksichtigt werden, daß verschiedene onkogene und leukämogene Agentien, wie ionisierende Strahlen[1228] und Viren[1229], neben der neoplasiefördernden Wirkung auch einen ausgesprochenen lymphocytolytischen Effekt entfalten. Kürzlich erschienene Berichte über eine Hemmung der Lymphocytentransformation in vitro durch Serum von Carcinompatienten bedürfen einer weiteren Prüfung[1230].

[1220] METCALF und OSMOND 1966. [1221] Übersicht bei WOODRUFF 1964.
[1222] EAST, DE SOUSA, PROSSER und JAQUET 1967, EAST und PROSSER 1967.
[1223] MCKHANN und HARDER 1967.
[1224] GASSER und LÖFFLER 1967; vgl. dazu auch die kombinierte Wirkung von Thymektomie und Behandlung mit ALS (GAUGAS, CHESTERMAN, HIRSCH, REES, HARVEY und GILCHRIST 1969).
[1225] MCVAY 1964. [1226] Übersicht bei KAPLAN, CARNES, BROWN und HIRSCH 1956.
[1227] PETERSON, BURMESTER, FREDRICKSON, PURCHASE und GOOD 1964.
[1228] Übersicht bei WOODRUFF 1964.
[1229] PETERSON, HENDRICKSON und GOOD 1963. [1230] SILK 1967.

Die Wirkungsweise der immunbiologischen Abwehr von Tumorzellen durch den Wirtsorganismus ist noch nicht in allen Teilen geklärt. Die Zerstörung der neoplastischen Elemente erfolgt wahrscheinlich vor allem durch spezifisch sensibilisierte Zellen vom Lymphocytentyp (s. S. 637); dabei können die gegen dieselben neoplastischen Zellen gerichteten humoralen Antikörper sowohl die Immuncytolyse hemmen (s. S. 638) als auch über den Weg der Opsonisierung und einer damit verbundenen Erleichterung der Phagocytose die Vernichtung der Tumorelemente begünstigen[1231].

Über tumorspezifische Antigene spontan entstandener, im besonderen auch menschlicher Neoplasien weiß man noch wenig[1232].

Besonders günstig würde sich die Lage für den tumortragenden Organismus dann gestalten, wenn ein tumoradaptiertes Virus die neoplastischen Zellen zerstören, dem wirtseigenen Gewebe aber infolge vorhandener antiviraler Immunität weniger oder nichts anhaben könnte. Erste Versuche auf diesem Forschungsgebiet haben zu ermutigenden Resultaten geführt[1233].

Abgesehen von immunbiologischen Gegenmaßnahmen vermag der Organismus das Tumorwachstum auch durch *hormonale Einflüsse* zu steuern. Dies läßt sich besonders eindrücklich am Beispiel der thymischen Leukose zeigen, die durch Cortisol und Testosteron in ihrer Entwicklung gehemmt, durch Oestrogen und Schilddrüsenhormon dagegen gefördert wird[1234].

Im übrigen weiß man über eine allfällige Kontrolle der Ausbreitung lymphoretikulärer Neoplasien durch homöostatische Mechanismen noch wenig. Vereinzelte Berichte über protektiv wirksame Substanzen, wie den aus Schafsmilz gewonnenen RLP-(radiation leukemia protection-)Faktor[1235], zeigen höchstens, wie lückenhaft unsere Kenntnisse auf diesem Gebiet noch sind.

IV. Metabolische Eigenschaften der Zellen lymphoretikulärer Neoplasien

In der Vergangenheit wurde immer wieder versucht, an Krebszellen metabolische Eigenschaften herauszufinden, die für den neoplastischen Charakter kennzeichnend wären. In der Regel hat es sich jedoch gezeigt, daß gewisse metabolische Besonderheiten nur für eine Zellinie oder sogar nur für einen bestimmten Differenzierungsgrad innerhalb dieser Zellinie, nicht aber für andere oder gar alle neoplastischen Elemente typisch sind. So hat beispielsweise die Theorie von Warburg[1236], nach der sich Krebszellen durch eine erhöhte Glykolyse und eine verminderte Atmung von normalen Zellen unterscheiden sollen, sicher keine allgemeine Gültigkeit[1237].

Aufschlußreicher erweisen sich Untersuchungen, die einen cytochemischen Vergleich der neoplastischen Zellpopulation mit derjenigen zum Ziel haben, aus der die erstere hervorgegangen ist[1238]. Bei Verwendung zahlreicher cytochemischer oder biochemischer Testreaktionen ergeben sich dabei für die gesamte neoplastische Zellpopulation komplexe Muster hinsichtlich des Gehalts an verschieden-

1231 Beobachtungen in vitro: Bennett, Old und Boyse 1964.
1232 Übersicht bei Blumberg, Alter und Visnich 1965.
1233 Übersicht bei Lindenmann und Klein 1967.
1234 Übersicht bei Kirschbaum, Shapiro und Mixer 1949, Gardner 1950, Kaplan, Marder und Brown 1951, Grad 1957.
1235 Berenblum, Cividalli, Trainin und Hodes 1965. 1236 Übersicht 1956.
1237 Übersicht bei Green, Henle und Deinhardt 1958.
1238 Übersicht über derartige Beobachtungen an menschlichen Neoplasien bei Löhr 1961, Schrek und Donnelly 1961, Firkin und Williams 1961, Trepel, Rastetter, Theml und Stockhusen 1966, McCarthy, Gahrton, Farber und Foley 1966, Müller 1967, Laszlo 1967, Theml, Trepel, Rastetter und Begemann 1967.

artigen chemischen Bestandteilen und der Enzymaktivitäten. Beim Vergleich derartiger Befunde mit den an der entsprechenden, normalen Zellpopulation erhobenen muß berücksichtigt werden, daß die neoplastischen Zellen unter Umständen undifferenziert bleiben oder nur zu einer unvollständigen Differenzierung gelangen. Damit wird der relative Anteil von Vorstufen im Vergleich zu Endzellen erheblich größer als unter physiologischen Bedingungen. Zum mindesten ein Teil der biochemischen Unterschiede dürfte in solchen Fällen ausschließlich auf dem ungleichen Differenzierungsgrad beruhen. Richtiger wäre es, nur neoplastische und normale Zellen einander gegenüberzustellen, die einen gleichen oder ähnlichen Reifegrad aufweisen.

Abgesehen von gewissen, zum Teil virusbedingten Neubildungen[1239] und einzelnen Leukämieformen mit konstanten Extrachromosomen (s. S. 697) fällt es schwer, zwischen neoplastischen und normalen Zellen chemisch und morphologisch regelmäßige Differenzen im Aufbau der *DNS* festzustellen. Die Neigung der neoplastischen Zellen zur Aneuploidie wurde bereits früher erwähnt: im Verlauf einer Überlebendkultur nach Entnahme des Zellmaterials in vivo scheint sie oft deutlich zuzunehmen und somit oft mehr einer Folge als einer Ursache des gestörten Zellstoffwechsels zu entsprechen. Mit Hilfe von Thymidin-^{3}H konnte an leukämischen Parablasten des Menschen autoradiographisch gezeigt werden, daß sowohl bei euploiden wie bei aneuploiden Zellen eine bestimmte zeitliche Reihenfolge in der Chromosomenmarkierung eingehalten wird, und daß sich vorhandene Extrachromosomen oft gegen Ende der Synthesephase und besonders intensiv markieren[1240]. Ein schönes Beispiel für eine am DNS-Stoffwechsel erkennbare neoplastische Transformation bieten die Fälle von malignem Lymphom bei Mäusen, deren Zellen keine wirksame Thymidinkinase besitzen und demnach während der DNS-Synthese kein Thymidin-^{3}H einbauen[1241]. Es wird auch hier wieder deutlich, daß sich Änderungen im Genom der Zelle vor allem am Ausfall oder in der Umwandlung spezifischer Zelleistungen erkennen oder vermuten lassen. Eine in diesem Zusammenhang besonders lehrreiche Beobachtung machten Sobin und Kidd (1965, 1966), die nachweisen konnten, daß die von Mäusen gewonnenen 6C3HED-OG-Lymphomzellen für das Wachstum und die zugehörige Proteinsynthese in vitro auf die Zugabe von Asparagin angewiesen sind. Wird diesen Zellen L-Asparagin vorenthalten, beispielsweise durch Abbau des im umgebenden Milieu enthaltenen Asparagins durch die in erhitztem Meerschweinchenserum vorhandene L-Asparaginase zu L-Asparaginsäure, wird sowohl der Einbau von L-Valin in die Zellproteine beeinträchtigt, als auch die DNS-Synthese verlangsamt.

Hinsichtlich des Einbaus von radioaktiv markiertem Uridin in die verschiedenen Komponenten der *RNS* ließen sich zwischen neoplastischen und normalen menschlichen Lymphocyten auch keine wesentlichen Unterschiede erkennen[1242]. Bei einer modifizierten Färbung mit Acridinorange zeigen leukämische Lymphocyten allerdings gewisse Besonderheiten der Nucleolenstruktur[1243]. In vitro-Beobachtungen deuten darauf hin, daß die intranucleäre Protein- und RNS-Synthese in bestimmten Krebszellen mehr oder weniger kontinuierlich vor sich geht, während sie in Kulturen normaler Zellen im wesentlichen erst zu Beginn der DNS-Synthesephase einsetzt[1244]. Von einer Allgemeingültigkeit dieser Feststellung kann aber noch nicht gesprochen werden[1245]; insbesondere ist zu beachten,

[1239] Vgl. dazu de Srulijes, Holmberg, Pavlovsky und Rabasa 1966.
[1240] Gavosto, Pileri, Pegoraro und Momigliano 1963.
[1241] Shooter, Bianchi und Crathorn 1961, Bianchi, Crathorn und Shooter 1961.
[1242] Cline 1966.
[1243] Johnson, Pratt und Rigby 1967.
[1244] Seed 1963.
[1245] Übersicht bei Schindler 1965.

daß derartige Untersuchungen an lymphoretikulären Zellen unseres Wissens bisher nicht durchgeführt wurden. Ribonuklease ist sowohl in leukämischen wie in normalen menschlichen Lymphocyten enthalten[1246].

Die Frage des gestörten *Proteinstoffwechsels* neoplastischer Zellen des lymphoretikulären Systems wird im Zusammenhang mit dem Problem der Paraproteinbildung behandelt. Auf einzelne Enzymbildungsstörungen wurde bereits eingegangen.

Die am *Energiestoffwechsel* beteiligten Enzyme sind in den meisten neoplastischen Zellinien vorhanden; allerdings zeigen sich gewisse Aktivitätsverschiebungen, z.B. bei menschlichen Parablasten im Vergleich zu normalen Zellen eine Verminderung der Hexokinaseaktivität und der Glycerin-I-Phosphat-Dehydrogenaseaktivität, eine Erhöhung des Lactat/Pyruvat-Quotienten sowie eine Aktivitätssteigerung der mit dem C_1-Stoffwechsel beschäftigten Enzyme[1247]. Der Glykogengehalt kann vermehrt sein. Es bleibt noch zu prüfen, inwieweit diese Unterschiede auf einer ungleichen Ausreifung beruhen[1248]. PHA-stimulierte leukämische Lymphocyten des Menschen weisen eine geringere Steigerung der ATPase-Aktivität auf als normale Zellen; es ist in diesem Zusammenhang jedoch daran zu erinnern, daß leukämische Lymphocyten ganz allgemein auf mitogene Substanzen nicht oder nur wenig reagieren. In einer umfassenden Untersuchung über den Energiestoffwechsel menschlicher leukämischer Zellen (akute und chronische lymphatische Leukämie) gelangte LASZLO (1967) zu folgenden Feststellungen: Diese Zellen zeichnen sich im Vergleich zu normalen aus durch

eine hohe Respirationsrate bei geringer oder sogar fehlender aerober Glykolyse,

die Fähigkeit zur Aufrechterhaltung einer hohen Glykolyserate unter anaeroben Bedingungen,

einen hohen und bei Inkubation unter aeroben Bedingungen unveränderten, von Glucosezusatz unabhängigen ATP-Gehalt,

einen bei Inkubation unter anaeroben Bedingungen nur unter Zusatz von Glucose unverändert hohen ATP-Gehalt sowie

die Eigenschaft, nach Zusatz von Fremdplasma die aerobe Glykolyse zu steigern.

Vermutlich sind die hier genannten metabolischen Charakteristika wiederum eng an den Differenzierungs- und Funktionszustand der Zelle gebunden (vgl. dazu in vitro-Beobachtungen an Hühnerzellen, die durch Rous-Sarkom infiziert worden waren[1249]). Ob leukämische Lymphocyten, ähnlich wie leukämische Granulocyten[1250], gewisse, dem Organismus dienende Funktionen noch ausüben können, müßte von Fall zu Fall geprüft werden.

V. Wachstumseigenschaften lymphoretikulärer Neoplasien

Das Wachstum einer neoplastischen Zellfamilie äußert sich in der Zunahme der Zellzahl; bei Leukämien ist dieses Kriterium oft das einzig brauchbare, während bei soliden Tumoren auch volumetrische Messungen einen Einblick in die Proliferationseigenschaften des Neoplasmas gestatten.

Die gemessene Wachstumsrate, d.h. die Zunahme der Zellzahl und/oder des Tumorvolumens in der Zeiteinheit, hängt von mehreren Gegebenheiten ab, die in der Regel nicht oder nur zum Teil bekannt sind. Die wichtigsten Parameter des Wachstums umfassen:

die relative Anzahl der in Proliferation begriffenen Zellen (proliferierender Anteil);

[1246] SILBER, UNGER, KELLER und BERTINO 1967. [1247] LÖHR 1961.
[1248] Vgl. dazu MÜLLER 1967. [1249] TEMIN 1966. [1250] SMITH und CONGDON 1961.

die Zeitdauer des Generationscyclus der proliferierenden Zellen und der einzelnen Phasen desselben (G_1, S, G_2, M: s. S. 548) sowie die entsprechenden Variationsmöglichkeiten;

die minimale, mediane und maximale Lebensdauer neoplastischer Endzellen, falls solche gebildet werden;

die minimale mediane und maximale G_0-Zeit nicht in Proliferation begriffener, aber proliferationsfähiger Zellen;

die relative Anzahl der in der Zeiteinheit zugrunde gehenden Zellen (Verlustrate) sowohl proliferierender als auch nicht proliferierender Elemente,

allfällige Größenveränderungen der Zellen im Verlauf ihrer Entwicklung.

Um im Einzelfall eine größtmögliche Zahl dieser Parameter ermitteln zu können, wären beispielsweise eine in vivo-Markierung mit Thymidin-^{3}H sowie Probeentnahmen in kurzen Zeitabständen notwendig, wenn möglich ohne Störung der Wachstumseigenschaften[1251]. In Anbetracht der Schwierigkeiten, diesen Postulaten gerecht zu werden, kann es nicht verwundern, daß noch heute die Proliferationsmerkmale der einzelnen Neoplasieformen nur sehr lückenhaft bekannt sind. Man hat ferner zu bedenken, daß sich die oben erwähnten Parameter mit der Zeit ändern können und somit dauernd überprüft werden müßten.

In neuerer Zeit wurde verschiedentlich versucht, mathematische Modelle zu schaffen und Gleichungen aufzustellen, die es erlauben sollen, bei Tieren wie beim Menschen die Wachstumseigenschaften einer Neoplasie besser definieren zu können[1252].

Hinsichtlich der *Volumenzunahme* eines soliden Neoplasmas als Funktion der Zeit kann folgende Beziehung angenommen werden[1253]:

$$\frac{dV}{dt} = k\, V^b \tag{1}$$

wobei: V = Tumorvolumen
t = Zeit
k = eine Konstante
b = eine durch den Wachstumsmodus bestimmte Größe.

Falls in dieser Gleichung $b = 1$ ist, liegt ein exponentielles Wachstum vor, bei $b = 2/3$ ein sog. Kubikwurzelwachstum. Ein hypothetisches lineares Wachstum wäre bei $b = 0$ gegeben. Im Einzelfall läßt sich die Größe von b aus der von (1) abgeleiteten Formel:

$$\log\left(\frac{dV}{dt}\right) = b \log V + k \tag{2}$$

berechnen. Bei Mammacarcinomen von Mäusen kann b zwischen 0,16 und 1,26 variieren, wobei die Mehrzahl dieser Neoplasmen Werte um 0,66 oder 1 herum aufweist. Um die Größe von k zu ermitteln, müssen weitere Faktoren berücksichtigt werden und die *Zellzahl* sowie die Zahl der proliferierenden Zellen bekannt sein. Der Anteil der proliferierenden Zellen an der gesamten Tumorzellzahl (*proliferierender Anteil* = „growth fraction") kann angenähert wie folgt bestimmt werden[1254]:

$$f = \frac{\frac{N_s}{N}}{\frac{N_s}{N_G}} \tag{3}$$

1251 Vgl. dazu JANETT, WAGNER, JANSEN, COTTIER und CRONKITE 1966.

1252 Übersicht bei MENDELSOHN 1960, MENDELSOHN, DOHAN und MOORE 1960, JOHNSON 1961, SMITH und DENDY 1962, MENDELSOHN 1962, 1963, LAIRD 1964, DAWSON und FIELD 1964, MENDELSOHN 1965, CLEAVER 1965, LAIRD 1965, MCCREDIE, INCH, KRUUV und WATSON 1965, LALA und PATT 1966, STEEL, ADAMS und BARRETT 1966, STEEL und LAMERTON 1966, BARRETT 1966, CRONKITE 1968.

1253 Übersicht bei MENDELSOHN 1965.

1254 Übersicht bei LALA und PATT 1966.

wobei: f = proliferierender Anteil
N_s = Zahl der in DNS-Synthese befindlichen Zellen, erkennbar am initialen Einbau von Thymidin-^{3}H
N = totale Zellzahl
N_G = Zahl der proliferierenden, d.h. in einem Mitosecyclus befindlichen Zellen.

Zur Ermittlung des Quotienten $\frac{N_S}{N_G}$ benötigt man Angaben über die Dauer der einzelnen Phasen des Generationscyclus der proliferierenden Zellen[1255]. Zu diesem Zweck eignen sich autoradiographische Methoden unter Verwendung von Thymidin-^{3}H als Markiersubstanz. Bei der Untersuchung wenig differenzierter Zelllinien ergeben sich zahlreiche Schwierigkeiten, die es zu berücksichtigen gilt[1256].

Ist der proliferierende Anteil bekannt, läßt sich die Zahl der proliferierenden Zellen mit der Totalzahl der neoplastischen Zellen in folgende Beziehung setzen[1257]:

$$N_P = g\, N^b \tag{4}$$

wobei: N_P = Zahl der proliferierenden Zellen
g = Proportionalitätskonstante
N = totale Zellzahl
b = siehe (1).

Zwischen der Variation der Zellzahl als Funktion der Zeit $\left(\frac{dN}{dt}\right)$, der medianen Generationszeit (T_G) und der Zahl der proliferierenden Tumorzellen (N_P) besteht nach MENDELSOHN[1258] folgende Relation:

$$\frac{dN}{dt} = \frac{w}{T_G} N_P \tag{5}$$

wobei: w = ein die Häufigkeitsverteilung proliferierender Zellen innerhalb einzelner Phasen des Generationscyclus charakterisierender Korrektionsfaktor ist.

Ersetzt man in (5) N_P gemäß (4), so erhält man:

$$\frac{dN}{dt} = \frac{w\, g}{T_G} N^b \tag{6}$$

Tauscht man in (6) die Zellzahl durch $\frac{\text{Tumorvolumen}}{\text{mittleres Zellvolumen}} \left(\frac{V}{V_C}\right)$, wird aus (6):

$$\frac{dV}{dt} = \frac{w\, g\, Vc}{T_G} \left(\frac{V_C}{V}\right)^b \tag{7}$$

Die Konstante K in (1) entspricht somit:

$$k = \frac{w\, g}{T_G} \tag{8}$$

Obschon k aus der experimentell bestimmten Wachstumskurve eines Tumors abgeleitet werden kann, bleiben w, g und T_G ohne Verwendung besonderer Bestimmungsmethoden (s. S. 544) unbekannt. Mit anderen Worten: Es gelingt nicht, allein aus einer Wachstumskurve auf die mediane Generationszeit oder den proliferierenden Anteil eines Neoplasmas zu schließen.

1255 DAWSON und FIELD 1964.
1256 Übersicht bei JANETT, WAGNER, JANSEN, COTTIER und CRONKITE 1966, WAGNER, COTTIER, CRONKITE, CUNNINGHAM, JANSEN und RAI 1967, CUNNINGHAM, WAGNER, SAFIER, COTTIER, JANSEN, RAI und CRONKITE 1967.
1257 Übersicht bei MENDELSOHN 1965. 1258 Übersicht 1965.

An Hand von Beobachtungen an Ehrlich-Ascites-Tumoren haben LALA und PATT (1966) geschlossen, daß bei dieser Neoplasie die mit der Zeit zunehmende Verlangsamung des Wachstums zurückzuführen sei auf:

a) eine schrittweise Verlängerung der einzelnen Phasen des Generationscyclus proliferierender Zellen und damit auch von T_G sowie

b) eine progressive Verminderung des proliferierenden Anteils.

In diesem System war nach Angaben der Autoren die fortschreitende Abnahme der Wachstumsrate nicht durch eine Steigerung des Zellverlusts (vor allem Zelluntergang) bedingt. Die Zellverlustrate haben diese Untersucher mit Hilfe der Kenntnis von T_G, f und der Wachstumsrate des Tumors, bei Annahme einer konstanten Volumenzunahme über kurze Zeit, wie folgt ermittelt:

$$N_t = N_0 \exp\left[\left(\frac{t}{\tau}\right)(\ln 2)\right] \tag{9}$$

wobei: N_t = Zellzahl zur Zeit t

N_0 = ursprüngliche Zellzahl

τ = Verdoppelungszeit

$\left(\frac{\ln 2}{\tau}\right)$ = Wachstumsrate

Wenn $t = T_G$ und $N_t = 2\,N_0$ (plus die Zahl der ursprünglich vorhandenen, aber nicht proliferierenden Zellen, minus die Zahl der in der Zeit T_G verlorengegangenen Zellen) sind, ergibt sich:

$$\begin{aligned} N_t &= 2\,N_0 f + N_0(1-f) - [2\,N_0 f + N_0(1-f)]\,[1 - \exp(-\,yT_G)] \\ &= N_0(1+f)\exp(-\,y\,T_G) \end{aligned} \tag{10}$$

wobei: y = in der Zeiteinheit verlorengegangener Anteil der totalen Zellzahl.

Aus der Kombination von (9) und (10) ergibt sich:

$$\exp\left(\frac{T_G}{\tau}\right)(\ln 2) = (1+f)\exp(-\,yT_G) \tag{11}$$

oder:

$$y = \frac{\ln(1+f) - \left(\frac{T_G}{\tau}\right)(\ln 2)}{T_G} \tag{12}$$

Die hier aufgeführten Berechnungen sind an die Annahme eines konstanten Wachstums gebunden; überdies wird in ihnen die Art der Variation der einzelnen Parameter nicht berücksichtigt. Es kann sich somit nur um Modelle handeln, die den tatsächlichen Verhältnissen nicht oder nicht in allen Teilen zu entsprechen brauchen. Die Gültigkeit derartiger mathematischer Modelle wurde in neuerer Zeit mit den wirklich beobachteten Wachstumseigenschaften von Tumoren verglichen und mit Hilfe automatischer Rechenmaschinen geprüft[1259].

Über die Wachstumsformen lymphoretikulärer Neoplasien konnten bis heute nur wenige quantitative Angaben gemacht werden. Mit Hilfe der in vivo-Markierung durch Thymidin-^{3}H ließen sich für die proliferierenden Elemente einer menschlichen akuten lymphatischen Leukämie eine G_2-Dauer von 2—$4^1/_2$ Std und eine S-Dauer von mehr als 10 Std ermitteln[1260]. Die T_G für große Blasten derselben Leukoseart schätzten MAUER und FISHER (1966) auf 15—20 Std. Ein lange dauernder Generationscyclus wurde auch bei menschlichen akuten myeloischen Leukämien gefunden[1261], mit angeblichen Werten für T_G von 49—83 Std(!),

[1259] Übersicht bei STEEL, ADAMS und BARRETT 1966, BARRETT 1966, STEEL und LAMERTON 1966.

[1260] WAGNER und COTTIER 1967. [1261] CLARKSON, OHKITA, OTA und FRIED 1967.

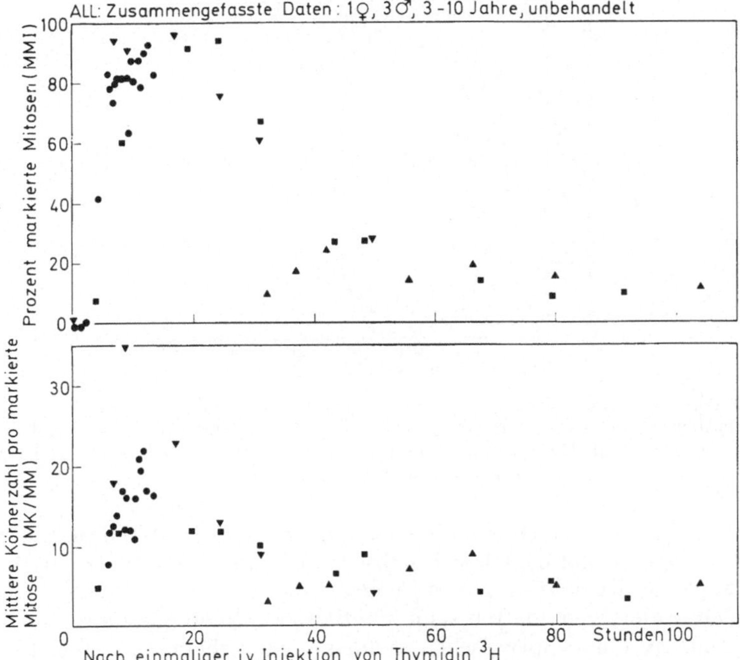

Abb. 84. Mitosemarkierungsindex (oben) und mittlere Markierungsintensität markierter Mitosefiguren (unten) neoplastischer Zellen bei akuter lymphatischer Leukämie (ALL) des Kindes, als Funktion der Zeit nach einmaliger i.v. Injektion von Thymidin-^{3}H. Jeder Einzelfall durch besondere Signaturen gekennzeichnet (WAGNER 1968)

S-Phasen von 19—22 Std und G_1 von 24—61 Std. Bei der akuten lymphatischen Leukämie[1262] wie bei der Monocytenleukämie[1263] des Menschen befindet sich nur ein kleiner Teil der Zellen in DNS-Synthese, soweit dies aus in vivo- oder in vitro-Markierung mit Thymidin-^{3}H beurteilt werden kann. Die bisher erhaltenen Daten sprechen dafür, daß a) bei Leukämien dieser Art die Zellproliferation langsamer erfolgt als bei den normalen Zellinien, aus denen sich die Neoplasie abgeleitet hat, und b) der proliferierende Anteil einen oft nur geringen Prozentsatz der totalen Zellzahl ausmacht, sehr wahrscheinlich wegen langer G_0-Zeit und/oder Lebensdauer der nicht proliferierenden Elemente (Abb. 84, 85[1264]). Ferner scheinen leukämische Zellen aus einem Zustand relativer Inaktivität („Sleepers")[1265] in Proliferation überzugehen, eine oder mehrere Teilungen zu vollziehen und dann wieder einen Zustand ohne DNS-Synthese erreichen zu können[1266]. Für die Ermittlung der relativen Menge zirkulierender und rezirkulierender leukämischer Zellen sowie für die Beurteilung der Lebensdauer dieser Elemente eignet sich unter anderem die extracorporale Bestrahlung des zirkulierenden Bluts[1267].

Am Beispiel der chronischen lymphatischen Leukämie des Menschen konnte ferner gezeigt werden, daß nur in einem Teil der Fälle ein exponentielles Wachstum der neoplastischen Zellinie bis zum Tod beibehalten wird, während bei anderen Formen die Zellzahl nach anfänglich exponentieller Zunahme allmählich

[1262] MAUER und FISHER 1966, WAGNER und COTTIER 1967.
[1263] SCHMID, OECHSLIN, FRICK und MOESCHLIN 1967.
[1264] WAGNER und COTTIER 1968. [1265] KILLMANN 1968. [1266] WAGNER und COTTIER 1968.
[1267] Übersicht bei SCHIFFER, CHANANA, CRONKITE, GREENBERG, JOEL, SCHNAPPAUF und STRYCKMANS 1967, JOEL, CHANANA, CRONKITE, GREENBERG, SCHIFFER, SCHNAPPAUF und STRYCKMANS 1967.

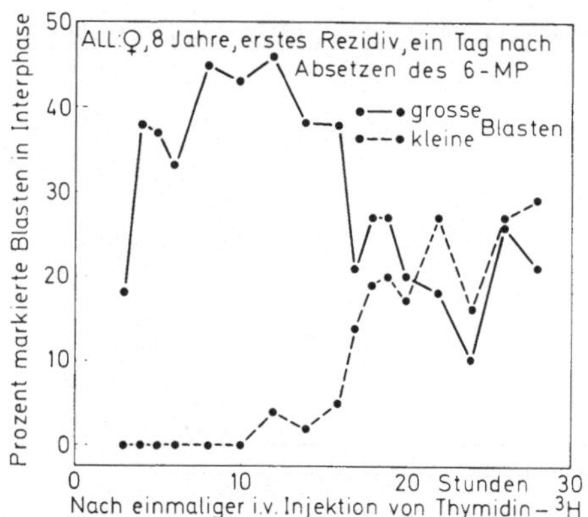

Abb. 85. Markierungsindex großer und kleiner neoplastischer Zellen („Blasten") bei einem Fall von kindlicher akuter lymphatischer Leukämie (ALL), 1 Tag nach Absetzen der Therapie mit 6-Mercaptopurin und als Funktion der Zeit nach einmaliger i.v. Injektion von Thymidin-^{3}H. (WAGNER und COTTIER 1967)

ein Plateau erreicht, das sie einhält oder um das herum sie schwankt[1268]. Diese Beobachtung spricht dafür, daß sich selbst bei leukämischen Zellpopulationen ein gewisses Maß von Regulation geltend machen kann.

Die Wachstumseigenschaften lymphoretikulärer Neoplasien äußern sich auch im Wiederaufbau der neoplastischen Zellmasse nach therapeutischen Eingriffen, wie etwa einer cytostatischen Therapie. Die Repopulation durch leukämische Zellen erfolgt in der Regel langsamer als diejenige durch normale Zellen, da die letzteren kürzere Generationszeiten aufweisen dürften. Die dadurch bedingte, zeitlich beschränkte „Remission" darf nicht darüber hinwegtäuschen, daß auch in solchen Situationen mit großer Wahrscheinlichkeit zur Proliferation befähigte leukämische Zellnester erhalten bleiben[1269].

VI. Besonderheiten lymphoretikulärer Wucherungsformen und Neoplasien

1. Lymphoma malignum Hodgkin und verwandte Prozesse

Die Vielgestaltigkeit des Gewebebildes (Abb. 86, 87) und die in manchen Fällen ausgesprochene Vernarbungstendenz des Lymphoma malignum Hodgkin lassen es immer noch als zweifelhaft erscheinen, ob wir es hier mit einem echten Neoplasma im Sinn einer transformierten Zellinie zu tun haben. Diese Frage hat grundsätzliche Bedeutung, da das Lymphoma malignum Hodgkin von einigen Autoren als Erkrankung des thymusabhängigen Systems dem multiplen Myelom, als einer Neoplasie der von einem „Bursa-Äquivalent" (s. S. 510) hergeleiteten Zellfamilien, gegenübergestellt wurde[1270]. Die Ätiologie des Leidens ist unbekannt; insbesondere kann nach der zur Verfügung stehenden Information nicht beurteilt werden, ob eine Virusätiologie in Betracht kommt. Die Natur der im elektronenoptischen Bild erkennbaren, dichten Granula in Sternberg-Zellen[1271] konnte nicht ermittelt werden. Ebenso unklar erscheinen die fraglichen Zusammenhänge zwischen antikonvulsiver Therapie und der Entwicklung eines Lymphoma malignum

[1268] Übersicht bei GALTON 1966.
[1269] Übersicht bei MATHÉ, SCHWARZENBERG, MÉRY, CATTAN, SCHNEIDER, AMIEL, SCHLUMBERGER, POISSON und WAJCNER 1966.
[1270] COOPER, PETERSON, GABRIELSEN und GOOD 1966.
[1271] BERNHARD und LEPLUS 1964.

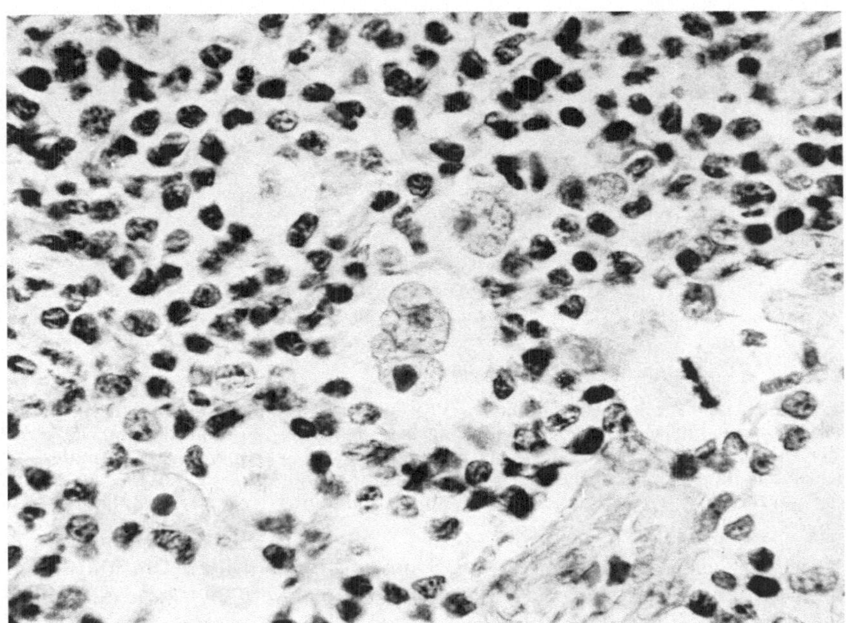

Abb. 86. Lymphoma malignum Hodgkin mit typischer Sternberg-Zelle. (HE. 800 ×)

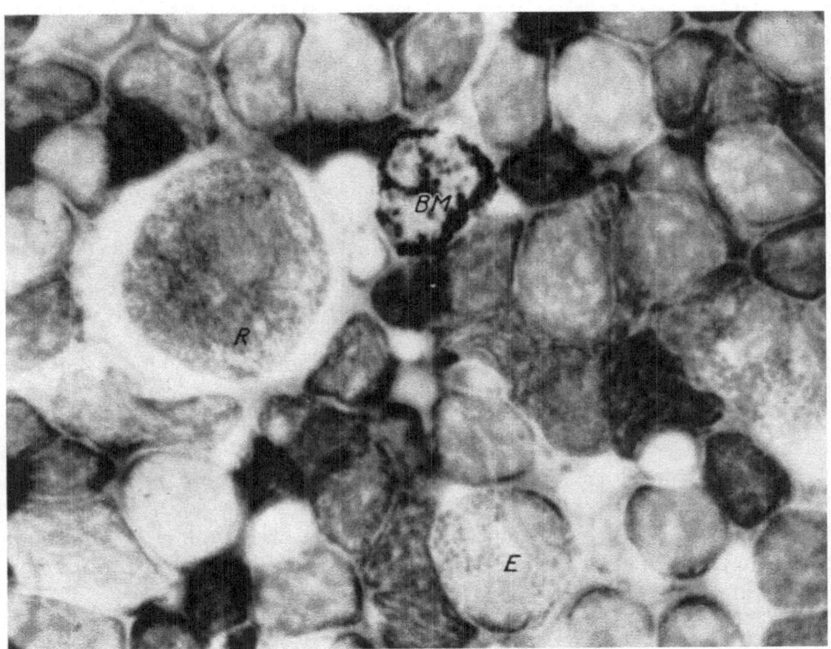

Abb. 87. Abklatschpräparat eines Lymphknotens bei Lymphoma malignum Hodgkin. Junge Sternberg-Zelle (*R*) mit charakteristischer retikulärer Kernstruktur und sehr großen, nucleolenartigen Gebilden. *BM* Blutmastzelle. *E* eosinophiler Granulocyt. (Wright. 1400 ×)

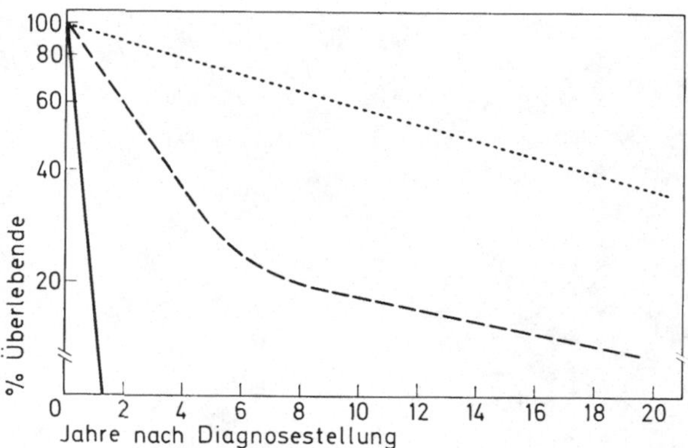

Abb. 88. Halbschematische Darstellung des Prozentsatzes überlebender Patienten mit Paragranulom, Lymphoma malignum Hodgkin oder sog. Hodgkin-Sarkom, als Funktion der Zeit nach der Diagnosestellung. (Einteilung der Fälle aufgrund des histologischen Befundes anläßlich der ersten Biopsie.) (Übersicht bei COHEN, SMETANA und MILLER, 1964). —— Hodgkin-Sarkom; — — — Lymphoma malignuma Hodgkin; ········ Paragranulom

Hodgkin (vergleiche dazu HYMAN und SOMMERS 1966). Die in Blutkulturen von Hodgkin-Patienten recht oft anzutreffende Aneuploidie hängt zum mindesten in einem Teil der Fälle mit der durchgeführten Therapie zusammen; ebenso unspezifisch scheinen gewisse andere chromosomale Veränderungen, wie Constriction am C9-Chromosom, zu sein, da sie bei verschiedenen viralen Infekten auch beobachtet werden[1272].

Großes Interesse verdient die Tatsache, daß Patienten mit fortgeschrittenem Lymphoma malignum Hodgkin eine Verminderung der Fähigkeit erkennen lassen, Überempfindlichkeitsreaktionen vom Spättyp und Homotransplantatabstoßungen zu vollziehen[1273]. Aus diesem Grund wurde das Lymphoma malignum Hodgkin als eine mit Verlust der physiologischen Funktionen einhergehende Wucherung des thymusabhängigen Systems bezeichnet (s. oben), ob zu Recht oder Unrecht, bleibe dahingestellt. Der bei Hodgkin-Patienten vorhandene immunbiologische Defekt äußert sich auch im Verhalten der Blutlymphocyten in vitro: Diese können durch PHA kaum und durch Antigene oft überhaupt nicht stimuliert werden[1274]. Es wurden verschiedene Hypothesen aufgestellt, um diese Störung zu erklären. Unter anderem wurde berichtet, daß den Lymphocyten von Hodgkin-Patienten ein bestimmter Typ von RNS fehle[1275]. Es ist aber noch verfrüht, sich in diesen Fragen ein Urteil zu bilden. Histochemische Untersuchungen[1276] haben zum besseren Verständnis dieser Probleme bisher wenig beigetragen.

Obwohl verschiedene Varianten des Lymphoma malignum Hodgkin unterschieden werden, steht noch im Zweifel, ob es sich dabei um voneinander abweichende Ausdrucksformen desselben Leidens oder um mehrere nosologische Einheiten handelt. In der Verlaufsform scheint sich das sog. Hodgkin-Sarkom deutlich von den üblichen Formen von Lymphoma malignum Hodgkin abgrenzen zu lassen, da es einen erheblich rascheren Verlauf nimmt und in kürzerer Zeit zum Tod führt[1277] (Abb. 88).

1272 LAWLER, PENTYCROSS und REEVES 1967.
1273 Übersicht bei AISENBERG 1962, HERSH und OPPENHEIM 1965.
1274 Übersicht bei HERSH und OPPENHEIM 1965, LAWLER, PENTYCROSS und REEVES 1967, AIRÒ und ASTALDI 1967.
1275 FAZIO und BACHI 1967.
1276 ACKERMAN, KNOUFF und HOSTER 1951, 1952.
1277 Übersicht bei COHEN, SMETANA und MILLER 1964.

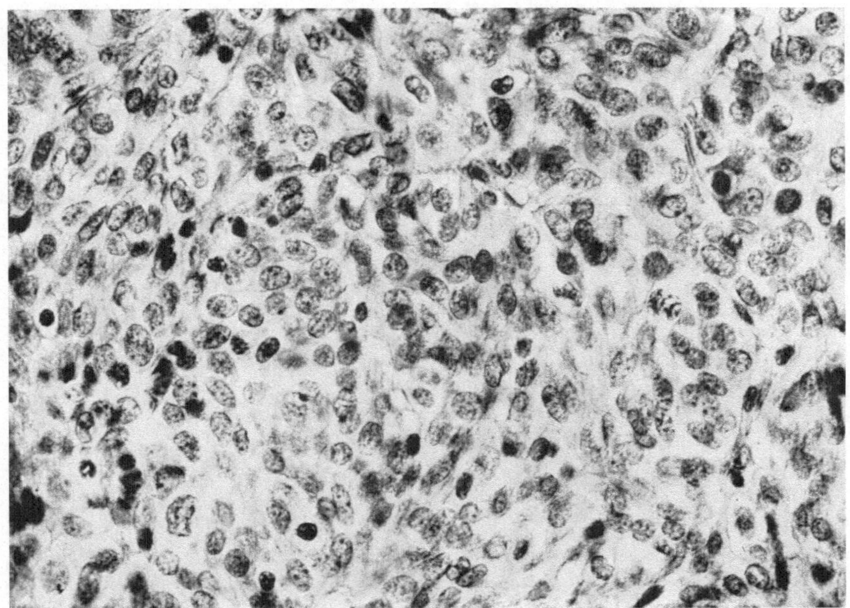

Abb. 89. Spindelzelliges Thymom. (HE. 480 ×)

Die Infektanfälligkeit der an Lymphoma malignum Hodgkin leidenden Individuen ist seit langem bekannt und nach dem oben Gesagten in gewissem Sinn verständlich. Interessanterweise gilt dies auch für virale Infekte, im besonderen durch Viren vom Herpestyp verursachte[1278].

2. Thymome

Wie in einem früheren Abschnitt schon eingehend besprochen wurde (s. S. 667), ist über die Virusätiologie maligner Thymome der kleinen Laboratoriumstiere sowie deren Induzierbarkeit durch ionisierende Strahlen und chemische Stoffe viel bekannt geworden[1279]. Beim malignen Thymom der Maus (thymische Leukose, thymische Lymphosarkomatose) handelt es sich um ein mittelgroßzelliges Lymphosarkom, das zunächst lokal wächst, später aber leukämisch werden kann. Während diese tierischen Thymome vor allem Gegenstand der ätiologischen und pathogenetischen Forschung sind, haben die Thymome des Menschen besonders wegen der immunpathologischen Folgen für den Gesamtorganismus Beachtung gefunden. Mehr als zufällig ist das Zusammentreffen von größtenteils spindelzelligen Thymomen (Abb. 89) mit Hypo- oder Agammaglobulinämie[1280] und Knochenmarksaplasie[1281], während vorwiegend lymphocytäre (Abb. 90) oder lymphoepitheliale Thymome (Abb. 91) in 15—30% der Fälle mit Myasthenia gravis einhergehen. Thymustumoren können auch mit anderen Krankheiten verbunden sein. Die möglichen Zusammenhänge zwischen Thymomen und immunbiologischen und/ oder hämatologischen Störungen werfen Probleme auf, die schon besprochen

[1278] Übersicht bei Casazza, Duvall und Carbone 1966.
[1279] Übersicht bei Kaplan 1949, Kirschbaum 1951, Mole 1958, Gross 1958, 1959, Furth und Baldini 1959, Odell, Cosgrove und Upton 1960, Law 1960, O'Gara und Ards 1961, Upton 1961, Cottier 1961a, Cottier, Cronkite, Tonna und Nielsen 1962, Duplan 1962, Cosgrove und Upton 1962, Kunii, Furth und Berwick 1966, Kaplan 1966, Upton 1967.
[1280] Good und Varco 1955. [1281] Übersicht bei MacKay 1966.

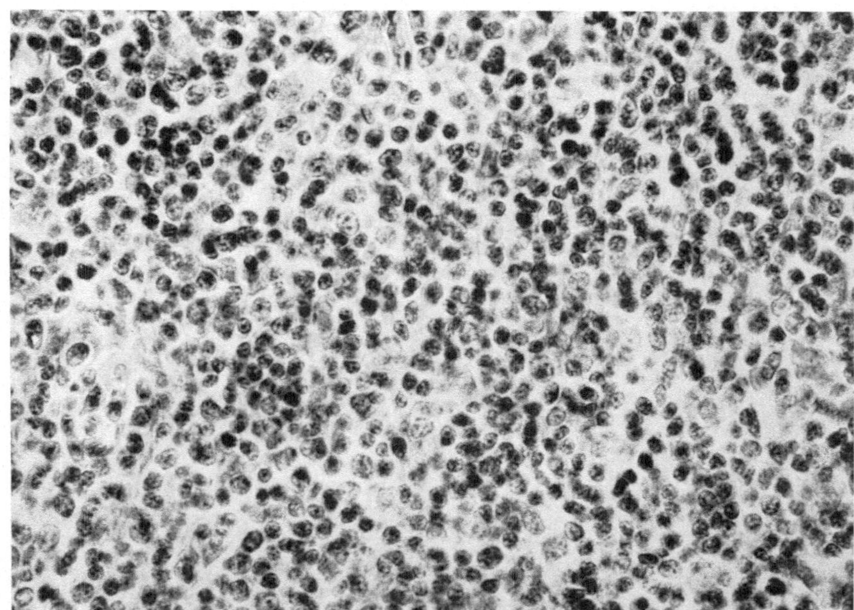

Abb. 90. Vorwiegend lymphocytäres Thymom. (HE. 480 ×)

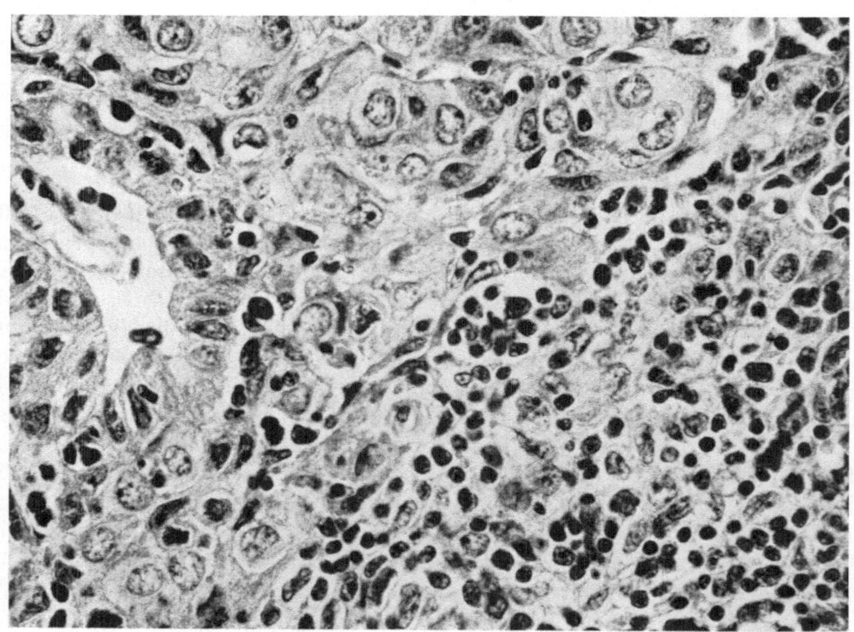

Abb. 91. Lymphoepitheliales Thymom. (HE. 480 ×)

wurden (s. S. 615). Eine befriedigende pathogenetische Erklärung dieser Phänomene steht noch aus. Es ist hervorzuheben, daß die Hypogammaglobulinämie bei spindelzelligem Thymom in der Regel eine Verminderung sowohl des IgA und IgM als auch des IgG umfaßt, und daß in einer Reihe von Fällen ein schwerer

Mangel an Keimzentren und Plasmazellen im Organismus beobachtet wird. Das Verhältnis zwischen Ursache und Wirkung könnte daher u.a. auch so sein, daß die Entwicklung von Thymomen durch eine vorbestehende Hypogammaglobulinämie begünstigt wird.

3. Das großfollikuläre Lymphoblastom (Brill-Symmers)

Unter dem Begriff von „follikulären malignen Lymphomen" werden in der angelsächsischen Literatur kleinknotig wachsende Wucherungen des lymphoretikulären Gewebes zusammengefaßt, die ihrem Wesen nach keine einheitliche Gruppe darstellen[1282]. Das großfollikuläre Lymphoblastom (Brill-Symmers), das sich vorwiegend aus großen und mittelgroßen lymphoiden Zellen aufbaut, entspricht vielleicht auch nicht einer einheitlichen Gruppe, da sich im späteren Verlauf der Krankheit manchmal Zustände entwickeln, die von den Untersuchern als Reticulosarkomatose bezeichnet werden, ferner Lymphosarkome sowie akute und chronische lymphatische Leukämien[1283]. Bei wenigstens einem Teil der Fälle von Brill-Symmersschem Syndrom dürfte es sich aber um Neoplasien handeln, die von Keimzentrenzellen ausgegangen sind. Da die Germinoblasten und Germinocyten nach allem bisher Gesagten (s. S. 532) als unreife, aber sensibilisierte Vorläufer immunbiologisch aktiver Zellen betrachtet werden können, stellt sich die Frage, ob bei Brill-Symmersschem Syndrom unter Umständen Paraproteine gebildet werden. Mit wenigen Ausnahmen ist darüber noch nichts Schlüssiges bekannt[1284]. Es muß aber hervorgehoben werden, daß bisher noch keine systematischen Untersuchungen dieser Art gemacht wurden. Es wäre durchaus möglich, daß nur kleinste Mengen von Paraproteinen produziert würden, die der gewöhnlichen Nachweistechnik entgehen könnten. Eine Klärung dieser Frage würde weitere Hinweise auf die Funktion und das Wesen der Keimzentren geben.

4. Lymphosarkome

Die Möglichkeit einer Virusätiologie des Burkitt-Tumors, einer besonderen, vor allem in Afrika bei Kindern auftretenden Lymphosarkomform, wurde schon besprochen (s. S. 672)[1285]. Ob das Festhaften wirtseigenen IgG's an der Oberfläche der Lymphomzellen[1286] mit dem Vorhandensein tumorspezifischer oder virusspezifischer Antigene in Beziehung steht, oder ob es sich dabei um ein unspezifisches Phänomen handelt, bleibt noch unklar. Verschiedentlich wurde bei Patienten mit Lymphosarkom eine Paraproteinämie festgestellt; dabei handelte es sich, nach Angaben von KRAUSS und SOKAL (1966), in der Reihenfolge der Häufigkeit um eine M-, G- oder A-Paraproteinämie. Falls beim Burkitt-Tumor Paraproteine festgestellt werden, handelt es sich in der Regel um Makroglobuline[1287]. Eine Produktion von immunglobulinartigen Eiweißkörpern ist auch bei der in vitro gezüchteten EB-2-Linie eines Burkitt-Tumors nachgewiesen worden[1288]. Wahrscheinlich darf man in solchen Zelleistungen den Ausdruck einer etwas weiter fortgeschrittenen Differenzierung neoplastischer Elemente vermuten, die von immunbiologisch kompetenten und/oder aktiven Zellen abstammen. Gewisse Lymphosarkomzellen, wie die des Burkitt-Tumors, verhalten sich in vitro ähnlich

1282 Übersicht bei RAPPAPORT, WINTER und HICKS 1956.
1283 Übersicht bei FIRAT, STUTZMAN, STUDENSKI und PICKREN 1965.
1284 Übersicht bei BARANDUN, SORDAT und SPENGLER 1967.
1285 Übersicht bei BURKITT 1958, CLIFF, WRIGHT und CLIFFORD 1963, WRIGHT 1964, O'CONOR, RAPPAPORT und SMITH 1965, HENLE und HENLE 1966, DORFMAN 1966.
1286 SMITH, KLEIN, KLEIN und CLIFFORD 1967.
1287 TANIGAKI, YAGI, MOORE und PRESSMAN 1966.
1288 DOUGLAS, BORNJESON und CHESSIN 1967.

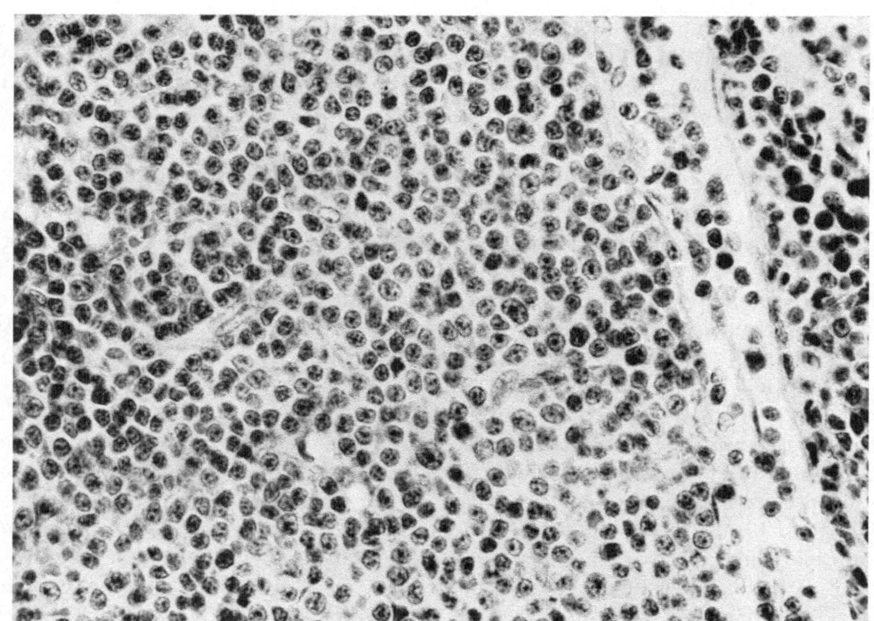

Abb. 92. Leukämisch gewordenes, vorwiegend kleinzelliges Lymphosarkom in einem Lymphknoten (Mensch): zahlreiche neoplastische Zellen liegen auch im Lymphsinus (rechts im Bild). (HE. 480 ×)

wie PHA-stimulierte Lymphocyten, indem sie — wie die letzteren — an Kollagen haften bleiben, eine gewisse Migrationsfähigkeit besitzen und auch strukturell vergleichbar sind[1289]. Einen Einblick in die Entwicklungsformen der Lymphosarkome gibt die große Übersichtsarbeit von ROSENBERG, DIAMOND und CRAVER (1960), die an Hand von 1269 Fällen die Verlaufsmöglichkeiten des Leidens überprüften. Es hat sich dabei gezeigt, daß nur 28,4% der Patienten 5 Jahre nach Diagnosestellung überleben. Bei Kindern liegen die Verhältnisse noch ungünstiger. Wenn das Lymphosarkom zur Zeit, da es erstmals erkannt wird, noch weitgehend örtlich beschränkt wächst, rechtfertigt sich eine bessere Prognose. Mit dem Fortschreiten des Leidens und zunehmender Metastasierung sinkt die Zahl der im Blut zirkulierenden immunbiologisch kompetenten und/oder aktiven Lymphocyten, so daß sich in vielen Fällen infektiöse Komplikationen einstellen[1290]. Die Frage, ob ein Lymphosarkom im Terminalstadium leukämisch wird, hängt offenbar von der Fähigkeit der neoplastischen Elemente ab, in die Blutbahn überzutreten und zu rezirkulieren. Ähnlich wie unter physiologischen Bedingungen handelt es sich hierbei eher um kleine lymphoide Zellen (Abb. 92).

5. Lymphatische Leukämien (Lymphadenosen)

a) Akute lymphatische Leukämien (akute Lymphadenosen)

Der Begriff der akuten lymphatischen Leukämie (akute Lymphadenose) ist nicht leicht zu definieren. Das Attribut „akut“ bezieht sich einerseits auf den in der Regel ziemlich raschen Verlauf, andererseits auf die bei dieser Neoplasie vorherrschende Blastenform der lymphoiden Elemente. Wie besprochen wurde

[1289] PULVERTAFT 1964.
[1290] Übersicht bei CASAZZA, DUVALL und CARBONE 1966.

(s. S. 688), wäre es aber irreführend, aus dem steil progredienten Wachstum der leukämischen Zellpopulation auf besonders kurze Generationszeiten zu schließen. Vielmehr macht es den Anschein, daß dieses besondere Verhalten der Neoplasie durch die folgenden Unterschiede zur chronischen lymphatischen Leukämie bedingt ist: a) einen größeren proliferierenden Anteil, b) eine weitergehende Unabhängigkeit von Regulationsmechanismen zur Konstanterhaltung der Zellzahl und c) eine kürzere G_0-Zeit oder Lebensdauer der neoplastischen Elemente. Die Berechtigung, die als akute lymphatische Leukämie bezeichnete Neoplasie vom immunbiologisch kompetenten und/oder lymphatischen Parenchym und nicht von irgendeiner anderen unreifen, lymphoiden Zellart herzuleiten, besteht streng genommen nur dann, wenn gewisse spezifische Leistungen, wie die Produktion kleiner Mengen von Paraproteinen, nachgewiesen werden können. Dies ist in vielen Fällen nicht möglich, so daß der Begriff „lymphatisch" hypothetisch bleibt oder sich lediglich auf die Zellform und/oder die vorherrschende Lokalisation der leukämischen Zellmasse bezieht. Die Ätiologie der akuten lymphatischen Leukämie des Menschen ist unbekannt. Die hin und wieder beobachtete örtliche Häufung von Fällen („clusters") hat zur Vermutung geführt, daß exogene leukämogene Faktoren eine Rolle spielen könnten[1291]. Ob das innerhalb von Sippschaften vermehrte Auftreten von akuten Leukämien auf exogenen Faktoren oder möglicherweise auf einer konstitutionellen Anfälligkeit beruht, ist noch ungewiß[1292]. Die Feststellung von Rassenunterschieden in den USA, wo die schwarze Bevölkerung eine um die Hälfte geringere Häufigkeit dieser Leukämieform als die weiße aufweist[1293], darf nicht als zwingender Beweis für die Existenz einer genetisch fixierten Prädisposition betrachtet werden. Beide Bevölkerungsteile leben unter verschiedenen sozialen Verhältnissen. Versuche, die akute lymphatische Leukämie auf Grund chromosomaler Analysen besser zu definieren, haben nicht weit geführt[1294]. Das Muster der Aneuploidie zeigt wohl von Fall zu Fall gewisse Besonderheiten[1295] und ist bei der akuten lymphatischen im Gegensatz zur akuten myeloischen Leukämie in der Regel hyperdiploid; klare Schlußfolgerungen lassen sich aber zur Zeit noch nicht ziehen. Am häufigsten scheinen chromosomale Veränderungen in der C9-Gruppe, dann auch in der G-Gruppe vorzuliegen[1296]. In einzelnen Fällen wurden Extrachromosomen beobachtet, die sich von denjenigen beim Down-Syndrom und vom Ph^1-Chromosom unterscheiden[1297]. Es wäre zu wünschen, daß in Zukunft chromosomale Untersuchungen nicht an Kulturen, sondern an Direktausstrichen leukämischer Zellen vorgenommen werden, da im Verlauf der Züchtung Aberrationen entstehen und so die Deutung zusätzlich erschweren können.

Vieles spricht dafür, daß es sich bei der akuten lymphatischen Leukämie um eine wesensmäßig besondere Neoplasie und nicht um eine mit rascherer Progredienz verbundene Variante der chronischen lymphatischen Leukämie handelt. Abgesehen von der ungleichen Verlaufsform, zeigen sich noch mehrere weitere Unterscheidungsmerkmale. Der Häufigkeitsgipfel der akuten lymphatischen Leukämie liegt im Kindesalter und nicht im höheren Alter wie bei der chronischen Form[1298]. In vitro lassen sich die Zellen der akuten im Gegensatz zu denjenigen der chronischen lymphatischen Leukämie durch PHA gut stimulieren oder zeigen

---

[1291] Übersicht bei HEATH, MANNING und ZELKOWITZ 1964.
[1292] Vgl. dazu GUNZ, FITZGERALD, CROSSEN, MCKINSEY, POWELS und JENSEN 1965.
[1293] EDERER, MILLER und SCOTTO 1965.
[1294] Übersicht bei BAIKIE 1961, NOWELL und HUNGERFORD 1964.
[1295] REISMAN, MITANI und ZUELZER 1964.
[1296] Übersicht bei SANDBERG, ISHIHARA, KIKUCHI und CROSSWHITE 1964.
[1297] MCCARTHY, JUNIUS, FARBER, LAZARUS und FOLEY 1965.
[1298] Übersicht bei EDERER, MILLER und SCOTTO 1965.

sogar eine spontane Proliferationsbereitschaft[1299]. Eine Paraproteinbildung wird bei der akuten Form fast nie festgestellt, was für einen in der Regel geringeren Differenzierungsgrad der akuten im Vergleich zur chronischen lymphatischen Leukämie spricht, falls sich die neoplastischen Elemente der ersteren tatsächlich aus dem immunbiologisch kompetenten lymphatischen System herleiten. Hinsichtlich der Empfindlichkeit der Zellen gegenüber Corticosteroiden, Cytostatica und ionisierender Bestrahlung finden sich allerdings keine tiefgreifenden Unterschiede[1300]. Beispielsweise genügen schon 10 Injektionen zu je 0,25 μc/g Körpergewicht Thymidin-^{3}H im Verlauf von 5 Tagen, um bei der menschlichen akuten Leukämie eine Verminderung der Zellzahl zu erreichen[1301]. Soweit es sich auf Grund der wenigen bisher durchgeführten Versuche beurteilen läßt, hat bei Kindern eine Thymektomie auf den Verlauf der akuten lymphatischen Leukämie keinen Einfluß[1302].

b) Chronische lymphatische Leukämien (chronische Lymphadenosen)

Die chronischen lymphatischen Leukämien stellen wahrscheinlich auch keine einheitliche Gruppe von Neoplasien dar. Dafür spricht u. a. die Tatsache, daß ganz verschiedene Verlaufstypen vorkommen (s. S. 689), d. h. progrediente und solche, bei denen die Zellzahl über lange Zeit konstant bleiben kann. Ferner kennt man Formen ohne und solche mit Paraproteinämie[1303]. Dameshek (1967a, b) spricht von der chronischen lymphatischen Leukämie als von einem „accumulative disease of immunologically incompetent lymphocytes". Galton (1966) erhebt die Frage, ob die Zahl der Lymphocyten bei chronischer lymphatischer Leukämie deshalb zunimmt, weil die Zellen außerstande sind, eine antigenische Stimulation zu beantworten. Diese Auffassung geht u.a. von der Beobachtung aus, daß sich die Lymphocyten bei chronischer lymphatischer Leukämie in vitro durch Antigene und PHA nicht in der für normale Lymphocyten üblichen Frist stimulieren lassen, und zwar infolge eines der Zelle innewohnenden Defekts[1304]. Meistens kommt es aber mit einer gewissen Verzögerung doch noch zur Transformation[1305]. Das Wesen dieser Störung ist noch unklar. Der Einbau von Cytidin-^{3}H in die RNS scheint nicht gestört zu sein[1306]. In vitro gezüchtete Zellen von Patienten mit chronischer lymphatischer Leukämie zeigen im Vergleich zu normalen Lymphocyten mitunter ein besonderes Verhalten gegenüber schädigenden Agentien wie Corticosteroiden und ionisierenden Strahlen, ein Umstand, der diagnostischen Zwecken dienen kann[1307]. Es finden sich auch Unterschiede hinsichtlich Motilität, Morphologie, Neigung zur Bildung kurzer Pseudopodien sowie Menge und Verteilung der RNS[1308]. Von Interesse ist die Feststellung, daß sich die Strahlenempfindlichkeit der Lymphocyten bei chronischer lymphatischer Leukämie zum RNS-Umsatz der Zellen umgekehrt proportional verhält[1308a]. Elektronenoptisch lassen sich hie und da intracytoplasmatische Einschlüsse vom Typ der Rus-

[1299] Übersicht bei Astaldi, Massimo, Airò und Mori 1966, Astaldi und Airò 1967, Airò und Astaldi 1967.
[1300] Übersicht bei Roath und Wilkinson 1964.
[1301] Greenberg, Chanana, Cronkite, Schiffer und Stryckmans 1966.
[1302] Jiji, Sacks, Linberg und Spurling 1965.
[1303] Übersicht bei Spengler, Roulet und Riva 1960, Gamble und Cutting 1966.
[1304] Übersicht bei Oppenheim, Whang und Frei 1965, Astaldi, Massimo, Airò und Mori 1966, Hayhoe, Sinks und Flemans 1967, Airò und Astaldi 1967.
[1305] Rabinowitz und Dietz 1968. [1306] Fliedner 1967.
[1307] Übersicht bei Schrek, Leithold, Friedman und Best 1962, Schrek 1964b, Schrek und Stefani 1964, Schrek 1967, vgl. dazu auch die in vitro-Beobachtungen von Furman, Ackerman und Cohen (1961) an tierischen Leukämiezellen.
[1308] Übersicht bei Schrek und Donnelly 1961, 1966, Johnson, Pratt und Rigby 1967.
[1308a] Stryckmans, Chanana, Cronkite, Greenberg und Schiffer 1969.

sell-Körperchen nachweisen[1309]. Auf die metabolischen Eigenheiten der leukämischen Lymphocyten wurde schon hingewiesen[1310]. Eine Übersicht über Änderungen der Transplantationsantigene in leukämischen Lymphocyten findet sich bei BRODY und BEIZER (1965). Zusammenfassend betrachtet, machen es diese Befunde wahrscheinlich, daß wir es bei der chronischen lymphatischen Leukämie mit einer transformierten (mutierten?) Zellinie zu tun haben, die ihre immunbiologischen Fähigkeiten gänzlich oder zum größten Teil verloren hat. Diese Auffassung erscheint besonders dann berechtigt, wenn die neoplastischen Elemente Paraproteine einer bestimmten Art produzieren, die für ein monoklonales Wachstum sprechen[1311]. Ob die von neoplastischen Lymphocyten produzierten immunglobulinartigen Proteine in keinem Fall Antikörpereigenschaften besitzen, darf allerdings bezweifelt werden. Man erinnert sich z.B. an die Beobachtungen von WEED (1965), der bei Patienten mit chronischer lymphatischer Leukämie eine ungewöhnlich heftige Reaktion auf Moskitostiche feststellte. In diesem Zusammenhang verdient auch der Hinweis von DAMESHEK (1967) Beachtung, wonach sich bei chronischer lymphatischer Leukämie im Anschluß an eine hochdosierte Behandlung mit alkylierenden Stoffen oder ionisierenden Strahlen in kürzester Zeit Zustände entwickeln können, die sich mit Autoimmunkrankheiten vergleichen lassen.

Über chromosomale Veränderungen bei chronischer lymphatischer Leukämie weiß man noch wenig. In den meisten Fällen haben sich keine konstanten Aberrationen nachweisen lassen; von Interesse ist die Beobachtung von GUNZ, FITZGERALD und ADAMS (1962), die bei chronischer lymphatischer Leukämie in einer Familie wiederholt ein kleines akrozentrisches Chromosom (wahrscheinlich 21) nachweisen konnten. Da auch das Ph^1-Chromosom und die dem Mongolismus zugrunde liegende Trisomie das Chromosom 21 betreffen, stellt sich die Frage, ob die Regulation der Leukopoiese wenigstens zum Teil von Genen kontrolliert wird, die in diesem Chromosom lokalisiert sind.

Die Verlaufsformen der chronischen lymphatischen Leukämie sind teilweise schon erwähnt worden (s. S. 689). Es handelt sich in der Regel um ein langsam fortschreitendes Leiden, dessen Häufigkeitsgipfel bei 62 Jahren liegt, und dessen mediane Überlebenszeit nach Einsetzen der Krankheitssymptome sich über mindestens 47,8 Monate erstreckt[1312]. Nach anderen Statistiken beträgt die mediane Überlebenszeit nach Auftreten der ersten Krankheitszeichen sogar 8 Jahre[1313]. Falls die Diagnose schon vor Beginn der subjektiven Beschwerden gestellt wird, ist die Überlebensrate noch höher. Die Patienten sterben recht oft an interkurrenten Krankheiten anderer Art, bevor die chronische lymphatische Leukämie bedrohliche Ausmaße angenommen hat[1314]. In Anbetracht der überaus langsamen Zunahme der Zahl neoplastischer Zellen bei chronischer lymphatischer Leukämie wird vermutet, daß das Leiden viele Jahre, wenn nicht mehr als ein Jahrzehnt, vor Beginn der klinischen Manifestationen seinen Anfang nehmen kann. Dies ist selbst dann anzunehmen, wenn die Wachstumskonstante (b, s. S. 686) sich mit der Zeit verringert (Abb. 93, 94).

Bei der chronischen lymphatischen Leukämie findet sich oft eine sehr große Zahl von Lymphocyten im peripheren Blut. Es ist damit zu rechnen, daß ein erheblicher Teil derselben auch rezirkuliert, ähnlich wie dies von den normalen Lymphocyten bekannt ist (s. S. 566). Die Zahl der neoplastischen Elemente im

1309 LASZLO, GERBER und SOMMER 1967. 1310 LASZLO 1967, s. S. 683).
1311 Übersicht bei TANIGAKI, YAGI, MOORE und PRESSMAN 1966.
1312 Übersicht bei GREEN und DIXON 1965, SCHIFFER 1968.
1313 BOGGS, SOFFERMAN, WINTROBE und CARTWRIGHT 1966.
1314 BOGGS, SOFFERMAN, WINTROBE und CARTWRIGHT 1966.

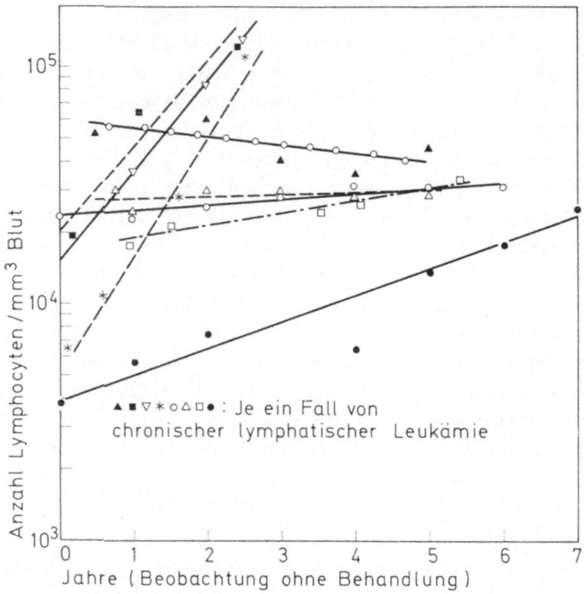

Abb. 93. Bei unbehandelten Fällen von chronischer lymphatischer Leukämie Lymphocytenzahl im peripheren Blut von Patient zu Patient verschieden: zum Teil mit der Zeit deutlich exponentielle Zunahme der Blutlymphocytose, in anderen Fällen Lymphocytenzahl im Blut über lange Zeit fast unverändert (SCHIFFER 1968)

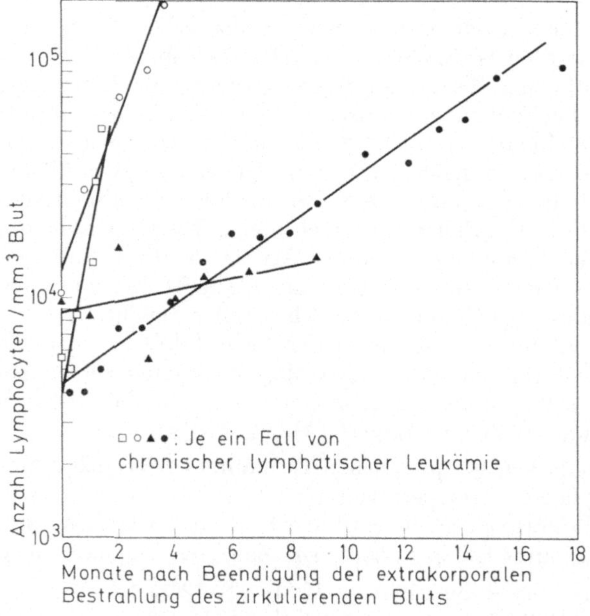

Abb. 94. Nach Absetzen der extrakorporalen Bestrahlung des zirkulierenden Bluts von Patienten mit chronischer lymphatischer Leukämie nimmt die Lymphocytenzahl im Blut von Fall zu Fall verschieden rasch wieder zu (vgl. Abb. 93). (SCHIFFER 1968)

Blut geht allerdings nicht in allen Fällen mit derjenigen im Ductus thoracicus parallel[1315], so daß sich bei solchen Zuständen die Frage nach einem atypischen Zirkulations- und Rezirkulationsverhalten der leukämischen Lymphocyten erhebt.

Die chronische lymphatische Leukämie geht oft mit einem Zustand herabgesetzter immunbiologischer Leistungsfähigkeit einher[1316], der mit Hypogammaglobulinämie verbunden sein kann[1317] und sich meistens auch in einer verminderten Bereitschaft äußert, Überempfindlichkeitsreaktionen vom Spättyp und Homotransplantatabstoßungen zu vollziehen[1318]. Die eigentliche Ursache dieses Mangelzustandes bei Lymphadenose ist nicht immer klar ersichtlich. Die Zerstörung und/oder Verdrängung des lymphatischen Parenchyms durch neoplastische Zellen stellt den einfachsten und am nächsten liegenden Deutungsversuch dar. Unter diesem Gesichtspunkt wäre das Antikörpermangelsyndrom rein sekundärer Natur. Es besteht aber umgekehrt die Möglichkeit, daß ein Antikörpermangelsyndrom idiopathischer, d.h. ungeklärter Natur, vor Beginn des neoplastischen Prozesses schon vorgelegen haben könnte, und daß die Entstehung und/oder Entwicklung der chronischen Lymphadenose durch diesen Zustand begünstigt worden wäre. Die Grenzen zwischen Defektimmunopathie und Neoplasie sind im übrigen nicht immer scharf zu ziehen, da theoretisch die Transformation einer Zellinie des immunbiologisch aktiven Systems in einer Fehl- oder Mangelleistung zum Ausdruck kommen könnte, ohne daß notwendigerweise ein neoplastisches, progressives Wachstum der transformierten Zellpopulation dazuzugehören braucht. Derartige, als „immunoproliferative Störungen"[1319] bezeichnete Zustände bedürfen einer weiteren Klärung.

Die chronische lymphatische Leukämie kann auch von Prozessen begleitet sein, die eine gewisse Verwandtschaft mit Autoimmunkrankheiten zeigen, wie z.B. einer hämolytischen Anämie[1320].

6. Die plasmocytoiden Myelome und die Makroglobulinämie Waldenström

Diese vom immunbiologisch aktiven Gewebe ausgehenden Neoplasien haben in neuerer Zeit vor allem aus zwei Gründen das Interesse weiter Forscherkreise erweckt:

a) Die neoplastische Zellinie dieser Gruppe ist so weit differenziert, daß sie mit den Immunglobulinen identische oder zumindest nah verwandte Proteine produziert (Paraproteine), entsprechend der Plasmazellreihe, von der sie sich herleitet. Im Einzelfall zeigen diese Paraproteine eine auffällige Einheitlichkeit, die im Gegensatz zu der Vielgestaltigkeit der physiologischerweise auftretenden Immunglobuline steht. Diese Feststellung liefert einen guten Hinweis auf die „monoklonale" Natur des neoplastischen Prozesses, ist also von grundsätzlicher Bedeutung für die onkologische Forschung.

b) Dank eingehender struktureller Untersuchungen an Paraproteinen ließen sich in den letzten Jahren wesentliche neue Erkenntnisse über Bau, Spezifität und Antigeneigenschaften der Antikörpermoleküle ganz allgemein gewinnen[1321].

Über die Ätiologie der mit Paraproteinämie einhergehenden Neoplasien wissen wir so wenig Bescheid wie über diejenige der meisten anderen bösartigen Geschwülste. Wohl wurden in den Zellen einzelner Mäuse-Plasmocytome virusartige

---

1315 BINET, LOGEAIS, VILLENEUVE, MATHEY und BERNARD 1967.
1316 Übersicht bei BARANDUN, COTTIER, HÄSSIG und RIVA 1959, BOLT, ZERLETT, TOUSSAINT und RITZL 1960, MILLER 1962, GALTON 1966.
1317 Übersicht bei GALTON 1966.
1318 Übersicht bei BARANDUN, COTTIER und HÄSSIG 1959.
1319 DAMESHEK 1967. 1320 Übersicht bei CASAZZA, DUVALL und CARBONE 1966.
1321 Übersicht bei MILSTEIN 1967.

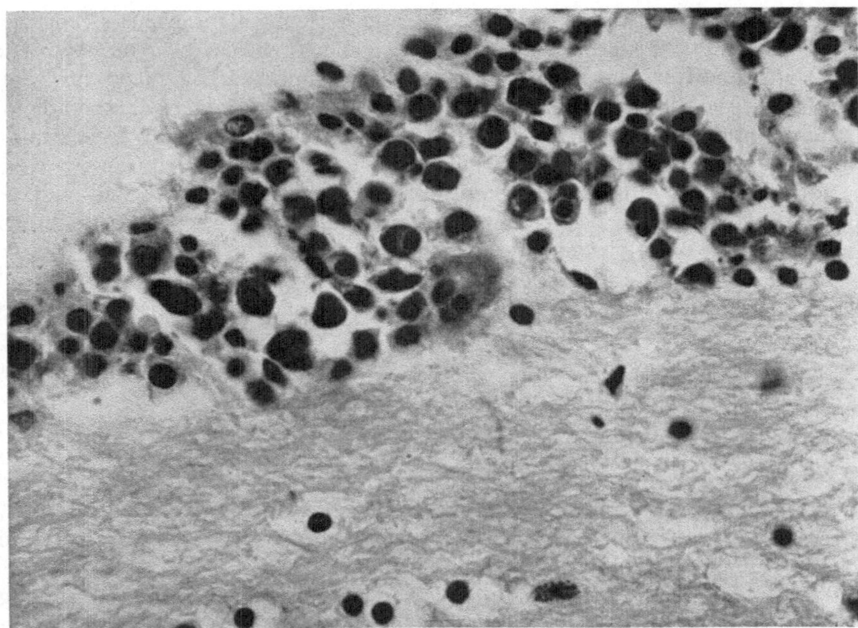

Abb. 95. Infiltration der weichen Hirnhaut bei diffusem Plasmocytom einer Maus, $9^1/_2$ Monate nach kurzfristiger ionisierender Ganzkörperbestrahlung mit 600 R. (PAS-Trichrom. 750 ×)

Partikeln nachgewiesen[1322], doch gestatten die bis jetzt gemachten Feststellungen dieser Art keine Aussage. Ein aufschlußreiches Modell bietet sich in dem „Aleutian mink disease", dem eine Virusätiologie zugeschrieben wird, und der mit einer mächtigen Proliferation von Plasmazellen sowie einer deutlichen Hypergammaglobulinämie einhergeht. Bei einzelnen der betroffenen Nerze wurden myelomartige Proteine und Bence-Jones-Eiweißkörper nachgewiesen, so daß vermutet werden darf, es seien in diesen Fällen neoplastische Zellinien entstanden[1323]. Ähnliche Beobachtungen wurden an Frettchen gemacht[1324]. Plasmocytome lassen sich bei kleinen Laboratoriumstieren auch durch intraperitoneale Injektionen von Staphylokokken in Freundschem Adjuvans induzieren[1325], ebenso wie durch ionisierende Strahlen[1326] (Abb. 95) und andere Maßnahmen. Beim Menschen wurde vereinzelt ein familiäres Auftreten der Makroglobulinämie Waldenström beobachtet[1327], doch können aus derartigen Feststellungen vorläufig weder in bezug auf die Frage einer genetisch bedingten Prädisposition noch hinsichtlich allfälliger exogener ätiologischer Faktoren Schlüsse gezogen werden.

Über konstante, sichtbare Chromosomenaberrationen, die mit dem neoplastischen Prozeß in ursächliche Beziehung gesetzt werden könnten, in Analogie zum Ph^1-Chromosom bei chronischer myeloischer Leukämie, ist zur Zeit noch nichts Schlüssiges bekannt.

Obwohl vermutet werden darf, daß den mit der Produktion von Paraproteinen einhergehenden Neoplasien eine neoplastische Transformation einer Vorläuferzelle

[1322] PARSONS, DARDEN, LINDSLEY und PRATT 1960, PARSONS, BENDER, DARDEN, PRATT und LINDSLEY 1961, SZAKACS, MILLER und YANCEY 1967.
[1323] PORTER, DIXON und LARSEN 1965a, b.
[1324] KENYON, WILLIAMS und HOWARD 1966.
[1325] LIEBERMAN und MANTEL 1961.
[1326] MAISIN, MALDAGUE, DUNJIC und MAISIN 1957, COTTIER 1961a.
[1327] MASSARI, FINE und METAIS 1962, SELIGMAN und BADIN 1962.

zugrunde liegt, weiß man bis heute über die Art einer solchen Genomveränderung sehr wenig. Um so wichtiger sind die Kenntnisse, die in den letzten Jahren über die Struktur der Paraproteine und Bence-Jones-Eiweißkörper gewonnen werden konnten.

Paraproteine lassen sich auf verschiedene Weise untersuchen und beschreiben:

Mit Hilfe der *Papierelektrophorese* gelingt es in vielen Fällen, eine einheitliche Wanderungsgeschwindigkeit im elektrischen Feld zu zeigen (sog. M-Gradient). In der *Stärkegel-Elektrophorese* kommen allerdings manchmal mehrere Komponenten zum Vorschein[1328].

Antigenanalytisch zeigen die Paraproteine dieselben Antigeneigenschaften wie die normalen bekannten 4 Immunglobulinklassen IgA, IgD, IgG oder IgM, bzw. Bruchstücke derselben. Andererseits sind in ihnen sog. individualspezifische und zum Teil gruppenspezifische Antigendeterminanten nachzuweisen, die sich in den heterogenen, normalen Immunglobulinen nicht erfassen lassen[1329]. Es wird postuliert, daß mindestens 8 hinsichtlich Typen- und Unterklassenzugehörigkeit verschiedene Gruppen von IgG-Paraproteinen vorkommen; damit ist aber nur gewissen antigenischen Merkmalen, nicht aber der Vielfalt der Untergruppen Rechnung getragen[1330]. Wahrscheinlich gelingt mit zunehmender Verfeinerung der Methoden in Zukunft eine noch weitergehende antigenanalytische Unterteilung der Paraproteine und ihrer Bruchstücke bzw. Einzelketten (vgl. dazu die Aufdeckung von „hidden determinants“ an L-Ketten[1331]; ferner die Antigentypen „Cr“ und „Zn“, die an den durch Papainbehandlung gewonnenen Fc-Fragmenten menschlicher IgG-Moleküle festgestellt wurden, und von denen in einer bestimmten Zellinie immer nur der eine oder andere auftritt[1332]). Nach den Angaben von GREY, MANNIK und KUNKEL (1965) sind die individualspezifischen Antigendeterminanten bei den meisten menschlichen Myelomproteinen vor allem im Fd-Fragment der H-Kette und in den variablen Teilen der L-Ketten lokalisiert.

Beim sog. „*peptide mapping*“ einzelner Ketten oder Fragmente menschlicher Myelomproteine tritt in der Regel mehr die Ähnlichkeit als die Unterschiede im Aufbau der Moleküle hervor[1333].

Die globale *Bestimmung der Aminosäurezusammensetzung* (ohne Sequenzanalyse) der Paraproteine und Bence-Jones-Eiweißkörper ergab in den bisher auf diese Weise untersuchten Fällen eine erstaunliche Übereinstimmung und ist demnach zu deren Charakterisierung wenig geeignet[1334].

Die Analyse der *Kohlenhydratanteile* gewisser Paraproteine, wie der IgA-Myelomproteine, hat erkennen lassen, daß sich $\varkappa$- und λ-Ketten durch den Gehalt an Oligosacchariden unterscheiden[1335].

Sehr aufschlußreich sind die Feststellungen, die in letzter Zeit mit Hilfe von *Analysen der Aminosäurensequenz* in einzelnen Ketten der Paraproteinmoleküle, insbesondere der Bence-Jones-Proteine, gemacht werden konnten[1336]. Es hat sich

---

1328 Übersicht bei CREYSSEL, MANUEL, RICHARD und FINE 1962.

1329 Übersicht bei ROULET, SPENGLER, GUGLER, BÜTLER, RICCI, RIVA und HÄSSIG 1961a, b, c, Übersicht über entsprechende Beobachtungen an tierischen Myelomproteinen bei FAHEY und ASKONAS 1962.

1330 Übersicht der frühen Literatur bei PUTNAM, TOMINAGA, BERNIER und EASLEY 1964, GREY und KUNKEL 1964.

1331 TAN und EPSTEIN 1965.

1332 BERNIER, BAILLIEUX, TOMINAGA und PUTNAM 1967.

1333 Übersicht bei FRANGIONE, FRANKLIN, FUDENBERG und KOSHLAND 1966.

1334 Übersicht bei WETTER und HAKE 1966. 1335 CLAMP und PUTNAM 1967.

1336 Übersicht bei TITANI, WHITLEV, AVOGARDO und PUTNAM 1965, HILSCHMAN und CRAIG 1965, HILL, DELANEY, LEBOVITZ und FELLOWS 1966, KOSHLAND, ENGLBERGER und SHAPANKA 1966, MILSTEIN 1966, PUTMAN, TITANI und WHITLEY 1966, BECKER und RICH 1966, SMYTE und UTSUMI 1967, KABAT 1967, MILSTEIN 1967.

gezeigt, daß die untersuchten Ketten in bezug auf die Aminosäuresequenz auf der N-terminalen Seite einen variablen, auf der C-terminalen Seite dagegen einen mehr oder weniger konstanten Anteil aufweisen. Vieles spricht dafür, daß die Antikörperspezifitäten normaler Immunglobuline vor allem in den variablen Anteilen der H-Ketten, zu einem gewissen Teil auch der L-Ketten liegen. Die C-terminalen Anteile erwiesen sich bei mehreren Myelomproteinketten verschiedener Herkunft als identisch, während der N-terminale Teil für jedes Paraprotein spezifisch zu sein scheint (Beobachtungen an L-Ketten vom λ-Typ menschlicher Myelomproteine[1337]). Interessanterweise zeigen die C-terminalen Anteile der menschlichen λ-Ketten und der $\varkappa$-Ketten von Mäusen große Ähnlichkeit[1338], so daß die Annahme einer phylogenetischen Verwandtschaft im Sinn eines gemeinsamen Vorläufers nahe liegt. Es besteht auch eine teilweise Übereinstimmung in der Aminosäuresequenz zwischen H- und L-Ketten menschlicher Myelomproteine. COHEN und MILSTEIN (1967) haben auf Grund derartiger Beobachtungen ein hypothetisches Modell der Immunglobulinentwicklung in der Phylogenese vorgeschlagen, wonach sich die L-Kettenproduktion im Verlauf der Entwicklungsgeschichte von der H-Kettenbildung getrennt und die beiden später noch eine weitere Unterteilung erfahren haben sollen. Vermutlich umfaßt die zur Bildung der Immunglobuline bei Säugern vorhandene genetische Information eine große Zahl von Genen[1339]. Auf welchem Weg es zu der für physiologische Verhältnisse charakteristischen Vielfalt der Immunglobulinmoleküle gekommen ist, bleibt noch umstritten, insbesondere auch die von SMITHIES (1963) vorgebrachte Hypothese, es sei dafür vor allem ein „crossing over" zwischen verschiedenen Genregionen verantwortlich.

Die letzten Ergebnisse auf dem Gebiet der Immunochemie haben die schon seit langem geführte Diskussion über den Mechanismus der Produktion von Antikörpern mit den verschiedensten Spezifitäten in ein neues Licht gerückt. Die Mehrzahl der Autoren vertritt heute die Auffassung, daß die Spezifität der Antikörper durch eine individuelle Aminosäuresequenz, vor allem im Bereich der oben erwähnten variablen Anteile der Immunglobulinketten, bedingt sei[1340]. Mit Recht betont indessen PORTER (1967), daß diese Annahme noch nicht belegt ist. Die Frage, wie es unter dem Antigeneinfluß zur vermehrten Produktion von Immunglobulinen mit „passenden" Ketten kommt, bleibt noch unbeantwortet.

In diesem Zusammenhang erhebt sich die Frage, ob Paraproteine tatsächlich „anarchische" Eiweiße vom Immunglobulintyp sind, wie man das lange angenommen hat[1341]. Nach allem bisher Bekannten scheint dies nicht der Fall zu sein. Vielmehr spricht manches dafür, daß die meisten, wenn nicht alle „Paraproteine" keine oder keine faßbaren tumorspezifischen Antigene besitzen, sondern im wesentlichen denselben Bau erkennen lassen wie die physiologischen Immunglobulinklassen, von denen sie sich herleiten. Von den physiologischen Immunglobulinen, die eine den unterschiedlichen Antikörperspezifitäten entsprechende, äußerst heterogene Population darstellen, unterscheiden sich demnach die Paraproteine vor allem, wenn nicht ausschließlich, durch die Einheitlichkeit ihrer Moleküle. Wie erwähnt, liegt in dieser Feststellung ja ein Hauptargument für die Annahme eines monoklonalen Wachstums der neoplastischen Zellen. Vergleiche zwischen Paraproteinen und physiologischen Immunglobulinen sind daher eigentlich fehl am Platz, weil es kaum möglich sein dürfte, aus der Vielzahl von normalen Immunglobulinen dasjenige herauszufinden, das dem zu untersuchenden Para-

1337 MILSTEIN 1967. 1338 MILSTEIN, CLEGG und JARVIS 1967.
1339 Übersicht bei MILSTEIN 1967.
1340 LEDERBERG 1959, Übersicht bei SMITHIES 1967.
1341 Übersicht bei SCHEIFFARTH, GÖTZ und LUTZ 1965.

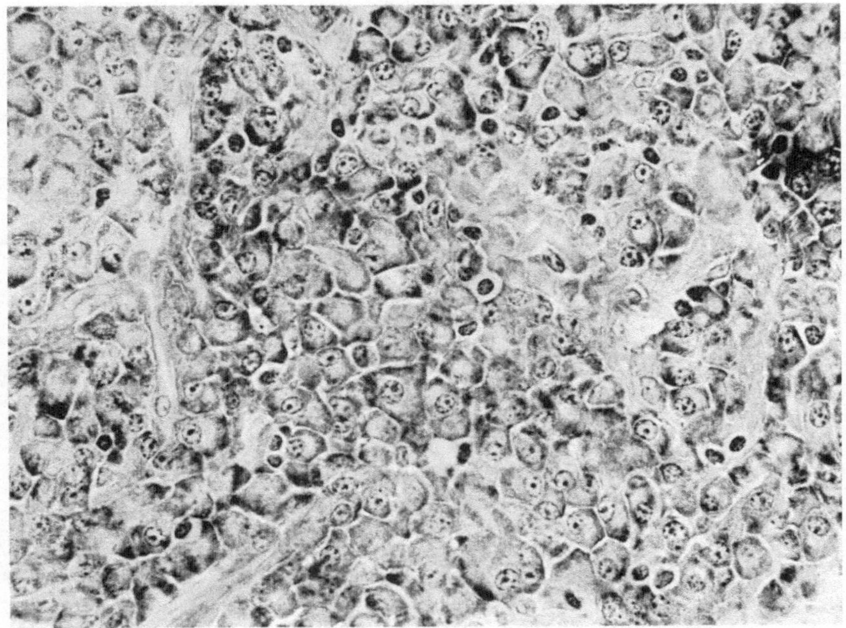

Abb. 96. Menschliches Plasmocytom (Bence-Jones-Myelom Typ I): die meisten neoplastischen Plasmazellen weisen große, deutliche Nucleolen auf. (Methacrylateinbettung, Giemsa. 450 ×)

protein entspricht. Ebensosehr erscheint die Annahme zweifelhaft, die Paraproteine hätten keine Antikörpereigenschaften: Die Schwierigkeit dürfte vielmehr darin liegen, das zum Paraprotein passende Antigen zu finden. Es können unter Umständen Paraproteine gefunden werden, deren Antikörpernatur deutlich wird, indem sie beispielsweise eine ausgesprochene Antistreptolysinspezifität aufweisen[1342].

Ein besonderes Problem bieten Krankheiten, bei denen die neoplastische Zelllinie nur einzelne Ketten von Paraproteinen bildet, wie im Fall des Bence-Jones-Myeloms und des „heavy chain disease". Es wird erwogen, daß es sich hierbei um eine auf Genmutation beruhende Fehlleistung der transformierten Plasmazellreihe handeln könnte[1343]. Man kennt auch sog. lymphoproliferative Störungen, bei denen keine einheitliche Paraproteinämie vorzuliegen scheint und deren Natur noch ungeklärt ist[1344].

Aus autoradiographischen Untersuchungen scheint hervorzugehen, daß die Zellen der plasmocytoiden Myelome eine dreimal höhere RNS-Syntheserate aufweisen und auch eine größere Proliferationstendenz zeigen als normale „reife" Plasmazellen[1345]. Wie schon früher besprochen wurde, könnte es sich hier zum Teil um den Ausdruck eines geringeren Differenzierungsgrades der neoplastischen Elemente im Vergleich zu normalen typischen Plasmazellen handeln (Abb. 96, 97). Es wurde bereits erwähnt, daß auch innerhalb der physiologischerweise auftretenden Plasmazellreihen Proplasmocyten eine intensivere RNS- und Proteinsynthese betreiben als alte Plasmazellen (s. S. 558). Die Produktion der Paraproteine erfolgt nach dem bisher Bekannten in den Ribosomen der plasmocytoiden Elemente, wobei eine besondere Klasse kleinerer Polysomen mit der

[1342] Übersicht bei Waldenström 1968. [1343] Übersicht bei Prahl 1967.
[1344] Prasad, Berman, Tranchida und Poulik 1968.
[1345] Schmid, Kiely, Tauxe und Owen 1966.

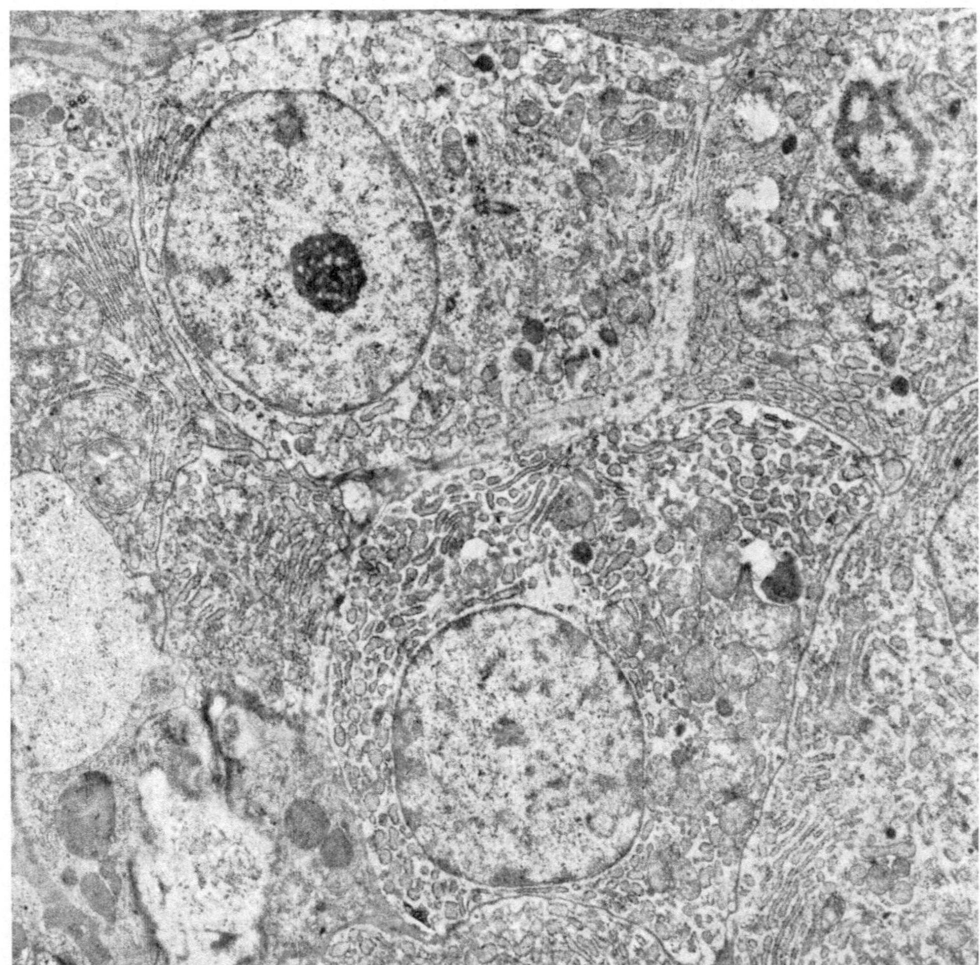

Abb. 97. Elektronenmikroskopische Übersichtsaufnahme eines menschlichen Bence-Jones-Myeloms Typ I: die Zellen entsprechen nicht alten Plasmazellen, sondern lassen Zeichen einer kräftigen Proteinsynthese, wie große Nucleolen, erkennen. 7500×, verkleinert auf 4/5. Dr. HEINIGER, Pathologisches Institut der Universität Bern)

Bildung der L-Ketten und größere Polysomen mit der Herstellung sowohl der H- als auch der L-Ketten beschäftigt sein sollen[1346]. Soweit sich aus in vitro-Beobachtungen an Mäuseplasmocytomen beurteilen läßt, geschieht die Synthese der einzelnen Paraproteinketten in verschiedenen Teilen des funktionell-heterogenen endoplasmatischen Reticulums; der Aufbau der vollständigen Paraproteinmoleküle soll spätestens dann erfolgen, wenn der Inhalt der endoplasmatischen Hohlräume die Golgi-Zone erreicht hat, von wo er dann nach außen abgegeben werden kann[1347]. Eine weitere Möglichkeit der Paraproteinabgabe durch die Zellen bietet sich in der Abtrennung („shedding") von Cytoplasmateilen; es bleibt noch abzuklären, ob auf diese Weise freie Einzelketten oder Doppelketten der Paraproteinmoleküle in Zirkulation gelangen können.

1346 SHAPIRO, SCHARFF, MAIZEL und UHR 1966.
1347 Übersicht bei RIFKIND, OSSERMAN, HSU und MORGAN 1962.

Umsatzstudien an Patienten mit plasmocytoidem Myelom lassen vermuten, daß die Synthese der Paraproteine den Katabolismus überwiegt, obschon der letztere rascher erfolgt als bei physiologischen Immunglobulinen[1348]. Ob und in welchem Maß die ständige Zunahme der neoplastischen Zellen an dieser positiven Bilanz mitbeteiligt ist, steht noch nicht fest. Auch die Frage, ob eine stetige Anhäufung von Paraproteinen oder bestimmter Bruchstücke derselben im Organismus mit der Ausbildung einer Amyloidose in Beziehung steht, bedarf einer Klärung.

Mit Hilfe von in vivo-Markierungen einzelner Myelompatienten durch Thymidin-^{3}H und anschließende autoradiographische Untersuchungen konnte gezeigt werden, daß der initiale Markierungsindex der gesamten neoplastischen Zellpopulation in der Regel nur einige wenige Prozent beträgt, und daß wahrscheinlich mit langen Generationszeiten des proliferierenden Anteils zu rechnen ist; ob allerdings die Zeit von 2—6 Tagen für die Dauer des Mitosecyclus zutrifft[1349], bleibt noch zu überprüfen. Diese Daten stützen sich auf die Abnahme der maximalen Körnerzahl der Interphasenzellen als Funktion der Zeit nach Injektion von Thymidin-^{3}H; wie erwähnt (s. S. 544), ist diese Methode mit erheblichen Fehlermöglichkeiten behaftet. Der geringe proliferierende Anteil könnte, ähnlich wie im Fall der chronischen lymphatischen Leukämie, darauf beruhen, daß viele neoplastische Elemente eine lange G_0- oder Lebensdauer haben[1350].

Bei einer Reihe von plasmocytoiden Myelomen erfolgt das Wachstum der neoplastischen Zellen in Form intramedullär sich ausbreitender Knoten (multiples Myelom), bei anderen besteht eine Neigung zu diffuser Verteilung (diffuses Myelom). Wahrscheinlich liegt diesen verschiedenen Ausbreitungsformen eine unterschiedliche Migrationsbereitschaft der Plasmazellen zugrunde. Wie die normalen Plasmazellen finden sich auch die neoplastischen Elemente nur in geringer Zahl im Blutstrom; eine Ausnahme macht die seltene Plasmazellenleukämie.

Möglicherweise gibt es auch lymphoplasmocytoide Neoplasien, deren Zellzahl als Funktion der Zeit nicht merklich zunimmt, und die sich somit in einer Art Gleichgewichtszustand befinden. Es ist nicht ausgeschlossen, daß die mit Makroglobulinvermehrung verbundene Kälteagglutininkrankheit einem solchen Proliferationsmodus folgt[1351]. In derartigen Fällen gibt vermutlich das Bestehen einer Paraproteinämie den einzig erkennbaren Hinweis auf einen neoplastischen Prozeß.

Plasmocytome lassen sich in vitro züchten, wie beispielsweise der von Mäusen gewonnene x 5563-Stamm; allerdings macht sich bei solchen Kulturen oft eine zunehmende Entdifferenzierung bemerkbar. Immerhin konnte an diesen Systemen gezeigt werden, daß Bence-Jones-Proteine schon gebildet werden, wenn die Zellen noch in Proliferation begriffen sind[1352].

Versuche, plasmocytoide Myelome auf Grund ihrer Klassen und Unterklassen in Gruppen mit unterschiedlicher Empfindlichkeit gegenüber cytostatischer Behandlung einzuteilen, haben keine klaren Ergebnisse gezeitigt[1353].

7. Die Reticulosarkome, malignen Retikulosen und verwandten Krankheitsbilder

Bei einzelnen Formen tierischer Reticulosarkome, beispielsweise denjenigen bei NZB-Mäusen, wurden elektronenoptisch in den neoplastischen Zellen virusartige Partikeln nachgewiesen, die eine morphologische Ähnlichkeit mit den Mäuse-

[1348] Korman, Corcoran, Fine und Lippincott 1962.
[1349] Killman, Cronkite, Fliedner und Bond 1962.
[1350] Vgl. dazu Schmid, Kiely, Tauxe und Owen 1966.
[1351] Schubothe, Baumgartner und Yashimura 1961.
[1352] Osserman, Rifkind, Takatsuki und Lawlor 1964.
[1353] Übersicht bei Caggiano, Cuttner und Solomon 1967.

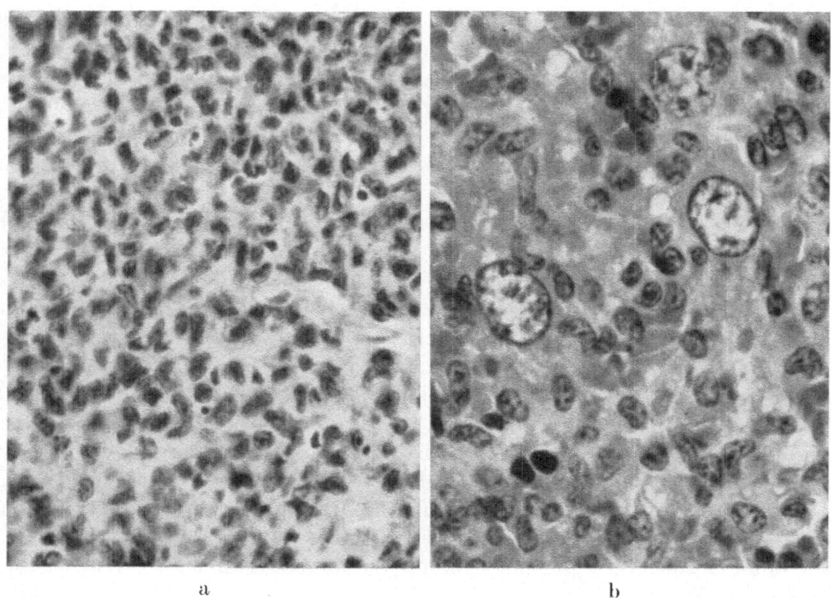

a b

Abb. 98a u. b. Monocytoide Leukose bei einer Maus, 17 Monate nach kurzfristiger ionisierender Ganzkörperbestrahlung mit 600 R. a Mesenteriallymphknoten. (HE. 460×) b Leber. (HE. 750×) (Cottier 1961)

leukämieviren haben[1354]. Im übrigen ist aber über eine allfällige Virusätiologie reticulohistiocytärer Neoplasien, wenn man von dem Rous-Sarkom absieht[1355], wenig bekannt. Interessanterweise treten bei Mäusen nach lange wiederholter antigenischer Stimulation mitunter Tumoren vom Reticulumzelltyp auf[1356]. Maligne Neoplasmen ähnlicher Art lassen sich auch durch eine wiederholte Stimulation des reticulohistiocytären Systems im Sinn der „Makrophagenblockade" induzieren[1357]. Beachtung verdient die Tatsache, daß bei den meisten in dieser Hinsicht untersuchten Tierstämmen, mit Ausnahme der CBA-Mäuse, ein gehäuftes Auftreten von Reticulosarkomen und Monocytenleukämien (Abb. 98) nicht zu den typischen Spätfolgen der Einwirkung ionisierender Strahlen gehört[1358]. Zum Experiment eignet sich u.a. der Hamster (Mesocricetus auratus), der nach Angaben von Hämmerli, Zweidler und Sträuli (1966) zur spontanen Bildung von Reticulosarkomen neigt. Diese Tumoren sind sowohl in solider als auch in ascitischer Form transplantabel und können nach anfänglich örtlichem Wachstum leukämisch werden, besonders nach mehreren Passagen. Im Verlauf wiederholter Transplantationen scheint sich der Karyotypus der Tumorzellinie verändern zu können. Eine Beziehung zwischen Wachstumseigenschaften und Karyotypus konnte nicht festgestellt werden.

Reticulosarkome weisen in der Regel einen erheblichen Differenzierungsgrad auf, wie sich aus der Faserbildung und aus histochemischen Gegebenheiten ableiten läßt[1359]. Ob von den neoplastischen Zellen abnormes Präkollagen und

[1354] East, de Sousa, Prosser und Jaquet 1967.
[1355] Übersicht bei Jonsson und Sjögren 1966. [1356] Metcalf 1961.
[1357] Übersicht bei Halpern, Biozzi und Stiffel 1962.
[1358] Übersicht bei Mole 1958, Upton, Kimball, Furth, Christenberry und Benedict 1960, Cottier 1961a.
[1359] Übersicht über histochemische Befunde an menschlichen Reticulosarkomen bei Mitus, Mednicoff, Wittels und Dameshek 1961.

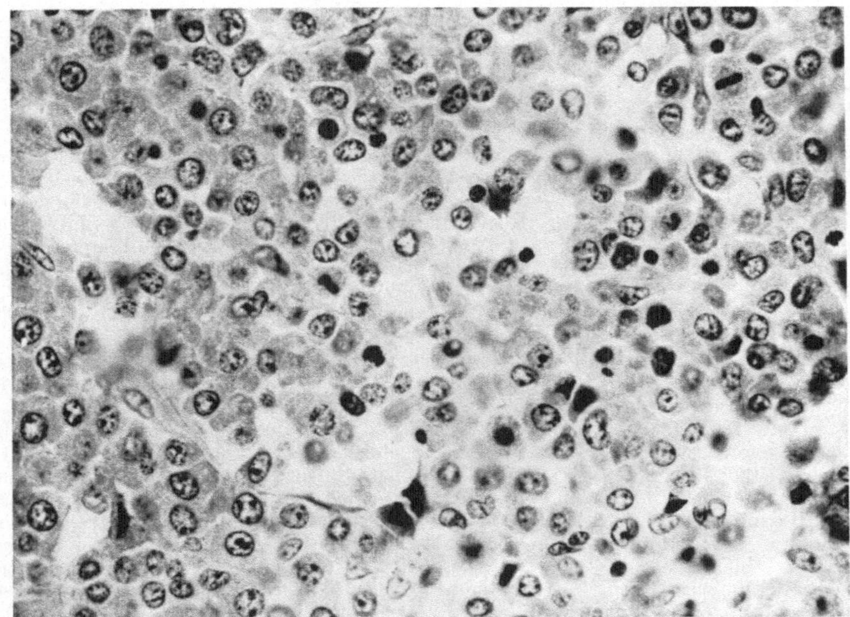

Abb. 99. Menschliches Knochenmark bei Abt-Letterer-Siwescher Krankheit. (HE. 480×)

Kollagen produziert wird, ist nicht bekannt. Dem Reifegrad entsprechend erweisen sich die meisten Reticulosarkome als ziemlich resistent gegenüber ionisierenden Strahlen und Cytostatica[1360].

Über die Natur und das Verhalten besonderer reticulohistiocytärer Wucherungsformen des Menschen, wie der Abt-Letterer-Siweschen Krankheit (Abb. 99), der Mycosis fungoides und der malignen Retikulosen schlechthin, ebenso wie über die Monocytenleukämie, ist von allgemein-pathologischer Seite in den letzten Jahren nicht viel Neues bekannt geworden. In manchen Fällen der als „Reticulohistiocytosen" bezeichneten Veränderungen fragt es sich, ob eine echte Neoplasie vorliegt[1361].

8. Angioendotheliome

Wie schon aus der früheren pathologischen Literatur hervorgeht, entsteht die Mehrzahl der malignen Angioendotheliome in Gewebebezirken, in denen eine oder wiederholte Blutungen mit nachfolgender bindegewebiger Organisation stattgefunden hatten. Das beste Beispiel hierfür bietet das maligne Hämangioendotheliom der Schilddrüse, das fast ausnahmslos in alten hämorrhagischen Cysten auftritt. In neuerer Zeit mehren sich Berichte über die Entstehung maligner Hämangioendotheliome infolge Einwirkung von Thorotrast und seiner Zerfallsprodukte[1362]. Es ist wahrscheinlich kein Zufall, daß sich viele dieser Tumoren in der Leber bilden, wo das Thorotrast in den Kupfferschen Sternzellen besonders angehäuft wird, und wo die kurzwelligen α-Strahlen vor allem der Blutbahn unmittelbar anliegende Elemente treffen.

1360 Übersicht bei Roath und Wilkinson 1964.

1361 Übersicht bei Orkin, Goltz, Good, Michael und Fisher 1964.

1362 Übersicht bei Dahlgren 1961, Schreiner 1961, Blomberg, Larsson, Lindell und Lindgren 1963.

Literatur

Abramoff, P., and M. M. Choe: Irradiation of the exteriorized circulating blood of rabbits. II. Serum protein changes. Radiat. Res. **20**, 658—667 (1963). — Abramoff, P., M. M. Choe, and P. M. Sanfelippo: Irradiation of the exteriorized circulating blood of rabbits. I. Irradiation procedure and dosimetry. Radiat. Res. **20**, 649—657 (1963). — Ackerman, G. A.: Cytochemistry of the lymphocytes. In: The lymphocyte and lymphocytic tissue (J. W. Rebuck, ed.), p. 29—53. New York: Hoeber 1960. ~ Electron microscopy of the bursa of Fabricius of the embryonic chick with particular reference to the lympho-epithelial nodules. J. Cell Biol. **13**, 127—146 (1962). ~ Histochemical differentiation during neutrophil development and maturation. Ann. N.Y. Acad. Sci. **113**, 537—565 (1964). ~ The lymphocyte: its morphology and embryological origin. In: The lymphocyte in immunology and haemopoiesis (J. M. Yoffey, ed.), p. 11—30. London: Arnold 1967. — Ackerman, G. A., and R. A. Knouff: Lymphocytopoiesis in the bursa of Fabricius. Amer. J. Anat. **104**, 163—205 (1959). Ackerman, G. A., R. A. Knouff, and H. A. Hoster: Cytochemistry and morphology of neoplastic and nonneoplastic human lymph node cells with special reference to Hodgkin's disease. J. nat. Cancer Inst. **12**, 465—489 (1951). ~ Cytochemistry and morphology of human lymph node cells grown in vitro. J. nat. Cancer Inst. **12**, 1267—1277 (1952). — Ackerman, G. A., M. McCarty, and R. L. St. Pierre: Inhability of neonatal rabbit thymus to induce antibody producing capacity in bursectomized chickens. Proc. Soc. exp. Biol. (N.Y.) **121**, 1300—1302 (1966). — Adler, F. L., M. Fishman, and S. Dray: Antibody formation initiated in vitro. III. Antibody formation and allotypic specificity directed by ribonucleic acid from peritoneal exudate cells. J. Immunol. **97**, 554—558 (1966). — Agnew, H. D.: Immunologic restoration of neonatally thymectomized rats with thoracic duct lymphocytes. Proc. Soc. exp. Biol. (N.Y.) **125**, 132—142 (1967). — Airò, R., e G. Astaldi: Recenti acquisizioni sulla reattività del linfocito. Haemat. lat. (Milano) **10**, 209—270 (1967). — Airò, R., E. Mihailescu, G. Astaldi, and G. Meardi: Skin reactions to phytohaemagglutinin. Lancet **1967 I**, 899—900. — Aisenberg, A. C.: Studies on delayed hypersensitivity in Hodkin's disease. J. clin. Invest. **41**, 1964—1970 (1962). — Aisenberg, A. C., and B. Wilkes: Immunological tolerance induced by cyclophosphamide assayed by plaque spleen cell method. Nature (Lond.) **213**, 498—499 (1967). — Albright, J. F., and T. W. Evans: Influence of antigen dosage on kinetics of hemagglutinating antibody production. J. Immunol. **95**, 368—377 (1965). — Albright, J. F., and T. Makinodan: Dynamics of expression of competence of antibody-producing cells. In: Proc. Symp. „Molecular and cellular basis of antibody formation", Prague 1964, p. 427—446. ~ Growth and senescence of antibody-forming cells. J. Cell Physiol. **67**, Suppl. 1, 185—206 (1966). — Albright, J. F., T. Makinodan, and E. E. Capalbo: Factors regulating antibody production by spleen cells cultured in vivo. Proc. 9th Congr. int. Soc. Blood Transf., Mexico 1962, p. 301—308 (1964). — Albright, J. F., T. Makinodan, and P. Mazur: Preservation of antibody-producing cells at low temperatures: A method of storage that allows complete recovery of activity. Proc. Soc. exp. Biol. (N.Y.) **114**, 489—493 (1963). — Aldrich, R. A., A. G. Steinberg, and D. C. Campbell: Pedigree demonstrating sex-linked recessive condition characterized by draining ears, eczematoid dermatitis and bloody diarrhea. Pediatrics **13**, 133—138 (1954). — Alexander, P., and D. I. Connell: Shortening of the life span of mice by irradiation with x-rays and treatment with radiomimetic chemicals. Radiat. Res. **12**, 38—48 (1960). — Alexander, P., E. J. Delorme, and J. G. Hall: The effect of lymphoid cells from the lymph of specifically immunised sheep on the growth of primary sarcomata in rats. Lancet **1966 I**, 1186—1189. — Alexander, P., E. J. Delorme, L. D. G. Hamilton, and J. G. Hall: Effect of nucleic acids from immune lymphocytes on rat sarcomata. Nature (Lond.) **213**, 569—572 (1967). — Allegretti, N., and M. Matošić: Experimental allergic encephalomyelitis in irradiated rats. Nature (Lond.) **189**, 500—501 (1961). — Allfrey, V. G., and A. E. Mirsky: Evidence for the complete DNA-dependence of RNA synthesis in isolated thymus nuclei. Proc. nat. Acad. Sci. (Wash.) **48**, 1590—1596 (1962). — Allgöwer, M.: The cellular basis of wound repair, p. 1—125. Springfield, Ill.: Thomas 1956. — Alpen, E. L.: Persönliche Mitteilung 1966. — Alpen, E. L., E. H. Cooper, and H. Barkley: Effects of ionizing radiation on rat lymphoid tissue in vivo. Int. J. Radiat. Biol. **2**, 425—439 (1960). — Altmann, H. W.: Der Zellersatz, insbesondere an den parenchymatösen Organen. Verh. dtsch. Ges. Path. **50**, 15—53 (1966). — Altschul, R.: Morphology and dynamics of endothelium. In: Blood platelets. Henry Ford Hospital Internat. Symp. Detroit 1960 (S. A. Johnson, R. W. Moto, J. W. Rebuck, and R. C. Horn, eds.), p. 23—39. Boston: Little, Brown & Co. 1961. — Ambrus, J. L., C. M. Ambrus, J. W. Pickren, D. B. Amos, E. Neter, and J. Helm: Regulation of regeneration and transplantation of hemic tissues. Ann. N.Y. Acad. Sci. **113**, 898—914 (1964). — Ambs, E.: The classification of blood lymphocytes. In: The lymphocyte in immunology and haemopoiesis (J. M. Yoffey, ed.), p. 81—91. London: Arnold 1967. — Amiel, J.-L., G. Mathé et M. Pays: Etude quantitative des gamma-globulines sériques chez des souris irradiées et restaurées par des cellules hématopoiétiques isogéniques ou allogéniques. Rev. franç. Étud. clin. biol. **6**, 453—458 (1961). — ANDERSEN, AC., and M. GOLDMAN: Pathological sequalae in beagles following continuous feeding of Sr-90 at a toxic level. In: Some aspects of internal irradiation (T. F. DOUGHERTY, W. S. S. JEE, C. W. MAYS, and B. J. SOVER, eds.), p. 319—328. Oxford, England: Pergamon Press 1962. — ANDERSEN, H., and M. E. MATTHIESSEN: The hystiocyte in human foetal tissues. Its morphology, cytochemistry, origin, function, and fate. Z. Zellforsch. **72**, 193—211 (1966). — ANDERSON, N. F., K. JAMES, and M. F. A. WOODRUFF: Effect of antilymphocytic antibody and antibody fragments on skin-homograft survival and the blood-lymphocyte count in rats. Lancet **1967 I**, 1126—1128. ~ Effect of acid treatment on the immunosuppressive properties of anti-lymphocytic IgG. Nature (Lond.) **218**, 771—773 (1968). — ANDREASEN, E., and S. CHRISTENSEN: The rate of mitotic activity in the lymphoid organs of the rat. Anat. Rec. **103**, 401—412 (1949). — ANSARI, P. M., H. EDER u. W. NÄGELE: Der Einfluß der Röntgen-Ganzkörperbestrahlung auf die Plasmazellen des Meerschweinchendarmes. Blut **8**, 397—403 (1962). — ARCHER, O. K., B. W. PAPERMASTER, and R. A. GOOD: Thymectomy in rabbit and mouse: consideration of time of lymphoid peripheralization. In: The thymus in immunobiology (R. A. GOOD and A. E. GABRIELSEN, eds.), p. 414—431. New York: Hoeber-Harper 1964. — ARCHER, O., and J. C. PIERCE: Role of the thymus in development of the immune response. Fed. Proc. **20**, 26 (1961). — ARCHER, O. K., D. E. R. SUTHERLAND, and R. A. GOOD: Appendix of the rabbit: A homologue of the bursa in the chicken? Nature (Lond.) **200**, 337—339 (1963). ~ The developmental biology of lymphoid tissue in the rabbit. Lab. Invest. **13**, 259—271 (1964). — ARGYRIS, B. F.: Elimination of runt disease and induction of acquired tolerance by x-irradiated spleen cells. Transpl. Bull. **29**, 10—12 (1962). ~ Adoptive tolerance transferred by bone marrow, spleen, lymph node or thymus cells. J. Immunol. **96**, 273—278 (1966). — ARMSTRONG, W. D., and E. DIENER: A new method for the enumeration of antigen-reactive cells responsive to a purified protein antigen. J. exp. Med. **129**, 371—391 (1969). — ARNASON, B. G., B. D. JANKOVIĆ, and B. H. WAKSMAN: Effect of thymectomy on "delayed" hypersensitive reactions. Nature (Lond.) **194**, 99—100 (1962). — ARNASON, B. G., B. D. JANKOVIĆ, B. H. WAKSMAN, and CH. WENNERSTEN: Role of the thymus in immune reactions in rats. II. Suppressive effect of thymectomy at birth on reactions of delayed (cellular) hypersensitivity and the circulating small lymphocyte. J. exp. Med. **116**, 177—186 (1962). — ARNOULT, J., and F. HAGUENAU: Problems raised by search for virus particles in human leukemia: Study with electron microscope of blood plasma, cerebrospinal fluid and megakaryocytes from bone marrow. J. nat. Cancer Inst. **36**, 1089—1109 (1966). — ARONSON, M., and S. ELBERG: Proliferation of rabbit peritoneal histiocytes as revealed by autoradiography with tritiated thymidine. Proc. nat. Acad. Sci. (Wash.) **48**, 208—214 (1962).— ASCHKENASY, A.: Influence des protéines alimentaires sur le volume cellulaire et nucléaire des lymphocytes sanguins chez le rat mâle. C.R. Soc. Biol. (Paris) **158**, 1293—1297 (1964). ~ Sur le rôle joué par l'atrophie du thymus dans l'inhibition de la lymphopoièse provoquée par la carence alimentaire en protéines chez le rat mâle. Experientia (Basel) **21**, 225—226 (1965). ~ Effets comparés de la caséine et de divers mélanges d'acides aminés sur la régénération des neutrophiles, des éosinophiles et des lymphocytes chez le rat carencé en protéines. J. Physiol. (Paris) **58**, 450—451 (1966). — ASCHKENASY, A., et J. COURCON: Nouvelles études sur les changements quantitatifs des protéines sériques au cours de l'inanition azotée et de la réalimentation protidique chez le rat. Effets de l'immunisation. C.R. Soc. Biol. (Paris) **161**, 74—78 (1967). — ASCHKENASY, A., C. DE VAUX ST CYR et J. COURCON: Effets de la thymectomie tardive sur la production des protéines sériques et des anticorps antisérumalbumine bovine chez des rats carencés en protéines et restaurés après cette carence. C.R. Soc. Biol. (Paris) **161**, 264—268 (1967). — ASCHOFF, L.: Ein Beitrag zur Lehre von den Makrophagen. Auf Grund von Untersuchungen des Herrn Dr. KIYONO. Verh. dtsch. Ges. Path. **16**, 107—110 (1913). ~ Das reticuloendotheliale System. Ergebn. inn. Med. Kinderheilk. **26**, 1—118 (1924). — ASHERSON, G. L.: Autoantibody production induced by microorganisms. Int. Arch. Allergy **27**, 369 (1965). — ASHKENAZI, A., and J. L. MELNICK: Tumorigenicity of simian papovavirus SV 40 and of virus-transformed cells. J. nat. Cancer Inst. **30**, 1227—1265 (1963). — ASKONAS, B. A., and A. R. WILLIAMSON: Biosynthesis and assembly of immunoglobulin G. Cold Spr. Harb. Symp. quant. Biol. **32**, 223—231 (1967). ~ Some molecular aspects of antibody formation. Antibiot. et Chemother. (Basel) **15**, 64—81 (1969). — ASOFSKY, R., and G. J. THORBECKE: Sites of formation of immune globulins and of a component of C_3. II. Production of immunoelectrophoretically identified serum proteins by human and monkey tissues in vitro. J. exp. Med. **114**, 471—483 (1961). — ASTALDI, G., and R. AIRÒ: Phytohaemagglutinin and human lymphocytes in short-term tissue culture. Boll. Ist. sieroter. milan. **45**, 5—6 (1966). ~ Phytohaemagglutinin and human lymphocytes in short-term cell culture. In: The lymphocyte in immunology and haemopoiesis (J. M. YOFFEY, ed.), p. 73—80. London: Arnold 1967. — ASTALDI, G., R. AIRÒ, G. COSTA, and N. DUARTE: Spleen irradiation and lymphocytes. Lancet **1965 II**, 905. — ASTALDI, G., R. AIRÒ, E. RODRIGUEZ-PARADISI, E. NOVELLI, and T. LISINO: Depressed blastic development of human lymphocytes in PHA-cell-cultures after intravenous injection of PHA. Int. Arch. Allergy **31**, 568—574 (1967). — ASTALDI, G., et G. COSTA: Influence des rayons X sur l'évolution des cellules souches dérivées des lymphocytes cultivés en présence de phytohémagglutinine. Schweiz. med. Wschr. **95**, 1505—1506 (1965). — ASTALDI, G., M. GOCIU, and R. AIRÒ: Colchicine and phytohaemagglutinin-stimulation of human lymphocytes. Exp. Cell Res. **46**, 228—231 (1967). — ASTALDI, G., L. MASSIMO, R. AIRÒ, and P. G. MORI: Phytohaemagglutinin and lymphocytes from acute lymphocytic leukaemia. Lancet **1966 I**, 1265—1266. — ASTALDI, G., and D. MICU: Cytochemical investigation on normal and pathological lymph nodes. In: Germinal centers in immune responses (H. COTTIER, N. ODERTCHENKO, R. SCHINDLER, and C. C. CONGDON, eds.), p. 438—442. Berlin-Heidelberg-New York: Springer 1967. — AUERBACH, R.: Morphogenetic interactions in the development of the mouse thymus gland. Develop. Biol. **2**, 271—284 (1960). ~ Experimental analysis of the origin of cell types in the development of the mouse thymus. Develop. Biol. **3**, 336—354 (1961 a). ~ Genetic control of thymus lymphoid differentiation. Proc. nat. Acad. Sci. (Wash.) **47**, 1175—1181 (1961 b). ~ Developmental studies of mouse thymus and spleen. J. nat. Cancer Inst. **11**, 23—33 (1963). ~ Experimental analysis of mouse thymus and spleen morphogenesis. In: The thymus in immunobiology (R. A. GOOD and A. E. GABRIELSEN, eds.), p. 95—113. New York Hoeber-Harper 1964 a). ~ On the function of the embryonic thymus. In: The thymus (V. DEFENDI and D. METCALF, eds.), p. 1—8. Philadelphia: The Wistar Institute Press 1964 b. ~ Embryogenesis of immune systems. In: Thymus, experimental and clinical studies. A Ciba Foundation Symposium (G. E. W. WOLSTENHOLME and R. PORTER, eds.), p. 39—57. London: Churchill 1966. — AVRAMEAS, S., et G. LESPINATS: Détection d'anticorps dans des cellules immunocompétentes d'animaux immunisés avec des enzymes. C.R. Acad. Sci. (Paris) **265**, 302—304 (1967). — AWAYA, K., A. INADA, Y. TANAKA, and T. KUWAHARA: Blood lymphocyte count following the ligation of the thoracic duct in man. Okajimas Folia anat. jap. **35**, 257—265 (1960). — AXELROD, D., K. HABEL, and E. T. BOLTON: Polyoma virus genetic material in a virus-free polyoma-induced tumor. Science **146**, 1466—1468 (1964). — AZAR, H. A., J. WILLIAMS, and K. TAKATSUKI: Development of plasma cells and immunoglobulins in neonatally thymectomized rats. In: The thymus (V. DEFENDI and D. METCALF, eds.), p. 75—88. Philadelphia: The Wistar Institute Press 1964. — AZAR, M. M.: Termination of acquired immunological tolerance in mice with antigen aggregates. Proc. Soc. exp. Biol. (N.Y.) **123**, 571—575 (1966). ~ Studies on immunological tolerance to soluble proteins. I. Organ distribution of antigen in the adult mouse. Proc. Soc. exp. Biol. (N.Y.) **125**, 849—852 (1967).

BACH, F. H.: Cellular studies in agammaglobulinemia. 3. Developmental Immunology Workshop, Sanibel, 1967. — BACH, F., and K. HIRSCHHORN: Gammaglobulin production by human lymphocytes in vitro. Exp. Cell Res. **32**, 592—595 (1963). ~ Lymphocyte interaction: A potential histocompatibility test in vitro. Science **143**, 813—814 (1964). ~ The in vitro immune response of peripheral blood lymphocytes. Sem. Hemat. **2**, 68—89 (1965). — BACK, F., and P. DÖRMER: X-Chromosome activity in lymphocytes. Lancet **1967 I**, 385. — BAER, J. G.: Immunité et réactions immunitaires chez les invertébrés. Schweiz. Z. allg. Path. **7**, 442—462 (1944). — BAIKIE, A. G.: Cytogenetic studies in leukemia. 8. Congr. Europ. Soc. Haematol., Vienna 1961. — BAILLIF, R. N.: Reaction pattern of the reticuloendothelial system under stimulation. Ann. N.Y. Acad. Sci. **88**, 3—13 (1960). — BAIN, A. D., and I. K. GAULD: Phytohaemagglutinin and thymic lymphocytes. Lancet **1966 I**, 1375. — BAIN, G.O., and J. D. M. ALTON: Hepatomegaly in hybrid mice from parental spleen cells. Arch. Path. **78**, 633—642 (1964). — BALFOUR, B. M., E. H. COOPER, and E. L. ALPEN: Morphological and kinetic studies on antibody-producing cells in rat lymph nodes. Immunology **8**, 230—244 (1965). — BALFOUR, B. M., E. H. COOPER, and E. S. MEEK: Deoxyribonucleic acid content of antibody-containing cells in the rat lymph node. Nature (Lond.) **206**, 686—687 (1965 a). ~ DNA metabolism of the immunoglobulin-containing cells in the lymph nodes of rats. RES — J. reticuloendothelial Soc. **2**, 379—395 (1965 b). — BALFOUR, B. M., and J. H. HUMPHREY: Localization of γ-globulin and labeled antigen in germinal centers in relation to the immune response. In: Germinal centers in immune responses (H. COTTIER, N. ODARTCHENKO, R. SCHINDLER, and C. C. CONGDON, eds.), p. 80—85. Berlin-Heidelberg-New York: Springer 1967. — BALL, W. D., and R. AUERBACH: In vitro formation of lymphocytes from embryonic thymus. Exp. Cell Res. **20**, 245—247 (1960). — BALNER, H., E. B. SIMMEL, and D. A. CLARKE: Proliferation and rejection of transplanted tritium labeled bone marrow cells in mice. Transplant. Bull. **29**, 55—63 (1962). — BALUDA, M. A.: Properties of cells infected with avian myeloblastosis virus. Cold Spr. Harb. Symp. quant. Biol. **27**, 415—425 (1962). — BANEY, R. N., J. J. VAZQUEZ, and F. J. DIXON: Cellular proliferation in relation to antibody synthesis. Proc. Soc. exp. Biol. (N.Y.) **109**, 1—4 (1962). — BANG, F. B.: A bacterial disease of the limulus polyphemus. Bull. Johns Hopk. Hosp. **98**, 325—338 (1956). ~ Reaction to injury in the oyster (Crassostrea virginica). Biol. Bull **121**, 57—68 (1961). ~ Serologic response in a marine worm, Sipunculus nudus. J. Immunol. **96**, 960—972 (1966). ~ Serological responses among invertebrates other than insects. Fed. Proc. **26**, 1680—1684 (1967). — BARANDUN, S.:

Die Gammaglobulin-Therapie. Chemische, immunologische und klinische Grundlagen. Bibl. haemat., Fasc. 17. Basel u. New York: S. Karger 1964. — BARANDUN, S., H. COTTIER, and A. HÄSSIG: New aspects of agammaglobulinemia and antibody deficiency syndrome. Immunopathology, 1st Internat. Symp., Basel/Seelisberg 1958 (P. GRABAR and P. MIESCHER, eds.), p. 60. Basel u. Stuttgart: Schwabe 1959. — BARANDUN, S., H. COTTIER, A. HÄSSIG u. G. RIVA: Das Antikörpermangelsyndrom. Basel: Benno Schwabe 1959. — BARANDUN, S., B. SORDAT, and G. A. SPENGLER: The giant follicular lymphoma (Brill-Symmers' disease). In: Germinal centers in immune responses (H. COTTIER, N. ODARTCHENKO, R. SCHINDLER, and C. C. CONGDON, eds.), p. 447—449. Berlin-Heidelberg-New York: Springer 1967. — BARANDUN, S., K. STÄMPFLI, G. A. SPENGLER, G. RIVA: Die Klinik des Antikörpermangelsyndroms. Helv. med. Acta **26**, 163—367 (1959). — BARNES, D. W. H., G. BRECKON, C. E. FORD, H. S. MICKLEM, and D. A. OGDEN: Fate of lymphoid cells injected into lethally irradiated mice: further experiments. In: The lymphocyte in immunology and haemopoiesis (J. M. YOFFEY, ed.), p. 207—215. London: Arnold 1967. — BARONI, C., and L. TIEPOLO: The thymus in the pituitary dwarf mouse. In: The lymphocyte in immunology and haemopoiesis (J. M. YOFFEY, ed.), p. 56—61. London: Arnold 1967. — BARRETT, J. C.: A mathematical model of the mitotic cycle and its application to the interpretation of percentage labeled mitoses data. J. nat. Cancer Inst. **37**, 443—450 (1966). — BARROW, J., J. L. TULLIS, and F. W. CHAMBERS: Effect of x-radiation and antihistamine drugs on the reticuloendothelial system measured with colloidal radiogold. Amer. J. Physiol. **164**, 822—831 (1951). — BARSKI, G., and R. CASSINGENA: Malignant transformation in vitro of cells from C57BL mouse normal pulmonary tissue. J. nat. Cancer Inst. **30**, 865—883 (1963). — BARSKI, G., and J. K. YOUN: Immunization against Rauscher mouse leukemia with tissue culture material. Science **149**, 751—752 (1965). — BASERGA, A., et M. MORSIANI: La régénération lymphocytaire après prednisone. Schweiz. med. Wschr. **91**, 1190—1191 (1961). — BASERGA, R., H. LISCO, and W. KISIELESKI: Further observations on induction of tumors in mice with radioactive thymidine. Proc. Soc. exp. Biol. (N.Y.) **110**, 687—690 (1962). ~ Tumor induction in mice by radioactive thymidine. Radiat. Res. **29**, 583—596 (1966). — BATTISTO, J. R., and B. R. BLOOM: Dual immunological unresponsiveness induced by cell membrane coupled hapten or antigen. Nature (Lond.) **212**, 156—157 (1966). — BAUER, H., R. E. HOROWITZ, F. PARONETTO, A. EINHEBER, G. D. ABRAMS, and H. POPPER: Influence of the microbial flora upon response of serum γ-globulin and lymphatic tissue to irradiation. Lab. Invest. **13**, 381—388 (1963). — BAUER, H., F. PARONETTO, W. A. BURNS, and A. EINHEBER: The enhancing effect of the microbial flora on macrophage function and the immune response. J. exp. Med. **123**, 1013—1024 (1966). — BAUER, JR., J. A., and S. H. STONE: The transfer of tuberculin hypersensitivity in inbred guinea pigs. J. Immunol. **86**, 177—189 (1961).— BAUM, S. J.: A measure of nonreparable injury to hematopoietic stem cells in rats exposed repeatedly to X-rays. Bethesda, Maryland: Armed Forces Radiobiology Research Institute Scientific Report SR66-6, October 1966. — BEALMEAR, P. M., and R. WILSON: Leukocyte counts of germfree neonatally thymectomized CFW mice. Blood **30**, 112—119 (1967). — BEARD. J. W.: Avian virus growths and their etiologic agents. Adv. Cancer Res. **7**, 1—127 (1963). — BEARD, J. W., R. A. BONAR, U. HEINE, G. DETHE, and D. BEARD: Studies on the biological, biochemical and biophysical properties of avian tumor viruses. Viruses, nucleic acids, and cancer: A collection of papers presented at the Seventeenth Annual Symposium on Fundamental Cancer Research at the University of Texas M. D. Anderson Hospital and Tumor Institute, p. 344—373. Baltimore: Williams & Wilkins 1963. — BECKER, A. J., E. A. MCCULLOCH, L. SIMINOVITCH, and J. E. TILL: The effect of differing demands for blood cell production on DNA synthesis by hemopoietic colonyforming cells of mice. Blood **26**, 296—308 (1965). — BECKER, M. J., and A. RICH: Polyribosomes of tissues producing antibodies. Nature (Lond.) **212**, 142—146 (1966). — BEGEMANN, H., H. RASTETTER u. U. FINK: Zur Klassifizierung der Lymphozyten. Med. Klin. **1963**, 706—709. — BELL, A. G., and D. G. BAKER: Irradiation-induced chromosome aberrations in normal human leukocytes in culture. Canad. J. Genet. Cytol. **4**, 340—351 (1962). — BELL, TH. M.: Review of the evidence for a viral aetiology for Burkitt's lymphoma. In: Treatment of Burkitt's tumour (J. H. BURCHENAL and D. P. BURKITT, eds.), p. 52—58. Berlin-Heidelberg-New York: Springer 1967. — BELL, T. M., A. MASSIE, M. G. R. ROSS, and M. C. WILLIAMS: Isolation of reovirus from case of Burkitt's lymphoma. Brit. med. J. **1964I**, 1212—1213. — BENACERRAF, B., and P. MIESCHER: Bacterial phagocytosis by the reticuloendothelial system in vivo under different immune conditions. Ann. N.Y. Acad. Sci. **88**, 184—195 (1960). — BENACERRAF, B., D. MOUTON, G. BIOZZI, B. HALPERN, and C. STIFFEL: A study of the phagocytic activity of the reticuloendothelial system toward heat denatured human serum albumin tagged with I^{131} and application of this method to measure liver blood flow. Brit. J. exp. Path. **38**, 35—48 (1957). — BENDER, M. A., and D. M. PRESCOTT: DNA synthesis and mitosis in cultures of human peripheral leukocytes. Exp. Cell Res. **27**, 221—229 (1962). — BENDINELLI, M., and N. WEDDERBURN: Haemolytic plaque formation by unimmunized mouse peritoneal lymphocytes. Nature (Lond.) **215**, 157—158 (1967). — Bennett, B.: Specific suppression of tumor growth by isolated peritoneal macrophages from immunized mice. J. Immunol. **95**, 656—664 (1965). — Bennett, B., L. J. Old, and E. A. Boyse: Phagocytosis of tumor cells in vitro. Transplantation **2**, 183—202 (1964). — Bennett, J. C., and R. D. Owen: Concluding remarks: the regulation of hemoglobin and immunoglobulin synthesis. J. Cell Physiol. **67**, Suppl. 1, 207—216 (1966). — Bennett, M., and G. Cudkowicz: Functional and morphological characterization of stem cells: The unipotential role of "lymphocytes" of mouse marrow. In: The lymphocyte in immunology and haemopoiesis (J. M. Yoffey, ed.), p. 183—194. London: Arnold 1967. — Benninghoff, D. L., R. W. Tyler, and N. B. Everett: Repopulation of irradiated lymph nodes by recirculating lymphocytes. Radiat. Res. **37**, 381—400 (1969). — Bereczky, E., L. Dmochowski, and C. E. Grey: Study of host-virus relationship. I. light, phase and fluorescence microscopy of mouse embryo cells infected with polyoma virus. J. nat. Cancer Inst. **27**, 99—129 (1961). — Berenbaum, M. C.: Radiosensitivity of immunologically activated cells. Nature (Lond.) **209**, 1313—1315 (1966). — Berenblum, I., L. Boiato, L. Fiore-Donati, and N. Trainin: Action of isologous bone marrow from urethan-treated C57BL/6 mice on radiation leukemogenesis. J. nat. Cancer Inst. **32**, 723—729 (1964). — Berenblum, I., L. Boiato, and N. Trainin: On the mechanism of urethan leukemogenesis in newborn C57BL mice. Cancer Res. **26**, 357—360 (1966a). ~ On the mechanism of urethan leukemogenesis in newborn C57BL mice. II. Influence of thymectomy and of subsequent thymus reimplantation. Cancer Res. **26**, 361—363 (1966b). — Berenblum, I., M. Burger, and A. Knyszynski: Regeneration of bone marrow cells and thymus induced by $_{19}$S alpha-2 globulin in irradiated mice. Nature (Lond.) **217**, 857—858 (1968). — Berenblum, I., G. Cividalli, N. Trainin, and M. E. Hodes: Some properties "RLP" — a factor from sheep spleen capable of inhibiting radiation leukemogenesis in mice. Blood **26**, 8—19 (1965). — Berenblum, I., and N. Trainin: Possible 2-stage mechanism in experimental leukemogenesis. Science **132**, 40—41 (1960). — Berk, R. S., and E. L. Nelson: Studies on mechanisms of cellular immunity. III. Effect of pseudomonas aeruginosa on hydrolase activity of mouse monocytes. J. infect. Dis. **110**, 1—7 (1962). — Berman, L.: Lymphocytes and macrophages in vitro. Their activities in relation to functions of small lymphocytes. Lab. Invest. **15**, 1084—1099 (1966). — Bernard, J., et M. Bessis: Hématologie clinique. Paris: Masson 1958. — Bernhard, W., and N. Granboulan: Ultrastructure of immunologically competent cells. In: Ciba Foundation Symposium on cellular aspects of immunity (G. E. W. Wolstenholme and M. O'Connor, eds.), p. 92—117. London: Churchill 1960. — Bernhard, W., et R. Leplus (éds.): Structure fine du ganglion humain normal et malin. Paris: Gauthier-Villars 1964. — Bernier, G. M., R. E. Ballieux, K. T. Tominaga, and F. W. Putnam: Heavy chain subclasses of human γG-globulin. Serum distribution and cellular localization. J. exp. Med. **125**, 303—318 (1967). — Berry, L. J., and D. S. Smythe: Effects of bacterial endotoxins on metabolism. VI. The role of tryptophan pyrrolase in response of mice to endotoxin. J. exp. Med. **118**, 587—603 (1963). — Berwald, Y., and L. Sachs: In vitro cell transformation with chemical carcinogens. Nature (Lond.) **200**, 1182—1184 (1963). — Bessis, M.: Traité de cytologie sanguine. Paris: Masson 1954. ~ Etude au microscope électronique de destinée d'une molécule dans l'organisme: la ferritine et le cycle hémoglobinique du fer. Bull. Acad. nat. Méd. (Paris) **1958**, 429. — Bessis, M. C.: Ultrastructure of lymphoid and plasma cells in relation to globulin and antibody formation. Lab. Invest. **10**, 1040—1067 (1961). — Bessis, M., et J. Breton-Gorius: Rôle des fibrilles cytoplasmiques dans la lobulation du noyau cellulaire (Formation de cellules de Rieder). C.R. Acad. Sci. (Paris) **261**, 1392—1393 (1965). — Betz, H.: Contribution à l'étude du syndrome endocrinien provoqué par l'irradiation totale de l'organisme. Lièges: Georges Thone 1955. — Bianchi, P. A., J. A. V. Butler, A. R. Crathorn, and K. V. Shooter: The thymidine phosphorylating kinases. Biochim. biophys. Acta (Amst.) **53**, 123—131 (1961). — Bianchi, P. A., A. R. Crathorn, and K. V. Shooter: Thymidine kinases in normal and malignant tissues. Biochem. J. **81**, 20P—21P (1961). — Bierman, H. R.: Characteristics of leukopoietin G in animals and man. Ann. N.Y. Acad. Sci. **113**, 753—765 (1964). — Bilbey, D. L. J., and T. Nicol: The molecular basis of drug effect on R.E.S. activity. In: Rôle du système réticuloendothélial dans l'immunité antibactérienne et antitumorale, p. 109—128. Colloques internationaux du Centre national de la Recherche Scientifique (éds. M. Bernard et N. Halpern). Éditions du Centre national de la Recherche Scientifique, France, 1963. — Billingham, R. E., and W. K. Silvers: Some biological differences between thymocytes and lymphoid cells. In: The thymus (V. Defendi and D. Metcalf, eds.), p. 41—51. Philadelphia: The Wistar Institute Press 1964. — Binet, J. L., Y. Logeais, B. Villeneuve, J. Mathey, and J. Bernard: Lymphocyte populations in the lymph of chronic lymphocytic leukaemia. In: The lymphocyte in immunology and haemopoiesis (J. M. Yoffey, ed.), p. 31—34. London: Arnold 1967. — Binet, J. L., et G. Mathe: Immunocytologie. Etude en microscopie optique et électronique des »cellules immunologiquement compétentes« au cours de réactions de greffe. C.R. Acad. Sci. (Paris) **253**, 1852—1853 (1961). — Biozzi, G., B. Benacerraf, B. Halpern,

C. Stiffel, and B. Hillemand: Exploration of the phagocytic function of the reticuloendothelial system, with heat denatured serum albumin labeled with I^{131} and application to the measurement of liver blood flow in normal man and in some pathological conditions. J. Lab. clin. Med. **51**, 230—239 (1958). — Biozzi, G., et C. Stiffel: Etude du rôle des opsonines dans le phénomène de phagocytose des microorganismes et des colloides par les cellules du système réticulo-endothélial. Dans: Actes du Colloque International no 115, sur «le rôle du système réticuloendothélial dans l'immunité antibactérienne et antitumorale» (M. B. Halpern, éd.), p. 261—289. Paris: Editions Centre National de la Recherche Scientifique 1963. — Bischoff, F., and G. Bryson: Carcinogenesis through solid state surfaces. In: Progress in experimental tumor research (F. Homburger, ed.), vol. 5, p. 86—133. Basel and New York: Karger 1964. — Bishop, D. C., and P. Abramoff: In vitro uptake of isotopically labeled RNA by mammalian spleen cells. Proc. Soc. exp. Biol. (N.Y.) **120**, 378—383 (1965). — Bishop, D. C., A. V. Pisciotta, and P. Abramoff: Synthesis of normal and „immunogenic RNA" in peritoneal macrophage cells. J. Immunol. **99**, 751—759 (1967). — Black, P. H., and H. Igel: Studies on transformation by the adenovirus-SV40 hybrid viruses. In: Recent results in cancer research. (P. Rentchnick, ed.), vol. 6, p. 95—103. Berlin-Heidelberg-New York: Springer 1966. — Black, P. H., and W. P. Rowe: An analysis of SV40-induced transformation of hamster kidney tissue in vitro. I. General characteristics. Proc. nat. Acad. Sci. (Wash.) **50**, 606—613 (1963a). ~ Transformation in hamster kidney monolayers by vacuolating virus, SV40. Virology **19**, 107—109 (1963b). — Black, P. H., W. P. Rowe, H. C. Turner, and R. J. Huebner: A specific complement-fixing antigen present in SV40 tumor and transformed cells. Proc. nat. Acad. Sci. (Wash.) **50**, 1148—1156 (1963). — Blackburn, W. R., and D. S. Gordon: The thymic remnant in thymic alymphoplasia. Arch. Path. **84**, 363—375 (1967). — Blackburn, W. R., and J. F. A. P. Miller: Electron microscopic studies of thymus graft regeneration and rejection. Lab. Invest. **16**, 66—83 (1967). — Blaw, M. E., R. A. Good, and R. D. A. Peterson: Curare sensitivity in neonatally thymectomized mice. Nature (Lond.) **210**, 129—130 (1966). — Blenkinsopp, W. K.: Mast cell proliferation in adult rats. J. Cell Sci. **2**, 33—37 (1967). — Blinkoff, R. C.: γM and γG antibodies in mice: The response to S. Adelaide and the effect of splenectomy. J. Immunol. **97**, 727—735 (1966).— Blomberg, R., L. E. Larsson, B. Lindell, and E. Lindgren: Late effects of thorotrast in cerebral angiography. Acta radiol. (Stockh.) **1**, 996—1006 (1963). — Bloom, B. R., and B. Bennett: Delayed hypersensitivity in vitro: The mechanism of inhibition by antigen of cell migration. Fed. Proc. **25**, 355 (1966). — Bloom, B. R., L. D. Hamilton, and M. W. Chase: Effects of mitomycin C on the cellular transfer of delayed-type hypersensitivity in the guinea pig. Nature (Lond.) **201**, 689—691 (1964). — Bloom, W.: Histopathology of irradiation from external and internal sources. New York: McGraw-Hill Book Co. 1948. — Blumberg, B. S., H. J. Alter, and S. Visnich: "New" antigen in leukemia serums. J. Amer. med. Ass. **191**, 541—546 (1965). — Boak, J. L., G. H. Christie, W. L. Ford, and J. G. Howard: Pathways in the development of liver macrophages: alternative precursors contained in populations of lymphocytes and bone-marrow cells. Proc. roy. Soc. B **169**, 307—327 (1968). — Börjeson, J., R. Reisfeld, L. N. Chessin, P. D. Welsh, and St. D. Douglas: Studies on human peripheral blood lymphocytes in vitro. I. Biological and physiochemical properties of the pokeweed mitogen. J. exp. Med. **124**, 859—872 (1966). — Boggs, D. R., S. A. Sofferman, M. M. Wintrobe, and G. E. Cartwright: Factors influencing the duration of survival of patients with chronic lymphocytic leukemia. Amer. J. Med. **40**, 243—254 (1966). — Boiato, L., S. S. Mirvish, and I. Berenblum: The carcinogenic action and metabolism of N-hydroxyurethane in newborn mice. Int. J. Cancer **1**, 265—269 (1966). — Bolt, W., G. Zerlett, R. Toussaint u. F. Ritzl: Zum Antikörpermangelsyndrom bei der chronischen lymphatischen Leukämie. Münch. med. Wschr. **102**, 1569—1572 (1960). — Bond, V. P., L. E. Feinendegen, E. Heinze, and H. Cottier: Distribution of transfused tritiated cytidine-labeled leukocytes and red cells in the bone-marrow of normal and irradiated rats. Ann. N.Y. Acad. Sci. **113**, 1009—1019 (1964). — Bond, V. P., T. M. Fliedner, E. P. Cronkite, J. R. Rubini, G. Brecher, and P. K. Schork: Proliferative potentials of bone marrow and blood cells studied by in vitro uptake of H^3-thymidine. Acta haemat. (Basel) **21**, 1—15 (1959a). ~ Autoradiographic studies on DNA synthesizing cells in the peripheral blood. Haemat. lat. (Milano) **2**, 103—114 (1959b). — Bond, V. P., N. Odartchenko, H. Cottier, L. E. Feinendegen, and E. P. Cronkite: The kinetics of the more mature erythrocytic precursors studied with tritiated thymidine. In: Erythropoiesis, p. 173—183. New York: Grune & Stratton 1962. — Bonneau, H., G. Meyer, A.-M. Lherisson et J.-P. Cesarini: Etude quantitative de l'antigène de transplantation dans le système virus polyome-hamster (modifications par les radiations ultra-violettes). Dans: Premier Congr. Internat. de la Soc. de Transplantation, Paris, p. 296. Paris-Evian: Impressions du Val d'Osne 1967. — Borel, Y., M. Fauconnet, and P. A. Miescher: Effect of 6-mercaptopurine (6-MP) on different classes of antibody. J. exp. Med. **122**, 263—275 (1965). — Borenfreund, E., M. Krim, F. K. Sanders, St. S. Sternberg, and A. Bendich: Malignant conversion of cells in vitro by carcinogens and viruses. Proc. nat. Acad. Sci. (Wash.) **56**, 672—679 (1966). — Borum, K.: Labelling of mouse thymocytes in vivo with tritiated thymidine for cell transfer experiments. Nature (Lond.) **208**, 253—255 (1965). — Bos, W. H.: Recirculatie en transformatie van lymphocyten. Groningen: Van Denderen 1967. — Bottoms, G., and D. D. Goetsch: Subcellular distribution of the (^{3}H) corticosterone fraction in brain, thymus, heart and liver of the rat. Proc. Soc. exp. Biol. (N.Y.) **124**, 662—665 (1967). — Boughton, B.: Properties of a permeability factor from lymph node cells and its relationship to ribonucleic acid. Int. Arch. Allergy **27**, 275—288 (1965). — Bowers, W. E., and Ch. de Duve: Lysosomes in lymphoid tissue. II. Intracellular distribution of acid hydrolases. J. Cell Biol. **32**, 339—348 (1967a). ~ Lysosomes in lymphoid tissue. III. Influence of various treatments of the animals on the distribution of acid hydrolases. J. Cell Biol. **32**, 349—364 (1967b). Bowers, W. E., J. T. Finkenstaedt, and Ch. de Duve: Lysosomes in lymphoid tissue. I. The measurement of hydrolytic activities in whole homogenates. J. Cell Biol. **32**, 325—337 (1967). — Braams, W. G.: Electron microscopy of plasma cell development. Acta morph. neerl.-scand. **4**, 289 (1961). — Brachet, J., and A. E. Mirsky: The cell. Biochemistry, physiology, morphology. New York and London: Academic Press 1960. — Bradley, J., and J. J. Oppenheim: The in vitro proliferation of lymphocytes from patients with hypogammaglobulinaemia. Clin. exp. Immunol. **2**, 549—557 (1967). — Braun, H.: Beiträge zur Histologie und Zytologie des bestrahlten Thymus. 1. Mitt. Strahlentherapie **121**, 567—574 (1963a). ~ Beiträge zur Histologie und Zytologie des bestrahlten Thymus. 2. Mitt. Strahlentherapie **122**, 248—257 (1963b). — Braun, W., and M. Nakano: Influence of oligodeoxyribonucleotides on early events in antibody formation. Proc. Soc. exp. Biol. (N.Y.) **119**, 701—707 (1965). — Braunstein, H., D. G. Freiman, and E. A. Gall: A histochemical study of the enzymatic activity of lymph nodes. I. The normal and hyperplastic lymph node. Cancer (Philad.) **11**, 829—837 (1958). — Braunsteiner, H.: Physiologie und Physiopathologie der weißen Blutzellen. Stuttgart: Thieme 1959. — Braunsteiner, H., u. F. Pakesch: Elektronenmikroskopische Untersuchungen zur Frage der Blutplasmazellen. Wien. Z. inn. Med. **41**, 58—61 (1960). — Brent, L.: Induction of transplantation tolerance in mice. Int. Arch. Allergy **27**, 376—377 (1965). — Brent, L. and P. B. Medawar: Quantitative studies on tissue transplantation immunity. V. The role of antiserum in enhancement and desensitization. Proc. roy. Soc. B **155**, 392—416 (1961). — Bridges, R. A., R. Condie, S. J. Zak, and R. A. Good: The morphologic basis of antibody formation development during the neonatal period. J. Lab. clin. Med. **53**, 331—357 (1959). — Briggs, J. D.: Humoral immunity in lepidopterous larvae. J. exp. Zool. **138**, 155—188 (1958). — Britton, S., and G. Möller: Regulation of antibody synthesis against Escherichia coli endotoxin. J. Immunol. **100**, 1326—1334 (1968).— Brody, J. I., and L. H. Beizer: Alteration of blood group antigens in leukemic lymphocytes. J. clin. Invest. **44**, 1582—1589 (1965). — Brody, N. I., J. G. Walker, and G. W. Siskind: Studies on the control of antibody synthesis. Interaction of antigenic competition and suppression of antibody formation by passive antibody on the immune response. J. exp. Med. **126**, 81—91 (1967). — Brooke, M. S., and F. Lee: The immunologic and hematologic status of rabbit radiation chimeras. Transplant. Bull. **29**, 12—16 (1962). — Brooks, R. E., and B. V. Siegel: Normal human lymph node cells: an electron microscopic study. Blood **27**, 687—705 (1966). — Brues, A. M.: Somatic effects. In: Low level irradiation (A. M. Brues, ed.), p. 73—86. Washington, D. C.: Association for the Advancement of Science 1959. Brumby, M., and D. Metcalf: Migration of cells to the thymus demonstrated by parabiosis. — Proc. Soc. exp. Biol. (N.Y.) **124**, 99—103 (1967). — Brunner, K. T., J. Maul, J. C. Cerottini, and B. Chapuis: Quantitative assay of the lytic action of immune lymphoid cells on ^{51}Cr-labelled allogeneic target cells in vitro; inhibition by isoantibody and by drugs. Immunology **14**, 181—196 (1968). — Brunner, K. T., J. Mauel, J. C. Cerottini, H. Rudolf, and B. Chapuis: In vitro studies of cellular and humoral immunity induced by tumor allografts. In: Immunopathology, Vth internat. Symp., Mechanisms of inflammation induced by immune reactions (P. A. Miescher and P. Gabar, eds.), p. 342—355. Basel u. Stuttgart: Schwabe & Co. 1967. — Brunner, K. T., J. Mauel, H. Rudolf, and B. Chapuis: Homograft immunity, mechanisms of immunological enhancement and of the cellular immune reaction in vitro. Persönliche Mitteilung 1968. — Brunner, K. T., J. Mauel, and R. Schindler: In vitro studies of cell-bound immunity; cloning assay of the cytotoxic action of sensitized lymphoid cells on allogeneic target cells. Immunology **11**, 499—506 (1966). ~ Inhibitory effect of isoantibody on in vivo sensitization and on the in vitro cytotoxic action of immune lymphocytes. Nature (Lond.) **213**, 1246—1247 (1967a). ~ In vitro studies of cell-bound immunity induced by tumor allografts; inhibitory effects of iso-antibody. In: Germinal centers in immune responses (H. Cottier, N. Odartchenko, R. Schindler, and C. C. Congdon, eds.), p. 297—305. Berlin-Heidelberg-New York: Springer 1967b. — Bruton, O. C.: Agammaglobulinemia. Pediatrics **9**, 722—728 (1952). — Bruyn, P. P. H. de: Lymph node and intestinal lymphatic tissue. In: Histopathology of irradiation from external and internal sources (W. Bloom, ed.), chap. 8, p. 348—445. New York: McGraw-Hill 1948. —

BRYAN, W. R., J. B. MOLONEY, T. E. O'CONNOR, M. A. FIND, and A. J. DALTON: Viral etiology of leukemia: Combined Clinical Staff Conference at the National Institutes of Health. Ann. intern. Med. **62**, 376—399 (1965). — BRYANT, B. J.: Reutilization of leukocyte DNA by cells of regenerating liver. Exp. Cell Res. **27**, 70—79 (1962). — BRYANT, B. J., and L. J. COLE: Evidence for pluripotentiality of marrow stem cells: Modification of tissue distribution of in vivo ^{125}I-UdR labelled transplanted marrow. In: The lymphocyte in immunology and haemopoiesis (J. M. YOFFEY, ed.), p. 170—182. London: Arnold 1967. — BUCKTON, K. E., and M. C. PIKE: Chromosome investigations on lymphocytes from irradiated patients. Effect of time in culture. Nature (Lond.) **202**, 714—715 (1964). — BÜRKI, K., u. H. COTTIER: Hemmung der Antikörperbildung durch ionisierende Ganzkörperbestrahlung. Radiol. clin. biol. **35**, 345—352 (1966). — BURCHENAL, J. H., and D. P. BURKITT (eds.): Treatment of Burkitt's tumour. Berlin-Heidelberg-New York: Springer 1967. — BURGER, R. H.: Lymph node response to high-dose intralymphatic injection of radiochromic phosphate. Bull. N.Y. Acad. Med. **40**, 142—147 (1964). — BURKHARDT, R.: Die klinische Histologie der normalen und pathologischen Erythropoese im menschlichen Knochenmark. Folia haemat. (Frankfurt) **9**, 722—728 (1952). — BURKITT, D.: A sarcoma involving the jaws in African children. Brit. J. Surg. **46**, 218—223 (1958). ~ A children's cancer dependent on climatic factors. Nature (Lond.) **194**, 232—234 (1962a). ~ Determining the climatic limitations of a children's cancer common in Africa. Brit. med. J. **1962b II**, 1019—1023. ~ Recent developments in geographical distribution. In: Treatment of Burkitt's tumour (J. H. BURCHENAL and D. P. BURKITT, eds.), p. 36—41. Berlin-Heidelberg-New York: Springer 1967. — BURNET, F. M.: A modification of Jerne's theory of antibody production, using the concept of clonal selection. Austr. J. Sci. **20**, 67—69 (1957). ~ The clonal selection theory of acquired immunity. Cambridge: Chambridge University Press 1959. ~ Immunological recognition of self. Science **133**, 303—306 (1961). ~ Mast cells in the mouse thymus. In: Thymus, experimental and clinical studies. A Ciba Foundation Symposium (G. E. W. WOLSTENHOLME and R. PORTER, eds.), p. 335—347. London: Churchill 1966. — BURNET, F. M., and M. C. HOLMES: Thymus lesions in autoimmune disease of mice. Nature (Lond.) **194**, 146 (1962). — BURNET, M.: Role of the thymus and related organs in immunity. Brit. med. J. **1962 II**, 807—811. — BURROWS, H., and J. R. CLARKSON: The role of inflammation in the induction of cancer by X rays. Brit. J. Radiol. **16**, 381—382 (1943). — BURTIN, P., et D. BUFFE: Etude de l'origine cellulaire des immunoglobulines humaines et de leurs chaines polypeptidiques. Rev. franç. Étud. clin. biol. **11**, 687—695 (1966). ~ Synthesis of human immunoglobulins in germinal centers. In: Germinal centers in immune responses (H. COTTIER, N. ODARTCHENKO, R. SCHINDLER, and C. C. CONGDON, eds.), p. 120—125. Berlin-Heidelberg-New York: Springer 1967. — BUSSARD, A. E.: Antibody formation by individual cells studied by the method of local hemolysis in gum (L.H.G.). Int. Arch. Allergy **27**, 372 (1965). ~ Antibody formation in nonimmune mouse peritoneal cells after incubation in gum containing antigen. Science **153**, 887—888 (1966). — BUSSARD, A. E., and S. G. ANDERSON: The primary antibody response of individual spleen cells in diffusion chambers. Immunology (Lond.) **11**, 67—71 (1966). — BUSSARD, A. E., et C. HANNOUN: Examen des immunocytes en culture in vitro: individualisation fonctionnelle et identification morphologique. C.R. Acad. Sci, (Paris) **260**, 6486—6489 (1965). — BUYUKOZER, I., K. S. MUTLU, and F. A. PEPE: Antigen (Ferritin) and antibody distribution in the rat lymph node after primary and secondary responses and after prolonged stimulation. Amer. J. Anat. **117**, 385—416 (1965). — BYERS, V. S., and E. E. SERCARZ: The X-Y-Z scheme of immunocyte maturation. IV. The exhaustion of memory cells. J. exp. Med. **127**, 307—325 (1968a). ~ The X-Y-Z scheme of immunocyte maturation. V. Paralysis of memory cells. J. exp. Med. **128**, 715—728 (1968b).

CAFFREY, R. W., N. B. EVERETT, and W. O. RIEKE: Radioautographic studies of reticular and blast cells in the hemopoietic tissues of the rat. Anat. Rec. **155**, 41—57 (1966). — CAFFREY, R. W., W. O. RIEKE, and N. B. EVERETT: Radioautographic studies of small lymphocytes in the thoracic duct of the rat. Acta haemat. (Basel) **28**, 145—154 (1962). — CAGGIANO, V., J. CUTTNER, and A. SOLOMON: Myeloma proteins, Bence Jones proteins and normal immunoglobulins in multiple myeloma. Blood **30**, 265—287 (1967). — CAIN, W. A., M. D. COOPER, and R. A. GOOD: Cellular immune competence of spleen bursa and thymus cells. Nature (Lond.) **217**, 87—89 (1968). — CAIRNIE, A. B., L. F. LAMERTON, and G. G. STEEL: Cell proliferation studies in the intestinal epithelium of the rat. I. Determination of the kinetic parameters. Exp. Cell Res. **39**, 528—538 (1965a). ~ Cell proliferation studies in the intestinal epithelium of the rat. II. Theoretical aspects. Exp. Cell Res. **39**, 539—553 (1965b). — CALDWELL, B. V., and P. A. WRIGHT: Neoplasm transplantation inhibition by uninvolved lymph tissue. Nature (Lond.) **212**, 1501 (1966). — CAMERON, G. R.: Inflammation in earthworms. J. Path. Bact. **35**, 933—972 (1932). ~ Inflammation in the caterpillars of Lepidoptera. J. Path. Bact. **38**, 441—466 (1934). — CAMPAGNARI, F., J. F. WHITEFIELD, and U. BERTAZZONI: The effect of x-irradiation on the nicotinamide adenine dinucleotides (NAD-NADH) content of rat thymocytes. Exp. Cell Res. **42**, 646—656 (1966). — CAMPBELL, D. H., and

J. S. Garvey: The fate of foreign antigen and speculation as to its role in immune mechanism. Lab. Invest. **10**, 1126—1150 (1961). — Campbell, P. A., D. T. Rowlands, Jr., M. J. Harrington, and Ph. D. Kind: The adjuvant action of endotoxin in thymectomized mice. J. Immunol. **96**, 849—853 (1966). — Cannon, D. C., and R. W. Wissler: Spleen cell migration in the immune response of the rat. Arch. Path. **84**, 109—117 (1967a). ~ Restoration of the immune response by circulating lymphocytes. Arch. Path. **83**, 188—198 (1967b). — Cantacuzene, J.: Le problème de l'immunité chez les invertébrés, p. 48. Paris: Masson 1923. — Capalbo, E. E., J. F. Albright, and W. E. Bennett: Evaluation of the diffusion chamber culture technique for study of the morphological and functional characteristics of lymphoid cells during antibody production. J. Immunol. **92**, 243—251 (1964). — Capalbo, E. E., F. Celada, and T. Makinodan: Homograft reaction studies in diffusion chambers. Fed. Proc. **21**, 41 (1962). — Capalbo, E. E., and T. Makinodan: Doubling time of mouse spleen cells during the latent and log phases of primary antibody response. J. Immunol. **92**, 234—242 (1964). — Capalbo, E. E., T. Makinodan, and W. D. Gude: Fate of H^3-thymidine-labeled spleen cells in vivo cultures during secondary antibody responses. J. Immunol. **89**, 1—7 (1962). — Capalbo, E. E., P. Urso, and W. D. Gude: Use of 0.1 μ diffusion chambers for primary and secondary agglutinin response. Fed. Proc. **20**, 25 (1961). — Caron, G. A.: Lymphocytes and drug hypersensitivity. Lancet **1966 II** 1081. — Caron, G. A., and I. Sarkany: Role of plasma factors in the transformation of peripheral blood lymphocytes into lymphoblasts. Nature (Lond.) **210**, 314—315 (1966). — Carrel, A.: Some conditions of the reproduction in vitro of the Rous virus. J. exp. Med. **43**, 647—668 (1926). — Carstairs, K.: The human small lymphocyte: Its possible pluripotential quality. Lancet **1962 I**, 829—832. — Casazza, A. R., Ch. P. Duvall, and P. P. Carbone: Infection in lymphoma: Histology, treatment and duration in relation to incidence and survival. J. Amer. med. Ass. **197**, 710—716 (1966). — Cathcart, E. S., F. A. Wollheim, and A. S. Cohen: Plasma protein constituents of amyloid fibrils. J. Immunol. **99**, 376—385 (1967). — Cauchi, M. N.: Fixation of parental strain lymphocytes in F_1 hybrid rats during cross-circulation. Nature (Lond.) **209**, 817—818 (1966). — Cauchi, M. N., and E. O. Field: Studies by extracorporeal irradiation of cells in the blood able to provoke a graft-versus-host reaction. In: The lymphocyte in immunology and haemopoiesis (J. M. Yoffey, ed.), p. 362—365. London: Arnold 1967. — Cawley, M. I., and D. A. Willoughby: Permeability factor in human lymphoid tissue. Nature (Lond.) **212**, 705—706 (1966). — Cebra, J. J., J. E. Colberg, and S. Dray: Rabbit lymphoid cells differentiated with respect to α-, γ-, and μ-heavy polypeptide chains and to allotypic markers Aa1 and Aa2. J. exp. Med. **123**, 547—558 (1966). — Celada, F., and R. R. Carter: The radiosensitive nature of homograft-rejecting and agglutinin-forming capacities of isolated spleen cells. J. Immunol. **89**, 161—169 (1962). — Celada, F., and T. Makinodan: A new model to study hematopoietic transplantation antigens. J. Immunol. **86**, 638—645 (1961). — Černý, J., and V. Viklický: The effect of antigen dose on the changes in the spleen: tolerance versus immunity. In: Germinal centers in immune responses (H. Cottier, N. Odartchenko, R. Schindler, and C. C. Congdon, eds.), p. 319—328. Berlin-Heidelberg-New York: Springer 1967. — Chadwick, J. St.: Serological responses of insects. Fed. Proc. **26**, 1675—1679 (1967). — Chambon, P., P. Mandel, J. D. Weill, and S. Busch: Failure of x-ray irradiation to inhibit ribonucleic acid polymerase activity in regenerating rat liver nuclei. Life Sci. **5**, 167—171 (1962). — Chan, C., and G. Sainte-Marie: Distribution and morphology of the subcapsular and reticular cells of the ten-week-old rat thymus. J. Anat. (Lond.) **102**, 477—491 (1968). — Chan, P., L. I. Johnson, F. C. Monette, J. LoBue, and A. S. Gordon: Tritiated-thymidine incorporating cells in the peripheral blood of normal and splenectomized rats. Proc. Soc. exp. Biol. (N.Y.) **125**, 614—617 (1967). — Chanana, A. D., G. Brecher, and E. P. Cronkite: Histologic observations on skin autografts, isografts and allografts in cattle. Amer. J. Path. **49**, 1125—1138 (1966). — Chanana, A. D., G. Brecher, E. P. Cronkite, D. Joel, and Hp. Schnappauf: The influence of extracorporeal irradiation of the blood and lymph on skin homograft rejection. Radiat. Res. **27**, 330—346 (1966). — Chanana, A. D., E. P. Cronkite, H. Cottier, M. L. Greenberg, L. M. Schiffer, and P. Stryckmans: The application of extracorporeal irradiation of the blood and lymph in the study of lymphopoiesis and problems of homotransplantation. Exp. Hematol. 8, 22—23 (1965). — Chang, T. S., B. Glick, and A. R. Winter: The significance of the bursa of Fabricius of chickens in antibody production. Poultry Sci. **34**, 1187 (1955). — Chaperon, E. A., J. C. Selner, and H. N. Claman: Migration of antibody-forming cells and antigen-sensitive precursors between spleen, thymus and bone marrow. Immunology **14**, 553—561 (1968). — Chapman-Andresen, C.: Studies on pinocytosis in amoebae. C. R. Lab. Carlsberg **33**, 73—264 (1962). — Cherry, C. P., R. Eisenstein, and A. Glücksmann: Epithelial cords and tubules of the rat thymus: effects of age, sex, castration, of sex, thyroid and other hormones on their incidence and secretory activity. Brit. J. exp. Path. **48**, 90—106 (1967). — Chessin, L. N., J. Börjeson, P. D. Welsh, St. D. Douglas, and H. L. Cooper: Studies on human peripheral blood lymphocytes in vitro. II. Morphological and biochemical studies on the transformation of lymphocytes by pokeweed mitogen. J. exp. Med. **124**, 873—884 (1966). — CHRISTENSEN, H. E., and G. H. HJORT: Spleen-shielding in x-irradiation-accelerated experimental amyloidosis in mice. Acta path. microbiol. scand. **48**, 1—12 (1960). — CIEMBRONIEWICZ, J., and O. KOLAR: Eosinophilic response in glioblastoma tissue culture after addition of autologous lymphocytes. Science **157**, 1054—1055 (1967). — CINADER, B., J. ST. ROSE, and M. YOSHIMURA: The specificity of immunological tolerance. Int. Arch. Allergy **27**, 365—367 (1965). — CIVIDALLI, G., and A. KNYSZYNSKI: Stimulation of thymic regeneration in irradiated mice with the RLP factor derived from sheep spleen. Radiat. Res. **30**, 148—154 (1967). — CIVIDALLI, G., S. S. MIRVISH, and I. BERENBLUM: The catabolism of urethan in young mice of varying age and strain, and in x-irradiated mice, in relation to urethan carcinogenesis. Cancer Res. **25**, 855—858 (1965). — CLAFLIN, A. J., and O. SMITHIES: Antibody-producing cells in division. Science **157**, 1561—1562 (1967). — CLAMAN, H. N., E. A. CHAPERON, and J. C. SELNER: Thymus-marrow immunocompetence. III. The requirement for living thymus cells. Proc. Soc. exp. Biol. (N.Y.) **127**, 462—466 (1968). — CLAMP, J. R., and F. W. PUTNAM: Glycopeptides of immunoglobulins. Investigations on IgA myeloma globulins. Biochem. J. **103**, 225—229 (1967). — CLARK, S. L., JR.: Electron microscopy of the thymus in mice of strain 129/J. In: The thymus in immunobiology (R. A. GOOD and A. E. GABRIELSEN, eds.), p. 85—94. New York-Evanston-London: Hoeber Medical Division, Harper & Row 1964a. ~ The penetration of proteins and colloidal materials into the thymus from the blood stream. In: The thymus (V. DEFENDI and D. METCALF, eds.), p. 9—32. Philadelphia: The Wistar Institute Press 1964b. ~ Cytological evidences of secretion in the thymus. In: Thymus, experimental and clinical studies. A Ciba Foundation Symposium (G. E. W. WOLSTENHOLME and R. PORTER, eds.), p. 3—38. London: Churchill 1966. — CLARK, S. L., JR., and E. HELMREICH: Synthesis and storage of protein by lymphoid cells. In: The lymphocyte in immunology and haemopoiesis (J. M. YOFFEY, ed.), p. 350—357. London: Arnold 1967. — CLARKSON, B., T. OHKITA, K. OTA, and J. FRIED: Studies of cellular proliferation in human leukemia. I. Estimation of growth rates of leukemic and normal hematopoetic cells in two adults with acute leukemia given single injections of tritiated thymidine. J. clin. Invest. **46**, 506—529 (1967). — CLAWSON, C. C., M. D. COOPER, and R. A. GOOD: Lymphocyte fine structure in the bursa of Fabricius, the thymus, and the germinal centers. Lab. Invest. **16**, 407—421 (1967). — CLAWSON, C. C., J. FINSTAD, and R. A. GOOD: Evolution of the immune response. V. Electron microscopy of plasma cells and lymphoid tissue of the paddlefish. Lab. Invest. **15**, 1830—1847 (1966). — CLEAVER, J. E.: The relationship between the duration of the S phase and the fraction of cells which incorporate ^{3}H-thymidine during exponential growth. Exp. Cell Res. **39**, 697—700 (1965). — CLEM, L. W., and M. M. SIGEL: Antibody responses of lower vertebrates to bovine serum albumin. Fed. Proc. **24**, 504 (1965). — CLERICI, E., P. MOCARELLI, and A. BAIRATI, JR.: DL-Proline-^{3}H incorporation in experimental nodules of rat lung. Arch. Path. **80**, 9—13 (1965). — CLEVELAND, W. W., B. J. FOGEL, W. T. BROWN, and H. E. M. KAY: Foetal thymic transplant in a case of DiGeorge's syndrome. Lancet **1968 II**, 1211—1214. — CLIFT, R. A., D. H. WRIGHT, and P. CLIFFORD: Leukemia in Burkitt's lymphoma. Blood **22**, 243—251 (1963). — CLINE, M. J.: Ribonucleic acid biosynthesis in human leukocytes. Effects of phagocytosis on RNA metabolism. Blood **28**, 188—200 (1966a). ~ Ribonucleic acid biosynthesis in human leukocytes: The fate of rapidly labeled RNA in normal and abnormal leukocytes. Blood **28**, 650—664 (1966b). ~ Phagocytosis and synthesis of ribonucleic acid in human granulocytes. Nature (Lond.) **212**, 1431—1433 (1966c). — CLINE, M. J., and H. H. FUDENBERG: Detective RNA synthesis in lymphocytes from patients with primary agammaglobulinemia. Science **150**, 1311—1312 (1965). — COCHRANE, CH. G.: Studies on the localization of circulating antigen-antibody complexes and other macromolecules in vessels. I. Structural studies. J. exp. Med. **118**, 489—502 (1963). — COCHRANE, CH. G., and F. J. DIXON: Antibody production by transferred cells. Advanc. Immunol. **2**, 205—239 (1962). — COCHRANE, CH. G., W. O. WEIGLE, and F. J. DIXON: The role of polymorphonuclear leukocytes in the initiation and cessation of the arthus vasculitis. J. exp. Med. **110**, 481—494 (1959). — COHEN, B. M., H. F. SMETANA, and R. W. MILLER: Hodgkin's disease: long survival in study of 388 world war II army cases. Cancer (Philad.) **17**, 856—866 (1964). — COHEN, E. P.: Conversion of non-immune cells into antibody-forming cells by RNA. Nature (Lond.) **213**, 462—465 (1967). — COHEN, E. P., R. W. NEWCOMB, and L. K. CROSBY: Conversion of non-immune spleen cells to antibody-forming cells by RNA: Strain specificity of the response. J. Immunol. **95**, 583—590 (1965). — COHEN, M. W., E. B. JACOBSON, and G. J. THORBECKE: γ-Globulin and Antibody Formation in vitro. V. The secondary response made by splenic white and red pulp with reference to the role of sencondary nodules. J. Immunol. **96**, 944—952 (1966). — COHEN, S., and C. MILSTEIN: Structure of antibody molecules. Nature (Lond.) **214**, 449—452, 540—541 (1967). — COHEN, S. G., and TH. M. SAPP: Experimental eosinophilia X. Relation of antigen-antibody complex size and protein molecular weight to cell responses. Proc. Soc. exp. Biol. (N.Y.) **124**, 1034—1037 (1967). — COHEN, ST., P. VASSALLI, B. BENACERRAF, and R. T. MCCLUSKEY: The distribution of antigenic and nonantigenic compounds within draining lymph nodes. Lab. Invest. **15**, 1143—1145 (1966). — COLE, L. J.: Ageing at the cellular level. Differential effect of transplanted isogenic lymphoid cells from old versus young mice. Gerontologia (Basel) **6**, 36—40 (1962). — COLE, L. J., C. P. NOWELL, and W. E. DAVIS JR.: Suppression of wound healing by graft-versus-host reaction in mice with transplantation disease. Fed. Proc. **21**, 37 (1962).— COLLIER, R. J.: Effect of diphtheria toxin on protein synthesis: Inactivation of one of the transfer factors. J. molec. Biol. **25**, 83—98 (1967). — CONRAD, R. A.: Autoradiography of leucocytes cultured with tritiated bean extract. Nature (Lond.) **214**, 709—710 (1967). — CONGDON, C. C.: Effect of injection of foreign bone marrow on the lymphatic tissues of normal mice. J. nat. Cancer Inst. **28**, 305—329 (1962). — CONGDON, C. C., and D. B. DUDA: Prevention of bone marrow heterografting. Arch. Path. **71**, 311—323 (1961). — CONGDON, C. C., and T. MAKINODAN: Splenic white pulp alteration after antigen injection: relation to time of serum antibody production. Amer. J. Path. **39**, 697—709 (1961). — CONSTANTIN, T.: Action des acides nucléiques hautement polymérisés et de leurs bases sur la survie de thymocytes de rats irradiés in vitro. C. R. Soc. Biol. (Paris) **160**, 1828 (1966). — COONS, A. H., and M. H. KAPLAN: Localization of antigen in tissue cells. II. Improvements in a method for the detection of antigen by means of the fluorescent antibody. J. exp. Med. **91**, 1—13 (1950). — COONS, A. H., E. H. LEDUC, and J. M. CONNOLLY: Studies on antibody production. I. A method for the histochemical demonstration of specific antibody and its application to a study of the hyperimmune rabbit. J. exp. Med. **102**, 49—60 (1955). — COONS, A. H., E. H. LEDUC, and M. H. KAPLAN: Localization of antigen in tissue cells. VI. The fate of injected foreign proteins in the mouse. J. exp. Med. **93**, 173—188 (1951). — COOPER, E. H.: Measuring lymphocyte transformation. Lancet **1966 I**, 51—52. — COOPER, E. H., and E. L. ALPEN: The effects of ionizing radiation on rat thoracic duct lymphocytes in vitro. Int. J. Radiat. Biol. **1**, 344—359 (1959). — COOPER, E. H., A. J. HALS, and J. D. MILTON: The proliferation of infectious mononucleosis lymphocytes in vitro. Acta haemat. (Basel) **38**, 19—33 (1967). — COOPER, H. L., and A. D. RUBIN: Lymphocyte R.N.A. metabolism. Comparison between antigen and phytohaemagglutinin stimulation. Lancet **1965 II**, 723—724. — COOPER, M. D., P. CHASE, J. W. ST. GEME JR., W. KRIVIT, and R. A. GOOD: Wiskott-Aldrich syndrome: a model of impaired defence mechanisms. J. Lab. clin. Med. **64**, 849 (1964). — COOPER, M. D., H. P. CHASE, J. T. LOWMAN, W. KRIVIT, and R. A. GOOD: Wiskott-Aldrich syndrome. An immunologic deficiency disease involving the afferent limb of immunity. Amer. J. Med. **44**, 499—513 (1968). — COOPER, M. D., A. E. GABRIELSEN, and R. A. GOOD: Role of the thymus and other central lymphoid tissues in immunological disease. Ann. Rev. Med. **18**, 113—138 (1967). — COOPER, M. D., D. Y. PEREY, A. E. GABRIELSEN, D. E. R. SUTHERLAND, M. F. MCKNEALLY, and R. A. GOOD: Production of an antibody deficiency syndrome in rabbits by neonatal removal of organized intestinal lymphoid tissues. Int. Arch. Allergy **33**, 65—88 (1968). — COOPER, M. D., R. D. A. PETERSON, A. E. GABRIELSEN, and R. A. GOOD: Lymphoid malignancy and development, differentiation, and function of the lymphoreticular system. Cancer Res. **26**, 1165—1169 (1966). — COOPER, M. D., R. D. A. PETERSON, and R. A. GOOD: Delineation of the thymic and bursal lymphoid systems in the chicken. Nature (Lond.) **205**, 143—146 (1965). — COOPER, M. D., M. L. SCHWARTZ, and R. A. GOOD: Restoration of gamma globulin production in agammaglobulinemic chickens. Science **151**, 471—473 (1966). — CORP, M. J., and R. H. MOLE: The kinetics of recovery during the first few weeks after whole-body x-irradiation of mice. Int. J. Radiat. Biol. **11**, 69—86 (1966). — CORSI, A., and G. V. GIUSTI: Phagocytic activity after thymectomy. Nature (Lond.) **213**, 618—619 (1967). — COSGROVE, G. E., and A. C. UPTON: Some late effect of radio-strontium in RF male mice. J. nucl. Med. **3**, 293—299 (1962). — COSGROVE, G. E., A. C. UPTON, and C. C. CONGDON: Influence of radiation dose on induction of the foreign spleen reaction in F_1 mice. Transplant. Bull. **30**, 29—33 (1962). — COTTIER, H.: Zur Histopathologie des Antikörpermangelsyndroms. Trans. 6th Congr. Europ. Soc. Haemat., Copenhagen 1957, p. 41—46. Basel u. New York: Karger 1958. ~ Strahlenbedingte Lebensverkürzung. Berlin-Göttingen-Heidelberg: Springer 1961. ~ Cytologische Aspekte der Plasmaproteinsynthese. Bull. schweiz. Akad. med. Wiss. **17**, 50—60 (1961b). ~ Morphologische Befunde bei Antikörpermangelsyndrom. In: Linneweh's erbliche Stoffwechselkrankheiten, Genetic defects of biologically active protein, p. 522—531. München u. Berlin: Urban & Schwarzenberg 1962a. ~ Lymphoreticular dysplasia in idiopathic antibody deficiency syndromes. Vox Sang (Basel) **7**, 119—120 (1962b). ~ Klinische Untersuchungen: Normalbefunde. I. Morphologische Orthologie der immunologisch aktiven Gewebe. In: Die Plasmaproteine in der klinischen Medizin (W. H. HITZIG, Hrsg.), Kap. 3, S. 75—97. Berlin-Göttingen-Heidelberg: Springer 1963a. ~ Morphologische Pathologie des antikörperbildenden Zellsystems. In: Die Plasmaproteine in der klinischen Medizin (W. HITZIG), S. 141—142. Berlin-Göttingen-Heidelberg: Springer 1963b). ~ Die Beantwortung eines antigenen Stimulus durch das lymphoretikuläre System. Oncologia (Basel) **19**, 170—179 (1965a). ~ Etudes de cinétiques cellulaires effectuées sur des thymus de souris „Swiss albino" au cours de la période périnatale en utilisant, comme indicateur, une substance marquée, la thymidine-^{3}H. Méd. et Hyg. **23**, 794 (1965b). ~ Studi citocinetici sul timo di topi albini Swiss nel periodo perinatale, mediante Timidina-H^3. Atti del Convegno sul Tmio, Cernobbio (Como) 1965, p. 9—11. Torino: Minerva Medica 1966. ~ Histopathologie der Wirkung ionisierender Strahlen auf höhere Organismen (Tiere und Mensch). In: Handbuch der medizinischen Radiologie (L. DIETHELM, O. OLSSON, F. STRNAD, H. VIETEN und A. ZUPPINGER, Hrsg.), Bd. II/2, S. 3—272. Berlin-Heidelberg-New York: Springer 1966. — COTTIER, H., u. S. BARANDUN: Morphologische Pathologie des Antikörpermangelsyndroms. Helv. med. Acta **26**, 461—539 (1959). — COTTIER, H., K. BÜRKI, M. W. HESS, and A. HÄSSIG: Pathological considerations of immunologic deficiency diseases in man. Proceedings of the Third Developmental Immunology Workshop, Sanibel Island, Florida, February 1967 (in press). — COTTIER, H., E. P. CRONKITE, C. R. JANSEN, KANTI R. RAI, S. SINGER, and C. R. SIPE: Studies on lymphocytes. III. Effects of extracorporeal irradiation of the circulating blood upon the lymphoreticular organs in the calf. Blood **24**, 241—253 (1964). — COTTIER, H., E. P. CRONKITE, E. A. TONNA, and N. O. NIELSEN: Leukaemogenic effect of wholebody 60 CO-y-irradiation compared with ^{3}H-Thymidine and ^{3}H-Cytidine: Preliminary report on the development of thymic lymphomas in C57 BL/6 J mice. Symp. cellular basis and aetiology of late somatic effects of ionizing radiation, London 1962, p. 27—34. London and New York: Academic Press 1962. — COTTIER, H., u. L. JOST: Autoradiographische und elektronenoptische Untersuchungen über die Wirkung ionisierender Strahlen auf das immunbiologisch aktive Gewebe. 8. Kongr. Europ. Ges. Haemat., Wien 1961. Basel u. New York: Karger 1962. — COTTIER, H., G. KEISER, N. ODARTCHENKO, M. HESS, and R. D. STONER: De novo formation and rapid growth of germinal centers during secondary antibody responses to tetanus toxoid in mice. In: Germinal centers in immune responses (H. COTTIER, N. ODARTCHENKO, R. SCHINDLER, and C. C. CONGDON, eds.), p. 270—276. Berlin-Heidelberg-New York: Springer 1967. — COTTIER, H., J. LAISSUE u. B. ROOS: Bedeutung und Möglichkeiten zellkinetischer Untersuchungen in der medizinischen Forschung. Praxis (Bern) **53**, 1212—1214 (1964). — COTTIER, H., N. ODARTCHENKO, L. E. FEINENDEGEN, and V. P. BOND: Tritiated thymidine for in-vivo cytokinetic studies on lymphoreticular tissue. In: The thymus in immunobiology (R. A. GOOD and A. E. GABRIELSEN, eds.), p. 332—340. New York-Evanston-London: Hoeber Medical Division, Harper & Row 1964. — COTTIER, H., N. ODARTCHENKO, L. E. FEINENDEGEN, G. KEISER, und V. P. BOND: Autoradiographische Untersuchungen über die Entkernung der Erythroblasten nach in vivo-Markierung mit Thymidin-^{3}H. Schweiz. med. Wschr. **93**, 1061—1075 (1963). — COTTIER, H., N. ODARTCHENKO, G. KEISER, M. HESS, and R. D. STONER: Incorporation of tritiated nucleosides and amino acids into lymphoid and plasmocytoid cells during secondary response to tetanus toxoid in mice. Ann. N.Y. Acad. Sci. **113**, 612—626 (1964). — COTTIER, H., N. ODARTCHENKO, R. SCHINDLER, and C. C. CONGDON (eds.): Germinal Center in Immune Responses. Berlin-Heidelberg-New York: Springer 1967. — COTTIER, H., N. ODARTCHENKO, and R. D. STONER: Incorporation of tritiated pyrimidine nucleosides and amino acids into lymphocytes during secondary response to tetanus toxoid in mice. Proc. 9th Congr. int. Soc. Haemat. **3**, 367—377 (1962). — COTTIER, H., B. ROOS, and S. BARANDUN: Effects of ionizing radiation on cellular components: Electron microscopic observations. Symp. cellular basis and aetiology of late somatic effects of ionizing radiation, London 1962, p. 113—118. London and New York: Academic Press 1962. — COTTIER, H., B. ROOS, S. DÜBI, N. ODARTCHENKO, G. KEISER, M. HESS, and R. D. STONER: Cytokinetics of lymphoreticular tissue during secondary response to tetanus toxoid in mice. In: The lymphocyte in immunology and haemopoiesis (J. M. YOFFEY, ed.), p. 324—332. London: Arnold 1967. — COURT BROWN, W. M., and R. DOLL: Mortality from cancer and other causes after radiotherapy for ankylosing spondylitis. Brit. med. J. **1965 II**, 1327—1332.— CRADDOCK, CH. G., G. S. NAKAI, H. FUKUTA, and L. M. VANSLAGER: Proliferative activity of the lymphatic tissues of rats as studied with tritium-labeled thymidine. J. exp. Med. **120**, 389—412 (1964). — CRADDOCK, C. G., A. WINKELSTEIN, Y. MATSUYUKI, and J. S. LAWRENCE: The immune response to foreign red blood cells and the participation of short-lived lymphocytes. J. exp. Med. **125**, 1149—1172 (1967). — CREYSSEL, R., Y. MANUEL, G. B. RICHARD et J.-M. FINE: Sur le caractère hétérogène des paraprotéines des myélomes β. Rev. franç. Étud. clin. biol. **7**, 253—259 (1962). — CRISPENS, CH. G., JR., and I. R. REY: Additional studies on the effects of neonatal thymectomy and lactate dehydrogenase virus infection on mice. Experientia (Basel) **23**, 681—683 (1967). — CRONKITE, E. P.: Properties of the hemopoietic stem cell: can its bone marrow repopulating ability be dissociated from immunological competence? Int. Atomic Energy Panel on „The comparative effects of particles from different sources on the hematopoietic tissue“, Vienna, May 1966. ~ Kinetics of leukemic cell proliferation. In: Perspectives in Leukemia, p. 158—186. New York: Grune & Stratton 1968. — CRONKITE, E. P., V. P. BOND, T. M. FLIEDNER, and S. A. KILLMAN: The use of tritiated thymidine in the study of haemopoietic cell proliferation. In: Ciba Foundation Symposium on Haemopoiesis (cell production and its regulation) (G.E.W. WOLSTENHOLME and M. O'CONNOR, eds.), p. 70—92. London: Churchill 1960. — CRONKITE, E. P., V. P. BOND,

T. M. FLIEDNER, and J. R. RUBINI: The use of tritiated thymidine in the study of DNA synthesis and cell turnover in hemopoietic tissue. Lab. Invest. **8**, 263—277 (1959). — CRONKITE, E. P., A. D. CHANANA, D. D. JOEL, K. R. RAI, and L. M. SCHIFFER: Influence of extracorporeal irradiation of the blood and lymph on lymphopoiesis and immunity. Proc. IAEA Symp. on the Effect of Radiation on Cellular Proliferation and Differentiation, Monaco, 1968 (in press). — CRONKITE, E. P., A. D. CHANANA, and HP. SCHNAPPAUF: Extracorporeal irradiation of blood and lymph in animals. Its effect on homografts and on lymphoma. New Engl. J. Med. **272**, 456—461 (1965). — CRONKITE, E. P., A. D. CHANANA, R. D. STONER, H. P. SCHNAPPAUF, H. COTTIER, C. R. JANSEN, and K. R. RAI: Influence of extracorporeal irradiation of the blood upon lymphocytes and immunity. In: La greffe des cellules hématopoiétiques allogéniques. Coll. int. Centre National de la Recherche Scientifique, Paris 1964 (Centre National de la Recherche Scientifique, Paris 1965). — CRONKITE, E. P., T. M. FLIEDNER, V. P. BOND, J. R. RUBINI, G. BRECHER, and H. QUASTLER: Dynamics of hemopoietic proliferation in man and mice studied by H^3-thymidine incorporation into DNA. Ann. N.Y. Acad. Sci. **77**, 803—820 (1959). — CRONKITE, E. P., C. R. JANSEN, H. COTTIER, K. RAI, and C. R. SIPE: Lymphocyte production measured by extracorporeal irradiation, cannulation, and labeling techniques. Ann. N.Y. Acad. Sci. **113**, 556—577 (1964). — CRONKITE, E. P., C. R. JANSEN, G. C. MATHER, N. O. NIELSEN, E. A. USENIK, E. R. ADAMIK, and C. R. SIPE: Studies on lymphocytes. I. Lymphopenia produced by prolonged extracorporeal irradiation of circulating blood. Blood **20**, 203—213 (1962). — CRONKITE, E. P., C. R. JANSEN, K. RAI, H. COTTIER, and T. M. FLIEDNER: The combined application of lymph duct drainage and extracorporeal irradiation of the blood in the study of lymphopoiesis. A Guinness Symposium on Cell proliferation, Dublin, Irland 1962. Oxford: Blackwell 1963. — CRUCHAUD, A.: Immunological tolerance induced in rabbits with chloramphenicol and 6-mercaptopurine. Int. Arch. Allergy **27**, 373 (1965). — CRUCHAUD, A., F. S. ROSEN, J. M. CRAIG, J. M. JANEWAY, and D. GITLIN: The site of synthesis of the 19S-γ-globulins in dysgammaglobulinemia. J. exp. Med. **115**, 1141—1148 (1962). — CRUCHAUD, S., and P. C. FREI: Demonstration of specific antibodies on human circulating lymphocytes by a new technique. Int. Arch. Allergy **31** 455—464 (1967). — CSABA, G., M. BODOKY, J. FISCHER, and T. ÁCS: The effect of pinealectomy and thymectomy on the immune capacity of the rat. Experientia (Basel) **22**, 168—169 (1966). — CSABA, G., J. KISS, and C. DUNAY: Elective localization of ^{3}H-corticosterone in mast cells. Experientia (Basel) **23**, 267—269 (1967). — CUDKOWICZ, G.: Suppression of the foreign bone marrow reaction by preirradiation of donor mice. Proc. Soc. exp. Biol. (N.Y.) **107**, 821—824 (1961a). ~ Evidence for immunization of F_1 hybrid mice against parental transplantation antigens. Proc. Soc. exp. Biol. (N.Y.) **107**, 968—972 (1961b). ~ Immunological reactions by F_1 hybrid mice against grafted parental strain tissues. Fed. Proc. **20**, 33 (1961c). — CUDKOWICZ, G., M. BENNETT, and G. M. SHEARER: Pluripotent stem cell function of the mouse marrow „lymphocyte". Science **144**, 866—868 (1964). — CUDKOWICZ, G., and G. E. COSGROVE: Immunologically competent cells in adult mouse liver: Studies with parent-to-hybrid radiation chimeras. Proc. Soc. exp. Biol. (N.Y.) **105**, 366—371 (1960). — CUDKOWICZ, G., A. C. UPTON, L. H. SMITH, D. G. GOSSLEE, and W. L. HUGHES: An approach to the characterization of stem cells in mouse bone marrow. Ann. N.Y. Acad. Sci. **114**, 571—582 (1964). — CUNNINGHAM, L., H. P. WAGNER, S. SAFIER, H. COTTIER, C. R. JANSEN, K. R. RAI, and E. P. CRONKITE: Studies on lymphocytes. VIII. Short in vivo mitotic time of basophilic lymphoid cells in the thoracic duct of calves after simulated or effective extracorporeal irradiation of circulating blood. Exp. Cell Res. **47**, 479—488 (1967). — CURREY, H. L. F., and M. ZIFF: Suppression of experimentally induced polyarthritis in the rat by heterologous anti-lymphocyte serum. Lancet **1966 II**, 889—891. — CUSHING, J. E.: Invertebrates, immunology and evolution. Fed. Proc. **26**, 1666—1670 (1967). — CZERSKI, P.: Cytological observations on lymphocytes grown in vitro and in vivo in diffusion chambers. In: The lymphocyte in immunology and haemopoiesis (J. M. YOFFEY, ed.), p. 35—45. London: Arnold 1967.

DAHLGREN, S.: Thorotrast tumours. A review of the literature and report of two cases: Acta path. microbiol. scand. **53**, 147—161 (1961). — DALES, R. P.: Preliminary observations on the role of the coelonic cells in food storage and transport in certain polychaetes. J. Marine Biol. Assoc. United Kingdom **36**, 91—109 (1957). — DALTON, A. J., and R. A. MANAKER: The comparison of virus particles associated with Burkitt lymphoma with other herpeslike viruses. In: Carcinogenesis, a broad critique, p. 59—90. Baltimore: Williams & Wilkins 1967. — DAMESHEK, W.: The thymus and lymphoid proliferation. Blood **20**, 629—632 (1962). ~ Immunocytes and immunoproliferative disorders. In: Thymus, experimental and clinical studies. A Ciba Foundation Symposium (G. E. W. WOLSTENHOLME and R. PORTER, eds.), p. 399—415. London: Churchill 1966a. ~ The significance of auto-immune disease. In: Thymus, experimental and clinical studies. A Ciba Foundation Symposium. (G. E. W. WOLSTENHOLME and R. PORTER, eds.), p. 476—519. London: Churchill 1966b. ~ Certain forms of leukemia as immunoproliferative disorders. In: Carcinogenesis, a broad critique,

p. 141—155. Baltimore: Williams & Wilkins 1967a. ~ Chronic lymphocytic leukemia: an accumulative disease of immunologically incompetent lymphocytes. Blood **29**, 566—584 (1967b). — DARCY, D. A.: Enhanced response of an „acute phase" serum protein to repeated tissue damage in the rat. Brit. J. exp. Path. **47**, 480—487 (1966). — DARŹYNKIEWICZ, Z., V. K. DOKOV, and M. PIEŃKOWSKI: Dry mass of lymphocytes during transformation after stimulation by phytohaemagglutinin. Nature (Lond.) **214**, 1265 (1967). — DAUSSET, J., J. COLOMBANI, P. IVANYI et N. FEINGOLD: Etat actuel de nos connaissances sur les antigènes tissulaires d'histocompatibilité. Premier Congr. Internat. Soc. de Transplantation, Paris 1967. — DAUSSET, J., P. IVANYI, J. COLOMBANI, and N. FEINGOLD: Present status of leucocyte antigens: The Hu-l system. In: Advance in transplantation, p. 231—240. Copenhagen: Munksgaard 1967. — DAUSSET, J., F. T. RAPAPORT, and L. LEGRAND: Choice of donors by tissue groups of the Hu-l system (with reference to Prof. HAMBURGER's and HUME's patients). In: Advance in transplantation, p. 749—756. Copenhagen: Munksgaard 1967. — DAVID, J. R.: Suppression of delayed hypersensitivity in vitro by inhibition of protein synthesis. J. exp. Med. **122**, 1125—1134 (1965). — DAVIDSON, E. A., W. SMALL, P. PERCHEMLIDES, and W. BAXLEY: Age-dependent metabolism of connective tissue polysaccharides. Biochim. biophys. Acta (Amst.) **46**, 189—190 (1961). — DAWE, C. J., J. H. P. MAIN, M. S. SLATICK, and W. D. MORGAN: Epigenetic factors in the neoplastic response to polyoma virus. In: Recent results in cancer research (P. RENTCHNICK, ed.), vol. 6, p. 20—33. Berlin-Heidelberg-New York: Springer 1966. — DAWE, C. J., W. D. MORGAN, and M. S. SLATICK: Cellular response of a cockroach Leucophaea maderae to transplants of cell culture lines of vertebrates. Fed. Proc. **26**, 1698—1706 (1967). — DAWE, C. J., M. POTTER, and J. LEIGHTON: Progressions of a reticulum cell sarcoma of the mouse in vivo and in vitro. J. nat. Cancer Inst. **21**, 753—782 (1958). — DAWSON, K. B., and E. O. FIELD: A procedure for computing cellular proliferation kinetics during „Log Phase" of growth. Exp. Cell Res. **34**, 507—511 (1964). — DAY, E. D.: Vascular relationships of tumor and host. In: Progress in experimental tumor research (F. HOMBURGER, ed.), vol. 4, p. 58—97. Basel and New York: Karger 1964. — VON DER DECKEN, A.: Evidence for regulation of protein synthesis at the translation level in response to dietary alterations. J. Cell Biol. **33**, 657—663 (1967). — DEFENDI, V.: Discussion remarks. In: Recent results in cancer research (P. RENTCHNICK, ed.), vol. 6, p. 73—76. Berlin-Heidel-berg-New York: Springer 1966. — DEFENDI, V., and G. GASIC: Surface mucopolysaccharides of polyoma virus transformed cells. J. cell. comp. Physiol. **62**, 23—31 (1963). — DEFENDI, V., J. LEHMAN, and P. KRAEMER: „Morphologically normal" hamster cells with malignant properties. Virology **19**, 592—598 (1963). — DEFENDI, V., and R. A. ROOSA: The role of the thymus in carcinogenesis. In: The thymus (V. DEFENDI and D. METCALF, eds.), p. 121—135. Philadelphia: The Wistar Institute Press 1964. — DE HARVEN, E.: Étude au microscope électronique de la leucémie de Friend et d'autres cancers de la souris également associés à la présence de particules virusales. In: Rev. belge Path. **28**, 1—136 (1961). — DELMORE, E. J.: Recovery from LD 100 irradiation and from lethal doses of alhylating agents following intravenous administration of isogenic lymphocytes in rats. 8th Congr. Europ. Soc. Hemat., Vienna 1961. — DENMAN, A. M., E. J. DENMAN, and P. H. EMBLING: Changes in the life-span of circulating small lymphocytes in mice after treatment with anti-lymphocyte globulin. Lancet **1968 I**, 321—325. — DENMAN, A. M., E. J. DENMAN, and E. J. HOLBOROW: Effect of anti-lymphocyte globulin on kidney disease in (N.Z.B. × N.Z.W.) F 1 mice. Lancet **1966 II**, 841—843. ~ Immunosuppressive effects of lymphoid cell proliferation in mice receiving anti-lymphocyte globulin. Nature (Lond.) **217**, 177—178 (1968). — DENMAN, A. M., and E. P. FRENKEL: Studies of the effect of induced immune lymphopenia. I. Enhanced effects of rabbit anti-rat lymphocyte globulin in rats tolerant to rabbit immunoglobulin G. J. Immunol. **99**, 498—507 (1967). ~ Mode of action of anti-lymphocyte globulin. I. The distribution of rabbit anti-lymphocyte globulin injected into rats and mice. Immunology **14**, 107—113 (1968). — DENT, P. B., and R. A. GOOD: Absence of antibody production in the bursa of Fabricius. Nature (Lond.) **207**, 491—493 (1965). — DENT, P. B., D. Y. E. PEREY, M. D. COOPER, and R. A. GOOD: Nonspecific stimulation of antibody production in surgically bursectomized chickens by bursa-containing diffusion chambers. J. Immunol. **101**, 799—805 (1968). — DENT, P. B., R. D. A. PETERSON, and R. A. GOOD: A defect in cellular immunity during the incubation period of passage a leukemia in C^3H mice. Proc. Soc. exp. Biol. (N.Y.) **119**, 869—871 (1965). — DE SOUSA, M. A. B., and D. M. V. PARROTT: The definition of a germinal center area as distinct from the thymus-dependent area in the lymphoid tissue of the mouse. In: Germinal centers in immune responses (H. COTTIER, N. ODARTCHENKO, R. SCHINDLER, and C. C. CONGDON, eds.), p. 362—369. Berlin-Heidelberg-New York: Springer 1967. — DE VAAL, O. M., and V. SEYNHAEVE: Reticular dysgenesia. Lancet **1959 II**, 1123—1125. — DE WECK, A. L.: Mécanismes des lésions cellulaires dans l'hypersensibilité de type retard et l'immunité de greffe. Bull. Acad. suisse Sci. Méd. **21**, 483—492 (1965). — DIDERHOLM, H., T. ESTOLA, and T. WESSLÉN: Effect of thymectomy on tumour production by polyoma virus in rabbits. Acta path. microbiol. scand. **66**, 396—400 (1966). — DIDERHOLM,

H., and K. E. Fichtelius: An autoradiographic study of the difference between thymus and lymph node lymphocytes shown by transfusion of labelled cells. Acta haemat. (Basel) **22**, 112—117 (1959). — Diener, E., and A. T. Dick: Stimulation of mast cell production in lymph nodes of the rat by pyrrolizidine alkaloids. Nature (Lond.) **207**, 1305—1306 (1965). — Diener, E., E. H. M. Ealey, and J. S. Legge: Phylogenetic studies on the immune response. III. Autoradiographic studies on the lymphoid system of the Australian echidna Tachyglossus aculeatus. Immunology **13**, 339—347 (1967). — Diener, E., R. Wistar, and E. H. M. Ealey: Phylogenetic studies on the immune response. II. The immune response of the Australian echidna Tachyglossus aculeatus. Immunology **13**, 329—337 (1967). — Dienstbier, Z., J. Pospisil, and M. Arient: Postirradiation lymphocyte reaction. Int. J. Radiat. Biol. **4**, 333—342 (1962). — Dietrich, F. M.: Tolerance to heterologous serum proteins in C57BL/6 mice. Int. Arch. Allergy **27**, 365 (1965). — Dietrich, F. M., and W. O. Weigle: Immunologic unresponsiveness to heterologous serum proteins induced in adult mice and transfer of the unresponsive state. J. Immunol. **92**, 167—172 (1964). — Di George, A. M., H. W. Lischner, C. Dacou, and J. B. Arey: Absence of the thymus. Lancet **1967 I**, 1387. — Dihlmann, W., G. Liebaldt u. W. Undeutsch: Die Kapillaraussprossung als Reparationsprinzip bei örtlichen Strahlenschäden. Strahlentherapie **114**, 552—564 (1961). — Di Luzio, N. R.: Effects of x-irradiation and choline on the reticuloendothelial system of the rat. Amer. J. Physiol. **181**, 595—598 (1955). — Di Luzio, N. R., K. A. Simon, and A. C. Upton: Effects of x-rays and trypan blue on reticuloendothelial cells. Arch. Path. **64**, 649—656 (1957). — DiMayorca, G. A., B. E. Eddy, S. E. Stewart, S. W. Hunter, C. Friend, and A. Bendich: Isolation of an infectious deoxyribonucleic acid from S-E polyoma infected tissue cultures. Proc. nat. Acad. Sci. (Wash.) **45**, 1805—1808 (1959). — Dixon, F. J.: Antibody synthesis. In: Proc. IIIrd Internat. Congr. of Allergology (B. N. Halpern and A. Holtzer, eds.), p. 197—208. Paris: Flammarion 1958. ~ The role of antigen-antibody complexes in disease. In: The Harvey Lectures, Series 58, p. 21—52. New York and London: Academic Press 1963. ~ The pathogenesis of glomerulonephritis. Amer. J. Med. **44**, 493—498 (1968). — Dixon, F. J., H. Jacot-Guillarmod, and P. J. McConahey: The effect of passively administered antibody on antibody synthesis. J. exp. Med. **125**, 1119—1135 (1967). — Dmochowski, L.: The viral etiology of leukemia. Progr. med. Virol. **3**, 363—494 (1960). ~ Electron microscopic observations of leukemia in animals and in man. Cancer Res. **25**, 1654—1671 (1965). — Dmochowski, L., L. Recher, T. Tanaka, T. Yumoto, J. A. Sykes, and L. Young: Studies on biologic relationship of some murine leukemia viruses. Cancer Res. **26**, 382—394 (1966). — Dobbs, J., I. Rivero, F. Sabb, and S. L. Lee: Enhancement of antibody production after treatment with actinomycin-D: Interrelationships between 7S and 19S antibody. Immunology **14**, 213—224 (1968). — Dobson, E. L., and H. B. Jones: The behavior of intravenously injected particulate materials; its rate of disappearance from the blood stream as a measure of liver blood flow. Acta med. scand., Suppl. to vol. **144**, Suppl. vol. **273**, 1—7 (1952). — Dorfman, R. F.: Reovirus 3 and lymphoblastic lymphomas. Lancet **1966 II**, 909—910. — Dougherty, T. F., M. L. Berliner, and D. L. Berliner: Hormonal influence on lymphocyte differentiation from RES cells. Ann. N.Y. Acad. Sci. **88**, 78—82 (1960). ~ Hormonal control lymphocyte production and destruction. In: Progress in hematology (L. M. Tocantins, ed.), vol. III, p. 155—169. New York: Grune & Stratton 1962. — Dougherty, T. F., M. L. Berliner, G. L. Schneebeli, and D. L. Berliner: Hormonal control of lymphatic structure and function. Ann. N.Y. Acad. Sci. **113**, 825—843 (1964). — Dougherty, T. F., and J. A. Frank: The quantitative and qualitative responses of blood lymphocytes to stress stimuli. J. Lab. clin. Med. **42**, 530—537 (1953). — Douglas, St. D., J. Borjeson, and L. N. Chessin: Studies on human lymphocytes in vitro. IV. Comparative fine structural features of the established Burkitt lymphoma cell lines AL-1, EB-2 and phytomitogen-transformed lymphocytes. J. Immunol. **99**, 340—346 (1967). — Douglas, St. D., P. F. Hoffman, J. Borjeson, and L. N. Chessin: Studies on human peripheral blood lymphocytes in vitro. III. Fine structural features of lymphocyte transformation by pokeweed mitogen. J. Immunol. **98**, 17—30 (1967). — Dresser, A. M.: The short-term culture of lymphoid tissue from immunized guinea-pigs. Immunology **9**, 483—490 (1965). — Dresser, D. W.: Immunological paralysis induced by protein antigens. Int. Arch. Allergy **27**, 362—363 (1965). — Druet, R. L., and D. T. Janigan: Experimental amyloidosis. Rates of induction, lymphocyte depletion and thymic atrophy. Amer. J. Path. **49**, 911—929 (1966). — Duesberg, P. H., and W. S. Robinson: Nucleic acid and proteins isolated from Rauscher mouse leukemia virus (MLV). Proc. nat. Acad. Sci. (Wash.) **55**, 219—227 (1966). — Duhig, J. T.: Beneficial effect of oxytetracycline in cortisone-induced wasting disease. Nature (Lond.) **207**, 651—652 (1965). — Dulbecco, R.: Viral carcinogenesis. Cancer Res. **21**, 975—980 (1961). ~ Basic mechanisms in the biology of animal viruses. Cold Spr. Harb. Symp. quant. Biol. **27**, 519—525 (1962). ~ Transformation of cells in vitro by viruses. Science **142**, 932—936 (1963). ~ Transformation of cells in vitro by DNA-containing viruses. J. Amer. med. Ass. **190**, 721—726 (1965). ~ The induction of cancer by viruses. Sci. Amer. **216**, 28—37 (1967). — Dulbecco, R., L. H. Hartwell, and

M. Vogt: Induction of cellular DNA synthesis by polyoma virus. Proc. nat. Acad. Sci. (Wash.) **53**, 403—410 (1965). — Dulbecco, R., and M. Vogt: Significance of continued virus production in tissue cultures rendered neoplastic by polyoma virus. Proc. nat. Acad. Sci. (Wash.) **46**, 1617—1623 (1960). — Duplan, J.-F.: Le rôle du thymus dans les leucémides lymphoides de la souris. Nouv. Rev. franç. Hématol. **2**, 1—3 (1962). — Dutcher, R. M., E. P. Larkin, J. J. Tumilowicz, K. Nazerian, R. R. Marshak, and N. Stock: Bovine leukemia — current status. In: Carcinogenesis, a broad critique, p. 49—58. Baltimore: Williams & Wilkins 1967. — Dutton, R. W.: Further studies of the stimulation of DNA synthesis in cultures of spleen cell suspensions by homologous cells in inbred strains of mice and rats. J. exp. Med. **122**, 759—770 (1965). ~ Spleen cell proliferation in response to homologous antigens studied in congenic resistant strains of mice. J. exp. Med. **123**, 665—671 (1966). — Dutton, R. W., and J. Eady: Studies on the mechanism of antigenic stimulation. Biochem. J. **82**, 31 (1962). — Dutton, R. W., and G. Harris: Transfer of stimulation of deoxyribonucleic acid synthesis in antigen-stimulated rabbit spleen cell cultures. Nature (Lond.) **197**, 608 (1963). — Dutton, R. W., and J. D. Pearce: Antigen-dependent stimulation of synthesis of deoxyribonucleic acid in spleen cells from immunized rabbits. Nature (Lond.) **194**, 93—94 (1962). — Dvorak, H. F., J. B. Billote, J. S. McCarthy, and M. H. Flax: Immunologic unresponsiveness in the adult guinea pig. I. Suppression of delayed hypersensitivity and antibody formation to protein antigens. J. Immunol. **94**, 966—975 (1965). — Dvorak, H. F., and B. H. Waksman: Primary immunization of lymph node cells in millipore chambers by exposure to homograft antigen. J. exp. Med. **116**, 1—16 (1962).

Eagle, H.: Discussion: The „transformation" of cultured mammalian cells. In: Carcinogenesis, a broad critique, p. 617—628. Baltimore: Williams & Wilkins 1967. — East, J., M. A. B. De Sousa, and D. M. V. Parrott: Immunopathology of New Zealand black (NZB) mice. Transplantation **3**, 711—729 (1965). — East, J., M. A. B. De Sousa, P. R. Prosser, and H. Jaquet: Malignant changes in New Zealand black mice. Clin. exp. Immunol. **2**, 427—443 (1967). — East, J., and P. R. Prosser: Autoimmunity and malignancy in New Zealand black mice. Proc. roy. Soc. Med. **60**, 823—825 (1967). — East, J., P. R. Prosser, E. J. Holborow, and H. Jaquet: Autoimmune reactions and viruslike particles in germ-free NZB mice. Lancet **1967 I**, 755—757. — Eddy, B. E.: Simian virus 40 (SV-40): An oncogenic virus. In: Progress in experimental tumor research (F. Homburger, ed.), vol 4, p. 1—26. Basel and New York: Karger 1964. — Ederer, F., R. W. Miller, and J. Scotto: US childhood cancer mortality patterns, 1950—59: Etiologic complications. J. Amer. med. Ass. **192**, 593—596 (1965). — Edwards, J. L., and R. E. Klein: Cell renewal in adult mouse tissues. Amer. J. Path. **38**, 437—453 (1961). — Ehrich, W. E.: The role of the lymphocyte in the circulation of the lymph. Ann. N.Y. Acad. Sci. **46**, 823—857 (1946). — Ehrich, W. E., D. L. Drabkin, and C. Forman: Nucleic acids and the production of antibody by plasma cells. J. exp. Med. **90**, 157—168 (1949). — Ehrich, W. E., and T. N. Harris: The formation of antibodies in the popliteal lymph node in rabbits. J. exp. Med. **76**, 335—348 (1942). — Ehrich, W. E., u. K. Küchenmann: Keimzentren im Thymus. Zbl. allg. Path. path. Anat. **108**, 322—327 (1965). — Eidinger, D., S. A. Khan, and K. G. Millar: The effect of antigenic competition on various manifestations of humoral antibody formation and cellular immunity. J. exp. Med. **128**, 1183—1200 (1968). — Eisen, H. N.: Learning and memory in the immune response. Cancer Res. **26**, 2005—2011 (1966). — Elders, M. J., B. A. Parham, and E. R. Hughes: Prevention of wasting disease by pregnancy associated with hypertrophy of the fetal thymus. J. exp. Med. **127**, 649—659 (1968). — Elkind, M. M., W. B. Moses, and H. Sutton-Gilbert: Radiation response of mammalian cells grown in culture. VI. Protein, DNA, and RNA inhibition during the repair of x-ray damage. Radiat. Res. **31**, 156—173 (1967). — Elliott, E. V., and N. R. St. C. Sinclair: Effect of cortisone acetate on 19 S and 7 S haemolysin antibody. A time course study. Immunology **15**, 643—652 (1968). — Ellis, S. T., J. L. Gowans, and J. C. Howard: The origin of antibody forming cells from lymphocytes. Antibiot. et Chemother. (Basel) **15**, 40—55 (1969). — Elves, M. V.: The „in vitro" transformation of lymphocytes. In: Current research in Leukaemia (F. G. J. Hayhoe, ed.), p. 164—176. Cambridge: University Press 1965. — Elves, M. W.: Suppression on antibody production by phytohaemagglutinin. Nature (Lond.) **213**, 495—496 (1967). — Elves, M. W., J. Gough, and M. C. G. Israels: The relationship between the lymphocyte and polymorph during macrophage formation in vitro. Exp. Cell Res. **44**, 624—627 (1966). — Engeset, A., and A. Nesheim: Sinuslymphocytosis and lymph flow. Acta path. microbiol. scand. **68**, 181—188 (1966). — Epstein, M. A.: Viruses in Burkitt's tumour. In: Treatment of Burkitt's tumour (J. H. Burchenal and D. P. Burkitt, eds.), p. 64—68. Berlin-Heidelberg-New York: Springer 1967. — Epstein, M. A., B. G. Achong, and Y. M. Barr: Virus particles in cultured lymphoblasts from Burkitt's lymphoma. Lancet **1964 I**, 702—703. — Epstein, W. V.: Specificity of macroglobulin antibody synthesized by the normal human fetus. Science **148**, 1591—1592 (1965). — Ernström, U.: Influence of the thymus on thyroxininduced lymphatic hyperplasia in young guinea-pigs. 2. Treatment with thyroxin shortly after thymectomy.

Acta path. microbiol. scand. **64**, 90—94 (1965a). ~ Influence of the thymus on thyroxin-induced lymphatic hyperplasia in young guinea-pigs. 1. Treatment with thyroxin one month after thymectomy. Acta path. microbiol. scand. **64**, 83—89 (1965b). ~ Influence of neonatal thymectomy on the lymphatic system and on its reaction to exogenous thyroxin in guinea-pigs. Acta path. microbiol. scand. **65**, 192—202 (1965c). ~ Studies on growth and cytomorphosis in the thymo-lymphatic system, with special reference to the influence of the thymus and the thyroid in guinea-pigs. Acta path. microbiol. scand., Suppl. **178** (1965d). — ERNSTRÖM, U., and L. GYLLENSTEN: The histologic picture in thyroxin-induced lymphatic hyperplasia. Acta path. microbiol. scand. **47**, 243 (1959). ~ Influence of the thymus on normal and thyroxin-stimulated regeneration of lymphatic tissue after steroid-induced involution in guinea-pigs. Acta path. microbiol. scand. **64**, 193—202 (1965). — ERNSTRÖM, U., L. GYLLENSTEN, and B. LARSSON: Venous output of lymphocytes from the thymus. Nature (Lond.) **207**, 540—541 (1965). — ERNSTRÖM, U., and A.-L. HEDBÄCK: Mitotic studies in thyroxin-stimulated thymo-lymphatic tissue. Acta path. microbiol. scand. **65**, 215—220 (1965). — ERNSTRÖM, U., and B. LARSSON: Influence of the thymus on thyroxin-induced changes in blood lymphocytes of young guinea-pigs. Acta physiol. scand. **64**, 426—433 (1965a). ~ Thyroxin-stimulated venous output of small lymphocytes from the thymus. Acta path. microbiol. scand. **65**, 203—214 (1965b). ~ Changes in circulating lymphocyte populations in growing guinea-pigs. A quantitative study of blood and thoracic-duct lymphocytes in neonatally sham-operated and thymectomized animals. Acta path. microbiol. scand. **67**, 267—275 (1966). ~ Changes in circulating lymphocyte populations in pertussis-vaccinated guinea-pigs. A quantitative study of blood and thoracic-duct lymphocytes in normal, sham-operated and thymectomized animals. Acta path. microbiol. scand. **69**, 595—609 (1967a). ~ Export and import of lymphocytes in the thymus during steroidinduced involution and regeneration. Acta path. microbiol. scand. **70**, 371—384 (1967b). — EVANS, E. E., S. P. KENT, R. E. BRYANT, and M. MOYER: Antibody formation and immunologic memory in the Marine Toad. In: Phylogeny of immunity (R. T. SMITH, P. A. MIESCHER, and R. A. GOOD, eds.), p. 218—266. Gainesville: University of Florida Press 1966. — EVANS, E. P., D. A. OGDEN, C. E. FORD, and H. S. MICKLEM: Repopulation of Peyer's patches in mice. Nature (Lond.) **216**, 36—38 (1967). — EVANS, R. G., and A. NORMAN: Unscheduled incorporation of thymidine in ultraviolet-irradiated human lymphocytes. Radiat. Res. **36**, 287—298 (1968). — EVANS, W. H., and M. L. KARNOVSKY: The biochemical basis of phagocytosis. IV. Some aspects of carbohydrate metabolism during phagocytosis. Biochemistry **1**, 159—166 (1962). — EVERETT, N. B., and R. W. CAFFREY: Radioautographic studies of bone marrow small lymphocytes. In: The lymphocyte in immunology and haemopoiesis (J. M. YOFFEY, ed.), p. 108—119. London: Arnold 1967. — EVERETT, N. B., R. W. CAFFREY, and W. O. RIEKE: Recirculation of lymphocytes. Ann. N.Y. Acad. Sci. **113**, 887—897 (1964). — EVERETT, N. B., R. W. CAFFREY, W. O. RIEKE, and M. R. SCHWARZ: Protein synthesis in lymphocytes. In: Use radioautography investigation protein synthesis, p. 143—158. New York: Academic Press 1965. — EVERETT, N. B., and R. W. TYLER (CAFFREY): Radioautographic studies of reticular and lymphoid cells in germinal centers of lymph nodes. In: Germinal centers in immune responses (H. COTTIER, N. ODARTCHENKO, R. SCHINDLER, and C. C. CONGDON, eds.), p. 145—151. Berlin-Heidelberg-New York: Springer 1967.

FAHEY, J. L., and B. A. ASKONAS: Enzymatically produced subunits of proteins formed by plasma cells in mice. I. γ-globulin and γ-myeloma proteins. II. β24-myeloma protein and Bence Jones protein. J. exp. Med. **115**, 623—653 (1962). — FALLON, R. J., N. R. GRIST, D. R. INMAN, R. M. LEMCKE, G. NEGRONI, and D. A. WOODS: Further studies of agents isolated from tissue cultures inoculated with human leukaemic bone-marrow. Brit. med. J. **1965 II**, 388—391. — FARR, R. S., J. S. SAMUELSON, and P. B. STEWART: The suppression of antibovine serum albumin production in rabbits by acriflavine hydrochloride N.F. J. Immunol. **94**, 682—691 (1965). — FAUVE, R. M.: Résistance cellulaire à l'infection bactérienne. II. Comportement de macrophages de souris entretenus, in vitro, dans un milieu sans sérum en présence de S. typhimurium d'inégale virulence. Ann. Inst. Pasteur **107**, 472—483 (1964). — FAUVE, R. M., D. BOUANCHAUD et A. DELAUNAY: Degrés de résistance comparés offerts in vitro par des macrophages provenant de souris normales ou vaccinées à l'infection par Listeria monocytogenes ou Corynebacterium Kutscheri. C. R. Acad. Soc. (Paris) **259**, 953—955 (1964). ~ Résistance cellulaire à l'infection bactérienne. IV. Immunisation active et résistance des macrophages de souris N.C.S. à la multiplication intracellulaire de Listeria monocytogenes, Corynebacterium Kutscheri et Brucella melitensis. Ann. Inst. Pasteur **110**, 106—117 (1966). — FAUVE, R. M., et A. DELAUNAY: Résistance cellulaire à l'infection bactérienne. III. Modifications de la résistance de souris N.C.S. à l'infection par Listeria monocytogenes après injection d'endotoxine. Effets comparés d'une injection d'endotoxine et d'une immunisation active sur l'aspect morphologique et la résistance cellulaire à l'infection des macrophages de souris N.C.S. Ann. Inst. Pasteur **110**, 95—105 (1966). — FAZIO, M., and C. BACHI: Combined action of phytohaemagglutinin and RNA on lymphocytes from patients with Hodgkin's disease. Nature (Lond.) **215**, 629—630 (1967). — FEDERLIN, K., W. LEINWEBER, and E. F. PFEIFFER: Transfer of experimental nephritis in rats by means of lymphatic duct lymphocytes. Nature (Lond.) **211**, 1199—1200 (1966). — FEFER, A., and G. J. V. NOSSAL: Abolition of neonatally-induced homograft tolerance in mice by sublethal x-irradiation. Transplant. Bull. **29**, 73—79 (1962). — FEINENDEGEN, L.: Tritium-labeled molecules in biology and medicine. New York: Academic Press 1967. — FEINENDEGEN, L. E., V. P. BOND, E. P. CRONKITE, and W. L. HUGHES: RNA turnover in normal rat bone marrow. Ann. N.Y. Acad. Sci. **113**, 727—741 (1964). — FEINENDEGEN, L. E., V. P. BOND, and W. L. HUGHES: Physiological thymidine reutilization in rat bone marrow. Proc. Soc. exp. Biol. (N.Y.) **122**, 448—455 (1966). — FEINENDEGEN, L. E., N. ODARTCHENKO, H. COTTIER, and V. P. BOND: Kinetics of megacaryocyte proliferation. Proc. Soc. exp. Biol. (N.Y.) **3**, 177—182 (1962). — FELDMAN, J. D., D. HAMMER, and F. J. DIXON: Experimental glomerulonephritis. III. Pathogenesis of glomerular ultrastructural lesions in nephrotoxic serum nephritis. Lab. Invest. **12**, 748—763 (1963). — FELDMAN, M.: Macrophages, lymphocytes and antibody formation. Antibiot. et Chemother. (Basel) **15**, 56—63 (1969). — FELDMAN, M., A. GLOBERSON, and D. NACHTIGAL: The reactivation of the immune response following x-irradiation and drug-induced immune tolerance. In: Mechanisms of immunological tolerance. Proc. of a Symposium 1961, p. 305—313. London and New York: Academic Press. — FELDMAN, M., and T. MEKORI: Differentiation and immunological competence of cloned cell populations of lymphoid origin. In: Thymus, experimental and clinical studies. A Ciba Foundation Symposium. (G.E.W. WOLSTENHOLME and R. PORTER, eds.), p. 86—104. London: Churchill 1966. — FELDMAN, M., and D. NACHTIGAL: The specificity of immunological recognition in natural and acquired tolerance. Int. Arch. Allergy **27**, 367—368 (1965). — FENG, S. Y.: Responses of molluscs to foreign bodies, with special reference to the oyster. Fed. Proc. **26**, 1685—1692 (1967). — FERNANDO, N. V. P., and H. Z. MOVAT: Electron microscopic studies of fibrillogenesis during repair of connective tissue in the dermis and tendon. 58th Annual Meet. Amer. Ass. Path. Bact., Chicago 1961. — FICHTELIUS, K. E.: Neuere Untersuchungen zum Verständnis der Lymphocytenfunktion. Schweiz. med. Wschr. **91**, 1181—1186 (1961). ~ The influence of antigen administration on the lymphocytes of the liver and epidermis. Acta path. microbiol. scand. **55**, 259—264 (1962). — FICHTELIUS, K. E., and H. DIDERHOLM: Autoradiographic analysis of the accumulation of lymphocytes in wounds. Acta path. microbiol. scand. **52**, 11—18 (1961). — FIDALGO, B. V., and V. A. NAJJAR: The physiological role of the lymphoid system. III. Leucophilic γ-globulin and the phagocytic activity of the polymorphonuclear leucocyte. Proc. nat. Acad. Sci. (Wash.) **57**, 957—964 (1967). — FIELD, E. O., and E. M. STANLEY: The migration of cells to the thymus. Acta haemat. (Basel) **35**, 221—231 (1966). — FIKRIG, S., F. GORDON, and J. W. UHR: Culture of leucocytes from rabbit blood and lymph: Effect of phytogemagglutinin and growth of macrophages. Proc. Soc. exp. Biol. (N.Y.) **122**, 379—382 (1966). — FILIPP, G.: Effect of thymectomy and appendectomy on orally induced immunological tolerance. Int. Arch. Allergy **27**, 379—380 (1965). — FINK, M. A., M. KARON, F. J. RAUSCHER, R. A. MALMGREN, and H. C. ORR: Further observations on immunofluorescence of cells in human leukemia. Cancer (Philad.) **18**, 1317—1321 (1965). — FINK, M. A., and R. A. MALMGREN: Fluorescent antibody studies of the viral antigen in a murine leukemia (Rauscher). J. nat. Cancer Inst. **31**, 1111—1121 (1963). — FINK, M. A., R. A. MALMGREN, F. J. RAUSCHER, H. C. ORR, and M. KARON: Application of immunofluorescence to the study of human leukemia. J. nat. Cancer Inst. **33**, 581—588 (1964). — FINK, M. A., and L. R. SIBAL: The possible etiologic relationship of virus to human leukemia. In: Progress in clinical cancer (I. M. ARIEL, ed.), vol. 3, p. 294—308. New York and London: Grune & Stratton 1967. — FINSTAD, J., and R. A. GOOD: Phylogenetic studies of adaptive immune responses in the lower vertebrates. In: Phylogeny of immunity (R. T. SMITH, P. A. MIESCHER, and R. A. GOOD, eds.), p. 173—189. Gainesville: University of Florida Press 1966. — FIRAT, D., L. STUTZMAN, E. R. STUDENSKI, and J. PICKREN: Giant follicular lymph node disease: Clinical and pathologic review of 64 cases. Amer. J. Med. **39**, 252—259 (1965). — FIRKET, H., et P. MAHIEU: Synchronisme des divisions induit dans des cellules HeLa par un excès de thymidine. Etudes des perturbations éventuelles du cycle cellulaire. Exp. Cell Res. **45**, 11—22 (1966). — FIRKIN, B. G., and W. J. WILLIAMS: The incorporation of radioactive phosphorus into the phospholipids of human leukemic leukocytes and platelets. J. clin. Invest. **40**, 423—432 (1961). — FISCHER, R., u. A. GROPP: Cytologische und cytochemische Untersuchungen an normalen und leukämischen in vitro gezüchteten Blutzellen. Klin. Wschr. **42**, 111—118 (1964). — FISCUS, W. G., B. T. MORRIS, J. SESSION, and J. J. TRENTIN: Mortality, lymphoid organ weight change and pathology in F_1 hybrid mice injected with parental lymphoid tissue. Fed. Proç. **20**, 34 (1961). — FISH, A. J., A. F. MICHAEL, H. GEWURZ, and R. A. GOOD: Immunopathologic changes in rheumatoid arthritis synovium. Arthr. and Rheum. **9**, 267—280 (1966). — FISHER, B., and E. R. FISHER: Barrier function of lymph node to tumor cells and erythrocytes. I. Normal nodes. Cancer (Philad.) **20**, 1907—1913 (1967). ~ Barrier function of lymph node to tumor cells and erythrocytes. II. Effect of X-ray, inflammation, sensitization and tumor growth. Cancer (Philad.) **20**, 1914—1919 (1967). — FISHER, S.: Stimulation of splenic antigen uptake and of antibody response in mice by india ink or other „blackading" agents. Immunology **11**, 127—136 (1966). — FISHMAN, M.: Antibody formation in tissue culture. Nature (Lond.) **183**, 1200—1201 (1959). ~ Antibody formation in vitro. J. exp. Med. **114**, 837—856 (1961). — FISHMAN, M., and F. L. ADLER: Antibody formation initiated in vitro. II. Antibody synthesis in x-irradiated recipients of diffusion chambers containing nucleic acid derived from macrophages incubated with antigen. J. exp. Med. **117**, 595—602 (1963). — FISHMAN, M., R. A. HAMMERSTROM, and V. P. BOND: In vitro transfer of macrophage RNA to lymph node cells. Nature (Lond.) **198**, 549—551 (1963). — FLIEDNER, T. M.: Experimental studies on PHA-stimulated lymphocytes and autotransfusion of ^{3}H-cytidine labelled lymphocytes in chronic lymphocytic leukaemia. In: The lymphocyte in immunology and haemopoiesis (J. M. YOFFEY, ed.), p. 198—206. London: Arnold 1967. — FLIEDNER, T. M., E. P. CRONKITE, and V. P. BOND: Potentialities and limitations of H^3-thymidine labeling of hemopoietic cell systems in the study of their dynamics of proliferation. In: 8th Congr. European Soc. of Hematology, p. 62. Basel: Karger 1962. — FLIEDNER, T. M., R. J. HAAS, H. STEHLE, and A. ADAMS: Complete labeling of all cell nuclei in newborn rats with H^3-thymidine. A tool for the evaluation of rapidly and slowly proliferating cell systems. Lab. Invest. 18, 249—259 (1968). — FLIEDNER, T. M., M. KESSE, E. P. CRONKITE, and J. S. ROBERTSON: Cell proliferation in germinal centers of the rat spleen. Ann. N.Y. Acad. Sci. **113**, 578—594 (1964). — FLIEDNER, T. M., V. KRETSCHMER, M. HILLEN u. F. WENDT: DNS- und RNS-Synthese in Phytohämagglutinin-stimulierten Lymphocyten. Schweiz. med. Wschr. **1965**, 1499—1505. — FOLEY, G. E., and A. H. HANDLER: Differentiation of „normal" and neoplastic cells maintained in tissue culture by implantation into normal hamsters. Proc. Soc. exp. Biol. (N.Y.) **94**, 661—664 (1957). — FOLLETT, D. A., J. R. BATTISTO, and B. R. BLOOM: Tolerance to a defined chemical hapten produced in adult guinea-pigs after thymectomy. Immunology **11**, 73—76 (1966). — FONG, J., D. CHIN, and S. S. ELBERG: Studies on tubercle bacillus — monocyte relationship. IV. Effects of passage in normal and immune systems upon virulent bacilli. J. exp. Med. **114**, 75—87 (1961). — FORD, C. E.: Traffic of lymphoid cells in the body. In: Thymus, experimental and clinical studies. A Ciba Foundation Symposium (G. E. W. WOLSTENHOLME and R. PORTER, eds.), p. 131—152. London: Churchill 1966. — FORD, L. C., D. M. DONALDSON, and A. L. ALLEN: Protection of mice by postirradiation treatment with a cell-free component of spleen. Proc. Soc. exp. Biol. (N.Y.) **127**, 286—289 (1968). — FORD, W. L.: A local graft-versus-host reaction following intradermal injection of lymphocytes in the rat. Brit. J. exp. Path. **48**, 335—345 (1967). — FORD, W. L., and J. L. GOWANS: The traffic of lymphocytes. Seminars in Hematology **6**, 67—83 (1969). — FORD, W. L., J. L. GOWANS, and P. J. MCCULLAGH: The origin and function of lymphocytes. In: Thymus, experimental and clinical studies. A Ciba Foundation Symposium (G. E. W. WOLSTENHOLME and R. PORTER, eds.), p. 58—85. London: Churchill 1966. — FOX, M.: Cytological estimation of proliferating donor cells during graft-versus-host disease in F_1 hybrid mice injected with parental spleen cells. Immunology **5**, 489—495 (1962). — FRANGIONE, B., E. C. FRANKLIN, H. H. FUDENBERG, and M. E. KOSHLAND: Structural studies of human γG-myeloma proteins of different antigenic subgroups and genetic specificities. J. exp. Med. **124**, 715—732 (1966). — FRANZL, R. E., and PH. D. MCMASTER: The primary immune response in mice. I. The enhancement and suppression of hemolysin production by a bacterial endotoxin. J. exp. Med. **127**, 1087—1107 (1968).— FRED, R. K., J. G. HARRIS, H. G. PARKER, and M. L. SHORE: A mathematical model of RES phagocytic function. RES — J. reticuloendothel. Soc. **4**, 524—542 (1967). — FRED, R. K., and M. L. SHORE: Application of a mathematical model to the study of RES phagocytosis in mice. In: The reticuloendothelial system and atherosclerosis (N. R. DI LUZIO and R. PAOLETTI, eds.). New York: Plenum Press 1967. — FREEDMAN, H. H., and W. BRAUN: Influence of oligodeoxyribonucleotides on phagocytic activity of the reticuloendothelial system. Proc. Soc. exp. Biol. (N.Y.) **120**, 222—225 (1965). — FREEDMAN, H. H., M. NAKANO, and W. BRAUN: Antibody formation in endotoxin-tolerant mice. Proc. Soc. exp. Biol. (N.Y.) **121**, 1228—1230 (1966). — FREI, E. III, J. H. TJIO, J. WHANG, and P. P. CARBONE: Studies of the philadelphia chromosome in patients with chronic myelogenous leukemia. Ann. N.Y. Acad. Sci. **113**, 1073—1080 (1964). — FRENKEL, E. P., Y. SUGINO, R. C. BISHOP, and R. L. POTTER: Effect of x-radiation on DNA metabolism in various tissues of the rat. VI. Correlative morphology and biochemical changes during the regeneration of the thymus. Radiat. Res. **19**, 701—716 (1963). — FREY, J. R., A. L. DE WECK, and H. GELEICK: Course and duration of hypersensitivity and immunological tolerance to simple chemical compounds in guinea-pigs. Int. Arch. Allergy **27**, 370 (1965). — FREY, J. R., H. GELEICK, and A. DE WECK: Immunological tolerance induced in animals previously sensitized to simple chemical compounds. Science **144**, 853—854 (1964). FRIDRICH, R., and M. SCHÄFER: The phagocytic activity of Kupffer cells after thymectomy. Experientia (Basel) **22**, 576 (1966). — FRIEDBERG, F., and G. A. HAYDEN: The effect of gamma radiation on amino acid and the enzymatic activity of ATP-creatine phosphotransferase. Arch. Biochem. **98**, 485—491 (1962). — FRIEDMAN, H., and I. YOUNG: Antibody foci: localized 19 S and 7 S hemolysin formation in mouse spleen sections. Fed. Proc. **25**, 370 (1966). — FRIEDMAN, N. B., E. J. BOMZE, S. ROTHMAN, and E. DRUTZ: The effects of local hormonal organ transplants and steroid hormone implants upon the thymus gland. Ann. N.Y. Acad. Sci. **113**, 916—932 (1964). — FRIEND, C., and F. RAPP: Intracellular localization of swiss mouse leukemia virus. Fed. Proc. **21**, 454 (1962). — FUCHS, W. A.: Lymphographie und Tumordiagnostik. Berlin-Heidelberg-New York: Springer 1965. — FUJII, H.: A quantitative study of the plasma cell population in lymphoid organs of young adult albino rats. Arch. hist. jap. **18**, 479—487 (1960a). ~ Topographical distribution of plasma cells in lymphoid organs of young mature albino rats. Arch. hist. jap. **19**, 519—531 (1960b). — FURMAN, G. J., G. A. ACKERMAN, and C. COHEN: Effects of nitrogen mustard on the histochemistry of mouse lymphocytic leukaemia L1210. Nature (Lond.) **189**, 591—592 (1961). — FURTH, J., and M. BALDINI: Physiopathology of leukemia. In: The physiopathology of cancer (F. HOMBURGER, ed.), p. 364—468. New York: P. B. Hoeber 1959. — FURTH, J., and O. B. FURTH: Neoplastic diseases produced in mice by general irradiation with X rays. I. Incidence and types of neoplasms. Amer. J. Cancer **28**, 54—65 (1936). — FURTH, J., A. KUNII, H. IOACHIM, F. T. SANEL, and P. MOY: Parallel observations on the role of the thymus in leukaemogenesis, immunocompetence and lymphopoiesis. In: Thymus, experimental and clinical studies. A Ciba Foundation Symposium (G. E. W. WOLSTENHOLME and R. PORTER, eds.), p. 288—309. London: Churchill 1966. — FURTH, J., and A. C. UPTON: Leukemogenesis by ionizing irradiation. Acta radiol. (Stockh.), Suppl. **116**, 469—476 (1954). — FURTH, J., A. C. UPTON, and A. E. KIMBALL: Late pathologic effects of atomic detonation and their pathogenesis. Radiat. Res., Suppl. **1**, 243—264 (1959).

GABL, F., G. RIETHMÜLLER, K. SCHUMACHER u. I. ZEISS: Probleme der Transplantationsimmunologie. Z. Immun.-Forsch., Allergie und klinische Immunologie **133**, 413—455 (1967). — GABRIELI, E. R., and A. A. AUSKAPS: The effect of whole body x-irradiation on the reticuloendothelial system as demonstrated by uses of radioactive chromium phosphate. Yale J. Biol. Med. **26**, 159—168 (1953). — GALINDO, B., and T. IMAEDA: Cellular response to Freund's adjuvant in the rabbit lung. Lab. Invest. **15**, 1659—1681 (1966). — GALL, E. A.: The cytological identity and interrelation of mesenchymal cells of lymphoid tissue. Ann. N.Y. Acad. Sci. **73**, 120—130 (1958). — GALLILY, R., and M. FELDMAN: The cellular components in the induction of antibody by x-irradiated animals. In: Germinal Centers in Immune Responses (H. COTTIER, N. ODARTCHENKO, R. SCHINDLER, and C. C. CONGDON, eds.), p. 333—336. Berlin-Heidelberg-New York: Springer 1967. — GALTON, D. A. G.: Pathogenesis of chronic lymphocytic leukemia. Canad. med. Ass. J. **94**, 1005—1010 (1966). — GALTON, M., and P. B. REED: Entry of lymph node cells into the normal thymus. Transplantation **4**, 168—177 (1966). — GAMBLE, CH. N., and H. O. CUTTING: The production of γ-globulin by lymphocytes in chronic lymphocytic leukemia. Immunocytologic investigation of a case. Blood **27**, 187—198 (1966). — GARDNER, W. U.: Effect of estradiol benzoate and testosterone propionate on x-ray induced leukemia in mice. Cancer Res. **10**, 219 (1950). — GASSER, M., and H. LÖFFLER: Effect of neonatal thymectomy on tumor induction by adenovirus type 12 in hamsters. Experientia (Basel) **23**, 580—581 (1967). — VON GAUDECKER, B.: Elektronenmikroskopische Autoradiographie mit H^3-Thymidin an der Thymusrinde der Maus. Z. Zellforsch. **72**, 281—294 (1966). — VON GAUDECKER, B., u. K. HINRICHSEN: Elektronenmikroskopische Untersuchungen zur Cytologie von Thymusrinde und Keimzentrum. Z. Zellforsch. **65**, 139—162 (1965). — GAUGAS, J. M., F. C. CHESTERMAN, M. S. HIRSCH, R. J. W. REES, J. J. HARVEY, and C. GILCHRIST: Unexpected high incidence of tumours in thymectomized mice treated with anti-lymphocytic globulin and Myobacterium leprae. Nature (Lond.) **221**, 1033—1036 (1969). — GAVOSTO, F., A. PILERI, L. PEGORARO, and A. MOMIGLIANO: In vivo incorporation of tritiated thymidine in acute leukaemia chromosomes. Nature (Lond.) **200**, 807—809 (1963). — GELL, P. G. H., and B. BENACERRAF: Studies on hypersensitivity. IV. The relationship between contact and delayed sensitivity: a study on the specificity of cellular immune reactions. J. exp. Med. **113**, 571—585 (1961). — GELL, P. G. H., and ST. SELL: Studies on rabbit lymphocytes in vitro. II. Induction of blast transformationwith antisera to six IGG allotypes and summation with mixtures of antisera to different allotypes. J. exp. Med. **122**, 813—821 (1965). — GELLER, B. D., and R. S. SPEIRS: The effect of actionomycin-D on the haemopoietic and immune response to tetanus toxoid. Immunology **15**, 707—716 (1968). — GELZAYD, E. A., S. C. KRAFT, and F. W. FITCH: Immunoglobulin A: Localization in rectal mucosal epithelial cells. Science **157**, 930—931 (1967). — GENGOZIAN, N.: Heterotransplantation of human antibody-forming cells in diffusion chambers. Ann. N.Y. Acad. Sci. **120**, 91—118 (1964). — GENGOZIAN, N., R. CARTER, and W. J. PETERSON: Antibody synthesis by transplanted heterologous chimera spleen cells in irradiated recipients. J. Immunol. **87**, 209—217 (1961). — GENGOZIAN, N., T. MAKINODAN, and I. C. SHEKARCHI: Transplantation of antibody-forming cells in lethally irradiated mice.

J. Immunol. **86**, 113—122 (1961). — GENGOZIAN, N., B. RABETTE, and C. C. CONGDON: Abnormal immune mechanism in allogeneic radiation chimeras. Science **149**, 645—647 (1965). — GERSHON, R. K., and R. L. CARTER: Studies on homotransplantable lymphomas in hamsters. II. The specificity of the histologic responses in lymphoid tissues and their relationship to metastasis. Amer. J. Path. **50**, 137—157 (1967). — GERSHON, R. K., R. L. CARTER, and K. KONDO: Immunologic defense against metastases: Impairment by excision of an allostransplanted lymphoma. Science **159**, 646—648 (1968). — GERSHON, R. K., V. WALLIS, A. J. S. DAVIES, and E. LEUCHARS: Inactivation of thymus cells after multiple injections of antigen. Nature (Lond.) **218**, 380—381 (1968). — GERY, I., and B. H. WAKSMAN: Role of the thymus in tolerance. V. Suppressive effect of treatment with nonaggregated and aggregated bovine γ-globulin on specific immune responses in normal adult rats. J. Immunol. **98**, 446—460 (1967). — GESNER, B. M., and J. L. GOWANS: The output of lymphocytes from the thoracic duct of unanaesthetized mice. Brit. J. exp. Path. **43**, 424—430 (1962). — GEWURZ, H., J. FINSTAD, L. H. MUSCHEL, and R. A. GOOD: Phylogenetic inquiry into the origins of the complement system. In: Phylogeny of Immunity (R. T. SMITH, P. A. MIESCHER, and R. A. GOOD, eds.), p. 105—117. Gainesville: University of Florida Press 1966. — GEWURZ, H., R. J. PICKERING, L. H. MUSCHEL, ST. E. MERGENHAGEN, and R. A. GOOD: Complement-dependent biological functions in complement deficiency in man. Lancet **1966 II**, 356—360. — GEWURZ, H., M. A. SOUTH, and R. A. GOOD: The ontogeny of complement activity. Complement titers in the developing chick embryo during graft-versus-host reactions. Proc. Soc. exp. Biol. (N.Y.) **123**, 718—721 (1966). — GEWURZ, H., P. R. WERNICK, P. G. QUIE, and R. A. GOOD: Effects of hydrocortisone succinate on the complement system. Nature (Lond.) **208**, 755—757 (1965). — GEY, G. O., M. K. GEY, W. M. FIROR, and W. O. SELF: Cultural and cytologic studies on autologous normal and malignant cells of specific in vitro origin. Conversion of normal into malignant cells. Acta Un. int. Cancr. **6**, 706—712 (1949). — GIESEKING, R.: Mesenchymale Gewebe und ihre Reaktionsformen im elektronenoptischen Bild. In: Veröffentlichungen aus der morphologischen Pathologie. H. 72 (F. BÜCHNER, W. GIESE, W. BÜNGELER, H. CHIARI, G. PETERS, eds.). Stuttgart: Fischer 1966. — GINSBURG, H., and D. LUGANOFF: Aggregation and transformation of rat lymphocytes on rat embryo monolayers. J. Cell Biol. **39**, 392—403 (1968). — GIRARDET, P., J. FREI, P. GRANDGUILLAUME, CL. BOREL et T. DORTA: Activité enzymatique et hyperamino-acidémie provoquée dans un cas d'hypoprotéinémie dite essentielle. Schweiz. med. Wschr. 88, 1284—1290 (1958). — GIRARDI, J. J., L. HAYFLICK, A. M. LEWIS, and N. L. SOMERSON: Recovery of mycoplasma in the study of human leukemia and other malignancies. Nature (Lond.) **205**, 188—189 (1965). GITLIN, D., and M. BOESMAN: Serum α-fetoprotein, albumin, and γ-G-globulin in the human conceptus. J. clin. Invest. **45**, 1826—1838 (1966). ~ Sites of serum γ-fetoprotein synthesis in the human and in the rat. J. clin. Invest. **46**, 1010—1016 (1967). — GITLIN, D., F. S. ROSEN, and C. A. JANEWAY: The thymus and other lymphoid tissues in congenital agammaglobulinemia. II. Delayed hypersensitivity and homograft survival in a child with thymic alymphoplasia. Pediatrics **33**, 711—720 (1964). — GLANZMANN, E., u. P. RINIKER: Essentielle Lymphocytophthise. Wien. med. Wschr. **100**, 35—36 (1950). — GLEDHILL, A. W., D. L. J. BILBEY, and J. S. F. NIVEN: Effect of certain murine pathogens on phagocytic activity. Brit. J. exp. Path. **46**, 433—442 (1965). — GLICK, B., T. S. CHANG, and R. G. JAAP: The bursa of Fabricius and antibody production. Poultry Sci. **35**, 224—225 (1956). — GLIMSTEDT, G.: Bakterienfreie Meerschweinchen. Aufzucht, Lebensfähigkeit und Wachstum, nebst Untersuchungen über das lymphatische Gewebe. Acta path. microbiol. scand., Suppl. **30**, 1—295 (1936). — GLOBERSON, A.: In vitro studies on radiation lymphoid recovery of mouse spleen. J. exp. Med. **123**, 25—32 (1966). — GLOBERSON, A., and R. AUERBACH: Reactivation in vitro of immunocompetence in irradiated mouse spleen. J. exp. Med. **126**, 223—234 (1967). — GLYNN, L. E., and E. J. HOLBOROW: Autoimmunity and Disease. Oxford: Blackwell Scientific Publications 1965. — GODLOWSKI, Z. Z.: Prevention of hormonal eosinopenia and lymphopenia by inhibition of clotting in blood. Preliminary report. Brit. med. J. **1951 I**, 854—855. — GOLDFARB, A. R., and I. ULLAL: Tissue culture of tonsillar lymphocytes. Proc. Soc. exp. Biol. (N.Y.) **119**, 593—596 (1965). — GOLDSTEIN, A. L., F. D. SLATER, and A. WHITE: Preparation, assay and partial purification of a thymic lymphocytopoietic factor (Thymosin). Proc. nat. Acad. Sci. (Wash.) **56**, 1010—1017 (1966). — GOLDSTEIN, G., and I. R. MACKAY: The thymus in systemic lupus erythematosus: a quantitative histopathological analysis and comparison with stress involution. Brit. med. J. **1967 II**, 475—478. — GOLUB, E. S., and W. O. WEIGLE: Studies on the induction of immunologic unresponsiveness. I. Effects of endotoxin and phytohemagglutinin. J. Immunol. **98**, 1241—1247 (1967). — GOOD, R. A.: Agammaglobulinemia: An experimental study. Amer. J. Dis. Child. 88, 625—626 (1954). ~ Immunologic competence — its development and relation to thymic function. In: Congenital malformations (M. FISHBEIN, ed.), p. 240—246. New York: Internat. Medical Congress, Ltd. 1964. — GOOD, R. A., M. D. COOPER, R. D. A. PETERSON, J. R. HOYER, and A. E. GABRIELSEN: Immunological deficiency diseases in man — relationship to disturbances of germinal center formation. In: Germinal centers in immune responses (H. COTTIER, N. ODARTCHENKO, R. SCHINDLER, and C. C. CONGDON, eds.), p. 386—405. Berlin-Heidelberg- New York: Springer 1967. — GOOD, R. A., and J. FINSTAD: The phylogenetic development of immune responses and the germinal center system. In: Germinal centers in immune responses (H. COTTIER, N. ODARTCHENKO, R. SCHINDLER, and C. C. CONGDON, eds.), p. 4—27. Berlin-Heidelberg-New York: Springer 1967. — GOOD, R. A., J. FINSTAD, B. POLLARA, and A. E. GABRIELSEN: Morphologic studies on the evolution of lymphoid tissues among lower vertebrates. In: Phylogeny of immunity (R. T. SMITH, P. A. MIESCHER, and R. A. GOOD, eds.), p. 149—170. Gainsville: University of Florida Press 1966. — GOOD, R. A., A. E. GABRIELSEN, M. D. COOPER, and R. D. A. PETERSON: The role of the thymus and bursa of Fabricius in the development of effector mechanisms. Ann. N.Y. Acad. Sci. **129**, 130—154 (1966). — GOOD, R. A., A. E. GABRIELSEN, M. D. COOPER, R. D. A. PETERSON, and J. FINSTAD: Immunogenesis, leukemogenesis and experimental auto-immunity. Minnesota Med. **49**, 725—727 (1966). — GOOD, R. A., A. E. GABRIELSEN, R. D. A. PETERSON, and M. D. COOPER: The central lymphoid tissue in developmental immunobiology. Trans. Stud. Coll. Phycns. Philad. **33**, 180—185 (1966). — GOOD, R. A., A. E. GABRIELSEN, R. D. A. PETERSON, J. FINSTAD, and M. D. COOPER: The development of the central and peripheral lymphoid tissue: ontogenetic and phylogenetic considerations. In: Thymus, experimental and clinical studies. A Ciba Foundation Symposium (G. E. W. WOLSTENHOLME and R. PORTER, eds.), p. 181—213. London: Churchill 1966. — GOOD, R. A., and B. W. PAPERMASTER: Ontogeny and phylogeny of adaptive immunity. Advanc. Immunol. **4**, 1—115 (1964). — GOOD, R. A., and J. ROTSTEIN: Rheumatoid arthritis and agammaglobulinemia. Bull. rheum. Dis. **10**, 203—206 (1960). — GOOD, R. A., and R. L. VARCO: Clinical and experimental study of agammaglobulinemia. J. Lancet **75**, 245—271 (1955). — GOODMAN, J. W.: Transplantation of blood leukocytes. Fed. Proc. **20**, 32 (1961). — GOODMAN, J. W., and C. C. CONGDON: Blood-marrow mixtures in irradiated mice. Arch. Path. **72**, 18—26 (1961). — GORDON, A. S., E. S. HANDLER, CH. D. SIEGEL, B. S. DORNFEST, and J. LOBUE: Plasma factors influencing leukocyte release in rats. Ann. N.Y. Acad. Sci. **113**, 766—789 (1964). — GORDON, B. L.: The case for cytophilic antibodies in cellular immunity. Ann. Allergy **25**, 1—5 (1967). — GORDON, H. A.: Morphological and physiological characterization of germ free life. Ann. N.Y. Acad. Sci. **78**, 208—220 (1959). — GORDON, J., and L. D. MACLEAN: A lymphocyte-stimulating factor produced in vitro. Nature (Lond.) **208**, 795—796 (1965). — GOUGH, J., and M. W. ELVES: Studies of lymphocytes and their derivative cells in vitro. I. Biochemical constituents. Acta haemat. (Basel) **36**, 344—349 (1966). ~ Studies of lymphocytes and their derivative cells in vitro. II. Enzyme cytochemistry. Acta haemat. (Basel) **37**, 42—52 (1967). — GOWANS, J. L.: The recirculation of lymphocytes from blood to lymph in the rat. J. Physiol. (Lond.) **146**, 54 (1959). ~ The fate of parental strain small lymphocytes in F_1 hybrid rats. Ann. N.Y. Acad. Sci. **99**, 432—455 (1962). ~ The role of lymphocytes in the destruction of homografts. Brit. med. Bull **21**, 106 (1965). — GOWANS, J. L., and E. J. KNIGHT: The route of recirculation of lymphocytes in the rat. Proc. roy. Soc. B **159**, 257—282 (1964). — GOWANS, J. L., and D. D. MCGREGOR: The immunological activities of lymphocytes. Progr. Allergy **9**, 1—78 (1965). — GOWANS, J. L., and J. W. UHR: The carriage of immunological memory by small lymphocytes in the rat. J. exp. Med. **124**, 1017—1030 (1966). — GRACE, J. T., JR.: Recent studies in human leukemia: In: Carcinogenesis, a broad critique, p. 201—207. Baltimore: Williams & Wilkins 1967. — GRAD, B.: The influence of hyper- and hypothyroidism on the incidence of lymphatic leukemia in AKR mice. Cancer Res. **17**, 266—271 (1957). — GRAFFI, A., u. W. KRISCHKE: Über Infektiosität und Übertragungsweise der virusbedingten myeloischen Leukämie der Maus. Biol. Zbl. **81**, 277—289 (1962). — GRAHAM, C. R., JR., M. J. KARNOVSKY, A. W. SHAFER, E. A. GLASS, and M. L. KARNOVSKY: Metabolic and morphological observations on the effect of surface-active agents on leukocytes. J. Cell Biol. **32**, 629—647 (1967). — GRAHAM, S., M. L. LEVIN, A. M. LILIENFELD, L. SCHUMAN, R. GIBSON, I. E. DOWD, and L. HEMPELMANN: Pre-conception, intrauterine, and postnatal irradiation as related to leukaemia. In: Nat. Cancer Inst. Monogr. No 19, p. 347—371 (1966). — GRANT, G., F. J. C. ROE, and M. C. PIKE: Effect of neonatal thymectomy on the induction of papillomata and carcinomata by 3,4-Benzopyrene in mice. Nature (Lond.) **210**, 603—604 (1966). — GRAUL, E. H., H. HUNDESHAGEN u. K. JOSEPH: Untersuchungen über das Verhalten des RES nach Strahleneinwirkung. I. Mitt. Untersuchungen am isolierten Kaninchen-Herz-Lungen-Präparat unter Verwendung von denaturiertem ^{131}J-Albumin. Strahlentherapie **116**, 585—592 (1961). — GRAY, J. G., A. P. MONACO, M. L. WOOD, and P. S. RUSSELL: Studies on herterologous antilymphocyte serum in mice. I. In vitro and in vivo properties. J. Immunol. **96**, 217—228 (1966). — GREAVES, M. F., and I. M. ROITT: The effect of phytohaemagglutinin and other lymphocyte mitogens on immunoglobulin synthesis by human peripheral blood lymphocytes in vitro. Clin. exp. Immunol. **3**, 393—412 (1968). — GREEN, H.: Discussion remark. In: Recent results in cancer research (P. RENTCHNICK, ed.), vol. 6, p. 9—11. Berlin-Heidelberg-New York: Springer 1966. — GREEN, M., G. HENLE, and F. DEINHARDT: Respiration and glycolysis of human cells grown in tissue culture. Virology 5, 206—219 (1958). — GREEN, R. A., and H. DIXON: Expectancy for life in chronic lymphatic leukemia. Blood 25, 23—30 (1965). — GREENBERG, L. J., L. J. COLE, and R. L. MARTIN: Enzyme activity changes and cell volume distribution in mouse thymus after x-irradiation. Radiat. Res. 26, 413—421 (1965). — GREENBERG, M. L., H. A. ATKINS, and L. M. SCHIFFER: Distribution of functional erythropoietic and reticuloendothelial compartments in bones of adult dogs. Science 152, 526—528 (1966). — GREENBERG, M. L., A. D. CHANANA, E. P. CRONKITE, L. M. SCHIFFER, and P. A. STRYCKMANS: Tritiated thymidine as a cytocidal agent in human leukemia. Blood 28, 851—859 (1966). — GRÉGOIRE, C., and G. DUCHATEAU: A study on lympho-epithelial symbiosis in thymus. Reactions of the lymphatic tissue to extracts and to implants of epithelial components of thymus. Arch. Biol. (Liège) 67, 269—296 (1956). — GRENZMANN, M., u. K. O. VORLAENDER: Thymus und Auto-Immun-Phänomene. Dtsch. med. Wschr. 1964, 1598—1602. — GREULICH, R. C., I. L. CAMERON, and J. D. THRASHER: Stimulation of mitosis in adult mice by administration of thymidine. Proc. nat. Acad. Sci. (Wash.) 47, 743—748 (1961). — GREY, H. M., and H. G. KUNKEL: H chain subgroups of myeloma proteins and normal 7S γ-globulin. J. exp. Med. 120, 253—266 (1964). — GREY, H. M., M. MANNIK, and H. G. KUNKEL: Individual antigenic specificity of myeloma proteins. J. exp. Med. 121, 561—575 (1965). — GROPP, A., u. R. FISCHER: Untersuchungen zur Phytohämagglutinin-stimulierten Umwandlung von menschlichen Blutlymphocyten zu blastenartigen Zellen. Virchows Arch. path. Anat. 338, 64—77 (1964a). ~ Untersuchungen zum Verhalten des Lymphozyten bei der Züchtung in vitro. Verh. dtsch. Ges. Path. 48, 140—144 (1964b). — GROSS, L.: Attempt to recover filterable agent from x-ray-induced leukemia. Acta haemat. (Basel) 19, 353—361 (1958). ~ Serial cell-free passage of a radiation-activated mouse leukemia agent. Proc. Soc. exp. Biol. (N.Y.) 100, 102—105 (1959). ~ Oncogenic viruses. New York: Pergamon Press 1961. ~ How many different viruses causing leukemia in mice? Acta haemat. (Basel) 32, 44—62 (1964). ~ Viral etiology of leukemia and lymphomas. Blood 25, 377—381 (1965a). ~ Neutralization in vitro of mouse leukemia virus by specific immune serum. Importance of virus titration. Proc. Soc. exp. Biol. (N.Y.) 119, 420—427 (1965b). — GROSS, L., and Y. DREYFUSS: How is the mouse leukemia virus transmitted from host to host under natural life conditions? In: Carcinogenesis, a broad critique, p. 9—21. Baltimore: Williams & Wilkins 1967. — GROSSBERG, S. E.: Interferon as a metabolic agent of host resistance. In: Conceptual advances in immunology and oncology. Houston: The University of Texas Press 1962. — GRUNDMANN, E.: Cytologische Untersuchungen über Formen und Orte der Lymphocytenreifung bei der Ratte. Verh. dtsch. Ges. Path. 41, 261—266 (1958a). ~ Die Bildung der Lymphocyten und Plasmazellen im lymphatischen Gewebe der Ratte. Beitr. path. Anat. 119, 217—262 (1958b). ~ Weitere Untersuchungen über die Lymphocytenbildung. Verh. dtsch. Ges. Path. 42, 211—215 (1959). ~ Zur Morphologie der Lymphocyten. Schweiz. med. Wschr. 91, 1186—1188 (1961). — GRUTER, V. B., A. L. TRAPP, and V. L. SANGER: A lymphocytosis-stimulating substance in mongoloid plasma. Nature (Lond.) 207, 306 (1965). — GUNDERSON, C. H., D. JURAS, M. F. LA VIVA, and R. W. WISSLER: Tissue and cellular changes associated with antibody formation in the rat spleen. J. Amer. med. Ass. 180, 1038—1047 (1962). — GUNZ, F. W., P. N. FITZGERALD, and A. ADAMS: Abnormal chromosome in chronic lymphocytic leukemia. Brit. med. J. 1962II, 1097. — GUNZ, F. W., P. N. FITZGERALD, P. E. CROSSEN, I. S. MCKINSEY, C. P. POWELS, and G. R. JENSEN: Multiple cases of leukemia in a sibship. Blood 27, 482—489 (1965). — GURNEY, C. W., N. WACKMAN, and L. O. JACOBSON: Radiation damage to stem cells. Argonne Cancer Res. Hospital, Report 101, 38—39 (1961). — GUTTMAN, P. H., and D. W. BAILEY: Potentiating effect of neonatal thymectomy on x-ray-induced intercapillary glomerulosclerosis. Nature (Lond.) 207, 539—540 (1965). — GYLLENSTEN, L., N. RINGERTZ, and N. R. RINGERTZ: The uptake of labelled phosphate in lymph nodes during experimental lymphadenitis in relation to the morphological picture. Acta path. microbiol. scand. 38, 81—95 (1956).

HABEL, K.: The relationship between polyoma virus multiplication, immunological competence, and resistance to tumor challenge in the mouse. Ann. N.Y. Acad. Sci. 101, 173—179 (1962). ~ Specific antigens produced by oncogenic viruses. In: Recent results in cancer research (P. RENTCHNICK, ed.), vol. 6, p. 60—73. Berlin-Heidelberg-New York: Springer 1966. — HÄMMERLI, G., and M. LANDY: Early appearance of blast-like cells in the thoracic duct lymph of rats given bacterial endotoxins. Acta haemat. (Basel) 37, 301—310 (1967). — HÄMMERLI, G., A. ZWEIDLER, and P. STRÄULI: Transplantation behavior and cytogenetic characteristics of a spontaneous reticulum cell sarcoma in the golden hamster. Int. J. Cancer 1, 599—612 (1966). — HALE, A. J., and S. J. WILSON: The deoxyribonucleic acid content of the leucocytes in human blood, bone marrow and lymph glands. J. Path. Bact. 82, 483—501 (1961). — HALE, W. M., and R. D. STONER: The affect of cobalt-60 gamma radiation on passive immunity. Yale J. Biol. Med. 25, 326—333 (1953a). ~ Formation of tetanus antitoxin by spleen and lymph node intraocular transplants. Yale J. Biol. Med. 26, 46—54 (1953b). ~ Effects of ionizing radiation on immunity. Radiat. Res. 1, 459—469

(1954). ~ The effect of cobalt-60 gamma radiation on tetanus antitoxin formation in mice. J. Immunol. **77**, 410—417 (1956). ~ Enhancing effect of continuous cobalt-60 gamma-radiation on susceptibility to anaphylactic shock in mice. Radiat. Res. **8**, 449—459 (1958). — HALL, J. G., and B. MORRIS: Effect of X-irradiation of the popliteal lymph node on its output of lymphocytes and immunological responsiveness. Lancet **1964** I, 1077—1080. ~ The immediate effect of antigens on the cell output of a lymph node. Brit. J. exp. Path. **46**, 450—454 (1965). — HALPERN, B. N.: Physiopathology of the reticuloendothelial system. Springfield, Illinois: Ch. C. Thomas, Publisher 1957. — HALPERN, B. N., G. BIOZZI et C. STIFFEL: Stimulation du système reticuloendothélial et développement des tumeurs malignes expérimentales. C.R. Soc. Biol. (Paris) **156**, 1001—1005 (1962). — HALPERN, B. N., A. R. PREVOT, G. BIOZZI, C. STIFFEL, D. MOUTON, J. C. MORARD, Y. BOUTHILLIER et C. DECREUSEFOND: Stimulation de l'activité phagocytaire du système réticuloendothélial provoquée par Corynebacterium parvum. J. reticuloendothel. Soc. **1**, 77—96 (1963). — HAMBURGER, J., J. VAYSSE, J. CROSNIER, J. AUVERT, C.-M. LALANNE et J. DORMONT: Six tentatives d'homotransplantation rénale chez l'homme après irradiation du receveur. Rev. fanç. Étud. clin. biol. **7**, 20—39 (1962). — HAMILTON, L. D., and M. W. CHASE: Labelled cells in the cellular transfer of delayed hypersensitivity. Fed. Proc. **21**, 40 (1962). — HAN, S. S., and A. G. JOHNSON: Radioautographic and electron-microscopic evidence of rapid uptake of antigen by lymphocytes. Science **153**, 176—178 (1966). — HANAFUSA, H., T. HANAFUSA, and H. RUBIN: The defectiveness of Rous sarcoma virus. Proc. nat. Acad. Sci. (Wash.) **49**, 572—580 (1963). ~ Analysis of the defectivenes of Rous sarcoma virus. II. Specification of RSV antigenicity by helper virus. Proc. nat. Acad. Sci. (Wash.) **51**, 41—48 (1964). — HANAOKA, M.: The reaction of the lymphocytes in irradiated lymph nodes. Saishin Igaku **15**, 1746 (1960). — HANNA, M. G., JR.: An autoradiographic study of the germinal center in spleen white pulp during early intervals of the immune response. Lab. Invest. **13**, 95—104 (1964). — HANNA, M. G., JR., C. C. CONGDON, and C. J. WUST: Effect of antigen dose on lymphatic tissue germinal center changes. Proc. Soc. exp. Biol. (N.Y.) **121**, 286—290 (1966). — HANNA, M. G., JR., M. W. FRANCIS, and L. C. PETERS: Localization of ^{125}I-labelled antigen in germinal centers of mouse spleen: effects of competitive injection of specific or non-cross-reacting antigen. Immunology **15**, 75—91 (1968). — HANNA, M. G., JR., P. NETTESHEIM, L. OGDEN, and T. MAKINODAN: Reduced immune potential of aged mice: significance of morphologic changes in lymphatic tissue. Proc. Soc. exp. Biol. (N.Y.) **125**, 882—886 (1967). — HANNA, M. G., JR., D. C. SWARTZENDRUBER, and C. C. CONGDON: Morphologic changes in spleen lymphatic tissue during antibody production. Exp. molec. Path. **5**, Suppl. 3, 75—87 (1966). — HARAN-GHERA, N.: The effects of ionizing radiation on growth and regeneration of intrarenal thymus grafts in mice. Radiat. Res. **26**, 442—449 (1965). ~ Leukemogenic activity of centrifugates from irradiated mouse thymus and bone marrow. Int. J. Cancer **1**, 81—87 (1966). ~ A leukemogenic filtrable agent from chemically-induced lymphoid leukemia in C57 BL mice. Proc. Soc. exp. Biol. (N.Y.) **124**, 697—699 (1967). — HARBOE, M., H. PANDE, P. BRANDTZAEG, K. J. TVETER, and P. F. HJORT: Synthesis of donor type γ G-globulin following thymus transplantation in hypo-γ-globulinemia with severe lymphocytopenia. Scand. J. Haemat. **3**, 351—374 (1966). — HARDING, R., A. STEIN, and J. MAURO: Postirradiation changes in peripheral white blood cells observed with fluorescent microscopy. Radiology **77**, 282—285 (1961). — HARRIS, CH.: The lymphocyte-like cell in the marrow of rats. Blood **18**, 691—701 (1961). — HARRIS, G.: Further studies of antigen stimulation of deoxyribonucleic acid synthesis in rabbit spleen cell cultures. II. The effects of specific antibody. Immunology **14**, 415—423 (1968). ~ Antibody production in vitro. I. Single cell studies of the secondary response to sheep erythrocytes. J. exp. Med. **127**, 661—673 (1968a). ~ Antibody production in vitro. II. Effects of actinomycin D and puromycin on the secondary response to sheep erythrocytes. J. exp. Med. **127**, 675—691 (1968b). — HARRIS, G., and W. A. CRAMP: Further studies of antigen stimulation of deoxyribonucleic acid synthesis in rabbit spleen cell cultures. I. The effects of centrifuged proteins. Immunology **14**, 409—414 (1968). — HARRIS, H.: Behaviour of differentiated nuclei in heterokaryons of animal cells from different species. Nature (Lond.) **206**, 583—588 (1965). ~ The reactivation of the red cell nucleus. J. Cell Sci. **2**, 23—32 (1967). — HARRIS, P. F., and J. H. KUGLER: An investigation of lymphocyte production in guinea pig bone marrow. Acta haemat. (Basel) **33**, 351—369 (1965). ~ Transfusion of regenerating bone marrow into irradiated guinea-pigs. In: The lymphocyte in immunology and haemopoiesis (J. M. JOFFEY, ed.), p. 135—148. London: Arnold 1967. — HARRIS, S., and T. N. HARRIS: Suppression of rabbit lymph node cells by rabbit anti-leucocyte serum demonstrated in vitro by the antibody plaque test. J. Immunol. **96**, 478—487 (1966). — HARRIS, T. N., K. HUMMELER, and S. HARRIS: Electron microscopic observations on antibody-producing lymph node cells. J. exp. Med. **123**, 161—172 (1966). ~ Electron microscopic observations on antibody-producing cells of lymph node, lymph and blood. In: The lymphocyte in immunology and haemopoiesis (J. M. JOFFEY, ed.), p. 258—265. London: Arnold 1967. — HARRISON, G. A., J. J. T. OWEN, and M. A. RITTER: Interaction of mouse spleen cells in diffusion chambers. Nature (Lond.) **219**,

302—303 (1968). — HARTLEY, J. W., and W. P. ROWE: Production of altered cell foci in tissue culture by defective moloney sarcoma virus particles. Proc. nat. Acad. Sci. (Wash.) **55**, 780—786 (1966). — HASEK, M.: Immunological tolerance and development of immunological capacity. Int. Arch. Allergy **27**, 377 (1965). — HASHIMOTO, Y., H. SUDO, and M. ISHIDATE: Inhibitory effect of carcinostatic agents on antitumour activity of immune lymphoid cells. Nature (Lond.) **209**, 1360—1361 (1966). — HAYFLICK, L., and H. KOPROWSKI: Direct agar isolation of mycoplasmas from human leukemic bone marrow. Nature (Lond.) **205**, 713—714 (1965). — HAYHOE, F. G. J., L. F. SINKS, and R. J. FLEMANS: Studies on the transformation in vitro of lymphocytes from chronic lymphocytic leukaemia. In: The lymphocyte in immunology and haemopoiesis (J. M. YOFFEY, ed.), p. 66—72. London: Arnold 1967. — HAYS, E. F.: The effects of allografts of thymic epithelial reticular cells on the lymphoid tissues of neonatally thymectomized mice. Blood **29**, 29—40 (1967). — HEATH, C. W., JR., M. D. MANNING, and L. ZELKOWITZ: Case clusters in occurrence of leukemia and congenital malformations. Lancet **1964 II**, 136—137. — HEILMAN, D. H., and W. MCFARLAND: Mitogenic activity of bacterial fractions in lymphocyte cultures. I. Purified protein derivative and polysaccharides of tuberculin. J. Immunol. **96**, 988—991 (1966). — HEILMEYER, L., u. H. BEGEMANN: Blut und Blutkrankheiten. In: Handbuch der inneren Medizin, Bd. II. Berlin-Göttingen-Heidelberg: Springer 1951. — HEILMEYER, L., u. A. HITTMAIR (ed.): Handbuch der gesamten Hämatologie. München u. Berlin: Urban & Schwarzenberg 1959. — HEIM, L. R., C. MARTINEZ, and R. A. GOOD: Cause of homologous disease. Nature (Lond.) **214**, 26—29 (1967). — HEINIGER, H. J., H. COTTIER, M. HESS, and R. D. STONER: Zellkinetik der Plasmazellen mit Russellschen Körperchen. Autoradiographische Untersuchungen mit Hilfe von Thymidin-^{3}H an älteren Mäusen mit experimenteller chronischer Trichinosis. Schweiz. med. Wschr. **95**, 1424—1426 (1965). — HEINIGER, H. J., H. RIEDWYL, H. GIGER, B. SORDAT, and H. COTTIER: Ultrastructural differences between thymic and lymph node small lymphocytes of mice: nucleolar size and cytoplasmic volume. Blood **30**, 288—300 (1967). — HEITE, H. J., u. E. MACHER: Zum Nachweis der Verminderung von Gefäßen mittels Tuscheinjektion nach Röntgenbestrahlung der Meerschweinchenhaut. Strahlentherapie **114**, 274—280 (1961). — HELLER, J. H.: Effects of cortisone, choline and radiation upon the reticuloendothelial system. Fed. Proc. **14**, 224—225 (1955). — HELLMAN, T., and G. WHITE: Den lymfatiska vävnadens förhållende under immunisierungsprocess. Lunds Univ. Årsskr. **25**, 1—36 (1930). — HELLSTRÖM, I., and K. E. HELLSTRÖM: In vitro demonstration of cell-bound and humoral immunity against autologous and syngeneic mouse tumors. In: First Internat. Congr. of the Transplantation Soc. Paris, p. 298. Paris-Evian: Impressions du Val d'Osne 1967. — HEMPHILL, F. E., D. SEGRE, and W. L. MYERS: Termination of immunologic tolerance in mice by antigen-antibody complexes. Proc. Soc. exp. Biol. (N.Y.) **123**, 265—271 (1966). — HENDERSON, H. J., A. M. DANNENBERG, and M. B. LURIE: Phagocytosis of tubercle bacilli by rabbit pulmonary alveolar macrophages and its relation to native resistance to tuberculosis. J. Immunol. **91**, 553—556 (1963). — HENLE, G., and W. HENLE: Immunofluorescence in cells derived from Burkitt's lymphoma. J. Bact. **91**, 1248—1256 (1966). — HERBERT, W. J.: The mode of action of mineral-oil emulsion adjuvants on antibody production in mice. Immunology **14**, 301—318 (1968). — HEREMANS, J.: The IgA system, general considerations and the association of deficiency with human disease. 3rd Developmental Immunology Workshop, Sanibel Island, Florida, 1967. — HERRMANN, M.: Experimentelle Untersuchungen zur Auswirkung einer einmaligen ACTH-Gabe. Ein Beitrag zur Kenntnis der homöostatischen Regulation. In: Ergebnisse der Anatomie und Entwicklungsgeschichte (Hrsg. A. BRODAL, W. HILD, R. ORTMANN, T. H. SCHIEBLER, G. TÖNDURY und E. WOLFF), Bd. 39, H. 5. Berlin-Heidelberg-New York: Springer 1967. — HERSH, E. M., and J. E. HARRIS: Macrophage-lymphocyte interaction in the antigen-induced blastogenic response of human peripheral blood leukocytes. J. Immunol. **100**, 1184—1194 (1968). — HERSH, E. M., and J. J. OPPENHEIM: Impaired in vitro lymphocyte transformation in Hodgkin's disease. New Engl. J. Med. **273**, 1006—1012 (1965). — HESS, M. W.: Experimental thymectomy. Possibilities and limitations. Berlin-Heidelberg-New York: Springer 1968. — HESS, M. W., H. COTTIER, and R. D. STONER: Primary and secondary antitoxin responses in thymectomized mice. J. Immunol. **91**, 425—430 (1963). — HESS, M. W., and R. D. STONER: Further studies on antitoxin responses in neonatally thymectomized mice. Int. Arch. Allergy **30**, 37—47 (1966). ~ Attempts to induce immunological tolerance to tetanus toxoid and xenogeneic lymphoid cells in normal and neonatally thymectomiced mice. Path. Microbiol. **30**, 155—165 (1967). — HESS, M. W., R. D. STONER, and H. COTTIER: Growth characteristics of mouse thymus in the neonatal period. Nature (Lond.) **215**, 426—428 (1967). — HESS, M. W., G. TERRES, and R. D. STONER: Antigenic thresholds of antitoxin responses elicited in irradiated mice with complexes of tetanus toxin and specific antibody. Radiat. Res. **25**, 655—667 (1965). — HEYSSEL, R., A. B. BRILL, L. A. WOODBURY, E. T. NISHIMURA, T. GHOSE, T. HOSHINO, and M. YAMASAKI: Leukemia in Hiroshima atomic bomb survivors. Blood **15**, 313—331 (1960). — HILGARD, H. R., E. A. CORNELIUS, A. P. DALMASSO, C. MARTINEZ, and R. A. GOOD: Immune mechanisms in parabiosis intoxication. J. exp. Med.

119, 567—579 (1964). — HILGARD, H. R., C. MARTINEZ, and R. A. GOOD: Production of runt disease in tolerant mice by the injection of syngeneic lymphoid cells. J. exp. Med. **122**, 1017—1027 (1965). — HILGARD, H. R., H. SOSIN, C. MARTINEZ, and R. A. GOOD: Specifically increased graft-versus-host reactivity of thymus cells from immunized mice. Nature (Lond.) **207**, 208—209 (1965). — HILGARD, H. R., E. J. YUNIS, K. SJODIN, C. MARTINEZ, and R. A. GOOD: Reversal of wasting in thymectomized mice by the injection of syngeneic spleen or thymus cell suspensions. Nature (Lond.) **202**, 658—670 (1964). — HILL, M., and V. DRÁSIL: Nuclear uptake of DNA fragments after injection of 32p-labelled thymocytes in lethaly irradiated mice. Exp. Cell Res. **21**, 569—582 (1960). — HILL, M., and J. JAKUBÍCKOVÁ: Intercellular passage of DNA as revealed in bone marrow autoradiographs. Exp. Cell Res. **26**, 541—551 (1962). — HILL, R. L., R. DELANEY, H. E. LEBOVITZ, and R. E. FELLOWS JR.: Studies on the amino acid sequence of heavy chains from rabbit immunoglobulin G. Proc. roy. Soc. B **166**, 159—175 (1966). — HILSCHMANN, N., and L. C. CRAIG: Amino acid sequence studies with Bence-Jones proteins. Proc. nat. Acad. Sci. (Wash.) **53**, 1403—1409 (1965). — HINRICHSEN, K.: Autoradiographische Untersuchungen über die Mitoseverteilung in lymphatischen Organen der Maus. 58. Verh. Anat. Ges. 1962. Erg.-Heft zu Anat. Anz. **112**, 128—137 (1963). ~ Zellteilungen und Zellwanderungen im Thymus der erwachsenen Maus. Z. Zellforsch. **68**, 427—444 (1965). — HINZ, R. W., C. A. BOWLES, G. H. CONNER, J. R. MITCHELL, and G. R. ANDERSON: Characterization of a herpes-like virus recovered from Burkitt lymphoma cells (P3-J) and propagated in dog thymus cells. I. An electron microscope study. J. nat. Cancer Inst. **40**, 477—489 (1968). — HIRSCH, M. S., and F. A. MURPHY: Effects of antithymocyte serum on Rauscher virus infection of mice. Nature (Lond.) **218**, 478—479 (1968). — HIRSCH, M. S., A. J. NAHMIAS, F. A. MURPHY, and J. H. KRAMER: Cellular immunity in vaccinia infection of mice. Anti-thymocyte serum effects on primary and secondary responsiveness. J. exp. Med. **128**, 121—132 (1968). — HIRSCHHORN, K., F. BACH, R. L. KOLODNY, I. L. FIRSCHEIN, and N. HASHEM: Immune response and mitosis of human peripheral blood lymphocytes in vitro. Science **142**, 1185—1187 (1963). — HIRSCHHORN, R., K. HIRSCHHORN, and G. WEISSMANN: Appearance of hydrolase rich granules in human lymphocytes induced by phytohemagglutinin and antigens. Blood **30**, 84—102 (1967). — HITZIG, W. H.: Die Plasmaproteine in der klinischen Medizin. Berlin-Göttingen-Heidelberg: Springer 1963. — HITZIG, W. H., S. BARANDUN, and H. COTTIER: Die schweizerische Form der Agammaglobulinämie. In: Ergebnisse der inneren Medizin und Kinderheilk. (L. HEILMEYER, A. F. MÜLLER, A. PRADER und R. SCHOEN, Hrsg.), Bd. 27, S. 80—154. Berlin-Heidelberg-New York: Springer 1968. — HITZIG, W. H., Z. BIRÓ, H. BOSCH u. H. J. HUSER: Agammaglobulinämie und Alymphozytose mit Schwund des lymphatischen Gewebes. Helv. paediat. Acta **13**, 551 (1958). — HITZIG, W. H., und H. COTTIER: Das Antikörpermangelsyndrom. In: Die Plasmaproteine in der klinischen Medizin (W. HITZIG), S. 142—178. Berlin-Göttingen-Heidelberg: Springer 1963. — HITZIG, W. H., H. E. M. KAY, and H. COTTIER: Familial lymphopenia with agammaglobulinemia. Lancet **1965 II**, 151—154. — HITZIG, W. H., u. H. WILLI: Hereditäre lympho-plasmocytäre Dysgenesie („Alymphocytose mit Agammaglobulinämie"). Schweiz. med. Wschr. **91**, 1625 (1961). — HOCHMAN, A., Y. FEIGE, and J. A. STEIN: The effect of x-irradiation on peripheral blood leukocytes in normal and adrenalectomized rats. Radiat. Res. **15**, 39—44 (1961). — HOCHWALD, G. M., G. J. THORBECKE, and R. ASOFSKY: Sites of formation of immune globulins and of a component of C_3. I. A new technique for the demonstration of the synthesis of individual serum proteins by tissues in vitro. J. exp. Med. **114**, 459—470 (1961). — HODGES, R. E., W. B. BEAN, M. A. OHLSON, and R. E. BLEILER: Factors affecting human antibody response. I. Effects of variations in dietary protein upon the antigenic response of men. II. Effects of large doses of homologous gamma globulin. Amer. J. clin. Nutr. **10**, 500—511 (1962). — HOFMAN, L., V. STANKOVIĆ, and N. ALLEGRETTI: The effect of total-body x-irradiation on the thymus and the number of its cells. Radiat. Res. **15**, 30—38 (1961). — HOLLAND, N. H., and PH. HOLLAND: Haemagglutinating, precipitating and lymphocyte-stimulating factors of phytohaemagglutinin. Nature (Lond.) **207**, 1307—1308 (1965). — HOLMES, M. C., and F. M. BURNET: Thymic changes in NZB mice and hybrids. In: Thymus, experimental and clinical studies. A Ciba Foundation Symposium (G. E. W. WOLSTENHOLME and R. PORTER, eds.), p. 381—398. London: Churchill 1966. — HOLMES, R.: Preparation from human serum of an alpha-one protein which induces the immediate growth of unadapted cells in vitro. J. Cell Biol. **32**, 297—308 (1967). — HOLOUBEK, V.: Stimulation of DNA synthesis with histones from tumor tissues. Proc. Soc. exp. Biol. (N.Y.) **110**, 759—761 (1962). — HOLTER, E.: Pinocytosis. Int. Rev. Cytol. **8**, 481—504 (1959). — HOLTER, H.: Physiologie und Pinocytose bei Amöben. In: Sekretion und Exkretion. Funktionelle und morphologische Organisation der Zelle, S. 119—143. Berlin-Heidelberg-New York: Springer 1965. — HOLUB, M.: The nature of the activated small lymphocyte. In: The lymphocyte in immunology and haemopoiesis (J. M. YOFFEY, ed.), p. 46—55. London: Arnold 1967. — HOLUB, M., and I. RIHA: Morphological changes in lymphocytes cultivated in diffusion chambers during the primary antibody response to a protein antigen. Proc. Symp. Mechanism of antibody formation, Prag 1960, p. 30—33. Nakladatelstvi Cekoslovenske Akadmie ved. — Hong, R., and R. A. Good: Limited heterogeneity of gamma globulin in hypogammaglobulinemia. Science **156**, 1102—1103 (1967). — Hoppe, I.: Quantitative und qualitative Untersuchungen experimenteller Immunreaktionen mittels in vivo-Kultur in der Diffusionskammer. Dtsch. Arch. klin. Med. **210**, 140—152 (1965). — Horowitz, R. E., H. Bauer, F. Paronetto, G. D. Abrams, K. C. Watkins, and H. Popper: The response of the lymphatic tissue to bacterial antigen. Amer. J. Path. **44**, 747—761 (1964). — Host, H.: Comparative effects of cyclophosphamide, nitrogen mustard, and total-body irradiation on survival and on white blood cells in rats. Radiat. Res. **27**, 638—651 (1966). — Houghie, C.: The early diagnosis and natural history of chronic lymphatic leukemia. Ann. intern. Med. **45**, 39—55 (1956). — Howard, J. G., J. L. Boak, and G. H. Christie: Macrophage-type cells in the liver derived from thoracic duct cells during graft-versus-host reactions. In: The lymphocyte in immunology and haemopoiesis (J. M. Yoffey, ed.), p. 216—223. London: Arnold 1967. — Howard, R. J., J. M. Gordon, B. Pollara, C. Martinez, and R. A. Good: Induction of tolerance in adult mice with subcellular spleen fractions. Proc. Soc. exp. Biol. (N.Y.) **115**, 980—982 (1964). — Howie, J. B., and B. J. Helyer: The influence of neonatal thymectomy and thymus grafting on spontaneous auto-immune disease in mice. In: Thymus, experimental and clinical studies. A Ciba Foundation Symposium (G. E. W. Wolstenholme and R. Porter, eds.), p. 360—380. London: Churchill 1966. — Hoyer, J. R., M. D. Cooper, A. E. Gabrielsen, and R. A. Good: Lymphopenic forms of congenital immunologic deficiency diseases. Medicine (Baltimore) **47**, 201—226 (1968). — Huber, H., H. Winkler, C. Huber, F. Gabl, and H. Braunsteiner: Studies on protein synthesis of human lymphocytes stimulated by phytohaemagglutinin in vitro. In: The lymphocyte in immunology and haemopoiesis (J. M. Yoffey, ed.), p. 92—98. London: Arnold 1967. — Hudson, G., and J. M. Yoffey: The passage of lymphocytes through the sinusoidal endothelium of guinea-pig bone marrow. Proc. roy. Soc. B **165**, 486—496 (1966). ~ Interchange of lymphocytes between marrow and blood. In: The lymphocyte in immunology and haemopoiesis (J. M. Yoffey, ed.), p. 131—134. London: Arnold 1967. — Huebner, R. J.: In vitro methods for detection and assay of leukemia viruses. In: Carcinogenesis, a broad critique, p. 23—47. Baltimore: Williams & Wilkins 1967. — Huff, C. G.: Immunity in invertebrates. Physiol. Rev. **20**, 68—88 (1940). — Hug, O.: Die karzinogenen Wirkungen ionisierender Strahlen. Strahlentherapie **102**, 546—558 (1957). — Hulliger, L.: Über die unterschiedliche Entwicklungsfähigkeit des Blutes und der Lymphe in vitro. Virchows Arch. path. Anat. **329**, 289—318 (1956). — Hulliger, L., u. M. Allgöwer: Proliferation und Differenzierung monozytärer Zellen des peripheren Blutes. Schweiz. med. Wschr. **91**, 1201—1202 (1961). — Hulliger, L., and E. Sorkin: Formation of specific antibody by circulating cells. Immunology **9**, 391—401 (1965). — Hultgren, M. K., R. L. Druet, and D. T. Janigan: Experimental amyloidosis in isogeneic x-irradiated recipients of sensitized spleen tissue. Amer. J. Path. **50**, 943—955 (1967). — Hummeler, K., G. Henle, and W. Henle: Fine structure of virus in cultured lymphoblasts from Burkitt lymphoma. J. Bact. **91**, 1366—1368 (1966). — Humphrey, J. H., B. A. Askonas, I. Auzins, I. Schechter, and M. Sela: The localization of antigen in lymph nodes and its relation to specific antibody-producing cells. II. Comparison of iodine 125 and tritium labels. Immunology **13**, 71—86 (1967). — Humphrey, J. H., and M. M. Frank: The localization of non-microbial antigens in the draining lymph nodes of tolerant, normal primed rabbits. Immunology **13**, 87—100 (1967). — Humphrey, L. J., H. M. Kauffman, Jr., and E. Dunn: Heterologous antilymphocyte globulin: studies in vitro. Science **157**, 441 (1967). — Huntington, H. W., and R. D. Terry: The origin of the reactive cells in cerebral stab wounds. J. Neuropath. exp. Neurol. **25**, 646—653 (1966). — Hurlimann, J., J. D. Wakefield, and G. J. Thorbecke: The effects of immuno suppressant drugs administered during germinal center proliferation on preparation for a secondary antibody response in rabbits. In: Germinal centers in immune responses (H. Cottier, N. Odartchenko, R. Schindler, and C. C. Congdon, eds.), p. 225—233. Berlin-Heidelberg-New York: Springer 1967. — Huvos, A. G., A. Cali, and H. A. Azar: Effect of thymic grafts on lymphopoiesis in rats. Amer. J. Path. **48**, 627—639 (1966). — Hyman, C., and R. L. Paldino: Possible role of the reticuloendothelial system in protein transport. Ann. N.Y. Acad. Sci. **88**, 232—239 (1960). — Hyman, G. A., and S. C. Sommers: Development of Hodgkin's disease and lymphoma during anticonvulsant therapy. Blood **28**, 416—427 (1966). — Hyman, L. H.: The invertebrates. New York: McGraw-Hill 1959.

Ilbery, P. L. T.: Thymic, lymphoid and marrow inocula in cytogenetic repopulation studies of irradiated mice. Austr. J. exp. Biol. med. Sci. **43**, 579—592 (1965). — Ilbery, P. L. T., P. C. Koller, and J. F. Loutit: Immunological characteristics of radiation chimaeras. J. nat. Cancer Inst. **20**, 1051—1089 (1958). — Imrie, R. C., and G. C. Mueller: Release of a lymphocyte growth promotor in leucocyte cultures. Nature (Lond.)**219**, 1277—1279 (1968). Ingraham, J. S.: Time for doubling of serum titer during the anamnestic response to sufanilazo-bovine globulin. Fed. Proc. **20**, 26 (1961). — Inman, D. R., and E. H., Cooper: Electron microscopy of human lymphocytes stimulated by phytohaemagglutinin. J. Cell Biol. **19**,

441—444 (1963). ~ The relation of ultrastructure to DNA synthesis in human leucocytes. Acta haemat. (Basel) **33**, 257—278 (1965). — IOACHIM, H. L.: Emperipolesis of lymphoid cells in mixed cultures. Lab. Invest. **14**, 1784—1794 (1965). ~ Neoplastic transformation of rat thymic cells induced in vitro by gross leukemia virus. Science **155**, 585—587 (1967). — ISAKOVIĆ, K., and B. D. JANKOVIĆ: Thymus and immunological tolerance in chickens. Int. Arch. Allergy **27**, 379 (1965). — ISHIZAKA, K., T. ISHIZAKA, and T. SUGAHARA: Biological activity of soluble antigen-antibody complexes. VII. Role of an antibody fragment in the induction of biological activities. J. Immunol. **88**, 690—701 (1962). — ITO, H.: Quantitative studies on the rate of cell production in the thymolymphatic organs. I. A simple method for determination of the mitotic index in suspension of cell nuclei. Okajimas Folia anat. jap. **33**, 275—283 (1959a). ~ Quantitative studies on the rate of cell production in the thymolymphatic organs. II. Estimation of the daily mitotic activity in young adult albino rats. Okajimas Folia anat. jap. **34**, 13—25 (1959b). — ITO, Y., and C. A. EVANS: Induction of tumors in domestic rabbits with nucleic acid preparations from partially purified shope papilloma virus and from extracts of the papillomas of domestic and cottontail rabbits. J. exp. Med. **114**, 485—500 (1961). — ITO, Y., and F. B. WEINSTEIN: A factor in the serum of irradiated rats stimulating lymphoid tissue mitosis. J. nat. Cancer Inst. **29**, 229—237 (1962). — IVERSEN, O. H.: Discussion on cell destruction and population dynamies in experimental skin carcinogenesis in mice. In: Progress in experimental tumor research, vol. IV, p. 169—206. Basel and New York: Karger 1964. — IZARD, J., and E. DE HARVEN: Increased numbers of a characteristic type of reticular cell in the thymus and lymph nodes of leukemic mice: An electron microscope study. Cancer Res. **28**, 421—433 (1968).

JACOBSON, E. B., and G. J. THORBECKE: Relationship of germinal centers in lymphoid tissue to immunologic memory. III. Proliferative response of primed cells from splenic white and red pulp following reexposure to antigen in vitro. J. Immunol. **101**, 515—522 (1968). — JACOBSON, L. O., E. K. MARKS, E. O. GASTON, and E. L. SIMMONS: Preliminary studies on repopulation of lymphatic tissues in irradiated mice with Peyer's patch shielding. Argonne Cancer Res. Hospital, Report 101, p. 44—47 (1961). — JAMES, K., and V. S. JUBB: Effect of anti-rat lymphocyte antibody on humoral antibody formation. Nature (Lond.) **215**, 367—371 (1967). — JAMES, K., and P. B. MEDAWAR: Characterization of antilymphocytic antibody. Nature (Lond.) **214**, 1052—1053 (1967). — JANETT, A., H. P. WAGNER, C. R. JANSEN, H. COTTIER, and E. P. CRONKITE: Studies on lymphopoiesis. IV. A comparision of two approaches for the determination of the generation time in thoracic duct cells without detectable cytoplasmic differentiation. Europ. J. Cancer **2**, 231—236 (1966). — JANEWAY, CH. A.: The immunological system of the child. Arch. Dis. Childh. **41**, 366—374 (1966). — JANKOVIĆ, B. D.: Diskussionsbemerkung. In: Germinal Centers in Immune Responses (H. COTTIER, N. ODARTCHENKO, R. SCHINDLER, and C. C. CONGDON, eds.) p. 419. Berlin-Heidelberg-New York: Springer 1967. — JANKOVIĆ, B. D., M. DRASKOCI, M. JANJIĆ, and M. ISVANESKI: Immunosuppressive effect of reserpine on delayed hypersensitive reactions. Int. Arch. Allergy **27**, 376 (1965). — JANKOVIĆ, B. D., and K. ISAKOVIĆ: Suppression of homograft immunity in chickens grafted in ovo with allogeneic thymus. Nature (Lond.) **211**, 93—94 (1966a). ~ Antibody production in bursectomized chickens given repeated injections of antigen. Nature (Lond.) **211**, 202—203 (1966b). — JANKOVIĆ, B. D., K. ISAKOVIĆ, and D. VUJIĆ: Immunological capacity of rats thymectomized at birth and grafted with syngeneic thymus in adult life. Bull. Sci. Cons. Acad. RSF Yougosl., Sect. A **11**, 106—107 (1966). — JANKOVIĆ, B. D., and M. JANJIĆ: Restoration of delayed hypersensitivity reactions in neonatally thymectomized rats by means of parabiosis. Bull. Sci. Cons. Acad. RSF Yougosl., Sect. A **11**, 179—180 (1966).— JANKOVIĆ, B. D., K. MITROVIĆ, L. POPESKOVIĆ, and D. MILOŠEVIĆ: Tonsilla caecalis: an immunologically active tissue in the chicken. Jugoslav. Physiol. Pharmacol. Acta **2**, 71—75 (1966). — JANKOVIĆ, B. D., B. H. WAKSMAN, and B. G. ARNASON: Role of the thymus in immune reactions in rats. I. The immunologic response to bovine serum albumin (antibody formation, Arthus reactivity, and delayed hypersensitivity) in rats thymectomized or splenectomized at various times after birth. J. exp. Med. **116**, 159—176 (1962). — JANSEN, C. R., E. P. CRONKITE, G. C. MATHER, N. O. NIELSEN, K. R. RAI, E. R. ADAMIK, and C. R. SIPE: Studies on lymphocytes. II. The production of lymphocytosis by intravenous heparin in calves. Blood **20**, 443—452 (1962). — JAROSLOW, N. B., and G. J. V. NOSSAL: Antigen localization in lymph nodes of x-irradiated rats. Fed. Proc. **25**, 612 (1966). — JARVIK, L. F., and A. FALEK: Cancer rates in aging twins. Amer. J. hum. Genet. **13**, 413—422 (1961). — JARVIK, L. F., and A. FALEK: Comparative data on cancer in aging twins. Cancer **15**, 1009—1018 (1962). — JASIN, H. E., S. H. LOURIE, H. L. F. CURREY, and M. ZIFF: Immune response to anti-lymphocytic globulin. J. Immunol. **100**, 654—658 (1968). — JASIN, H. E., and M. ZIFF: Effect of phytohaemagglutinin on the immune response. Immunology **14**, 735—743 (1968). — JENKIN, C. R., I. AUZINS, and P. C. READE: The synthesis of macroglobulin antibody to a bacterial antigen in mice after treatment with thorotrast. Aust. J. exp. Biol. med. Sci. **43**, 607—624 (1965). — JENKIN, C. R., and D. ROWLEY: Salmonella typhimurium, a parasite of the reticulo-endothelial system. In: Actes du Colloque International no 115, sur „Le role du système réticulo-endothélial dans l'immunité antibacteriénne et antitumorale" (M. B. HALPERN, éd.), p. 291—317. Paris: Editions Centre National de la Recherche Scientifique 1963. — JERNE, N. K.: Theories of antibody production. In: Conceptual Advances in Immunology and Oncology. 16th Ann. Symp. on Fundamental Cancer Res., Houston, Tex.: University of Texas Press 1962. — JERNE, N. K., and A. A. NORDIN: Plaque formation in agar by single antibody producing cells. Science **140**, 405 (1963). — JERNE, N. K., A. A. NORDIN, and C. HENRY: The agar plaque technique for recognizing antibody producing cells. In: Cell-bound antibodies (B. AMOS and H. KOPROWSKY, eds.), p. 109—125. Philadelphia: Wistar Institute Press 1963. — JIJI, R. M., M. S. SACKS, E. J. LINBERG, and C. L. SPURLING: Failure of thymectomy to alter the subsequent course of human acute leukemia in drug-induced remission. Blood **26**, 142—147 (1965. — JOBST, K., u. W. SANDRITTER: Versuche zur quantitativen Erfassung von Nucleoproteiden an Thymuslymphocyten: Cytophotometrische Messungen im ultravioletten Licht. Acta histochem. (Jena) **21**, 165—171 (1965). — JOEL, D. D., A. D. CHANANA, E. P. CRONKITE, M. L. GREENBERG, L. M. SCHIFFER, HP. SCHNAPPAUF, and P. A. STRYCHMANS: The influence of extracorporeal irradiation on malignant lymphoma of cattle. 1967 (persönliche Mitteilung). — JOEL, D. D., A. D. CHANANA, E. P. CRONKITE, and L. M. SCHIFFER: Modification of skin allograft immunity by extracorporeal irradiation of lymph. Transplantation **5**, 1192—1197 (1967). — JOEL, D. D., A. D. CHANANA, E. P. CRONKITE, and HP. SCHNAPPAUF: Effects of extracorporeal irradiation of the blood on leukemia: malignant lymphoma of cattle. Amer. J. vet. Res. **28**, 387—396 (1967). — JOHNSON, D. M., P. T. PRATT, and P. G. RIGBY: An evaluation of human lymphocyte nuclear RNA with acridine orange. Blood **29**, 800—807 (1967). — JOHNSON, G. J., and P. S. RUSSELL: Normal lymphocyte transfer and lymphocyte stimulation as practical histocompatibility tests. Brit. med. J. **1967 II**, 202—205. — JOHNSON, H. A.: Some problems associated with the histological study of cell proliferation kinetics. Cytologia **26**, 32—41 (1961). — JOHNSON, H. A., and E. P. CRONKITE: The effect of tritiated thymidine on mortality and tumor incidence in mice. Radiat. Res. **30**, 488—496 (1967). — JOHNSON, H. A., H. P. SCHNAPPAUF, A. D. CHANANA, and E. P. CRONKITE: Variability of ribosomal aggregation in lymphocytes. Nature (Lond.) **211**, 420 (1966). — JONEJA, M. G., and H. F. STICH: Chromosomes of tumor cells. IV. Cell population changes in thymus, spleen, and bone morrow during x-ray-induced leukemogenesis in C57BL/6J mice. J. nat. Cancer Inst. **35**, 421—434 (1965). — JONES, J. C.: Current concepts concerning insects hemocytes. Am. Zoologist **2**, 209—246 (1962). — JONSSON, N., and H. O. SJÖGREN: Specific transplantation immunity in relation to Rous sarcoma virus tumorigenesis in mice. J. exp. Med. **123**, 487—504 (1966). — Joos, F., und B. Roos: Nicht publizierte Befunde (1967). — JORDAN, S. W.: Ultrastructural studies of spleen after whole body irradiation of mice. Exp. mol. Path. **6**, 156—171 (1967). — JORKE, D.: Die Lymphoidzellen des Blutes. Berlin: Akademie Verlag 1963. ~ Elektronenoptische Befunde bei Röteln. In: Aktuelle Leukocytenprobleme W. PLENERT (Hrsg.), S. 48—58. Berlin: Akademie Verlag 1966. — JOSKE, R. A.: The effects of thymectomy on the lymphocyte count in patients with Myasthenia gravis. Med. J. Austr. **45**, 859—861 (1958).

KABAT, E. A.: The paucity of species-specific amino acid residues in the variable regions of human and mouse Bence-Jones proteins and its evolutionary and genetic implications. Proc. nat. Acad. Sci. (Wash.) **57**, 1345—1349 (1967). — KADOWAKI, J. I., R. I. THOMPSON, W. W. ZUELZER, P. V. WOOLLEY, JR., A. J. BROUGH, and D. GRUBER: XX/XY lymphoid chimaerism in congenital immunological deficiency syndrome with thymic alymphoplasia. Lancet **1965 II**, 1152—1156. — KAHRI, A. I., A. SALMI, M. HANNUKSELA, and E. O. KARAHARJU: Histochemistry of rat thymus during involution induced by alkylating agents. Acta path. microbiol. scand. **64**, 441—449 (1965). — KAJIMA, M., and M. POLLARD: Detection of viruslike particles in germ free mice. J. Bact. **90**, 1448—1454 (1965). — KALLMAN, R. F., and H. I. KOHN: The reaction of the mouse thymus to x-rays measured by changes in organ weight. Radiat. Res. **2**, 280—293 (1955). — KALMUTZ, S. E.: Antibody production in the opossum embryo. Nature (Lond.) **193**, 851—853 (1962). — KAPLAN, H. S.: Observation on radiation-induced lymphoid tumors of mice. Cancer Res. **7**, 141—147 (1947). ~ Local irradiation and the induction of lymphoid tumors in mice. Cancer Res. **9**, 621 (1949). ~ Possible mechanisms of virus carcinogenesis. Fed. Proc. **21**, 1—4 (1962). ~ The role of radiation on experimental leukemogenesis. In: Internat. symposium on the control of cell division and the induction of cancer (C. C. CONGDON and P. MORI-CHAVEZ, eds.). National Cancer Institute monograph 14 (1964). ~ Interaction of occult leukaemogenic viruses with ionizing radiation and other external leukaemogenic agents in the induction of thymic lymphosarcoma in the mouse. In: Thymus, experimental and clinical studies. A Ciba Foundation Symposium. (G. E. W. WOLSTENHOLME and R. PORTER, eds.), p. 310—334. London: Churchill 1966. — KAPLAN, H. S., and M. B. BROWN: Effect on lymphoid tumor incidence of changes in total dose, fractionation, and periodicity of whole body roentgen irradiation. Cancer Res. **11**, 262 (1951). ~ A quantitative dose-response study of lymphoid tumor development in irradiated C57 mice. J. nat. Cancer Inst. **13**, 185—208 (1952). ~ Radiation injury and regeneration in lymphoid tissues. In: The leukemias (J. W. REBUCK, F. H. BETHEL, and R. W. MONTO, eds.), Part III, Chap. 9. New York: Academic Press 1957. — KAPLAN, H. S., W. H. CARNES, M. B. BROWN, and B. B. HIRSCH: Indirect induction of lymphoma in irradiated mice. I. Tumor incidence and morphology in mice bearing nonirradiated thymic grafts. Cancer Res. **16**, 422—425 (1956). — KAPLAN, H. S., and B. B. HIRSCH: Evolution of autonomy of lymphomas arising in non-irradiated thymic grafts in thymectomized, irradiated C57BL mice. Proc. Amer. Ass. Cancer Res. **2**, 123 (1956). — KAPLAN, H. S., S. N. MARDER, and M. B. BROWN: Adrenal cortical function and radiation-induced lymphoid tumors of mice. Cancer Res. **11**, 629—633 (1951). — KAPLAN, H. S., C. S. NAGAREDA, and M. B. BROWN: Endocrine factors and radiation-induced lymphoid tumors of mice. Recent Progr. Hormone Res. **10**, 293—338 (1954). — KÁRA, J., and R. WEIL: Specific activation of the DNA-synthesizing apparatus in contact-inhibited mouse kidney cells by polyoma virus. Proc. nat. Acad. Sci. (Wash.) **57**, 63—70 (1967). — KARNOVSKY, M. L.: Metabolic basis of phagocytic activity. Physiol. Rev. **42**, 143—168 (1962). ~ The relation of function to metabolism in components of the reticulo-endothelial system. RES — J. reticuloendothel. Soc. **1**, 350—351 (1964). — KARNOVSKY, M. L., A. W. SHAFER, R. H. CAGAN, R. C. GRAHAM, M. J. KARNOVSKY, E. A. GLASS, and K. SAITO: Membrane function and metabolism in phagocytic cells. Trans. N.Y. Acad. Sci. **28**, 778—787 (1966). — KARNOVSKY, M. J., and D. F. H. WALLACH: The metabolic basis of phagocytosis. III. Incorporation of inorganic phosphate into various classes of phosphatides during phagocytosis. J. biol. Chem. **236**, 1895—1901 (1961). — KARTHIGASU, K., and C. R. JENKIN: The functional development of the reticulo-endothelial system of the chick embryo. Immunology **6**, 255—263 (1963). — KAWAMURA, T.: Variation in the mitotic activity in different regions of lymphoid organs. I. Observations on the thymolymphatic organs of young mature albino rats. Okajimas Fol. anat. jap. **35**, 345—365 (1960a). ~ Variations in the mitotic activity in different regions of lymphoid organs. II. A comparative study on lymph nodes from different parts of the body of young mature albino rats. Okajimas Folia anat. jap. **35**, 367—373 (1960b). — KAWASHIMA, Y., M. SUGIMURA, Y. CH. HWANG, and N. KUDO: The lymph system in mice. Jap. J. vet. Res. **12**, 69—78 (1964). — KAY, H. E. M., J. H. L. PLAYFAIR, M. WOLFENDALE, and P. K. HOPPER: Development of the thymus in the human foetus and its relation to immunological potential. Nature (Lond.) **196**, 238—240 (1962). — KAY, J. E.: Effect of actinomycin on protein synthesis by lymphocytes. Nature (Lond.) **215**, 77—78 (1967a). ~ Rapid activation of lymphocytes by phytohaemagglutinin. Nature (Lond.) **215**, 737—738 (1967b). — KEISER, G.: Cytologische Veränderungen bei der Lymphknotenoxoplasmose. Schweiz. med. Wschr. **91**, 1198—1200 (1961). ~ Die lymphoiden Zellen des Knochenmarks, Proliferation, Herkunft und Funktion. Helv. med. Acta, Suppl. XLV **32**, 1—103 (1965). — KEISER, G., H. COTTIER, B. J. BRYANT, u. V. P. BOND: Ein Beitrag zur umstrittenen hämatopoetischen Stammzellfunktion der lymphoiden Zellen des Blutes. Autoradiographische Untersuchungen beim Hund. Schweiz. med. Wschr. **95**, 1421—1424 (1965). ~ Origin and fate of bone marrow lymphoid cells of dog. In: The lymphocyte in immunology and haemopoiesis (J. M. YOFFEY, ed.), p. 149—159. London: Arnold 1967. — KEISER, G., H. COTTIER, N. ODARTCHENKO, and V. P. BOND: Autoradiographic study on the origin and fate of small lymphoid cells in the dog bone marrow: effect of femoral artery clamping during in vivo availability of ^{3}H-thymidine. Blood **24**, 254—266 (1964). — KELLUM, M. J., D. E. R. SUTHERLAND, E. ECKERT, R. D. A. PETERSON, and R. A. GOOD: Wasting disease coombs-positivity, and amyloidosis in rabbits subjected to central lymphoid tissue extirpation and irradiation. Int. Arch. Allergy **27**, 6—26 (1965). — KELLY, L. S., B. A. BROWN, and E. L. DOBSON: Cell division and phagocytic activity in liver reticulo-endothelial cells. Proc. Soc. exp. Biol. (N.Y.) **110**, 555—559 (1962). — KELLY, L. S., E. L. DOBSON, C. R. FINNEY, and J. D. HIRSCH: Proliferation of the reticuloendothelial system in the liver. Amer. J. Physiol. **198**, 1134—1138 (1960). — KENNEDY, J. C., J. E. TILL, L. SIMINOVITCH, and E. A. MCCULLOCH: Radiosensitivity of the immune response to sheep red cells in the mouse, as measured by the hemolytic plaque method. J. Immunol. **94**, 715—722 (1965). — KENT, R.: Uptake of carbon particles by the RES of the fowl, the frog, and the chick embryo. RES — J. reticuloendothel. Soc. **3**, 271—293 (1966). — KENYON, A. J., R. C. WILLIAMS, JR., and E. B. HOWARD: Monoclonal γ-globulins in ferrets with lymphoproliferative lesions. Proc. Soc. exp. Biol. (N.Y.) **123**, 510—513 (1966). — KEUNING, F. J., and W. H. BOS: Regeneration patterns of lymphoid follicles in the rabbit spleen after sublethal X-irradiation. In: Germinal Centers in Immune Responses (H. COTTIER, N. ODARTCHENKO, R. SCHINDLER, and C. C. CONGDON, eds.), p. 250—257. Berlin-Heidelberg-New York: Springer 1967. — KIDSON, C.: Cortisol in the regulation of RNA and protein synthesis. Nature (Lond.) **213**, 779—782 (1967). — KILLMANN, S.-A.: Acute leukemia: The kinetics of leukemic blast cells in man. An analytical review. Ser. Haemat. **1**, 38—102 (1968). — KILLMANN, S. A., E. P. CRONKITE, T. M. FLIEDNER, and V. P. BOND: Cell proliferation in multiple myeloma studied with tritiated thymidine in vivo. Lab. Invest. **11**, 845—853 (1962). — KIM, Y. B., S. G. BRADLEY, and D. W. WATSON: Ontogeny of the immune response. IV. The role of antigen elimination in the true primary immune response in germfree, colostrum-deprived piglets. J. Immunol. **99**, 320—326 (1967). ~

Ontogeny of the immune response. V. Further characterization of 19S γG- and 7S γG-immunoglobulins in the true primary immune response in germfree, colostrum-deprived piglets. J. Immunol. **101**, 224—236 (1968). — KINCL, F. A., A. ORIOL, A. F. PI, and M. MAQUEO: Prevention of steroid-induced sterility in neonatal rats with thymic cell suspension. Proc. Soc. exp. Biol. (N.Y.) **120**, 252—255 (1965). — KIRSCHBAUM, A.: Rodent leukemia: Recent biological studies; a review. Cancer Res. **11**, 741—752 (1951). ~ Endocrine aspects of experimental neoplasia. Amer. J. Med. **21**, 659—670 (1956). — KIRSCHBAUM, A., J. R. SHAPIRO, and W. H. MIXER: Synergistic action of estrogenic hormone and x-rays in inducing thymic lymphosarcoma of mice. Proc. Soc. exp. Biol. (N.Y.) **72**, 632—634 (1949). — KIRSTEN, W. H.: Malignant transformation by viruses. In: Recent results in cancer research (P. RENTCHNICK, ed.), vol. 6. Berlin-Heidelberg-New York: Springer 1966. — KIRSTEN, W. H., R. E. CARTER, and M. I. PIERCE: Studies on the relationship of viral infections to leukemia in mice. IV. The accelerating agent in AkR mice. Cancer (Philad.) **15**, 750—758 (1962). — KIRSTEN, W. H., and T. P. WEIS: The response of metanephric rudiments to polyoma virus in vitro. Discussion remark. In: Recent results in cancer research (P. RENTCHNICK, ed.), vol. 6, p. 34—43. Berlin-Heidelberg-New York: Springer 1966. — KISSLING, U., u. B. ROOS: Nicht publizierte Befunde (1967). — KIYONO, K., u. T. NAKANOIN: Weitere Untersuchungen über die histiozytären Zellen. Acta Sch. med. Univ. Kioto **3**, 55—138 (1920). — KLEIN, E., G. KLEIN, and K. E. HELLSTRÖM: Further studies on isoantigenic variation in mouse carcinomas and sarcomas. J. nat. Cancer Inst. **25**, 271—294 (1960). — KLEIN, G.: Lymphocytes and antibodies in relation to malignant disease. In: Thymus, experimental and clinical studies. A Ciba Foundation Symposium (G. E. W. WOLSTENHOLME and R. PORTER, eds.), p. 348—359. London: Churchill 1966. — KLEINSMITH, L. J., V. G. ALLFREY, and A. E. MIRSKY: Phosphorylation of nuclear protein early in the course of gene activation in lymphocytes. Science **154**, 780—781 (1966). — KLIMA, R.: Sternalpunktion und Knochenmarksbild bei Blutkrankheiten. Berlin u. Wien: Urban & Schwarzenberg 1938. ~ Zur Morphologie und klinischen Pathologie der lymphatischen Reaktion. Schweiz. med. Wschr. **91**, 1165—1169 (1961). — KLUG, H.: Elektronenmikroskopische Untersuchungen zur Phagocytose strahlengeschädigter Lymphocyten im Thymus von Ratten. Z. Zellforsch. **68**, 43—56 (1965). — KOBURG, E.: Autoradiographische Untersuchungen über Zellneubildungsvorgänge in Lymphknoten und Tonsillen. Arch. Ohr.-, Nas.- u. Kehlk.-Heilk. **182**, 315—320 (1963). ~ Zellproliferation und Zellkinetik im Tonsillengewebe. Habil.-Schr. Düsseldorf 1964. ~ Untersuchungen zur Lymphocytopoese in den Tonsillen. Arch. Ohr.-, Nas.- u. Kehlk.-Heilk. **185**, 785—789 (1965a). ~ Die cytogenetische und immunologische Funktion der Tonsilla palatina. Méd. et Hyg. (Genève) **23**, 994 (1965b). ~ Cell production and cell migration in the tonsil. In: Germinal Centers in Immune Responses (H. COTTIER, N. ODARTCHENKO, R. SCHINDLER, and C. C. CONGDON, eds.), p. 176—182. Berlin-Heidelberg-New York: Springer 1967. — KOJIMA, M.: Morphologic changes accompanying RES stimulation. Ann. N.Y. Acad. Sci. **88**, 196—202 (1960). — KO KO GYI, D. M. DONALDSON, and S. MARCUS: Influence of various agents on intracellular digestion by mouse phagocytes. Fed. Proc. **14**, 464 (1955). — KOLDOVSKÝ, P., and J. BUBENÍK: Tumor specific transplantation antigen of sarcomas induced by Rous virus in inbred mice. In: First Internat. Congr. of the Transplantation Soc., Paris, p. 318. Paris and Evian: Impressions du Val d'Osne 1967. — KOLLER, P. C., A. J. S. DAVIES, E. LEUCHARS, and V. WALLIS: Studies on thymus grafts in irradiated mice: repopulation of the graft. In: The lymphocyte in immunology and haemopoiesis (J. M. YOFFEY, ed.), p. 342—349. London: Arnold 1967. — KONDA, S., and T. N. HARRIS: Effect of appendectomy and of thymectomy, with x-irradiation, on the production of antibodies to two protein antigens in young rabbits. J. Immunol. **97**, 805—814 (1966). — KONIGSMARK, B. W., and R. L. SIDMAN: Origin of brain macrophages in the mouse. J. Neuropath. exp. Neurol. **22**, 643—676 (1963). — KONSTANTINOVA, M. S., T. I. MAZINA, and M. M. REIDLER: Effect of ionizing irradiation on the functional properties of the reticuloendothelial system. Sechenov physiol. J. U.S.S.R. **47**, 250—254 (1961). — KOPROWSKI, H., J. A. PONTEN, F. JENSEN, R. G. RAVDIN, P. MOORHEAD, and E. SAKSELA: Transformation of cultures of human tissue infected with simian virus SV_{40}. J. cell. comp. Physiol. **59**, 281—292 (1962). — KORMAN, S., C. CORCORAN, S. FINE, and S. W. LIPPINCOTT: Comparison of labeled beta and gamma globulin metabolism in multiple myeloma. J. Lab. clin. Med. **59**, 371—380 (1962). — KOSHLAND, M. E., F. M. ENGLBERGER, and R. SHAPANKA: Location of amino acid differences in the subunits of three rabbit antibodies. Biochemistry **5**, 641—651 (1966). — KOSUNEN, T. U., B. H. WAKSMAN, M. H. FLAX, and W. S. TIHEN: Radioautographic study of cellular mechanisms in delayed hypersensitivity. I. Delayed reactions to tuberculin and purified proteins in the rat and guinea-pig. Immunology **6**, 276—290 (1963). — KOSUNEN, T. U., B. H. WAKSMAN, and I. K. SAMUELSSON: Radioautographic study of cellular mechanisms in delayed hypersensitivity. II. Experimental allergic encephalomyelitis in the rat. J. Neuropath. exp. Neurol. **22**, 367—380 (1963). — KRAKOFF, I. H., and M. E. BALIS: Abnormalities of purine metabolism in human leukemia. Ann. N.Y. Acad. Sci. **113**, 1043—1052 (1964). — KRAUSS, ST., and J. E. SOKAL: Paraproteinemia in lymphomas. Amer. J. Med. **40**, 400—413 (1966). — KRAVETZ DE SRULIJES, L., E. A. D.

Holmberg, A. Pavlovsky, and S. L. Rabasa: Nucleic acids of malignant and benign splenic hyperplasias in mice. Nature (Lond.) **209**, 1038—1039 (1966). — Krebs, C., A. Wagner, and H. C. Rask-Nielsen: The origin of lymphosarcomatosis and its relation to other forms of leucosis in white mice. Acta radiol. (Stockh.) **10** (Suppl.) 1—53 (1930). — Kühne, W.: Über Neubildung von Lymphknötchen im Bindegewebe. In: Verh. dtsch. Ges. Path. (C. Krauspe, Hrsg.), S. 319—323. Stuttgart: Fischer 1960. — Kunii, A., J. Furth, and L. Berwick: Studies on restoration of sensitivity of thymectomized rats to viral leukemia. Cancer Res. **26**, 48—59 (1966). — Kurnick, N. B., and N. Nokay: Changes induced in the mouse spleen by graded doses of total-body x-irradiation. Radiat. Res. **17**, 140—144 (1962).

Laird, A. K.: Dynamics of tumor growth. Brit. J. Cancer **18**, 490—502 (1964). ~ Dynamics of tumour growth: Comparison of growth rates and extrapolation of growth curve to one cell. Brit. J. Cancer **19**, 278—291 (1965). — Lajtha, L. G.: Diskuss.-Bemerkung. In: Haemopoesis (Hrsg. G. E. W. Wolstenholme und M. O'Connor), S. 457. London: Churchill 1960. ~ Cytokinetics and regulation of progenitor cells. J. Cell Physiol. **67**, Suppl. 1, 133—148 (1966). ~ Stem cell kinetics. In: The lymphocyte in immunology and haemopoiesis (J. M. Yoffey, ed.), p. 195—197. London: Arnold 1967. — Lajtha, L. G., C. W. Gilbert, D. D. Porteous, and R. Alexanian: Kinetics of a bone-marrow stem-cell population. Ann. N.Y. Acad. Sci. **113**, 742—752 (1964). — Lala, P. K., and H. M. Patt: Cytokinetic analysis of tumor growth. Proc. nat. Acad. Sci. (Wash.) **56**, 1735—1742 (1966). — Lambert, P. H., and F. J. Dixon: Pathogenesis of the glomerulonephritis of NZB/W mice. J. exp. Med. **127**, 507—522 (1968). — Lamson, B. W., R. A. Meek, and L. R. Bennett: Late effects of total-body roentgen irradiation. Arch. Path. **64**, 505—521 (1957). — Lance, E. M., and D. W. Dresser: Antigenicity in mice of antilymphocyte gamma globulin. Nature (Lond.) **215**, 488—490 (1967). — Landy, M., and L. N. Chessin: The effect of plant mitogens on humoral and cellular immune responses. Antibiot. et Chemother. (Basel) **15**, 199—212 (1969). — Langevoort, H. L., F. J. Keuning, J. v. d. Meer, P. Nieuwenhuis, and P. Oudendijk: Histogenesis of the plasmacellular reaction in the spleen during primary antibody response in normal and sublethally x-irradiated rabbits. Proc. kon. ned. Akad. Wet., Ser. C **64**, 397—404 (1961). — Larson, V. M., A. J. Girardi, M. R. Hilleman, and R. E. Zwickey: Studies of oncogenicity of adenovirus type 7 viruses in hamsters. Proc. Soc. exp. Biol. (N.Y.) **118**, 15—24 (1965). — Laszlo, J.: Energy metabolism of human leukemic lymphocytes and granulocytes. Blood **30**, 151—167 (1967). — Laszlo, J., H. J. Gerber, and J. R. Sommer: Composition and structure of cytoplasmic globules in leukemic lymphocytes. Blood **29**, 77—86 (1967). — Latarjet, R., and J.-F. Duplan: Experiment and discussion on leukaemogenesis by cell-free extracts of radiation-induced leukaemia in mice. Int. J. Radiat. Biol. **5**, 339—344 (1962). — La Via, M. F., D. T. Rowlands, Jr., and M. Block: Antibody formation in embryos. Science **140**, 1219—1220 (1963). — La Via, M. F., A. E. Vatter, W. S. Hammond, and P. V. Northup: The nature of polysomes isolated from spleen cells of rats stimulated by antigen. Proc. nat. Acad. Sci. (Wash.) **57**, 79—86 (1967). — Law, L. W.: Radiation carcinogenesis. Advanc. biol. med. Phys. **7**, 295—342 (1960). ~ Studies of thymic function with emphasis on the role of the thymus in oncogenesis. Cancer Res. **26**, 551—574 (1966). — Law, L. W., Th. B. Dunn, N. Trainin, and R. H. Levey: Studies on thymic function. In: The thymus (V. Defendi and D. Metcalf, eds.), p. 105—120. Philadelphia: The Wistar Institute Press 1964. — Law, A. W., and R. H. Mole: Direct and abscopal effect of x-irradiation on the thymus of the weanling rat. Int. J. Radiat. Biol. **3**, 233—248 (1961). — Law, L. W., R. C. Ting, and E. Leckband: The function of the thymus in tumour production by polyoma virus. In: Thymus, experimental and clinical studies. A Ciba Foundation Symposium (G. E. W. Wolstenholme and R. Porter, eds.), p. 214—241. London: Churchill 1966. — Lawler, S. D., C. R. Pentycross, and B. R. Reeves: Lymphocyte transformation and chromosome studies in Hodgkin's disease. Brit. med. J. **3**, 704—708 (1967). — Lawrence, H. S.: Delayed bacterial allergy, homograft sensitivity and auto-immune disease. N.Y. St. J. Med. **62**, 356—368 (1962). — Lawrence, J. S., E. V. Barnett, and C. G. Craddock: Antisera to neutrophils, lymph node cells, and thymus cells of the guinea pig: hematological effects and antibody localization. Transplantation **6**, 70—83 (1968). — Lazar, A.: Transplan tationand function of a histoincompatible tumour in thymectomized rats. Nature (Lond.) **210**, 1380—1381 (1966). — Leder, L.-D.: Über die selektive fermentcytochemische Darstellung neutrophiler myeloischer Zellen und Gewebsmastzellen im Paraffinschnitt. Klin. Wschr. **1964**, 553. ~ Fermentcytochemische Untersuchungen zur Herkunft des Blutmonocyten. Klin. Wschr. **44**, 25—30 (1966a). ~ Zur Bildung der Blutmonocyten. In: Verh. Dtsch. Ges. Path. (W. Giese, Hrsg.), S. 215—219. Stuttgart: Fischer 1966b). — Leder, L.-D., u. R. Nicolas: Cytologische Untersuchungen zur Genese der Makrophagen an Hautfensterpräparaten. Frankfurt. Z. Path. **72**, 632—644 (1963a). ~ Fermentcytochemische Untersuchungen zur Genese der Makrophagen an Hautfensterpräparaten. Frankfurt. Z. Path. **73**, 228—244 (1963b). ~ Untersuchungen zur Genese der Fremdkörperriesenzellen mittels der Hautfenstermethode. Frankfurt. Z. Path. **74**, 620—639 (1965a). ~ Über das cytologische und fermentcytochemische Verhalten der Hautfenstermakrophagen bei Langzeitversuchen. Klin. Wschr. **43**, 684—690 (1965b). — LEDERBERG, J.: Genes and antibodies. Do antigens bear instructions for antibody specificity or do they select cell lines that arise by mutation? Science **129**, 1649—1653 (1959). — LEDUC, E. H., S. AVRAMEAS, and M. BOUTEILLE: Ultrastructural localization of antibody in differentiating plasma cells. J. exp. Med. **127**, 109—118 (1968). — LEDUC, E. H., A. H. COONS, and J. M. CONNOLLY: Studies on antibody production. II. The primary and secondary responses in the popliteal lymph node of the rabbit. J. exp. Med. **102**, 61—72 (1955). — LEIBER, B.: Der menschliche Lymphknoten. München u. Berlin: Urban & Schwarzenberg 1961. — LEIKIN, S. L.: Glykogen content of normal lymphocytes. Proc. Soc. exp. Biol. (N.Y.) **106**, 286—288 (1961). — LEMPERLE, G.: Effect of RES stimulation on endotoxin shock in mice. Proc. Soc. exp. Biol. (N.Y.) **122**, 1012—1015 (1966). — LENNERT, K.: Zur Praxis der pathologisch-anatomischen Knochenmarksuntersuchung. Frankfurt. Z. Path. **63**, 267—299 (1952). ~ Lymphknoten: Diagnostik in Schnitt und Ausstrich. In: Handbuch der speziellen pathologischen Anatomie und Histologie (Hrsg. O. LUBARSCH, F. HENKE, R. RÖSSLE und E. UEHLINGER), Bd. I/3a. Berlin-Göttingen-Heidelberg: Springer 1961. ~ Bildung und Differenzierung der Blutzellen, insbesondere der Lymphozyten. Verh. Dtsch. Ges. Path., Heidelberg 1966, S. 163—215. Stuttgart: Fischer 1966. — LENNERT, K., R. CAESAR, and H. K. MÜLLER: Electron microscopic studies of germinal centers in man. In: Germinal Centers in Immune Responses (H. COTTIER, N. ODARTCHENKO, R. SCHINDLER, and C. C. CONGDON, eds.), p. 49—59. Berlin-Heidelberg-New York: Springer 1967. — LESHER, S., R. J. M. FRY, and G. A. SACHER: Effects of chronic gamma irradiation on the generation cycle of the mouse duodenum. Exp. Cell Res. **25**, 398—404 (1961). — LEUCHARS, E., A. MORGAN, A. J. S. DAVIES, and V. J. WALLIS: Thymus grafts in thymectomized and normal mice. Nature (Lond.) **214**, 801—802 (1967). — LEVEY, R. H., N. TRAININ, and L. W. LAW: Evidence for function of thymic tissue in diffusion chambers, implanted in neonatally thymectomized mice. Preliminary report. J. nat. Cancer Inst. **31**, 199—217 (1963). — LEVINE, S., R. STREBEL, H. PAYAN, and B. WAGNER: Experimental tissue calcification. II. Calcification and regeneration of the thymus. Exp. molec. Path. **6**, 237—244 (1967). — LEWIS, E. B.: Leukemia and ionizing radiation. Science **125**, 965—972 (1957). ~ Leukemia, multiple myeloma and aplastic anemia in American radiologists. Science **142**, 1492—1494 (1963). — LIACOPOULOS, P.: Immunological unresponsiveness during the induction of immune paralysis with unrelated antigens. Int. Arch. Allergy **27**, 372—373 (1965). — LIDÉN, ST., and J. LINNA: Local labelling of lymph nodes with tritiated thymidine. Acta path. microbiol. scand. **65**, 173—184 (1965). — LIEB, L. M., and H. LISCO: In vitro uptake of tritiated thymidine by carcinoma of the human colon. Cancer Res. **26**, 733—740 (1966). — LIEBERMAN, R., and N. MANTEL: Incidence of mouse ascites induced by adjuvant and/or staphylococcal-adjuvant mixtures in 17 different strains of mice. Fed. Proc. **20**, 28 (1961). — LIEBMAN, E.: On trephocytes and trephocytosis; a study on the role of leucocytes in nutrition and growth. Growth **10**, 291—330 (1946). — LINDENMANN, J., and P. A. KLEIN: Immunological aspects of viral oncolysis. In: Recent results in cancer research (P. RENTCHNICK, ed.), vol. 9. Berlin-Heidelberg-New York: Springer 1967. — LING, N. R., and P. J. L. HOLT: The activation and reactivation of peripheral lymphocytes in culture. J. Cell Sci. **2**, 57—70 (1967). — LINNA, J., and J. STILLSTRÖM: Migration of cells from the thymus to the spleen in young guinea pigs. Acta path. microbiol. scand. **68**, 465—475 (1966). — LINNA, T. J.: An inquiry into the trephocytic function of thymus lymphoid cells in liver regeneration. Acta path. microbiol. scand. **71**, 68—78 (1967). — LITTLE, J. R., G. BRECHER, T. R. BRADLEY, and S. ROSE: Determination of lymphocyte turnover by continuous infusion of H^3-thymidine. Blood **19**, 236—242 (1962). — LOEB, L. A., S. S. AGARWAL, and A. M. WOODSIDE: Induction of DNA polymerase in human lymphocytes by phytohemagglutinin. Proc. nat. Acad. Sci. (Wash.) **61**, 827—834 (1968). — LÖHR, G. W.: Der Stoffwechsel normaler und leukämischer Leukozyten. 8. Kongr. Europ. Ges. Haematologie, Wien 1961. — LORENZ, E., W. E. HESTON, and A. B. ESCHENBRENNER: Effects of chronic irradiation with gamma rays on mammary tumour incidence in C_3Hb female mice. Cancer Res. **9**, 621 (1949). — LOUTIT, J. F.: Biocycles in the reticuloendothelial system. Ann. N.Y. Acad. Sci. **88**, 122—133 (1960). ~ The biology of radiation-induced cancer. Ann. N.Y. Acad. Sci. **114**, 816—822 (1964). — LOUTIT, J. F., and H. S. MICKLEM: "Secondary disease" among lethally irradiated mice restored with haematopoietic tissues from normal or isoimmunized foreign mice. Brit. J. exp. Path. **43**, 77—87 (1962). — LOW, F. N.: Electron microscopy of the lymphocyte. In: The lymphocyte and lymphocytic tissue (J. W. REBUCK, ed.), p. 54—66. New York: Hoeber 1960. — LUNDIN, P. M., and U. SCHELIN: Ultrastructure of the rat thymus. Acta path. microbiol. scand. **65**, 379—394 (1965). — LUNDMARK, K. M., and K. E. FICHTELIUS: The biphasic appearance of labelled lymphocytes in the blood after single injections of H^3-thymidine. Scand. J. Haemat. **2**, 91—98 (1965). — LURIE, M. B.: The reticuloendothelial system, cortisone and thyroid function: Their relation to native resistance to infection. In: The reticuloendothelial system (RES). Ann. N.Y. Acad. Sci. **88**, 83—98 (1960) (ed. OTTO v. ST. WHITELOCK). New York: Academy Press 1960. — LWOFF, A.: Interaction among virus, cell and organism. Science **152**, 1216—

1220 (1966). — LYNCH, H. T.: Hereditary factors in carcinoma. In: Recent results in cancer research, vol. 12 (P. RENTCHNICK, ed.). Berlin-Heidelberg-New York: Springer 1967.

MACHAFFIE, R. A., and C. H. WANG: The effect of phytohemagglutinin upon glucose catabolism in lymphocytes. Blood **29**, 640—646 (1967). — MACKANESS, G. B.: The behaviour of microbial parasites in relation to phygocytic cells in vitro and in vivo. 14th Symp. Soc. General Microbiol., London 1964. Cambridge: University Press 1964a. ~ The immunological basis of acquired cellular resistance. J. exp. Med. **120**, 105—120 (1964b). ~ The influence of immunologically committed lymphoid cells on macrophage activity *in vivo*. J. exp. Med. **129**, 973—992 (1969). — MACKAY, I. R.: Histopathology of the human thymus. In: Thymus, experimental and clinical studies. A Ciba Foundation Symposium (G. E. W. WOLSTENHOLME and R. PORTER eds.), p. 449—475. London: Churchill 1966. — MACKINNEY, A. A., JR., F. STOHLMAN, JR., and G. BRECHER: The kinetics of cell proliferation in cultures of human peripheral blood. Blood **19**, 349—358 (1962). — MACKMULL, G., and N. A. MICHELS: Absorption of colloidal carbon from the peritoneal cavity in the teleost, tautogolabrus adspersus. Amer. J. Anat. **51**, 3—47 (1932). — MACMAHON, B., and G. B. HUTCHINSON: Prenatal x-ray and childhood cancer: a review. Acta Un. int. Cancr. **20**, 1172—1174 (1964). — MACPHERSON, I.: Characteristics of a hamster cell clone transformed by polyoma virus. J. nat. Cancer Inst. **30**, 795—815 (1963). ~ Malignant transformation and reversion in virus infected cells. In: Recent results in cancer research (P. RENTCHNICK, ed.), vol. 6, p. 1—8. Berlin-Heidelberg-New York: Springer 1966. — MACPHERSON, I., and W. RUSSELL: Transformations in hamster cells mediated by mycoplasmas. Nature (Lond.) **210**, 1343—1345 (1966). — MACPHERSON, I., and M. STOKER: Polyoma transformation of hamster cell clones — an investigation of genetic factors affecting cell competence. Virology **16**, 147—151 (1962). — MÄHR, G.: Die zytochemisch nachweisbare Dehydrogenaseaktivität der Lymphozyten. 8. Kongr. Europ. Ges. Haematologie, Wien 1961. — MÄKELÄ, O.: Cellular heterogeneity in the production of an anti-hapten antibody. J. exp. Med. **126**, 159—170 (1967). — MÄKELÄ. O., and G. J. V. NOSSAL: Autoradiographic studies on the immune response. II. DNA synthesis amongst single antibody-producing cells. J. exp. Med. **115**, 231—244 (1962a). ~ Accelerated breakdown of immunological tolerance following whole body irradiation. J. Immunol. **88**, 613—620 (1962b). — MÄRKI, H. H.: Zur Regulierung der Lymphocytenzahl im Blut. Schweiz. med. Wschr. **91**, 1189—1190 (1961). — MAISIN, J. R.: Influence of a mixture of chemical protectors on the lymphopoietic and hematopoietic system of mice irradiated with a dose of 2000 R of X-rays. Experientia (Basel) **24**, 230—231 (1968). — MAISIN, J., P. MALDAGUE, A. DUNJIC et H. MAISIN: Syndromes mortels et effets tardifs des irradiations totales et subtotales chez le rat. J. belge Radiol. **40**, 346—398 (1957). — MAKINODAN, T.: Bone marrow transplantation, a problem in immunology. Acta haemat. jap. **24**, 723—730 (1961). ~ Cellular dynamics of immune response. Int. Arch. Allergy **27**, 370—371 (1965). ~ Changes in immunobiological processes caused by radiation. In: Handbuch der Medizinischen Radiologie (L. DIETHELM, O. OLSSON, F. STRNAD, H. VIETEN und A. ZUPPINGER, Hrsg.), Bd. II/2, S. 303—333. Berlin-Heidelberg-New York: Springer 1966. — MAKINODAN, T., and J. F. ALBRIGHT: Cellular variation during the immune response: One possible model of cellular differentiation. J. cell. comp. Physiol., Suppl. 1, **60**, 129—144 (1962). ~ Cytokinetics of antibody response. In: Immunopathology, IIIrd Internat. Symp., La Jolla, Calif. USA, 1963, p. 99—112. Basel: Schwabe 1963. — MAKINODAN, T., J. F. ALBRIGHT, E. H. PERKINS, and P. NETTESHEIM: Suppression of immunologic responses. Med. Clin. N. Amer. **49**, 1569—1596 (1965). — MAKINODAN, T., F. CELADA, and E. E. CAPALBO: An immunological approach to the study of radiation induced blood chimeras. Proc. 8th International Congress of Hematology. Tokyo: Pan Pacific Press 1960. — MAKINODAN, T., N. GENGOZIAN, and I. C. SHEKARCHI: Relative effects of splenic and bone marrow cells on lethally irradiated mice. J. nat. Cancer Inst. **20**, 591—600 (1958). — MAKINODAN, T., I. HOPPE, T. SADO, E. E. CAPALBO, and M. R. LEONARD: The suppressive effect of supraoptimum doses of antigen an the secondary antibody-forming response of spleen cells cultured in cell-impermeable diffusion chambers. J. Immunol. **95**, 466—479 (1965). — MAKINODAN, T., A. KASTENBAUM, and W. J. PETERSON: Radiosensitivity of spleen cells from normal and preimmunized mice and its significance to intact animals. J. Immunol. **88**, 31—37 (1962). — MAKINODAN, T., P. NETTESHEIM, T. MORITA, and C. J. CHADWICK: Synthesis of antibody by spleen cells after exposure to kiloroentgen doses of ionizing radiation. J. cell. Physiol. **69**, 355—366 (1967). — MAKINODAN, T., and W. J. PETERSON: Growth and senescence of the primary antibody-forming potential of the spleen. J. Immunol. **93**, 886—896 (1965). ~ Secondary antibody-forming potential of mice in relation to age — its significance in senescense. Develop. Biol. **14**, 96—111 (1966a). ~ Further studies on the secondary antibody-forming potential of juvenile, young adult, adult, and aged mice. Develop. Biol. **14**, 112—129 (1966b). — MALONEY, M. A., H. M. PATT, and C. L. WEBER: Estimation of deoxyribonucleic acid synthetic period for myelocytes in dog bone marrow. Nature (Lond.) **193**, 134—135 (1962). — MANDEL, M. A., and R. ASOFSKY: Studies on thoracic duct lymphocytes of mice. I. Immunoglobulin synthesis in vitro. J. Immunol. **100**, 363—370 (1968). — MANN, J. D., and G. M. HIGGINS:

Lymphocytes in thoracic duct, intestinal and hepatic lymph. Blood 5, 177—190 (1950). — Mannick, J. A., and R. H. Egdahl: Transformation of nonimmune lymph node cells to a state of transplantation immunity by RNA. Ann. Surg. **156**, 356—366 (1962). — Marchalonis, J., and G. M. Edelman: Phylogenetic origins of antibody structure. I. Multichain structure of immunoglobulins in the smooth dogfish (Mustelus canis). J. exp. Med. **122**, 601—618 (1965). — Mark, R., and F. J. Dixon: Anti-bovine serum albumin formation by transferred hyperimmune mouse spleen cells. J. Immunol. **91**, 614—620 (1963). — Markham, F. S., and S. Levine: Absence of serologic responses by children and adults to avian leukosis virus in measles vaccine. Arch. Ges. Virusforsch. **16**, 305—310 (1965). — Marmont, A. M., and E. Damasio: Lymphocyte „peripolesis" of macrophages. Lancet **1965 II**, 295—296. — Marshall, A. H. E.: An outline of the cytology and pathology of the reticular tissue. Springfield/Ill.: Ch. C. Thomas 1956. — Marshall, A. H. E., and R. G. White: Reactions of the reticular tissues to antigens. Brit. J. exp. Path. **31**, 157—174 (1950). — Marshall, W. H., and S. Melman: Antibody production in sheep and man against the mitogenic principle of the bean extract "Phytohaemagglutinin". Clin. exp. Immunol. **1**, 189—193 (1966). — Marshall, W. H., and K. B. Roberts: The growth and mitosis of human small lymphocytes after incubation with a phytohemagglutinin. Quart. J. Physiol. **48**, 146—155 (1963). — Martin, C. M., S. Magnusson, P. J. Goscienski, and G. F. Hansen: Common human viruses as carcinogen vectors. Science **134**, 1985—1986 (1961). — Martin, W. J., and J. F. A. P. Miller: Cell to cell interaction in the immune response. IV. Site of action of antilymphocyte globulin. J. exp. Med. **128**, 855—874 (1968). — Martinez, C., A. P. Dalmasso, and R. A. Good: Effect of thymectomy on development of immunological competence in mice. Ann. N.Y. Acad. Sci. **113**, 933—946 (1964). — Martinez, C., J. Kersey, B. W. Papermaster, and R. A. Good: Skin homograft survival in thymectomized mice. Proc. Soc. exp. Biol. (N.Y.) **109**, 193—196 (1962). — Maruyama, K.: Electron microscopic studies on the cells of the lymphatic germinal center. Proc. IVth Int. Symposium of R.E.S., Otsu and Kyoto (1964), p. 73—83. — Massari, R., J. M. Fine, and R. Metais: Waldenstrom's macroglobulinaemia observed in two brothers. Nature (Lond.) **196**, 176—178 (1962). — Masshoff, W.: Die physiologische Regeneration. In: Handbuch der allgemeinen Pathologie (Hrsg. F. Büchner, E. Letterer und F. Roulet), Bd. VI/1, S. 441—514. Berlin-Göttingen-Heidelberg: Springer 1955. ~ Zur Pathomorphologie der Lymphadenopathien. Dtsch. med. J. **16**, 697—704 (1965). — Masshoff, W., u. B. Frosch: Untersuchungen über den Reaktionsablauf im Lymphknoten. Virchows Arch. path. Anat. **331**, 666—695 (1958). — Masshoff, W., u. U. Gross: Die postnatale Entwicklung der Lymphknoten bei der Maus. Virchows Arch. path. Anat. **335**, 109—126 (1962). — Masshoff, W., u. P. Rieckert: Vergleichende Cyto- und Histologie am leistungsgesteigerten Lymphknoten. Frankfurt. Z. Path. **65**, 43—61 (1954). — Masshoff, W., u. E. Schleiermacher: Chromosomenzahl bei der normalen und akzidentellen Cytopoese im Lymphknoten. Klin. Wschr. **39**, 1197—1198 (1961). — Mathé, M. G.: Réaction du greffon contre l'hôte par des cellules lymphoides en chambre de diffusion. C. R. Acad. Sci. (Paris) **263**, 1433—1436 (1966). — Mathé, G., et J.-L. Amiel: Études sur le tissu lymphoide des radio-chimères hématologiques. Path. et Biol. **9**, 894—901 (1961). — Mathé, G., J.-L. Amiel et J. Niemetz: Recherche d'un test d'histocompatibilité pour des essais de greffes allogéniques. I. Etude chez la souris. Rev. franç. Etud. clin. biol. **6**, 684—687 (1961). ~ Greffe de moelle osseuse après irradiation totale chez des souris leucémiques suivie de l'administration d'un antimitotique pour réduire la fréquence du syndrome secondaire et adjouter à l'effet antileucémique. C. R. Acad. Sci. (Paris) **254**, 3603—3605 (1962). — Mathé, G., J. L. Amiel, L. Schwarzenberg, J. F. Dore, P. Golstein, M. Sekiguchi, and J. M. Bechet: Conditioning of immunologically competent cells by incubation at 37°C. In: The lymphocyte in immunology and haemopoiesis (J. M. Yoffey, ed.), p. 292—301. London: Arnold 1967. — Mathé, G., L. Schwarzenberg, A. M. Mery, A. Cattan, M. Schneider, J. L. Amiel, J. R. Schlumberger, J. Poisson, and G. Wajcner: Extensive histologic and cytologic survey of patients with acute leukemia in „complete remission". Brit. med. J. **1966 I**, 640—642. — Mauer, A. M., and V. Fisher: Characteristics of cell proliferation in four patients with untreated acute leukemia. Blood **28**, 428—445 (1966). — Maurer, W., u. E. Koburg: Autoradiographie. In: Biochemie des Hörorgans, S. 430—445. Stuttgart: Thieme 1964. — Mauri, C.: Über Lipide und ihre Bedeutung in den Zellen der blutbildenden Organe. In: Zyto- und Histochemie in der Hämatologie (Hrsg. H. Merker), S. 433—446. Berlin-Göttingen-Heidelberg: Springer 1963. — Maurice, P. A., and A. Jeanrenaud: Erythropoietic depression due to splenic irradiation, experimental study of the distant radiological effect. Brit. J. Haemat. **10**, 327—338 (1964). — Maximow, A.: Der Lymphocyt als gemeinsame Stammzelle der verschiedenen Blutelemente in der embryonalen Entwicklung und im postfetalen Leben der Säugetiere. Folia haemat. (Lpz.) **8**, 125—134 (1909). — Mazia, D.: The analysis of cell reproduction. Ann. N.Y. Acad. Sci. **90**, 455—469 (1960).— McAllister, R. M., B. H. Landing, and C. R. Goodheart: Isolation of adenoviruses from neoplastic and non-neoplastic tissues of children. Lab. Invest. **13**, 894—901 (1964). — McBride, J. A., J. V. Dacie, and R. Shapley: The effect of splenectomy on the leucocyte count. Brit. J.

Haemat. **14**, 225—231 (1968). — McBRIDE, R. A., and L. W. SCHIERMAN: Antibody-forming cells: population patterns after simultaneous immunization with different isoantigens. Science **154**, 655—657 (1966). — McCARTHY, R. E., G. GAHRTON, S. FARBER, and G. E. FOLEY: Cytochemical population analyses of continuous cultures of human lymphoblasts derived from acute lymphoblastic leukemia. Exp. Cell Res. **43**, 564—570 (1966). — McCARTHY, R. E., V. JUNIUS, S. FARBER, H. LAZARUS, and G. E. FOLEY: Cytogenetic analysis of human lymphoblasts in continuous culture. Exp. Cell Res. **40**, 197—200 (1965). — McCONAHEY, P. J., J.-CH. CEROTTINI, and F. J. DIXON: An approach to the quantitation of immunogenic antigen. J. exp. Med. **127**, 1003—1011 (1968). — McCREDIE, J. A., W. R. INCH, J. KRUUV, and T. A. WATSON: The rate of tumor growth in animals. Growth **29**, 331—347 (1965). — McCULLAGH, P. J., and J. L. GOWANS: Immunologically tolerant lymphocytes. In: The lymphocyte in immunology and haemopoiesis (J. M. YOFFEY, ed.), p. 234—241. London: Arnold 1967. — McDEVITT, H. O.: Genetic control of the antibody response. III. Qualitative and quantitative characterization of the antibody response to (T, G)-A—L in CBA and C57 mice. J. Immunol. **100**, 485—492 (1968). — McDEVITT, H. O., and M. L. TYAN: Genetic control of the antibody response in inbred mice. Transfer of response by spleen cells and linkage to the major histocompatibility (H-2) locus. J. exp. Med. **128**, 1—11 (1968). — McENDY, D. P., M. C. BOON, and J. FURTH: Induction of leukemia in mice by methylcholanthrene and x-rays. J. nat. Cancer Inst. **3**, 227—247 (1942). — McFARLAND, W., D. H. HEILMAN, and J. F. MOORHEAD: Functional anatomy of the lymphocyte in immunological reactions in vitro. J. exp. Med. **124**, 851—858 (1966). — McGAVRIN, C. W.: Lymphatic leukemia of 25 years' duration. Ann. intern. Med. **12**, 396—402 (1938). — McGREGOR, D. D., and J. L. GOWANS: The antibody response of rats depleted of lymphocytes by chronic drainage from the thoracic duct. J. exp. Med. **117**, 303—320 (1963). — McKHANN, C., and F. HARDER: The antigens of malignant cells. In: First International Congress of the Transplantation Society, Paris, p. 294. Paris-Evian: Impressions du Val d'Osne 1967. — McVAY, J. R., JR.: The appendix in relation to neoplastic disease. Cancer (Philad.) **17**, 929—937 (1964). — MEDAWAR, P. B.: Introduction to: Transplantation of tissues and organs. Brit. med. Bull. **21**, 97—99 (1965). — MEKORI, T., L. CHIECO-BIANCI, and M. FELDMAN: Production of clones of lymphoid cell populations. Nature (Lond.) **206**, 367—368 (1965). — MENDELSOHN, M. L.: Autoradiographic analysis of cell proliferation in spontaneous breast cancer of C_3H mouse. II. Growth and survival of cells labelled with tritiated thymidine. J. nat. Cancer Inst. **25**, 485—500 (1960). ~ Chronic infusion of tritiated thymidine into mice with tumors. Science **135**, 213—215 (1962). ~ Cell proliferation and tumour growth. In: Cell proliferation (L. F. LAMERTON and R. J. M. FRY, eds.), p. 190—210. Oxford: Blackwell 1963. ~ The kinetics of tumour cell proliferation. In: Cellular radiation biology (University of Texas, ed.), p. 498—513. Baltimore: Williams & Wilkins 1965. — MENDELSOHN, M. L., F. C. DOHAN, JR., and H. A. MOORE, JR.: Autoradiographic analysis of cell proliferation in spontaneous breast cancer of C_3H mouse. I. Typical cell cycle and timing DNA synthesis. J. nat. Cancer Inst. **25**, 477—484 (1960). — MERCHANT, B., and T. HRABA: Lymphoid cells producing antibody against simple haptens: detection and enumeration. Science **152**, 1378—1379 (1966). — MERKER, H. (Hrsg.): Zyto- und Histochemie in der Hämatologie. Berlin-Göttingen-Heidelberg: Springer 1963. — MERRILL, J. P., E. A. FRIEDMAN, R. E. WILSON, and D. C. MARSHALL: The production of „delayed type" cutaneous hypersensitivity to human donor leukocytes as a result of the rejection of skin homografts. J. clin. Invest. **40**, 631—635 (1961). — MERVIN, R. M., and L. W. REDMON: A skeletal lesion produced in mice by sarcoma 37 grown in diffusion chambers. Proc. Amer. Ass. Cancer Res. **5**, 44 (1964). — METALNIKOV, S. I., et H. GASCHEN: Immunité de la chenille contre divers microbes. C. R. Soc. Biol. (Paris) **83**, 119—121 (1920). ~ Sur la rapidité d'immunisation chez la chenille de Galleria. C. R. Soc. Biol. (Paris) **85**, 224—226 (1921). — METCALF, D.: The thymic origin of the plasma lymphocytosis stimulating factor. Brit. J. Cancer **10**, 442—457 (1956). ~ The thymic lymphocytosis-stimulating factor. Ann. N.Y. Acad. Sci. **73**, 113—119 (1958). ~ Reticular tumours in mice subjected to prolonged antigenic stimulation. Brit. J. Cancer **15**, 769—779 (1961). ~ Functional interactions between the thymus and other organs. In: The thymus (V. DEFENDI and D. METCALF, eds.), p. 53—73. Philadelphia: The Wistar Institute Press 1964. ~ Delayed effect of thymectomy in adult life on immunological competence. Nature (Lond.) **208**, 1336 (1965). ~ The nature and regulation of lymphopoiesis in the normal and neoplastic thymus. In: Thymus, experimental and clinical studies. A Ciba Foundation Symposium. (G. E. W. WOLSTENHOLME and R. PORTER, eds.), p. 242—287. London: Churchill 1966. ~ Lymphocyte kinetics in the thymus. In: The lymphocyte in immunology and haemopoiesis (J. M. YOFFEY, ed.), p. 333—341. London: Arnold 1967. — METCALF, D., and M. BRUMBY: The role of the thymus in the ontogeny of the immune system. J. cell. Physiol. **67**, Suppl. 1, 149—168 (1966). — METCALF, W. K.: Differential response of lymphocytes in phytohaemmagglutinin cultures. In: The lymphocyte in immunology and haemopoiesis (J. M. YOFFEY, ed.), p. 62—65. London: Arnold 1967. — METCALF, W. K., and D. G. OSMOND: A radioautographic investigation of the identity of phytohaemagglutinin responsive cells in the lymphoid tissues of the rat. Exp. Cell Res. **41**, 669—672

(1966). — Meuwissen, H. J., F. H. Bach, R. Hong, and R. A. Good: Lymphocyte studies in congenital thymic dysplasia: The one-way stimulation test. J. Pediat. **72**, 177—185 (1968). Méwissen, D. J.: Induction de leucémies chez la souris C57BL au moyen de thymidine tritiée. C. R. Soc. Biol. (Paris) **159**, 1005—1007 (1965). — Michael, A. F., R. L. Vernier, K. N. Drummond, J. I. Levitt, R. C. Herdman, A. J. Fish, and R. A. Good: Immunosuppressive therapy of chronic renal disease. New Engl. J. Med. **276**, 817—828 (1967). — Michalke, W. D., M. W. Hess, H. Riedwyl, R. D. Stoner, and H. Cottier: Thymic lymphopoiesis and cell loss in newborn mice. Blood **33**, 541—554 (1969). — Michie, D., and M. F. A. Woodruff: Induction of specific immunological tolerance of homografts in adult mice by sublethal irradiation and injection of donor-type spleen cells in high dosage. Proc. roy. Soc. B **156**, 280—288 (1962). — Micklem, H. S.: Survival of rat skin grafts of lethally irradiated CBA mice restored with CBA foetal liver. Transplant. Bull. **29**, 7—9 (1962). ~ Effect of phytohemagglutinin-M (PHA) on the spleen-colony-forming capacity of mouse lymph node and blood cells. Transplantation **4**, 732—741 (1966). — Micklem, H. S., C. E. Ford, E. P. Evans, and J. Gray: Interrelationships of myeloid and lymphoid cells: studies with chromosome-marked cells transfused into lethally irradiated mice. Proc. roy. Soc. Edinb. B **165**, 78—102 (1966). — Midorikawa, O., u. A. Schauer: Spezifische histochemische Darstellung von Histiocyten und Monocyten mit Diphenylthiocarbazon (Dithizon). Naturwissenschaften **49**, 118 (1962). — Milanesi, S.: Intercellular junctions in lymph node follicles of various species. Proc. 6th Int. Congr. Electron Microscopy, Kyoto 1966. — Miller, C. P., S. K. Anderle, and C. W. Hammond: Transient increase in resistance of mice to experimental infection following a small dose of x-radiation. Proc. Soc. exp. Biol. (N.Y.) **107**, 183—185 (1961). — Miller, D. G.: Patterns of immunological deficiency in lymphomas and leukemias. Ann. intern. Med. **57**, 703—716 (1962). — Miller, J., C. Martinez, and R. A. Good: Facilitation of tolerance in weanling mice by enhancing the proliferation of donor lymphoreticular cells. J. Immunol. **93**, 331—341 (1964a). ~ Reciprocal competition of a variety of antigens in the suppression of immunologic reactivity. J. Immunol. **93**, 342—351 (1964b). — Miller, J. F. A. P.: Immunological function of the thymus. Lancet **1961 II**, 748—749. ~ Immunological significance of the thymus of the adult mouse. Nature (Lond.) **195**, 1318—1319 (1962). ~ The thymus and the development of immunologic responsiveness. Science **144**, 1544—1551 (1964a). ~ Recovery of immunological responsiveness in thymectomized animals by thymus grafting. In: The thymus (V. Defendi and D. Metcalf, eds.), p. 99—104. Philadelphia: The Wistar Institute Press 1964b. ~ The thymus and its relationship to immunological maturity and tolerance. Int. Arch. Allergy **27**, 379 (1965). ~ The thymus in relation to the development of immunological capacity. In: Thymus, experimental and clinical studies. A Ciba Foundation Symposium. (G. E. W. Wolstenholme and R. Porter, eds.), p. 153—180. London: Churchill 1966. — Miller, J. F. A. P., P. M. de Burgh, and G. A. Grant: Thymus and the production of antibody-plaque-forming cells. Nature (Lond.) **208**, 1332—1334 (1965). — Miller, J. F. A. P., and A. J. S. Davies: Embryological development of the immune mechanism. Ann. Rev. Med. **15**, 23—36 (1964). — Miller, J. F. A. P., u. P. Dukor: Die Biologie des Thymus nach dem heutigen Stande der Forschung. Basel u. New York: Karger 1964. — Miller, J. F. A. P., P. Dukor, G. Grant, N. R. St. C. Sinclair, and E. Sacquet: The immunological responsiveness of germ-free mice thymectomized at birth. Clin. exp. Immunol. **2**, 531—542 (1967). — Miller, J. F. A. P., and G. F. Mitchell: The thymus and the precursors of antigen reactive cells. Nature (Lond.) **216**, 659—663 (1967). — Miller, J. F. A. P., G. F. Mitchell, and N. S. Weiss: Cellular basis of the immunological defects in thymectomized mice. Nature (Lond.) **214**, 992—997 (1967). — Miller, J. F. A. P., and D. Osoba: Current concepts of the immunological function of the thymus. Physiol. Rev. **47**, 437—520 (1967). — Miller, J. J., III.: Autoradiographic observations on the location of DNA- and RNA-synthesizing cells in rat popliteal lymph nodes. Aust. J. exp. Biol. med. Sci. **43**, 107—122 (1965). — Miller, J. J., III., and L. J. Cole: The radiation resistance of long-lived lymphocytes and plasma cells in mouse and rat lymph nodes. J. Immunol. **98**, 982—990 (1967a). ~ Resistance of long-lived lymphocytes and plasma cells in rat lymph nodes to treatment with prednisone, cyclophosphamide, 6-mercaptopurine, and actinomycin D. J. exp. Med. **126**, 109—125 (1967b). ~ The reactivity of long-lived lymphocytes to typhoid vaccine in situ in rat popliteal lymph nodes. J. Immunol. **101**, 133—140 (1968). — Miller, R. W.: Radiation, chromosomes and viruses in the etiology of leukemia: Evidence from epidemiologic research. New Engl. J. Med. **271**, 30—36 (1964). — Millikin, P. D.: Anatomy of germinal centers in human lymphoid tissue. Arch. Path. **82**, 499—505 (1966). — Mills, J. A.: The immunologic significance of antigen induced lymphocyte transformation in vitro. J. Immunol. **97**, 239—247 (1966). — Milstein, C.: Chemical structure of light chains. Proc. roy. Soc. B **166**, 138—146 (1966). ~ Linked groups of residues in immunoglobulin K chains. Nature (Lond.) **216**, 330—332 (1967). — Milstein, C., J. B. Clegg, and J. M. Jarvis: C-terminal half of immunoglobulin λ chains. Nature (Lond.) **214**, 270—272 (1967). — Miotti, R.: Die Lymphknoten und Lymphgefäße der weißen Ratte (Rattus Norvegicus Berkenhout,

Epimys Norvegicus). Acta anat. (Basel) **62**, 489—527 (1965). — MISAO, T., K. HATTORI, and M. SHIRAKAWA: Leukemia and allied diseases in atom-bombed survivors. J. Radiat. Res. (Japan) **1**, 165—174 (1960). — MISHELL, R. I., and R. W. DUTTON: Immunization of normal mouse spleen cell suspensions in vitro. Science **153**, 1004—1006 (1966). — MITCHELL, G. F., and J. F. A. P. MILLER: Cell to cell interaction in the immune response. II. The source of hemolysin-forming cells in irradiated mice given bone marrow and thymus or thoracic duct lymphocytes. J. exp. Med. **128**, 821—837 (1968). — MITCHELL, J., and A. ABBOT: Ultrastructure of the antigen-retaining reticulum of lymph node follicles as shown by high-resolution autoradiography. Nature (Lond.) **208**, 500—502 (1965). — MITCHISON, N. A.: Quantitative aspects of immunologic tolerance. Int. Arch. Allergy **27**, 364 (1965). ~ The immunogenic capacity of antigen taken up by peritoneal exudate cells. Immunology **16**, 1—14 (1969). — MITUS, W. J., I. B. MEDNICOFF, B. WITTELS, and W. DAMESHEK: Neoplastic lymphoid reticulum cells in the peripheral blood: A histochemical study. Blood **17**, 206—215 (1961). — MÖLLER, E.: Cytotoxicity by nonimmune allogeneic lymphoid cells. Specific suppression by antibody treatment of the lymphoid cells. J. exp. Med. **126**, 395—405 (1967). — MÖLLER, E., and G. MÖLLER: Quantitative studies of the sensitivity of normal and neoplastic mouse cells to the cytotoxic action of isoantibodies. J. exp. Med. **115**, 527—553 (1962). — MOLE, R. H.: The development of leukaemia in irradiated animals. Brit. med. Bull. **14**, 174—177 (1958). — MOLLEYRES, J., H. COTTIER, M. W. HESS, and R. D. STONER: Regional labeling of lymph nodes with tritiated cytidine. An approach to evaluating lymphocyte recirculation. (1967, in preparation.) — MOLLO, F., and A. STRAMIGNONI: Nuclear projections in blood and lymph node cells of human leukaemias and Hodgkin's disease and in lymphocytes cultured with phytohaemagglutinin. Brit. J. Cancer **21**, 519—523 (1967). — MONACO, A. P., M. L. WOOD, J. G. GRAY, and P. S. RUSSELL: Studies on heterologous anti-lymphocyte serum in mice. II. Effect on the immune response. J. Immunol. **96**, 229—238 (1966). — MONACO, A. P., M. L. WOOD, and P. S. RUSSELL: Adult thymectomy: Effect on recovery from immunologic depression in mice. Science **149**, 432—435 (1965). — MONOD, J., and F. JACOB: General conclusions: teleonomic mechanisms in cellular metabolism, growth and differentiation. Cold Spr. Harb. Symp. quant. Biol. **26**, 389—401 (1961). — MONTGOMERY, P. O'B., L. HUGHES, and E. P. FRENKEL: The DNA of the inflammatory cell in repair. Exp. molec. Path. **4**, 620—626 (1965). — MOORE, M. A. S., and J. J. T. OWEN: Experimental studies on the development of the thymus. J. exp. Med. **126**, 715—726 (1967). — MOORE, R. D., V. R. MUMAW, and M. D. SCHOENBERG: Changes in antibody producing cells in the spleen during the primary response. Exp. molec. Path. **4**, 370—390 (1965). — MOORHEAD, E. L.: The enhancement of antibody response by the use of adjuvants in rabbits immunized with purified plant viruses. Virology **13**, 249—255 (1961). — MOORHEAD, J. F., J. J. CONOLLY, and W. MCFARLAND: Factors affecting the reactivity of human lymphocytes in vitro. I. Cell number, duration of culture and surface area. J. Immunol. **99**, 413—419 (1967). — MORA, P. T., V. W. MCFARLAND, and S. W. LUBORSKY: Nucleic acid of the Rauscher mouse leukemia virus. Proc. nat. Acad. Sci. (Wash.) **55**, 438—445 (1966). — MORRIS, A., and G. MÖLLER: Regulation of cellular antibody synthesis. Effect of adoptively transferred antibody-producing spleen cells on cellular antibody synthesis. J. Immunol. **101**, 439—445 (1968). — MORRIS, B.: Migration intratissulaire des lymphocytes du mouton. Nouv. Rev. franç. Hémat. **8**, 525—534 (1968). — MORSE, ST. I.: The effect of hydrocortisone and x-irradiation on the lymphocytosis induced by bordetella pertussis. J. exp. Med. **123**, 283—298 (1966). — MOSEDALE, B., K. J. FELSTEAD, and J. A. C. PARKE: Effect of anti-lymphocyte serum on the response of human and mouse lymphocytes to PHA. Nature (Lond.) **218**, 983—984 (1968). — MOSIER, D. E.: A requirement for two cell types for antibody formation in vitro. Science **158**, 1573—1575 (1967). — MOWBRAY, J. F., A. W. BOYLSTON, J. D. MILTON, and M. WEKSLER: Studies on the mode of action of immunosuppressive ribonucleases. Antibiot. et Chemother. (Basel) **15**, 384—392 (1969). — MOYNIHAN, P. C., and J. F. JACKSON: Lymphocyte transformation in acute uraemia. Nature (Lond.) **212**, 206 (1966). — MÜLLER, D.: Zur Morphologie und Differenzierung leukämischer Zellen. Klin. Wschr. **45**, 192 (1967). — VON MURALT, G., u. E. GUGLER: Die Reifung der Immunglobuline. Helv. med. Acta **26**, 410—423 (1959). — MURATA, K., J. J. QUILLIGAN, JR., and L. M. MORRISON: Growth of chick aortic endothelial cells: Incorporation of tritiated uridine and thymidine. Experientia (Basel) **21**, 637—638 (1965). — MURRAY, R. G., and A. MURRAY: Studies on the fate of lymphocytes. Part I. Labeling small lymphocytes with tritiated thymidine. Blood **18**, 737—749 (1961). ~ Migration and transformation of lymphoid cells. In: The lymphocyte in immunology and haemopoiesis (J. M. YOFFEY, ed.), p. 160—169. London: Arnold 1967. — MURRAY, R. G., A. S. MURRAY, and A. PIZZO: The fine structure of mitosis in rat thymic lymphocytes. J. Cell Biol. **26**, 601—619 (1965). — MUSIATOWICZ, J., J. JEZUITA, and M. BIELECKI: The effect of epsilon-aminocaproic acid on the antigen-antibody reaction. Brit. J. exp. Path. **46**, 274—277 (1965). — MYERS, D. K., and R. M. SUTHERLAND: Effect of temperature on the radiosensitivity of rat thymocytes. Canad. J. Biochem. Physiol. **40**, 413—417 (1962).

NADLER, H. L., P. L. MONTELEONE, T. INOUYE, and D. YI-YUNG HSIA: Lymphocyte and granulocyte enzyme activity in patients with Down's syndrome. Blood **30**, 669—673 (1967). — NÄGELI, O.: Lehrbuch der Blutkrankheiten und Blutdiagnostik. Berlin: Springer 1931. — NAGAI, K., u. K. LENNERT: Quantitative und qualitative Gitterfaserstudien im Knochenmark. II. Hyperplasien der Erythro-, Myelo- und Thrombopoese. Virchows Arch. path. Anat. **339**, 293—300 (1965). — NAJARIAN, J. S.: The role of the lymphocyte in homograft rejection. In: The lymphocyte in immunology and haemopoiesis (J. M. YOFFEY, ed.), p. 266—278. London: Arnold 1967. — NAJARIAN, J. S., and J. D. FELDMAN: Passive transfer of transplantation immunity. I. Tritiated lymphoid cells. II. Lymphoid cells in millipore chambers. J. exp. Med. **115**, 1083—1093 (1962). — NAKAGAWA, S., and A. WHITE: Acute decrease in RNA polymerase activity of rat thymus in response to cortisol injection. Proc. nat. Acad. Sci. (Wash.) **55**, 900—904 (1966). — NAKAKUKI, K., H. SHISA, and Y. NISHIZUKA: Prevention of AKR leukemia by thymectomy at varying ages. Acta haemat. (Basel) **38**, 317—323 (1967). — NAKAMURA, R. M., H. L. SPIEGELBERG, S. LEE, and W. O. WEIGLE: Relationship between molecular size and intra- und extravascular distribution of protein antigens. J. Immunol. **100**, 376—383 (1968). — NAKAMURA, R. M., and W. O. WEIGLE: In vivo behavior of homologous and heterologous thyroglobulin and induction of immunologic unresponsiveness to heterologous thyroglobulin. J. Immunol. **98**, 653—662 (1967). — *National Research Council, Committee on Pathologic Effects of Atomic Radiation:* Effects of ionizing radiation on the human hemopoietic system. Publication 875, National Acad. Sci., National Res. Council. Washington 1961. — NEGRONI, G.: The cause of human leukemia — viruses or mycoplasmas? In: Carcinogenesis, a broad critique, p. 91—102. Baltimore: Williams & Wilkins 1967. — NEIL, A. L., and F. J. DIXON: Immunohistochemical detection of antibody in cell transfer studies. Arch. Path. **67**, 643—649 (1959). — NELSON, S. D., J. M. BRIDGES, and M. G. McGEOWN: Comparison of lymphocyte-transfer test and white-blood-cell grouping for organ donor selection. Lancet **1965 I**, 1359—1362. — NETTESHEIM, P., and T. MAKINODAN: Differentiation of lymphocytes undergoing an immune response in diffusion chambers. J. Immunol. **94**, 868—876 (1965). — NETTESHEIM, P., T. MAKINODAN, and C. J. CHADWICK: Improved diffusion chamber cultures for cytokinetic analysis of antibody response. Immunology (Lond.) **11**, 427—439 (1966). — NETTESHEIM, P., T. MAKINODAN, and M. L. WILLIAMS: Regenerative potential of immunocompetent cells. I. Lack of recovery of secondary antibody-forming potential after X-irradiation. J. Immunol. **99**, 150—157 (1967). — NETTESHEIM, P., and M. L. WILLIAMS: Regenerative potential of immunocompetent cells. II. Factors influencing recovery of sesondary antibody-forming potential from X-irradiation. J. Immunol. **100**, 760—770 (1968). — NEWBERRY, W. M., JR., J. W. CHANDLER, JR., T. D. Y. CHIN, and C. H. KIRKPATRICK: Immunology of the mycoses. I. Depressed lymphocyte transformation in chronic histoplasmosis. J. Immunol. **100**, 436—443 (1968). — NEZELOF, C., M. L. JAMMET, P. LORTHOLARY, B. LABRUNE et M. LAMY: L'hypolasie héréditaire du thymus: sa place et sa responsabilité dans une observation d'aplasie lymphocytaire normoplasmacytaire et normoglobulinémique du nourisson. Arch. fanç. Pédiat. **21**, 897—920 (1964). — NICHOLS, W. W.: Discussion remark. In: Recent Results in Cancer Research (P. RENTCHNICK, ed.), vol. 6, p. 17—19. Berlin-Heidelberg-New York: Springer 1966. — NICOL, T., and D. L. Y. BILBEY: The effect of various steroids on the phagocytic activity of the reticuloendothelial system. In: Reticuloendothelial structure and function, p. 301—320. The international Society for Research on the reticuloendothelial System. Third International Symposium Rapallo, Italy, August, 1958 (ed. JOHN H. HELLER). New York: The Ronald Press Company 1960. — NIMNI, M. E., N. GERTH, and L. A. BAVETTA: Localized gamma irradiation from cobalt-60 on synthesis of collagen by subcutaneous granulomas. Radiat. Res. **26**, 221—225 (1965). — NISBET, N., and M. SIMONSEN: Primary immune response in grafted cells. Dissociation between the proliferation of activity and the proliferation of cells. J. exp. Med. **125**, 967—981 (1967). — NOCENTI, M. R., G. E. LEDERMAN, C. A. FUREY, and A. J. LOPANO: Collagen synthesis and C^{14}-labeled proline uptake and conversion to hydroxyproline in steroid-treated granulomas. Proc. Soc. exp. Biol. (N.Y.) **117**, 215—218 (1964). — NORMAN, A., M. S. SASAKI, R. E. OTTOMAN, and A. G. FINGERHUT: Elimination of chromosome aberrations from human lymphocytes. Blood **27**, 716 (1966). — NORTHEY, W. T.: Studies on the interrelationship of cold environment, immunity and resistance to infection. I. Qualitative and quantitative studies on the immune response. J. Immunol. **94**, 649—657 (1965). — NOSSAL, G. J. V.: Tissue and cellular distribution of antigens inducing tolerance. Int. Arch. Allergy **27**, 371 (1965a). ~ Mechanisms of immunological tolerance further elaboration of the clonal deletion theory. Int. Arch. Allergy **27**, 380 (1965b). ~ Mechanisms of antibody production. Ann. Rev. Med. **18**, 81—96 (1967). — NOSSAL, G. J. V., A. ABBOT, and J. MITCHELL: Antigens in immunity. XIV. Electron microscopic radioautographic studies of antigen capture in the lymph node medulla. J. exp. Med. **127**, 263—276 (1968). — NOSSAL, G. J. V., G. L. ADA, and C. M. AUSTIN: Antigens in immunity. IV. Cellular localization of ^{125}I- and ^{131}I-labeled flagella in lymph nodes. Austr. J. exp. Biol. med. Sci. **42**,

311—330 (1964). — NOSSAL, G. J. V., G. L. ADA, C. M. AUSTIN, and J. PYE: Antigens in immunity. VIII. Localization of ^{125}I-labelled antigens in the secondary response. Immunology (Lond.) **9**, 349—357 (1965). — NOSSAL, G. J. V., C. M. AUSTIN, and G. L. ADA: Antigens in immunity. VII. Analysis of immunological memory. Immunology (Lond.) **9**, 333—348 (1965). — NOSSAL, G. J. V., A. CUNNINGHAM, G. F. MITCHELL, and J. F. A. P. MILLER: Cell to cell interaction in the immune response. III. Chromosomal marker analysis of single antibody-forming cells in reconstituted, irradiated, or thymectomized mice. J. exp. Med. **128**, 839—853 (1968). — NOSSAL, G. J. V., and J. GORRIE: Studies of the emigration of thymic cells in young guinea pigs. In: The thymus in immunobiology (R. A. GOOD and A. E. GABRIELSEN, eds.), p. 288—290. New York-Evanston-London: Hoeber Medical Division, Harper & Row 1964. — NOSSAL, G. J. V., and L. LARKIN: Breakdown of immunological tolerance following irradiation. Aust. J. Sci. **22**, 168—169 (1959). — NOSSAL, G. J. V., and J. LEDERBERG: Antibody production by single cells. Nature (Lond.) **181**, 1419—1420 (1958). — NOSSAL, G. J. V., and O. MÄKELÄ: Genetic aspects of antibody formation. Lab. Invest. **10**, 1094—1109 (1961). ~ Autoradiographic studies on the immune response. I. The kinetics of plasma cell proliferation. J. exp. Med. **115**, 209—230 (1962). — NOSSAL, G. J. V., and J. MITCHELL: The thymus in relation to immunological tolerance. In: Thymus, experimental and clinical studies (G. E. W. WOLSTENHOLME and R. PORTER, eds.), p. 105—130. London: Churchill 1966. — NOTKINS, A. L., ST. E. MERGENHAGEN, A. A. RIZZO, CH. SCHEELE, and T. A. WALDMANN: Elevated γ-globulin and increased antibody production in mice infected with lactic dehydrogenase virus. J. exp. Med. **123**, 347—364 (1966). — NOWELL, P. C.: Phytohemagglutinin: a initiator of mitosis in cultures of normal human leukocytes. Cancer Res. **20**, 462—466 (1960). ~ Unstable chromosome changes in tuberculin-stimulated leukocyte cultures from irradiated patients. Evidence for immunologically committed, long-lived lymphocytes in human blood. Blood **26**, 798—804 (1965). — NOWELL, P. C., and L. J. COLE: Inhibition of bowel epithelium regeneration by grafted homologous spleen cells in irradiated mice. Transplant. Bull. **27**, 94—98 (1961). — NOWELL, P. C., and D. A. HUNGERFORD: Chromosome changes in human leukemia and a tentative assessment of their significance. Ann. N.Y. Acad. Sci. **113**, 654—662 (1964). — NOWELL, P. C., D. A. HUNGERFORD, and C. D. BROOKS: Chromosomal characteristics of normal and leukemic human leukocytes after shortterm culture. Proc. Amer. Ass. Cancer Res. **2**, 331—332 (1958).

O'CONOR, G. T., H. RAPPAPORT, and E. B. SMITH: Childhood lymphoma resembling „Burkitt's tumor" in United States. Cancer (Philad.) **18**, 411—417 (1965). — ODARTCHENKO, N., V. P. BOND, L. E. FEINENDEGEN, and H. COTTIER: Kinetics of erythrocytic precursor proliferation in dog. Cell proliferation, a Guinness Symposium, p. 172—189. Oxford: Blackwell 1963. — ODARTCHENKO, N., H. COTTIER, L. E. FEINENDEGEN, and V. P. BOND: Evaluation of mitotic time in vivo, using tritiated thymidine as a cell marker: Successive labeling with time of separate mitotic phases. Exp. Cell Res. **35**, 402—411 (1964). — ODARTCHENKO, N., M. LEWERENZ, B. SORDAT, B. ROOS, and H. COTTIER: Kinetics of cellular death in germinal centers of mouse spleen. In: Germinal centers in immune responses (H. COTTIER, N. ODARTCHENKO, R. SCHINDLER, and C. C. CONGDON, eds.), p. 212—217. Berlin-Heidelberg-New York: Springer 1967. — ODELL, T. T., G. E. COSGROVE, and A. C. UPTON: Modification of delayed somatic effects of ionizing radiation. In: Radiation protection and recovery (A. HOLLAENDER, ed.), p. 303—315. Oxford (England): Pergamon Press 1960. — OEHLERT, W.: Autoradiographische Untersuchungen bei der experimentellen Aspergillose der Ratte. Acta histochem. (Jena) **6**, 315—332 (1959). — ÖSTERLIND, G.: Die Reaktion des lymphatischen Gewebes während der Ausbildung der Immunität gegen Diphtherietoxin. Acta path. microbiol. scand. **15**, Suppl. 34, 1—137 (1938). — O'GARA, R. W., and J. ARDS: Incidence of leukemia and other tumors in thymectomized irradiated mice bearing thymic transplants. J. nat. Cancer Inst. **27**, 299—306 (1961). — OGATA, T., U. KUNIGOSHI, and K. FUKUSHI: The role of the various hormones on the activity of the reticuloendothelial system of experimental tuberculosis-adrenaline, noradrenaline, cortisone and parotin (salivary gland-hormone). In: The reticuloendothelial system. Morphology, immunology, and regulation, p. 415—424. Proc. IVth int. Symp. on RES, may/june 1964, in Otsu and Kyoto, Japan (ed. GYOICHI WAKISAKA). Tokio: Japan Society for Promotion of Science 1965. — OKABAYASHI, A.: Induction of a disease resembling systemic lupus erythematosus in later stage of prolonged sensitization in rabbits. Acta path. jap. **14**, 345—371 (1964). — OLSON, G. B., M. A. SOUTH, and R. A. GOOD: Phytohaemagglutinin unresponsiveness of lymphocytes from babies with congenital rubella. Nature (Lond.) **214**, 695—696 (1967). — OLSON, I. A., and J. M. YOFFEY: Oligosynthetic and polysynthetic lymph nodes. In: The lymphocyte in immunology and haemopoiesis (J. M. YOFFEY, ed.), p. 358—361. London: Arnold 1967. — OPPENHEIM, J. J.: Relationship of in vitro lymphocyte transformation to delayed hypersensitivity in guinea pigs and man. Fed. Proc. **27**, 21—28 (1968). — OPPENHEIM, J. J., J. WHANG, and E. FREI: Immunologic and cytogenetic studies of chronic lymphocytic leukemic cells. Blood **26**, 121—132 (1965). — OPPENHEIM, J. J., R. A. WOLSTENCROFT, and P. G. H. GELL: Delayed hypersensitivity in the guinea-pig to a protein-hapten conjugate and its relationship to in vitro transformation of lymph node, spleen, thymus and peripheral blood lymphocytes. Immunology (Lond.) **12**, 89—102 (1967). — OREN, R., A. E. FARNHAM, K. SAITO, E. MILOFSKY, and M. L. KARNOVSKY: Metabolic patterns in three types of phagocytizing cells. J. Cell Biol. **17**, 487—501 (1963). — ORKIN, M., R. W. GOLTZ, R. A. GOOD, A. MICHAEL, and I. FISHER: A study of multicentric reticulo-histiocytosis. Arch. Derm. **89**, 640—654 (1964). — OSBORN, J. J., J. DANCIS, and J. F. JULIA: Studies of the immunology of the newborn infant. I. Age and antibody production. Pediatrics **9**, 736—744 (1952). — OSMOND, D. G.: Lymphocyte production in the bone marrow: radioautographic studies in polycythaemic guinea pigs. In: The lymphocyte in immunology and haemopoiesis (J. M. YOFFEY, ed.), p. 120—130. London: Arnold 1967. — OSOBA, D.: Thymic control of cellular differentiation in the immunological system. Proc. Soc. exp. Biol. (N.Y.) **127**, 418—420 (1968). ~ Restriction of the capacity of respond to two antigens by single precursors of antibody-producing cells in culture. J. exp. Med. **129**, 141—152 (1969). — OSOBA, D., and J. F. A. P. MILLER: The lymphoid tissues and immune responses of neonatally thymectomized mice bearing thymus tissue in Millipore diffusion chambers. J. exp. Med. **119**, 177—194 (1964). — OSOGOE, B., K. AWAYA, T. KAWAMURA, and M. YOSHIMATSU: Distribution of mitotic figures in different regions of lymph node. Okajimas Folia anat. jap. **35**, 267—274 (1960). — OSSERMAN, E. F., R. A. RIFKIND, K. TAKATSUKI, and D. P. LAWLOR: Studies of morphogenesis and protein synthesis in three mouse plasma cell tumours (X 5563, ADJ. PC-6C, and ADJ. PC-20). Ann. N.Y. Acad. Sci. **113**, 627—641 (1964). — OTANI, T.: Comparative studies on the influence of ^{32}P upon the lymphocytes of the lymph node and the thymus. Proc. VIIIth int. Congr. Hematol., Tokyo 1960. — OUCHI, E., R. J. SELVARAJ, and A. J. SBARRA: The biochemical activities of rabbit alveolar macrophages during phagocytosis. Exp. Cell Res. **40**, 456—468 (1965). — OUDIN, J.: Genetic regulation of immunoglobulin synthesis. J. cell. Physiol. **67**, Suppl. 1, 77—108 (1966).

PAEGLE, R. D.: Electron microscopic study of leukocytes in infectious mononucleosis. Blood **17**, 687—700 (1961). — PAILLOT, A.: L'immunité acquise chez les insectes. C.R. Soc. Biol. (Paris) **83**, 272—280 (1920). — PANTELOURIS, E. M.: Absence of thymus in a mouse mutant. Nature (Lond.) **217**, 370—371 (1968). — PAPADIMITRIOU, J. M.: Electron microscopic findings of a murine lymphoma associated with reovirus type 3 infection. Proc. Soc. exp. Biol. (N.Y.) **121**, 93—96 (1966). — PAPERMASTER, B. W., R. M. CONDIE, J. FINSTAD, and R. A. GOOD: Evolution of the immune response. I. The phylogenetic development of adaptive immunologic responsiveness in vertebrates. J. exp. Med. **119**, 105—130 (1964). — PAPERMASTER, B. M., R. W. CONDIE, and R. A. GOOD: Immune response of the California hagfish. Nature (Lond.) **196**, 355—357 (1962). — PARISH, W. E.: Differentiation between cytophilic antibody and opsonin by a macrophage phagocytic system. Nature (Lond.) **208**, 594—595 (1965). — PARKER, J. W., H. WAKASA, and R. J. LUKES: The morphologic and cytochemical demonstration of lysosomes in lymphocytes incubated with phytohemagglutinin by electron microscopy. Lab. Invest. **14**, 1736—1743 (1965). — PARROTT, D. M. V.: The response of draining lymph nodes to immunological stimulation in intact and thymectomized animals. Symp. Tissue Org. Transplant., 1967 [Suppl., J. clin. Path. **20**, 456—465 (1967a)]. ~ The integrity of the germinal center: An investigation of the differential localization of labeled cells in lymphoid organs. In: Germinal centers in immune responses (H. COTTIER, N. ODARTCHENKO, R. SCHINDLER, and C. C. CONGDON, eds.), p. 168—175. Berlin-Heidelberg-New York: Springer 1967b. — PARROTT, D. M. V., and M. A. B. DE SOUSA: The persistence of donor-derived cells in thymus grafts, lymph nodes and spleens of recipient mice. Immunology (Lond.) **13**, 193—200 (1967). — PARROTT, D. M. V., and J. EAST: Role of the thymus in neonatal life. Nature (Lond.) **195**, 347—348 (1962). — PARROTT, D. M. V., M. A. B. DE SOUSA, and J. EAST: Thymus-dependent areas in the lymphoid organs of neonatally thymectomized mice. J. exp. Med. **123**, 191—204 (1966). — PARSONS, D. F., M. A. BENDER, E. B. DARDEN, G. T. PRATT, and D. L. LINDSLEY: Electron microscopy of plasma-cell tumors of the mouse. II. Tissue cultures of the X5563 tumor. J. biophys. biochem. Cytol. **9**, 369—381 (1961). — PARSONS, D. F., E. B. DARDEN, D. L. LINDSLEY, and G. T. PRATT: Electron microscopy of plasmacell tumors of the mouse. I. MPC-1 and X5563 tumors. J. biophys. biochem. Cytol. **9**, 353—368 (1960). — PASKIN, A., B. V. BRONK, and G. J. DIENES: Stochastic models of cell proliferation and cell response to radiation. In: Recovery and repair mechanisms in radiobiology. Brookhaven Symposia in Biology: No. 20, p. 169—178. Upton, N.Y. 1967. — PASS, F., W. G. LARSEN, and W. C. LOBITZ: The cultured lymphocytes of atopic patients. Ann. Allergy **24**, 426—429 (1966). — PATT, H. M.: Factors in the radiosensitivity of mammalien cells. Ann. N.Y. Acad. Sci. **59**, 649—664 (1955). — PAUL, J.: The cancer cell in vitro. Cancer Res. **22**, 431—440 (1962). — PENGELLY, C. D. R., and J. F. WILKINSON: Frequency and mechanism of hemolysis in leukemias, reticuloses and myeloproliferative diseases. Brit. J. Haemat. **8**, 343—357 (1962). — PEREIRA, M. S., H. G. PEREIRA, and S. K. R. CLARKE: Human adenovirus type 31, a new serotype with oncogenic properties. Lancet **1965 I**, 21—23. PERKINS, E. H., and T. MAKINODAN: Lethally X-irradiated isologous mice as an *in vivo* tissue culture for quantitative study of antibody production. Radiat. Res. **11**, 459 (1959). ~ Relative pool size of potentially competent antibody-forming cells of primed and nonprimed spleen cells grown in in vivo culture. J. Immunol. **92**, 192—200 (1964). ~ The suppressive role of mouse peritoneal phagocytes in agglutinin response. J. Immunol. **94**, 765—777 (1965). — PERKINS, E. H., P. NETTESHEIM, and T. MORITA: Radioresistance of the engulfing and degradative capacities of peritoneal phagocytes to kiloroentgen x-ray doses. RES. J. Reticuloendoth. Soc. **3**, 71—82 (1966). — PERNIS, B., G. CHIAPPINO, A. S. KELUS, and PH. G. H. GELL: Cellular localization of immunoglobulins with different allotypic specificities in rabbit lymphoid tissues. J. exp. Med. **122**, 853—876 (1965). — PERRY, S., G. L. IRVIN, III, and J. WHANG: Studies of lymphocyte kinetics in man. Blood **29**, 22—28 (1967a). ~ Studies of lymphocyte kinetics in man. In: The lymphocyte in immunology and haemopoiesis (J. M. YOFFEY, ed.), p. 99—107. London: Arnold 1967b. — PETERSON, R. D. A., B. R. BURMESTER, T. N. FREDRICKSON, H. G. PURCHASE, and R. A. GOOD: Effect of bursectomy and thymectomy on the development of visceral lymphomatosis in the chicken. J. nat. Cancer Inst. **32**, 1343—1354 (1964). — PETERSON, R. D. A., M. D. COOPER, and R. A. GOOD: The pathogenesis of immunologic deficiency diseases. Amer. J. Med. **38**, 579—604 (1965). — PETERSON, R. D. A., and R. A. GOOD: Morphologic and developmental differences between the cells of the chicken's thymus and bursa of Fabricius. Blood **26**, 269—280 (1965). — PETERSON, R. D. A., R. HENDRICKSON, and R. A. GOOD: Reduced antibody forming capacity during the incubation period of passage A leukemia in C_3H mice. Proc. Soc. exp. Biol. (N.Y.) **114**, 517—520 (1963). — PETERSON, R. D. A., W. D. KELLY, and R.A. GOOD: Ataxia-telangiectasia its association with a defective thymus, immunological-deficiency disease, and malignancy. Lancet **1964 I**, 1189—1193. — PETRAKIS, N. L.: In vivo cultivation of leukocytes in diffusion chambers: requirement of ascorbic acid for differentiation of mononuclear leukocytes to fibroblasts. Blood **18**, 310—316 (1961). — PETRAKIS, N. L., M. DAVIS, and S. P. LUCIA: The in vivo differentiation of human leukocytes into histiocytes, fibroblasts and fat cells in subcutaneous diffusion chambers. Blood **17**, 109—118 (1961). — PÉTURSSON, G., and R. WEIL: A study on the mechanism of polyoma-induced activation of the cellular DNA-synthesizing apparatus. Arch. ges. Virusforsch. **24**, 1—29 (1968). — PFEIFFER, R. A.: Karyotyp und Phaenotyp. In: Veröffentlichungen aus der morphologischen Pathologie, Heft 74—75. Stuttgart: Fischer 1968. — PHILLIPS, B., and J.-C. GAZET: Growth of two human tumor cell lines in mice treated with antilymphocyte serum. Nature (Lond.) **215**, 548—549 (1967). — PHILLIPS, J. H.: Antibody-like materials of Marine invertebrates. Ann. N.Y. Acad. Sci. **90**, 760—769 (1960). ~ Immunological processes and recognition of foreignness in the invertebrates. In: Phylogeny of immunity (R. T. S. SMITH, P. A. MIESCHER and R. A. GOOD, eds.), p. 133—139. Gainesville: University of Florida Press 1966. — PICHLMAYER, R.: Herstellung und Wirkung heterologer Antihundelymphozytenseren. Z. ges. exp. Med. **143**, 161—226 (1967). — PIERCE, J. C., W. R. MEEKER, and R. L. VARCO: Nucleic acid synthesis in the regional lymph nodes and spleen during skin homograft reaction. Fed. Proc. **20**, 34 (1961). — PIERPAOLI, W., C. BARONI, N. FABRIS, and E. SORKIN: Hormones and immunological capacity. II. Reconstitution of antibody production in hormonally deficient mice by somatotropic hormone, thyrotropic hormone and thyroxin. Immunology **16**, 217—230 (1969). — PIERPAOLI, W., and E. SORKIN: Relationship between thymus and hypophysis. Nature (Lond.) **215**, 834—837 (1967). ~ Effect of growth hormone and anti-growth hormone serum on the lymphatic tissue and the immune response. Antibiot. et Chemother. **15**, 122—134 (1969). — PIFER, J. W., L. H. HEMPELMANN, H. J. DODGE, and F. J. HODGES II.: Neoplasms in the Ann Arbor series of thymus-irradiated children: A second survey. Amer. J. Roentgenol. **103**, 13—18 (1968). — PILGRIM, CH., K. J. LENNARTZ, K. WEGENER, S. HOLLWEG u. W. MAURER: Autoradiographische Untersuchung über tageszeitliche Schwankungen des H-3-Index und des Mitose-Index bei Zellarten der ausgewachsenen Maus, des Ratten-Fetus sowie bei Ascites-Tumorzellen. Z. Zellforsch. **68**, 138—154 (1965). — PINKETT, M. O., C. R. COWDREY, and P. C. NOWELL: Mixed hematopoietic and pulmonary origin of „alveolar macrophages" as demonstrated by chromosome markers. Amer. J. Path. **48**, 859—867 (1966). — PINNAS, J. L., and F. W. FITCH: Immunologic competence of thymectomized rats to several soluble and particulate antigens. Int. Arch. Allergy **30**, 217—230 (1966). — PLATT, D., J. E. BICANOVSKY, M. H. DALBOW, and J. C. THONARD: Antigenicity of a carboxmethylcellulose bovine serum albumin glycoprotein in conventional and germfree mice. Nature (Lond.) **209**, 214—215 (1966). — PLISZKA, F.: Weitere Untersuchungen über Immunitätsreaktionen und über Phagozytose bei Karpfen. Zbl. Bakt., 1. Abt. Originale **143**, 451—460 (1939). — POEL, W. E.: The cause and nature of cancer. In: Progress in experimental tumor research (F. HOMBURGER, ed.), vol. 5, p. 54—84. Basel and New York: Karger 1964. — POETSCHKE, G., u. O. KLAMERTH: Virus und Virusinfektionen. In: Handbuch der allgemeinen Pathologie, Bd. XI/2 (F. BÜCHNER, E. LETTERER und F. ROULET, Hrsg.), S. 315—505. Berlin-Heidelberg-New York: Springer 1965. — POLICARD, A., A. COLLET et J. C. MARTIN: Recherches au microscope électronique sur les diverses infrastructures des voies sanguines du ganglion lymphatique.

Z. Zellforsch. **56**, 203—212 (1962). — Pollara, B., J. Finstad, and R. A. Good: The phylogenetic development of immunoglobulins. In: Phylogeny of immunity (R. T. Smith, P. A. Miescher and R. A. Good, eds.), p. 88—98. Gainesville: University of Florida Press 1966. — Pollard, M., M. Kajima, and B. A. Teah: Spontaneous leukemia in germfree AK mice. Proc. Soc. exp. Biol. (N.Y.) **120**, 72—75 (1965). — Pollard, M., and T. Matsuzawa: Radiation-induced leukemia in germfree mice. Proc. Soc. exp. Biol. **16**, 967—971 (1964). — Poole, J. C. F., F. K. Sanders, and H. W. Florey: The regeneration of aortic endothelium. J. Path. Bact. **75**, 133—143 (1958). — Pope, J. L., and W. P. Rowe: Detection of specific antigen in SV40-transformed cells by immunofluorescence. J. exp. Med. **120**, 121—128 (1964). — Popp, R. A.: Repopulation of thymus by immunologically competent cells derived from donor marrow. Proc. Soc. exp. Biol. (N.Y.) **108**, 561—564 (1961). — Portedus, D.: Leukaemia in the AKR mouse after x-irradiation in utero. Nature (Lond.) **191**, 291—292 (1961). — Porter, D. D., F. J. Dixon, and A. E. Larsen: The development of a myeloma-like condition in mink with aleutian disease. Blood **25**, 736—742 (1965a). ~ Metabolism and function of gamma globulin in aleutian disease of mink. J. exp. Med. **121**, 889—900 (1965b). — Porter, K. A., and E. H. Cooper: Transformation of adult allogenic small lymphocytes after transfusion into newborn rats. J. exp. Med. **115**, 997—1008 (1962a). ~ Recognition of transformed small lymphocytes by combined chromosomal and isotopic labels. Lancet **1962 II**, 317—319 b. — Porter, R. R.: The structure of the heavy chain of immunoglobulin and its relevance to the nature of the antibody-combining site. Biochem. J. **105**, 417—426 (1967). — Porter, R. R., and R. C. Weir: Subunits of immunoglobulins and their relationship to antibody specificity. J. cell. Physiol. **67**, Suppl. 1, 51—64 (1966). — Prahl, J. W.: N- and C-terminal sequences of a heavy chain disease protein and its genetic implications. Nature (Lond.) **215**, 1386—1387 (1967). — Prasad, A. S., L. Berman, L. Tranchida, and M. D. Poulik: Red cell hypoplasia, cold hemoglobinuria and M-type gamma G serum paraprotein and Bence Jones proteinuria in a patient with lymphoproliferative disorder. Blood **31**, 151—165 (1968). — Price, C. E.: Ascorbate stimulation of RNA synthesis. Nature (Lond.) **212**, 1481 (1966). — Prince, A. M.: Quantitative studies on Rous sarcoma virus. VI. Clonal analysis of in vitro infection. Virology **11**, 400—424 (1960). — Pruzansky, J. J., and R. Patterson: The interaction of antigen with leucocytes of allergic individuals. J. Immunol. **97**, 854—857 (1966). — Pulvertaft, R. J. V.: Phytohemagglutinin in relation to Burkitt's tumor (African lymphoma). Lancet **1964 II**, 552—554. — Pulvertaft, R. J. V., and I. Pulvertaft: Spontaneous „transformation" of lymphocytes from the umbilical-cord vein. Lancet **1966 II**, 892—893. — Putnam, F. W., K. Titani, and E. Whitley, Jr.: Chemical structure of light chains: amino acid sequence of type K Bence-Jones proteins. Proc. roy. Soc. B **166**, 124—137 (1966). — Putnam, F. W., K. Tominaga, G. M. Bernier, and C. W. Easley: The sub-unit structure of the normal and pathological human immunglobulins. Proc. IV. Int. Symp. R.E.S., Otsu and Kyoto (Japan) 1964, p. 155—173. — Putten, L. M. van: Competition between lymphoid cells from different sources in radiation chimeras. Transplant. Bull. **29**, 49—51 (1962).

Quaglino, D., and F. G. J. Hayhoe: Metabolic changes in short-term „in vitro" cultures of normal and leukaemic cells: Studies with cytochemistry and autoradiography. In: Current research in leukaemia (F. G. J. Hayhoe, ed.), p. 124—138. Cambridge: University Press 1965. — Queisser, W., K. Noeske, W. Sandritter u. K. Lennert: Cytophotometrische Bestimmung des DNS-Gehaltes von Zellen des lymphatischen Gewebes. Z. Zellforsch. **75**, 527—536 (1966).

Rabin, H., C. F. A. Heijen, M. Foard, and F. B. Bang: Attempts to obtain virus-free Rous tumors in tissue culture. J. nat. Cancer Inst. **30**, 467—476 (1963). — Rabinowitz, Y., and A. A. Dietz: Effect of phytohemagglutinin in cultures on the lactate dehydrogenases of lymphocytes from chronic lymphatic leukemia. Blood **31**, 166—174 (1968). — Rabinowitz, Y., and R. Schrek: Studies of cell source of macrophages from human blood in slide chambers. Proc. Soc. exp. Biol. (N.Y.) **110**, 429—431 (1962). — Rabson, A. S., and R. L. Kirschstein: Induction of malignancy in vitro in newborn hamster kidney tissue infected with simian vacuolating virus (SV40). Proc. Soc. exp. Biol. (N.Y.) **111**, 323—328 (1962). — Ranløv, P.: Effects of heterospecific antiserum against lymph node cells on the development of experimental amyloidosis in mice. Acta path. microbiol. scand. **69**, 534—542 (1967). — Rapaport, F. T., R. M. Chase, Jr., and A. C. Solowey: Transplantation antigen activity of bacterial cells in different animal species and intracellular localization. Ann. N.Y. Acad. Sci. **129**, 102—114 (1966). — Rapaport, F. T., and J. Dausset (eds.): Human transplantation. New York and London: Grune & Stratton 1968. — Rapoport, S. M.: Blut, 2. Aufl. Leipzig-Jena-Berlin: Urania 1962. — Rapp, F.: Complementation between defective oncogenic viruses. In: Recent results in cancer research (P. Rentschnick, ed.), vol. 6, p. 77—94. Berlin-Heidelberg-New York: Springer 1966. — Rappaport, H., W. J. Winter, and E. B. Hicks: Follicular lymphoma. Cancer (Philad.) **9**, 792—821 (1956). — Raska, K., Jr., and E. P. Cohen: RNA in mouse cells exposed to different antigens. Nature (Lond.) **217**, 720—723 (1968). — Rauscher, F. J., and V. Groupé: Studies on non-infective tumors produced in turkeys by

Rous sarcoma virus. J. nat. Cancer Inst. **25**, 141—159 (1960). — READE, P. C., and J. R. CASLEY-SMITH: The functional development of the reticulo-endothelial system. II. The histology of blood clearance by the fixed macrophages of foetal rats. Immunology **9**, 61—66 (1965). — REBUCK, J. W. (ed.): The lymphocyte and lymphocytic tissue. New York: Hoeber 1960. — REBUCK, J. W., C. B. BOYD, and J. M. RIDDLE: Skin oindows and the action of the reticuloendothelial system in man. Ann. N.Y. Acad. Sci. **88**, 30—42 (1960). — REBUCK, J. W., H. I. COFFMAN, G. B. BLUHM, and C. L. BARTH: A structural study of reticulum cell and monocyte production with quantitation of lymphocytic modulation of nonmultiplicative type of histiocytes. Ann. N.Y. Acad. Sci. **113**, 595—611 (1964). — REBUCK, J. W., and G. A. LO GRIPPO: Characteristics and interrelationships of the various cells in the RE cell, macrophage, lymphocyte, and plasma cell series in man. Lab. Invest. **10**, 1068—1093 (1961). — REINHARDT, W. O.: Some factors influencing the thoracic-duct output of lymphocytes. Ann. N.Y. Acad. Sci. **113**, 844—866 (1964). — REINHARDT, W. O., and J. M. YOFFEY: Lymphocyte content of lymph from the thoracic and cervical ducts in the guinea-pig. J. Physiol. (Lond.) **136**, 227—234 (1957). — REISMAN, L. E., M. MITANI, and W. W. ZUELZER: Chromosome studies in leukemia: I. Evidence for origin of leukemic stem lines from aneuploid mutants. New Engl. J. Med. **270**, 591—597 (1964). — REMMELE, W.: Die humorale Steuerung der Eryhtropoese. Habil.-Schrift Heidelberg 1961. Berlin-Göttingen-Heidelberg: Springer 1963. ~ Grundzüge und Probleme der humoralen Steuerung der Erythropoese. Ref. vor der Tschechoslowakischen u. Ungarischen Hämat. Ges. Prag u. Budapest 1966. — REMMELE, W., H. BLEYL u. H. LÖFFLER: Das Vorkommen unreifer Blutzellen im Leukozytenkonzentrat nach Kreislaufkollaps. Schweiz. med. Wschr. **94**, 1336—1338 (1964). — REMMELE, W., L. D. LEDER u. W. GRAUL: Herkunft und Bedeutung der intravasalen Zellansammlungen in der sog. Schockniere. Verh. dtsch. Ges. Path. **48**, 179—183 (1964). — RICCI, M., A. PASSALEVA, and M. RICCA: Lymphocyte reaction in pollenosis. Lancet **1966 II**, 445. — RICHOU, R., P. LALLOUETTE et H. RICHOU: Contribution à l'étude des substances adjuvantes et stimulantes de l'immunité. C.R. Acad. Sci. (Paris) **263**, 2043—2045 (1966). — RICHTER, M., S. ZIMMERMAN, and F. HAUROWITZ: Relation of antibody titer to persistence of antigen. J. Immunol. **94**, 938—941 (1965). — RICKERS, K., u. H. A. KRONE: Das elektronenmikroskopische Bild der Epithelzelle der Uterusschleimhaut beim experimentellen Cyclus an der kastrierten weiblichen Ratte. Beitr. path. Anat. **136**, 180—208 (1967). — RIEKE, W. O.: The in vivo reutilization of lymphocytic and sarcoma DNA by cells growing in the peritoneal cavity. J. Cell Biol. **13**, 205—216 (1962). ~ Lymphocytes from thymectomized rats: Immunologic proliferative, and metabolic properties. Science **152**, 535—538 (1966). — RIEKE, W. O., and M. R. SCHWARZ: The proliferative and immunologic potential of thoracic duct lymphocytes from normal and thymectomized rats. In: The lymphocyte in immunology and haemopoiesis (J. M. YOFFEY, ed.), p. 224—233. London: Arnold 1967. — RIETHMÜLLER, G., D. RIETHMÜLLER, H. STEIN, and P. HAUSEN: In vivo and in vitro properties of intact and pepsin-digested heterologous anti-mouse thymus antibodies. J. Immunol. **100**, 969—973 (1968). — RIFKIND, R. A., E. F. OSSERMAN, K. C. HSU, and C. MORGAN: The intracellular distribution of gamma globulin in a mouse plasma cell tumor (X5563) as revealed by fluorescence and electron microscopy. J. exp. Med. **116**, 423—432 (1962). — RIGAS, D. A., and E. A. JOHNSON: Studies on the phytohemagglutinin of Phaseolus vulgaris and its mitogenity. Ann. N.Y. Acad. Sci. **113**, 800—818 (1964). — RIND, H.: Atlas der Phasenkontrasthämatologie. Berlin: Akademie-Verlag 1958. — RINGERTZ, N., and C. A. ADAMSON: The lymph node response to various antigens. An experimental-morphological study. Acta path. microbiol. scand., Suppl. **86**, 1—69 (1950). — RINGLE, D. A., B. L. HERNDON, and H. R. BULLIS, JR.: Effects of RES-stimulating lipids and zymosan on shock. Amer. J. Physiol. **210**, 1041—1047 (1966). — RIPPS, C. S., M. J. FELLNER, and K. HIRSCHHORN: Response of lymphocytes to tetracycline. Lancet **1965 II**, 951. — RITTENBERG, M. B., and E. L. NELSON: Delayed antibody response in x-irradiated rabbits. Fed. Proc. **20**, 23 (1961). ~ Maintenance of globulin levels in x-irradiated rabbits after immunization. Science **138**, 519—520 (1962). — RIVIÈRE, M.-R., I. CHOUROULINKOV, C. MARTY et M. GUÉRIN: Influence de l'âge et de la souche de souris irradiées par rayons x sur l'apparition des leucemies et tumeurs lymphoides. Bull. Ass. franç. Cancer **49**, 100—112 (1962a). ~ Différences dans l'apparition de tumeurs lymphoides chez des souris pontanément résistantes, après und irradiation par rayons x avec ou sans association d'un extrait leucémique homologue. C.R. Soc. Biol. (Paris) **156**, 1035—1038 (1962b). — ROATH, ST., and J. F. WILKINSON: Acute leukemias: study of 580 patients. Quart. J. Med. **33**, 257—283 (1964). — ROBERTS, A. N., and F. HAUROWITZ: Quantitation and radioautographic localization of H^3-labeled antigens in tissues of hyperimmunized mice. Fed. Proc. **20**, 21 (1961). ~ Intracellular localization and quantitation of tritiated antigens in reticuloendothelial tissues of mice during secondary and hyper-immune responses. J. exp. Med. **116**, 407—422 (1962). — ROBINEAUX, R.: Cellular studies in inflammation and immunity with time-lapse microcinematography, with special reference to the spleen cultivated by Rose's technique. In: Injury, inflammation and immunity, p. 94—109 (L. Thomas, ed.). Baltimore: Williams & Wilkins 1964. —

ROBINEAUX, R., J. PINET et R. KOURILSKY: Etude morphodynamique de l'ilot réticulaire lympho-plasmocytaire en culture sous membrane de dialyse. C.R. Soc. Biol. (Paris) **156**, 1025—1032 (1962). — ROBINSON, C. V.: Decrease in numbers of mouse spleen nodules with time post-irradiation. Proc. Soc. exp. Biol. (N.Y.) **124**, 118—122 (1967). — ROBINSON, E.: In vitro and in vivo studies of lymphocytes from cancer patients and normal donors. In: The lymphocyte in immunology and haemopoiesis (J. M. YOFFEY, ed.), p. 309—316. London: Arnold 1967. — ROBINSON, ST. H., G. BRECHER, I. S. LOURIE, and J. E. HALEY: Leukocyte labeling in rats during and after continuous infusion of tritiated thymidine: implications for lymphocyte longevity and DNA reutilization. Blood **26**, 281—295 (1965). — ROHR, K.: Das menschliche Knochenmark, 3. Aufl. Stuttgart: Thieme 1960. — ROOS, B., and H. COTTIER: Electron microscopy on immunologically competent cells. IX. Congr. int. Soc. Hemat., Mexico City 1962. — ROOS, B., N. ODARTCHENKO, M. HESS, R. D. STONER, und H. COTTIER: Zur Kinetik retikuloendothelialer und histiozytärer Zellen in Lymphknoten von Mäusen nach Sekundärstimulation mit Tetanustoxoid: Autoradiographische Untersuchungen mit Hilfe von Thymidin-^{3}H. Résumé des Communications, Xe Congrès de la Soc. Europ. d'Hématologie, Strasbourg 1965, abstr. No. 113. — ROSE, J. E. M. ST., and B. CINADER: The effect of tolerance on the specificity of the antibody response and on immunogenicity. J. exp. Med. **125**, 1031—1055 (1967). — ROSEN, F. S., S. V. KEVY, E. MERLER, C. A. JANEWAY, and D. GITLIN: Recurrent bacterial infections and dysgammaglobulinemia: Deficiency of the 7S gammaglobulin in the presence of elevated 19S gammaglobulins. Pediatrics **28**, 182—195 (1961). — ROSENAU, W.: The antigenicity and growth of tumours arising in immune suppressed and normal animals. In: The lymphocyte in immunology and haemopoiesis (J. M. YOFFEY, ed.), p. 302—308. London: Arnold 1967. — ROSENBERG, S. A., H. D. DIAMOND, and L. F. CRAVER: Lymphosarcoma: Effects of therapy and survival in 1'269 patients in review of 30 years' experience. Ann. intern. Med. **53**, 877—897 (1960). — ROSENTHAL, S. R., T. WARD, L. LINDHOLM, and W. SPURRIER: „Toxinantitoxin" phenomena in burned or injured germfree rats and mice. Fed. Proc. **20**, 32 (1961). — ROULET, D. L. A., E. GUGLER, S. ROSIN, N. M. RENAUD u. A. HÄSSIG: Untersuchungen über die Antigenstruktur menschlicher Serumproteine. Vox Sang. **5**, 479—491 (1960). — ROULET, D. L. A., G. A. SPENGLER, E. GUGLER, R. BÜTLER, C. RICCI, G. RIVA u. A. HÄSSIG: Antigenanalytische Untersuchungen an Paraproteinen. I. Die Immunglobuline des menschlichen Serums. Helv. med. Acta **28**, 1—5 (1961a). ~ Antigenanalytische Untersuchungen an Paraproteinen. II. Die Antigenstruktur der Myelomproteine, der Bence-Jonesschen Uroproteine und der Waldenströmschen Makroglobuline. Helv. med. Acta **28**, 6—18 (1961b). ~ Antigenanalytische Untersuchungen an Paraproteinen. III. Ergebnisse der immunoelektrophoretischen Analyse von 162 paraproteinhaltigen Seren. Helv. med. Acta **28**, 127—148 (1961c). — ROWE, W. P.: Resistance of mice infected with Moloney leukemia virus to Friend virus infection. Science **141**, 40—41 (1963). — ROWLEY, D.: Phagocytosis. Advanc. Immunol. **2**, 241—264 (1962). — ROWLEY, D. A., F. W. FITCH, D. E. MOSIER, S. SOLLIDAY, L. W. COPPLESON, and B. W. BROWN: The rate of division of antibody-forming cells during the early primary immune response. J. exp. Med. **127**, 983—1002 (1968). — RUBIN, A. D.: Lymphocyte RNA synthesis in infectious mononucleosis: The response to phytohemagglutinin in vitro. Blood **28**, 602—605 (1966). — RUBIN, A. D., and H. L. COOPER: Evolving patterns of RNA metabolism during transition from resting state to active growth in lymphocytes stimulated by phytohemagglutinin. Proc. nat. Acad. Sci. (Wash.) **54**, 469—476 (1965). — RUBIN, H.: Response of cell and organism to infection with avian tumor viruses. Bact. Rev. **26**, 1—13 (1962). — RUBIN, H., and H. M. TEMIN: A radiological study of cell-virus interaction in the Rous sarcoma. Virology **7**, 75—91 (1959). — RUDDLE, N. H., and B. H. WAKSMAN: Cytotoxic effect of lymphocyte-antigen interaction in delayed hypersensitivity. Science **157**, 1060—1061 (1967). — RUHENSTROTH-BAUER, G., and CH. LÜCKE-HUHLE: Two populations of small lymphocytes. J. Cell Biol. **37**, 196—199 (1968). — RUSZNYÁK, I., M. FÖLDI u. G. SZABÓ: Physiologie und Pathologie des Lymphkreislaufes. Jena: Fischer 1957. — RUTH, R. F.: Ontogeny of the blood cells. Fed. Proc. **19**, 579—585 (1960). — RUTH, R. F., E. O. HOHN, and G. R. J. LAW: Ontogeny of the lymphoid tissue. Ser. Haematol. 8, 29—40 (1965). RYAN, W. L., and M. J. CARVER: Inhibition of antibody synthesis by L-phenylalanine. Science **143**, 479—480 (1964).

SABESIN, S. M.: Lymphocytes of small mammals: spontaneous transformation in culture to blastoids. Science **149**, 1385—1387 (1965). ~ Blastoid transformation of rabbit and guinea pig peripheral lymphocytes by phytohemagglutinin. Proc. Soc. exp. Biol. (N.Y.) **122**, 351—355 (1966). — SABIN, A. B.: Summary of symposium on malignant transformation by viruses. In: Recent results in cancer research (P. RENTCHNICK, ed.), vol. 6, p. 164—177. Berlin-Heidelberg-New York: Springer 1966. ~ Search for viral etiology of human leukemia and lymphomas: past efforts and future perspectives. In: Carcinogenesis, a broad critique, p. 181—200. Baltimore: Williams & Wilkins 1967. — SABIN, A. B., and M. A. KOCH: Source of genetic information for specific complement-fixing antigens in SV40 virus-induced tumors.

Proc. nat. Acad. Sci. (Wash.) 52, 1131—1138 (1964). — SACHER, G. A.: Relation of lymphoma incidence to lymphocyte count under prolonged daily gamma irradiation. Radiat. Res. **12**, 468—469 (1960). — SACHS, L.: Transplantability of an x-ray-induced and a virus-induced leukemia in isologous mice inoculated with a leukemia virus. J. nat. Cancer Inst. **29**, 759—764 (1962). — SACHS, L., and D. MEDINA: In vitro transformation of normal cells by polyoma virus. Nature (Lond.) **189**, 457—458 (1961). — SACHS, L., D. MEDINA, and Y. BERWALD: Cell transformation by polyoma virus in clones of hamster and mouse cells. Virology **17**, 491—493 (1962). — SADO, T., and T. MAKINODAN: The cell cycle of blast cells involved in secondary antibody response. J. Immunol. **93**, 696—700 (1964). — SAFIER, S., H. COTTIER, E. P. CRONKITE, C. R. JANSEN, K. R. RAI, and H. P. WAGNER: Studies on lymphocytes. VI. Evidence showing different generation times for cytologically different lymphoid cell lines in the thoracic duct of the calf. Blood **30**, 301—310 (1967). — SAINTE-MARIE, G.: Cytokinetics of antibody formation. J. cell. Physiol. **67**, Suppl. 1, 109—128 (1966). — SAINTE-MARIE, G., and C. P. LEBLOND: Tentative pattern for renewal of lymphocytes in cortex of the rat thymus. Proc. Soc. exp. Biol. (N.Y.) **97**, 263—270 (1958). ~ Thymus-cell population dynamics. In: The thymus in immunbiology (R. A. GOOD and A. E. GABRIELSEN, eds.), p. 207—235. New York-Evanston-London: Hoeber Medical Division, Harper & Row 1964. — SALAMAN, M. H.: Immunodepression by viruses. Antibiot. et Chemother. (Basel) **15**, 393—406 (1969). — SALKIND, J.: Contributions histologiques à la biologie comparée du thymus. Arch. Zool. exp. **55**, 81—322 (1915). — SALT, G.: Cellular defense mechanisms in insects. Fed. Proc. **26**, 1671—1674 (1967). — SALZMAN, N. P., M. PELLEGRINO, and P. FRANCESCHINI: Biochemical changes in phytohemagglutinin stimulated human lymphocytes. Exp. Cell Res. **44**, 73—83 (1966). — SANDBERG, A. A., T. ISHIHARA, Y. KIKUCHI, and L. H. CROSSWHITE: Chromosomal differences among the acute leukemias. Ann. N.Y. Acad. Sci. **113**, 663—716 (1964). — SANDERS, A. G., and H. W. FLOREY: The effects of the removal of lymphoid tissue. Brit. J. exp. Path. **21**, 275—287 (1940). — SANDKÜHLER, ST.: Taschenbuch der klinischen Blutmorphologie. Stuttgart: Ferdinand Enke 1949. — SANEL, F. T.: Ultrastructure of differentiating cells during thymus histogenesis. A light and electron microscopic study of epithelial and lymphoid cell differentiation during thymus histogenesis in C57 black mice. Z. Zellforsch. **83**, 8—29 (1967). — SANFORD, K. K., T. B. DUNN, A. B. COVALESKY, L. T. DUPREE, and W. R. EARLE: Polyoma virus and production of malignancy in vitro. J. nat. Cancer Inst. **26**, 331—357 (1961). — SARKANY, I., and H. GELL: Measuring lymphocyte transformation. Lancet **1966 I**, 1264. — SASAKI, M., u. F. BÜCHNER: Die Differenzierung der Feinstruktur von Triturus helveticus von der Eizelle bis zur funktionierenden Neuralzelle. Beitr. path. Anat. **134**, 216—265 (1966). — SASAKI, M. S., and A. NORMAN: DNA fibres from human lymphocyte nuclei. Exp. Cell Res. **44**, 642—645 (1966). — SBARRA, A. J., and M. L. KARNOVSKY: The biochemical basis of phagocytosis. I. Metabolic changes during the ingestion of particles by polymorphonuclear leukocytes. J. biol. Chem. **234**, 1355—1362 (1959). — SCHACHTSCHABEL, D. O., H. LAZARUS, S. FARBER, and G. E. FOLEY: Sensitivity of cultured human lymphoblasts (CCRF-CEM cells) to inhibition by thymidine. Exp. Cell Res. **43**, 512—514 (1966). — SCHAER, H., B. ROOS, H. COTTIER, K. R. RAI u. E. P. CRONKITE: Nicht publizierte Befunde (1967). — SCHEIFFARTH, F., H. GÖTZ u. H. LUTZ: Zur Charakterisierung von Myelomproteinen und Makroglobulinen. Acta haemat. (Basel) **34**, 144—159 (1965). — SCHIFFER, L. M.: Kinetics of chronic lymphocytic leukemia. Ser. Haematol. **1**, 3—23 (1968). — SCHIFFER, L. M., A. D. CHANANA, E. P. CRONKITE, M. L. GREENBERG, D. D. JOEL, H. SCHNAPPAUF, and P. A. STRYCKMANS: Extracorporeal irradiation of the blood. Seminars in Hematology **3**, 154—167 (1966). — SCHIFFER, L. M., A. D. CHANANA, E. P. CRONKITE, M. L. GREENBERG, D. D. JOEL, and P. A. STRYCKMANS: Bone marrow protection during cancer chemotherapy. Application of extracorporeal irradiation of the blood and lymph in leukemia and homotransplantation. In: Cancer chemotherapy (I. BRODSKY. S. B. KAHN, and C. MOYER, eds.), p. 249—259. New York: Grune & Stratton 1967. — SCHILLING, V.: Das Problem der Monocyten und seine Geschichte. Forsch. Fortsch. dtsch. Wiss. **25**, 303—305 (1949). — SCHINCKEL, P. G., and K. A. FERGUSON: Skin transplantation in the foetal lamb. Aust. J. exp. biol. Sci. **6**, 533—548 (1953). — SCHINDLER, R.: Die tierische Zelle in Zellkultur. In: Recent results in cancer research (Hrsg. P. RENTCHNICK), Bd. 1. Berlin-Heidelberg-New York: Springer1965. — SCHMID, J. R., J. M. KIELY, W. N. TAUXE, and CH. A. OWEN: In vitro DNA and RNA synthesis in human bone marrow cells: A study of 12 normal subjects and 12 patients with lymphoplasmocytic discorders. Blood **27**, 310—318 (1966). — SCHMID, J. R., R. J. OECHSLIN, P. G. FRICK, and S. MOESCHLIN: Cell proliferation in leukemia during relapse and remission. Acta haemat. (Basel) **37**, 16—31 (1967). — SCHOOLEY, J.: Autoradiographic observation of plasma cell formation. J. Immunol. **86**, 331—337 (1961). — SCHOOLEY, J. C., and L. S. KELLY: The thymus in lymphocyte production. Fed. Proc. **20**, 71 (1961). — SCHOOLEY, J. C., and M. M. SHREWSBURY: The thymus and the recirculating lymphocyte pool. In: The lymphocyte in immunology and haemopoiesis (J. M. YOFFEY, ed.), p. 366—376. London: Arnold 1967. — SCHREINER, L.: Über Thorotrastschäden mit Entstehung eines sarkomatösen Hämangioendothelioms der Leber. Z. Krebsforsch. **64**, 169—175 (1961). — SCHREK, R.: Discussion remark. Ann. N.Y. Acad. Sci. **113**, 915 (1964a). ~ Prednisolone sensitivity and cytology of viable lymphocytes as tests for chronic lymphocytic leukemia. J. nat. Cancer Inst. **33**, 837—847 (1964b). ~ Effect of phytohemagglutinin on lymphocytes from patients with chronic lymphocytic leukemia. Arch. Path. **83**, 58—63 (1967). — SCHREK, R., and W. J. DONNELLY: Differences between lymphocytes of leukemic and non-leukemic patients with respect to morphologic features, motility and sensitivity to guinea pig serum. Blood **18**, 561—571 (1961). ~ „Hairy" cells in blood in lymphoreticular neoplastic disease and „flagellated" cells of normal lymph nodes. Blood **27**, 199—211 (1966). — SCHREK, R., S. L. LEITHOLD, I. A. FRIEDMAN, and W. R. BEST: Clinical evaluation of an in vitro test for radiosensitivity of leukemic lymphocytes. Blood **20**, 432—442 (1962). — SCHREK, R., and J. N. OTT, JR.: Study of the death of irradiated and nonirradiated cells by time lapse cinemicrography. Arch. Path. **53**, 363—378 (1952). — SCHREK, R., and S. STEFANI: Cytotoxic effects of X-rays on normal and leukemic lymphocytes. Ann. N.Y. Acad. Sci. **113**, 1033—1042 (1964). — SCHUBERT, J. C. F., H. RINNEBERG u. K. LENNERT: Der histochemische Nachweis der Adenosintriphosphatase, 5-Nukleotidase und Glycerophosphatase in menschlichen Lymphknoten und Tonsillen. 8. Kongr. Europ. Ges. Haematologie, Wien 1961. — SCHUBOTHE, H., W. BAUMGARTNER, und H. YOSHIMURA: Makroglobulinvermehrung und lymphoide Zellproliferation bei der chronischen Kälteagglutininkrankheit. Schweiz. med. Wschr. **91**, 1154—1156 (1961). — SCHULTZE, B.: Die Orthologie und Pathologie des Nucleinsäure- und Eiweißstoffwechsels der Zelle im Autoradiogramm. In: Handbuch der allgemeinen Pathologie, Bd. II/5 (H. W. ALTMANN, F. BÜCHNER, H. COTTIER, G. HOLLE, E. LETTERER, W. MASSHOFF, H. MEESSEN, F. ROULET, G. SEIFERT, G. SIEBERT und A. STUDER, Hrsg.), S. 466—670. Berlin-Heidelberg-New York: Springer 1968. — SCHULTZE, B., u. W. MAURER: Größe der RNS-Synthese in Nukleolus und Karyoplasma bei einigen Zellarten der Maus. Z. Zellforsch. **60**, 387—391 (1963). — SCHULTZE, B., W. OEHLERT u. W. MAURER: Vergleichende autoradiographische Untersuchung mit H-3-, C-14- und S-35-markierten Aminosäuren zur Größe des Eiweißstoffwechsels einzelner Gewebe und Zellarten bei Maus, Ratte und Kaninchen. Beitr. path. Anat. **122**, 406—431 (1960). SCHULTZE, H. E., and J. F. HEREMANS: Molecular biology of human probins. Amsterdam-London-New York: Elsevier 1966. — SCHWARTZ, ST. O., I. GREENSPAN, and E. R. BROWN: Leukemia cluster in Niles, Ill.: Immunologic data on families of leukemic patients and others. J. Amer. med. Ass. **186**, 106—108 (1963). — SCHWARZ, M. R.: Response of thymus and other human lymphoid tissues to PHA, PWM and genetically dissimilar lymphoid cells. Proc. Soc. exp. Biol. (N.Y.) **125**, 701—705 (1967). ~ The mixed lymphocyte reaction: an in vitro test for tolerance. J. exp. Med. **127**, 879—890 (1968). — SCOTT, G., S. AVRAMEAS et W. BERNHARD: Etude au microscope électronique de la formation d'anticorps à l'aide de phosphatase alcaline utilisée comme antigène. C.R. Acad. Sci. (Paris) **266**, 746—748 (1968). — SEED, J.: Studies of biochemistry and physiology of normal and tumour strain cells. Nature (Lond.) **198**, 147—153 (1963). — SELA, M.: Use of synthetic polypeptides and peptidyl proteins in studies of immunological tolerance. Int. Arch. Allergy **27**, 363—364 (1965). — SELIGMANN, M., et J. BADIN: Béta$_2$-macroglobulinémie familiale. Rev. franç. Etud. clin. biol. **7**, 1107 (1962). — SELL, ST.: Studies on rabbit lymphocytes in vitro. V. The induction of blast transformation with sheep antisera to rabbit IgG subunits. J. exp. Med. **125**, 289—301 (1967). — SELL, ST., and P. G. H. GELL: Studies on rabbit lymphocytes in vitro. IV. Blast transformation of the lymphocytes from newborn rabbits induced by antiallotype serum to a paternal IgG allotype not present in the serum of the lymphocyte donors. J. exp. Med. **122**, 923—928 (1965). — SELL, ST., D. S. ROWE, and P. G. H. GELL: Studies on rabbit lymphocytes in vitro. III. Protein, RNA, and DNA synthesis by lymphocyte cultures after stimulation with phytohaemagglutinin, with staphylococcal filtrate, with antiallotype serum, and with heterologous antiserum to rabbit whole serum. J. exp. Med. **122**, 823—839 (1965). — SETO, F., and J. F. ALBRIGHT: An analysis of host and donor contributions to splenic enlargement in chick embryos inoculated with adult chicken spleen cells. Develop. Biol. **11**, 1—24 (1965). — SHAPIRO, A. L., M. D. SCHARFF, J. V. MAIZEL, and J. W. UHR: Polyribosomal synthesis and assembly of the H and L chains of gamma globulin. Proc. nat. Acad. Sci. (Wash.) **56**, 216—221 (1966). — SHAPIRO, I. M.: On the role of nuclear damage in the regeneration of irradiated tissues. Int. J. Radiat. Biol. **3**, 293—306 (1961). — SHAW, M. W., and E. HAYES: Effects of irradiated sucrose on the chromosomes of human lymphocytes in vitro. Nature (Lond.) **211**, 1254—1256 (1966). — SHEARER, G. M., G. CUDKOWICZ, and R. L. PRIORE: Cellular differentiation of the immune system of mice. II. Frequency of unipotent splenic antigen-sensitive units after immunization with sheep erythrocytes. J. exp. Med. **129**, 185—199 (1969). — SHEIN, H. M., and J. F. ENDERS: Transformation induced by simian virus 40 in human renal cell cultures. I. Morphology and growth characteristics. Proc. nat. Acad. Sci. (Wash.) **48**, 1164—1172 (1962). — SHEIN, H. M., J. F. ENDERS, J. D. LEVINTHAL, and A. E. BURKET: Transformation induced by simian virus 40 in newborn Syrian hamster renal cell cultures. Proc. nat. Acad. Sci. (Wash.) **49**, 28—34 (1963). — SHEVELER, A. S., and M. N. PRUDNIKOVA: Effect of ionizing radiation on the development of immunity by immunization with live tularemia vaccine. Bull. exp. Biol. Med. (USSR) (engl. Transl.) **49**, 504—507 (1960). — SHIELDS, J. W.: On the relationship between growing blood cells and blood vessels. Acta haemat. (Basel) **24**, 319—329 (1960). ~ Mononuclear cells, hyaline bodies and the plasma: An analytic review. Blood **17**, 235—251 (1961). ~ On the role of the reticulum and lymphoid tissues in water and foot transport. Blood **27**, 883—894 (1966). — SHOOTER, K. V., P. A. BIANCHI, and A. R. CRATHORN: Thymidine kinases in mouse leukaemic cells. 8. Congr. Europ. Soc. Haematology, Vienna 1961. — SIBAL, L. R., M. A. FINK, J. L. VICE, B. L. BRANDT, and T. E. O'CONNOR: Hemagglutination studies of the viral antigen in murine leukemia (RAUSCHER). Proc. Soc. Exp. Biol. (N.Y.) **122**, 591—596 (1966). — SIEGLER, R.: Pathogenesis of thymic changes in NZB mice with hemolytic anemia. J. exp. Med. **122**, 929—942 (1965). — SIEGLER, R., and M. A. RICH: Studies on the mechanism of action of thymic leukemogenic virus. Proc. Soc. exp. Biol. (N.Y.) **122**, 499—502 (1966). — SIERACKI, J. C., and J. W. REBUCK: Role of the lymphocyte in inflammation. In: The lymphocyte and lymphocytic tissue (J. W. REBUCK, ed.), p. 71—81. NewYork: Paul B. Hoeber 1960. — SIGEL, M. M., and L. W. CLEM: Immunological response of an elasmobranch to human influenza virus. Nature (Lond.) **197**, 315—316 (1963). ~ Immunologic anamnesis in elasmobranchs. In: Phylogeny of immunity (R. T. SMITH, P. A. MIESCHER and R. A. GOOD, eds.), p. 190—198. Gainesville: University of Florida Press 1966. — SILBER, R., K. W. UNGER, J. KELLER, and J. R. BERTINO: RNA metabolism of normal and leukemic leukocytes. II. Ribonuclease. Blood **29**, 57—62 (1967). — SILK, M.: Effect of plasma from patients with carcinoma on in vitro lymphocyte transformation. Cancer (Philad.) **20**, 2088—2089 (1967). — SILVERSTEIN, A. M.: Ontogeny of the immune response. Science **144**, 1423—1428 (1964). — SILVERSTEIN, A. M., and R. J. LUKES: Fetal response to antigenic stimulus. I. Plasmacellular and lymphoid reactions in the human fetus to intrauterine infection. Lab. Invest. **11**, 918—932 (1962). — SILVERSTEIN, A. M., CH. J. PARSHALL, JR., and J. W. UHR: Immunologic maturation in utero: Kinetics of the primary antibody response in the fetal lamb. Science **154**, 1675—1677 (1966). — SIMIĆ, M. M.: Histologic changes in the locally irradiated spleen related to the immune response. J. cell. Physiol. **67**, Suppl. 1, 129—132 (1966). — SIMMONS, V. P.: Diverse diseases, globulins, plasma cells, russell bodies, Foà-Kurloff bodies, and the thymus. Wis. Med. J. **66**, 349—364 (1967). — SINCLAIR, N. R.: Time-course studies on antibody response in thymectomized and sham-thymectomized mice. Nature (Lond.) **208**, 1104—1105 (1965). — SINCLAIR, N. R. ST. C.: Effects of neonatal thymectomy on the haemolysin response to sheep erythrocytes in Swiss albino mice. A timecourse study of total, 19 S and 7 S antibody. Immunology (Lond.) **12**, 549—557 (1967a). ~ A comparison of primary and secondary haemolysin responses to sheep erythrocytes in neonatally thymectomized, sham-thymectomized and normal Swiss mice. A time-course study ot total, 19 S and 7 S antibody. Immunology (Lond.) **12**, 559—564 (1967b). — SINKOVICS, J. G.: Virological approaches to cancer etiology. Exp. Med. Surg. **23**, 348—368 (1965). ~ The causative viruses of murine leukemia and their identification through immune responses of the host. In: Carcinogenesis, a broad critique, p. 157—175. Baltimore: Williams & Wilkins 1967. — SINKOVICS, J. G., and B. A. BERTIN: Failure of human leukemic bone marrow to cause leukemia in mice. Clin. Res. **13/1**, 36 (1965). — SINKOVICS, J. G., C. C. SHULLENBERGER, and C. D. HOWE: Comparative studies on leukemogenesis in mice inoculated with murine and human leukemic materials. Atti del simposio sul tema: I virus nelle leucemia dei mammiferi. Accad. Naz. Lincei (Roma) Quad. **65**, 171—184 (1964). — SIPE, C. R., A. D. CHANANA, E. P. CRONKITE, D. D. JOEL, and L. M. SCHIFFER: Studies on lymphopoiesis. VII. Size distribution of bovine thoracic duct lymphocytes. Proc. Soc. exp. Biol. (N.Y.) **123**, 158—161 (1966). — SISKIND, G. W., and G. J. THORBECKE: Immunological unresponsiveness in inbred mice. Fed. Proc. **20**, 27 (1961). — SJÖGREN, H. O.: Specific transplantation antigens common for viral neoplasms of different animal species. In: First International Congress of the Transplantation Society, Paris, p. 290. Paris-Evian: Impression du Val d'Osne 1967. — SJÖVALL, A., u. H. SJÖVALL: Experimentelle Studien über die Sekundärknötchen in den Kniekehlenlymphknoten des Kaninchens bei Bacillus pyocyaneus-Infektion. Virchows Arch. path. Anat. **278**, 258—283 (1930). — SKALKA, M.: Influence of blood transfusions on irradiated rats. Nature (Lond.) **193**, 340—341 (1962). — SKARNES, R. C., and D. W. WATSON: Antimicrobial factors of normal tissues and fluids. Bact. Rev. **21**, 273—294 (1957). — SLJIVIĆ, V. S., and M. Ž. PETROVIĆ: Antibody response of thymectomized rats after local irradiation of the spleen. Nature (Lond.) **215**, 868—869 (1967). — SLONECKER, CH. E., and W. O. RIEKE: Protein production by lymph node cells of rats stimulated with pertussis vaccine. Nature (Lond.) **207**, 729—730 (1965). ~ Protein and nucleic acid synthesis in lymph node cells of thymectomized rats undergoing a primary immune response. Nature (Lond.) **214**, 289—291 (1967). — SMITH, CH.: The microscopic anatomy of the thymus. In: The thymus in immunobiology (R. A. GOOD and A. E. GABRIELSEN, eds.), p. 71—84. New York-Evanston-London: Hoeber Medical Division, Harper & Row

1964. — Smith, C. L., and P. P. Dendy: Relation between mitotic index, duration of mitosis, generation time and fraction of dividing cells in a cell population. Nature (Lond.) **193**, 555—556 (1962). — Smith, L. H.: Marrow transplantation measured by uptake of ^{59}Fe by spleen. Amer. J. Physiol. **206**, 1244—1250 (1964). — Smith, L. H., and C. C. Congdon: Modification of radiation injury by leukemoid leukocytes. Lab. Invest. **10**, 617—626 (1961). — Smith, R.: Response to active immunization of human infants during the neonatal period. In: Ciba Foundation Symposium on Cellular Aspects of Immunity, p. 348—368. London: Churchill 1960. — Smith, R. T., and R. A. Bridges: Immunological unresponsiveness in rabbits produced by neonatal injection of defined antigens. J. exp. Med. **108**, 227—250 (1958). — Smith, R. T., G. Klein, E. Klein, and P. Clifford: Studies of the membrane fluorescence phenomenon in biopsy and cultured cell lines from the Burkitt lymphoma. In: First International Congress of the Transplantation Society, Paris, p. 292. Paris-Evian: Impressions du Val d'Osne 1967. — Smith, S. B., K. Isaković, and B. H. Waksman: Role of the thymus in tolerance. II. Transfer of specific unresponsiveness to BSA with thymus grafting. Proc. Soc. exp. Biol. (N.Y.) **121**, 1005—1008 (1966). — Smithies, O.: Antibody variability. Science **157**, 267—173 (1967). — Smithwick, E. M., and S. Berkovich: In vitro suppression of the lymphocyte response to tuberculin by live measles virus. Proc. Soc. exp. Biol. (N.Y.) **123**, 276—278 (1966). — Smyth, D. S., and S. Utsumi: Structure at the hinge region in rabbit immunoglobulin-G. Nature (Lond.) **216**, 332—335 (1967). — Snell, J. F.: The reticuloendothelial system: I. Chemical methods of stimulation of the reticuloendothelial system. Ann. N.Y. Acad. Sci. **88**, 56—77 (1960). — Sobin, L. H., and J. G. Kidd: A metabolic difference between two lines of lymphomas 6C3HED cells in relation to asparagine. Proc. Soc. exp. Biol. (N.Y.) **119**, 325—327 (1965). ~ Alterations in protein and nucleic acid metabolism of lymphoma 6C3HED-OG cells in mice given guinea pig serum. J. exp. Med. **123**, 55—74 (1966). — Sörén, L.: Immunological reactivity of lymphocytes in multiparous females after strain specific matings. Nature (Lond.) **213**, 621—622 (1967). — Soergel, K. H., and G. H. Friedell: Nonspecific effects of liver extract-adjuvant injection in guinea-pigs. A morphologic and immunologic study. J. Lab. clin. Med. **64**, 51—59 (1964). — Sordat, B.: Emploi de fluorochromes nucléaires dans la détermination de cellules marquées par les anticorps fluorescents. Exp. Cell Res. **40**, 193—195 (1965). — Sordat, B., M. Sordat et H. Cottier: Localisation intra- et intercellulaire d'anticorps spécifiques anti-peroxydase dans les centres germinatifs du ganglion lymphatique poplité de la souris. C.R. Acad. Sci. (Paris) **268**, 1556—1558 (1969). — Sorenson, G. D.: An electron microscopic study of hematopoiesis in the yolk sac. Lab. Invest. **10**, 178—193 (1961). — Sorkin, E., and L. Hulliger: Formation of specific antibody by circulating cells. Int. Arch. Allergy **27**, 371 (1965). — South, M. A., M. D. Cooper, F. A. Wollheim, and R. A. Good: The IgA system. II. The clinical significance of IgA deficiency: studies in patients with agammaglobulinemia and ataxiatelangiectasia. Amer. J. Med. **44**, 168—178 (1968). — Souto, J.: Tumor development in the rat induced by blood of irradiated animals. Nature (Lond.) **195**, 1317—1318 (1962). — Spangler, G., and B. Cassen: Electrophoretic mobility, size distribution and electron micrograph responses of lymphocytes to radiation. Radiat. Res. **30**, 22—37 (1967). — Speirs, R. S.: Cellular localization of radioactivity following intraperitoneal injection of tritiated tetanus toxin. Fed. Proc. **20**, 23 (1961). ~ Examination of the mechanism of antibody formation using nucleic acid and protein inhibitors. Nature (Lond.) **207**, 371—374 (1965). ~ Role of lymphoid and myeloid cells in immunity. In: The lymphocyte in immunology and haemopoiesis (J. M. Yoffey, ed.), p. 245—257. London: Arnold 1967. — Speiser, P.: Aetiologische Erklärungsmöglichkeit von Antikörpern gegen γ_2-Globuline (anti-Gm) im Serum von Kleinkindern. Wien. klin. Wschr. **75**, 902—903 (1963). ~ Intrauterine transfer of gammaglobulins in man without ensuing immune tolerance. Int. Arch. Allergy **27**, 378—379 (1965). — Spengler, G. A., D. L. A. Roulet, and G. Riva: Paraproteinämie bei chronischer Lymphadenose. Helv. med. Acta **27**, 716—720 (1960). — Sri Ram, J., G. G. Glenner, and R. A. De Lellis: Amyloid. I. Use of Freund's adjuvant in experimental amyloidosis. Proc. Soc. exp. Biol. (N.Y.) **127**, 854—856 (1968). — Staab, Ed. V., R. A. Good, and R. M. Condie: Biologic relationship of endotoxin and other toxic proteins. V. Alterations of blood-brain barrier and susceptibility to snake venom. Proc. Soc. exp. Biol. (N.Y.) **119**, 1030—1034 (1965). — Stankovic, V., S. Keckes, and N. Allegretti: Anaphylactic hypersensitivity (Schultze-Dale reaction) in guinea-pigs immunized with autolyzed spleen or spleen from x-irradiated rats. Int. J. Radiat. Biol. **5**, 129—132 (1962). — Stanley, N. F.: Reovirus type 3 and the etiology of Burkitt's lymphoma. In: Treatment of Burkitt's tumour (J. H. Burchenal and D. P. Burkitt, eds.), p. 59—63. Berlin-Heidelberg-New York: Springer 1967. — Stanley, N. F., M. N.-I. Walters, P. J. Leak, and D. Keast: Association of murine lymphoma with reovirus type 3 infection. Proc. Soc. exp. Biol. (N.Y.) **121**, 90—93 (1966). — Stanley, N. F., H. Waring, and M. Yadav: Discussion remark. In: Thymus. Experimental and Clinical Studies (G. E. W. Wolstenholme and R. Porter, eds.), p. 207—210. London: Churchill 1966. — Stauber, L. A.: The fate of india ink injected intracardially into the oyster, ostera virginica (Gwelin). Biol. Bull.

98, 227—241 (1950). — STEEL, G. G., K. ADAMS, and J. C. BARRETT: Analysis of the cell population kinetics of transplanted tumours of widely-differing growth rate. Brit. J. Cancer **20**, 784—800 (1966). — STEEL, G. G., and L. F. LAMERTON: The growth rate of human tumours. Brit. J. Cancer **20**, 74—86 (1966). — STERZL, J.: Studies on differentiation of immunocompetent cells using immunological inhibition. Antibiot. et Chemother. (Basel) **15**, 135—154 (1969). — STERZL, J., and A. M. SILVERSTEIN: Developmental aspects of immunity. Advanc. Immunol. **6**, 337—459 (1967). — STEVENS, W., and TH. F. DOUGHERTY: Effect of continued treatment with cortisol on thymidine incorporation into mouse lymphatic tissue nucleic acid. Proc. Soc. exp. Biol. (N.Y.) **124**, 542—545 (1967). — STEWART, A., W. PENNYBACKER, and R. BARBER: Adult leukaemias and diagnostic x-rays. Brit. med. J. **1962 II**, 882—890. — STEWART, C. C., and M. INGRAM: A method for counting phytohemagglutinin-stimulated lymphocytes. Blood **29**, 628—639 (1967). — STEWART, S. E., and A. D. FERREIRA: Studies on the herpes-like virus recovered from the SL_1 line of the Burkitt tumor. In: Carcinogenesis, a broad critique, p. 121—124. Baltimore: Williams & Wilkins 1967. — STIFFEL, C., G. BIOZZI, D. MOUTON, Y. BOUTHILLIER et C. DECREUSEFOND: Opsonines naturelles et phagocytose des bactéries par le système réticulo-endothélial. J. reticuloendoth. Soc. **1**, 265—276 (1964). — STIM, T. B., J. T. GRACE, JR., and G. E. MOORE: Isolation of cytopathic pleuropneumonialike organisms in tissue culture. Bact. Proc. **63**, 134 (1963). — STOKER, M., and I. MACPHERSON: Studies on transformation of hamster cells by polyoma virus in vitro. Virology **14**, 359—370 (1961). — STONER, R. D.: The effects of ionizing radiation on tolerance and antibody formation. Int. Arch. Allergy **27**, 373—376 (1965). — STONER, R. D., H. COTTIER, C. R. SIPE, A. D. CHANANA, D. D. JOEL, and E. P. CRONKITE: The effects of extracorporeal irradiation of circulating blood and thoracic duct lymph on tetanus antitoxin responses in calves. Radiat. Res. **37**, 539—550 (1969). — STONER, R. D., and W. M. HALE: Increased susceptibility of mice to anaphylactic shock following cobalt-60 gamma radiation. J. Immunol. **72**, 419—423 (1954). ~ Antibody production by thymus and Peyer's patches intraocular transplants. J. Immunol. **75**, 203—208 (1955). ~ The depressant effect of continuous cobalt-60 radiation on the secondary tetanus antitoxin response in mice. Radiat. Res. **8**, 438—448 (1958). ~ Radiation effects on primary and secondary antibody responses. In: Effects of ionizing radiations on immune processes (C. A. LEONE, ed.), p. 183—219. New York: Gordon and Breach 1962. ~ Radiation effects on immune mechanisms. N.Y. St. J. Med. **63**, 691—698 (1963). — STONER, R. D., and G. TERRES: Enhanced antitoxin responses in irradiated mice elicited by complexes of tetanus toxoid and specific antibody. J. Immunol. **91**, 761—770 (1963). — ST. PIERRE, R. L., and G. A. ACKERMAN: Influence of bursa implantation upon lymphocytic nodules and plasma cells in spleens of bursectomized chickens. Proc. Soc. exp. Biol. (N.Y.) **122**, 1280—1284 (1966). — STRÄULI, P.: The lymphatic system and cancer localization. In: Endogenous factors influencing host-tumor balance (R. W. WISSLER, T. L. DAO and S. WOOD, JR., eds.), p. 249—254. Chicago: The University of Chicago 1967. — STRAUSS, A. J. L., and H. W. R. VAN DER GELD: The thymus and human diseases with auto-immune concomitants, with special reference to myasthenia gravis. In: Thymus, experimental and clinical studies. A Ciba Foundation Symposium. (G. E. W. WOLSTENHOLME and R. PORTER, eds.), p. 416—448. London: Churchill 1966. — STROBER, S., and J. L. GOWANS: The role of lymphocytes in the sensitization of rats to renal homografts. J. exp. Med. **122**, 347—360 (1965). — STRYCKMANS, P. A., A. D. CHANANA, E. P. CRONKITE, M. L. GREENBERG, and L. M. SCHIFFER: Studies on lymphocytes. X. Influence of extracorporeal irradiation of the blood on lymphocytes in chronic lymphocytic leukemia: Apparent correlation with RNA turnover. Radiat. Res. **37**, 118—130 (1969). — STUART, A. E.: Adherence of opsonized lymphocytes to macrophage cultures. Experientia (Basel) **23**, 347 (1967). — STÜCK, B., L. J. OLD, and E. A. BOYSE: Occurence of soluble antigen in the plasma of mice with virus-induced leukemia. Proc. nat. Acad. Sci. (Wash.) **52**, 950—958 (1964). — STURGILL, B. C., R. R. CARPENTER, A. J. L. STRAUSS, and H. C. GOODMAN: Antibodies in systemic lupus erythematosus and myasthenia gravis which react with thermally denatured DNA-coated bentonite. Proc. Soc. exp. Biol. (N.Y.) **115**, 246—251 (1964). — STUTMAN, O., E. YUNIS, and R. GOOD: Carcinogen-induced thymic tumor and development of immunologic capacity. In: First International Congress of the Transplantation Society, Paris, p. 324. Paris-Evian: Impressions du Val d'Osne 1967. ~ Carcinogen-induced tumors of the thymus. I. Restoration of neonatally thymectomized mice with a functional thymoma. J. nat. Cancer Inst. **41**, 1431—1452 (1968). — STUTTE, H. J.: Zur fermenthistochemischen Differenzierung retikuloendothelialer Milzzellen. Verh. dtsch. Ges. Path. **49**, 280—283 (1965). — SUGINO, Y., E. P. FRENKEL, and R. L. POTTER: Effect of x-radiation on DNA metabolism in various tissues of the rat. V. DNA metabolism in regenerating thymus. Radiat. Res. **19**, 682—700 (1963). — SUSSDORF, D. H.: Repopulation of the spleen of x-irradiated rabbits by tritium-labeled lymphoid cells of the shielded appendix. J. infect. Dis. **107**, 108—114 (1960). — SUTHERLAND, D. E. R., O. K. ARCHER, and R. A. GOOD: Role of the appendix in development of immunologic capacity. Proc. Soc. exp. Biol. (N.Y.) **115**, 673—676 (1964). — SUTHERLAND, D. E. R., O. K. ARCHER, R. D. A. PETERSON, E. ECKERT, and R. A. GOOD: Development of „autoimmune processes" in rabbits after neonatal removal of central lymphoid tissue. Lancet 1965 I, 130—133. — Svehag, S. E.: Antibody formation in vitro by separated spleen cells: Inhibition by actinomycin or chloramphenical. Science **146**, 659—661 (1964). — Svehag, S. E., B. Chesebro, and P. Kvarnfors: Antibody formation in cell cultures. 1. Membrane cultures of lymphoid cells: a system for studies of long term secondary antibody responses to poliovirus. Acta path. microbiol. scand. **73**, 245—263 (1968). — Svein, T.: Sex differences in tumour growth and lymphoid reactions in mice with Ehrlich's ascites carcinoma. Acta path. microbiol. scand. **69**, 521—533 (1967). — Svet-Moldavsky, G. J., and I. J. Chernyakhovskaya: Interferon and the interaction of allogenic normal and immune lymphocytes with L-cells. Nature (Lond.) **215**, 1299—1300 (1967). — Swartzendruber, D. C.: Desmosomes in germinal centers of mouse spleen. Exp. Cell Res. **40**, 429—432 (1965). ~ The fine structure of lymphatic tissue germinal centers: Reticular remnant after injury. Amer. J. Path. **48**, 613—626 (1966). — Swartzendruber, D. C., R. R. Bigelow, C. C. Congdon, and T. Makinodan: Effect of removal of lymphatic tissue on immune response in mice. Amer. J. Physiol. **200**, 1272—1276 (1961). — Swartzendruber, D. C., and C. C. Congdon: Electron microscopic observations on tingible body macrophages in mouse spleen. J. Cell Biol. **19**, 641—646 (1963). — Swartzendruber, D. C., and M. G. Hanna, Jr.: Electron microscopic auroradiography of germinal center cells in mouse spleen. J. Cell Biol. **25**, 109—119 (1965). — Swingle, K. F., and L. J. Cole: Radiation-induced free polydeoxyribonucleotides in lymphoid tissues: A product of the action of neutral deoxyribonuclease (DNase I). Radiat. Res. **30**, 71—95 (1967). — Sword, C. P.: Serum protein alterations induced by listeria monocytogeneses infections. J. Immunol. **96**, 790—796 (1966). — Symes, M. O., E. S. Meek, and A. G. Riddell: Further observations on the viability of human spleen cells after cooling in vitro. In: The lymphocyte in immunology and haemopoiesis (J. M. Yoffey, ed.), p. 279—285. London: Arnold 1967. — Szakacs, J. E., L. R. Miller, and S. T. Yancey: Ultrastructure of murine plasma-cell tumor YPC-1. Armed Forces Radiobiology Research Institute, Bethesda, Maryland. AFRRI TN 67-3 (1967). — Szenberg, A., and N. L. Warner: Dissociation of immunological responsiveness in fowls with a hormonally arrested development of lymphoid tissues. Nature (Lond.) **194**, 146—147 (1962). — Szent-Gyorgyi, A., A. Hegyeli, and J. A. McLaughlin: Studies on the chemistry of the thymus. In: The thymus in immunobiology (R. A. Good and A. E. Gabrielsen, eds.), p. 114—119. New York-Evanston-London: Hoeber Medical Division, Harper & Row 1964.

Taliaferro, W. H., and B. N. Jaroslow: The restoration of hemolysin formation in x-rayed rabbits by nucleic acid derivates and antagonists of nucleic acid synthesis. J. infect. Dis. **107**, 341—359 (1960). — Tan, M., and W. V. Epstein: A direct immunologic assay of human sera for Bence Jones proteins (L-chains). J. Lab. clin. Med. **66**, 344—356 (1965). — Tanaka, Y., L. B. Epstein, G. Brecher, and F. Stohlman: Transformation of lymphocytes in cultures of human peripheral blood. Blood **22**, 614—629 (1963). — Tanaka, Y., and T. J. Liddy: Lipids and acid phosphatase in cultured lymphocytes of peripheral blood. A histochemical and electron microscopic study. Lab. Invest. **15**, 455—463 (1966). — Tanigaki, N., Y. Yagi, G. E. Moore, and D. Pressman: Immunoglobulin production in human leukemia cell lines. J. Immunol. **97**, 634—646 (1966). — Tao, T. W., and J. W. Uhr: Capacity of pepsindigested antibody to inhibit antibody formation. Nature (Lond.) **212**, 208—209 (1966). — Taplin, G. V., E. K. Dore, and D. E. Johnson: Clinical studies of reticuloendothelial functions with colloidal suspensions of human albumin I^{131}. University of California, Los Angeles, Report 489 Biology and Medicine, 1961. — Taplin, G. V., J. S. Grevior, C. Finnegan, M. L. Lanier, and A. Dunn: Effect of whole body roentgen radiation on phagocytic function in rabbits. Fed. Proc. **11**, 396 (1952). — Taplin, G. V., M. L. Griswold, and E. K. Dore: Preparation of colloidal suspensions of human serum albumin I^{131} for estimating liver blood flow and reticuloendothelial system functions in man. University of California Los Angeles, Report 481 Biology and Medicine, 1961. — Taylor, G., and G. Sclare: Absence of thyroid autoantibody in experimental radiation thyroiditis. Nature (Lond.) **190**, 183—184 (1961). — Taylor, J. H., Ph. S. Woods, and W. L. Hughes: The organization and duplication of chromosomes as revealed by autoradiographic studies using tritium-labeled thymidine. Proc. nat. Acad. Sci. (Wash.) **43**, 122—127 (1957). — Taylor, R. B.: Decay of immunological responsiveness after thymectomy in adult life. Nature (Lond.) **208**, 1334—1335 (1965). — Taylor, R. B., H. H. Wortis, and D. W. Dresser: Production of class-specific immunoglobulin and antibody by thymectomized-irradiated mice bearing syngeneic and allogeneic thymus grafts. In: The lymphocyte in immunology and haemopoiesis (J. M. Yoffey, ed.), p. 242—244. London: Arnold 1967. — Temin, H. M.: Separation of morphological conversion and virus production in Rous sarcoma virus infection. Cold Spr. Harb. Symp. quant. Biol. **27**, 407—414 (1962). ~ Malignant conversion by avian sarcoma virus. In: Recent results in cancer research (P. Rentchnick, ed.), vol. 6, p. 12—17. Berlin-Heidelberg-New York: Springer 1966. — Tempelis, C. H.: Induction of immunologic unresponsiveness in chickens with avian serum proteins. J. Immunol. **94**,

705—709 (1965). — TENNANT, J.: Additional evidence for implication of histocompatibility factors in resistance to viral leukemogenesis in the mouse. In: First International Congress of the Transplantation Society, Paris, 300. Paris-Evian: Impressions du Val d'Osne 1967. — THEML, H., F. TREPEL, J. RASTETTER u. H. BEGEMANN: DNS- und RNS-Synthese in benignen und malignen Lymphomen. Klin. Wschr. **45**, 609—618 (1967). — THIEFFRY, S., M. ARTHUIS, J. AICARDI et G. LYON: L'ataxie-télangiectasie. Rev. neurol. **105**, 390—405 (1961). — THOMAS, L.: Possible role of leucocyte granules in the Shwartzman and Arthus reactions. Proc. Soc. exp. Biol. (N.Y.) **115**, 235—240 (1964). — THOMPSON, J. S., CH. D. SEVERSON, and R. W. REILLY: The effect of estradiol and irradiation on the nucleic acid metabolism of the thymus, spleen, lymph node, and liver of mice. Radiat. Res. **29**, 537—548 (1966). — THORBECKE, G. J., R. ASOFSKY, G. M. HOCHWALD, and G. W. SISKIND: Antibody production in vitro by spleen and bone marrow at various days after injection of antigens. Fed. Proc. **20**, 25 (1961). ~ Gamma globulin and antibody formation in vitro. III. Induction of secondary response at different intervals after the primary; the role of secondary nodules in the preparation for the secondary response. J. exp. Med. **116**, 295—310 (1962). — THORBECKE, G. J., and M. W. COHEN: Immunological competence and responsiveness of the thymus. In: The thymus (V. DEFENDI and D. METCALF, eds.), p. 33—40. Philadelphia: The Wistar Institute Press 1964. — THUNOLD, S.: Sex differences in tumour growth and lymphoid reactions in mice with Ehrlich's ascites carcinoma. Acta path. microbiol. scand. **69**, 521—533 (1967). — TIEDEMANN, H.: Embryonale Induktion und Differenzierung — RNS- und Proteinstoffwechsel in Triturus-Embryonen. Bull. schweiz. Akad. med. Wiss. **22**, 89—100 (1966a). ~ Stoffwechselkontrolle, macromolekulare Synthese und Differenzierung in Amphibienembryonen. Fortschr. Zool. **17**, 341—388 (1966b). — TILL, J. E., and E. A. MCCULLOCH: A direct measurement of the radiation sensitivity of normal mouse bone marrow cells. Radiat. Res. **14**, 213—222 (1961). ~ Early repair processes in marrow cells irradiated and proliferating in vivo. Radiat. Res. **18**, 96—105 (1963). — TING, R. C.: Effect of thymectomy on transplantation resistance induced by polyoma tumour homografts. Nature (Lond.) **211**, 1000—1001 (1966). — TISCHENDORF, F., u. A. LINNARTZ-NIKLAS: Autoradiographische Untersuchungen an Milz und Lymphknoten verschiedener Säugetiere. Anat. Anz. **105**, 400—411 (1958). — TITANI, K., E. WHITLEY, JR., L. AVOGARDO, and F. W. PUTNAM: Immunoglobulin structure: Partial amino acid sequence of a Bence Jones protein. Science **149**, 1090—1092 (1965). — TITANI, K., M. WIKLER, and F. W. PUTNAM: Evolution of immunoglobulins: Structural homology of kappa and lambda Bence Jones proteins. Science **155**, 828—835 (1967). — TOBLER, R., u. H. COTTIER: Familiäre Lymphopenie mit Agammaglobulinämie und schwerer Moniliasis. Die „essentielle Lymphocytophthise" als besondere Form der frühkindlichen Agammaglobulinämie. Helv. paediat. Acta **13**, 313—338 (1958). — TODARO, G. J., K. NILAUSEN, and H. GREEN: Growth properties of polyoma virus-induced hamster tumor cells. Cancer Res. **23**, 825—832 (1963). — TODARO, G. J., S. R. WOLMAN, and H. GREEN: Rapid transformation of human fibroblasts with low growth potential into established cell lines by SV40. J. cell. comp. Physiol. **62**, 257—265 (1963). — TOLNAI, G.: The thymus and autoimmunity. Lancet **1965 II**, 957. — TOMASI, TH. B.: Secretory IgA system. 3rd Developmental Immunology Workshop, Sanibel Island, Florida, 1967. — TOMPKINS, E. H.: Small lymphocytes with atypical nuclei in the lymphoid tissues of normal animals. Anat. Rec. **135**, 61—73 (1959). ~ Responses of lymphocytes with „atypical nuclei" in the nodes proximal to parenteral injections. Anat. Rec. **150**, 67—77 (1964). ~ Selective staining of chromatin in hematogenous lymphocytes in nodes. Anat. Rec. **154**, 741—751 (1966). — TORELLI, U. L., P. H. HENRY, and S. M. WEISSMAN: Characteristics of the RNA synthesized in vitro by the normal human small lymphocyte and the changes induced by phytohemagglutinin stimulation. J. clin. Invest. **47**, 1083—1095 (1968). — TORRIGIANI, G., and I. M. ROITT: The enhancement of 19S antibody production by particulate antigen. J. exp. Med. **122**, 181—193 (1965). — TOTH, B.: Development of malignant lymphomas by cell-free filtrates prepared from a chemically induced mouse lymphoma. Proc. Soc. exp. Biol. (N.Y.) **112**, 873—875 (1963). — TOURVILLE, D. R., R. H. ADLER, J. BIENENSTOCK, and T. B. TOMASI: The human secretory immunoglobulin system: immunohistological localization of γA, secretory „piece", and lactoferrin in normal human tissues. J. exp. Med. **129**, 411—429 (1969). — TRENTIN, J. J., and J. SESSION: Degree of skin graft tolerance and lymphoid chimerism following injection of adult spleen cells into newborn mice. Fed. Proc. **20**, 34 (1961). — TREPEL, F., and H. BEGEMANN: On the origin of the skin window macrophages. Acta haemat. (Basel) **36**, 386—398 (1966). — TREPEL, F., G. GERSTMAIR, R. WAUBKE, H. PICHLMAIER u. H. BEGEMANN: Beziehungen zwischen der Abstoßung homologer Hauttransplantate und verschiedenen Lymphozytentypen im peripheren Blut. Haematologia **1**, 119—129 (1967). — TREPEL, F., u. J. RASTETTER: Untersuchungen zur funktionellen Differenzierung der mononukleären Leukozyten. Blut **15**, 76—82 (1967). — TREPEL, F., J. RASTETTER, H. THEML u. G. STOCKHUSEN: Nukleinsäuresynthese und Zytostatikawirkung in pathologischen Lymphknotenzellen. Med. Klin. **61**, 618—622 (1966). — TREPEL, F., R. WAUBKE u. H. BEGEMANN: Phagocytose durch

Lymphocyten. Klin. Wschr. **44**, 256—261 (1966). — TRIPLETT, E. L., J. E. CUSHING, and G. L. DURALL: Observations on some immune reactions of the sipunculid worm dendrostomum zostericolum. Amer. Naturalist **92**, 287—293 (1958). — TRIPP, M. R.: Mechanisms of removal of injected micro-organisms from the american oyster Crassostra virginica. Biol. Bull 119, 273—282 (1960). — TROWELL, O. A.: The sensitivity of lymphocytes to ionizing radiation. J. Path. Bact. **64**, 687—704 (1952). ~ Reutilization of lymphocytes in lymphopoiesis. J. biophys. biochem. Cytol. **3**, 317—318 (1957). ~ Radiosensitivity of the cortical and medullary lymphocytes in the thymus. Int. J. Radiat. Biol. **4**, 163—173 (1961). ~ Ultrastructural changes in lymphocytes exposed to noxious agents in vitro. Quart. J. exp. Physiol. **51**, 207—220 (1966). — TULLIS, J. L.: Radioresistant cells in certain radiosensitive tissues of swine exposed to atomic bomb radiation. Arch. Path. **48**, 171—177 (1949). — TURK, J. L.: The passive transfer of delayed hypersensitivity in guinea-pigs by the transfusion of isotopically-labelled lymphoid cells. Immunology (Lond.) **5**, 478—488 (1962). — TURK, J. L., and J. OORT: Germinal center activity in relation to delayed hypersensitivity. In: Germinal centers in immune responses (H. COTTIER, N. ODARTCHENKO, R. SCHINDLER and C. C. CONGDON, eds.), p. 311—318. Berlin-Heidelberg-New York: Springer 1967. — TURK, J. L., and L. POLÁK: Studies on the origin and reactive ability in vivo of peritoneal exudate cells in delayed hypersensitivity. Int. Arch. Allergy **31**, 403—416 (1967). — TURK, J. L., and D. A. WILLOUGHBY: Central and peripheral effects of antilymphocyte sera. Lancet **1967 I**, 249—251. — TWADE, S., M. D. SCHARFF, and J. W. UHR: Mechanisms of γ-globulin synthesis. J. Immunol. **96**, 1—7 (1966). — TYAN, M. L., and L. J. COLE: Bone Marrow as the major source of potential immunologically competent cells in the adult mouse. Nature (Lond.) **208**, 1223—1224 (1965). — TYAN, M. L., and L. A. HERZENBERG: Studies on the ontogeny of the mouse immune system. II. Immunoglobulin-producing cells. J. Immunol. **101**, 446—450 (1968).

UEHLINGER, E.: Die allgemeine pathologische Anatomie der Hypo- und Hyperplasien der blutbildenden Gewebe. In: Handbuch der gesamten Hämatologie (L. HEILMEYER und A. HITTMAIR, Hrsg.), Bd. 4. München-Berlin: Urban & Schwarzenberg 1963. — UHR, J. W., and J. B. BAUMANN: Antibody formation. I. The suppression of antibody formation by passively administered antibody. II. The specific anamnestic response. J. exp. Med. **113**, 935—970 (1961). — UMEHARA, S., H. ITO, M. TAKAHASHI, and Z. INAFUKA: Influences of various hormones and the autonomic nervous system on the RES activity in rabbits. In: The reticuloendothelial system, p. 425—433. Proc. IVth int. Symp. on RES may/june 1964, in Otsu and Kyoto, Japan (ed. GYOICHI WAKISAKA). Tokio: Japan Society for Promotion of Science 1965. — UNDRITZ, E.: Die Reticulumzelle. 8. Kongr. Europ. Ges. Haematologie, Wien 1961. — *United Nations:* Report of the United Nations Scientific Committee on the effects of atomic radiation. General Assembly official records: Nineteenth session, Suppl. 14 (A/5814), p. 1—119, 1964. — UPTON, A. C.: Studies on the mechanism of leukameogenesis by ionizing radiation. In: Carcinogenesis: mechanisms of action, a Ciba Foundation Symposium (G. E. W. WOLSTENHOLME and C. M. O'CONNOR, eds.), p. 249—273. London: Churchill 1959). ~ Radiation as an etiologic factor. In: Proceedings of the fourth National Cancer Conference, University of Minnesota, Minneapolis, p. 63—69. Philadelphia: Lippincott Co. 1961a. ~ The dose-response relation in radiation-induced cancer. Cancer Res. **21**, 717—729 (1961b). ~ Leukemogenesis — role of viruses and cytological aspects. In: Cellular basis and aetiology of late somatic effects of ionizing radiations (R. J. C. HARRIS, ed.), p. 67—80. New York: Academic Press 1963. ~ Comparative observations on radiation carcinogenesis in man and animals. In: Carcinogenesis, a broad critique, p. 631—675. Baltimore: Williams & Wilkins 1967. — UPTON, A. C., and J. FURTH: The effects of cortisone on the development of spontaneous leukemia in mice and on its iduction by irradiation. Blood **9**, 686—695 (1954). ~ Host factors in the pathogenesis of leukemia in animals and in man. In: Proceedings of the third National Cancer Conference, The American Cancer Society. Philadelphia: Lippincott Co. 1957. — UPTON, A. C., A. W. KIMBALL, J. FURTH, K. W. CHRISTENBERRY, and W. H. BENEDICT: Some delayed effects of atom-bomb radiation in mice. Cancer Res. **20**, 1—62 (1960). — UPTON, A. C., T. T. ODELL, JR., and E. P. SNIFTEN: Influence of age at time of irradiation on induction of leukemia and ovarian tumors in RF mice. Proc. Soc. exp. Biol. (N.Y.) **104**, 769—772 (1960). — URSO, P., and T. MAKINODAN: Significance of mitosis and maturation in secondary precipitin response. Fed. Proc. **20**, 25 (1961).

VAN ALTEN, P. J., W. A. CAIN, R. A. GOOD, and M. D. COOPER: Gamma globulin production and antibody synthesis in chickens bursectomized as embryos. Nature (Lond.) **217**, 358—360 (1968). — VAN BEKKUM, D. W., and O. VOS: Bone marrow transplantation: immunological aspects of homo- and heterologous bone marrow transplantation in irradiated animals. J. cell. comp. Physiol. **50** (Suppl. 1), 139—156 (1957). — VAN BUCHEM, L. F.: Histogenesis of the plasmacellular reaction in the lymph node. Acta neerl. Morph. **4**, 288 (1961). ~ Histologisch onderzoek van der plasmacellulaire reactie en zijn plaats in de histophysiologie van de lymphklier. Dissertation Groningen 1962. — VAN FURTH, R., H. R. E. SCHUIT, and W. HIJMANS: The immunological development of the human fetus. J. exp. Med.

122, 1173—1188 (1965). ~ The formation of immunoglobulins by human tissues in vitro. I. The methods and their specificity. Immunology (Lond.) **11**, 1—11 (1966). — van Haelst, U.: Light and electron microscopic study of the normal and pathological thymus of the rat. II. The acute thymic involution. Z. Zellforsch. **80**, 153—182 (1967). — van Hoosier, Jr., G. L., C. Gist, and J. J. Trentin: Enhancement by thymectomy of tumor formation by oncogenic adenoviruses. Proc. Soc. exp. Biol. (N.Y.) **128**, 467—469 (1968). — Vaughn, J., and S. D. Greenberg: The significance of atypical mononuclear leukocytes. J. Pediat. **60**, 177—182 (1962). — Vazquez, J. J.: Antibody or gamma globulin-forming cells, as observed by the fluorescent antibody technic. Lab. Invest. **10**, 1110—1125 (1961). — Vazquez, J. J., and T. Makinodan: Cytokinetic events following antigenic stimulation. Fed. Proc. **25**, 1727—1733 (1966). — Vesin, P., A. Roberti, V. Bismuth, J. P. Desprez-Curely, G. Desbuquois, and R. Viguié: Protein- and calcium-losing enteropathy with lymphatic fistula into the small intestine. In: Physiology and pathophysiology of plasmaprotein metabolism (H. Koblet, P. Vesin, H. Diggelmann, and S. Barandun, eds.), p. 179—185. Bern and Stuttgart: Huber 1965. — Vigier, P., et A. Goldé: Action de l'actinomycine D et de la mitomycine C sur le développement du virus de Rous. Compt. R. Acad. Sci. (Paris) **258**, 389—392 (1964). — Vischer, Th. L., P. Stastny, and M. Ziff: Development of immunological memory during the primary immune response. Nature (Lond.) **213**, 923—925 (1967). — Vogt, M., and R. Dulbecco: Properties of cells transformed by polyoma virus. Cold Spr. Harb. Symp. quant. Biol. **27**, 367—374 (1962). ~ Steps in the neoplastic transformation of hamster embryo cells by polyoma virus. Proc. nat. Acad. Sci. (Wash.) **49**, 171—179 (1963). — Vogt, P. K., and H. Rubin: The cytology of Rous sarcoma virus infection. Cold Spr. Harb. Symp. quant. Biol. **27**, 395—405 (1962). — Volkman, A.: The origin and turnover of mononuclear cells in peritoneal exudates in rats. J. exp. Med. **124**, 241—254 (1966). — Volkman, A., and J. L. Gowans: The production of macrophages in the rat. Brit. J. exp. Path. **46**, 50—61 (1965a). ~ The origin of macrophages from bone marrow in the rat. Brit. J. exp. Path. **46**, 62—70 (1965b). — Vos, O., and W. W. H. Weyzen: „Killing effect" of injected lymph node cells in homologous radiation chimeras. Transplant. Bull. **30**, 111—117 (1962a). ~ A specific immunological tolerance in radiation chimeras. Transplant. Bull. **30**, 117—123 (1962b).

Wagner, H. P., and H. Cottier: Blast cell proliferation in a child with untreated acute leukaemia: Results of a preliminary study using tritiated thymidine for pulse-labelling in vivo. Europ. J. Cancer **3**, 343—348 (1967). ~ Nicht publizierte Befunde 1968. — Wagner, H. P., H. Cottier, E. P. Cronkite, L. Cunningham, C. R. Jansen, and K. R. Rai: Studies on lymphocytes. V. Short in vivo DNA synthesis and generation time of lymphoid cells in the calf thoracic duct after simulated or effective extracoporeal irradiation of circulating blood. Exp. Cell Res. **46**, 441—451 (1967). — Waksman, B. H., S. Arbouys, and B. G. Arnason: The use of specific „lymphocyte" antisera to inhibit hypersensitive reactions of the delayed type. J. exp. Med. **114**, 997—1022 (1961). — Waksman, B. H., B. G. Arnason, and B. D. Janković: Role of the thymus in immune reactions in rats. III. Changes in the lymphoid organs of thymectomized rats. J. exp. Med. **116**, 187—205 (1962). — Waldenström, J. G.: Monoclonal and polyclonal hypergammaglobulinemia: clinical and biological significance. Cambridge: Cambridge University Press 1968. — Walker, J. G., and G. W. Siskind: Studies on the control of antibody synthesis. Effect of antibody affinity upon its ability to suppress antibody formation. Immunology **14**, 21—28 (1968). — Wang, R. I. H., and J. G. Kereiakes: Protection from radiation induced lethality by chemical mixture and partial-body shielding. J. nucl. Med. **3**, 472—479 (1962). — Warburg, O.: On the origin of cancer cells. Science **123**, 309—314 (1956). — Ward, P. A., M. R. Abell, and A. G. Johnson: Studies on the adjuvant action of bacterial endotoxins on antibody formation. IV. Histologic study of cortisone-treated rabbits. Amer. J. Path. **38**, 189—205 (1961). — Ward, P. A., and Ch. G. Cochrane: Bound complement and immunologic injury of blood vessels. J. exp. Med. **121**, 215—234 (1965). — Ward, P. A., A. G. Johnson, and M. R. Abell: Studies on the adjuvant action of bacterial endotoxins on antibody formation. III. Histologic response of the rabbit spleen to a single injection of a purified protein antigen. J. exp. Med. **109**, 463—474 (1959). ~ Histologic response of rabbits to two injections of purified protein antigen. Lab. Invest. **12**, 180—192 (1963). — Warner, N. L., A. Szenberg, and F. M. Burnet: The immunological role of different lymphoid organs in the chicken. I. Dissociation of immunological responsiveness. Aust. J. exp. Biol. med. Sci. **40**, 373—388 (1962). — Waubke, R., G. Gerstmair, F. Trepel, H. Pichlmaier u. H. Begemann: Wirkung von Röntgen-Ganzkörper- und Extrakorporal-Bestrahlung auf die Lymphozyten des peripheren Blutes. Haematologia **1**, 45—60 (1967). — Webber, M. M.: Antibody suppression by antigen heavily labeled with iodine-131. Science **143**, 132—133 (1964). — Weber, A. F., and D. Joel: Tabular and ultrastructural studies of agranulocytes of the thoracic duct of calves. Blood **28**, 266—279 (1966). — Weber, W. T.: Difference between medullary and cortical thymic lymphocytes of the pig in their response to phytohemagglutinin. J. cell. Physiol. **68**, 117—126 (1966). ~ The response to phytohemagglutinin by lymphocytes from the spleen, thymus and bursa of Fabricius of chickens. Exp. Cell Res. **46**, 464—466 (1967). — Webster, J. B.: The effect of oral neomycin therapy following whole-body x-irradiation of rats. Bethesda, Maryland: Armed Forces Radiobiology Research Institute Scientific Report SR 66-5, October 1966. — Weed, R. I.: Exaggerated delayed hypersensitivity to mosquito bites in chronic lymphocytic leukemia. Blood **26**, 257—268 (1965). — Weicker, H.: Morphologie und Kinetik der normalen und pathologischen Erythropoese. Folia haemat. (N.F.) (Lpz.) **9**, 153—196 (1964). — Weigle, W. O.: Termination of tolerance to bovine serum albumin (BSA) in rabbits. Fed. Proc. **20**, 26 (1961 a). ~ The immune response of rabbits tolerant to bovine serum albumin to the injection of other heterologous serum albumins. J. exp. Med. **114**, 111—125 (1961 b). ~ Immunochemical properties of the cross-reactions between anti-BSA and heterologous albumins. J. Immunol. **87**, 599—607 (1961 c). ~ Termination of acquired immunological tolerance to protein antigens following immunization with altered protein antigens. J. exp. Med. **116**, 913—928 (1962). ~ Studies on the termination of acquired tolerance to serum protein antigens following injection of serologically related antigens. Immunology (Lond.) **7**, 239—247 (1964 a). ~ Effect of thymectomy on the termination of immunological tolerance in rabbits. Nature (Lond.) **201**, 632—634 (1964 b). ~ The immune response of BSA tolerant rabbits to injections of BSA following the termination of the tolerant state. J. Immunol. **92**, 791—797 (1964 c). ~ The effect of x-radiation and passive antibody on immunologic tolerance in the rabbit to bovine serum albumin. J. Immunol. **92**, 113—117 (1964 d). ~ The induction of autoimmunity in rabbits following injection of heterologous or altered homologous thyroglobulin. J. exp. Med. **121**, 289—308 (1965 a). ~ The antibody response in rabbits to previously tolerated antigens. Ann. N.Y. Acad. Sci. **124**, 133—142 (1965 b). ~ The production of thyroiditis and antibody following injection of unaltered thyroglobulin without adjuvant into rabbits previously stimulated with altered thyroglobulin. J. exp. Med. **122**, 1049—1062 (1965 c). ~ The relationship among acquired immunological tolerance and its termination and tolerance to self and autoimmunity. Int. Arch. Allergy **27**, 368—369 (1965 d). ~ The immune response of rabbits tolerant to one protein conjugate following the injection of related protein conjugates. J. Immunol. **94**, 177—183 (1965 e). — Weigle, W. O., and E. S. Golub: Kinetics of the establishment of immunological unresponsiveness to serum protein antigens. In: Cold Spr. Harb. Symp. quant. Biol. **32**, 555—558 (1967). — Weigle, W. O., and G. J. High: The behavior of autologous thyroglobulin in the circulation of rabbits immunized with either heterologous or altered homologous thyroglobulin. J. Immunol. **98**, 1105—1114 (1967). — Weigle, W. O., and P. J. McConahey: The serological cross-reaction between bovine serum albumin and anti-ovalbumin. J. Immunol. 88, 121—127 (1962). — Weiler, E.: Differential activity of allelic γ-Globulin genes in antibody producing cells. Proc. nat. Acad. Sci. (Wash.) **54**, 1765—1772 (1965). — Weiss, E.: Morphologie und formale Genese der Neubildung der Zellen des retothelialen Systems (RS) bei Hund und Katze. Zbl. Vet.-Med. **9**, 213—250 (1962). — Weissman, I. L.: Thymus cell migration. J. exp. Med. **126**, 291—304 (1967). — Weissmann, G.: The role of lysosomes in inflammation and disease. In: Annual review of medicine (A. C. DeGraff, ed.), vol. 18, p. 97—112. Palo Alto, California: Annual Review Inc. 1967. — Wells, J., and C. M. Steer: Relationship of leukemia in children to abdominal irradiation of mothers during pregnancy. Amer. J. Obstet. Gynec. **81**, 1059—1063 (1961). — Werdelin, O.: Amyloidosis induced by cell transfer. Effects of heat-damaged and of x-irradiated spleen cells from casein-sensitized mice. Acta path. microbiol. scand. **72**, 23—30 (1968). — Werdelin, O., and P. Ranløv: Amyloidosis in mice produced by transplantation of spleen cells from casein-treated mice. Acta path. microbiol. scand. **68**, 1—18 (1966). ~ Amyloidosis induced in mice by transplantation of casein-sensitized and not-sensitized spleen cells. Acta path. microbiol. scand. **72**, 13—22 (1968). — Wetter, O., u. Th. Hake: Die Aminosäurezusammensetzung normaler und pathologischer γG-Proteine. Acta haemat. (Basel) **35**, 257—271 (1966). — White, R. G.: The relation of the cellular response in germinal or lymphocytopoietic centers of lymph nodes to the production of antibody. In: Mechanisms of antibody formation (M. Holub and L. Jaroškova, eds.), p. 25—29. Prague: Czechoslovak Academy of Sciences 1960. ~ Recognition mechanisms in the chicken spleen. Antibiot. et Chemother. (Basel) **15**, 24—39 (1969). — White, R. G., A. H. Coons, and J. M. Connolly: Studies on antibody production. III. The Alum granuloma. J. exp. Med. **102**, 73—82 (1955). — Whitelaw, D. M.: The intravascular lifespan of monocytes. Blood **28**, 455—464 (1966). — Whitfield, J. F., and R. H. Dixon: Prevention of postirradiation mitotic delay in cultures of L mouse cells by calcium salts. Exp. Cell Res. **27**, 154—157 (1962). — Whitfield, J. F., and T. Youdale: A comparison of the effects of radiation and inhibitors of oxidative phosphorylation on the nuclear structure of rat thymocytes. Exp. Cell Res. **43**, 153—166 (1966 a). ~ The effects of calcium, agmatine and phosphate on mitosis in normal and irradiated populations of rat thymocytes. Exp. Cell Res. **43**, 602—610 (1966 b). — Wiener, E.: DNA-synthesis in peritoneal mononuclear leucocytes. Exp. Cell Res. **45**, 450—459 (1967). — Wiener, J., D. Spiro, and P. S. Russell: An electron microscopic study of the homograft reaction. Amer. J. Path. **44**, 319—347 (1964). — Wigzell, H.: Antibody synthesis at the cellular level. Antibody-induced suppression of 7S antibody synthesis. J. exp. Med. **124**, 953—969 (1966). — WILLIAMS, G. M.: Antigen localization in lymphopenic states. I. Localization pattern following chronic thoracic duct drainage. Immunology (Lond.) **11**, 467—474 (1966a). ~ Antigen localization in lymphopenic states. II. Further studies on whole body x-irradiation. Immunology (Lond.) **11**, 475—488 (1966b). ~ Ontogeny of the immune response. II. Correlations between the development of the afferent and efferent limbs. J. exp. Med. **124**, 57—67 (1966c). — WILLIAMS, G. M., and G. J. V. NOSSAL: Ontogeny of the immune response. I. The development of the follicular antigen-trapping mechanism. J. exp. Med. **124**, 47—56 (1966). — WILLIAMS, W. L., R. D. STONER, and W. M. HALE: A correlation of early radiation changes in lymphatic tissues with antitoxinproducing ability. Yale J. Biol. Med. **28**, 615—621 (1956). — WILLIAMSON, J. R., and J. W. GRISHAM: Electron microscopic changes in endothelium during emigration of leukocytes in acute inflammation. 58th Ann. Meeting Amer. Ass. Path. Bact., Chicago 1961. — WILSON, R., K. SJODIN, and M. BEALMEAR: Thymus studies in germfree (axenic) mice. In: The thymus (V. DEFENDI and D. METCALF, eds.), p. 89—93. Philadelphia: The Wistar Institute Press 1964. — WILSON, R. E., E. B. HAGER, J. P. MERRILL, J. M. CORSON, and J. E. MURRAY: Cancer as an allograft in man: transplantation of epidermoid carcinoma of the bronchus. Premier Congr. Internat. Soc. de Transplantation, Paris 1967. — WINDHORST, D. B., A. S. ZELICKSON, and R. A. GOOD: Chediak-Higashi syndrome: Hereditary gigantism of cytoplasmic organelles. Science **151**, 81—83 (1966). — WINKELSTEIN, A., and CH. G. CRADDOCK: Comparative response of normal human thymus and lymph node cells to phytohemagglutinin in culture. Blood **29**, 594—607 (1967). — WINNE, D., u. W. KOLL: Die Elimination von Dextran aus der Blutbahn von ganzkörperbestrahlten Kaninchen. Klin. Wschr. **39**, 548—550 (1961). — WINTER, G. C. B., and J. M. YOFFEY: Cytoplasmic labelling with uridine-5-^{3}H in human lymphocytes cultured with phytohaemagglutinin. Nature (Lond.) **208**, 1018—1019 (1965). ~ Incorporation of ^{3}H-5-uridine by human peripheral mononuclear leucocytes changing from the non-multiplying to the multiplying state. Exp. Cell Res. **43**, 84—94 (1966). — WINTROBE, M. M.: Clinical hematology. Philadelphia: Lea & Febiger 1961. — WISSLER, R. W.: Effects of specific antibodies on tissue cells. Ann. Rev. Microbiol. **16**, 265—288 (1962). — WISSLER, R. W., P. A. BARKER, M. H. FLAX, M. F. LAVIA, and D. W. TALMAGE: A study of the preparation, localization, and effects of antitumor antibodies labeled with I^{131}. Cancer Res. **16**, 761—773 (1956). — WISSLER, R. W., F. W. FITCH, and M. F. LA VIA: The reticuloendothelial system in antibody formation. Ann. N.Y. Acad. Sci. **88**, 134—148 (1960). — WISSLER, R. W., and M. H. FLAX: Cytotoxic effects of antitumor serum. Ann. N.Y. Acad. Sci. **69**, 773—794 (1957). — WISSLER, R. W., M. J. ROBSON, F. FITCH, W. NELSON, and L. O. JACOBSON: The effects of spleen shielding and subsequent splenectomy upon antibody formation in rats receiving total-body x-irradiation. J. Immunol. **70**, 379—385 (1953). — WITEBSKY, E.: Germinal centers in autoimmune disease. In: Germinal centers in immune responses (H. COTTIER, N. ODARTCHENKO, R. SCHINDLER and C. C. CONGDON, eds.), p. 408—414. Berlin-Heidelberg-New York: Springer 1967. — WITEBSKY, E., and N. R. ROSE: Studies on organ specificity. IV. Production of rabbit thyroid antibodies in the rabbit. J. Immunol. **76**, 408—416 (1956). — WITTIG, G.: The pathology of insect blood cells: a review. Amer. Zoologist **2**, 257—273 (1962). ~ Phagocytosis by blood cells in healthy and diseased caterpillars. I. Phagocytosis of bacillus thuringiensis Berliner in pseudaletia unipuncta (Haworth). J. Invertebrate Path. **7**, 474—488 (1965). ~ Phagocytosis by blood cells in healthy and diseased caterpillars. II. A consideration of the method of making hemocyte counts. J. Invertebrate Path. 8, 461—477 (1966). — WOHLWILL, F. J., and W. W. JETTER: The occurrence of plasma cells after ionizing irradiation in dogs. Amer. J. Path. **29**, 721—730 (1953). — WOLF, N. S., and E. T. NISHIMURA: Protection of lethally x-irradiated mice with cells of whole embryo. A quantitative study. Lab. Invest. **11**, 136—149 (1962). — WOODRUFF, J. J., and B. M. GESNER: The effect of neuraminidase on the fate of transfused lymphocytes. J. exp. Med. **129**, 551—567 (1969). — WOODRUFF, M. F. A.: Immunologic aspects of cancer. Lancet **1964 II**, 265—269. ~ Organ transplantation in man. Present position and future prospects. Int. Arch. Allergy **27**, 377—378 (1965). ~ Purification of antilymphocytic antibody. Nature (Lond.) **217**, 821—824 (1968). ~ Antilymphocytic serum. Antibiot. et Chemother. (Basel) **15**, 234—249 (1969). — WOODRUFF, M. F. A., N. F. ANDERSON, and H. M. ABAZA: Experiments with antilymphocytic serum. In: The lymphocyte in immunology and haemopoiesis (J. M. YOFFEY, ed.), p. 286—291. London: Arnold 1967. — WOODRUFF, M. F. A., B. REID, and K. JAMES: Effect of antilymphocytic antibody and antibody fragments on human lymphocytes in vitro. Nature (Lond.) **215**, 591—594 (1967). — WOODS, R., and J. LINNA: The transport of cells from the bursa of Fabricius to the spleen and the thymus. Acta path. microbiol. scand. **64**, 470—476 (1965). — WRIGHT, D. H.: Burkitt's tumor: postmortem study of 50 cases. Brit. J. Surg. **51**, 245—251 (1964). — WU, A. M., J. E. TILL, L. SIMINOVITCH, and E. A. MCCULLOCH: Cytological evidence for a relationship between normal hematopoietic colony-forming cells and cells of the lymphoid system. J. exp. Med. **127**, 455—464 (1968).

YABE, Y., L. SAMPER, E. BRYAN, G. TAYLOR, and J. J. TRENTIN: Oncogenic effect of human adenovirus type 12, in mice. Science **143**, 46—47 (1964). — YAMAGATA, S., and K. MIURA: Regulating factors of the function of the RES. In: The reticuloendothelial system, pp. 437—444. Proc. IVth int. Symp. on RES may june 1964, in Otsu and Kyoto, Japan (ed. GYOICHI WAKISAKA). Tokio: Japan Society for Promotion of Science 1965. — YAMAMOTO, H.: Reversible transformation of lymphocytes in human leucocyte cultures. Nature (Lond.) **212**, 997—998 (1966). — YOFFEY, J. M.: Quantitative cellular haematology. Springfield Ill.: Ch. C. Thomas 1960. ~ The role of the lymphocyte in haemopoiesis. 8th Congr. Europ. Soc. Haematology, Wien 1961. ~ The present status of the lymphocyte problem. Lancet **1962 I**, 206—211. ~ Further problems of lymphocyte production. Ann. N.Y. Acad. Sci. **113**, 867—886 (1964). ~ Structural pecularities of the blood vessels of the bone marrow. Bibl. anat. (Basel) **7**, 298—303 (1965). ~ (ed.): The lymphocyte in immunology and haemopoiesis. London: Arnold 1967a. ~ The fourth circulation. In: The lymphocyte in immunology and haemopoiesis (J. M. YOFFEY, ed.), p. 1—10. London: Arnold 1967b. — YOFFEY, J. M., and F. C. COURTICE: Lymphatics, lymph and lymphoid tissue. London: Arnold 1956. — YOFFEY, J. M., and I. A. OLSON: The formation of germinal centers in the medulla of lymph nodes. In: Germinal Centers in Immune Responses (H. COTTIER, N. ODARTCHENKO, R. SCHINDLER, and C. C. CONGDON, eds.), p. 40—48. Berlin-Heidelberg-New York: Springer 1967. — YOFFEY, J. M., W. O. REINHARDT, and N. B. EVERETT: The uptake of tritium-labelled thymidine by lymphoid tissue. J. Anat. (Lond.) **95**, 293—299 (1961). — YOFFEY, J. M., W. J. C. C. RICH, M. K. TIDMAN, B. H. CUMMINS, and R. R. ROY: The source of the lymphocytes in thoracic-duct lymph during prolonged drainage. Ann. N.Y. Acad. Sci. **113**, 1053—1065 (1964). — YUNIS, E. J., R. HONG, M. A. GREWE, C. MARTINEZ, E. CORNELIUS, and R. A. GOOD: Postthymectomy wasting associated with autoimmune phenomena. I. Antiglobulin-positive anemia in A and C57BL/6 Ks mice. J. exp. Med. **125**, 947—966 (1967). — YUNIS, E. J., C. MARTINEZ, and R. A. GOOD: Failure to reconstitute neonatally thymectomized mice by „successful" rat thymus transplantation. Nature (Lond.) **204**, 664—666 (1964). ~ Increased graft-versus-host susceptibility of thymectomized recipients. Proc. Soc. exp. Biol. (N.Y.) **124**, 418—421 (1967).

ZAALBERG, O. B., V. A. VAN DER MEUL, and J. M. VAN TWISK: Antibody production by single spleen cells: a comparative study of the cluster and agar-plaque formation. Nature (Lond.) **210**, 544—545 (1966). ~ Antibody production by isolated spleen cells: a study of the cluster and the plaque techniques. J. Immunol. **100**, 451—458 (1968). — ZACHARSKI, L. R., R. W. HILL, and J. E. MALDONADO: The lymphocyte. Mayo Clin. Proc. **42**, 431—451 (1967). — ZAMBONI, L., and D. C. PEASE: The vascular bed of red bone marrow. J. Ultrastruct. Res. **5**, 65—85 (1961). — ZLOTNICK, A.: The plasma cell production pathway of small lymphocytes transferred to a heterologous host. In: The lymphocyte in immunology and haemopoiesis (J. M. YOFFEY, ed.), p. 317—323. London: Arnold 1967. — ZLOTNICK, A., and J. J. GROEN: Observations on a patient with gauchers disease. Amer. J. Med. **30**, 637—642 (1961). — ZUCKER-FRANKLIN, D., E. C. FRANKLIN, and N. S. COOPER: Production of macroglobulins in vitro and a study of their cellular origin. Blood **20**, 56—64 (1962). — ZWEIMAN, B., R. W. BESDINE, and E. A. HILDRETH: The effect of the scorbutic state on tuberculin hypersensitivity in the guinea-pig. II. In vitro mitotic response of lymphocytes. J. Immunol. **96**, 672—675 (1966). — ZWILLENBERG, L. O., R. D. GLOOR u. P. AUF DER MAUR: Autoradiographie von ganzen menschlichen Chromosomen für die Elektronenmikroskopie. Z. wiss. Mikr. **69**, 22—25 (1968).

Namenverzeichnis

Die *kursiv* gedruckten Seitenzahlen beziehen sich auf die Literatur

Sachverzeichnis

Universitätsdruckerei H. Stürtz AG Würzburg